现代创伤外科学

第 2 版

主 编 赵定麟 李增春 严力生

科学出版社

北京

内 容 简 介

本书在第 1 版的基础上修订而成,包括创伤总论,头颈颌面损伤,胸腹、泌尿及生殖系统创伤,上肢创伤,下肢创伤,骨盆创伤,脊柱脊髓创伤,周围神经血管损伤及肢体离断,运动与训练损伤,其他创伤共十部分。在保持了第 1 版原有结构和编写特色的基础上,更加系统地对各系统和部位的创伤及其预防、创伤的诊断和治疗原则及其手术方式的演变和技巧进行了详尽的介绍,是一本实用性很强的创伤外科学专著。

全书内容系统全面、叙述详尽、技术实用,并配有大量临床典型病例的资料照片,反映了当前创伤外科学的新技术和新进展。本书适用于临床外科、创伤科、骨科及相关学科的各级临床医师阅读。

图书在版编目(CIP)数据

现代创伤外科学 / 赵定麟,李增春,严力生主编 . —2 版 . —北京:科学出版社,2013. 11

ISBN 978-7-03-039168-1

Ⅰ . 现… Ⅱ . ①赵… ②李… ③严… Ⅲ . 创伤外科学 Ⅳ . R64

中国版本图书馆 CIP 数据核字(2013)第 274790 号

责任编辑:康丽涛 戚东桂 / 责任校对:邹慧卿 张怡君
责任印制:肖 兴 / 封面设计:范璧合

斜 学 出 版 社 出版
北京东黄城根北街 16 号
邮政编码:100717
http://www.sciencep.com

北京通州皇家印刷厂 印刷
科学出版社发行 各地新华书店经销
*
2013 年 11 月第 一 版 开本:787×1092 1/16
2013 年 11 月第一次印刷 印张:78 1/2
字数:2 006 000
定价:298.00 元
(如有印装质量问题,我社负责调换)

《现代创伤外科学》(第2版)
编写人员

主　　编　赵定麟　李增春　严力生

副 主 编　李　侠　林　研　刘养洲　卢旭华　张　振　朱文辉

特邀编委　(按姓氏汉语拼音排序)

　　　　　　辜荣飞　李钦传　刘保池　刘大雄　孙志扬　王成才

　　　　　　王新伟　王予彬　张　辉　张继东

编　　委　(按姓氏汉语拼音排序)

曹新峰	陈国庭	崔红平	辜荣飞	顾羊林	郭　翔
郭群峰	韩　宁	韩庆辉	胡炯炯	黄远亮	李　德
李　国	李　侠	李国风	李钦传	李耀俊	李增春
李兆基	林　研	刘保池	刘大雄	刘士远	刘养洲
刘忠汉	卢旭华	陆海燕	陆晴友	马少林	马兆鑫
钮心刚	潘玉涛	阮　征	苏锦松	孙　旭	孙贵新
孙荣华	孙志扬	汪进益	王　磊	王成才	王海滨
王新伟	王予彬	忻文雷	严力生	杨海松	杨明杰
张　辉	张　磊	张　振	张汉清	张继东	张天增
赵　杰	赵定麟	郑　炯	朱黎伟	朱文辉	

主编助理　李　德　刘忠汉

序　一

早在1996年9月，我在西安的一次会议上巧遇科学出版社编辑，邀我主编创伤外科学。当时已有多本同名专著发行，再撰写同类题材作品不易，且自觉水平有限，因此不敢允诺。直至一年后，即1997年8月科学出版社再次约稿时，在思想上有所松动，主要考虑到某些作者实际临床经验较少，所编写内容与临床实例结合欠缺，这对年轻医师来说难以起到指导作用；而他们更需要一本理论与临床实践密切结合的案边专著，以备学习和应急处理之需。

本人自1956年大学毕业后至1997年，已在临床一线连续从事外科工作40余年。除在我国首个"上海急症外科医院"工作数年外，曾先后从事过普通外科、整形外科、泌尿外科及急诊内科等诸学科的临床工作，对各专科常见伤患的诊断、治疗及手术均能完成，包括整形外科的急诊取皮、植皮、皮瓣转移、皮管成形和皮管转移术；泌尿外科的肾切除术和膀胱、尿道取石及肿瘤切除术；颅脑及胸外等专科常见手术等。当年尤为热爱普通外科，当时已能掌握普通外科的全胃切除、甲状腺次全切除、结肠根治性手术及第三次施术摘除胆囊等。本拟从事普通外科专业，因屠开元院长不同意，只好返归骨科专业。加之先后参加过邢台地震、唐山地震、渡口地震及成昆铁路修建中的现场抢险急救等，应该说在外科创伤急救方面的经验较为丰富。又在上海市中心同济医院(后改为长征医院)从事临床工作达数十年之久，曾处理过大量来自本市及全国各地的疑难伤患。同样，在上海，有诸学科专家云集，相关内容可请他们帮助撰稿。经多方面考虑后，自觉完成此项任务问题不大，就答应了编辑的约稿，在半年多时间内完成本书的撰写与组稿任务。这就是在1998年3月完稿、1999年2月正式出版的《现代创伤外科学》第一版。

时隔十余年，随着各学科的发展，本书如要保持"现代"这一先进性和新颖性，就必须通过再版加以修正，以求紧跟时代前进的步伐予以更新。另一方面，新一代的专家不断涌出，也应该让他们全方位地进入肩负重担的一线工作，在实战中不断成长壮大。因此本书再版增加了两位主编，一位是多年从事创伤与灾难医学临床工作和研究的李增春教授，有着丰富的现场急救、应急处理及对批量伤员来临时的分类与治疗经验；目前正领导国家重点学科——创伤外科的建设。另一位是从事外科临床工作近30年，经常率队出海演练和执行海上医疗任务、并参与海军医院船的专科救治工作，且在2008年率队进驻四川汶川映秀地震中心重灾区进行现场救治并顺利完成任务的严力生教授。历史的规律是老者将逝，年轻的专家必然会青出于蓝而胜于蓝，让长江后浪推前浪的波涛更加迅猛，这也是老一代专家的责任与心愿。

下面简单介绍一下个人从事外科工作的经历和体会。

也许是命运的安排，读大学时我并不喜欢外科，但毕业后却与创伤外科结下不解之缘；在学生时代我非常热爱科学研究，尤其是喜欢神经生理学；在读到四年级时曾发表了《论巴甫洛夫高级神经学说的辩证唯物主义基础》论文(哈尔滨医科大学校刊，1955年，共6页)，这也是当年全校唯一一篇由学生撰稿的学术论文。1956年大学毕业时，按成绩分配至中国人民解放军军事医学科学院(原址在上海，后迁至北京)，以为即将遂愿了！我到军事医学科学院报到后就强烈要求分到生理研究所(所长是老专家蔡翘教授)从事生理学研究工作，但却被分配至刚刚开院的上海急症外科医院(原定为科学院创伤外科研究所临床基地,科学院迁京后归属第二军医大学,之后明确为第二军医大学第二附属医院)。从此,便"十分不情愿"地开始了我的外科临床生涯。

位于上海市中心的上海急症外科医院,是利用沪上著名的"惠中旅馆"改建而成,由原来的茶房担任护理员和卫生员,医生、护士则从部队系统调入,是专门收治上海市及周边地区各类急症创伤及意外事故病例的急症专科医院(直接归属于解放军总后卫生部的三大专科医院之一。另外两家医院是:北京整形外科医院及北京阜外医院,后均转归地方系统编制)。院长是在欧洲专门从事创伤急救专业学习,并在德国、意大利诸国工作多年的屠开元教授(抗日战争爆发后回国,被任命为少将医学专员,在贵阳组建战伤救治医院)。普通外科、野战外科及脑外科的学科带头人有赵连璧教授、盛志勇教授及裘法祖教授等国内首席级别专家主持诸专科创伤急救工作。在此环境下工作当然受益匪浅;而且当年的住院医师都住在院内处于待命状态,几乎全天24小时、全周七天都有可能被临床一线病人,尤其批量伤员到达时而召唤直奔急诊室或手术室;加之当年上海救护大队归急症外科医院指挥和管理,可想而知当年住院医师忙累的程度,尤其是在突发性交通意外及工伤意外发生时更是忙得不可开交。在20世纪中叶大跃进的年代,卡车后面的拖车不是一节,而是两节、三节,甚至四节,车头在上海狭窄的马路上转弯时,其后方拖车呈扇形摆动,以致在路边玩耍的儿童及行人来不及躲避而被卷入车轮下;除多发性损伤外,双下肢脱裤式剥脱更为常见,有时数例同一救护车送达。此时我们必须连续手术,常持续至深夜或次晨。在大炼钢铁的年代,烧伤则为多发,一天下午突然送来数位百分之百烧伤(钢水爆炸)患者,最严重者烧伤面积达101%(呼吸道同时烧伤),当即行气管切开、四肢用斯氏钉悬吊、静脉内插管输血及血管内测压等措施,却毫无回天之力,大多在24~48小时告别人间。

多发性创伤除与地震、车祸等相关外,与天气亦有密切关系;一场大雪后一天内会收治近200例桡骨远端骨折、踝部骨折和股骨上端骨折等。从下雪开始连续忙碌一周以上。

创伤外科不像疾病外科,缺乏规律性,个例多;由于不同致伤原因、不同地点及不同环境下所发生的损伤可以各不相同,包括损伤特点、损伤程度及后果等均有明显差异,而且可以遇到各种罕见病例。我在上海急症外科医院(从1956年6月开院至1959年11月关闭,全院工作搬迁至同济医院)和同济医院(后改名长征医院)数十年工作中,除处理各种常见的创伤外,各种奇奇怪怪病例亦不胜枚举。例如一位5岁的男孩在玩耍时把搪瓷痰盂套在头顶上无法取出,由于头顶肿胀而出现剧痛及呼吸困难,每当我们试图慢慢拔下痰盂时孩子就大呼"受不了"!最后只好找来小铁匠将痰盂剪开。又如一位坐在公交车上的中年女性环指上的金戒指突然被车外铁环勾住,由于汽车向前疾驶而将戒指带同环指皮肤呈套状撕下(之后只好原位植皮);再如一位木匠师傅下工后带着6岁的儿子骑车(儿子坐在后方货架上)回家途中,突遇一位精神病患者从他斜挂于身后的工具袋中抽出木工凿向小孩后背部刺去……此事发生在凤阳路上,木匠立即带儿子赶到同济医院急诊,此时我正在急诊室当班,一看呈张力性气胸状,在立即送往手术室的同时,请胸外科万国泰医生直奔手术室施行开胸探查术。

当然,在临床工作中也会遇到各种各样的意外事件,当年同济医院放射科位于手术室门口右侧,一天,一位做支气管碘油造影的年轻解放军排长突然出现过敏反应,心搏骤停。我正好从门口经过而被放射科技师老潘拖住,二话没说立即行心脏按压,并准备开胸……在后来陆续到达的医生们齐心协力救治下,终于心脏复苏成功。

发生在地震中的罕见病例更多。邢台地震发生(1966 年)当日我被专机送至石家庄,再从国际和平白求恩医院乘车抵达地震现场及当地驻军医院(中国人民解放军第 260、111 医院等)开展救治工作。在检视重症病房时(都住在帐篷中),发现一位中年女性呈"平面孔"状,脸的正面如同平板木偶人形;询问后得悉她在野外躲了一夜,在寒冷的凌晨看着毫无地震迹象就回屋脸朝上休息。突然强震出现,房顶木梁塌下正好压在面部,以致鼻骨、下颌骨及双侧颧骨骨折而形成平面状面孔;因全身状态尚好,当即在局麻下行骨折复位及下颌骨钢丝固定而恢复原形。又如十分多见的肩关节脱位一般均为前脱位或前下方脱位,上海急症外科医院 500 多个病例中无 1 例为后脱位;但邢台地震中却连续出现多例,且多伴有肱骨颈骨折,主要是当地房屋为"干打垒"式,四周为土坯,上方是一排四方形主梁[约 30cm×30cm ×(400~600)cm],地震时从屋顶砸下,仰天平卧者,因肩部前方受力而形成后脱位,只好从肩后方切开复位+内固定+外展架治疗。此种病例在以后的三十多年中再未遇到过。

同样,接收和处理伤员除了在医院正规条件下进行外,有时需要赶赴现场就地处理,包括初步诊断、分类及救急(命)处理,尤其是在地震灾区,常常因为无设备、无电源或其他原因缺少必要的诊断条件(例如小型 X 线机等),此时的诊断主要靠医师的临床经验,其中尤为重要的是临床理学检查。当年在邢台地震和唐山地震现场检查伤员时,跟在我后面的小医生看我每次检查完一个病例,就告诉他××骨折,并请他记录下来并做相应处理(主要是夹板临时固定)。他半信半疑!但 1~2 天后 X 线机来了,再摄片复查,几乎全部符合临床诊断,仅有一例肱骨颈青枝骨折,正位片上无骨折(当年因 X 线片缺货,大多只拍一张),再拍侧位时证明为不全骨折,这让他惊讶不已!我顺势诱导他:平时一定要认真踏实地学习临床理学检查,这才是真本事,甚至超过机器。

此外,在临床上所遇到的创伤大多与教科书上所描述的标准症状有差别,有时差距较大。此种不典型者较之典型者更为多见,因此要求每位医师从入门开始都要善于观察总结,将众多的不典型病例归纳、总结起来就成为典型病例,在这漫长工作和学习过程中逐渐成熟,最后方能成为专家式人才。

总之,创伤外科是一门独特的专业,既需要全面的知识做基础,更要对各种外科创伤的诊治有独到之处,以稳、准、快为处理原则。因此要求每位创伤外科医师都要置身于医疗实践中,努力刻苦学习,不断提高个人悟性和创造能力,这样才能使自己永立不败之地。

在这里感谢各位同道们的支持、帮助!

感谢各位合作者的辛勤劳动和家人们的支持!

赵定麟

2013 年 8 月 30 日

序　二

改革开放 30 多年来,我国的经济迅速发展,人民生活水平不断提高,交通、建筑行业发展日新月异,基础设施建设遍地开花,拥有家庭轿车不再是遥不可及的梦想。但随之而来的是交通事故及坠落伤等事故的不断增加。现代创伤具有以下几个特点:一是高能量损伤多,伤员伤情往往比较严重,病情复杂;二是多部位、多器官损伤比较常见,涉及的专业科室比较多;三是批量伤事件多,重大恶性交通事故、建筑事故时有发生;四是自然灾害引起的大规模伤害事件增多。因此,对医疗救治的要求越来越高,但与之相矛盾的是传统的医疗救治模式已经不能很好地适应现代创伤救治的要求。传统的急救模式采用的是专科化救治,即院前急救(120)-急诊室-外科各专科会诊和分科救治模式。如多科会诊制度互相协调性较差,则常常延误最佳抢救时机,影响救治成功率。特别是随着医学的不断发展,专业越分越细,医生越来越专,面对病人缺乏整体观念,不利于伤员的救治。创伤救治需要在短时间内高效整合院前急救体系、急诊室、重症监护室、手术室和外科各亚专科医师协同工作,需要迅速调动大量资源。因此有必要整合创伤救治所需的各种资源,建立并加强综合性急救创伤专科,将院前急救、院内急诊复苏与救治、急诊手术、术后复苏和监护治疗、二期确定性手术治疗以及后期康复治疗有机结合在一起,开展创伤一体化综合救治,提高严重损伤的救治成功率。

正是发现传统救治模式存在的不足,上海市东方医院从 1999 年起在刘中民教授的极力倡导下,采用创伤一体化救治模式,成立了急诊创伤外科,在科室内设抢救室、急诊诊室、重症监护室、急诊手术室和病房。人员配备采用与国际接轨的创伤专科医师培养制度,医生编制固定、多学科交叉、全科培养。在抢救多发伤及术后监护中采用多学科交叉,引入"损伤控制外科"理念,以挽救病人生命作为最高目标。在努力做到"一专多能"的前提下,瞄准各自发展方向,开拓研究领域。通过此方式实现病人从急诊到出院的全程科室管理,充分体现救治的人性化和一体化,避免了中间会诊和病人收治的床位协调环节,使急诊的时效性与有效性有机结合,救治成功率明显提高。

但是对于临床一线的医生来讲,全面了解不同专业的知识和特点,从而更好地救治伤员,其要求是很高的,难度也很大。这就需要一本系统、全面介绍各专业救治的综合性书籍作为案头书,为临床医疗工作提供支持。正是在此情况下,我国著名的骨科专家、创伤外科的老前辈赵定麟教授,提出将他 10 年前的力作《现代创伤外科学》再版,使之成为急诊外科医生的必备工具书。

我本人由于工作的需要,在从事了 20 年的骨科临床工作后,于 8 年前加入到急诊创伤的队伍中,从事创伤与灾难医学的临床工作与研究,目前我院是中华医学会灾难医学分会主任委员单位。同时为了更好地培养急救与灾难医学方面的人才,以东方医院为基地的同济大学医学院成立了急救与灾难医学系,系统培养从事灾难医学的本科生。为了更好地参与突发事件的紧急医学救援,我院在上海地区率先成立了紧急医学应急救援队,配置了先进的救援设备,进行了一系列的培训,救援水平不断提高,本人有幸担任了这支队伍的队长。鉴于在创伤与灾难医学领域积累了一定经验,赵定麟教授将《现代创伤外科学》再版这一光荣而艰巨的任务交给了我们年轻的一代,而赵老更是亲力亲为,将他多年的经验无私传授给我们,并亲自整理文稿,使本书得以顺利出版。

由于我们的经验尚不丰富,书中难免存在问题,有些损伤可能未涉及或是较肤浅,还望各位师长、同仁提出宝贵意见。

李增春

2013 年 8 月 30 日

序 三

自 30 多年前进入第二军医大学时开始，我即立志成为一名合格的创伤外科医生。期望能在前辈专家的教诲中成长，并从他们所传承的行医经验和专著中深刻领悟其内涵，使自己在临床救治实践中不断成熟。有幸的是，15 年前，即 1997 年上海海军 411 医院成立脊柱外科中心，邀请到我国脊柱外科及创伤外科专家赵定麟教授参与并共同主持中心工作。前辈认真的从医之道，崇高的医德，精湛的医术，踏实的作风，通过言传身教，使我们受益匪浅。我们一直铭记老一代学者的谆谆教导，并学习和发扬他所要求的"三无精神（no sunday、no birthday、no holiday）"，致使我们逐渐形成现今奋发向上、刻苦钻研、技术优良、作风严谨和助人为乐的骨科团队。

当今创伤外科技术发展日新月异，时代要求我们不断学习，不断更新知识，不断掌握先进技术。本人从医 30 年来，由于处于海军系统，每年一次或多次参加舰船远航海上医疗救护，在演练中处理所遇到的各种创伤意外，并在实战中不断丰富和积累临床经验，从而达到锻炼的目的。2008 年本人率队深入到四川汶川映秀镇重灾区抗震救灾时，深深体会到平时训练和临床经历对伤员的救治具有重要作用，也就是说"养兵千日，用兵一时"，这也是本次顺利完成救灾任务的根本保证。同时，此次抗震救灾的经历也使我深刻体会到，作为一名合格的创伤外科医生，不但要有扎实的理论基础知识，而且更需具备多学科的专科知识，其中包括颅脑外科、心胸外科、腹部外科及急诊内科学等；不仅学习和掌握其诊治技术，并能完美地将其融为一体。如此方能在各种意外情况下克服医务人员少、设备简陋、环境恶劣的困难，在伤员伤情复杂严重时进行准确、快捷的救治。

本人有幸参与《现代创伤外科学》第 2 版的撰写工作，相信本书必将为指导、培养新一代创伤外科医生起到积极作用，并将在执行重大、复杂和突发任务时成为行囊中必备的参考书。

严力生

2013 年 8 月 30 日

目 录

第一篇 创 伤 总 论

第二篇　头颈颌面损伤

第三篇　胸腹、泌尿及生殖系统创伤

第六篇 骨盆创伤

第七篇　脊柱脊髓创伤

第八篇　周围神经血管损伤及肢体离断

第九篇　运动与训练损伤

第一篇　创伤总论

第一章　创伤外科史

第一节　中国古代创伤外科史

中国人对创伤的研究可谓历史悠久,源远流长。创伤一词现在被广泛应用,泛指对人体,甚至包括对情感、精神的一切损害。在古代则不然,创伤是狭义的,有其精确的含义和定位。创伤是由外因导致的,两者的区别在于损害程度的深浅。伤是在皮肤表层,程度较浅。影视剧中的战斗英雄,在负伤以后经常满不在乎地说:"没事,就擦破点儿皮。"指的就是这种情况。创,金字旁,指金属利刃导致的损害,程度深达肌肉。骨折但是筋也就是肌腱尚未断裂的叫做折,筋骨都断裂的叫做断。

中医骨伤科是研究防治人体皮、肉、筋、骨损伤与疾患的一门科学。古属"折疡"、"金镞"范畴,又称"接骨"、"正体"、"正骨"、"伤科"等。它是中华各族人民长期与创伤疾患做斗争的经验总结,对中华民族的繁衍昌盛和世界医学的发展产生了深远的影响。它具有丰富的学术内容和卓著的医疗成就,是祖国医学重要的组成部分。

一、中医创伤的起源

早在170万年前,"元谋猿人"就在我国西南地区的土地上生活、劳动和发展。70万年前,"北京猿人"已能制造粗糙的石器和原始骨器工具,在原始人居住的山洞里发现很厚的灰烬与用火烧过的兽骨,证明"北京猿人"已学会用火。20万年前"河套人"时期,石器有了很大进步,并已发明了人工取火。在烘火取暖和烤炙食物的基础上,人们发现热物贴身可以解除某些病痛,产生了原始的热熨疗法。原始人在对付大自然灾害及抗击猛兽侵袭时,经常造成创伤,人们在伤处抚摸、按压以减轻症状,经过长期实践,摸索出一些简易的理伤按摩手法;对伤口则用树叶、草茎及矿石粉等裹敷,逐渐发现具有止血、止痛、消肿、排脓、生肌、敛疮作用的外用药物,这便是外治法的起源。

在旧石器时代晚期和新石器时代,古代人已经能够制作一些较精细的工具,如砭刀、骨针、石镰等。《山海经·东山经》曰:"高氏之山,其上多玉,其下多箴石。"后世郭璞注解时认为,箴石"可以为砭针治痈肿者"。在旧石器晚期(约1.8万年前)的"山顶洞人"遗址中,发现有骨针、骨锥和其他骨制尖状器具。考古发现仰韶文化时期(公元前5000~前3000年)已有石镰。这种石镰,外形似近代的镰刀,可以砭刺、切割。《素问·异法方宜论》曰:"故东方之域,……其病皆为痈疡,其治宜砭石"。《史记·扁鹊仓公列传》记载:"上古之时,医有俞跗,治病不以汤液醴酒,镵石挢引,案扤毒熨,一拨见病之应,因五藏之输,乃割皮解肌,诀脉结筋,搦髓脑,揲荒爪幕,湔浣肠胃,漱涤五藏"。这说明新石器时代外科手术器械——砭镰已产生,并出现了外伤科名医——俞跗,由于当时创伤是威胁人类生存和健康的主要因素,所以外伤科医疗技术比其他科发达,并更早推广应用。

我国奴隶社会经历了夏、商、周、春秋战国。奴隶社会较之原始社会在生产力、文化等方面都有了发展,促进了医学进步,中医骨伤科开始萌芽,出现了"疡医"。

考古工作者在龙山文化遗址发现了很多陶制的酒器,《战国策》曰:"帝女令仪狄作酒,进之于禹",可见夏代已有了人工酿酒。酒是最早的兴奋剂、麻醉剂和消毒剂,可以通血脉、行药势,也可以止痛、消毒,这对治疗创伤疾病很有意义。商代冶炼技术有了很大发展,金属器具广泛地用于生产劳动和战争中,如刀、针、斧、锯、矢和镞等。医疗工具也有了改进和提高,据《韩非子》记载,古人"以刀刺骨",说明"刀"已经作为骨伤科的手术工具了。甲骨文是我国较早的文字,甲骨文记载的疾病有几十种,其中骨伤科的有疾手、疾肘、疾胫、疾止、疾骨等。考古发现藁城台西商代遗址有 30 多种药用种仁,其中有桃仁等种仁用于活血祛瘀。相传商代伊尹发明"汤液",《甲乙经·序》曰:"伊尹……撰用神农本草以为汤液",《神农本草经》曰:"桃仁主瘀"。由上可知,商代已应用活血药内服治疗跌打损伤。

到了周代,我国政治、经济、科技文化有了新的发展,有了医政的设置和医疗的分科。《周礼·天官·冢宰》记载:"医师掌医之政令,聚毒药以共(供)医事",医生分为"食医"、"疾医"、"疡医"和"兽医"。其中疡医就是外科和骨伤科医生,其职责是:"掌肿疡、溃疡、金疡、折疡之祝药、劀杀之齐。"金疡(郑玄注:"刀创也")即指刀、戈、剑、戟等金属器所致的开放性创伤;折疡(郑玄注:"跐跌",《方言》注:"跐跌,谓手足宛屈及蹷仆,因而折损肢体。")即为跌损骨折。疡医已能运用"祝"、"劀"、"杀"疗法治疗上述 4 种外伤疾病。汉代郑玄对此注释:"祝,当为注,谓附著药;劀,刮去脓血;杀,谓以药食其恶肉。"《礼记·曲礼》记载沐浴疗法,谓:"头有创则沐,身有疡则浴。"以上 4 种外治法,为后世骨伤科医生所沿用。

《礼记·月令》载:"命理瞻伤、察创、视听、审断,决狱讼必端平。"蔡邕注:"皮曰伤(皮肤损伤破裂),肉曰创(皮肤与肌肉损伤跐裂),骨曰折(骨骼折断),骨肉皆绝曰断(皮、肉、筋、骨完全离断)。"说明当时已把损伤分成 4 种不同类型,同时采用"瞻"、"察"、"视"、"审" 4 种诊断方法,这既是法医学起源的记述,又是古代中医骨伤科诊断水平的标志。

二、中医创伤基础理论的形成

中医创伤的定义和现代的创伤定义是完全不同的。为什么要这么细致的区别呢？这与古代刑名制度有关。法家治理天下,兴诉讼、治牢狱。精确的定义有利于制定量刑标准,以理服天下。东汉蔡文姬的父亲蔡邕在注释《礼记·月令》中说:"皮曰伤,肉曰创,骨曰折,骨肉皆绝曰断。"

精确定义的另外一个目的,就是为了治疗。中医认为肺主皮毛,心主血脉,脾主肌肉,肝主筋,肾主骨。因此,不同程度的损害,就要治疗不同的脏腑,使用相应归经的药物,以利于创伤尽快恢复,这是中医外科学的基本原理。

无论何种外伤,都会伤及血络、脉管,出现出血、瘀血或血肿,因此止血、消肿、活血是治疗外伤必不可少的步骤。轻度的出血渗出,可以外敷、内服药物,比如乌贼骨粉、三七粉、草木灰、棕榈炭、血余炭、荆芥炭等。中医有"血见黑则止"一说,其理论源于五行黑肾水克红心火。电影《追捕》中，杜丘用烧焦的木棒为被熊咬伤的警察消毒止血的情节实在令人难忘，这也是创伤自救的有效方法。著名的云南白药在止血疗伤上有独到之处，特别是里面的保险子可以治疗大面积出血和血崩。当然，严重的出血可以同时采取按压、捆扎止血。

出血不易止，但是皮下的瘀血、肌肉的血肿也不易散。时间久了又会出现溃烂，形成疮疡。古代衙役为了索取贿赂，练就了一套行刑杖责的本事，掌握了下手轻重、深浅的力度。如果犯人给了钱，他会显得很卖力，一棒下去声音很大很脆，犯人皮开肉绽、鲜血淋漓。看起来行刑效果不错，犯人受到了惩罚，但是这只是"伤"，伤的是皮肤，外敷些金疮药膏，过几天伤口就慢慢愈合了。而对没交钱的人，他会打得很闷但是很沉，这种势大力沉的打法，加上施暴者的恶念，以意领气，穿透力、渗透性都很强。虽然打完了犯人的皮肤可能都不破，但是皮下肌肤全烂了，成了死肉。这种犯人不是死于杖下，就是死于刑后的溃烂感染，瘀毒无法外散，内窜攻心。这就是深达肌肉、血脉的"创"。有经验的犯人，如果能当即索要几碗童便服下，使瘀血热毒从小便排出，然后用鲜豆腐外敷，引邪外出，尚有一线生机。当然最好是马上服用活血化瘀解毒的金创药。但是事前没有使银子，哪里来的方便？只有死路一条了。

由于伤口或创面暴露，极易引起细菌或寄生虫感染，导致患者出现化脓、高热、惊厥甚至昏迷、死亡。中医一般使用大剂量清热解毒的新鲜中药外敷、内服，比如蒲公英、金银花、马齿苋、败酱草等。一般情况下，应及时清创、排脓，没有医疗条件的，用盐水外洗也不失为有效的方法。当年红军长征之前，陈毅负伤，大腿被子弹穿透，虽然经过手术治疗，但因为留在苏区打游击缺医少药，伤口化脓感染生蛆。后来陈毅把自己绑在树上，让警卫员用擦枪布贯穿伤口，排出脓液，挤出蛆虫，疼得陈毅昏死过去，后来伤口才慢慢愈合。能做到这个地步，陈毅可比刮骨疗毒的关公。

后期伤口和创面久久不能愈合的，是气血不足的表现。伤在皮肤，一般用补肺的中药，酸温收敛，比如山药、五味子、山茱萸等，外用醋或石灰水外洗。创在肌肉，在确认没有外邪、热毒瘀血的情况下，可以用甘温补脾的中药，比如黄芪、党参、当归、甘草等，加上托里透脓的桔梗、皂刺、穿山甲等。

有的金属利器所伤，在体内还有残留的铁屑、铁锈，有的利器上面还有毒液，这样的创伤就更危险、更难救治，会引发类似破伤风的症状以及各种中毒反应。抢救这样的病人，需要首先清除异物，排出毒血，还要以毒攻毒，使用全蝎、蜈蚣、蟾酥等药，抢救的过程更为复杂。

战国、秦汉时代，我国从奴隶社会进入封建社会，政治、经济、文化都有显著的进步，学术思想十分活跃，出现"诸子蜂起，百家争鸣"的局面，促进了医学的发展，骨伤科基础理论亦初步形成。

1973年，考古学家在湖南长沙马王堆三号汉墓发掘的医学帛书表明了当时骨伤科诊疗技术的进步。马王堆汉墓的医学帛书有《足臂十一脉灸经》、《阴阳十一脉灸经》、《阴阳脉死候》、《五十二病方》和《帛画导引图》等，据专家们考证认为系属战国时代的文献，保存了当时诊治骨折、创伤及骨病的丰富经验，包括手术、练功及方药等。《足臂十一脉灸经》记载了"折骨绝筋"（即闭合性骨折）；《阴阳脉死候》记载了"折骨列肤"（即开放性骨折）。《五十二病方》载有52种病，共103个病名，涉及内、外、骨伤、妇、儿、五官诸科。其中有"诸伤"、"胻伤"、"骨疽"、"骨瘤"等骨伤病症，同时还描述了"伤痉"的临床表现："痉者，伤，风入伤，身信（伸）而不能诎（屈）。"这是对创伤后严重并发症——破伤风的最早记载。《五十二病方》载录中药247种，方剂283首，其中治伤方17首，治伤痉方6首，治胻伤方2首，治痈疽方22首。主张用酒处理伤口,以药煎水洗伤口,还记载伤口包扎方法,对感染伤口用药外敷后,以丝织品或麻絮等包扎。《五十二病方》中应用水银膏治疗外伤感染,这是世界上应用水银于外伤科的最早记载。《帛画导引图》还绘有导引练功图像与治疗骨伤疾患的文字注释。

《黄帝内经》是我国最早的一部医学典籍,较全面、系统地阐述了人体解剖、生理、病因、病机、诊断、治疗等基础理论,奠定了中医理论体系。《内经》已有系统的人体解剖学知识,如《灵枢·骨度》对人体头颅、躯干、四肢各部骨骼的长短、大小、广狭标记出测量的尺寸。同时通过尸体解剖获取这方面知识,如《灵枢·经水》曰:"若夫八尺之上,皮肉在此,外可度量切循而得之,其死可解剖而视之。其藏之坚脆,府之大小,……脉之长短,血之清浊,……皆有大数。"《内经》对人体的骨、脉、筋、肉及气血的生理功能都有精辟的论述。如《灵枢·经脉》曰:"骨为干,脉为营,筋为刚,肉为墙",《灵枢·邪客》曰:"营气者,泌其津液,注于脉,化以为血,以荣四末,内注五脏六腑,"人体外部皮肉筋骨与体内五脏六腑关系密切,《内经》阐发的肝主筋、肾主骨、肺主皮毛、脾主肌肉、心主血脉及气伤痛、形伤肿等基础理论,一直指导着骨伤科的临床实践。《内经》还阐述骨病的病因病机,《灵枢·痈疽》曰:"热胜则腐肉,肉腐则为脓。"《灵枢·刺节真邪》曰:"烂肉腐肌为脓,内伤骨,内伤骨为骨蚀。……有所结,深中骨,气因于骨,骨与气并,日以益大,则为骨疽。"《素问·痹论》曰:"风寒湿三气杂至,合而为痹。"《素问·生气通天论》曰:"因于湿,首如裹,湿热不攘,大筋短,小筋弛长,短为拘,弛长为痿。"《素问·痿论》还将痿证分为痿躄、脉痿、筋痿、肉痿、骨痿等五痿分别加以论述。此外,《吕氏春秋·季春纪》认为:"流水不腐,户枢不蠹,动也;形气亦然,形不动则精不流,精不流则气郁。"主张用练功疗法治疗足部"痿躄",为后世骨伤科动静结合理论奠定了基础。

秦汉时期,骨伤科临床医学得到发展。西汉初期,名医淳于意留下的"诊籍"记录了两例完整伤科病案:一则是堕马致伤;一则是举重致伤。西汉中期《居延汉简》的"折伤部"记载了骨折创伤的治疗医案。东汉早期,《武威汉代医简》载录治疗金疡。外伤方10余首,有止痛、逐瘀、止痉的作用,配伍较之《五十二病方》有明显的进步。成书于东汉时期的《神农本草经》载有中药365种,其中应用于骨伤科的药物近100种。汉代著名外伤科医家华佗精通方药、针灸、养生,更擅长外伤科手术。他发明了麻沸散,施行于剖腹术、刮骨术,还创立了五禽戏,似今练功疗法,可运用于骨伤疾病之康复。东汉末年杰出医学家张仲景总结了前人的医疗成就,并结合自己的临床经验著成《伤寒杂病论》,这是我国第一部临床医学巨著,他在《内经》《难经》的理论基础上,以六经论伤寒,以脏腑论杂病,创立了理、法、方、药结合的辨证论治方法。书中记载的攻下逐瘀方药,如大承气汤、大黄牡丹汤、桃仁承气汤、大黄蟅虫丸和下瘀血汤等,至今仍被骨伤科医家所推崇。书中还记载了人工呼吸、胸外心脏按压等创伤复苏术。

三、骨伤科诊疗技术的进步

三国、晋朝至隋唐、五代,是我国历史上战乱频繁时期,骨伤科疾患更多见,从而积累了临床经验,促进了骨伤科诊疗技术的进步。19世纪前,中国骨科出现了数以百计的专科书籍和文献,此外,尚有许多出色的整复手法仍掌握在村妪野老手里,他们虽然缺乏理论,但口耳相传的整复手法却十分纯熟而轻巧,有着很好的治疗效果。

关于关节脱臼的手法整复——下颌关节脱臼整复法,中国药王——孙思邈,在他的著作中改进了葛洪的整复手法,强调:"以一人捉头,医者两拇指入口按下颌齿上,向下牵颐。然后以渐推之,令复之。"这段手法的描述,其基本要领完全符合生理解剖要求。其整复法已与现代医学方法步骤完全一致。

肩关节脱臼整复法,中国骨科专家蔺道人的《理伤续断方》(841 年)已做了科学的论断:"凡肩关节脱臼先进行检查断以确定如何整复,复位法先用椅背圈住患者胁部。使患肢腋部放在垫有软衣服之椅背上,一人将患者固定椅上,捉住患侧手臂做外展牵引,然后内收、下垂腕臂即可复位,然后再曲肘以绢片缚吊"。蔺道人的肩关节脱臼椅背整复法,完全符合现代解剖生理学的要求,这种复位法虽有改进,其原理和步骤是一致的。

骨折,特别是单纯性四肢骨折的复位和治疗,中国骨科医师早在 1000 多年前已积累了比较丰富的经验,其中许多复位技术至今仍为中医骨科医师普遍应用。复杂骨折在中国古代骨科文献中不乏手法整复的技术,同时,对不适于手法整复或经手法整复不能成功者,也创造了丰富的手术切开整复技术,其中有些是比较先进的。晋代巢元方的《诸病源候论》(610 年)并非骨科专著,但却记述了"凡肘中及腕、膝、髋、踝等骨折者,皆可连续,但要迅速及时。若所气血未寒,即骨断破碎,更可缝合连续"。对于骨引致脓血之害者,主张:"仍应除骨尽,不能则疮水不愈合。纵然愈合,也难免愈后疼痛,甚而由此致死的后遗症"。巢氏强调碎骨之早期缝合,死骨剔除等,是很科学的论断。

中国传统医学骨折整复治疗原则和近 30 年中西医结合整复治疗骨折的方法与理论,同现代医学骨科整复和治疗方法、理论有着许多不同之处。除此之外,中医学的急救技术、消毒技术,在当时都取得相当的成绩,中医药学在历史上的技术发明为人类健康保健做出了不可磨灭的贡献。

晋·葛洪著《肘后救卒方》中,首先记载用竹片夹板固定骨折:"疗腕折、四肢骨破碎及筋伤蹉跌方:烂捣生地黄熬之,以裹折伤处,以竹片夹裹之。令遍病上,急缚,勿令转动。"他论述了开放性创口早期处理的重要性,对腹部创伤肠断裂采用桑白皮线进行肠缝合术;记载了颅脑损伤、大动脉创伤出血等危重症的救治方法。南齐·龚庆宣整理的《刘涓子鬼遗方》对创口感染、骨关节化脓性疾病采用外消、内托、排脓、生肌、灭瘢等治法;运用虫类活血药治疗金疡;提出骨肿瘤的诊断和预后;记述了"阴疽"(似髋关节结核)、"筋疽"(似脊柱结核)的证候。北魏太医署已有骨伤专科医师——折伤医。隋·巢元方等编著的《诸病源候论》,是我国第一部中医病理专著,载录证候 1720 条,其中有"金疮病诸候"23 论,腕折(泛指骨折、扭伤等)证候 9 论,还有妇人与小儿金疮、瘀血证候数十论。"金疮病诸候"精辟论述了金疮化脓感染的病因病理,提出清创疗法四要点:清创要早,要彻底,要正确地分层缝合,要正确包扎,为后世清创手术奠定了理论基础。在治疗开放性骨折、清除异物、结扎血管止血、分层缝合等方面的论述,都达到了很高的水平。"中风候"和"金创中风痉候"对破伤风的症状描写得非常详细,指出它是创伤后的并发症。"金疮伤筋断骨候"、"金疮筋急相引痛不得屈伸候"、"腕折破骨伤筋候"等论述了"伤筋"的证候、治疗方法及其预后,指出筋断"可连续"。"箭簇金刃入肉及骨不山候"、"金疮久不瘥候",对创口不愈合的病因病理有了较深刻的认识,强调了去碎骨和清除异物的重要性。"附骨疽候"指出成人的髋关节、膝关节与儿童的脊椎、膝关节是附骨疽的好发部位。"金疮肠断候"、"被打头破脑出候"记载了肠断裂、颅脑损伤的症状和手术缝合治疗方法。《诸病源候论》还载述了内伤惊悸、烦热、咳嗽、口渴、吐血、腹胀、孕伤等证候，阐述了内伤气血、津液、五脏的病机。

唐·孙思邈著《备急千金要方》《备急千金翼方》，是中医临床的百科全书，在骨伤科方面总结了补髓、生肌、坚筋、固骨类药物，介绍了人工呼吸复苏、止血、镇痛、补血、活血化瘀等疗法；载录了下颌关节脱位手法复位后采用蜡疗、热敷、针灸等外治法，丰富了伤科治疗法。王焘著《外台秘要》，是一部综合性医学论著，其中收录了折损、金疮、恶刺等骨伤科疾病治疗方药；把损伤分为外损和内损；列骨折、脱位、内伤、金疮和创伤危重症等五大类。

蔺道人著《仙授理伤续断秘方》，是我国现存最早的一部骨伤科专著，它在《内经》《难经》《神农本草经》等中医经典著作的理论指导下，继承了前人的骨伤科经验，并加以总结，详细论述了临床上常见的骨折、脱位、伤筋、内伤等骨伤科疾病的分类和诊治，实际应用时遵循筋骨并重、内外兼治、动静结合、医患合作等四大治疗原则，基本奠定了中医骨伤科学的理论框架。

《仙授理伤续断秘方》的学术思想源于《黄帝内经》和《难经》，还受到了道家"动静"观的影响，整体观念和朴素的唯物辩证法思想贯穿全书始终。同时该书还继承了《千金要方》和《外台秘要》的骨伤科学术成就，以气血学说为立论依据，以整复、固定、功能锻炼和内外用药为治疗骨伤的主要方法。对开放性骨折，主张首先冲洗伤口，然后手法整复或切开复位，缝合伤口，小夹板固定和内外用药。无论是对损伤局部的治疗或全身气血的调节，还是对新鲜性创伤的处理，创伤后遗症的康复，都实施了辨证求因、审因论治的法则。既重视骨伤的治疗，也反复论述了筋的损伤和内伤的调治。这种在整体观念指导下的动静结合、筋骨并重和辨证论治的治疗观，至今还指导着临床实践。该书提出的"生气血、补肝肾、长筋骨"以促进创伤修复的理论，是骨伤科的重要理论学说，历代都有所研究和发展。蔺道人所介绍的大部分辨证治伤，内外用药的经验，已成为后世辨证、立法、处方、用药的楷模，奠定了骨伤科辨证论治的基础。《仙授理伤续断秘方》分述骨折、脱位、内伤三大类证型；总结了一套诊疗骨折、脱位的手法，如相度损处、拔伸、用力收入骨、捺正等；提出了正确复位、夹板固定、内外用药和功能锻炼的治疗大法；对筋骨并重、动静结合的理论也作了进一步的阐发，该书指出："凡曲转，如手腕脚凹手指之类，要转动……时时为之方可。"对于难以手法复位闭合性或开放性骨折，主张采用手术整复："凡伤损重者，大概要拔伸捺正，或取开捺正"，"凡皮破骨出差爻，拔伸不入，搏捺相近，争一二分，用快刀割些捺入骨。"该书首次记载了髋关节脱臼，并分前后脱臼两类，采用手牵足蹬整复手法治疗髋关节后脱位；利用杠杆原理，采用"椅背复位法"治疗肩关节脱位。他还介绍了杉树皮夹板固定的方法："凡有杉皮，浸约如指大片，疏排令周匝，用小绳三度紧缚。"对内伤症治疗，采用"七步"治疗法；提出了伤损按早、中、晚三期治疗的方案。所载方50首，药139味，包括内服及煎洗、填疮、敷贴等外用方剂，体现了伤科内外兼治的整体观。其中诊治骨伤独具特色。

《仙授理伤续断秘方》最突出的贡献是对骨折和脱位的诊断治疗，书中首先提出了一整套比较科学而系统的诊治方法。在诊断上提出"相度损处"法，"凡左右损处，只相度骨缝，仔细揣，忖度便见大概"，即后世的"手摸心会"检查法。主张检查时要对伤肢健肢进行对比，注意局部情况，并用手触摸损伤部位，弄清骨折和脱位的移位情况，包括移位方向等。这种方法包括了现代对创伤局部的望、闻、切等手段，是骨伤科重要的诊断方法之一。

在闭合性骨折和脱位的治疗方面，可概括为5种方法，也就是治疗过程中的5个步骤。

1. 麻醉 主张在骨折整复前必须先服"常用整骨药"这种麻醉药。如书中所载："常用整骨药,用大草乌,刮去皮,为细末,每服逐半钱,温酒调下。如未觉,再添二分药,酒下","又方,用乳香、没药各一两,别研;次用血竭、自然铜、无名异、醋煮黄木鳖子各一两,地龙二两,并为末,蜜丸如龙眼大,嚼烂,热酒咽下。俟了,用生葱嚼解。"由于麻醉药的应用,使骨折整复技术有了明显的进步,既提高了疗效,又减轻了病人的痛苦。蔺道人成为骨伤科历史上应用麻醉药的先驱之一。

2. 复位和固定 复位是治疗骨折和脱位的关键。蔺氏是手法整复治疗骨折和脱位的奠基人,他创用了5种整复骨折的手法。一是"相度损处"。属于诊断法,是整复骨折脱位必须进行的第一步,并贯穿整复全过程。二是"拔伸牵引"。书中指出:"凡拔伸且要相度左右骨如何出,有正拔伸者,有斜拔伸者。"这是根据移位情况采用顺向牵引,反向复位的方法。又说:"凡拔伸当相近本骨节损处,不可别去一节骨上。"这是依据骨折整复的难易程度而决定用力大小,在近骨端对抗牵引以及顺向拔伸的经验之谈。三是"搏捺"或称"用力收入骨",也就是现代所说的"端挤提按法"。四是"捺捺"或称"捺正",即反复揉按推正,其目的与现代的触碰手法相似。五是"按摩推拿",此法是唐代以前整骨手法的统称,自蔺氏始与整复手法区别开来。他指出:"凡捺正,要时时转动使活","善系缚,按摩导引",即反复推拿按摩,调整筋骨,理顺经络。上述五大整骨手法也是现代中医骨伤科整复骨折的基本手法。蔺氏对关节脱位的复位方法也有具体的描述,如他创用靠背椅式复位法整复肩关节脱位;还创用手牵足蹬法整复髋关节脱位。这两种复位手法在现代教科书中和临床上仍被采用。

正确的固定方法对加速骨折愈合是十分重要的。蔺道人发明竹片和杉木皮固定法,开创了骨折外固定之先河。如书中记载:"杉木皮用水浸泡后,削成手指大片,间疏排列,对杉木皮捆扎三度备用。"另外,还详细记述了使用夹板的具体方法,指出应根据不同的骨折部位,采用不同的夹板和固定方法,换药不用拆夹板,夹板固定时间以骨折愈合为度,即"骨生牢稳方去夹",这些观点都是非常正确的。

3. 按摩和功能疗法 蔺氏十分重视伤肢固定后的功能锻炼,把练功活动作为重要治则,提出:"凡曲转,如手腕脚凹手指之类,要转动,用药贴,将绢片包之后时时运动,盖曲则得伸,得伸则不得屈,或屈或伸,时时为之方可。"这些经验,为后世治疗骨折采用动静结合的原则奠定了基础。

4. 内外用药 蔺道人在《内经》整体观念和辨证论治理论指导下,能够辨证地处理局部与整体的关系,既强调局部外用药,又重视全身内服药。在创伤局部用洗药、散药、膏剂外敷以消肿止痛,加速骨折愈合;用内服接骨药、活血化瘀药等以调整全身功能,改善血液循环,和营生新,续筋接骨。这些治疗原则和方法对后世骨伤科的发展,起着重要的指导作用。

5. 大胆创新,主张手术 在中医骨伤科发展史上早就有手术疗法的记载,如《三国志·关羽传》曾记载"刮骨疗毒"的故事,隋代《诸病源候论》对清创缝合术、血管结扎术、骨折内固定、异物取出等手术方法,也有论述。《仙授理伤续断秘方》在前人的基础上大胆创新,对于闭合整复失败的骨折和开放性骨折,主张采用手术疗法,如书中说:"凡伤损重者,大概要拔伸捺正,或取开捺正,然后敷贴、填涂、夹缚。""凡皮破骨出差爻,拔伸不入,搏捺相近。争一、二分,用快刀割些捺入骨。所用刀,最要快,剜刀、雕刀皆可。""凡骨破打断,或筋断有破处,却用针线缝合其皮,又四围用黑龙散敷贴"。另外,还论述了开放性骨折的治疗方法,先用煮过的水冲洗污染的创口和骨端,进行消毒,或用刀切开,将断骨复位,用药填在创口内,以防感染,伤口不要缝合,要放引流,然后外用夹板固定。有时也可以按照情况缝合伤口,然后内外用药。这些方法基本与现代治疗开放性骨折的原则相同,但是,比 Friearich 自公元 1898 年开始使用的扩创术,早了 1000 多年。

四、中医创伤的发展

宋元时代医学在隋唐五代的基础上,出现了百家争鸣蓬勃发展的局面,促进了中医骨伤科的发展。宋代"太医局"设立"疮肿兼折疡科",元代"太医院"设十三科,其中包括"正骨科"和"金镞兼疮肿科"。宋代解剖学有了显著的进步。公元 1041 ~ 1048 年间,曾有医生和画师解剖欧希范等人刑后尸体,而画制成图,称为《欧希范五脏图》。该书描绘了内脏形态及解剖关系,对心、肝、肾、大网膜等记载基本正确。法医家宋慈所著的《洗冤集录》是我国现存最早的法医学专著,对全身骨骼、关节结构描述较详细,同时还记载了人体各部位损伤的致伤原因、症状及检查方法。解剖学的进步为中医骨伤科的发展奠定基础。宋·医官王怀隐等编成《太平圣惠方》,其中"折伤"、"金疮"属伤科范畴;对骨折提出了"补筋骨,益精髓,通血脉"的治疗思想,用柳木夹板固定骨折;推广淋、熨、贴、熁、膏摩等外治法治疗损伤。太医局编辑的《圣济总录》内容丰富,其中折伤门总结了宋代以前的骨伤医疗经验,强调骨折、脱位复位的重要性;记载用刀、针、钩、镊等手术器械,对腹破肠出的重伤采用合理的处理方法。张杲著《医说》记载了随军医生"凿出败骨"治疗开放性胫腓骨骨折成功的病案,并介绍了采用脚踏转轴及竹管的搓滚舒筋练功疗法。许叔微著《普济本事方》记载了用苏合香丸救治跌伤重症。《夷坚志》记载了邢氏同种异体骨移植颌骨成功病例。宋金元时期出现不少著名医学家,他们从各角度总结和论述了自己的临证经验,出现了学术上的争鸣局面。张元素《医学启源》总结了治疗内伤的引经药,促进了骨伤理气活血疗法的发展。张从正《儒门事亲》曰:"下法能使陈莝去而肠胃洁,癥瘕尽而血荣卫昌",主张采用攻下逐瘀法治伤。李杲《医学发明》发挥了《内经》"肝藏血"的理论,认为:"血者,皆肝之所主,恶血必归肝,不问何经之伤,必留于胁下,盖肝主血故也。"创制疏肝活血逐瘀的方药——"复元活血汤"。张洁古在《活法机要》中提出治疗内伤的三焦辨证方法。朱震亨提倡养阴疗法,强调补肝肾治本的原则,对治疗筋骨痹症、骨疽及伤患都有其独特经验。

元代李仲南《永类钤方》中"风损伤折"卷是中医骨伤科专篇,首创过伸牵引加手法复位治疗脊柱屈曲型骨折,书中记载:"凡腰骨损断,先用门扉一片,放斜一头,令患人覆眠,以手捍止,下用三人拽伸,医以手按损处三时久。"此外还创制了手术缝合针——"曲针"用于缝合伤口;提出"有无粘膝"体征作为髋关节前后脱位的鉴别,至今仍有临床意义。危亦林著《世医得效方》,按元代十三科分类,其中"金镞正骨科"不仅继承前人治骨伤病的经验,而且对骨折、脱位的整复手法和固定技术有所创新。危氏在世界上最早施用"悬吊复位法"治疗脊柱骨折。书中载:"凡剉脊骨,不可用手整顿,须用软绳从脚吊起,坠下身直,其骨使自归窠。未直则未归窠,须要坠下,待其骨直归窠。然后用大桑皮一片,放在背皮上,杉树皮两三片,安在桑皮上,用软物缠夹定,莫令屈,用药治之。"对开放性骨折,危氏主张扩创复位加外固定治疗。麻醉方面,危氏创制了"草乌散"(又名麻药方),对其组成、功用、剂量及注意事项都有详细记载。元代《回回药方》中"金疮门"、"折伤门"属于骨伤科范畴,大部分内容继承了《仙授理伤续断秘方》、《世医得效方》和《永类钤方》等经验,有些部分还结合阿拉伯外来医学知识,反映了元代中医骨伤科鼎盛的状况。

明清时代,骨伤科出现了许多学术上有相当成就的医学家,撰写了大量的骨伤科专著。他们不仅总结了前人的经验,而且不断提出新的理论和观点,从而形成不同学派,这是中医骨伤科发展史的兴盛时期。

明初,太医院设有十三科,其中属骨伤科范畴的有"接骨"、"金镞"两科。隆庆五年(1571 年)改名为正骨科(又名正体科)。公元 1644 年清朝建立,太医院设九科,其中有"疮疡科"和"正骨科",后者又名"伤科"。明代《金疮秘传禁方》记载了用骨擦音作检查骨折的方法;对开放性骨折,主张把穿出皮肤已被污染的骨折端切除,以防感染等。明代永乐年间(公元 1406 年)朱橚等编著《普济方》,其中"折伤门"、"金疮门"和"杖伤门"等辑录治疗骨伤科方药 1256 首,是 15 世纪以前治伤方药的总汇。在"接骨手法"中,介绍了 12 种骨折脱位的复位固定方法;在"用药汤使法"中又列出 15 种骨折、脱位的复位固定法。明·异远真人著《跌损妙方》记载全身 57 个穴位,总结了一套按穴位受伤而施治的方药,其"用药歌"在骨伤界亦广为流传。明·薛己撰《正体类要》共 2 卷,上卷论正体主治大法及记录治疗伤科内伤验案 65 则;下卷介绍诸伤方 71 首。薛氏重视整体疗法,如序曰:"肢体损于外,则气血伤于内,营卫有所不贯,脏腑由之不和"。强调突出八纲、脏腑、气血辨证论治,用药主张以补气血、补肝肾为主,行气活血次之,其"气血学说"和"平补法"对后世产生巨大影响。著名医药学家李时珍所著的《本草纲目》载药 1892 种,其中骨伤药物 170 余种。明·王肯堂《证治准绳》中《疡医准绳》对骨折有较精辟的论述,如对肱骨外科颈骨折采用不同体位固定,若向前成角畸形,则用手巾悬吊腕部置于胸前;若向后成角,则应置于胸后。该书还把髌骨损伤分为脱位、骨折两类,骨折又分为分离移位或无移位两种,分离移位者,主张复位后用竹箍扎好,置膝于半伸屈位。该书对骨伤科的方药还进行了由博而约的归纳整理,深为后世所推崇。

清代吴谦等编《医宗金鉴·正骨心法要旨》,较系统地总结了清代以前的正骨经验,对人体各部的骨度、损伤的治法记录周详,既有理论,亦重实践,图文并茂。该书将正骨手法归纳为摸、接、端、提、推、拿、按、摩八法,并介绍腰腿痛等疾患的手法治疗,以及运用攀索叠砖法、腰部垫枕法整复腰椎骨折脱位等。在固定方面,主张"爰因身体上下正侧之象,制器以正之,用辅手法之所不逮,以冀分者复合,欹者复正,高者就其平,陷者升其位",并改进了多种固定器具,如脊柱中段损伤采用通木固定;下腰损伤采用腰柱固定;四肢长骨干骨折采用竹帘、杉篱固定;髌骨骨折采用抱膝圈固定等。沈金鳌著《沈氏尊生书·杂病源流犀烛》,发展了伤科气血病机学说,对内伤的病因病机、辨证论治皆有阐述。胡廷光著《伤科汇纂》,收集了清代以前有关骨伤科的文献,结合其临床经验加以整理,是一本价值较高的伤科专著。该书系统地阐述了各种损伤的证治,记载了骨折、脱位、筋伤的检查、复位法,附录许多治验医案,并介绍大量骨伤科处方及用药方法。赵廷海著《救伤秘旨》,收录少林学派的治伤经验,记载人体 36 个致命大穴,介绍了损伤各种轻重症的治疗方法,收载"少林寺秘传内外损伤主方",并增加了"按证加减法"。钱秀昌著《伤科补要》,较详细地论述了骨折、脱位的临床表现及诊治方法,如髋关节后脱位采用屈髋屈膝拔伸回旋法整复等。该书按载有医疗器具固定图说、周身各部骨度解释、伤科脉诊及大量方剂。王清任著《医林改错》,对解剖尤其重视,纠正了前人脏腑记载的某些错误,对气血研究亦较深入,尤善活血化瘀法治伤,某些方剂如血府逐瘀汤、通窍活血汤、隔下逐瘀汤、少腹逐瘀汤、身痛逐瘀汤等,至今仍为骨伤医家广为采用。

第二节　我国近代创伤骨科发展史

骨科学(orthopedics)又称矫形外科学(orthopedic surgery)。我国近代骨科学发端于鸦片战争前后。1835 年美国传教士 Parker 得到广东巨商伍敦元先生捐助,在广州建立了中国第一所西医院(广州医院),它就是现在的中山大学附属第二医院的前身。由于孙中山先生以逸仙之名就读该医院,故又称孙逸仙纪念医院,该院 1843 年已有截肢术的记载。

1844 年(道光二十四年),作为新兴的发达资本主义国家,英国国内铁轨已长达 2235 英里(1 英里＝1.6093 千米),英国基督教会伦敦总部同时将"传医布道"的铁轨铺到了古老的中国,铺到了开埠仅 3 个月的上海。一位英国医师兼传教士洛克哈脱(William Lockhart,亦译作雒魏林,1811～1896 年),在上海创建了第一家西式医院"雒氏诊所"(仁济医院的前身)。1846 年 7 月,正式落成一所中式平房新医院,定名为"仁济医馆",取仁术济世之意,亦称"山东路医院"。据上海《申报》当年报道,仁济医馆开头两年接诊病人的数量高达 1.9 万人次,1844～1856 年的 13 年间,共诊治涉及内科、外科、眼科、妇科、骨科、烧伤科等各种中国病患达 15 万人次。

19 世纪末以后,英、美、法、德等国陆续在我国开办了医院和医学院校。1865 年,广州医院改名为"博济医院",翌年成立了"博济医学校",这是我国第一所西医大学。1886 年孙中山进入该校学医,后更名为中山医学院,近来又并入中山大学。与中国骨科发展有较密切关系的还有上海圣约翰大学医学院(1904 年)、上海震旦医学院(1908 年)、上海同济医学院(1907 年)、四川华西大学医学院(1910 年)、山东齐鲁大学医学院(1910 年)、湖南湘雅医学院(1915 年)、北京协和医学院(1921 年),上述院校相继在 1930 年前后建立骨科。

中国第一个骨科科室是 1921 年由美国波士顿麻省总医院 George W Van Gorder 医师在北京协和医院组建的。

牛惠生(1891～1937 年)是中国第一位在美国培训的骨科医生,他 1915 年毕业于哈佛大学医学院,随后又在美进修骨科,回国后任上海圣约翰大学骨科教授,1928 年他在上海建立了中国第一所骨科医院。

20 世纪 30 年代,孟继懋(1897～1980 年)于 1925 年毕业于芝加哥 Rush 医学院,随后他又师从 Arthur Steindler 和 M. N. Smith-Petersen 教授进修骨科,在北京协和医院建立骨科专业。任廷桂在上海医学院任骨科教授,并在上海首建中华医学会骨科小组,共有 6 位骨科会员,他们是牛惠生、孟继懋、任廷桂、朱履中、胡兰生和叶衍庆,成为我国近代骨科的创始人。1980 年,由冯传汉教授带领,建立中华骨科学会。

叶衍庆教授 1935 年赴英国深造,两年后获得英国利物浦大学骨科硕士,为中国第一位获得英国骨科硕士学位者,1943 年任圣约翰大学医学院骨科教授。

朱履中教授 1923 年赴美国哈佛大学医学院进修脑外科和骨科,两年后回国,致力于创伤骨病的诊治,任协和医学院高级讲师及骨科副主任。

屠开元教授,在抗日战争的烽火中毅然从德国回到自己的祖国,组建了红十字会救护总队医院骨科,并任主任。他先后培养了新中国成立后成为新一代骨科专家的王桂生、杨克勤等人,并于 20 世纪 40 年代主持同济大学医学院骨科的医、教、研工作,培养了朱通伯、刘春生、包尚恕、黄恭康等新中国首批骨科专家。

到了 20 世纪 40 年代后期,即在第二次世界大战及抗日战争胜利后,有四十余人先后赴欧美进修骨科与考察,如王桂生、冯传汉、杨克勤、过邦辅、陈景云、何天麒、范国声及陆裕朴等,成为新中国骨科发展的动力。方先之也在 1944 年正式创立天津骨科专科医院。在抗美援朝战争中,骨科专家也起了积极作用,使救治工作直接插到后方基地第一线,在使伤员得到及时救治的同时,也使我国骨科得到发展。

新中国成立后的半个多世纪以来,随着科学技术的发展,骨科手术也在不断进步。我国骨科事业的成就是巨大的。

一、矫 形 方 面

(一)骨关节畸形矫治

既往对先天性髋关节脱位主要采用手法复位、石膏固定和切开复位、截骨、髋臼造盖等手术治疗。近 20 年来,由于对新生儿发病率调查和早期诊断方面的进展,对幼儿采用新型、轻质、防水、安全的外展支架固定,以及诸如骨盆和内移切骨术等的开展均取得较好效果。脊髓灰质炎自 20 世纪 50 年代后期推广预防疫苗后,发病率已大幅度下降,现已几乎绝迹,其遗留的畸形病例大多已被矫治,惟有少数重病例仍需进一步矫形治疗。

(二)骨关节感染

早在 20 世纪 50 年代,天津市人民医院方先之等即根据骨关节结核的病理变化,打破传统观念的束缚,采用病灶清除术结合抗结核药物治疗骨关节结核,总结出一套较完整的经验,显著地提高了治愈率,减少了功能障碍,很快在国内推广应用。北京、天津等地区在药物对病灶内结核菌的作用,经胸清除胸椎结核、病灶清除后行脊柱后凸矫形或关节成形等方面,进行了探讨和改进。近年来,骨关节结核已十分少见,但对陈旧性病例的治疗,除继续采取病灶清除、侧前方减压外,新的术式,包括 Potts 病时的楔形骨凸切除及具有撑开功能的内固定植入术等,又使效果有所提高。

急性化脓性骨髓炎目前已十分少见,此应归功于诊断技术的提高和抗生素的发展。观察软组织 MRI 影像有助于早期诊断,行脓肿或骨髓穿刺造影可了解病变详情。慢性化脓性骨髓炎在病灶清除后多用肌瓣移植或植骨填充死腔。双管闭式冲洗吸引,对消灭死腔、防止复发效果较好。

(三)颈肩腰腿痛

对颈椎病的诊治技术是数十年来发展最快的专业。米嘉祥最早综述了颈椎病的全貌并引起大家的重视;20 世纪 60 年代初期,首先由屠开元、朱诚、杨克勤和吴祖尧开展了颈椎椎体间植骨融合术,治疗颈椎病。20 世纪 70 年代后期,赵定麟、张文明首次开展以切除压迫脊髓神经的骨赘为目的的颈前路扩大减压术及以解除对椎动脉和脊神经根压迫的颈前路侧前方减压术获得成功及推广。从此,颈椎伤病外科进入到一个新的时代。

1982 年在广西桂林举办了首届全国颈椎病座谈会,明确了颈椎病的基本问题,包括分型、诊断、治疗与预防原则。1992 年在青岛举办了第二届颈椎病座谈会,赵定麟、党耕町、周秉文、李贵存及胡有谷等 500 余人与会,进一步明确了颈椎病的分型与治疗要求和技术,并明确提出将急性颈椎间盘突出症作为一个独立疾患从颈椎病中分列出来。

近 20 年来,随着界面技术与内固定技术的广泛应用,Cage、人工椎体、锁定钢板、钛网-椎弓根钉、人工椎间关节、椎间盘及椎节撑开压缩固定复位器亦用于颈椎,并扩展到胸段、腰段及腰骶段,从此改变了许多传统的术式及其疗效。

由于脊髓造影属于损伤性检查措施,近年来已不受大家欢迎,而 MR、MRA、MRS 及 CT、CTM 技术的广泛应用,使椎间盘突出症的诊断易于掌握,并已明确其不同于腰椎管狭窄症。对腰椎间盘突出症早年偏重手法治疗,随着意外病例的增多,其适应证已明显受限。但卧床牵引疗法得到确认。随着外科手术疗法的广泛开展,各种新的术式已日新月异地得到推广,并使患者获得早日康复,包括国外引进的椎弓根螺钉+Cage 技术及国内赵杰提出的单枚斜位界面固定器等。

由于吴之康教授领导的全国脊柱外科学组积极开展工作,使国内脊柱外科蓬勃发展,诊治技术上已从 20 年前的引进达到今天与国际接轨,甚至处于领先水平,包括颈椎外科等。

(四)特发性脊柱侧弯等方面

对特发性脊柱侧弯的治疗亦是近 20 余年发展最快的脊柱外科专业之一。20 世纪 70 年代,北京协和医院吴之康的引进、开展、发展及推广起到决定性作用。其后,叶启彬、邱贵兴及郑祖根等人均做了大量工作,以至 Lugue、Harrington、Dick 技术等已从大城市普及到县级医院。

此外,采用广泛软组织松解术治疗颈肩腰腿痛综合征的术式曾风靡一时,甚至有取代椎管内手术之势。但通过对大量临床病例的反复论证与对手术病例的观察,现已明确此种术式仅仅适用于病变范围局限的、非椎管性病变所引起的纤维质炎及末梢神经卡压征患者(非手术疗法久治不愈者)。

(五)骨肿瘤

我国在恶性骨肿瘤的治疗方面已从单纯的截肢发展到综合治疗。宋献文、郭狄平等学者做了大量工作。随着 MR、CT、DSA 及栓塞技术的出现与推广,既往认为属于不治之症的转移性肿瘤目前均可通过采取切除、段切、微波热疗技术等获得有效的治疗,不仅可提高患者的生活质量,且可明显地延长患者的存活时间。此外,综合疗法得到发展,如北京协和医院用化学药物区域灌注并截肢治疗骨肉瘤,使患者的远期生存率显著提高。北京、上海及西安等诸大城市均开展了血管栓塞后全骶骨或大部骶骨切除并植骨,全椎体切除并人工椎体置换,全或半关节切除并同种异体关节移植或人工关节置换等,挽救了不少患者的生命和肢体。冷冻切除和激光治疗骨肿瘤也已得到应用。对上肢低度恶性肿瘤,上海第六人民医院采用瘤段切除并远端肢体再植,可保留部分功能。

(六)人工关节、关节外科和关节镜技术的开展

早在 1957 年,塑料人工股骨头就已开始应用于临床,之后,人工关节的应用逐步扩大到全髋、肩、肘、膝、腕和指等关节。随着医用材料学的高速发展,新型钛制人工关节逐渐取代

既往的各种产品,并且操作已标准化与制式化,从而明显地提高了疗效,亦延长了假体的寿命,12 年以上的体内存留不再成为难题的前提下,关节外科得到迅速而全面的发展。当前,人工关节已由仿制及从国外引进使用进入自行设计的时代。卢世璧、戴尅戎等均进行了研制,并有所创新。

此外,关节镜技术已推广到市、县级医院,不仅有利于诊断,更可避免 80% 以上病例的关节切开手术,尤其是对于深在的半月板损伤、关节内游离体、软骨面破坏及增生物等,较之切开手术可能更加方便,且损伤较轻。

二、创伤方面

(一) 创伤抢救

新中国成立以来,已在若干城市和大型厂矿企业,以及高速公路等事故易发地,建立了创伤急救组织,初步形成了(地区性)急救网,并将进入互联网。最早是在 1956 年于上海市中心成立了上海急症外科医院与相互联网的救护大队。两年后,在北京成立了积水潭医院,使严重创伤得以集中监护和救治,死亡率明显下降。近年来,院前的救治体系及相关的医疗网在大城市均已逐渐完善。对因创伤引起的全身病理生理反应和代谢异常的研究工作亦受到重视。在临床上,对脂肪栓塞、挤压综合征、筋膜间隔区综合征和创伤后急性呼吸窘迫综合征的诊断要领、治疗原则和处理特点以及创伤后内分泌反应的研究等,均达到了与国际水平相接近的高度。此外,广泛开展了血液气体分析在创伤骨科中的应用。创伤所致急性肾衰竭的抢救成活率也有了明显的提高。对出血性休克的抢救,以电解质溶液为主、快速补充血容量和经颈部静脉插管输血输液的经验,均已在全国范围普及。

(二) 断肢再植与断指再植方面

20 世纪 50 年代,屠开元提出实验性离断肢体再植课题,由赵定麟、倪国坛等成功地完成了犬的实验性完全离断肢体再植术,论文以首篇刊于 1962 年《中华外科杂志》。1963 年,上海市第六人民医院陈中伟、钱允庆在国际上首次报道前臂离断再植成功。1966 年,北京积水潭医院王澍寰完成首例断指再植术。1966 年,上海华山医院杨东岳首创第 2 足趾移植再造拇指、手指。1985 年,上海市第六人民医院于仲嘉设计完成全手缺失手指再造术。1986 年,西安西京医院葛竟成功开展世界首例十指离断再植。1990 年,郑州解放军一五三医院裴国献成功完成四肢同时离断再植。1999 年,广州南方医院裴国献等成功开展亚洲第 2 例异体肢体移植。上述这些成就均是我国创伤骨科领域的标志性成果。

同时,这些成就也促使、推动了显微外科的全面发展。今天,全国各地都相继接活完全离断的手指。断指再植成活率达到 90%,甚至达到 100%。

(三) 手外科与显微外科的创建

早在 1956 年,上海急症外科医院创建了由何清濂负责的手外科病房,治疗以创伤为主,包括伤情严重的套式剥脱伤等。两年后,上海华山医院(杨东岳、顾玉东)、北京积水潭医院(王树寰)及天津人民医院(孔令震)等先后成立手外科病房,此后手外科病房即在全国各地相继建立,使手外科技术很快普及,技术水平不断提高。

我国的手外科与显微外科是同步发展起来的。1963 年,北京积水潭医院、上海瑞金医院在显微镜下行兔耳血管吻合和断耳再植的实验并获得成功后,直接提高了断指再植术的成功率。上海华山医院(杨东岳)1966 年选用第 2 足趾游离移植拇指成功再造,1973 年又做了我国第 1 例游离皮瓣移植。上海第六人民医院(陈中伟)1975 年成功地施行了胸大肌游离移植,1977 年将腓骨游离移植技术应用于治疗先天性胫骨假关节;1978 年(于仲嘉)用足趾游离移植重建手的一部分功能。北京积水潭医院(沈祖尧)1978 年施行大网膜预钩轴型皮瓣游离移植获得成功。1979 年,沈阳军区总医院(杨果凡)创用桡动脉皮瓣,被誉为"中国皮瓣"。这些都是在国际上未见先例和报道的情况下创造和发明的,标志着我国显微外科达到了国际先进水平。广州中山医学院(朱家恺)较早开展神经束间吻合和移植,并用显微淋巴管吻合技术治疗肢体淋巴水肿。解放军总医院(朱盛修)等部队医院在开展皮瓣、肌肉游离移植和神经缺损修复、灼性神经痛束间松解等方面,也取得了良好的成绩。在上述单位带动下,近年来我国显微外科技术的发展较为迅速,应用日益普遍。手术显微镜、手术器械和缝合材料,目前我国也能自制并部分自给。

(四) 对臂丛损伤的深化研究

上海华山医院顾玉东于 1970 年首创膈神经移位至肌皮神经治疗臂丛根性撕脱伤,1986 年首创健侧颈 7 神经根移位术,使我国臂丛损伤的治疗居于世界领先水平。既往视为毫无希望的臂丛损伤取得进展,尤其对全臂丛根性撕脱伤,创造性地开展了多组神经移位术(膈神经、副神经、肋间神经、颈丛运动支、健侧颈 7 神经根),其疗效优于国外水平。

(五) 四肢创伤骨科

四肢骨折在新中国成立初期多采取非手术疗法。1966 年天津医院编著的《中西医结合治疗骨折》,使小夹板疗法在全国推广应用。20 世纪 80 年代,AO 技术进入我国,在屠开元、叶衍庆、王桂生、陆裕朴等老一辈骨科专家的关心下,1954 年由马元璋、王亦璁、卢世璧、李汉民、杨立民发起成立了全国性的骨折内固定研究会。此后,开放复位及内固定技术在国内广泛开展。近 10 年来,世界各大公司的产品几乎都已进入国内,遍及我国各个角落。但由于金属所产生的应力遮挡诸问题使大家对其有了重新认识,现已开始强调保护骨折局部血运的以生物学为主的观点,并出现了一些据此而设计的手术器材和方法,以保证骨折愈合有一个好的生理条件。肢体外固定架及肢体延长技术在我国也已有很大发展,包括李起鸿的延长与压缩和延长伴用的相关理论等,已引起大家的注意。

三、骨科基础理论研究

我国学者在骨创伤修复材料、骨折愈合机制及促进骨折愈合研究、骨创伤生物力学研究、严重骨科创伤与多发伤病理生理变化及相应的救治方法研究、骨科组织工程研究等方面,进行了广泛、深入的研究,极大地推动了我国创伤骨科的发展。

新中国的前二三十年,基础研究是我国骨科工作的薄弱环节;但近 20 年来,基础研究已引起重视,尤其是在恢复研究生制度后,使研究生课题结合临床做了一系列工作,并已取得了长足的进展,其中某些课题的水平已进入国际先进行列。

原来的电子显微镜研究已成为常规检查方法,目前使用分子病理学进行更深入的检查,原来认为病因不明的病损,现在已了解到细胞 DNA 活动的异常,对病因有了进一步的认识,从而能制定治疗措施。原来认为无法治疗的骨病,现已可能获得一定的治疗。例如,骨关节炎原被认为是老年人一生发生过多,必然出现的关节病变,没有也不可能有药物治疗方案。如今,通过分子病理学的研究,认识到 RNA、聚合体、mRNA 和 Ⅱ 型胶原 mRNA 在骨关节炎时可有 2~8 倍的升高,基因不协调成为早期骨关节炎的必然表现,这为探索和寻找疗法提供了条件。又如,血源性转移是很难治疗的,但目前认识到 nafazatrom 可抑制血栓活动,成为治疗肿瘤转移的方法。过去一直认为类风湿关节炎无药物治疗方法,而目前根据分子病理学的研究,认识到此病主要是细胞素和其抑制体之间的不平衡所致,如此可用嵌合性(chimeric)单克隆抗体、高浓度的金诺芬(autonofen),能抑制 IL-1 的产生,来治疗类风湿关节炎。上述举例说明,过去认为不能治疗的,现在通过分子学的深入探索,可以有机会予以治疗。

在骨科解剖学方面,上海、北京、沈阳、南京、重庆等地区进行了颈椎和股骨上端的测量,腰椎血液循环的观察,腓骨、肋骨、足背、肌肉的血管和神经的显微解剖观察等,提供了我国国人的有关解剖资料。尤其是广州第一军医大学钟世镇结合骨科临床开展了系列性研究,并为手术方案设计及疑难病例的手术入路提供了解剖学依据。功能解剖和生物力学的研究在我国亦已广泛开展,目前已对脊柱骨折的过伸功能锻炼疗法,股骨颈骨折的治疗,骨折整复固定器的作用,各种内固定物的力学强度、生物性能,以及人工关节的磨损等进行了探讨。前臂骨折固定过去用分骨垫,近年研究证明,仅靠掌、背两侧小夹板加于软组织的压力即可达到分骨的目的。此外,膝关节韧带对膝旋转活动的影响、腰椎椎弓崩裂的发病因素等,也通过解剖标本进行了实验观察。在骨愈合方面,包括骨折的第 3 种愈合方式(徐莘香),各医学院、研究所及中心都做了不少工作,应用了组织学、组织化学、四环素或放射性核素标记、X 线衍射及基因工程等方法,并取得一定进展。

四、康复医学的兴起

康复医学在近年来有很大进展。首先是美国 Howard A. Rusk 于第二次世界大战期间创立康复学,并将其列入骨科领域内,成为骨科治疗中不可缺少的功能恢复措施。因此,Rusk被称为"现代康复医学之父"。如今,康复科不再是骨科内的一个附属科室,而成为与骨科并驾齐驱的独立科室,这是 20 世纪后期的一个重大变化。在今天,提出加强康复治疗,改变将康复视为"善后处理"的传统认识,已成为指导整个处理方案的一个重要环节。在医院内,已将康复放在与医、教、研、护同等的地位进行组合,亦可成立康复医学中心。除北京康复中心(医院)外,上海(中山医院、华山医院)、广州及各大城市的康复专业如雨后春笋般正在发展中。

五、骨科影像学进展

传统的 X 线诊断技术仍然是当前骨科的主要诊断手段,由于科学技术的进步,高清晰度、快速的 X 线摄片使骨折患者获得及早诊断和及时处理,是骨关节损伤获取最佳疗效的前提之一。计算机体层摄影(computer tomography,CT)、磁共振(magnetic resonance,MR)及数字减影血管造影术(digital subtract angiography,DSA)的相继出现,以及在此基础上发展而来的 CTM(含脊髓造影的计算机体层摄影)、MRA(椎动脉磁共振技术)及 MRS(脊髓磁共振技术)等,显著降低了许多复杂骨科疾患的诊断与鉴别诊断的难度,尤其是对关节、脊柱及与胸腹腔相关联的伤患。一幅清晰、鲜活的解剖图谱,不仅可使临床医师一目了然,且对于稍具科普知识的患者亦一讲就明,从而也为今后的治疗,包括手术疗法的选择,以及对患者及其家属的解释工作提供了科学依据和令人信服的图像。当然治疗前后尤其是手术前后的对比,亦可依此作为客观标准和恢复级别的判定。

六、创伤骨科发展前景展望

中国骨科总体技术水平与国际先进水平相比,许多先进技术已与国际同步进行。但我们应客观地承认,目前我国骨科领域从整体上仍存在一定的差距:①我国医生的教育、知识结构不尽合理,一定程度上影响到专业的拓展;②创伤骨科技术在全国不同地区发展还很不平衡,由于技术的欠缺,昂贵的内固定器械并没有收到等价的优良效果;③国内缺乏医、工结合的综合知识专业人才,缺乏具有自主知识产权并具有国际竞争能力的专科器械产品。

展望创伤骨科的将来,在以下几方面可能有重大突破。

第一,医学的任务将从防病治病为主,逐步在防治的同时转向以增强健康和提高生命质量为主,骨科亦然。骨科医师未来的服务对象不仅是患者,而且包括相当数量的正常人。因此,从询医问诊到生活指导和心理咨询,所涉及的面更广。此时,医生开取药的处方,做外科干预,还要开生活处方以及做因功能及美观所需要的矫形和健美手术。

第二,目前骨科已发展为"社区骨科"(community orthopedics),也就是说,有骨科疾病的患者不一定进医院看急诊,到社区骨科就能很快获得早期处理,不要等待,以免延误早期边诊边治的机会。当然,社区骨科刚开始试用,仅见于加拿大的多伦多、温哥华等几个大城市,以缓解医院长时间的排队和等候。社区骨科是一个具有多专业的集体,包括护士、理疗师、职业治疗师、骨科医师、药剂师、家庭治疗师,如此可使患者获得时间紧凑而及时的治疗,减少因治疗拖延而导致的病情加重。一般,小腿的石膏敷缠需半小时,若使用定制形态测量仪(custom contour measuring instrument, CCMI),可测量膝的宽度、短腿的大小,而不需使用石膏,只需 20 分钟就能完成。E-石膏固定是最新的方法,通过电脑可正确计算出所需的矫正力来矫正畸形,只需 10 分钟就能完成。这种新方法刚刚开始采用,但可以看出,目前的治疗倾向是站在患者的角度,尽早地用较简单而快速的方法,使疾病尽早尽快地获得治疗,使骨与软组织在早期获得痊愈,功能尽早恢复。

第三,避免及减轻手术所引起的创伤与精神压力。当然,一方面发展手术技术,提倡针对性强、小范围、尽量减少手术创伤的有限外科技术。但病损定位必须精确,这是取得良好手术效果的重要前提之一。目前,关节镜及胸、腹腔镜技术已不仅用于诊断,更重要的是用于进行手术,使病损组织可及时移除或修整。这既能校正与补充术前的诊断,又可使患者得到及时治疗和良好的康复。

第四,发展骨内科的队伍及提高植入物质量。手术固然很重要,但手术创伤总归是一个问题,能不做的要尽量避免。因此,骨内科将扩大。此外,新型植入物的更新换代,以及具有降解功能的内固定器材都将继续快速发展。这也可能是 21 世纪的一项重要进展,我们将拭目以待。

第五，加强学术交流。众所周知，学术交流活动是科学技术发展进程中的一个重要环节。学术交流要遵循普及和提高相结合的方针，既包括新理论、新方法的探讨研究，也包括新技术、新经验的推广普及。在这方面，办好学会和学术杂志是主要任务。除了全国性的骨科学术会议外，还可以更多组织地区性的学术会议和专题研究小组，开展经常性的学术和研究活动。当然，在开展学术交流活动中，必须贯彻百花齐放、百家争鸣的方针，以实践为检验真理的惟一标准，提倡不同学派、不同学术观点彼此尊重，互相学习，坚持真理，修正错误，自由探讨，共同提高。

开展国际间的学术交流，是一个重要方面。通过派出去、请进来的各种方式，深入了解国外骨科学术动态，交流经验，寻找差距，引进先进技术，以更快地提高我国及每个单位和个人的学术水平。

第六，进一步加强人才培养。近年来，我国骨科队伍已由既往的青黄不接、后继乏人，逐渐演变到今天后继有人的可喜局面。但骨科为临床学科，是以临床实践为主的，因此更应注重"动手能力"的培养，切忌"高分低能"。为此，当前很需要建立一套培养骨科医师的制度和方法，通过在职学习、专业训练、国内进修、出国留学和多学科综合培训等各种途径，全面培养，重点突出，树立出名医、名家的竞争意识，全面地与国际接轨。

第七，医学工作的范围已从"出生到死亡"扩展为"生前到死后"，骨科亦然。既往认为"人从生下来到死亡离不开医生"。如今，对还没生下来的胎儿，就可以对某种疾病做出诊断，并可采取外科治疗，从而矫正各种畸形及修复缺损，手术完毕后再把胎儿送还子宫，并使其继续发育，直至胎儿成熟后娩出子宫。这不仅可使畸形或缺损得以矫正，而且连瘢痕都没有或轻散。这就是所谓的胎儿外科。相信不久的将来，在妇产科和儿科之间即将出现一个交叉学科——胎儿医学，其中当然包括矫形外科。

第八，生物信息学将改变医学工作方式。厚厚的病历将被一张小卡片所代替，这张卡片也许只有名片大小，最多两三张就足以记载人一生的病情和诊治经过，甚至包括全部的影像资料。未来的病历，不仅是医院的病情档案，而且是个人健康和疾病的记载，加之人类基因组工程的成果，也许再过10年，了解个人的基因图谱将会成为可能。医生可根据这张图谱正确做出某疾病的基因诊断和预测某些疾病的可能性，进而实施基因治疗和生活指导。当患者来看病时，医生可以询问其是否带着他自己的基因图谱档案；患者也可以问医生是否具有解读某种级别的个人基因图谱的资格许可证。但必须明确的是，无论科学如何发达，诊治手段如何先进，电子医疗及远程会诊都不能代替最基本的医生与患者的直接接触。各种先进的医疗手段都重要，但更为重要的还是医生的基本功，当然包括计算机的应用能力。

第九，关节外科方面，未来10年人工髋关节将向着求稳定、零危害、微创化、机械化、个体化、多样化发展，从而使人工髋关节置换技术更加规范、安全和高成功率。脊柱外科方面，随着计算机技术的飞速发展，预期人工智能技术有望应用于模拟脊柱侧弯的矫形。这样可以进行模拟手术治疗，从中选取最佳的治疗方案并减少并发症的发生。与颈椎病、腰椎间盘突出症以及骨关节炎等疾病相比，脊柱侧弯的发病率相对较低。单一医院治疗的患者绝对数较少，影响医师经验的积累以及对疾病的研究。而另一方面，脊柱侧弯的危害却非常严重。因此，有必要建立完善的筛查体系，对筛查出的患者进行登记，建立全国或全球的登记网络，随时登记患者的治疗情况。只有这样，才能尽早攻克脊柱侧弯这一难题。

第三节 创伤外科的现状及主要研究进展

一、基 本 概 念

近几十年来,医学有了突飞猛进的发展,许多疾病可以得到有效诊治。创伤的救治技术也有了很大进步,但创伤的发生率却在不断增高,其严重程度不断增加,致伤原因不断复杂化,死亡人数逐年上升。创伤已成为 1~44 岁人群死亡的主要原因,成为人类面临的一个巨大挑战。

在 20 世纪初的美国,创伤是第 7 位死因,到了 20 世纪 60 年代跃升为第 4 位。其中,34 岁以下人群中,创伤是第 1 位死因。在我国的城市住院患者中,1955 年创伤和中毒者占 6.39%,而到 1996 年占到 14.39%;在县级医院,1965 年创伤患者比例居第 5 位,到 1996 年成为第 1 位。我国每年因创伤致死至少 10 余万人,伤数百万人。从全球看,每年因创伤致死 100 余万人,伤数上千万人。随着社会的迅速发展,创伤患者会日益增多,创伤已被称为"现代社会疾病"。

现代创伤有以下几个特点:①多发生于青少年和壮年。伤后潜在寿命损失年数(years of potential life lost,YPLL,即平均寿命与死亡年龄之差)和对社会生产力的影响远较其他疾病为大。创伤的 YPLL 值为 10.20,而肿瘤仅为 6.02。据世界卫生组织统计,创伤患者中 ≤45 岁者占 75%。由此可见,创伤对社会劳动力的损失最大。②致残率高。严重创伤(损伤严重度评分 ISS≥16)的致残率达 36.1%,大面积烧伤的致残率更高达 48%。在美国,因交通事故致残的人群中,50% 发生截瘫或四肢瘫。创伤致残后,生活自理能力差,就业困难,生活贫困,不仅个人生存质量差,还会给社会造成巨大压力和负担。③伤类伤情复杂。不仅有生活创伤、工业创伤、交通创伤,还会有枪弹伤和爆炸武器伤。随着新式武器的出现,战伤也变得多样化,如激光武器伤、贫铀弹伤等。需要指出的是,平民在现代战争中受伤的比例明显增高。第一次世界大战时为 15%,而科索沃战争时已超过 90%。

二、主要研究进展

(一) 创伤学和创伤流行病学

创伤医学原来只是外科学的一个分支,即创伤外科(traumatic surgery),现已逐渐发展成为包括预防医学、基础医学和临床医学在内的综合性学科,即创伤学(traumatology)。创伤流行病学(injury epidemiology)是 20 世纪 50 年代发展起来的一门新的创伤分支学科,它应用流行病学的原理和方法,从人群的角度研究创伤的发生、分布和影响因素,通过对高危因素的分析,提出合理的预防措施。交通伤流行病学是目前研究的热点。

(二) 重症监护室(ICU)

集中危重的创伤伤员以进行伤情的严密监测和积极治疗的单位。ICU 开始是综合性的,包括各科的危重患者。近年来,趋向于发展专科 ICU,比如创伤或烧伤 ICU。实践证明,在 ICU 内治疗,可挽救相当一部分受致命性损伤患者的生命,大大降低病死率。

（三）院前急救体系

美国国会于1976年通过了急救医疗服务体系（Emergency Medical Service System, EMSS）法案，建立了完善的院前急救网络。全国25%以上建立了911电话呼救系统，并对救护车上急救人员及急诊科医师进行培训。之后，这种创伤救护系统在世界各地包括我国迅速建立起来。

（四）创伤评分

自20世纪50年代开始，国外对创伤的严重程度开始用量化表达，20世纪70年代后期逐渐得到普遍推广，由此产生了创伤严重度评价法，使创伤病人的伤情和救治质量有了一个量化的衡量标准。

创伤评分主要是应用量化和权重处理伤员的解剖和生理指标，经数学计算以显示伤情。目前有多种评分方法，大体上分为医院前、医院内和监护室3类。

（1）院前创伤评分法：在国外应用较为普及，用于院前急救，使不同伤情的病人在合理的时间内转送到医院。方法很多，常用的有创伤指数（trauma index, TI）、CARMS计分、创伤计分（trauma score, TS）、改良的创伤计分（revised trauma score, RTS）等，这些方法各有利弊。TI是在出事现场或救护车上对创伤病人进行分类的评分方法，从受伤部位、损伤类型、循环状态、呼吸状态及意识状态五方面评价计分，很短时间就能计算出来。CARMS计分法评定范围包括循环、呼吸、腹部、活动和语言五方面，按正常、轻度异常和严重异常分别计以2、1、0分。Champion等于1981年报道了TS应用于现场拣伤分类，认为大多数早期创伤死亡是由中枢神经、心血管和呼吸系统的继发性损伤所致。原TS系统包括Glasgow昏迷级别（GCS）、呼吸率、呼吸扩张、收缩期血压和毛细血管再充盈5个变量，但毛细血管充盈和呼吸扩张在现场不易测定，仅保留另3个变量组成了RTS。正确熟练地掌握院前创伤评分法与伤员的最后转归有密切关系。

（2）院内评分：为了医院内救治和创伤研究，国内外均以根据解剖损伤制定的简明损伤定级法（AIS）为基础，派生出几种主要方法。AIS于1969年制定，几经修改补充和扩大范围。以AIS-90为基础的损伤严重度评分（ISS）现已得到世界各国从事创伤临床和研究单位的广泛应用。ISS是从解剖学观点对创伤部位、范围、类型及严重程度进行评价，首先将全身分为6个区，3个最严重损伤区的最大AIS最高代码平方后相加，即为ISS评分。TRISS法是在AIS-ISS法的基础上增加了生理指标和年龄为变量，来计算伤员的生存概率（Ps）。许多作者应用TRISS法评估伤员伤情，效果较ISS好。此外，欧洲学者为评定多发伤建立了poly-trauma schlussel（PTS）方案。荷兰作者认为，PTS比ISS略好。

（3）ICU评分：监护是救治严重伤员不可缺少的重要环节。20世纪80年代以来，建立了多种ICU评分系统，其中以急性生理和既往健康状况评定Ⅱ（acute physiology and chronic health evaluation, APACHE Ⅱ）应用较广。20世纪90年代经修订或重新建立了简化急性生理评分Ⅱ（simplified acute physiology score Ⅱ, SAPS Ⅱ）、APACHE Ⅲ和死亡概率模型，以计算院内死亡概率，评价ICU病人的病情和结局。

总之，创伤评分已成为创伤工作者评价伤员伤情的"共同语言"。评分属于预测科学范畴，不可能100%准确，但随着科学的发展，创伤评分将会不断得到完善。

（五）交通医学

交通医学始于 20 世纪 50 年代,是研究交通事故发生规律和减少交通事故所致伤、残、亡的一门新学科,它既是创伤医学的一个分支,又是与其他学科(如汽车制造、交通管理、心理学、生物力学、法医学等)相交叉的一门边缘性和综合性学科。

目前全球每年因车祸致死的人数已超过 100 万,伤约 1500 万。在我国,创伤中约半数为交通伤。交通伤研究近几年取得较大进展:据土耳其报告,在事故原因中人的因素占 95%,车辆因素占 3%,道路因素占 2%。车祸与驾驶员年龄有关,美国资料表明 16、17 岁及老年人发生车祸次数较其他年龄组高,原因为年轻人缺乏经验、情绪不稳定、应变能力差,而老年人是因为视力下降、慢性疾病和反应变慢。安全带的使用是十分必要的,因使用腰肩安全带的结果显示,死亡概率减少 42%,如伴有气囊,则可降低 47%。急救是否及时有效,很重要的标志就是急救反应时间(response time),是指从接到呼叫电话至急救车到达事故现场所需的时间。北京平均为 16 分钟,东京为 5 分钟 30 秒,巴西圣保罗为 5～8 分钟。国内不少城市反应时间长达 1 小时以上。土耳其报告因交通伤致死者中,10% 死于伤后 5 分钟内,54% 死于伤后 30 分钟内。因此,缩短反应时间对于抢救危重伤员至为重要。土耳其 1970～1998 年间,机动车增加 16 倍,人口增加 0.9 倍,车祸死亡人数仅增加 0.2 倍,其主要措施是"4E",即教育(education)、增强措施(enforcement)、工程技术(engineering)和医疗急救(emergency care and first aid)。

为了降低交通事故所致的伤亡,我国应尽快建立全国性交通伤数据库,健全全国急救医疗服务系统(EMSS),普及创伤初期急救和加强高级创伤急救。

（六）灾难医学

2008 年 5 月汶川强烈地震救援的经验教训,对各种常见灾害的医疗救援提出了新的创伤救援的观念。其实我国在唐山大地震的救援已经存在许多经验和教训,但在汶川这种复杂地形的救援中,还是暴露出我国对灾难医学救治能力的不足。从组织、救援力量投入、伤员后送、灾区防疫、受灾人群可能发生不良应激反应的危险因素进行分析评估等方面,需要更进一步的研究。令人欣慰的是,已经有部分学者(曹广文、王一镗、刘中民)对此进行著书立说。

（七）发病机制研究

1. 原发损伤　创伤的发生常是暴力或机械力直接作用于人体的结果,研究力的传入和在体内的传播途径,以及力与机体的相互作用,有助于阐明原发创伤的发生机制,同时可为创伤防护提供依据。

2. 继发损伤　一般认为,创伤有五大并发症,即休克、呼吸功能衰竭、肾衰竭、感染、多系统器官功能不全综合征(multiple organ dysfunction syndrome, MODS),其中休克、感染、MODS 的研究最多。已知失血性休克后可发生缺血再灌注损伤,由此诱发一系列继发性损害。另外,创伤失血性休克与脓毒性休克的内在联系也成为研究的热点。现已证明创伤或失血性休克增加了机体对感染的易感性。重度休克后肠道微生态、机械屏障和通透性均有改变,从而促使细菌移位至血液中。大量研究证明,与脓毒血症有密切关系的细胞因子如

IL-1、IL-6、IL-8 及 TNF-α 等也是脓毒性休克早期的关键介质,给予相应的拮抗剂或阻断剂则可明显减轻脓毒症。以往认为严重创伤后机体会发生免疫抑制,现在证明,创伤后机体免疫呈现双向改变。一方面由于血清免疫抑制性细胞活性增高,使吞噬细胞趋化、杀菌能力减弱、IL-2 合成降低,细胞免疫功能受损,造成抗感染和免疫能力低下;另一方面,创伤又可使大量炎症介质释放,使机体出现过度的炎症反应,诱发全身炎症反应综合征(systemic inflammatory response syndrome,SIRS)。如伴有感染,则可导致 MODS,以至死亡。

(八) 创伤修复

创伤修复的研究已成为外科领域中的研究热点之一,分子生物学理论的引进,特别是生长因子的研究使其达到了更高的层次。基因工程生产的生长因子已投放市场,并已产生巨大的经济效益。

目前已公认,生长因子参与调控创伤修复的全过程,炎症期主要有血小板衍生生长因子(PDGF)、转化生长因子-α(TGF-α)、转化生长因子-β(TGF-β)、表皮生长因子(EGF)等参与,增生期中有 PDGF、白介素-1(IL-1)、TGF-α、TGF-β 和成纤维细胞生长因子(bFGF)等参与,重塑期中有 PDGF、胰岛素样生长因子(IGF)、bFGF 等参与。其来源主要是巨噬细胞、血小板和内皮细胞,上皮细胞、成纤维细胞和淋巴细胞也可生成生长因子。许多生长因子对创伤修复有促进作用,这已得到充分肯定。生长因子通过与细胞膜上特定的高亲和性受体结合而启动其活性,然后通过信号转导而发挥作用。创面内生长因子的含量取决于其合成和降解间的平衡,平衡失调将导致组织修复障碍。在慢性创面中,一些与创面愈合有关的生长因子含量减少,但具体机制尚不清楚。通过应用外源性生长因子或抑制蛋白酶活性的方法,有可能改善慢性创面愈合过程。已证明,PDGF 应用于下肢糖尿病性溃疡后促进了伤口愈合,bFGF 也可加速慢性创面的愈合。

干细胞的研究为创伤修复提供了一个新的思路。干细胞并不直接分化成终末分化细胞,而是先分化成短暂扩充细胞。它有分化成某种细胞的能力,有可能为组织修复提供细胞材料。已知人成年后,皮肤仍保留有未分化的干细胞,比如毛囊的干细胞不仅可形成毛囊,也可形成表皮。总之,创伤修复研究已有很大进展,今后应深入探讨生长因子作用的调控机制,特别是难愈创面的发生机制和防治。

(九) 部位伤诊治进展

由于高新设备的应用和外科技术的改进,特别是理论研究的发展,使得各部位伤的诊治水平有所提高。如一些针对损伤机制的药物(如钙通道阻滞药、氧自由基清除剂、兴奋性氨基酸抑制剂等)应用于临床,提高了严重创伤的治愈率。

1. 创伤骨科 1958 年,瑞士组成了 AO 学派,在骨折治疗的观点、理论、原则、方法、器械等各方面建立了一套完整的、科学的体系,影响遍及全球,在临床实践中获得了巨大成功。通过加压达到坚强固定,以及通过坚强固定获得长骨骨折的一期愈合,是 AO 技术的两大基本特征。由于在临床实践中陆续出现了一系列致命的缺点和问题,现 AO 学派从原来强调"生物力学固定"的观点,逐渐演变为"生物学固定"的观点,即 BO(biological osteosynthexis)观点:生理的、合理的接骨术的观点。BO 是 AO 理论的发展和延续,代表了当前骨折治疗的一种趋势,即微创技术、无创技术或无血技术。内植物也因 BO 概念的出现而发生了改变,从 AO 最初又大又厚的钢板到后来广泛应用的 DCP（动力加压钢板），目前已发展为 LC-DCP（有限接触钢板）、PC-Fix（点状接触钢板）、NCP（非接触钢板）。BO 新概念的出现，使骨折治疗又有了巨大进步。

自 1939 年德国 G. Kiintscher 教授首次使用髓内钉治疗股骨干骨折以来，髓内钉以其手术操作简单、切口小、损伤少、骨折愈合后髓内钉取出方便、术后无需外固定、可早期负重活动、避免局部及全身并发症等诸多优点，赢得了外科界的瞩目，并得到不断发展和广泛应用。目前髓内钉器械和技术已经非常完善，在我国县一级医院骨科都具备开展此项手术的能力。

随着微创理念的深入，在关节镜监测下关节内骨折复位固定与手术治疗、骨盆与髋臼骨折现代手术治疗、计算机辅助下骨科手术等新技术的出现，均大大促进了骨与关节损伤的治疗水平。

2. 脊柱脊髓损伤

（1）椎体骨折脱位：椎体骨折脱位的治疗发展迅速，过去唯一的治疗手段是闭合复位、石膏固定或卧床疗养。1948 年 King 采用关节突螺丝钉固定，1952 年 Wilson 采用切开复位棘突钢板固定，1978 年出现 Harrington 棒固定，固定坚强，但其固定节段长、损伤大。自从 Denis 和 McAfee 提出"三柱理论"后，Roy-Camille 研究的椎弓根螺钉为脊柱外科开辟了一个新的内固定领域。目前对胸腰椎和腰骶部脊柱，常用后路内固定物有棍棒类（如 CD 棒、Harrington 棒、Luque 棒及 TSRH 系统等）和钉板（棒）类（如 Dick 钉、Roy-Camille 钢板、Steffee 钢板等）。

（2）脊髓损伤：目前有关脊髓损伤的基础研究取得很大进展，神经保护疗法和再生疗法的研究成为热点。已证实神经营养因子在动物体内支持胚胎神经、新生动物和成年动物脊髓运动神经元的存活，并能挽救损伤脊髓运动神经元免遭变性死亡。胚胎脊髓修复研究现以动物实验为主，已证实胚胎脊髓具有促进分化、发育，在发育分化过程中向宿主组织投射神经纤维的能力。脊髓移植的目的是恢复损伤脊髓的解剖连接，实现功能重建。基因治疗脊髓损伤正处于实验阶段，主要采用神经营养因子基因修饰成肌细胞或成纤维细胞后，再将其植入大鼠的脊髓损伤区，观察其对轴突的保护和再生作用。

另外，基因技术也开始应用于创伤骨科治疗的研究。目前，通过体内和体外基因转移技术，已将编码核酸或蛋白质的调节因子（如生长因子及其受体、转录因子等）的基因成功转入骨骼肌肉系统的组织中，包括骨、关节软骨、半月板、肌腱等组织，为基因治疗骨、软骨、肌腱、韧带损伤奠定了基础。

三、结　论

回顾过去，我国对创伤外科事业越来越重视，创伤医学取得了巨大发展。展望未来，通过政府、社会的大力支持，急救医疗服务体系的不断完善，创伤基础理论研究的更加深入，组织工程、远程医学、微创技术、康复医学等新技术和新手段的广泛应用，创伤的伤亡率和致残率会显著下降，人类的生活会更加美好。

（张继东）

参 考 文 献

陈国庭,刘中民.2008.急诊创伤外科的现状与未来.中华急诊医学杂志,17:441-442.

方东行,施杞,徐敏.2007.中医骨伤科学说学派的研讨.中国中医基础医学杂志,13:748-750.

高劲谋.2004.我国创伤急救模式现状及思考.创伤外科杂志,6:3-5.

刘中民.2002.改善急救模式提高创伤救治水平.中华急诊医学杂志,11:79-80.

刘中民.2010.急诊创伤外科建设与创伤救治组织系统.中华急诊医学杂志,19:559-560.

裴国献,朱立军,顾立强.2005.中国创伤骨科发展历程.中华创伤骨科杂志,7:6-8.

唐·蔺道人撰,韦以宗点校.1989.理伤续断方点校.南宁:广西民族出版社,14-50.

王和鸣.2002.中医伤科学.北京:中国中医药出版社,291.

王一镗,刘中民.2009.灾难医学.北京:人民卫生出版社,472.

王正国.2005.创伤基础研究进展.中华创伤杂志,21:6-10.

王正国.2009.我国创伤研究的现况和未来.中国急救医学,29:368-371.

许立人.1985.自然辩证法教材.哈尔滨:黑龙江人民出版社,102.

David JC,Emest EM,John BM,et al.2005.The academic trauma center is a model for the future trauma and acute care surgeon.J Trauma,58:657-662.

Henry MC.2005.The future of trauma care:at the crossroads.J Trauma,58:425-436.

Nathens AB,Jurkovinch GJ,Cummings P,et al.2000.The effect of organized systems of trauma care on motor vehicle crash mortality.JAMA,283:1990-1994.

Steven RS.2005.The future of trauma surgery—a perspective.J Trauma,58:663-667.

Trunkey DD.2000.History and development of trauma care in the united states.Clin Orthop Rel Res,374:36-46.

第二章 现代创伤的概念、范围、分类及处置

第一节 现代创伤的概念

创伤是与人类同时出现在地球上的一个最古老的医学课题,随着社会文明和经济的发展,创伤不仅没有消失,反而与日俱增,被称为发达社会疾病。创伤是指由于机械、物理、化学或生物因素引起的损伤,有人甚至将精神因素引起的精神创伤也包括在内。狭义的创伤是指机械性致伤因子所造成的损伤,为动力作用造成的组织连续性破坏和功能障碍。例如:皮肤损伤而失去屏障作用,血管破裂而出血,关节脱位而不能正常活动。人体在遭受创伤后会出现局部和全身的反应。局部的创伤反应除了创伤直接造成的组织破坏和功能障碍外,主要是创伤性炎症、细胞增生和组织修复过程。伤后的全身性反应则是机体对各种刺激因素的防御、代偿或应激效应。一般而言,较轻的创伤如小范围的浅部软组织挫伤或切割伤,全身性反应轻微。较重的创伤则有明显的全身性反应,而且容易引起并发症。现代创伤往往为多发性损伤,且伤情大多比较严重,创伤所致死亡率及伤残率较高,应予以高度重视。世界卫生组织预测,2020 年单是交通事故伤就会跃升至全球第 3 位疾病负担(包括死亡和残疾),而 1990 年仅为第 9 位。现代社会中,由于政治、经济等因素,局部战争不断,战伤也变得更为复杂,救治更为困难。

英文"trauma"一词在英文医学词典中的解释为:trauma—a wound or injury,whether physical or psychic。看来 trauma 与 wound 和 injury 都具有"创伤"的含义。但在阅读英文文献时可以发现三者亦有差异,其中 injury 一词,大多用于表达具体外来物理因素对人体所引起的伤害;wound 是以刀、枪及火器性损伤为主,出现在叙及因战争所引起的外伤时大多选用此词;而 trauma 的含义较广,属于泛指性质,其中也包括精神上的创伤在内。

总之,创伤是由具体外来物所引起的,简而言之,创伤是由于外来的各种因素作用于人体而出现身体上或精神上的破坏与紊乱。

第二节 现代创伤的原因与范围

创伤的原因和范围包括以下几方面。

一、物理性因素

包括机械暴力、电击伤、高温灼伤和低温冻伤等物理因素作用于人体所引起的损伤。因自然界因素引起的损伤,所占比例正在逐渐减少,而人类社会出现后所产生的物理因素所造成损伤反而日益增多,除具有强大杀伤力的火器伤外,各种现代化机器、车辆、飞机、船艇等均属于这一范畴。自然界的电击伤已很少见到,而各种电动力(包括核发电,水力、火力发

电及利用自然能源)所引起的电击伤和电烧伤却日益增多。高温和低温所引起的损伤虽不如前两者多见,但亦与现代化人类社会的发展具有相应的关系。例如,2011 年 3 月 11 日,日本发生里氏 9.0 级地震并引发了海啸,继福岛第一核电站 1 号反应堆所在建筑物爆炸后,相继发生 2 号、3 号和 4 号机组核泄漏等,是日本迄今最为严重的核泄漏事故。此类损伤大多较为严重复杂,救援及救治非常困难,易残留后遗症。

二、生物性因素

对人体的伤害,除众所周知的狂犬病、毒蛇咬伤外,自然界有着各式各样,也可以说千奇百怪、五花八门的怪虫、怪兽,它们对人类的袭击从皮肤瘙痒直到吞噬肢体和致死。实际上,生物性因素除了外来的致伤源外,人体体内亦存在有与外来暴力相似的作用力,例如骨折后的断端就有可能伤及相邻的血管和神经干,脊髓组织损伤后的毒素将继续作用于脊髓而引起新的损害等。因此,对生物性因素日后将会有更多的认识。此类损伤所造成的后果轻重不一,差别较大。

三、化学性因素

化学性因素所引起的损伤也日渐增多。随着化学工业的发展,各种新的合成剂将越来越多,其亦将产生一定的副效应。除了大家所熟悉的强酸、强碱及军用毒剂对人体造成的伤害外,各种与人体直接接触,或是通过水、药物、生活用品及空气等间接接触的损伤性物质均可作用于人体。当然,防护性措施也将会加强,以降低损伤发生率。此种损伤所造成的后果可以是暂时性的,也可以遗留有永久性残疾,甚至致死。

综上所述,可以看出,创伤的原因是多方面的,其后果不尽相同,差别甚大,但其致伤因素随时都存在于人们的周围,出门有外伤可能,在家中照样可因各种意外,例如电器故障等而飞来横祸。也就是说,随着人类现代文明的高速发展,外伤的发生也在逐渐增加,以致一位生活在以纳税人而自豪的美国的创伤外科专家 Watt 曾幽默地说:"如果人生中的死亡和交税是两件无法摆脱的事,那么第三件事就该是创伤了"。可见创伤无时不在,从某种意义上来讲,常常是突然来临,防不胜防。

像其他学科一样,随着研究的深入,创伤外科近年来也有了明显的进步,它已经从外科学中的一个部分即创伤外科,演变成今日的创伤学。也就是说,随着现代生物-心理-社会医学模式的出现,创伤学的内容除了外科部分之外,已涉及创伤心理、创伤生理、创伤病理解剖、创伤病理生理、创伤免疫、创伤分子生物、创伤生物力学、创伤康复等,以及与临床相关的各分支学科均与创伤休戚相关,包括创伤麻醉、创伤急救、创伤感染、创伤护理及创伤精神病等。除此而外,创伤也已经直接延伸到整个社会,也可以说,创伤的发生与发展既是社会发展的产物,而社会的发展又可反作用于创伤,影响及降低其发生频率与强度。例如,20 世纪50 年代,在各个城市大力发展工业的同时,手外伤以惊人的速度增加,以致笔者从早到晚在手术室中清创、缝合和植皮,从最多见的手指砸伤及切割伤,到并非罕见的手套式剥脱伤。近年来,上海市的手外伤却明显减少,这一方面是工业现代化的同时各种防护措施得到加强;另一方面也是社会整体科普教育提高的结果,从而表明手部创伤与社会及社会医学有着明显的关系。

第三节　现代创伤的分类

首先是分为身体(肉体)创伤和精神创伤两大系列。但在一般著作中仅仅提到前者,而对后者往往作为并发症来看待。但随着社会的发展,自我意识日益增强,精神创伤所引起的问题已非昔日那么简单,应该加以重视,并给予相应的地位。在身体创伤中,一般是按受伤部位进行分类,此在临床上最为多用,例如头部伤、颈部伤、胸部伤、腹部伤、骨盆伤、四肢伤和脊柱脊髓伤等,这与医院内各临床科室所承担的诊治任务是直接相关联的。但从损伤的机制及所造成损伤的病理解剖与病理生理角度与特点来看,应该从创伤局部与外界有无交通而分为开放性及闭合性两大类。此除与创口内是否污染及今后感染与否相关外,亦与其致伤机制、诊断、治疗方式选择及预后密切相关。在开放性创伤与闭合性创伤中又可分为各种类型,代表不同的损伤程度与特点。在开放性创伤中,主要包括擦伤、刀切伤、撕裂伤、刺伤、开放性骨关节伤、开放性脏器伤和挤压毁灭伤等;闭合性损伤则包括扭伤、挫伤、震荡伤、挤压伤、闭合性骨关节伤、闭合性脏器伤及冲击放射伤等。但从预防学及治疗学的角度来看,更为有关的是按致伤因素不同而分为高温(烧)伤、低温(冻)伤、冷兵器伤、火器伤、化学伤、放射线伤、冲击伤及最多见的机械伤。不同的分类有不同的着眼点和着手处,各有特点,不仅为临床医师提供处理伤员的依据,更是系统研究降低、甚至终止创伤发生的依据。

第四节　现代创伤的处置

对创伤的处理应该包括多方面,但归纳起来,不外乎是对具体受伤者的救治和创伤救治社会网络化两大主题。前者主要是医院及医院内各级医护人员的工作;而后者涉及面甚广,是在国家体制中卫生保健事业中的一部分,像救火、治安一样,在全国范围内设置相应的,但也是庞大的创伤救治网络。这在许多先进国家已形成涉及全国每一地区的救治系统,尤其是在最容易出现创伤的地区和场所,例如交通干线、空港、大型集会现场和文体娱乐中心等,均处于加强状态,并借助当前最先进的通讯、交通工具和急救卫生器材,迅速接近伤员和救治伤员,以求最大限度地争取时间,挽救生命、肢体和器官。我们国家亦正在朝此方向发展,并在各大城市设置了急救呼叫台(电话呼号为120)。但此种举措所涉及的人力物力相当巨大,并非一朝一夕能圆满建成,尚需继续努力。

创伤处置中的首要问题是反应时间,即从受伤现场呼叫到急救人员、救治用品及车辆抵达现场的时间。反应时间的长短是评价一个国家或一个城市、地区急救系统水平高低的主要标志。世界先进国家大城市一般多控制在5分钟左右,城外地区则差别较大,以人口密集、已建设多年的欧洲最快,而经济发展落后的国家或地区则较慢。为了缩短反应时间,急救网络应按人口比例纳入各城市的市政建设之中,不仅要有足够的数量,而且布局合理,必须与人口的密集度和损伤易发频率相结合。此种急救网络除分级机构外,尚应包括通讯联络(确定统一的呼叫号码,建立用于人员和车辆调配的系统及其指挥中心)和陆海空运输用具及急救物品的配备,以确保反应时间压缩到最短期限内。

创伤处置中的第二个问题是院前急救,即从致伤现场到达治疗医院(或急救中心)所采取的各种生命支持、防止损伤和减少伤痛的有效措施。其与前者是同一个问题的两个方面。

反应时间是目标,而院前急救则是达到此目标的手段。院前急救应该属于城市市政建设的一部分,一般卫生部门与具有相应技术、床位及设备的医院(往往是以一个医院为主,其他医院参与)组织一支由各个层次医护人员搭配而成的技术队伍,并配备相应的急救卫生器械和通行无阻的交通工具。但也有许多国家将其归之于红十字会负责,或是由消防部门负责(例如日本)。

院前急救除人员组织需要合理,即以急救员(介于护士及助理护士之间水平)为主体,配备少量医助,还要定期接受轮训。该类人员是院前急救是否有效的关键,因此,在轮训中必须使其从理论到具体操作上掌握对各类伤病员实施抢救的正常程序,以救命及保存肢体、器官为主,力争缩短抵达医院的时间和避免再损伤。由于致伤现场往往是在行走艰难的地方,且需要帮助搬运伤员,因此,以体健的男士更为理想。

创伤处置中的第三个问题是医院救治的程序是否合理、有效,能否以最快速度摆脱危险(生命、肢体及器官等)并获得正确的诊断和合理的治疗。从文字上看,其简而易行,真正落实到位,则涉及如人员编制、医院设施、医护水平、急救观念、抢救制度等一系列问题。其关键取决于该医疗机构所处的地理与历史地位以及领导者的水平。一个地处交通要道或大型矿山的医院,其创伤救治概念必然强于远离这些单位的医院。历史上参与过战场救治、地震灾区医疗的医院,其对随时参与急救抢险工作的安排也必然会有较丰富的经验和教训。当然,这些都是要通过单位的领导来实施,也就是说,在正常情况下,一院之长的水平,也就代表了该院的水平。

创伤处置的第四个问题是对发生大批伤员的救治问题。创伤外科前辈赵定麟教授于1966年和1976年曾两次参加邢台地震和唐山地震的救治工作,发现组织安排得力与否直接影响对伤员的救治。事实表明,批量伤员的发生除战争状态外,一般均属突发事件,一个大型灾难,当数以万计的伤员突然发生时,必然需要全国、甚至国际性支援。邢台地震发生当日乘专机前往,唐山地震是乘上海市专列前往,在此种情况下,伤员被陆续从倒塌的废墟中挖出,来自全国各地的医疗队、救援物资等蜂拥而至,现场可能乱作一团。因此,非常需要具有指挥大兵团作战经验的指挥者进行分类、疏导、调度及工作营地的布局、设置和急救工作的迅速展开。

在战争情况下,批量伤员的处理毕竟是在具有专业训练、人员配备合理并备有相当数量急救物资的战地医疗卫生机构安排下,并依照各级梯队转运处置等。因此,在对伤员的处理上较之平时的突发事件容易安排,加之军事行动的严格纪律、训练有素的卫生队伍、战前的自救互救演练和战争状态下统一指挥等优势,从而在对一线伤员的救护、后送及阶梯治疗具有明显的优势。

平时突发事件中,尤其是在凌晨或半夜发生的大面积天灾性损伤,由于事前无备,不仅伤员的救治困难,连起码的通讯、交通、水源和急救用品也毫无保障。当年的唐山地震,开始就是如此,因无交通工具,医疗队开不进去,伤员当然也无法运出来,一直到24小时后方才逐渐理出头绪。在第1周内先后有近2万名医护人员进入灾区,向全国各地10余个省市转运伤员10万余名。动员的火车专列达160列,飞机近500架次,汽车数量无法统计。由此可见,在大批量伤员发生的时候,关键是卫生勤务的组织保障,只有一个指挥有素的领导班子才能使来自四面八方的医疗队安排到位,并在现场或邻近现场处发挥作用,以达到抢救生命、保存肢体、分级后送和最终救治的作用。

2008 年 5 月 12 日四川汶川发生地震,在救援应急、组织救援、现场抢救及后续治疗方面较以前大为改观,从而积累了宝贵的救援经验。以医疗机构为单位、分工明确的常备应急救援医疗队是灾难医疗救援工作成功的关键。与战地医院等医疗队伍比较,灾区附近的应急救援医疗队通常是最早到达灾区的医疗救援队伍;而灾难医疗救援的成败是以分秒决定的。以医疗机构为单位、而非由多家医院的医疗人员临时拼凑而成的医疗队,可以立即开展有效的医疗救援工作,避免了因磨合和相互协调而延误对伤员的救治。应急救援医疗队可开展现场救治、伤员转运,也可在当地医院建立临时病房,一个较大的医疗队可以分成 3 部分,同时完成上述 3 个任务;而较小的医疗队,在建立时必须有一个明确的任务定向,有合理的人员、设备构成,抵达现场后才可能根据分工有效地开展医疗救援工作。常备的医疗救援队伍可以保证第一时间派出、及时抵达现场开展救援工作,这需要政府的财政投入,需要"养兵千日,用兵一时";应急医疗救援队伍也应该经常开展救援演习,检验反应的时效性和协调性。制定详细的灾难医疗救援预案,并针对预案进行应急培训和演练。应急救援预案的制定可以缩短应急救援医疗队组织动员、急救物资设备准备的时间,开展急救工作,保证医疗救援工作的及时性和有效性。预案最主要的内容是医疗队的人员构成、人员培训和物资设备的准备以及救援工作的流程。

在汶川经验下,"迅速、科学、有序"成为评价 2010 年 4 月 14 日青海玉树地震救援的代名词。2008 年汶川地震发生后,从对灾害评估到应急启动,不过数十分钟;而玉树地震消息传来后,对救援工作的各方面紧急部署也很快全部完成。

(李增春　陈国庭)

参 考 文 献

陈国庭,刘中民.2008.急诊创伤外科的现状与未来.中华急诊医学杂志,17:441-442.

刘中民.2002.改善急救模式提高创伤救治水平.中华急诊医学杂志,11:79-80.

王正国.2005.创伤基础研究进展.中华创伤杂志,21(1):6-10.

赵定麟.1999.现代创伤外科学.北京:科学出版社.

Born CT, Briggs SM, Ciraulo DL, et al. 2007. Disasters and mass casualties:Ⅰ. General principles of response and management. J Am Acad Orthop Surg,15(7):388-396.

Nwadiaro HC, Iya D, Yiltok SJ, et al. 2003. Mass casualty management:Jos University Teaching Hospital experience. West Afr J Med,22(2):199-201.

O'Neill PA. 2005. The ABC′s of disaster response. Scand J Surg, 94(4):259-266.

Pape HC. 2012. Classification of patients with multiple injuries--is the polytrauma patient defined adequately in 2012? Injury, 43(2):127-128.

Rabinovici R, Frankel H, Kaplan L. 2003. Trauma evaluation and resuscitation. Curr Probl Surg,40(10):599-681.

Tisherman SA, Barie P, Bokhari F, et al. 2004. Clinical practice guideline:endpoints of resuscitation. J Trauma, 57(4):898-912.

第三章 创伤患者的检查

第一节 一般检查

创伤是中青年致残和死亡的主要原因。据 WHO 统计,全世界每年超过 500 万人死于创伤事故,约占总死亡率的 9%。在我国,随着经济快速发展,城市化速度加快,机动车数量激增,各种创伤事故频发,目前创伤已是导致死亡的第 5 大原因。中国每年因创伤而致死的人数约为 800 万,创伤成为劳动力丧失的首要原因。

一、创伤患者检查的要求

创伤患者的救治必须由一组受过专门训练的人员而不是由某个人实施,必要时需请各相关科室人员会诊。患者到达医院后,对于创伤患者病情的诊断是第一步要进行的事情,也是下一步所有救治措施的基础。但严重创伤患者的病情往往比较复杂,如车祸患者会涉及头颅、腹腔脏器及四肢骨关节的损伤,如果每个部位都仔细检查并得出确切诊断,势必会造成病情延误,产生严重后果。所以,在创伤患者的检查过程中,要注意以下几点。

1. 创伤患者的检查要迅速而准确 医师一旦接诊患者,应在最短时间内检查患者的神志状态、脉搏、血压、呼吸、心率、肢体功能、胸腹部情况等。检查有无畸形、有无伤口及伤口的部位、大小和出血情况。对创伤患者的检查不要求全面但不能漏掉严重的、可能会造成生命危害的损伤。为了不遗漏重要伤情,Freeland 等建议临床医师应牢记"CRASH PLAN"二词,以指导对患者早期进行全面系统的检查。CRASH PLAN 代表以下含义:

C = cardiac(心脏)　　R = respiration(呼吸)　　A = abdomen(腹部)

S = spine(脊柱)　　　H = head(头颅)　　　　P = pelvic(骨盆)

L = limbs(四肢)　　　A = arteries(动脉)　　　N = nerves(神经)

2. 创伤检查要与救治结合进行 查体与救治两者应该是相辅相成、互相促进的。如对于车祸所造成的创伤性休克患者,到达医院后快速的查体提示有休克存在,就应该首先进行开通静脉通道、抗休克处理,并严密监测患者生命体征。在这些处理的同时进行查体,可帮助发现如骨折等创伤。系统全面的查体可提供给抢救人员患者的病情,并以此为根据进行下一步的救治。在救治的过程中,患者的病情变化也可以指导医疗人员查体。如在初步查体中患者胸腹部无明显异常,但在充分抗休克基础上,患者仍然出现血压不稳,此时就应该考虑到胸腹腔内出血的可能性,着重进行这些部位的反复检查,并且结合辅助检查以明确诊断。总之,查体应该与救治相互结合,不能顾此失彼。

3. 创伤检查应该结合辅助检查进行 创伤患者生命体征不平稳时禁止搬动,所有辅助检查都尽量在床边进行。对于出现颅脑损伤表现的患者,头颅 CT 的检查是必要的。对于腹部损伤患者则应行床边 B 超检查。运动系统损伤患者需行 X 线检查。

4. 创伤检查应该反复进行 创伤患者病情复杂,变化快,前一秒正常的患者在下一秒就可能发生休克甚至是死亡。脑外伤的患者在前3天内都是迟发型颅内出血高峰期,有报道称患者最迟可达3个月。在此时间内都可因为颅内高压造成严重后果。腹部闭合伤的患者可因实质脏器破裂造成腹腔内大出血,空腔脏器破裂逐渐出现腹膜炎体征。四肢骨折患者逐渐出现患肢肿胀,当肢体筋膜室压力过高,压闭动脉时就会出现骨筋膜室综合征。开放性伤口包扎过松,使伤口流血不止。所有这些病情的变化,只有在治疗中反复进行查体才能发现并给予相应处理,避免发生严重后果。

5. 详细的受伤史对了解致伤机制和估计伤情发展有重要价值 若伤员因昏迷等原因不能自述,应在救治的同时向现场目击者、护送人员和(或)家属了解,并详细记录。主要应了解受伤的经过、症状及既往疾病情况等。首先是了解致伤原因,可明确创伤类型、性质和程度。如刺伤,虽伤口较小,也可伤及深部血管、神经或内脏器官;坠落伤不仅可造成软组织伤,还可导致一处或多处骨折,甚至内脏损伤。对暴力作用致伤,还应了解暴力的大小、着力部位、作用方式(直接或间接)及作用持续时间等。受伤时的体位对诊断也有帮助,如坠落时的首先着地部位。枪弹伤时,受伤时的体位对判断伤道走行具有重要的参考意义。我国发生创伤的原因主要是车祸伤、坠落伤及工业伤。车祸碾压肢体所造成的损伤,在查体时除了关注局部肢体有无异常活动等骨折方面的情况外,更要注意软组织损伤情况,有无血管、神经、肌腱的损伤对于临时伤口处理及确定性手术方案都有决定性影响。而局部肢体直接钝器伤,如小腿前侧损伤,在排除骨折情况后,更关注皮肤损伤情况,有无开放性骨折,而较少考虑神经血管的损伤情况。

二、创伤患者的评估

创伤急救中,快速、准确和规范地评估患者伤情严重程度,对诊断、救治及判断预后等方面都具有重要意义。这就要求急救人员评估患者伤情轻重、区分伤员去向时,有一个统一的、简单且易于掌握、具有一定灵敏度、特异性及准确性的院前创伤评分系统。近年来,一些经过不断改进、日趋成熟的创伤评分系统日益受到重视,并已开始应用于临床和研究工作。创伤评分对患者去向和评估有重要的临床价值。如何及时将接诊的急危重伤员合理分流至急诊抢救室、留观室、住院部或 ICU 病房等医疗单元,同时保证有限的危重病医护资源不被误用和滥用,是高效处置并合理救护创伤患者的关键。因此,对于院前创伤评分来说,不仅需要做到对危重伤员的有效识别,还必须能为合理分流患者提供参考。

创伤结局预测评分系统大致分为3类,即生理创伤评分、解剖损伤评分和综合创伤评分。生理创伤评分以 TS 为代表,但其敏感度和特异性较低;解剖损伤评分以 ISS 为代表。ISS 法烦琐、复杂,但其敏感性高,能准确预测患者的伤后结局,且能较准确地预测并发症发生情况。因此,对时间、条件不允许的创伤患者可先行 TS 测定,但对 TS 轻度者不能忽视其可能存在的严重并发症;对条件允许者可在后续治疗中行 ISS 测定,以预测其预后及并发症。TS 计算:根据 Champion 等制定的 TS 方法,以格拉斯哥昏迷评分(glasgow coma scale, GCS)为基础,结合呼吸次数、呼吸幅度、收缩压、毛细血管充盈情况进行评分,5项评分相加为 TS,总分1~16分。伤情程度与 TS 评分:轻度14~16分,中度8~13分,重度4~7分,极重度≤3分。总分越低,伤情越重。ISS 计算:根据 Johns Hopkins 大学 Bakers 等制定的 ISS 计算方法,将患者分为头颈部、面部、胸部、腹部、四肢与骨盆、体表6个分区,在损伤最重的3

个分区中各取一最高简明创伤定级分值,其三者平方和相加为 ISS。伤情程度与 ISS 评分:轻度<10 分,中度 10~15 分,重度 16~20 分,极重度>20 分。

第二节 全身各系统检查

创伤患者来院后首先观察呼吸、脉搏、血压、体温等全身体征,以及意识状态、面容、体位姿势等。尤应注意有无窒息、休克等表现。如果初步查体发现患者生命体征不平稳,首先由创伤小组人员对患者进行基本生命支持,并同时进行进一步查体。

一、头 部 检 查

首先要观察患者的意识状态,意识是大脑功能活动的综合表现,即对环境的知觉状态。意识状态可以反应患者头颅外伤的严重程度。正常意识清晰,定向力正常,反应敏锐,思维和情感活动正常,语言流畅、准确,表达能力良好。外伤患者可出现各种意识障碍,可表现为嗜睡、意识模糊、谵妄、昏睡以及昏迷。除此之外,还要观察头颅有无畸形、畸形所在部位及畸形程度,头皮有无破裂及缺损、瞳孔对光反射是否存在、耳鼻有无溢液、深浅反射是否存在即是否亢进减弱、肢体随意运动和肌张力等。运用 GCS 标准可评估患者颅脑损伤的严重程度及判断预后。此评分是由格拉斯哥大学的两位神经外科教授 Graham Teasdale 与 Bryan J. Jennett 在 1974 年所发表。GCS 评估有睁眼反应、语言反应和肢体运动 3 方面(表 1-3-2-1)。昏迷程度以 E、V、M 三者分数加总来评估,得分值越高,提示意识状态越好,14 分以上属于正常状态,7 分以下为昏迷,昏迷程度越重者的昏迷指数越低分,3 分多提示脑死亡或预后极差。轻度昏迷:13~14 分。中度昏迷:9~12 分。重度昏迷:3~8 分。

表 1-3-2-1 GCS 标准

评分	睁眼反应(E,eye opening)	语言反应(V, verbal response)	运动反应(M, motor response)
1 分	对刺激无反应	无反应	无反应
2 分	疼痛刺激时睁眼	不理解、无意识发音	去脑强直
3 分	呼唤睁眼	不确切、不能交谈	去皮质状态
4 分	自由睁眼	可交谈、但言语紊乱	有疼痛躲避反应,但不定向
5 分		对答切题	能推避疼痛刺激
6 分			听从言语命令运动

GCS 是国际上通用的评价患者意识和判断预后的方法。动态观察评分有助于了解病情变化方向。注意运动评分左侧右侧可能不同,用较高的分数进行评分。改良的 GCS 应记录最好反应/最差反应和左侧/右侧运动评分。

头部外伤后,视损伤程度及伤后表现不同外,还应注重全身的检查。肢体的运动、感觉障碍及大小便障碍都提示可能存在颅内损伤。对于外伤严重及怀疑可能有颅脑损伤的患者都应行头颅 CT 检查,并持续观察患者病情变化。反复多次的查体,可以及时发现继发性损害和加重的病情,施以及时的处理可避免很多不必要的死亡。

二、胸 部 检 查

胸壁由皮肤、肌肉、肋骨等组织构成,轻微的外伤可造成皮肤及软组织的损伤,查体时可见胸廓对称、呼吸动度正常或稍减弱、局部压痛及软组织肿胀。肋骨骨折时可触及肋骨骨折所产生的骨擦音及骨擦感,胸廓挤压试验阳性。严重创伤可造成肋骨多根多段骨折,查体可见胸廓畸形,局部凹陷,凹陷处随呼吸起伏(连枷胸)。胸部开放性损伤需注意检查心脏及大血管的损伤。心包内血管及心脏损伤后容易引起心包内积血,钝性伤可引起心脏破裂、心肌挫伤、心包撕裂、冠状动脉损伤等,导致心包腔积血。少量心包积血可无症状;大量心包积血可产生心脏压塞症状:先为躁动、呼吸困难、迟钝,迅速转为昏迷;颈静脉怒张,静脉压显著升高;动脉压下降,脉压变小,伴明显心动过速;严重时心排血量降低,可发生休克;奇脉;心音弱且遥远。

三、腹 部 检 查

了解受伤过程和取得体征是诊断腹部损伤的主要内容,但有时因伤情紧急,了解受伤史和检查体征常与一些必要的治疗措施(如止血、输液、抗休克、维持呼吸道通畅等)同时进行。腹部损伤无论是开放伤或闭合伤,首先应确定有无内脏损伤,再分析脏器损伤的性质,部位和严重程度,同时还应注意有无腹部以外的对生命威胁较大的多处损伤,以便早期做出正确诊断,及时治疗。单纯腹壁损伤的症状和体征一般较轻,常见为局限性腹壁肿、痛和压痛,有时可见皮下瘀斑。它们的程度和范围并不随时间的推移而加重或扩大。单纯腹壁损伤通常不会出现恶心、呕吐等症状。如果伤及内脏,则随着出血量的增加,脉搏又逐渐加快、变弱,血压也随之下降,最后出现休克。胃肠道破裂对脉搏、血压的影响与损伤部位有关。胃、十二指肠破裂,腹膜受化学性胃肠液的强烈刺激,早期出现脉率加快、血压下降等休克表现,但经过短时间后多可好转,随后在细菌性腹膜炎明显时又再度恶化。回肠、结肠破裂,由于肠内容物刺激性较小,早期可无血压、脉搏改变。腹内脏器伤除少数因严重脑外伤、休克者外,都具有腹痛症状,发生率为95%~100%。受伤后伤员有持续难以忍受的剧痛,即说明腹腔内有严重损伤。早期伤员诉说疼痛最重的部位,常是脏器损伤的部位,对诊断很有帮助。腹膜后血肿由于刺激腹膜后内脏神经丛,也可反射性引起肠麻痹、腹胀和腰痛等症状。

四、脊 柱 检 查

脊柱是人体的中轴,四肢和头颅均直接或间接附着其上,故身体任何部位的冲击力或压力,均可能传导到脊柱,造成损伤。在诊治多发损伤患者时,应记住这一点,以避免漏诊。脊柱外伤患者的检查侧重于检查患者脊柱的稳定性及脊髓有无损伤。在检查的过程中应该尽量不要搬动患者,对于怀疑有不稳定的患者更是如此。对于生命体征平稳的患者,应该对其四肢的感觉、运动功能和大小便功能进行仔细检查,以排除或确定脊髓损伤的程度及水平面。对于怀疑或确定脊柱损伤的患者,在进行必要的搬运时,需要专业医疗医院陪同并指挥工作人员对患者搬运,避免在搬运过程中造成或者加重脊髓损伤,在观察期间需给予确实的制动保护。X线、CT等检查是必需的,可以明确病情,对于出现脊髓损伤的患者需要行 MRI 检查。

五、四 肢 检 查

四肢损伤是创伤发生率最高的部位。四肢损伤后局部表现为疼痛、肿胀、功能障碍,除此之外,如果有局部畸形、异常活动、骨擦音及骨擦感,便可诊断为骨折。严重肢体创伤造成皮肤挫裂伤、肌肉坏死、神经血管损伤、多发粉碎性骨折。急诊查体要注重神经、血管的检查,检查肢体血运是否存在,有无大动脉破裂出血,并检查有无神经损害体征。对于肢体肿胀严重的患者,无法扪及动脉搏动,可检查肢体末梢血运,判断肢体血运情况。神经损害后可出现支配区域的运动、感觉功能障碍,仔细检查不难做出诊断。错位严重的骨折,除需要检查骨折本身情况外,还需注意骨折断端对周围组织、器官造成的损伤:骨盆骨折可造成尿道、直肠损伤;肱骨中下 1/3 骨折可造成桡神经损伤;股骨下段骨折可损伤腘动脉等。

六、伤 口 检 查

对开放性创伤须检查伤口(有的伤口应先作临时性处理,如压迫止血,堵塞开放性气胸的伤口,覆盖保护腹部伤口脱出的肠管等,待手术时详细检查)。伤口检查时应遵循如下几点。

(1) 伤口的形状、大小、深度等,常能提示创伤的原因和类型。

(2) 伤口的污染情况,直接关系到感染发生率,是选择伤口处理方法的重要根据之一。

(3) 伤口的出血性状、外露组织等。

(4) 伤口内异物存留,部位表浅者可直接看到,部位较深者或伤口已被血块等堵塞而不能看到时,需用 X 线摄片等方法确定。

第三节 多发伤患者的检查

多发伤的特点是损伤部位多,开放伤和闭合伤同时存在,明确外伤和隐蔽损伤同时存在,不同系统伤的症状和体征互相混杂。又因伤员多半不能自诉伤情,在紧急情况下,医护人员很容易把注意力集中在开放伤,漏诊和误诊其他伤的概率极高。因此,多发伤患者的检查有其特殊性,临床工作中应注意以下几点。

一、重危伤员的初步观察

重危伤员初到急诊室,注意观察神志、面色、呼吸情况、外出血、伤肢姿势、衣服撕裂和污染程度等明显体征,对立即应该进行哪些急救处理,可以提供十分重要的依据。因此,急诊人员千万不能只注意明显的开放伤,而忽略其他极有价值的创伤征象。

二、紧急情况下的重点检查

紧急情况下如果进行全面细致的检查,既不可能也不需要。但在急救开始或伤情稳定之后,当明显外伤已有初步诊断并已做了优先处理后,必须采用轻柔的手法,迅速进行一次有重点的系统检查,以免漏诊与误诊。为了便于记忆,使急诊医生不致遗漏伤情,有多种帮助记忆的方法。如 ABCDEF 程序、CRASH PLAN(撞击诊断计划)等。

检查时,对正常部位和明显外伤,无需浪费时间,对可疑部位和复杂的合并伤,则应特别重视。例如颈椎骨折合并颅脑、颌面伤,颈椎骨折容易漏诊,同时不易确定颅脑伤的程度。骨盆骨折容易合并膀胱、尿道伤。股骨近端骨折可能合并髋脱位等。检查者应把重点放在这些可疑部位。如一时无法确诊,应持续观察,以减少漏诊和误诊。

应避免目的性不强的 X 线检查,必要时可在推车或手术台上进行。B 超检查对明确腹内实质性脏器损伤非常重要,必要时亦可在床旁进行。

重危伤员的化验检查,如血红蛋白、血细胞比容、血气分析等,对观察伤情变化有重要价值,应及时进行。

三、伤情稳定后的系统检查

经过早期的重点检查,明确外伤多已确诊,但不十分明显的隐蔽伤仍有漏诊可能,因此应在伤情稳定后或伤后数日内,再进行一次全面系统的检查,以纠正争论阶段诊断和治疗上的缺点和错误。

第四节　其他检查

一、X 线检查

此检查为各部位的骨折、胸部创伤、腹部创伤或异物存留的常用检查法之一。

二、超声波检查

主要用于观察伤后体腔有无积液,还可帮助观察肝、脾的包膜内损伤。如果有明显扩张的肠管、腹壁有伤口或敷料以及腹部脂肪太厚等,腹部超声波检查的准确性将受影响。

三、试验穿刺

主要为了观察体腔内外伤性病变,如血胸、气胸、血腹、腹膜炎等,判断内脏器官有无损伤。如果穿刺抽出血液、气体等,一般表示内脏器官发生破裂,但可能有技术失误或判断差错。如腹腔穿刺时可能刺入胀气的肠管吸出肠内容物,常被误认为有肠破裂;抽出血液者可能为腹膜后出血,但被认为腹腔内脏器破裂。有时,穿刺抽吸阴性并不能完全排除脏器损伤,可能是脏器损伤早期出血不多,或因为血凝块堵塞针头等。但试验穿刺简捷可行,无需特殊设备,故常用于闭合性创伤。为了减少误差,除了注意操作,还可借助超声波检查引导定位、改变穿刺点、定时多次穿刺或穿刺后置入导管,可提高诊断的准确性和阳性率。

四、导管术检查

插入导尿管,可以帮助诊断尿道及膀胱等损伤。腹腔内留置导管,可以动态地观察有无腹腔内出血、脏器破裂等。某些气胸或血胸可放置胸腔闭式引流,兼有诊断和治疗的意义。但导管置入可能带来细菌污染,故应预防感染。

五、内 镜 检 查

能直接观察气管、食管、直肠、膀胱及腹腔内脏器等器官的创伤。检查时应避免加重损伤。

六、血 管 造 影

主要为了确定血管损伤或外伤性动脉瘤及动静脉瘘等。

七、实验室检查

包括血常规、血细胞比容,血生化及动脉血气分析等。

八、CT 及 MRI 检查

可用于颅脑伤,能显示颅内血肿的部位,可供治疗时参考;或可以观察肝、脾、胰等实质器官损伤和腹腔积液(主要是在试验穿刺等较简便的检查发生疑问时应用),也可用于脊柱脊髓伤及四肢关节时的伤情判定。

九、手 术 探 查

虽然有上述客观检查方法,但探查手术仍是闭合性创伤的一种重要诊断方法。包括颅脑伤的开颅手术,以防止脑疝;心脏损伤的心包探查,以防治心脏压塞;腹腔探查,以明确有无实质或空腔脏器损伤等。探查手术前虽未完全明确诊断,但施术目的不是单纯为了明确诊断,更重要的是为了抢救和进一步治疗;尤其适用于不具备各种检查设备和技术人员的基层医院应用。

(李 侠)

参 考 文 献

赵定麟.1999.现代创伤外科学.北京:科学出版社.

赵定麟.2012.现代骨科手术学.上海:世界图书出版公司.

Chiquito PE. 1996. Blunt abdominal injuries. Diagnostic peritoneal lavage, ultrasonography and computed tomography scanning. Injury, 27(2):117-124.

Eppich WJ, Zonfrillo MR. 2007. Emergency department evaluation and management of blunt abdominal trauma in children. Curr

Opin Pediatr, 19(3):265-269.

Schurink GW, Bode PJ, van Luijt PA, et al. 1997. The value of physical examination in the diagnosis of patients with blunt abdominal trauma: a retrospective study. Injury,28(4):261-265.

Soyuncu S, Cete Y, Bozan H, et al. 2007. Accuracy of physical and ultrasonographic examinations by emergency physicians for the early diagnosis of intraabdominal haemorrhage in blunt abdominal trauma. Injury, 38(5):564-569.

Woods SD. 1995. Assessment of blunt abdominal trauma. Aust N Z J Surg, 65(2):75-76.

Yang F, Bai XJ, Li ZF. 2011. Analysis of misdiagnosis in patients with multiple trauma. Chin J Traumatol, 14(1):20-24.

第四章 群发伤及灾难性创伤的特点及救治

创伤尤其突发性群体多发伤(群发伤)和灾难性创伤已成为现代急诊创伤工作的重点和难点。群发伤通常指同一或一种以上致伤因素同时造成4人次以上的伤员,最早对群发伤处置经验来自战伤的救治。在平时,群发伤的病人多来自自然灾害(气象的、海洋的、地质的、生物的、火灾的等)和人为事故(交通、工伤、化学、冲突、战争等),造成短期内大量人员伤亡,大大超过了日常的救护能力。面对这一矛盾,如何开展批量伤员的救护工作,成为灾害医学面临的重大课题。目前国内外灾害医疗救援均采用军队医疗救援模式,以"统一指挥、检伤分类、阶梯治疗、分级后送"为主要原则。

第一节 常见群发伤及灾难性创伤的特点

灾难的共同特征是突然发生、伤员众多、伤情复杂、伤势严重、救援困难、任务繁重等,而且救灾往往需要多个系统的联合行动,医疗救护只是其中的一部分。交通伤具有发生突然、现场混乱、受伤人数多、重伤多、病死率高的特点。规范化、程序化的院前和院内急救程序使伤后有效救治的时间提前,改善了绝大多数伤员的预后。以2011年3月11日日本东北部海域发生9.0级强震并引发海啸和核泄漏事故等多重灾难为例,据统计,灾难共造成15 800多人死亡,3200多人失踪。地震同时引发海啸,造成重大人员伤亡和财产损失,海啸引发福岛核电站机组爆炸,厂房坍塌,伤亡人员伤情复杂,以多发伤和复合伤为主。

第二节 群发伤及灾难性创伤的救援

最早对于批量伤员处置的经验来自于战伤的救治,主要分为两部分:院前救治及院内救治。改变传统的急救模式,建立适应社会发展需求的急救新模式,已成为国内综合性医院的一个迫切任务。

一、院 前 救 治

当医疗队到达地震现场后,医疗队领队应首先根据实际情况进行分工:一部分人员负责伤情评估及检伤分类,一部分人员负责伤员的处理及抢救,另一部分人员负责迅速后送伤员。领队应总体协调各组人员安排,同时及时向后方医院汇报情况,告知是否需要支援,并要求后方各相关科室根据情况准备人员及物资。

(一) 伤情评估及检伤分类

简明、快速的创伤评估,正确、有效的紧急救治是提高群体多发伤患者存活率的前提。

目前,对多发伤严重程度的评估方法繁多,计算复杂,且缺乏简明、准确、实用性及独立性。按照国际惯例,批量伤员的伤情评估主要根据 GCS 及 TS 进行评估,然后按照 DRABC(Danger,Response,Airway,Breath,Circulation)的程序检查伤情及分类,并根据检查情况填写伤票,伤员的进一步处理由第二组人员完成。在此,要着重强调 D,意思是要求确保周围环境安全,在此前提下进行检伤分类,现场救治的医护人员,应尽可能将伤者转移到空旷地带进行检伤分类,以免造成进一步的人员伤亡。

(二) 伤员的处理及抢救

应按照"先救命后救伤"的原则进行,对于呼吸、心跳停止者立即行心肺复苏术;对于创伤性休克者,应紧急建立多条静脉通道,快速扩容补液;对于颅脑外伤伴有意识障碍者,快速静滴 250ml 20% 甘露醇,必要时可结合静脉推注呋塞米;对于其他暂无生命危险的伤员,可延缓处理。由于瞬间造成的伤员数量极其巨大,且部分地区由于医院倒塌造成医护力量损失惨重,参与现场急救的人员一般不能满足处理全部伤员的需要,这就要求现场救治的过程应当"快速有效",缓解这一问题另一个非常有效的办法就是"边抢救边教育",例如进行心肺复苏的同时,教会家属心肺复苏的手法,以便医护人员抽身去抢救更多的患者;对于伤势较轻的患者,可发动指导群众进行简单的包扎,待后期处理。

二、伤员的转运

详见本书第一篇第七章,创伤患者的院前救治。

伤员的转运应遵循"先重后轻"的原则,对于 GCS < 8 分,TS < 10 分者,在进行必要的抢救处理后优先转送。但非常遗憾的是,由于某些地区道路被山体塌方所阻断,延缓了后送的时间,使部分患者丧失了进一步院内救治的机会,同样由于伤员太多,车辆不足以满足后送的需要,这就需要领队进行协调。

三、院 内 救 治

(一) 制定规范、科学、系统的绿色通道管理制度

绿色通道为突发群体伤员患者建立快速、高效的服务系统。救护车及急诊抢救室为抢救危重患者的专用设施,不得挪作他用。一切抢救物品实行"五定"制度(定人保管、定点放置、定量供应、定期检查、定期消毒),保证抢救患者使用。明确绿色通道救治范围,包括各种危重症需立即抢救患者;"三无"人员。绿色通道负责人为急诊科主任。绿色通道的标志是绿色通道专用章,严格制定绿色通道专用章的用途及有关制度。当发生突发群体伤时,急诊医生立即根据病情决定是否开放绿色通道。

(1)绿色通道医务人员要训练有素、技术娴熟、职责明确、坚守岗位,能胜任抢救各种危重患者的需要,随时做好抢救准备。当发生突发群体伤时,立即出车并马上通知医务科、护理部、院总值班室,启动医院突发事件应急预案。

(2)急救指挥全院联动,协调多学科多人员参与,相关科室人员被呼叫参加抢救时,必须在 5 分钟内到达指定抢救场所,共同对患者进行果断、及时的分诊,并立即进行抢救。突发群体伤患

者的情况复杂,差别很大,给突发群体伤的救治也带来许多困难。调动和协调全院的救治力量,进行多学科的抢救。对于病情危重者,可无障碍地由第一现场直接送往医院的手术室或重症监护病房。

(3)对危重患者实施先抢救后挂号、先用药后付费等便捷措施。所有检查由专人护送,所有医技、病房等相关科室保证绿色通道的畅通。各相关医技科室看到绿色通道标志时,应保证绿色通道患者各项措施优先。

(4)救护车停靠点就在抢救室门口,约5m距离,能保证患者第一时间进入抢救室。救护车一到,做好充分准备的医护人员立即根据病情,决定患者是否进抢救室抢救。确定需抢救者,立即推入抢救室。抢救室护士立即给患者测量生命体征、吸氧、监护、开放静脉通道、止血、包扎、固定等,同时急诊医生立即对患者进行问诊和全面查体,做出初步诊断,根据病情决定是否开放绿色通道。患者需做辅助检查,如病情允许搬动,则由护士和值班医生全程陪同;如病情不允许搬动,则在抢救室行床边检查;B超、X线摄片、化验取血等。各辅助科室医生接到抢救室床边检查电话邀请,在5分钟内到达抢救室。各项挂号、检查、治疗、用药等手续简化,先检查,先用药,后补交费、取药等手续,如无家属,则护士代办。进入绿色通道的患者,急诊医生负责登记其病情及所欠费用,并在各项检查及治疗单上盖章签字,相关辅助科室凭检查单上的绿色通道印章优先检查。如患者需住院治疗,急诊医生同样在住院通知单上盖章签字,住院处见到绿色通道印章,以最快的速度办好住院手续,值班医生事先电话联系好相关科室床位,值班医生和护士共同陪送患者到病房,并做好交接手续。如病情涉及多个科室或需紧急手术治疗,急诊值班医生立即请相关科室会诊,会诊医师必须在10分钟内到达,共同研究病情及治疗方案,需紧急手术的,在抢救室完成所有术前准备,如放置胃管、尿管、备血,术前谈话签字等,患者由医生陪同直接推送手术室。

(二)建立完善的院内救治流程

批量伤员的院内救治流程与平时相比略有不同,由于伤员多,短时间内大量伤员涌入急诊室,在从急诊室救治向病房救治交接的环节中会出现种种问题,如住院手续繁杂,医院床位有限等。作为医院管理者,在此时必须首先简化甚至取消住院手续,并建立紧急情况下疏散患者的机制,紧急疏散现正住院的部分轻症和待择期手术患者,同时打破科室间壁垒,交叉收治患者,将部分专科性不强的患者可暂时收入非专科科室观察治疗。只有这样,才能从总体上提高抢救成功率,保证良好的急诊室救治环境。

一般按伤情分为4类:轻度损伤——皮肤的擦伤,关节轻度扭伤,小面积轻度烧伤等伤员,生命体征正常,可步行者;重度损伤——伤员有危及生命的损伤,不能等待,须立即进行复苏或手术,如伤员出现意识不清、呼吸困难、循环衰竭,开放性损伤大出血等;中度损伤——介于轻度和重度之间,伤情虽不会立即危及生命,但延误处理可发生严重的并发症,须在数小时内给予处置,如疑是内脏出血、脊髓损伤截瘫、有脑疝形成危险者等;极度损伤——如意识丧失、呼吸心跳停止、瞳孔散大临床死亡者,明显的颅脑、胸腹腔毁损、躯干离断伤等或者无法复苏的未生物死亡者。国际上通用的分类标志颜色,按救治的优先顺序为红、黄、绿、黑4种。其中红色是需要紧急处置的重度损伤(第一优先),黄色是表示优先处置的中度损伤(第二优先),绿色是表示常规处置的轻度损伤(第三优先),黑色是期待处置的极度损伤(零优先)。分类伤标(或叫伤票、ID卡)用布条或塑料条制成,一般挂在伤员左胸前醒目的地方或手腕上显示分类结果,传递分类信息,避免重复和遗漏。分类工作一般由记录员、护士、医生等人员组成,其核心是分类医生。负责分类的医生应具备丰富的临床经验,能迅速判断患者的伤情,立即确定救治和后送的先后顺序。如果分类得当,能挽救大批伤员的生命。

(三) 阶梯治疗

阶梯治疗是分阶段、分层次救治伤员的组织形式和工作制度,即分级救治。灾害医学救援不可能像平时从入院到出院自始至终由一个医疗机构完成,而是必须把完整的救治过程从时间和空间上分开。从前线到后方要保持救护的连续性、继承性、层次性,逐次展开,分工负责,及时合理,治送结合,共同完成批量伤员的救治任务。

这里应该强调的是,不能因为现场急救而延误重度伤员向下一级救治的后送,更不能一味后送而不采取必要的急救措施,造成伤病员在后送途中病情恶化。此外,必须按规定填写统一形式的医疗救护后送文书,在分级救治中准确传递伤病员伤情及处置信息,使前后继承有所依据。阶梯治疗一般采取现场急救——灾区附近医院早期治疗——后方医院专科治疗的三级救护组织形式。理想的阶梯治疗要求医疗救护队 10 分钟到达现场实施急救,3 小时内伤病员获得紧急救治,6 小时内得到早期治疗,12 小时内接受专科治疗。在平时的严重多发伤救治中,建立以"院前急救——急诊科复苏与损害控制——创伤专科病房"的阶梯治疗创伤救治模式,既符合创伤救治的特点,又实现了挽救生命与康复治疗的协调统一,成为国内外创伤外科专家的共识。

对窒息、张力性气胸、大出血等致命性损伤必须紧急处理,进一步完善多发伤急救程序,积极开展 DCS。群体多发伤伤情与突发性事件的类型相关,如交通事故以颅脑、四肢伤居多,建筑事故以挤压伤、骨盆及脊柱伤居多,群架斗殴则以胸腹部穿透伤居多,因此,当医院接到突发性事件求救信息后,急诊创伤外科可根据突发性事件的类型启动相应的急救程序。目前,各外科专业对系统及解剖部位的创伤已有较完善的急救程序,而对多发伤尚缺乏完善的急救程序。我们认为,多发伤的急救程序并非各部创伤急救程序的相加,而是以某一致命性损伤为重点的整体急救治疗计划,应突出及时、高效、简明、实用。DCS 概念注重整体抢救治疗,强调生命支持,坚持挽救"生命第一,保存器官第二"的手术原则,其基本内容包括初始简化手术,复苏、确定性手术 3 个连续阶段。手术控制出血可视为多发伤救治中的决定性措施。严重多发伤发病机制错综复杂,全身生理紊乱严重,如出血、中枢神经系统紊乱,呼吸、循环功能衰竭等,这些紊乱相互影响,形成恶性循环,如能及时手术可以阻断恶性循环,使患者脱险;若处理不当,手术本身也是一种创伤,可以加重恶性循环,导致死亡。所以,如何选择手术适应证,把握手术时机,合理安排各部创伤手术的先后顺序显得非常重要。本组资料亦显示,严重多发伤的急救以急诊创伤外科为核心,ICU 及相关专业及时介入,积极开展 DCS,能提高严重多发伤的急救存活率。

(四) 完善运行机制,提供优质高效的保障

制定系统规范的急救护理技能、培训标准,并根据标准进行各级人员的定期培训。定期组织全科人员进行急救技能演练,并进行理论考核和操作考核。急诊室设有专用抢救室和完好的抢救仪器设备,由每班护士检查仪器性能并保持备有状态。各级医护人员均应熟练掌握仪器的使用及养护。建立院内急救网络,加强急诊科与各相关科室之间的沟通与协调。建立反馈机制,对绿色通道的运行情况了然于胸,对存在的问题及时疏通,确保通道的畅通。

健全组织机构,加大硬件投入,体现急诊急救"快速、急救、高效、优质"的内涵,提高急诊急救的时效性和有效性。要加大急诊科建设及急救设备的投入,增加先进设备,如呼吸机、床边B超机、无创性血氧监测仪、血气分析仪、无线传输心电图机等。所有医技、病房以及通往科室的路面条件以绿色通道流畅平顺为标准进行整改。实现急诊及危重症患者的化验、检查、诊断、抢救不出科,为挽救患者的生命赢得宝贵时间,真正打造一条生命的"绿色通道"。

(五) 加强急诊创伤外科专业化建设,培养壮大创伤专业医师队伍

假如院前死亡主要取决于事故本身特征和院前急救状况,那么院内死亡则更多与创伤救治水平有关。目前,国内综合性医院的急诊科多以固定的内科医师为主体,外科医师以轮换的方式参与,外科患者处于只诊不治或作为首诊负责、多科会诊局面,基本上未开展创伤救治工作,尤其对群体多发伤尚难及时、有序、全面地展开急救治疗。究其原因:①创伤,尤其多发伤的救治已成为现代急诊工作的重点和难点,尚未引起各医院领导层的充分重视;②创伤专业尚未被大多数外科医师所接受;③各外科专业医师对多发伤的救治常缺乏时效观念和整体观念;④群体多发伤院内急救尚缺少核心专科及专业人才。急诊创伤外科人员相对固定,经创伤专业化训练,基本掌握了各类创伤的急救技能,对多发伤的急救树立了时效观念和整体观念,在急救中充分显示了核心作用,避免了传统的多科会诊带来的时间延宕和处理上的冲突,有利于整体抢救治疗,降低了早期漏诊率,提高了群体多发伤的急救存活率。因此,培养造就一支训练有素的创伤专业医师队伍是综合性医院的当务之急,也是提高突发性群体多发伤院内救治水平的根本。

(李增春　陈国庭)

参 考 文 献

陈国庭,刘中民.2008.急诊创伤外科的现状与未来.中华急诊医学杂志,17:441-442.

刘中民.2002.改善急救模式提高创伤救治水平.中华急诊医学杂志,11:79-80.

王正国.2005.创伤基础研究进展.中华创伤杂志,21(1):6-10.

赵定麟.1999.现代创伤外科学.北京:科学出版社.

Adesunkanmi AR, Lawal AO. 2011. Management of mass casualty: a review. Niger Postgrad Med J, 18(3):210-216.

Born CT, Briggs SM, Ciraulo DL, et al. 2007. Disasters and mass casualties: General principles of response and management. J Am Acad Orthop Surg,15(7):388-396.

Burkle FM Jr. 2002. Mass casualty management of a large-scale bioterrorist event: an epidemiological approach that shapes triage decisions. Emerg Med Clin North Am,20(2):409-436.

Krul J, Sanou B, Swart EL, et al. 2012. Medical care at mass gatherings: emergency medical services at large-scale rave events. Prehosp Disaster Med,27(1):71-74.

O'Neill PA. 2005. The ABC's of disaster response. Scand J Surg,4(4):259-266.

Roy N, Kapil V, Subbarao I, et al. 2011. Mass casualty response in the 2008 Mumbai terrorist attacks. Disaster Med Public Health Prep, 5(4):273-279.

Vanholder R, Borniche D, Claus S, et al. 2011. When the earth trembles in the Americas: the experience of Haiti and Chile 2010. Nephron Clin Pract, 117(3):c184-c197.

Vanholder R, Tol A, De Smet M, et al. 2007. Earthquakes and crush syndrome casualties: lessons learned from the Kashmir disaster. Kidney Int, 71(1):17-23.

第五章　火器性创伤的特点与治疗

　　火器是指以火药为动力的武器,如枪、炮、手榴弹、地雷、炸弹等。火器性创伤(firearm wounds)简称火器伤,是指被火器发射的投射物(如枪弹、弹珠和弹片等)直接或间接杀伤所致的创伤。在常规武器战争中,火器伤所占的比例为82.9%~100%。这类武器的研制正趋向增高弹丸或弹片的初速、扩大其杀伤范围。随着科学技术的进步和发展,杀伤性武器也在不断发展和更新,新式武器、立体战争的新特点,使现代战争中的火器伤也出现了新的特点,使火器伤伤情比过去的更为严重且复杂,需要专门研究处理,这无疑给战伤救治工作提出了新的课题。为了适应现代战伤救治工作的需要,必须研究、学习和掌握现代火器性创伤的特点和规律,进而研究并掌握火器性创伤的救治原则、方法和技能,以提高战伤救治水平,减少伤残率和伤死率,提高部队战斗力。

第一节　创伤弹道学基础

一、投射物致伤作用与机制

　　投射物的致伤作用和对组织的损伤程度与投射物的质量、速度、形状、靶组织的密度、投射物的飞行状态等有关。投射物的前冲力能直接挤碎组织,形成原发伤道。同时,由于其能量大,在运动过程中还挤压周围组织,形成比原发伤道直径大数倍至数十倍的暂时性空腔,腔内呈负压,数毫秒后周围组织回缩,成为永久性伤道。此外,投射物运动中在组织内还可出现冲击波,或使受伤组织(如骨片)起继发性投射物作用,造成更广的损伤。当投射物动能较大时(如投射物质量较大或速度较高),可穿透机体任何部位而形成贯通伤,反之形成盲管伤。

　　(一)直接侵彻作用

　　当投射物穿入组织时,直接侵彻作用有直接挤压和撕裂两种方式,主要发生在低速投射物致伤时,投射物直接接触组织,使组织被挤压、推开或者撕裂。低速投射物穿透组织造成的挤压伤和撕裂伤一般不太严重,这是因为低速投射物(低于音速的投射物)的能量较低,而在高速或中速(初速>340m/s)投射物致伤时,除了直接侵彻作用外,还会有冲击波和瞬时空腔作用,使损伤更广泛和严重。

　　(二)冲击波(压力波)作用

　　当高速投射物击中组织后,在形成伤道的同时可产生几千个大气压的冲击波,大约以1500m/s(水中声速)的速度在体内传播,伤道内压力可达到100个大气压($1.0×10^7Pa$),但作用时间极短,约为1/100s。冲击波可使弹道周围甚至远离的组织发生挤压、移位,这种损伤可能在细胞内,或引起细胞膜的破裂,尤其在实质性组织器官内更易损伤(如脑、肝、脾、肾等)。也可沿脊髓、动脉和静脉等管道组织传导,引起更远的组织损伤,这就是高速投射物的冲击波所致的远达效应,造成远隔部位的损伤。

(三) 瞬时空腔作用

当高速投射物穿入组织并释放能量时,巨大能量的侧冲力挤压周围组织并迅速向四周移位,投射物通过后,获得能量的四周组织继续向外运动和移位,形成了比投射物直径大 10~30 倍的空腔。此时腔内呈负压状态(低于大气压),可将伤道出入口处的污物及细菌吸入伤道内。之后,由于组织的弹性回缩,空腔迅速缩小甚至消失,反复多次后最终留下永久性伤道。因其持续时间极短,约数毫秒或数十毫秒,故称之为瞬时空腔。由于瞬时空腔作用,使伤道周围组织反复受到挤压、牵拉和震荡,致使周围组织破损、碎裂。瞬时空腔体积越大,组织受挤压和牵拉越严重,损伤也越广泛,使没有被投射物直接撞击的组织也可发生损伤,如较远处的血管破裂或骨折等。

二、投射物的直接损伤效应

投射物的直接损伤效应是指投射物击中组织后,动能释放,直接穿透、挤压、撕裂和离断组织,或因冲击波和瞬时空腔作用造成的弹道周围组织的损伤。由于人体组织器官的组织学和解剖学特性不同,因而对各组织器官的直接损伤效应也不同。根据动物实验研究及战伤救治实践,对投射物的局部损伤效应按照火器伤病理学可分为 4 个区带。仅以肌组织创伤弹道为例说明。

(一) 投射物对肌组织的直接损伤

1. 中央组织缺损区　即永久性伤道,伤道内充填有血凝块、血性液体、渗出物、异物、污物、细菌以及坏死组织。

2. 组织坏死(失活)区　即紧靠原发伤道遭受挫伤的区域。坏死组织早期表现为组织破碎、色泽暗红、无光泽、无弹性、切之不出血、不收缩。镜下可见广泛的肌纤维断裂破碎,肌浆凝聚或溶解,6 小时后呈典型的组织学坏死征象(核溶、核缩、核碎),坏死组织脱落致原发伤道扩大。

3. 组织变性区　该区位于坏死区之外,肉眼观察表现为肌肉肿胀、色泽略暗红,但有弹性、夹之可收缩、切之有出血。镜下见肌纤维肿胀、横纹消失或模糊,可见局灶性肌凝或肌溶,偶见坏死的肌纤维。

4. 组织反应区　位于变性区之外,肉眼观察主要表现为肌肉水肿、淤血,镜下可见小血管扩张、充血、蛋白液渗出、小灶状出血等血液循环障碍表现,亦可见局灶性肌纤维肿胀变性、横纹模糊。

(二) 投射物对脏器的直接损伤

投射物对心、脑、肝、脾、肾、肺、胃、肠等致伤时,上述 4 个分区同样存在。但因各脏器的解剖特性不同、组织学特性(即密度)不同,其直接损伤效应亦各有不同。实质性器官(心、脑、肝、脾、肾等)类似于肌组织,容易发生瞬时空腔效应,故实质性脏器往往损伤较重。而空腔脏器或非实质性脏器对瞬时空腔效应有较大的适应抵抗性,其损伤往往较轻。从病理学的角度来看,实质性脏器和非实质性脏器损伤的病理改变也各有特点。

1. 投射物对实质性脏器的损伤　实质性脏器的组织密度较大而均匀,其质地、弹性及含水量相似,被投射物击中时的空腔效应和冲击波的传递规律基本相同,伤道和周围组织的病理改变基本类似,可形成典型的4个病理分区。心、肝、脾被击中后可因发生大量出血而致死。

2. 投射物对非实质性脏器的损伤　非实质性脏器的组织密度较低,含有气体、液体或其他内容物,投射物的能量传递会受到一定的限制,虽然也可发生瞬时空腔并遗留永久性伤道,但较实质性脏器小得多,伤道周围组织的坏死区和变性区也不及实质性脏器的典型和明显,故非实质性脏器的损伤较实质性脏器为轻,伤情也不如实质性脏器危重。

三、投射物的间接损伤效应

投射物的间接损伤效应是指投射物击中机体并形成创伤弹道的同时,位于伤道以外的邻近部位或远隔部位所发生的损伤。这些部位的损伤不同于直接损伤,也不同于创伤的应激反应和创伤后并发症,受伤部位未与投射物直接接触,这种间接损伤被称之为远达效应。关于投射物间接损伤效应的发生机制有多种解释,主要有以下几种:①瞬时空腔的挤压和牵拉作用;②压力波的前侧冲击致伤效应学说;③冲击振动的惯性位移和牵拉作用;④血流动力学障碍学说;⑤继发性投射物损伤学说。

伤道外间接损伤一般发生在高、中速投射物击中的条件下,其伤情与击中部位有关,各部位间接损伤均有其规律和特点。一般来讲,头面部贯通伤伤道外可发生脑膜或脑实质出血;腹部贯通伤伤道外易发生肝脾破裂、肠破裂和膀胱出血等;胸部贯通枪伤时可发生伤道外的心脏出血、心包积血、肺出血或肝出血等;颈部或腰部贯通伤时,可发生颈脊髓或腰脊髓损伤而引起截瘫;下肢贯通伤时,可引起股动脉、股静脉、坐骨神经间接损伤和股骨骨折等。

第二节　火器伤的分类
一、按人体解剖部位分类

按照人体解剖及受伤的部位,可将火器伤分为8部分:

(1) 头部火器伤。

(2) 颌面部火器伤。

(3) 上肢火器伤。

(4) 胸部火器伤。

(5) 腹部火器伤。

(6) 骨盆部火器伤。

(7) 脊柱、脊髓火器伤。

(8) 下肢火器伤。

此种分类方法能及时明确受伤部位,根据受伤部位局部解剖及毗邻关系,能迅速判断和分析受伤部位组织和器官损伤情况,伤情的轻重、缓急,此为临床专科治疗常用的分类方法。

二、按伤道形态分类

1. 贯通伤　既有入口又有出口者称为贯通伤。贯通伤的出入口可能有 3 种情况：①出口大于入口，见于高速轻武器伤，由前冲力和侧冲力造成，或弹头翻滚，或击中骨质骨碎片向外冲击撕裂组织，使出口加大；②出口与入口等大，见于表面光滑的高速钢球弹正位击中组织，穿入组织后未遇到很大阻力；③入口大于出口，见于近距离被击中的低速枪弹伤，穿出体表时动能已显著减少，不足以引起出口处的皮肤崩裂，故入口比出口大。

2. 盲管伤　只有入口而无出口者称为盲管伤，而且体内有金属异物存留。

3. 切线伤　出入口与体表呈切线位，伤道呈沟槽状者称为切线伤。

4. 反跳伤　出入口在同一点上，弹片反跳出伤口，体内无金属异物存留者称为反跳伤。

第三节　现代火器伤的特点

现代火器伤的特点是由现阶段武器的发展所决定的。随着现代武器的发展和不断更新，时间战、空间战以及立体战争对参战人员的命中率、杀伤率、杀伤严重程度也在不断增加。因此，不论从数量上（命中率高、杀伤人员多、杀伤部位多），还是从质量上（伤情严重、复杂，救治难）都充分表明了现代火器伤更具有显著的特点。其特点是：伤道复杂；组织损伤广泛而严重；多处伤和多发伤增多；污染和感染更加严重；批量伤员增多。

一、伤道复杂

现代枪弹弹头小、速度增加，能在组织内迅速翻转、变形或破碎，使得伤道内部复杂、不规则、不整齐。表面光滑的高速投射物（如球形钢珠弹）进入体内后易发生曲折和摇摆运动，遇较大阻力后易改变方向，因而形成复杂的伤道，造成多脏器和复合组织损伤。因此，在诊断时决不能按出入口大小来判断伤情，对那些伤道较长，重要器官较多的部位（如胸腹部、骨盆部），必须了解伤道内的复杂情况，防止漏诊、误诊。

二、组织损伤广泛而严重

高速投射物进入人体后，除了直接损伤外，还会将能量传递给周围组织，引起间接损伤。强大的冲击波和瞬时空腔作用，可使伤道周围组织发生撕裂、移位和震荡（分子震荡区可达 5cm）。据法医学检查，脊柱贯通伤或非贯通伤（腰段以上），或颈部大血管火器伤，可使较远部位的脑室和脑膜下发生出血。头部火器伤时，发现心内膜有广泛出血。胸腹壁火器伤时发生肺挫伤、肺不张以至肺撕裂伴胸腔出血，也可引起肠管挫伤和肠壁撕裂。

伤道外的组织器官损伤广泛而严重，是因为高速投射物具有很大的动能，能量传递造成的直接损伤和间接损伤以及远达效应而引起的。

三、多处伤和多发伤增多

现代战争中自动武器射速快（如半自动、全自动步枪等），面杀伤武器使用增多（如子母弹、预制破片弹等),其面密度和空间密度大,不仅弹片命中人体的机会多,而且较近距离内还可能有多个弹片命中人体,所以无论是枪弹还是弹片所致的多发伤和多处伤的比例都加大。据某次作战资料统计,一组933例伤员,多发伤695例,占74.4%;一组颅脑伤932例,多发伤425例,占45.6%;另一组钢珠弹伤的伤员,有2个以上伤口的占61%~66%;有5个以上伤口达2%~16%,有的伤口多达数十至数百个。多处伤在局部处理上很费时间,伤情复杂,给战伤救治带来很大困难,这是战伤中最难处理的一种伤类,应引起高度重视。

四、污染更加严重

一切火器伤都是有细菌污染的,这一点早已被实验和临床所证实。火器伤的污染来源有两方面,一方面是投射物本身带菌;另一方面是来自伤员的衣物、皮肤、周围环境(如泥土等)的细菌。高速投射物引起的瞬时空腔更大,所致的组织损伤严重,这是污染和感染更严重的主要原因。由于瞬时空腔大,对伤口周围污物的负压吸引作用就更大,污染物进入伤道就更多。同时,由于组织损伤广泛严重,伤道复杂,坏死组织多,有利于细菌生长繁殖,细菌易于沿撕裂口向深部蔓延,故清创难以彻底。污染伤口细菌的来源,除上述外源性污染的来源以外,内源性细菌也是污染伤口细菌的主要来源。现代高速投射物的穿透性很强,穿透伤增多,特别是腹部或骨盆会阴部的穿透伤,多数伤道都有自身肠道细菌污染。由于细菌污染的概率增加及组织损伤广泛严重,故现代火器伤感染机会增加,感染的程度也较以往的火器伤更为严重。

五、成批伤员大量增多

如前所述,现代战争的面杀伤武器增多,立体战、空间战的形成,参战人员可被来自四面八方的弹片所击中,除了多处伤和多发伤增加以外,同一战斗集体的批量伤员也增多,这是现代战争与以往战争不同的又一特点。一个救护所往往在短时间内要通过大批伤员,由于批量伤员多、多处伤多、重伤员多,特别是需要抗休克和其他紧急手术处理的伤多,这就给战伤救治增加了很大难度,特别是造成了伤员救治需要与救治力量之间的悬殊。

第四节　火器伤救治原则

根据现代火器伤的伤道复杂、组织损伤广泛而严重、多处伤和多发伤增多、污染和感染更加严重、批量伤增多的特点,加上野战条件的限制,不可能将伤员留在战区治疗。而设备及技术条件完善的救治机构,又不可能靠近火线配置,这就决定了伤员救治不能像平时那样由一个救治机构完成,而必须把一个伤员或一批伤员的全部救治过程从时间上、距离上、缓急上分开,从前到后配置若干救治机构分工实施,共同完成。分级救治又称阶梯救治,现代火器伤必须实行分级救治,严格按照各级的救治范围,执行救治原则,分级处置,前承后继,逐级补充,最终达到完善的治疗。

一、火器伤急救

抢救组的救治任务,主要是把伤员从阵地上抢救下来,集中隐蔽,实施转运至后方继续救治。救治范围主要是实施通气、止血、包扎、固定、搬运五大技术。

（一）通气

主要是解除呼吸道阻塞引起的窒息。如舌后坠造成的阻塞,应立即将舌体牵出固定于口外,或放置口咽通气管;血块、异物、分泌物等引起的阻塞应及时清除;对呼吸、心搏骤停的伤员,应立即进行口对口人工呼吸,结合体外心脏按压。

（二）止血

主要是对外出血的临时紧急止血。止血方法有指压法、加压包扎、止血带止血等方法,但应防止滥用止血带。

（三）包扎

一是包扎暴露的伤口,防止后送途中污染;二是包扎止血;三是对开放性气胸进行密封包扎;四是对脱出的内脏(脑、肠等)进行保护性包扎,以免压迫、污染和损伤。

（四）固定

对骨折、关节伤、挤压伤和大块软组织伤都要用夹板或就地取材固定。固定范围要超过上、下两个关节,防止搬运后送中造成继发性损伤或加重休克。

（五）搬运

阵地救护搬运主要采用徒手搬运法,根据敌情或伤情选择具体搬运方法,并集中隐蔽伤员,联系和组织后送。

二、火器伤紧急处理

对于以下情况需特殊对待,紧急处理。

（1）呼吸困难的伤员,立即清除异物或分泌物,保持呼吸道通畅,必要时做气管内插管或气管切开。

（2）除去止血带,对活动性出血,根据情况采用纱布填塞、止血钳钳夹或结扎止血。一般不再使用止血带。

（3）对有进行性意识障碍的颅脑伤,用咬骨钳扩大颅骨孔排血,消除血肿压迫。

（4）开放性气胸补做密封包扎,张力性气胸给予穿刺排气或闭式引流。

（5）对不能自行排尿的伤员给予导尿,尿道伤伤员行膀胱穿刺术排尿。

（6）肢体严重挤压伤,应作筋膜切开减压,防止骨筋膜室综合征的发生。

（7）对休克伤员,给予补充血容量,抗休克治疗。

三、火器伤初步处理

（1）询问受伤经过,查问伤情纪录(伤票等),认真检查局部和全身情况。遇见复杂的伤情(多处伤、复合伤等)或同时处理多位伤员,必须分清轻重缓急,做合理安排。

（2）积极防治休克,尽可能迅速消除休克病因(如出血、张力性气胸等),输液、输血、给氧等,以备及早实施手术处理。

（3）为防治感染,尽早给予抗生素和破伤风抗毒血清。

（4）大多数火器伤需要清创,一般应在伤后 8～12 小时施行;如早期用抗菌药物,无明显感染征象,伤后 24～72 小时仍可清创。但如果处理时间过晚,伤口已经感染,则只宜引流、清除显见易取的坏死组织和异物,进行敷料交换。

手术与平时清创术基本相同。但火器伤道大多数复杂,需扩大伤口并充分切开深筋膜、肌膜等。尽量取出伤道内泥沙、弹片、碎片等异物。有的金属异物部位深、小而数目多,摘取困难或可能损伤重要器官,不可勉强取出。彻底切除坏死组织,但大骨片应保留于原位。神经和肌腱应以软组织包埋或者吻合,重要血管也应修复。清创后伤口一般不做一期缝合,可做延期处理。但头、胸、腹及关节的伤口均应缝闭其体腔同时保持一定的引流。

术后监护伤员的呼吸、脉搏、血压、意识状态等。注意防治休克。继续用抗生素。伤员应取适当的体位,伤肢须抬高。注意敷料包扎的松紧度、外表有无渗血、渗液和肢端血液循环情况。

四、火器伤后期处理

（一）颅脑火器伤的处理

1. 弹片和异物取出 对于表浅、靠近脑皮质的金属弹片一般容易取出,位于脑深部的小块弹头或弹丸的取出有时不易,通过 CT 定位可协助取出。对于弹头位于脑深部和靠近重要功能区,在简易立体定向技术下经高磁棒导向引出弹头比较容易,但此方法不适用于铅弹伤。对于重要功能区,脑深部的小散弹,不可能经手术全部取出,取净,以避免严重的功能损害。为减少损伤和降低病死率,对于难取弹头及弹丸应严密观察,待病情稳定后,有条件时再择期手术取出。

2. 失活组织的清除 颅脑火器伤应将开放性损伤变为闭合性损伤,在开颅手术取出弹头的同时可将弹道内的血肿、失活脑组织、破碎的硬脑膜及软组织彻底清创,有利于伤口愈合。为防止脑脊液漏,手术中必须将硬脑膜严密修补,头皮破损设计缝合好,防止颅内感染。

3. 抗生素和抗癫痫药物的应用 颅脑火器伤是开放性颅脑损伤,伤道内异物较多,尽管手术清创处理比较彻底,但是开放性颅脑损伤时细菌易进入颅内,在彻底清创的基础上应该应用强有力的广谱有效抗生素,合理应用抗生素可明显降低颅脑火器伤感染及病死率。同时应用抗癫痫药物预防癫痫的发作。

（二）四肢及血管火器伤的处理

1. 清创 见本章第五节。

2. 抗休克 对患者的伤情有了初步的估计后,应积极采取果断措施,对休克患者尽快建立两组以上的有效静脉通道,必要时应置颈静脉套管针或静脉切开,迅速恢复有效血容量,提高心搏出量,解除小血管痉挛,纠正血流动力学和微循环障碍,阻止休克的发生与发展。

3. 修复血管 对于不重要的损毁血管吻合,有困难的可直接结扎;如较重要的、损毁较轻、缺损较少的血管,休整游离后可直接吻合;对于缺损较多的,多采用自体血管的移植修复;较大的血管缺损可考虑采用人工血管修复,但术后需抗凝。在考虑行血管修复的手术前应考虑以下因素。

(1)患者全身情况:患者能否允许做长时间复杂的血管手术,必须全面衡量,正确处理好整体与局部的关系。原则上应在确保患者生命安全的情况下,再酌情考虑修复血管。

(2)局部伤情:可根据伤口及伤道的特点进行处理,如条件差,估计手术后血管必然栓塞,伤口化脓性感染不可避免,而且肢体功能难以恢复者,为了患者的安全,可考虑结扎血管或截肢。

(3)肢体缺血时间:原则上以伤后6~8小时修复主要血管较安全,超过此时限,保肢成功率明显降低,并发症和截肢率明显增加。且对超时限的血管火器伤是否进行修复重建手术,取决于肢体缺血程度、肾功能以及其他重要脏器的损伤程度等因素。

(4)根据局部伤情伤势的不同,对四肢大血管损伤主张以早期修复为主,对次要血管如胫前、胫后动脉或尺、桡动脉,必要时可结扎其中之一。

4. 截肢 对严重损伤的已无法保留的肢体应立即截肢。根据创伤肢体不同组织(皮肤、骨、肌肉、血管和神经等)损伤程度、创口污染程度及另一些主要脏器损伤等给予评分,能较客观地评价和决定肢体保留与否。一般认为,在出现以下情况时,应考虑早期截肢:①骨骼的连续性缺损达6cm以上;②肢体麻木瘫痪,术中证实神经广泛破坏,而不是缺血或挫伤;③肢体大面积软组织和肌肉坏死,或伴有严重感染或特殊性感染(如气性坏疽等);④有必须首先处理的危及生命的其他严重损伤时,也是决定立刻截肢的相对指征。总之,如早期处理了血管损伤也不能挽救肢体的存活和功能时,就应考虑截肢。

(三)腹部火器伤的处理

腹部火器伤主要危险来自两方面,即腹腔实质性脏器或大血管损伤引起的大出血及空腔脏器破裂造成的腹腔感染。

1. 腹部火器伤处理原则 腹部火器伤是腹部损伤中的急重症,常合并多器官多发性严重损伤,就诊时大多处于严重休克,诊治不及时可导致很高的病死率,因此,早期诊断、早期抗休克、早期手术、早期抗感染是抢救成功的关键所在。早期手术探查、控制出血是抢救成功的重要措施,对纠正休克起到积极作用,延误手术治疗可加重病情甚至死亡。

2. 腹部火器伤处理流程 患者入院后完善必要检查,应立即行剖腹手术,迅速探查大的血管及实质脏器,控制出血,待血压恢复、一般情况稳定后,再行进一步探查。全面探查应从上至下、由浅入深,首先应再次探查实质性脏器及大动静脉,同时应特别注意腹膜后位器官和隐匿部位的损伤,如膈右肝胰十二指肠2~4段、肾输尿管、回盲部、结肠肝脾曲、直肠及盆腔内脏器等,尤其注意胰十二指肠的探查,同时还应注意小肠损伤的探查,因其游动性较大,腹部贯通伤时亦可发生移位,不应满足一两处损伤的发现。

(四)火器伤骨折的处理

火器伤所致骨折虽然比较少见,但因其治疗后并发症较多,故治疗难度较大。以往的研究中,低速武器伤者多仅需用石膏或支架制动治疗,需要内固定和外固定支架治疗者较少。目前认为高速火器所致的粉碎性骨折与骨缺损的患者仅仅用石膏固定是不够的,而且近年来抗生素与骨折内外固定器械的发展,为骨折的固定提供了更多的选择。

1. 固定材料的选择

(1) 外固定:外固定器技术既可实现骨折的可靠固定,又有利于伤道护理(优于石膏固定方法),且不增加创伤局部的干扰和伤道内异物(优于内固定方法)。虽然存在针道感染等缺陷,但从伤道细菌数量、感染发生率等方面考虑,外固定器技术比石膏外固定和内固定方法更有利于火器伤骨折感染的防治,故广泛被采用。

(2) 内固定:对于创面清洁、局部软组织完整、易于复位的骨折,可考虑采用内固定。当然,内固定方法可能是骨折术后感染的原因之一,内植物的存在也妨碍了抗菌药物对细菌的作用,成为细菌存活的庇护所,再加上手术过程对组织血供的破坏,致使其对细菌侵袭的抵抗力下降。因此,目前火器伤导致的骨折采用内固定的相对较少。

2. 骨缺损的治疗　高速武器所致骨折缺损的可能性极大,如缺失较多,治疗十分棘手。骨缺损替代方案主要包括:自体骨移植,带血管的骨移植,骨痂剥离,同种异体骨移植,人体BMP 的应用尚处于临床试验阶段。

3. 抗生素的应用　抗生素的应用是防治火器伤骨折感染的有效措施之一。伤后早期宜采用广谱抗生素或联合用药的方式,以抑制伤道细菌快速增殖,防止伤道细菌总量达到感染的临界值。3~7 天以后,在伤道内存活并形成优势的细菌(常为最终感染的病原菌)显然是对此前所用抗生素有较强耐药力的菌株,若盲目地继续沿用此抗生素,会进一步抑制其他敏感菌株,而有利于优势菌的增殖。所以,此时对伤道内存在较大量细菌者,应根据细菌鉴定的结果,换用敏感的抗生素治疗,对确认无大量病原菌生长者,则不应盲目地继续使用抗生素"以防万一",此情况下及时实施伤道再清创和闭合伤口,防止医院内感染的发生,远比依赖抗生素预防感染更为重要。

(五) 胸部火器伤的处理

胸部火器伤主要危险源于开放性气胸及张力性气胸、大血管损伤裂引起的休克,处理原则即在抗休克的基础上,变开放性气胸及张力性气胸为闭合性气胸,并进行胸腔闭式引流,同时行剖胸探查术前准备。

第五节　火器伤清创术

一、清创的原则

(1) 清创术应扩大伤口,切除失活组织,切开深筋膜,取出异物,引流和固定等。

(2) 伤后尽早清创,一般应在伤后 8 小时内进行。即使伤后时间超过 8 小时也应清创,但在有效的抗感染药物作用下,根据气候及全身和局部情况,可推迟清创时间,一般不超过72 小时。对已感染的伤口,应清除可见的坏死组织和异物,改善引流。

(3) 休克伤员必须在伤情稳定后再清创。如有活动性内出血,应在抗休克的同时行手术止血。

(4) 根据先重后轻的原则,应对影响呼吸循环功能的伤部优先清创。多发伤,应对危害最大的伤部先做清创。

（5）二期外科处置时,发现引流不畅或有坏死组织时,需酌情进一步处理,包括扩大引流及切除坏死组织等。

二、清创的方法

（1）清洗,先用纱布保护伤口,用肥皂水刷洗伤口周围皮肤,去除污垢,用盐水、过氧化氢溶液(双氧水)冲洗伤口,按无菌原则常规清毒、铺巾。

（2）扩大伤道,循肢体长轴,在关节部位,应循正常皮纹方向,做 S 形切口扩大伤口,切开皮肤和深筋膜,充分显露伤道,切口长度以解除深部组织张力为度。如果深筋膜的张力较大,可加做十字形切开。

（3）切除失活组织,尽可能切除一切失活的组织,但必须珍惜皮肤,一般切除 0.2 ~ 0.3cm。对头、面、手和外阴部皮肤要尽量保存。

（4）取出血块、组织碎片和异物,特别是关节腔内的异物力争取出,但远离伤道的异物不必勉强取出,以免损伤过多的健康组织,增加污染范围。对浅表点状小弹片伤,可用针头拨出弹片。

（5）妥善止血,有条件时,修补中等以上的重要血管。对肌肉断面的小出血点,可用热盐水纱布压迫止血,不必结扎,可电灼止血,如怀疑有四肢大血管损伤,应备好止血带。

（6）包扎伤口,清创完毕,再用双氧水、苯扎溴铵及灭菌盐水冲洗创腔,清除微小异物和组织碎块。创腔内用纱布疏松充填,外加厚层敷料包扎,除有明显的感染或继发性出血外,不宜过勤地更换敷料。

三、清创的注意事项

（1）除特殊部位外伤口禁做初期缝合。伤口清创后,一般禁止初期缝合,有些特殊部位,如头、面、手、外阴部则应做初期缝合或定位缝合。颅、胸、腹以及关节腔穿透伤,必须缝合硬脑膜、胸、腹膜和关节囊。

（2）长骨干骨折,除污染严重、远离原位的游离小碎骨片应取出外,与软组织连接或较大的游离碎骨片都应保留,并适当复位,以防骨缺损。非承重的扁平骨碎片均应取出。

（3）神经或肌腱损伤,一般不做初期修复,去除表面污染,断端行定位缝合,用肌肉或筋膜覆盖,避免暴露。

（4）四肢骨、关节伤和大块软组织伤,清创后要用夹板或前后石膏托固定或金属架外固定。禁用管形石膏。

（5）盲管伤引流不畅时,要做低位引流。

四、后 续 治 疗

早期清创后,为缩短愈合时间,减少瘢痕、畸形和功能障碍,必须尽早封闭伤口。

1. 延期缝合　创面清洁,肉芽新鲜、整齐,无脓性分泌物,创缘无红肿和压痛,在清创后 4 ~ 7 天延期缝合伤口。

2. 二期缝合　①早二期缝合:因伤口感染或错过延期缝合的时机,待感染被控制后,创面清洁,肉芽组织健康时,在清创后 8~14 天进行二期缝合;②晚二期缝合:伤口的肉芽底部形成硬结、老化,影响伤口愈合时,应将硬结的组织切除,再缝合伤口。

3. 早期游离植皮 较大伤口不能一次缝合时,先缝合可以对合的部分,其余部分用皮肤移植覆盖。

4. 皮瓣移植 对不能做延期缝合或二期缝合的创面以及不能用游离植皮消灭的创面,可酌情用带血管的皮瓣移位或吻合血管的皮瓣移植修复创面及组织缺损。

（王新伟）

参 考 文 献

范松源,赵乃顺,侯卫东,等. 2011. 颅脑火器伤救治体会. 中国临床神经科学,32(04):34-36.

廖春来,王培信. 2010. 四肢血管火器伤的治疗进展. 中国误诊学杂志,10(12):2793-2794.

帅军,王培信,谢逸波,等. 2011. 四肢主要血管火器伤的急诊手术治疗. 中国矫形外科杂志,12(06):12-13.

王一镗. 2005. 急诊外科学. 第 2 版. 北京:学苑出版社.

王正国. 2007. 创伤学基础与临床. 武汉:湖北科学技术出版社.

章亚东,侯树勋,张伟佳,等. 2002. 火器伤骨折固定方法对其感染和细菌学特点的影响. 中国矫形外科杂志,10(12):1174-1177.

赵定麟. 1999. 现代创伤外科学. 北京:科学出版社.

Chinnery GE,Krige JE,Kotze UK,et al. 2012. Surgical management and outcome of civilian gunshot injuries to the pancreas. Br J Surg,99 Suppl 1:140-148.

Navsaria PH,Edu S,Nicol AJ. 2007. Civilian extraperitoneal rectal gunshot wounds:surgical management made simpler. World J Surg,31(6):1345-1351.

Pryor JP,Reilly PM,Dabrowski GP,et al. 2004. Nonoperative management of abdominal gunshot wounds. Ann Emerg Med,43(3):344-353.

Simmons JW,White CE,Ritchie JD,et al. 2011. Mechanism of injury affects acute coagulopathy of trauma in combat casualties. J Trauma,71(Suppl):S74-S77.

Wintemute GJ,Claire B,McHenry V,et al. 2011. Stray bullet shootings in the United States. JAMA,306(5):491-492.

Wintemute GJ,Claire BE,S McHenry V,et al. 2012. Epidemiology and clinical aspects of stray bullet shootings in the United States. J Trauma Acute Care Surg,73(1):215-223.

第六章 创伤反应与并发症

第一节 严重创伤状态下的创伤反应

一般性的创伤,全身反应多较轻微,大多在处理局部伤痛时予以相应治疗而获得痊愈。但如果遭受严重创伤,不仅引起机体局部的损害和功能障碍,而且可以通过神经、内分泌及体液系统而导致全身性反应。机体的这种全身性反应,本质上是机体针对创伤损害因子的一种自卫的防御功能,是企图恢复机体内环境稳定的病理生理过程。这些创伤反应有多种,彼此间相互关联,相互影响,并常波及远离损伤处的组织及器官;反应的强烈程度与损伤的严重程度、损伤性质、部位及周围环境均有直接关系。

创伤反应包括神经-内分泌系统反应、代谢和血液循环反应等,但各种创伤反应相互之间有紧密的内在联系,而且互为因果,不应孤立看待。

一、创伤所致的神经-内分泌系统反应

(一) 基本概念

机体在严重创伤后的全身反应,主要是机体对创伤损害的一种防御功能,其主要是通过神经-内分泌系统反应来实现的。机体在创伤刺激下,除了由创伤部位及血管壁血压和血容量感受体受刺激,产生上行性冲动传送到中枢神经系统,通过高级神经活动,反射性刺激交感神经系统,从而激发和调节内分泌器官功能,产生神经-内分泌腺活动。另外,创伤后引起的恐惧、疼痛等强烈神经冲动亦可以产生原发性或神经源性"休克"。通过神经反射还可激发心血管对缺血的反应,从神经源性"休克"转变为低血容量休克。另外,出血、感染等都可引起神经生理反射反应,诱发出反射弧,激发下丘脑反应活动和最终的神经、内分泌和代谢等变化。

内分泌系统在创伤反应中的作用是调节体内各器官与各种物质之间的平衡,使机体适应创伤反应导致的环境变化,以达到内环境新的平衡。内分泌系统的变化与调节,既受神经系统控制,也受体液成分变化的影响,以前者为主,神经系统通过神经释放神经冲动、刺激内分泌系统释出内分泌激素,后者再引起体液成分的变化,从而调节内环境的平衡。三者密切相关,相互牵连又相互制约。

内分泌系统分泌的激素通过血液循环系统,传递到远离创伤部位的组织。这些组织内有效应器,一般认为组织效应器其实为激素受体,与激素结合后,首先作用于细胞膜内的腺苷酸环化酶(adenyl cyclase, AC),继而再作用于细胞内腺苷三磷酸,生成环化磷酸腺苷(cyclic adenosine monophosphate, cAMP),cAMP 在组织细胞内可激活一系列特异酶系统和生化反应,因而产生各种生理效应。

通常认为内分泌系统所接受的中枢神经系统的指令来自于下丘脑及中脑的中枢。创伤

后体内的原发内分泌反应最主要的有 3 个系统,即下丘脑-垂体系统、交感神经-肾上腺髓质系统和肾素-血管紧张素-醛固酮系统。

（二）下丘脑-垂体系统

下丘脑接受创伤刺激的传入信号后,经过综合,发出针对性的反应,可分泌几种释放激素,这些激素能促进腺垂体分泌相应的各种促激素,下丘脑分泌的主要促激素包括促肾上腺皮质激素释放激素、促甲状腺激素释放激素、促生长激素释放激素等。此外,下丘脑神经元合成的抗利尿激素和催产素,储存在神经垂体并由此释放到血液循环中。

这一系统引起的反应在创伤后甚为重要。其中与创伤后反应关系最大的是腺垂体受到下丘脑的促皮质激素释放因子(corticotropin release factor, CRF)的作用后而释出的促肾上腺皮质激素(ACTH)。

1. 促肾上腺皮质激素　在应激状态下的 ACTH 分泌主要为来自损伤部位的神经刺激所激发。下丘脑受到刺激后,分泌上述促皮质激素释放因子进入腺垂体,引起 ACTH 的分泌。此外,大脑皮质对 ACTH 的分泌也有促进或抑制的作用。

ACTH 可以引起糖皮质激素的合成及释放,这在人体内主要是皮质醇(cortisol)。但在严重创伤时,若 ACTH 的水平非常高,尚可激活醛固酮的分泌。ACTH 还有动员游离脂肪酸的作用,这在应激的适应性反应中也有一定的重要性。ACTH 还可以破坏肝内能使皮质醇失去作用的水解酶,从而使皮质醇的半衰期延长。

由于发自损伤部位的传入神经冲动是创伤后引起 ACTH 分泌的主要通路,脊髓高位损伤后造成的这一通路的阻断,可能是在这些患者中往往出现创伤后垂体-肾上腺皮质功能低下的直接原因。

2. 糖皮质激素　肾上腺皮质可分泌两类激素,一类为糖皮质激素,另一类为醛固酮。糖皮质激素主要有 3 种,即皮质激素、皮质醇及皮质固醇。每种激素分泌量因动物种属不同而异,一般认为在人体内分泌最多的主要是皮质醇,这也是应激反应中主要的内分泌激素,系由胆固醇合成。皮质醇的主要作用如下:

（1）皮质醇是在应激反应中能使机体得以存活的激素。

（2）皮质醇在创伤后的代谢反应中起重要作用。

（3）除已知的抗炎症反应及抑制免疫反应的作用外,皮质醇还能影响细胞内核糖核酸的形成,并能稳定溶酶体膜,可以改变细胞对损伤的反应。

由此可见,创伤后皮质醇在维持循环系统的功能、改变细胞代谢等方面起重要作用,是一种适应性和保护性的反应激素,有利于存活。

3. 抗利尿激素　抗利尿激素(anti-diuretic hormone,ADH)是下丘脑-垂体系统产生的第二个重要内分泌激素,为一种神经内分泌激素,在下丘脑腹侧神经元内合成并贮存在神经垂体内,创伤反应时可直接释入血流,有减少尿量及血管加压作用,又称加压素。控制其释放有以下两个因素。

（1）血浆渗透压发生变化后,作用在视上核的渗透性受体上,从而诱发 ADH 的分泌释放。更高一级中枢直接对下丘脑的刺激亦可引起 ADH 的分泌。

（2）位于左心房及中央静脉的迷走神经牵拉受体受到刺激后(如大量输液时),可以抑制 ADH 的分泌;当这些受体不受牵拉而变松弛时(如血容量减少或呼吸机正压通气时),则可以刺激 ADH 的分泌,导致尿量减少。

　　ADH 的主要生理功能是抑制水的排出,其作用机制是增加远端肾小管内水的重吸收,可能激活了环-磷酸腺苷的作用,使水更容易通过。

(三) 交感神经-肾上腺髓质系统

　　肾上腺素及去甲肾上腺素是两种化学结构有关联的儿茶酚胺。这些物质贮存在肾上腺髓质内的嗜铬颗粒中。在肾上腺髓质内有交感神经的神经元分布,成为内分泌系统的一部分。通过交感神经刺激可以激活这些内分泌激素的分泌。来自损伤部位、颈动脉窦或主动脉弓的神经传入刺激(如发生血容量减少时),也可以引起肾上腺髓质的分泌。

　　交感神经节后纤维也可以分泌去甲肾上腺素,作为一种神经递质,作用在各种器官及组织内的肾上腺素能受体上。在发生创伤或应激反应后,同时出现交感神经活动和儿茶酚胺分泌的亢进,很难把两种变化截然分开。

　　肾上腺素能受体有 α 和 β 两种,β 受体是腺苷酸环化酶(adenyl cyclase, AC),为一种脂蛋白,是构成细胞膜的成分之一。儿茶酚胺及交感神经的递质作用在 β 受体,使细胞内 cAMP 含量升高,发挥生理效应。也有人认为 α 受体是腺苷三磷酸酶,刺激 α 受体可使细胞内 cAMP 减少。各种器官及组织内的受体不同,因之在交感神经及儿茶酚胺的作用下所起的反应也不同。皮肤和内脏的微循环具有 α 受体,在肾上腺素及去甲肾上腺素的作用下,引起小动脉及小静脉的收缩。脑组织、心脏及骨骼肌没有 α 受体,因此尽管在血容量减少后心排出量减少,但这些部位的血液供应并不明显减少,从而保护了心、脑的血供。心脏及骨骼肌的血管具有 β 受体,在肾上腺素及去甲肾上腺素的作用下,心率加快,心收缩力加强,而骨骼肌的小动脉及小静脉则发生舒张。大脑的血液循环既无 α 受体也无 β 受体,因此在出血及休克的早期,其血流并不受影响。

　　交感神经-肾上腺髓质系统的反应是创伤后应激反应的一个重要组成部分,其目的是为了保存机体,适应创伤后的一系列改变,但这是一种紧急措施,如作用持续时间过久或过于强烈,将会造成严重损害。

(四) 肾素-血管紧张素-醛固酮系统

　　创伤反应中最普遍的保护作用就是维持循环系统的正常功能。肾素-血管紧张素-醛固酮系统的作用就是保持体液和电解质平衡,以维持循环状态和细胞代谢的稳定。凡是造成有效循环量减少的因素,都可以使该系统的活动增强。如血容量及钠浓度的改变作用在一些感受器上,如右心房、肾小球入球小动脉(对血流压力变化敏感)、肾小管上皮(对肾小管中尿液的钠浓度改变敏感)可以调节醛固酮的分泌。这些感受器受刺激后,由肾小球旁细胞释出肾素。后者作用在血液内的血管紧张素原,使其形成具有活性的血管紧张素 I。后者被血液中的一种转化酶分裂,形成血管紧张素 II,其为一种作用甚强的血管加压物质。钠缺乏时可使上述系统的作用减弱,而钠增多则可导致高肾素型高血压。

　　血管紧张素 II 作用于肾上腺皮质,引起醛固酮的分泌。此外,血清钾浓度过高及 ACTH 浓度很高时,也都可以促进醛固酮的分泌。血清钾的减少可以削弱其他因素对醛固酮分泌的影响。

　　醛固酮是肾上腺皮质球状带分泌的一种盐皮质激素,可以促进钠离子在远端肾小管内的重吸收及钾的排出。

此外,肾素-血管紧张素-醛固酮系统在急性肾衰竭的发病方面也起着主要作用。

（五）创伤后其他内分泌方面的变化

创伤后体内除上述 3 个主要内分泌系统的变化外,还有其他内分泌方面的改变,主要有:

1. 甲状腺　创伤后甲状腺素浓度迅速上升,蛋白质分解代谢和脂肪氧化增加都与甲状腺的作用有关。组织利用甲状腺素的量增加,体内游离状态的微量甲状腺素可以进入细胞内,有利于代谢。进入细胞内的甲状腺素对增加氨基酸合成蛋白有重要作用,这一过程在伤后即可开始。

2. 胰岛素　创伤和低血容量休克时,胰岛素分泌量减少,其减少量与创伤的严重程度有关。胰岛素分泌受到抑制,可能是肾上腺素和去甲肾上腺素的作用。

如上所述,创伤内分泌反应十分复杂,且各部位之间相互关联、相互影响,并无明确的分界。内分泌反应与创伤、中枢神经、效应器官以及内分泌反应内部的相互关系如图 1-6-1-1 所示。

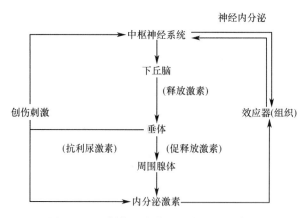

图 1-6-1-1　创伤后内分泌反应途径示意图

二、创伤后代谢反应

创伤后能量代谢显著增加,有人报道多发性骨折伤员的能量消耗,可比正常增加 25%,其同样亦是一种防御功能的反映,机体发生系列复杂的生化变化,包括蛋白质、碳水化合物、脂肪、水、电解质和维生素等。这些变化与神经和内分泌活动密切相关,而且又相互影响。

（一）蛋白质代谢

创伤后数日内蛋白质分解代谢增加,出现负氮平衡,尿氮(主要是尿素)排出量增加。研究表明,创伤后尿素氮的排出量要高于正常情况下局部组织所能供给的蛋白质量,说明蛋白质代谢增加是一种全身性代谢反应。负氮平衡为创伤后全身组织处于分解状态所致,这种分解主要来源于肌肉;此外,血浆蛋白分解也是导致负氮平衡的原因之一,创伤后大约

20%的尿氮来自血浆蛋白的分解代谢。此外,创伤局部由于损伤组织和血块的吸收,是氮的另一来源。

创伤后禁食或饥饿虽然可以丧失一部分氮,但不是主要原因。因此,一味采用增加饮食摄入的方法来企图纠正创伤引起的负氮平衡往往难以奏效。但由于低血容量和缺氧能加速细胞内分解代谢,所以迅速恢复血容量是减少蛋白质分解的重要方法。

创伤后,主要氨基酸的排泄也有所增加。当白蛋白分解率增加,血清白蛋白含量下降时,即使大量输入氨基酸也不能有效制止创伤所致的蛋白质代谢率增加。外源性蛋白质的分解可为三羧酸循环暂时提供糖的中间产物或前驱物质,以补充由于糖缺乏、肝糖原供应消耗所引起的糖代谢不足。另一方面,创伤后某些蛋白质如血浆纤维蛋白、球蛋白 α_1 和 α_2 反而增加,说明创伤期间肝可以使合成代谢增加。

(二) 糖代谢

糖的代谢变化是创伤后主要的代谢改变。机体遭受创伤后,多伴有血糖的急剧升高,出现高血糖症,尿糖也随之升高,亦有人称之为创伤性糖尿病,其升高速度与创伤程度密切关联。创伤后血糖升高的原因主要有以下几点。

(1) 肾上腺髓质分泌儿茶酚胺增加,后者可使肝糖原和肌糖原分解增加。

(2) 肾上腺激素有抗胰岛素的作用以及创伤后机体对葡萄糖利用率降低。

(3) 创伤后糖原异生作用加强,这一过程并不因高血糖症或注射葡萄糖而受到抑制。

(4) 儿茶酚胺抑制胰岛素分泌并导致血清葡萄糖增高也是原因之一。

总之,高血糖症是机体对创伤的重要代谢反应,糖异生增强的意义在于维持血糖在较高水平,为主要器官和创面提供营养和能源。但糖异生增强是以消耗体内蛋白和能源储存为代价的。由于外周蛋白质分解和脂肪利用加强,导致肌肉消瘦,尿氮排出增加,体重减轻。目前对糖代谢变化对机体的影响尽管研究较多,但尚不十分清楚。

(三) 脂肪代谢

创伤后的分解代谢阶段,体内脂肪溶解补充机体消耗的能量,是能量的主要来源,约占热量的80%。因此,严重创伤后所需的脂肪氧化远远超过一般手术以及禁食状态机体的氧化水平。创伤中后期,氧化丧失量减少,患者开始进食,体内脂肪消耗也明显减少,并逐渐恢复。

(四) 水、电解质与维生素代谢

1. 水代谢 创伤早期由于排尿、出汗、呼吸加快、发热,加之有部分水从体内丢失及创面渗出。同时胃肠道运动和吸收功能减退,故只有静脉输液,才是外源性水进入体内的有效途径。

2. 电解质代谢 血钠降低和血钾升高是创伤或大手术后常见的现象。血钠下降可能由于水潴留,钠被冲淡所致。故在伤后早期,试图提高血 Na^+ 浓度的有效途径是提高胶体渗透压。血钾升高可能为细胞破坏释出钾离子,也可能因血 pH 变化而引起。但只要肾排泄功能正常,血钾一般不会持续升高。

3. 维生素代谢 创伤后可出现维生素 C 显著潴留的现象,说明创伤修复很需要维生素

C。另外,创伤后维生素 B_1 和烟酸自尿内排出量减少,说明这类维生素在修复时亦很重要,应及时予以补充。

第二节　创伤后并发症
一、创伤性休克

（一）概述

创伤性休克(traumatic shock),是由于机体遭受剧烈的暴力打击,重要脏器损伤、大出血等使有效循环血量锐减,微循环灌注不足,以及创伤后的剧烈疼痛、恐惧等多种因素综合形成的机体代偿失调的综合征。因此,创伤性休克较之单纯的失血性休克,其病因、病理要更加复杂。

创伤性休克在平时及战时均常见,发生率与致伤物性质、损伤部位、致伤能量、作用时间、失血程度、患者平时生理状况和伤后早期处理均有关。随着高速公路的发展及暴力犯罪的增加,严重创伤及多发伤的发生率日益增多,创伤性休克的发生率也随之增高,多发伤中休克的发生率可高达50%以上。

（二）创伤性休克的病理生理

休克的原因很多,类型也不相同,但各种休克的病理生理过程却基本相同。

1. 休克时的血流动力学变化　正常机体血压的维持依赖于两个基本因素,即心输出量和外周血管阻力的稳定。其和血压的关系为:血压＝心输出量×外周阻力。休克是一个复杂又相互连续的病理过程,但为了叙述的方便,通常将其分为3个阶段。

（1）休克代偿期:当机体受到致休克因素侵袭后(如大出血),心输出量随着血容量的减少而下降,机体要维持血压的稳定,唯有增加外周血管阻力,亦即使周围血管收缩。机体这种代偿反应是通过中枢和交感神经系统的兴奋和体液因素等综合作用形成的。儿茶酚胺类等血管收缩物质的大量分泌,可以引起周围血管强烈收缩,使血液重新分配,以保证心、脑等重要脏器的血流灌注。此时心输出量虽然下降,但通过代偿血压仍可保持稳定,这一阶段称为休克代偿期(微循环收缩期)。若能及时补充液体,纠正血容量不足,休克可能好转,因此该期又称可逆性休克。

（2）休克期:如休克代偿期不能及时有效地纠正,皮肤和周围脏器血管长期持续痉挛,发生血液灌流不足,引起周围组织缺血、缺氧,组织代谢由有氧氧化变为无氧酵解。丙酮酸、乳酸等代谢产物积聚,使组织处于酸性环境,同时被破坏的组织释放大量血管活性物质如组胺、缓激肽等,都将作用于微循环,使毛细血管前括约肌麻痹,血管短路打开,毛细血管网可全部开放。但由于微静脉平滑肌和毛细血管后括约肌对缺氧和酸中毒的耐受性强,仍处于关闭状态,因而毛细血管床的容量扩大,大量血液淤积在毛细血管床内,血管内静水压增高,液体外渗,有效循环血量进一步减少,进入休克中期即微循环扩张期。

（3）失代偿期:随着休克中期血流在微循环中淤滞,缺氧严重,组织细胞损害,毛细血管通透性增加,水和小分子的血浆蛋白因而渗至血管外第三间隙。血液浓缩,黏性增大,凝血机制发生紊乱,甚至形成微血栓,进而导致弥散性血管内凝血(disseminated intravas cular coagulation,DIC），进入休克晚期即微循环衰竭期。如果 DIC 不能制止，可以发生血管阻塞，形成细胞和组织坏死，导致多脏器功能衰竭，因此晚期休克属于失代偿期，休克难以逆转。

创伤性休克时，血流动力学改变，亦可能有体液因子参与。体液因子中除儿茶酚胺外，还有一些物质和系统对休克微循环病理变化起重要作用。其中肾素-血管紧张素系统中的血管紧张素可引起内脏血管收缩，并可引起冠状动脉收缩和缺血，增加血管通透性，因而发生心肌缺血和病损，使心肌收缩力下降，加重循环障碍；还可与儿茶酚胺、血栓素等共同作用，造成肠系膜血液减少，使肠壁屏障功能丧失，肠腔内毒素进入血液。此外，血管紧张素还有可使胰腺灌流减少，促使心肌抑制因子形成和高血糖分泌，抑制或损害心肌等作用，使休克加重。

前列腺素类物质中，除前列腺素体系（PGS）外，血栓素（TXA_2）和前列腺环素（PGI_2）也有重要作用。TXA_2 是极强烈的血管收缩物质，并可引起血小板进一步聚集而导致血栓形成。PGI_2 的作用与 TXA_2 相反，可以扩张血管和抑制血小板凝聚。休克时 TXA_2 增加，PGI_2 减少，故可加重血栓形成。

休克时，由于细胞缺氧和酸中毒，溶酶体膜稳定性降低，并可破裂，释放出酸性蛋白水解酶，分解蛋白质，产生心肌抑制因子（myocardial depressant factor,MDF）。后者除可使心肌收缩力减弱外，还可引起内脏血管收缩，循环阻力增高。

休克刺激可使腺垂体大量释放 β-内啡呔，从而引起血压下降和心率减慢。此外，自由基增多（如氧自由基和羟自由基等）可引起脂质过氧化，使血管内皮受损伤，血管通透性增加。

2. 休克时组织代谢变化

（1）细胞代谢障碍：近年来，对休克的研究已深入到细胞和亚细胞水平。现已知休克时体内实质细胞和血细胞代谢发生变化，可产生一系列血管活性物质，并使血液流变学发生改变，从而造成微循环紊乱，使休克病情加重。

细胞产能减少，是休克时细胞代谢的基本改变。现已提出休克细胞的概念。由于缺氧，葡萄糖酵解增加，代谢产物通过无氧酵解转变为乳酸，细胞内 ATP 大量减少，细胞膜和亚细胞膜（细胞内线粒体和溶酶体膜等）不能维持正常功能和细胞膜电位下降，使细胞膜 Na^+-K^+ 泵作用失效，细胞膜功能障碍，形成休克细胞。细胞外液中的 Na^+ 和水进入细胞内，造成细胞肿胀。细胞内 K^+ 外移，使血 K^+ 升高，引起心肌损害，又可成为反馈因素，使休克加重。细胞膜损害，还可使细胞外液中的 Ca^{2+} 进入细胞内，细胞内 Ca^{2+} 升高，可抑制线粒体膜，使 ATP 的利用更加受阻，形成恶性循环。细胞损害继续加重，最终导致细胞死亡。

细胞功能障碍的同时，亚细胞膜也同样受到损害，线粒体膜肿胀变形，线粒体能量产生率下降，高尔基体和内胞质网状结构膜也受到损害，影响蛋白质的合成。溶酶体膜破裂后，可释放出大量溶酶体酶，从而激活多种激肽，导致更多细胞死亡，形成恶性循环。

（2）酸碱平衡紊乱：由于缺氧、休克时糖酵解增加，可造成乳酸、丙酮酸和其他有机酸性产物的堆积，从而发生代谢性酸中毒。酸中毒首先发生于细胞内，继而至细胞外液中，动脉血中出现代谢性酸中毒时，说明休克已进入晚期。

休克末期由于肺微循环的严重损害，气体交换障碍，O_2 不能进入体内，CO_2 不能排出，血中 CO_2 分压（$PaCO_2$）升高，发生呼吸性酸中毒，同时代谢性酸中毒，而使 HCO_3^- 下降、血 pH 下降，形成合并呼吸性酸中毒的复合性酸中毒，治疗效果极差。

3. 休克时机体免疫功能的变化　在休克初期,机体免疫系统具有防止休克恶化的作用,但当休克发展到一定阶段,由于血供减少和多种有害物质的作用,导致暂时性免疫抑制,表现为免疫球蛋白和补体量减少,巨噬细胞和细胞内氧化过程不同程度的抑制。中性粒细胞趋化性降低,淋巴细胞及各种抗原反应低下。当 G^- 细菌死亡或破裂时,释放出具有抗原性的内毒素,并形成免疫复合物,沉淀于肾、肝、肺、心脏等脏器的内皮细胞上,使细胞膜破裂和细胞超微结构改变,影响细胞内氧化,使 ATP 形成减少;也可使溶酶体破裂,释放多种溶酶,使细胞崩解死亡,免疫功能更加低下。

4. 休克时各种脏器的改变　休克时可以造成心血管、肾、肺、肝、脑、胃肠道等多种脏器代谢和免疫防御功能衰竭,它们可以同时或先后发生,给休克救治带来很大困难。其发生机制主要由于低灌流造成的诸脏器微循环衰竭、缺氧和内毒素引起,病死率很高。

(1)肾:休克时最易受影响的主要器官之一。休克早期即可由于循环血量不足,加之抗利尿激素和醛固酮分泌增多,出现肾前性少尿。如休克持续时间长,肾皮质血流锐减而造成损伤,肾小管坏死,出现急性肾衰竭。此外,肌红蛋白、血红蛋白沉淀于肾小管,可以形成机械性阻塞。毒素物质损害肾小管上皮细胞,也可促成急性肾衰竭。

(2)肺:肺微循环功能障碍,肺内动、静脉短路的大量开放,造成大量动、静脉血的掺杂、缺氧,可使肺泡上皮细胞损伤,肺泡表面活性物质减少,血管通透性增加,造成肺水肿和出血、肺泡萎缩和肺不张,使通气和血液灌注比例失调。低氧血症持续性加重及呼吸困难,并可进而发生急性呼吸窘迫综合征(acute respiratory distress syndrome,ARDS),休克时的肺部表现亦称休克肺。

(3)心脏:休克晚期,心脏可由于低血压、心肌内微循环灌流量不足,心肌缺氧而受损害,可发生心力衰竭。

(4)肝:休克时,肝血流量明显减少,肝低灌注可导致肝细胞坏死,空泡变性,线粒体肿胀,库普弗细胞损害,解毒能力降低,导致防疫功能削弱。临床上可出现高胆红素血症和转氨酶升高,严重时出现肝功能衰竭和肝性昏迷。肝的消化、合成、解毒、转化功能可完全丧失。

(5)胰腺:休克时胰腺细胞内溶酶体破溃,释放出水解酶、胰蛋白酶,可直接激活数种凝血因子,易引起肺血栓形成。心肌抑制因子可直接造成心肌损害,组织蛋白脂酶及磷脂酶更与不可逆休克的产生有密切关系。

(6)胃肠道:休克时的消化道低灌注可引起胃肠道黏膜缺血,发生糜烂、溃疡等。

(7)脑:对缺氧最敏感,临床上休克早期脑缺氧表现为过度兴奋,烦躁不安,缺氧加重可发生脑水肿及其他继发性改变,患者可由兴奋转为抑制,最后导致昏迷。

(三)创伤性休克的临床症状

主要表现为5P,即:

1. 皮肤苍白(pallor)　因失血引起周围毛细血管收缩,致使全身皮肤显示苍白样外观,尤以面部为明显。

2. 冷汗(perspiration)　为休克的早期症状,因血流减少引起自主神经反应所致。

3. 神志淡漠(prostation)　除因创伤本身的刺激及疼痛外,还与脑组织供氧不足有直接关系,在休克早期由于可出现烦躁等症状,应高度重视。

4. 脉搏微弱（pulselessness） 由于血容量不足,心输出量减少及血压低下所致,休克早期在血压尚无明显改变的情况下,即可出现脉搏快弱,应注意。

5. 呼吸急促（pulmonary deficiency） 与中枢性缺氧、代谢性酸中毒及呼吸过度等有关。

（四）创伤性休克的诊断

1. 病史 创伤性休克患者均有较严重的外伤或出血史。

2. 临床特点 即前述的 5P 征。

3. 一般检查 主要是血压及脉搏的监测。

（1）收缩压降低:一般多在 13.3kPa 以下。

（2）脉压:一般小于 4kPa。

4. 特殊监测

（1）尿量:是观察休克的主要指标,正常人为 50ml/h,休克时每小时尿量多<25ml。

（2）中心静脉压:正常值为 6 ~ 12cm H_2O,休克时常偏低。

（3）血气分析:呈代谢性酸中毒改变。

（五）创伤性休克之程度分类

临床上可将休克分为轻、中、重三度,见表1-6-2-1。

表 1-6-2-1 休克程度的估计

	估计出血量	皮肤温度	皮肤颜色	口渴	神志	血压（mmHg）	脉搏（次/分）	血细胞比容	中心静脉压	尿量
休克前期	<15%（750ml）	正常	正常	轻	清楚	正常	正常或略快	42%	正常	正常或略少
轻度休克	15%~25%（1250ml）	发凉	苍白	轻	清楚到淡漠	90~100/60~70	100~120	38%	降低	少尿
中度休克	25%~35%（1750ml）	发凉	苍白	口渴	淡漠	60~90/40~60	>120	34%	明显降低	<15ml/h
重度休克	35%~45%（2250ml）	冷湿	苍白到发绀、紫斑	严重口渴	淡漠到昏迷	40~60/20~40以下	难触及或<120	<30%	0	0

（六）创伤性休克的预防及治疗

本病的关键是预防,对来诊时已出现休克症状者,应立即采取各种有效措施进行治疗,并防止其进一步恶化。主要措施包括以下几点。

1. 保持呼吸道通畅 除清理呼吸道外,主要为持续给氧。

2. 迅速静脉输液 力求以最快速度恢复血容量,直到临床症状好转。一般首次输入 1500ml 血浆代用品。血红蛋白低于 80g/L 者,尚应输入红细胞以维持其携氧能力。

3. 各种监测 定时对血压、中心静脉压、尿量、心电图、血细胞比容、血红蛋白、电解质、动脉血氧分析及凝血状态等进行监测,以判定病情转归及其对治疗措施的反应。

4. 控制出血 对外出血或内出血,均应设法立即加以控制,必要时手术处理。

5. 骨折固定 既可减少骨折断端的出血,又能消除骨折局部的疼痛刺激。

6. 注意体位 一般为平卧位,头略放低。

7. 减少活动 为避免加剧休克及突发性深度低血压,切勿对患者任意移动,尤忌粗暴的手法操作。

8. 其他 包括及早纠正电解质紊乱、缺氧、酸中毒及体温过低等,并避免各种不良因素刺激。

9. 消除顽固性休克的病因 应注意找出造成血压不升、休克状态持续不缓解的主要原因,并加以纠正。常见的病因如下:

(1)血容量不足或继续出血。

(2)缺氧或通气不良。

(3)张力性气胸或血气胸。

(4)低血钾或低血钙。

(5)酸中毒。

(6)体温过低。

(7)心脏压塞或心脏挫伤。

(8)严重的中枢神经系统损伤。

(9)心肌梗死。

(10)因缺氧引起脑干或心功能失调等。

二、脂肪栓塞综合征

以往认为该症甚为罕见,但近年发现其发生率亦增高,常见于多发性骨折、骨盆骨折及其他骨松质骨折者。

(一)病 因

主要是由于骨髓内脂肪组织进入血液循环,并将末梢血管栓塞而出现一系列临床症状。因此,多见于诸如骨盆、股骨干等脂肪含量丰富的大骨骼骨折者。少数病例亦可因手术波及此处引起,尤其是向骨髓腔内填充黏合剂或金属内固定物时引起。至于因广泛软组织损伤、烧伤、酗酒等而引起此症者实属罕见。

(二)发病机制

关于脂肪栓塞综合征学说较多,至今尚未完全明了。但大多数认为当骨折处的脂肪滴通过开放的静脉进入血流,并与血液中的某些有形成分如红细胞、白细胞及血小板等黏着,致使脂肪滴体积增大而无法通过肺毛细胞血管床,引起肺部的脂肪栓塞。直径小于 $7 \sim 20\mu m$ 的脂肪球则可通过肺毛细血管进入体循环,并可沉积到身体其他部位或脏器内,亦有少量通过肾小球排出体外。由于机体的应激反应,存在于体内的脂肪栓在局部脂酶的作用下将其分解为甘油与游离脂肪酸,并逐渐消失。

(三)临床表现

1. 病史 有明确骨折病史。

2. 潜伏期　一般为 12 ~ 48 小时,个别可达 1 周左右。

3. 一般症状　主要表现为体温升高,多在 38℃ 左右,心动过速,呼吸频率增快及呼吸困难、咳嗽、咳痰等。

4. 出血　出血点多少不一,多分布于肩、颈和胸部,亦多见于眼结膜下。其发生率为 40% ~ 50% 。

5. 神经症状　呈多样化,视脂肪栓的分布部位及数量不同,可表现为神志不清、昏迷、嗜睡、偏瘫及去大脑强直等各种症状。

（四）辅助检查

1. 胸片检查　伤后 48 小时出现肺部阴影改变,典型者呈"暴风雪(snowstorm)"样阴影,以肺门及下肺野为明显。临床上则以不典型斑片状阴影多见,或仅仅显示肺纹理增粗。

2. 眼底检查　眼底有脂肪滴或出血,则对诊断意义较大,但阳性者较少。

3. 血气分析　主要表现为难以纠正的动脉血氧分压降低,其可作为早期诊断指标之一。

4. 一般化验检查　主要表现为血红蛋白含量偏低、血小板减少及红细胞沉降率(血沉)增快等。

5. 特种化验检查　可出现血浆白蛋白含量明显下降,血清脂酶及游离脂肪酸升高等。其他如血脂肪球检测等,均在探索中。

以上为典型病例所见,但临床上多以非典型者为多;个别病例亦可表现为暴发型,常于伤后 24 小时发病,数天后死亡,并多由尸检证实。

（五）诊断依据

1. 诊断标准　脂肪栓塞综合征的诊断除具有明确的骨折病史外,尚需依据临床及辅助检查,主要包括:

（1）皮下出血。

（2）呼吸系统症状。

（3）神经症状。

（4）动脉血氧分压下降。

（5）血红蛋白持续性下降。

（6）脉搏增快。

（7）原因不明的高热。

（8）少尿及尿中出现脂肪滴。

（9）血小板减少。

（10）血沉增快。

（11）血清脂酶上升。

（12）血中游离脂肪酸增高。

2. 各项标准的临床意义　以上标准均具有其相应的诊断价值,但其重要性并不相同,因此,有的学者按其作用分为以下 3 个等级标准。

（1）主要标准:包括 1 ~ 3 条。

（2）次要标准：指 4~6 条。

（3）参考标准：为 7~12 条。

在临床上，两项以上主要标准或一项主要标准+4 项以上次要标准或参考标准，即可确诊。无主要标准的其他各项均作为拟诊。

（六）鉴别诊断

脂肪栓塞综合征须与脑外伤、休克及肺部疾患等鉴别。

1. 休克 脂肪栓塞综合征时，一般血压不下降，亦无周围循环衰竭，血液多无浓缩，反而稀释，并有血红蛋白下降，血小板减少，血细胞比容减少等，可与该症鉴别。但两者晚期均可有 DIC 现象，此时则难以鉴别。

2. 颅脑伤 无颅脑伤的伤员，出现神经系统症状，应警惕有无脂肪栓塞的可能。Evarts 将颅脑伤与脂肪栓塞临床症状鉴别总结如表 1-6-2-2 所示。

表 1-6-2-2 脂肪栓塞与颅脑伤的鉴别

项目	脂肪栓塞	颅脑伤
间歇清醒期	18~24 小时	6~10 小时
神志变化	严重昏迷	中度昏迷
发生昏迷	突然	逐渐
心率	140~160 次/分	减慢
呼吸	可超过 35 次/分	减慢
局部症状	常无	常有
去大脑强直	早期、昏迷后不久即发生	晚期、临终时才发生

3. 急性呼吸窘迫综合征（ARDS） 肺脂肪栓塞是 ARDS 的原因之一，但脂肪栓塞仅造成肺的局部栓塞，栓塞区发生出血及渗出，形成间质性水肿，可有脓肿及坏死区，并逐渐引起肺纤维化及囊变，因此气体交换困难，氧分压下降。而 ARDS 的肺部改变则更加广泛。

（七）预防及治疗

本病关键是预防，应强调及早对休克的防治、骨折局部的制动及避免对骨髓腔的突然加压。本病的治疗包括：

1. 重病监护 设专门监护病房，既可得到优良护理，又便于调整与选择有效的治疗措施。

2. 呼吸系统支持疗法 包括面罩或鼻管供氧，气管插管或气管切开等，以减少呼吸道的死腔，增加通气量。

3. 药物疗法 以激素疗法（大剂量）、高渗葡萄糖、白蛋白及抑肽酶等为主。有肺水肿时可用利尿药。

三、急性呼吸窘迫综合征

急性呼吸窘迫综合征（ARDS）又称为成人呼吸窘迫综合征（adult respiratory distress syndrome)。ARDS 可以发生于任何原因的休克,任何形式的创伤如挤压伤、骨折、多发伤等可引起 DIC 的一切原因(如骨折引起脂肪栓塞),严重感染等。一般在最初 24 小时内逐步发展,在 24～48 小时达到高峰,有的患者在病情好转的情况下亦可突然出现严重进行性呼吸功能不全、衰竭以至死亡。

由于近年来对该病病理生理的了解及监测技术的进步,加上广泛应用机械通气如呼气末正压通气,使得该病的病死率有所下降。

（一）发病机制

尽管引起 ARDS 的疾病很多,原因各有不同,但造成的肺损害十分相似,主要表现为肺泡-毛细血管膜的损害,从而增加内皮和上皮的通透性,血管内液体渗入肺间质和肺泡腔,最终致肺水肿。同时肺泡表面活性物质生成障碍,亦促进了肺功能的进一步下降。ARDS 机制较复杂,与创伤有关的病因及机制包括:

1. 直接引起肺损害的因素

（1）氧毒性:高浓度氧可直接造成肺和其他器官系统的功能障碍和细胞损害,出现肺不张、肺水肿、肺泡出血、炎症、纤维素沉着和肺泡膜增厚与透明膜变性,早期 I 型肺泡细胞受损,恢复期则 II 型肺泡细胞增生,成纤维细胞增殖与间质纤维化。可见于严重创伤救治中,如呼吸机的使用不当等。

（2）胃内容物误吸:胃内的酸性内容物在误吸后数秒钟之内,即可散布到广泛肺野,并出现肺实质损害,数小时内 I 型肺泡细胞坏死、从基底膜脱离并为多形核细胞所浸润;毛细血管内膜损害,血管内液体渗入间质和肺泡内,出现肺水肿和肺顺应性下降。由于肺表面活性物质的消失,出现广泛的肺不张,可见于严重创伤后昏迷的患者。

2. 通过体液因子引起的损害 许多血管活性物质可引起肺泡-毛细血管通透性增加,继而出现液体渗透至肺间质及肺泡内。这些物质包括组胺、5-羟色胺、缓激肽、前列腺素等。

3. 血液细胞成分引起的肺损害 中性粒细胞的破坏可释放溶酶体蛋白酶,从而造成细胞的损害。血小板集聚阻断肺毛细血管,并释放弹力硬蛋白酶和胶原酶而造成肺组织的损害,这在创伤患者,尤其是休克患者中,成为 ARDS 确诊的一个重要原因。

4. 肺灌流量不足 在低心输出量及其常伴有的软组织损伤、脓毒血症、酸中毒、大量输血等,均可引起肺泡-毛细血管的损害。

5. 并发于凝血异常的肺损害 严重创伤引起组织凝血酶的释放,凝血酶、纤维蛋白和血小板形成的微栓堆积在肺内,不仅造成机械性梗阻,而且其所释放的体液因子可引起肺血管收缩、肺高压和不同程度的膜通透性改变。

6. 脂肪栓塞与脂肪酸 经研究表明,脂肪酸可产生于任何创伤和应激性疾病,游离脂肪酸有细胞毒性,并可促进凝血,脂肪栓塞和脂肪酸所致肺损害表现为严重的充血和出血。

7. 神经源性及其他 中枢神经受损后,可暴发呼吸功能衰竭。另外,血清素、生物活性物质缓激肽等的代谢异常均可引起肺的损害。

（二）病理改变

ARDS 的病理改变在不同病程中表现不同,主要特点如下。

1. 渗出期 指伤后 24～48 小时,为本病的早期阶段;在病理解剖上主要表现为肺泡和间质水肿,肺毛细血管充血,Ⅰ型肺泡细胞破坏,早期透明膜形成。

2. 细胞增殖期 为病后 3~10 天,属中期阶段;镜下可见Ⅱ型肺泡上皮细胞增加,肺泡隔有炎症细胞浸润及透明膜开始纤维化等。

3. 纤维增殖期 指伤后 7~10 天或以上,为后期阶段;此时,透明膜和肺泡隔已纤维化,病变典型,肺泡管纤维化。

(三)分期及临床表现

Moore 曾把 ARDS 临床过程分为 4 期,其分期与实验室检查关系密切,现就各期的临床特点概括如下。

1. 第Ⅰ期(急性创伤期) 伤后数小时,临床表现为通气过度,呼吸性碱中毒,胸片和肺部体检多正常。此期在临床上不易被认识,应注意密切观察。

2. 第Ⅱ期(潜伏期) 在创伤后至少 6~48 小时,患者临床表现稳定,有通气过度和持续性低碳酸血症,由于动静脉短路开放,血氧分压下降。X 线胸片和胸部体检轻度异常。有经验的临床医师,此期应能发现。

3. 第Ⅲ期(急性呼吸衰竭期) 此期有明显的心动过速和呼吸困难,肺顺应性下降,双肺弥漫性肺间质浸润,肺体检异常,须借助于机械通气。对此期患者应积极救治,否则将发展至后期,其后果不堪设想。

4. 第Ⅳ期 (生理反应功能不可逆损害期) 静脉血掺杂>30%,严重低氧血症,吸氧治疗无效,代谢性和呼吸性酸中毒,心动过速,室性期前收缩,最终可致心搏停止。对此类病例仍需认真救治。

(四)诊断

1. 诱因 此类患者均有明显诱因,包括创伤、休克、严重感染、大手术后、过量输血或逾量输液等,均构成本病的发病诱因。

2. 临床表现 主要表现为急性进行性吸气性呼吸困难,氧分压下降、自发性持续性过度通气,以及呼吸频率增快等。

3. 胸片 早期无缺氧体征,无肺部体征,X 线胸片无异常。中晚期 X 线胸片呈斑点状阴影或融合成片状,双肺可闻及散在或弥漫性湿啰音。

4. 实验室检查 实验室检查是确定诊断、分析病情、指导治疗及估计预后的重要依据。

(1)动脉血氧分压(PaO_2):低氧血症是诊断 ARDS 的必备条件,且其虽经提高氧浓度后仍难以纠正。一般小于 60mmHg,并呈进行性下降。

(2)动脉血二氧化碳分压($PaCO_2$):早期 $PaCO_2$ 下降明显,晚期则因气体弥散障碍严重而增高。

(3)肺泡-动脉血氧分压递差及肺内分流 Q_s/Q_t 增大:由于通气/灌注比例失调,肺内右向左分流增加以及肺泡-毛细血管弥散障碍,可使 ARDS 时 A-aDO_2 值增大。

Q_s/Q_t 系指右心的静脉血在肺内未经过氧合而进入左心动脉系统的无效灌注部分,正常<6%,ARDS 时>7%。

(4)pH:依据不同的病理阶段可有降低或升高。

(5)VD/VT:为死腔通气与潮气量之比,正常值为 0.28~0.36,大于 0.36 表示 VD 增大或 VT 下降。

（6）PaO_2/FiO_2（通气-灌注指数）：正常值为 500，可反映通气-灌注比例或气体弥散功能，ARDS 时减少。

（7）PvO_2（混合静脉血氧分压）：正常值为 40～45mmHg。ARDS 患者的 PvO_2 均小于 40～50mmHg。

（8）肺循环动力学监测及意义：ARDS 患者平均肺动脉压 mPAP 升高，肺血管阻力 PVR 加大。

（五）预防与处理

一旦出现 ARDS，预后较为严重，处理也比较复杂和困难，重要在于预防及早期治疗，对休克、重度创伤患者，尤应注意。

1. 预防要点　主要有以下 8 点：

（1）休克者应迅速恢复循环血容量。

（2）保留气管内插管，直至患者完全清醒及通气充分。

（3）积极鼓励患者深呼吸及胸廓扩张运动。经常更换体位，并翻身拍背。

（4）应尽量避免过多地输入陈旧的库存血液。

（5）补充高营养。

（6）勿过量过快输液。

（7）给纯氧时间不宜过长，最好应用 40% 浓度的氧气。

（8）防止胃内容物误吸。

2. 治疗原则

（1）辅助氧合，维持组织充分氧合，支持受损肺组织的恢复。

（2）积极防治并发症。

3. 治疗措施

（1）给氧及机械性通气：以呼气末正压通气（PEEP）最为有效。

（2）控制液体输入及利尿药的应用、酌情应用白蛋白、肾上腺皮质激素等；对 ARDS 的其他药物治疗，如肝素、抑肽酶、硝酸异山梨酯、酚妥拉明、洋地黄类药物、呼吸兴奋药等可酌情使用。此外，即使原发病无感染，在发生 ARDS 后，应使用抗生素以防止感染。

（3）低温疗法：目的为降低氧耗及 CO_2 的产生，从而减轻肺损伤。

（4）肺移植：人工肺移植尚在动物实验阶段。

四、急性肾衰竭

急性肾衰竭（acute renal failure，ARF）是由于肾功能急剧下降，引起体内代谢产物潴留，从而导致内环境紊乱的临床综合征，若处理不当常可危及生命。

（一）病因

引起 ARF 的病因繁多，可分为 4 大类，即肾前性、肾源性、肾性及肾后性。

1. 肾前性 ARF　低血压，低血容量和肾灌注减少是肾前性 ARF 的最常见原因。

（1）休克：如手术大出血、外伤出血等导致的出血性休克；骨折、挤压伤及火器伤等引起的创伤性休克，创伤尤其是多发伤的感染、败血症等伴发的感染性休克，以及治疗感染中由于抗生素过敏或其他药物过敏所致的过敏性休克等。

（2）血容量减少：如烧伤、大面积皮肤剥脱伤等引起的体液丢失过多以及合并其他疾患如胃肠道疾患、内分泌疾患等引起的胃液或尿液丢失。

（3）细胞外液重新分布：主要指严重创伤引起的低白蛋白血症、挤压伤、败血症等因素导致的细胞外液重新分布。

2. 肾源性 ARF　肾源性 ARF 主要见于原有肾及肾血管疾患所引起，但创伤时，由于输血引起的溶血性尿毒症及休克后期伴发的 DIC 亦可造成肾小动脉与毛细血管病变，从而导致 ARF。

3. 肾性 ARF　休克合并 DIC 时，可发生肾近曲小管的缺血坏死，导致肾性 ARF。

4. 肾后性 ARF　与创伤有关的肾后性 ARF 的因素较少，偶可见于手术中误扎输尿管引起的输尿管梗阻，以及应用磺胺药物等引起的结晶尿堵塞输尿管而引发。

（二）病理生理

ARF 病理生理机制复杂，难以用单纯的动物模型来表达，一般认为 ARF 的病理生理机制如下。

1. 肾缺血　肾缺血是引起 ARF 的最常见原因，肾内血管收缩物质的增加（休克、感染、创伤多种因素均可引起）导致肾血管阻力的增加，从而引起肾缺血。

2. 肾小管阻塞　是 ARF 常见的病理改变，细胞碎屑、管型、细胞肿胀和细胞间质水肿均可引起肾小管阻塞，挤压伤或肌溶解的患者，肌红蛋白可使肾受到严重损害，并迅速从肾小球过度滤过，形成色素管型阻塞肾小管，此类病因均可导致梗阻近端肾小管腔内压力升高，使肾小球滤过压降低，进而导致肾小球滤过率降低，引起少尿。

3. 滤过液回漏　动物实验证实，肾小球滤过液可通过受损伤后的肾小管上皮被重吸收，此可能为少尿型肾衰竭的另一机制。

4. 肾小球超滤系数（Kp）降低　生理状态下，Kp 等于肾小球毛细血管通透性和肾小球毛细血管滤过面积的乘积，由于肾小球毛细血管的数目减少及肾小球毛细血管的通透性降低等原因，在 ARF 时，Kp 下降。

5. 内毒素的作用　目前已认识到内毒素血症亦是 ARF 的常见原因之一。内毒素可直接或间接激活交感神经系统释放儿茶酚胺，引起小动脉强烈收缩；此外，其还可引起血管内凝血，促进 DIC 的发生和发展，因此在 ARF 发病中起重要作用。

6. 生化代谢异常

（1）肾组织的生化异常：ARF 初期即发生肾组织的多种生化代谢改变，包括 Na^+-K^+-ATP 酶、异柠檬酸脱氢酶和苹果酸脱氢酶下降，而磷酸果糖激酶、葡萄糖-6-磷酸脱氢酶和丙酮酸脱氢酶的活性则明显增强。其结果是糖的有氧氧化减少而酵解增加，使 ATP 生成减少，细胞内能量不足或缺乏，前者可抑制参与离子转运的 Na^+-K^+ 泵，引起细胞内离子分布异常而导致细胞水肿，进而加重血液淤滞，加重细胞缺氧。

（2）血液生化改变：ARF 时体内代谢产物不能及时由肾排出，蓄积在体内而引起一系列血液生化改变，引起人体功能严重失调。ARF 的另一个重要生化改变是水、电解质紊乱及代谢性酸中毒。

（三）病理改变

1. 大体病理改变 肾体积增大，颜色变白、失去原有光泽，切面肿胀凸出，肾皮质带增宽，纹理模糊；髓质带色暗红，严重者肾出现梗死区。

2. 光学显微镜下改变 主要为肾小管上皮细胞浊肿和水肿变性，细胞核固缩，部分细胞坏死，胞核消失，胞质崩解；肾小管管腔不规则，管腔内有脱落的上皮细胞或碎片、炎症渗出物，有时可见各种大小不一的管型。肾间质改变包括水肿及灶性出血，髓质外带淤血，皮髓交界处多有炎症细胞浸润，小动脉可出现节段性平滑肌细胞坏死和红细胞外渗，血管外膜增厚。

3. 电子显微镜下改变 ARF 早期在电子显微镜下即出现肾小球内皮细胞肿胀，细胞膜孔的面积和密度减少，上皮细胞足突变宽，突起减少，系膜细胞肿胀。肾小管细胞的超微结构呈现持续性的病变。

（1）早期：即可有管腔内刷状缘的微绒毛脱落，胞质膜小泡形成。肾小管细胞基底侧质膜正常的指状交错减少，甚至变平、消失，还可见到内质网肿胀及核染色质聚集，整个细胞呈弥漫性肿胀，线粒体数目减少，内室聚合肿胀，排列无规律并扭曲。

（2）中后期：随着病变进展，可见到肾小管细胞坏死、基膜裸露或上皮细胞微绒毛再生，细胞再生。

（四）分型和分期

1. 分型 根据 ARF 时的尿量变化，临床可分为少尿型及多尿型两种类型。

（1）少尿型 ARF：即每 24 小时尿量为 100～400ml，每小时尿量少于 17ml，称为少尿；每 24 小时尿量少于 100ml 者称为尿闭。少尿是 ARF 的重要特征，但不是唯一的依据。

（2）多尿型 ARF：该型肾功能亦有损害，但尿量并无明显减少，24 小时尿量多于 400ml，且为等渗尿，因等渗尿只能排出较少的溶质，故临床也同样表现为进行性的氮质血症，病死率高者可达 33%，应引起注意。

2. 分期 典型的 ARF 临床可分为以下 4 期。

（1）少尿前期：指自发生肾的损害到出现少尿的阶段，此期为 ARF 处理的关键时期，应尽早做出诊断，并积极进行预防。

（2）少尿期（氮质血症期）：为肾实质器质性损害期，表现为血尿素水平持续升高，出现等渗尿、少尿，此期一般为 8～14 天。此期超过 2 周则预后较差，存活率低且肾功能多难以恢复。

（3）多尿期：血尿素开始下降，尿中大量溶质排泄，加之肾小管细胞浓缩功能尚未恢复至正常而导致多尿，病程一般为 3～4 周。

（4）恢复期：从氮质血症恢复正常值至患者能从事正常活动或工作，一般需 2～4 个月，即从发病后 3～5 个月可逐渐恢复。

（五）临床表现

主要表现为代谢障碍和并发症两类。

1. 代谢障碍的临床表现

（1）水和电解质紊乱

1）水潴留：多因少尿期未能控制水的摄入导致,体内水潴留可引起稀释性低钠血症,细胞外液渗透压降低,容量扩张,表现为水肿(以颜面及胫前为主)、恶心、呕吐、肌肉软弱无力、抽搐和高血压,严重者可发生心力衰竭、肺水肿、脑水肿以致死亡。

2）高血钾：原因有广泛软组织挫伤,巨大血肿,脓毒血症时的快速分解代谢,酸中毒,或输入大量库存血或血浆,含钾饮食及药物等。少尿时更易出现,其临床症状常不明显,主要为肌肉软弱与麻痹,心电图异常或心律失常。心搏骤停是引起 ARF 病后第 1 周死亡的最常见原因,及早诊治高血钾至关重要。

3）钙磷代谢紊乱：ARF 患者的血磷上升,血钙下降。低血钙的原因,可能为骨骼对甲状旁腺素不起反应和血浆内降钙素的增高。低血钙可引起心律失常及心力衰竭。

（2）代谢性酸中毒：ARF 时患者体内酸性代谢产物积聚,肾排出 H^+ 及重吸收 Na^+ 的功能下降和障碍,体液内酸度增加而碱储下降,不可避免地发生酸中毒,在高分解代谢患者则更易出现,应予以注意。

2. 并发症表现

（1）尿毒症：蛋白质代谢产物非蛋白氮在体内的积聚称为氮质血症,亦即尿毒症,其主要成分为尿素。尿毒症患者常出现厌食、恶心、呕吐,腹胀严重时可与膈麻痹或肠梗阻相混淆。由于抗生素的应用和白念珠菌感染,常见腹泻,腹泻停止后又可出现便秘,如在进行离子交换树脂治疗时更易出现。

（2）感染：是 ARF 患者最常见的并发症,发生率为 51%～89%。感染可加速分解代谢,使病情加重,尤其在外科手术或创伤患者中特别重要。

（3）血液系统并发症

1）贫血：ARF 形成后即出现贫血,并持续至多尿期,主要是尿毒症引起的红细胞生长抑制,溶血,血小板减少并功能缺陷引起。

2）出血：ARF 的一个严重并发症为胃肠道出血,呈急性和反复性出血,应高度重视。

（六）诊断

1. 病史　详细询问病史,尤其是外科手术、创伤、低血压、严重感染及药物治疗病史等,以及有无肾病史,如血尿、蛋白尿、夜尿、贫血及高血压等。

2. 体检　除原有的外伤检查外,还要注意水代谢情况,如颈静脉怒张、皮下水肿,特别是下肢水肿情况,以及直肠和阴道检查等。

3. 实验室检查　包括全血细胞计数、血红蛋白、电解质、肌酐、尿素氮及血浆渗透压应作为常规检查。尿液分析包括尿量(ml/h)、镜检、尿钠测定、肌酐、渗透压及细菌培养等很有价值。

4. 影像学检查　尿路平片可显示肾外形及发现尿路结石,大剂量静脉尿路造影可帮助区别尿路梗阻;同位素肾图可有异常,创伤或感染后引起的急性肾衰竭,一般表现为双侧性早期连续性肾图;B 超可探查肾的体积,有无肿物、囊肿和梗阻。

（七）预防

肾前性氮质血症可发展到 ARF,早期处理则可以减少其发病率。主要措施如下。

1. 利尿药 如甘露醇及呋塞米等。

2. 血管扩张药的应用 用血管扩张药以防止肾血管痉挛和预防 ARF 是有效的方法,以多巴胺多用。

3. 能量药物 可酌情使用。

（八）治疗

1. 透析疗法 早期充分透析是治疗 ARF 的最好方法。透析疗法的指征有:

（1）ARF 少尿超过 2 天以上。

（2）血尿素氮>80mg/dl,血肌酐>350μmol/L。

（3）血钾>6mmol/L。

2. 高分解代谢型 ARF 多由于创伤和手术后所致,其治疗除需依赖于血液透析外,还应静脉补充营养。

3. 控制感染 感染是创伤后和手术后 ARF 患者最重要的死亡原因,应当积极有效地处理。

4. 并发症的处理 并发症如水中毒、高血钾、代谢性酸中毒等的处理,最有效的途径为透析,但在无法透析时亦可临时用能量合剂(葡萄糖 25~50g+胰岛素 10~20U)静脉滴注。另外,胃肠道有出血迹象时,可使用西咪替丁。

5. 创伤性 ARF 的治疗 创伤后机体组织损伤及感染都较严重,应积极祛除病因,反复进行清创术,尽量彻底清除感染腔或脓液或坏死组织。

对挤压伤除常规处理外,还应尽早给予碱性药物,以防止肌红蛋白在肾小管的酸性条件下沉淀而形成色素管型;对挤压严重的肢体,应行筋膜切开减压术,指征明确者应及时截除伤肢。

ARF 患者手术时,麻醉剂应尽量避免使用主要靠肾排泄的药物,术中须监测中心静脉压以指导补液量,严重者可术前进行血液透析来为手术做准备。因 ARF 患者的伤口愈合延迟,术后的伤口拆线应适当延时。

6. 多尿期的处理 多尿期的开始,反映了衰竭的肾功能逐渐恢复。但尿量增多不是 ARF 痊愈的标志,特别在利尿早期(1 周左右)仍会有致命的感染继续存在。虽然排出较多的等渗尿液,但氮质血症仍可增加,以及水和电解质紊乱、营养等问题,仍需妥善处理。

五、多器官功能衰竭

多器官功能衰竭(multiple organ failure,MOF)是指在严重创伤后短期内出现的一个以上器官的功能障碍。在 MOF 患者中,有创伤病史约占 7%。

（一）病因

在 MOF 的发病中,往往有一些前期因素,如长时间的低血流灌注状态以及严重感染、脓毒血症等,这些因素除了对代谢造成的紊乱以外,更间接或直接地造成对细胞的低灌流。多器官衰竭发生的常见因素包括以下几点。

1. 严重创伤 严重的创伤,如多发伤,广泛的软组织损伤,挤压伤,创伤伴有内脏伤的范围广泛、复杂的手术,伴发休克时,需要大量输血的患者等所造成的器官低灌流状态;另一方面,机体免疫功能抑制,防御功能降低,增加了脓毒血症发生的机会。

2. 诊断或处理的失误 这是导致后期脓毒血症的重要因素,也是发生多器官衰竭的重要原因。例如,未能适当补充循环血容量;未及时发现的呼吸衰竭;腹部创伤内出血未及时手术;手术中感染病灶未清除彻底等,多由于缺乏经验或责任心不强所致,应高度重视。

3. 临床监测或术前评价未发现的器官功能障碍 原已存在某一系统疾患的患者面临创伤时,其多器官衰竭发病率更高,如心脏病、慢性阻塞性肺疾病、肝硬化、脾切除后以及营养低下等。所有术前评价及重大治疗如放疗、化疗,有创伤检查时,应给予充分注意。另外,高龄患者,既往有轻度的多脏器功能衰退,在面临手术等创伤后亦有可能导致 MOF。

(二)病理生理

1. 神经激素系统 关于多器官功能衰竭患者神经系统反应的研究在人体难以进行,但一些主要的应激激素在多器官衰竭或应激状态下的改变则不乏报道,比如胰高血糖素、胰岛素以及胰高血糖素/胰岛素比值的增高,肾上腺素及去甲肾上腺素增高;甲状腺素 T_3、T_4 降低等,可能与 MOF 的发生有关联。

2. 免疫功能低下 多器官功能衰竭患者免疫功能低下的证据大多来自死亡之后的尸检报告。如人们发现,当脓毒血症并到多器官功能衰竭时,由抗原、抗体及补体所形成的免疫复合物在器官的沉积是进一步造成器官损害的病理生理基础。还有人观察到脓毒血症并发多器官衰竭的患者中,淋巴细胞总数、特别是淋巴细胞 OLT-3 及 B-1 降低,淋巴细胞对刀豆蛋白及植物凝集素刺激增殖反应降低,而且死于多器官衰竭的患者这些改变比存活者更为明显。

3. 代谢的改变

(1)糖:多器官衰竭患者早期多表现为高血糖症,可达 $250 \sim 300 \text{mg/dl}$,同时血中乳酸、丙酮酸及丙氨酸亦见升高。

(2)脂肪:最初为明显的高脂血症,三酰甘油、游离脂肪酸、酮体均升高。β-羟丁酸与乙酰乙酸起初亦都增高,但随着病程的进展,乙酰乙酸下降,以致乙酰乙酸/β-羟丁酸比值下降。

(3)氨基酸:多器官功能衰竭初期,由于应激反应等的影响,许多氨基酸如支链氨基酸、亮氨酸、异亮氨酸与缬氨酸相对降低,但随着病程进展,由于肝清除功能降低而升高。芳香族氨基酸茶丙氨酸、酪氨酸及色氨酸一开始则就增高。此外,苏氨酸、蛋氨酸与氨基丁酸也增高,氨基丁酸/亮氨酸比值增加。

(三)诊断标准

目前通用的诊断标准如下。

1. 肺 患者需要人工呼吸器持续维持气体交换 5 天以上,以纠正缺氧;血氧分压浓度 >0.4。

2. **肾** 不计尿量,血清肌酐>2mg% 。

3. **肝** 血清胆红素>2.0mg/dl;血转氨酶、脱氢酶高于正常值 2 倍。

4. **凝血** 全血象减低,血小板计数<60×10^9/L。

5. **胃肠** 内镜证实急性胃溃疡出血,并于 24 小时内输血 1000ml 以上。

（四）预防及治疗

由于 MOF 确切发病原因及机制尚不清楚,所以当出现 MOF 时,医生所能做的也只限于维持循环血量,保证器官灌注,补充代谢,去除感染源,控制感染以及一些对症处理等。因此,MOF 更重要的应在于预防。

1. 对于严重创伤患者及选择性大手术 在手术前就应充分考虑到此类患者 MOF 发生的可能性及危险性,从而采取预防措施。

2. 注意器官功能监测,防止发生器官衰竭 对于损伤范围广泛的重大手术,术前应对器官功能做全面的检查和评价。在处理复杂创伤、范围广泛的手术时,术中除常规监测外,更需准确监测不同器官的功能,并及时给予支持。

3. 及时对重要器官予以支持,注意器官间互相关联现象 MOF 中一个器官的功能不全以致衰竭,将导致像多米诺骨牌一样接连的衰竭。因此,及时发现任一器官的功能不全而予以支持,对预防 MOF 有着重要意义。

4. 预防感染 这是防止各个器官功能衰竭的共同重要途径,创伤患者多伴有污染且累及组织广泛,抗生素的应用多属必需。对创伤患者及大手术患者,应在创伤一开始或术前就开始给药,在术中继续并在短期内停用,这样才会收到最好的效果。

5. 酌情补充营养 这一非特异方法可增强机体抵抗力,提高免疫力,从而防治感染,可酌情使用。

六、弥散性血管内凝血

弥散性血管内凝血(DIC)是一种严重的基础疾病,亦可由机体对严重疾患如创伤、休克或败血症等出现的剧烈反应所导致,以难以控制的出血及细胞坏死为基础的内脏衰竭为主要表现,一旦出现预后很差,并发症多且危险,病死率为 58%～81% 。其死亡原因大多为颅内出血、消化道出血、肺出血及呼吸衰竭、肝衰竭及肾衰竭等。

（一）病因

1. 血管内皮损伤 常见于各种感染,尤其以革兰阴性杆菌内毒素引起的血管内皮损伤为突出。血管内皮损伤后,胶原裸露,促使血小板凝集,释放出相关抗凝因子(如血小板第Ⅳ因子等),并激活凝血Ⅻ因子,启动内源性凝血过程,从而引起血管内凝血;同时,受损的内皮细胞可释放组织因子,通过外源性凝血过程而发生凝血或两者先后发生(即共同途径)。

2. 促凝物质进入血液循环中 肿瘤、大型手术、烧伤、挤压综合征、多发性骨折、脂肪栓塞以及化疗后肿瘤细胞大量坏死等,均可形成或产生促凝物质。另外,红细胞或血小板大量破坏、脂肪栓塞中的脂肪酸等均能通过激活凝血过程中的某些关键凝血因子如Ⅻ因子和Ⅺ

因子等而产生凝血。

3. 促凝因素 临床及基础研究均证实,下列因素存在时,血液易发生凝固,这些因素包括:

(1) 单核-吞噬细胞系统功能障碍。

(2) 血液的高凝状态。

(3) 纤维蛋白溶酶量或活性降低。

(4) 血液淤滞及酸中毒等。

（二）发病机制

DIC 的形成主要包括两个过程:血液凝固过程和纤维蛋白溶解过程,此两者并无明显的分界,但为了叙述之便,仍将其分开。

1. 凝血过程 主要有凝血活酶的生成、凝血酶的生成及纤维蛋白形成等 3 个过程,分述如下。

(1) 凝血活酶的生成:有 2 个途径。

1) 外源性凝血活酶生成:当组织损伤时即释放出组织凝血活素,其中的蛋白质因子和组织磷脂在钙离子的作用下,使Ⅶ、Ⅴ、Ⅹ因子起作用形成凝血活酶,这一步骤比内在系统快,不到 10 秒钟即完成。

2) 内源性凝血活酶生成:这一途径除需要钙离子与血小板外,还需要Ⅻ、Ⅺ、Ⅸ、Ⅷ、Ⅹ与Ⅴ因子参与。Ⅻ因子的激活是内源性凝血过程的始动环节,当血液接触到受损伤的血管内皮胶原、微纤维、基底膜或异物后,在 Ca^{2+} 的参与下,Ⅻ因子被激活(Ⅻa),此称之为接触活化阶段,活化的Ⅻa 作为酶激活Ⅺ因子,使Ⅺ因子变为Ⅺa,Ⅺa 在钙的存在下又激化Ⅸ因子变为Ⅸa,它在 Ca^{2+}、血小板脂蛋白(磷脂)的存在下,与Ⅷ因子形成一种磷脂和蛋白质的复合物,随后激化Ⅹ因子,Ⅹa 因子与Ⅴ因子、Ca^{2+} 及血小板脂蛋白又组成一种复合物——凝血活酶。内在性凝血活酶形成时间为 3~8 分钟。

(2) 凝血酶的生成:正常血浆内即含有凝血酶原,但其处于非活性状态,当凝血活酶形成后,凝血酶原即被激活成为具有活性的凝血酶。这是一个很复杂的水解过程。因凝血酶能激活Ⅴ和Ⅷ因子,并使血小板黏附、变形、凝聚、裂解、释放促凝因子。因此,一旦有少量凝血酶形成后,以自身催化作用即可促使凝血活酶加速形成,从而加速凝血酶的生成。此期反应迅速,在 2~5 秒内完成。

(3) 纤维蛋白形成:在纤维蛋白原所带负电荷之间的静电斥力在凝血酶作用下,纤维蛋白原脱去小分子纤维蛋白肽,转变为纤维蛋白单体,后者在Ⅷa 及钙的作用下,形成组合紧密的不溶于尿素的纤维蛋白聚合体。此期反应迅速,在 2~5 秒钟完成。凝血过程如图 1-6-2-1 所示。

2. 纤维蛋白溶解过程 当体内开始形成 DIC 之际,机体为了防止血栓进一步形成及扩散,同时亦开始清除纤维蛋白并使堵塞的微血管再通,体内的抗凝系统特别是纤维蛋白溶解(纤溶)系统变得活跃起来。纤溶反应步骤大致可分为 3 个阶段。

(1) 纤溶酶原的形成:正常血浆含有纤溶酶原,后者在纤溶酶原激活物的催化下,形成纤溶酶。也可自发激活,另外被活化的Ⅻa 也能激活血浆中的胰舒血管素原变为胰舒血管素。后者能激化纤溶酶原变成纤溶酶;凝血酶也有类似作用。

内源性凝血过程　　　　　　　　　外源性凝血过程

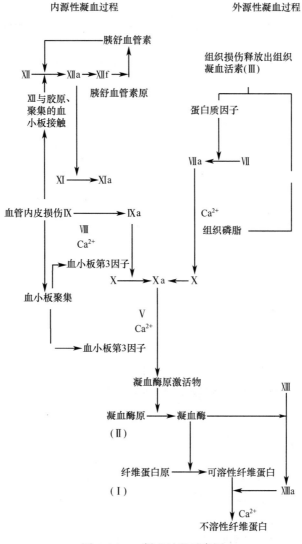

图 1-6-2-1　凝血过程示意图

（2）纤溶酶的生成：在纤溶酶原激活物、胰舒血管素、凝血酶、缺氧等作用下，血浆内的纤溶酶原转变成纤溶酶。此外，体内渗出液、胰蛋白酶、糜蛋白酶、尿激酶以及纤溶酶本身也可直接使纤溶酶原变成纤溶酶。

（3）纤维蛋白原降解产物（FDP）及纤维蛋白降解产物（fdp）形成：纤溶酶系一种蛋白分解酶，它可分解纤维蛋白、纤维蛋白原、凝血酶原及Ⅴ、Ⅶ、Ⅸ、Ⅹ、ⅩⅢ等多种凝血因子，还能分解血红蛋白、胰蛋白酶、补体和（或）纤维蛋白原等多种体液因子使之分解成片段 X 及片段 Y，片段 Y 进而分成片段 D，片段 X 及 Y 形成纤维蛋白单体复合物。它比片段 D 及 E 显示更强的抗凝作用，它们总称为降解产物 FDP 和 fdp。由于片段 Y、D、E 具有抑制聚合作用，对凝血酶、纤维蛋白单体及血小板均有作用，使血液凝固性受到抑制。纤溶过程如图 1-6-2-2 所示。

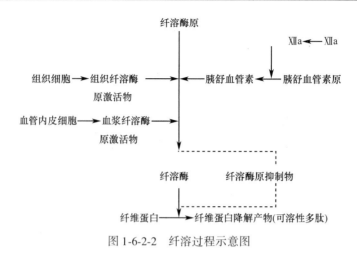

图 1-6-2-2 纤溶过程示意图

（三）分型

根据临床表现可分为 3 型。

1. 急性型 数小时～3 日发病,临床表现很典型,多见于内毒素中毒、大量输入库存陈旧血等。

2. 亚急性型 数日至数周发病,多见于肿瘤、白血病等。

3. 慢性型 数个月内发生,病程较长,出血倾向严重,程度较前两型轻,高凝状态较明显,多见于免疫性疾病等。

（四）临床表现

1. 栓塞 系 DIC 早期症状之一。由于血管内凝血块阻塞微血管,造成微血管的栓塞。呈弥漫性,大血管栓塞较少。依据栓塞部位不同,有不同的表现。

（1）皮肤黏膜栓塞:最典型且易被发现。

（2）肺栓塞:表现为呼吸困难、发绀等为主的 ARDS。

（3）肾栓塞:轻者表现少尿或轻度氮质血症;重者则引起急性肾衰竭。

（4）脑栓塞:可引起抽搐、意识障碍,甚至昏迷,严重者发生脑水肿或脑疝。

（5）肝栓塞:一般不致发生致命性的肝衰竭,但若累及肝静脉,则可引起致命的肝衰竭。

2. 出血倾向 DIC 患者有出血倾向,主要特点为皮肤、黏膜出现紫癜、瘀斑或血肿;瘀斑常为黑紫色、片状、坚硬而疼痛;手术切口、创面、肌肉或静脉穿刺处渗血不止,术中找不到明显出血点,为弥漫性,但较汹涌,亦可发生胃肠道、胸膜、心包及中枢神经系统的出血等。

3. 休克 休克可引起 DIC 的发生,而 DIC 发生后也可引起休克,两者互为作用,形成恶性循环。DIC 后发生休克主要是由于肺、肝及周围微血管阻塞,使肺动脉压及门脉压增高,回心血量减少,心排血量降低,动脉压下降,从而形成微循环的供血不足。同时缓激肽、组胺等的释放,使小血管进一步扩张,血压下降,亦使微循环灌流障碍、缺氧、酸中毒,这些又可促进 DIC 的发展,互为因果,形成恶性循环。

4. 溶血 DIC 引起溶血的原理主要是由于血管内凝血所形成的纤维蛋白条索状物,使微血管管径变小、扭曲,当血细胞通过时,即遭到机械性损伤,红细胞破裂而发生血管内凝血。急性溶血表现为发热、腰背酸痛、血红蛋白尿、黄疸、乏力、贫血等;慢性溶血表现为贫血、黄疸、乏力等。

（五）诊断

DIC 的诊断主要根据临床表现和有关的实验室检查,特别应注意易发 DIC 的有关因素。并应动态观察,以便及时处理。

1. 病史 主要是易诱发 DIC 的因素,如创伤、休克、感染及肿瘤等。

2. 临床表现 凡有下列表现之一者,即应考虑 DIC 的可能性。

（1）小的出血难以止住者,流出血液不凝或形成的凝血块小而松散者。

（2）突然发生多部位栓塞或出血者。

（3）经抗休克治疗不见好转,并迅速进展为难治性休克者。

（4）出现 ARDS、急性肾衰竭或急性肾上腺皮质功能衰竭而能排除其他原因者。

（5）原因不明的贫血或原有的贫血加重,而血涂片中有红细胞碎片者。

3. 实验室检查

（1）筛选试验:包括血小板计数、凝血酶原时间及纤维蛋白原量。

（2）纤溶活力试验:包括凝血酶时间、优球蛋白溶解时间、FDP、纤维蛋白溶酶原及 3P 试验。

筛选试验 3 项异常者即可确诊。如两项异常而满足纤溶活力试验 2 项者,可诊断为 DIC,仅满足于筛选试验 1 项或完全不满足者,而满足于纤溶活力试验 4 项者,应加上纤维蛋白血栓阳性者,方可成立诊断。

（六）治疗

1. 原发病的治疗 治疗 DIC 最有效亦是最根本的方法是及时去除引起 DIC 的若干原发疾病。

2. DIC 的各期治疗 根据促凝物质进入血液循环后发生的病理生理改变以及临床特点,可分为以下 4 期。

（1）高凝血期:此期临床可无典型 DIC 表现,或仅有轻度栓塞表现,急性期只是在抽取静脉血时发现血液迅速凝固等现象,故很难被人们发现而很快进入消耗性低凝血阶段,只有在慢性 DIC 才能被发现,此期治疗原则为给予抗凝血及抗血小板凝聚药物。如:肝素、双嘧达莫、阿司匹林及莨菪类药等。

（2）消耗性低凝血期:临床出现典型的 DIC 表现,如栓塞、出血、休克、多器官功能衰竭和溶血等。治疗继续用肝素、抗血小板凝聚药;栓塞严重者可酌情应用纤维蛋白溶解药;凝血因子显著减少者可在肝素化的基础上输新鲜血,补充凝血因子。

（3）继发性纤溶期:继发性纤溶期多在 DIC 后期出现,出血倾向很严重,流出血液或静脉抽出血液凝块形成小,且很快溶解。因消耗性低凝血与继发性纤溶同时存在,原则上按消耗性低凝血期治疗方案进行处理。单纯继发性纤溶阶段可适当地应用抗纤溶酶药物。如不明确是否还存在 DIC,而继发性纤溶非常显著,则在应用肝素的前提下,适量应用抗纤溶酶药物。

（4）纤维蛋白降解产物抗凝期:本期多在 DIC 后期发生,病因不能彻底清除者,常与

DIC 各期混同一起,而使病情复杂化。临床主要特点是经肝素、抗纤溶酶疗法,以及补充凝血因子治疗后,出血仍不止。如病因完全消除,病程已超过 15 小时,可继续观察或适当给予硫酸鱼精蛋白;如病因不能彻底清除,应给予硫酸鱼精蛋白。

3. 其他治疗 包括局部止血、支持疗法、及时预防处理各器官衰竭及使用肾上腺皮质激素。

（张　振）

参 考 文 献

赵定麟,李增春,刘大雄,等. 2008. 骨科临床诊疗手册. 上海:世界图书出版公司.

赵定麟,王义生. 2008. 疑难骨科学. 北京:科学技术文献出版社.

赵定麟,赵杰,王义生. 2007. 骨与关节损伤. 北京:科学出版社.

赵定麟. 2004. 现代骨科学. 北京:科学出版社.

赵定麟. 2012. 现代骨科手术学. 上海:世界图书出版公司.

Bartels SA, Rooyen MJ. 2012. Medical complications associated with earthquakes. Lancet,379(9817):748-757.

Busse JW, Bhandari M, Devereaux PJ. 2004. The impact of time of admission on major complications and mortality in patients undergoing emergency trauma surgery. Acta Orthop Scand,75(3):333-338.

Desborough JP. 2000. The stress response to trauma and surgery. Br J Anaesth,85(1):109-117.

Eren S, Esme H, Sehitogullari A, et al. 2008. The risk factors and management of posttraumatic empyema in trauma patients. Injury,39(1):44-49.

Martin RS, Kilgo PD, Miller PR, et al. 2005. Injury-associated hypothermia:an analysis of the 2004 National Trauma Data Bank. Shock, 24(2):114-118.

Ni Choileain N, Redmond HP. 2006. Cell response to surgery. Arch Surg,141(11):1132-1140.

第七章　创伤患者的院前救治

院前救治是指伤员由受伤现场到达医院这段时间内的救治工作,它是创伤急救工作的重要组成部分,是伤员必经的第一步医疗过程。院前救治不仅直接关系到伤员的后期救治工作计划及效果,而且在瞬间即可能决定伤员的存活或死亡。对整个创伤抢救的质量和伤员的预后有着关键性的影响。

院前救治并非单纯的医疗行为。它不仅与抢救人员的组织能力、医学知识等因素有关,而且广泛涉及通讯联络、交通运输,甚至国民素质等多方面的因素,在战时还可能受到敌对力量的干扰。因此,院前救治是一个复杂的综合社会服务过程,它的健全既是一个国家创伤急救水平的标志,也是一个国家综合国力的反映。至今,院前救治工作还是我国创伤外科领域最薄弱的一个环节。

第一节　院前救治的组织形成和工作程序

创伤发生以后,有效的救治措施开始得越早,抢救成功率就越高。所以,在院前救治的过程中,如果只注意医疗操作而忽略必要的组织管理和工作程序,将可能导致医疗操作的矛盾冲突及延误,从而极大地影响抢救的成功率。加快伤员抢救速度,提高医疗工作效率,是院前救治组织形成和工作程序的基本要求。

一、院前救治的组织形成

院前救治的组织管理部门因国家和地区的不同而存在区别。一般常见的负责承担院前救治工作的部门包括各级政府、消防部门、卫生部门和民间卫生机构等,我国的院前救治归属于卫生系统。不同的归属可能对院前救治的重视程度、资金投入及通讯、运输等方面有一定程度的影响,但无论由何类部门承担,院前救治的组织形成主要有以下两种。

（一）医疗力量前伸

医疗力量前伸是指将医务人员送到创伤发生现场,对伤员实施紧急抢救并将其接至医院。其目的是使伤员尽快得到医疗处理和加强运送过程中的医疗监护。医疗力量基本组成包括五部分:组长负责估计伤情,确定处理方案和指挥抢救;麻醉科医师负责保持呼吸道通畅,维护心肺功能;急救部医师具体实施急救操作;护士负责输液、用药及生命体征的观察和记录;后勤人员负责伤员搬运和运输。但是,根据目前我国的综合经济状况和医疗力量的现实,常规调遣医务人员不切合实际。因此,这种医疗力量前伸的方法只是在特殊条件下才有可能采用。如伤员无法后送或运送过程对伤员有极其危险的损害,重大灾害(如地震、洪水、火山爆发和大型交通事故等)和战争,短时间、小范围内突然出现大批量伤员时等情形,这种院前救治方式需要精确的医疗组织和平时大量的准备及训练。

（二）伤员后送

伤员后送是指现场目击者将伤员送往医疗机构。这是在平时条件下最常采用的院前救治形式。其合理的过程应该是：最早的目击者立即对伤员进行基本生命支持的救治（如保持呼吸道通畅、止血和人工呼吸、心脏按压等），同时其他人呼叫急救车或拦截附近车辆，由具备医学常识者陪伴，将伤员迅速送到医疗机构。但目前更为常见的过程却是：目击者发现伤员后，就开始寻找运输工具，然后将伤员运送至医院，伤员在现场和运送途中几乎得不到任何有益的处理，而这段时间往往是伤员存亡的关键时刻，宝贵时间的浪费不仅会大大降低抢救成功率，而且期间一些不正确的操作会导致伤情的加重，促成伤员的死亡。因此，在此类院前救治方式中，为建立合理的创伤抢救模式，应在全民中（特别是司机、警察等）普及抢救生命的基本知识，并健全急救车电话呼叫等通讯联络系统。

二、院前救治的工作程序

无论在何种院前救治形式中，其抢救工作的医疗行为是一致的，按其操作顺序大致可分为四部分、解除致伤因素、伤情估计、现场急救和搬运后送。这四个步骤虽然在某种意义上有一定的次序，但多数情形中，四个方面的医疗工作是紧密联系，同时或交叉进行的。如重要伤情估计可能在解除致伤因素时已经完成，也可能与现场急救工作交叉进行。现场急救工作也常常在搬运后送过程中仍持续进行着。

第二节　解除致伤因素

创伤的致伤因素多种多样。大部分致伤因素系瞬间作用，伤后即已自动解除，如撞击伤、坠落伤、火器伤、冲击伤和咬伤等。但在有些情形中，致伤因素的作用要持续很长时间，直至人为解除时为止，如挤压伤、冻伤、触电伤、烧伤和致伤物存留体内的刺伤等。这类创伤的第一步救治工作就是解除致伤因素，其目的是尽快地消除致伤因素对伤员的持续作用，防止创伤的进一步加重或在救治过程中形成二次损伤。

一、挤压伤致伤因素的解除

挤压伤中挤压因素作用时间的长短与伤员的预后有非常密切的关系，迅速解除挤压因素是关系到伤员生命的重要步骤。

伤员全身挤压的情形见于塌方等事故中，此时若单纯采用挖掘的方法，既可能伤及被挤压者，又存在挖空后石块、泥土或木梁等物体的再次坍塌。因此，应注意结合使用撬、搬的方法从上至下移除压迫物体。此间，首要的工作是判断伤员头部所在位置，力争以最快的速度暴露出头部，并迅速开始清理口、鼻异物，维持呼吸道通畅的工作，同时清除压迫物体，尽快地使胸部暴露出来，以保证呼吸和循环功能。一旦这两个部位得以暴露，即可全面展开现场抢救工作，不需等待整个身体全部显露。

伤员身体某一部分受到挤压时，不可强力牵拉遗留在外的部分来拔出受挤压部位，这样不仅会加重受压部位的伤情，还可能造成被牵拉部位的损伤（如臂丛牵拉伤、关节脱位及骨折等),应从解除压迫因素着手,方法与上述类似。有时解除致伤因素存在一定困难,如在机器挤压身体某一部位的情形中。此时,切忌开动机器使其转送出或倒转退出受挤压部位,而应关闭机器,拆卸某些部件或用撬杆将机器致压部件强力撑开,解除压迫因素后,再移出受挤压部位。

二、冻伤因素的解除

冻伤因素的解除实际上就是受伤部位的复温和保温。应尽快使伤员脱离寒冷环境,用温水快速融化复温,水温以42℃为宜。将冻伤部位浸泡60～90分钟,至冷冻区组织软化,皮肤转红为止。对于颜面或躯干部冻伤无法进行浸泡者,可用温水进行热敷。禁止使用过热液体或高温环境及雪搓、捶打方法。如无复温条件,应予以保暖,并迅速送往有复温条件处。

三、烧伤因素的解除

对困在着火区域内的伤员,救护者应立即将手帕、毛巾等浸湿,盖于伤员口、鼻之上,以防止或减轻呼吸道烧伤及有毒气体的吸入,并迅速将伤员移出着火区域。

伤员身上存在火种时,在其迅速脱离火源后,立即卧倒,就地缓慢打滚或跳入附近的水池、河沟内。一定要制止伤员直立、乱跑和呼喊,以避免加重头面和呼吸道烧伤。救护者还可用被、毯等物扑盖,帮助灭火。

烧伤创面可立即用清洁冷水冲洗或浸入冷水内,以阻止热力对组织的进一步损害,也有利于清洁创面及减轻疼痛。

化学烧伤的创面要立即用大量的清洁冷水反复冲洗。一般不宜使用拮抗或中和性化学制剂冲洗创面。

四、存留体内刺伤物的去除

小型锐器刺伤者,一般可立即去除,以防在抢救及运送过程中造成二次损伤,但应沿原刺入途径小心拨出,不应造成二次切割伤。拔除致伤物后,要迅速用敷料压迫伤部,既可止血,又可减轻体腔的异常交通,然后行局部加压包扎。

对于大型钝器伤(如木桩刺伤等),常常不必勉力在现场拨出致伤物,以免导致对组织的逆行挫伤或更为严重的后果。应迅速实施急救,并采用不致引起二次损伤的体位(如用厚海绵衬垫等方法),尽快送至医疗机构处理。

五、触电伤致伤因素的解除

伤员受到电击伤后,如果未脱离电源,就存在解除致伤因素的问题。此时,不可直接将伤员拉开,以免造成抢救人员触电,而应立即关闭电源。若无法关闭电源,则可用绝缘物体拨开电源,或用绝缘物体推、拉伤员,使之离开电源,再实施抢救。

第三节 现场伤情的评估

为了有效地实施现场抢救工作及确定伤员后送的正确时机和方式,必须首先对伤员的伤情做出初步估计,作用略相当于医院内的诊断工作。但其目的是发现危及生命的重要部位严重创伤,而不是对病情的全面诊断。一般也不可能借助于器械、化验等检查工具。因此,现场伤情的初步估计与医院内的诊断工作是有明显区别的。

现场伤情初步估计是为现场抢救中达到维持生命,利于后续处理的目的服务的,因此,应遵循以下不同于医院内诊断工作的原则。

一、现场评估的工作原则

(一)迅速果断

现场伤情估计的首要原则是迅速,一般不应花费专门的时间,而要在抢救工作不间断的过程中进行,一旦发现可疑的危及生命的伤情,立即果断地予以处置,不应反复检查、斟酌或依靠某些检查手段来证实。宁肯导致抢救工作"多此一举"的失误,决不能发生抢救工作"延误"的缺陷。

(二)相对全面

即在现场伤情估计中,力争不遗漏重要部位的致命性创伤,但对次要的创伤不必进行全面详尽的诊断。因此,一般在现场伤情估计中,主要是呼吸和循环功能的初步判断。

(三)立即落实

虽然不同部位创伤存在相互影响,全面的诊断有助于救治方案的综合考虑和顺序实施,但现场抢救的急迫情形不允许进行全面的诊断工作,因此,不能采取医院内"诊断-救治"的程序,而应采用"抢救-诊断-抢救"的方式,即在伤情估计中,发现一个问题,立即解决一个问题;发现另一个问题,再行另一个问题的处理。抢救工作不可等待全面伤情估计的完成。

(四)由主到次

现场伤情估计以维持生命为目的,要求其必须以最快的速度发现对生命最有威胁的创伤,对生命威胁相对较小的创伤允许稍晚一些时间被发现。所以,现场伤情估计必须要有一定的次序,从最可能危及生命的部位开始,逐渐检查到对生命威胁可能性较小的部位。

二、现场伤情评估的程序

为了使最紧迫、危险的创伤能够被最早发现和处理,根据各部位创伤后危及生命的紧迫程度,现场伤情估计按时间先后有一定的工作程序,可简称为"ABCDEF"的程序:

A(airway)气道,指呼吸道是否通畅。

B(breathing)呼吸,指有无胸部创伤影响呼吸功能。

C(circulation)循环,包括两方面,一是对周围循环血容量和大出血的判断;二是对心泵功能的估计。

D(disability)神经系统障碍,包括两部分,一是对脊柱脊髓损伤的判断;二是对颅脑损伤的估计。

E(exposure)暴露,指在上述工作程序完成后,应充分暴露伤员全身,检查和发现除上述部位以外的脏器创伤。

F(fracture)骨折,四肢骨折的判断。

此外,关于伤情估计的工作程序还有其他的一些观点。如 Freeland 提出的"CRASH PLAN"(撞击诊断计划)思维程序为:cardiac(心脏),respiratory(呼吸),abdomen(腹部),spine(脊柱),head(头颅),pelvis(骨盆),limb(肢体),arteries(动脉)和 nerves(神经)。其目的均是更全面、更快捷地发现对生命威胁最大的创伤。由于在不同伤员中,最危险的创伤不尽相同,因此,这一程序在实际应用中可以根据具体情况做适当调整。如在大血管伤中最先应得到检查和处理的可能是循环问题。但一般情况下,特别是在多发伤或创伤部位不明确的伤员,一定要坚持这一程序原则,以实现全面、快捷的现场伤情估计。

三、现场伤情评估的方法

由于危及生命的危险因素依次为呼吸障碍、循环障碍和中枢神经系统创伤等,所以,现场伤情估计的主要任务是对此方面伤情的评价。为此,救护人员应解开伤员上衣,俯身面向伤员,头靠近伤员头颈部,用耳听伤员的呼吸,了解有无气道梗阻现象,观察伤员口唇色泽有无发绀或苍白,颈静脉有无怒张,胸廓运动是否对称,手摸伤员桡动脉脉搏是否快速、细弱,同时询问创伤经过,检查伤员应答时的神志情况。采用这样的方法可在数 10 秒内大致了解威胁伤员生命的主要危险。

四、创伤严重程度评估标准

创伤严重程度的估计主要用于大批量伤员出现和医疗力量前伸时对不同伤员急救、后送顺序的安排和收容计划的制订中。一般在单个伤员的急救现场,无医务人员参与时,创伤严重程度的估计既不现实,也无十分的必要。因时间和条件的限制,现场创伤严重程度评价的方法必须简单易行,无需专科医师和仪器的帮助。目前主要采用创伤指数的方法。

(一)创伤指数

创伤指数是院前和急诊科评价创伤严重程度的最常用方法之一(表 1-7-3-1)。1971 年由 Kirkpatrick 等提出。选择受伤部位、创伤类型、循环、意识、呼吸五个参数。按照它们的异常程度评为 1、3、5 或 6 分,相加求得积分(5～24 分)即为创伤指数(TI 值)。TI 值 5～7 分为轻伤;8～17 分为中到重度伤;>17 分为危重伤,要考虑多系统脏器损伤。17～20 分的伤员多需住院治疗 1 周以上,但病死率较低;21 分以上的病死率剧增;29 分以上的绝大多数(80%)于 1 周内死亡。创伤指数对分类住院和不住院,是否需行加强医疗监护及预测死亡都有一定的意义。便于现场决定处理的次序和通知医疗机构做救治准备。

表 1-7-3-1 创伤指数

指标	1 分	3 分	5 分	6 分
受伤部位	肢体	躯干背部	胸腹	头颈
创伤类型	切割伤或挫伤	刺伤	钝挫伤	弹道伤
循环	正常	BP<13.6kPa P>100 次/分	BP<10.6kPa P>140 次/分	无脉搏
意识	倦怠	嗜睡	半昏迷	昏迷
呼吸	胸痛	呼吸困难	发绀	呼吸暂停

1. 创伤指数的意义

（1）迅速评估伤情,病员分类。

（2）发现并紧急处理危及生命的创伤。

（3）使开放性创面免受再污染,减少感染,防止损伤进一步加重。

（4）对重度和特重度颅脑伤的严重程度表达比较充分。

2. 创伤指数的特点

（1）可迅速评估评分。

（2）易于观察。

（3）在损伤的严重性和致死性上与死亡概率有密切关系。

（4）未能反映伤员伤后的生理变化。

（5）未能反映年龄、性别和伤前健康状况对伤情的影响。

（6）一个区域只能取一个损伤最严重的部位。

（二）CRAMS 记分

1982 年,Gormican 用循环、呼吸、腹部(包括胸)、运动和语言五个参数的英文字头 CRAMS 为名建立了 CRAMS 评分;1985 年,Clemmer 加以改进。本评分是生理指标和外伤部位相结合的方案,其内容见表 1-7-3-2。

表 1-7-3-2 CRAMS 评分标准

参数	级别	分值
C 循环	毛细血管充盈正常和收缩压>13.3kPa	2
	毛细血管充盈延迟或收缩压 11.3 ~ 132. kPa	1
	毛细血管充盈消失或收缩压<11.3kPa	0
R 呼吸	正常	2
	异常(费力、浅或>35 次/分)	1
	无	0
A 腹部	腹或胸无压痛	2
	腹或胸有压痛	1
	腹肌抵抗、连枷胸或胸、腹有穿通伤	0
M 运动	正常或服从命令	2

续表

参数	级别	分值
	仅对疼痛有反应	1
	固定体位或无反应	0
S 语言	正常自动讲话	2
	胡言乱语或不恰当语言	1
	无或不可理解	0

CRAMS 代表 5 个观察项目:C(circulation)循环,主要是指毛细血管再充盈情况,可能时包括动脉血压值。R(respiration)呼吸,是否存在呼吸困难及呼吸的效率。A(abdomen)腹部,胸腹部疼痛等创伤表现。M(motor)运动,四肢自主运动功能。S(speech)说话,语言能力是否正常。

各项中正常者计为 2 分,轻度异常为 1 分,严重异常为 0 分。积分≤8 分为重伤,需入院救治。积分≥9 分为轻伤,可于门诊处理,院外观察。

第四节　创伤现场急救技术

在创伤患者的现场急救中,短时间内需要实施的急救操作很多,其中大多数是同时进行的。但在抢救人员有限或各部门救治措施出现冲突时,抢救人员必须了解创伤急救的正确程序,按合理的次序实施抢救。与现场伤情估计的程序类似,现场急救的程序也是依各部位创伤对生命威胁的危险性和紧迫性而定,同时也不是一成不变的,可根据伤员各部位伤的严重程度做适当调整。但一般而言,现场急救的顺序应该为:

(1) 保持呼吸道通畅。

(2) 维护呼吸功能。

(3) 制止大出血。

(4) 恢复有效血容量。

(5) 支持心泵功能。

(6) 颈椎骨折的固定。

(7) 腹腔开放性伤口保护处理。

(8) 颅脑开放性伤口包扎救治。

(9) 脊柱骨折及四肢骨折的固定。

(10) 其他,如泌尿生殖道损伤,创面内骨、神经、肌腱的保护,预防感染等。

综合上述内容,现场急救技术主要包括保持呼吸道通畅、维护呼吸功能、止血、恢复有效血容量、支持心泵功能、包扎、骨折固定等七方面的技术。

一、保持呼吸道通畅

(一) 创伤后呼吸道梗阻的原因

1. 异物阻塞　是呼吸道梗阻的常见原因,系口、鼻被泥、草、血液、呕吐和脱落义齿等异物堵塞所致。

2. 软组织阻塞 严重创伤昏迷者,舌根后坠可堵塞喉的入口。严重颌骨骨折者,失去支持的软组织可脱出至气道内,造成呼吸道梗阻。

3. 机械性压迫 当口腔、颌面、颈部等呼吸道邻近部位创伤时,组织的严重肿胀、骨和软骨骨折变形均可压迫气道,导致呼吸道狭窄。

4. 气道痉挛 喉、气管受到污水、有毒气体及灼热空气等强烈刺激时,可能发生痉挛,严重者可导致呼吸道梗阻。

（二）呼吸道梗阻的临床表现

1. 呼吸困难 呼吸道梗阻导致的缺氧和二氧化碳潴留刺激并兴奋呼吸中枢,表现为呼吸深快、鼻翼煽动、颈静脉怒张、下颌抽动、腹肌紧张,并且因辅助呼吸肌极度收缩致胸骨上切迹、锁骨上窝和肋间隙随吸气动作而内陷(三凹征)。呼吸道不全梗阻时,突出表现为呼吸时发出高而尖的喉鸣音。

2. 发绀 发绀是缺氧的常见症状,主要表现在颜面口唇、指(趾)甲等部位的颜色青紫。因发绀是血管内血红蛋白没有氧合的结果,所以贫血的伤员缺氧时发绀可能不明显。

3. 中枢神经系统的变化 缺氧开始时中枢神经系统有轻度抑制,伤员可丧失思考能力,有时伴发恶心、呕吐。当二氧化碳逐渐积蓄刺激中枢神经时,则可表现兴奋躁动、肌肉抽动或痉挛,继之神志淡漠直至昏迷。

4. 循环系统的变化 开始脉搏加快,血压上升。以后随着缺氧加重,脉搏减弱,血压下降,循环迟滞,皮肤发凉,最终循环衰竭。

（三）保持呼吸道通畅的方法

（1）伤员取仰卧位,并远离有害气体,置于通风、防雨的地方。

（2）解开伤员衣领、衣扣和裤带等一切可能束缚及妨碍胸廓和膈肌活动的物品。

（3）用手或器械清除口、鼻、气道内一切异物。

（4）解除舌后坠的影响。将伤员颈部托起,头尽量后仰,必要时另一手压额部,增加后仰程度(但对怀疑颈椎创伤者,不可使颈椎强力后伸),用手抬起伤员下颌,使下齿列错于上齿列前面。

（5）因口、鼻、下颌和颈部外伤致呼吸道梗阻者,可采用经鼻腔、口腔、气管断裂处插入橡皮导管(严重鼻骨骨折和脑脊液漏者不经鼻腔插管)。必要时可做环甲膜穿刺、切开或气管切开插管。

（6）实施人工辅助呼吸(其方法见心肺脑复苏术)。

二、维护呼吸功能

（一）呼吸功能障碍的原因

1. 呼吸道梗阻

2. 胸部创伤 如多发肋骨骨折(连枷胸)、气胸(特别是张力性气胸或双侧气胸)、血胸、纵隔气肿等,可能严重影响胸廓顺应性。

3. 肺部创伤　如肺部的直接暴力创伤或有毒气体吸入等原因导致的肺水肿,均可影响呼吸功能。

4. 呼吸肌麻痹　高位颈髓损伤可致呼吸肌麻痹,不能产生有效的呼吸动作。

5. 呼吸中枢抑制　见于电击伤、中毒及不恰当的药物使用等情况。

(二)呼吸功能障碍的临床表现

缺氧、二氧化碳潴留的症状与上述呼吸道梗阻症状相同,但经解除呼吸梗阻后症状不能缓解。颈部皮下气肿、气管偏歪和颈静脉怒张及胸痛拒压提示胸部创伤的可能。

(三)维护呼吸功能的方法

1. 病因治疗　解除呼吸道梗阻。对开放性气胸,立即用厚棉垫、纱布、洁净毛巾或衣服等严密封闭伤口,再用敷料加压包扎,最好敷料外加盖塑料布等。对张力性气胸,应立即在伤侧第二肋间锁骨中线处,用粗针头穿刺排气,并在针头尾端套上一带乳胶指套作为排气的活瓣。多发肋骨骨折及浮动胸壁、反常呼吸时,应以厚棉垫或衣卷等物垫在伤处,再加三角巾或绷带加压包扎固定。对胸壁、胸膜腔完整性破坏者,应行胸腔闭式引流,恢复胸膜腔的压力梯度。其他还应针对不同病因,行颈椎创伤的牵引固定和脱离有毒气体及电源等。

2. 气管插管　气管插管(包括环甲膜切开插管)可有效地解除或防止呼吸道梗阻,减少呼吸死腔,提高呼吸效率,便于实施人工辅助呼吸。

3. 人工辅助呼吸　有条件时,应立即进行正压人工辅助呼吸。可用口对口吹气法或口、橡皮球对插管吹气法。具体操作见心肺脑复苏术。

4. 氧治疗　在现场或后送途中,均应尽量实施氧治疗。包括鼻导管吸氧法、漏斗给氧法和口鼻面罩吸氧法,根据现场或后送途中所具备的条件而定。一般氧流量约为 4ml/min,氧浓度约为 40%。

三、止　　血

成年人出血达 800~1000ml,就可能出现危及生命的并发症。因此,制止外出血是现场急救的重要任务之一。在止血的方法中,最简单、迅速的是手压止血法,包括直接对创面局部的压迫和对损伤血管近端的压迫。这通常也是首先采用的止血方法。但手压止血法不能持久,对需要维持时间较长的止血,应多采用加压包扎止血法,对多数伤员能够达到止血目的,患肢发生缺血坏死的可能性较小,对后期处理和提高肢体成活率有积极意义。某些特殊部位还可采用填塞止血法(如鼻腔)或屈曲关节止血法(如肘窝、腘窝)。当上述方法无效或不易实施时,才可考虑采用止血带止血法。

1. 创口手压止血法　用拇指、手掌(衬垫敷料)紧压创口的出血处,是最简单、迅速的止血方法。由于此方法不能持久止血,不便于创面的处理、包扎,不易达到对大血管损伤止血的目的。因此,常作为其他止血方法的辅助手段。

2. 指压血管止血法　用手指将出血部位动脉的近心端,用力压在邻近的骨骼上,阻断血供来源,是对外出血的常见急救方法。此方法特别利于同时进行创口的加压包扎、创面血管钳夹和止血带更换过程中的临时止血。

3. 加压包扎止血法 用消毒敷料或干净毛巾、布料折叠成比伤口稍大的垫,填塞入创口内,再用绷带或三角巾加压包扎,松紧度以能达到伤口止血但不影响其远端血供为宜。

4. 屈曲关节止血法 系在肘窝、腘窝处,加纱布卷或棉垫卷,然后将肢体弯曲,使用绷带环形或"8"字形包扎。此法伤员较痛苦,一般不宜首先考虑采用。

5. 止血带止血法 用于四肢较大血管出血,加压包扎的方法不能止血时。

(1)方法:将伤肢抬高,使血液回流。可暂在拟上止血带局部垫上松软敷料或毛巾布料。止血带中以气袖带止血带最好,绑好袖带后,外层应用绷带缠绕固定;其次最常用的是橡皮管(带),环绕肢体缠扎两周勒紧,以不出血为止;无制式止血带时,可在垫好衬垫后,用一布带绕肢体松松捆绑一周打结,在结下穿一短木棒,沿一个方向旋转短棒,使布带绞紧,至伤口不流血为止,将棒固定在肢体上。

(2)注意事项:①止血带应尽量靠近伤口。但在双骨部位(如前臂、小腿)不能使用止血带,应分别绑于上臂 1/2 处和大腿上 2/3 处;②衬垫要平整垫好,防止局部压伤;③止血带松紧以制止出血为度,过松造成再度出血,过紧容易损伤神经;④止血带上应有明显标记,记录上止血带时间,向护送者和伤员本人交代应放松止血带的时间;⑤原则上每小时应放松一次止血带,如需要可再上止血带;⑥力争缩短上止血带的时间。

6. 钳夹结扎法 由于需较为严格的条件和技术,一般不适于现场急救。

7. 抗休克裤 可用于盆壁、膀胱后出血的止血。不仅可对该区域出血部位加压,减少出血,而且可相对固定骨盆和下肢骨折,驱回下肢、腹部血液,增加脑、心灌流量。但现场往往难以得到此类器材。

四、恢复有效血容量

(一)创伤中有效血容量下降的原因

(1)血液的丢失,指创伤后的内、外出血。

(2)血浆的丢失,见于烧伤、大面积创面渗出等情形。

(3)水及电解质的丢失(脱水),缘于呕吐、饥饿等情况。

(二)有效血容量不足的临床表现

(1)交感神经活动增强,心率、脉搏加快,四肢发冷,出汗增加,焦虑等。

(2)血管灌注不足,皮肤黏膜苍白,静脉瘪陷。毛细血管再充盈时间延长(超过 2 秒),尿量下降。

(3)组织缺氧,无颅脑外伤的伤员出现意识障碍是脑缺氧的可靠指征。心肌缺氧可在后期导致心收缩力和脉搏减弱、减慢。

(三)失血量的初步估计

1. 根据损伤部位对出血量的估计

(1)骨盆骨折:1000～1500ml(合并尿道损伤:2000～4000ml)。

(2)股骨骨折:闭合型 500～1000ml,开放型 1000～2000ml。

(3)胫腓骨骨折:500～1000ml。

（4）肱骨骨折闭合型：300～500ml，开放型500～1000ml。

（5）胸部创伤：100～4000ml。

（6）腹部创伤：1000～5000ml。

2. 根据生命体征对出血量的估计

（1）生命体征稳定或仅有轻度脉率增快，失血量<血容量的15%（约800ml）。

（2）心率100～120次/分，脉压<4kPa（收缩压约12kPa），尿量30～60ml/h。失血量为20%～25%（1000～1250ml），为轻度休克。

（3）心率>120次/分，收缩压8～12kPa，尿量<30ml/h，毛细血管再充盈时间>3秒。失血量为30%～35%（1500～1750ml），为中度休克。

（4）心率<55次/分，收缩压<8kPa，无尿，明显意识障碍。失血量>40%（2000ml），为重度休克。

（四）恢复有效血容量的方法

抢救期间，伤员一般应平卧或将下肢抬高30°（休克体位），但忌用头低位，尤其是怀疑颅脑损伤者，以免增加颅内出血及影响呼吸功能。伤员要予以保温。特殊条件下，可使用抗休克裤，约相当增加血容量800ml。当然恢复血容量最重要、最根本的方法是补充液体（包括血液）。对确定没有消化道损伤的伤员可给予含盐饮料，少量多次饮用，但在现场通常难以判断有无消化道损伤及创伤后消化道并发症。故除非在特殊情况下，一般不提倡口服补液，而应力争实施静脉输注。这在医疗力量前伸的现场急救中有可能实现。即使在现场无此条件，抢救人员仍必须牢记"静脉输液实施越早，效果越好"这一重要观念。

（五）静脉输液的原则

传统抢救创伤失血性休克的治疗原则是尽快、尽早经静脉补充大量液体进行复苏，治疗目的是迅速恢复有效循环血量，使生命体征尽可能恢复或接近正常，并维持重要器官的血液灌流。Goris曾提出失血性休克患者的救治需要大量补液，包括晶体液、血液和其他胶体液，补液总量应超过失血量的50%～100%。但目前越来越多的报道表明，对于出血未控制的创伤失血性休克，早期休克时大量液体复苏会降低机体的凝血功能，使损伤部位已形成的血栓脱落，局部压差增大，血管保护性痉挛解除而加重出血，使患者的并发症和病死率反而增加。国外学者Owen也认为，大量补液并不能增加心脏、肝和肾等器官的血流灌注，大量补液被认为是不明智的。国内学者钟刚的研究也发现，输液量的多少并不能显著改变患者的预后。

因此，人们提出了限制性液体复苏的概念。限制性液体复苏是近年来研究的一个热点，即在应用手术控制出血前，审慎地实施低血压措施，以减少内出血。其目的是寻求一个复苏平衡点，既可以通过液体复苏适当地恢复组织器官的血流灌注，又不至于过多地扰乱机体的代偿机制和内环境。动物实验证明，限制性液体复苏更能改善出血未控制的创伤失血性休克的预后。吴恒义等提出，可通过休克指数（S）来调节输液速度，S＝脉搏（次/分）/收缩压（SBP）。

高渗溶液在休克复苏中的作用也已得到人们的肯定。国内亦有早期使用高渗盐水进行复苏取得较好疗效的报道。高渗溶液是指高渗氯化钠溶液（HS）及HS与胶体液配伍使用的溶液。动物实验及临床研究都证明，高渗溶液使回心血量增加，血黏度下降，可以扩充血容量,改善休克时的血流动力学,加强心脏功能,减轻组织水肿,增加尿量,降低颅内压,改善脑、肺、肾等器官功能。HS 若浓度过高,用量过大,可引起高氯性酸中毒及低钾血症。目前提倡小剂量疗法,对于严重低血容量状态,可按 4ml/kg 输入 7.2%~7.5% 的 HS 进行复苏,并注意有无继发出血等。

五、心泵功能支持

(一)创伤后心泵功能障碍的原因

1. 心脏疾患 伤前有心脏疾患,心泵潜力不足的患者,对创伤耐受力差。

2. 心脏挫伤 胸部创伤造成的心肌损害可造成心缩无力及心律失常。

3. 心脏压塞 心包腔正常容量 10~20ml,当胸部外伤致心包腔内急性积血达 100ml(临界容量),可出现急性心脏压塞表现,心泵功能迅速出现障碍、衰竭,直至死亡。

4. 纵隔移位 由于血胸、气胸,胸腔开放伤、浮动胸壁等导致纵隔移位或摆动,可严重影响心脏功能。

5. 支配心脏神经损伤 如颈髓损伤、伤及心脏交感神经等,可造成心缩无力及心律失常。

(二)心泵功能障碍的临床表现

创伤急救中,完成了呼吸功能的维护及血容量补充后,伤员临床症状无明显好转或好转后又趋于恶化,应注意有无心泵功能不良的情况。其一般表现为脉搏细弱或奇脉、颈静脉怒张、缺氧发绀、心尖搏动减弱、心音低钝遥远、心包摩擦音等。

(三)心泵功能障碍的处理

心泵功能障碍的现场急救中,一部分依赖于上述呼吸功能的维持、血容量的恢复等措施,还有一部分措施在现场通常无条件实现。因此,急救现场专门对心泵功能障碍的处理措施一般只有心脏按压术和少数情况下的心脏压塞的处理。但为了对此有全面的认识,以下仍简要系统说明。

1. 病因治疗

(1)心脏压塞的处理:心包穿刺(pericardiocentesis)既是对心脏压塞的诊断方法,又是治疗措施。常用穿刺方法有下列两种:①心前区穿刺,于左第 5、第 6 肋间隙心浊音界内侧进针,向后、向内指向脊柱方向刺入心包腔。穿刺针尖入皮下后,助手将注射器与穿刺针后的橡胶管相连接,并抽吸成负压,当穿刺针入心包腔后,胶管内立即充满液体,此时即停止进针,以免触及心肌或损伤冠状动脉。②胸骨下穿刺,于胸骨剑突与左第 7 肋软骨交界处之下作穿刺点,穿刺方向与腹壁成 45°,针刺向上、后,稍向左而入心包腔的后下部。其余操作同上。有条件可在超声指导下进行。

(2)纵隔移位:摆动及血容量不足等病因的处理见前述。

2. 减轻心脏负荷,改善心肌功能 应尽量保证伤员安静平卧。通过药物(如血管扩张药),减轻心脏的前后负荷。

(1)血管扩张药:常用的有多巴胺、酚妥拉明、异丙肾上腺素、山莨菪碱等,本节仅简述多巴胺及酚妥拉明的作用机制及用法用量。

1)多巴胺(dopamine):又名3-羟酪胺、儿茶酚乙胺。具有α及β受体双重作用的兴奋剂。多巴胺可增强心脏收缩力,增加心排血量,但对心率无明显影响,对周围血管有轻度收缩作用,使动脉压升高,冠状动脉扩张,心肌血流量增加,心肌功能提高,肾血管扩张,血流量加大,提示肾小球的滤过率、尿量增加有改善肾功能的作用。

2)酚妥拉明(phentolamine):为一种α受体阻断药,有对抗肾上腺素与去甲肾上腺素的作用,能降低血管阻力,增加周围血容量,扩张小动脉及毛细血管,增加组织灌注量,改善微循环,并能改善心肌功能,增加心输出量。

(2)吗啡受体拮抗药:盐酸纳洛酮(naloxone hydrochloride),为特异性吗啡受体拮抗药。

1)作用机制:休克对机体是一种严重的应激,当机体应激时,下丘脑释放因子促使腺垂体释放 ACTH 和β-内啡肽,内啡肽抑制 PG(特别是 PGE)和儿茶酚胺的心血管效应,构成了病理生理的重要环节。纳洛酮可有效地拮抗内源性吗啡样物质介导的各种效应。因此,使用纳洛酮可拮抗β-内啡肽的影响,重建 PG 和儿茶酚胺的循环控制,逆转多种原因(中毒性、失血性、过敏性和心源性)所致休克的发生率和病死率。使用安全,副作用小,故纳洛酮的应用将为休克的治疗提供一种新的药物。

2)当患者处于低灌流状态或不易建立适当的静脉通路时,可经肌内或皮下给药(以无低血压存在为前提)。而严重低血压可使上述一般路径不能发挥作用。此时,应考虑经舌下或气管内给药,临床证实是迅速、有效的。

(3)碱性药物:休克的乏氧代谢必然导致代谢性酸中毒,酸中毒又可加重休克,因此,用碱性药物纠正酸血症已成为抗休克的主要措施之一。休克时 pH 不一定降低,不应常规应用碱性药物,而应连续进行血气分析指导治疗。现代抢救休克中使用碱性药物的原则是宁酸勿碱。在保证有效通气的前提下,最初 $1mmol/(L \cdot kg)$,按 60kg 体重计算,可给 5% $NaHCO_3$ 80ml。因 5% $NaHCO_3$ 的 pH 为 8.6,可直接供应碳酸氢根(HCO_3^-)增加机体碱储,为纠正代谢性酸中毒的首选药物。

3. 恢复内环境平稳 因创伤常导致体内环境紊乱,体内环境的紊乱对心泵功能有明显不良影响,故应注意纠正缺氧、酸碱失衡、电解质(尤其是钾、钙离子)紊乱等。

4. 心肺脑复苏术 详见相关专业书籍。

六、包   扎

创面的包扎是现场急救的重要步骤。其所用材料最好是无菌的急救包(内有覆盖创面的棉垫和绑扎布带)、三角巾、四头带、腹带、胸带和绷带等制式医用敷料。但大多数情况下,急救现场无此类敷料,为了尽快覆盖创面,必须就地取材,寻找相对干净的毛巾、衣物等材料,将其折叠或角上扎布带,以代替制式敷料。

(一) 现场急救中包扎的目的

(1)保护伤口和创面,免受继发性损伤,减少疼痛。

(2)防止伤口和创面的进一步污染。

(3)加压包扎是止血的重要手段。

（4）相对固定骨、关节创伤。

（二）现场包扎的一般原则

（1）接触创面的里层敷料应选用相对最干净的材料。

（2）包扎范围应超出创面边缘 5 ~ 10cm。

（3）包扎时勿用手接触创面，动作要轻柔，特别对骨折伤员不可造成继发性损伤。

（4）包扎的松紧度要适宜，既保证敷料固定牢靠，有效地加压止血，又不影响肢体血液循环。

（5）在血管和神经表浅或集中的部位要有足够厚的衬垫，以免压伤。如腋窝、肘窝、腘窝及腓骨小头处；皮肤直接相接触处也应衬垫隔开，如指（趾）间。

（6）加压缠绕绷带时，应由肢体远端向近端实施加压。

（三）各部位创伤包扎注意事项

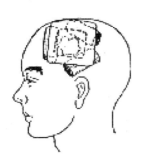

图 1-7-4-1　头颅部伤口敷料的包扎

（1）头颅部：先用敷料或布类做成一大于创面的圆环放在伤口周围（图 1-7-4-1），或用凹形物（如碗、勺）扣住伤口（注意保护物不要接触外露脑组织），以免包扎时伤及外露脑组织或颅骨骨折片被压入颅内。不应人为还纳外露组织。

（2）颌面部，先将移位组织复位，再加压包扎，注意包扎前保持呼吸道通畅，包扎后口、鼻必须外露，便于伤员呼吸和抢救人员观察。

（3）颈部大血管出血时，不能直接加压包扎，而应应用对侧上肢做支架横形加压包扎。

（4）胸部创伤伴肋骨骨折或气胸的包扎处理见上述。现场无适当物品时，可将伤员侧卧在伤侧。

（5）腹部创伤的包扎，对有内脏外露者，应采用类似上述脑组织外露处理方法。

（6）四肢创伤中，对外露骨折不应还纳，如包扎过程中自行还纳，应向伤员及后期抢救医务人员交待或在伤票上注明。对挤压伤肢体不要包扎过紧，以免肢体肿胀导致血供障碍，同时伤肢要制动，包扎后肢端尽量外露，便于对其血供的观察。

（四）包扎方法

虽然各部位创伤的包扎方法有相对的模式，但由于现场急救时间急迫，条件复杂，特别是常常没有所需的制式敷料，因此，对包扎方法难以严格要求，只要达到包扎的目的，符合原则即可。以下仅以绷带为例，简要说明包扎方法。

1. 环形法　将绷带作环形缠绕，第 1 圈环绕时，绷带末端稍斜出环圈范围，第 2、3 圈环绕后，将第 1 圈斜出部分压于环形圈内，缠好后尾端撕成两头打结或用胶布固定。此法常用于头颅、胸、腹和四肢等部位。

2. 螺旋形法　先按环形法缠绕数圈固定，随之上缠每圈盖下圈的 1/3 ~ 2/3 成螺旋状，粗细相差不多的柱状部位常用此方法。若上下粗细相差明显，当绕至渐粗处每圈可将绷带反折一下,盖住前圈的 1/3 ~ 2/3。

3. "8"字缠绕法 在关节弯曲部位,将绷带跨越关节上、下来回缠绕成"8"字形,如在肘、腕、膝、踝部。在肩关节处绷带可绕过对侧腋窝和胸部,在髋关节处绷带应绕过对侧腰部,呈大"8"字形缠绕。另外,双肩通过腋窝向后的"8"字形绷带缠绕可用于锁骨骨折的固定。

4. 双绷带垂直加压法 在颅顶、肢端(肢体残端)等身体端部的绷带包扎(特别是加压包扎)时,可用两卷绷带互相加压呈垂直形缠绕。首先用环形法在身体端部四周横形缠绕固定,而后用另一卷绷带跨越身体端部创面缠绕至横形绷带略与其垂直,并被其压住,再折回缠绕,与横形绷带一起边缠边压,完全覆盖创面后,将垂直绷带折 90°。与横形绷带同做横形环绕,尾端固定。

七、骨 折 固 定

骨折发生后,不仅在搬运中可能损伤周围血管、神经,而且可能导致严重疼痛,增加出血,诱发全身性并发症。因此,凡可疑骨折者,现场均应予以妥善固定。关节损伤及严重大面积软组织伤,为避免创伤加重和减轻肿胀,也应临时固定。

(一)现场骨折判断

凡四肢伤中有环形压痛、畸形、活动障碍、假关节活动和骨摩擦感者,均提示骨折的存在。纵轴叩击痛还可帮助明确骨折部位。脊柱压痛及后凸畸形是脊柱骨折脱位的常见表现。上述临床表现不能肯定或排除时,在现场急救中均宜按骨折处理。

(二)骨折现场固定的原则和注意事项

(1)固定范围必须超过骨折的上、下两个关节。
(2)对闭合性骨折中有严重畸形者,应先行肢体纵轴牵引,大致复位后再做固定。
(3)固定应该牢固,但挤压伤部位不宜固定过紧。
(4)四肢固定时,遇有伤员诉肢端剧痛、麻木,并发现肢端苍白或青紫时,应及时松开固定物,待症状缓解再行固定。
(5)在固定物与身体(特别是身体骨突部位)和身体不同部位相互接触部位,必须衬垫棉花、纱布等柔软材料,以免压伤。

(三)骨折的现场固定方法

骨折的临时固定以石膏技术较为安全、方便和可靠,但在现场急救中常无此条件。因此,一般可就地采用木板、竹片或步枪等材料做骨折的固定。

1. 颈椎骨折 平卧于木板或担架,头、颈两侧用衣物固定(图 1-7-4-2),或用布带、毛巾兜住下颌和枕部,做临时牵引。

2. 锁骨骨折 用"8"字绷带或双纱布环绕过两肩及腋下,在背后扎紧固定。有时也可将手臂屈肘贴胸固定(图 1-7-4-3)。

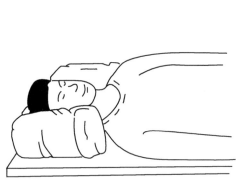
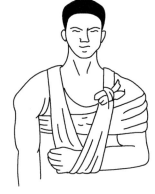

图 1-7-4-2 颈部损伤固定方法　　　　图 1-7-4-3 上臂损伤固定法

3. 肩胛骨骨折　应将手臂屈肘贴胸固定(图 1-7-4-3)。

4. 肱骨骨折　用 2～4 块木板夹住上臂,布带缠绕固定,前臂屈肘贴胸固定。无固定材料时,则将上臂紧贴胸部包扎固定(图 1-7-4-3)。

5. 尺、桡骨骨折　两块木板置前臂掌背两侧,布带缠绕固定,前臂屈肘悬吊胸前(图 1-7-4-4)。

6. 手、腕骨骨折　手内握一大布团包扎。将木板置掌侧,长度从前臂至手部,分段缠绕固定。

7. 胸腰椎骨折　仰卧或俯卧于木板(担架),身体两侧用衣物填塞固定。仰卧位时,腰下垫 10cm 的枕垫(图 1-7-4-5)。

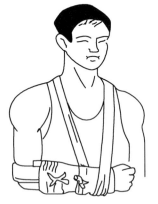
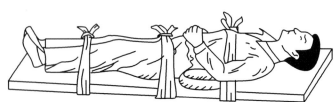

图 1-7-4-4 前臂损伤固定法　　　　图 1-7-4-5 胸腰部脊椎损伤固定方法

8. 骨盆　平卧于木板或担架,用布带围绕骨盆和双下肢捆绑或用抗休克裤、骨盆兜等材料固定。

9. 髋、股、膝部骨折　长度相当于腰到踝的木板放在患肢外侧,必要时应另以较短木板放在患肢内侧,布带分段缠绕在腰、腿和踝部(图 1-7-4-6)。若无此条件,可将患肢与健肢牢靠固定捆扎在一起。

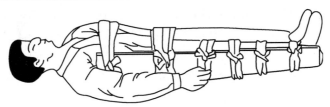

图 1-7-4-6　大腿损伤固定方法

10. 胫腓骨骨折　用 1～2 块木板,长度由大腿至足部放于小腿外侧或两侧,用布带分段捆扎(图 1-7-4-7)。无固定材料时,可将患肢分段固定在健肢上。

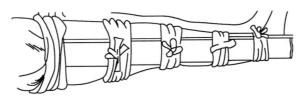

图 1-7-4-7　小腿损伤固定方法

11. 足踝骨骨折　足底垫一木板,另用木板从小腿下段跨过踝部斜向足中部置于两侧,用绷带或布带"8"字缠绕木板固定。

第五节　伤员的搬运和后送

无论在现场急救过程中或其后向医疗机构的转送时,均涉及伤员的搬运问题。随着我国近年来地震及灾难救援系统的完善和发展,以往采用木板或硬质担架搬运以及就地寻找木棍、木板、衣服、毡布、绳索等材料自制设备的时代已经过去,取而代之的是现代化的转运设备和技术。

一、地　面　车　辆

(一)标准救护车

标准救护车有各种型号,特点是不同类型车辆的设计不同。Ⅰ型救护车是常用车辆,在驾驶员和患者救护室之间没有过道;Ⅱ型救护车带篷货车;Ⅲ型救护车是大型单元车厢,驾驶室与患者治疗区有一个可走动的通道。一些单元车厢需要特殊设备为医疗提供电源。

(二)危重病救护车

危重病救护车通常是Ⅲ型救护车,但实际上是救护水平而不是物理特征决定是否为一辆危重病救护车。

二、空　中　转　运

(一)直升机

多种类型救护车用于病员的转运。根据各个区域的资源和需要及直升机的大小、速度和物理特征进行选择。目前应用的多数直升机(至少是在美国)是双擎动力型,具有较高的安全界限,因为有额外发动动力。直升机转运通常仅能转运一个患者,但当患者病情不是非常严重时,很多类型的直升机可以同时转运两个患者。根据直升机的大小和速度,直升机分不同类型,飞行速度慢的为 100～110 英里/小时(1 英里=1.609344 千米),而快的接近其两倍。

(二) 固定翼飞机

固定翼飞机与直升机不尽相同,配有一巨大的螺旋桨动力和喷射动力。再者,部分区域(或程序)的需要和资源决定飞机的选择权。总之,喷气式飞机提供平缓的飞行且速度快,更有可能在海平面上增压(尤其是在高度飞行时)。因为固定翼飞机中患者治疗的孤立性,在飞机转运前患者病情需要相对稳定。

三、转 运 问 题

(一) 移动患者

转运患者过程中,静脉导管滑脱、气管插管(ETT)导管脱出等并不常见。确切固定好各种医疗用具,慢慢精心移动患者,每种可能性都要考虑到。转移患者的过程中,每个院前救护者应该具有高度责任感,确保 ETT 导管放置的安全性。另外,气管插管患者每一次面部转动时,应再次确定 ETT 导管的位置(如检测嘴唇线)。

(二) 沟通问题

院前急救者与医院救护人员之间的沟通通常采用简单发射系统(单向的),利用超频(UHF)或很高频率(VHF)。更多的是个人技术允许 EMS 救护者通过计算机接受急件和现场信息,通过专电或医院人员以双向形式通话,也可以用对讲频率或个人手机进行。任何时候,院前急救人员应该备份共同的基本方式。

院前救护者通过手写程序和临时医嘱实施大部分医疗服务,不需要直接与医生交流。在这一系统中,通过标准过程回顾复习病例(如 CQI)。但是在某些情况下(如静脉应用阿片类药物),医疗辅助人员应该直接通过对讲机或电话经常与临床医生联系,以在线(online)医疗控制。

(三) 转运目的地的原则

严重创伤患者应直接转运到指定的 Ⅰ 或 Ⅱ 级创伤中心,在转运时间不是很充分时可绕过小的医院。国外一项研究表明,需要从当地医院再次转运到创伤中心的患者与从现场直接转运到创伤中心的患者比较,病死率增加30%。而且,对同样损伤程度的患者,第三级创伤中心死亡的危险性比第二级创伤中心低54%,比初级创伤中心低75%。

(四) 心搏骤停患者的转运

心搏骤停的创伤患者需要直接转运至最近急诊科,无论是否为指定的创伤中心。这些患者预后很差,但要保证立即应用医院资源逆转死亡病因。

四、空中转运的特殊问题

（一）现场应急分检

空中转运目前国内刚刚兴起,经验不多。本节重点介绍国外的做法和经验。现场院前人员判断的经验知识非常重要,但决定应用直升机转运可能根据以下标准做支持:

（1）损伤机制。

（2）生理变化。

（3）解剖变异。

（4）时间和后勤保障。

（二）飞行问题

1. 空间　任何飞机提供转运时,治疗空间受限是个很大的问题。实际空间(即立方英尺)和安排空间(即驾驶舱构型)对控制医疗人员进行如气管插管干预治疗有重大影响。对空中医疗救护人员来说,需要有时相应地改变治疗方式,例如,起飞前气管插管的患者如果在途中气道有明显的恶化。空中医疗救治过程中,有些干预措施是非常难以实施的(如胸部压迫)。

2. 噪声　噪声达到了足以消除可靠的听诊和监测报警的程度(如呼吸机)。飞行人员必须学会评估患者和设备监测的方法。

3. 振动　振动是飞机制论性的问题。高频率的振动已经表明可引起疲劳;但总体上来说,乘直升机(或固定翼飞机)常常可能比乘坐地面救护车更平稳。

4. 光照　飞机上的光线明显不同于正常光线充足的医院复苏室。例如,一些直升机有与飞行员驾驶室连接的(且不分隔)患者治疗室。这种情况下,医疗救护人员必须在红、蓝或昏暗光线下工作。

5. 海拔　海拔问题与低氧血症、压力容积变化、温度和湿度有关。

（1）海拔相关低氧血症:与海拔高度相关的低氧血症通常不会引起严重的问题,因为对于飞行人员来说,有氧气供应的机会。但是,这一常规例外的有两类病员如早产儿和救护队(如较高海拔时在治疗程序中的飞行队员,携带氧气面罩以预防低氧血症的症状)。

（2）周围压力和气体容积:Bolye 公式解释了周围压力与气体容积之间的反比关系,在设备(如呼吸机、主动脉球囊反搏、由于上消化道出血用于压迫止血的 Minnesota 导管)和患者(如飞行前需要预置胃管预防无意识患者的呕吐)之间起了作用。

（3）温度:高海拔与外周温度下降相关,尤其是在寒冷气候(患者在登机前可能是低体温)及多数飞机不适合的加热系统。直升机转运过程中低体温可能是一个危险因素。

（4）高度和温度:海拔和低温与湿度降低有关。这可能引起分泌物黏稠(如应用 ETT 时)。空中医疗救护人员发现有指征时,应该监测(吸引)可能发生的情况。

（5）飞机和飞行高度:直升机通常在地平面以上 500～2000 英尺(1 英尺＝0.3048 米)的高度转运伤员。因此,对多数直升机转运来说,除非转运过程发生在地平面明显很高的位置时,高度是一个相对较小的问题。另一方面,固定翼飞机在很高的高度转运,带来了飞机仓压力的问题(即突然减压的危险)。

6. 安全性 对于任何空中转运来说,安全性是首要的问题。任何时候任何情况下,如果安全存在问题,飞行员或者机组救护人员应该停止行动。空中和地面之间安全性是有差别的,因为包括医用直升机(或很少见固定翼飞机)在内的失事比地面车辆有更多和更广泛的报道。

(1)飞行前还是飞行中救治:选择医疗处置通常削弱在移动车辆中进行治疗的能力,考虑到在患者载入飞机之前因为进行某些治疗方法耽误的额外时间。有时需要决定转运前还是转运开始后进行较大的操作(如气管插管)。

(2)固定翼飞机转运:因为危重患者不能在空中评价,除了一些情况下只有使用固定翼飞机外,使用飞机转运患者比地面转运危险更小且稳定性好。

五、常见的困境

(一)"立即转运(scoop and run)"还是"就地救治再转运(stay and play)"

"立即转运"的支持者认为,EMS 的优点是将患者快速送往进行确切治疗的医院,另一方面,"就地救治再转运"就是现场进行干预治疗,给予患者更早的支持治疗。"正确"的方法实际上往往取决于患者的情况。腹部枪击伤的患者需要尽快送往医院救治,而单独成角骨折的患者可能得益于 EMS 人员,有时间给予良好的夹板固定和开始静脉镇痛治疗。

(二)现场滞留

现场滞留常见的原因包括解救脱险、现场安全或控制拥挤的需要以及病员脱离污染的需要。这类延误通过各类负责人员(如 EMS、消防员和警察)在重大创伤发生现场精心协作,可以减少到最低程度。

(三)转运到社区医院还是第三级医院治疗

创伤病员是直接转移到现场附近小的社区医院较好,还是直升机直接从现场转运到 I 级创伤中心?关于这一问题的文献报道较模糊,尽管总的建议是直接转运到 I 级创伤中心,至少对某些患者是最好的。

(陈国庭　李增春)

参 考 文 献

刘君,王杰.2010. 突发群体伤患者救治程序的探讨. 实用心脑肺血管病杂志,8(18):1156.

孙海晨,邵旦兵,王慧娟,等.2009. 批量伤员急救流程的优化. 创伤外科杂志,11(3):104-105.

孙志扬,唐伦先,刘中民,等.2006. 现代创伤救治的发展. 中华急诊医学杂志,15(7):659-661.

王一镗.2005. 急诊外科学. 第 2 版. 北京:学苑出版社,431-458.

王正国.2007. 创伤学基础与临床. 武汉:湖北科学技术出版社,332-342.

赵定麟,李增春,刘大雄,等.2008. 骨科临床诊疗手册. 上海,北京:世界图书出版公司.

赵定麟,赵杰,王义生.2007. 骨与关节损伤. 北京:科学出版社.

赵定麟.1999. 现代创伤外科学. 北京:科学出版社.

赵定麟. 2012. 现代骨科手术学. 上海:世界图书出版公司.

Dana M Soucy, Malcolm Rude, Wen Chsia, et al. 1999. The effects of varying fluid volume and rate of resuscitation during uncontrolled hemorrhage. J Trauma,46(2):209.

Hubble MW, Wilfong DA, Brown LH, et al. 2010. A meta-analysis of prehospital airway control techniques part Ⅱ: alternative airway devices and cricothyrotomy success rates. Prehosp Emerg Care,14(4):515-530.

Kristiansen T, Søreide K, Ringdal KG, et al. 2010. Trauma systems and early management of severe injuries in Scandinavia: review of the current state. Injury,41(5):444-452.

Owens TM, Watson WC, Prough DS, et al. 1995. Limiting initial resuscitation of uncontrolled hemorrhage reduces internal bleeding and subsequent volume requirements. J Trauma,39(2):200.

Roudsari BS, Nathens AB, Cameron P, et al. 2007. International comparison of prehospital trauma care systems. Injury,38(9):993-1000.

第八章　创伤患者的麻醉处理

随着工业和交通的发展,创伤患者日益增多。严重复合创伤的患者情况危急、病情严重、变化迅速、随时可能有生命危险。对某些严重创伤患者来说,手术是挽救患者生命的最有效手段,应尽早进行。此类患者由于病情严重、重要脏器功能代偿功能缺乏、生命体征不稳,而且往往没有足够的时间进行充分术前准备,通常又无法获得患者的完整病史,麻醉风险、难度高,急诊手术的麻醉死亡率比择期手术高 2~3 倍,所以说,严重创伤患者的急救处理和麻醉是一项非常有挑战性的工作。因此,对于严重创伤患者的麻醉处理,首要任务是有效的生命维持,包括紧急气道开放和循环处理措施,保护重要脏器功能;对病情严重程度进行正确与恰当的评估,应尽量选用患者能承受的麻醉方法和麻醉药物;进行必要的麻醉监测、密切观察生命体征及维护内环境稳定,积极防治相关并发症。

第一节　创伤患者的特点和麻醉前处理原则

一、创伤患者的特点

创伤患者多为伤情紧急、病情危重、伤势复杂、疼痛和应急剧烈,部分患者可能处于饱胃和(或)醉酒状态。病理生理上存在血容量减少,心、肺、肾等功能不全及内分泌功能异常变化。麻醉特点为:①麻醉耐受性差,不能耐受深麻醉;②患者不能配合麻醉;③容易发生呕吐、误吸;④麻醉药作用时间明显延长,容易发生苏醒延迟;⑤伴有不同程度的容量丢失和酸碱失衡;⑥常有呼吸循环功能不全,需要予以支持。

二、处　理　原　则

对每位伤者的处理都应遵循以下 4 条原则。

(1) 首先判断是否存在危及生命的情况,应给予立即处理,如气道不畅、呼吸抑制以及心脏压塞等循环紧急情况。这些情况应在 1~2 分钟完成。

(2) 处理上述情况同时进行抗休克处理,如开放静脉通路和输液、输血等。

(3) 以最短时间了解主要病情,目的在于发现是否同时存在多处创伤,以便处理上可分轻重缓急。

(4) 结合患者现有体征和既往病史,作出治疗建议,并与有关科室共同讨论,作出最终处理意见。

三、麻　醉　前　访　视

由于伤情紧急,有时对患者的既往史、现病史和必要的体格检查都来不及详细询问,但对尚无立即危及生命的患者,简要的询问和检查是必要的,它可以降低麻醉风险。既往史主要包括询问有无心、脑、肺、肝、肾、代谢以及职业病等病史,以便麻醉时进行必要的预防和处理。了解近期用药情况,一方面可以帮助推断疾病,另一方面可以尽量避免麻醉药与之产生的不良影响。了解伤者是否处于饱胃和醉酒状态,对防治呕吐误吸非常重要。

应在最短时间内进行必要的物理检查,包括以下几方面。

1. 是否存在呼吸困难 如有呼吸急促,应考虑有无气胸、肺挫伤、缺氧和酸中毒等。如见到吸气困难或喘鸣声,应怀疑上呼吸道梗阻的可能。

2. 意识是否清醒 颅脑外伤、重伤和伴有低血糖者,意识可以不清,应进一步判断昏迷程度。昏迷患者应检查瞳孔大小、对光反射。

3. 末梢皮肤颜色 如为苍白、发凉应考虑是否存在休克,发绀则为缺氧之症状。

4. 气管是否居中 气管移位应考虑气胸或颈部外伤的可能。

5. 心肺听诊 心脏应听诊各瓣膜区有无杂音、心音强弱以及是否规律等,这对了解心脏情况很有价值。肺部应听诊各肺叶呼吸音,注意呼吸音有无、强弱及干湿啰音,这对肺部疾病的诊断非常有帮助。

6. 了解受伤部位及对脏器的影响 可通过 X 线片、CT 片或 MRI 片,同时迅速过目血液常规检查及血气分析等。

根据上述资料,对伤情做出判断:按美国麻醉医师协会的病情分级做出麻醉分级;如有休克,应考虑处于休克的哪一期,并估计出血量;如存在意识问题,应根据 Glascow 评分进行昏迷分级;有无心肺功能不全,并进行相应分级。同时注意患者自急诊室到手术室这段期间的液体出入量,初步判断其是否平衡,有助于进一步处理。

四、麻醉前准备

手术室应随时备有可供创伤急诊患者用的手术间,以保证异常紧急手术的需要。麻醉设备和人员也应有准备,尤其是接到外科紧急手术通知后,应立即做好迎接伤员的待命状态。

伤员进入手术室后的处理流程为如下:

(1) 开放气道和给氧。

(2) 了解生命体征,包括意识、血压、脉搏、呼吸,并进行心电图、血氧饱和度的监测,必要时还需监测有创动脉血压 ABP。

(3) 开放静脉通路,进行补液和输血等抗休克处理。

(4) 记录尿量和体温。

(5) 应用血气分析仪了解酸碱平衡、血红蛋白、血细胞比容和电解质情况。

对伤情危急、大出血未得到控制的伤员应立即紧急手术,不应花费过多时间进行准备,因为此时时间就是生命,不能有一分一毫的耽搁。如有心脏穿刺伤等,应以最快速度进行麻醉和开胸止血手术,前后应在 2~3 分钟完成。

对伤情稳定的患者应进行必要的术前准备,这样可以增加手术的安全性和减少术后并发症。

第二节 麻醉方法和麻醉药物选择

创伤患者的麻醉方法选择原则:以保障生命为前提,选择相对安全的麻醉方法以满足手术需要。可根据受伤部位、手术性质、患者情况、麻醉设备和人员等情况选用局部麻醉、椎管内麻醉以及全身麻醉。值得注意的是,目前还没有一种麻醉药和方法是绝对安全的。一般是病情相对较轻的可选用区域阻滞麻醉,对此类患者麻醉选择范围较大,按一般麻醉处理即可。严重创伤患者以选择全身麻醉为宜,它可以控制呼吸,保证充分供氧,使得麻醉医生有更多的时间处理循环问题。对重症患者,不需太多的麻醉药,所需的只是充分的供氧和少量肌肉松弛药(肌松药),为减少术中知晓,可给予少量镇静药如咪达唑仑等。待病情改善后再酌情加深麻醉。

一、麻 醉 方 法

(一) 部位麻醉

部位麻醉包括局部麻醉和神经阻滞,该方法对循环和呼吸影响较小,适用于四肢、头颈部和胸腹部的体表软组织伤,患者伤情轻,清醒合作,或虽有失血,但在代偿范围内。对伤情重,或已有休克失代偿者,或伴有严重并发症如急性肾衰竭者,也宜选用部位麻醉为妥。但应加强气道和循环管理,必要时可进行清醒下气管插管。

(二) 椎管内麻醉

椎管内麻醉包括硬膜外腔和蛛网膜下腔麻醉,一般适用于中下腹部、下肢及会阴部手术。但对于存在休克、败血症、颅内高压、脊椎脊髓损伤、生命体征不稳者、不能合作以及容易发生呕吐误吸者,应禁用此类麻醉。

椎管内麻醉的优点主要在于:①较为经济;②容易转为术后镇痛;③术中患者保持清醒,有利于对神经功能和意识变化的判断;④对断指(肢)再植术患者较为有利,因为麻醉后肢体处于血管扩张状态,利于再植指(肢)存活;⑤可减少胸部伤患者在 ICU 的时间;⑥可减少老年伤者发生深静脉血栓的机会。

椎管内麻醉的缺点在于:①对低血容量者,易引起低血压;②对饱胃者易引起呕吐误吸;③需长时间手术者,患者常有不适难以配合。

(三) 全身麻醉

包括吸入麻醉、静脉麻醉、静吸复合麻醉等。全身麻醉以气管内插管全麻为首选,适用于开颅、开胸、开腹、不能合作者或合并内科疾病的患者。对于严重复合伤、休克及合并有脊椎脊髓损伤或颅脑伤者,均应选择全身麻醉,利于麻醉师对呼吸循环的管理。

1. 麻醉诱导和气管插管　麻醉诱导的重点在于控制呼吸道,对急诊手术者应按饱胃对待,防止呕吐误吸,措施如下:

(1) 防止胃管进行吸引以降低胃内压力。

(2) 诱导前可用西咪替丁。

(3) 清醒下气管插管。

(4) 选用静脉快诱导同时压迫甲状软骨,使食管闭合以减少胃内容物反流,直至气管插管完成并气囊打气。

2. 全麻维持　可选用吸入、静脉和静吸复合等方式来维持全身麻醉,结合阿片类镇痛药和肌松药的使用,注意事项与一般全麻相同。

二、麻醉药物

对于严重创伤患者,麻醉药的耐量非常小,应根据病情选择对循环影响较小的药物,并适当减量以维持诱导时的循环相对稳定;对于伤情较轻的患者,麻醉诱导和维持与一般择期手术无异。常用的全麻用药如下。

1. 硫喷妥钠 可降低脑代谢率、降低脑血流量和颅内压,适用于颅脑伤手术,因它可抑制心肌和扩张血管而对循环影响较大,故一般用于容量基本正常和循环相对稳定的患者。

2. 依托咪酯 对心血管影响较轻,能降低脑血流量、颅内压和脑代谢率,常用于休克和循环不稳定患者或伴有颅脑创伤的多发伤患者,缺点是可抑制肾上腺皮质功能。

3. 咪达唑仑 小剂量(1~2mg)咪达唑仑能提供良好的镇静、遗忘和抗焦虑作用,对心血管功能影响小。因此,小剂量咪达唑仑常用于麻醉诱导和辅助用药。

4. 氯胺酮 可致神经末梢释放去甲肾上腺素而引起血压升高和心率增快,适用于低血压或低血容量休克伤员。缺点是可增加脑血流量、颅内压和脑代谢率以及心肌氧耗,因此,不适用于颅脑外伤或伴有高血压、心肌缺血患者。可与咪达唑仑合用以减少其引起的精神症状。

5. 丙泊酚 对心肌有抑制作用,循环不稳或低血容量者应慎用。创伤患者一般要求减少用量和减慢推注速度。

6. 芬太尼和舒芬太尼 属于阿片类镇痛药,对血流动力学影响较小,常用于麻醉诱导和维持。

7. 吸入麻醉药 常用的吸入麻醉药有七氟烷、地氟烷、异氟烷、恩氟烷等。所有吸入麻醉药均可引起血管扩张和心肌抑制而导致血压下降。可引起剂量相关的脑血流量增加而导致颅内压增高,因此,对有颅内高压的患者应尽量避免使用。吸入麻醉药一般用于全麻维持,氧化亚氮有加重气胸和气颅的危险,对于急性多发伤患者通常不主张应用。

8. 肌肉松弛药 可分为去极化和非去极化肌松药。前者为琥珀胆碱,可引起高血钾、增高颅内压和眼压,一般不用于严重多发伤、颅脑伤和眼外伤患者。非去极化肌松药有溴铵类和库铵类可供选择,各有特点,对严重创伤患者,可选择阿曲库铵,它在体内代谢主要通过Hofmann消除,因此不容易蓄积,对肝、肾功能影响小。

第三节 麻醉监测

麻醉监测是麻醉医师了解患者病理生理的动态变化,明确诊断和指导治疗的重要措施,也是麻醉医师保证麻醉质量和患者围术期安全的重要手段。创伤患者根据伤情应有基本的无创监测,包括无创血压、心电图(ECG)、呼吸、氧饱和度(SpO_2)、体温及呼气末二氧化碳($P_{ET}CO_2$)等。$P_{ET}CO_2$监测结合动脉血气分析,对判断循环血容量很有帮助。对严重创伤或循环不稳定的患者,应采取有创监测,包括有创动脉血压、中心静脉压(CVP)、肺毛细血管楔压(PAWP)、心输出量(CO)、血管外肺水(extravascular lung water, EVLW)、混合静脉氧饱和度(SvO_2)、PICCO(pulse indicator continuous cardiac output)监测技术等以及尿量监测。

这些监测对创伤的严重程度判断、治疗措施的效果判断及容量管理策略的制订都是非常有帮助的。在容量治疗方面，PICCO 和 EVLW 等参数监测比单纯 CVP 监测更有意义。上述有创监测应根据病情选择相应的项目。

广义的监测应包括以下几方面内容：

（1）基本的生理监测。

（2）全麻深度监测、神经阻滞的麻醉平面测定。

（3）麻醉机及呼吸机的参数监测。

（4）特殊监测。

一、创伤麻醉的监测原则

（1）针对病情和手术选择有效的监测项目。

（2）尽快建立相关监测。

（3）确保监测的可靠性。

二、常用监测项目

（一）血压监测

病情较轻时可选择无创血压监测，但当病情严重或伴有休克时，由于外周血管极度收缩，袖带血压计测得数值不准甚至难以测出，加之该类患者病情变化快，所以此时应选择有创动脉血压监测，常选择桡动脉穿刺测压，可以监测血压的动态变化，对于病情的变化判断非常有帮助，同时有助于随时获得动脉血进行血气分析。

（二）尿量监测

尿量的动态变化对容量治疗以及病情的判断很有价值，当每小时尿量小于 20ml 时，常提示应继续加强抗休克治疗，当补充有效血容量后，尿量会增加。当经大量补液或相关参数提示容量不缺而仍为少尿时，应考虑肾衰竭问题，需要保护和改善肾功能。

（三）CVP 和 PAWP 监测

当 CVP 和动脉压均在低值时，常提示血容量不足，需要加快补充容量。若经快速补充容量后仍显示低血压，而 CVP 升高时，应考虑心功能衰竭问题，需采取利尿和给予心肌正性肌力药物以改善心脏功能。当左心功能受损时，PAWP 和左心室舒张末期压常明显升高，两者的相关性较好。

（四）血细胞比容监测

监测血细胞比容（Hct）可了解组织供氧情况。Hct>30% 时，组织供氧良好；若<25%，应补充浓缩红细胞。

（五）血气分析

可监测通气情况和组织代谢情况，当 $PaCO_2>65mmHg$，$PaO_2 \leqslant 50mmHg$ 时，应进行气管

插管和机械通气治疗。根据血气分析可推算出肺泡-动脉血氧分压差（$AaDO_2$），该指标对评价呼吸功能较有价值。血气分析能够提示酸碱平衡情况和血电解质情况，同时能监测动脉血乳酸变化，对判断组织是否存在乏氧代谢以及了解疗效和判断预后很有价值。

（六）体温监测

休克患者的中心温度和外周温度差较大，通常需要注意保温以减少热量丢失，经治疗后温度差可减小。

第四节　创伤麻醉应重视的相关问题

由于病情紧急、大量出血等原因，伤员到达手术室前通常来不及做全面检查。因此，关注可能出现的各种问题就成了麻醉医师的责任。如经过快速补充容量后仍持续低血压的患者，应警惕是否存在胸腹腔内出血、心脏压塞、颅内血肿、酸中毒、电解质紊乱、脂肪栓塞和低体温等情况。必须经常进行血气分析，以了解酸碱平衡、电解质、血红蛋白、通气和氧供需平衡情况以及凝血功能的变化情况。创伤后因凝血功能障碍所致的病死率较高。创伤患者伴有低体温可能与暴露、休克和输入大量冷的液体和库血有关。因此，对严重创伤患者应注意保温，如提高手术室内温度、睡加温毯、输血输液加温等。低体温可致心律失常、心肌收缩力减退、凝血功能障碍以及出现寒战增加氧耗等不利情况。严重创伤患者在手术麻醉期间可发生许多严重并发症，因此，麻醉医生在围麻醉期应有意识地对可能发生的相关问题加以防治。

一、创伤伴休克患者的麻醉处理

严重创伤患者入手术室时常伴有休克，对于麻醉医师来说，应非常熟悉抗休克处理的一系列措施。对休克患者的麻醉处理有其自身的许多特点，麻醉医师的及时抗休克处理和正确的麻醉诱导管理，对严重创伤患者的成功救治非常重要。

（一）麻醉前准备

依照病情轻重缓急进行个体化处理。如急性出血性休克属于抢救性手术，尽快控制活动性出血是抢救患者的关键，不应过分强调纠正术前情况而贻误手术。麻醉医师应迅速了解患者基本病情，出血部位，估计失血量，有无饱胃情况，有无血胸、气胸等与麻醉相关的其他合并情况，尽快开始手术。术前开放快速输血通路，建立静脉通路时注意避开患者损伤部位，如可疑腹部大血管损伤时避免下肢输液。严重休克患者应同时开放两条以上输液通路，外周静脉条件不好可行中心静脉穿刺置管，输液给药的同时兼可测定 CVP。颈外静脉粗大表浅，位置相对固定，紧急情况下可用做快速输液通路。出血性休克患者在出血未得到有效控制前，不必过于积极地输血以强行将血压恢复到正常水平，因为有些患者出血过快，不可能通过输血维持正常血压。有效控制出血前维持稍低于正常的血压水平，可减少血液进一步丢失，前提是要保证重要脏器有效血供，维持功能正常。多中心回顾性研究已经表明，创伤患者术前大量输血并不能提高抢救成功率。对于休克患者应及时进行有创动脉测压，一方面可以了解血压的动态变化以便及时处理;另外,可以便于采动脉血,及时进行血气分析以了解酸碱平衡、电解质平衡、血红蛋白和血细胞比容以及血中乳酸情况。

非抢救性手术术前应详细了解患者病情及治疗经过,尤其要注意血管活性药物的使用情况,了解既往麻醉史。检查患者意识状态、呼吸循环情况。已有气管插管患者检查导管深度是否合适,导管气囊是否漏气并予妥善固定。听诊两侧呼吸音不对称时,检查有否插管过深进入右侧支气管或有气胸、血胸和肺不张。双肺底湿性啰音提示肺感染或左心力衰竭。支气管痉挛或喘息性支气管炎可发现双肺哮鸣音伴自主呼吸吸气相延长。测定患者动脉血压、脉搏、心电图和脉搏氧饱和度。麻醉医师应在了解患者术前基本情况,对并存疾患作出相应处理,争取初步纠正休克状态及作好相应抢救准备后再开始麻醉。

(二) 麻醉前用药

休克患者麻醉前用药取决于休克的程度。循环尚稳定患者的处理与常人相同,只是休克患者动脉血压常常依赖增高的交感张力维持,一旦术前用药对抗了交感张力,本来对血压、心率影响很小的苯巴比妥、麻醉性镇痛药和苯二氮䓬类药物也有可能导致循环抑制。已经合并心肺功能不全的患者,合并应用苯二氮䓬类药物和麻醉性镇痛药可以产生循环波动和呼吸抑制,引起或加重低氧血症。因此对休克患者通常减少术前药用量,或等建立静脉通路后在输液支持下应用术前药。术前已经用过镇静镇痛药物的患者应了解用量和给药时间。脑外伤和颅内压增高患者不用可能引起呼吸抑制的药物。休克患者麻醉前用药尽量通过静脉途径,低灌注状态下肌内或皮下注射药物时吸收速度受影响。原肌内注射药物改由静脉注射时,剂量亦应做相应调整。

(三) 麻醉药与麻醉方法的选择

1. 局部麻醉和神经阻滞 局部浸润和神经阻滞麻醉操作简便,对全身影响小,适用于高危休克患者,但仅限于表浅外伤清创缝合或肢体手术。上肢手术最常用臂丛神经阻滞,下肢手术可在腰丛和坐骨神经阻滞下完成手术。神经阻滞一般单次用药剂量较大,而局麻药的血药浓度与血浆白蛋白含量成反比。休克患者因大量失血和输液,多存在低蛋白血症,对局麻药耐受能力下降,易于发生局麻药中毒,要严格控制单位时间的用药剂量。

循环状态不稳定或范围大、需时长的手术,不要勉强在局麻下进行,避免术中病情加重而造成处理不便。局麻(包括神经阻滞)与全麻联合应用,使患者有可能在浅麻醉下完成手术,可显著减少麻醉药用量,减轻麻醉药对机体功能的影响,有利于保证休克患者麻醉期间循环呼吸管理,也有利于术后恢复。

2. 椎管内麻醉 在休克未纠正前禁止应用椎管内麻醉,尤其禁止应用蛛网膜下腔麻醉。无论硬膜外麻醉还是蛛网膜下腔麻醉均产生交感神经阻滞,导致的血管扩张将减少静脉回流,减少心排血量,降低外周血管阻力。交感神经阻滞范围决定于注药部位和药量。尽管在阻滞部位以上可以出现反射性血管收缩,但动脉血压仍会下降。T_4 以上高位阻滞时,心脏交感神经也被阻滞,使患者在外周血管扩张时不能产生代偿性心动过速,血压下降会更明显。处于代偿阶段的休克患者,其动脉血压在很大程度上依赖于血管收缩,椎管内麻醉使阻滞区域血管扩张,可导致严重低血压,无复苏准备可使患者出现灾难性后果。

饱胃患者下腹部以下手术,如循环功能代偿尚好,可以考虑应用硬膜外麻醉,减少全麻时胃内容物反流误吸的危险。麻醉应在血容量得到一定补充,病情初步稳定后进行。小量多次试探用药,每次用量不超过常规用量的1/2,注药后密切观察循环反应,出现血压下降或改变体位时血压下降提示血容量不足,应继续输血补液,情况紧急时先应用适量麻黄碱支持血压。严格控制麻醉平面在可满足手术需要的最低水平。麻醉平面过高,腹肌张力下降,患者不能形成有效咳嗽保护气道,仍然可能发生误吸。术中密切观察血压、心率变化,术后可保留导管以提供硬膜外镇痛。休克合并凝血功能障碍或有感染败血症患者不选用椎管内麻醉。

3. 全身麻醉

(1) 吸入麻醉:几乎所有的现代吸入麻醉药都有循环抑制作用,影响程度与吸入浓度有关。作用途径包括抑制心肌收缩力、改变外周血管张力和影响自主神经活动。吸入麻醉期间易于出现结性心律等室上性心律失常,心电图 P 波消失,处于代偿期的休克患者可因丧失心房有效收缩而导致心排血量下降,血压降低。休克患者常见的动脉低氧血症也加重吸入性麻醉药的循环抑制作用。在吸入性麻醉药中,氟烷和恩氟烷心肌抑制明显,尤其氟烷降低心排血量和心肌收缩力,同时抑制颈动脉窦压力感受器反射,不出现代偿性心率加快,更易导致低血压。此外,氟烷降低儿茶酚胺引发心律失常的阈值,休克患者内源和外源性儿茶酚胺升高,麻醉更不宜应用高浓度氟烷。异氟烷、地氟烷和七氟烷降低血压主要是由于外周血管扩张的结果。与其他吸入麻醉药相比,氧化亚氮心肌抑制作用最轻,吸入浓度 25% 有镇静作用,25%~50% 镇痛,麻醉维持浓度 30%~70%。氧化亚氮因麻醉作用较弱,常与其他药物配伍应用。但患有气胸、肠梗阻或需要高 FiO_2 的患者不宜应用。吸入麻醉药造成的低血压可通过降低吸入麻醉药的浓度,加快液体输注速度,谨慎地使用增强心肌收缩力药物或血管收缩药迅速缓解。

休克患者对麻醉药耐受能力降低,尤其低血容量状态下,皮肤和胃肠道血管收缩,心、脑等重要器官血流占心排血量的比例相对增加,少于正常用量的麻醉药即可使患者进入麻醉状态,休克患者由于低心排血量和过度换气,吸入麻醉药后肺泡浓度升高速度加快,肺泡浓度高导致血药浓度高,心功能抑制等药物的毒副作用也相应增加。由于多数吸入麻醉药的循环抑制作用是剂量依赖型,因此休克患者麻醉时倾向于小量联合应用,如氧化亚氮-氧-肌松药,辅以小量恩氟烷或异氟烷,麻醉作用相加而循环抑制减轻。更多情况是吸入麻醉药与静脉药物配伍。

(2) 静脉麻醉:氯胺酮用药后产生血压升高和心率加快,静脉注射后 3~5 分钟,心率和平均动脉血压上升 20%~25%,20 分钟后逐渐恢复到用药前水平。这一特点使氯胺酮在休克患者麻醉中占有重要地位。动物实验也表明,与氟烷等吸入性麻醉药相比,氯胺酮麻醉易于维持失血动物血压,提高休克动物的存活率。氯胺酮的循环兴奋作用是通过交感神经介导的,静脉注射后 2 分钟,血浆肾上腺素和去甲肾上腺素浓度升高,15 分钟后恢复到用药前水平。血儿茶酚胺水平变化时相与用药后血压、心率变化相吻合。氯胺酮除直接作用于中枢神经系统,导致交感介质释放外,还可抑制神经节后交感神经末梢对去甲肾上腺素的再摄取。用于感染性休克患者,氯胺酮可减少对正性肌力药的需要量。静脉诱导用量 1~2mg/kg。临床常与肌肉松弛药和小量安定类药物配伍应用,后者可减少氯胺酮副作用。离体试验表明氯胺酮对心脏有直接抑制作用,在内源性儿茶酚胺储备减少或交感神经系统代偿能力下降的危重患者,用药后偶可表现为血压下降和心排血量减少。在出血性休克动物实验中,氯胺酮麻醉在维持动脉血压的同时,动脉血乳酸浓度明显升高,提示氯胺酮维持动脉血压并未改善总体组织低灌注状态,甚至要以牺牲组织灌注为代价。

依托咪酯对循环影响小,不降低心肌收缩力也不阻断交感反应,适用于并存低血容量和循环状态不稳定的休克患者,由于降低脑代谢和脑血流,尤其适用于合并颅脑损伤的休克患者。诱导用量 0.2 ~ 0.4mg/kg,静脉注射后一个臂-脑循环时间即可入睡,心率和心排血量基本不变,由于外周阻力降低,平均动脉血压稍有下降(<15%)。但随诱导剂量加大,动脉血压下降会更明显,因此在循环血量严重不足患者应用依托咪酯亦应谨慎。和其他静脉麻醉药一样,依托咪酯无镇痛作用,气管插管等强刺激时会发生血压升高反应,诱导前 2 ~ 5 分钟静脉注射芬太尼 0.05 ~ 0.1mg 或与氧化亚氮联合应用,可减轻插管应激反应。依托咪酯用药后偶发一过性肾上腺皮质功能抑制,可通过补充外源性激素治疗。

苯二氮䓬类药物具有减轻焦虑和遗忘的作用,常与镇痛药联合应用于休克患者麻醉诱导和维持。地西泮单次用量在 0.3mg/kg 以下对循环功能影响轻微。用量 0.5 ~ 1mg/kg 时动脉血压、心排血量和外周血管阻力下降 10% ~ 20%,与正常睡眠时相仿。但对压力感受器介导的心率加快反应有一定抑制作用,可能会影响休克患者对低血容量的正常代偿。氧化亚氮不增加地西泮的循环抑制作用,与后者同时应用可提供镇痛并强化镇静,避免患者术中恢复意识。劳拉西泮对低血容量患者的血流动力学无明显影响,不加重失血性休克患者的心血管紊乱,循环稳定性优于地西泮,但作用开始慢且维持时间长,难以满足休克患者麻醉诱导的要求。咪达唑仑是目前麻醉中最常应用的苯二氮䓬类药物,0.2mg/kg 静脉注射后出现血压下降、心率加快,血流动力学影响与硫喷妥钠 3mg/kg 静脉注射相当。心排血量不变,提示血压下降是由于外周阻力降低的结果。麻醉诱导剂量 0.1 ~ 0.2mg/kg 静脉注射,诱导前应基本纠正低血容量状态,危重患者减小用量。咪达唑仑蛋白结合率高,在休克合并低蛋白血症时(如大量液体复苏后)其作用强度和时间也明显增加。由于遗忘作用突出,维持较浅麻醉时小量应用咪达唑仑,可避免患者术后对术中过程的不良回忆。

麻醉性镇痛药中以芬太尼对循环影响最小,不抑制心肌功能,也无组胺释放作用。50μg/kg 静脉注射后血压、心率和心排血量无明显变化。一般 1 ~ 2μg/kg 用于提供镇痛,2 ~ 20μg/kg 与吸入性麻醉药联合用于阻断气管插管和手术应激反应,50μg/kg 也可单独用于手术麻醉。缺点是术中有时镇静程度不足,不能完全阻断对手术刺激的交感反应,术后需要机械通气。目前倾向于应用中等剂量(20 ~ 30μg/kg)芬太尼与低浓度吸入性麻醉药或小剂量苯二氮䓬类药物联合用于循环欠稳定患者的手术麻醉。但有地西泮与大剂量芬太尼联合用于低血容量患者导致动脉血压和外周血管阻力明显下降的报道,临床应予警惕。

休克患者静脉麻醉耐量减少,除低蛋白血症使血浆游离药物浓度增加外,血管内容量相对减少也使血药浓度易于升高。因此,安全处理休克患者麻醉的关键是,无论选择何种药物,均应小量分次用药,依据患者反应决定用药总量。

(3)肌松药:休克患者全麻期间应用肌松药可使手术在较浅麻醉下进行。很多休克患者病情紧急,全麻诱导希望尽快完成气管插管,控制气道。琥珀胆碱仍然是目前显效最快的肌松药,1 ~ 2mg/kg 静脉注射,1 分钟内即可提供满意肌松,对循环影响轻微,是休克患者快速诱导插管的常用药物。琥珀胆碱重复用药或与氟烷联合使用可导致心律失常,在大范围软组织损伤、严重烧伤和截瘫患者,可因严重高血钾导致心搏骤停。还可因肌颤增加腹内压而增加呕吐误吸危险。非去极化肌松药种类很多,可根据临床要求选择应用。米库氯铵作用快,维持时间短,适用于快速诱导插管。中短效药物维库溴铵循环稳定,但与大剂量芬太尼联合应用时可发生心动过缓,需静脉注射阿托品对抗。阿曲库铵不依赖肝、肾代谢,无药物蓄积危险,用量大或注射速度快时与米库氯铵有相似的组胺释放作用,容易引起血压下降。顺阿曲库铵在保留阿曲库铵代谢优点同时避免了组胺释放作用。中长效药物中,泮库溴铵用药后心率增快,可对抗芬太尼的心率减慢作用,罗库溴铵和哌库溴铵在临床用量时不阻断交感神经节,无组胺释放作用,都可用于休克患者。

休克患者由于全身低灌注状态和肝、肾功能减退而影响药物代谢速度,肌松药作用时间延长,患者耐量减小,应用肌松药应适当减量。循环处于代偿边缘的患者应用肌松药有可能导致血压下降,用药前后要注意观察。休克患者全麻期间,在积极补充血容量、改善循环状态的同时应给予足够麻醉深度,避免过分依赖肌松药。

二、颅脑创伤伴颅内高压患者的麻醉处理

近年来随着交通工具的飞速发展,急性颅脑损伤非常多见,再加上心、脑血管疾病发病的上升趋势,脑出血患者亦越来越多。及时处理好颅脑损伤,与降低病死率和伤残率有极大关系。在颅脑损伤救治中,手术是关键性措施之一,而正确的麻醉处理,尤其是对颅内压的良好控制,不仅为手术创造了条件,其本身也是颅脑损伤处理的重要组成部分。

在急性颅脑损伤中,除脑挫裂伤外,颅脑损伤的早期病理改变主要是脑水肿。而由于中枢性呼吸抑制和颅内压增高,可引起脑缺氧,又可形成脑细胞内水肿、颅内压急剧升高,以致形成恶性循环。而麻醉手术过程中如引起颅内压进一步升高,有可能使颅内已经存在的相对轻微的脑受压,变成威胁脑干、使神经元达到不能恢复的程度,也可能因颅内淤血使暂时凝结的松散血栓脱落而造成颅内出血,进一步压迫已经受损害的脑组织。所以从麻醉角度看,急性严重颅脑损伤患者的麻醉处理,比其他任何神经外科患者的麻醉处理都具有危险性。因此,颅脑损伤的麻醉处理,除要求达到良好镇痛,维持生命体征平稳和减少不良反应外,尤应注意防止加剧颅内压升高,以求术中维持较低的颅内压水平,这样才能有利于提高患者的抢救成功率,减少术后伤残率。

如何防止颅内压升高和处理颅内压

1. 麻醉药物的选择　选用不引起颅内压升高的药物,如异丙酚可有效降低颅内压、脑代谢和脑血流,利于保持满意的脑灌注;依托咪酯对脑代谢率与脑血流量的影响与巴比妥钠类药物相似,并伴有对脑电图的相应抑制。依托咪酯在脑外伤患者亦能降低其颅内压而不降低脑血流灌注压,此药对心血管系统毒性低、影响小,对呼吸系统无明显抑制,适用于高危患者。芬太尼对脑代谢影响轻微,心血管功能易于稳定;咪达唑仑有镇静和扩张冠状血管作用;而氯胺酮和琥珀胆碱都有升高颅内压的作用,故一般不宜选用。而吸入全麻药都可增高脑血流量和降低脑氧耗率($CMRO_2$),有不同程度升高颅内压的作用。因此,对于颅脑外伤患者,目前一般不主张单独采用吸入麻醉,应首选全凭静脉麻醉或采用静吸复合麻醉。

2. 适当的麻醉深度　掌握好气管插管、切皮、钻颅骨、锯骨瓣、切脑膜这几个环节加深麻醉,避免围术期屏气、呛咳、充分供氧、加强通气等,均可防止颅内压升高。

3. 及早使用脱水利尿药　甘露醇用于严重脑外伤患者可明显降低颅内压,增加脑灌注

压,但不能使 SvO_2 和脑组织氧分压($PtiO_2$)增加。一些研究主张采用小剂量甘露醇(0.25mg/kg)控制颅内压,按需可重复同样剂量。对大多数成年颅脑损伤患者,不论有无颅内高压,也不管脑血流量的原有水平,甘露醇均可减少血液黏滞性和增加脑血流量,此特性对多数严重颅脑损伤早期的脑血流量下降是有利的。甘露醇和呋塞米交替使用,先用甘露醇减轻脑水肿,一旦因血-脑屏障破坏甘露醇渗出血管外而不能减轻脑水肿时,可加大呋塞米的用量;祥利尿药如呋塞米和依他尼酸,可减少脑脊液生成及改善细胞转运水的能力,从而产生减轻脑水肿的作用。呋塞米降低颅内压的作用不如甘露醇,但具有协同效果,单独使用甘露醇剂量可达 0.6～1.0mg/kg,如果与呋塞米合用,甘露醇剂量可按 0.3～0.4mg/kg 用药。依他尼酸可减轻神经胶质水肿,但血浆渗透压超过 320mOsm/kg H_2O 时容易引起肾衰竭,严重脱水者可引起颅内压反跳性升高。

4. 及时处理呼吸功能障碍　颅脑损伤的患者,因昏迷时下颌松弛舌后坠或分泌物多,大多合并呼吸道梗阻,麻醉方法选择全静脉气管内麻醉或静吸复合气管内麻醉,保持呼吸道通畅,适度通气对脑血流量具有重要的调节作用。据文献报道,将 $P_{ET}CO_2$ 调整在 32～35mmHg,$PaCO_2$ 降至 25～30mmHg 时控制颅内压的效果最好,脑缺血的危险性最小。

5. 选择妥善舒适的体位　一般取头高足低位 5°～10°,以利于静脉回流,可使颅内压下降 15%～20%。

6. 保持稳定的循环功能,正确掌握输血补液　因颅脑外伤患者术前多数已使用脱水药,手术中失血失液量较大,因此较容易出现血容量不足。一般全血和血浆可以补充血容量,不增加细胞外液,不增加颅内压,应适时补充,避免过多补充晶体液。不用或少用葡萄糖液,以避免高血糖症。

7. 糖皮质激素的应用　肾上腺皮质激素稳定细胞膜,恢复血-脑屏障完整性,改善毛细血管通透性,使病变区周围血流增加,正常区脑血流和颅内压降低。地塞米松用于术前或麻醉诱导,不仅有助于降低颅内压,恢复破坏的血-脑屏障,减轻脑水肿,还可直接促进神经元功能的修复,改善神经外科手术患者的预后。故宜早期使用。

8. 把握好气管导管拔除时机　术毕拔除气管内导管,需根据病情而定。拔管前避免因吸痰、拔管等刺激引起血压升高和心率过快,后者有可能诱发术后脑内继发性出血,可适当给予药物抑制拔管反应。对血压过高者宜用降血压药物、心率过快者应用艾司洛尔等以降低血压和控制心率。对术后仍昏迷者宜带气管导管回 ICU 继续呼吸支持治疗。有明显误吸者,宜尽早施行气管切开术以保持气道通畅。

三、颈椎骨折伴脊髓伤患者的气道处理

对颈椎损伤患者的气道处理一直是个棘手问题,到目前为止仍无权威性和可行性的方案。不过,美国创伤学会提出的对颈椎损伤患者的生命支持(advanced trauma life support,ATLS)方案可供临床医师参考。

(1)无自主呼吸又未行 X 线检查者,如施行经口插管失败,应改行气管切开。

(2)有自主呼吸,经 X 线排除颈椎损伤者可采用经口插管,如有颈椎损伤,应施行经鼻盲探插管,若不成功再行经口插管或气管切开。

(3)虽有自主呼吸,但无时间行 X 线检查时施行经鼻盲探插管,若不成功再行经口插管或气管切开。

麻醉医师应意识到气道处理与颈椎进一步损伤有密切的关系,并采用麻醉医师最为娴熟的插管技术,具体患者具体对待,把不应行气管插管而带来副损伤或使病变加重作为指导原则,必要时可借助可视喉镜、纤维支气管镜或简易纤维支气管镜引导插管。颈椎制动是治疗可疑颈椎损伤的首要问题,因此,任何操作时均应保持颈椎处于相对固定的脊柱轴线位置。

(一)各种气道处理方法对颈椎损伤的影响

常用的气管插管方法有:直接喉镜经口或经鼻盲探,可视喉镜经口或经鼻及纤维支气管镜引导插管等方法。其他插管方法,如逆行插管、环甲膜切开插管及 Bullard 喉镜下插管等目前仍较少应用。

1. 经口插管 颈椎损伤多发生在 $C_3 \sim C_7$,而取标准喉镜插管体位时,可引起颈椎的曲度改变,其中尤以 $C_3 \sim C_4$ 的改变为最明显。因此,该插管方式有可能因操作时颈椎曲度改变而加重损伤。采用直接喉镜经口气管插管时造成颈髓进一步损伤的可能性较大,但采用可视喉镜经口插管对颈部的屈伸活动明显减小,可显著降低因插管而造成颈髓进一步损伤的可能性。

2. 经鼻盲探气管插管 虽然施行经鼻盲探插管可以明显减小颈部屈伸运动,但对存在自主呼吸的颈椎损伤患者,仍无有力证据表明采用这种插管技术是安全的,原因如下:

(1)插管时间较长。

(2)若表面麻醉不充分,患者在插管过程中常有呛咳,从而导致颈椎活动,可加重脊髓损伤。

(3)易造成咽喉部黏膜损伤和呕吐误吸而致气道更加不畅。

(4)插管时心血管反应较大,易出现心血管意外情况。

鉴于上述情况加上插管喉镜的改进,目前已经很少采用该种插管方法。术前访视患者,发现插管条件不理想时,应准备好可视喉镜或纤维支气管镜以便帮助插管。

3. 可视喉镜插管 随着气管插管喉镜的改进,目前可视喉镜插管术已经在临床上普遍开展。可视喉镜是镜片上带有光源和视频摄像头的与口咽部弯曲弧度接近的塑料镜片,有的塑料镜片是套在金属内芯外的,一次性使用;有的是直接成型的,每次用过后进行消毒后再用。喉镜尾部带有视屏装置,可将前部摄像头录得的咽喉部视频信息显示在屏幕上,包括气管导管头端,以便于将导管头端送入声门。关键是气管导管的塑形与喉镜片弧度要接近。可视喉镜也可用于经鼻气管插管,此时气管导管要求带可塑型的管芯。

4. 纤维支气管镜引导下插管 纤维支气管镜是一种可弯曲的细管,远端带有光源,操作者可通过光源看到远端的情况,并可调节方向,使其能顺利通过声门。与气管插管同时使用时,先将气管导管套在纤维支气管镜外面,再将纤维支气管镜经鼻插至咽喉部,调节光源使其通过声门,然后再将气管导管顺着纤维支气管镜送入气管内。纤维支气管镜插管与经鼻盲探插管比较,具有试插次数明显减少,完成插管迅速,可保持头颈部固定不动,并发症少等优点。纤维支气管镜插管的成功率几乎可达100%,比经鼻盲探明显增高,且插管时的咳嗽、躁动发生率低。其关键在于充分的表面麻醉以减少插管时呛咳反应。目前已出现专门用于气管插管的简易纤维支气管镜。

（二）颈椎骨折伴颈髓损伤患者气管插管方式的选择

如上所述，为了减少或避免气管插管造成的再损伤，选用何种插管方法是比较困难的，但有一点是肯定的，有条件者首选纤维支气管镜引导下插管；其次，根据患者的插管条件，可选择直接快诱导可视喉镜插管或充分表面麻醉下行经鼻盲探插管（保持患者清醒和自主呼吸），但应尽量使头部保持在中轴位，最好有人帮助固定颈椎。若属困难插管，千万别勉强，可借助纤维支气管镜辅助插管或行气管切开。

四、急性肾衰竭

急性肾衰竭（ARF）是指由各种原因引起的肾功能急剧损害，产生水钠潴留、氮质血症、电解质及酸碱平衡紊乱等急性尿毒症的临床综合征。如治疗及时，多数患者能够逆转和恢复。据报道，创伤后 ARF 的发生率为 0.1%～8.4%。

ARF 的病理生理复杂，受多种因素影响。对于创伤患者来说，容量不足和低血压所致的局部肾缺血、肾毒性药物应用以及败血症等是引起 ARF 的主要原因。

（一）病因

严重创伤患者 ARF 均为肾前性急性肾衰竭，继发于休克、失血、循环衰竭、异型输血、严重感染、严重脱水及严重过敏反应等，临床表现为少尿型。

（1）创伤后 ARF 是一种严重并发症，病死率较高。

（2）烧伤所致的 ARF 通常是由于低血容量、蛋白质严重分解代谢、炎症介质释放以及败血症等因素共同所致，败血症在其中起重要作用。

（3）挤压伤和创伤性横纹肌溶解可致 ARF。

（4）腹腔间隔室综合征（ACS），有报道腹腔压力升高不超过 25mmHg 也可以引起器官功能不全，通常认为腹部灌注压与腹内压的差值可以较准确判断可能发生的并发症。肾是最早受腹内高压影响的脏器之一。ACS 可增加脏器实质的压力，减少隔内的静脉回流，从而减少动脉灌注。ACS 已被看做创伤患者发病和死亡的一个重要因素，它可能由腹腔内和（或）腹膜后出血、大容量输血补液及腹膜后腔、腹膜腔、肠管和腹壁内形成的液体第三间隙所引起，梗阻所致的肠管扩张也是一个因素，约 30% 严重创伤患者在剖腹术后出现 ACS，引起尿中醛固酮外溢和肾素、肾上腺素水平升高，导致肾动脉血流量和肾小球滤过率下降。若腹内压不能及时降低，可诱发 ARF。

危重创伤患者出现多脏器功能衰竭后，全部发生 ARF。有研究表明：年龄大于 65 岁，有充血性心力衰竭、肝硬化等病史，伴发感染、呼吸衰竭等是导致 ARF 和死亡的先兆。

（二）诊断

尿的生成依赖于血管内容量和心血管功能。肾外因素，如蛋白质分解代谢率、氮的摄入及胃肠道出血等因素可显著影响尿素的水平。而肌肉的发达程度、性别、挤压伤、横纹肌溶解和烧伤等因素则影响肌酐的生成。由于肌酐的清除率变化较慢，与肾小球滤过率或功能性肾单位数量并不成正比，因此，目前对 ARF 的定义及严重程度分级尚缺乏统一标准。Bellomo 等人根据尿量和血中肌酐水平将其分为:正常、急性肾损伤、ARF 和重症 ARF 4 级。急性肾衰竭的前驱症状可经历数小时甚至 1～2 天,然后出现典型的肾衰竭表现。临床上 ARF 以少尿型为多见,可分为少尿期、多尿期和恢复期。

1. 少尿期　成人尿量少于 400ml/d,完全无尿者少见,尿比重低于 1.015,尿渗透浓度低于 350mmol/L,尿中常有红细胞和各种管型。常有水中毒、高钾血症、高磷血症、低钙血症和代谢性酸中毒。由于蛋白质分解代谢增强而且其代谢产物不能顺利排出,故表现为血中尿素和肌酐增高等氮质血症现象。少尿期可短至几小时,一般为 1～2 周,然后转为多尿期。

2. 多尿期　尿量大于 1000ml/d,随着尿量增多,以上少尿期的各种异常可以随之消退,转为正常。如不及时补充水分和电解质等,患者可发生脱水、低钾血症、低钠血症等。多尿期一般持续 1～3 周。

3. 恢复期　此期患者尿量、血中尿素氮含量基本恢复正常,水、电解质及酸碱平衡紊乱亦逐渐消失,大多数患者 3～12 个月后恢复正常。

(三) 治疗

主要包括病因治疗和控制病程两方面。

1. 病因治疗　包括以下 4 方面:①及时纠正低血容量、改善微循环;②解除肾血管痉挛,可用小剂量多巴胺、酚妥拉明或罂粟碱等;③应用利尿药解除肾小管阻塞,可用甘露醇或呋塞米;④对有 DIC 倾向的患者及早应用小剂量肝素治疗。

值得注意的是 ARF 很少单独发生,常作为由同种病因诱发的系统器官功能不全综合征 (MODS)或者多器官功能衰竭(MOF)的一部分。心脏、血管、肺、肝、肠以及其他相关器官功能不全在加重 ARF 或影响其恢复方面起着重要作用。同样,ARF 亦可影响其他器官或系统的功能衰竭。因此,ARF 的治疗应全面考虑,如纠正或改善血流动力学、控制败血症、避免应用肾毒性药物以及治疗相关器官功能衰竭等。

2. 控制病程　主要包括:①少尿期治疗以调节体液平衡、避免高钾血症、积极防治尿毒症和代谢性酸中毒以及治疗感染等为主;②多尿期治疗以加强营养、纠正水和电解质紊乱以及防止感染为主;③恢复期治疗以加强营养、适当锻炼以促进机体早日康复为主。

五、弥散性血管内凝血

弥散性血管内凝血(DIC)是指微循环中发生广泛的血小板及(或)纤维蛋白血栓,导致血小板和其他凝血因子大量消耗,并引起纤维蛋白溶解活性亢进,可导致多脏器功能障碍和广泛严重出血的一种综合征。

(一) 病因

主要包括各种原因引起的休克、创伤、感染,大手术,血型不合的输血反应。

(二) 诊断

首先寻找是否有可能诱发 DIC 的病因存在,然后考虑临床症状是否符合,如多发出血倾向、多发性微血管栓塞的症状与体征、抗凝治疗有效以及不能以原发病解释的微循环衰竭和休克等。实验室有以下 3 项以上异常：①血小板计数低于 $100×10^9/L$ 或呈动态下降；②凝血酶原时间延长 3 秒以上，或呈动态延长；③纤维蛋白原低于 1.5g/L 或呈进行性下降；④3P 试验阳性或血清 FDP 超过 20mg/L；⑤血液中破碎红细胞比例超过 2%。

（三）治疗

祛除和控制病因是治疗 DIC 的关键。其他治疗方法有：①抗凝治疗以阻断 DIC 的进一步发展，常用肝素 1mg/kg 静脉注射，每 6 小时 1 次；②补充消耗的凝血因子，如血小板、纤维蛋白原和凝血酶原复合物等；③给予抗纤溶药氨基己酸、氨甲苯酸等；④对临床表现较轻的患者可给予双嘧达莫、阿司匹林等抗血小板药物。

六、低 体 温

对于创伤患者来说，低体温几乎是不可避免的，因为多数患者在送达手术室前已经存在低体温；同时麻醉又可进一步损害患者的体温调节机制，全身麻醉可降低体温阈值和阻止皮肤血管收缩而增加热量丢失，肌松药可抑制寒战反应（产热反应），所有这些均可使患者在麻醉期间的体温进一步下降。低体温对创伤患者的影响各有利弊。

（一）低体温的利与弊

低温可引起许多生理及代谢改变，其中有些改变对患者是有利的，如体温每降低 1℃，机体代谢率可降低约 7%，减少氧耗使得氧供需尽量接近平衡，尤其是对于心脑组织有保护作用；低温可引起四肢皮肤和肌肉血管收缩而减少血流量，使得有限的血尽量用于保证重要脏器的供应。因此，在一些心血管和神经外科手术中有意进行控制性低温，就是利用低温对心脑组织的保护作用。但低温也有其危害性，尤其是当体温低于 32℃ 以下时，可引起心律失常（期前收缩、QT 间期延长、QRS 波增宽、房室传导阻滞、房颤、室颤）、心率减慢、心肌收缩力减退、心输出量降低、体循环阻力和中心静脉压增高、缺氧性脑血管收缩；体温低于 28℃ 时可引起心律失常，低于 20℃ 时可引起室颤甚至窦性停搏；对血液学的影响有血小板功能减退、凝血酶活性降低和血液黏度增加等。低温可抑制肝药酶活性而影响药物代谢。低温可抑制低氧性肺血管收缩，致使肺内分流增加，抑制低氧性呼吸驱动并增加肺血管阻力。对肾功能的影响主要为减少肾血流和损害尿浓缩、稀释功能。此外，麻醉中低体温，患者常出现寒战，致使氧耗及 CO_2 产生增加，对有冠心病的患者将加重心肌缺血。

（二）围术期低体温的防治方法

全身麻醉或局部麻醉因其干扰了维持正体温的机制，行为反应消失，仅存在自主反应，可发生中度低温。麻醉医师应采取如下防治措施，以避免术中低温。

1. 室温调节 控制手术室内温度对减少患者的热量丢失很重要。热量丢失取决于皮肤的辐射、传导和手术穿棉的蒸发。因此，手术室内温度应控制在 21~23℃ 为宜。

2. 覆盖被褥 皮肤温度对自主体温调节起 10%~20% 的作用。保持皮肤温度可有效防治寒战，还可防止热量再分布，增加机体总的热容量。因此，覆盖一条棉被可减少约 30% 的热量丢失，使皮肤温度增加 1~2℃。

3. 气道加热与湿化 由于吸入气的加热和湿化,不到 10% 代谢所产生的热量由气道丧失,故不影响中心温度,麻醉中经气道散热变化不大而主要由切口蒸发大量热量,因此,皮肤表面保温较气体加温和湿化更为重要。临床上常用的冷凝湿化器和人工鼻能保持气道内的部分热量,但效果不如主动气道内加温和湿化。

4. 输入液体加温 输入冷晶体液或库血可使体温下降,据观察,在室温下输入 1 单位冷冻库血或 1L 冷晶体溶液可使体温下降 0.25℃ 。虽然常规将输入液或库血加温,但在保持体温稳定中所起作用不大,但大量输入时应该采用输液加温器。

5. 体表加温 手术室温度对保持患者的体温非常重要,增加手术室温度可减少人体辐射和对流,防止体温下降,但一般成人不宜超过 23℃ ,婴儿不超过 26℃ ,否则会引起工作人员的不适感。为此,简单的方法是在患者体表保温,如棉絮、毛毯、垫子、塑料床单等,由于热量的丧失与体表面积有关,一般而言,四肢保温更为重要。上述被动加温对防止体温下降有限,为 30% ~ 50% 。还可应用主动加温方法,其中红外线加温器效果一般,水循环和空压加温器较为理想,尤其后者加温效果好,迅速增加体表温度,特别适用于大手术中。水循环加温器即使温度不超过 40℃ 也能造成背部灼伤,故加温毯和患者应隔一层布,以免灼伤。

七、成人呼吸窘迫综合征

成人呼吸窘迫综合征(ARDS),其临床特征为呼吸频速和窘迫,进行性低氧血症,X 线呈现弥漫性肺泡浸润。本症与婴儿呼吸窘迫综合征颇为相似,但其病因和发病机制不尽相同,为示区别,1972 年 Ashbauth 提出成人呼吸窘迫综合征(adult respiratory distress syndrome)的命名。现在研究注意到本征亦发生于儿童,故欧美学者协同讨论达成共识,以急性(acute)代替成人(adult),称为急性呼吸窘迫综合征,缩写仍为 ARDS。

(一) 病因

1. 创伤后休克 出血性休克或感染性休克。
2. 多发性创伤 肺挫伤、颅脑外伤、烧伤、电击伤、脂肪栓塞等。
3. 创伤后感染 肺或全身性的细菌、病毒、真菌原虫等的严重感染。
4. 呕吐误吸 吸入胃液。
5. 创伤后 MOF 创伤后肝、肾功能衰竭。
6. 大量输血 大量输入库存血。
7. 创伤后 DIC 创伤激发的 DIC。

(二) 发病机制

ARDS 的病因各异,但是病理生理和临床过程基本上并不依赖于特定病因,共同基础是是肺泡-毛细血管的急性损伤。肺损伤可以是直接的,如胃酸或毒气的吸入、胸部创伤等导致内皮或上细胞物理化学性损伤。而更多见的则是间接性肺损伤。虽然肺损伤的机制迄今未完全阐明,但已经确认它是系统性炎症反应综合征的一部分。在肺泡毛细血管水平由细胞和体液介导的急性炎症反应,涉及两个主要过程,即炎症细胞的迁移与聚集,以及炎症介质的释放。它们相辅相成,作用于肺泡毛细血管膜的特定成分,从而导致通透性增高。

1. 炎症细胞的迁移与聚集 几乎所有肺内细胞都不同程度地参与 ARDS 的发病,而作为 ARDS 急性炎症最重要的效应细胞之一的则是多形核白细胞(PMNs)。正常时人肺间质中仅有少量 PMNs,约占 1.6%。在创伤、脓毒血症、急性胰腺炎、理化刺激或体外循环等情况下,由于内毒素脂多糖(LPS)、C5a、白细胞介素-8(IL-8)等因子作用,PMNs 在肺毛细血管内大量聚集,首先是附壁流动并黏附于内皮细胞,再经跨内皮移行到肺间质,然后藉肺泡上皮脱屑而移至肺泡腔。这一过程有多种黏附分子的参与和调控。PMNs 呼吸暴发和释放其产物是肺损伤的重要环节。肺泡巨噬细胞(Ams)除作为吞噬细胞和免疫反应的抗原递呈细胞外,也是炎症反应的重要效应细胞,参与 ARDS 的发病,经刺激而激活的 Ams 释放 IL-1、肿瘤坏死因子-α(TNF-α)和 IL-87 等促使 PMNs 在肺趋化和聚集,很可能是 ALI 的启动因子。血小板聚集和微栓塞是 ARDS 常见的病理改变,推测血小板及其产物在 ARDS 发病机制中也起着重要作用。近年发现肺毛细血管和肺泡上皮细胞等结构细胞不仅是靶细胞,也能参与炎症免疫反应,在 ARDS 的次级炎症反应中具有特殊意义。

2. 炎症介质的释放 炎症细胞激活和释放介质是同炎症反应伴随存在的,密不可分。以细菌 LPS 刺激为例,它与巨噬细胞表面受体结合,引起细胞脱落和细胞小器释放众多介质,包括:

(1) 脂类介质:如花生四烯酸代谢产物、血小板活化因子(PAF)。

(2) 反应性氧代谢物:有超氧阴离子(O_2^-)、过氧化氢(H_2O_2)、羟基根(OH·)和单体氧(IO_2)。

(3) 肽类物质:如 PMNs/Ams 蛋白酶、补体底物、参与凝血与纤溶过程的各种成分、细胞因子,甚至有人将属于黏附分子家族的整合素也列入此类介质。前些年,对前两类介质研究甚多,而近年对肽类介质尤其是炎症前细胞因子和黏附分子更为关注,它很可能是启动和推动 ARDS"炎症瀑布"、细胞趋化、跨膜迁移和聚集、炎症反应和次级介质释放的重要介导物质。肺泡毛细血管损伤和通透性增高时维持与调节毛细血管结构完整性和通透性的成分包括细胞外基质、细胞间连接、细胞骨架以及胞饮运输与细胞底物的相互作用。ARDS 的直接和间接损伤对上述每个环节都可以产生影响。氧自由基、蛋白酶、细胞因子、花生四烯酸代谢产物以及高荷电产物(如中性粒细胞主要阳离子蛋白)等,可以通过下列途径改变膜屏障的通透性:①裂解基底膜蛋白和(或)细胞黏附因子;②改变细胞外系纤维基质网结构;③影响细胞骨架的纤丝系统,导致细胞变形和连接撕裂。

(三) 病理生理改变

各种病因所致的 ARDS 病理变化基本相同,可以分为渗出、增生和纤维化 3 个相互关联和部分重叠的阶段。需要指出的是,一般都认为 ARDS 的损伤及其病理改变是弥漫性的,而近年来从影像学和应用惰性气体测定气体交换的研究表明,肺损伤并非过去理解的那样弥漫和均一,因此提出一个"两室模型":一室为接近正常的肺,对于所施加于它的压力和通气反应并无异者;二室为病肺,其扩张和通气减少,但接受不成比例的血流。在早期,两室中许多可开放的肺单位可以随着所施压力的增加或体位的改变而互换,因此表态压力-容量曲线显著滞后和呈双相形态。早期肺水肿使肺泡容量减少,从某种意义上说只是充盈气量减少,而非肺容量本身降低,在功能残气位总的肺和胸廓容量均在正常范围,特异性肺顺应性(specific compliance)即顺应性/肺容量也属正常。

（四）临床表现

除与有关相应的发病征象外,在肺损伤的最初数小时内,患者可无呼吸系统症状。随后呼吸频率加快,气促逐渐加重,肺部体征无异常发现,或可闻及吸气时细小湿啰音。X线胸片显示清晰肺野,或仅有肺纹理增多模糊,提示血管周围液体聚集。动脉血气分析示 PaO_2 和 $PaCO_2$ 偏低。随着病情进展,患者呼吸窘迫,感胸部紧束,吸气费力、发绀,常伴有烦躁、焦虑不安,两肺广泛间质浸润,可伴奇静脉扩张,胸膜反应或有少量积液。由于明显低氧血症引起过度通气,$PaCO_2$ 降低,出现呼吸性碱中毒。呼吸窘迫不能用通常的氧疗使之改善。如上述病情继续恶化,呼吸窘迫和发绀继续加重,胸片示肺部浸润阴影大片融合,乃至发展成"白肺"。呼吸肌疲劳导致通气不足,二氧化碳潴留,产生混和性酸中毒、心脏停搏。部分患者出现多器官衰竭。

（五）诊断

至今由于缺乏特异的检测指标,给早期诊断带来困难。凡有可能引起 ARDS 的各种基础疾病或诱因,一旦出现呼吸改变或血气异常,均应警惕有本综合征发生的可能。建立诊断需综合临床、实验室及辅助检查,必要的动态随访观察,并排除类似表现的其他疾病。为了疾病统计和科研需要,必须依据确定的诊断标准。历年来曾有各家提出的各种诊断标准,差别甚大。欧美学者在 1992 年分别在美国和欧洲的学术会议上商讨、1992 年同时提出,并在 1994 年各种学术期刊发表的关于 ALI 和 ARDS 定义和诊断标准,最近在我国被广泛介绍和推荐。

ARDS 诊断标准:除规定 $PaO_2/FiO_2 \leq 26.7kPa(200mmHg)$ 外,其余指标与 ALI 相同。

1995 年全国危重急救学学术会议(庐山)仿照上述标准,提出我国 ARDS 分期诊断标准如下:

（1）有诱发 ARDS 的原发病因。

（2）先兆期 ARDS 的诊断应具备下述 5 项中的 3 项:

1）呼吸频率 20～25 次/分。

2）（FiO_2 0.21）$PaO_2 \leq 9.31kPa(\leq 70mmHg),>7.8kPa(60mmHg)$。

3）$PaO_2/FiO_2 \geq 39.9kPa(\geq 300mmHg)$。

4）$PA-aO_2(FiO_2 0.21)3.32～6.65kPa(25～50mmHg)$。

5）胸片正常。

（3）早期 ARDS 的诊断应具备下述 6 项中的 3 项:

1）呼吸频率>28 次/分。

2）（FiO_2 0.21）$PaO_2 \leq 7.90kPa(60mmHg)>6.60kPa(50mmHg)$。

3）$PaO_2 < 4.65kPa(35mmHg)$

4）$PaO_2/FiO_2 \leq 39.90kPa(\leq 300mmHg),>26.60kPa(>200mmHg)$。

5）（FiO_2 1.0）$PA-aO_2 > 13.30kPa(>100mmHg),<26.60kPa(<200mmHg)$。

6）胸片示肺泡无实变或实变 $\leq 1/2$ 肺野。

（4）晚期 ARDS 的诊断应具备下述 6 项中的 3 项:

1）呼吸窘迫,频率>28 次/分。

2）（FiO_2 0.21）$PaO_2 \leq 6.60kPa(\leq 50mmHg)$。

3）$PaCO_2 > 5.98kPa(> 45mmHg)$。

4）$PaO_2/FiO_2 \leqslant 26.6kPa(\leqslant 200mmHg)$。

5）$(FiO_2 1.0)PA-aO_2 > 26.6kPa(> 200mmHg)$。

6）胸片示肺泡实变$\geqslant 1/2$肺野。

中华医学会呼吸病学分会1999年制定的诊断标准如下：

（1）有 ALI/ARDS 的高危因素。

（2）急性起病、呼吸频数和（或）呼吸窘迫。

（3）低氧血症。ALI 时动脉血氧分压（PaO_2）/吸入氧分数值（FiO_2）$\leqslant 300mmHg$；ARDS时 $PaO_2/FiO_2 \leqslant 200mmHg$；

（4）胸部 X 线检查显示两肺浸润阴影。

（5）$PAWP \leqslant 18mmHg$ 或临床上能除外心源性肺水肿。

同时符合以上5项条件者，可以诊断为 ALI 或 ARDS。

（六）鉴别诊断

本病须与大片肺不张、自发性气胸、上呼吸气道阻塞、急性肺栓塞和心源性肺水肿相鉴别，通过询问病史、体检和胸部 X 线检查等可做出鉴别。心源件肺水肿患者卧位时呼吸困难加重，咳粉红色泡沫样痰，双肺底有湿啰音，对强心、利尿等治疗效果较好；若有困难，可通过测定 PAWP、超声心动图检查来鉴别。

（七）治疗措施

ARDS 治疗的关键在于原发病及其病因，如处理好创伤，尽早找到感染灶，针对病菌应用敏感的抗生素，制止炎症反应进一步对肺的损伤；更紧迫的是要及时纠正患者严重缺氧，赢得治疗基础疾病的宝贵时间。在呼吸支持治疗中，要防止气压伤、呼吸道继发感染和氧中毒等并发症的发生。根据肺损伤的发病机制，探索新的药物治疗也是研究的重要方向。

1. 呼吸支持治疗

（1）氧疗：纠正缺氧刻不容缓，可采用经面罩持续气道正压（CPAP）吸氧，但大多需要借助机械通气吸入氧气。一般认为 $FiO_2 > 0.6$，PaO_2 仍 $< 8kPa（60mmHg）$，$SaO_2 < 90\%$ 时，应对患者采用呼气末正压通气 PEEP 为主的综合治疗。

（2）机械通气

1）呼气末正压通气（PEEP）：1969年 Ashbaugh 首先报道使用 PEEP 治疗5例 ARDS 患者，3例存活。经多年的临床实践，已将 PEEP 作为抢救 ARDS 的重要措施。PEEP 改善 ARDS 的呼吸功能，主要通过其吸气末正压使陷闭的支气管和闭合的肺泡张开，提高功能残气（FRC）。PEEP 为 $0.49kPa（5cmH_2O）$ 时，FRC 可增加500ml。随着陷闭的肺泡复张，肺内静动血分流降低，通气/血流比例和弥散功能亦得到改善，并对肺血管外水肿产生有利影响，提高肺顺应性，降低呼吸功。PO_2 和 SaO_2 随 PEEP 的增加不断提高，在心排出量不受影响下，则全身氧运输量增加。经动物实验证明，PEEP 从零增至 $0.98kPa（10cmH_2O）$，肺泡直径成正比例增加，而胸腔压力变化不大，当 $PEEP > 0.98kPa$，肺泡直径变化趋小，$PEEP > 1.47kPa（15cmH_2O）$，肺泡容量很少增加，反使胸腔压力随肺泡压增加而增加，影响静脉血回流,尤其在血容量不足、血管收缩调节功能差的情况下,将会减少心输出量。所以过高的 PEEP 虽能提高 PaO_2 和 SaO_2,但往往因心输出量减少,反而影响组织供氧。过高 PEEP 亦会增加气胸和纵隔气肿的发生率。最佳 PEEP 应是 SaO_2 达 90% 以上,而 FiO_2 降到安全限度的 PEEP 水平,一般为 1.47kPa(15cmH$_2$O)。患者在维持有效血容量、保证组织灌注的条件下,PEEP 宜从低水平 0.29 ~ 0.49kPa(3 ~ 5cmH$_2$O) 开始,逐渐增加至最适 PEEP,如 PEEP>1.47kPa(15cmH$_2$O)、SaO_2<90% 时,可能短期内(不超过 6 小时为宜)增加 FiO_2,使 SaO_2 达 90% 以上。应当进一步寻找低氧血症难以纠正的原因并加以克服。当病情稳定后,逐步降低 FiO_2 至 50% 以下,然后再降 PEEP 至 ≤0.49kPa(5cmH$_2$O),以巩固疗效。

2)反比通气(IRV):即机械通气吸(I)与呼(E)的时间比 ≥1∶1。延长正压吸气时间,有利于气体进入阻塞所致时间常数较长的肺泡,使之复张,恢复换气,并使快速充气的肺泡发生通气再分布,进入通气较慢的肺泡,改善气体分布、通气与血流之比,增加弥散面积;缩短呼气时间,使肺泡容积保持在小气道闭合的肺泡容积之上,具有类似 PEEP 的作用;IRV 可降低气道峰压的 PEEP,升高气道平均压(MAP),并使 PaO_2/FiO_2 随 MAP 的增加而增加。同样延长吸气末的停顿时间有利于血红蛋白的氧合。因此,当 ARDS 患者在 PEEP 疗效差时,可加试 IRV。要注意 MAP 过高仍有发生气压伤和影响循环功能、减少心输出量的副作用,故 MAP 以不超过 1.37kPa(14cmH$_2$O)为宜。应用 IRV 时,患者感觉不适难受,可加用镇静剂或麻醉剂。

3)机械通气并发症的防治:机械通气本身最常见和致命性的并发症为气压伤。由于 ARDS 广泛炎症、充血水肿、肺泡萎陷,机械通气往往需要较高的吸气峰压,加上高水平 PEEP,增加 MAP 将会使病变较轻、顺应性较高的肺单位过度膨胀,肺泡破裂。据报道当 PEEP>2.45kPa(25cmH$_2$O),并发气胸和纵隔气肿的发生率达 14%,病死率几乎为 100%。现在一些学者主张低潮气量、低通气量,甚至允许有一定通气不足和轻度的二氧化碳潴留,使吸气峰压(PIP)<3.92kPa(40cmH$_2$O),必要时用压力调节容积控制(PRVCV)或压力控制反比通气压力调节容积控制〔PIP<2.94 ~ 3.43kPa(30 ~ 35cmH$_2$O)〕。因此,也有采用吸入一氧化氮(NO)、R 氧合膜肺或高频通气,可减少或防止机械通气的气压伤。

(3)膜式氧合器:ARDS 经人工气道机械通气、氧疗效果差,呼吸功能在短期内又无法纠正的场合下,有人应用体外膜肺模式,经双侧大隐静脉根部用扩张管扩张后,分别插入导管深达下腔静脉。现发展了血管内氧合器/排除 CO_2 装置(IVOX),以具有氧合和 CO_2 排除功能的中空纤维膜,经导管从股静脉插至下腔静脉,用一负压吸引使氮通过 IVOX,能改善气体交换。配合机械通气可以降低机械通气治疗的一些参数,减少机械通气并发症。

2. 维持适宜的血容量 创伤出血过多时必须输血。输血切忌过量,滴速不宜过快,最好输入新鲜血。库存 1 周以上血液含微型颗粒,可引起微栓塞,损害肺毛细血管内皮细胞,必须加用微过滤器。在保证血容量、稳定血压的前提下,要求出入液量轻度负平衡(-500 ~ -1000ml/d)。为促进水肿液的消退,可使用呋塞米(速尿),每天 40 ~ 60mg。在内皮细胞通透性增加时,胶体可渗至间质内,加重肺水肿,故在 ARDS 的早期不宜给胶体液。若有血清蛋白浓度低则另当别论。

3. 肾上腺皮质激素的应用 保护毛细血管内皮细胞,防止白细胞、血小板聚集和黏附于管壁形成微血栓;稳定溶酶体膜,降低补体活性,抑制细胞膜上磷脂代谢,减少花生四烯酸的合成,阻止前列腺素及血栓素 A_2 的生成;保护肺Ⅱ型细胞分泌表面活性物质;抗炎和促使肺间质液吸收;缓解支气管痉挛;抑制后期肺纤维化。目前认为对刺激性气体吸入、外伤骨折所致的脂肪栓塞等非感染性引起的 ARDS,早期可以应用激素。地塞米松 60～80mg/d 或氢化可的松 1000～2000mg/d,每 6 小时 1 次,连用 2 天,有效者继续使用 1～2 天停药,无效者尽早停用。ARDS 伴有败血症或严重呼吸道感染时忌用激素。

4. 纠正酸碱和电解质紊乱 与呼吸衰竭时的一般原则相同。重在预防。

5. 营养支持 ARDS 患者处于高代谢状态,应及时补充热量和高蛋白、高脂肪营养物质。应尽早给予强有力的营养支持,鼻饲或静脉补给,保持每天摄取总热量 83.7～167.4kJ (20～40kcal/kg)。

6. 其他治疗探索

(1)肺表面活性物质替代疗法:目前国内外有自然提取和人工制剂的表面活性物质,治疗婴儿呼吸窘迫综合征有较好效果,外源性表面活性物质在 ARDS 仅暂时使 PaO_2 升高。

(2)吸入一氧化氮(NO):NO 即血管内皮细胞衍生舒张因子,具有广泛生理学活性,参与许多疾病的病理生理过程。在 ARDS 中的生理学作用和可能的临床应用前景已有广泛研究。一般认为 NO 进入通气较好的肺组织,扩张该区肺血管,使通气与血流比例低的血流向扩张的血管,改善通气与血流之比,降低肺内分流,以降低吸氧浓度。另外 NO 能降低肺动脉压和肺血管阻力,而不影响体循环血管扩张和心输出量。有学者报道,将吸入 NO 与静脉应用二甲磺酸阿米三嗪联合应用,对改善气体交换和降低平均肺动脉压升高有协同作用。后者能使通气不良的肺区血管收缩,血流向通气较好的肺区;并能刺激周围化学感受器,增强呼吸驱动,增加通气;其可能产生的肺动脉压升高可被 NO 所抵消。目前 NO 应用于临床尚待深入研究,并有许多具体操作问题需要解决。

(3)氧自由基清除剂、抗氧化剂以及免疫治疗:根据 ARDS 发病机制,针对发病的主要环节,研究相应的药物给予干预,减轻肺和其他脏器损害,是目前的研究热点之一。

过氧化物歧化酶(SOD)、过氧化氢酶(CAT)可防止 O_2 和 H_2O_2 氧化作用所引起的急性肺损伤;尿酸可抑制 O_2、OH^- 的产生和 PMNs 呼吸暴发;维生素 E 具有一定的抗氧化剂效能,但会增加医院内感染的危险。

脂氧化酶和环氧化酶途径抑制剂,如布洛芬等可使血栓素 A_2 和前列腺素减少,抑制补体与 PMNs 结合,防止 PMNs 在肺内聚集。

免疫治疗是通过中和致病因子,对抗炎症介质和抑制效应细胞来治疗 ARDS。目前研究较多的有抗内毒素抗体、抗 TNF、IL-1、IL-6、IL-8,以及抗细胞黏附分子的抗体或药物。

(王成才)

参 考 文 献

王一镗.2005.急诊外科学.第 2 版.北京:学苑出版社.

王正国.2007.创伤学基础与临床.武汉:湖北科学技术出版社.

吴孟超,吴在德.2008.黄家驷外科学.第 7 版.北京:人民卫生出版社.

赵定麟,赵杰,王义生.2007.骨与关节损伤.北京:科学出版社.

赵定麟. 1999. 现代创伤外科学. 北京:科学出版社.

赵定麟. 2004. 现代骨科学. 北京:科学出版社.

赵定麟. 2012. 现代骨科手术学. 上海:世界图书出版公司.

Grabinsky A, Sharar SR. 2009. Regional anesthesia for acute traumatic injuries in the emergency room. Expert Rev Neurother, 9(11):1677-1690.

Gregoretti C, Decaroli D, Miletto A, et al. 2007. Regional anesthesia in trauma patients. Anesthesiol Clin, 25(1):99-116.

Latifzai K, Sites BD, Koval KJ. 2008. Orthopaedic anesthesia - part 2. Common techniques of regional anesthesia in orthopaedics. Bull NYU Hosp Jt Dis,66(4):306-316.

Rassias AJ, Procopio MA. 2003. Stress response and optimization of perioperative care. Dis Mon, 49(9):522-554.

第九章　损伤控制性外科

传统外科的手术操作包括进路、显露、止血、切除、重建、引流等,外科医师应严格遵守操作原则,做到理想完美。但是在现代危重外科中,由于忽视了患者的生理状态,往往手术获得成功,但患者最终仍死亡。因此在外科危重患者,特别是严重损伤患者的救治中,外科医师理念应从传统的手术治疗模式中解脱出来,应该将患者的存活率而不是手术的成功率,放在首要位置。由此产生的"损伤控制性手术"理念近年来已有了很大的发展,从仅适用于濒死的损伤患者的外科技术拓展为危重患者外科治疗一种新的理念。

第一节　损伤控制性外科的历史

损伤控制性手术理念的起源可以追溯到 20 世纪前期,当时 Pringle、Halsted、Schroeder 等分别报道了肝损伤后填塞止血和早期终止剖腹手术的方法,第二次世界大战结束前,该技术一直是肝损伤的主要治疗措施。1955 年以后,随着外科技术的进步,加之文献报道填塞术后组织坏死、感染及再出血等并发症,"填塞"不再作为主流外科技术而逐渐弃用。20 世纪 70 年代以后,肝周纱布填塞技术又逐渐获得认可,并在某些严格适应证的患者中获得较好的效果。Feliciano 等在 1981 年采用该技术治疗 10 例严重肝损伤大出血的患者,存活率达 90%。1983 年,Stone 等指出,在大出血的患者,凝血功能障碍是预后不佳的主要原因,此时应快速结束手术,逆转凝血功能障碍,待患者生理状态缓解后再行确定性手术。1993 年,美国宾夕法尼亚大学的创伤治疗小组制定了腹部贯通伤患者"损伤控制"的操作规范,包括控制出血后迅速结束手术,持续积极的 ICU 复苏以及再次确定性手术,这是文献中"损伤控制性手术"的首次报道。1997 年,Rotondo 等对过去 20 年来采用"损伤控制"原则治疗肝损伤的文献进行了回顾,所统计的 495 例患者中,病死率为 44%,并发症发生率为 39%;合并肝外创伤的患者,病死率增加到 60%,并发症发生率增加到 43%;两者相加,总病死率为 52%,并发症发生率为 40%。由于既往的临床实践中,这群极危重患者的存活率几乎为 0,所以,尽管损伤控制性手术的并发症发生率和病死率较高,但其原则仍逐渐获得认可。

第二节　严重损伤后的病理生理改变

严重损伤后机体病理生理改变的基础是大量失血,因此,Kashuk 等提出"血性恶性循环(bloody vicious cycle)"的概念,即患者的生理状态呈螺旋式恶化,这一恶性循环的特征是低温、凝血障碍和代谢性酸中毒三联征,最终导致机体生理耗竭。正确认识严重损伤后机体的病理生理改变,是理解损伤控制性手术的基础。

一、低　　温

由于受损机体产能减少,开腹后大量热能逸散,大量输血、输液等抢救性治疗,加之多数外科医师容易忽视手术室升温、患者躯体保温、输注液体及腹腔冲洗液加温等环节,故严重损伤患者普遍存在低温。体温过低将导致:①全身细胞代谢障碍;②心律失常;③心输出量减少;④促使氧离曲线左移而降低组织间氧的释放;⑤影响凝血功能等。Jurkouich 等报道,患者中心温度从 34℃ 降至 32℃ 以下,病死率将从 40% 增加到 100%。Burch 等定量监测创伤后剖腹手术中患者的体温丢失,发现即使对静脉输液、麻醉吸入气体及空气对流毯等均施行加温,患者剖腹手术中每小时的体温丢失量至少为 4.6℃。故他们认为,迅速终止剖腹手术的主要作用是限制热量丢失,恢复对体温高低敏感的凝血功能。

二、凝血功能障碍

多种因素均可影响严重损伤患者的凝血功能,特别是体温过低的患者,机体凝血过程的各环节都受到不良影响。37℃ 时进行的标准凝血功能测定,不能反映低温患者的实际凝血状态。体温每下降 1℃,患者的活酶时间(PT)和活化部分凝血活酶时间(APTT)均显著延长。研究发现,低温时血浆中血栓素水平降低;对温度敏感的丝氨酸脂酶活性降低,血小板功能障碍及内皮功能异常,从而影响凝血功能;低温对纤溶过程亦有一定的影响。此外,大量输血输液后的稀释反应引起血小板及第 V、Ⅶ、Ⅷ因子减少,与低温呈协同作用,加剧凝血障碍。

三、代谢性酸中毒

严重损伤后,大量出血及广泛的组织间渗液导致全身组织发生严重且持续的低灌注和继发性"氧债",细胞代谢从有氧状态向无氧状态过渡,产生大量的酸性代谢产物,导致代谢性酸中毒。这种"细胞供氧不足(cell hypoxia)"与"细胞氧合不良(cell dysoxia)"不同,后者表现为线粒体仍处于富氧环境,但细胞水平的微循环氧分流不足,没有足够的氧供以维持有氧代谢。目前普遍采用乳酸清除率作为复苏成功的指标。研究证明,出血性休克患者,血乳酸清除率可作为氧输送、病死率及并发症发生率的预后指标。Abramson 的资料显示,如果患者能够在 24 小时内清除血乳酸,存活率可达 100%,而 48 小时内清除者的存活率仅14%。在过去 5 年中,多达 13 项研究在超过 600 例损伤患者中均显示,乳酸清除率可作为极有价值的预后指标。

第三节　损伤控制性外科的手术适应证

大多数损伤患者可按常规手术完成处理,只有少数患者的生理潜能临近或达到极限时,才须采用损伤控制性手术处理。适应证的确定要求手术医师能尽快判断患者的损伤及生理状况,预先作出判断,而不是在患者生理耗竭时才被迫实施。因此,正确且熟练掌握损伤控制性手术适应证是成功应用这项技术的关键。患者如存在表 1-9-3-1 所示的危险因素,应考虑选择损伤控制性手术,重点是控制出血,减少处理未出血脏器消耗的时间。有研究者建议,55 岁以下患者,如碱剩余(BE)>-18mmol/L,应采用损伤控制性手术;55 岁以上或伴有头部损伤的任何年龄患者,如 BE>-8mmol/L,也应考虑损伤控制性手术;须行剖腹手术的患者,如血乳酸水平>5mmol/L,也属适应证。如患者年龄>70 岁,入院前曾有钝挫伤导致的心脏骤停或致命性头颅损伤,病死率通常为 100%,此时损伤控制性手术亦值得尝试。

表 1-9-3-1 损伤控制性手术适应证

患者状况	临界因素(critical factors)
高能钝性躯干创伤	严重代谢性酸中毒(pH<7.3)
多发性躯干贯通伤	低温(体温<35℃)
凝血功能障碍和(或)低温	复苏及手术时间>90 分钟
复合伤	凝血障碍,表现为非机械损伤的出血
腹腔主要血管损伤合并多发性内脏损伤	大量输血(浓缩红细胞悬液>10 单位)
多个空腔脏器出血合并内脏损伤	
多部位损伤(优先考虑)	

第四节 损伤控制性手术治疗程序

通常由 3 部分组成,包括首次简短剖腹手术、ICU 复苏和后期确定性手术,有时可能需增加"计划外再手术"。由于实施"损伤控制"的患者通常濒临生理耗竭,危重治疗小组所在医院必须预先制定有效的协调治疗方案,包括急诊室、手术室、ICU、血库、检验科及放射介入治疗室,外科医师应是治疗小组的领导和核心。

一、损伤控制性手术第 I 部分——首次手术

患者到达手术室之前,治疗小组成员必须确定手术房间,准备好抢救复苏设备及剖腹探查所需器械,同时将室温升高,预热机体加温装置。手术通常采用正中切口,开腹后迅速采用填塞、结扎、钳夹或气囊导管压迫等方法止血(图 1-9-4-1)。出血控制后快速探查消化道,通过简单缝合或夹闭脏器破损部位控制污染。此时不要尝试重建手术,迅速关腹。首次手术对患者的整体治疗效果具有极重要的影响,手术过程中外科医师必须注意以下问题:①是否所有的机械性损伤引起的出血均已得到控制?②填塞有无必要?③预期治疗效果如何?迅速关腹的方法有多种:①多个巾钳排列钳夹;②用 2-0 尼龙线连续缝合皮肤及皮下组织;③将无菌输液袋与皮肤缝合(图 1-9-4-1);④负压敷料(vacuum pack dressing) 覆盖等。如腹壁能够对合,推荐采用粗尼龙线连续一层缝合关腹,其优点是保持腹壁组织的完整性,且关腹较为简单迅速,在进行血管造影及其他影像学检查时,可避免金属器械引起的影像学干扰。不足之处是腹壁缺乏扩张的余地,可导致腹内压增高,虽然这有利于填塞止血的疗效,但可能由此产生的腹腔间室综合征必须充分考虑。如腹壁不能对合,通常可采用负压敷料覆盖,该方法的近期缺点是切口处体液大量丢失,复苏过程中对此亦应充分考虑。

初次手术后如果怀疑仍有实体脏器出血,可进行放射介入治疗。患者的搬动具有相当的挑战性,须周密考虑,由于患者通常周身连接有大量设备如辅助呼吸机、静脉输液和输血、液体加温器、监视仪,可能还有血管活性药物输注装置等,因此需要治疗小组的多位成员合作,才能将患者转移至 ICU(血管造影室)。在介入治疗过程中,不能中断患者的复苏及加温。介入治疗医师应尽可能栓塞所有肝及盆腔出血部位,近心端栓塞可能会增加组织缺血

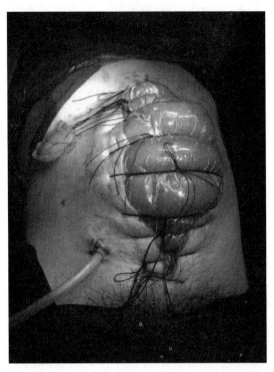

图 1-9-4-1　多发伤患者给予纱条填塞压迫腹膜后出血。因腹腔高压无法关腹，
无菌输液袋与皮肤缝合，暂时关腹

及乳酸性酸中毒的危险，因此栓塞部位应该尽可能靠近血管远心端。栓塞后患者可能会出现肌肉缺血，甚至有横纹肌溶解继发肾衰竭的危险，复苏过程中对此亦应有所考虑。

二、损伤控制性手术第 Ⅱ 部分——ICU 复苏

一旦腹腔临时关闭，应立即开始 ICU 复苏，重点包括液体复苏、机械通气、复温、纠正酸中毒及凝血障碍。此阶段治疗主要由重症治疗医师承担，通常需要大量的医护资源。

（一）液体复苏

应采用大口径的静脉导管，最好选用经颈内或锁骨下中心静脉置管。液体复苏程度需根据终末器官的灌注水平来判断，包括足够的尿量、重要生命体征的恢复及乳酸性酸中毒的清除等。除常规检测外，血乳酸水平需每4 小时监测1 次，直至连续 2 次监测值≤2mmol/L。如复苏后乳酸清除不佳或升高，可采用温乳酸林格液进行大容量复苏。如患者有尿量减少、混合静脉氧饱和度（SvO_2）降低或肺动脉监测指标提示低血容量，静脉补液量一般按照每次1000ml 的梯度增加。如血中乳酸水平持续增加，须调整静脉补液量，可放置与肺血流方向一致的肺动脉导管监测血氧和血容量，以维持血流动力学稳定，并使全身血容量达到氧耗与血流速度无关的水平。血乳酸水平的动态变化是反映复苏进展的重要指标，而患者重要生命体征的恢复则意味着复苏成功。

随着对肺动脉置管及其他有创监测手段潜在并发症顾虑的增加，越来越多的新型微创

技术已开始应用于危重患者心脏指数的监测。需指出的是,这些监测数据大多数来自心脏手术患者,目前还没有损伤控制性手术患者的数据资料。此外,由于这些方法仅能动态监测心输出量,无法监测 SvO_2,也限制了它们在损伤控制性手术患者中的应用。

(二) 机械通气

接受损伤控制性手术的患者有急性肺损伤(ALI)和急性呼吸窘迫综合征(ARDS)的风险。除创伤患者常见的肺间质损伤和休克外,在复苏初期大量补液是损伤控制性手术患者易发生 ALI 或 ARDS 的特有诱因,大量补液将降低胸壁顺应性,导致肺水肿。此外,腹腔填塞及腹内高压迫使膈肌抬高,增加胸腔压力,降低顺应性。因此,患者在复苏初期均需要机械通气,且吸入气体需加温至 40℃,目的在于维持良好的氧合及通气功能,并预防容积性伤害的发生。

(三) 复温

迅速结束手术并临时关闭腹腔是积极复温的第一步,成功复温将恢复凝血过程中辅助因子的正常功能,达到控制出血和清除乳酸性酸中毒的目的,对复苏过程具有重要作用。在患者从手术室转移到 ICU 过程中,应采用保温装置维持患者体温。ICU 室温应超过 29℃,患者到达 ICU 后,迅速除去湿的衣物并擦干全身,覆盖加热到 40℃的空气对流毯,所有输液管道均需接有精确加热控温装置,呼吸机管道也需加热。患者进入 ICU 4 小时内,必须复温至 37℃。如果患者体温无反应,仍维持在 35℃以下,可考虑通过多个胸腔管用温盐水进行胸腔灌洗。如果体温仍低于 33℃,须考虑采用特殊装置进行连续动静脉加温。复苏过程应置温度探头进入患者体内进行体温监测,目标体温设定在 37℃。

(四) 纠正凝血障碍

复苏过程中患者需要大量的输血输液,通常需要 24 ~ 48 小时才能恢复"正常"的生理状态。在最初的 24 小时内,输血可按照 10 单位的原则进行,即浓缩红细胞悬液(PRBC)、新鲜冷冻血浆(FPP)和血小板各 10 单位。但如果凝血酶原时间≥15 秒或血小板计数≤ $100×10^9/L$,则仍需继续给予血制品。如果纤维蛋白原<1000mg/L,需给予冷沉淀,每 4 小时 1 次,直至纤维蛋白原水平>1000mg/L。作为治疗大出血后凝血障碍的有效止血因子,重组活化凝血因子Ⅶa(rFⅦa,商品名 Novo Seven)已得到越来越广泛的应用。一旦患者得到充分复苏和加温,酸中毒多可自行缓解。氧债也将被消除,机体从无氧代谢回到有氧代谢状态。复苏过程中,一般无需使用碳酸氢钠,除非 pH<7.2,尤其是在使用正性肌力药物时,因其在低酸环境下能更好地发挥作用。

(五) 计划外再手术

在"损伤控制性手术"中,通常只在患者血流动力学稳定,体温完全恢复及生理指标基本恢复正常后,方考虑施行再次手术。但在以下 3 种情况下,可能需要行计划外再手术:①进行性出血;②残留消化道损伤导致全身炎症反应综合征和休克;③腹腔间室综合征(ACS)。此时手术目的在于控制出血和污染,必要时需行腹腔减压。此时进行急诊再手术常存在较大风险,一是患者生理状态不稳定,二是其周身连接有大量设备,搬动困难。首次手术后,患者常可能存在部分出血的表现,一般无需特别处理,但如果连续 3 小时均需要

PRBC 2U/h 以上，或出血量超过外科医师的预期值(尤其是体温正常、无凝血功能障碍的患者)，须考虑进行再手术。此时的出血通常是首次手术失败而导致的机械性出血，如肝填塞失败或栓塞的血管再次出血等。如果怀疑实质性器官出血，首选对可疑器官进行血管造影并栓塞出血部位。如果患者表现为容量分布性休克，可能因为遗漏损伤部位，或损伤修补失败，或器官缺血等导致消化液外漏。如果确实无法移动患者而需要在床边进行开腹手术，应该慎重考虑，因为充足的照明、良好的吸引装置、足够的仪器和器械，对于手术的成功至关重要。绝大多数情况下，病床边缺乏这些条件。此时，麻醉医师的加入对治疗小组的帮助非常重要。

ACS 能引起多器官系统的生理改变，对于损伤控制性手术患者，必须高度警惕 ACS 的发生，可采用 Cheatham 等提供的方法对腹腔压力进行监测，每4小时测定膀胱压。如膀胱压力>25mmHg(1mmHg=0.133kPa)并伴有 ACS 的症状，应考虑床边减压。Morris 等报道，某些患者减压可能引起再灌注综合征而导致心脏骤停，必须引起重视。因为腹腔压力骤然降低后，下腔静脉压降低，可能导致无法挽回的低血压。如 ACS 发现较晚，再灌注后，原本低灌注的腹腔脏器和下肢中大量的酸、钾和缺氧代谢产物被释放到循环中，可能导致再灌注代谢性酸中毒。可在减压前适量输注乳酸林格液、碳酸氢钠和甘露醇以预防这种情况的发生。

在腹腔减压过程中，需监测最大尖峰吸气压力(PIP)的变化，并在减压后立刻减少通气量，以防止肺泡过度膨胀和气压伤。如有可能应避免瞬间释放腹腔压力，建议在1~2分钟缓慢减压。腹腔打开吸尽液体后，可采用负压敷料覆盖。在少数情况下，即使使用负压敷料仍可能发生 ACS，故仍需继续监测膀胱压。

三、损伤控制性手术第Ⅲ部分——确定性手术

患者血流动力学稳定，体温恢复，无凝血功能障碍，即可考虑进行确定性手术，通常在首次手术后24~48小时进行。手术目的包括清除填塞物，充分腹腔探查并重新评价损伤程度，广泛冲洗并放置引流，恢复胃肠道的连续性，建立肠内营养通路等。如在手术过程中患者再次出现生理状态不稳定，手术医师必须保持损伤控制Ⅰ期手术的心态，重新进行填塞，缩短手术时间，暂时关腹。确定性手术结束后可能无法实现筋膜的无张力缝合。

关腹时 PIP 水平增高，提示患者不适宜进行常规的关腹程序。此时可尝试不缝合皮下组织而仅关闭皮肤，尽管会导致腹疝并需要3~4个月后再次手术修复，但符合机体生理状态。若皮肤亦无法缝闭，可采用网状补片或可吸收补片与筋膜组织缝合，这样能够部分防止内脏膨出，并为肉芽组织的形成提供基质。当肉芽组织床能支持移植物后，可施行皮肤移植。采用该法治疗的患者后期仍需进行腹疝修补术。如果上述方法均不适合损伤控制性手术Ⅲ期的患者，仍可采用负压敷料覆盖的方法关腹。无论采用何种技术，都要允许腹腔内容物的膨胀，限制 ACS 发生的可能，并可持续清除第三间隙液体。待患者生理恢复、脏器及腹膜水肿消退，可在床边更换负压敷料，直至患者的腹腔能够正常关闭。损伤控制性手术后，腹腔残余感染灶或腹腔脓肿是一个值得重视的问题。患者主要表现为脓毒血症，原因不明的高血糖可作为潜在感染的预警信号，此时应行腹部 CT 扫描以发现感染源。较小的脓肿可在 CT 引导下穿刺引流，如果无法引流则需要再次手术。损伤控制性手术患者极易并发消化道瘘，及时充分的引流是治疗关键。由于患者常需要使用呼吸机1周甚至1个月以上，故推荐尽早施行气管切开。早期气管切开有助于肺部物理治疗、支气管镜吸痰和支气管肺

泡灌洗,并能够缩短呼吸机使用时间,提高患者的舒适度。

四、对损伤控制性外科的理解

"damage control surgery"可译为"损伤控制性手术",亦可译为"损伤控制性外科"。前者是严重创伤患者的一种救治手术方案,后者可理解为严重外科疾病的一种救治理念,即根据患者全身情况、病损范围、术者的技术、后续治疗条件等,为患者设计最佳的手术治疗方案。以患者的生存为目标,以术后的生活质量为前提,而不是追求手术台上"理想和完美的手术操作"。损伤控制性外科的理念适用于外科各个专业,甚至也适用于内科各种侵入性治疗。Freeman等在急性肠系膜缺血的处理中即应用了这一理念。这一理念在腹部外科尤为重要,因为消化器官(特别是胃肠道)容积大、代偿功能强,部分切除对患者生存的影响相对较小,手术操作相对简单,重建的技术难度相对较低,容易导致手术的随意性,过度操作甚至不可思议的操作时有发生。

(李　侠　李增春)

参 考 文 献

黎介寿. 2006. 腹部损伤控制性手术. 中国实用外科杂志,26(8):561-562.

黎介寿. 2009. 对"损伤控制性外科"的理解. 中华创伤杂志,25(1):325.

李宁. 2007. 外科新理念:损伤控制性手术. 中国实用外科杂志,27(1):28-32.

唐伦先,孙志扬. 2007. 损伤控制外科理念的形成与发展. 中华创伤杂志,23(4):309-310.

王爱民,孙红振,杜全印. 2010. 进一步推广和规范骨科损害控制技术. 实用医院临床杂志,7(1):15-16.

王革非,任建安,赵允召,等. 2009. 严重腹腔感染的损伤控制性外科治疗. 肠外与肠内营养,16(6):361-363.

王一镗. 2005. 急诊外科学. 第2版. 北京:学苑出版社.

王正国. 2007. 创伤学基础与临床. 武汉:湖北科学技术出版社.

吴孟超,吴在德. 2008. 黄家驷外科学. 第7版. 北京:人民卫生出版社.

赵定麟. 1999. 现代创伤外科学. 北京:科学出版社.

Bowley DM, Barker P, Boffard KD. 2000. Damage control surgery--concepts and practice. J R Army Med Corps,146(3):176-182.

Diaz JJ Jr, Cullinane DC, Dutton WD, et al. 2010. The management of the open abdomen in trauma and emergency general surgery: part 1-damage control. Trauma,68(6):1425-1438.

Duchesne JC, Barbeau JM, Islam TM, et al. 2011. Damage control resuscitation: from emergency department to the operating room. Am Surg,77(2):201-206.

Fabian TC. 2007. Damage control in trauma: laparotomy wound management acute to chronic. Surg Clin North Am,87(1):73-93, vi.

Giannoudis PV, Giannoudi M, Stavlas P. 2009. Damage control orthopaedics: lessons learned. Injury,40 Suppl 4:S47-S52.

Kushimoto S, Miyauchi M, Yokota H, et al. 2009. Damage control surgery and open abdominal management: recent advances and our approach. J Nihon Med Sch, 76(6):280-290.

McArthur BJ. 2006. Damage control surgery for the patient who has experienced multiple traumatic injuries. AORN J, 84(6):992-1000.

Roberts CS, Pape HC, Jones AL, et al. 2005. Damage control orthopaedics: evolving concepts in the treatment of patients who have sustained orthopaedic trauma. Instr Course Lect,54:447-462.

第十章 四肢骨与关节创伤总论

骨折在骨与关节创伤中占的比例超过70%,是骨与关节创伤中一个最为重要的组成部分,近年来随着交通、工业、建筑业的飞速发展,其发病率更是逐年提高。因此,掌握四肢骨折的正确诊断与合理治疗,对每一位骨科医师来说都显得尤为重要。

第一节 骨折的定义、致伤原因与分类

一、骨折的定义

骨或软骨组织遭受暴力作用,引起骨组织或软骨组织连续性部分或全部中断或丧失,谓之骨折。骨折在生物力学特性上表现为在外力作用下,骨组织某一区域的应力超过骨材料所能承受的极限强度而导致的骨材料的断裂。

二、骨折的致伤原因

引起骨折的致伤原因主要有以下几点。

（一）暴力

1. 直接暴力　当外力直接作用于骨骼局部并引起骨折者,属直接暴力。因暴力直接作用于局部,致使软组织损伤较重,如交通事故中机动车直接撞及行人小腿时发生的胫腓骨开放或闭合性骨折。

2. 间接暴力　指外力通过传导、杠杆或旋转等作用间接地引起骨折者。骨折多发于骨骼结构薄弱处,软组织损伤一般较轻,如摔倒时手掌撑地引起的桡骨远端骨折、肱骨髁上骨折等。

3. 肌肉拉力　当肌肉突然猛烈收缩时,可间接产生强大的拉应力,以致引起附着点处骨折,以撕脱骨折多见。临床上常见的有股四头肌所引起的髌骨骨折,肱三头肌所致的尺骨鹰嘴骨折或肱骨干骨折,缝匠肌引起的髂前上棘骨折,股直肌所造成的髂前下棘骨折等。

（二）慢性积累性损伤

由于骨骼长期处于超限负荷,以致局部压应力增加而产生骨骼疲劳,渐而骨小梁不停地断裂(可同时伴有修复过程),以致形成骨折,也称应力骨折(stress fracture)。其中以长途行军的第二、三跖骨骨折和风镐手的前臂骨折等为多见。

（三）骨骼病变

如果骨骼本身伴有疾病,如骨髓炎、骨肿瘤、严重骨质疏松等,在遭到轻微外力时即可发生骨折,称病理性骨折。

三、骨折的分类

根据分类的角度不同,其名称及种类各异,现将临床上常用的分类归述如下。

(一) 按致伤原因分类

1. 外伤性骨折 指因外界暴力或肌肉拉力作用而引起骨骼连续性中断者。

2. 病理性骨折 系骨组织本身已存在病变,当遇到轻微外力,甚至无明显外伤情况下引起骨折者。

3. 应力骨折 又称疲劳骨折,由于骨组织长期承受过度的压应力,逐渐引起受力最大一侧的骨膜及骨小梁断裂,并渐而扩大波及整个断面者。

(二) 按骨折受损程度不同分类

1. 不完全性骨折 指骨骼断面上骨小梁部分断裂,骨骼仅部分失去连续性者,可无移位或仅有轻度成角移位,以儿童为多见。其又可分为以下 5 种类型。

(1) 青枝骨折:多发生在小儿长管骨,因其骨膜较厚,当遭受的外力突然中止,则可引起仅一侧骨膜及骨皮质断裂,而另一侧完整。似枝被折断状,故又称柳枝骨折。

(2) 裂纹骨折:成年人为多见,仅在骨皮质上出现一个裂隙征,骨骼的连续性大部分仍存在。

(3) 楔形骨折:见于脊椎骨,尤以胸腰段受屈曲暴力影响而出现前方压缩,后方完整或基本完整之楔状外观。

(4) 穿孔骨折:多见于枪伤时,弹丸仅仅穿过骨骼的一部分,而整个骨骼并未完全折断。

(5) 凹陷骨折:指扁平骨,如颅骨及骨盆等,外板受外力作用后呈塌陷状,而内板则完整。

2. 完全骨折 指骨骼完全断裂、并分成两块或多块者,此型临床上最为多见。

(三) 按骨折线之走行方向不同分类

1. 横形骨折 指骨折线与骨骼长轴呈垂直状者。

2. 斜形骨折 骨折线与骨骼纵轴呈斜形走向者。

3. 螺旋形骨折 多因旋转暴力致骨折线与骨骼纵轴呈螺旋状外观者。

4. 压缩形骨折 块状松质骨呈纵向或横向压缩、体积变小及密度增加者。

5. 撕脱骨折 指因肌肉或韧带突然收缩而将附着点的骨骼撕裂者,骨折片多伴有移位。

6. 柳枝骨折 柳枝受折状,并出现三角形骨块之不完全性骨折。

7. 粉碎骨折 指骨骼在同一部位断裂、骨折块在 3 块以上者。

8. 脱位骨折 关节处骨折合并脱位者。

9. 星状骨折 骨折线呈星芒状向四周辐射,亦可视为粉碎骨折之一种。多见于髌骨或颅骨等扁平骨处。

10. 纵形骨折 指骨折线沿骨骼纵轴方向延伸者。

11. 蝶形骨折　指骨盆双侧坐骨枝与耻骨枝同时骨折者,因其形状似蝶状而名。

12. "T"型、"Y"型及"V"型骨折　指股骨与肱骨下端之骨折线似"T"型(髁上+髁间骨折)、"Y"型(内、外髁+髁间)及"V"型(内外髁骨折)者。

13. 爆裂骨折　指骨松质骨折时,其骨折块向四周移位者,多见于椎体及跟骨。前者易引起脊髓损伤。

(四) 按骨折后局部稳定性程度分类

1. 稳定性骨折　指复位后不易发生再移位者,多见于长管骨之横形(股骨干横形骨折除外)、嵌入性及不完全性骨折,椎体压缩性骨折及扁平骨折者。

2. 不稳定性骨折　指复位后不易或无法持续维持对位者。治疗较复杂,常需牵引、外固定或手术疗法。多见于长管骨之斜形、粉碎性及螺旋形骨折等。

(五) 按骨折在骨骼上的解剖部位分类

1. 骨干骨折　指长管骨骨干部骨折者,其又可分为上 1/3、中 1/3 及下 1/3 等;亦可再延伸分出中上 1/3 及中下 1/3 等。

2. 关节内骨折　凡骨折线波及关节表面(囊内)的骨折统称关节内骨折。需要解剖对位,治疗较为复杂。

3. 干骺端骨折　长骨两端干骺部骨折者(骨折线波及关节面时,则属关节内骨折)。

4. 骨骺损伤　指儿童骨骺部受累者,临床上分为骨骺分离、骨骺分离伴干骺端骨折、骨骺骨折、骨骺和干骺端骨折、骨骺板挤压性损伤等 5 型。以骨骺分离为多见,此时可伴有骨折片撕脱。

5. 脱位骨折　即骨折与邻近关节脱位并存者。

6. 软骨骨折　系关节内骨折的特殊类型,多需要借助关节镜或 MRI 等进行确诊。

(六) 按骨折端是否与外界交通分类

1. 闭合性骨折　骨折处皮肤完整、骨折端与外界空气无交通者。

2. 开放性骨折　凡骨折端刺穿皮肤或黏膜,或外来暴力先引起皮肤破损,再伤及骨骼,引起骨折并与外界相交通者,即为开放性骨折。因暴力往往较大,易伤及软组织并伴有血管神经损伤,诊断时应注意。又因骨折局部多受污染,故感染的机会较大,治疗时应注意抗感染。

(七) 按骨折是否伴有邻近神经血管损伤分类

1. 单纯性骨折　指不伴有神经、血管或脏器损伤者。

2. 复杂性骨折　除骨折外,尚伴有邻近神经、血管或脏器损伤者,多为高能量损伤所致。

(八) 用人名命名的骨折

很多骨折是用首先描述该骨折的作者名字命名的,临床上常遇到的有以下 8 种。

1. 科利斯(Colles fracture)　指骨折线位于桡骨下端 2.5cm 以内,且其骨折远端向桡侧及背侧移位者。

2. 史密斯骨折(Smith fracture)　骨折线亦位于桡骨下端 2.5cm 以内,但其远端移位方向则与科利斯骨折者相反。

3. 巴顿骨折(Barton fracture)　指桡骨远端背侧缘或掌侧缘骨折(后者又称反巴顿骨折)合并腕关节半脱位者。

4. 孟氏骨折(Monteggia fracture)　指尺骨上 1/3 骨折合并桡骨小头脱位者。

5. 盖氏骨折(Galeazzi fracture)　系桡骨下 1/3 骨折合并下尺桡关节脱位者。

6. 苯乃特骨折(Bennett fracture)　即第一掌骨近端纵形骨折,伴有掌腕关节脱位者。

7. 波提斯骨折(Pott fracture)　内外踝骨折合并三角韧带断裂,踝关节完全失去稳定性并发生显著脱位者。

8. 皮隆骨折(Pilon fracture)　是指胫骨远端关节内骨折,常常由垂直暴力所致,常常合并腓骨骨折和严重的软组织损伤。

(九) 国际内固定协会(AO/ASIF)的分类方法

AO/ASIF 是国际内固定协会德文及英文名称的缩写,在德语国家为 AO(Arbeitsgemeinschaft fur Osteosynthesefragen),在英语国家为 ASIF(The Association for the Study of Internal Fixation)。AO/ASIF 的骨折分类结合了骨折的解剖部位、形态及损伤的程度,便于骨科医师对骨折的诊断作出准确的描述以及评价治疗效果和资料的储存。该分类方法是以阿拉伯数字和英文字母为符号来表达骨的解剖部位、节段、骨折类型及分组。

骨的解剖学部位以数字编码:1 为肱骨,2 为尺桡骨,3 为股骨,4 为胫腓骨,5 为脊柱,6 为骨盆,7 为手,8 为足,91.1 为髌骨,91.2 为锁骨,91.3 为肩胛骨,92 为下颌骨,93 为颅面骨。每一长骨被分成 3 个节段,仍以数字代表:1 代表近段,2 代表中段,3 代表远段。骨折分为 A、B、C 三种类型,骨干骨折分型:A 为简单骨折,B 为楔形骨折,C 为复杂骨折。骨端骨折分型:A 为关节外骨折,B 为部分关节内骨折,C 为完全关节内骨折。

第二节　骨折的临床表现

一、外　伤　史

除病理性骨折外,一般均有明确的外伤史,应详细了解患者年龄,所从事的职业及受伤的时间,致伤暴力的机转,外力的大小、作用方向及持续时间,受伤时周围的环境尤其是污染情况,有无畸形发生,以及伤后处理情况等。

二、主　诉

(一) 疼痛

为骨折患者的首发症状,且较剧烈,尤其在移动骨折局部时疼痛更甚。主要由于受伤局部、尤其是骨折处的骨膜感觉神经遭受刺激所致。

（二）异常活动

四肢长管骨完全骨折时,患者可突然发现肢体有异常活动,并伴有难以忍受的剧痛。但在不完全性骨折或周围肌肉处于持续痉挛状态的患者,肢体异常活动可不出现或不明显。

（三）功能障碍

由于骨骼连续性中断,任何波及骨折局部的活动均可引起剧痛,以致呈现明显的功能障碍。上肢骨折者表现为持物困难,下肢骨折者则无法站立,更不能行走。脊柱骨折除表现为脊柱活动障碍外,若有脊髓损伤,尚可表现为损伤平面以下的神经功能缺失。但对某些不全性骨折、嵌入骨折或感觉迟钝的高龄患者,功能障碍可不明显,仍可勉强步行、骑车等,此在临床检查时应注意,切勿漏诊。

三、症状与体征

视骨折部位、类型、数量及伤后时间等不同,其体征差别较大,在检查时应区别对待。

（一）全身症状

包括以下五点。

1. 休克　是否出现及其严重程度视伤情而定,严重、多发性骨折或伴有内脏等损伤者容易出现。依据损伤程度、持续时间及其他因素不同,休克的程度差别亦较大。

2. 体温升高　骨折后全身反应表现的一种,骨折断端的血肿吸收而出现反应性全身体温升高,其程度及持续时间与血肿容量成正比。一般于伤后 24 小时出现,通常不超过 38℃,开放性骨折如持续性体温增高,需考虑继发感染的可能性。

3. 白细胞增多　多于伤后 2~3 天出现白细胞计数略有增高。此外,红细胞沉降率亦稍许增快。

4. 伴发伤　凡致伤机制复杂或身体多处负伤者,易伴发其他损伤。也可由骨折端再损伤其他组织,并出现相应的症状,在检查时应力求全面,以防漏诊。

5. 并发症　主要指骨折所引起的并发症。除早期休克及脂肪栓塞综合征外,中、后期易发生坠积性肺炎、泌尿系感染、压疮等,均需注意观察,及早发现。

（二）局部症状

根据骨折的部位,受损局部解剖状态及骨骼本身的特点等差异,其所表现的症状亦轻重不一,差别较大。

1. 肿胀　骨折断端出血,软组织损伤及局部外伤性反应等所致。四肢骨折肿胀出现较早,部位深在的椎体骨折等则难以显露。

2. 瘀斑、血肿及水泡　除不完全性骨折外,一般四肢骨折均有明显的血肿可见。当积血渗至皮下,则出现瘀斑,其大小及面积与局部出血量成正比,并与肢体的体位有关。由于局部肿胀组织液渗出,当压力达到一定程度后则形成张力性水泡,以肘、踝及腕部等为多见。

3. 畸形　骨折畸形主要包括以下几种。

（1）成角畸形：指骨折远端偏离原来纵轴者。

（2）短缩畸形：指骨折在纵轴方向缩短者。

（3）旋转畸形：指骨折远端向内或向外旋转移位者，并分别称为内旋畸形或外旋畸形。

（4）内、外翻畸形：指关节部骨折端向内或向外成角变位者。

畸形的程度除了与损伤程度及暴力方向等有关外，还与骨折端的重力作用及附近肌肉的舒缩方向等关系密切。

4. 压痛　为各种骨折所共有的基本症状。四肢骨干骨折时，其压痛部位呈环状，此征可与软组织损伤进行鉴别。

5. 传导叩痛　当轻轻叩击骨折远端，如下肢叩击足跟，上肢叩手掌或鹰嘴，脊柱则叩击头顶等，患者主诉受损处疼痛剧烈，多系骨折。此项检查对部位深在或不完全性骨折的判定甚为重要，也是与软组织损伤进行临床鉴别诊断的主要依据之一。

6. 异常活动　四肢上、下两个关节之间的骨干处出现活动者谓之异常活动，此征可作为骨折诊断依据。一般仅在搬动患者时无意中发现，不宜专门检查，以防增加患者痛苦，甚至会引起休克。

7. 骨摩擦音　即骨折两断端相抵，发生摩擦时所发出的"吱吱"声，亦可作为确定骨折诊断的依据。骨摩擦音可在搬运患者过程中偶尔发现，应切忌专门检查获取。

8. 骨传导音　即将听诊器置于胸骨柄或耻骨联合处后，分别叩击双侧上肢或下肢的骨突部，对比测听双侧骨传导音的高低。传导音低或消失的一侧则疑有骨折。因检查不便，故已很少使用。

第三节　骨折的诊断

一般骨折的诊断并无困难，尤其四肢长管骨骨干骨折易于诊断，甚至患者本人也可判定。但波及关节或关节内骨折，且患者处于昏迷、失神经支配等状态下，尤其是骨骺未闭合之前的骨折者，如临床经验不足，则极易漏诊或误诊，必须引起注意。

骨折的诊断主要依据外伤史、主诉、体征及 X 线检查。个别难以确诊的关节内骨折，波及椎管的骨折等，尚需依据 CT 扫描或磁共振成像（MRI）技术。

一、病　　史

主要包括以下 3 方面。

（一）外伤史

除对遭受暴力的时间、方向及患者身体（或肢体）的姿势等详细询问外，尚应了解致伤物的种类、场所及外力作用形式等，以求能较全面地掌握致伤时的全过程。

（二）急救或治疗史

指在现场及从现场转运到医院前的急救及其治疗过程，其中尤应了解伤肢的感觉与运动改变，止血带的使用情况，脊柱骨折患者搬动时的姿势、途中失血及补液情况，用过何种药物等。

（三）既往史

主要了解与骨折有关的病史，包括有无骨关节疾患，有无骨质疏松或内分泌紊乱症，以及心、肺、肝、肾功能等。

二、症状与体征

（一）全身症状

一般骨折全身反应并不严重，但遇到股骨、骨盆或多发性骨折者，则常出现程度不同的休克征，尤其是合并颅脑、胸腹及盆腔脏器伤者，其休克发生率可高达 80% 以上，甚至出现危及生命的深度休克。全身体温升高一般出现在伤后 2 ~ 3 天，除非合并感染，一般不超过 38.5℃。此主要是由于损伤组织渗出物及血肿被吸收所致，因此也称之为"吸收热"。

（二）局部体征

1. 确诊体征 凡在搬动过程中发现肢体有异常活动，听到骨摩擦音以及在伤口出血中发现有脂肪滴者，基本上可确诊骨折。

2. 重要体征 肢体伤后突然出现明显的成角、旋转及短缩畸形等，均对骨折的诊断具有重要的诊断价值。此外，肢体的环状压痛及传导叩痛，对四肢骨折的诊断及与软组织损伤的鉴别诊断，亦具有重要意义。

3. 参考体征 其他局部症状，如肿胀、血肿、功能障碍及瘀斑等，难以与软组织损伤进行鉴别，故仅可作为骨折诊断时的参考。

（三）神经血管检查

1. 周围神经损伤 无论是脊柱或四肢骨折，均应对受伤部位以下肢体的运动和感觉功能进行检查，以判定有无神经损伤及其受损的程度与范围等。临床上以肱骨干骨折后桡神经受累机会较多，应注意。

2. 四肢血管损伤 凡四肢腕、踝部以上骨折，均应同时检查桡动脉或足背动脉有无搏动及其是否减弱等，以除外四肢血管伤。

三、实验室检查

一般无特殊改变，但在 24 小时后，视骨折的程度不同，可出现白细胞计数升高或略有增加；红细胞沉降率也可稍许加快。

四、影像学检查

（一）普通 X 线片检查

绝大多数骨折可通过摄 X 线片进行确诊，并成为分型及治疗方法选择的主要依据。但检查时应注意以下几点。

1. 投照位置 至少包括正位(前后位)及侧位两个方向,个别病例尚需加照左、右斜位或切线位,这不仅对不完全骨折的诊断帮助较大,且能以此来判定骨折的移位、类型及骨骼本身的状态等。

2. 摄片范围 四肢伤投照范围应包括上、下两个关节,以防漏诊,且可判定关节是否同时受累;对骨盆损伤,应用大号底片以便同时显示全骨盆及双侧骶髂关节和髋关节,并酌情加摄双侧骶髂关节斜位;对脊柱伤则应以压痛及传导叩痛处为中心,上下各包括 4~6 个椎节,同时应注意相距较远的多个关节段损伤。

3. 摄片清晰度 不仅要求能分辨出肌肉与骨骼组织之间的界限,而且应尽可能地显示出关节囊壁阴影,以有利于对关节内骨折的判定或推断。

4. 对比摄片 对儿童关节部位损伤,尤其是骨骺部,为便于判定,可将双侧肢体置于同一体位,在同一张片子上摄片对比观察。

5. 摄片技巧 对特殊部位摄片,例如齿状突开口位照及下颈椎侧位片等,均有特殊摄片技术要求,应注意认真操作。

6. 追踪摄片 对初次摄片难以显示骨折线的腕部或其他部位骨折(以舟状骨多见),除了改变角度重复摄片外,亦可于 2~3 周后再次摄片。此时骨折端边缘骨质被吸收而易于显示骨折线。

7. 透视 非十分必要,无需直接在透视下观察骨折。必须透视时,应作好防护工作。

(二) 断层摄片

主要用于关节内骨折或椎体骨折时,判定有无较小的骨折片及其是否侵入椎管或关节腔内,但其影像欠清晰。自 CT 技术普及后,当前已较少使用。

(三) CT 扫描

其作用与断层摄片相似。对一般病例无需采用,主要用于以下情况。

1. 脊柱骨折 CT 判定椎体骨折的特征、骨折线走行及骨片移位方向,尤其是突向椎管内的程度等,对小关节、颈椎的横突以及骶骨的状态等也显示良好。

2. 关节内骨折 CT 扫描对部位深在的关节内骨折、微小的骨折片或一般 X 线片上无法发现骨折线的不完全性骨折等,均有利于判定。

3. 其他 对骨折后期如股骨头,舟,距骨等骨骼无菌性坏死的早期发现,关节周围软组织损伤的判定,以及对椎管的重建等,均可选用 CT 扫描。

(四) 磁共振成像

因价格较高,除非需同时判定软组织情况者,比如脊髓损伤的程度及其与椎骨骨折的关系,肩、髋及膝关节内韧带的损伤情况,以及关节囊的状态等,一般病例无需此种检查。

(五) 造影

包括脊髓造影、关节内造影及血管造影等。除少数伴有其他损伤的特殊病例酌情选用外,一般较少使用。

第四节 骨折治疗的原则与复位

一、骨折治疗的基本原则

骨折治疗的基本原则是:急救、复位、固定及功能锻炼,四句话、十个字。除急救需另列专节讨论外,现将来院患者的处理原则分述于后。

二、骨折的复位

对有移位的骨折均应争取及早复位,在保证功能复位的基础上,力争解剖对位,尤其是涉及关节的骨折,现对有关问题分述如下。

(一) 复位的基本原则

对任何骨折均应遵循以下基本要求。

1. 早期复位 早期复位不仅能减轻患者的痛苦,且易于获得满意的复位效果。尤其是在伤后 1~2 小时,由于局部创伤性反应刚开始,肿胀及出血较轻,易于使骨折端还纳。因此,对任何骨折均应在可能范围内,力争早期进行复位。

2. 无痛 疼痛可增加患者痛苦,易诱发或加重休克,又能引起局部肌肉痉挛而直接影响复位的效果,难以达到解剖对位。因此,除非青枝骨折等不能用力行手法操作外,对一般病例均应选用相应的麻醉措施,确保在无痛情况下施以复位术。

3. 肢体中间位 指作用方向不同的肌肉均处于放松状态的适中体位。对周围肌肉丰富的长管骨,如股骨上 1/3、股骨髁上、尺桡骨骨干,以及肱骨上端等处骨折,试图将妨碍骨折复位的肌肉置于松弛、均衡的理想位置并非易事。

4. 牵引与对抗牵引 通过牵引可以纠正各种常见的骨折错位,包括断端的成角移位、侧向移位、短缩重叠及旋转等。但在牵引的同时,必须具有相应的反牵引力作用,否则无法使骨折远、近端达到复位的效果。

5. 远端对近端 近端为身体躯干侧,其既作为反牵引力的重量,又是远侧骨折端趋向对合的目标。因此,任何骨骼复位均应依此原则,四肢更是如此。近侧端多伴有强大肌群附着,也只有让远端去对近端才是合理、省力及有效的做法。

6. 手法操作轻柔 这是任何外科技术教范的基本要求之一,既可避免造成对周围软组织尤其是神经血管的损伤,又可使复位顺利进行。在操作时,一般按骨折损伤机制的相反方向逐渐复位,这样对周围组织的损伤才最小。

7. 首选闭合复位 原则上能用闭合复位达到解剖或功能对位者,切勿随意行手术复位。这不仅仅是由于开放复位可能引起各种并发症,且局部过多的损伤,尤其是对骨膜的过多剥离将明显影响骨折的愈合过程。

8. 力争解剖对位,保证功能对位 众所周知,良好的解剖对位方能获得满意的生理功能。因此,对各种骨折尤其是关节内骨折,应设法力争解剖对位。对关节功能影响不大的骨折,至少要求达到功能对位。当肌肉、韧带或关节囊嵌顿无法还纳时,则应选择最佳时机进行开放复位,以保证其功能恢复。

9. 小儿骨折 应以闭合复位为主,因其可塑性甚强,只要不是对位严重不良者,均可获得满意的结果。但对骨骺分离仍应坚持解剖对位。

10. 肢体严重肿胀 应先采用石膏托临时固定、患肢抬高及牵引等措施,让肿胀消退后再行手法复位。否则,在肿胀情况下所获得的对位,一旦肿胀消退,便迅速回复到原位。且在肿胀情况下操作甚易引起皮肤破损、水泡及外固定选择上的困难。

（二）复位方法的分类

骨折的复位主要有以下两大类。

1. 闭合复位 即通过无血技术达到骨折端复位的目的,临床上常用的方法如下。

（1）徒手复位:即利用术者或助手双手的手技操作,使骨折断端恢复到原位者。

（2）器械复位:指采用某些器械,如上肢螺旋牵引架、尺桡骨复位牵引装置及跟骨复位器等,协助术者对骨折进行复位。

（3）牵引复位:指利用皮肤或骨骼或兜带牵引达到骨折复位的目的,一般兼具固定作用。

2. 开放复位 又名切开复位,指通过外科手术达到骨折还纳原位者。一般多与内固定同时完成。

（1）手术适应证

1）手法复位失败者:多因软组织嵌顿或其他原因无法获得功能对位者。

2）关节内骨折:使用一般手法复位难以达到复位目的者。

3）手法复位后外固定不能维持对位者:例如髌骨骨折、尺骨鹰嘴骨折(亦属关节内骨折)、胫骨结节骨折及髂前上棘骨折等。

4）合并血管神经伤:多需同时进行手术探查或处理者。

5）多发骨折:尤其适用于同一肢体多处骨折,或同一骨骼多段骨折,用闭合复位及外固定手法有困难者。

6）某些部位骨折:例如股骨干中1/3、中上1/3、中下1/3的闭合性横形骨折,适合用髓内钉固定术,故多同时行开放复位。

7）陈旧性骨折:因局部血肿已机化,一般闭合复位难以达到复位者。

8）其他:指因外观需要进行解剖对位的骨折,如女演员的锁骨骨折或肩锁关节脱位,或因职业需要行内固定早期活动的骨折等,均可酌情选择开放复位。

（2）术前准备

1）按一般术前常规:包括皮肤准备及使用抗生素等。

2）器械准备:除开放复位所需的器械外,因多同时行内固定术,故应一并准备。

3）其他:包括备血、患者精神准备等。

（3）术中注意点:除各种骨折有各自不同要求外,均应注意以下几点。

1）严格无菌操作。

2）尽量减少对周围软组织损伤,尤其应避免对骨膜过多剥离。

3）操作轻柔,切忌粗暴,尽量利用杠杆力学的原理对骨折端复位。

4）出血多者,应及时补充血容量。

5）避免对血管、神经的损伤。

6）对直视下难以判定复位情况者,可术中摄片。

（4）术后处理:同一般手术后常规。定期摄片观察骨折的对位情况,及时更换已松动的外固定,尤其是内固定不确实者。

第五节　骨折的固定

骨折固定是维持骨折对位和获得愈合的基本保证,因此必须妥善处理。目前,对前几年广泛开展的内固定技术,由于发现其存在难以克服的缺点,大家已采取更为谨慎的态度。

一、固定的基本原则

（一）功能位

必须将肢体固定于功能位,或者是治疗要求的体位,以使肢体最大限度地发挥其活动范围及其有效功能。

（二）固定确实

对骨折局部的固定应确实。一般情况下均应包括骨折上、下两个关节,如骨折线距关节面少于2cm时,则可不包括骨折线的远处关节。

（三）时间恰当

固定时间应以临床愈合为标准,切勿过早拆除,亦不宜过长而影响关节功能的恢复。

（四）功能活动

未行固定的关节应让其充分活动,以防止出现"医源性"关节僵硬症。

（五）检查对位

固定后即应通过X线摄片或透视,以检查骨折对位情况,牵引者可在3~5天后进行。对复位未达要求者,应立即拆除固定物,再次复位及固定。

（六）及时调整固定

于患肢固定期间,如遇肿胀消退、肌肉萎缩或因肢体本身的重力作用等导致骨折端移位时,应及时更换或调整固定;对使用石膏管形固定中骨折端出现成角畸形者,应采用楔形切开术矫正。

（七）能用外固定者不用内固定

凡可以外固定达到治疗目的者,不应使用内固定,以防止因切开操作所引起的各种并发症。

（八）血液循环不佳者禁用小夹板

由于小夹板对肢体的包缚较紧,易加剧或引起血液循环障碍。凡是血液循环不良者均不应使用小夹板固定,一般采用有衬垫石膏托或牵引制动等措施。

（九）酌情下地负重

下肢稳定性骨折可根据固定方式不同而于伤后数日至 4 周下地活动。但不稳定者,切勿过早负重,以防变位。

（十）拆除外固定后加强功能活动

应及早使患肢充分地进行功能锻炼,以恢复其正常功能。必要时可配合理疗、体疗及其他康复措施。

二、固定的分类

主要分为外固定、内固定和框架固定 3 大类。

（一）外固定

为临床上最常用的固定方式,包括以下数种。

1. 石膏固定　此法已有 200 多年历史,不仅具有确实的固定作用,且具有良好的塑形性能,对维持复位后骨折端的稳定性具有独特的作用,同时也便于患者活动及后送;对于复位后骨折断端稳定的病例尤宜选用。

（1）适应证

1）稳定性或不稳定性骨折复位后。

2）脊柱压缩性骨折。

3）骨折开放复位内固定后。

4）关节脱位复位后。

5）其他,如骨折延迟愈合、畸形愈合纠正术后及各种骨折牵引术后等。

（2）禁忌证

1）全身情况差,特别是心肺功能不良的年迈者,不可在胸腹部包扎石膏绷带。

2）孕妇及进行性腹水者,忌做胸腹部石膏固定。

3）石膏固定后妨碍病情观察时,忌做石膏固定。

（3）石膏包扎后注意事项

1）注意保护:在石膏未干前搬运患者时,注意勿使石膏折断或变形。须用手掌托住石膏,忌用手指捏压。患者放于病床时必须将石膏用软枕垫好。

2）密切观察:抬高患肢,注意有无受压症状。随时观察指或趾端血供、皮肤颜色、温度、肿胀、感觉及运动情况;遇有变化,立即报告医生并协助处理。

3）有创口者:手术后及有创口的患者,如发现石膏被血或脓浸透,应及时处理。注意病室卫生,消灭蚊蝇,严防创口生蛆。

4）注意护理：生活上给予帮助，以免粪、尿浸湿石膏。经常保持被褥平整、清洁及干燥，防止发生压疮。每天用温水或乙醇按摩骨突出部位，并用手指蘸乙醇伸入石膏边缘按摩皮肤。

5）鼓励活动：患者未能下床前，帮助翻身，至少每天 4 次，并提醒或指导患者作石膏内的肌肉收缩活动。情况许可时，鼓励其下床活动。

6）保温：冬季应对肢体远端外露部位（指、趾等）用棉花包扎保温，但切忌直接烘烤，尤其是在血液循环不佳的情况下。

2. 牵引固定 牵引既有复位作用，又是骨折固定的有效措施之一，已广泛用于临床；尤适用于需要继续复位、而又应同时固定的病例，临床上尤多用于肱骨干骨折。

（1）病例选择

1）不稳定性损伤：骨干骨折或关节脱位复位后不稳定而需保持对位者。

2）需牵引复位者：骨折脱位需要持续牵引方能复位者，如颈椎骨折脱位等。

3）便于排便护理者：4 周岁以内小儿股骨干骨折宜用双下肢悬吊（Bryant）牵引。

4）具体病例选择时注意点：小儿骨骺易受损，穿针时应避开骨骺线或选用皮牵引。皮肤破损、炎症及对胶布过敏者不宜用皮牵引。穿针部位有炎症又无法避开者，不应用骨牵引。老年、神志不清者忌用头带牵引。

（2）牵引的注意事项

1）注意胶布有无松脱，胶布条远端的扩张板是否保持在正确的位置上。

2）注意贴胶布处皮肤有无水疱或皮炎。如有大水疱，应及时除去胶布，在无菌技术操作下用注射器抽吸，并换药。

3）经常检查托马斯架或勃朗架的位置，如有错位或松动，应及时纠正。

4）踝关节应保持中间位，防止足下垂及肢体外旋。冷天应注意患肢保暖。

5）注意牵引重量是否合适；牵引绳有无受阻，牵引绳的方向一般应与肢体纵轴保持一致。

6）注意骨牵引针的出入口处有无感染。对局部略有红肿者可涂 2% 碘酊，有明显感染者应终止牵引，或更换其他部位进针再行牵引。

7）鼓励患者自动练习肌肉运动及足趾或手指的功能锻炼。

（3）骨折脱位病例的注意事项

1）每日测量两侧肢体的长度，并做记录。

2）在牵引最初数日内可用 X 线透视，必要时摄片，以便及时了解骨折对位情况，进行调整。

3）牵引重量的大小，应根据部位、肢体发育、骨折错位、受伤时间和损伤程度等情况而定，一般牵引重量为体重的 1/12～1/7。牵引重量应一次加到需要的最大重量，以矫正骨折的重叠移位。如系关节挛缩，则牵引力须逐渐增加。

4）注意远端血液循环及有无神经损伤现象。

5）根据骨折近端移位方向，纠正与调整牵引力线，并应抬高床尾，以达到反牵引作用。

6）为保持牵引的有效性，应注意如下几点。①牵引锤：牵引的重锤应悬空，不可着地或靠于床架上，滑车应灵活。②牵引重量：不能随便改变牵引重量。做临时护理时，不可随意去掉重量或放松绳索。③牵引力线：牵引绳与被牵引的肢体长轴应成一直线。铺床时注意不可将被单压在绳索上,以免影响牵引力量。④行皮肤牵引时:应注意牵引部皮肤有无炎症或水疱,检查胶布是否滑脱,扩张板是否与床架接触。⑤注意对牵引针眼护理:骨牵引时应保持钉或针眼处的清洁与干燥,以防感染。

7)防止并发症,患者长期卧床不动及头低足高位,易发生以下并发症:①坠积性肺炎:年老体弱患者易发生,应鼓励患者利用拉手作上身运动,每天定时协助患者坐起,拍击背部(自下而上拍击),并鼓励咳嗽。②泌尿系感染及结石:每天定时协助患者改变卧位,多饮水及积极控制感染。③便秘:调节饮食,多食用富含纤维素的食物。每天做腹部按摩,必要时用开塞露润肛、灌肠或服缓泻药。④血栓性静脉炎:老年患者尤易发生,嘱定时主动活动肢体以促进静脉血回流。

3. 小夹板技术

(1)适应证:因内固定范围较小,易松动。一般仅用于:

1)不全骨折:指无明显移位、而又无需确实固定者。

2)稳定性骨折:复位后不再移位或难以移位的骨折,如桡骨远端骨折等。

3)骨折后期:局部已纤维性愈合或已开始软骨愈合者,可以缩小固定范围的措施来代替石膏固定。

(2)禁忌证

1)错位明显的不稳定性骨折。

2)伴有软组织开放性损伤、感染及血液循环障碍者。

3)躯干部位的骨折等难以确实固定者。

4)昏迷或肢体失去感觉功能者。

(3)方法及注意点

1)纸压垫要准确地放在适当位置上,并用胶布固定,以免滑动。

2)捆绑束带时用力要均匀,其松紧度应使束带在夹板上可以不费力地上下推移1cm为宜。

3)在麻醉未失效时,搬动患者应注意防止骨折再移位。

4)抬高患肢,密切观察患肢血供,如发现肢端严重肿胀、青紫、麻木、剧痛等,应及时处理。

5)骨折复位后4天以内,可根据肢体肿胀和夹板的松紧程度,每天适当放松一些,但仍应以能上下推移1cm为宜。4天后如果夹板松动,可适当捆紧。

6)开始每周酌情透视或摄片1~2次;如骨折变位,应及时纠正或重新复位。必要时改做石膏固定。

7)2~3周后,如骨折已有纤维连接,可重新固定。以后每周在门诊复查1次,直至骨折临床愈合。

8)尽早指导患者功能锻炼。

(二)内固定

即通过外科手术,在开放复位或闭合复位后,采用金属或生物材料维持骨折端对位的技术。

1. 手术适应证 基本上与开放复位的病例选择相似,唯对小儿骨折,特别是波及骨骺处的骨折应严格控制。

（1）关节内骨折：凡有移位而又难以通过手法复位达到解剖对位者，以肘、膝、踝部为多见。

（2）外固定无法维持对位的骨折：多系因强大肌群牵拉之故，如髌骨骨折、尺骨鹰嘴骨折及胫骨结节撕脱等。

（3）骨折端软组织嵌顿：多系长管骨骨干骨折或邻近关节的骨折，由于肌肉、肌腱或关节囊嵌入骨折两端之间而需行开放复位，并同时行内固定术者。

（4）开放性骨折：在 6~8 小时以内清创，创口污染较轻者，在复位后亦可酌情选用内固定。

（5）多段骨折：包括一骨数折或一肢数折者，多需开放复位及内固定。

（6）畸形愈合：骨折畸形愈合矫正术后亦多选用内固定。

（7）延迟愈合或不愈合：内固定亦可与植骨术并用或单独应用（如对骨折端的加压疗法等）。

（8）其他：凡有开放复位手术适应证者，一般多可同时行内固定术。

2. 手术禁忌证

（1）全身情况不佳：指伴有心、肺、肝、肾功能不全而不能承受手术及麻醉者。

（2）局部条件不适宜手术者：包括局部感染、皮肤缺损而又不能手术修补或局部血供不佳，以及创口污染严重者等。

3. 内固定的种类　基本方式分为骨内固定、骨外固定及复合式固定 3 类。

（1）骨（髓）内固定：指内固定物通过髓内腔纵轴对骨折端起控制作用而达到固定目的者。提倡这一入路的学者认为外骨膜在骨折愈合过程中起主要作用，内骨膜起次要作用，髓内钉固定技术对骨折的正常愈合过程影响不大。

（2）骨外固定：指内固定物位于骨皮质外方，借助骨自身或是通过附加的固定物将骨折端持住、并维持对位的技术。骨外固定的种类较多，一般常用的有：钢板螺丝钉、螺丝钉、钢丝、加压钢板、骨栓钉、特殊形态钢板及张力带固定装置等。

（3）复合式固定：用于脊柱骨折时的脊柱椎弓根螺丝钉复位固定技术及用于股骨上端骨折的鹅头钉等技术均属此项。

（三）框架固定

指用一金属框架将多根穿入骨骼中的钢针联结成一整体结构，并对骨折断端起固定作用的设计。一般亦兼具复位作用。此种框架结构经过数十年临床应用和改进，目前被认为是最佳的骨外固定框架结构。由于它兼具内外固定的优点，且可调整骨折对位，能早期负重与活动，从而显示出其优越性。但此种装置的钢针大多要穿过骨骼外方的肌群，易引起感染，且可能误伤骨旁神经、血管，因此选择时应慎重考虑。

（四）其他

随着人工关节的开展，对近关节部的骨折，一旦发现其复位困难，或固定过久影响功能或年迈体弱不能长期卧床者，亦可予以人工关节置换。临床上多用人工股骨头置换术。

第六节　骨折愈合及其影响因素

一、概　　述

当骨折断端获得良好复位、坚强牢靠固定和积极有效的功能练习后,断端以哈氏系统骨内模造的方式直接修复,无明显骨吸收。同时,通过膜内化骨形成少量连续外骨痂。这样骨折愈合快,功能恢复好,愈合后的骨强度与刚度高,可避免或减少骨不连和再骨折等并发症。

骨折愈合是一个复杂的过程。虽然过去对骨折愈合无论从宏观或微观上都进行了大量的研究工作,且钙-磷代谢和骨生长因子的研究已进入到细胞分子生物学水平,但有关骨折愈合机制和促进骨折愈合方面的研究仍然进展不大,骨科医生的作用只能是为骨折的修复创造一个良好的条件,使骨折能按其自然修复的规律顺利愈合。因此,骨科医生必须了解骨折愈合的基本过程、不同愈合方式及其影响因素,用于指导骨折的治疗。

二、骨折愈合新概念

（一）骨折愈合的形式

骨折有 I 期愈合与 II 期愈合之分。I 期愈合是毛细血管和哈氏系统直接连接起来,根据连接程度,又可分为接触愈合和间隙愈合,X 线片上不显示外骨痂。II 期愈合经过炎症、修复反应,以外骨痂形式改建连接起来,X 线片上可以见到外骨痂。通常情况下骨折愈合是 II 期愈合形式。

（二）骨痂形成的必要条件

骨痂形成的必要条件是微动、血供和应力。骨痂的数量与活动及血供平方成正比($c = mv^2$)。

（三）应力遮挡保护作用对于骨折的影响

坚固内固定必然减少骨折部位生理应力传导,即所谓应力遮挡效应,从而导致骨折部位的骨质发生失用性萎缩,以致在取出内固定后,有可能发生再骨折。此外,骨折愈合的强度与内固定的强度成反比。

三、骨折愈合的分期

骨折愈合为一个延续过程,不同的阶段有其不同特点。其全程分期意见不一:基本上分为炎症期、修复期和改建期 3 期和下面阐述的分为 4 期两种。后者较为公认。

（一）肉芽组织修复期

骨折后,由于骨与软组织及其伴行血管断裂,早期出现创伤性炎症反应。骨断端形成由血液、渗出物及组织细胞侵入的血肿。此时骨折端表面处血供断绝,以致断端部分吸收。血块可逐渐分解,周围有毛细血管中的白细胞及吞噬细胞游走,血肿周围的毛细血管增生,在血管周围产生成纤维细胞,这些细胞和毛细血管从四周侵入血肿和坏死组织中,并将其分割包围。血肿被吞噬细胞清除后而演变为肉芽组织,凝结在两骨断端之间及其周围,使断骨得到初步连结,逐渐形成纤维性愈着(合)。此种肉芽组织大多较脆弱,易出血。骨断端仍可活动,X线片上不显影,本阶段持续2～3周或更长时间。

(二) 原始骨痂形成期

骨痂系骨断端新生的骨组织,其来源有三。

1. 血肿机化 血肿机化早期为肉芽组织,随着钙盐的沉积,再由软骨骨痂阶段逐渐转化为骨性骨痂,此称为软骨内化骨。

2. 骨外膜成骨 在骨折后24小时以内,骨外膜逐渐增厚,有骨母细胞增生,新生血管长入骨膜深层,1周后即形成骨样组织,并可将骨折端连接起来。最后有钙盐沉积,并形成新骨,此即骨外膜成骨。

3. 骨内膜成骨 与前者相似,为骨髓腔的骨内膜在骨折后与骨外膜同样方式形成骨化。

此外,亦可根据骨痂在骨折端的位置不同而分为以下3种。

1. 外骨痂 指包绕于骨折端外围的骨痂,其与骨皮质密切结合,越靠近两断端中部越厚,使整个骨断端形成梭形外观。

2. 内骨痂 指填充于骨髓腔内的骨痂,数量不多,但质量大多较优,实际上其是以膜下化骨为主。

3. 桥梁骨痂 位于骨折端骨皮质之间,直接连接骨折端皮质。其质量更优于外骨痂和内骨痂,但时间较久。

当内、外骨痂和桥梁骨痂完全融合,其强度能够抵抗肌肉收缩引起的成角、旋转和剪力时,即达临床愈合。

(三) 骨性愈合期

在骨折临床愈合后,骨痂密度及质量逐渐增加,骨小梁数量增多,排列渐趋规则,新骨已完成爬行代替过程,并将死骨清除。原始骨痂被改造成板状骨,从而达到较为坚强的骨性连接,骨髓腔多为骨痂封闭。此期一般需8～16周完成。

(四) 塑形期

本期是对新生骨组织按照力学原则重新塑造的过程。由于成骨细胞和破骨细胞继续作用,将多余的骨痂吸收,力学强度不足之处通过骨膜内化骨加以补充。同时,髓腔再通,最后使骨折痕迹在组织学和影像学上逐渐淡化、消退直至完全消失。这段时间幼儿及青少年需8个月～2年,成年则需2～5年。

四、影响骨折愈合诸因素

影响骨折愈合的因素甚多,归纳起来主要是全身因素和局部因素两大类。在骨折处理中应当保护和发挥有利因素,消除不利因素,促进骨折更好地愈合。

（一）全身主要因素

1. 年龄 儿童骨折愈合迅速,年龄愈小愈合速度愈快,青年人愈合稍慢,成年人更慢,尤其老年人愈合速度可为青少年者1倍以上。因此,不同年龄之间,骨折愈合速度差别甚大,应注意。

2. 健康状况 凡具有全身状态不佳者,包括营养不良,严重的肝、肾疾病,恶病质,老年性骨萎缩及骨软化等状况下,骨折愈合缓慢。

（二）局部因素

1. 局部血液供应 骨折局部血液供应状况是骨折愈合的根本条件。血供不佳者必然影响骨折愈合。骨的正常血供来自骨的主要营养血管以及关节囊、韧带和肌肉附着处。长骨粉碎性骨折由于断裂的骨片失去血供,其愈合过程必然十分缓慢。

2. 骨折类型 闭合性骨折较开放性骨折愈合快。长斜面骨折较短斜面骨折愈合快。严重粉碎骨折更不利于愈合,骨缺损时则易形成骨不连。

3. 软组织损伤情况 严重软组织损伤或缺损时,则由于骨折局部血供受限而不利于骨折愈合。

4. 骨膜完整性受损 骨折端骨膜剥离部分越广泛,骨折端骨折局部缺血程度越严重,并直接影响膜下成骨,进而影响骨愈合的进程。

5. 骨断端的接触和稳定 骨折断端间应充分接触,无软组织嵌入或分离则愈合快,此时局部有一定生物力学压力时有利于骨折愈合。

6. 感染的影响 开放性骨折若发生感染则影响骨折愈合,尤其是骨愈合的质量;内固定手术后感染亦不利于骨折愈合。

7. 其他 包括骨折的部位不同,治疗及时与否及手术时对骨膜损伤情况等,均影响骨折愈合。

五、骨折愈合标准

（一）临床愈合标准

临床愈合的标准主要有以下5点:
（1）骨折局部无压痛及纵向叩击痛。
（2）局部无反常活动。
（3）X线片显示骨折线模糊,有连续的骨痂通过骨折线。
（4）外固定解除后肢体能满足以下要求,包括上肢能向前平举1kg达1分钟;下肢能不扶拐在平地连续行3分钟,并不少于30步(注意切勿提前测试,以免造成再骨折而影响愈合)。
（5）连续观察2周骨折不变形。
从观察开始之日推算到最后一次复位的日期,为临床愈合所需时间。

（二）骨性愈合

在前者基础上，骨痂的范围、密度及质量进一步优化，骨折断端爬行代替完成，骨髓腔为骨痂充填，骨折块之间已形成骨性连接，并足以抵抗较大外力而不变形。X线片显示骨痂与骨质界限已分不清，骨折线完全消失，骨痂边缘清、体积小而致密时，即为骨性愈合。

第七节　骨折患者的功能锻炼

在骨折固定期间及拆除固定后，功能锻炼是骨折治疗全过程中的最后一道程序，不仅关系到肢体的功能恢复，且直接影响患者本人的职业延续与日常生活等。因此，必须通过早期、及时与正确的功能锻炼，促使患部功能良好康复。

一、功能锻炼的目的

（一）防止关节僵硬

关节僵硬的成因很多，其中最主要的是由于关节腔内、关节周围软组织之间及软组织与骨骼之间的粘连和瘢痕化。此种病理改变的形成，早期起始于局部创伤反应及血液循环障碍所引起的组织水肿，渐而渗出，以致浆液纤维蛋白停留在组织间隙，成为粘连物的基本组成成分。此后随着粘连物的收缩、瘢痕形成，以及由此而进一步引起血供障碍的恶性循环，构成了关节僵硬的病理生理与病理解剖学基础，临床上呈现关节活动明显受限。

功能锻炼则可避免或减轻关节僵硬的发生，其机制主要是通过：

1. 促进血液回流，改善局部血液循环　尤其是在肢体固定与制动的早期，无论是肌肉的自主收缩，或是肢体的伸屈抬举活动，均有利于静脉血液的回流，并增加动脉的供血量，其对减轻局部的水肿与组织液的渗出至关重要。

2. 防止与减轻粘连的形成　在前者基础上，尽管仍有纤维蛋白样物质析出，但由于关节处于动的状态，未等到纤维性粘连完全形成即被撕断，无法形成粘连性束带。

3. 增强肌力　在骨折处的肌肉舒缩过程中，避免或减轻了肌肉的萎缩，增强了肌力，使局部的创伤反应降低到最低限度，从而有利于防止粘连的形成。且坚强的肌力对已经形成限制关节活动的粘连物具有破坏作用，能防止其进一步发展。

4. 防止关节囊皱襞长期处于闭合状态　早期粘连最易在关节囊皱襞和滑膜的反折处形成，尤其是当其持续处于闭合状态时更易形成粘连。由于功能锻炼势必将闭合状的皱襞舒展开来，从而避免或减轻了粘连的发生。

（二）防止或减轻肌肉萎缩

固定后的肢体如不进行功能活动与锻炼，数小时后即开始出现萎缩，尤其是三角肌、肱三头肌、肱二头肌、肌四头肌及腓肠肌等肌群，48小时后即可从对肢体周径的测量中获知，3～4天后肉眼观已很明显。为此，伤后的功能锻炼愈早开始，对减轻或防止肌萎缩的效果愈佳。但由于伤情关系，并不是每个病例都允许早期、高频率、高强度的锻炼。在此情况下，临床医生应根据患者全身与局部状态，选择适当的方式进行锻炼。

(三) 有利于局部肿胀的消退

创伤反应及局部出血所引起的肿胀,不仅妨碍对骨折端对位的维持,也是引起早期局部疼痛和后期关节僵硬的重要原因。正确的、强度适宜的功能锻炼活动,通过以下机制可达到消肿目的。

1. 促进静脉回流 伤后局部的疼痛必然引起肌肉的痉挛,继而"唧筒"作用消失,以致静脉淋巴回流障碍,形成淤滞而回流受限。早期进行功能锻炼,使肌肉的"唧筒"作用恢复,则可迅速改善局部的肿胀。

2. 增加肌张力 锻炼后肌组织的肌张力随之增加,形成对局部细小血管的持续性压应力,也减少局部液体的渗出,从而消除了产生肿胀的起因。

3. 促进渗出物的吸收 在肌肉组织的舒缩过程中,淤滞于纤维周围的渗出液逐渐被纤维间的毛细血管网所吸收,尤其在创伤早期阶段。当然,如渗出物中的纤维蛋白一旦相互连接成细小的索条状,则无法消除。

(四) 有利于骨折对位的维持

骨折的错位主要有侧向、短缩、旋转及成角。复位后的骨折端多具有走向原位的倾向;加强功能锻炼后,肌肉的收缩及肌张力增加,不仅使周围肌群起到"内夹板"作用,有利于维持骨折对位,且具有迫使骨折端进一步复位的功效。

(五) 有利于骨折的愈合

正确的功能活动由于以下因素,对骨折端的愈合起到促进作用。

1. 增加骨折端的纵向压应力 由于肌肉收缩,骨折端可出现向中线的压力效应,使骨折端获得更为紧密的接触,从而有利于骨折愈合过程的缩短。

2. 可增加局部血液循环 不仅肌肉在运动时血流量增加,可促使毛细血管扩张及血管增生性反应;而且肌肉静止状态时,由于肌肉组织所产生的酸性代谢产物亦增加血管的增生与扩张,两者交替改善了局部的血液循环,从而促进了局部的愈合过程。

3. 加速了骨折的改造过程 骨折后期,依据肢体生物力学改造过程的需要,均应通过局部的功能锻炼,方能达到骨痂的塑形与改造。

二、功能锻炼的基本要求

(一) 锻炼的主动性

除失神经支配或处于昏迷状态者以外,均应主动地进行功能活动。其目的是通过患者神经系统支配下的肌肉舒缩,以达到增加肌力和防止肌肉萎缩的目的,也可避免关节僵硬的发生。

(二) 锻炼的适应性

伤后的患者,尤其是伤情较重而复杂者,其精神与体力状态均不同于正常人。因此,在安排功能锻炼时,亦应考虑到伤情的特殊性,酌情安排该患者体力及精神状态能够承受的训练项目,切勿要求过高、过急和过快。

(三) 锻炼的计划性

正规的骨科病房,一般均有专人负责对骨折患者功能锻炼的指导与督促,很多医院由理疗科医生或由康复病房的护士兼任。患者按不同骨折、不同年龄、不同特点进行不同的功能锻炼。每天分数次按预定计划进行。在无上述条件时,经治医生应加以指导。

(四) 锻炼的科学性

各种关节具有不同的活动范围,不同的固定方式对各关节及其邻近组织的功能锻炼具有不同的要求。这些要求均是从运动生理学的基本原则为出发点,应按照各部位的生理特征,科学地制定和合理安排实施训练计划。

三、功能锻炼的基本方法

由于骨折的部位、患者年龄、治疗方法及全身状态等各不相同,功能锻炼方法也不相同,但基本方法不外乎以下几种。

(一) 上 肢

主要是使手部功能得到最大限度的恢复,其方法亦围绕这一目的进行。具体要求如下。

1. 肩关节 患者将肘关节维持于90°状,而后做对肩、上举手部过头顶至枕部及后伸将手放置腰部等3个基本动作。每天3次,每次50下。

2. 肘关节 以主动为主,可辅助被动活动来锻炼肘关节的屈伸,次数及频率等要求同前。

3. 前臂 可让患者双手持筷,作内旋及外旋训练。次数及频率较前者增加1倍,一般情况下不宜作被动训练。

4. 腕关节 腕关节进行伸、屈、尺偏及桡偏等活动,需主动与被动相结合,要求同前。

5. 手部 以对掌功能的训练与康复为主,兼顾手指的并拢、分开及其他各种类似动作等。

(二) 下 肢

不同于上肢,而是以负重为主。因此在功能锻炼上的要求是站立及行走,其次才是诸关节生理活动范围的恢复。

1. 站立 稳定性骨折者可在骨折治疗过程中逐渐开始;不稳定性者,则至少要在骨折临床愈合后进行。个别病例,例如股骨颈内收型骨折、中心性髋脱位及距骨骨折等,需在骨折愈合后酌情开始,否则易出现无菌性坏死等并发症。肢体的负重应循序渐进,逐渐增加负载;开始时应借助于健肢或拐杖等支具,患肢少负重,而后逐渐增加患肢的负载,使其有一适应及被观察的过程,切勿操之过急。

2. 行走 在前者基础上可让患肢逐渐迈步行走,亦应循序渐进。具体方式与前者相似。

3. 关节功能恢复　在主动锻炼的前提下,可借助于功能锻炼器具(电动为宜),先从小活动范围开始,逐渐增大活动幅度及增加活动频率,并按各关节的生理要求不断调整,以求早日恢复到正常范围。

第八节　骨折治疗从 AO 到 BO 的进展

一、骨折治疗的 AO 原则

20 世纪 60 年代,AO 提出了骨折固定的四大原则:

(1) 解剖复位,特别是关节内骨折。

(2) 坚强内固定。

(3) 无创外科操作技术。

(4) 早期功能锻炼。

AO 的坚强固定是在解剖复位的基础上以骨折块之间加压获得的。其优点在于获得精确的复位和早期功能锻炼。

二、骨折治疗的 BO 原则

AO 原则中为达到解剖复位和坚强固定,常常以严重损伤骨的血供为代价,无创操作实际上是不可能的。并且随着 AO 技术的广泛应用,其弊端也愈发明显,术后骨不连、感染、固定段骨质疏松和去固定后再骨折等并发症时有发生。因此从 20 世纪 90 年代初开始,有学者提出生物学内固定(biological osteosynthesis,BO)原则,即在充分重视局部软组织的血供情况下达到骨折的稳定固定。强调骨折治疗要重视骨的生物学特性,不破坏骨生长发育的正常生理环境,具体原则如下:

(1) 远离骨折部位进行复位,以保护骨折局部软组织的附着。

(2) 不以牺牲骨折部的血供来强求粉碎骨折块的解剖复位,如必须复位较大的骨折块,也应尽力保存其供血的软组织蒂部。

(3) 使用低弹性模量,生物相容性好的内固定器材。

(4) 减少内固定物与所固定骨之间的接触面(皮质外及髓内)。

(5) 尽可能减少手术暴露时间。

三、BO 理念下的骨折治疗方式的转变

(一) 新型固定物应用于临床

1. 交锁髓内钉　交锁后的髓内钉可更好地对抗旋转应力和轴向负荷。髓内钉植入的位置处于骨干的力学中心,在冠状面和矢状面上同时具有与骨相同的力学行为,这点与接骨板固定截然不同。另外,非扩髓交锁髓内钉的出现可减少骨内膜血供的破坏。

2. 有限接触钢板　有限接触钢板(LC-DCP)是对动力加压钢板(DCP)的改进。在其贴骨面构型为若干深而宽的沟槽,截面呈梯形。实验观察证实此种改进不仅大大减少了对骨

皮质血供的影响,而且在沟槽部还会有少量骨痂生长,增强了骨折愈合部的强度。此外,钉孔两端的倾斜度加大,骨皮质拉力螺钉植入时可达到40°,即使短斜形骨折也能以骨皮质拉力螺钉进行加压。

3. 点状接触钢板 点状接触钢板(PC-FIX)是根据点接触理论设计的内固定器。它的外观和操作方法像接骨板,起着内夹板的作用。与外固定器相似之处在于骨表面有最小的接触面积,对血供的损害小,操作中无需预弯以适应骨表面形状。由于不像加压钢板那样应用张力带原理,所以内固定器可以经方便操作的任何切口放置。它的固定机制更多的是依靠纯粹的"夹板"作用,而不是加压作用。实验显示PC-FIX可以减少感染和再骨折的风险,增进骨折的早期坚强愈合。

4. 桥接钢板 桥接钢板(BP)主要特点是桥架于粉碎骨折两端的完整骨干上,主要是维持骨折的长度和对线。它不属于坚强固定,但是可以充分保存粉碎骨折部位软组织附着,以期获得Ⅱ期愈合。

5. AO微创内固定系统 AO微创内固定系统(LISS)由国际内固定研究会(AO/ASIF)技术委员会批准并推荐作为一项新的内固定技术,主要用于股骨远端和胫骨近端骨折的治疗。LISS作为一种内支架,接骨板与骨面无接触和压迫,该特点可以防止任何对骨血供的破坏。

6. 锁定加压钢板 锁定加压钢板(locking compression plate,LCP)是AO在动力加压接骨板(DCP)和有限接触动力加压接骨板(LC-DCP)的基础上,结合AO的点状接触钢板(PC-FIX)和微创内固定系统(LISS)的临床优势,于2001年研发出来的一种全新的接骨板内固定系统。该系统整合了不同的内固定方法与特征,钢板的结合孔呈长椭圆形,一侧为动力加压孔的3/4,可以在该孔使用标准螺丝钉,通过其在螺钉孔内的偏心滑动,达到骨折块间的动力加压固定,另一侧为带内螺纹的锁定螺钉孔,可以与锁定螺钉的外螺纹嵌合紧密,与LISS系统一样作为一种锁定内固定支架。这样,一块钢板可以同时满足锁定、加压或两者结合的内固定方式,因此被认为是邻近关节的干骺端骨折和骨质疏松患者较为理想的固定材料。LCP具有以下优点:①螺丝钉与接骨板具有成角稳定性;②无需对接骨板进行精确的预折弯;③对骨外膜的损伤更小,更符合微创原则;④螺丝钉松动的发生率低。

(二)骨折复位不再强求解剖复位

骨折复位时运用手法或机械牵引闭合复位,或有限切开复位的间接复位技术,使骨折恢复长度、轴线、矫正旋转移位。除关节内骨折外,已不再一味强求解剖复位,而是在骨折稳固和软组织完整之间寻求一种平衡。

(三)固定方式由坚强内固定到生物学内固定

骨折的坚强固定由于应力的遮挡效应以及钢板下的骨皮质血供破坏,常导致骨质疏松,AO学派从原先强调生物力学固定的观点,逐渐演变为以生物学固定为主的观点,即BO(biological osteosynthesis),为生理的、合理的接骨术的观点。

第九节 开放性骨折的处理原则

一、定 义

骨折时合并有覆盖骨折部位的皮肤及皮下软组织损伤破裂,使骨折断端和外界相通者,称为开放性骨折。

二、开放性骨折的分类

Anderson-Gustilo 的分类法:是目前国际上最常用的方法之一。依据软组织损伤的程度将开放性骨折分为 3 型。

Ⅰ型:伤口不超过 1cm,伤缘清洁,骨折无粉碎。

Ⅱ型:皮肤撕裂伤长度超过 1cm,但无广泛软组织损伤或皮肤撕脱。

Ⅲ型:有广泛软组织损伤,严重的挤压伤,包括皮肤或皮瓣的撕裂伤,多段骨折,创伤性截肢以及任何需要修复血管的损伤。

其中Ⅲ型可再分为 3 个亚型:

ⅢA:骨折处仍有充分的软组织覆盖,骨折为多段或为粉碎性。

ⅢB:软组织广泛缺损,骨膜剥脱,骨折严重粉碎,广泛感染。

ⅢC:包括并发的动脉损伤或关节开放脱位。

三、开放性骨折的治疗

开放性骨折要尽早彻底清创,清创越早,发生感染的机会就越少,清创后再行骨折固定、创口引流与闭合,并应用抗生素预防感染。

(一) 清创

1. 清创时间 力争在伤后 6~8 小时施行,这一时间是细菌繁殖和侵入组织的潜伏期。如能彻底切除染菌的创面、失活的组织和异物,清洗干净后将创口闭合,可以避免发生感染。在 8~10 小时时以后,感染的可能性增大;24 小时后感染就难以避免了。因此必须努力争取在 6~8 小时施行清创闭合术;在 8~24 小时的创口仍可做清创术,但早期是否闭合应根据创口情况而定;超过 24 小时的创口通常不宜做清创术。因为这时细菌已大量繁殖,创口已感染,清创可摧毁已形成的肉芽组织屏障而使感染更加扩散,有害无益。可敞开创口换药,清除明显坏死组织和异物,使引流通畅,严密观察,根据情况再决定处理方法。

2. 清创顺序

(1) 皮肤:首先应根据伤口部位、污染程度和毁损范围,沿肢体纵轴扩大皮肤伤口,以能充分暴露深部伤腔为度。清除已被挫灭失去活力的皮肤,并将不整齐的皮肤边缘切除 1~2mm,同时清除已剥脱皮瓣的皮下脂肪。

(2) 深筋膜:沿肢体纵轴切开深筋膜,以防组织肿胀,内压增加时导致组织缺血。肘、腘部远端有严重外伤,或在大血管重建术后,筋膜切开术对防止筋膜间隙综合征的发生甚为重要,应常规进行。

(3) 肌肉:失去活力的肌肉如不彻底清除,极易发生感染。但清创时对肌力失活情况不易正确判断。一般来说,色泽鲜红,切割时切面渗血,钳夹时有收缩力,肌肉有一定韧性,是肌肉保持活力的良好标志。如色泽暗红无张力,切时不出血,钳夹不收缩,表示无生机,应予清除。但如有外伤性休克和局部组织严重挫伤时,往往只有肌肉颜色是较为可靠的指标,其他 3 项并不绝对可靠,术时应仔细辨认。肌肉清创要较其他组织更加彻底,对于撕裂的肌腹,更应注意中心部位的清创,直至有活动性出血为止,以防发生厌氧性感染。此外,撕裂的肌肉多已丧失功能,愈合后多半形成瘢痕组织,因此清创时不应忽略。

(4) 肌腱:污染严重、失去生机的肌腱,应给予切除,如为整齐的切割伤,应一期缝合。因为肌腱断裂后如不缝合,肌肉可因回缩丧失功能,尤其儿童患者,处理时更应尽量缝合,以便重建肌肉功能。

(5) 血管:如果不影响患肢血液供应,清创后可不再吻合;如为主要血管损伤,清创后应在无张力下一期缝合,必要时应行自体血管移植。

(6) 神经:神经断裂如无功能影响,清创后可不吻合。如为神经干损伤,清创彻底可一期修复。但如有缺损或断端回缩不易吻合时,清创不可单纯为了探查神经进行广泛暴露,可以留待二期处理。

(7) 骨折端:一般骨皮质污染深度不会超过 0.5～1mm,骨松质及骨髓腔至多渗透 1cm 左右,因此污染明显的骨折端,用刀片刮除或清洗,即可达到清创要求。骨髓腔内如有污染,可用刮匙伸入髓腔 1～2cm 将其刮除。为防止骨缺损,只有完全游离的小骨片可以清除。大骨片即使完全与软组织分离,洗清干净后,亦应放回原处,不可轻易摘除,以免发生骨缺损,造成骨不连。

(8) 异物及组织碎片:创口中的异物、血凝块等,均应彻底清除。但异物如为铁片、子弹等无机物质,投射部位深,不在创面表层,亦可暂不取出,留待二期处理。

此外,清创术时一般不应使用止血带,以便辨认组织活力和防止组织缺氧。如果急救处理时已上止血带,应在手术前做好充分准备,然后将其放松,使伤肢及早恢复血液供应,便于观察组织失活情况。

(二) 骨折固定

传统方法均以外固定为主,理由是内固定可能增加组织损伤,加重感染。但近年来使用内固定的报道日渐增多,认为内固定不仅可以使骨折得到良好的对位,而且固定后可以消灭骨折端的异常活动,恢复正常解剖关系,消灭死腔,反而有利于感染的控制,引起合并症者只占少数。但对每例骨折的治疗究竟以哪种固定方法较好,则应针对不同伤情慎重考虑。单纯外固定可以达到治疗要求者,外固定仍应作为首选方法;对只有内固定才能取得良好效果的病例,则应在严格掌握适应证的前提下,正确使用内固定。

内固定手术应尽量利用原创口,并尽量采用对骨和软组织损伤少的方法。例如,胫骨斜形或螺旋形骨折,可在原创口用螺丝钉进行有限内固定,再加外固定。长管状骨骨折尤其股骨,一般钢板螺丝钉达不到固定要求,而且剥离范围大,损伤较严重,故应以髓内钉固定为主。加压钢板虽然固定确实,但对软组织损伤更加严重,一般不适用于开放性骨折的急诊处理。开放性骨折内固定后,如果皮肤缺损,一期缝合有困难者,亦可采用健康肌肉覆盖骨折部,不缝合皮肤,待5~7天炎症局限后,二期缝合或行皮瓣移植。

对损伤严重、内固定或外固定均不适用的病例,现多主张采用外固定支架,方法为在骨折上下段皮肤健康的部位,插入固定针,连外固定器,其优点是既可达到骨折固定的目的,又便于伤口观察及处理。尤其胫腓骨骨折创口污染严重、清创不易彻底者,应用效果较好。

(三)创口引流与闭合

1. 创口引流 引流管应置于创口内最深处,从正常皮肤处穿出体外,并接一负压吸引器,于24~48小时后拔除。

2. 创口闭合 力争完全闭合创口,争取一期愈合。使开放性骨折转化为闭合性骨折是清创术的主要目的。闭合创口的常用方法有以下4种。

(1)直接缝合:皮肤缺损较小,张力不大时,可直接缝合。

(2)减张缝合和植皮术:皮肤缺损较大时不可勉强直接缝合,否则易引起皮肤与深及组织的坏死及感染,可行减张缝合或后期植皮术。

(3)皮瓣移植:伴有广泛软组织损伤后3度开放性骨折,由于骨折处外露,缺乏软组织覆盖,极易导致感染,需设计不同的皮瓣覆盖创口,如局部转移皮瓣、带血管蒂岛状皮瓣或吻合血管的游离皮瓣移植等。

(4)延期闭合:对于患者全身情况不允许、火器伤、就诊时间比较晚、清创难以彻底的伤口等,应延期闭合创面。

(四)抗生素预防感染

使用抗生素应在早期,可于急诊术前通过静脉输入,并在清创前,手术后及第1次换药拔除引流条时,进行细菌培养及药物敏感试验,从而针对性选用敏感抗生素。为防止破伤风,开放性损伤应常规注射破伤风抗毒血清(TAT)1500U。

第十节 开放性关节损伤的处理原则

开放性关节损伤的处理原则是清创、关节制动和抗感染。若能在6~8小时进行彻底清创和合理使用抗生素,由于韧带、骨膜和关节软骨较肌肉抵抗力强,因此创口多能Ⅰ期愈合。

关节损伤最易发生的合并症是关节粘连和关节内骨折畸形愈合,影响运动功能。早期处理必须做好关节腔内的清创和注意修复关节面。

开放性关节损伤按其损伤程度分为3度,各自有其相应的处理要求

1. 第1度 锐器直接刺破皮肤及关节囊,创口较小,关节软骨及骨骼尚完整,污染较轻。此类损伤无需打开关节,以免污染进一步扩散。创口行清创缝合后,可在关节内注入抗生素,用骨牵引或石膏固定3周,3周后开始功能锻炼,经治疗可保留关节功能。术后如有关节肿胀,可做关节穿刺抽液,并注入抗生素,按早期化脓性关节炎处理。

2. 第2度 钝性暴力伤,软组织损伤较广泛,关节软骨及骨骼部分破坏,创口内有异物,污染明显。可先做关节腔外常规清创。手指及手术器械勿伸入关节腔内。待局部软组织清创完毕后,更换手套、无菌单和器械,需要时可扩大创口或采用关节标准切口,充分显露关节,用大量生理盐水反复冲洗关节腔。仔细探查关节腔内部,彻底清除关节内异物、血肿

及游离小碎骨片或关节软骨。大的骨片应予复位,并尽量保持关节软骨面的完整,在 6~8 小时以内可用克氏针或可吸收螺丝钉固定。如已超过时限,可选用适当的外固定器固定。由于韧带、滑膜和关节软骨较肌肉抵抗力强,故应尽量保留,并予以一期修复。关节囊的较大缺损可用筋膜修补。如果伤后时间较长,周围软组织已疑有炎症,仍可缝合关节囊,但不闭合创口,在关节腔内放置硅胶管,术后用林格溶液加抗生素作关节腔灌洗引流,于术后 48 小时拔除;并做好关节囊外的开放引流,以防感染侵入关节腔内。4~5 天后炎症局限,可延期闭合创口。经治疗后可恢复部分关节功能。

3. 第 3 度 软组织毁损、韧带断裂,关节软骨和骨骼严重损伤,创口内有异物,污染严重,可合并关节脱位与神经、血管等损伤。经彻底清创后全部敞开创口,用凡士林纱布覆盖,无菌敷料湿敷创面,但勿放入关节腔内。3~5 天后可行延期缝合。也可彻底清创后,大面积软组织缺损用纤维外科组织移植,如肌皮瓣或皮瓣移植来修复。如关节面严重破坏,创口新鲜,关节功能无恢复可能者,可一期行关节融合术。

第十一节 骨折早期并发症的诊断与处理

一、概　　述

骨折并发症是指由于骨折本身,或是在其愈合过程中,或是在对其处理过程中所出现的全身和(或)局部的异常现象。轻者影响患肢的康复与痊愈,重者则可危及肢体甚至生命。视其出现时间不同,可分为早期并发症及晚期并发症两大类。

二、全身并发症

全身并发症主要见于多发性或大骨骼骨折者。伴有内脏伤者尤易发生,但在骨折患者中其发生率<5%。

(一)创伤性休克

1. 病因 由于创伤本身的刺激、骨折端活动所引起的剧烈疼痛及血容量丢失等所致。血容量的丢失量,视骨折部位和骨折类型以及是否开放性等差异较大。现将临床上常见的闭合性骨折的失血量估计如下:

肱骨干骨折	200~400ml
尺桡骨双骨折	200~400ml
一般股骨干骨折	500~1000ml
(粉碎型)	800~1500ml
双侧一般股骨干骨折	1500~3000ml
(粉碎型)	2000~4000ml
一般骨盆骨折	1000~2000ml
(粉碎合并尿道伤者)	2000~4500ml
胫腓骨双骨折	500~800ml
足部骨折	200~400ml

此外,尚可根据每分钟脉搏率与血压的比值来推断失血量,其公式如下:

$$脉搏数(120)/收缩压(80mmHg) = 指数(1.5)$$

一般正常值为 0.5 左右,指数 1 相当失血量约 1000ml,指数 1.5 约为 1500ml,指数 2 则为 2000ml,易于判定,可供临床补充血容量时参考。

2. 临床症状　主要表现为 5 个 P,即:

(1) 皮肤苍白(pallor):因失血引起周围毛细血管收缩,致使全身皮肤显示苍白样外观,尤以面部为明显。

(2) 冷汗(perspiration):为休克的早期症状,因血流减少引起自主神经反应所致。

(3) 神经淡漠(prostation):除因创伤本身的刺激及疼痛外,还与脑组织供氧不足有直接关系。

(4) 脉搏微弱(pulselessness):由于血容量不足、心输出量减少及血压低下所致。

(5) 呼吸急促(pulminary deficiency):与中枢性乏氧、代谢性酸中毒及呼吸过度等有关。

3. 诊断　主要根据:

(1) 临床特点:即前述的 5P 征。

(2) 收缩压降低:一般多在 13.3kPa 以下。

(3) 脉压:一般小于 4kPa。

(4) 尿量:正常人每小时尿量大于 50ml,休克时每小时可少于 25ml,是观察休克的一项重要指标。

(5) 中心静脉压:正常值为 6~12cm H_2O,休克时中心静脉压常偏低,但应结合血压、脉搏、尿量测定等因素综合判定休克程度。

(6) 血气分析:呈代谢性酸中毒改变。

4. 预防及治疗　本病的关键是预防,对来诊时已出现休克症状者,应立即采取各种有效措施进行治疗,并防止其进一步恶化。主要措施如下:

(1) 保持呼吸道通畅:持续给氧。

(2) 迅速静脉输液:力求以最快速度恢复血容量,直到临床症状好转。

(3) 各种监测:定时对血压、中心静脉压、尿量、心电图、血细胞比容、血红蛋白、电解质、动脉血氧分压及凝血状态等进行监测,以判定病情转归及其对治疗措施的反应。

(4) 控制出血:对外出血或内出血,均应设法立即加以控制,必要时手术处理。

(5) 骨折固定:可减少骨折断端的出血,又能消除骨折局部的疼痛刺激。

(6) 注意体位:一般为平卧位,头略放低。

(7) 减少活动:为避免加剧休克及突发性深度低血压,切勿对患者任意移动,尤忌粗暴的手法操作。

(8) 其他:包括及早纠正电解质紊乱、缺氧、酸中毒及体温过低等。并避免各种不良刺激。

(9) 消除顽固性休克的病因:应注意找出造成血压不升、休克状态持续不缓解的主要原因,并加以纠正。常见的有以下几点:

1) 血容量不足或继续出血。

2) 缺氧或通气不良。

3) 张力性气胸或血、气胸。

4）低血钾或低血钙。

5）酸中毒。

6）体温过低。

7）心脏压塞或心脏挫伤。

8）严重的中枢神经系统损伤。

9）心肌梗死。

10）因缺氧引起脑干或心功能失调等。

（二）脂肪栓塞综合征

以往认为该症甚为罕见，但近年发现其发生率亦增高，常见于多发性骨折、骨盆骨折及其他骨松质骨折者。

1. 病因 主要是由于骨髓内脂肪组织进入血液循环，并将末梢血管栓塞而出现一系列临床症状。因此其多见于诸如骨盆、股骨干等含脂肪丰富的大骨骼骨折者。少数病例亦可因手术波及此处引起，尤其是向骨髓腔内填充黏合剂或金属内固定物时引起。至于因广泛软组织损伤、烧伤、酗酒等而引起此症者，实属罕见。

2. 发病机制 发病机制至今尚未完全明了，但大多数学者认为当骨折处的脂肪滴通过开放的静脉进入血流，并与血液中的某些有形成分如红细胞、白细胞及血小板等黏着，致使脂肪滴体积增大而无法通过肺毛细血管床，引起肺部的脂脉栓塞。直径小于 $7 \sim 20 \mu m$ 的脂肪球则可通过肺毛细血管进入体循环，并可沉积到身体其他部位或脏器内，亦有少量通过肾小球排出体外。由于机体的应激反应，存在于体内的脂肪栓在局部脂酶的作用下将其分解为甘油与游离脂肪酸，并逐渐消失。

3. 临床表现及诊断依据

（1）病史：有明确骨折病史。

（2）潜伏期：12 ~ 48 小时为多，个别可达 1 周左右。

（3）一般症状：主要表现为体温升高，多在 38℃ 左右，心动过速、呼吸频率增快及呼吸困难等。

（4）出血点：多少不一，多分布于肩、颈和胸部，亦多见于眼结膜下。其出现率为 40%~50%。

（5）神经症状：呈多样化，视脂肪栓的分布部位及数量不同，可表现为神志不清、昏迷、嗜睡、偏瘫及大脑强直等各种症状。

（6）胸片检查：伤后 48 小时出现肺部阴影改变，典型者呈“暴风雪”样阴影，以肺门及下肺野为明显。临床上则以不典型的斑片状阴影多见，或仅仅显示肺纹理增粗。

（7）眼底检查：眼底有脂肪滴或出血，则对诊断意义较大，但阳性者较少。

（8）血气分析：主要表现为难以纠正的动脉血氧分压降低，其可作为早期诊断指标之一。

（9）一般实验室检查：主要表现为血红蛋白含量偏低、血小板减少及红细胞沉降率增快等。

（10）特种实验室检查：可出现血浆白蛋白含量明显下降，血清脂酶及游离脂肪酸升高等。其他如血脂肪球检测等，均在探索中。

以上为典型病例所见，但临床上以非典型者为多；个别病例亦可表现为暴发型，其常于伤后 24 小时发病,数天后死亡,并多由尸检证实。其诊断方面应注意尽早发现,但又应尽量明确。Gurd 将其诊断标准分为:

主要标准 皮下出血点;呼吸系统症状;无颅脑损伤的神经症状。

次要标准 动脉血氧分压<8.0kPa;血红蛋白<108g/L。

参考标准 包括心动过速、脉搏加快,不明原因发热,血小板突然下降,少尿及尿中出现脂肪滴,血沉增快,血清脂肪反常升高,血中游离脂肪滴等。

凡临床出现两项以上主要标准,或 1 项主要标准+4 项以上次要标准/参考标准,即可确诊。

4. 鉴别诊断

(1)休克:脂肪栓塞时,血压一般无下降,无周围循环衰竭征象,并有血红蛋白下降,血小板减少,血细胞比容减少,故而血液多呈稀释状态,而不像休克时的浓缩状态。

(2)颅脑损伤:诊断脂肪栓塞时需除外颅脑损伤。脂肪栓塞时的颅脑神经症状多突然发生,心率多增快,呼吸急促;而颅脑损伤时昏迷多逐渐发生,心率减慢,呼吸亦多减慢。

(3)成人呼吸窘迫综合征(ARDS):脂肪栓塞的肺部病理改变是 ARDS 的原因之一,但脂肪栓塞引起的肺栓塞区局部发生出血及渗出。形成的水肿性肺硬化呈黑色,可有脓肿及坏死区,但临床表现往往难以区分。

5. 预防及治疗 本病关键是预防,应强调及早对休克的防治、骨折局部的制动及避免对骨髓腔的突然加压。本病的治疗包括以下几点。

(1)重病监护:设专门监护病房,既可得到优良护理,又便于酌情调整与选择有效的治疗措施。

(2)呼吸系统支持疗法:包括面罩或鼻管供氧、气管插管或气管切开等,以减少呼吸道的死腔,增加通气量。

(3)药物疗法:以激素疗法(大剂量)、高渗葡萄糖、白蛋白及抑肽酶等为主。有肺水肿时可用利尿药。

(三) 坠积性肺炎

坠积性肺炎多在长期卧床后出现。但在骨折早期,尤以高龄病例伤后不敢活动者,亦可于骨折后 1~2 天发生。

1. 病因 卧床后胸部活动受限,以致肺泡得不到充分扩张,加之卧床体位下的毛细支气管内分泌物难以向外引流,继而进一步加剧或引起肺小叶不张,并为呼吸系统内的病原菌生长创造了条件。如患者年迈体弱,或因疼痛而不敢咳嗽,或是呼吸道原有慢性炎症存在,则病情发展更为迅速。

2. 临床表现 视炎症的范围、程度及机体反应等不同,其症状差别较大。轻度者仅出现发热、咳嗽及咳痰等一般症状,严重者则可引起呼吸循环衰竭而危及生命。

3. 诊断 除根据主诉、体征及病理学检查外,常规需摄胸部 X 线片确诊。在卧床情况下所摄的胸部 X 线片多欠清晰,甚至无法确定诊断,此时应重复拍摄。

4. 预防与治疗 本病的关键是预防,凡因骨折卧床病例,除非昏迷不醒及无法合作者外,均应强调以下措施。

(1)深呼吸:鼓励患者将胸廓完全扩张,以达到全部肺泡处于正常的开闭状态,不仅有利于氧气的交换,且可避免分泌物的滞留。

（2）引体向上运动:通过这一活动,既可使骨折端具有"动静结合"的作用,亦可在胸腹及腰背部升降的同时,增加肺活量,加快血液循环和促进氧气的交换,从而降低了肺部并发症的发生率。

（3）翻身及拍打胸背部:也有利于增加肺活量、改善机体的呼吸功能,减少肺不张及感染的发生。

（4）已形成坠积性肺炎者:除继续上述措施外,应按其程度及分期不同选择有效的抗感染措施,包括抗生素、支持疗法及对症处理等。

（四）静脉血栓形成

多见于年迈及长期卧床时间较久及缺乏肢体功能活动者,此种并发症状后果严重,应注意预防。

1. 病因 因老年人血管壁退行性改变,加之长期卧床,血管内血流缓慢,造成下肢或下腔静脉血栓形成而出现下肢静脉回流阻塞。

2. 临床表现 侧支循环丰富者症状较轻,表现为患肢的轻度肿胀及疼痛,重者患肢剧烈疼痛并伴明显的间歇性跛行,多为单侧。

3. 诊断

（1）病史:主为长期卧床病史,且双下肢活动较少。

（2）临床表现:当患者下肢出现对称性肿胀及疼痛者,应首先考虑本病。

（3）血管造影:可发现深静脉迂曲或血流受阻,亦可行 MRV（静脉磁共振）检查。

4. 治疗原则 采用一般疗法即可;侧支循环不佳、已形成完全阻塞时,则需手术摘除。

（五）石膏压迫疮及压疮

此种并发症多见于骨折治疗早期,亦可发生于中期及后期,应予以注意。

压迫疮系指因石膏、夹板或其他制动器具在骨折固定期间,由于包扎过紧或其他原因,如长期卧床等造成对躯干或四肢骨骼突出部的机械性压迫,并引起皮肤甚至皮下组织出现炎症反应、乃至坏死性改变者。其中由于长期卧床、因肢体或自身重量造成骨突处与床褥之间压迫者,则称为压疮。

1. 病因 由于长时间的压迫所致,多见于以下情况。

（1）石膏塑形不当:包扎有衬垫或无衬垫石膏时,均应依据躯干及四肢的外形进行塑形,并特别注意对骨突处的处理,切勿造成压迫,否则易引起压迫疮。

（2）小夹板包扎过紧:制作不佳、缺乏生理曲线及衬垫的夹板,因与体形不符合,一旦包扎过紧,骨突处首先受压而易出现压迫疮。

（3）未按规定翻身:对长期卧床者,特别是年迈、昏迷及截瘫者,由于其感觉迟钝或消失,长时间在一个体位上受压,极易引起压疮。压疮在骶尾部、足跟及股骨粗隆部为多见。

2. 临床表现 初期为皮肤潮红,继而液体渗出,水泡形成,表皮脱落,最后出现皮肤坏死,并可波及皮下乃至骨骼。由于局部缺血、营养状态不良或失神经状态,故多伴有感染,严重者可出现骨髓炎,并可由此而继发一系列不良后果。

3. 诊断 主要依据病史及临床表现,一般均可确诊。

4. 治疗

（1）轻度：指仅局部红肿者。可采用定时更换体位，硫酸镁或乙醇湿敷，或采用复方安息香酊外用等方法。

（2）中度：指已形成水泡者。可在无菌条件下抽出渗液，再涂以各种消毒剂。对已形成坏死疮面者，应先送细菌培养及做药物敏感试验，再使用局部或全身抗感染药物。

（3）重度：指深及真皮以下感染、坏死或结痂者。此时多需采用外科手术将痂皮切除，然后再酌情采用皮瓣转移等手术消灭创面。

（六）其他并发症

如尿路结石及尿路感染等，多见于脊柱骨折脱位合并脊髓神经损伤者，由于持续留置导尿管引流所致。此类并发症以骨折后期多见，应以预防为主。

三、局部并发症

（一）血管损伤

为四肢骨折时常遇到的并发症之一，多见于肱骨髁上骨折时的肱动脉损伤，股骨髁上骨折时的腘动脉损伤，尺桡骨骨折时的伴行动脉伤及胫腓骨骨折的胫前或胫后血管伤等。因后果严重，因此在处理时应置于优先于骨折的地位。

1. 临床表现 开放性骨折者有其特殊性，将在血管损伤一节中阐述。以下为闭合性骨折伴血管损伤的临床表现。

（1）全身改变：视出血量多少，可表现口干嗜饮、脉快、呼吸急促、血压下降，甚至出现休克等，一般多较轻。

（2）局部肿胀：多较明显，尤以邻近关节部位者，因组织较疏松，可于伤后数小时达高度肿胀，并伴有瘀斑。

（3）远端缺血征：根据受损血管的部位、程度及侧支循环等情况不同，而表现出各种缺血、缺氧征，严重者脉搏搏动消失，甚至发生缺血性挛缩征（Volkmann 征）。

（4）感觉及运动障碍：因外伤及缺血所致，轻者肢体功能稍许障碍，严重者则完全丧失。

（5）搏动性血肿：受累血管裂口较大并呈开放状时，则可形成与脉搏同时跳动的搏动性血肿。

2. 诊断 主要依据以下 3 点。

（1）外伤史：应详细询问，包括运输途中的处理及止血带使用情况等。

（2）临床表现：如前所述，应详细检查。

（3）影像学检查：常规 X 线片检查，以求及时判定骨折情况并酌情行血管造影（急性期较少应用）或血管数字减影技术（DSA），其对判定损伤血管的部位及特点帮助较大。亦可选用血管磁共振（MRA）检查。

3. 治疗

（1）开放性血管伤应设法立即止血：可酌情选择结扎、加压包扎及输血等有效措施。非必要者，切勿轻易使用止血带，以防意外。

（2）骨折复位及制动：对髁上部骨折合并血管损伤者，半数以上可通过对骨折局部的复位与制动而使受刺激的痉挛血管得到减压及解痉,从而恢复肢体的正常血供。

（3）封闭疗法:适用于血管痉挛所致的病例,可在血肿内注射普鲁卡因,亦可采用颈封或肢体近端的套式封闭。

（4）血管探查:对诊断明确的血管损伤,经上述疗法无效时,则可行手术探查,并根据血管受损情况的不同,酌情采取筋膜减压术、骨折端复位术、血管修复术或血管移植术等。

（二）神经损伤

四肢神经干损伤较常见。其中以肱骨干中 1/3 骨折时伤及桡神经为多发,其次为腓骨颈骨折时所致的腓总神经损伤,其他如肱骨头附近的腋神经,肱骨内髁处的尺神经等亦可被骨折片所波及。

1. 诊断依据

（1）外伤及骨折病史:应详细询问。

（2）临床检查:主要是受累部位感觉、运动反射异常。

（3）肌电图检查:其有助于神经功能的判定,但急性期少用。

2. 治疗要求 对其治疗主要强调对骨折的及时复位与固定,以解除局部的致压因素,并观察其恢复进展情况。真正需早期行神经探查术者仅个别病例。脊柱骨折脱位合并脊髓损伤见第四章有关内容。

（三）缺血性挛缩（又名 Volkmann contracture）

为骨折中容易发生,又是后果最严重的肢体并发症,必须提高警惕,杜绝其发生。

1. 病因 动脉血流受阻所致,当前臂肌肉缺血超过 6 小时,即可引起此种后果严重的并发症,其直接原因包括以下几点。

（1）机械压迫:多数因使用前臂或肘部夹板时束缚过紧,又未及时放松所致。亦可因前臂或上肢石膏管形及石膏托过紧,以致压迫阻断前臂血供而引起前臂肌肉组织缺血性坏死。

（2）血管痉挛:以髁部骨折所引起的肱动脉痉挛为多见,尤以伸展型者,血管痉挛发生最多。

（3）肌间隔综合征:多系软组织损伤后局部肿胀及渗出,先波及静脉系统,然后再压迫动脉,以致形成肢体缺血性改变。

2. 临床症状 其表现可以 4P 表示。

（1）疼痛（pain）:因血管损伤后,该血管供区的神经支及肌肉组织缺血所致。

（2）苍白（pallor）:在动脉血供受阻的前提下,如皮下静脉丛内血液排空,则指（趾）端皮肤多呈苍白色。如果静脉损伤,血流受阻,则表现为发绀。

（3）脉搏减弱或消失（pulselessness）:视动脉受损程度不同而表现出桡动脉或足背动脉的搏动减弱或完全消失。

（4）麻痹（paralysis）:由于肌肉组织及其支配神经的缺血和缺氧而功能丧失,患肢远端则呈失用状。

3. 诊断 主要依据病史及临床表现。

（1）髁部骨折及外伤病史:应全面了解。

（2）临床表现:按正规检查。

（3）筋膜间室内压力测定:正常筋膜室压力约 0.8mmHg,>30mmHg 时应考虑筋膜间隙综合征(缺血性挛缩)的诊断。

4. 预防与治疗　本病的关键是预防,必须强调以下几点。

（1）常规检查:任何四肢骨折在来院时,均需检查肢体远端的血管搏动情况,以判定有无血管受累现象。

（2）密切观察:对其治疗及观察过程中,也仍应定期检查肢体远端的血管搏动或末梢血供情况,尤其对好发部位如肱骨髁上骨折等,即使在石膏固定情况下,仍应密切注意。凡可能出现此种后果的患者,无论收住院治疗或门诊观察,均应反复交代注意事项,并予以积极处理。

（3）手术探查:一经发现血管痉挛、受压或损伤,经非手术疗法,如骨折复位、封闭、牵引等均无效时,则应及时进行探查。术中再决定进一步处理。

（四）感　染

骨折早、晚期均可发生感染,尤以伤情严重的开放性损伤最易发生,可于伤后 24～48 小时出现。

1. 病因　可与多种因素有关,常见的有以下几种。

（1）全身情况不佳:此时抵抗力较弱,尤以伤前体质虚弱者为著。

（2）污染严重:陆路及水上交通事故不仅伤情较重,且污染亦较明显,患者如坠入市区阴沟污水及河流中,任何开放性损伤均被高度污染。

（3）转运拖延:指伤员由于途中耽搁以致错过早期清创闭合创口时机者。除非战争情况下或边远山区及地区交通不便,一般可设法避免。

（4）早期处理不当:包括伤后未及时使用抗生素,清创不彻底,创口内积血,对坏死组织判断及切除不够及骨折固定不确实等,均构成感染的好发因素。

2. 临床表现　视感染程度不同,其临床表现也明显不同,轻者仅局部分泌物增多,表皮或皮下感染,重者可出现败血症而产生一系列不良后果。

3. 诊断

（1）有外伤尤其是开放性损伤病史。

（2）临床表现。

（3）局部分泌物培养有助于诊断及抗生素的选择。

（4）全身感染者应抽血作细菌培养检查,以明确细菌种类及合理选择应用抗生素。

4. 治疗　除一般抗炎疗法,如大剂量广谱抗生素、支持疗法及对症处理等外,从骨科角度还应强调以下几点。

（1）清除异物及坏死组织:一旦发现异物及坏死组织,只要患者全身状态无手术及麻醉禁忌证者,均应及早地摘除或切除,以消除感染源及细菌繁殖条件。

（2）充分引流:任何药物均代替不了外科的切开引流,因此一定要保证引流的通畅,并注意消灭死腔。

（3）局部灌流:可用有效的抗生素溶液通过硅胶管向创口深部滴注,同时从另一硅胶管自低位引出,以起到药物杀菌及机械冲洗的双重作用。

（4）其他:包括视病情轻重而酌情进行肢体固定、患部抬高、加强营养等。

（五）合并伤

严重的骨关节损伤常伴有不同部位的合并伤,此时其伤情往往较骨折更为严重,处理上更为棘手,因此,必须加以注意,以防顾此失彼而发生意外。

视骨折的部位不同,致伤机制的差异,其合并伤的种类亦很多。其中因骨折本身所致者,如骨盆骨折所致的尿道直肠伤,脊柱骨折所引起的脊髓伤,四肢骨折所致的神经血管伤等,将分别在各有关章节中阐述;而另一些是在外伤时与骨折同时发生的,如颅脑伤、内脏伤等,可查阅有关文献及资料。

第十二节 骨折后期并发症的诊断与处理

骨折的早期与后期并发症难以截然分开,事实上他们互呈交叉状,为便于叙述,将下列情况列为后期并发症。

一、延迟愈合或不愈合

（一）定义

凡超过骨骼本身正常愈合期限 1/2 以上时间仍未愈合,并需进一步采取其他有效措施促使其愈合者,谓之延迟愈合。在前者基础上,骨折的修复过程完全停止,且于骨端出现硬化、髓腔封闭、两断端之间有空隙存在,并形成类似关节样改变者,称为不愈合。所形成的关节,称为假关节。

（二）原因

有多种因素影响与干扰骨骼的正常愈合过程,在临床上关系密切的主要包括以下几点。

1. 血供 在骨折处,除因外伤所造成的血供中断或受阻而影响愈合外,骨骼本身的血供特点亦影响骨折的愈合过程,其中包括:舟状骨、距骨、股骨颈、胫骨中下 1/3 等部位一旦发生骨折,其愈合时间较其他部位明显为长。

2. 骨缺损 外伤当时骨折片失落或手术摘除后,致使骨折断端两侧失去连接,亦影响骨折的愈合过程,此段距离即使是数毫米之差,也可造成数个月不愈的后果。

3. 牵引过度 由于过度牵引,不仅使骨折端之间形成缺损,且同时可使局部的毛细血管拉长、变扁、变细,以致影响骨折愈合所需要的正常血供。

4. 反复手法及粗暴操作 两者不仅可对局部的软组织造成损伤加剧,且也直接破坏了已形成的肉芽组织及局部血肿的正常演变过程。

5. 固定不当 主要包括以下几种情况。

（1）固定范围不够:一般情况下,长管骨骨干骨折的固定范围应超过上、下两个关节。否则,由于关节本身的活动,势必增加骨折局部的活动度,从而影响愈合的正常进程。

（2）固定不确实:除前述原因引起骨折端的活动过多外,在选择各种内固定物或其他外固定方式时,如不能达到确实固定者,均可造成同样的不良后果。

（3）时间不足:由于过早拆除固定物,致使骨折端过早地进行活动而破坏了原有的愈合过程,尤其是新近生成的骨痂,因其脆性较大,甚易断裂而造成延迟或不愈合。

（4）外固定物选择不当:各种外固定方式均有相应的适应证与操作要领,尤其对小夹板的固定作用应充分认识,凡是需要确实而长期固定者应慎重选择。

（5）内固定物选择不当:除两种金属材料不配套的内固定物可引起电解作用外,对长管骨如果选用无滑动作用的钢板螺丝钉,则由于骨折断端的吸收反应,势必造成一定距离的空隙,推迟骨折愈合时间。

6. 手术损伤　开放复位及内固定有其有利的一面,但如果对骨折处的软组织剥离过多,尤其是对骨膜的破坏超过一定限度,则会使骨折端失去正常血供,以致愈合延迟。此外,术中对正常骨质切除较多,若未缩短肢体,则将造成骨缺损的后果。

7. 功能锻炼失当　过早、过多或方法不当的功能锻炼,一旦使骨折端产生过度的剪切力、扭转应力或侧方拉应力等,则势必影响骨折的正常愈合过程。

8. 感染　不仅感染本身可造成局部的血管栓塞及骨坏死等后果,且由于感染而增加了换药、再复位、更换固定方式等操作,继而影响了骨折的正常愈合过程。

9. 其他　包括全身各种影响骨生长的疾患、高龄、营养不良,骨折局部有肌肉、韧带、关节囊等软组织嵌顿等,均可影响骨折的愈合进程。

（三）诊断

现将延迟愈合与不愈合的诊断要点分述如下。

1. 延迟愈合　主要诊断依据如下。

（1）临床表现:即超过该骨正常愈合时间 1/2 以上,局部仍有痛感、压痛及叩击痛者。在检查过程中如发现肢体有异常活动时,则可确诊。

（2）X 线片:显示骨折端边缘不整、多呈绒毛状,间隙增宽,骨痂生长较少,且似有模糊的囊性改变,但无骨端的硬化及髓腔闭塞征。

（3）其他:CT 扫描及磁共振等均有助于本病的诊断,但一般情况下不必进行。

2. 不愈合　其诊断标准如下。

（1）临床表现:骨折端有异常活动而无疼痛、压痛及传导叩痛。

（2）X 线片:多表现为以下两种类型。

1）硬化型:骨折断端处的髓腔闭合,接触面呈硬化状,常形成球形或杵臼状关节。

2）萎缩型:显示骨质吸收,骨折端萎缩疏松,中间可见明显的空隙。

（四）治疗

1. 愈合延迟　大多数病例可通过一般疗法获得愈合,仅少数病例需特殊处理。

（1）延长固定时间:尤其是对采用牵引或石膏外固定者,采取相应地延长制动时间和纠正固定中的不良因素等,大多可获得愈合。

（2）加压疗法:对某些长管骨,对骨折断端适当地给予压应力,不仅可缩小骨折断端的间隙,且可促进局部的骨痂形成。

（3）电刺激疗法:少数病程较长难以愈合者,可采用直流电刺激疗法促进其愈合。

（4）高压氧疗法:不仅可增加血中氧含量而促进骨折的愈合,且具有加速软骨样组织形成骨组织的作用。

（5）内分泌疗法：包括促甲状腺激素、生长激素、雄性激素等，对骨折愈合均有一定作用，因其具有相应的副作用，不宜任意选用。

（6）其他：一般无需手术，除非内固定物应用不当或因其他原因需手术疗法时方可进行。

2. 不愈合 凡已形成假关节之不愈合者，一般多需手术治疗，当然也可试以电刺激疗法，但收效不大。常用的术式如下：

（1）滑槽植骨（sliding bone graft）。

（2）髓腔内植骨术（medullary bone graft）。

（3）带蒂骨块（条）。

（4）吻合血管的植骨术。

（5）其他：尚有多种术式，包括加压钢板、髓内钉加植骨、骨折端周围植骨及其他各种手术设计，可酌情选用。

二、畸形愈合

（一）定义

凡骨折后由于各种原因致使骨骼在非功能位愈合并伴有症状者，谓之畸形愈合。

（二）原因

造成畸形愈合的原因十分复杂，未治疗或治疗失误必然会引起畸形愈合。但在某些情况下，即使是十分仔细的处理，也仍有可能出现这一后果。因此，处理每例骨折，尤其对容易引起畸形的骨折部位、骨折类型，或在特殊情况下，例如对多发伤、严重并发症及感染等的病例，必须小心谨慎。临床上常见的原因如下。

1. 骨折后未行治疗 10 年前，笔者统计约有 20% 的畸形愈合者系由于此种原因所致。但近年来随着我国卫生事业的发展，此种原因已降至 10% 以下。患者大多系来自农村、山区及偏远地带，多因伤后误诊为软组织损伤而仅采取一般药物外敷等治疗。尤以小儿肘部骨折等为多见，以致来诊时已经形成肘部畸形。

2. 骨折复位后固定不当 35%～40% 的畸形愈合病例系因此所引起，其中包括：

（1）固定不确实：不同部位及不同类型的骨折，对固定物的选择均有相应要求；如果所用的固定物本身就不能确实地维持骨折对位，必然出现移位而在非所要求的位置上愈合。

（2）固定范围不够：固定的范围如不合乎要求，当然起不到应有的制动作用，尤以四肢长管骨，可随着邻近关节的活动而逐渐变位，以致易出现畸形愈合或不愈合。

（3）固定时间不够：未达到骨折愈合时间就拆除固定，既可引起愈合延迟，也易因骨折端过早地失去固定而逐渐变位，以致最后在非功能状态下愈合。

（4）内固定物强度不够：指四肢大长管骨，因其周围有强大的肌群附着，如果所选用的内固定物本身不合要求，或是金属发生疲劳断裂，无法对抗邻近肌肉的拉力，则必然难以维持其原有对位。此时如再附加确实的外固定并手法矫正，尚可获得功能对位，否则易形成畸形愈合。

3. 随访观察不够 任何骨折在治疗时均应密切观察，直至骨折愈合及功能基本恢复为止,否则易出现各种并发症。四肢骨折制动后并非万事大吉,由于局部肿胀的消退、肌肉组织的失用性萎缩及骨折端血肿的吸收等,将使治疗初期认为非常服贴的外固定迅速变得松脱,并失去固定作用。再加上骨折端的重力作用,易使骨折端恢复原位或是向下成角畸形。此种原因造成骨畸形愈合者,占30%~35%。

4. 损伤严重 严重的创伤,尤其是同时伴有骨缺损的开放性骨折,由于治疗复杂,易顾此失彼,可能产生非功能位的愈合。但所占比例甚小。

5. 治疗失当 包括各种因素未能使患者得到最佳的治疗方案,尤其是对闭合性复位失败,而又未及时行手术复位者,在全部畸形愈合病例中约占15%。

(三) 骨折畸形愈合的后果

1. 精神压力 由于畸形,尤其是位于浅表处的异常外观,不仅会影响社会活动,甚至会影响到其家庭生活。因此易给患者在心理上造成平衡失调。

2. 关节劳损及损伤性关节炎 无论是成角、旋转及短缩等畸形,均首先引起邻近关节的劳损。这主要是由于该关节周围的韧带和肌肉平衡失调及压应力分布不均所致,并随着时间的延长波及关节面。受压大的关节面最早出现变性,渐而波及全关节,并形成破坏与增生同时发生的创伤性骨关节炎。

3. 代偿性劳损 由于畸形而使张力较大一侧的肌肉、韧带及关节囊等承受的拉应力增大,渐而形成劳损。劳损程度与畸形的严重性成正比。

4. 继发性神经炎 与骨折畸形相邻的或伴行的神经干,由于局部的刺激、拉应力增大及瘢痕粘连等逐渐形成炎性改变,并产生一系列神经干的症状。例如,肘部畸形所引起的尺神经炎,肱骨干中1/3畸形所出现的桡神经炎及腓骨颈部畸形或膝关节畸形所造成的腓总神经功能障碍等。

5. 自发性肌腱断裂 较少见,临床上以桡骨远端骨折畸形愈合所致的伸拇肌腱断裂为多发。

(四) 畸形愈合的种类及其处理原则

骨折畸形愈合并非仅指解剖形态改变,更为重要的是有功能丧失,以致出现一系列不良后果。由于机体的代偿能力对新生组织的再塑形作用,以及儿童的发育自身矫形能力等,可使一般轻度的畸形并不产生症状。只有那些超过代偿、塑形及发育能力的患者,方成为临床上需要进行处理的病例。

1. 四肢长管骨畸形愈合 较为多见。

(1) 成角畸形:成角超过15°者,尤其是下肢,即属非功能性畸形愈合。其对邻近关节的咬合,周围软组织的平衡及肢体长度均带来影响,易引起创伤性骨关节炎。上肢病例可先进行观察,根据功能障碍的程度再决定是否需要手术;下肢者则应及早矫正,一般多需施截骨术。

(2) 旋转畸形:主要造成关节咬合的变异而引起关节过早地退变。一般情况下,如果内旋或外旋超过15°时,即可明确诊断,并酌情进行手术,如杵臼截骨术等。

(3) 短缩畸形:上肢短缩4cm以内功能可无影响,但下肢超过2cm时,则由于超过了髋关节的代偿限度而可引起跛行、肢体无力、腰痛、腰部侧弯及骨盆倾斜等。症状较轻者,可穿矫形鞋使足底垫高等;严重的病例,多需行髋部外展截骨术。

2. 关节内骨折　凡波及关节的骨折,并引起关节面骨质塌陷、嵌阻与变位及活动受限者,均应及早处理。除轻症病例可通过关节镜施术外,一般多需切开行关节修整或重建术。一般情况下,对关节内骨折处理应持积极态度,因关节面在不正常咬合状态下负重与活动,势必迅速出现退变及创伤性骨关节炎。

（1）骨松质骨折

1）脊柱:以椎体楔形压缩性畸形为多见,除伴有脊髓损伤应按脊髓伤处理外,此种类型主要引起后方小关节的咬合改变、半脱位及损伤性关节炎。轻者可通过腰背肌锻炼增加脊柱的稳定性获得疗效,重者需行椎节融合术,常用后路小关节或棘间融合术。其他严重畸形在脊柱上亦可遇到,但处理的重点应首先是脊髓,其次方为椎骨。

2）其他:指跟骨、距骨、髂骨等骨松质的畸形,多呈不规则状,如已构成与周围关节的咬合变异,以致继发损伤性关节炎时,常需行植骨融合术等手术治疗。

（2）籽骨骨折:以髌骨为代表,当其畸形愈合时,视其对关节面的影响而定。髌骨下极畸形者可行部分髌骨切除术;波及髌骨关节面者,则需行全髌骨切除术。

3. 儿童骨骺损伤　骨骺损伤所造成的畸形愈合在处理上应持慎重态度,以防对骨骼的发育造成不良影响。其注意点如下。

（1）强调早期骨骺复位:已失去复位时机而又需矫正术者,则应在避开骨骺的部位施术,以减少对骨骺的影响。

（2）因幼年骨骺损伤、成年时已形成关节畸形者:如其功能良好,无特殊主诉时,则无需做特殊处理。

（3）对发育中儿童的畸形处理应考虑到年龄及发育因素:例如常见的肘内翻畸形等,原则上应等到成年或即将成年时施术;过早施术则易移位而失败。

4. 数种畸形并存　在处理上较为棘手,必须全面考虑。施术的部位并不一定非在畸形处,可酌情选择邻近或远隔部位。凡是通过自身发育可以矫正的畸形,或是可以通过骨组织自身塑形改建的轻度畸形,无需施术矫正。

三、关 节 僵 硬

此种并发症相当多见,其中半数以上是可以通过提高医生的责任心和知识水平而避免发生的。因此,每位骨科医师都有责任按照骨折的治疗原则预防其发生,个别难以避免者,亦尽可能多地保留其生理功能,以减少以后治疗上的难度。

（一）定义及相关术语

1. 关节僵硬（stiffness of joint）　由于关节本身组织的反应性渗出、水肿、变性,渐而纤维性粘连、囊壁增厚、弹性减低,以致关节活动功能大部分丧失者。

2. 关节挛缩（contracture of joint）　指因关节外软组织瘢痕形成与收缩,并使关节活动明显受限者。

3. 关节强直（ankylosis）　指关节骨性融合,并完全丧失其活动功能者。

（二）原因

1. 关节制动时间过长 因病情需要将关节长时间置于固定状态者,逾期固定未及时拆除外固定者,以及因各种并发症而延长制动时间者等。

2. 固定期间缺乏功能锻炼 尤以下肢骨折,在长期卧床牵引或髋人字石膏固定期间,如不及早训练、并严格辅以功能锻炼时,则被固定的关节及其相邻关节均易引起僵硬性改变。

3. 波及关节的骨折 凡骨折线波及关节者,均可出现以下情况,并构成关节僵硬的直接因素:

（1）关节内积血:其虽可穿刺抽出,但残留的积血机化后则易在关节腔内形成广泛的纤维性粘连,以致关节运动受限。

（2）关节内骨痂:关节骨折时骨痂多高出关节平面,因而当其活动时易出现疼痛而不敢进行活动,尤其是在早期阶段,从而加速了关节僵硬的发生与发展。

（3）关节周围组织的粘连、纤维化及瘢痕化:创伤时,关节周围的软组织大多同时受累,尤其是关节囊、韧带、肌腱及肌肉等组织,可出现粘连、纤维化及瘢痕形成,从而对关节的活动范围构成制约。其影响范围视损伤程度、受累组织对关节活动所起的作用及病变的转归而定。

4. 感染 伴有感染的骨折最易引起关节僵硬,尤其是当炎症波及关节囊时。严重的关节内感染直接可造成强直后果。因此,从损伤早期就应采取有效措施来防止或减轻感染的发生。

（三）临床表现

临床上主要表现为关节活动度的明显受限,严重者甚至仅有数度的活动范围。稳定期时一般无疼痛,除活动不便外多无其他主诉。关节局部的外观视原发伤患而异,一般病例原有解剖标志大多欠清晰,肌肉萎缩多较明显,关节的被动活动度与主动活动度基本相一致。

（四）治疗

轻者以非手术疗法为主,严重者则多需手术松解。

1. 非手术疗法 适用于轻症,有手术禁忌证不能施术,关节局部状态暂不允许手术及作为手术前、后的辅助性治疗者。

2. 手术疗法 主要为关节粘连松解术。对伴有畸形愈合者,一般应先矫正畸形,然后再行关节松解术。

四、创伤性骨化肌炎

骨化性肌炎可见于身体各部位,在截瘫病例,以双髋部或膝部多见。一般情况下,多见于肘部损伤。本病有别于进行性骨化肌炎,后者属于一种独立性疾患。

（一）发生原因及机制

本病的确切原因尚不明了,以下原因已被大多数学者认可。

1. 骨膜剥离或撕裂 损伤波及骨膜以致骨化组织长入肌肉组织中,渐而在该处骨质增殖而出现骨化征。

2. 血肿演变 指血肿在机化过程中先由纤维组织演变成软骨组织,再从软骨组织发展至骨组织,并延伸至肌肉组织内。

3. 骨膜迷生 即外伤后在修复过程中,骨膜细胞分化时迷向肌肉组织内生长,渐而发育成为骨质。

4. 其他 有各种解释,包括前列腺素作用、肌组织本身的创伤反应、肌代谢过程异常等,均有待进一步证实。

（二）临床表现

多表现为关节周围的骨块形成。上肢以肘部为多见,下肢则好发于髋部、大腿或膝部等,其临床特点视早、晚期而有所区别。

1. 早期 显示关节局部肿胀、疼痛及温度升高,关节活动受限。3周后在 X 线片上显示有淡淡的云雾状阴影,多呈片状,界限不清。

2. 后期 关节局部症状消失,然而活动范围仍明显受限,且可触及骨性块状物;X 线片显示界限清楚、边缘整齐、密度较高的骨块。

（三）诊 断

1. 外伤史 一般均较明确。

2. 治疗史 伤后多次复位操作,关节脱位复位后肢体未行制动,或脱位后治疗时间晚于 24 小时等均易发生。

3. 临床特点 如前所述。

4. X 线片 3周后一般均可获得阳性所见,个别病例必要时可行磁共振检查。

（四）治 疗

1. 早期 局部制动,减少手法操作及被动运动,让关节局部充分休息。个别病例可行放射疗法。

2. 后期 视关节受阻情况及功能的需要酌情选择相应的手术方法,包括关节松解术,骨块切除术等。

第十三节 骨关节损伤患者合并多发性创伤

一、多发性创伤的临床特点及急救处理

多发性创伤(多发伤)系指在同一机械力作用下,人体同时或相继遭受两个以上解剖部位的创伤,而这些创伤即使单独存在,也是属于病理生理变化较严重、危及生命的损伤,患者多因休克、大出血、呼吸障碍等而死亡。多发伤应与复合伤相区别,复合伤虽也可伤及各部位和脏器,但系两种以上致伤因素作用的结果。多发伤尚应与多处伤相区别,后者是指在同一解剖部位或脏器有两处以上损伤,例如同一肢体多发骨折或小肠多处损伤等。

（一）多发伤的临床特点

1. 创伤后周身反应严重,病死率高 伤后往往发生一系列复杂的全身反应,其反应程度除与创伤的严重性有关外,尚受创伤的性质、部位与受伤时的情况所影响。创伤后,急性血容量减少,组织低灌注状态和缺氧等一系列危及组织生存的病理生理变化,可能长时间难以得到改善,因此易发生急性肾衰竭、急性呼吸功能衰竭或心力衰竭等,重者甚至迅速死亡。

2. 创伤后伤情复杂,漏诊率高 多发伤极易发生漏诊,造成漏诊的原因如下:

（1）多发伤患者常伴有意识障碍,对病史及受伤机制了解不清。

（2）临床医生的专业局限,仅注意本专业创伤,而忽视了对其他部位创伤的检查。

（3）被一些易于查出的伤情所左右,而疏忽了隐蔽的或深在的甚至更严重的创伤。

（4）仅注意到创伤局部而未注意到局部创伤可能造成的全身并发症,患者常可由于全身并发症处理不当而最终死亡。

3. 创伤处理的顺序易发生矛盾 多发伤患者往往需要手术处理。但是,由于各个创伤的严重程度,部位和累及的脏器或深部组织不同,故对危及生命的创伤的处理重点和先后次序也不一样,如处理不当,往往把非严重创伤的部位优先处理,而忽略了外表不严重但实质上是威胁生命的创伤。因此,在创伤急救过程中,最好有多学科的专业医生或专门从事多发伤患者诊治的急救科医师参加,遇有多发伤,即可在统一编导的指挥下,积极而全面地进行抢救工作。

（二）多发伤的院前急救与急诊处理

1. 概述 现场急救是创伤急救的开始。急救的好坏直接影响到伤员的进一步处理。为了提高严重创伤的救治效率,很多国家均有专门的急救组织和创伤中心。我国北京、上海等大都市均有急救救护中心。重型工业单位有三级救护组织,要求事故发生后 2 分钟内开始出动,10 分钟内到达现场,开始现场抢救。但实际操作中因受到通讯设施、交通工具限制,尤其是那些发生于城市外围高速公路上的重大恶性交通事故,伤员的及时救治常不能如愿。故不少人主张救护组织要有军队形式的建制,使能机动灵活和统一指挥,保持最大限度的工作效能。

2. 现场急救 现场急救情况紧急,不允许拖延时间。对明显威胁生命的严重创伤,必须立即采取针对性较强的生命支持疗法,为进一步救治赢得时间。

救护人员到达现场后,首先应在专人统一指挥、协调下,将惊慌而混乱的人群隔离开来,迅速排除可能继续造成伤害的原因和搬运伤员时的障碍物,使伤员能迅速脱离现场。抢救的重点为:

（1）维持呼吸道的通畅。

（2）心跳、呼吸骤停的急救。

（3）止住大的活动性出血。

（4）作好伤肢的外固定。

3. 输送途中的抢救 救护人员的责任,不单纯是将伤员送到医院,更重要的是做好救护车中的抢救,使在现场已经开始的抢救工作不致中断。一旦伤情恶化,在救护车中必须及时处理。因此要求救护车内应有完善的急救设备,并能通过通讯设备与治疗中心随时联系,保证抢救工作顺利进行。

4. 急诊室抢救 伤员到达急诊室后的抢救效率如何,在很大程度上取决于抢救是否立即开始和针对性是否很强,而不是依靠某一个专科。因为无论哪个部位伤和伤情多么复杂,可以立即危及生命的主要是:呼吸道阻塞或张力性气胸致呼吸功能紊乱引起的呼吸功能衰竭和大出血造成的循环功能衰竭。因此,早期急救的重点仍然是清理呼吸道、给氧、止住活动性大出血、紧急闭合开放性胸部伤、补液、输血等。急诊室的抢救重点归纳为:

(1) 立即做到如下几点:

1) 清理呼吸道、给氧。

2) 闭合胸部吮吸性开放伤。

3) 止住明显的活动性出血。

(2) 数分钟做到如下几点:

1) 脱去衣服。

2) 将伤员转移至治疗台上。

3) 建立有效静脉通道,并予输液。

4) 取血,做血型及交叉试验。

(3) 10 分钟内做到如下几点:

1) 对伤员进行重点检查,明确损伤部位,了解已经进行了哪些处理。

2) 组织有关专科医师会诊。

(4) 30 分钟内做到如下几点:

1) 复苏、抗休克。

2) 做好术前准备;并明确哪些部位必须立即手术,哪些部位可暂缓处理,哪些可延期处理。

二、多发性创伤的检查与诊断

多发性创伤(多发伤)的特点是损伤部位多,开放伤和闭合伤同时存在,明确外伤和隐蔽损伤同时存在,不同系统伤的症状和体征互相混杂。又因伤员多半不能自诉伤情,在紧急情况下,医护人员很容易把注意力集中在开放伤,漏诊和误诊其他伤的机会极多,因此开放伤的检查应做到:

(一) 对重危伤员的初步观察

重危伤员初到急诊室,注意观察神志、面色、呼吸情况、外出血、伤肢姿势、衣服撕裂和污染程度等明显体征,对立即应该进行哪些急救处理,可以提供十分重要的依据。因此,急诊人员千万不能只注意明显的开放伤,而忽略其他极有价值的创伤征象。

(二) 紧急情况下的重点检查

紧急情况下,全面细致的检查既不可能也不需要。但在急救开始或伤情稳定之后,当明显外伤已有初步诊断并已作了优先处理后,必须采用轻柔的手法,迅速进行一次有重点的系统检查,以免漏诊与误诊。为了便于记忆,使急诊医生不致遗漏伤情,有多种帮助记忆的方法。如 ABCDEF 程序、CRASH PLAN(参见本书第一篇第七章第三节)。

应避免目的性不强的 X 线检查,必要时可在推车或手术台上进行。B 超检查对明确腹内实质性脏器损伤非常重要,必要时亦可在床边进行。

重危伤员的实验室检查,如血红蛋白、血细胞比容、血气分析等,对观察伤情变化有重要价值,应及时进行。

(三) 伤情稳定后的系统检查

经过早期的重点检查,明确外伤多已确诊,但不十分明显的隐蔽伤仍有漏诊的可能,因此,应在伤情稳定后或伤后数日内,再进行一次全面系统的检查,以纠正争论阶段诊断和治疗上的缺点和错误。

(四) 严重创伤的分类和创伤严重性的判断

长期以来,有关学者在探讨一种对创伤严重程度的分级标准,用于判断创伤的严重性和对医疗质量及数量的评价,但至今还没有一个公认的估计方法,因为任何一种分类法都不能准确反映创伤刺激的复杂性。

1. 创伤指数 Kirkpatrick 提出用创伤指数来估计损伤的严重性。作者分别通过病史、性别、年龄、种族、症状和体征以及 X 线和化验检查等,初步收集了 60 个不同参数,除去那些意义不大和不可靠的因素后,最终记录收集了 25 个参数,然后分别按 5 个组别以 1、3、5、6 四个数值记录来判断它的严重性。

2. 院内评分 伤员到达医院确立诊断后,根据其损伤诊断(即解剖指标)评定伤员伤情的评分方案统称为院内评分。在已经建立的许多院内评分方案中,以 AIS-ISS 评分应用最广,TRISS 和 ASCOT 最为新颖。

(1) AIS-ISS 评分:早期由美国医学会汽车安全委员会制定的简略损伤标准(The Abbreviated Injury Scale, AIS),本用于车祸,主要是根据医生对其严重度作主观的判断,根据记分标准:

1 分——轻度创伤;

2 分——中度创伤;

3 分——重度创伤,无生命危害;

4 分——危害生命的重度创伤;

5 分——危重创伤,是否存活,不能肯定。

如在胸部创伤,疼痛或胸壁强硬为 1 分;单纯的胸骨或肋骨骨折为 2 分;多发性肋骨骨折不伴呼吸障碍为 3 分;胸壁软化为 4 分;主动脉裂伤为 5 分等。此标准分别根据各个损伤部位,如头颈、胸腹创伤,四肢骨盆等创伤的严重性,分别给予评分。Baker 等人曾提出 AIS 最高值的平分,则与病死率的关系更密切。基于这些结论,设计了创伤严重度评分(The Injury Severity Score, ISS),具体方法是取患者的 3 个 AIS 最高值的平方然后相加,其上限即为 $3 \times 5^2 = 75$。ISS 是从 AIS 计算而来的,它与病死率的相关较 AIS 密切。

文献资料表明:对单一部位伤员可用 AIS 说明其损伤严重程度,而多部位,多发伤者必须用 ISS 评分;AIS-ISS 评分确能反映伤员伤情,是一个较好的院内评分方案,有实用价值,目前已广泛应用于创伤临床和研究工作。许多作者常以 ISS<16 者为轻伤,≥16 者为重伤,

≥25 为严重伤。Bull 指出:除 ISS 外,年龄有决定伤员预后的作用,并提出不同年龄组半数死亡(LD_{50})的 ISS 分值;即 15 ~ 44 岁 LD_{50} 的 ISS 为 40,45 ~ 60 岁为 29,≥65 为 20。研究工作表明:AIS-ISS 评分能反映出 ISS 相同的伤员不同病理生理反应的差别;同一部位多处伤对伤员伤情的影响;不同年龄的差异;对伤情影响不同的部位分值无差异等。针对上述缺陷而设计了 TRISS 评分。

(2) TRISS 法:Champion(1984 年)等用北美 80 个创伤中心的 2.4 万个创伤病历资料进行严重创伤结局研究(Major Trauma Outcome Study, MTOS)。作者用 TS、ISS 和年龄 3 项数学计算出严重创伤者生存概率(probability of surival, PS),并以此作为当代严重创伤救治质量的准绳。作者指出:PS>0.50 的伤员如已死亡,即应查明其致死原因;PS<0.50 而实际存活者,则应总结其救治经验。这种兼用生理指标(TS 或 RTS),解剖指标(ISS)和年龄,以 MTOS 为准绳的伤员生存概率计算方法称为 TRISS 法。

三、多发性创伤的治疗

(一) 概述

处理多发伤的首要任务是保全患者的生命,防止伤情恶化,并最大限度地减少伤残。经全面检查后,要对各部位的创伤及其严重性迅速作出判断,找出当时对患者生命威胁最大的创伤,安排好各部位创伤处理的顺序,使需要优先处理的创伤确实获得优先。

在解除了当时对患者的生命威胁最大的伤情后,原本处于次要地位的伤情,就可能上升为主要地位。例如解除了窒息的威胁,休克就成为必须立即处理的情况。尤应注意的是,一种情况可以掩盖或转变为另一种情况,如果事先毫无预见而处理不及时,也可造成很严重的后果。例如历时较久的休克虽被纠正,以后可能发生创伤后呼吸窘迫综合征或肾衰竭。因此要及早注意并采取适当的防治措施,争取这类严重并发症不发生,或即使发生病情也较轻,易于被控制。

(二) 创伤性休克的救治

创伤性休克是在剧烈的暴力打击,重要脏器损伤和大出血的基础上附加疼痛、精神刺激等因素而造成的。急救时应把握失血量;创伤对机体的影响(受伤部位、程度);伤员的生理条件(年龄、健康情况)及受伤时的生理状态(劳动强度、疲劳程度、环境及气温高低、有无饥饿、出汗等)等有关因素做综合分析,才能进行正确的评价,绝不能把血压变化作为惟一的观察指标。

补液、输血是抢救休克的有效手段,在紧急情况下可先用平衡盐液,但总量不应超过 1500 ~ 2000ml。小儿按 70ml/kg 计算补液量。如输液后反应良好,伤情稳定,表示失血量少于 20%,不需输血或少量输血即可。如输液后无反应或暂时好转,不久血压又迅速下降,表示失血量在 40% 以上,或有严重的继续出血,需立即输血或手术止血。

危重伤员输血最容易发生的错误是输血量不足、输血不及时和速度不够快,而不是输血过多。因此,严重失血者,不仅要用足够的血量,而且输血速度和时间均十分重要。紧急情况下,早期输血 500ml 的价值胜过晚期 1000ml 乃至数千毫升。5 分钟内加压输血 200 ~ 300ml 的效果较 12 小时内输入 500ml 的效果更明显。因此,有明显失血的伤员应毫不犹豫地进行快速输血。

此外,根据创伤部位采用合理的体位、吸氧、止痛、镇静、保暖、保持安静的环境、适当应用升压药物、纠正酸中毒等,对抢救休克均有重要价值。

严重的脏器伤、大出血和开放伤,只有手术才能起到决定性的治疗作用,必要时应在抢救休克的同时紧急进行。在急诊室手术的优点是速度快,能达到快速止血、解除心脏压塞等目的,但环境条件差,秩序混乱,无菌条件差。对经过积极抢救,血压平稳,不致因搬动而加重伤情者,则应到手术室进行手术。

(三) 多发伤的手术治疗

1. 基本原则 经过急救处理,立即威胁伤员生命安全的紧急伤情缓解之后,必须及时修复损伤组织,才能使伤情最后趋于稳定。据统计,多发伤中有半数以上需要手术治疗。

急诊阶段由于不能进行详细的系统检查,常常只能根据有限的体征来做出决定,绝不能因为缺少某些诊断依据而妨碍体征明显部位的手术紧急进行。

2. 手术次序 关于手术次序问题,按照对生命威胁的程度不同可分为:

(1) 立即威胁生命的严重创伤:如开放性胸部伤、大出血、颈部伤和有明显脑受压征象的严重脑外伤,只有手术才能使伤情好转,应在抢救休克的同时进行紧急处理。

(2) 不致立即威胁生命的严重伤:如休克不严重的闭合性胸、腹伤,四肢开放伤等,可待生命体征平稳后有计划地处理。

(3) 一般外伤:如闭合性骨折,可待伤情稳定后择期手术。

对手术部位多的伤员,只要不影响严重脏器伤的治疗,可分组同时进行。因为在良好的麻醉监护下,不仅可以缩短手术时间,而且可以避免由于重要脏器手术后的伤情变化,失去继续手术的时机。

呼吸道阻塞、呼吸骤停是常见的致死原因,必须注意及时清理呼吸道、给氧,有时需要做气管切开术。急诊医生应掌握使用喉镜、气管插管、气管切开等技术。

(四) 多发伤的手术后监测与处理

多发伤经过急救处理之后,从整个伤情演变过程来看,不是治疗的结束,而是系统性治疗的开始。因为由于创伤休克,重要脏器功能紊乱及多次手术造成的组织破坏、失血、缺氧等使机体功能遭受严重损害,如不及时纠正,可能使伤情再度恶化。因此,严重创伤在早期处理之后,内科问题较外科问题更为重要。在整个治疗过程中,既要考虑多发伤对每个创伤部位的影响,也要考虑每个创伤对整个机体的影响。对可能发生的并发症,如感染、急性肾衰竭、ARDS、肝功能损害等,从抢救开始就要有预见性,重在采取确实有效的预防和治疗措施,使可能发生的并发症及时得到控制。

(陆晴友)

参 考 文 献

孙志扬,唐伦先,刘中民,等.2006. 现代创伤救治的发展. 中华急诊医学杂志,15(7):659-661.

王一镗.2005. 急诊外科学. 第 2 版. 北京:学苑出版社,431-458.

王正国. 2007. 创伤学基础与临床. 武汉:湖北科学技术出版社,332 -342.

赵定麟,李增春,刘大雄,等. 2008. 骨科临床诊疗手册. 上海,北京:世界图书出版公司.

赵定麟,赵杰,王义生. 2007. 骨与关节损伤. 北京:科学出版社.

赵定麟. 1999. 现代创伤外科学. 北京:科学出版社.

赵定麟. 2012. 现代骨科手术学. 上海:世界图书出版公司.

Hua-Zi Xu, Chi Li, Xiang-Yang Wang,et al. 2007. Percutaneous versus open pedicle screw fixation in the treatment of thoracolumbar fractures: a comparison of the paraspinal muscle change. SICOT Shanghai Congress.

Hubble MW,Wilfong DA,Brown LH,et al. 2010. A meta-analysis of prehospital airway control techniques part II: alternative airway devices and cricothyrotomy success rates. Prehosp Emerg Care,14(4):515-530.

Jing-Tang Wang,Xiao-Wei Zhang, Xin-You Li, et al. 2007. Surgical treatment of thoracolumbar fractures with spinal cord injure using af fixation system. SICOT Shanghai Congress.

Lin H,Hou C,Zhen X,et al. 2009. Clinical study of reconstructed bladder innervation below the level of spinal cord injury to produce urination by Achilles tendon to bladder reflex contractions. J Neurosurg Spine,10:452-457.

Roudsari BS, Nathens AB, Cameron P, et al. 2007. International comparison of prehospital trauma care systems. Injury, 38(9):993-1000.

第十一章　创伤后感染

创伤后感染(traumatic infection)是创伤患者常见的并发症,包括创伤后局部感染和全身性感染。严重创伤引起的全身性感染是发生脓毒症、脓毒性休克及多器官功能障碍的重要因素,也是创伤患者后期死亡的主要原因。如果患者有免疫功能损伤,创伤后就更容易发生感染。尽管早期液体复苏、新颖抗生素治疗、代谢支持及重要器官支持性治疗已取得显著进展,但严重感染并发症的病死率仍居高不下。如何控制创伤感染,提高创伤救治成功率,降低伤死率和伤残率,仍然是临床创伤救治的重要课题。

第一节　创伤后感染概述及病理生理变化

一、创伤后感染的定义

感染是指病原体侵入人体并在体内繁殖,导致不同的临床表现。人体的皮肤、胃肠道和其他部分都存在着很多微生物,这些微生物是和人类共存的,它们在正常状态下是不致病的。当外科手术或创伤使这些微生物发生易位,进入本来无菌的体腔,局部和全身免疫力下降时,才会发生感染。例如艾滋病患者免疫功能低下,创伤后就更容易发生感染。感染可分为化脓性感染和特殊性感染两类。化脓性感染常见的病原菌有金黄色葡萄球菌、溶血性链球菌、大肠杆菌、变形杆菌、铜绿假单胞菌等,多见于疖、痈、脓肿、阑尾炎、胆囊炎等疾病。由非普通病原体引起的感染称为特殊感染。特殊感染可以分3类:①一般灭菌方法不能灭活的病原体感染。例如破伤风与气性坏疽,病原体不能被普通灭菌方法灭活,感染机体后可释出毒素,引起强烈的全身中毒症状。②广泛耐药的病原体感染。例如超级细菌感染,对各种抗生素耐药。③合并传染病的病原体感染。

二、创伤后感染的致病因素

(1)污染能否发展为感染,与细菌种类、数量、毒性有关,也与局部抵抗力和人体健康状况有一定关系。饥饿、情绪紧张、疲劳、健康状况下降等,都有助于感染的发生。

(2)全身状况好转后应尽早行清创术。否则,时间越长,感染机会越多。从污染转为感染的时间一般为6~8小时。因此,清创术应力争在6~8小时进行。

(3)清创过程中处理不当,反而可为创伤感染创造条件,应注意避免。如:

1)坏死及失活组织切除不彻底或留有异物。

2)止血不彻底,形成血肿,或未放引流,致使积血或分泌物滞留。

3)应进行二期缝合的伤口给予了一期缝合;应减张缝合或植皮者,勉强给了张力缝合。

4)包扎过紧,影响了局部血液循环;广泛的软组织损伤,伤部未加固定等。

5）清创术中无菌技术掌握不严格。

（4）敷料湿透未及时更换，或换药中未按无菌操作，以致继发感染。

（5）盲目使用抗生素，或用量不足、用法不当等。

三、创伤后感染的病理生理变化

创伤后感染及相关并发症的发病机制十分复杂，涉及炎症反应、凝血功能和免疫功能等一系列环节，任何一个环节的异常和障碍，均可以导致并加重创伤感染的发生与发展过程。

（一）失控性炎症反应

感染与非感染因素均可直接或间接诱发机体组织细胞损伤。机体组织对损伤反应最突出的特点即炎症反应，由多种细胞及细胞因子间相互促进或相互拮抗，共同构成复杂的调控网络。生理情况下，炎症细胞活化后释放的炎症介质仅局限于炎症局部并发挥防御作用；在全身炎症反应综合征（SIRS）或严重感染期间，肺泡巨噬细胞最先激活并释放促炎细胞因子，包括肿瘤坏死因子（TNF）-α、白介素（IL）-1 和 IL-6 等，进一步激活效应细胞，如中性粒细胞和内皮细胞，这些效应细胞通过自我持续扩大的级联反应释放大量的促炎介质，表现为播散性炎症细胞活化和炎症介质泛滥，继而引起 SIRS。除了促炎介质，体内抗炎介质也在不同环节与促炎介质相互作用，相互拮抗，形成复杂的炎症调控网络。在生理情况下，机体促炎与抗炎反应处于平衡状态，适量的炎症介质产生有利于炎症的控制，当抗炎介质过度产生并大量释放入血时，则引起代偿性抗炎反应综合征（compensatory anti-inflammatory response syndrome，CARS），造成机体免疫功能抑制，并增加感染易感性。

（二）免疫功能异常

许多基础研究与临床观察提示，严重创伤感染及其并发症包括脓毒症、多器官障碍综合征（MODS）的发生与机体免疫功能紊乱密切相关。随着脓毒症与 MODS 的进展，机体并非处于一成不变的免疫激活状态，早期以大量的促炎介质释放为主要特征，但随着病程的进展，机体可能经历了一个免疫抑制阶段，表现为淋巴细胞增殖能力下降，并呈现以辅助性 T 细胞（helper T cell，Th）2 为主的免疫反应和大量淋巴细胞凋亡等，进而使机体对病原体的易感性增加。大量资料证实，严重感染并发症的发生与免疫功能紊乱密切相关。

（三）凝血功能障碍

在机体凝血与纤溶调控过程中，机体内皮细胞处于核心地位，其损伤可直接影响凝血、纤溶系统的平衡。当受到细菌内毒素、补体 C5a、免疫复合物和 TNF-α 等因素刺激时，可高表达组织因子（TF）。TF 作为一种跨膜糖蛋白，广泛分布于除血管内壁和血液以外的各种组织中，在钙离子存在的条件下，可活化 FVII，启动外源性凝血系统，导致局部凝血或纤溶系统的活化，从而加重脏器损害，促进创伤后 MODS 的形成。严重创伤导致的低血容量性休克，可引起全身多器官、组织的血液灌流不足及组织、细胞的缺血、缺氧，这是诱发严重创伤感染后，组织及脏器损害的共同病理生理基础。在此基础上引起的血管内皮细胞应激反应和损伤，将对脓毒症与组织、脏器损害发展起到重要的推动及促进作用。

第二节 创伤后感染的分类

创伤后感染可分为化脓性感染和特殊性感染两大类。

一、化脓性感染

化脓性感染在创伤后 6~8 小时即可形成。早期化脓性感染的细菌多是化脓性葡萄球菌、溶血性链球菌。一段时间之后,可有大肠杆菌、变形杆菌、铜绿假单胞菌的混合感染。不同时代创伤感染的常见菌有明显变化。在抗生素使用下,病程前后的病原菌也可经历消长或取代,为此,细菌学调查与药敏试验是实验室保证的基础。凡自细菌学培养中出现的微生物都应重视,不能主观将之列为"非致病菌"或污染菌。许多曾被认为"无足轻重"的"机会菌",如沙雷菌、克雷伯菌、不动杆菌、阴沟杆菌、凝固酶阴性的葡萄球菌、真菌等,已充斥于外科感染之中。这些菌是环境和正常人体的常住菌,毒力不是特别强,但抗药性强,在抗生素抑制敏感菌后,可优势生长,遇有腐败组织更可高度繁殖。近年,真菌感染的发病率呈几倍增长,但临床漏诊、误诊的例子很多,多数是在尸检中发现。以往曾被视为"污染"而忽略;当前则因检测手段不周全而继续延误。微生物各有适合其生长的培养基,常规的细菌培养基不尽适合于真菌。真菌感染常为继发感染,或称"二重感染",在混合感染的情况下,常规培养基上一般细菌的生长速度又远远超过真菌,真菌的存在常被掩盖。

(一) 局部化脓性感染

创伤初期处理不及时、不彻底,为细菌生长创造了条件。早期感染伤口可有轻度肿胀、压痛,局部温度高,全身反应一般不重。遇此情况,应及时使用抗生素,以控制炎症扩散,并进行伤口处理,将缝线全部或部分拆除,把坏死组织、血肿、异物及影响引流的组织切除,使引流通畅。

(二) 全身性感染

伤口局部化脓如不及时处理,炎症向周围扩散侵入健康组织,会引起蜂窝织炎和淋巴结炎。病情进一步发展就会造成全身性感染,常见有败血症(细菌进入血中,在一定时间内迅速生长繁殖者)、毒血症(细菌毒素、坏死组织的毒性代谢产物大量进入血中者)、脓血症(局部感染病灶的细菌栓子进入血流中)。临床症状有寒战、高热、大汗、恶心、呕吐、呼吸急促、心跳加快、谵妄、昏迷、贫血、黄疸等,严重者可致休克。在全身治疗方面,要注意加强营养;输液,以纠正水和电解质平衡失调;选用有效抗生素静脉注射,必要时联合用药;酌情给予适量激素;必要时可输血。局部治疗应切开引流。

二、特 殊 感 染

(一) 一般灭菌方法不能灭活的病原体感染

1. 气性坏疽 气性坏疽是由多种厌氧梭状芽孢杆菌引起的,是开放性损伤的严重合并症。最早的全身症状是心神不安或表情淡漠,有恐怖感或精神欣快,感染发展虽然严重,但神志仍清醒。随后体温突然升至40℃左右,呼吸浅快,脉搏急促,伴恶心、呕吐。伤部有沉重感,肿痛剧烈,伤口周围水肿,肤色苍白,伤口内有大量浆液性或血性渗出液,有腐肉样恶臭。随着病情发展,局部肿胀加剧,循环受限,皮肤由暗红变为紫红色,出现青灰色斑纹或暗红色水疱,轻触伤口周围可感到有捻发音,有气泡及脓汁自伤口溢出。裸露的肌肉由淡红转为砖红色,再转为暗绿色,最后呈紫黑色,软化为腐肉,整个肢体坏死。诊断主要依靠临床所见,不能仅依赖细菌学检查。诊断一经确定应严密隔离消毒。急诊手术控制感染,减少毒素的吸收,切除坏死组织。沿肢体长轴做多处长切口达深筋膜,并将深筋膜下切开,以解除张力;敞开所有死腔,以达彻底引流和减压的目的;伤口用过氧化氢溶液或1/4000的高锰酸钾液冲洗,用纱条浸蘸上述两种药液,松松填塞伤口,以后每日更换敷料,并用上述氧剂溶液冲洗伤口。如果感染严重,病变发展迅速,保留肢体可能危及伤员生命,或肢体因严重坏死已丧失功能时,应考虑截肢。术后给予大量的广谱抗生素静脉注射,每6~8小时1次,至毒血症状消退、脉搏恢复正常为止,适当应用激素。

2. 破伤风 破伤风杆菌为专性厌氧,革兰染色阳性芽孢杆菌。平时存在于人畜的肠道,随粪便排出体外,以芽孢状态存在于自然界,尤以土壤中为常见。此菌对环境有很强的抵抗力,能耐煮沸。破伤风杆菌的芽孢在缺氧的环境中发育为增殖体,迅速繁殖并产生大量外毒素,主要是痉挛毒素引起一系列临床症状和体征。对破伤风的治疗,一方面需要针对病原体应用敏感的抗生素,另外还需要应用特效的破伤风抗毒素,结合对脓毒症的基础治疗,对破伤风杆菌产生的痉挛毒素引起的持续肌肉痉挛对症应用镇静药物,对原发病灶及时切开引流,抗厌氧菌治疗及高压氧舱治疗。

对一般灭菌方法不能灭活的病原体感染,患者病原体污染的伤口创面敷料和坏死组织等要装入塑料袋密闭转运,焚烧处理。对患者的床单、手术巾、手术器械等采用高温、高压灭菌方法处理。

(二) 广泛耐药的病原体感染

由于抗生素的广泛应用,造成了广泛耐药病原体的产生。对于广泛耐药病原体引起的感染,因对病原体无药可治,预后很差。首先要查找清除病灶,如有腹腔、胸腔或软组织间隙脓肿,深静脉置管的污染等,尽可能祛除感染源。加强对脓毒症的基础治疗,调理患者的免疫功能。另外很重要的是消毒隔离治疗。因这些病原体主要是接触传播,对患者的各项治疗采用严格的消毒处理,防治这些病原菌在医院内的传播。

(三) 合并传染病的感染

传染病是由各种病原体引起的能在人与人、动物与动物或人与动物之间相互传播的一类疾病。目前我国的法定传染病分甲、乙、丙3类,共39种。患者是重要传染源,因为患者体内存在着大量病原体,这些病原体可以通过呼吸道,消化道及直接或间接接触传播。传染病引起的脓毒症与普通致病菌引起的脓毒症有相似的病理生理变化,又有传染性。对这些传染病要了解其传播途径,防止医护人员的职业暴露和医院患者之间的交叉感染。其中结核和艾滋病感染者多合并免疫功能低下,在手术和创伤等打击下更容易发生脓毒症。对这些脓毒症,需要在治疗普通脓毒症的基础上,应用抗结核治疗、抗反转录病毒治疗及免疫调节治疗。

第三节 创伤后感染的诊断和防治

一、创伤后感染的临床诊断

(一) 创面感染的病原菌谱分析

感染的诊断一般需有微生物学证据支持,即细菌培养阳性。细菌感染已成为影响创伤患者预后的重要因素,通过对创伤后创面感染细菌的培养,发现以革兰阴性菌为主,主要包括大肠埃希杆菌、鲍曼不动杆菌、阴沟肠杆菌、铜绿假单胞菌等。其中以大肠埃希杆菌最多,多见于腹部及会阴部创面,而鲍曼不动杆菌、铜绿假单胞菌等感染细菌则在肢体软组织损伤、骨折等创面多见。革兰阳性菌感染多以金黄色葡萄球菌及凝固酶阴性葡萄球菌为主。由于创伤患者致病因素多、伤情复杂,如地震等特殊自然灾害和战伤引起的创伤伤员,其创面病原菌则不同于平时创伤的细菌分布,以往分离率低的鲍曼不动杆菌成为主要的感染菌。因此,创伤创面病原菌感染与环境污染,病情危重,严重并发症,侵入性操作及创伤,手术造成的失血、失液、伤口开放等感染途径有关,再加上患者基础状况差,免疫力减弱等,易造成病原体的侵入。创伤后真菌感染主要以白色念珠菌为主。创伤后病毒感染主要以巨细胞病毒和单纯疱疹病毒为主,但尚未引起足够的重视。创伤感染研究中的一大进展是认识到创面细菌生长水平比细菌的存在更为重要。污染创面的细菌数量越多,形成感染的机会就越大。

(二) 创伤后内源性感染

临床上经常发现一些创伤患者,没有明确的感染病灶,但死于脓毒症和多器官功能衰竭。近期的研究表明这可能与内源性感染特别是肠源性感染有关,因为血液中被分离出来的细菌最常见的是来自肠道的细菌。肠源性感染系由于严重创伤后的应激反应、缺血性损害等致肠道黏膜屏障受损,不仅使微生物可通过黏膜屏障移位至肠淋巴结和内脏,而且肠道内毒素亦可循淋巴和(或)血液入血,引起内毒素血症,发生时间较微生物更早,成为全身感染、脓毒症和多器官功能衰竭的潜在诱发因素。导致肠源性感染的发生机制,除肠缺血所致的肠黏膜屏障功能降低,肠壁通透性增加外,还与肠道正常菌群失调、全身与局部免疫功能下降等有关。从微生物学观点看,对内源性感染治疗不能像对外源性感染的治疗那样,以杀灭病原菌为主要目标,因为内源性感染是由正常菌群引起的,所以主要治疗方针应当是保护黏膜屏障功能,调整正常菌群失调和增强机体免疫力。

(三) 创伤后感染的实验室指标

除了细菌培养作为感染诊断的"金标准"外,某些辅助检查如血清降钙素原(PCT)、总胆固醇及全血白细胞总数等实验室指标也可以及时预测感染。通过对急性创伤患者不同时间段血液标本分析,发现全血白细胞总数及PCT既是应激指标又是感染指标,白细胞总数在应激反应方面比PCT更敏感,而PCT、总胆固醇在继发感染方面比全血白细胞总数更客观,PCT持续升高时,即使没有微生物学证据支持也应考虑感染。此外,血清IL-6、IL-8水平与感染严重程度相关,其中血清 IL-8 水平可作为早期衡量患者预后的指标。

(四) 创伤后感染的辅助检查

在创伤、感染早期,全面的身体检查是很有必要的,尤其是软组织覆盖面积,感染创面暴露面积,同时神经、血管功能及四肢畸形也应该进行必要的评估。随着影像学的不断发展,X 线片在骨损失、畸变及植入物的种类和数量方面为诊断提供了重要的信息。此外,横断层面影像可以帮助鉴定脓肿、死骨、描绘骨髓水肿和皮层介入程度。虽然 MRI 在内/外固定或植入物存在时检测信号有所降解,但在创伤严重时 MRI 也是必需的,此时首选 CT。铟-111 标记白细胞闪烁显像比三相骨显像锝-99m 在检测感染具有高度特异性,不仅可以诊断和限定局灶性骨髓炎,还可以评估治疗效果,最终根除感染。

二、创伤后感染的防治

(一) 早期清创

创伤的清创术看似简单,在实际工作中能够规范操作却不容易。入侵的致病微生物在体内的定植和生长繁殖是引起创伤外源性感染的前提。开放伤口的污染、损伤组织的充血、水肿坏死、血肿形成及异物存留,均是致病微生物定植、生长繁殖的条件。污染伤口通过定植、繁殖达到感染的细菌数量,通常时间为 6~8 小时。因此,把开放性创伤后的 6~8 小时看做是清创的"黄金时间"。新的清创术概念不仅包括祛除细菌性、坏死性、细胞性负荷,还强调保持创面处于密闭、湿润的易于愈合的环境,以及祛除创缘衰老细胞,有利于新生上皮爬行。创口感染率仅与清创后组织中存留的细菌数量呈正比。故清创过程中,需要用清洗液和消毒剂处理创口,以降低创口中的细菌负荷,减少创口感染的风险。大量清水和生理盐水冲洗伤口是清创术中必要的过程,冲洗量根据伤口污染情况而定;有新生组织的创口可浸泡清创,但应限制时间并且需要转移渗出和碎屑,因为开放的创口将会吸收水分,导致渗出的增加;局部消毒剂的应用对于清创术的效果也十分重要。骨科感染会直接造成患者伤口经久不愈,慢性骨髓炎等并发症,常导致手术失败。

负压封闭引流技术在骨科主要应用于开放性骨折合并严重软组织缺损或大面积感染的创面。其优点及治疗机制:①负压作用能将创面内的脓液、渗液及部分坏死组织及时较彻底地引流,保证了创面清洁,减少毒素吸收,阻断病理反应链,防止多器官功能障碍综合征的发生,有利于消灭死腔,缩小创面。②单向生物半透膜使创面处于封闭状态,保证了创面内和皮肤的水蒸气、腐臭气体的正常透出,同时隔绝空气中细菌进入,减少了交叉感染的机会。③减轻创面和周围组织的水肿,改善局部微循环,保证创面愈合所需的氧和营养成分,促进肉芽组织的生长。

(二) 损伤控制性手术

损伤控制性手术(damage control surgery,DCS)是针对致命性严重创伤患者,进行阶段性修复、提高救治成功率的外科策略。临床上,多数创伤患者只需按非损伤控制方式处理。控制污染是损伤控制性手术第一阶段的主要目的之一,对控制创伤感染,减轻全身炎症反应,降低脓毒症和多器官功能障碍的发生和病死率有积极的治疗意义。开放性颅脑损伤患者,早期控制性手术时关闭硬脑膜为预防颅内感染的主要目标,若在此基础上缝合头皮,可明显降低颅内感染的发生率。创伤性血胸患者,胸腔积血是细菌良好的培养基,从伤口或肺破裂处进入的细菌,容易在积血中很快孳生繁殖,及时有效排出胸膜腔积血是预防胸膜腔感染、脓胸形成的有效措施。创伤性腹部空腔脏器穿孔、破裂,是引起腹腔严重感染、脓毒症和感染性休克的主要细菌来源,尽管采取了积极治疗措施,目前其病死率仍> 20%。腹部损伤控制性手术,在出血被控制后,快速关闭空腔脏器破损口、充分腹腔冲洗和建立术后持续冲洗及负压引流,是避免腹腔继续污染、控制腹腔感染的有效方法。污染严重的肢体毁损伤可发生严重的感染并引发脓毒症和多器官功能障碍,早期及时有效的损伤控制性手术是保存伤肢和挽救患者生命的关键,对伴有创伤性气性坏疽的肢体毁损伤,应实施必要的扩创术和截肢术,这样才能有效减少梭状芽孢杆菌生存和繁殖的空间,阻断和减少毒素入血的途径,达到保存伤肢和挽救生命的目的。在控制感染方面,毁损伤肢的保留与否目前存在不同的观点,但应遵循循证医学和截肢的相应指征。

(三) 创伤早期复苏

创伤早期复苏的核心是恢复组织供氧,缩短缺血低氧时间,减少缺血再灌注损伤,维护组织、器官功能的正常发挥及保障神经-内分泌-免疫网络对创伤应激反应的调控作用。创伤感染的发生和发展与创伤早期处理密切相关。严重创伤常伴有强烈的应激反应和休克的发生,凡应激反应过度,休克重或复苏延迟者,由于机体免疫功能紊乱和肠黏膜屏障功能损伤,组织对感染的易感性增强,容易通过肠道细菌移位和内毒素侵袭发生内源性感染,触发全身炎症反应综合征及多器官功能障碍发生。认识到休克和过度应激与感染的内在联系,临床上就不能满足于患者能否渡过休克期,还应高度重视它们对机体防御感染功能的影响,因此,早期复苏的质量十分重要。从预防创伤感染的角度,临床上提高创伤早期复苏质量的措施包括:①快速建立有效的静脉通道,最好是建立深静脉通道,有利于早期液体复苏和监测。②把握早期液体复苏的目标和方法;对有活动性出血的创伤性休克患者仍以延时性和限制性液体复苏为宜;由于大剂量乳酸林格液有刺激中性粒细胞释放各种炎症因子,促进肠道炎症反应和细菌移位的作用,在早期复苏中推荐使用高渗盐和高渗盐糖酐,可明显减轻肠道炎症反应,这在野战复苏更有意义。③适时提供氧疗和呼吸支持,提高组织氧分压,降低组织对感染的易感性。④合理用血,提高氧的输送能力,但大量输入库血有较强的促炎作用,去白细胞血并不能降低创伤后感染的发生率。

(四) 抗生素的应用

1. 预防性给药 应早期、足量、合理地应用有效抗生素。伤后 1 小时即应用抗生素,可在伤后 12 小时内有效控制细菌生长,从而为清创赢得时间。

2. 治疗性给药 对已确诊的细菌感染,应根据创伤感染类型、严重程度、全身状况、致病菌的种类、细菌对药物的敏感性、药物在组织中的渗透性及有效浓度、维持时间和副作用等全面综合考虑。感染一经控制,应及时停药。

(五) 加强免疫调控

在创伤内源性感染发生机制中,创伤后肠黏膜屏障功能丧失和肠道菌群失调是构成肠道细菌移位的条件,而全身免疫功能紊乱则是移位细菌存活并导致感染的主要原因。无论是外源性感染还是内源性感染,免疫功能受损均始于创伤后机体过度的应激反应和缺血再灌注损伤,突出表现在天然免疫细胞和 T 淋巴细胞抗感染防御能力下降,释放炎症介质功能明显增强,促炎与抗炎平衡失调。研究认为,免疫功能紊乱是创伤后感染易患性增加的免疫学机制,创伤感染时免疫细胞模式识别受体、胞内信号转导通路、细胞释放的细胞因子间存在明显的反馈调控作用,这种复杂的网络关系,对失控炎症级联反应的形成和发生发展起到重要作用,加强免疫调控是抗创伤感染的新举措。

1. 干预过度应激反应 严重创伤时下丘脑-垂体-肾上腺轴激活是创伤早期主要的神经内分泌及免疫反应,对维持及恢复机体内稳态具有十分重要的作用。但过度应激可导致免疫功能受损,增加细菌易感性,是创伤感染的重要原因。实验研究和临床观察表明,创伤早期适当使用镇静镇痛药物或采用颈交感神经阻滞,对过度应激状态及神经-内分泌-免疫网络有良好的调控作用,从而在一定程度上控制全身炎症反应的发生发展。

2. 免疫营养支持维持 肠黏膜上皮的生长、修复和完整性是保证肠黏膜屏障功能、防止肠源性感染的基础。谷氨酰胺是肠黏膜细胞、淋巴细胞重要的能源物质,占肠道供能总量的 70% 以上。严重创伤时谷氨酰胺利用明显增加,体内谷氨酰胺被大量消耗,血浆谷氨酰胺浓度下降,导致肠黏膜这些快速增殖细胞的增殖和功能明显受抑。及时补充谷氨酰胺能增强肠黏膜细胞、淋巴细胞内谷氨酰胺酶活力,增加对谷氨酰胺的利用,有保护肠道黏膜,防止肠源性感染和毒素吸收,促进胃肠动力及增强免疫力的作用。但也有人对此持不同观点。其他的免疫营养支持药物还有精氨酸、多不饱和脂肪酸、中链三酰甘油和膳食纤维等。

3. 免疫调节剂 糖皮质激素是一种免疫抑制剂,在治疗创伤急性炎症反应中的作用一直存在争论。目前认为,除脊髓急性损伤外,使用大剂量糖皮质激素的"冲击"疗法治疗创伤后急性炎症反应的疗效并不确定,反而增加创伤患者感染的发生率和病死率,仅在难治性感染性休克存在肾上腺皮质功能不足时,使用小剂量皮质激素治疗可能有益。而干扰素、丙种球蛋白则属于免疫增强剂。组织相容性白细胞抗原 DR(HLA-DR)对 T 细胞介导的免疫功能至关重要,创伤后 HLA-DR 在外周单核细胞和肺巨噬细胞的表达降低,可增加创伤后感染的发生率。免疫球蛋白通过抑制巨噬细胞功能、抑制补体 C3a、C5a 介导的炎症反应、直接或间接影响细胞因子的分泌与释放,对感染有易感性的创伤患者有明显的保护。由于细菌在临床上产生耐药性的增多,免疫调节剂在预防和治疗创伤感染中作用日益突出。

4. 维护肠屏障功能 口服微生态制剂如双歧杆菌、乳酸杆菌等刺激正常菌群繁殖,维持肠道菌群生态平衡,减少炎症因子产生和抑制肠道炎症反应,但这些生理性菌群易受胃酸影响,不易在肠道定植。针对肠源性感染的常见菌群,使用选择性肠道去污染,如口服多黏菌素、妥布霉素、新霉素等,但这些抗生素缺乏明确的靶向性,难以保存具有重要生理作用的厌氧菌。

5. 强化胰岛素治疗 高血糖可损害巨噬细胞及中性粒细胞功能,破坏胰岛素依赖性黏膜和皮肤屏障的营养作用,导致细菌移位,增加创伤感染的易感性。胰岛素作为体内最重要的促合成激素,可纠正创伤患者的高分解状态和负氮平衡,降低体内炎症递质的释放,增强免疫调理作用。

(六) 控制医源性感染

医源性感染(hospital associated infection,HAI)目前是创伤感染最常见的表现形式,总体发生率在 10% 左右。医源性感染的发生除与创伤患者自身情况及伤情有关外,还与医源性伤害有关。控制医源性问题对预防和减轻创伤感染至关重要。

1. 根据创伤感染常见病原菌,合理选用抗生素 抗生素滥用是常见的医源性问题,对创伤患者最直接的影响是打破患者体内自然的微生态平衡,引起栖居体内的细菌移位,导致内源性感染机会增加,并引起大量耐药菌出现及真菌感染,增加了抗感染的难度。抗生素的应用应根据创伤患者不同伤情、伤类、部位的病原菌特点及用药目的合理选用。创伤患者医源性感染常见病原菌以革兰阴性机会致病菌为主,但近年来革兰阳性菌有逐年上升的趋势,导致早期预防性和经验性治疗容易失败。因此,强调严格遵守抗生素应用原则,预防性用药应选广谱抗生素,早期、短程、足量使用;经验性治疗应注意区分是全身炎症反应综合征还是全身感染,并明确是革兰阴性菌还是革兰阳性菌;目标性治疗应选择敏感、窄谱的抗生素,尤其是鲍曼不动杆菌对常用抗生素耐药率高,控制困难,更应选择敏感性药物针对性治疗。在治疗过程中,病原菌的监测和参照药敏用药应贯穿始终。

2. 重视无菌观念,严格掌握侵入性操作适应证 在严重创伤患者救治中,侵入性诊疗操作日渐频繁,由于操作时无菌观念缺乏或无菌操作条件不足及操作后监测管理不善,其发生医源性感染的风险明显高于其他患者,其中与医源性感染关系最密切的是有创机械通气和留置导尿。严重创伤患者机械通气持续 3 天以上者,呼吸机相关性肺炎(VAP)的发生率高达 89.4%,病死率比无 VAP 患者增加 2~2.5 倍,住院时间及医疗费用明显增加。预防和减少 VAP 发生的措施重点是加强气道和人工气道的管理。留置导尿引发的泌尿道感染与留置导尿的时间有关,特别是留置天数超过 1 周的患者,其感染风险明显增加。减少导尿操作时尿道损伤和缩短留置时间有助于减少感染发生。随着各类血管插管的增多,创伤后导管相关性血流感染的发生率呈增长趋势,尤其是与中心静脉置管相关的感染发生率高于外周静脉。就中心静脉置管对感染的易感性而言:股静脉置管高于颈内静脉和锁骨下静脉置管;置管时间越长感染机会越多,> 7 天感染风险性增加;多腔中心静脉导管高于单腔置管;使用普通静脉导管高于抗感染管;经中心静脉使用完全胃肠外营养是发生中心静脉导管相关性血流感染的独立危险因素。针对这些易感因素采取相应措施,对预防导管相关性血流感染有积极作用。

3. 特殊感染的职业暴露防护 医院内感染传播途径可通过空气、患者之间的接触及医源性传播,感染部位以外科伤口、呼吸道、泌尿系统最常见。一些通常的预防措施可以使 HIV(以及其他通过血液和体液传播的病原体)感染医护人员的概率降到最低,这些措施包括:①在接触血液或体液的时候应用常规的防护[如佩戴手套和(或)护目镜];②在接触血液或体液之后立即洗手和身体其他暴露的皮肤部分;③在使用和接触锐器的时候加强注意并妥善放置器具。如果临床医护人员在工作中不慎接触到含 HIV 的血液或体液(如被抽血针头扎伤等),及时的预防措施可降低感染率,最初的局部清洁处理和药物预防措施应该在数小时内完成。如果情况比较严重,建议服用 2 种甚至 3 种抗反转录病毒药物。如果患者的 HIV 感染状态不清楚,建议在做检测的同时开始预防措施,应用抗反转录病毒药物连续 4 周,几乎可以完全阻断 HIV 感染。外科医师以及其他所有医护人员都是乙肝病毒感染的高危人群,应该接受乙肝疫苗的注射。在接触后的预防措施中,乙肝病毒免疫球蛋白的使用可以保护其中 75% 的人群免受感染。

4. 加强医疗质量管理 医源性伤害是患者在就医过程中客观上造成的超出治疗目的

的非必要的损伤。在一项医源性损害中医院感染流行病学的分析调查中发现,医院感染占医源性伤害患者总数的33.20%,其中因无菌操作失误发生医院内感染者为80.55%,术后出血患者发生医院内感染率为52.10%,植入物及术中遗留物品的患者发生医院内感染分别为59.26%和45.45%。说明医源性伤害越大,医院内感染危险越高。提示加强医护责任意识和技术水平,严格遵守无菌技术操作规程,重视病房和监护室消毒、隔离管理及灭菌效果的监测,以有效减少创伤患者医源性感染的机会。

创伤感染控制是一个复杂的临床问题,涉及多个环节及多因素的影响,尽管已经做了很多的努力,但目前临床对严重创伤感染并发症的控制还是不尽如人意,需要进一步的探索以期取得更好的治疗效果。由于创伤感染控制不是单因素环节,临床上更应强调对严重创伤患者的综合性治疗。

(刘保池　张　磊　苏锦松)

参 考 文 献

蒋劲松,李传杰.2010.267例开放性骨折创口感染临床分析.中华医院感染学杂志,20(6):775-777.

王革非,任建安,赵允召,等.2009.严重腹腔感染的损伤控制性外科治疗.肠外与肠内营养,16(6):361-363.

Baar D,Mark T,Palen J,et al. 2010. Is time to closure a factor in the occurrence of infection in traumatic wounds: a prospective cohort study in a Dutch level 1 trauma centre. J Emerg Med,27(7):540-543.

Baochi Liu, Changjun Guo, Li Liu, et al. 2011. Management and prognosis of HIV infected patients with postoperative sepsis. Scientific Research and Essays,6(11):2389-2394.

David L,Skagg S,Laureu Friend,et al. 2005. The effect of surgical delay on acute infection following 554 open fractures in children. J Bone Joint Surg,87- A(1):8-12.

Delling RP, Leve MM, Carlet JM, et al. 2008. Surviving Sepsis Campaign:International guidelines for management of severe sepsis and septic shock:2008. Crit Care Med, 36 (1):296-327.

Emmanuel E,Marinos T,Louris G,et al. 2000. Prevention of infection in multiple trauma patients by high-dose intravenous Immunoglobulins. Criti Care Med,28(1):8-15.

Englehart MS,Cho SD,Morris MS,et al. 2009. Use of leukoreduced blood does not reduce infection,organ failure,or mortality following trauma. World J Surg,33(8):1626-1632.

Gao J,Zhao WX,Xue FS,et al. 2009. Effects of different resuscitation fluids on acute lung injury in a rat model of uncontrolled hemorrhagic shock and infection. J Trauma,67(6):1213-1219.

Jeremiah L, Deneve, Jessics G, et al. 2010. CD4 count is predictive of outcome in HIV-positive patients undergoing abdominal operations. The American Journal of Surgery,200:(6)694-700.

Khatod M,Botte MJ,Hoyt DB,et al. 2003. Outcomes in open tibia fractures: relationship between delay in treatment and infection. J Trauma,55(5):949-954.

Marshall JC, Cook DJ, Christou NV, et al. 1995. Multiple organ dysfunction score: a reliable descriptor of a complex clinical outcome. Crit Care Med ,23:1638-1652.

Philip F,Wade R,Smith A, et al. 2007. Role of biological modifiers regulating the immune response after trauma. Injury,38(12):1409-1422.

Pollak A,Jones A,Castillo R,et al. 2010. The relationship between time to surgical debridement and incidence of infection after open high-energy lower extremity trauma. J Bone Joint Surg,92(1):7-15.

Xian-jun Xia, Bao-chi Liu, Jin-song Su, et al. 2011. Preoperative CD4 count or CD4/CD8 ratio as a useful Indicator for postoperative sepsis in HIV-infected patients undergoing abdominal operations. J Surgical Research,doi:10.1016/j.jss.2011.10.006.

第二篇 头颈颌面损伤

第一章 颅脑损伤的发生机制与诊断

颅脑外伤是现代创伤中的常见损伤,随着我国经济的高速发展和现代交通工具的使用,且近年来随着自然灾害的增加,颅脑外伤成为了一种常见的神经外科疾病。流行病学调查资料显示,当今我国颅脑外伤的发病率已经超过100/10万人口,接近发达国家150/10万~200/10万人口的水平。最新统计资料显示,在各类自然或人为灾难创伤伤员中,颅脑损伤发生率占第2位,残死率处于第1位。以汶川大地震为例,根据第三军医大学附属大坪医院张云东等在德阳灾区参加抗震救灾医疗队抢救工作时,9所医院收治的3200例地震伤员的统计显示,颅脑损伤伤员共685人,占21.4%,其中男性492例,女性193例;年龄分布:<7岁115例,占16.8%;7~17岁152例,占22.2%;17~36岁127例,占18.5%;36~60岁195例,占28.5%;≥60岁96例,占14.0%。地震造成的颅脑外伤伤情复杂,多发伤者较多,且多压埋时间长,易发生特殊感染,同时恐怖景象可造成心理精神疾患,加上诊断设备少,需要医生根据经验果断处理。颅脑伤的成功救治可能与搜救措施、现场分检、有效转运相关,有待今后提高上述能力,将颅脑伤抢救前移,使颅脑伤伤员能得到及时、专业、有效的治疗。

第一节 与颅脑损伤有关的应用解剖

一、头皮软组织

(一) 分层、特点和临床意义

头皮在额、顶、枕区分为5层:皮肤、皮下组织、帽状腱膜、帽状腱膜下层及骨膜等。而在颞区则分为6层:皮肤、皮下组织、颞浅筋膜、颞筋膜、颞肌与颅骨膜。

1. 头皮 含有大量毛囊、汗腺与皮脂腺,因此在术前应剃光头发,并用肥皂水反复清洗、严格消毒以免感染。头皮在枕部最厚,颞部最薄。

2. 皮下组织 有许多致密的纵形纤维隔将皮肤与帽状腱膜紧密相连,此层含有丰富的脂肪、血管与神经。由于皮下组织致密,血管不易回缩,故头皮损伤时出血多而不易自行停止,不及时处理易造成大量出血,甚至引起出血性休克。皮下血肿时中央部有凹陷,且较四周软,易误诊为凹陷性骨折。

3. 帽状腱膜 为颅顶肌的一部分,前部是额肌,后部为枕肌,两侧为颞浅筋膜,中间为坚韧的帽状腱膜。因头皮、皮下和帽状腱膜3层紧密相连,因此缝合头皮时应先缝合帽状腱膜,以减少头皮张力。

4. 帽状腱膜下层　由疏松结缔组织构成,损伤时多由此层形成头皮撕脱。内有导血管通过,出血时可造成巨大血肿。若此层有感染也极易广泛扩散,甚至可波及全头帽状腱膜下层。

5. 骨膜　附着于颅骨外板,在颅缝处与缝间组织粘连紧密,因此骨膜下血肿常以骨缝为界。

（二）血管、神经分布

头皮的主要营养动脉来自颈总动脉。动、静脉均位于皮下层内,神经与各相应的动、静脉伴行,具体分为3组:前组为眼动脉发出的滑车上动脉和眶上动脉,并由同名静脉伴行,供应额部头皮及额肌。三叉神经的第一支(眼神经)分出滑车上神经与眶上神经,与同名动、静脉伴行;外侧组由颞浅动、静脉及耳颞神经在耳屏前方上行,供应额后、顶及颞部头皮;后组为耳后动、静脉与耳大神经,枕动、静脉与枕大神经供应枕部头皮。头皮静脉有小分支经板障静脉及导血管与颅内静脉窦相通,头皮的感染可通过这些静脉蔓延至颅内。

（三）淋巴回流

头皮有丰富的淋巴管,额、颞及顶前淋巴管汇入耳前及颌下淋巴结,顶后汇入耳后淋巴结,枕部汇入枕淋巴结,最后汇入颈浅和颈深淋巴结。

二、颅　　骨

头颅可分为位于后上方的脑颅与前下方的面颅。脑颅骨共8块,即额骨、枕骨、蝶骨与筛骨各1块,顶骨与颞骨各2块,由颅缝紧密连接(图2-1-1-1)。脑颅诸骨组成颅腔,容纳与保护脑组织及其附属结构。脑颅又分为颅顶盖及颅底两部分。

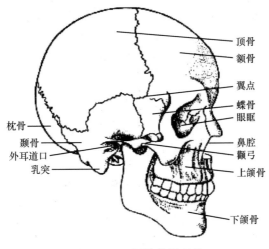

图 2-1-1-1　颅骨的侧面观

（一）颅顶盖部

颅顶盖骨均为扁平骨，其内、外面为骨密质构成，内、外板之间的骨松质部分称为板障。在3岁以前，板障尚未发育，故仅为一层骨密质构成。板障内有板障静脉，颅骨骨折时板障静脉的出血也是硬脑膜外血肿的出血来源之一。颅顶盖厚薄不一，较厚的部分为额骨与顶骨，尤以顶结节与枕外粗隆处最厚，颞鳞与枕鳞最薄，受到打击时易造成骨折。颅顶盖部的主要颅缝有额骨与顶骨之间的冠状缝。两侧顶骨之间的矢状缝，矢状缝与冠状缝交界处，婴儿时未完全骨化称前囟（额囟），可触及搏动，并可以此判断有无颅内压增高，或可在侧角作前囟穿刺。顶骨与枕骨之间为人字缝，与矢状缝相交处为后囟（枕囟），多在出生后3个月内闭合。颅缝在颅骨外板呈锯齿状，在颅骨内板则呈线条状；颞骨与顶骨之间为颞鳞缝。额、颞、顶与蝶骨大翼汇合处，称翼点，也是新生儿蝶囟所在处。此点恰为硬脑膜中动脉主干经过的部位，此处骨折最容易形成硬脑膜外血肿。顶枕和颞骨乳突部相汇合处为星点，也是新生儿颞囟处。

（二）颅底部

颅底内面高低不平，并有许多颅神经及血管通过的孔道。由前向后，可分颅前窝、颅中窝和颅后窝3部（图2-1-1-2）。

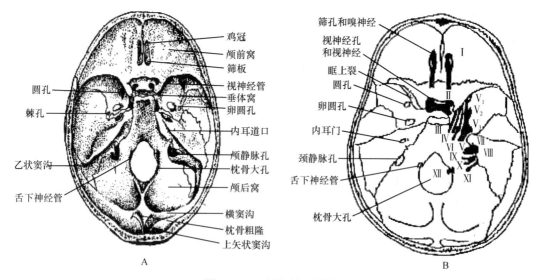

图 2-1-1-2　颅底的骨结构

1. 颅前窝　由额骨眶板、筛板、蝶骨小翼和蝶骨体前部构成。容纳大脑半球的额叶。前面中线处，筛板中点有一骨状突起，称鸡冠，为大脑镰的起始部及附着处。其两侧为筛板，板上有许多小孔，由嗅神经通过，其下为鼻腔。颅前窝骨折时，可引起嗅觉丧失和脑脊液鼻漏。

2. 颅中窝　由蝶骨体、蝶骨大翼及颞骨岩部的前缘构成。蝶骨体的上面中央呈鞍状的凹陷，称垂体窝，容纳垂体腺。垂体窝的底称为鞍底，其前部两侧有前床突。蝶鞍后有一直立高耸的骨板，称为鞍背。鞍背上缘的两侧称为后床突。蝶鞍的前界为鞍结节。鞍结节的前上方为交叉沟，是视交叉的压迹，两端为视神经孔。鞍颅中窝的外侧部凹陷，容纳大脑半球颞叶。蝶骨大、小翼之间为眶上裂,有动眼神经、滑车神经、外展神经和三叉神经第一支(眼神经)通过,眼静脉经此注入海绵窦内。蝶鞍外侧为海绵窦所在处,颈内动脉经破裂孔进入颅腔,先穿过此窦再进入硬脑膜内。在蝶骨大翼内后方,由前向外后,依次有圆孔、卵圆孔和棘孔。分别有三叉神经第二支(上颌神经)、第三支(下颌神经)和硬脑膜中动脉通过。颞骨岩部前面中部较隆起的部分称弓状隆起,其深部为内耳的上半规管。弓状隆起的前外侧部较平坦,称鼓室天盖。岩部尖端与蝶骨体之间有一形状不规则的破裂孔,颈内动脉由此入颅。颅底骨折多见于颅中窝。蝶骨体骨折时可能伤及颈内动脉和海绵窦,引起颈内动脉海绵窦瘘。亦可伤及硬脑膜和蝶窦黏膜,使蛛网膜下腔与蝶窦相通,形成鼻出血或脑脊液鼻漏。颞骨椎体骨折可产生面神经麻痹与失听,出血可渗至耳后皮下组织。鼓室天盖骨折,血液和脑脊液可流入中耳,如有鼓膜破裂,即可产生脑脊液耳漏。

3. 颅后窝　由颞骨岩部后面与枕骨构成。下方中央为枕骨大孔,在枕骨大孔前方为斜坡,脑干紧贴斜坡上。枕骨的后上方有一凸隆部,称为枕内隆凸,为窦汇所在处,其两侧有横沟,为横窦走行处,横沟的外侧端在颞骨乳突部的内侧,转向前下,称乙状沟,为乙状窦所在处;乙状沟与乳突小房之间仅隔一层极薄的骨质,乙状沟的末端终于颈静脉孔,舌咽神经、迷走神经、副神经及颈内静脉由此孔出颅,舌下神经由舌下神经管出颅。在颞骨岩部的后内面有一个较大的孔,称内耳孔,内为内听道。面神经、听神经和内听动脉由此通过。颅后窝骨折可有舌咽神经、迷走神经等后组脑神经损伤及脑干损伤的症状。

三、脑　　膜

脑组织的外面有3层保护膜,由外向内,依次是硬脑膜、蛛网膜和软脑膜。

(一) 硬脑膜

厚而坚韧,贴于颅骨内面。硬脑膜分两层,颅内静脉窦位在两层硬膜之间,如大脑镰上缘的上矢状窦,下缘的下矢状窦;小脑幕后缘的横窦,横窦两侧的乙状窦;大脑镰与小脑幕相接处的直窦,以及在蝶鞍两侧的海绵窦。这些硬脑膜静脉窦与颅顶、面部等处有静脉交通,因此,面部与头皮感染时可通过这些交通支蔓延至颅内。骨内面无骨膜,由硬脑膜代替。颅顶盖部硬脑膜在儿童期与颅骨内板紧密粘连,至成年期,两者间为潜在的硬脑膜外间隙,颅底部硬脑膜始终与颅底骨面粘连较紧密,所以不易形成硬脑膜外血肿。硬脑膜内层在正中矢状面上,向下突入两大脑半球之间,形成大脑镰,在水平面上,从后方伸入大脑半球底面与小脑间,形成小脑幕。

(二) 蛛网膜

蛛网膜为一层薄而透明,缺乏神经和血管的组织。与软脑膜之间的腔隙为蛛网膜下腔,内含脑脊液。在某些部位,此腔扩大,称为脑池。重要的有小脑延髓池、脚间池、视交叉池、侧裂池、脑桥池与环池等。蛛网膜在靠近上矢状窦附近,常形成许多颗粒状小突起,突入静脉窦内,称为蛛网膜颗粒,是脑脊液回入静脉的主要途径。

(三) 软脑膜

软脑膜为一层富有血管的薄膜,故又称血管膜,紧贴在脑的表面,随脑表面的沟回起伏而深入到脑的沟和裂。

四、脑

（一）大脑半球的分叶和生理功能定位

大脑半球的表面为一层由神经细胞组成的灰质，即大脑皮质。皮质之下是轴索为主的白质，白质深部有灰质细胞核团，如基底节等。大脑半球中的空腔为侧脑室。每侧大脑半球具有 3 个面，即隆起的背外侧面（图 2-1-1-3）；平坦的内侧面（图 2-1-1-4），借大脑镰与对侧半球相隔；下面又称脑底面（图 2-1-1-5），起伏不平，与颅底外形相适应。每侧大脑半球的最前端称额极，后端称枕极，底面位于颞窝内向前端突出部称颞极。每侧大脑半球由较深而恒定的大脑外侧裂、中央沟、顶枕裂与枕前切迹分为 5 个脑叶，即额叶、顶叶、颞叶、枕叶和岛叶。

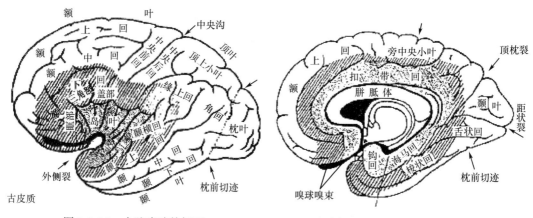

图 2-1-1-3　大脑半球外侧面　　　　　　图 2-1-1-4　大脑半球矢状面

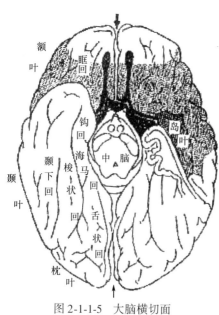

图 2-1-1-5　大脑横切面

1. 额叶　占据大脑半球表面的前 1/2，自额极到中央沟，下界为外侧裂（图 2-1-1-3）。在中央沟前方的中央前回为运动区，由运动神经元发出的纤维称锥体束，支配对侧半身的随意运动。中央前回的上部支配下肢活动，中部支配上肢活动，下部支配颜面、舌、咽喉肌活动。若中央前回受损害，将引起对侧相应部位的瘫痪；若受到刺激则引起对侧相应部位的痉挛发作，称局灶性癫痫或 Jackson 癫痫。中央前沟向前有前后方向走行的额上沟与额下沟。额上沟上方称额上回，额上、下沟间的为额中回，在其后部为同向凝视中枢，此区受损则双眼向同侧凝视，受刺激则向对侧凝视。优势半球额中回后部损害尚可出现书写功能障碍的失写症。额下沟外侧裂之间称额下回，额下回又由于外侧裂的损害,可出现对侧半身的深浅感觉障碍,但局限性损害常不表现浅感觉障碍,只有皮质感觉障碍,即实体觉、图形觉、位置觉、深感觉与二点分辨觉等障碍。

2. 顶叶 从中央后沟发出一条前后方向行走的沟,称为顶间沟。顶间沟上方的脑回称为顶上小叶,下方称顶下小叶。顶下小叶又分为围绕大脑外侧裂末端的缘上回和围绕颞上沟的角回,优势半球的角回为阅读中枢,若该区损害,可引起失读症,即不理解文字意义。优势半球缘上回的损害,尚可出现失用症,命名性失语等症状。

3. 颞叶 在大脑外侧裂下方,顶枕线的前方,自前向后有与大脑外侧裂平行的3条横沟,分别称为颞上沟、颞中沟和颞下沟。颞上沟与外侧裂之间为颞上回,在优势半球其后部损害,将引起不能理解语言的意义,即感觉性失语症。颞上沟与颞中沟之间为颞中回,颞中沟与颞下沟之间为颞下回。颞叶底面内侧部分为海马结构,属边缘系统,与记忆有关,若该区损害可出现记忆障碍,也可出现嗅幻觉与听幻觉。

4. 枕叶 是大脑半球的最后部分,位于天幕之上,内侧面以顶枕裂与顶叶为界。顶枕裂与距状裂成锐角相交,其间的三角形区域称楔状回,又称楔叶。距状裂与侧副裂之间是舌回。枕叶距状裂两侧为皮质视觉中枢,一侧枕叶损害,引起对侧同向偏盲。

5. 岛叶 又名脑岛,它藏于外侧裂中(图2-1-1-3、2-1-1-5),只有在分开外侧裂的两唇或切去岛盖时方能看清,为1个三角形的大隆凸。覆盖岛叶上的那部分额叶、颞叶及顶叶称为各叶的岛盖。

6. 基底神经节 是位于大脑半球深部的4对灰质团块的总称,具体包括尾状核、豆状核、带状核(屏状核)与杏仁核(图2-1-1-6)。尾状核为弯曲如马蹄铁状的长灰质核团,其全长与侧脑室相邻。头端膨大,突入侧脑室前角内,中间部细长狭窄,位于侧脑室中央部底上,后端细小,在侧脑室下角的顶部弯向前方与杏仁核相连。豆状核又分为外侧部的壳核和内侧部的苍白球。有人将尾状核、壳核与苍白球合称为纹状体,而尾状核及壳核称为新纹状体,苍白球称为旧纹状体。壳核与其外侧的屏状核之间为外囊。苍白球与其内侧的背侧丘脑及纹状体之间为内囊。纹状

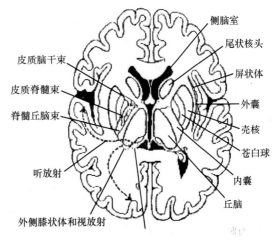

图 2-1-1-6 基础节与内囊示意图

体是锥体外系中的一个重要组成部分,与运动功能有密切关系,即配合锥体系和中脑、小脑系统完成复杂的协调性运动。锥体外系损害,将引起肌张力变化和不随意动作,如舞蹈样动作、手足徐动、震颤和扭转痉挛等。

7. 内囊 内囊为粗大的白质带,其外侧为豆状核,内侧为尾状核和背侧丘脑。在经过纹状体中部的大脑半球水平切面上,内囊呈尖端向内的钝角形,钝角转折处位于尾状核与背侧丘脑间,称为内囊膝部;由内囊膝部起,在豆状核与尾状核间向前外侧延伸的部分称内囊前肢。在豆状核与背侧丘脑之间向枕叶延伸的部分称内囊后肢(图2-1-1-6)。纵形的内囊纤维向上形成扇形,与各叶皮质联系,称为放射冠或半卵圆中心,向下则移行为大脑脚的脚底。

内囊前肢内的纤维束主要有额桥束。膝部的纤维为皮质延髓束。后肢的纤维有皮质脊髓束、丘脑皮质束、颞桥束，由外侧膝状体到枕叶视区的视放射、由内侧膝状体到颞叶听区走行的听放射。所有连接大脑皮质与中枢神经系统低级部位的传导路，不论是运动的或是感觉的，都要经过内囊。总之，在内囊这一局限性的结构中，高度集中了与对侧半身的运动和感觉有关的纤维，故内囊的损害将引起对侧半身的瘫痪、偏身感觉障碍与偏盲的"三偏"症状。

（二）间脑及其生理功能

间脑位于两大脑半球与中脑之间，由许多不规则的灰质核团构成，三脑室位于其中。三脑室两侧壁，由自室间孔延至中脑水管上端的丘脑下沟将间脑分为上方的背侧丘脑和下方的下丘脑。背侧丘脑为两个卵圆形灰质块，位于大脑内侧。其背面形成侧脑室的底面，内侧面为第三脑室侧壁，其外侧面为内囊，其腹侧与下丘脑相连接。背侧丘脑主要是各种感觉传向大脑皮质的中间站，损害后表现为对侧半身感觉障碍或感觉异常。下丘脑包括视交叉、漏斗、灰白结节、乳头体和神经垂体部分，是皮质下自主神经中枢，参与体温、睡眠与觉醒、水与电解质平衡、饮食和性功能等的调节。损伤后可出现尿崩症、中枢性高温或体温过低、嗜睡或意识丧失、胃肠道出血、拒食或贪食等症状。

（三）小脑及其生理功能

小脑位于颅后窝内。与其下前方的脑桥、延髓由第四脑室相隔。小脑由两侧小脑半球与中间的蚓部构成。小脑半球受损害，临床表现为同侧共济运动障碍，肌张力降低，步态紊乱，联合运动障碍，眼球震颤，言语呐吃，轮替动作不能；小脑上蚓部受损时，患者易向前倾斜；下蚓部受损时，易向后倾斜，严重时不能站立，甚至不能坐起。

（四）脑干的生理功能定位

脑干包括中脑、脑桥及延髓。脑干内有第3~12对脑神经核。其中滑车神经核、外展神经核、副神经核和舌下神经核是纯运动性的，听神经核是纯感觉性的，动眼神经核、三叉神经核、面神经核、舌咽神经核和迷走神经核均为混合性的。脑干内的白质主要由许多上行和下行的传导束组成，主要集中于脑干周边部。脑干中央部广泛的区域内，有不同类型、大小不等的散在或成团的神经细胞，其间有许多纵横交错的神经纤维，交织似网，此区域称为网状结构，为脑干内部的重要结构。脑干网状结构通过上、下行传导通路与大脑皮质、下丘脑、边缘系统、小脑、脑干神经核和脊髓等有着广泛的联系，并对它们的功能发挥着重要和复杂的作用。网状结构的下行部分属于锥体外系的一部分，对脊髓反射和肌张力起重要的调节作用。上行性网状激活系统促使大脑皮质兴奋，对机体保持清醒起着重要作用。脑干内以网状结构为基础，构成许多重要的生命活动调节中枢，如呼吸中枢、心跳中枢、血管运动中枢、呕吐中枢等，是调节机体生命活动的重要结构。

五、脑的血液循环

（一）动脉

脑的动脉来源于成对的颈内动脉与椎动脉。颈内动脉经颈动脉管入颅腔，经蝶鞍两侧前行,至蝶骨小翼的后内侧弯向后上方,这一转弯处称为虹吸部,于此发出眼动脉入眶。向后分出后交通动脉,最后分出大脑前动脉与大脑中动脉两终支。大脑前动脉沿胼胝体上缘后行,分布于大脑半球的内侧面。大脑前动脉主要分支有额极动脉、胼胝体边缘动脉与胼胝体周围动脉,供应整个额叶前端、额叶、顶叶的内侧面,以及额顶叶上外侧凸面等处。大脑中动脉沿大脑外侧裂走行,分布于大脑半球的背外侧面。其主要分支有额顶升动脉、顶后动脉、角回动脉和颞后动脉,供应除额极和枕叶以外的整个大脑半球侧面。

　　左、右椎动脉自枕骨大孔入颅后,向前于脑桥下缘合成一基底动脉。该动脉上行至脑桥上缘附近,分出左、右大脑后动脉,分布于大脑半球颞叶的下面和枕叶。椎动脉的主要分支有脊髓前动脉、脊髓后动脉、小脑后下动脉;基底动脉的主要分支有小脑前下动脉、小脑上动脉,内听动脉(迷路动脉)。供应脑桥和小脑半球下半面的前部、延髓背外侧部、小脑下蚓部、小脑半球、第四脑室脉络丛。

　　大脑前动脉、颈内动脉和大脑后动脉在大脑基底面,以交通支相吻合,称脑底动脉环(Willis环),由大脑前动脉、前交通动脉、颈内动脉、后交通动脉和大脑后动脉围成(图2-1-1-7)。在两侧大脑半球血液供应的调节、平衡以及病态时形成侧支循环中,起到极重要的作用,但脑底动脉环的发育异常相当多见,临床应予注意。

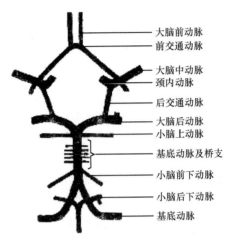

图2-1-1-7　颅底动脉环的构成

右侧标注(自上而下):
大脑前动脉
前交通动脉
大脑中动脉
颈内动脉
后交通动脉
大脑后动脉
小脑上动脉
基底动脉及桥支
小脑前下动脉
小脑后下动脉
基底动脉

(二) 静脉

　　脑的静脉血均汇入硬脑膜静脉窦,最后经乙状窦流入颈内静脉。可分为深组和浅组。浅组主要有大脑上静脉、大脑中静脉大脑下静脉。大脑上静脉收集半球皮质大部分血液引流到上矢状窦;大脑中静脉在大脑外侧裂处由浅、深两组静脉组成,浅组引流外侧裂附近脑表面的血液,与蝶顶窦汇合注入海绵窦;深组收集岛叶及附近血液,汇入基底静脉。大脑下静脉在大脑半球腹侧面引流大脑半球底面和内侧面的血液,分别汇入海绵窦与基底静脉。深组主要收集大脑深部结构及脉络丛的静脉血,形成大脑内静脉,两侧大脑内静脉合并而成一条大脑大静脉,或称 Galen 静脉;大脑大静脉还收集小脑上静脉和基底静脉的血液,汇入直窦。

　　颅内的静脉窦主要有上矢状窦、下矢状窦、直窦、横窦、乙状窦和海绵窦。

六、脑室和脑脊液循环

(一) 脑室系统

　　脑室系统由脑内各脑室构成,包括侧脑室、第三脑室和第四脑室。它与脑和脊髓外表的蛛网膜下腔相通。诸脑室腔隙大小与形态不等,彼此亦通连。侧脑室位于两侧大脑半球的白质内,其前角(额角)伸入额叶,后角伸入枕叶(枕角),下角伸入颞叶(颞角)。其中央部

(体部)位于顶叶内,中央部内侧有侧脑室脉络丛,脉络丛向前经室间孔伸入第三脑室,向后伸入下角。第三脑室其前方借室间孔与双侧侧脑室相通,是双侧间脑间的狭窄裂隙。第三脑室顶的外侧有脉络丛,中脑水管开口位于下丘脑沟后端处,第三脑室的前下方有视交叉隐窝和漏斗隐窝,后上方有松果体隐窝。中脑水管为连接第三、四脑室的狭小通道,背侧为四叠体,腹侧为中脑被盖。第四脑室位于颅后窝,腹侧为脑桥、延髓,背侧为小脑。上接中脑水管,下端有正中孔与小脑延髓池相通,为脑脊液主要流出口,两侧孔开口于脑桥侧池。第四脑室底部为菱形窝,其最下端呈三角形的薄板,称为闩。四脑室顶由前髓帆、后髓帆以及附着后髓帆内的两侧脉络丛组织构成。

(二)脑脊液循环

脑脊液为无色透明液体,充满于脑室与蛛网膜下腔内,具有保护脑与脊髓的作用;通过血管周围间隙供给脑和脊髓营养物质与排出代谢产物。正常人脑脊液储存总量为 120 ~ 180ml,平均为 150ml。在正常情况下,其产生与吸收保持平衡,产生的速度为 0.3 ~ 0.35ml/min,24 小时内为 430 ~ 500ml。脑脊液由各脑室的脉络丛产生,其循环途径始于侧脑室,经室间孔进入第三脑室,经中脑水管到第四脑室,再由正中孔与侧孔流入蛛网膜下腔。大部分脑脊液经各脑池,至脑的蛛网膜下腔,小部分脑脊液流入脊髓蛛网膜下腔。脑脊液的吸收主要是经大脑凸面的蛛网膜颗粒进入静脉窦,而回流入静脉。

第二节　颅脑损伤的机制

我们通常将颅脑损伤按照发生机制不同分为原发性损伤和继发性损伤两类。

一、原发性损伤

原发性损伤是指受冲击后立即发生的损伤,如骨折、挫伤、裂伤及广泛的白质损伤。这些损伤主要来自接触性负荷或者惯性负荷。根据损伤的分布可分为局部脑损伤(挫伤及血肿)或弥漫性脑损伤(轴索损伤、脑肿胀及瘀点状出血)。严重的原发性损伤可同时出现,也可能以其中一种损伤为主。

(一)骨折

骨折的特点是容易出现在较薄的部位,并向那些抵抗力弱的区域延伸,在颅底发生的骨折可以从一侧延伸到对侧,额叶受到冲击时可引起前-后颅窝的骨折,并伴随垂体或视交叉的损伤。

(二)局部性损伤

硬膜外血肿(extradural hematoma,EDH)是颅骨变形直接相关的并发症,由骨折引起硬脑膜纤维和血管的撕裂出血,并在颅骨与硬膜之间弥散而形成。虽然在统计学上与 EDH 最相关的原因是颅骨骨折,但在所有年龄段的患者中,80% ~ 90% 的患者,由骨折本身引起的硬脑膜血管撕裂似乎并不是 EDH 形成的主要原因。

很多实验都证实,在冲击点发生的脑挫伤是由于局部颅骨凹陷对神经组织和血管产生张力而引起的,同时当向内弯曲的颅骨突然回复时产生的负压张力,也是导致着力部位下方脑挫伤的原因。

发生于远离冲击点的脑挫伤,其相关因素为接触性负荷产生的颅骨变形和惯性负荷引起的张力。Sjcwall 发现在头颅后面遭受打击后,与眶顶骨折部位相邻近的额叶下部可发生脑挫伤。这种骨折总是沿经线方向发生。临床研究也证实有颅骨骨折的患者常有较严重的脑挫伤,而弥漫性轴索损伤的患者却较少发生颅骨骨折。这些资料支持这样的观点:接触性负荷导致脑挫伤,而打击产生的角加速度所导致的严重甚至致命的弥漫性损伤可偶尔或仅有很小的脑挫伤。

虽然远离冲击点的脑挫伤在一定程度上是接触性负荷的作用结果,但主要还是由成角运动和线性运动产生的。这些挫伤总是额、颞叶比较严重,并与人体中发现的结果完全一致,无论患者是额部或枕部受到打击,颅前窝和颅中窝的解剖学特点(由尖锐的蝶骨嵴分开)对于额、颞叶的挫伤都有着非常重要的意义。

位于大脑半球深部的小血肿亦可能是由于大脑旋转运动产生惯性负荷导致局部张力增加的结果。在遭受矢状面成角加速度时,会产生矢状窦旁脑上部边缘的脑挫伤。由接触性负荷及惯性负荷联合作用所产生的硬膜下血肿(subclural hematoma,SDH)常与脑挫伤伴行,这种硬膜下血肿约占整个 SDH 的一半,另一半单纯的硬膜下血肿主要是由于脑的运动引起脑表面动脉及桥静脉的撕裂所引起的。由脑表面动脉损伤导致的 SDH 在整个 SDH 中只占10%,这类血肿的脑损伤多不严重。在实验性直线运动中可产生一些局部的 SDH,而在做旋转运动的动物中全部产生了明显的 SDH。实验同时发现,SDH 的产生与旋转加速度的大小成比例增加,虽然在这些实验中接触性负荷也起着明显的作用,但旋转加速度的作用显然是主要的。

(三) 弥漫性损伤

硬膜下血肿与脑震荡综合征的严重程度以及硬膜下血肿与广泛的轴索损伤并不总是存在相互平行的关系。有实验发现,在遭受突发的、分散的、矢状面方向并同时包括加速性和减速性冲击的成角运动时,特别是减速性冲击较明显时,如果增加减速期的发生时间,减少其峰值并延长其作用时间,将会出现长时间的昏迷和广泛的轴索损伤,而很少发生急性硬膜下血肿。如果冲击持续时间和发生时间缩短,在同一角减速度峰值下,实验动物将发生硬膜下血肿,且大都有脑震荡。

桥静脉对较高的张力特别敏感,而这种张力对深部组织是一种不足以产生长时间昏迷和严重轴索损伤的张力,这与临床发现非常一致。坠落伤和袭击伤比机动车事故更易发生硬膜下血肿,如果头部遭受更长的负荷作用时间,前者的张力比值可能比后者更高。

有些患者在暴力事故后,其额叶和颞叶的白质,尤其是在脑干头端出现广泛的瘀点状出血并很快死亡,其病因学尚未明了。而在实验中旋转组出现的散在的瘀点状出血与此十分相似。

临床上的弥漫性脑肿胀多发生于挫伤及血肿周围,可出现在一侧或双侧半球,临床上单侧的脑肿胀与急性硬膜下血肿相关,在受到非变形的角加速度运动的实验动物中也能看到。在儿童和少年中更多见的是双侧弥漫性脑肿胀,脑组织的广泛改变引起血管舒缩麻痹,导致即刻和长期昏迷的发生,但这些损伤的确切机制至今仍不清楚。

脑震荡综合征的发病机制包括广泛的轴索损伤和血管结构的损伤,这种结构上的永久性损伤称为剪切伤和弥漫性轴索损伤(diffuse axonal injury,DAI)。在灵长类动物上已复制出类似的损伤,这种损伤与旋转加速度的大小有关,斜向或侧方运动比矢状面方向运动更易发生弥漫性轴索损伤。

二、继发性损伤

继发性颅脑损伤包括脑水肿、颅内血肿以及由此引起的颅内高压等。

第三节 颅脑损伤的初步诊断和救治

一、概 述

颅脑损伤有各种类型,根据伤后脑组织是否与外界相通,可分为闭合性颅脑损伤和开放性颅脑损伤。如脑组织与外界相通,为开放性颅脑损伤,这种损伤中头皮、颅骨、硬脑膜均有破损;脑组织与外界不相通的脑损伤为闭合性颅脑损伤,这种损伤中头皮、颅骨、硬脑膜至少有一个保持完整。根据损伤的组织部位不同可分为颅损伤和脑损伤,伤及头皮和颅骨为颅损伤,伤及脑组织、脑血管和脑神经为脑损伤;根据颅脑损伤发生的时间和类型可分为原发性脑损伤和继发性脑损伤;根据 GCS 评分法,13～15 分为轻度伤,9～12 分为中度伤,3～8 分为重度伤。该分类与随访观察、治疗及预后有关。

二、颅脑损伤后患者的观察及处置

在创伤后的颅脑损伤病例中,颅损伤和脑损伤常同时存在,严重程度相似,亦有颅损伤重而脑损伤轻,或颅损伤不明显而有致命性脑损伤。对颅脑损伤者,首先应进行如下各项检查及急救处理。

(1) 注意生命体征变化;及时开通气道,必要时须行气管内插管,吸引呼吸道分泌物,紧急供氧,或行人工呼吸;积极开通静脉通道,抗休克。无休克者及时使用降颅内压药物,并根据后述各种情况进行急救。

(2) 颅脑损伤严重且致命,病史采集应在 2 分钟内完成,可向患者及在场其他人员了解病情。

应注意了解:

1) 受伤时间。

2) 受伤原因及受伤时头部所处的位置,以判断损伤的可能性和严重性。

3) 外力的性质和头部的着力点,如枕部着地,往往产生额极和颞叶尖的对冲伤。

4) 外伤后的意识改变和发生的时间,如昏迷-清醒-再昏迷,为急性硬脑膜外血肿的典型症状;双侧瞳孔大小的改变常提示脑疝、严重脑挫裂伤或脑干伤。

5) 已施行了何种检查和治疗方法。

(3) 根据伤情的缓急,进行颅脑和全身检查,并应尽快完成。

1) 全身一般检查

A. 患者一般情况,如脸色、四肢和皮肤有无出汗、厥冷,并注意全身损伤的可能性和严重性,1/4 的颅脑损伤者常伴有颈椎骨折。

B. 检查血压、脉搏和呼吸等生命体征,血压下降除头皮大量出血外,常为身体其他部位的损伤出血。

C. 其他系统损伤。

2）神经系统检查

A. 意识状态,应定时检查,并作详细记录,可使用 GCS 评分法,每次检查应和前次检查的结果相比较。

B. 双侧瞳孔的大小、形态和对光反应。

C. 肢体的肌力、腱反射和病理特征。

（4）辅助检查

1）颅骨 X 线片:火器伤后摄头颅片,对指导手术有决定性作用。颅骨骨折亦只能根据 X 线摄片作出诊断。但颅脑伤及颈椎伤者不能摄颅底片等特殊体位片。

2）头颅 CT 及磁共振:为非损伤性检查,可反复检查,快速而准确,常能确诊任何脑损伤及部分颅损伤,使手术治疗时间明显提前,大大减少病死率和残疾率。部分颅内血肿可根据临床观察和检查作出诊断,不必全部依靠头颅 CT。

三、伤 员 编 号

造成大批人员受伤的灾难性事件,伤员病情往往十分复杂,受伤严重程度差别很大。因此,伤员的分类就非常重要。当确定伤员有颅脑外伤时,应根据病情对伤员进行分类编号。

在一般的灾难医疗救援中,一般将伤员分为 5 类。

（1）需要立即进行抢救的伤员,如有生命体征紊乱、大出血、呼吸道梗阻等。

（2）需要立即进行手术的伤员,如脑疝形成的患者。

（3）开放性颅脑损伤需早期进行清创、包扎、固定的伤员。

（4）需处理合并症和并发症的患者。

（5）一般情况较好,可以转运的伤员。在不同的灾难、不同的地域、不同的致伤因素下,分类方法可以酌情调整。

（孙志扬）

参 考 文 献

关心,罗英华,郭杵强.2011.重型颅脑外伤合并多发伤的早期救治分析.中外医学研究,12(23):112-115.

江基尧,朱诚.2004.现代颅脑损伤学.第2版.上海:第二军医大学出版社.

王正国.2007.创伤学基础与临床.武汉:湖北科学技术出版社,567-598.

王一镗.2005.急诊外科学.第2版.北京:学苑出版社,784-865.

王一镗,刘中民.2009.灾难医学.镇江:江苏大学出版社.

赵定麟.1999.现代创伤外科学.北京:科学出版社.

周良辅.2001.现代神经外科学.上海:复旦大学出版社.

Jokovic MB, Radulovic DV, Tasic GM, et al. 2008. Treatment of patients with spontaneous intracranial hematomas. Acta Chir Iugosl,55(2):119-220.

Jagannathtan J, Okonmkwo DO, Yeoh HK, et al. 2008. Long-term outcomes and prognostic factors in pedtricia patients with severe traumatic brain injury and elevated intracranial pressure. J Neurosurg Pediatrics,2(4):240-249.

Stive SI, Manlev GT. 2008. Prehospital management of traumatic brain injury. Neurosurg Focus, 25(4):E5.

第二章 颅脑损伤的治疗

第一节 颅 损 伤
一、头 皮 损 伤

（一）头皮解剖

头皮分为5层，即皮肤、皮下组织、帽状腱膜、帽状腱膜下层及骨膜。其中有血管，不易收缩，损伤后易出血。帽状腱膜下为一个潜在空隙，整个头皮下连成一个腔隙。骨膜在骨缝处与颅骨黏合，其余疏松覆盖于颅骨外表面。

（二）头皮损伤的类型及其抢救措施

1. 擦伤 表皮伤或局部出血可加压止血，创面采用消毒处理和包扎即可。

2. 挫裂伤 此类伤口往往不规则，伤口有异物，容易引起感染。常累及头皮全层，出血多。清创前应剪去周围头发，采用局部麻醉，用消毒肥皂水清洗以后，再用生理盐水冲洗，去除异物，消毒后全层缝合。清创时应尽量保留组织，因头皮供血好，多处裂伤或头皮成细条状亦可缝合，仍能痊愈。全身用抗生素及破伤风抗毒清注射。头皮损伤过大可行皮瓣转移或者移植术修复。由于头皮抗感染能力较强，在合理应用抗生素的前提下，一期缝合时限可适当延长至伤后48小时甚至72小时。

3. 血肿 根据临床表现及病理变化，分为以下3种类型。

（1）皮下血肿：为小的硬块，压痛，不需要特殊处理。

（2）帽状腱膜下血肿：小儿多见，巨大的血肿可在严密消毒下抽出积血，然后全头部包扎压迫止血；血肿复发者，需再次抽出积血，同时应注意患者有无凝血功能障碍，多次抽出积血可能并发贫血和血容量不足；若多次抽出积血无效，应在全身麻醉下切开着力点头皮，发现出血点即电凝止血，并放出帽状腱膜下腔的全部积血和凝血块，再行全头部加压包扎。

（3）骨膜下血肿：即局限于一块颅骨范围内的巨大血肿，其处理同帽状腱膜下血肿。

4. 头皮撕脱伤 头皮撕脱后大量出血可致休克，在现场应采用镇痛、抗休克和止住活动性出血点等方法治疗。可在出血点作头皮缝扎或以血管钳等夹闭出血点；完全撕脱的头皮应干燥冷藏并随患者送往医院，进行头皮伤口清创，将游离头皮的头发剃去并消毒后缝合到原处，亦可将断裂的较粗的动、静脉血管端缝合。头皮小片缺损，可减张缝合；头皮较大缺损，颅骨显露，可行带蒂的头皮瓣转移缝合，即在供皮处的骨膜上取全层皮瓣，若颅骨表面尚有骨膜等组织，可直接将皮瓣植于头皮缺损处；大片颅骨裸露，皮瓣无法转移时，可在颅骨上间隔密集钻孔，直达板障，从板障骨松质内可长出肉芽，几周至几个月后肉芽可覆盖全部显露的颅骨，再在肉芽表面全层植皮。头皮血供丰富，即使肉芽表面轻度感染，植皮后亦能成活。

二、颅骨损伤

（一）诊断要点

大部分颅骨损伤可从头颅 X 线片或 CT 片上发现,少数在手术中发现。凹陷骨折应做颅骨切线摄片,才能发现凹陷的深度、脑内游离骨片和其他异物。

（二）抢救措施

颅底骨折时,前颅凹骨折主要表现为眼眶皮下瘀血青紫(大熊猫眼),鼻和口腔出血;中颅凹骨折主要表现为鼻和口腔出血,外耳道流血(有鼓膜穿孔者);后颅凹骨折表现为外耳乳突区和上颈根部皮下瘀血。

1. 颅骨线型骨折　一般性的颅骨线型骨折本身不必处理。若发现颈部、静脉窦表面和枕骨骨折线,对诊断颅内血肿有帮助。当存在开放型的颅骨线型骨折时,颅内感染的可能性增加,应早期预防和处理。

2. 凹陷骨折的手术指征

（1）骨折位于脑皮质运动区或有局灶性神经系统损伤和癫痫者。

（2）凹陷骨折凹入>1cm。

（3）有碍美容。

（4）法律纠纷。

（5）大片凹陷,颅内压增高者。若为矢状窦处凹陷骨折,无症状者不必处理,否则应在充分准备并有大量输血的条件下慎重处理。颅骨粉碎性骨折的处理与上述原则基本相同。

3. 颅底骨折　处理原则包括使用破伤风抗血清;使用抗生素,防治脑膜炎;不能在鼻孔、外耳道口填塞止血;注意大量出血后易发生血容量不足;及时处理脑脊液鼻漏和耳漏。不同部位颅底骨折的临床表现见表 2-2-1-1。

表 2-2-1-1　不同部位颅底骨折的临床表现

骨折部位	临床表现
前颅凹	眼眶皮下瘀血青紫(大熊猫眼),鼻和口腔出血
中颅凹	鼻和口腔出血,外耳道流血(有鼓膜穿孔者)
后颅凹	外耳乳突区和上颈根部皮下瘀血

第二节　脑　损　伤

头颅 CT 和 MRI 检查的普及,使得颅脑损伤的诊断和治疗发生了相应的变化,特别是对弥漫性脑损伤有了新的认识。

一、局灶性脑损伤

脑部损伤后,因伤情不同,可形成不同部位的血肿和脑挫裂伤。颅内血肿于伤后 3 天内发生者为急性血肿,3～21 天为亚急性血肿,>21 天为慢性血肿。

(一) 急性硬膜外血肿

急性硬膜外血肿多为脑膜中动脉(占 80%)、静脉窦和骨折线出血引起。

1. 诊断要点 血肿多数于伤后 1 天内发病,平均为 18 小时。多由直接暴力作用所致,着力点常在颞顶部,额部次之(脑膜中动脉出血),后颅凹较少见(静脉窦)。颈部(太阳穴)头皮血肿、骨折线越过大脑中动脉沟或骨折线越过静脉窦,特别是骨折线在后枕骨并越过横窦者,应警惕发生本病的可能性。患者常呈昏迷(脑震荡)-清醒-昏迷(天幕裂孔疝)的典型症状,但需注意,昏迷可能缺如或者时间很短,清醒程度不充分等。还可有颅内压增高、神经系统定位征象、偏瘫、病理特征阳性、病变侧瞳孔扩大和对光反应消失,很少见的有病变对侧瞳孔扩大。头颅 CT 扫描可确诊,在无客观检查的条件下,可尽快做头颅手术钻孔检查。钻孔部位按着力点及神经系统病灶的症状决定,常常先在颞部钻孔,以后依次钻额部、顶部和后颅凹。

2. 抢救措施 唯一的方法是尽快手术清除血肿,术中需注意脑组织本身的挫裂伤,必要时打开硬脑膜探查。其他处理见脑挫裂伤的治疗。

(二) 急性硬膜下血肿

急性硬膜下血肿常继发于脑挫裂伤,后者常见于对冲伤,所以血肿常见部位为额底、颞尖及颞叶外侧面。

1. 诊断要点 大多由于枕顶部着力,快速移动的头部有力撞击于相对静止的物体上(减速伤)。因同时有脑挫裂伤,伤后昏迷时间长,中间清醒期缺如或不明显,常常呈现昏迷不断加深。颅内压增高明显,有脑膜刺激征。血肿侧瞳孔渐渐扩大,意识丧失,对侧肢体瘫痪加重,病理特征阳性。头颅 CT 扫描可确定诊断。

2. 抢救措施 对少量硬膜下血肿者应密切观察瞳孔、意识情况及生命体征。一旦有脑疝形成,即应尽早手术。手术前后积极治疗颅内压增高。手术时根据对冲伤(脑挫裂伤)的规律,相应地进行额、颞单侧或双侧钻孔,清除脑挫裂伤的坏死组织,清除血肿,硬脑膜减张缝合,颅骨去除减压,或根据头颅 CT 的诊断(表 2-2-2-1),决定开颅手术部位。

表 2-2-2-1 脑损伤的 CT 分类

分类	头颅 CT 表现
弥漫性损伤 I 型(未见病理改变)	颅内未见明显病变
弥漫性损伤 II 型(弥漫性轴索损伤)	蛛网膜下腔及脑池存在,中线移位<5mm,高密度及混合密度,可能存在颅内异物或碎骨片
弥漫性损伤 III 型(脑水肿)	蛛网膜下腔及脑池消失,中线移位<5mm,高密度及混合密度的血块体积<25ml
弥漫性损伤 IV 型(中线移位)	中线移位>5mm,高密度及混合密度的血块体积<25ml

(三) 脑内血肿

脑内血肿很少单独存在,常在脑挫裂伤的基础上发生。常见的有硬膜下血肿、脑挫裂伤和脑内血肿同时发生。

1. 诊断要点 脑内血肿与急性硬膜下血肿相似,常常伴有脑室内出血,以后颅凹小脑内血肿较为常见。头颅 CT 扫描可确诊。

2. 抢救要点 同急性硬膜下血肿,脑室内出血可行脑脊液分流术,有利于降低颅内压。

（四）后颅凹血肿

后颅凹血肿包括急性硬膜外、硬膜下和小脑内血肿,前两者常常骑跨于天幕上下,因血肿常来自静脉窦(横窦),因此,对后顶枕部着力、骨折线横过静脉窦、颅内压明显增高、意识障碍或昏迷加重、呼吸不规则的患者,除考虑到对冲性脑前部损伤外,在缺乏头颅 CT 扫描的场合,应尽早作后颅凹钻孔探查,确诊后及时清除血肿。若血肿较大,病情重或手术延误,常常导致死亡。

（五）脑挫裂伤

脑挫裂伤指脑组织、神经和血管的器质性损伤。

1. 诊断要点

（1）伤及头部。

（2）伤后患者意识丧失时间>6 小时,因伤情不同,昏迷的程度和持续时间极不一致,严重者将死亡或成为植物人,苏醒后患者常有兴奋躁动、嗜睡及其他意识障碍。

（3）蛛网膜下腔出血和颅内压增高表现。

（4）癫痫发作常见于儿童。

（5）有神经系统病灶性体征,如偏瘫、单瘫、失语、尿崩和嗅觉丧失等脑神经损害。

（6）脑脊液为血性。

（7）头颅 CT 扫描,可见脑挫伤、颅内血肿、脑水肿或蛛网膜下腔出血。

2. 疾病特点 脑挫裂伤者昏迷较深,持续时间长;可见到瞳孔改变,一侧瞳孔持续散大常提示脑疝,应立即手术。若生命体征不稳,与全身受伤情况和颅内压增高有关;还可出现高热、上消化道出血、肺水肿、极度缓脉,均与脑挫裂伤和脑水肿有关。脑挫裂伤发生的规律如下：

（1）枕部受力,若冲击部位偏于后枕一侧,则产生对侧额叶底或颞尖脑挫伤(对角线伤);外力作用于后枕中间,双额叶底及双颞尖均可能同时受伤。

（2）一侧颞顶部着力,除同侧可能产生急性硬膜外血肿和脑挫裂伤外,常见并发对侧(对角线)颞顶脑挫裂伤。

（3）顶部着力,受力方向朝前,则可产生额叶底及颞尖脑挫裂伤。

（4）在脑挫裂伤的基础上可发生厚薄和大小不同的硬膜下血肿或脑内血肿,加上严重脑水肿,常是紧急手术的原因。

（六）局灶性脑损伤的抢救措施

（1）对脑损伤的患者应加强瞳孔、意识和生命体征的密切观察。

（2）保持呼吸道通畅和充分供氧,头高抬(30°),半卧位,防止颈部过度扭转及过度屈曲和伸展。昏迷深、持续时间长的患者,应尽早行气管切开。患者自发过度换气或人工呼吸过度换气,可呈现呼吸性碱中毒,PaO_2 100mmHg 和 $PaCO_2$ 25~30mmHg,脑血管收缩,脑血容量下降,颅内压降低。

(3) 补液量每日可≥尿量 500ml,24 小时尿量应>600ml,病初以 10% 葡萄糖液为主要补液,数日后加用盐类溶液。注意保持水、电解质平衡,特别注意补钾和补足充分的热量,尽早鼻饲喂食,可减少补液量,不易造成水、电解质代谢异常。注意能量支持,使用经肠道或肠道外营养支持,每日总热量在 6276~8368kJ(1500~2000kcal),谷氨酰胺,精氨酸,锌和维生素 A、C、E 等均是非常重要的营养组成成分。对严重免疫功能低下或分解代谢优势者,可加用生长激素。

(4) 治疗脑水肿和降低颅内压,主要脱水药为 20% 甘露醇 250ml,加地塞米松 5~10mg,每 6~8 小时快速静脉滴注,紧急时可加量。病情危急者可同时使用呋塞米 40~100mg 静脉注射。肾功能障碍者可改用 10% 甘油果糖 250~500ml,2~3 次/天。有高热者使用吲哚美辛(消炎痛)肛栓剂 50mg,每 4~6 小时 1 次或吲哚美辛 30mg 静脉注射后,用 30mg/h 的速度静脉滴注,有收缩脑血管和降低颅内压作用,但剂量太大时会加重脑缺血。

(5) 预防性使用抗生素,主要防治肺部感染。

(6) 有凝血功能障碍者使用止血药,一般病例亦可使用。

(7) 脑代谢营养药及维生素治疗:①纳洛酮,为脑复苏首选药物,本品为阿片类受体拮抗药,0.4~0.8mg 静脉注射,3~4 次/天;②胞磷胆碱 1g 加入 10% 葡萄糖液 500ml 静脉滴注,1 次/天;③吡硫醇(脑复新)1g 或吡拉西坦(脑复康)10g,加入 10% 葡萄糖液 500ml 中静脉滴注,1 次/天;④果糖二磷酸钠(FDP)10g 静脉滴注,有促进无氧糖代谢的作用;⑤尼莫地平可防治蛛网膜下腔出血导致的脑血管痉挛并保护脑组织,每天 20mg 左右缓慢静脉滴注或口服 40mg,2 次/天。

(8) 治疗各种并发症,如上消化道出血、肺水肿、肺炎、心动过缓、癫痫或抽搐。上消化道出血若内科治疗无效,有条件者可经胃镜止血,甚至行胃大部分切除术。

(9) 千方百计使患者体温恢复正常,可使用药物和物理降温,如搬进空调房间、用电风扇降低室温、冰袋降温和冰水或乙醇擦浴降温。可行亚低温治疗(32~33℃),短期亚低温治疗可防治脑继发性损伤,长期(2 周左右)亚低温治疗可促进原发伤的恢复,较巴比妥类药有效。

(10) 经内科治疗后,若出现颅内压明显增高,神经系统损害加重甚至出现脑疝,头颅 CT 扫描发现脑挫裂伤、脑水肿、颅内血肿增大者,应尽早做开颅手术,清除血肿及因脑挫裂伤失活的脑组织,采取去骨瓣减压、脑室分流脑脊液等措施。

二、弥漫性脑损伤

(一) 脑震荡

1. 诊断要点 脑震荡是脑损伤中较轻的一种,以中枢神经系统功能障碍为主。其诊断要点如下:

(1) 有颅脑损伤史。

(2) 伤后立即昏迷,在 6 小时之内清醒,或虽无昏迷而存在逆行性遗忘。

(3) 神经系统检查正常,脑脊液检查阴性,头颅 CT 片无异常。应特别注意在伤后可出现一过性的面色苍白、四肢软瘫、全身冷汗淋漓、瞳孔或大或小和生命体征不稳定等现象。

2. 抢救措施　给予输液和吸氧,神志清醒后上述症状消失,但可能存在头晕、头痛、恶心(呕吐少见)和烦躁不安等,应给予对症处理。但应重视脑震荡后伴发严重的脑损伤,所以脑震荡患者应在专科内严密观察瞳孔、意识和生命体征24~48小时,以免漏诊严重的颅内血肿。

（二）轻、中型脑损伤的管理（GCS评分为9~15分）

1. 诊断要点　急性期密切观察生命体征(瞳孔、意识、呼吸、血压和脉搏)、GCS评分及神经系统情况,伤后6小时内头颅CT扫描正常,3~6小时后重复头颅CT扫描。对具有以下事项者应引起注意和加强观察。

（1）GCS<13分。

（2）神经症状明显,如头痛、呕吐、肢体瘫痪和抽搐。

（3）颞部、矢状窦和其他静脉窦的骨折,一般观察1周,对有脑萎缩者或年老者应延长观察时间。

（4）脑脊液漏。

（5）婴幼儿、老年、酒后、中毒者。

2. 抢救措施　与脑震荡相似,以内科治疗为主。

（三）重型脑损伤的管理（GCS评分为3~8分）

1. 诊断要点　参阅脑损伤的分类和CT分类。

2. 抢救措施　弥漫性脑损伤Ⅰ型以内科治疗为主,继发血肿少见;Ⅱ型,又称弥漫性轴索损伤,头颅CT正常或脑室内出血,头颅MRI可见大脑白质、脑干多发性小出血,应警惕迟发型颅内血肿;Ⅲ型,为脑水肿型,其预后差;Ⅳ型,大脑半球水肿或迟发型颅内血肿,除清除血肿外,部分患者可试行广泛性开颅减压(图2-2-2-1)。

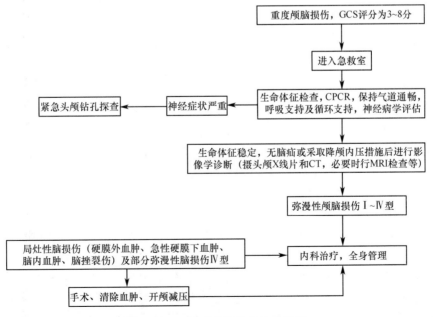

图2-2-2-1　重型脑损伤的抢救措施

三、脑干损伤

受伤当时即发生的脑干损伤称为原发性脑干损伤,常见于枕部着力。受伤数小时或数天后,大脑半球广泛水肿,颅内压增高所造成的脑干损伤,称为继发性脑干损伤。本症病情重,其病死率和致残率高,即使成活,许多患者呈持续植物人状态。

（一）诊断要点

（1）深昏迷,持续时间长。
（2）瞳孔出现跳跃性变化,大小和形态变化不定,眼球位置不正常。
（3）去大脑强直或去脑强直,四肢瘫痪或偏瘫,常见双侧锥体束征。
（4）中枢性高热,身体两侧出汗不对称,上消化道出血和肺水肿。
（5）生命体征不稳定,很多患者呼吸状态恶化甚至停止,血压上升而后转为下降,休克,心搏骤停。

（二）抢救措施

与严重脑挫裂伤基本相同,原发性脑干损伤一般不采用手术治疗。继发性脑干损伤,着重于及时解除颅内血肿及脑水肿等引起的急性脑受压因素,包括手术与脱水降压综合治疗。

四、开放性颅脑损伤

开放性颅脑损伤是指由锐器或严重钝器打击或由火器穿透,造成头皮、颅骨、硬膜和脑组织直接或间接与外界相通的创伤。按致伤物的不同分为非火器伤与火器伤。两者均易造成颅内感染和出血,但是它们的损伤机制、病理改变均有不同,故分别述之。

（一）非火器性颅脑开放伤

非火器性颅脑开放伤是指由锐器或钝器严重打击造成的开放性颅脑损伤。常见的锐器为刀、斧、锥、剪、钉或匕首。锐器造成的损伤往往与致伤物和颅脑的接触面有关,具有阔刃的利器造成头皮裂伤,创缘整齐,颅骨骨折多在受力处形成槽状,伴有相应部位的颅内血肿。有尖端的锐器常引起穿刺伤,伤口形态与致伤物的横截面相似。与火器伤不同的是,它并无因能量的发散而造成的中心凝固性坏死区域。它也不会产生受力部位的对冲伤,损伤往往局限于受力点附近。颅脑损伤的严重程度取决于受伤部位和深度。一般来说,额部的损伤可引起个性的改变,但预后较好。颞部的损伤与脑干和主要血管比较接近,故损害较大,可造成海绵窦、第Ⅲ～Ⅵ对脑神经或颈内动脉的损伤(前部),以及基底动脉或脑干的损伤(后部)。颅后窝的损伤则会致命。

1. 诊断 非火器开放伤的诊断比较容易,根据受伤情况,体检可做出判断。但对于颅骨骨折、脑组织损伤、颅内异物的诊断,还需依靠X线和CT检查。

2. 救治原则 首先应进行全身支持疗法,保持气道通畅,吸氧和抗休克等。其次是尽早进行清创手术,清洗和消毒后从原伤口进入,如需增加显露可延长切口,扩大骨窗和硬膜裂口;清除破损的脑组织和血肿,去除异物;用电凝器完善止血,用抗生素溶液反复冲洗伤口;修补和严密缝合硬膜,不宜使用异体材料修补硬膜缺损;颅骨碎片消毒后置于硬膜外,不必固定;头皮亦应完善修补和缝合。术后不作伤口引流,应积极进行抗生素治疗,治疗颅内压增高,强调全身管理和支持治疗。

(二) 火器性颅脑开放伤

火器造成的颅脑损伤在战时多见,和平时期相对较少。它造成的颅脑损伤较重,病死率高,在第一次世界大战期间为 50% 左右;第二次世界大战期间为 15%;近年的病死率仍在 10% 以上。损伤后的脑组织功能障碍、颅内血肿、合并伤及继发的颅内感染是死亡的主要原因。

1. 损伤机制 研究火器伤的损伤机制对诊断及治疗很有帮助,进入脑组织的能量多少决定了损伤的类型。根据物理学的基本原理:物体的动能是速度的平方。因此,火器伤的速度是主要的决定因素。有报道火器伤造成的病死率在 23% 左右,而其中低速度的火器伤病死率仅 7.5%。除了速度之外,致伤物的体积、直径、致伤时的角度、运动类型及颅内组织的结构均能影响火器伤的范围和程度。由于火器高速度地通过脑组织,弹道周围的脑组织被破坏,破损的脑组织或被排除在弹道的出入口之外,或被挤压形成弹道壁。这就形成了一个持久的、直径是致伤物 3～4 倍的损伤通道。同时颅内可形成"暂时性空腔",产生超压现象,冲击波向四周脑组织传递,使脑组织瞬间承受高压和相继的负压作用而引起脑挫裂伤。"暂时性空腔"的范围可以达到火器直径的 30 倍以上,其损伤范围远远大于肉眼所见的弹道范围。

切线伤则是高速(>330m/s)的火器以切线方向冲击头部,但是并不进入颅内而造成的脑损伤。它除了造成接触点的头皮挫裂伤之外,还可引起颅骨骨折、脑挫裂伤甚至更远部位的损伤。这是由于接触部位瞬时的压迫和减压形成的"震波"所致。波速为 15～20m/s,波幅在 70～80kg/cm² 的"震波"在颅内可产生巨大的压力变化,引起损伤。所以,火器伤的致伤机制主要为:挤压和撕裂;空腔形成;震波效应。低速度的损伤机制为直接的挤压和撕裂;而高速度的损伤机制主要是空腔形成和震波效应。动物实验发现火器伤后还可造成血压升高和心输出量减少;继发形成颅内压升高,脑灌注压下降;另外,血液凝固系统的改变对伤后脑组织水肿和出血也有一定作用。

2. 分类 按损伤情况的不同,可分为 3 类。

(1) 穿透伤:投射物贯穿颅腔,有入口也有出口,出口一般较入口宽大。入口及出口附近均有头皮损伤、颅骨骨折及脑组织挫裂伤。颅脑损伤广泛,出口较入口更为严重。

(2) 非贯通伤:投射物穿入颅内,停留在非贯通伤道的远端,仅有入口而无出口。伤道内有异物和碎骨片存在。

(3) 切线伤:投射物以切线方向冲击头部,造成头皮、颅骨和脑组织沟槽状损伤,脑组织中可有碎骨片存留。

此外,可以根据损伤部位分为额部伤、顶部伤、颞部伤、枕部伤、颅后窝伤。按投射物速度可分为高速伤和低速伤等。

3. 诊断及救治原则 火器性颅脑开放伤的症状体征与损伤发生的部位、大小、类型有关,与闭合性颅脑损伤相似,但具有以下特点。

(1) 火器性颅脑开放伤由于同外界相通,颅内又有异物留存,易致颅内感染,不仅发生在伤后早期,晚期也易发生脑脓肿,产生严重后果。所以伤后及时、彻底的清创,大量抗生素的应用是减少感染的关键。

(2)此类损伤者创口及弹道出血较多,而且往往合并有其他部位的复合伤,易引起出血性休克。颅内血肿及脑挫裂伤较严重。故早期有休克者应先纠正休克,稳定生命体征,及早行 CT 检查,明确颅内病变,以作相应处理。

(3)火器性颅脑开放伤的患者在晚期易形成脑膜-脑瘢痕,癫痫发生率较高。故损伤后必须给予癫痫预防给药。

五、颅脑损伤的并发症

灾难中颅脑损伤后可能出现很多并发症,其中一些与颅脑损伤直接有关,如:脑脊液漏、颅内感染、颅骨缺损、外伤性癫痫和外伤后脑积水。另一些是由于伤后长期昏迷、卧床不起而引起的全身性并发症,如肺部感染、压疮、尿路感染、深静脉血栓形成、全身高热等。颅脑损伤后并发症的发生和控制情况,是影响颅脑损伤伤员预后的重要因素。在治疗过程中,并发症控制不良或者继续加重,颅脑损伤伤员的致死、致残率将大大增加。因此在灾难的医疗救援中,颅脑损伤并发症的治疗是至关重要的。

六、颅脑损伤的预后

许多因素能够影响颅脑损伤伤员的预后,主要包括:年龄、损伤的性质和部位、伤情严重程度、受伤到治疗的时间、基础疾病的程度、合并症和并发症的情况等。

颅脑损伤作为灾难中的一种常见疾病,对人类生命构成了很大的威胁。1975 年,英国格拉斯哥大学的 Jennett 和 Bord 制定了一项已被学术界普遍采用的颅脑损伤预后判断标准,分 5 类:①死亡;②持续植物生存状态(对外界环境无反应,无意识和精神活动);③重度残疾(日常生活不能自理);④中度残疾(生活能自理,丧失工作能力);⑤恢复良好(有轻度神经功能障碍或精神异常,但未丧失工作能力)。

神经监护技术的进展和治疗指南的应用,是否能最终改善严重脑外伤的预后尚未明确。但自从进入将脑灌注压(cerebal perfusion pressure,CPP)作为治疗终点和逐渐放弃过度通气治疗的时代后,疾病预后的确与此前的情况有所不同。根据近年来的有关报道,良好预后(即完全康复或适度残疾)比率从 1997 年的 43% 左右升至 56% 左右,病死率则从 30% ~ 38% 降到 30% 以下。通过维持较高水平的 CPP 和尽可能少地利用过度通气治疗颅内高压,起到了预防脑缺血或使缺血范围最小化的作用。监护总体技术的提高对功能恢复也起到一定作用。同时,低血压和脑缺氧发生率的降低也与医疗辅助人员服务及急诊复苏技术的普及有关。

七、颅脑损伤的研究进展

近年来颅脑损伤发病率和病死率的降低,虽然可能部分与报道的方式和资料收集的方法不同有关,但与预防和安全措施的有效实施、急诊医疗服务和专业创伤体系的广泛普及、脑外伤治疗指南的制订以及神经外科重症监护技术的进展更是密不可分。

（一）创伤预防

显而易见，降低脑脊髓创伤发生率、严重程度和病死率最为有效的方法是预防。在美国和加拿大，高危人群的教育、安全措施法令和安全立法，对该类损伤的流行病学有着重大的影响。1986 年启动的"THINKFIRST 脑脊髓创伤预防课程"已在北美 600 万青少年和儿童中普及。另一个创伤预防课程，即"Harlem 医院损伤预防课程"有效降低了儿童交通事故损伤，尤其是曼哈顿北部、纽约地区的脑脊髓损伤发生率大大下降。汽车座位安全带的使用和空气安全气囊的安装，也降低了机动车意外事故脑脊髓损伤的发生率。例如，随着美国摩托车头盔法案在 47 个州中的实施，摩托车上跌下后的死亡人数从 1982 年的 4600 人降至 1992 年的 2400 人。同样，全美汽车内婴儿限制性座位的使用，也使脑外伤相关性死亡人数减少。由于教育的普及和相应法规的严格执行，与饮酒相关的交通事故在 1982 ~ 1992 年全美下降 30% 以上。

（二）创伤中心和创伤体系

1. 历史 1941 年，世界上第一个创伤中心在英国伯明翰意外事故医院成立，其创始人为 William Gissane。1966 年，库克郡医院、芝加哥和旧金山陆军总医院也相继成立了创伤中心。从此，随着一个更为综合性、结构化的急诊医疗系统的不断发展，创伤患者院前和急诊室治疗取得重大进展，主要涉及以下 3 方面：①20 世纪 70 年代末，医疗辅助人员服务的广泛开展；②20 世纪 80 年代初，区域性创伤体系逐步形成；③由美国外科医师学院（ACS）举办的高级创伤生命支持教育课程的普及。为了促进创伤治疗的不断完善，ACS 公布了创伤中心指定和创伤体系成立的标准。

2. 创伤中心 自从圣地亚哥、加利福尼亚 1979 年开展院前创伤医疗服务以来，两年内脑外伤的病死率下降了 24% ，意外事故现场病死率下降 28% ，到达医院时的病死率下降 68% 。这些变化源于院前急救水平的提高，包括迅速到达现场、进行快速复苏和利用救护车或直升机将患者及时转运。

近来越来越多的研究证实，北美区域性创伤体系的创建，使创伤患者总发病率和病死率明显下降，同样也降低了脑脊髓外伤的发病率和病死率。据匹兹堡大学医学中心（1984 年被指定为一级创伤中心）的评估报告显示，1987 ~ 1995 年，患者送至手术室行剖腹探查术、开颅手术的时间大大缩短，相应并发症发生率、创伤严重程度评分大于 15 分的患者病死率以及住院时间也呈下降趋势。

单独的一个创伤中心并不构成一个系统，认识到这一点非常重要。创伤中心可定义为"一家可提供 24 小时医疗服务的医院，拥有一支由外科医师、麻醉师和医技人员组成的队伍，随时对创伤患者进行救治"。理想中的创伤中心将配备所有必需的专业人员，以避免对多系统损伤患者进行转运。同样，开始最佳治疗的时间也将最小化。

3. 创伤体系 与创伤中心相反，创伤体系的目标必须是：在体系服务的社区里，通过完整、统一协调的救治网络的建立，改善创伤患者的治疗进程和预后。任何一个这样的体系必须具备以下条件。

（1）根据治疗水平，对区域内所有的医院进行分级。

（2）确保所有严重创伤患者能够在具备处理该类创伤能力的创伤中心得到治疗。

（3）提供急诊医疗服务，使患者能在院前即能得到治疗。

（4）确保患者能在最合适的医院接受治疗。

（5）确保患者从复苏到康复的全过程都由最合适的医师进行治疗。

（6）建立协调指挥中心，调控院前和院内治疗。

创伤体系可以最有效地利用区域内的所有资源，根据地理位置和人群的需要迅速作出反应，提供最大限度的便利。该体系的建立，不仅可以降低创伤的发病率，还能使病死率下降，故能明显改善创伤患者的预后。

（三）严重脑外伤的治疗指南

1996 年，由脑外伤基金会、美国神经外科学会（AANS）和神经外科医师大会（CNS）联合发表了严重脑外伤治疗指南，内容涉及 14 个论题，包括 3 项治疗标准、8 项治疗指南、9 项治疗选择、1 条治疗颅内高压出现后的关键措施和 1 条关于颅内压监测技术的建议。最为重要的标准如下：如果无颅内压的增高，应避免延长过度通气治疗（$PaCO_2 \leqslant 25mmHg$）；不推荐使用糖皮质激素改善预后或降低颅内压（目前我国很多学者仍主张使用）。以下几项指南值得注意：

（1）美国所有的地区应具备有组织的创伤体系。

（2）应避免低血压（收缩压<90mmHg）和低氧血症（PaO_2<60mmHg），一旦出现应及时纠正。

（3）颅内压监测的适应证是 CT 扫描异常和复苏后 GCS 3～8 分。

（4）颅内压超过 20～25mmHg 时应予以降颅内压治疗。

（5）甘露醇尤其是冲击治疗控制颅内高压最有效。

（6）在抢救顽固性颅内高压而血流动力学稳定的患者时，应考虑使用大剂量巴比妥类药物。关于脑灌注压（CPP），一次治疗选择 CPP 维持的最低水平应为 70mmHg。

（四）神经外科重症监护的进展

重症监护的总体目标是为了避免继发性脑损伤和达到最佳的脑氧合。最近 20 年，北美和欧洲以及其他许多国家的重症监护能力有了明显提高。绝大多数的重症监护室内，对严重脑外伤和脊髓损伤患者的监护包括氧饱和度、动脉血压监测，ICP 和 CPP 监测。越来越多的脑外伤中心开始使用颈动脉球氧饱和度仪、脑组织氧探针、经颅多普勒、氙 CT 和 ^{133}Xe 脑血流测定（CBF），检测脑缺血或 CBF 过量以及优化脑代谢。尽管理论上利用这些监测技术的优点显而易见，但其是否能改善预后仍有待证实。脑微透技术和正电子发射断层扫描还被少数脑外伤中心用于科研。通过 CT 随访监测颅内出血性损伤的进展，通常也在许多北美创伤中心中开展。该方法不仅可在原来清醒的患者病情恶化时使用，也可用于那些已行气管插管和镇静，而不能进行可靠神经系统检查的患者。例如，UCLA 和 Harbor-UCLA 医学中心通过许多病例证实，对首次头颅 CT 异常的患者 8 小时后复查 CT，能够在其出现明显临床症状恶化前就发现外伤性颅内血肿的扩大。

（孙志扬）

参 考 文 献

顾建文,扬文涛,程敬,等.2009.汶川大地震颅脑损伤的时空特点及救治策略.中华神经医学杂志,3(8):220-222.

江基尧,朱诚.2004.现代颅脑损伤学.第2版.上海:第二军医大学出版社.

李国平,陈兢,李浩,等.2009.汶川特大地震颅脑创伤临床救治分析.中华神经医学杂志,25(11):970-972.

罗晟,王渝,周成明,等.2009.汶川地震336例颅脑损伤患者的救治分析.中华神经医学杂志,3(8):230-232.

王一镗,刘中民.2009.灾难医学.镇江:江苏大学出版社.

王正国.2008.地震灾害的特点及其所致创伤的救治.中华创伤杂志,24(6):401-404.

肖振忠.2007.突发灾害应急医学救援.上海:上海科学技术出版社.

张云东,许民辉,顾小红,等.2008.汶川地震颅脑损伤伤员的流行病学特征及救治特点.中华创伤杂志,24(9):766-768.

赵定麟.1999.现代创伤外科学.北京:科学出版社.

周良辅.2001.现代神经外科学.上海:复旦大学出版社.

Adkarni T, Rekate H. 1998. Management of intractable intracranial hypertension in severely head-injured patients:secondtier therapy. Crit Rev Neurosurg,(8):323-332.

Jagannathtan J, Okonmkwo DO, Yeoh HK, et al. 2008. Long-term outcomes and prognostic factors in pedtricia patients with severe traumatic brain injury and elevated intracranial pressure. J Neurosurg Pediatrics,2(4):240-249.

Jokovic MB, Radulovic DV, Tasic GM, et al. 2008. Treatment of patients with spontaneous intracranial hematomas. Acta Chir Iugosl,55(2):119-220.

Stive SI, Manlev GT. 2008. Prehospital management of traumatic brain injury. Neurosurg Focus, 25(4):E5.

Tumer GR, Levine B. 2008. Augmented neural activity during executive control processing following diffuse axonal injury. Neurology,71(11):812-818.

第三章 颈 部 损 伤

第一节 颈部损伤的基本概念

一、概 述

颈部上界为下颌骨的下缘,乳突尖和上项线至枕外隆凸的连线,下界为胸骨上切迹、胸锁关节、锁骨、肩峰和第 7 颈椎棘突的连线。其处于上接头颅、下连躯干的特殊位置,是机体中枢连接全身的桥梁与纽带。虽然颈部损伤不像身体其他部位的损伤那么常见,占全部创伤的 5%~10%,但此部位多为重要结构,一旦损伤,常累及颜面、颅内和上胸的重要器官;常导致危及生命的大血管损伤及颈神经损伤、颈段、脊髓神经损伤等,病死率高。因此,对颈部损伤及时的抢救、准确的诊断和正确的治疗就显得极为重要。

二、颈 部 分 区

为便于检查、记录、估计伤情和决定治疗,颈部划分为上、中、下 3 区。

(一) 颈上区

下颌角以上为颈上区(Ⅲ区),该部外伤常损伤脑动脉、颈内动脉的海绵状部、颈外动脉、上颌中动脉深部分支、面动脉、舌动脉、椎体旁静脉等。

(二) 颈中区

下颌角至环状软骨水平之间为颈中区(Ⅱ区),易伤及颈静脉、颈总动脉、颈内动脉和颈外动脉的近端及其分支、喉、气管、食管、甲状腺、颈部交感神经、喉返神经、面神经及肺神经等。

(三) 颈下区

环状软骨以下为颈下区(Ⅰ区),此区易伤及胸动脉、颈动脉、椎动脉、颈静脉、臂丛神经、副神经、胸导管等。

三、分 类

近年来,由于车祸增多,颈部损伤亦随之增加。颈部损伤可由较大的钝性外力引起,其可致相对轻微的软组织损伤;而大多严重的颈部损伤发生于高速车祸或枪弹伤。颈部损伤常伴头部、颌面和胸部等处多发伤。据报道,颈部穿通伤手术时所见血管损伤、腺体损伤、出血量者 60%,气管、食管损伤者占 23%,颈神经损伤或高位截瘫者占 12%;而伴有其他部位多发伤者占30%。

一般将颈部损伤分为闭合性和开放性两种。

(一) 闭合性颈部损伤

又称颈部钝性伤,可见打斗、拳击、勒缢或其他钝性伤。强大的钝性外力除可使颈组织和大血管受伤外,也可同时导致喉和气管损伤,喉或气管的钝性伤,常引起喉头水肿,合并有皮下气肿,即应想到有气管破裂的可能,严重皮下气肿可迅速向纵隔扩展形成纵隔气肿,引起急性血液循环障碍。颈动脉窦受刺激可导致意识丧失,脉搏缓慢、血压下降、声门痉挛等。

(二) 开放性颈部损伤

按损伤组织部位可分为软组织伤、动静脉损伤、食管损伤、气管损伤及神经损伤等,又称颈部穿透伤,多见于投射物(如枪弹、弹片、铁片和玻璃片等)损伤,工业意外损伤,车祸,颈自杀与凶杀等,造成颈部血管、气管、食管穿透或切断,甚或伤及神经。偶有开放伤后异物存留而致迟发性损伤者,开放性损伤常导致大出血并发休克、死亡,或者引起窒息、气栓等致命性后果。

笔者在临床工作中曾经治疗1例颈部侧前方入路颈椎管内钢丝异物取出的患者。

病史资料介绍:

患者,男,61岁,工人,因颈部外伤后右肩部麻木、右上肢活动不便6天入院。诉6日前操作割草机工作时,突感右颈部疼痛不适、有少量血液流出,当时感右肩部疼痛、麻木,右上肢活动不便,无昏迷、头痛、头晕。在当地医院就诊,摄X线片示颈椎管内异物,转入上海长征医院就诊。入院后查体:颈部右前中处有一针尖大小愈合伤口,颈部无压痛,活动可,右肩部外侧皮肤麻木,右上肢肌力:三角肌3级,肱二头肌4级,肱三头肌4级。右侧Spurling征(+)。双下肢肌力、皮肤感觉正常,生理反射存在,病理反射未引出。辅助检查:X线检查示:$C_{4\sim5}$间隙右侧有一约2cm长金属异物;颈椎CT示:C_5右侧椎间孔内有一约2cm金属异物(图2-3-1-1、图2-3-1-2)。

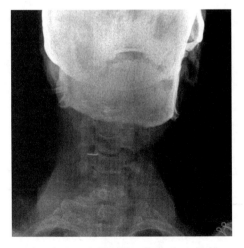

图2-3-1-1　术前颈椎正位片示 C_5 椎体
平面有一金属异物

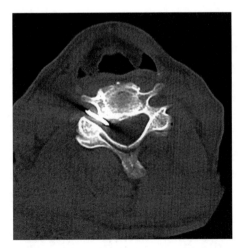

图2-3-1-2　术前CT平扫横断面示金属异物位于
$C_{4\sim5}$ 椎间孔处

　　根据病史及体检,考虑为割草机钢丝齿断裂时崩出的碎钢丝经颈前刺入椎管导致。诊断:颈椎管内异物并四肢不全瘫。入院后完善各项检查,确定无气管、食管受损存在。在全麻下行前路颈椎管内异物取出术,经颈前入路斜切口暴露出 $C_{4\sim5}$ 椎体及椎间隙后,沿 $C_{4\sim5}$ 右侧椎间隙外下方向,用电刀、双极电凝切开颈长肌,暴露 C_5 右侧横突、横突孔及 $C_{4\sim5}$ 右侧钩椎关节(Luschka 关节),去除 C_5 右侧椎体间关节及椎体上缘部分骨质,松解横突孔内椎动脉周围组织,适度牵开椎动脉,用神经剥离子探查并结合术中 X 线透视定位后暴露出钢丝一端,进一步沿钢丝松解充分后止血钳取出钢丝,然后行 $C_{4\sim5}$ 椎间隙融合器(cage)植骨后置入,颈前路钢板固定 $C_{4\sim5}$ 椎体(图 2-3-1-3、图 2-3-1-4)。术后处理按颈前路手术常规。术后第 2 天患者右肩部麻木症状基本消失,右上肢肌力恢复。患者手术切口 I 期愈合,出院后行头颈胸石膏支具固定 3 个月。

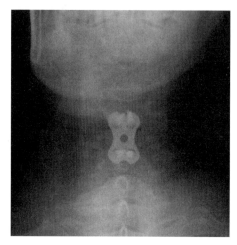

图 2-3-1-3　术后颈椎正位片示
金属异物已取出

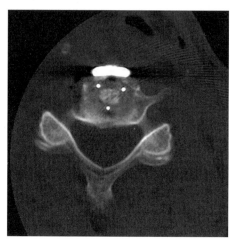

图 2-3-1-4　术后 CT 平扫横断面示 $C_{4\sim5}$
右侧椎间孔处异物已取出

　　异物经颈部前面刺入颈椎管、椎间孔,而没有明显血管、气管、食管受损及神经系统损伤,临床极少见。对于此名患者主要考虑如何取出椎间孔内异物,且不加重神经系统损伤,椎动脉损伤,尽量保持颈椎的稳定性。在术前 CT 横断面上可见此异物沿神经根走向位于 $C_{4\sim5}$ 椎间孔内,如果手术从颈后入路,为避免异物取出过程中损伤椎动脉、神经根,必须要切除 C_4 右侧部分下关节突、C_5 右侧上关节突及侧块,才能完全暴露出异物,颈椎稳定性破坏较大,为恢复稳定性而行内固定的范围较广。因此,我们采用了相对创伤较小的颈前路侧前方减压的入路和手术方式来取出异物。

　　在显露过程中不可避免要分离、切开颈长肌,其为纵行肌群,沿椎体外侧缘及横突前方走行,外侧为较细的上斜、下斜与长头肌群,起附于诸椎体的横突前结节;内侧为阔而长的纵行肌组。切断颈长肌、暴露横突时注意尽量不要超过横突前结节外缘,以免误伤神经根与根部血管丛。

　　确定横突孔位置后,用较细的神经剥离子将其上、下口游离,以防因椎动脉及椎静脉与椎孔前壁骨膜粘连而误伤。然后用薄型手枪式咬骨钳咬除横突孔前壁,使其呈敞开状,以充分暴露椎动脉;并沿其走行向上、下稍许分离。与椎动脉伴行的椎静脉壁较薄,易在游离时引起破裂,因此要在充分游离后将椎动脉轻轻向外牵开,用小骨凿在与椎体冠状面及矢状径面各呈 45°角(即与神经根平行)向内、向后凿除椎体上缘与横突孔相连的椎体前外方骨质，扩大椎动脉和神经根显露范围，此为最难操作之处，前外方有椎动脉，后外侧方为颈脊神经根，而后内侧则是脊髓，如果在操作中稍有不慎，就会产生严重后果。

因患者 $C_{4\sim5}$ 右侧的钩椎关节稳定性已丧失，椎间融合器置入后稳定性较通常椎间隙减压后差，因此我们选择了尺寸稍大号的椎间融合器，并在术后行头颈胸石膏支具辅助固定，适度延长固定时间。

此类创伤性颈椎椎管内异物临床罕见，国内外文献均少，而取出异物的方法没有固定的术式，要分析病例视具体情况而定。这种手术不仅考验术者的操作技能，也是对术者耐心和信心的挑战。

第二节 颈部软组织闭合性损伤

一、基 本 概 念

颈部软组织损伤是指颈部肌肉、韧带和筋膜等软组织的损伤性病变，可分为急性与慢性两种。慢性病变多为急性病变未得到及时、彻底的治疗而导致，少数一开始即为慢性，其往往与颈椎间盘的退行性改变有关。

二、急性颈部软组织损伤

(一) 概述

人们在工作或日常生活中，由于某种原因而突然头颈扭闪，肌肉无准备地强烈收缩或被牵拉，导致颈纤维或韧带等组织发生撕裂；也有在乘坐高速行驶的汽车中突然急刹车而致颈椎快速前后摆动造成损伤；还有少数睡觉姿势不当所致(俗称"落枕")。

(二) 病理

受累的肌肉多为斜方肌、肩胛提肌及胸锁乳突肌，或颈部筋膜和韧带组织等。在这些肌肉的起点、止点或肌腹部分纤维被撕裂受伤的组织肿胀、瘀血、出血，刺激相应的神经末梢，产生局部疼痛，引起颈肌痉挛；并通过神经传导引起头部、背部，甚至同侧上肢的放射痛。少数严重的患者亦可有神经根的刺激症状。

(三) 临床表现

大多表现为单侧，男性略多于女性。主要症状为颈部疼痛及活动受限，轻者为针刺痛，重者如刀割样或撕裂样疼痛。疼痛主要在颈部，也可以模糊地放射至头、背和上肢。任何活动均可加重疼痛，以致转头时两肩亦随之转动。皮肤无任何损伤，查体可在斜方肌等受损肌肉处有明显压痛，范围广泛，有时压痛可多个，局部轻度肿胀，患者的头常偏于一侧，故又称"外伤性斜颈"。神经系统检查无阳性发现。

X 线检查无明显异常，少数患者侧位片可见颈椎生理性前突减轻或变直，关节突间隙增宽等。

（四）诊断

根据突然起病的病史,轻度的外伤史及局部体征,诊断可确定。但应除外第 1~2 颈椎半脱位、颈椎结核等病变。因此,必要时需做 X 线摄片。

（五）治疗

本病病程不长,一般经数天的休息即可自愈。但有少数患者症状严重,须给予治疗。方法有局部膏药外敷、理疗、针灸、推拿以及压痛点的醋酸氢化可的松局部封闭等。推拿时应注意手法轻柔,避免用强烈、快速的旋转手法,以防加重损伤或造成颈椎脱位。也有用颈围外暂时性固定,亦可减轻症状。

三、慢性颈部软组织损伤

（一）概述

慢性损伤是指超过正常生理活动范围最大限度或局部所能耐受时值的各种超限活动的损伤。本病多见于从事打字、财务、雕刻、刺绣等需长期低头工作的人员。由于颈部肌肉过度疲劳,造成少量肌肉纤维的撕裂,发展到一定程度后就会引起症状;尚可以由于肌肉无力,使重力直接转到筋膜或韧带上而造成筋膜或韧带的牵拉撕裂伤;也可以起源于急性颈部软组织损伤未得到良好治疗而导致局部软组织纤维化及瘢痕形成,使组织失去弹性,易发生进一步的损伤。因此,长期低头工作,头经常处于前屈的姿势,使颈椎间盘前方受压,髓核后移,刺激纤维环及后纵韧带,从而产生不适症状。

（二）临床表现

部分患者有急性颈软组织损伤史,在急性期症状消退后,仍有反复发作的颈部疼痛和不适。疼痛可向背、肩甚至上肢放射。在颈根部斜方肌及风池穴处有压痛点,范围常较广,而软组织无明显肿胀。颈部活动轻度受限,有时可伴头痛甚至视力模糊等症状,神经系统无异常发现。

颈椎平片一般无异常,但也可发现颈椎生理性前突减轻或消失,颈椎僵直,个别人有颈椎椎间隙狭窄和轻度骨质增生等。

本病应与颈椎病鉴别,其症状常为颈椎病的早期表现,鉴别诊断主要依赖 X 线片。

（三）治疗

本病治疗原则是及时纠正不良的工作姿势。对长期低头工作的人员,应告诫他们要定时适当地改变颈部姿势,建议做颈椎体操以维持颈部活动度和增加颈肌肌力,避免肌纤维撕裂,减少对筋膜及韧带的应力。对已有症状的患者,主要的治疗方法同急性颈部软组织损伤,但疗效常不满意,疗程又长。对颈椎已有退行性病变的患者,则可按颈椎病治疗,如固定、牵引等。

四、颈部勒伤

（一）概述

将绳索状物环绕颈部，用手或其他机械力使该物在颈部绞紧，引起颈部软组织的损伤并伴有严重缺氧，甚至窒息而死亡。此种死亡称为勒死或绞死。

勒死常用的工具有绳索、电线、铁链、皮带、布带和长裤等，用这些工具勒紧颈部并打结固定，或再插入棍棒扭转，绷紧绳索以达到勒（绞）死的目的。

（二）病理

勒死与缢死的死亡机制基本相似，两者都是借助于绳索持续性压迫颈部呼吸道和血管，引起脑循环和呼吸功能严重障碍，致机体严重缺氧窒息死亡；或通过刺激颈动脉窦、迷走神经反射性引起呼吸心搏骤停而死亡。所不同的是两者机械作用力的方式、大小和作用部位不一。近年认为，静脉受压在勒伤致死中可能起重要作用。

（三）临床表现

单纯性勒伤，除颈部受伤的局部遗留有皮肤擦伤、皮下瘀血、皮肤青紫，勒伤再大可出现索沟外，临床并无其他特殊表现，但勒伤常可因缺氧而死亡。勒伤一般有下列特征。

1. 受伤史 勒伤如未导致死亡，伤员可提供受伤史。多为他杀，自杀少见，根据其绞勒的手段和方式可鉴别两者。

2. 颈部索沟 索沟常位于甲状软骨或其以下部位，很少位于甲状软骨上方，即较缢死位置低。索沟一般呈水平环形，深度均匀，其颜色与绳索质地有关。粗糙而坚硬的绳索绞勒，常伴有表皮剥脱，皮下出血，颜色为褐色或深褐色。

3. 颜面部征象 扼勒时颈静脉瘀血，压力升高，小静脉可破裂出血，形成结膜下出血斑，但勒死者颜面部多呈发绀、肿胀，且多伴点状出血，眼球向外微突，舌尖外露等。

4. 声音嘶哑 扼勒引起的喉和声门上组织水肿，使伤员声音嘶哑，甚或不能发音，呼吸时可有喉鸣音。喉头、气管的出血、水肿可在解除扼勒后一段时间才变得明显或加重，故在受伤后 24 小时内需密切观察。

5. 吞咽困难 吞咽时疼痛为扼勒后最明显的症状。

6. 肺水肿或支气管肺炎 扼勒至濒死的伤员，解除扼勒后，最多死于肺水肿、支气管肺炎或 ARDS，其原因可能系误吸或中枢神经损害。

7. 中枢神经损害 扼勒时脑组织缺氧，伤员往往有明显的中枢神经损害，甚至昏迷。脑缺血缺氧的时间长短决定预后。时间短者可能完全恢复正常；时间长者虽扼勒去除，但由于脑实质的损害，脑血流恢复后脑水肿加重，颅内压上升，反过来又造成脑缺血，形成恶性循环。存活伤员可能遗留精神神经症状，从健忘症至植物状态。

8. 骨折 甲状软骨、环状软骨和舌骨大角均可发生骨折，以甲状软骨骨折为多见。若勒颈暴力较大时，颈椎棘突可发生骨折，颈部 X 线摄片有助于诊断。

9. 血气分析 有呼吸困难或发生心跳停止的伤员，可有呼吸性酸中毒和代谢性酸中毒，应作血气分析，若伤员血 pH<2 时，预后很差。

（四）治疗

尽早急救至关重要。

（1）立即解除扼勒：对一过性的,尚未因缺氧而造成窒息,一经解除压迫,一般不会造成严重损害,无需特殊治疗。但需密切观察 24 小时。

（2）立即开放气道,进行心肺复苏术,静脉输注脱水药。

（3）待初步复苏后,应做全面细致的体检及辅助检查。

（4）到有条件的医院进行正规心肺脑复苏术。

第三节　颈　部　创　伤

颈部创伤多为开放伤和穿通伤,危险性相对也大,常为致死性的。临床表现、诊断及治疗有其特殊性。

一、颈部创伤的临床特点

（一）呼吸道梗阻

颈部创伤时呼吸道梗阻是常见的,其原因如下。

1. 呼吸道受压　主要为颈部血管损伤形成大的血肿,严重的纵隔气肿或颈部组织的炎性水肿,以上均可造成气管受压致呼吸困难。

2. 误吸　颈部气管或喉部破裂,血液、口腔分泌物、食物等误吸入呼吸道而引起下呼吸道梗阻或窒息。

（二）大 出 血

颈部有多条大血管,易损伤发生大出血,以颈总动脉损伤最为常见。出血非常迅速,往往来不及救治,伤者即于短时间内死亡。颈内或颈总动脉破裂可造成同侧大脑供血不足,脑组织缺氧,发生偏瘫、昏迷,需注意与颅脑外伤相鉴别。另外应引起注意的是,在多发伤伤员存在严重休克时,可暂时使出血减少或停止,易将严重血管伤忽视,而待复苏血压上升后,血管伤的症状才显著。大的颈静脉出血也很严重,但其主要危险是空气栓塞。

（三）伤 道 变 位

颈部组织疏松,器官易于移位,常致伤口变化表里不一。往往在血管破裂后,仅有少量或甚至完全没有外出血,而在深部形成大血肿,造成气管受压致呼吸困难。故对颈部创伤严重性的判断,不能只注意伤口的大小和组织受伤的范围,关键要探明伤口和弹道的深浅和方向,弄清血管和脏器是否受伤。临床常发现一侧颈部小的盲管伤,表面看似乎很轻微,但穿入的弹片可能在存留的对侧造成严重的创伤。

（四）感　染

颈部穿通伤时,常存在喉、气管和食管的损伤,含有大量需氧菌和厌氧菌的口咽部分泌物,可以直接进入伤口或误吸入肺部,或沿颈深筋膜下间隙进入纵隔,从而引起颈部蜂窝织炎、肺炎、纵隔炎或脓肿。如未得到及时诊断与治疗,可导致全身感染。

二、颈部创伤的诊断

颈部创伤诊断的关键在于判明有无大血管和重要组织器官的损伤。诊断的方法主要是依据受伤史、受伤的部位、临床表现及必要的辅助检查。而对一些特征性临床症状及体征的细心观察与检查,有助于早期诊断。

(一) 特征性临床表现

1. 血管损伤

(1) 伤口大出血,可迅速发生失血性休克。

(2) 受伤部位有进行性的扩张性血肿或搏动性血肿。

(3) 受伤部位有血管杂音和震颤。

(4) 伤侧远端动脉搏动减弱或消失,如颞浅动脉、眼动脉等。

(5) 偏瘫、偏侧不全麻痹、失语、单侧眼失明等。

(6) 可有空气栓塞症状,以致出现恐惧感及胸痛等。

2. 喉和气管损伤

(1) 呼吸困难和喘鸣。

(2) 发绀。

(3) 颈部伤口漏气、皮下气肿。

(4) 咯血、鼻出血。

(5) 声音嘶哑。

3. 咽和颈段食管损伤

(1) 吞咽困难。

(2) 颈部伤口漏出涎液和吞食的液体。

(3) 血性胃内吸出物。

(4) 皮下气肿及炎症浸润。

4. 颈部神经损伤

(1) 舌偏斜。

(2) 口角下垂。

(3) Horner综合征(上睑下垂、瞳孔缩小、无汗)。

(4) 颈部感觉消失。

(二) 诊断性辅助检查

对颈部创伤的诊断性辅助检查,必须根据伤员的全身情况并结合临床观察和体格检查的结果,酌情选择性地应用。

1. 颈部X线检查　当伤员伤情稳定后,需做颈部前后位和侧位的X线摄片,以明确有无颈椎骨折、金属异物存留和气管横断(气管的空气柱中断)等情况。

2. 多普勒超声检查 主要应用多普勒超声血管显像仪。这是一种应用多普勒效应原理研制的新型血管诊断仪,可显示血管阻塞、通畅或管腔狭窄等变化,可测出血管内径横断面,精确地计算出血流量,对血管损伤的诊断有一定的参考价值。

3. 颈部血管造影 对颈部创伤无外出血的复杂血管伤的诊断价值较大。血管造影的指征和条件如下。

(1) 怀疑血管损伤以及伤口邻近颈动脉,即使无明显的外出血,也是造影的指征。

(2) 对多发伤经抢救原则处理后,待血流动力学稳定后再进行。

(3) 血管造影技术熟练,决不能因检查而延误急诊手术时间。

(4) 对颈上、下两区的诊断应优先进行。

其主要价值是:对颈上区有助于估计颈内和颅内动脉的状况,以便决定是手术修补,抑或结扎及其可能性;对颈下区则有助于了解有无大血管损伤及帮助选择最佳手术切口;对颈中区损伤,原则上不作血管造影,因手术容易显露,并易判断伤情。

4. 内镜检查 颈部伤口位于颈前中线附近,又有气管或食管破裂的临床表现,应做气管或食管镜检查,以确定破裂的部位和范围。做气管镜检查,必须在已行气管切开或已做好充分准备的情况方可施行,对检查阴性者不可轻易否定,食管损伤必须结合临床。

5. 食管造影 食管伤大多为开放伤,且与喉及气管开放伤同时存在,根据伤口流出涎液与吞食的液体,或造影检查时造影剂流出咽或食管外即可确诊。对食管伤需定位,最好用水溶性造影剂,不用钡剂。但应注意食管破口过小时,易误诊和漏诊。

三、颈部创伤急救与疗法

(一) 颈部创伤急救中的处理次序

颈部创伤的救治必须分清轻重缓急,尤其是在大批伤员来到时,否则贻误抢救时机。

1. 威胁生命的颈部创伤 如喉、气管伤引起呼吸梗阻,血管损伤导致大出血,均需优先处理。

2. 严重损伤 严重损伤但无立即致命的危险,如颈段食管破裂伤,应列为第二类,作下一步处理。

3. 颈部大血肿、但并不压迫气管造成通气障碍者 需进一步检查才能确定治疗的伤员,可列为第三类。

4. 颈部表浅的撕裂伤或挫伤 此种一般性浅表的损伤应列为第四类,可最后处理。

(二) 急救

颈部创伤,无论是闭合伤还是开放伤,其最大的危险是上呼吸道梗阻引起的窒息,颈部大血管破裂所致的大出血,颈椎损伤的高位截瘫。现场救治的正确与及时,可降低病死率,为后一步治疗创造条件。

1. 颈部制动 对所有颈部严重创伤都要考虑到颈椎骨折的可能。颈两侧置沙袋固定,防止伤员头部向两侧摆动,以免加重颈椎脊髓损伤。

2. 保持呼吸道通畅 在处理颈部严重创伤时,保持呼吸道通畅必须放在最优先的地位。其原则如下。

（1）气管内插管：对伤员神志不清或伴有颅脑外伤而昏迷者，及时清除口腔呕吐物、痰、分泌物及异物，即刻行气管内插管，给予人工呼吸。

（2）气管切开术：对颈部刺伤涉及喉外伤或伴有颌面部外伤引起咽部水肿、血肿等不能作气管插管者，应早期作环甲膜切开术或气管切开术。其指征为：

1）喉部或上呼吸道严重损伤（喉骨骨折、破裂）造成呼吸道梗阻；

2）喉及气管分离；

3）气管断离或撕裂；

4）伴有严重颌面外伤，尤其是位于口底部或舌根部伴有水肿或血肿者；

5）对颈椎外伤不稳定的伤员，不能从口腔内也不能从鼻腔盲目地作气管插管。

（3）环甲膜穿刺或切开术：对颈部严重创伤或伴有口腔损伤、颌面外伤，不能进行气管插管或因伤情严重来不及作气管切开时，可采用此法，以确保呼吸道通畅。

3. 大血管出血的急救

（1）动脉性出血

1）指压止血法：在颈部大动脉出血的紧急情况下，可用指压法止血。方法为：伤员侧卧，头转向健侧；左侧损伤时，术者用右手指，反之则反。先用拇指置于胸锁乳突肌中点，环状软骨平面（此处可探及搏动的颈总动脉），而后垂直压迫到第6颈椎横突上，可减少出血，但每次不可超过10分钟。

2）填塞加压止血法：即用无菌纱布直接填塞伤口内，紧紧压住出血的血管，然后在健侧用铁丝头板或将伤员健侧上臂垂直举起，作为支架施行单侧加压包扎。填塞的敷料应在3~5分钟后取出，取出时应作好充分准备，以防无法控制的大出血。切忌用绷带环颈部包扎。对于创口内疑有锐利异物（如玻璃片、弹片），则应以整体加压包扎为宜，而不能行局部填塞，以防造成二次损伤。

（2）大静脉出血：应立即用无菌纱布填塞压迫伤口，杜绝空气进入静脉。如出血不多而出现心搏骤停，应疑大量空气进入心脏，立即行右心房穿刺将空气抽出，有时可能转危为安。

对颈部大血管出血，不能用止血钳、弯钳钳夹出血处，因易损伤其他重要器官；也切忌用探针试探伤口的深度，否则可能将暂时堵住血管壁裂口的血凝块刺破，引起无法控制的致命性大出血。

4. 抗休克 颈部创伤休克发生率较高，达40%，必须及时按创伤性或失血性休克的抢救原则输液、输血、应用血管活性药等，按各部位伤安排先后抢救顺序。

5. 外伤性血气胸的急救 颈部刀刺伤常伴开放性血气胸或张力性气胸，可引起急性严重呼吸循环障碍。用物理学检查及胸腔穿刺确诊后应紧急处理，不能等待胸部X线的结果，否则贻误抢救时机。对开放性气胸应立即用凡士林油纱布密封伤口，紧密包扎；对血气胸做胸腔闭式引流，对胸内大出血者，应立即开胸探查止血。

（三）颈部创伤手术指征与探查原则（图2-3-3-1）

1. 手术探查的指征 主要根据受伤时间、伤口位置和方向、现场原因、生命体征和体检发现等情况来决定。Massac等提出下列颈部创伤是立即手术探查的指征。

（1）血管性：颈部伤口持续性出血，动脉波动消失或减弱，巨大的或继续扩展性的血肿。

（2）呼吸性：呼吸困难，声嘶，伤口中有气体漏出，皮下血肿。

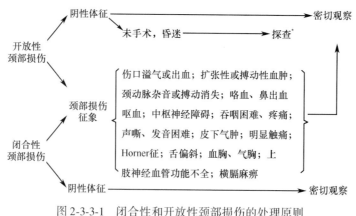

图 2-3-3-1 闭合性和开放性颈部损伤的处理原则

*伤口在Ⅰ或Ⅲ区者,术前行动脉造影

（3）内脏性:吞咽困难,呕吐,咯血,伤口中有涎液溢出。

（4）神经性:失语,肢体瘫痪等。

（5）其他情况:指伤口在前三角,或枪弹伤对组织损伤重,伤情复杂、变化快者。

凡无上述情况者,如果伤员生命体征平稳,体检无重要异常发现,均可在严密观察下行非手术治疗。在观察中对其可疑者,可作辅助性诊断检查,一旦有手术指征,则应立即手术探查。

2. 颈部创伤术前准备及探查原则

（1）皮肤准备:范围要大,在伤侧自发际上 9 ~ 10cm 起下至乳突部,前过中线至对侧胸锁乳突肌后缘,后过中线。如系颈下区伤,最好胸部连同腹脐部一起准备,以备万一需要纵裂胸骨显露无名动脉或右颈总动脉根部控制出血,便于对其进行修补。

（2）麻醉:均采用全身麻醉,气管内插管为安全。

（3）切口选择:以良好的暴露为原则。一般选用胸锁乳突肌前缘切口,既有良好的暴露,又便于切口延长。切开颈筋膜,将胸锁乳突肌向外拉开即可暴露动脉的全程;切断胸骨舌骨肌、胸骨甲状肌,即能暴露甲状腺、气管、食管及颈部神经。如系颈下区损伤,可作直达第三肋间向水平的胸骨纵剖术或离断胸锁关节并切除 1 ~ 3 肋软骨,将其掀起,以暴露无名动脉、左颈总动脉、锁骨下动脉及其椎动脉的起始部,便于对颈部重要结构损伤的处理。

（4）补充有效循环血量:维持血液循环稳定。

（5）大剂量广谱抗生素的应用:尤其在火器伤或车祸致多发伤时。术前常规大剂量静脉滴入,以防术后感染并发症。

（6）异物的清除:对异物处有搏动时,不要随意拔除,以免引起大出血。应先找出异物所在处的颈动脉,用橡皮条或无损伤血管钳阻断该血管的近、远端,然后去除异物。

（四）颈部各组织器官损伤的处理

1. 血管损伤的处理 详见本章第四节。

2. 喉和气管损伤的处理 详见本书有关章节。

3. 咽和颈段食管损伤的处理 详见本书有关章节。

4. 颈部神经损伤的处理 在平时,颈部神经损伤以手术时损伤较多见,由意外刺伤或枪弹伤引起较少见。在战时,火器伤所致的神经损伤多与颈部血管或其他器官伤口合并存在,因此常只注意严重的血管或器官伤而忽略了神经伤,以致造成以后诊治上的困难。故应引起高度警惕,注意对可能受伤的神经作较为简单的感觉和运动检查,可防止漏诊。

颈部神经损伤的处理与一般周围神经损伤相同,但除舌下神经和面神经下颌支外,其他颈神经损伤后吻合很少能成功。

臂丛神经(由颈 5~8 神经、第 1 胸神经前支合并组成)损伤,如系闭合伤,除有机械压迫需解除外,通常采用非手术治疗,将肢体固定于功能位置,早期物理疗法和针刺疗法,并给予维生素 B_1、B_{12} 等促进神经功能恢复;如系开放伤,在清创时,发现损伤范围又小,回缩不多时,应争取一期神经吻合;而伤口感染重,软组织损伤广泛,皮肤缺损多,无论神经有无大的缺损,只能将断端缝合一针,防止回缩,不作一期修复,待伤后 3~12 周再做神经吻合术。

5. 颈部腺体损伤的处理

(1)甲状腺损伤:由于其血供丰富,损伤后可引起大量出血,流入同时受损的喉或气管,或形成血肿压迫气管。实际引起大出血者较少,多可在密切观察下择期手术。对甲状腺下极止血时,应注意不要损伤喉返神经。对于腺体较大的出血点,需用丝线缝合结扎。小的出血点,经严密缝合腺体后,即可自动止血。清创时,对于失活的腺体组织可以清除。在失活的甲状腺组织囊或伤口内,发现甲状旁腺(黄褐色绿豆大的小体),应将其切成小片埋入附近的肌肉组织中,以防甲状旁腺功能不全。

(2)下颌下腺损伤:下颌下腺是在颈部深肌膜浅层用囊包裹的腺体,在下颌骨骨折时可伴下颌下腺损伤,损伤严重时可以全部切除。但须注意勿损伤与其并行的面动脉下颌支。

(3)唾液腺损伤:一般的处理是清创、止血及引流。

6. 胸导管损伤 左侧锁骨上方颈根部穿通伤时,有时可伴有胸导管伤。其特点是从伤口内不断有乳白色乳糜流出,24 小时可达 1000ml 以上,引起伤员严重脱水和消耗。根据外伤史,结合伤口有乳糜流出即可诊断。

小的胸导管破裂经用无菌纱布压迫后,可望愈合;无效时,可手术结扎胸导管。具体方法:在左侧锁骨上方延长切口或另作一横切口,向前越过颈中线,向后止于胸锁乳突肌后缘,切开颈阔肌和颈深肌膜,显露颈动脉鞘,将胸锁乳突肌的锁骨头和颈动脉鞘向内、外两侧牵开,分开深层的脂肪垫,从颈动脉鞘的后外方及颈内静脉和锁骨下静脉的汇合处附近找出胸导管的断端,以丝线结扎两断端,伤口内置乳胶片引流 24~48 小时。

(五)颈部创伤非手术疗法

20 世纪 70 年代以来,颈部创伤采用选择性手术探查,据报道有 40%~50% 伤员使用非手术观察疗法。

本法多适用于轻度创伤伤员。对生命体征平稳、无明显临床症状且体检未发现明显重要器官损伤,可在严密观察下行非手术治疗。

(1)定时观察生命体征变化,注意有无进行性呼吸困难、声音嘶哑、咯血、意识不清、喘鸣等。

(2)检查伤口周围有无血肿及皮下气肿,如原有的血肿呈进行性扩大,伤口内有气体喷出或流出吞食的液体等,均提示血管、气管或食管等器官损伤。

(3)注意胸部检查,以便及早发现血气胸、纵隔气肿等。

（4）对观察可疑的伤员应进行 X 线检查、血管造影、内镜等检查，必要时可重复进行。

（5）观察期间，伤员一旦出现生命体征变化或其他器官损伤的临床征象时，应当机立断地决定手术。

（6）早期给予大量抗生素预防感染，并加强全身支持疗法。

（7）伤员应卧床休息，进流质，必要时鼻饲，吸氧，雾化吸入。喉部疼痛难忍时可用 1% 地卡因喷雾治疗，注意勿过量。观察期间不得使用吗啡衍生物止痛。

第四节　颈部血管损伤

一、概　　述

除外颈部脊髓损伤，颈部血管损伤的发生率和病死率是颈部损伤中最高的，其严重的后果是凶猛的出血、外压性气道阻塞、空气栓塞和脑卒中。枪伤、刺伤、爆炸伤等均可引起颈动脉和(或)颈静脉损伤。临床上常见的损伤类型有侧壁伤、撕裂伤或断裂伤，还可发生动静脉瘘。颈部血管伤常常由于血肿压迫呼吸道及血管而致中枢神经缺血缺氧，治疗必须及时、有效，保持呼吸道通畅，采用合理的手术方式如血管的修补、吻合或移植等。

二、颈部动脉损伤

（一）概述

颈部大动脉损伤常引起凶猛的出血，在短时间内伤员尚未得到救治即死亡。如果伤道狭窄，血液不能向外流出，则引起大的血肿，不仅压迫气管，往往还可形成假性动脉瘤；如果同时损及颈部的静脉，则在颈动、静脉间形成动静脉瘘。

对颈部动脉损伤的处理原则是彻底清创，根据血管损伤情况决定修复方法，但修复时机尚有不同的看法。Inni 等报道，许多颈动脉损伤后立即结扎或修复的，都发生了死亡或偏瘫。故作者主张采取延期修复，在紧急手术中只做清创术，预防感染，观察有无搏动性血肿的继续扩大。在出血已停止或血肿已局限化的病例中，可等到已形成假性动脉瘤或静脉瘘后再做修复手术。Hughes 认为，即使伤后 1 天仍有出血，只要不影响呼吸，仍以延迟手术为宜。但大多数作者主张尽早行颈动脉修复术。

（二）血管伤口缝合术

对于切创伤的小撕裂伤，直径不超过血管直径的 1/3，清创后可以直接采用横形缝合术，一般不会造成动脉血管腔的狭窄。

（三）颈总动脉或颈内动脉对端吻合术

只要动脉缺损不大，无明显感染者，都应尽量争取做此术。将动脉断端上下各游离出一段距离，断端修剪齐，切除已坏死的管壁，除去血栓，用肝素冲洗管腔，静脉滴注低分子右旋糖酐 500ml。在吻合过程中，为了防止阻断血流的时间过久而影响大脑的血供，可采用内转（分）流术，即在损伤动脉两端内放入一略小于血管腔的硅胶管，便于保持颈总动脉血流通畅,待血管吻合达 3/4 时,再把硅胶管取出。需注意的是,在开通"内分流"时,必须排尽"内分流"管内的气体,以免发生脑气栓。

（四）静脉移植术

对颈总动脉或颈内动脉纵行长的撕裂伤,吻合有张力时,可作此术。移植的静脉直径应尽量与损伤动脉的直径接近,一般多选用股上部的大隐静脉。因静脉瓣膜及向心开放,故移植时应将静脉倒置,使其远端吻合在动脉的近端上。

（五）颈内-颈外动脉吻合术

若颈内动脉撕裂严重,无法作修补或对端吻合时,可牺牲颈外动脉以代替颈内动脉,恢复颅内血液供应。即将颈内动脉撕裂部分切除,近端结扎,将颈外动脉切断,远端结扎,再将颈外动脉的近端与颈内动脉的远端行对端吻合术。

（六）颈动结扎术

1. 颈总动脉和颈内动脉损伤　原则上力求避免结扎,以免引起同侧大脑严重的血液循环障碍,造成偏瘫、失语或死亡。40 岁以上者发生率约 50% ,而年轻者,因颅内两侧颈内动脉间经动脉环的侧支循环尚充分,结扎颈总和颈内动脉后多不发生严重后果。对已行结扎的伤员,应保持呼吸道通畅,稳定血压(收缩压在 13.3kPa 以上),充足给氧。Like-Weg 认为,若颈动脉造影显示造影剂流向中断,同时伤员出现昏迷,应做颈内动脉结扎,以免发生脑栓塞区血流开通,使原有的缺血性梗死变为出血性梗死,加速伤员死亡。

2. 锁骨下动脉损伤　给予结扎约 10% 可引起上肢坏死,故仍以动脉修补、对端吻合为原则。

3. 颈外动脉、椎动脉损伤　均可以结扎,一般无不良后果。

（七）颈动静脉瘘

先控制颈总动脉近端和颈内静脉远心端后,再修复动静脉瘘。大多数可择期手术处理。在颈动脉损伤手术中,若需放置引流,应避免血管修补处,以免影响其愈合及诱发感染或继发出血。

三、颈根部或胸廓出血处的血管伤

该部位的穿通伤、刺伤或钝性损伤均能使主动脉弓分支血管损伤,如无名动脉、锁骨下动脉、颈总动脉及其伴行静脉。该处损伤的潜在危险在于早期症状模糊,不易诊断。Lim(1982 年)报道,约有 1/3 病例无明显临床征象。局部可能有大出血或内在血肿,或可扪及震颤,远端动脉搏动减弱或消失,如血肿压迫食管,可出现吞咽困难;如有皮下气肿,则提示有气管、肺或食管的损伤。必要时可做主动脉造影术。锁骨下动脉、椎动脉损伤往往伴有肩关节脱位、骨折、臂丛神经损伤,应仔细检查,避免误诊、漏诊。

一旦明确诊断,应尽早手术探查,修复损伤血管。在胸出口处修复大血管,由于解剖学关系,暴露较为困难、复杂。为控制受伤血管的出血,首先要暴露其近侧的血管,腋动脉损伤可经锁骨下暴露,但其第一段损伤或锁骨下动脉损伤,须先行锁骨上切口,用于控制锁骨下动脉,切除锁骨近侧段,然后延长切口,由锁骨下暴露腋动脉。锁骨下动脉近端,无名动脉或颈总动脉损伤,可做第三肋间隙与锁骨上联合切口,切除锁骨近段和胸骨,亦可做锁骨上与胸骨联合切合,切除胸骨。

四、颈部静脉损伤

颈部大静脉的开放伤时,由于静脉壁薄而软弱并与周围筋膜黏着(尤其是颈根部),加上胸腔负压,静脉不易塌陷而呈张口状,因此,颈静脉损伤最危险的并发症是空气栓塞,其次才是出血。若大量空气进入心脏,可导致心搏骤停;进入肺动脉则可出现胸痛、呼吸急促、恐惧感;进入脑内可引起意识障碍、抽搐及瞳孔改变等。

对于颈部大静脉损伤,在急救的同时应尽早手术,手术时应采用头低位,防止脑部空气栓塞,同时给予加压呼吸。对一侧颈内静脉、颈外静脉及锁骨下静脉的严重破裂均可予以结扎,不致发生严重后果,但颈内静脉小的裂口仍应争取修补缝合,因为少数伤员(3%~10%)未受伤侧颈内静脉发育不全,由于颅内静脉回流受到障碍而死亡。若双侧颈内静脉都损伤时,至少应保持一侧颈内静脉通畅;对缺损过多、两侧都无法吻合或修补时,则应选留一侧损伤较轻的血管,将对侧静脉游离结扎致下段,移植于选留的一侧,若一侧颈内静脉已结扎,另一侧作了血管移植时,应注意保持移植血管不受压,并预防栓塞。

五、术 后 处 理

术后处理的好坏至关重要,若发生感染、血管痉挛、血栓形成等,可导致严重不良后果。

(一)广谱抗生素

术后给予广谱抗生素防治感染,并注射破伤风抗毒素。

(二)术后制动

血管修复后,有人用不同程度的制动,有人则鼓励自动或被动性运动。比较一致的意见是:合并骨折者,术后要上石膏管形,将管形剖为两半,再用绷带包扎。对没有骨折的病例,可只用石膏托固定2周。

(三)血管痉挛的处理

因挫伤、挤压或撕裂伤引起的血管痉挛,手术暴露后可见管径明显变细,甚至呈白色条索状,血流量明显减少,或完全闭塞使血流中断。一般可采用温水湿敷、2.5%罂粟碱湿敷、1%~2%普鲁卡因湿敷或外膜剥离等方法解除之。对有些顽固性动脉痉挛采用上法失败者,陈中伟等应用节段性加压扩张术获得了良好的效果。

节段性加压扩张术的具体方法是:将痉挛血管的外膜剥离后,从近端开始,在间距5cm处夹住,并将其分支亦夹住,用较细的针头,将温热的肝素盐水溶液(肝素65mg稀释于生理盐水1000ml中),由管壁穿刺加压注入,扩张后,逐段将血管夹下移,使痉挛血管逐渐扩张。

另外,交感神经节阻滞,针刺相关穴位及耳针(交感、内分泌等穴)对解除血管痉挛也有良好的效果。

（四）防治血栓

血栓形成是手术失败的重要原因之一。由于受伤修复后的血管极易发生血栓形成，故术后应常规使用抗凝药。常用的抗凝药有肝素和低分子右旋糖酐等。

1. 肝素 其发生作用迅速（10～15分钟），作用消失也很快（2～6小时）。一般静脉注射每日用量为200～300mg，加于5%葡萄糖液1000ml内静脉滴注；亦可每4～6小时静脉注射50～100mg。用后如有出血征象，可用鱼精蛋白中和。

2. 右旋糖酐 多用10%低分子右旋糖酐，一般每日用量为500～1000ml，静脉滴入，可连续用数天，无毒性反应。对休克伤员，可用至休克恢复以后。

使用低分子右旋糖酐的禁忌证是血小板减少症、充血性心力衰竭和肾疾患。少数可发生出血和过敏反应，并在使用中须注意电解质的调整。

3. 双香豆素 主要是抑制肝产生凝血酶原。用药后在24～48小时后才起作用，但维持时间较长。宜口服，开始用量为每日150～200mg，2天后减为每日25～50mg。在服药期间，每日要检查凝血酶原时间，若凝血酶原时间减至正常人的10%～20%，服药量应减半；减至10%以下时，应立即停药。

使用双香豆素的合并症是凝血酶原过低，引起血尿和黏膜出血。发生后，除停药外，须立即静脉注射维生素 K_1 或输注新鲜血液。

4. 阿司匹林 有减少血小板黏附聚集和血细胞集结的作用。每日剂量1.5～3.0g，分3次服用。

以上抗凝药物，肝素和右旋糖酐作用快，但维持时间短，故适于在短期内（3～6天）使用。对血管挫伤较重，常要长时间抗凝者，则宜用双香豆素，一般可用至2～3周。

（卢旭华　郭　翔）

参 考 文 献

刘治民，周永生，胡国斌，等．1996．颈部外科学．北京：中国科学技术出版社．

赵定麟，赵杰．2000．实用创伤骨科学及新进展，上海：上海科学技术文献出版社．

赵定麟．2006．现代脊柱外科学．上海：世界图书出版公司．

Asensio JA，Valenziano CP，Falcone RE，et al. 1991. Management of penetrating neck injuries. Surg Clin North Am,71(2):267.

Balkany TJ，Rutherford RB，Narrod J，et al. 1984. The management of trauma. 4th ed. London：WB Saunders company,359.

Bruce D Browner，Jesse B Jupiter，Alan M Levine，et al. 2001. Skeletal Trauma：Fracture. Dislocations. Ligamentous Injures. Harcort Asia：WB Saunders.

Gary L Rea，Carole A Miller. 1993. Spinal Trauma：Current Evaluation and Management. American Association of Neurological Surgeons.

Massac E，Siram SW，Leffall LD. 1983. Penetrating neck wounds. Am J Surg,145:263.

Sterry Canale. 2001. Campbell's Operative Orthopaedics. Harcourt Asia：Mosby.

Thal ER，Meyer DM. 1992. Penetrating neck trauma. Curr Probl Surg,29(1):11.

第四章 眼 外 伤

第一节 概 述

眼外伤(ocular trauma)是指眼球及其附属器受到外来的物理性或化学性因素的侵蚀,造成的眼组织器质性及功能性的损害,是视力损害的主要原因之一,尤其是单眼失明的首要原因。由于眼的位置暴露,眼外伤很常见,其后果不仅影响视功能,还会留下残疾。眼外伤患者多为男性、儿童或青壮年,瞬间的伤害对患者造成身心和生活质量的严重影响,也相继带来沉重的社会和经济负担。因此,对眼外伤的防治应引起极大重视。

眼的表面积只占全身总体表面积的1/375(0.27%),但由于视觉的需要,常处于暴露状态,受伤的机会远高于其他任何部位。如,眼外伤占所有身体外伤的比例可高达10%;占眼科住院患者的10%或更多。眼外伤还具有明显的特殊性。比如,一个0.1 mm长的铁片穿入皮肤,可能不会注意到;但若进入眼内,就是一种严重的眼外伤,可引起受伤眼丧失甚至双眼(交感性眼炎)失明。

一、临 床 分 类

1. 按致伤原因或轻重程度分类 按致伤原因可分为机械性眼外伤和非机械性眼外伤两大类,前者包括眼球穿孔伤、钝挫伤和异物伤等;后者有眼热烧伤、化学伤、辐射伤和毒气伤等。按损伤程度分为轻、中、重三级,轻度外伤指眼睑、结膜、角膜等表浅部位的擦伤及 I 度碱烧伤;中度外伤指眼睑、泪器、结膜的撕裂伤、角膜浅层的异物伤及 II 度碱烧伤;重度外伤包括眼球穿孔伤、眼内异物、眼挫伤及 III 度碱烧伤。

2. 国际眼外伤学会提出的分类法 包括开放性和闭合性眼外伤。其中,对于眼球的外伤而言,锐器造成眼球壁全层裂开,称眼球穿孔伤。一个锐器造成眼球壁有入口和出口的损伤,称贯通伤(perforating injury)。进入眼球内的异物引起的外伤有特殊性,称眼内异物(intraocular foreign body),即包括了穿孔伤在内。钝器所致的眼球壁裂开,称眼球破裂(rupture of the globe)。而钝挫伤引起的闭合性外伤,没有眼球壁的全层裂开。

对眼睑、眼眶的外伤等,也同样适合采用开放性或闭合性的分类。如,眼睑的裂伤属于开放性眼睑外伤;锐器刺入眼眶,可称为眼眶穿通伤。

3. 眼外伤的常见类型 主要有眼表异物或擦伤,各种锐器造成的眼球穿孔伤,碰撞、斗殴、拳击、车祸引起的钝挫伤或眼球破裂,运动或玩耍引起的眼外伤,爆炸伤等。据发达国家统计,在住院患者中,眼球穿孔伤和钝挫伤各占1/4,异物伤占35%,其余为眼烧伤或眼附属器伤。

二、诊治要点

(一) 病史采集

病史是诊断及治疗的关键,首先要了解受伤时间,询问何时受伤并确切地推算出受伤后延误的时间;然后要了解受伤的环境,询问受伤的地点是室内还是室外,或者是在工作场所,判断伤口洁净及污秽情况。其次,要了解致伤物的性质及致伤方式,询问致伤物是固体、液体还是气体,在什么情况下受伤,致伤力大小、眼内有无异物存留,并估计可能是什么样的异物等。还要了解受伤后的处置情况,包括在何时、何地、经何急诊处置,是否注射过破伤风抗毒素(TAT)及抗生素等。

(二) 检查

根据病史提供的线索然后再有目的地进行检查。一般情况下如患者合作,应检查双眼视力、视野以及瞳孔对光反射情况,注意是否有传入性损害。对儿童或不合作者应在麻醉下检查。用裂隙灯显微镜重点检查眼前段,观察角膜有无破口、前房有无积血、虹膜有无损伤及嵌顿、晶状体及玻璃体有无损伤迹象等。试测眼压,若眼压很低时应警惕眼球破裂,必要时应用眼罩保护,检查时不要强行分开眼睑,避免再损伤;若屈光间质不太混浊时,可详细检查眼底,注意眼后段玻璃体、视网膜、脉络膜及视神经情况,必要时可做眼底血管荧光造影(fundus fluorescein angiography,FFA)或吲哚青绿血管造影(indocyanine green angiography,ICGA)以及光学相干断层成像术(optical coherence tomography,OCT)等检查。当屈光间质混浊,不能看到眼内情况,或有穿孔伤口,疑有眼内异物时,可选做 A 超、B 超、超声生物显微镜(ultrasound biomicroscopy,UBM)、X 线、CT 及磁共振成像(MRI)等影像学检查。为了解视功能受损情况,可选做视野、视电生理等检查。

三、处理和急救原则

眼外伤的合适处理特别是外伤后的紧急处理,对减少眼组织破坏、挽救视功能极具重要。外伤后手术治疗的时机至关重要,对严重的外伤一定要把握好尺度。要最大限度地保存眼球形状和视功能,要视具体情况权衡利弊,以最小的手术创伤、最少的手术次数,获得最佳的治疗效果。防止过度治疗(over-treatment)或治疗不足(under-treatment)。

不同伤情处理的早晚对预后影响很大。化学性烧伤、毒气伤及热烧伤等属于一级急救,应分秒必争,就地先行冲洗后再进一步处理。复杂眼外伤如眼球挫伤、破裂伤、穿孔或眼内异物伤、眶及视神经管损伤等属于二级急救。因为此类往往有多种眼内结构损伤,外伤后的并发症如眼内炎症、感染、组织过度增生等常造成更大的危害,所以应先进行必要的检查,针对伤情制订出可行的治疗方案。伤情比较简单的如结膜下出血、眶内血肿等居于三级急诊,相对可以从容地进行检查治疗。

特别要指出的是,当发生眼外伤后,要注意有无全身重要脏器的合并损伤,严重的应首先由有关科室进行抢救,待生命体征平稳后再行眼科检查处理。对开放性外伤应注意注射破伤风抗毒素,先处理眼球伤口后再处理眼睑及其他部位的伤口,为预防感染,要合理地局部或全身应用抗生素。

四、流行病学特点及其预防

流调资料显示,在我国基层医院的住院患者中,约 1/3 为不同程度的眼外伤,其中男性最多,两眼均可受伤,以单眼受伤居多。职业中以工人、农民为主,其次是青少年学生和学龄前儿童,发病年龄多为 7 ~ 50 岁,其中尤以儿童(7 ~ 14 岁)和青壮年(18 ~ 45 岁)人最为多见。眼外伤的致伤原因和致伤物种类极为繁杂,以击伤、炸伤、刺伤、撞伤,以及化学伤、烧伤、物理学热伤、毒气伤等最常见;其致伤环境主要发生在工地、田野、家庭、街道及公共活动场所。据文献报道,眼外伤的致盲率居致盲眼病的前 3 位,为眼病所致眼球摘除率的首位,特别是儿童眼外伤,因其眼部结构脆弱、娇嫩,对各种损伤产生的反应强烈,目前已是影响儿童视力的首要原因。另外,儿童眼外伤多为意外伤或误伤,发病率高,且往往病史不明,就诊不及时,常被延误治疗。加之因小儿不合作,检查及治疗又有困难,并发症相对较多,这也是预后差的重要原因。

大多数眼外伤是可以预防的。首要是宣传教育,普及眼防范知识,使人们增强爱眼意识。严格执行操作规章制度,完善防护措施,能有效减少眼外伤。眼外伤的流行病学调查表明,在工农业生产、体育运动中,以及儿童和老年人的眼外伤都有各自的发病特点,应加强安全宣传,重点预防。如,暴露于有损害可能的环境时,应戴防护面罩、头盔或眼镜;制止儿童玩弄危险玩具、放鞭炮、射弹弓、乱掷石块及打斗玩耍等;老年人应避免摔伤或碰伤。

第二节 开放性眼球穿孔伤

眼球穿孔伤是由锐器的刺入、切割造成眼球壁的全层裂开,伴或不伴有眼内损伤或组织脱出。以刀、针、剪或高速飞进的细小金属碎片刺伤等较常见。同一致伤物有进入伤口和穿出伤口形成双穿孔者称为眼球贯通伤。预后取决于伤口部位、范围和损伤程度,有否感染等并发症,以及治疗措施是否及时适当。

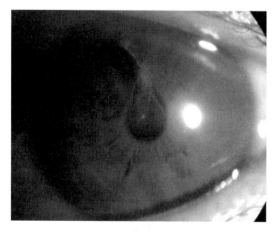

图 2-4-2-1 角膜穿孔伤,伤口见虹膜嵌顿

一、临床特点

因致伤物的大小、性质、穿进的深度和部位等不同,临床表现也不同。

1. 角膜穿孔伤 较常见。①单纯性:角膜伤口较小且规则,无虹膜等眼内容物嵌顿,常自行闭合,若伤口不在瞳孔区,视力也多不受影响。②复杂性:伤口大且不规则,常有虹膜脱出及嵌顿,前房变浅,可伴有晶状体破裂及白内障,或眼后段损伤(图 2-4-2-1)。临床症状有明显的眼痛、流泪和视力下降。

2. 角巩膜穿孔伤 伤口累及角巩膜缘,可合并虹膜睫状体、晶状体和玻璃体的损伤、脱出,以及眼内出血,伴有明显眼痛和刺激症状,视力明显下降。

3. 巩膜穿孔伤 较小的巩膜伤口容易忽略,伤口表面仅见结膜下出血。大的伤口常伴有脉络膜、玻璃体和视网膜的损伤及出血,预后差。

4. 眼球破裂伤 为严重钝挫伤所致,常见于角巩膜缘处或直肌附着部位的后部。眼球直肌下或后部巩膜的破裂,外部检查不易发现,称为"隐匿性巩膜破裂"。常多有低眼压,但可正常或升高;角膜可变形,球结膜出血、水肿、前房积血及玻璃体积血;眼球运动在破裂方向上受限;视力极度低下或无光感。

除了眼球壁的裂开之外,眼球破裂还常造成脉络膜组织内、脉络膜上腔和视网膜的出血;形成"出血性"视网膜脱离。

二、治 疗 原 则

伤后立即包扎伤眼,送眼科急诊处理。治疗原则是:①初期及时清创缝合伤口,恢复眼球完整性;②防治伤后感染和并发症;③必要时针对并发症行二期手术。

1. 伤口处理 ①单纯性角膜伤口,前房存在,可不缝合,用抗生素眼膏涂眼后包扎。大于3mm,多需做显微手术严密缝合,恢复前房。②复杂性角膜伤口,有虹膜嵌顿时,若是24小时以内的伤口,用抗生素溶液冲洗,还纳眼内;不能还纳时(严重破坏、缺血、伤后超过24小时),可予剪除。仔细缝合角膜伤口。③对角巩膜伤口,先缝合角膜缘一针,再缝合角膜,然后缝合巩膜。脱出的睫状体应予复位。脱出的晶状体和玻璃体予以剪除。术后点散瞳药及抗生素眼药。④对巩膜伤口,应自前向后边暴露,边缝合。必要时暂时性离断直肌。⑤贯通伤口,有入口和出口,对前部入口即行缝合,后部出口不易发现或缝合有困难时可于伤后1周内做玻璃体手术,清除积血,寻找伤口后清理伤道,切除粘连牵拉的机化组织,术中冷冻或激光封闭视网膜破口。

2. 对复杂病例 如眼球破裂,多采用二步手术,即急诊做初期眼球缝合,恢复前房,控制感染;术后使用抗生素和糖皮质激素,以控制感染和创伤性炎症反应。在1~2周内,再行内眼或玻璃体手术,处理外伤性白内障、玻璃体积血、异物或视网膜脱离等。除非眼球结构完全破坏,无法将眼球缝合,一般不应做初期眼球摘除术。

3. 治疗外伤后炎症和防治感染 常规注射破伤风抗毒素(TAT),全身及局部应用抗生素和糖皮质激素。抗生素眼液频繁点眼,并用散瞳药。

三、并发症及治疗

1. 外伤性感染性眼内炎 常见的感染有葡萄球菌、铜绿假单胞菌、真菌等。发展迅速,眼痛、头痛剧烈,刺激症状明显,视力严重下降,甚至无光感。检查可见球结膜高度水肿、充血,角膜混浊,前房纤维蛋白炎症渗出或积脓,玻璃体呈雪球样混浊或脓肿形成。

治疗要充分散瞳,局部和全身应用抗生素和糖皮质激素。玻璃体内注药是提供有效药物浓度的可靠方法,可注入万古霉素1mg及地塞米松0.4mg。同时可抽取房水及玻璃体液做细菌培养和药敏试验。对严重感染,需要紧急做玻璃体切割术及玻璃体内药物灌注。延误时机(例如,过夜)抢救,可能难以保留眼球。

2. 交感性眼炎　为双眼非坏死性、肉芽肿性葡萄膜炎。系一眼受穿孔性外伤或内眼手术后发生葡萄膜炎,经过2周~2个月的潜伏期,继而另一眼也发生同样的葡萄膜炎,这种因外伤关系引发的双眼性葡萄膜炎称为交感性眼炎。受伤眼称为刺激眼,未受伤眼称为交感眼。

临床表现有两种类型:一种发病时以前葡萄膜炎症表现为主,有畏光、流泪、眼痛、结膜混合充血、房水混浊、角膜后沉淀、瞳孔变小、虹膜后粘连等;另一种发病时以后葡萄膜炎症表现为主,有视力下降、视盘充血、水肿、边界模糊、黄斑区水肿,中心凹反光消失,视网膜脱离,病程长者可见脉络膜散在大量黄白色渗出灶,玻璃体混浊,但以后都将发展为全葡萄膜炎,严重者导致双眼失明。交感性眼炎病程长,反复发作,晚期由于视网膜色素上皮的广泛萎缩,整个眼底呈一片暗红色调,称为"晚霞状眼底"。治疗不当或病情不能控制时,可出现继发性青光眼、视网膜脱离、眼球萎缩等并发症。

本病重在预防,尽早缝合伤口、切除或还纳脱出的葡萄膜组织,早期应用皮质类固醇,可能对预防本病有益。一旦发现本病,应按葡萄膜炎的治疗,全身及局部应用大量皮质类固醇,对不显效的病例可选用免疫抑制剂,此外辅以能量合剂等。多数病例经治疗可恢复一定视力。摘除诱发眼多不能中止病程,有些刺激眼经治疗后也可获得一定视力。

3. 外伤性增生性玻璃体视网膜病变(proliferative vitreo-retinopathy,PVR)　由外伤引起眼内过度的修复反应,纤维组织增生所致,常引起牵拉性视网膜脱离。早期行玻璃体手术切开或切除增生组织,解除牵引。但有些伤眼最终萎缩。

第三节　闭合性眼球钝挫伤

眼球钝挫伤是由机械性钝力造成的眼组织的器质性病变及功能障碍。砖石、拳头、球类、跌撞、车祸以及爆炸的冲击波,是钝挫伤的常见原因。除在打击部位产生直接损伤外,由于眼球是个不易压缩的、内含液体的球体,力在眼内液体介质和球壁传递,也会引起多处间接损伤。

一、角膜挫伤

1. 角膜上皮擦伤　有明显疼痛、畏光和流泪,伴视力减退。上皮缺损区荧光素着色;若发生感染,可引起角膜溃疡。可涂抗生素眼膏后包扎,促进上皮愈合。

2. 角膜深层挫伤　有基质层水肿、增厚及混浊,后弹力层皱褶。可呈局限性。可点糖皮质激素滴眼液,或试用高渗液(如50%葡萄糖液)点眼。必要时用散瞳药。

二、虹膜挫伤

当瞳孔缘及瞳孔括约肌断裂时,瞳孔缘可出现不规则裂口,瞳孔变形或瞳孔散大,光反射迟钝(图2-4-3-1)。当有虹膜根部断离时瞳孔呈D字形,虹膜根部有半月形缺损,可出现单眼复视。全虹膜根部断离者称为外伤性无虹膜。

虹膜根部断离伴有复视症状时,可行虹膜根部修复术,将断离的虹膜复位并缝合于角巩膜缘内侧。一般外伤性瞳孔散大轻者可给予抗炎消肿及神经营养剂治疗。重者不能恢复,伴有调节麻痹时,可配眼镜矫正近视力。

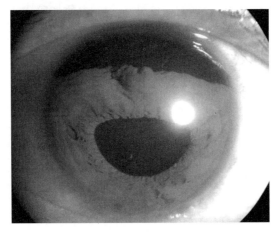

图 2-4-3-1 钝挫伤导致的上方虹膜根部断离,导致"双瞳孔"

三、睫状体挫伤

1. 睫状体分离 指挫伤使睫状体在巩膜突处造成睫状体纵行肌与巩膜之间的分离,导致睫状体上腔与前房直接交通。

2. 睫状体脱离 指睫状体与巩膜之间的分离,睫状体纵行肌与巩膜突未分离。

睫状体分离和脱离都会由于睫状上皮水肿使房水生成减少,同时引流增加,最终造成低眼压状态。用 UBM 检查发现有睫状体脱离者,若范围较小,程度较轻者可给予药物治疗、观察;一般范围较大,脱离较高或有分离者,应予手术治疗。

四、前 房 积 血

前房积血多为虹膜血管破裂引起。微量出血仅见房水中出现红细胞,出血较多时,血液积于前房呈一水平面(图 2-4-3-2)。记录血平面的实际高度(毫米数)。严重时前房完全充满血液,可呈黑红色。一般前房积血多能自行吸收,但当积血量大,或在吸收中再次出血(16% ~ 20% 发生率,多在伤后 2 ~ 3 天发生),可引起继发性青光眼;角膜内皮损害、高眼压和出血多,会引起角膜血染,角膜基质呈棕黄色,中央呈盘状混浊,以后渐变为黄白色,长期难以消退。

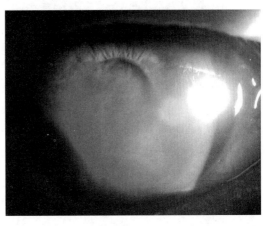

图 2-4-3-2 眼钝挫伤导致的前房积血

在治疗方面:①卧床休息,半卧位,限制眼球活动。②适当应用镇静药、止血药,点用糖皮质激素眼液 5 天。③扩瞳可增加再出血危险。5 天后可散瞳。④眼压升高时,应用降眼压药物。⑤每天观察积血的吸收。积血多,吸收慢,尤其有暗黑色血块时,伴眼压升高,经药物治疗眼压在 5 ~ 7 天不能控制,应做前房冲洗术或凝血块切除术,以避免角膜血染和视神经损害。

五、房 角 后 退

指睫状肌的环形纤维与纵行纤维的分离,虹膜根部向后移位,UBM 检查可见前房角加宽、变深。前房积血后,多能查见不同范围和程度的房角后退。少数病例房角后退广泛,可在伤后数个月或数年,因房水排出受阻,发生继发性青光眼,称房角后退性青光眼。这种情况多发生于单侧,既往有外伤史,可以查见房角后退,这些特点均与原发性青光眼不同,可资鉴别。

因此,要告知患者定期观察眼压。若眼压持续升高,应按开角型青光眼治疗,多需要做滤过手术以降低眼压。

六、晶状体挫伤

1. 晶状体脱位或半脱位 由悬韧带全部或部分断裂所致。部分断裂时,晶状体向悬韧带断裂的相对方向移位。在瞳孔区可见部分晶状体赤道部,可有前房玻璃体疝、虹膜震颤、散光、视力下降或单眼复视。晶状体全脱位时,可向前脱入前房或嵌顿于瞳孔区,引起急性继发性青光眼和角膜内皮损伤;向后脱入玻璃体,此时前房变深,虹膜震颤,出现高度远视。如果角巩膜部破裂,晶状体也可脱位于球结膜下。晶状体嵌顿于瞳孔或脱入前房,需急诊手术摘除。晶状体半脱位时,可试用眼镜矫正散光,但效果差。晶状体脱入玻璃体,可引起继发性青光眼、晶状体溶解性葡萄膜炎、视网膜脱离等并发症,可行玻璃体手术切除。

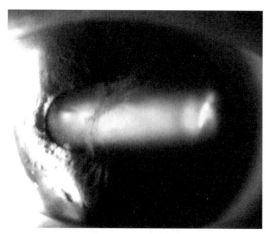

图 2-4-3-3　钝挫伤导致的晶状体挫伤,外伤性白内障

2. 晶状体混浊 晶状体挫伤后发生混浊的形态各异,常分为两类。

(1)晶状体环状混浊:由于眼前部受到打击时,虹膜猛然压向晶状体,因瞳孔缘虹膜色素上皮隆起,像盖图章一样将色素颗粒印在晶状体前囊表面,构成一色素环,其大小取决于当时瞳孔的大小。检查可发现晶状体前囊表面有一色素环,其色泽可逐渐变浅,部分病例数周或数个月后可完全消失。一般对视力无明显影响,无需特殊治疗。

(2)挫伤性白内障(图 2-4-3-3):晶状体挫伤可引起晶状体前囊下上皮细胞及晶状体纤维的机械性损伤,囊膜的渗透性增加,房水进入晶状体内使晶状体混浊,此种混浊有时可恢复透明。如晶状体囊膜有破口,房水直接进入晶状体,则晶状体可很快完全混浊,有时膨胀的晶状体皮质可从晶状体破口处脱入前房,引起葡萄膜炎或继发性青光眼,严重影响视力的混浊晶状体应予以摘除并植入人工晶状体。

七、玻璃体积血

玻璃体系透明胶状结构,无血管组织,由于睫状体、视网膜或脉络膜的血管挫伤,血管破裂,血液经玻璃体后界膜侵入玻璃体内。来自睫状体部的出血,有时血液自后房经晶状体赤道部到晶状体后囊与玻璃体前沿之间积存。两种情况均严重影响视力。

治疗:①应让患者取半卧位,使血液尽量向下沉积。②全身应用止血药及维生素 C、普罗碘铵或透明质酸酶以促进吸收。③如玻璃体内大量积血而看不清眼底,应尽早行玻璃体手术,清除积血。术前应进行 B 超检查,判断有否视网膜和脉络膜脱离、破裂,以及玻璃体后脱离,有条件者行眼电生理检查以了解视功能。

八、脉络膜裂伤

脉络膜裂伤系外力直接伤及眼球壁或间接由玻璃体传导至脉络膜,使其受损血管破裂。脉络膜裂伤形状不规则,单发或者多发,愈合后可看到由组织断裂形成的半月形瘢痕。完全性裂伤导致脉络膜色素显露,呈斑点状黑色或灰色,不完全裂伤多呈黄白色。脉络膜裂伤多位于后极部及视盘周围,呈弧形,凹面对向视盘。伤后破裂处多有出血,可发生组织增殖及脉络膜新生血管,延伸到黄斑中心的破裂严重影响视力。

治疗:①根据炎症反应情况,适当给予抗炎、止血、促进吸收的药物治疗。②若有新生血管形成、反复出血时可采用激光光凝术。

九、视网膜震荡及挫伤

视网膜震荡及挫伤是指在挫伤后,后极部出现的一过性视网膜水肿,视网膜变白,视力下降。受打击部位传送的冲击波损伤外层视网膜,色素上皮受损,屏障功能破坏,细胞外水肿,使视网膜混浊,视力可下降至 0.1 以下。主要表现为两种结局:①一些病例在 3 ~ 4 周水肿消退后,视力恢复较好,属于“视网膜震荡”,不留明显病理改变。②而有些存在明显的光感受器损伤、视网膜外层变性坏死、黄斑部色素紊乱,视力明显减退,可称为“视网膜挫伤”。严重的伴有视网膜出血。

治疗:视网膜挫伤水肿明显者,伤后早期应用糖皮质激素,可能减轻视网膜水肿引起的损害。神经营养药、血管扩张药、维生素类药物的疗效尚未肯定。

十、视网膜裂孔与脱离

1. 外伤性黄斑裂孔 为全层裂孔,因局部挫伤坏死和玻璃体牵拉所致。可立即出现,或发生在黄斑水肿、脉络膜破裂及视网膜下出血、或玻璃体分离之后。有少数病例会引起视网膜脱离。

2. 颞下象限锯齿缘离断 是眼外伤引起视网膜脱离的一种典型表现。视网膜周边其他部位也可能因外伤的诱因发生视网膜裂孔,引起脱离。

治疗方法如下。

（1）对外伤性黄斑裂孔，因发生视网膜脱离的可能性较小，可临床观察，一旦出现视网膜脱离，应手术治疗，但术后视力多无明显改善。

（2）对锯齿缘离断或周边部裂孔，可行巩膜外垫压术；复杂病例如合并巨大裂孔、玻璃体积血，需行玻璃体手术。

（3）儿童的下方视网膜脱离，尤其存在锯齿缘离断时，提示有外伤因素。由于离断处玻璃体液化需要一些时间，之后才发生视网膜脱离；再加上即使脱离，早期不影响中心视力，因此，在伤后较长时间才可能发现。这些脱离多伴有视网膜下膜形成，黄斑处有"分界线"。手术以下方巩膜外环形外垫压为宜，多可复位。不要因担心视网膜下膜的存在而行对眼内扰动很大的玻璃体手术。

十一、视神经挫伤

视神经挫伤是眼直接受伤波及视神经，或足头部或眶部受伤间接引起视神经受伤，临床上也称为视神经间接损伤，其特点是外伤后可以没有外部或早期检眼镜下眼球或视神经损伤的表现，而有严重的视力丧失。不同原因、不同位置的视神经外伤，临床表现各有特点。

1. 眼内段挫伤　主要是指视盘的挫伤，多由于眶缘附近的外伤，眼球与视神经之间发生急剧挫伤，或视网膜裂伤波及视神经。伤后视力下降，眼底见视盘水肿，周围有弓状或深层出血。

2. 眶内段挫伤　眼球挤压伤造成球后视神经扭转等，视力急剧下降或丧失，瞳孔散大，对光反射消失。

3. 管内段挫伤　最为常见，头颅的额叶区及额颞区外伤，尤其是眉弓外侧的撞击伤导致骨管部管壁骨折、管腔变形等，从而伤及视神经，CT 及 MRI 检查至关重要。患者大多数受伤后视力立即丧失，少数可在伤后数小时迅速下降，其预后不良。

4. 外伤性蛛网膜下腔出血　多由颅底骨折引起，轻者可有阵发性头痛，重者突然昏迷，脑膜有刺激症状。眼底检查可见视盘水肿、视网膜下出血及玻璃体积血。

5. 视神经撕脱　视神经撕脱系视神经受到强力从巩膜管向后脱位。如眼球在作用力的作用下极度旋转，向前移位；重力挤压使眼压突然升高致筛板破裂；眶穿孔伤使视神经向后牵拉等。眼底可见视盘处呈坑状凹陷，后部出血，组织坏死。通常视力完全丧失。

视神经挫伤为眼科急诊，视力下降常在伤后即刻出现，且多留有永久视力障碍，应积极处理以挽救视力。虽然目前对此还没有良好的治疗方法，但近年来许多基础与临床研究促使人们对本病有了进一步了解，一些新的诊疗技术得以启用并受到关注。

（1）头部外伤所致的骨管部视神经损伤多立即致视力丧失或严重下降，可有意识障碍、同侧瞳孔光传入路障碍，就诊和治疗的实效性十分重要，应当作为眼科急诊，尽快处理以挽救视力。

（2）头部外伤多伴有颅脑或其他脏器损伤，应首先确认生命体征，由急诊科、创伤外科、神经外科、眼科等相关科室详细检查、综合分析病情，以挽救生命为前提，当情况稳定时治疗视神经损伤，或与颅脑手术同时进行。

（3）应检查眼底，观察视盘有无水肿、有无出血，CT 或 MRI 扫描检查视神经骨管及周围有无骨折,视神经有无变形,眶部其他部位有无骨折、血肿等,以选定治疗方案。

(4)非手术治疗适应证:①外伤后即刻失明者;②伤后意识不清或合并有颅脑损伤但无手术指征者;③CT扫描视神经骨管无明显骨折、无神经压迫征象者;④因其他疾病不能耐受手术者。用药主要包括糖皮质激素冲击疗法、脱水药、改善微循环和扩血管药、维生素类和能量合剂以及神经营养剂等。

(5)手术治疗适应证:①外伤后有一定的视力或外伤后视力逐渐下降者;②对内科治疗视力有恢复迹象者;③用大剂量激素冲击疗法治疗48小时视力仍无改善者;④CT扫描眶及视神经骨管有骨折、血肿、视神经有受压征象者。手术治疗的目的在于解除视神经管及其附近的骨折碎片,解除对视神经的压迫或刺伤,开放视神经管,缓解视神经管内压力,以维持局部血液循环。主要包括以下几种手术方式:经颅内视神经管减压术、经鼻外筛蝶窦视神经管减压术、经鼻内筛蝶窦视神经管减压术、经上额窦开放筛窦视神经管减压术、经眶内蝶筛窦视神经管减压术。

第四节 眼 异 物 伤

眼异物伤比较常见。大多数异物为铁质磁性金属,也有非磁性金属异物如铜和铅。非金属异物包括玻璃、碎石及植物性(如木刺、竹签)和动物性(如毛、刺)异物等。不同性质的异物所引起的损伤及其处理有所不同。

一、眼球外异物

(一)分类

1. 眼睑异物 多见于爆炸伤时,可使眼睑布满细小的火药渣、尘土及沙石。对较大的异物可用镊子夹出。

2. 结膜异物 常见的有灰尘、煤屑等,多隐藏在睑板下沟、穹隆部及半月皱襞。异物摩擦角膜会引起刺激症状。可在用表面麻醉剂点眼后,用无菌湿棉签拭出异物,然后点抗生素滴眼液。

3. 角膜异物 以铁屑、煤屑较多见,有明显刺激症,如刺痛、流泪、眼睑痉挛等。铁质异物可形成锈斑(图2-4-4-1)。植物性异物容易引起感染。

4. 眶内异物 常见的有金属弹片、气枪弹或木、竹碎片。可有局部肿胀、疼痛。若合并化脓性感染时,可引起眶蜂窝织炎或瘘道。眶内金属异物多被软组织包裹,

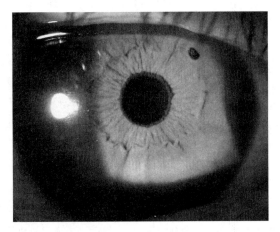

图 2-4-4-1 角膜的浅层铁屑异物

可不必勉强摘出。但植物性异物会引起慢性化脓性炎症,应尽早完全取出。

（二）治疗

对角膜浅层异物，可在表麻下，用盐水湿棉签拭去。较深的异物可用无菌注射针头剔除。如有锈斑，尽量一次刮除干净。对多个异物可分期取出，即先取出暴露的浅层异物，对深层的异物暂不处理。若异物较大，已部分穿透角膜进入前房，应行显微手术摘除异物。挑取异物时应严格执行无菌操作，否则有引起化脓性角膜溃疡的危险。异物取出后，点抗生素滴眼液或眼膏。

二、眼 内 异 物

眼内异物是严重危害视力的一类眼外伤。任何眼部或眶外伤，都应怀疑并排除异物。敲击金属是最常见的受伤方式。异物的损伤因素包括机械性破坏、化学及毒性反应、继发感染等。除穿孔伤之外，还有异物特殊的损害。

（一）病理和临床表现

眼内的反应取决于异物的化学成分、部位和有无感染。

1. 不活泼的无菌异物　如石、沙、玻璃、瓷器、塑料、睫毛，一般能耐受。铁、铜、铝、锌是常见的反应性异物，后两种引起轻微炎症，可包裹；若异物很大可刺激炎症，引起细胞增生、牵拉性视网膜脱离、眼球萎缩。异物也可移位。

2. 铜质沉着症　纯铜有特别的毒性，引起急性铜质沉着症和严重炎症，需要立即摘除。若异物为铜合金，铜的含量少于85%，会引起慢性铜质沉着症。铜离子亲合膜性结构，典型的表现是在后弹力层沉着，绿色房水颗粒，虹膜变绿色，向日葵样白内障，棕红玻璃体混浊，条索形成，视网膜血管上和黄斑区有金属斑。金属弥散后，摘除异物不能减轻损害。

3. 铁质沉着症　关于眼内铁离子的损害机制，一般认为，铁片与玻璃体或眼内组织接触后，铁离子迅速氧化与扩散，激发 Haber-Weiss 反应，形成强力氧化剂，如羟自由基、超氧自由基、过氧化氢，引起脂质过氧化、细胞膜损伤以及酶失活，造成严重结构与功能损害。

铁最容易沉着在上皮组织、虹膜括约肌开大肌、无色素睫状上皮和晶状体上皮、视网膜。光感受器和色素上皮细胞对铁质沉着最敏感。损害后的症状为夜盲、向心性视野缺损或失明。体征包括：角膜基质铁锈色沉着、虹膜异色症、瞳孔扩大及反应迟钝、晶状体前棕色沉着、白内障、玻璃体混浊、周边视网膜色素增生（早期），晚期弥漫性，视网膜血管变窄，视盘色淡、萎缩。因为铁离子聚集在小梁网，可继发开角型青光眼。视网膜电图改变包括极早期 a 波升高，b 波正常，以后 b 波降低，最终消失。

（二）诊断

1. 外伤史　如敲击金属，爆炸伤等最可能怀疑有异物存留。高速小金属片可由锤子和机械上飞出，易被忽视。

2. 根据临床表现，常有穿孔伤的体征　发现伤口是诊断的重要依据。如角膜有线状伤口或全层瘢痕，相应的虹膜部位有穿孔，晶状体局限性混浊，表明有异物进入眼内。巩膜伤口较难发现。若屈光介质尚透明，可在裂隙灯显微镜或检眼镜下直接看到。必要时做前房角镜或三面镜检查。异物有视网膜毒性,可用视觉电生理检查判断。

3. 影像学检查 采用 X 线摄片、超声波、CT 扫描等。各有其优缺点。MRI 不能用于磁性异物检查。

（三）治疗

眼内异物一般应及早手术取出。手术方法取决于异物位置、磁性、可否看见、是否包裹,或位于玻璃体、视网膜及其他结构内,以及眼内的并发症。

1. 前房及虹膜异物 经靠近异物的方向或相对方向作角膜缘切口取出,磁性异物可用电磁铁吸出,非磁性异物用镊子夹出。

2. 晶状体异物 若晶状体大部分透明,可不必立即手术。若晶状体已混浊,可连同异物取出。

3. 眼后段异物 根据情况采用外路法或玻璃体手术取出。异物较小、且已完全包裹于球壁内,不一定要勉强取出。对甚小的铁异物存留,多次视觉电生理检查可能有帮助,若 b 波振幅降低,建议取出异物。可以应用电磁铁经睫状体扁平部摘除的,如体积较小、可见的玻璃体内铁异物,没有包埋的异物,同时无视网膜并发症。其他情况,如异物大、包裹、粘连、非磁性,需玻璃体手术摘除,同时处理眼内的并发症,如玻璃体积血或视网膜脱离。较大的异物可通过角巩膜切口或原入口取出,以减少对周边视网膜组织的损伤。

第五节　眼附属器外伤
一、眼　睑　外　伤

（一）病因

挫伤致眼睑小血管破裂,常引起眼睑水肿和出血。出血初为青紫色,以后渐变为黄色,可在 1~2 周完全吸收。严重挫伤或锐器切割伤时,可出现睑皮肤全层裂伤,甚至深达肌层、睑板和睑结膜（图 2-4-5-1）。内眦部睑缘撕裂可造成泪小管断裂,愈合后会出现眼睑畸形和溢泪症。

（二）治疗

（1）眼睑瘀血和肿胀较明显时,可在伤后 48 小时内冷敷,以后热敷。

（2）眼睑裂伤应尽早清创缝合,尽量

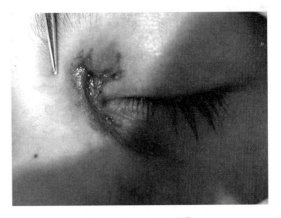

图 2-4-5-1　眼睑裂伤

保留组织,不可切去皮肤,注意功能和美容效果。眼睑血供丰富,极少发生缺血坏死。除非未累及睑缘的半层裂伤可以简单缝合,否则都应将睑缘、睑板、皮肤严格对合,通常先用缛式缝线缝合邻近睑缘的睑板,以避免日后出现成角畸形。缝合应及早,伤后 24 小时组织水肿,影响缝合。累及内眦及泪小管的裂伤,应尽量修复或接通。对全层裂伤应严格分层对位缝合，以减轻瘢痕形成和睑畸形。

（3）伴有上睑提肌断裂时应修复，以免上睑下垂。伴有泪小管断裂时，应争取做泪小管吻合术，然后缝合眼睑。

（4）应注射破伤风抗毒素（TAT）和抗生素。

二、眼眶外伤

（一）眼眶骨折、眶内出血及视神经挫伤

1. 病因　常见原因为钝力打击、车祸、从高处跌落等。有相应的各种临床表现。眶骨折在颜面外伤中常见。视神经管骨折时可压迫或损伤视神经，此时瞳孔直接光反射消失或迟钝，瞳孔中等散大，视力可在光感以下。

眶骨折可包括眶底骨折，组成内侧眶底的颌骨合并鼻、泪骨的骨折，以及内、外侧眶壁合并眶底的骨折3种类型。眶顶骨折少见，多为穿孔伤所致。眶骨折后的复视可因为直接的神经肌肉损伤、眶内容肿胀、下直肌或下斜肌及其周围组织嵌顿引起。后者可通过眼球被动牵拉运动受限鉴别。

2. 治疗　对视神经损伤，可及时应用大剂量糖皮质激素，必要时试行视神经管减压术治疗。但视神经管骨折后视力突然完全丧失，几乎不能恢复。对闭合性眶骨折，根据其并发症，如眼球运动障碍或复视、眼球内陷程度，决定是否手术处理。对合并颅脑外伤的昏迷患者，早期行眼科检查，以便及时发现和治疗视神经损伤。

眶骨折手术修复的适应证是，眼肌嵌顿引起持久复视；眼球内陷2mm以上；一半以上大的眶底骨折，日后可能引起眼球内陷等。在伤后1～2周手术为宜。而肌肉嵌顿型应尽早手术。

（二）眼眶的锐器切割或穿通伤

1. 临床表现　常引起眼睑、眼球及眶深部组织的损伤。如果眼外肌及其支配神经损伤，可出现眼球运动障碍。眶内出血可引起急性眶内压升高，危及视功能。

2. 治疗　对软组织损伤应分层清创缝合，同时应用破伤风抗毒素及抗生素防治感染。对因出血引起的急性眶内压升高，需要及时做眶减压术。

第六节　眼酸碱化学烧伤

眼化学性烧伤是由化学物品的溶液、粉尘或气体接触眼部所致。多发生在化工厂、实验室或施工场所，其中常见的有酸、碱烧伤。都需要作为急诊处理。

（一）致伤机制

1. 酸性烧伤　酸对蛋白质有凝固作用。浓度较低时，仅有刺激作用；强酸能使组织蛋白凝固坏死，凝固蛋白可起到屏障作用，能阻止酸性向深层渗透，组织损伤相对较轻（图2-4-6-1）。

2. 碱性烧伤　常见由氢氧化钠、生石灰、氨水等引起。碱能溶解脂肪和蛋白质，与组织接触后能很快渗透到深层和眼内，使细胞分解坏死。因此，碱烧伤的后果要严重得多。

(二) 临床表现与并发症

根据酸碱烧伤后的组织反应,可分为轻、中、重 3 种不同程度的烧伤。

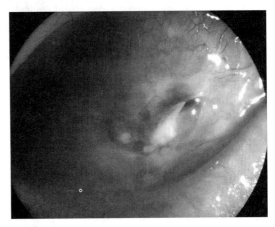

图 2-4-6-1　眼部硫酸烧伤

1. 轻度　多由弱酸或稀释的弱碱引起。眼睑与结膜轻度充血水肿,角膜上皮有点状脱落或水肿。数日后水肿消退,上皮修复,不留瘢痕,无明显并发症,视力多不受影响。

2. 中度　由强酸或较稀的碱引起。眼睑皮肤可起水疱或糜烂;结膜水肿,出现小片缺血坏死;角膜有明显混浊水肿,上皮层完全脱落,或形成白色凝固层。治愈后可遗留角膜斑翳,影响视力。

3. 重度　大多为强碱引起。结膜出现广泛的缺血性坏死,呈灰白色混浊;角膜全层灰白或者呈瓷白色。由于坏死组织释放出趋化因子,大量中性粒细胞浸润并释放胶原酶,角膜基质层溶解,出现角膜溃疡或穿孔。碱可立即渗入前房,引起葡萄膜炎、继发性青光眼和白内障等。角膜溃疡愈合后会形成角膜白斑,角膜穿孔愈合后会形成前黏性角膜白斑、角膜葡萄肿或眼球萎缩。由于结膜上皮的缺损,在愈合时可造成睑球粘连、假性翼状胬肉等。最终引起视功能或眼球的丧失。

碱烧伤后的眼压升高:碱立即引起巩膜收缩,小梁网受损,使眼压迅速升高;2～4 小时后,由于前列腺素释放,使眼压再次升高。因为角膜混浊,不容易检测眼压。此外,眼睑、泪道的烧伤还可引起眼睑畸形、眼睑闭合不全、溢泪等并发症。

(三) 急救和治疗

1. 急救　争分夺秒地在现场彻底冲洗眼部,是处理酸碱烧伤的最重要一步。及时彻底冲洗能将烧伤减到最低程度。应立即就地取材,用大量清水或其他水源反复冲洗,冲洗时应翻转眼睑,转动眼球,暴露穹隆部,将结膜囊内的化学物质彻底洗出。应至少冲洗 30 分钟以上。送至医疗单位后,根据时间早晚也可再次冲洗,并检查结膜囊内是否还有异物存留。也可进行前房穿刺术。

2. 后继治疗

(1) 早期治疗:局部和全身应用抗生素控制感染。1% 阿托品每日散瞳。点用降眼压药。局部或全身使用糖皮质激素,以抑制炎症反应和新生血管形成。但在伤后 2 周内,角膜有溶解倾向,应停用。维生素 C 阻止角膜溶解的作用有限。0.5% EDTA(依地酸钠),可用于石灰烧伤病例。在 2 周内都应点用降眼压药。

(2) 切除坏死组织,防止睑球粘连:如果球结膜有广泛坏死或角膜上皮坏死,可做早期切除。一些患者在 2 周内出现角膜溶解变薄,需行全角膜板层移植术,并保留植片的角膜缘上皮,以挽救眼球。也可作羊膜移植术。或口腔黏膜或对侧球结膜移植。每次换药时用玻璃棒分离睑球粘连,或安放隔膜。

(3) 应用胶原酶抑制剂,防止角膜穿孔:可用 2.5%～5% 半胱氨酸点眼;全身应用四环素类药物,每次 0.25g,每日 4 次。可点用自家血清、纤维连接蛋白等。

(4)晚期治疗:针对并发症进行。如烧伤矫正睑外翻、睑球粘连,进行角膜移植术等。出现继发性青光眼时,应用药物降低眼压,或行睫状体冷凝术。

第七节　其他物理性眼外伤

一、眼部热烧伤及冻伤

(一)眼部热烧伤

1. 病因及临床表现　高温液体如铁水、沸水、热油等溅入眼内引起的热烧伤称接触性热烧伤;由火焰喷射引起的烧伤称火焰性热烧伤。沸水、沸油的烧伤一般较轻。眼睑发生红斑、水泡,结膜充血水肿,角膜轻度混浊。热烧伤严重时,如铁水溅入眼内,可引起眼睑、结膜、角膜和巩膜的深度烧伤,组织坏死。组织愈合后可出现瘢痕性睑外翻、眼睑闭合不全、角膜瘢痕、睑球粘连甚至眼球萎缩(图 2-4-7-1、图 2-4-7-2)。

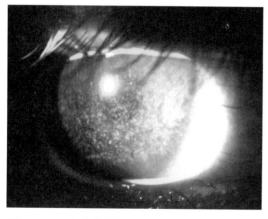

图 2-4-7-1　角膜热烧伤(热油),烧伤的部位被荧光素钠染色为绿色

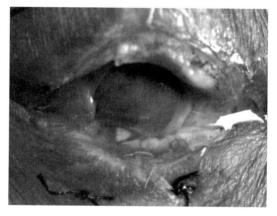

图 2-4-7-2　眼铝水热烧伤

2. 治疗　原则是防止感染,促进创面愈合,预防睑球粘连等并发症。①对轻度热烧伤,局部点用散瞳药及抗生素滴眼液。②严重的热烧伤应除去坏死组织,处理大致同严重碱烧伤。③有角膜坏死时,可行羊膜移植,或带角膜缘上皮的全角膜板层移植。④晚期根据病情治疗并发症。

(二)冻伤

冻伤是由寒冷引起的原发性组织冻结和继发性血液循环障碍造成的。轻度冻伤复温后皮肤发红,有刺痒发热感,可有水泡出现;重度冻伤可累及深层组织,出现坏死。眼球被冻伤的机会较少,在特殊情况下可能出现眼睑或角膜冻伤。应对症处理。

二、辐射性眼损伤

辐射性损伤包括电磁波谱中各种辐射线造成的损害,如微波、红外线、可见光、紫外线、

X线、γ射线等。中子或质子束照射也能引起这类损伤。

（一）红外线损伤

玻璃加工和高温环境可产生大量红外线，对眼部的损伤主要是热作用。其中短波红外线（波长800～1200nm）可被晶状体和虹膜吸收，造成白内障，以往称为吹玻璃工人白内障。接触红外线人员应戴含氧化铁的特制防护眼镜。

（二）可见光损伤

热和光化学作用，可引起黄斑损伤，如观察日蚀引起的"日光性视网膜病变"。对视力有不同程度的影响，严重者有中央暗点，视物变形，头痛。视力下降到0.1～0.08。开始几天可见中心凹黄白色点，几天后变成红点，有色素晕。2周后，出现小而红色的板层裂孔，可位于中心凹或其旁。通常3～6个月恢复。在强光下应戴有色镜。

视网膜的光损伤可由眼科检查仪器的强光源或手术显微镜引起。出现旁中央暗点，中心凹旁有黄白色深层病变，以后呈斑驳状，造影显示荧光增强。激光的机械性、热和光化学作用能引起视网膜炎症和瘢痕，应注意防护。

（三）紫外线损伤

电焊、高原、雪地及水面反光可造成眼部紫外线损伤，又称为电光性眼炎或雪盲。紫外线对组织有光化学作用，使蛋白质凝固变性，角膜上皮坏死脱落。可在照射后3～8小时发作，有强烈的异物感，刺痛，畏光，流泪及睑痉挛，结膜混合性充血，角膜上皮点状脱落。24小时后症状减轻或痊愈。在治疗方面要对症处理，减轻疼痛，可涂抗生素眼膏包扎。应佩戴防护面罩或眼镜预防。近紫外（UV-B）辐射与老年性白内障的发生有明显关系。

（四）离子辐射性损伤

X线、γ线、中子或质子束可引起放射性白内障、放射性视网膜病变或视神经病变，角膜炎或虹膜睫状体炎等，应注意防护。对肿瘤行放射治疗是一种常见原因。暴露于离子辐射会损伤视网膜血管。外照射或局部敷贴器后（剂量30～36Gy，也有15Gy引起的），一般4个月～3年后，引起进行性的微血管病变，类似于糖尿病性视网膜病变。无症状或视力下降。检查见神经纤维层梗死、视网膜出血、微动脉瘤、血管白鞘、毛细血管扩张和渗出，有无灌注区及新生血管形成。视力预后与黄斑病变有关。可用局部或广泛激光光凝治疗。急性视神经病变也可引起视力丧失。

（五）微波损伤

微波频率为300MHz～300GHz，穿透性较强，可能引起白内障或视网膜出血，应佩戴防护眼镜。

三、眼电击伤

雷电或工业用电均可造成眼电击伤，主要表现为皮肤烧伤和电击性白内障。白内障的发生时间多为伤后 2 ~ 6 个月或更长些。电击还可产生脉络膜视网膜损伤,多位于后极部,影响视力。

四、应激性眼损伤

通常指外环境物理性因素的改变,如气压变化、加速度、噪声等引起的眼损伤。①气压突然减低:可出现减压性损伤,主要表现为视力下降,视野缩小,结膜或视网膜出血。②加速度:也可引起不同程度的视力障碍,如视物模糊或中央视力丧失。③噪声:可使光敏感度下降,视野缩小,变色力减低。这些反应是对中枢抑制的结果。对应激性反应应注意防护,必要时对症处理。

(崔红平)

参 考 文 献

葛坚,赵家良,黎晓新,等. 2010. 眼科学(八年制). 第 2 版. 北京:人民卫生出版社.

马志中. 2010. 我国眼外伤近五年研究进展. 中华眼科杂志,46(10):911-913.

庞秀琴. 2006. 同仁眼外伤手术治疗学. 北京:科学出版社.

宋秀君. 2007. 眼外伤. 西安:第四军医大学出版社.

肖建和,张卯年. 2011. 职业性眼外伤研究现状. 国际眼科纵览,3:211-215.

张文静,张虹,宋国祥. 2009. B 型超声和 CT 检查在眼外伤诊断中的价值. 中国实用眼科杂志,6:623-626.

张效房. 2009. 眼内异物的定位与摘出. 第 3 版. 北京:科学出版社.

张颖,张卯年. 2007. 眼外伤流行病学研究现状. 国际眼科纵览,6:426-431.

赵堪兴,杨培增. 2011. 眼科学. 第 7 版. 北京:人民卫生出版社.

Aaron Harries, Sachita Shah, Nathan Teismann, et al. 2010. Ultrasound assessment of extraocular movements and pupillary light reflex in oculartrauma. The American Journal of Emergency Medicine,28(8):956-959.

Ahmet Burak BLGN, Yusuf AKAR. 2010. Ocular Trauma Surgery and New Trends in Trauma Classification. Journal of Retina-Vitreous,18(4):57-60.

F Kuhn, R Morris, CD Witherspoon, et al. 2006. Epidemiology of blinding trauma in the United States eye injury registry. Ophthalmic Epidemiology,13(3):209-216.

Ferenc Kuhn, Dante J Pieramici. 2010. 眼外伤理论与实践. 张卯年,译. 北京:人民军医出版社.

KJ Alliman, WE Smiddy, J Banta, et al. 2009. Ocular trauma and visual outcome secondary to paintball projectiles. American Journal of Ophthalmology,147(2):239-242.

S Cillino, A Casuccio, F Di Pace, et al. 2008. A five-year retrospective study of the epidemiological characteristics and visual outcomes of patients hospitalized for ocular trauma in a Mediterranean area. BMC Ophthalmology, 8:6.

SC Loon, WT Tay, SM Saw, et al. 2009. Prevalence and risk factors of ocular trauma in an urban south-east Asian population: the Singapore Malay Eye Study. Clinical & Experimental Ophthalmology,37(4):362-367.

T Cumurcu, S Doganay, S Demirel, et al. 2001. Traumatic Optic Neuropathy and Central Retinal Artery Occlusion Following Blunt Ocular Trauma. J Clin Med Res, 3(1):55-57.

TF Babar, MT Khan, MZ Marwat, et al. 2007. Patterns of ocular trauma. Journal of the College of Physicians and Surgeons—Pakistan,17(3):148-153.

W Gray, WE Sponsel, FW Scribbick, et al. 2011. Numerical modeling of paintball impact ocular trauma: identification of progressive injury mechanisms. Invest Ophthalmol Vis Sci,52(10):7506-7513.

第五章 耳鼻咽喉创伤

耳鼻咽喉创伤(traumatic injuries in otolaryngology),有时合并邻近器官(如颅脑、口腔、眼和颈部及胸部的器官)外伤,专业性强,涉及的问题较为广泛和复杂,在外伤的不同时期存在着不同的问题,要求各学科协同处理,力争取得较好的疗效。

第一节 耳郭创伤

耳郭为头部的显露部分,易单独遭受各种直接外伤。耳郭创伤有挫伤、割伤、撕裂伤、咬伤和离断伤。耳郭两面均有血运,血供良好,故伤后易于愈合,但一旦发生感染可引起化脓性软骨膜炎、软骨坏死,最终致耳郭变形,处理时不容忽视。

(一)耳郭挫伤的处理

早期冷敷。若有血肿,多位于耳郭前外面软骨膜与软骨之间,可在严密消毒下穿刺抽出血液,加压包扎;反复抽吸无效者,可沿耳轮方向切开引流,并加压包扎。应用广谱抗生素预防感染。

(二)耳郭撕裂伤的处理

应彻底清洗消毒,尽早准确对位缝合,针线宜细或采用无创伤性缝线,勿穿过软骨。若伤口边缘皮肤支离破碎、失去活力,应在彻底清创的基础上,修剪掉无生机的组织(包括裸露的软骨)后再进行缝合,缝合时难以覆盖的软骨,剪除又会影响耳廓外形者,最好植皮,以减少感染或瘢痕组织形成的机会。并应用 TAT 及抗生素预防感染。

(三)耳郭离断伤的处理

先将断耳用过氧化氢溶液及消毒生理盐水洗净,泡于抗生素溶液中 15 分钟后,再进行对位缝合,术后应用抗生素及血管扩张药物。断离时间过久或伤口已感染者不宜缝合,可将外耳道口及皮肤与乳突皮肤对缝。缩小创面,避免外耳道口的狭窄。

第二节 外耳道创伤

骨性外耳道、中耳及内耳位于颞骨较深处,几乎在同一直线上,同时受伤的机会较多,单独发生外耳道创伤者较少。枪弹及弹片等火器伤,形成盲管伤较常见,可同时损伤多处,甚或累及脑膜。

外耳道创伤处理原则:①预防感染,防止感染传到邻近重要部位,如中耳、乳突、脑膜等处。②预防外耳道狭窄,外耳道管腔较细,若处理不当可发生狭窄。外耳道内污物及碎骨等,泥沙及血块等可抽吸清除。

治疗时严禁冲洗外耳道,以碘酒及硫柳汞酊消毒,用耵聍钩或刮匙清除,防止感染扩散。

若颞颌关节损伤引起外耳道前壁骨折,应将错位骨片移去,外耳道的破碎皮肤易于产生感染和肉芽组织,可彻底切除,填塞碘仿纱条及置入硅胶管扩张。如肉芽生长过多,不易控制,且有狭窄倾向者,可在感染控制后,彻底清除肉芽组织,并将外耳道骨部凿去(或磨除)部分,加以植皮,以扩大外耳道。

第三节　鼓 膜 创 伤

一、致 伤 机 制

1. 机械性损伤　如挖耳不慎、耳部治疗操作不当、异物入耳等,均可损伤鼓膜。
2. 压力性损伤　如掌击耳部、爆炸冲击波入耳、飞行时急速俯冲、咽鼓管吹张等。
3. 撕裂性损伤　当颅外伤颞骨骨折时,骨折线延及鼓膜附着部位可使鼓膜撕裂。

二、临 床 表 现

1. 症状　耳痛、耳聋、耳鸣及眩晕。
2. 体征　鼓膜穿孔多为不规则的裂孔,其边缘或外耳道壁有血迹、血痂。机械性挫伤穿孔多位于后半部;压力性挫伤多位于前下部;撕裂性挫伤多始于上部。
3. 辅助检查　耳内镜检查可见穿孔的形状。纯音听力检查为传音性聋,穿孔微小者,听力减退不明显;穿孔大者或合并有听骨损伤者,有明显的传音性耳聋;兼有内耳损伤者则为混合性耳聋,且往往以感音神经性耳聋为主。

三、治　　疗

取出外耳道内的耵聍及异物,附着于鼓膜上的未感染的血块可不予取出。保持外耳道清洁、干燥,嘱咐患者切忌用力擤鼻,必要时全身应用抗生素预防感染。切忌用滴耳药或冲洗,以免将外耳道的细菌带入中耳引起感染。

小穿孔一般可在 2～3 周自行愈合。若不能愈合,可用50% 三氯乙酸烧灼穿孔边缘,用硅胶膜等材料贴补,使其愈合。若贴补失败,可行鼓膜修补术,但一般应在伤后至少 3 个月再施行。

第四节　听小骨创伤

一、致 伤 机 制

（一）头颅外伤

头颅外伤是听小骨脱位和骨折的主要原因。头部外伤有 24%～30% 伤及颞骨内的各种结构。其中砧镫关节脱位占听小骨创伤的 75% ;镫骨骨脚骨折、足板移位和锤砧关节脱位占听小骨创伤的 25% 。偶尔可累及双侧。

（二）听小骨的直接损伤

取外耳道异物或盯聍时造成意外的鼓膜穿孔和听小骨损伤；分泌性中耳炎鼓膜切开或置通气管时造成砧骨脱位；中耳乳突手术时，探查鼓窦入口时，引起砧骨脱位。

二、临床表现

1. 症状 头颅或鼓膜外伤后，发生较重的耳聋，可伴耳鸣、眩晕等。

2. 体征 耳镜检查可见鼓膜破裂、鼓室积血等。

3. 辅助检查 纯音测听为传导性耳聋，如气骨导差 > 50dB，应高度怀疑有听骨脱位或听骨骨折，若在伤后 6 周仍存在气骨导差 > 40dB 的传导性耳聋，也应考虑到听骨脱位或骨折的可能。如伴有内耳损伤致听力丧失，可为混合性聋。

近年来，高分辨率 CT 和三维重建技术，仿真窥镜、耳内镜技术的应用和开展，能尽早诊断听骨脱位（图 2-5-4-1）或骨折。

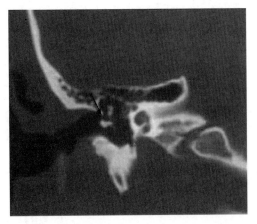

图 2-5-4-1　中耳乳突 CT：箭头示锤砧骨脱位

三、治 疗

一般听骨脱位，常因听骨间有纤维韧带连接，可维持听骨运动功能，听力多有一定程度的恢复。手术治疗一般要在外伤 3 个月以后施行，但对伤后即有眩晕和眼震而疑有镫骨内陷性骨折者，应及早手术，否则将导致内耳不可逆的病变，以致全聋。在抗生素控制感染下，进行鼓室探查，如发现镫骨骨折并陷入前庭，应将镫骨挑起或取出，并按镫骨切除术处理，前庭窗部覆盖筋膜片、软骨膜或脂肪等，重建听骨链，最后修补破裂的鼓膜。

第五节　颞骨骨折

颞骨骨折是颅底骨折的一部分，其岩部、鳞部和乳突部中以岩部骨折最常见，其原因是岩部含有各种孔隙、管道与气房，较为脆弱，故颅底骨折有 1/3 发生于此。根据骨折线与岩部长轴的关系，可分为纵行骨折、横行骨折与混合型骨折 3 型。纵行骨折最多见，占 70% ~ 80%，骨折缝与岩部长轴相平行，可从鼓窦延至咽鼓管顶壁，主要破坏中耳，极少伤及迷路。横行骨折约占 20%，骨折缝横断岩部长轴，多通过颈静脉窝和内耳道、内耳迷路，较少伤及中耳。混合型骨折多发生于颅骨挤压性暴力时，骨折缝为多向性，往往外耳、内耳及中耳均受损伤，颅脑伤势严重，往往首诊于脑外科。

一、临 床 表 现

可引起耳出血、外耳道损伤、鼓膜破裂、脑脊液漏、面瘫、听力减退、耳鸣、眩晕、眼球震颤、恶心呕吐等并发症多变。预后根据骨折范围程度而异,一般纵行骨折的预后较好。

影像学检查:CT 可见颞骨纵行(图 2-5-5-1)和横行(图 2-5-5-2)骨折。

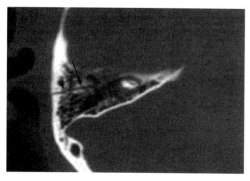 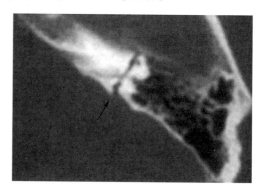

图 2-5-5-1　箭头示颞骨纵行骨折　　　　图 2-5-5-2　箭头示颞骨横行骨折

二、鉴别诊断(表 2-5-5-1)

表 2-5-5-1　颞骨纵行骨折与横行骨折的鉴别诊断表

症状、体征	纵行骨折	横行骨折
耳出血	极常见	少见
外耳道损伤	间有发生	无
鼓膜破裂	极常见	少见,鼓室积血较常见
脑脊液漏	间有发生	间有发生
面瘫	发生于 25% 的患者,常为暂时性	发生于 50% 患者,常为永久性
听力减退	混合性,有望部分恢复	重度感音神经性,无望恢复
眩晕	间有发生,轻而多为暂时性	常发生,较重,持续较久
眼球震颤	轻或无	向健侧眼震,持续 2～6 周
前庭功能	正常或有轻度减退	消失
X 线片或 CT 扫描	可有骨折缝于颞鳞部或乳突部,在岩部骨折缝为纵行	50% 患者可见骨折缝于颞骨岩部,为横行

三、治 疗 原 则

(1) 首先按颅脑外科原则处理,应静卧、抗休克及静脉应用甘露醇降颅内压治疗。

(2) 对鼓膜损伤者,宜采用干疗法,忌滴药或冲洗。

(3) 对并发脑脊液耳漏者不宜作耳道填塞,应给予大剂量抗生素预防颅内感染;长期不愈者,待病情好转后行脑膜修补术。

（4）有眩晕或平衡障碍症状者,应卧床休息,并给予镇静药、地芬尼多等抗眩晕药物治疗。

（5）有面瘫者,待病情稳定后考虑面神经探查术,行面神经减压或面神经移植术。

（6）重度传音性耳聋者,应考虑有外伤性听骨链断离,待病情稳定后,行听骨链重建以提高听力。

第六节 迷路震荡

迷路震荡是指颅脑闭合伤时无颞骨骨折的迷路损伤,有时可伴有迷路窗膜破裂。据统计,脑震荡患者约40%有迷路症状。

一、病 因

（一）直接原因

头部外伤时的加速运动,由于惯性而发生的听觉及前庭末梢感受器的移位,以及强大震动波经颅骨传导至内耳。

（二）间接原因

（1）头外伤时,脑脊液压力的突然升高可通过蜗导水管或内听道底的传导使外淋巴压力升高,以致圆窗膜和(或)卵圆窗环韧带破裂。

（2）爆炸或耳外伤时,外耳道或鼻咽部局部气压的骤然升高,通过中耳向内传导,致迷路窗膜向内爆裂。

二、临床表现

1. 症状 主要有感音神经性耳聋、耳鸣、眼震及平衡障碍。当有耳石沉积于后半规管壶腹嵴的嵴顶沉石症时,可有典型的良性阵发性位置性眩晕。常伴有脑震荡症状及精神症状。有些听力损失为可逆性,前庭症状一般在1年内可消失。若听力、眩晕常有波动,应考虑迷路窗破裂所致的淋巴瘘,此时多有典型的耳蜗性聋,活动量增加时外淋巴溢出增多,耳蜗及前庭症状可加重。

2. 体征 手术探查及手术标本的组织病理等耳神经学检查,证明头部外伤后前庭障碍不仅限于迷路,第Ⅷ对脑神经与脑干相接处病变或脑干病变约占50%。因此,在诊断为迷路震荡时,应进一步确定其损伤部位。

3. 辅助检查 阈上听功能试验、瘘管试验、位置试验和尤贝格征(Romberg sign)可为阳性,前庭功能检查常有不同程度的减退。

三、治疗原则

（1）迷路震荡的治疗可按脑震荡处理原则进行。卧床休息1~2周,酌情给予镇静、止痛药,必要时适当输液。

（2）迷路窗破裂者应卧床休息,头部应抬高30°,避免引起颅内压增高的活动和动作,如擤鼻、剧咳、用力排便等。若症状继续加重,或卧床1周后症状不减轻,可考虑行鼓室探查,如证实为窗膜破裂,应立即修补窗膜。

第七节　噪声性聋

噪声性聋是由于长期遭受噪声刺激所引起的一种缓慢性、进行性的感音神经性耳聋,亦称为慢性声损伤。常见于长期在噪声环境中工作的人员,如铆工、锻工、纺织工、话务员、机场地勤人员、坦克兵、轮机兵、炮兵等。

一、病　因

当噪声超过85～90dB时,即可对耳蜗造成损害,至于损害程度,与下列因素有关。

1. 噪声强度　噪声性聋的发病频率随噪声强度的增加而增加。

2. 噪声频谱特性　在强度相同的条件下,高频噪声对听力损害比低频噪声的损害重;窄频带噪声或纯音对听力的损害比宽频带噪声的损害大。

3. 噪声类型　脉冲噪声比稳态噪声危害大。

4. 接触时间和方式　持续接触比间歇接触损伤大;接触噪声期限越长,听力损伤越重;距离噪声源越近,听力越易受损。

5. 个体易感性　年老体弱者、曾经患过感音神经耳聋者,易受噪声损伤。

二、病　理

由于长期噪声刺激的影响,内耳毛细胞破坏,Corti器和螺旋神经节退行性变性,其中以耳蜗的基底圈末段及第二圈开始处病变最为明显,该部位接受4000Hz的声音刺激。该处易受噪声损伤的原因可能是由于接近鼓室,且位于相当于两窗之间血液循环较差的地带。另一种说法认为该处是低音波和高音波两种涡流相遇之点,因动向不同,张力特别增加,易造成局部组织变形。还有人认为,此与外耳道共鸣生理有关,因外耳道的共鸣频率在3000～4000Hz,故能加大此种频率噪声对内耳的危害。噪声刺激动物的实验表明,内耳损害主要在蜗管及球囊,而椭圆囊则轻微,半规管则无损。

三、临 床 表 现

（一）渐进性听力减退

开始接触噪声时,听觉稍呈迟钝,若离开噪声,数分钟后听力恢复,此种现象称之为听觉适应。若在持久、强烈的噪声作用下,听觉明显迟钝,产生暂时性阈移,经数小时后听力才恢复,此时称之为听觉疲劳。若进一步接受噪声刺激,则导致听力损伤,不易自行恢复。早期典型的听力曲线为4000Hz处呈"V"型下降,称之为"卡氏切迹";以后听力曲线呈谷形下陷,谷形逐渐加深,2000Hz 及 8000Hz 亦受影响,以至听力曲线呈下降斜线(图 2-5-7-1)。一般多为两耳曲线对称,不对称者多为合并其他耳疾或个别特殊情况。

(二) 耳鸣

可能早于耳聋出现,或与耳聋同时发现,为高音调、持续性,常日夜烦扰。

(三) 全身反应

可能出现头痛、头晕、失眠、乏力、记忆力减退、反应迟钝、心情抑郁、心悸、血压升高、恶心、食欲减退、消化不良等。

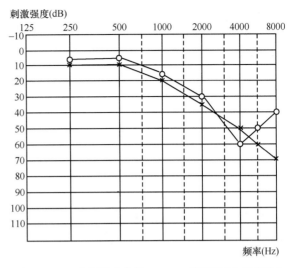

图 2-5-7-1 纯音测听曲线,4000Hz 处可见"卡氏切迹"

四、防 治

(一) 控制噪声来源

这是最积极、最根本的办法。在建筑厂房、安装机器时就应采用各种隔音、防震、吸声的措施,如噪声车间与其他厂房隔开,中间种植树木;车间的墙壁和天花板装吸音材料;机器安装密度宜稀散些;机器与地基之间,金属表面与表面之间用适当的充填材料;管道噪声用包扎法防声、气流噪声可用消音器或扩大排气孔等,使噪声缩减到国家规定的防护标准(85 ~ 90dB)以内。

(二) 减少接触时间

如在隔音室里行工间休息,或减少每日、每周接触噪声的时间,也可降低发病率。还可根据实际情况轮换工种,亦可降低听力损害。

(三) 耳部隔音

佩戴耳塞、耳罩、隔音帽等防声器材。一般在 80dB 噪声环境中长期工作即应佩戴简便耳塞;90dB 以上时,必须使用防护工具。简便者可用棉花塞紧外耳道口,再涂抹凡士林,其隔音值达 30dB。

(四) 卫生监护

就业前应检查听力,患有感音神经性耳聋和噪声敏感者,应避免在强噪声环境工作。对接触噪声者,应定期检查听力,及时发现早期的听力损伤,并给予妥善处理。

（五）及早治疗

早期仅有 4000Hz 听力下降者,休息数日或数周,应用维生素及血管扩张药物,有望恢复听力。若病期已久,螺旋器及螺旋神经节细胞已变性,则治疗亦难奏效,影响日常生活者,可配用助听器。

第八节　爆震性聋

爆震性聋是指突然发生的冲击波和短暂的强烈脉冲噪声及听器造成的听力障碍,常由于战时的爆炸引起。主要损伤部位在内耳,但往往鼓膜或听骨链亦有不同程度的损害。致聋程度常与震源的距离、震浪压力的大小、受震时间长短、头的位置、有无障碍物等因素有关,个体感受性也有不同。

一、病　　理

（一）内耳

一般损伤于耳蜗基底转至第二转中部。先有螺旋器外毛细胞及支柱细胞变性、移位或部分脱离基底膜,严重者全部细胞严重退变以至 Corti 器消失、耳蜗神经节变性、内淋巴囊出血。前庭部分的变化一般较轻。

（二）中耳

鼓膜可由轻度充血以至破裂、听小骨骨折或脱位、鼓索神经断裂、蜗窗膜破裂引起外淋巴瘘等。

二、临床表现

爆震性聋不像噪声性聋,两耳受到震伤的程度不相称,单耳受损者并不少见。

1. 耳聋　轻者为暂时性,重者为永久性。一般在伤后半年不能恢复者,即难以恢复。耳聋属感音神经性或混合性,故听力曲线多样化,典型的 4000Hz 谷形曲线并不多见。引起中枢功能抑制,导致功能性聋,常伴有失语等。

2. 耳鸣　发生率占 50%~100%,持续性者较间歇性者多见,感音性为主。有些患者感到耳聋不重,而主要的痛苦为严重高音性耳鸣。

3. 耳痛　发生率约占 20%,多因鼓膜破裂引起,故为短时性。

4. 眩晕　伴有迷路震荡和迷路出血者可有眩晕、自发性眼球震颤及平衡障碍;伴有脑震荡者有昏迷,常后遗眩晕、头痛、头晕。

5. 鼓膜损伤或破裂　可见鼓膜充血、有淤斑或出血,甚至破裂。

三、防　　治

1. 简单防护　在预知的情况下,应利用有利的地形地物,避开爆震波的超压;俯卧或背向爆心;张口及做咀嚼吞咽动作;戴用护耳的帽或头巾;用手或臂部掩耳、油棉花塞耳等。

2. 工事防护　对核武器、炮弹、炸弹爆炸时利用工事预防爆震性聋很有效。

3. 器材防护　如各种耳塞、耳罩、防声头盔等。

4. 卫生监护　已有感音神经性耳聋者不得参加枪炮射击训练;打炮时选择没有回声的开阔地;在不影响训练要求的前提下,尽量避免集群发射;对炮兵部队进行定期听力检查,发现有听力损伤者,应暂停训练,及时治疗。

5. 及早治疗　轻度爆震性聋有部分能恢复,开始治疗应不迟于伤后两个月,给予改善内耳微循环及有利于细胞代谢的药物,如烟酸、山莨菪碱、维生素、类固醇、辅酶A、腺苷三磷酸等。鼓膜外伤治疗见前述听骨链中断或蜗窗膜破裂则可行修复手术。

第九节　中耳气压性创伤

本病是由于鼓膜两侧压力悬殊所致的中耳创伤,多见于飞行员、飞行乘客、潜水员、水下沉箱作业工人或接受高压舱治疗的患者。它发生于环境大气压(或水压)增加、咽鼓管功能减退时。在飞行时因飞机从高空急速下降所引起者称为航空性中耳炎,在水下作业时引起者称为潜水员耳病。

一、病因和发病机制

当乘飞机上升、潜水员由水底上升或兵员处在高压舱内撤除高压时,外界压力降低,中耳内的空气可自然地经咽鼓管排出、与外界取得平衡;而当乘飞机急速下降、水下人员快速下潜或患者处在高压舱内迅速增压时,外界压力骤升,而中耳内气压则相对地变为负压;咽鼓管软骨部又受周围较高气压所影响而不易开放,致使咽鼓管堵塞,中耳负压变形加重,鼓膜内陷充血;当中耳负压达 $6.67 \sim 8.0kPa(50 \sim 60mmHg)$ 时发生耳痛;负压超过 $13.3kPa$($100mmHg$)时,可发生中耳渗液或积血,甚至鼓膜破裂。患上呼吸道感染、鼻炎或鼻咽炎等情况下,咽鼓管功能不良者易患本病。

二、临床表现

1. 症状　突发耳闷、耳聋、耳鸣及耳痛。重者可有眩晕,轻者只觉耳内不适。若鼓膜破裂或咽鼓管复通,则症状可很快消失,否则可拖延数日或十数日不等。

2. 体征　耳镜检查见鼓膜内陷、充血、淤斑或鼓室有积血或积液,偶可见鼓膜穿孔。反复多次损伤者,鼓膜混浊或发暗、活动度差。听力检查属传音性聋。

三、防　　治

(1) 卫生监督:凡咽鼓管功能不良者,未做治疗不得飞行、潜水、沉箱作业,不得进入高压舱治病;昏迷的患者在乘坐飞机或进高压舱前可先做鼓膜刺孔术。飞行员患上呼吸道感染时应停止飞行。

(2) 个人预防:接触气压变化环境的人员应学会自行吹张咽鼓管的方法,在由低压环境转入高压环境的过程中应做吞咽、咀嚼等动作,禁止打瞌睡。

(3)改善咽鼓管功能:用血管性收缩药滴鼻或喷入鼻腔,做自行咽鼓管吹张或咽水打气吹张,必要时作导管法吹张。若吹张无效,可再度向上飞行然后缓慢下降;潜水者可缓慢回升水面;进高压舱者可减压后出舱。

(4)若咽鼓管黏膜肿胀、鼓室内积液积血在数日内不见好转,可做鼓膜穿刺或鼓膜切开术。

(5)矫治鼻、咽、口腔内各种疾病。

第十节　创伤性脑脊液耳漏

因创伤致脑脊液由外耳道或咽鼓管漏出,称为创伤性脑脊液耳漏。颅骨骨折患者中,2%~7%发生脑脊液耳漏。脑脊液除经骨折缝隙漏入中耳或外耳道外,还可经破裂的迷路窗膜漏出。正常情况下,蛛网膜下腔与外淋巴腔不直接相通,所以迷路窗膜破裂后,只有外淋巴液漏出,称为外淋巴瘘。如有发育畸形、内耳道底骨质缺损或耳蜗导水管扩大,蛛网膜下腔与外淋巴腔直接交通,则脑脊液也可经破裂的迷路膜漏出。

一、临床表现

脑脊液耳漏症状以听力障碍及眩晕为主。头部外伤后有清亮液体自外耳道或鼻腔流出,或反复发作化脓性脑膜炎者,都应考虑脑脊液耳漏的可能,应进一步做以下检查:鼓膜未破裂者,仔细检查有无鼓室积液,并作鼓室压图检查;以5%荧光素或靛胭脂等染料行椎管内注射,在中耳或咽鼓管咽口处作追踪检查,除可证实脑脊液漏外,尚可行瘘口定位;鼓室有积液时,可行鼓膜穿刺,抽出积液作生化检查,如量极微,可采用免疫固定法,以测定是否为脑脊液。此法系微量分析,即使其中混有血液或其他液体亦可进行检查;鼓膜破裂者,应作鼓室检查。

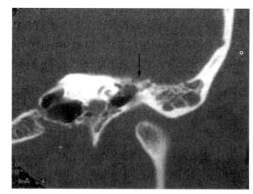

图2-5-10-1　鼓室头盖骨折,脑脊液耳漏(箭头所示)

影像学检查:可见颅骨骨折(图2-5-10-1)。

二、治　疗

应取头抬高位,卧床休息,每日用脱水药或行腰椎穿刺以降低颅内压。应用抗生素预防感染。2周后不能自愈即进行手术修补。手术尽量取鼓室、乳突径路,如此径路手术失败,或证明有脑脊液组织疝入骨折缝隙,则采用颅内修补。

第十一节　创伤性面神经瘫痪

面神经是中枢神经中最易受伤者,从中枢到分支均有受伤的可能。如严重头颅创伤引起脑干损伤,可发生中枢性面瘫,临床上少见;颈及颌面部外伤引起面神经分支损伤的机会则较少。绝大多数外伤性面瘫为颞骨骨折所致,损伤可发生在面神经进入内耳道至茎乳孔之间的任何部位。Fisch 报道 40 例面瘫患者,其中 30 例并发于颞骨岩部的纵行骨折,10 例发生于横行骨折。纵行骨折中 93% 的损伤位于面神经的迷路段,7% 在面神经鼓段及乳突段之间。横行骨折损伤在面神经迷路段者占 90% ,内耳道段者占 10% 。据某部 772 名患者伤部统计,面神经受损伤者占 1.95% 。由于损伤部位不同,表现的症状也有所不同。

一、临 床 表 现

1. 核上性瘫痪　病变位于核上、大脑脚、内囊、皮质下区,表现为病变的对侧口周诸肌的瘫痪,常并发偏瘫,而面上部肌肉运动无影响,眼可闭合。失去面部随意表情,但有时保持着面部不随意运动,这是由锥体外束纤维所支配的。

2. 核性瘫痪　表现为患侧面部上下均瘫痪,同侧外展瘫痪。泪液分泌及味觉等正常。

3. 核下瘫痪　包括内听道及迷路段病变。主要表现为同侧面瘫、听力减退及前庭功能减退。

4. 膝状节部面神经损伤　面瘫伴泪液及涎液分泌减少,同侧舌前 2/3 和软腭味觉丧失,听强音过敏。

5. 鼓室段损伤　面瘫伴舌前 2/3 味觉丧失,涎液分泌减少,听强音过敏。

6. 锥段及垂直段损伤　面瘫伴同侧舌前 2/3 及腭部味觉丧失,涎液分泌减少,不伴听强音过敏现象。

7. 茎乳孔以下面神经损伤　其瘫痪的肌群随所伤及的分支而定。

8. 面瘫的各种检查诊断手段　①对静态面容及面肌运动能力打分;②泪液分泌试验;③滴液味觉测定或电味觉测定;④颌下腺涎液流量测验;⑤面神经兴奋性试验;⑥强度-时间曲线试验;⑦面肌电图;⑧头颅、颅底及乳突的 X 线摄片或 CT、MRI 等检查。

二、治　　疗

面瘫的治疗应根据发病时间、症状表现、定位检查情况及电诊断(上述第⑧、⑤、⑥、⑦项检查)结果等综合分析后,才能选择手术疗法或内科疗法方案。一般认为外伤时即发性面瘫以面神经断伤或轴突断伤的可能性大,在患者全身情况允许时可行手术治疗;而迟发性面瘫多为水肿或血块引起的面神经失用,大多能自行恢复,可继续观察,若 2 个月未见临床恢复,可考虑手术探查;虽为迟发面瘫,但发展迅速,电诊断示神经变性发生很快者,亦应采取手术治疗。

（一）手术治疗

根据损伤的部位和程度,可选择面神经减压术、面神经原位吻合术、面神经改道吻合术、游离神经移植术(采用耳大神经或腓肠神经等的游离段)或面神经交叉移植术等。后者系对一侧面瘫无再生希望的病例,通过移植的神经,使健侧的面神经支配病侧的方法,有 Scaramell 术式及 Fisch 术式两种。

面神经修复术不能使面神经功能得到完美恢复,伤后立即进行修复的病例,效果较佳。一般修复法常合并愈合缺陷的现象,如联带运动、继发性痉挛及泪液减少等,也有少数病例在咀嚼时发生流泪,称为"鳄鱼泪"现象。王正敏(1994 年)提倡在面神经修复术的同时切断面神经远端的次要分支,可以减少此种由于轴突错向再生所引起的联合运动,并加速轴突向靶端再生的速度,称之为"促达靶的面神经修复术"。面瘫合并发生肌肉萎缩者,施行游离骨肌瓣移植或分期施行神经肌肉联合移植,可获得一定效果。矫正面部不对称,比较简单的方法为筋膜悬吊术,但仅能改善静态面容,运动功能不能恢复。

(二)非手术疗法

神经失用的病例可自行恢复,临床上常佐以血管扩张药、维生素 B 族药物、能量合剂及类固醇等。按摩及交流电刺激面肌,可预防肌肉萎缩和纤维化,病程超过 2 周者可常规进行。对闭眼不能的角膜暴露者应涂用眼膏及盖眼垫等,防止角膜损伤。对口角下垂可应用小钩或牙托板支撑,以防止肌肉伸长而加速萎缩进展。

第十二节　鼻部软组织伤

一、致　病　原　因

鼻面部等人体的暴露部分,鼻突起于面的中部,更易受伤,无论和平或战争时期均有多种原因致伤。在平时可因工伤、交通事故等所引起,战时则以火器伤为主。外鼻软组织伤占鼻部伤的半数,按致伤机制,可分为战时火器伤、一般机械性损伤、物理性损伤(如烧伤、冻伤等)、化学性伤、放射性伤及各种复合伤。

二、临　床　分　类

(一)可分为闭合性伤及开放性伤两大类

1. 闭合性伤　为遭受钝器的损伤,皮肤未完全破裂,常见有擦伤、挫伤和血肿。挫伤常伴有鼻出血、颌面部骨折或下颌关节脱位等。若有皮下气肿,触之有捻发音,应考虑有鼻窦骨折的可能。此外也可伴有眼部伤,应注意检查。血肿可发生于软组织下,骨膜下或鼻中隔软骨骨膜下,以后者为多见,患者觉鼻内阻塞,检查可见鼻中隔两侧或一侧隆起,如继发感染,可形成鼻中隔脓肿,以致有鼻梁疼痛及发热等症状。如未及时切开引流,可使鼻中隔软骨坏死,从而并发塌鼻。

2. 开放性伤　根据致伤机制可分为火器伤及其他机械伤。火器伤多为枪弹或弹片伤,常合并几个部位的损伤,故有单发伤、多发伤之分;按伤情又可分为贯通伤、盲管伤及切线伤。

(二)鼻部外伤的特点

(1)鼻面部软组织血供丰富,再生修复与抗感染的能力较强,创伤容易愈合,初期清创愈合的时间限制较其他部位伤为宽,伤后 24 ~ 48 小时,只要无明显的化脓感染,经清创后仍可作初期缝合,尽量保留无坏死的软组织。

(2) 鼻面部血液供应来自颈外动脉的面动脉及上颌动脉分支,只结扎同侧颈外动脉,难以收到完全止血的效果。

(3) 鼻面部的黏膜腔洞较多,如鼻腔、鼻窦、口腔等,创口易与这些腔洞相通。在初期处理时,应尽早关闭与这些腔、窦相通的创口,并作适当的引流,以减少畸形及感染的机会。

(4) 鼻面部伤常合并有颅脑损伤,如脑震荡、颅内出血及颅底骨折等,若有发生,应先按颅脑伤的救治原则进行处理,一般待危险期过后,再进行鼻面部伤的治疗。

三、处　　理

鼻面部火器伤的初级救治包括止血和预防窒息,迅速清除鼻腔及口腔的异物、血块等。注意有无颅脑伤和创伤性休克,立即进行紧急处置。待伤情稳定后,再进行以下各项治疗。

(1) 详细检查伤口,污染伤口用生理盐水冲洗,清除可见的异物,作鼻镜检查,并检查颌骨及口腔的伤情,以便及时处理。

(2) 伤后 48 小时以内,如无严重感染,可进行清创缝合术,应尽量保留软组织及软骨。经修整后,依解剖位置对齐缝合,以免愈合后发生畸形。

(3) 如外鼻软骨已暴露,清洗后可稍松解游离周围皮肤,缝合覆盖。

(4) 前鼻孔有损伤者,应尽量保留软骨及皮肤,并用眼科小弯针缝合。用大小、长短合适的橡皮管一段塞于前鼻孔内,用丝线固定于面部,这样可以预防前鼻孔的狭窄。

(5) 鼻外伤经处理后,再用鼻镜详细检查鼻内是否有鼻中隔血肿、脱位或鼻腔黏膜裂伤。鼻中隔血肿应作穿刺抽吸术,鼻中隔软骨脱位应作矫正,鼻腔黏膜裂伤应将脱离的黏膜恢复原位,然后于两侧鼻腔内填入凡士林纱条,记录填入条数,这样可以预防血肿复发及鼻腔内粘连阻塞等后遗症。昏迷患者忌用鼻内纱条填塞,因有坠入鼻咽部及喉部的危险。如必须填塞,则需于纱条外端系以长线,固定于面部。鼻内纱条应在 24 ~ 48 小时取出,以免并发鼻窦及颅内感染。

(6) 如受伤已超过 48 小时,应视创口情况分别处理,或作简单拉拢缝合数针,以利于以后进行第二期缝合。如已有化脓感染,应清除腐烂组织,充分引流,并作包扎处理。

(7) 有鼻骨或鼻窦骨折者,根据情况进行复位处理。

(8) 常规注射破伤风抗毒素,感染严重者用抗生素治疗,并进行必要的全身治疗。

(9) 深部异物待后期定位后处理。

(10) 晚期伤多有畸形或鼻窦伤,可根据病情进行鼻成形术或各种有关鼻窦的手术。

第十三节　创伤性鼻出血

一、病　　因

(一) 一般性创伤

如挖鼻过深、喷嚏或擤鼻过程中、剧烈咳嗽、插鼻饲管及鼻腔异物摩擦,以及粉尘、化学物质的刺激等,均可引起鼻出血。打扑、撞跌、各种车祸均易伤及鼻部引起出血。战时钝挫伤、撕裂伤、鼻骨及鼻窦骨折、鼻邻近组织损伤、头颅外伤常引起严重鼻出血,也常伴有脑脊液鼻漏,甚至是致命性的鼻出血。

(二) 气压性损伤

多发生于飞行员或高气压作业的工作人员,如潜水员和隧道作业工人,若鼻腔和鼻窦内气压突然变化,可致窦内黏膜血管扩张或破裂出血,在行负压置换疗法时,若所用负压过大,时间太长,也可使黏膜血管破裂出血。

(三) 手术损伤

一般多因术中损伤血管而未及时发现,或因术中未采取有效止血措施所致。如经下鼻道施行上颌窦穿刺误伤鼻后外侧动脉,可发生剧烈的动脉性出血。下鼻甲切除术特别易伤及下鼻道后端的鼻咽静脉丛;鼻咽部肿瘤截除术可损伤蝶腭动脉或鼻腭动脉;上颌窦根治术后 6～7 天发生出血者,出血点常在对孔边缘黏膜。筛窦手术中损伤筛前动脉或筛后动脉,或蝶窦手术在咬除蝶窦前壁骨质时损伤蝶腭动脉,常使手术因出血而不能完成。

二、处　理

(一) 全身情况处理

1. 对呼吸道阻塞的处理　外伤所致的鼻出血,应同时注意呼吸道情况,可分别轻重缓急适当处理,对有呼吸道阻塞者,应首先解除。

2. 对休克的处理　对出血剧烈者,不宜从容检查,此时除立即采取止血措施外,还要迅速判断是否有出血性休克。发生休克后鼻出血常自行停止,切不可误认为已愈。应注意休克前期症状,如脉快而细弱、焦虑、烦躁不安、面色苍白、口渴、冷汗、胸闷等。若出血量达500～1000ml,应注意保温,取侧卧位,给氧,立即静脉输液。收缩压低于 11.3kPa(85mmHg),说明血容量已损失较多,应及时输血。红细胞计数及血红蛋白测定,对估计急性鼻出血量并无参考价值。

3. 止血药的应用　止血药对创伤性鼻出血仅起辅助作用。卡巴克络、酚磺乙胺对毛细血管出血有效,氨基己酸一般对凝血功能障碍者有效,维生素 K 对凝血酶原减少者有效。

(二) 止血方法

1. 局部药物止血法　以 1% 麻黄碱滴鼻液或凝血质或凝血酶紧塞鼻腔 5 分钟至 2 小时。渗血较剧者可选用各种止血海绵,如淀粉海绵、可吸收性明胶海绵、氧化纤维素、纤维蛋白等,浸于凝血酶溶液中,对鼻腔无刺激性,且易被吸收。中药马勃、血余炭末、海螵蛸、槐花、白芨及紫珠草等,经制作消毒后可用于鼻腔出血。对局部损伤轻、患者痛苦小。马勃附着力强,能加速血小板的破坏,有助于血块形成。

2. 局部烧灼凝固法　以 1% 丁卡因作鼻黏膜表面麻醉,或用 1% 普鲁卡因或 1% 利多卡因加稀释异丙肾上腺素局部注射,做麻醉及初步止血,然后用仪器或药物使出血点或小出血区局部组织凝固以制止出血。仪器可用高频电刀、双极电凝器、电烙器、透热器或激光器的聚集光束等;药物可选 30%~50% 硝酸银、50% 三氯乙酸或铬酸等。凝固时以出现明显白膜为止,用药时应避免将棉签在黏膜上摩擦或有多余药液流到健康黏膜上。还应注意勿在鼻中隔两侧对应部位同时进行凝固,以免发生穿孔。

3. 填塞止血法

(1) 前鼻孔填塞法:为严重鼻出血的首选措施。填塞物为无菌凡士林纱条。填塞应逐渐由后向前,由上而下,呈折叠式,以免纱条坠入鼻咽。填塞纱条应在 24 小时后取出,以免发生鼻窦或中耳并发症。如需延长填塞时间,则应在填塞物中加入抗生素粉。气囊压迫止血为前鼻孔填塞的改良方法,即将附有通气孔的硅胶膜气囊置于鼻腔可能出血部。

(2) 后鼻孔填塞法:出血侧鼻腔经前鼻孔填塞后仍有血流入咽部或由对侧鼻孔涌出者,提示出血部位在鼻腔后部,此时,应行后鼻孔填塞。先将凡士林纱条卷叠成枕形或圆锥形,略大于患者的后鼻孔两端各留有约 25cm 长的双线。填塞时先收敛和麻醉鼻腔黏膜,用导尿管由前鼻孔沿鼻底部插入直达咽部,将首端从口腔内抽出,系上填塞物上的双线,再抽拉导尿管的尾端,引出填塞物的双线,即可将填塞物由口腔送入鼻咽部,紧塞后鼻孔,另用凡士林纱条进行前鼻孔填塞。前鼻孔处的双线用纱布卷作固定,口咽部所留双线供以后取填塞物时作牵拉用。后鼻孔填塞一般在 24~36 小时取出,否则易引起多种并发症,如急性化脓性中耳炎、急性鼻窦炎及颅底骨髓炎等。

4. 动脉结扎　如以上方法不能制止严重的创伤性鼻出血,则应进行动脉结扎术。结扎动脉之前应确定出血的责任血管。鼻部的血液供应来源于颈外动脉与颈内动脉两个系统。凡出血区位于中鼻甲下缘以上者,则为颈内动脉分支出血,应结扎筛前动脉;凡出血区位于中鼻甲下缘以下者,则为颈外动脉分支出血,应予结扎颈外动脉或颌内动脉。筛前动脉一般可用丝线结扎或以小银夹夹住,结扎后不可切断,以免断端缩入骨管内,遇扎线脱落时发生眶内出血、眼球突出等并发症。

5. 介入栓塞治疗　对于外伤后鼻出血,各种止血手段都难以奏效的顽固性鼻出血,应考虑动静脉瘘的可能,作 DSA 检查,如有动静脉瘘则应行血管栓塞治疗,可取得良好的疗效。

第十四节　创伤性鼻中隔穿孔

一、病　　因

1. 外伤　如弹片或枪弹伤、刺伤、切伤等。

2. 手术后遗症　如鼻中隔矫正术时不慎引起对穿;冷冻、激光、电灼等掌握不当以致软骨坏死;化学腐蚀剂烧灼过度亦能引起。

3. 血肿感染　鼻部撞击、挫伤后常致鼻中隔血肿,若有继发感染可形成脓肿,致软骨大片坏死而穿孔。

二、临床表现

症状与穿孔的大小部位有关,穿孔大者,鼻黏膜干燥,甚至呈萎缩状态,穿孔边缘易有痂皮或脓痂附着,经常发生少量鼻出血或涕中带血,其他还可有鼻阻塞、嗅觉减退、头痛等。位于前部的小穿孔,症状一般较轻,呼吸时可出现吹哨音,剧烈活动时更为明显。而位于鼻中隔后部的穿孔多无明显症状。

三、治　疗

创伤性鼻中隔穿孔,如属中小穿孔,黏膜组织缺损少,而全身及局部情况允许时,可随即进行清创减张缝合,或以邻近黏骨膜瓣移位进行缝合修补。若穿孔较大,黏膜缺损又多,虽早期可勉强缝合修补,但最后多难以愈合,宜缓期进行为妥。对鼻中隔穿孔的修补手术,因术野狭小,操作不便,又无统一标准术式,故有一定难度。手术应根据穿孔的大小、部位的前后、黏膜状态等,灵活而慎重地设计和选择手术方式,一般公认同时联合应用数种方法,穿孔愈合的效果最好。作者在国内创造性应用鼻小柱揭翻进路鼻中隔穿孔骨膜嵌植修补法,步骤如下。

(一) 体位与麻醉

若用全麻,取仰卧位;若局麻则半坐位,用加有稀释肾上腺素的 1% 利多卡因作两侧眶下神经阻滞及鼻小柱与前鼻孔缘的浸润注射;用 1% 达克罗宁棉片作表面鼻腔麻醉。

(二) 切口

在鼻小柱根部横切达皮下,两端沿前鼻孔内缘向两侧如海鸥展翅般延伸至前鼻孔外缘,使该切口基本上隐藏于前鼻孔内。

(三) 揭翻鼻小柱

在切口内锐性分离皮下组织并沿大翼软骨内侧脚前缘向上揭翻鼻小柱,连同部分鼻尖与鼻孔前缘的皮肤一并上翻钩起,使两侧大翼软骨的圆顶亦暴露少许。

(四) 剥离鼻中隔

在两侧大翼软骨的内侧脚之间剥离鼻中隔软骨及骨质,必须细致地保持两侧软骨膜少受损伤,在鼻孔区注意勿使穿孔扩大。整个剥离面积要够大,上方达到中隔软骨与筛骨垂直板的顶部,下方要包括鼻底黏骨膜。

(五) 黏骨膜减张错位缝合

在两侧鼻底外侧处及一侧鼻顶处作黏骨膜减张切口,在鼻孔处两侧黏骨膜的孔各自作外侧缝合,由于两侧减张程度不一,故缝合口自然错位而不在同一水平。

(六) 自体骨膜瓣嵌植

在胫骨前内面切取骨膜一片,因其直径收缩率大于 50%,故切取面积的直径应为鼻孔直径的一半,夹植于穿孔水平并与一侧软骨膜在上部缝合一针,以免夹植的位置不清。

(七) 鼻腔填塞

两侧鼻腔各用橡皮指套内装多层填塞,松紧适当。

（八）缝合切创

注意鼻小柱皮瓣正确复位。

（九）术后处理

术后48小时撤除填塞,术后第6天切创拆线;第6~8天修补创拆线(若张力不大可以第6天拆线)。

本术式修补鼻中隔穿孔的特点:进路相对宽畅,减张相对充分,缝合相对牢固,失败率相对减低,术式相对新颖。

第十五节　鼻骨骨折

外鼻突出于面部中央,鼻骨为片状,与上颌骨额突组成拱桥式的支架。除在中线有筛骨正中板支撑外,其内面缺乏实物支持,故易遭受外伤,并易骨折。骨折可为闭合性或开放性,亦常伴有其他面骨或颅底骨折。

一、临床表现

（一）鼻出血

鼻骨骨折当时几乎皆有鼻腔黏膜的撕裂及鼻出血。

（二）局部畸形

暴力来自一侧时,同侧鼻骨下陷,对侧隆起,成歪鼻畸形,正面暴力常使两侧鼻骨骨折,出现鼻梁塌陷,形成鞍状畸形。损伤2~4小时后,鼻部软组织及眼睑肿胀、淤血,则畸形暂时被掩盖。伴有鼻中隔脱位或骨折者,可见鼻中隔或鼻腔内软骨暴露现象。

（三）触压痛及骨擦音

鼻骨骨折后疼痛不剧,但骨折部位触压痛明显,往往还可触到骨擦音。用两手指同时触诊两侧鼻骨下缘,骨折侧失去正常的坚硬抗力感。若患者在伤后有擤鼻动作,气流可能通过黏膜撕裂口弥散于鼻背及同侧眼睑,则可能致皮下捻发音。

开放性鼻骨骨折一般所受的致伤暴力较严重,常为粉碎性骨折,且常并有其他颅面骨折,伤口内可能有异物存留。若并有筛状板骨折,还可能有脑脊液鼻漏,应引起注意。

鼻骨骨折诊断不明确时,侧位X线摄片(图2-5-15-1)有助于判明骨折线部位及折片移位情况,或行鼻部CT三维重建。

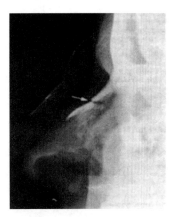

图2-5-15-1　鼻骨侧位摄片,箭头示鼻骨骨折线

二、处　理

单纯鼻骨骨折无移位者,可仅予止血而无需其他处理。血已止者可用10%弱蛋白银液滴鼻。对外鼻部肿胀早期予以冷敷,24小时后改为热敷。禁止擤鼻,以防发生皮下气肿。骨折片移位引起畸形者应争取在鼻部肿胀反应发生前复位,若已有剧烈肿胀,则复位可适当推迟,但不应超过伤后2周。

（一）闭合性鼻骨骨折复位法

以含肾上腺素的麻醉药棉片置于鼻黏膜表面,5~10分钟后取出即可进行手术。以鼻中隔剥离器或枪状镊等缠以凡士林纱布或棉花,插入鼻内,置于鼻骨的后面,向前上方用力将移位的骨片抬起,此时常可闻及鼻骨复位声。如为双侧鼻骨骨折或有鼻中隔骨折或脱位,宜用鼻骨复位钳整复。可将复位钳的两页伸入两侧鼻骨后方,高度不应超过两内眦连线,将两侧下陷的鼻骨同时抬起,并挟正鼻中隔,另一手抚捏鼻背,两手配合复位。有时亦可用手指经前鼻孔缓慢伸入鼻腔内,推移鼻中隔的折片使之复位。整复后,鼻腔应塞凡士林纱条24~48小时。在2周内禁止压迫骨折部位。

（二）开放性鼻骨骨折的处理

在局麻或全麻下先行保守性清创,尽可能保留软组织,除去异物,鼻内插入通气管后填塞碘仿纱条,整复骨折部位,两侧尽可能一致,缝合皮肤,鼻外用印膜胶或金属薄板做固定夹板,保持4~7天。鼻内填塞若需起内夹板的作用时,每2~3天更换一次,7天后撤除。应给予足量抗生素及TAT注射。有脑脊液鼻漏时,一般不宜填塞纱条。

第十六节　鼻窦创伤

根据解剖特点,鼻窦创伤机会以上颌窦最多,额窦次之,筛窦较少,蝶窦最少。鼻窦创伤时往往合并有颅脑、眼眶损伤,常伴有脑脊液鼻漏。

一、临床表现

随致伤因素及暴力方向的不同,临床表现亦各异,主要为出血、畸形、功能障碍及感染几方面。

（一）出血

轻度是由于黏膜撕裂或软组织小血管的破裂;上颌窦、筛窦创伤及上颌动脉、蝶腭动脉或前、后颌动脉、翼静脉丛等较大血管时,出血不易制止,可导致休克;若蝶窦创伤伴有海绵窦或颈内动脉破裂,则出血凶猛,往往瞬间致死。筛窦及额窦损伤时可发生脑脊液鼻漏,混于血液中,早期不易区别,须特别注意并及时处理。

（二）畸形

面部塌陷见于额窦、上颌窦前部的粉碎性骨折。眼球塌陷见于眶底爆折,眶内软组织部分坠入上颌窦腔。眼球外移可见于筛窦纸样板碎裂,局部血肿的压迫。上牙槽的变形可由于上颌窦的横断。当面颌部有血肿气肿或组织水肿时,不易正确判断窦壁的变形,X 线片、CT 扫描(图 2-5-16-1)及三维重建有助于诊断。

(三)功能障碍

嗅功能障碍可由于筛、额窦损伤波及前颅凹底引起。视力障碍、复视多由于筛、蝶窦创伤损及眶尖及眶内或眶底爆折所致。张口困难可能因上颌窦创伤损及翼内外肌。咬合异常发生于牙槽骨折断变形者。鼻腔通气障碍可因鼻窦损伤后引起鼻腔狭窄、黏膜肿胀、瘢痕粘连所致。蝶窦骨折伤及蝶鞍者尚有可能引起外伤性尿崩症。

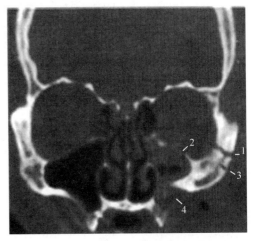

图 2-5-16-1 冠位 CT 示鼻面部多发性骨折
1. 颧弓额突;2. 眶底;3. 颧弓;4. 上颌窦前壁

(四)感染

鼻窦骨折后,即使表面无开放性创口,感染亦可经窦腔进入软组织发生感染;若表面有开放创口,往往有泥土、脏物等随致伤或弹体进入窦腔引起感染;若有异物存留或死骨形成,则易形成经久不愈的脓瘘。

二、处 理

(一)止血

一般的进行性出血均用填塞法止血。但若出血伴有脑脊液鼻漏则忌用填塞,以防颅内感染,可用麻黄碱或肾上腺素棉片止血。仍流血不止时,可行颈外动脉结扎术或筛前、后动脉结扎术。对原发性或继发性的泉涌般出血,可行紧急两侧颈外动脉结扎术,必要时再加两侧前后鼻孔填塞,往往能抢救成功。止血过程中应注意防止血液误吸入气道,必要时可取头低足高位。

(二)清创

宜及早进行,力争于 24 小时内清创,以避免感染发生而增加瘢痕愈合。清创原则:①对软组织及其起主要支架作用的骨质应尽可能保留;②对于可能妨碍窦腔向鼻腔内引流的创伤骨壁则尽可能去除。

异物处理原则:①容易取出者,当时立即取出;②取之有危险,不取也有严重后果者,在充分准备后设法取出,如嵌入血管丛的尖小异物,或嵌入脑膜的感染性物即属此类;③取之有危险,不取亦无碍者,可以不取,如气枪铅弹射入颅底深处,不影响功能又不致感染,即属此类。

(三)整复

整复原则:①无损容貌、无损功能的线状骨折不必处理;②面容塌陷或影响眼、鼻功能的骨折应开放复位,可通过正常鼻窦手术径路,将下陷的骨片挺复,碘仿纱条填塞固定 3～5 天;③有脑脊液鼻漏应在鼻内镜下取鼻腔内的鼻甲、鼻中隔组织进行修补;④整复后的鼻窦应造好通向鼻腔的宽敞引流口,碘仿纱条一端自引流口引出;⑤鼻腔内应填凡士林纱条和通气管,以防总鼻道发生狭窄或粘连;⑥颌面部有大块缺损者,可将缺损边缘皮肤与窦腔黏膜缝合,消灭创面,以利于二期整复。

第十七节　眶底爆折

眼部受钝性暴力后,眼压突然升高,致眶底(上颌窦顶壁)骨折下移,称为眶底爆折。仅眶底部骨折,称为单纯性眶底爆折,如合并有眶下缘或其他面骨骨折,则称为复杂性眶底爆折。

一、致伤机制

眼眶为锥体形骨腔,垂直径为 35mm,横径 40mm,进深 50mm。其前缘较坚固,底部为上

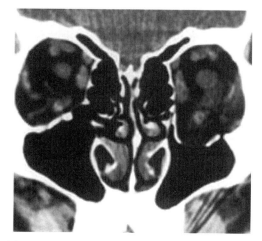

图 2-5-17-1　眶底爆折,冠状位 CT 示左眶底壁骨折,眶内容物疝入左上颌窦内

颌窦全顶部,骨壁很薄,为 0.5~1mm,其最薄弱处位于眶下裂之前、眶下沟的内侧部。眶底骨折几乎均发生于眶下沟后部内侧 1~3cm处。眼前部受大钝器(如拳击、球击)击伤,眼球向后移至狭小的眶尖部,使眶底薄弱处骨折,向外膨胀,致眶内组织、眼下直肌、下斜肌突入上颌窦内,并嵌入骨折缝中(图 2-5-17-1)。根据损伤程度,眶底骨折有以下几种类型:凿开形,骨片多落于上颌窦内;天窗形,移位骨片常在眶内侧突入上颌窦内,仍与眶底连接,如打开的天窗;致眶底下坠如吊床;线形,骨折呈线形;眶底全失,眶底嵌板形,骨折片多为数小块,骨壁全部毁坏。

二、临床表现

眼睑肿胀、青紫,结膜下出血,或有皮下及眶内气肿;初有眼球突出,出血吸收后出现眼眶陷没及假性上睑下垂;因眼下直肌嵌顿,两眼向上看时可出现复视,多在急性反应消退后出现;眼球运动受限,以向上看时最常见,为眶内脂肪及眼下直肌嵌入眶底骨折缝中所致,眼肌间接受伤及球后出血亦可发生眼外肌运动失调;眶下神经麻醉,麻醉区从下睑、颊部、鼻骨至上唇部。另外,尚可出现以下眼部症状及病变:视神经管、视神经及血管直接受伤可致视力减退、水肿、血肿;晶状体脱位、半脱位可致继发性白内障;虹膜瘫痪使瞳孔固定、扩大;虹膜破裂脱离,可引起虹膜震颤、青光眼;角膜损伤可发生溃疡。判断眼下直肌是否已嵌顿于骨折缝中,可进行牵引试验。其方法是于眼结膜囊表面麻醉,用眼科有齿镊从巩膜挟住下直肌肌腱,使眼球转动,如已嵌顿,则眼向上运动受限制(可与健侧比较)。X 线摄片或 CT 扫描为重要的诊断方法,摄鼻颏位、鼻额位及侧位片可查出以下病变:典型影像为眶内组织脱入上颌窦内,其顶部呈悬滴像,但较少见;上颌窦顶部有不正常的软组织阴影;有时可见骨片

突入上颌窦中;有眶底缺损。冠状位断层片或 CT 片观察骨折情况更为准确。

三、治　疗

确诊有眼球内陷、复视及眼下直肌嵌顿,应于伤后 1~3 周进行手术治疗。3 周后,骨折处已出现骨性愈合,进行手术较困难。手术为松解已嵌顿的眼下直肌,回纳脱入上颌窦内的软组织,使骨折复位及修复眶底的破裂处。常用的手术路径有:经上颌窦径路,眶下切口骨膜下径路,或两种径路联合应用。

较大的骨折可采用经上颌窦径路行眶底骨折复位,按一般上颌窦根治手术法进行。先在眼下直肌的附着处绕一缝线作牵引,以松解此肌,同时用钝分离器使脱入上颌窦的组织及骨折片复位。在下鼻道作对口,用凡士林纱条或气囊填塞窦腔,10~15 天后取出。早期内后部较小的天窗形骨折,可采用眶下径路复位。在下睑睫毛下皮皱纹处作切口,分离眼轮匝肌至眶缘处,切开骨膜并向眶底后部分离至骨折处,松解嵌顿的眼下直肌及其他眶内组织,用自体髂骨片、特氟隆或硅酮片修复眶底破裂处。大而陈旧的骨折应行眶下及上颌窦径路的联合手术治疗。手术后应用抗生素。

第十八节　鼻窦气压性创伤

本病是由于外界大气压急剧变化时,鼻窦内的负压和外界气压不能及时取得平衡所引起的鼻窦黏膜损伤和炎症。好发于额窦和上颌窦,飞行员与潜水员易得此病,发生于飞行员者,又称为航空性鼻窦炎。

一、发病机制

正常人鼻窦口保持开放,当外界气压变异时,窦腔气压能迅速与外界平衡,不会发生气压损伤。

若窦口有阻塞因素(如鼻息肉、黏膜水肿或息肉样变性)或有鼻中隔高位偏曲伴有鼻炎存在,当飞机上升、外界气压变低时,窦内空气尚可勉强逸出;当飞机加速下降、外界气压骤然变高时,将病变组织压向窦口,呈活瓣堵塞状,则窦内外压力失去平衡,窦内的相对负压越来越大,引起鼻腔黏膜血管扩张,血清漏出,黏膜弥漫性水肿,甚至有黏膜下剥离及出血。脓性分泌物被吸入窦内,尚会继发急性化脓性鼻窦炎。

二、临床表现

1. 疼痛　由局部胀感迅即转为钝痛,可位于前额、眶下、内眦等部位,表面可有牙痛,尚可引起眼球胀痛或上列牙痛。

2. 涕血　当剧痛缓解后,出现鼻分泌物增多及血染涕,检查多可发现来自中鼻道。

3. X 线片或 CT 扫描　可见窦内黏膜增厚,窦腔混浊,有时可见液平面,有黏膜下血肿时,可见半圆形阴影。

4. 继发感染　部分病例有发热、鼻塞、脓涕等急性鼻窦炎症状,迁延数周。

三、治　　疗

（1）加强保健体检及卫生监督。鼻炎发作期间禁止飞行或潜水。发现妨碍鼻窦引流的疾病如鼻中隔偏曲、鼻息肉等应积极治疗。

（2）发病时可迅速飞回原高度，用2%～3%麻黄碱滴鼻后再低速飞行。

（3）止痛药、热敷及滴用血管收缩药等可减轻症状。

（4）若窦腔持续疼痛不愈，有条件时可进入气压舱，先加压后再减压。仍然无效时可行上颌窦或额窦穿刺，以助空气或血管收缩药进入鼻窦。

（5）用抗生素预防或治疗继发感染。

第十九节　创伤性脑脊液鼻漏

创伤是脑脊液鼻漏最常见的原因，无论是战时或平时的创伤都可能发生，据 Lewin 统计，约占颅脑伤的2%。其发病率尚难确定，因有的伤员在未明确诊断前即死亡或自愈。损伤和漏的部位多在额窦后壁、筛状板、筛窦顶或蝶骨体，因此实际上创伤性脑脊液鼻漏绝大多数为脑脊液鼻窦漏。有极少数颞骨骨折的病例，脑脊液通过中耳腔和咽鼓管从鼻腔流出，均称为脑脊液鼻漏。

一、临 床 表 现

脑脊液鼻漏常出现于伤后早期，但由于脑脊液混于血液中不易发现，多在出血减少、鼻腔流出淡血水样液体或出血停止后，流出透明水样流体时才被注意。当鼻腔出血怀疑混有脑脊液时，可行浸渍试验：取血性液滴置于滤纸上，由于血液与脑脊液弥散速度不同，如血中有脑脊液，纸上出现中央为红色、四周为无色的双重浸渍环。还可根据漏出液的比重、葡萄糖及蛋白含量、细胞计数等，鉴别是否为脑脊液。对鼻腔流出物进行葡萄糖定量检测，如含量超1.7 mmol/L 则证实为脑脊液；对流出物较少者可行 β_2- 转铁蛋白的检测，取0.5 ml 的标本即可，其敏感度、特异度和准确度均可达90%以上。椎管内注入荧光素或染料也有助于诊断，并有定位价值，但由于造影剂有一定的神经毒性，故应慎重选择。当患者在低头、咳嗽或压迫两侧颈内静脉时，如液体漏出量增加，可证明为脑脊液漏。颅脑外伤后，如反复发作细菌性脑膜炎亦应考虑脑脊液漏的可能，仔细检查耳部、鼻腔及鼻咽部，必要时可在椎管内注入荧光素或染料进一步检查，或头颅 CT 扫描（图2-5-19-1）以发现颅底骨质的漏孔。

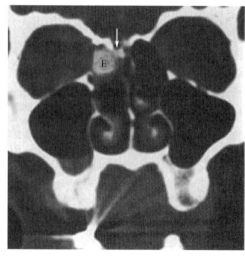

图 2-5-19-1　冠位 CT 脑池显像示右侧脑脊液鼻漏
箭头示筛顶骨折，右筛窦 E、上颌窦有积液

二、处　理

（一）早期处理

患者取半卧位,作脑脊液持续引流以使脑脊液腔保持低压,禁止擤鼻、咳嗽及其他任何足以升高颅内压的动作,鼻腔既不填塞也不滴药,全身应用抗生素防治感染,2 周后如脑脊液漏仍未停止,可根据情况作漏孔修补术。

（二）漏孔修补术

作者主张尽可能不用开颅修补术,也尽可能不用游离的筋膜或阔筋膜修补术,在用鼻内镜查明漏孔部位后,若位于筛状板区,可采用鼻中隔黏骨膜蒂瓣转位修补术;若为脑脊液鼻窦漏,则采用前额颅骨膜腱帽蒂瓣转位修补术。由于大多数为脑脊液鼻窦漏,故后者术式十分实用,介绍如下:①经口气管插管全麻;②鼻侧切开:切口经内眦内侧 0.5 cm,向上达眉弓内缘;③根治筛窦:凿断鼻额缝,咬除该侧鼻骨、上颌骨额突及泪骨,然后根治筛窦。若漏孔限于筛窦顶而未延及筛状板,则筛窦内壁及中鼻甲尽可能保留;若漏孔位于蝶窦顶,则中鼻甲后端可能要去除一部分;④根治额窦:咬除额窦底部的内份,将额窦的黏骨膜完整剥除;⑤根治蝶窦:扩大蝶窦开口,咬除蝶窦前壁大部,并将蝶窦黏骨膜完整剥除;⑥漏孔定位:仔细检查蝶窦顶、筛窦顶、额窦后板、筛状板,查明漏孔部位;筛状板的黏骨膜是否剥除视瘘孔是否延及筛状板而定;⑦制作骨膜腱帽瓣:作额顶部冠状切口,距眉弓 8～9cm,两侧止于太阳穴下方,骨膜下剥离至眶上缘,但慎勿损伤眶上及滑车动静脉,在已脱壳的头皮上切制宽 3cm 的骨膜腱帽蒂瓣,长度根据需要而定,最长 8cm 可修补蝶窦顶,蒂瓣的蒂部含有眶上及滑车动静脉;⑧蒂瓣转位:将此瓣下转 90%,衬托额窦腔,远端根据需要衬托筛窦顶、鼻腔顶及蝶窦顶后壁;⑨鼻内填塞(保持 8～10 天);⑩缝合头皮切创及鼻侧切创。本术式的优点是该蒂瓣血供好、抗感染力强、面积大、成活率高,适用于任何部位的脑脊液鼻漏、鼻窦漏以及多发性瘘。

（马兆鑫）

第二十节　咽部创伤

一、致伤机制

咽部创伤可单独发生,亦常合并口腔或喉颈食管伤。在平时多为车祸、工伤、运动竞技事故及刎颈等所致;战时多为弹片和枪弹的损伤,其中以弹片伤最常见;有异物伤(如鱼刺、各类骨片);医源性损伤(如内镜检查、气管插管、鼻饲管、增殖体手术等);化学腐蚀伤、烫伤。临床上常见于小儿,口衔筷子、铅笔、带柄玩具等不慎跌跤而损伤口咽部,这类损伤以单纯软组织伤为多见。

二、临床表现

口咽部的创伤多以儿童口衔硬物跌跤所致,刺伤部位多在软腭、硬腭、咽后壁、咽侧壁及颊部等处。可发生黏膜下淤血、血肿、肌层不规则撕裂或穿孔。如处理不当可引起咽后或咽侧感染,发生脓肿。刺伤严重者可造成死亡。

鼻咽部的创伤多因枪弹,弹片经鼻腔、鼻窦、眼眶或颈侧等径路进入;也可因车祸、工伤引起面颌、颅底骨折而波及。这类伤的伤情较严重,出血量大,若流入呼吸道可引起呛咳、窒息,流血过多可致休克。有的患者可能伴脑脊液鼻漏。

食管镜检查造成的外伤,常发生在梨状窝或环咽肌下缘,无论是黏膜的严重擦伤或颈段食管穿孔,都有可能引起上纵隔障炎或脓肿,表现为高热、胸骨后疼痛并放射至两侧肩胛呼吸困难及胸内压增高、吞咽困难和皮下气肿。

咽部烫伤、烧伤或化学腐蚀伤的黏膜反应于伤后 2 小时内出现,4~6 小时达高峰,12 小时后开始消退,但随之而来的是感染问题。黏膜反应程度可分为 3 度。

Ⅰ度:黏膜弥漫性充血水肿 3~5 天自动消退。

Ⅱ度:黏膜显著出血水肿,有时形成浆液性水泡,黏膜表面有糜烂及纤维素性假膜,邻近淋巴结肿大,7~14 天消退。

Ⅲ度:常为化学伤,有黏膜下层与周围肌层组织的损伤,黏膜溃疡,深度坏死,炎症持久,持续 3~4 周。在脱痂和肉芽形成后,产生瘢痕结缔组织,使局部狭窄甚至闭锁,妨碍吞咽和呼吸。

三、救　　治

(一) 急救处理

(1) 止血:口腔出血用棉片压迫和缝合止血;鼻咽部出血,可在内镜下双极电凝止血,必要时用后鼻孔填塞法。口咽部或颈部出血可行血管结扎止血。

(2) 保持呼吸道通畅:吸出堵塞的血液和分泌物,必要时作气管插管或气管切开术。激素应用可预防和减轻水肿。

(3) 治疗休克:输液、输血和吸氧。

(4) 静脉或鼻饲营养。

(5) 中和治疗:服毒后应根据腐蚀剂的类型立即给予服用中和剂,但是在伤后 3~4 小时才就诊的患者,给予中和剂疗效欠佳。碱性类腐蚀伤,可用食醋、2% 乙酸、橘汁或柠檬汁漱口或分次服用。酸性腐蚀伤,可用氢氧化铝凝胶或氧化镁乳剂中和,然后服用牛奶、蛋清、植物油等。禁用苏打水中和,以免产生大量二氧化碳,有致胃和食管穿孔危险。

(6) 同时要注意重要脏器功能和水、电解质平衡。

(二) 手术治疗

(1) 取除异物。

(2) 清创缝合:因口腔血供丰富,抗感染力强,故伤后 24~48 小时仍能作一期清创缝合。尽可能将撕裂的黏膜、肌肉和皮肤分层缝合。一般采用局麻,儿童常不能配合,可全麻手术。一般认为鼻咽和口咽的黏膜外伤不需积极处理,因发生颈间隙感染的较少;但喉咽和食管外伤则易感染,可能与吞咽动作第二、第三期产生的压力有关。压力最大是喉咽部,在口咽和鼻咽则不明显。这种压力能挤压唾液进入已损伤的咽壁或食管壁。口底、软腭和扁桃体区的缺损过多可采用舌瓣转移修补。舌宽度的 20%～40% 可做转移舌瓣,缝补于缺损区。舌前 1/3 活动部分予以缝合,其余的舌创面植薄皮片,以免活动部分的舌与舌瓣粘连而牵制舌部运动。

（三）全身治疗

（1）用抗生素控制感染。疑有食管损伤或穿孔者,更应给予大量抗生素和禁食、严禁吞咽防止误吸,使创伤的喉部静止休息有利于伤口愈合。

（2）注射破伤风抗毒素 1500～3000U,预防破伤风感染。

（3）给予鼻饲,保持营养,促进伤口愈合,防止并发症。

第二十一节 喉部创伤

急性喉外伤易引起呼吸道阻塞,可危及生命,如处理不当,则造成慢性喉狭窄,后遗呼吸、发音障碍或造成拔管困难。故急性喉外伤须由专科医生作早期诊断和早期处理,以避免或减少喉外伤的并发症。

一、致伤机制

喉部创伤有闭合伤与开放伤两大类。

（一）闭合伤

包括喉挫伤、软骨骨折和脱位。原因以交通事故占首位,一般车祸均为多处伤,喉外伤是其中之一,汽车的方向盘、仪表板和坐椅的靠背均易直接撞击喉部,所以此种喉外伤曾被称为仪表板综合征(dashboard syndrome);其次为运动竞技(拳击、球击等);再则为工伤事故;其他为硬质内镜或气管插管诊治等所致医源性损伤。

（二）开放伤

包括喉刺伤、切伤和贯通伤,原因以枪伤及利器伤为主,战时前者为多,平时则以后者居多。

二、临床表现

（一）闭合伤表现

由于喉黏膜下的组织疏松,有膨胀性,特别是声门上区,在短时间内黏膜下组织潴留液体和血液,即形成喉头水肿或血肿。因病理变化迅速而出现呼吸道阻塞,引起呼吸困难和喉喘鸣;发音改变或失音;咳嗽;咯血;吞咽疼痛;颈部疼痛。喉软骨骨折所致正常喉解剖结构变形。环甲关节、环杓关节脱位,表现有声嘶,局部疼痛,吞咽困难。CT、MRI 或 X 线及喉内镜检查有助于明确。

（二）开放伤表现

咳嗽；吞咽、呼吸困难；喉头水肿；声嘶甚至失声。喉黏膜层易被撕裂，很快形成皮下气肿；伤口流涎；咳嗽或呼气时伤口外冒血痰、气泡等。

三、救　治

（一）急救处理

1. 止血　结扎或双极电凝止血。颈部大出血的紧急处理为用手指伸入出血创口，直接压迫受损伤的血管，或用手指压迫颈动脉区以控制出血，然后清查出血点，用血管钳止血并结扎。

2. 保持呼吸道通畅　吸出堵塞的血液和分泌物，必要时作气管插管或气管切开术。

3. 治疗休克　输液、输血和吸氧等。

（二）创口处理

1. 清创　用生理盐水冲洗创面，并用纱布堵塞通入咽喉腔的创口，清除其中血块、痰液和异物，剪去已失活力的组织，但喉腔黏膜不宜随便剪去。双极电凝止血或结扎出血点。

2. 缝合创口　受伤后在 24 小时以内者，应作初期缝合；若超过 24 小时，应考虑延期缝合。延期缝合的适宜时间是创口外科处理后 3~4 天，同样可以得到一期愈合。对黏膜创口可用细吸收线仔细对位缝合，不应遗留创面，以免肉芽组织生长和术后渗血。为了避免因咳嗽、喉部运动等因素影响创缘愈合，以采用褥式缝合较好。若黏膜缺损较多，应采用黏膜瓣或游离黏膜移植。软骨除已大部分游离或失活的小碎片可以去除以外，应尽量保留。软骨本身不一定要缝合。若软骨膜已失去缝合固定条件，则软骨切缘需用钢丝固定，必要时喉腔内用喉模支撑固定（图 2-5-21-1）。

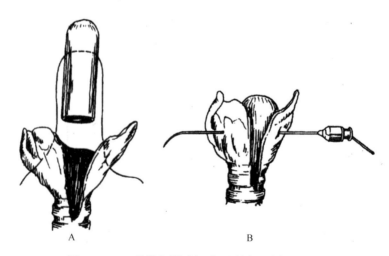

图 2-5-21-1　喉模支撑固定（钢丝贯穿）示意图（A、B）

3. 气管切开　一般病例均需作低位气管切开。

4. 关节整复　喉挫伤肿胀消退后,若有环杓关节脱位,应尽早复位,以在 1～3 周进行最好。拨动方法:在喉表面麻醉下,用喉钳拨动环杓关节,拨动的方向随脱位的情况而定,以拨动后能改善发音为准。

（三）术后处理

（1）一般采用平卧位,头略垫高,两侧用砂袋固定,以免头颈左右摆动,不利于伤口愈合。

（2）伤后 3 天内必须注射破伤风抗毒素 1500～3000 U。

（3）用足量抗生素预防局部及肺部感染,创口保持清洁,及时吸除气管内分泌物。

（4）急性喉外伤若有喉模固定,一般 2 周可以去除。

（5）气管套管拔除应根据具体情况而定,一般以观察 1～3 个月再拔为宜。

（李兆基　张汉清）

第二十二节　气管切开术

气管切开术分为:常规气管切开术、紧急气管切开术、环甲膜切开术及经皮扩张气管造口术(percutaneous dilatational tracheostomy,PDT)等。气管切开术是一种切开颈段气管前壁并插入气管套管,是解除严重呼吸困难及窒息患者呼吸的急救措施。在病情十分紧急的情况下,为了尽快解除窒息,无需局部消毒和麻醉或讲究正规的手术器械,可以利用手边的刀片、剪刀等利器施行紧急气管切开术或环甲膜切开(穿刺)术。但在通常情况下,为了避免手术并发症,还是以行常规气管切开术为多。

一、常规气管切开术

（一）适应证

1. 各种原因所致喉梗阻和颈部气管阻塞

（1）喉部、颈部外伤,或外伤后瘢痕形成而影响呼吸道通畅。

（2）急性喉炎、喉头水肿、会厌囊肿感染脓肿形成、咽后壁脓肿、喉结核所致气道梗阻等。

（3）甲状腺肿瘤、颈深部感染(脓肿)等邻近器官疾病压迫或影响喉部及气管所致呼吸困难。

（4）喉部和下咽部或口咽部各种良、恶性肿瘤引起的呼吸道阻塞。

（5）先天性疾病(如喉蹼)、神经性疾患(双侧声带外展麻痹)等发生Ⅲ～Ⅳ度喉阻塞,尤其是病因不能很快解除时,应及时行气管切开。

2. 下呼吸道分泌物或异物阻塞

（1）各种原因造成昏迷 48～72 小时不清醒、咳嗽反射消失或呼吸麻痹,颅脑伤、巴比妥类药物中毒、破伤风、脊髓灰白质炎等造成的呼吸道内分泌物不能排除而引起下呼吸道阻塞。某些气道异物亦可经气管切开途径取出。

（2）胸腹部手术后、或胸部外伤后的多发性肋骨骨折患者,胸廓活动或呼吸运动受影响致下呼吸道内分泌物积存。

3. 预防性气管切开术 施行鼻咽部、口咽部、喉部、颈部手术时,为保持术中、术后呼吸道通畅,可作气管切开。

4. 各种原因造成的呼吸功能减退 如慢性气管炎、肺源性心脏病、慢性肺气肿患者,若气管切开可增加其换气量时,可作气管切开。

（二）术前准备及麻醉药品

1. 常规准备

（1）麻醉药品:1% 利多卡因或 1% 普鲁卡因 10ml,加入 0.1% 肾上腺素液 2 滴作局部麻醉。

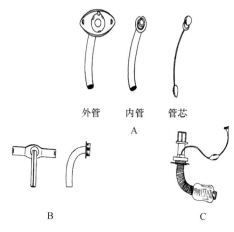

外管　　内管　　管芯
A

B　　　　　　　　C

图 2-5-22-1　气管套管

A. 金属套管;B. 硅胶气管套管;C. 带气囊硅胶气管套管

（2）全套气管切开器械、氧气、吸引器、麻醉插管、抢救药品、各种型号的气管套管（包括内管、外管和管芯）、带气囊套管（一般套管多用硅胶、银合金、钛合金制成,见图 2-5-22-1）,其弯度与 1/4 圆周弧相同。

全套气管切开器械包:注射器 10ml 1 个,5 号细长针头 1 个,大、小刀柄和大圆刀片及尖刀片各 1 个,小弯止血钳和直止血钳各 4 把,组织钳 2 把,持针钳 1 把,组织剪 1 把,线剪 1 把,海绵钳 1 把,巾钳 4 把,蚊式钳 4 把,有齿镊 2 把,甲状腺拉钩 2 个,气管扩张器 1 把,吸引器头 1 个,吸引软管 1 根,硅胶带气囊或银合金气管套管不同年龄段各备 1 套（表 2-5-22-1）,以及缝针、缝线和纱布、凡士林纱条等。

表 2-5-22-1　各号气管套管及其适用年龄

号别	00	0	1	2	3	4	5	6
直径×长度(mm)	4.0×40	4.5×45	5.5×55	6.0×60	7.0×65	8×70	9×75	10×80
直径大小(mm)	4	4.5	5.5	6	7	8	9	10
适用年龄	1~5 月龄	1 岁	2 岁	3~5 岁	6~12 岁	13~18 岁	成年女性	成年男性

（3）备支气管镜、麻醉喉镜、麻醉插管、抢救药品等。

2. 对于肥胖或病情危重患者,亦可先行气管插管再行气管切开。

3. 签订告知书 主管（刀）医师和患者或患者亲属（急诊可以和陪员或单位领导）术前谈话,告知患者病情和手术必要性及术中、术后可能出现的情况,尤其是手术的必要性和并发症及意外情况。征得同意后签订告知书,医患双方各一份。

（三）手术步骤

常规气管切开术示意图,见图 2-5-22-2。

1. 体位 一般采用仰卧位,肩下垫枕,使头仰伸保持前正中位。不能平卧时,可改半坐位或坐位。

2. 麻醉 一般采用局麻。目前多用 1% 利多卡因或 1% 普鲁卡因 10ml 加入 0.1% 肾上腺素液 2 滴作局部麻醉。如手术需要可全麻。昏迷或休克患者不需要或不允许麻醉。

3. 切口　有直切口和横切口两种。直切口为自环状软骨平面至接近胸骨上窝处的颈前正中线,目前多采用。横切口是在环状软骨下缘 2～3cm 处切入,优点是术后瘢痕不明显,但手术操作及暴露均欠佳。

4. 切开暴露气管　术者位于患者右侧,左手拇指及中指固定喉部,右手持刀,切开皮肤,用电刀切开皮下组织及浅筋膜可以减少出血,分离中遇到颈浅静脉可向两侧牵开或结扎切断,用血管钳沿中线分离,将胸骨舌骨肌及胸骨甲状肌向两侧分开,暴露甲状腺峡部。如甲状腺峡部过宽,可将其下缘分离后用拉钩向上牵引,必要时可将甲状腺峡部用钳夹住,两钳间切断并缝扎。使气管得到良好暴露,可避免术后峡部仍向下移回,而妨碍气管套管更换时套管插入困难。此时可看到气管环,用手触及确认。小儿气管细软,确定有困难时用注射器穿刺抽气判断,防止把大血管误认为气管。为防止气管切开时患者呛咳,可以向气管内注入 1% 利多卡因液 1～2ml。

5. 切开气管　一般要求在 2～5 环之间,切开气管时宜用尖刀自下而上挑开 2 个环,一般以切开第 3、4 气管环最合适。若于甲状腺峡部以上部位切开气管,易损伤环状软骨,引起喉狭窄,造成日后拔管困难。如切开过低,应防止损伤胸膜顶和大血管。同时刀尖不宜插入气管过深,以免刺穿气管后壁,并发气管食管瘘。如插入气管套管有困难时,可在气管切口两侧切除少许软骨,便于顺利导入气管套管。惟对儿童不宜切除软骨,以防日后气管狭窄。

如患者术后需要长期带管,可行气管前壁 2～3 或 3～4 环作倒"U"形切开,其蒂瓣在下方,将瓣向外下挑起,瓣的尖端用线缝合于切口下端皮下(改良永久性气管切开术),以利于术后换管和护理。如术后发生脱管亦不至于马上发生窒息,若病情允许拔管也不会发生气管狭窄。曾对 46 例患者做过此种切口,带管时间均在 2～12 个月或以上。拔管后每 2～3 个月用纤维喉镜观察气管内壁创面愈合情况达 1 年半,本组病例气管内壁创面除有稍向外凹 1～2mm 外,均无气管狭窄。

6. 插入气管套管　用弯血管钳或气管扩张器撑开气管切口,将事先准备好的

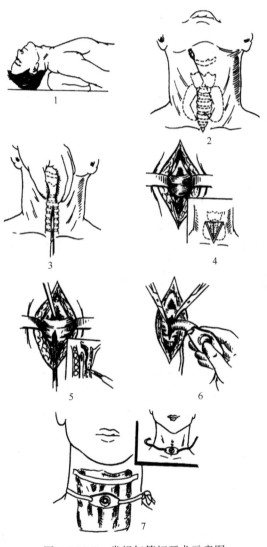

图 2-5-22-2　常规气管切开术示意图

1. 体位;2. 麻醉;3. 切口;4. 分离软组织,向上挑开 2 个环,一般以切开第 3、4 气管环最合适;5. 切开气管;6. 插入气管套管;7. 创口包扎

带气囊硅胶套管或银合金套管顺势向切口内插入,并迅速取出管芯。此时若有分泌物自管口咳出,证实套管确已插入气管;换入内管、扣好转扣,以防脱落;如无分泌物咳出,可用少许纱布纤维置于管口,看其是否能随呼吸飘动。如果发现套管不在气管内,应拔出套管,迅速重新插入,以免窒息。

7. 创口处理 套管插入后用带子将其牢缚于颈部,以免松开脱落,松紧以能伸入一个手指为宜。如伤口渗血,应找到出血点予以电凝或结扎,亦可填入纱条压迫止血。根据伤口长度在伤口上或下端适宜缝合 1~2 针,以缝合切口上端为佳。切口不宜缝合过紧或过小,防止发生皮下气肿或以免术后换管时造成困难。伤口再次清洁、消毒。最后用剪开一半的纱布垫围好伤口。次日抽取或剪除一部分纱条,术后 2~3 日取完。

二、紧急气管切开术

(一)适应证

这种手术在喉阻塞患者濒于窒息的十分危急的情况下方可采用,不必考虑消毒和麻醉问题。可用水果刀、剃刀片或剪进行手术。手术要求迅速、一气呵成。手术标志除了"看清",主要是"摸清"。

(二)手术步骤

(1)选用仰卧位,肩下垫枕,头仰伸。助手扶住头部使头颈部保持正中位,防止气管偏移。术者位于患者右侧,摸清气管的部位,用左手拇指和中指、无名指在环状软骨处按于气管两侧,固定喉及气管于颈前正中线,并将颈侧大血管推向外后方。此时颈部两侧血管,上部距离中线较远,越靠近胸骨上窝则越靠近气管。

(2)在左手示指指引下,用刀沿颈前正中线自环状软骨下缘一直切到胸骨上窝,切开皮肤和皮下组织及筋膜,深度至甲状腺表面或直达气管前壁。用左手示指伸入创口深部分离并探摸气管,如遇甲状腺峡部,应向上牵引,此时能触到气管前壁之软骨环。

(3)手指摸清软骨环,在其指引下立即切开第 3、4 气管软骨环,注意勿切入太深,以免伤及后壁而发生气管食管瘘。

(4)气管切开之后,即用刀柄或止血钳等插入撑开气管切口。然后取气管套管或其他空心管形代用品如橡皮管、两端开口的笔筒等,插入气管并固定防止脱落,以维持呼吸通畅,并吸除分泌物。

(5)如患者呼吸不能恢复,应立即做人工呼吸,输入氧气。可放低头位,以免血液流入下呼吸道。

(6)切口周围填压止血。呼吸恢复后,如切口尚有出血,可用双极电凝止血或结扎,缝合切口。

三、环甲膜切开术

(一)适应证

环甲膜切开术是用于紧急抢救喉阻塞的患者,当不能作喉内插管又来不及作常规气管切开术的暂时性急救方法。也可先用 2～3 根输血粗针头从环甲膜处刺入声门下区先通气，再迅速作环甲膜切开术。其优点：环甲间隙皮下组织较少，解剖标志清楚。少量器械和组织分离就可迅速建立人工气道；非外科医生和在无手术室的条件下也能完成手术。缺点是：环甲间隙比较狭窄，宽度常不足以插入口径够大的气管套管；环状软骨损伤可致软骨膜炎继发喉狭窄。为防止并发症，手术时须绝对避免损伤环状软骨和插管最好不要超过 24 小时。如病情稳定，术后 24 小时可在其下方作常规气管切开术。

（二）手术步骤

1. 体位 选用仰卧位，肩下垫枕，头仰伸。不必考虑消毒和麻醉问题。助手扶住头部使头颈部保持正中位，防止气管偏移。

2. 切口与插管方法 术者位于患者右侧，用手指摸清甲状软骨与环状软骨间隙，即环甲膜，用刀横行切开环甲膜长 2～3cm，直至与喉腔完全切通。用剪或血管钳插入切口中向两侧将切口撑开，在剪刀或血管钳两页间插入硅胶气管套管、橡皮管或其他导气管。如手头无管，亦可用刀柄或其他物品撑开创口解决通气，同时吸除呼吸道分泌物并给氧。如患者呼吸停止，可经插入的管口吹气做人工呼吸。

四、经皮扩张气管造口术

随着微创技术的进展，经皮扩张气管造口术（PDT）是国内外开展不久的一项新技术，逐渐广泛地在 ICU、急诊科中应用。它改变了传统的气管切开术，因其具有损伤小、操作简便、耗时短等优点。

（一）局部解剖要求

术者要熟悉 PDT 局部解剖结构，通常最主要的体表解剖标志是环状软骨和胸骨上窝及体表能触及气管环。这是提高手术成功率、缩短操作时间和降低并发症的必备条件。

（二）适应证和禁忌证

1. 适应证
（1）各种原因的喉源性呼吸困难。
（2）颈椎损伤，不能垫肩和头后仰。
（3）开放式气管切开后 48 小时内、PDT 后 72 小时内意外脱管，需快速经原切口置导丝后置管。
（4）适合在神经外科、心胸外科及寰枢椎手术后的应用。
（5）患传染性较强的病原菌感染、呼吸道传染病的气管切开。
（6）有美观要求者。

2. 禁忌证
（1）有颈部解剖异常或不清楚，如颈前区肿瘤、甲状腺肿大明显者、颈前软组织较厚、气管偏斜、严重肥胖伴颈短及颈部严重皮下气肿等情况，气管位置不能确定。
（2）既往有气管切开史。

（3）手术区域局部皮肤感染。

（4）儿童,由于其气管细软。

（5）其他相对禁忌证,如凝血异常等。

（三）操作步骤

患者体位和麻醉及消毒与常规气管切开术相同。切开皮肤,根据所置入的气管切开导管的外径做一横切口,用专用套管针垂直于主气管走行穿刺(针尾接 10ml 注射器并抽取1% 利多卡因 2ml),有突破感后回抽可见大量气泡,证实进入气管后,将 1% 利多卡因 2ml 注射到气管内可降低患者呛咳,同时拔出穿刺针,经套管置入导丝,需无阻力,再置入扩张器(钳)扩张气管前壁,然后将扩张钳边退边扩颈前组织,见有大量气体从扩张口喷出,沿导丝迅速置入气管切开套管,拔出导丝及管芯,确认气管切开套管位于气管内且位置正确后,套囊充气,固定气管切开套管于颈部以防止脱落(图 2-5-22-3),并吸除气管内分泌物。

PDT 与传统气管切开相比,由于 PDT 切口小,对周围组织创伤轻,出血量和并发症少、安全性高,是急诊紧急气管插管后的有效技术补充,对急诊危重患者的抢救有较高的应用价值。

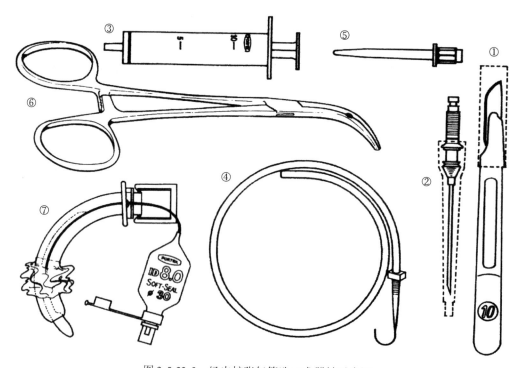

图 2-5-22-3　经皮扩张气管造口术器械示意图
①手术刀;②带套管穿刺针;③注射器;④导丝;⑤扩张管;⑥扩张器(钳);⑦硅胶带气囊套管

（四）并发症

1. 出血和感染　因 PDT 术中仅切开皮肤,其余操作均为钝性分离,对周围组织基本没有损伤,故出血极少。研究表明,PDT 导致的出血和感染并发症发生率明显低于传统的气管切开术。但也有损伤主动脉弓导致大出血的报道。

2. 气管套管置入困难与气囊破裂 PDT 有可能会导致气管套管置入困难和置管后气囊破裂,主要与扩张口太小有关。采用牛角扩张器或螺旋扩张器尽量扩大穿刺孔可以避免。

3. 气管损伤 近年来有人将纤维气管镜监视技术引入 PDT,在内镜监视下操作,使操作更加准确,提高了穿刺成功率。手术并发症的发生率从 32% 降至 6%。

4. 甲状腺损伤 如甲状腺不大,只要穿刺定位准确可以避免。

PDT 尚不能完全替代传统气管切开术,仍需不断完善,以提高其安全性和成功率。只有对 PDT 正确评价,严格掌握其适应证、禁忌证和手术指征,才能更为恰当地使用 PDT,减少可能出现的并发症。尤其需要掌握传统气管切开术,行床边 PDT 应备好普通气管切开包,在 PDT 不能成功时,可迅速改为常规气管切开术。

五、气管切开术后处理

(一) 专人护理

术后护理非常重要,患者术后不能发声,尤其小儿,如处理不当,随时可发生不良后果。所以术后一段时间内给予专人护理,确保套管通畅。气管内套管每 4~5 小时清洗消毒 1 次。严密观察生命体征和气管套管内分泌物的颜色及套管通畅、缚带松紧程度及有无皮下气肿。

(二) 床边设备

患者床边备氧气、吸引器及吸痰管、生理盐水、注射器、消毒液、手电筒、气管切开包、消毒手套和抢救药品。

(三) 体位

术后 6 小时内给予平卧位,勿垫枕。平时要经常变换体位,防止肺部并发症。小儿双手制动,防止拔管。

(四) 保持适宜温度和湿度

室内温度宜在22℃左右,湿度为80%~90%,避免气管干燥、纤毛运动障碍、痰痂阻塞气道,可在套管口覆盖生理盐水纱布增加气道湿度。

(五) 维持下呼吸道通畅

及时吸除套管和气管内的分泌物,如气管内分泌物黏稠,可给予雾化吸入或蒸汽吸入,定时向气管内滴入少许生理盐水、氨溴索、糜蛋白酶和抗生素。

(六) 饮食

当日给予禁食,次日给流食或半流食。进食前先试饮水,如无呛咳方可进食。

(七) 防止切口感染

每日清洁伤口、更换敷料,适当使用抗生素。切口内填塞的凡士林纱条 24~48 小时取出,防止切口感染。

(八) 气囊压力

套管气囊充气压力为 20~25 mmHg,每 4~6 小时放气减压 1 次,每次 1~5 分钟,防止气管黏膜缺血导致坏死肉芽形成,造成气管狭窄。

(九) 拔管

喉阻塞及下呼吸道分泌物堵塞症状基本解除后,气道确属通畅,可以考虑拔管。拔管前必须先行堵管,可先用手指堵住套管口,若行走时呼吸顺畅,说话声基本正常,即可用软木塞堵管,若持续堵管 24~48 小时呼吸平稳,睡眠安静,体温、脉搏正常,表示气道呼吸功能恢复,即可拔管。拔管后用蝶形胶布拉拢创口,并在 1~2 天严密观察呼吸情况。不能拔管者必须详查原因,并予相应处理。

六、气管切开术并发症及处理

(一) 出血

可分为原发性及继发性两种。

1. 原发性出血 较常见,多系术中止血不彻底所致;或术后咳嗽致原已封闭的出血点再度出血。原发性出血多为静脉性的。局部用消毒纱条填塞或双极电凝止血,使患者镇静,减少咳嗽,即可止血。必要时重新开放创口结扎止血。

2. 继发性出血 虽然少见,但非常严重,一旦发生大血管糜烂出血,常是在几分钟内死亡的严重并发症。其原因如下。

(1) 伤口感染。

(2) 气管切口过低、过长、或分离过多损伤无名动脉。

(3) 插入带气囊的套管,气囊充气过多、过久,致气管黏膜、软骨压迫性缺血、坏死,损伤血管出血或血管畸形。

(4) 选用套管过长、过大、过弯。

大出血一般多在气管切开术后 4~14 天。遇有大出血时,先换用带气囊气管套管或气管内插管,使气囊充气,保持呼吸道畅通,然后用手指、敷料紧压出血处,同时剪开胸骨,显露上纵隔,修补出血的血管。

(二) 皮下气肿

1. 特点 为常见的术后并发症,约占 14%。轻者仅颈部切口附近,重者可延及枕、颌、面、胸、腹、背、纵隔或胸腔等处。可发生在手术当时,也可在术后 1~2 天出现。皮下气肿一般无危险,多在术后 6~8 天逐渐自行吸收。气肿严重者拆除创口缝线,有利于气肿恢复。如发生纵隔或气胸,需请胸外科会诊协助处理。

2. 原因

(1) 手术时因吸入性呼吸困难,剧烈咳嗽或挣扎,致胸腔内负压增高,迫使气体进入皮下。

（2）气管套管与切口不符,如气管前壁切口大而气管套管型号偏小,使气体由外套管周围进入软组织。

（3）术中分离软组织过深、过广。

（4）切口皮肤缝合过紧或套管周围纱条填塞过多等。发生皮下气肿后,必要时应进行胸部 X 线检查,观察是否有纵隔气肿或气胸存在。

（三）套管脱出

1. 主要原因

（1）套管过短、内外套管不配套或转扣损坏。

（2）颈部气肿。

（3）气管套管固定缚带太松。

（4）患者自己拔出。

（5）更换内管时用力不当,将外套管一起拔出。

（6）气管切口过低或过长。

2. 处置　发现套管脱出后应立即在良好照明下,用止血钳等器械分开气管切口,将外套管重新插入。并根据脱出原因,妥善处理。气管套管未放入前不可做人工呼吸和给氧等。

（四）纵隔气肿和气胸

1. 原因　多因有严重喉阻塞,使纵隔及胸腔呈高度负压所致。

2. 发生机制

（1）直接由颈部创口进入:手术时过多分离气管前筋膜,空气直接进入纵隔内,或空气进入皮下组织,当吸气时再到纵隔。

（2）损伤胸膜顶:因气管切口过低或剥离过深,也可因剧烈咳嗽,胸膜凸出于锁骨上方,易损伤所致。

（3）发生纵隔气肿后纵隔胸膜顶破裂,使气体进入胸腔。

（4）呼吸困难严重挣扎或剧烈咳嗽时,肺内气压极高,引起肺泡破裂,使空气进入胸膜腔,也可沿血管和小支气管进入纵隔。

3. 处置　少量气体进入纵隔和胸腔多无明显症状。纵隔气肿症状明显者,可请胸科会诊进行穿刺抽气,或闭式引流排气,或行人工气胸器排气。

（五）呼吸和心搏骤停

多发生于较长期的喉阻塞患者,当新鲜空气立即进入肺部,使原来肺泡和血液中增高的二氧化碳含量突然降低,呼吸中枢短时间内不能适应,导致呼吸骤停。立即采取口对管的人工呼吸或呼吸机维持呼吸,同时给予 5% 二氧化碳混合气体吸入等。心搏骤停是由于缺氧和酸中毒对心肌的损害,给予相应措施抢救。

（六）创口感染

手术时消毒不严格或术后痰液污染,可以引起创口感染。如遇创口感染,应及时给予抗生素,加强局部换药等处理。

（七）肺部感染

支气管肺炎为气管切开术后常见并发症,约占 12.3% 。应加强护理,注意室内通风及空气消毒,气管内滴入或全身使用抗生素。

（八）气管食管瘘

如瘘孔不大,可用碘仿纱条填塞,改用鼻饲,多可自行愈合;若瘘孔较大,则需手术修补。

（九）喉部狭窄

多因气管切开位置过高,手术损伤环状软骨所致。手术时必须防止损伤这一软骨。应根据狭窄的程度,进行扩张或整复术。

（十）气管狭窄

多因气管套管弯度过大或套管气囊压迫气管壁过久、引起气管软骨环坏死,瘢痕形成而引起狭窄。发生于环状软骨平面多为环状狭窄。近气管套管下端的气管前壁狭窄,称为管端狭窄。妨碍气道通气的肉芽组织,应予内镜下激光切除;如狭窄明显,可给予钛合金气管支架扩张;狭窄长度在 4~5cm,可行狭窄段气管切除,作对端吻合术;如条件允许的可作同种气管移植来修复。

（十一）咽下困难或吞气症

少数患者在气管切开术后发生咽下困难,可能是喉部功能失调所致,一般在 4~5 天后症状可自行消失。也可因套管下端压迫食管所致。症状发生时期内可采用鼻饲法,防止发生吸入性肺炎。吞气症常见于婴儿,可引起呼吸困难。应插入鼻饲管排气,并换用合适的气管套管。

（十二）急性肺水肿

多发生于呼吸困难较重者,在肺泡内产生相对正压。当切开气管后,肺内压力骤降,使毛细血管渗透性发生改变,液体渗出血管外,导致发生肺水肿。可用加压给氧法治疗,严重者可静脉注射利尿药。也可用单向活瓣"Y"形管套接在套管上,一头作吸气用,另一头接在水瓶上作呼气用,使肺保持一定的压力,并逐渐减低,使肺水肿消失。

（十三）拔管困难

根据国内统计,拔管困难发生率占 3.3%~16.8% 。据观察,戴管的久暂,与并发症的发生有密切关系。据 Oliver 报道:在 1 周内拔管者,并发症的发生率为 1.1% ,1 个月内拔管者为 3.3% ,半年内拔管者为 33% ,1 年以上者为 50% 。因此,应争取早期拔管。绝大多数患者如依上述方法逐步进行,拔管多无困难。

（张汉清　马少林　李兆基）

第二十三节 气管、食管创伤

一、气 管 创 伤

常规分为开放性创伤及闭合性创伤,可由钝器、利器、火器,电击及医源性(如气管插管、气管镜检)造成内部损伤等引起,常伴有喉、食管、颈部神经血管的损伤。

（一）临床表现

（1）开放性损伤较易诊断,颈部表皮及软组织开放性创伤后出现皮下气肿、纵隔气肿、喘鸣、呼吸困难、咯血、发声困难、呛咳等。

（2）闭合性喉气管损伤多继发于各种交通事故,工伤的各种意外,近年来发生率不断上升。由于颈部没有明显的伤口,部分患者在受伤时也没有明显的呼吸困难,常被忽视,最终形成瘢痕性喉气管狭窄,影响喉和气管功能,增加后期治疗的难度。

1）凡伤后出现咽喉疼痛、吞咽呼吸困难、声音嘶哑或失音、咯血、皮下捻发音,而颈前皮肤完整或皮肤擦伤,如有皮下淤血等症状体征时,均应高度怀疑颈部闭合性喉气管损伤。

2）患者头颈部姿势的改变和推移甲状软骨造成呼吸困难加重,具有一定的诊断价值。

3）检查:间接喉镜可了解声带动度、喉部肿胀及关节有无脱位等情况,必要时可予电子或纤维喉镜检查,喉 CT 或磁共振检查,仔细查明病变部位,并确定有无喉腔黏膜裂伤、出血、溃疡和喉及气管软骨的损伤、移位及狭窄程度等。

（二）治疗

全面、准确评估损伤的程度、范围并采用及时、恰当的处理方式,是抢救生命,避免喉气管狭窄等后遗症的前提条件。气管创伤后,维持呼吸通道是首要的救治原则。

（1）严重喉气管损伤的患者常于伤后 3～6 小时死亡,其原因主要是大量血性分泌物进入气管,造成呼吸道阻塞,窒息死亡。更严重者可能在紧急处理前已有严重的颈部血管损伤、气管移位、声门闭合或喉前庭阻塞。气管内插管常常误入假道,借助电子及纤维气管镜插管来建立通气的方法有极大的危险性,可造成通气中断,甚至死亡。插管还可能造成伴有颈椎骨折者的高位截瘫。为了抢救生命,有呼吸困难伴气胸、纵隔气肿者,应先有计划地紧急施行颈部切开探查、气管切开,经损伤气管断端或气管造口插入气管插管或气管套管,来建立稳固的通气。

（2）气管的一期修复是预防喉气管狭窄和提高嗓音质量的关键。一般认为,闭合性喉损伤的手术探查时机在伤后 24～48 小时。凡有喉气管完全断裂、喉结畸形、喉气管软骨骨折下陷累及呼吸道者,均应行气管切开术,同时行喉气管裂开术,将喉气管端端吻合、下陷软骨复位,缝合撕裂伤黏膜,修复或重建呼吸道。软骨及黏膜应尽量保留和恢复原状。喉气管内置入"T"形硅胶管或碘仿纱条橡胶指套,以支撑喉腔及气管腔,其放置时间为 10 天至 3 个月。

（3）对于广泛组织损伤或伴有环状软骨骨折,双侧喉返神经损伤的患者,可放置支撑喉模,喉模可保留 16～30 天,严重者可适当延长。消除吻合口张力是喉气管吻合成功的关键,可以通过游离气管前后壁来达到这一目的。修复或吻合重建时可用吸收线缝合黏膜,用不可吸收线缝合软骨,应尽可能避免用周围组织填补气管缺损,否则将引起肉芽组织增生,导致气管腔狭窄。

(4)伴有气管食管瘘者,应仔细修复食管壁,术后鼻饲至少2周以上。晚期颈部闭合性喉气管损伤已形成喉气管瘢痕狭窄者,则采用喉气管裂开术、黏膜下瘢痕组织切除,或行瘢痕松解,并在喉气管腔内放置"T"形或"Y"形硅胶管撑张0.5~1.5年。若软骨缺损较多,瘢痕狭窄严重,除松解瘢痕外,还可用肋软骨或肌筋膜瓣或自体鼻中隔黏软骨膜移植修复,并用"T"形硅胶管扩张0.5~1.5年。但要注意防止"T"形管上、下端部位长肉芽,管内干痂堵塞,"T"形管上移,误咽等并发症。

(三)术后处理

用足量广谱抗生素,可全身使用激素治疗。拆除缝线后检查无喉狭窄者,堵管24~48小时无呼吸困难可拔除气管套管,有喉狭窄者特别是有喉、气管软骨损伤,应观察到无喉狭窄后再拔管。

二、食 管 创 伤

食管损伤是一种以食管破裂、穿孔为主要病变的疾病,以锐器损伤较多、误咽骨性异物、义齿等致伤、战时火器伤、颈椎骨折致食管损伤等。医源性损伤近年来发生率呈上升趋势,如内镜检查、食管扩张术、食管置管术以及胸部手术、纵隔肿瘤摘除或肺叶切除均可因操作不慎导致食管损伤,还有药物性、反射性食管损伤等。该病临床误诊率及病死率高,如不及时处理,易发生纵隔炎、食管胸膜瘘、食管气管瘘等,并可能致死。

(一)临床表现

临床表现有颈部和胸骨后剧烈疼痛或剧烈咳嗽伴吞咽时加重,重者有呼吸困难、心率增快、血压下降甚至出现休克。诊断可根据胸部 X 线或 CT 检查有纵隔积液、积气,损伤时间短时 X 线检查结果可能正常。及时食管造影,口服亚甲蓝胸液蓝染而明确诊断。内镜检查可能扩大损伤,不建议使用。

(二)治疗

早期正确诊断、治疗是降低病死率的关键。一旦明确首先禁食,对于创伤和破口大且在24 小时以内的损伤,直接选择全层修补。大破口选择开胸行清创+ 食管切除+ 颈部食管胃吻合。24 小时以上,纵隔或胸腔发生腐蚀性感染、食管壁炎症水肿,且患者一般情况较差,估计食管修复不能成功者,多不主张一期缝合,可行内科治疗。内科治疗的主要措施是:禁食,充分胃肠减压,抗生素局部冲洗或全身应用,以及支持疗法(输血浆、静脉高营养、空肠造瘘等)。此外,对不能明确食管损伤位置及上段食管损伤(靠近环状软骨3cm 以内)者也可先行内科治疗,颈部有脓肿形成者则切开引流,放入引流管做局部冲洗。对于肿瘤引起的食管损伤及破口较小、位置明确的食管损伤,则选择食管支架介入治疗,放置合适带膜金属支架,可尽早进食,维持营养,同时亦需应用广谱抗生素,必要时还要通畅引流。有气管食管瘘者亦进行缝合修补并嵌入筋膜。如果食管内有异物,应在食管镜下谨慎取出。总之,早期营养支持,通畅引流和有效抗感染是治疗的基本原则,选择正确的治疗方法有利于患者尽早恢复,减少治疗费用,降低病死率。

三、食管腐蚀损伤

误吞或有意服用腐蚀剂引起的食管损害称为食管腐蚀伤(caustic injuries of esophagus)。常见致伤腐蚀剂有酸性和碱性两大类。强酸类如硫酸、盐酸、硝酸等;碱性类如氢氧化钾、氢氧化钠(火碱、灰水)、来苏、碳酸氢钠(食用或清洁用碱)。

(一)原因

各种强酸、强碱、腐蚀剂和清洁剂,日常与人们广泛接触,如保管不善,可被儿童、醉酒或精神失常者吞服。碱水可误认为水或酒被饮喝。将腐蚀剂盛在日常用的碗、杯或饮料瓶中,也是造成误服的原因。曾有错把来苏等当作咳嗽药水服用而造成腐蚀伤事故。

(二)病理

病变程度与腐蚀剂的性质、浓度、剂量和组织接触停留时间有关。

食管腐蚀伤按其损伤程度分为3度。

Ⅰ度(轻度):病变损伤黏膜及黏膜下层、黏膜表面充血、水肿或有表浅糜烂,创面愈合后,不留瘢痕,无狭窄。

Ⅱ度(中度):病变深达肌层,黏膜表面有渗出及局部溃疡,愈后常有程度不等的瘢痕狭窄。

Ⅲ度(重度):食管壁全层受损,侵及食管周围组织,可能发生食管穿孔及纵隔炎等。

(三)临床表现

随腐蚀伤程度的不同而不同。

1. Ⅰ度蚀伤 有轻度疼痛和吞咽困难。

2. Ⅱ度蚀伤 其病程可分为3期。

(1)急性期:1~2周,前3天主症为剧痛、吞咽困难、呕吐血性分泌物,全身有中毒症状、发热、脱水、休克。如合并喉头水肿,则出现呼吸困难。

(2)缓解期:历时2~3周,其特点为病情好转,症状消失,能逐渐进食,缺乏经验的医生亦误认为治愈,但是这个无症状期是短暂的,服毒后第3周左右,接踵而来的是严重瘢痕狭窄期。

(3)瘢痕狭窄期:服毒后第3周左右,由于局部结缔组织增生,继之瘢痕收缩而致食管狭窄,吞咽困难重新出现,并且逐渐加重,轻者只能进流质,重者滴水不进,出现脱水,营养不良,呈恶病质状态。

3.Ⅲ度蚀伤 腐蚀伤严重,累及食管周围组织和胃肠道,临床表现极为严重,同时或相继有多种并发症的症状和体征,如食管穿孔、胃灼伤、喉阻塞、肺水肿、纵隔炎、心包炎、腹膜炎等。这类患者预后不良,病死率极高。

（四）救治

食管腐蚀伤的治疗包括急救处理和瘢痕狭窄的预防。

1. 急救处理

（1）中和剂的应用：服毒后应根据腐蚀剂的类型立即给予服用中和剂才有效，而伤后 3～4 小时才就诊的患者，给予中和剂疗效则欠佳。碱性类腐蚀伤，可用食醋、2% 乙酸、橘汁或柠檬汁漱口或分次服用。酸性腐蚀伤，可用氢氧化铝凝胶或氧化镁乳剂中和，然后服用牛奶、蛋清、植物油等。禁用苏打水中和，以免产生大量二氧化碳，有致胃和食管穿孔危险。

（2）抗感染：使用广谱抗生素防止继发感染。

（3）一般处置：在急救中注意保温，避免脱水和酸中毒，补充液体，纠正血容量不足并注意水、电解质平衡等。

（4）糖皮质激素的应用：可减少创伤反应，有抗休克、消除水肿、抑制成纤维肉芽组织的形成和防止瘢痕狭窄的作用，但要严格掌握适应证和用药剂量，用量过大可使感染扩散，并有可能并发食管穿孔。因此，对于严重腐蚀伤疑有食管穿孔者，不宜使用。

（5）气管切开：如有喉头水肿和喉源性呼吸困难者，应及早行气管切开术，保持呼吸道通畅。

（6）全身治疗：给予止痛、镇静、抗休克治疗。

（7）禁食：尽早小心插入胃管鼻饲，既可维持营养，又可起到维持管腔或备日后扩张治疗之用。

2. 瘢痕狭窄的治疗

（1）激素应用：可以减轻病情迁延，缓解瘢痕狭窄。

（2）食管镜检查：2 周后可用食管碘油 X 线检查或用纤维（电子）食管镜检查，了解食管狭窄部位和程度以及胃部损伤情况。

如有瘢痕狭窄，可采取以下方法治疗。

1）食管镜下探条扩张术：适用于狭窄较轻、范围局限者。探条有金属和硅胶等几种。在食管镜直视下，插入由小到大的探条逐渐扩张，一般每周扩张 1～2 次，以达到能顺利进食。

2）若由食管上口扩张有困难时，可作胃造瘘术，改用吞线循环扩张法。

3）金属钛或记忆合金支架扩张法。

4）外科手术治疗：严重食管狭窄者，可根据病情采用狭窄段切除食管端端吻合术、结肠代食管术、游离空肠段移植代食管术、食管胃吻合术、皮管食管成形术等。

食管腐蚀伤是可以预防的，应加强对各种强酸、强碱、腐蚀剂和清洁剂的专人保管和上锁存放，容器上要有醒目的标记。家庭应用的腐蚀性物质，一定要存放在儿童接触不到的地方，以防意外。

（胡炯炯　张汉清　郑　炯）

第二十四节　喉、气管、食管瘢痕性狭窄

一、喉、气管瘢痕性狭窄

喉、气管狭窄（laryngotracheal stenosis，LTS）是指各种原因所致喉部及颈段气管瘢痕组

织形成,使喉及气管腔变窄,甚至闭锁而影响其通气和发声功能的一种病理状态。常可合并喉咽或食管狭窄。

（一）原因

（1）喉、气管直接损伤,喉、气管的挫伤、器械伤或火器伤。

（2）化学损伤引起的呼吸道烧伤或腐蚀伤,如烧灼、放射、强酸、强碱等。

（3）医源性损伤:颈部手术损伤,如高位气管切开术。各类插管损伤,如气管插管等。喉、气管放射治疗引起的软骨坏死及挛缩。

（4）特异性和非特异性感染。如喉结核、梅毒等。

（二）诊断

首先需仔细了解患者病史,喉、气管狭窄的主要症状为呼吸困难与窒息,有呼吸困难、喘鸣、发声障碍、咳痰困难甚至进食呛咳等。可经颈部检查、内镜检查及影像学检查,明确狭窄的范围、程度,并进行必要的鉴别诊断。喉气管瘢痕性狭窄一般分为 4 型(Cotton,1989)。

Ⅰ型:管腔阻塞在70%以下。

Ⅱ型:管腔阻塞介于70%~90%。

Ⅲ型:管腔阻塞大于90%,但仍有可辨别的管腔或对声门下狭窄者而言,管腔完全闭塞。

Ⅳ型:无管腔,声带不可辨认。

（三）手术治疗

1. 气管切开 主要是解决患者的呼吸困难,并非是根本治疗。

2. 内镜手术

（1）内镜扩张术:对于早期瘢痕狭窄及狭窄程度轻、范围小、无软骨缺损的狭窄,可经口腔在直达喉镜下或经气管切口逆行向上,用探条或扩张模进行扩张。

（2）内镜下激光及显微外科手术:适用于环形狭窄长度小于1cm、无气管软骨软化及软骨缺损者,特别是早期肉芽肿瘢痕较软者。

3. 腔内支架置入法 喉、气管支架置入的适应证如下。

（1）气管、支气管的恶性病变阻塞,不适于切除或者手术重建者。

（2）复杂的良性病变,但气管狭窄不能切除者。

（3）对于插管后喉气管狭窄(包括声门上,声门区,声门下的),在进行了反复的气管扩张或者激光射频消融无效者。

（4）在气道重建后气管吻合口裂开或者再次狭窄者,较常见的有硅胶和镍钛记忆金属支架(包括带膜支架和裸支架)。适用于声门以下气

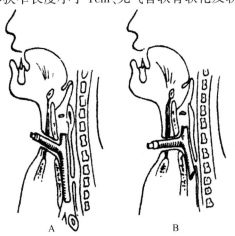

图 2-5-24-1 硅胶撑张管示意图
A.“Y”形管;B.“T”形管

道狭窄较轻者。范围较大者,应在剖开狭窄区将挛缩的瘢痕松解或切除后,置入硅胶"T"形或"Y"形管撑张 6 个月至 2 年(图 2-5-24-1)。"T"形管置入后应立即堵塞侧管,恢复气道呼吸及发声,侧管内一般不会黏附痰液及结痂。

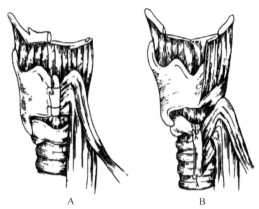

图 2-5-24-2 用带蒂舌骨肌瓣嵌植喉或气管狭窄示意图(A、B)

4. 开放性喉气管成形术 对于软骨缺损严重及严重的瘢痕增生,应该行常规切开喉和(或)气管,根据瘢痕形成情况,分为:①增大狭窄的喉腔;②切除狭窄的瘢痕然后行吻合术。复杂和严重者必须行喉气管支架复合组织瓣重建。临床上应用较为成熟的带蒂复合组织瓣有带蒂舌骨肌瓣(图 2-5-24-2)、胸骨舌骨肌舌骨瓣、胸锁乳突肌锁骨瓣等重建喉气管软骨支架。

总之,虽然当前治疗方法多样,但没有一种手术适于所有喉气管狭窄类型。

二、食管瘢痕性狭窄

(一) 原 因

(1)误吞强碱或强酸等腐蚀液致食管化学性灼伤愈合后,引起瘢痕组织收缩。
(2)食管创伤和手术后亦可产生瘢痕狭窄。
(3)放射治疗后狭窄。
(4)特异性或非特异性的食管炎症和溃疡。如胃食管反流性食管炎形成溃疡和瘢痕收缩。

(二) 临床表现

主要症状为吞咽困难,有时食管黏膜水肿或食物块阻塞狭窄的管腔,可导致吞咽困难加重;偶尔也可因水肿消退或阻塞物脱落而症状好转。若狭窄在食管上端,进食时可逆流入气管,发生呛咳,易并发吸入性肺炎;若狭窄在食管下端,则咽后呕吐症状显著,有时可因黏膜糜烂,溃疡而少量呕血,若继发感染可有胸骨后疼痛,偶有发生狭窄区上段食管穿孔,致发生纵隔炎或气管食管瘘者。根据病史、症状及影像学检查。可以明确狭窄的部位及程度,但尚应鉴别是否为新生物狭窄,故最后确诊还须进行食管镜检查。食管镜检查除可了解狭窄的部位及程度外,还可排除恶变,但多半不能通过狭窄了解远端情况。

(三) 治 疗

(1)内镜下探条扩张术、顺行盲目扩张术、经胃瘘逆行扩张术、循环扩张术及球囊扩张术。
(2)食管支架放置术,支架可以在硬管或纤维食管镜下放置,或用放射介入方法放置。目前镍钛记忆支架广泛用于各种管腔狭窄的治疗。

（3）食管镜下用激光或微波等手段切除瘢痕。

（4）其他食管手术的适应证如下：

1）食管闭锁；

2）有明显不规则或袋形狭窄；

3）食管腔不能扩张至维持吞咽功能所需的最小口径；

4）其他原因而不能行扩张治疗者。手术类型有切除狭窄部分作食管断端吻合术、食管与胃吻合术、胸大肌皮瓣修复术、游离空肠移植代食管术以及人造食管术等。

（朱黎伟 张汉清）

参 考 文 献

程雷.2008.耳鼻咽喉-头颈外科疾病诊断流程与治疗策略.北京:科学出版社.

蒋立新,史长征,李恒国,等.2007.慢性中耳炎听骨链病变虚拟耳镜观察.中华耳科学杂志,5:31-33.

孔维佳.2010.耳鼻咽喉-头颈外科学.第2版.北京:人民卫生出版社.

黎高新,周建波,肖旭平.2008.带蒂胸骨舌骨肌瓣及舌骨修复喉气管狭窄 临床耳鼻咽喉头颈外科杂志,22(21)：977-979.

李丽娟,朱丽.2011.鼻内镜下脑脊液鼻漏修补术的进展.中国微创外科杂志,11:358-360.

李麟荪,贺能树.2001.介入放射学-非血管性.北京:人民卫生出版社.

李强,江旭,杨继金,等.2009.损伤性鼻腔大出血的介入治疗.介入放射学杂志,18:417-419.

田勇泉.2004.耳鼻咽喉-头颈外科学.第6版.北京:人民卫生出版社.

向登,卢永田,孙焕吉.2008.鼻内镜下修补脑脊液鼻漏19例并文献复习.山东大学耳鼻喉眼学报,22:234-236.

谢晋,董频,金斌,等.2010.食管入口周围严重狭窄的手术治疗.临床耳鼻咽喉头颈外科杂志,24(21):972-974.

叶玉芳,张淑倩,蔡玉琴,等.2011.容积再现技术诊断听小骨砧镫关节脱位伴砧骨转位1例.中国临床医学影像杂志,22:75.

叶玉芳,张淑倩,刘蓉辉,等.2010.多层螺旋CT容积扫描及三维重建对鼻区骨折的诊断价值,中国临床医学影像杂志,21:571-573.

赵定麟.1999.现代创伤外科学.北京:科学出版社.

Anil K. Lalwani. 2008. Current Diagnosis & Treatment in Otolaryngology Head & Neck Surgery,2nd ed. New York.

Carreta A,Casiraghi M,Melloni G,et al. 2009. Montgomery T-tube placement in the treament of benign tracheal lesions. Eur J Cardiothorac Surg,36(2):352-356.

KarhuketoTS,DastidarPS,RyyminPS,et al. 2002. Virtual endoscopy imaging of the middle ear cavity and ossicles. Eur Arch Otorhinolaryngol,259:77-83.

Mahmood EM,Galdino E. Valvassori,et al. 2004. Imaging of the Head and Neck. 2nd ed. New York:Thieme,Stuttgart.

Nouraei SA,Ghufoor K,Patel A,et al. 2007. Outcome of endoscopic treatment of adult postintubation tracheal stenosis. Laryngoscope,117(6):1073-1079.

Pino Rivero V,Gonzãlez Palomino A,Pardo Romero G,et al. 2005. External severe laryngeal trauma with multiple fractures and airway compromise. An Otorrinolaringol Ibero(Am),32(3):239-244.

Wu CY,Liu YH,Hsieh MJ,et al. 2007. Airway stents in management of tracheal stenosis,have we improved？ ANZ J Surg,77(1-2):27-32.

第六章 口腔颌面部创伤

口腔颌面部暴露于人体表面,极易受到损伤,口腔颌面部创伤（injuries of oral and max-illofacial region）虽然对生命的威胁不如颅脑等重要脏器伤那么严重和直接,但是对咀嚼功能、面部外形的破坏以及伴随的社会心理障碍,远远超过了身体其他部位的损伤。无论是平时或是战时,口腔颌面部创伤都是比较常见的,它除了与全身其他部位的创伤有共同点外,还因局部解剖结构和生理功能的特殊而有其特殊性,本章将进一步阐述口腔颌面部创伤的特点及其救治原则和方法。

第一节 概 论

一、发 生 率

颌面部创伤发生率逐年上升,而且伤度加重,伤情复杂。北京大学口腔医学院和第四军医大学口腔医学院历年住院病例统计数据显示,颌面部创伤病例所占的百分比有明显的上升趋势。第四军医大学口腔医学院近年收治的住院患者的资料分析,受伤者以 20～40 岁为多,损伤原因以交通事故伤为最多,占 22 ％。而根据近年来的调查结果,颌面部损伤中交通事故所占比例已经超过 50 ％,而且女性伤者所占比例逐渐上升。因此,加强全民交通安全意识,注重生产、生活安全,冷静处置争端,可以避免和减少颌面部损伤的发生。近几次局部战争战伤统计,随着高速小口径武器和高性能爆炸武器的大量使用,颌面部战伤的发生率已经上升至 15％。

二、伤因及分型

根据创伤的原因,颌面部创伤可分为火器伤和非火器伤两大类。和平时期,大多数为非火器性伤,如交通事故、斗殴、运动、生活意外事故伤、工伤事故伤、刺割伤、钝器挫击伤、跌伤、挤压伤以及动物致伤等。战时以火器伤为主,如枪弹伤、弹片伤、化学伤、毒气伤、烧伤、冻伤、核损伤、放射性复合伤等。

根据第四军医大学颌面外科近年统计的颌面部创伤原因分析结果,交通事故伤居首位,占 50.91％,其次为斗殴伤、坠落伤。其中,交通事故伤呈上升趋势,创伤患者有年轻化趋势。在发达国家,暴力损伤是颌面创伤的主要原因,而在发展中国家,交通事故是主要原因。

创伤的分类较多,按伤部分类:额、颞、眶、眶下、颧、鼻、耳、唇、颊、腮腺咬肌区、颏部等区损伤,口腔也是单独一个区。按受损组织分为:软组织伤、硬组织伤和复合伤。按伤型可分为:闭合伤及开放伤两大类。根据火器伤的弹道形态,可分为贯通伤、盲管伤、切线伤和反跳伤。而软组织伤分为擦伤、挫伤、挫裂伤、撕裂伤、刺割伤、动物咬伤等。

1. 颌面部多处伤 指在颌面部发生的多个损伤,如多个软组织伤口、下颌骨两处以上的骨折、全面部骨折等。

2. 颌面部多发伤　指除了口腔颌面部损伤以外,还存在颅脑伤、胸腹伤、四肢伤等。

3. 颌面部复合伤　指颌面部存在两种以上的原因致伤,如撞击伤与灼伤或与辐射伤并存。

三、口腔颌面部创伤的特点

由于解剖生理的特殊,口腔颌面部的创伤有其特殊性。

1. 血供丰富　颌面部血供丰富,受伤后易出血或形成血肿;舌、口底及颌下组织疏松,易形成水肿或血肿,影响呼吸道通畅,造成窒息。另外,颌面部组织再生能力好,抗感染能力强,可在受伤后48小时内行清创缝合。只要无明显化脓感染,受伤3～4天后,仍可行初期缝合,伤口愈合良好。

2. 牙齿的存在　常使受伤的牙齿成为"二次致伤物",增加周围软组织损伤和感染的机会,因此,要彻底、仔细地清创;另一方面,在有颌骨骨折移位时,常引起牙齿的移位,使咬合关系错乱,这种现象有助于检查和诊断颌面部的骨折,同时也是颌面部骨折固定时的对位标志和可利用的基牙,这和全身其他部位的骨折不同,多了一个结扎固定的手段。

3. 窦腔多,易感染　由于颌面部有口腔、鼻腔、鼻窦、咽腔和眼眶等,在这些窦腔中常存在一定数量的致病菌,受伤后的伤口若与这些窦腔相通,易受到污染和感染,应尽早关闭与这些窦腔相通的异常通道,减少感染的机会。

4. 与颅底和颈部相连,易并发颅脑和颈部的损伤　上颌骨或面中1/3损伤时,易并发颅脑损伤,如脑震荡、脑挫伤、颅内血肿、颅底骨折等;下颌骨或面下1/3损伤时,易并发颈部损伤。

5. 口腔是呼吸道和消化道的入口,口腔颌面部创伤可影响呼吸和进食　伤后因组织肿胀、移位、舌后坠、血凝块及分泌物堵塞等造成呼吸困难,甚至窒息;口腔创伤后妨碍进食。因此,严重受伤的患者需采用合适的进食方法,加强口腔清洁护理,保持呼吸道通畅。

6. 口腔颌面部与面神经、三叉神经及涎腺关系密切　如面神经损伤,可引起暂时性或永久性面瘫,三叉神经、舌神经损伤,可引起暂时性或永久性神经分布区域麻木感;腮腺、颌下腺损伤,可影响其分泌功能,处理不当可能导致涎瘘。

7. 颌面部损伤易发生畸形和功能障碍　面部的损伤,轻者可能留下瘢痕、色素,重者可毁容,给后期的整复治疗带来了困难。因此,尽早恢复外形,注意患者伤口的愈合,减少畸形发生率。对患者的护理也应加强思想沟通,减轻患者的压力,使患者保持健康的心理状态。

四、口腔颌面部创伤的救治

对于口腔颌面部外伤,应本着"抢救生命第一,恢复功能第二"的急救原则。首先注意观察患者的全身情况,全面详细检查有无休克、窒息、大出血、颅脑及内脏损伤等。对由于血凝块、脱落的牙齿、分离的组织以及颌骨骨折后组织移位等造成的呼吸道阻塞,应根据不同病因迅速处理。

（一）预防和解除窒息

窒息（asphyxia）是严重呼吸道的障碍,应尽早预防和发现呼吸道梗阻,并立即采取措施抢救。

1. 病因 损伤性窒息由多种原因引起,可分为阻塞性窒息和吸入性窒息。

（1）阻塞性窒息（abstructive asphyxia）:伤后组织肿胀和移位压迫呼吸道,如 Le Fort Ⅲ型骨折时,由上颌骨的重力下坠以及骨折创面渗血流向咽腔所致（图 2-6-1-1）;下颌骨的骨折,尤其是双侧体部骨折,由于肌肉的牵引,骨折片后移,舌后坠阻塞呼吸道（图 2-6-1-2）;上颈部创伤,口底、舌根部、软腭、咽后壁的创伤,引起血管破裂,在气道周围形成大血肿或水肿,均可压迫气道;碎骨片、碎牙片、异物、呕吐物、血块、口咽腔的分泌物等,导致呼吸道的阻塞,从而发生窒息。

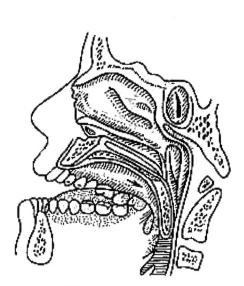 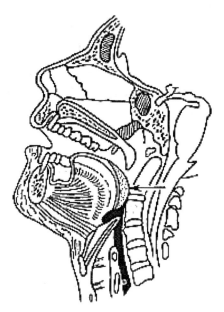

图 2-6-1-1 上颌骨骨折后坠阻塞咽喉腔窒息示意图　　图 2-6-1-2 下颌骨骨折舌后坠窒息示意图

（2）吸入性窒息（inspiratory asphyxia）:在患者处于昏迷或半昏迷状态时,咳嗽反射及吞咽反射消失,容易误吸呕吐物、血液、分泌物,从而发生窒息。

2. 窒息的前期症状 预先能发现窒息的前期症状是预防窒息的关键,在窒息还未出现前可从容地抢救,这对提高抢救质量以及对窒息后遗症的治疗都有益处。

一般地说,窒息发生前患者有很短暂的烦躁不安,鼻翼扇动,出冷汗,吸气时间常大于呼气时间,或伴有喉鸣音,继之出现口唇发绀,锁骨上凹、剑突下、肋间隙在吸气时凹陷表现,有时还伴有上腹部凹陷,呼吸变浅变快,脉搏细弱,血压下降,瞳孔散大,对光反射消失等窒息症状出现,如不及时抢救,可导致患者死亡。

3. 窒息的急救 关键在于早期发现,正确处理,应查明病因,采取针对性的措施,并请相关科室联合处理。

（1）阻塞性窒息的急救:对异物阻塞者应查明是何物,采用钳夹、吸引的方法,取出异物,改变体位,牵引舌头(图2-6-1-3),及时止血,保持呼吸道通畅,并控制肺部并发症;对组织移位者,固定和复位移位的骨折片,减少出血,解除呼吸道阻塞;组织肿胀压迫者,首先考虑用口咽通气管,改善呼吸,如无效果,紧急情况下可先用粗针头由环甲膜插入气管内,如通气不足,可同时插入2~3根针头,以便加大通气量,也可行环甲膜切开。呼吸道烧伤及颈部损伤大出血者,应及时行气管切开术。

(2)吸入性窒息的急救:对昏迷或休克者,则应及时行气管切开术,从气管切开处插入导管,吸出血液、分泌物及其他异物,恢复并保持呼吸道通畅。有关气管切开术详见第五章耳鼻咽喉创伤的相关内容。

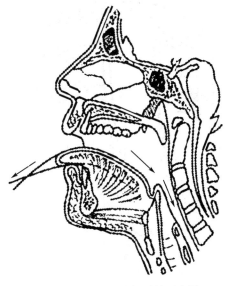

图2-6-1-3　向前牵拉舌体示意图

(二)止血

颌面部血供丰富,而且颈部的大血管多,创伤后会出现明显出血(hemostasis),首先应分清是动脉性出血、静脉性出血、毛细血管出血,还是肌间渗血等,针对不同情况加以处理。根据损伤来源、部位、出血程度及现场具备的条件,采取相应的措施。

1. 指压法止血　如遇紧急情况,应首先采用指压法,即压迫出血动脉的近心端,使之暂时止血,然后再用其他方法止血。压迫部位要根据血管走行的解剖学知识,把血管压在硬组织上,这就要求血管走行要在骨面通过;且较浅显者,如额部出血可压迫耳屏前的颞浅动脉,面中部出血可压迫同侧咬肌前缘、下颌骨体部外面的颌外动脉,严重的颌面部出血可直接压迫患侧的颈总动脉(图2-6-1-4),将颈总动脉压在颈椎横突表面,相当于颈中份、胸锁乳突肌前缘处。但一般在非紧急情况下不宜采用压迫颈总动脉,更不可两侧同时采用,否则将有其他并发症发生,如失语、肢体活动障碍;如压迫颈动脉体,则可能有心动过缓、心律失常,甚至心搏骤停的危险。

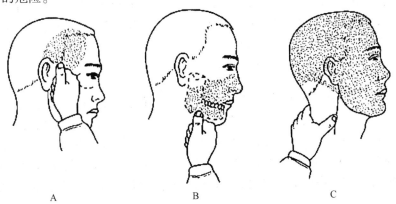

A　　　　　　　　B　　　　　　　　C

图2-6-1-4　指压止血法示意图

A. 压迫颞浅动脉;B. 压迫面动脉;C. 压迫颈总动脉

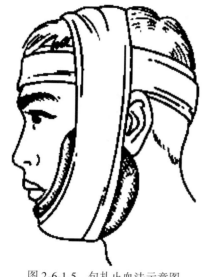

图 2-6-1-5 包扎止血法示意图

2. 包扎填塞止血法 这是一种常用且简单的止血和保护伤口的方法,适用于小动脉、小静脉和毛细血管出血或窦腔的渗血,只要加压包扎或填塞加压(图2-6-1-5),可立即见效,注意如为颌骨骨折,包扎加力应该适当,以免骨折段受力后移位,影响呼吸;如为鼻腔出血,应排除颅底骨折引起的脑脊液漏,否则就不应填塞鼻腔,以免发生逆行感染。

3. 清创缝合止血法 对有伤口开放者,应立即清创。如为软组织创面渗血,缝合创面即可止血。

如有大血管(动、静脉)出血,根据情况进行血管结扎和血管修复,如遇颈总动脉和颈内动脉损伤,通常进行血管缝合修补术,预防大脑供血不足的并发症。对大血管且出血较猛者,如果来不及清创处理,可将结扎血管留置血管钳,妥善包扎后送至医院再进行清创。

4. 药物止血 软组织出血局部使用各种止血粉、止血海绵、止血纱布等止血,骨折断端可用骨蜡止血;全身使用的止血药,如酚磺乙胺、卡巴克络、氨甲苯酸、血凝酶等,可辅助止血,但不能代替局部止血。

（三）预防创伤性休克

颌面部创伤常导致大量失血和失液,加上过度疲劳、脱水、中暑、受冷、感染等因素所致的创伤性休克(traumatic shock),是创伤常见的一种并发症,是造成创伤死亡的主要原因之一。

对患者是否发生休克,应尽早作出正确判断。如伤员烦躁不安、呼吸浅快、口渴、血压下降、收缩压低于 10.67kPa(80mmHg)以下、脉压小于 4.07kPa(30mmHg),继之出现表情淡漠、意识模糊,甚至昏迷,患者的口唇和甲床由红润转为苍白是休克的重要体征。甲床的毛细血管充盈时间延长至 1 分钟以上,表明血流淤滞,四肢出现厥冷,出冷汗,脉搏加快变细,逐渐变为缓慢,说明心力趋于衰竭,应给予充分重视。同时应注意尿量的变化,如尿量<20 ~ 30ml/h,出现少尿和尿比重降低,应警惕急性肾衰竭的发生。

总之,对休克患者的程度判断,主要是根据神志、呼吸、脉搏、血压、脉压和尿量等。对休克的预防,主要是根据其成因,要保持足够的血容量,注意胶体与晶体的比例,保持呼吸道的通畅,保证氧的吸入,并注意保暖、通风,防止感染的发生。

（四）预防感染

感染(infection)常因颌面部的细菌、污物的污染而引起,颌面部窦腔的细菌更易引起混合性感染,加上外伤的特异性细菌感染,如破伤风等,特别是合并颅脑损伤者,预防感染便成为一项重要的任务。另外,口腔颌面部厌氧菌的感染也是常见的,因此,应及时合并使用抗厌氧菌的抗生素,如甲硝唑、奥硝唑等。除此之外,还应注意伤口的换药,保持创口不受污染,尽早清创,除去创道内的血块、异物及失活组织等,对盲管伤,更应注意引流的通畅。

（五）包扎

包扎(wrap)是急救中一个重要部分。包扎的作用主要有以下几点。

（1）压迫止血。

（2）暂时固定骨折；初步骨折复位，减少骨折端对周围软组织的损伤和继发性出血。

（3）保护并缩小伤口，减少污染。

常用包扎方法：四尾带、十字交叉包扎法（图2-6-1-6）。使用新型创面敷料和包扎材料，但包扎不能压迫颈部，必须保证呼吸道通畅。

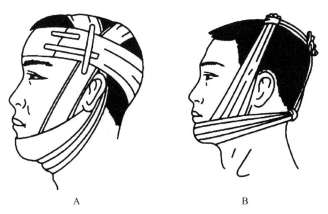

图2-6-1-6 常用包扎法示意图

A. 十字交叉包扎法；B. 四尾带包扎法

（六）运送

运送（transport）患者应注意保持呼吸道通畅。昏迷患者俯卧位，额部垫高。一般伤员侧卧位或头偏一侧（图2-6-1-7），防止舌后坠，预防窒息。在运送途中，应随时观察伤情变化。怀疑颈椎损伤者，应多人平直整体移动，注意头颈部的固定。

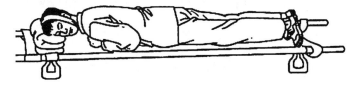

图2-6-1-7 运送伤员的体位示意图

第二节 口腔颌面部软组织伤

因各种原因造成的软组织损伤比较多，最常见的还是日常生活中的意外损伤。根据软组织损伤的原因、伤情、部位，分为以下类型，处理方法各有特点。

一、口腔颌面部软组织伤的分类及症状

（一）闭合性损伤

1. 擦伤 擦伤（abrasion wound）多发生于面部较为突出的部位，如额部、颧部、鼻唇部、颏部等。主要表现为表皮有破损，少量渗血，创面有污秽异物、沙粒样异物附着或嵌入，

由于皮肤的感觉神经末梢丰富,易有烧灼样痛。一般的擦伤不用特殊处理,仅用清创消毒液涂抹创面及周围皮肤,即可达到消毒、防止感染的目的。伤口可不必覆盖,如擦伤范围较大,也可覆盖一层油纱布保护,同时预防感染。但对泥沙状异物引起的擦伤处理显得较为艰巨,首先应充分冲洗,特别是对有色素异物嵌入皮内者,要用3%过氧化氢溶液彻底冲洗加擦洗,剔除嵌入皮内的异物,然后敷上油纱布保护。

2. 挫伤 颌面部的挫伤(contused wound)多由钝器击伤或跌伤所致。挫伤皮肤虽未破损,但其下方的软组织创伤较重,轻者水肿,重者小血管破裂,甚至形成血肿,还可伴有肌纤维的撕裂和关节韧带受损,关节腔内出血者,有时伴有髁状突颈部骨折。

治疗挫伤主要是止血,对新形成的血肿,应立即行穿刺术,抽吸出积血,加压包扎,预防感染,早期局部冷敷止血,后期辅助热敷、理疗等促进血肿吸收。

对较重的挫伤或特殊部位的挫伤,颞下颌关节腔内血肿,可在无菌条件下穿刺抽出部分血液,然后加压包扎,后牙𬌗面上垫上一块2～3mm厚的橡皮,使关节头离开关节窝,以减轻疼痛,同时也可预防关节腔粘连和关节强直。骨膜下血肿消除较慢,往往形成纤维化,致使面部外形改变,若超过3个月,治疗起来十分困难,少数情况下还可发生外伤性囊肿,甚至假性动脉瘤或动静脉瘘,如继发感染可引起脓肿形成。

(二) 开放性损伤

1. 刺割伤 刺割伤(incised and punctured wound)可分为刺伤、割伤。刺伤由锐利器械如刀刺入颌面部后形成窄而深的盲伤道,可深及口腔、鼻腔、鼻窦、眶底,甚至至颅底。刺入物可将污染物或细菌带入深部组织,甚至刺入物折断后留置伤道内,导致继发感染。清创时应彻底止血,清除异物,充分引流。割伤由锐利器械如刀、玻璃等割裂造成,伤口创缘整齐,如位于大血管和神经处,易有大出血或神经损伤症状。清创缝合时注意检查神经和血管,如有损伤需立即处理。及时注射破伤风抗毒素,应用抗生素预防感染。

儿童口含较尖的锐器刺伤腭部,形成贯通伤,甚至撕脱软组织,清创后用粗针粗线,距创缘稍远处进针缝合2～3针,复位固定软组织即可,最好制作腭护板,内衬碘仿纱条,既可使软组织瓣复位,又可保护创口,7～10天拆线,若儿童患者拆线不配合,可让其自行脱落。

2. 挫裂伤 挫裂伤(contusion and laceration)是由较大的力量造成的钝器伤。创缘裂开不整齐,呈锯齿状,常伴有皮肤擦伤、软组织挫伤和开放性骨折。

清创时应注意修整创缘,彻底止血,分层缝合,充分引流,处理骨折,整复组织缺损。

3. 咬伤 动物咬伤(bite wound)可伴有软组织撕裂、组织或器官缺损。咬伤多伴有组织缺损,清创后尽量对位缝合,组织缺损者,通过邻近组织转移瓣来修复,早期不能修复者,可待肉芽组织覆盖创面后行二期修复。动物咬伤者及时注射狂犬疫苗。

4. 撕裂伤 撕裂伤(lacerated wound)为较大的机械力作用于组织,当超过组织的耐受力时,将组织撕裂甚至撕脱。动物咬伤也常导致撕脱伤。撕脱伤的伤情大多较重,出血多,疼痛剧烈,易并发休克。创口边缘大多不整齐,皮下及肌肉组织均有挫伤,往往伴有骨面暴露或组织缺损,撕裂的组织如与正常组织相连,应该及时清创,将组织复位缝合,相连较少或基本脱落的组织,如部位重要,如鼻翼、眼睑、耳垂等,应尽可能做游离移植,依靠颌面部血供丰富、利于愈合的特点防止畸形发生。撕脱组织有可供吻合的血管,则应立即行血管吻合组织再植。如损伤过重,或损伤未超过6小时者,也可将撕脱的皮肤切削成全厚或中厚皮片再植。对无法利用撕脱组织的缺损创面,则可用皮瓣技术或游离植皮消灭。对撕裂、撕脱伤尤其注意加强预防感染措施。

5. 蜇伤　蜇伤(sting)为昆虫所带毒刺的损伤。局部红肿、剧烈疼痛。处理方法是取出毒刺,局部用5%~10%的氨水涂抹,以中和毒素,减轻疼痛。

（三）爆炸伤

因战争武器、燃气、炸药、烟花爆竹等所致颜面部的爆炸伤(blast wound),损伤范围广泛,伴有贯通伤、盲道伤,伤道不规则,常常存有异物,若伤及牙齿和颌骨时,还可造成二次创伤。应彻底清除异物,若为金属异物,可借助 CT 三维成像技术,明确异物位置,消除污染,预防感染。

二、软组织伤清创处理的原则

（一）尽早清创

清创处理越早越好,一般在伤后6~12小时,此时细菌尚未大量繁殖,即使有细菌存留,在缝合时间和软组织取舍方面,与全身其他部位不同,只要在48~72小时,均可按早期清创处理,尽量少切除组织,有利于恢复功能和外形。

（二）严格消毒

由于创伤都是污染伤口,因此,无论感染与否,均应清创消毒。局部麻醉下,用3%过氧化氢溶液和生理盐水反复对伤口进行冲洗,去净异物。

（三）尽量保留组织

清创中对污染物、异物、已失活的组织应清除。由于颌面部血供丰富,抗感染能力强,对大部分组织游离仅残留少量组织相连时,应视情况给予保留。可用手术刀刮削,见有创面渗血时即可缝合,尽可能地保留组织,有利于恢复功能和外形,对眼睑、眉际、耳、鼻、唇部的游离组织更应清洗消毒后植回原处,防止畸形。

（四）对位缝合

创伤后的组织损伤,组织移位,尤其是撕裂伤、爆炸伤,创缘不规则,对位缝合十分重要。要求用细针细线,仔细缝合,尤其是眼睑、眉际、耳、鼻等部位的损伤,更应认真缝合,避免错位畸形的发生。对创伤缝合,要根据受伤至清创的时间和伤口的感染水肿程度,适度掌握伤口缝合的松紧程度(图2-6-2-1)。对有感染可能者,应以伤口对拢为原则,不应过紧;对无感染者,应让伤口靠拢,稍有张力度;对创面很大、组织缺损多时,有条件者可行组织瓣转移修复或游离植皮,如无条件即需将创口关闭。为使关闭时不要有很大张力,特别是穿通口腔的贯通伤,可先将口腔黏膜和皮肤缝合,保留其贯通伤的组织缺损(图2-6-2-2),待伤口愈合后再行后期处理和修复,可以防止创面的感染,加速创面的愈合,减少瘢痕的形成,为后期修复组织贯通缺损创造条件。

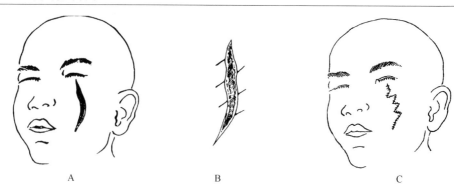

图 2-6-2-1 颌面部裂伤减张对位缝合法示意图(A~C)

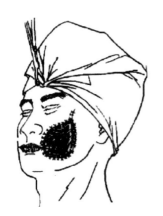

图 2-6-2-2 颊部全层组织缺损缝合法示意图

对于清洁的缺损创面,应采用邻近组织瓣滑行或旋转法,尽早修复和关闭创口;新鲜且游离的软组织,应经过生理盐水和抗生素的处理后缝回原处。组织缺损较多者,可采用褥式缝合法,也可以采用纽扣褥式缝合法(图 2-6-2-3)。

(五)充分引流

颌面部新鲜的小伤口清创后可作严密分层缝合,对有感染可能者需放置引流,尤其对盲管伤,应做适当的扩创,再放置引流,待伤口感染控制后再行延期缝合,或在肉芽长出后再行二期缝合。对口底和颈部的创伤,引流不可缺少。

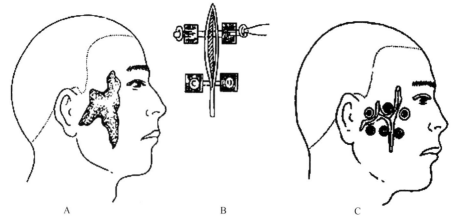

图 2-6-2-3 纽扣褥式减张缝合法示意图(A~C)

三、特殊组织创伤的处理

由于解剖生理结构的不同,颌面部不同部位、不同组织的损伤,其处理方法也有所不同。

(一)舌损伤(lingual injury)

舌的血供非常丰富,且组织纤维纵横交错,组织的脆性大,受伤后组织反应重,水肿明显。故缝合处理不能采用整形原则的细针细线,由于水肿,细针细线可使缝合后的伤口裂开、撕脱,细的缝合线便成了切割线,同时易继发感染。因此,缝合时应采用大针粗线,间断缝合,保持适度边距,必要时加用横褥式缝合以减少张力。舌的缝合以纵向缝合为主,以免缩短舌的长度,进而影响舌的功能,同时要注意保持舌的游离长度,拆线时间延长,术后7天开始间断拆线(图2-6-2-4)。

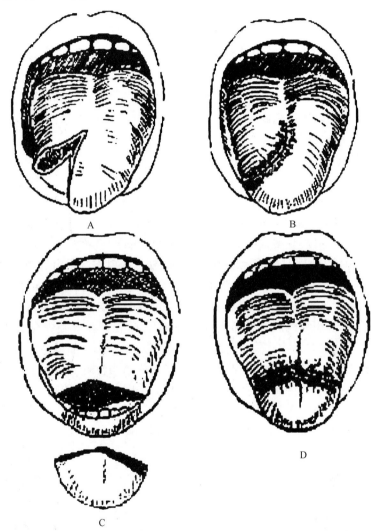

图 2-6-2-4　舌创伤缝合法示意图(A ~ D)

(二) 面神经损伤(facial nerve injury)

颌面部创伤病例中,神经损伤占45.43%,其中面神经损伤仅次于眶下神经损伤。面神经由茎突孔出颅,经腮腺浅叶与深叶之间,多数分为颞面干和颈面干,再分成颞支、颧支、颊支、下颌缘支及颈支于面部表情肌,司面部的表情。这5支中最为重要的是下颌缘支和颧支,前者司下唇口角的表情,后者司眼轮匝肌及口裂与眼裂之间的表情。因此,当有腮腺部的直接损伤及眼、口表情异常时,应确定损伤面神经的部位是在出茎乳孔后的总干段,还是向前分出的两干段,或是再往后的分支段,根据不同的部位进行面神经的修复。

修复面神经最好是在清创时进行,如因寻找神经断端困难,技术条件也不允许时,可暂不寻找,以免加重患者的创伤和痛苦,待伤后行二期修复,时间最好在伤后 3 个月内进行,最长不能超过 6 个月。面神经吻合,可用 8～9"0"的无损伤缝线在显微镜下行面神经端端的束膜及外膜联合缝合,如断端不易找到,可将近心端相对缝合于原走行方向的软组织中,以利于自行恢复,当然也可行神经移植术。

(三) 腮腺及腮腺导管的损伤

腮腺是口腔颌面部最大的一对分泌唾液的腺体,分为浅、深两叶,不规则楔形,贴附于下颌后窝。其前部向前突起,位于耳垂下方及咬肌表面,上达颧弓下缘,其前方有一腮腺导管于咬肌前穿过颊肌进入口腔,开口于上颌第二磨牙相对的颊侧口腔黏膜上,全长 5～6cm,管径 3mm 左右。如损伤腺体或离断导管,可使唾液外流。如处理不当,可形成涎瘘,影响生活和局部的清洁,因此损伤时应及早修复。

1. 腺体的损伤(parotid gland injury) 腺体的损伤,常以撕裂伤、挫裂伤或切割伤为主。清创后,应逐层严密缝合,放置负压引流,加压包扎 1 周以上,可口服抑制唾液分泌的药物,利于伤口的愈合,防止出现涎瘘。如无修复的可能,应将腮腺摘除(图 2-6-2-5)。

2. 腮腺导管缺损(parotid duct injury) 多半是锐性切割伤,位于咬肌前缘至口腔内开口之间这段上的任何部位,只要横跨导管,均有损伤的可能,当然发生率较少。一旦损伤,近心端流出清亮的唾液,处理时应将断端两头找到,然后从口腔导管开口处插入一根细的导管,最好是细的硅胶管,从创口处穿出,然后再插入近心端的导管内,使导管成为支架,接通断端。用 7～8"0"的无创伤缝线作端端吻合,然后再缝合软组织,消灭创面。为防止口腔内的硅胶管脱落,其末端用缝线固定于邻近口腔黏膜上,硅胶管在口腔内应留置 1 个月以上。术后给予促进唾液分泌的食物或药物,保持导管通畅。如果断裂部位靠近口腔黏膜面,近心端导管仍有足够的长度,也可在原腮腺导管乳头向后的适当位置上重新制造一个小口,将近心端从新造的创口中拉出,将断端的导管与口腔黏膜作间断缝合,使唾液改道流入口腔。有时由于近心端过短,无法插入口腔修复导管时,也可将近心端导管结扎,以促使腮腺组织萎缩,但要注意预防感染,防止化脓性炎症发生(图 2-6-2-6)。

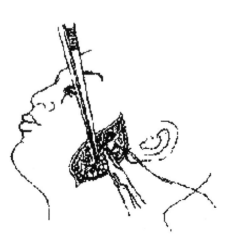

图 2-6-2-5 腮腺外伤缝合法示意图

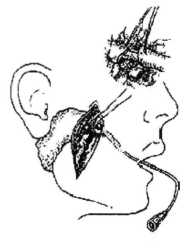

图 2-6-2-6 腮腺导吻合缝合法示意图

第三节 牙及牙槽突创伤

牙及牙槽突创伤（injuries of teeth and alveolar process）较为常见,临床表现也各不相同,创伤可限一个或多个牙,也可合并牙槽突和颌面部其他部位的创伤。由于伤因、致伤物的质地、受力部位、方向、力量大小的不同,创伤的程度、范围也就不同。一般火器伤比非火器伤重且复杂,涉及组织也多,同时还有组织缺损。而牙槽突的损伤往往伴有牙齿的损伤,尤以前牙槽突多见,因其位置突出,遭受创伤的机会更多。

一、牙 损 伤

牙损伤（injuries of teeth）多见于上前牙,分为牙震荡（concussion of the teeth）、牙折（teeth fracture）及牙脱位（dislocation of the teeth）三类,是根据牙齿损伤的部位、致伤物的质地和打击力量的不同而决定的,有直接创伤,也有间接创伤,注意检查是否伴有颌骨骨折或颅脑损伤。

（一）牙震荡

主要是由于牙齿在直接或间接外力的作用下,使牙周膜和牙髓组织受到损伤,局部软组织出血、水肿,出现急性牙髓炎、根尖周炎的症状,临床主要表现为患牙疼痛、松动、牙齿伸长感,叩痛极为明显,咬合功能障碍,冷热刺激过敏等。当有牙周膜撕裂时,根尖血管、神经因外力而切断,牙髓坏死,晚期表现为牙齿变色。

对牙震荡的诊断并不难,但要注意和牙根折断鉴别,拍摄牙片或全景片以明确诊断。牙震荡无需特别处理,主要是局部休息,可自行恢复,程度较重的牙震荡应注意调整咬合,结扎固定,消炎止痛。如有明显牙髓炎及牙髓坏死表现,应行根管治疗,如牙已变色,可行漂白或贴面及全瓷冠以改善美观。

（二）牙折

外伤性牙折多见于上前牙,这是由于上前牙的位置靠前且突出,易遭受外伤,如为咬到硬物（如砂石、硬物等）所致,则多见于后牙,且以纵裂为多,还有少数是由于外力所致,牙齿碎裂。按照牙齿的解剖,牙折一般可分为冠折（crown fracture）（图2-6-3-1、图2-6-3-2）、根折（root fracture）（图2-6-3-3）和冠根联合折（crown and root fracture）三型。前牙冠折可为横折、斜折和角折（图2-6-3-1）,后牙可分为斜折和纵折（图2-6-3-

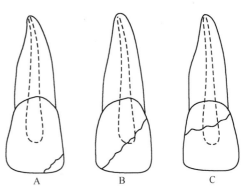

图 2-6-3-1 前牙冠折示意图（A～C）

2）,就其损伤和牙髓的关系,还可分为露髓和未露髓两大类,牙折可伴有牙震荡。

单纯牙折的临床症状较轻,如合并其他部位的损伤,症状加重。一般局部症状以冷热刺激痛为主,可有触痛、探痛、叩痛、自发性痛以及咬合功能障碍等,检查时见有牙齿折裂或牙冠不同程度的缺损,轻微或隐蔽的折裂线,可用灯光透照法检查出折裂线部位;牙根折裂者,牙冠完整,可通过拍摄 X 线片检查确诊。

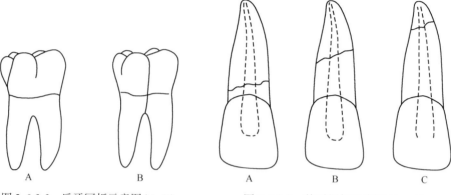

图 2-6-3-2　后牙冠折示意图(A、B)　　　　图 2-6-3-3　前牙根折示意图(A ~ C)

治疗:原则上应尽可能保存牙齿,未露髓的小缺损可进行磨改、调整咬合。对过敏者行脱敏治疗,牙冠部分缺损者,如横折、斜折及角折,均可行修复治疗。为加强修复物的固位,必要时加用固位钉修复。

对已露髓的牙折,应先行牙髓治疗,然后根据缺损的大小、部位进行外形修复,恢复其功能,也可用桩冠、全冠等修复。

冠根折的治疗比较复杂,牙折在牙颈部或颈部下者,可行牙髓治疗后作桩冠治疗;如根折涉及的位置更低,在根尖1/3 处折断,可先行固定,根管治疗后行根尖切断术。

后牙纵折,目前可先行牙髓治疗,充填后再行冠基牙预备,或半牙保留术,然后冠固定修复,这样治疗可保留大部分牙齿。但如纵裂时间已久,牙髓已坏死,已形成慢性尖周炎,特别是根分叉下的慢性炎症,其治疗效果极差,应予拔除。

(三) 牙脱位

牙齿受到外力而偏离或脱离牙槽窝称牙脱位,分不完全脱位和完全脱位。由于外力的大小和方向不同,牙齿不完全脱位包括牙齿嵌入牙槽骨、近远中或颊舌向脱出、扭转移位等。临床表现为牙齿松动、倾斜、伸长或压低、疼痛,牙龈撕裂、出血,X 线片显示牙根与牙槽窝间隙增宽,完全脱位者可见牙槽窝内空虚,伴有牙龈撕裂或牙槽骨骨折。

治疗原则是尽量保留患牙,复位固定,恢复到正常的咬合关系,以便恢复正常的咬合功能。复位后的牙齿不宜过高,也不能过低,需将脱位的牙齿在局麻下牵引出或压入至正常的位置,然后固定。一般采用的是树脂夹板或弓形夹板固定,固定4~6 周后即可视愈合情况给予拆除。

如为完全脱位,应行牙再植术。牙在离体后 2 小时内植入者,牙髓仍有成活的希望;2小时以上植入者,牙髓成活的希望极小;超过 6 小时,原则上均应行牙髓治疗后再植入固定。未行牙髓治疗植入的患牙若出现牙髓症状,应及时行牙髓治疗。

二、牙槽骨骨折

牙槽骨是围绕牙齿周围的骨质,牙槽骨骨折 (fracture of alveolar process) 是颌骨局限性损伤的表现,症状比较轻,但也较常见,多为碰撞、打击或跌伤所致,可单独发生,多与牙齿损伤并存,前牙区较后牙区多见,上前牙则更多,常伴有牙龈撕裂、肿胀、口唇挫裂伤、牙震荡、牙折和脱位。

　　牙槽骨骨折临床表现各不相同,一般常伴有牙齿损伤,唇、龈组织的损伤、肿胀或撕裂。其骨折多为线型,也可见粉碎性骨折。牙槽骨骨折可为一段,也可为牙槽骨完全骨折,骨折后明显移位,并有异常活动,咬合错乱,由于牙槽骨和牙齿紧密相连,骨折后若牙齿活动,牙槽骨也活动,检查时摇动一个牙齿,骨折段的其他牙齿也一起活动,这是牙槽骨骨折的特征,X线检查可进一步明确骨折的部位。

　　上颌骨牙槽骨骨折,常可使口腔与上颌窦、鼻腔相通,临床上不能忽视。牙槽骨粉碎性骨折较少见,且多见于火器性伤,可有软组织、骨质缺损,对已游离的小块骨块或软组织,应按照清创原则清除,待伤口愈合后,再行义齿修复。而对较大块游离骨块,应酌情保留,避免骨质过多缺损造成修复困难。

　　牙槽骨损伤的一般治疗原则是复位固定。清创时尽量保留骨组织和软组织,及早关闭口内伤口,对软组织缺损过多而不能缝合的伤口,可用碘仿纱条填塞覆盖,待其局部肉芽组织生长、上皮增生覆盖而自行愈合。一般骨折在局麻下进行手法复位,牙弓夹板固定。复位的标准是恢复正常咬合关系,固定时间一般在4~6周。

第四节　下颌骨骨折

　　下颌骨骨折(fractures of the mandible)同全身其他部位的骨折一样,有其相似之处,但由于解剖形态和功能的特殊,又有与其他骨折不同之处。颌面部骨折病例中,下颌骨骨折最多,其次为上颌骨、颧弓、颧骨、鼻骨和筛骨。

一、解剖学特性

　　下颌骨呈马蹄形,具有联动双关节,位于面部的下1/3,位置相对突出,易遭受外伤,骨折发生率在颌面骨骼中最高。由于本身结构上存在薄弱环节,下颌骨因外力作用的大小、方向、受力部位的不同,最易引起薄弱环节的骨折(图2-6-4-1)。由于下颌骨复杂的解剖结构,不同部位骨折发生比例也不相同,下颌骨骨折以颏部骨折最多见,其次为髁突、下颌角、下颌体、下颌支和喙突。

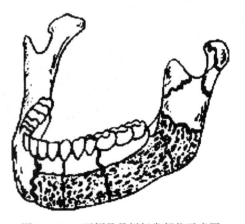

图2-6-4-1　下颌骨骨折好发部位示意图

　　骨折好发部位:颏部正中区、颏孔区、下颌角区及髁突颈部四处是常见的骨折区域,因升支部内外侧均有强大的咀嚼肌保护,其骨折相对较少。颏部正中联合处是胚胎发育时留下的薄弱部位;颏孔区是由于有颏孔的存在而形成薄弱环节;下颌角区常因阻生牙的存在,尤其是低位近中阻生,导致根尖下骨质较薄弱而引起骨折;髁突颈部是因为其本身较细,常由于髁突作为支点,在颏部外力的作用下,使之产生间接性骨折,如果作用力特别大,还可引起双侧髁突颈部的间接性骨折。下颌骨除髁突颈部外,还有颏孔区、下颌角部、体部均可造成双侧骨折,所以往往存在两条以上的骨折线。

下颌骨上附着的肌肉较多,主要有两大组强大的咀嚼肌群附着,一组为升颌肌群,如咬肌、颞肌、翼内肌;另一组为降颌肌群,如颏舌肌、颏舌骨肌、下颌舌骨肌、二腹肌前腹等。这两组肌群附着在不同的部位,负责下颌各方向运动的牵引作用,升颌肌群附着在升支部,靠后;降颌肌群附着在下颌体部及颏部,靠前。一旦下颌骨发生骨折,各肌群的牵引力失去平衡,即出现骨折段的移位,造成咬合关系紊乱和运动功能障碍。

二、临床表现

下颌骨骨折除了一般外伤骨折所具有的软组织肿胀、疼痛、出血和功能障碍外,还有以下特点。

(一) 骨折移位

骨折段移位与外力方向、大小及骨折线的走向等有密切的关系。根据下颌骨肌肉附着部位的特点,升颌肌群靠后,降颌肌群靠前,如骨折在颏孔部位,其骨折线又从后下向前上的倾斜,后骨折段会无阻挡地向上向内,而前骨折段向下移位。若骨折线走行方向与之相反,就会将其移位力量抵消,移位会小一些。内外侧骨折线的方向如果从后内侧向前外侧倾斜,这将有利于移位力量的抵消,移位少;反之,从后外侧向前内侧倾斜,容易移位,临床上移位就大 (图 2-6-4-2)。双侧前牙区的双重骨折,也易造成骨折段向后移位,致使舌后坠,引起呼吸困难。双侧髁突颈部骨折,造成后牙早接触,前牙开合,如一侧骨折则易形成偏斜咬合的畸形(图 2-6-4-3)。

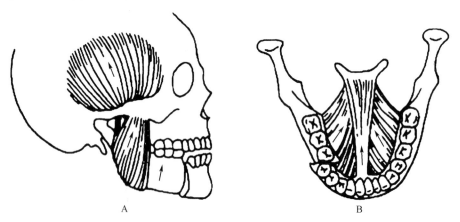

图 2-6-4-2 颏孔区骨折时骨段移位方向
A. 侧方观;B. 水平位观

如骨折段一侧有牙齿存在,另一侧无牙,可造成无牙骨折段抬高移位。如有牙齿存在,可以利用牙齿作暂时结扎固定骨折,无牙则无需特别考虑骨折线的准确对位,但要照顾以后颌骨的正常功能位置,避免出现颞下颌关节症状,以利于后期义齿修复。骨折线上的牙齿去留问题,一直是学者们的争论焦点。一般认为,骨折线上松动的牙齿及根折牙应及时去除,以免愈合过程中发生感染;对那些虽在骨折线上,但不松动、无伸长的牙齿,可考虑保留,但应注意预防感染,出现牙髓炎症状则应及时进行牙髓治疗。

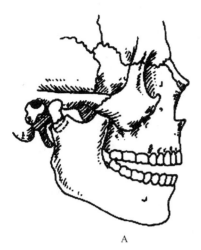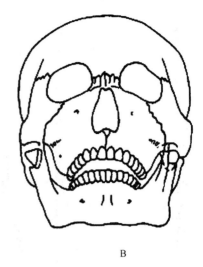

图 2-6-4-3 髁状突骨折时骨折移位示意图
A. 单侧髁状突骨折;B. 双侧髁状突骨折

（二）感觉异常

下牙槽神经通过下颌骨内下牙槽神经管,下颌骨骨折后出现神经水肿,压迫或挫伤、断裂导致下唇及颏部麻木,感觉异常。另外,骨膜外伤造成末梢神经激惹,可引起剧烈的疼痛。

（三）牙及牙龈损伤

下颌体部发生骨折时,常伴发下颌牙龈的撕裂,甚至牙折、牙松动、移位或脱位等情况。因此,除两侧升支及髁突颈部骨折外,大多有牙龈撕裂,形成开放性骨折。

（四）咬合错乱

由于骨折段的移位,牙齿发生继发性移位导致咬合紊乱。咬合紊乱是颌骨骨折中最常见和最明显的症状之一,即使移位轻微,也会出现咬合紊乱。

（五）骨折段异常活动

骨折使下颌骨分成段而失去连续性,检查时常有两个不同段之间的异常动度,有的还可能触及骨折断端的摩擦音,并出现咬合无力。

（六）张口受限

骨折后,由于疼痛、咀嚼肌的运动失调和反射性挛缩、骨折移位、关节损伤等原因,使张口受限,从而影响正常的语音和进食功能。

（七）流涎

下颌骨折后,下唇功能受影响,口唇时常不能紧闭,加上疼痛刺激,引起反射性唾液分泌增多,经常存在流涎现象,时间久了可引起皮肤湿疹、皮炎等。

（八）影响呼吸、吞咽和咀嚼

下颌骨颏部骨折,特别是双侧或粉碎性骨折,造成舌后坠,骨折端移位,影响呼吸、咀嚼和吞咽。

三、下颌骨骨折的诊断

首先了解受伤的情况,伤因、受伤部位、时间以及伤后的表现,然后通过检查全身情况及创伤局部,根据颌面部解剖和临床表现的特点,观察创伤的部位、肿胀、出血、淤血、咬合功能障碍、下唇麻木等情况,可大致判断出骨折的部位。一般骨折处常有明显的触压痛,通过牙列移位、咬合情况、骨折断端的异常活动、骨折线处有台阶式异常等症状,检查口内时应及时处理松动的牙齿、折裂的牙碎片以及出血情况,以免误吸入呼吸道发生意外,应进行 X 线影像学检查,以进一步明确骨折类型、范围及性质,以及有无合并其他颅面部伤或身体其他部位的损伤,复杂骨折还可行 CT 三维重建检查,明确骨折错位情况。

四、下颌骨骨折的治疗

现代骨折的治疗理念是尽早使得骨折段复位和固定,早期进行功能恢复训练。颌骨损伤后,机体的代谢、生长和修复活动不间断地进行,如错位愈合,将影响伤后的功能。因此,伤后应使骨折段恢复到原先的解剖位置,然后功能稳定性固定,使用无创外科技术,早期进行功能运动有利于新骨形成和愈合。复位固定的时间越早越好,但同时应注意患者的全身情况,如有窒息、休克、严重脑外伤,则应先抢救生命,待全身情况稳定后,再进行颌面部创伤的救治。如同时存在骨折和软组织伤,应先行清创,后行骨折复位固定,最后再缝合软组织伤。如未使用内固定,可在处理软组织伤后,进行骨折段的复位和颌间牵引固定等。

（一）下颌骨骨折的复位方法

常用的复位方法有三种。

1. 手法复位　常用于单纯线形骨折的早期,骨折处还未发生纤维性愈合,骨折段比较活动,用手可以将移位的骨折段恢复到正常位置,方法简便,复位后仍应注意咬合关系的保持和下颌制动。复位治疗一般应在麻醉下进行,手法复位在骨折后越早进行越好。

2. 牵引复位　一般适用于手法复位效果不理想的骨折、骨折部分纤维性错位愈合,或已错过了早期复位的时间,常用弓形夹板或颌间牵引钉橡皮圈弹性牵引复位。下颌骨的牵引复位常用上颌牙弓为基础,使之逐渐恢复正常咬合关系,用力的大小、方向,可以用橡皮圈的大小、数目、方向来调节,应及时检查牵引,防止牵引失效。如失效,应及时矫正。一般牵引固定时间在 4~6 周。

3. 切开复位　也叫开放复位,适用于有开放性创口的骨折、复杂的闭合性骨折及陈旧性错位愈合骨折。对陈旧性骨折重新造成骨折,切除已愈合的骨痂,使两断端活动自如,自由地恢复到正常解剖位置,采用钛板钛钉骨内固定,根据咬合关系恢复情况,外加颌间牵引。对下颌骨体部和升支骨折,过去常用的手术方法是从下颌角下缘下 1.5 cm 口外切开,行下颌骨骨折内固定。但面部遗留瘢痕,咬肌附着切断可造成术后张口受限。采用口内切开行外斜嵴张力带固位,固定装置置于张力轨迹（外斜线）,中和功能负荷产生的弯曲应力,但只适用于无严重移位的简单骨折。

总之,手法复位、牵引复位、切开复位是三种不同的方法,适用于骨折的各个不同阶段,应根据具体情况灵活采用,达到复位固定的目的。

(二)下颌骨骨折的固定方法

下颌骨骨折固定是很重要的环节,是骨折段在正常位置上进行愈合的保证,必要时应进行可靠且稳定的固定。由于颌骨具有特殊的生理解剖结构,固定方法和时间与身体其他部位的骨折处理方法不同。

1. 单颌固定(monomaxillary fixation) 指将发生骨折的下颌骨断端两侧之间进行固定,不与上颌牙弓相连。固定后,下颌运动自如,对张口、进食、语言等影响较小,同时便于保持口腔卫生。颌骨的功能运动还有助于增进局部血液循环,利于骨折的愈合,但由于单颌固定的力量有限,因此适用于单纯线形稳定骨折及移位不明显骨折和牙槽骨骨折。另外需要特别注意正常咬合关系的保持。

单颌固定的方法很多,介绍几种方法。

(1)邻牙固定法:用直径为 0.3～0.5mm 的不锈钢丝将骨折线两断端的牙齿做连续结扎,固定移位不明显的骨折,或为颌间结扎时用于牵引橡皮圈时应用,这种方法简便,但固位力量有限,易伤及基牙。

(2)牙弓夹板固定法(arch bar splint fixation):有自制和成品的牙弓夹板(图2-6-4-4)。自制的可用一根粗金属丝,沿下颌牙的唇颊侧面,弯成与牙弓外形一致的夹板,或用成品牙弓夹板,在复位后用金属丝将牙弓固定结扎在骨折线两侧的牙齿上,如其间有牙齿的缺损,则弓形夹板在缺牙处要弯成一小弯,以防止两侧牙齿的移位(图2-6-4-5)。适用于骨折复位固定后做颌间牵引者。

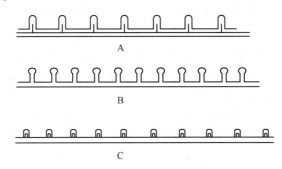

图 2-6-4-4 成品牙弓夹板示意图(A～C)

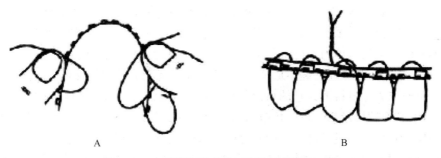

图 2-6-4-5 单颌牙弓夹板固定法示意图(A、B)

2. 骨间结扎固定 在骨折的断段两侧钻孔,用不锈钢丝或钛板钛钉复位固定。适用于陈旧性骨折或新鲜开放性骨折,错位严重者,儿童或不合作者及无牙颌的老年人。根据骨折的位置,在不损伤牙齿、牙胚、神经、血管、减小瘢痕的前提下,选择手术入径、钻孔的位置和数目,一般在距骨折线 5~10mm 处钻孔,复位后固定。此方法固位较好。

(1)骨间钢丝固定法(steel wire fixation):利用暴露的骨折断端,在其附近钻孔,用不锈钢丝结扎固定,只要复位正确,固定牢靠,效果是可靠的(图2-6-4-6)。

(2)微型夹板、螺钉固定法:也称紧密固定法(rigid fixation)(图2-6-4-7),这种固定主要依靠适合颌骨形状、弧度的、可三维方向调整的微型夹板,其固定效果更确切,故称紧密固定。坚固内固定彻底改变了颌间固定和钢丝结扎的传统固定模式,其治疗机制更符合生物力学原理,优点是固定稳定可靠,允许患者早期进行功能锻炼。

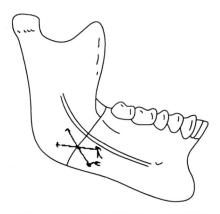 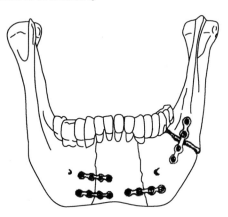

图2-6-4-6 骨间金属丝结扎法示意图　　图2-6-4-7 下颌骨骨折紧密固定法示意图

下颌骨粉碎性骨折的修复重建应首选下颌骨修复重建接骨板,再辅以小型钛板,否则固定极不稳定。

操作中要求暴露断端两侧的骨质,选用合适的夹板后在相应的部位打孔。夹板有一定的强度和韧性,可以作轻度的弯曲,以求完全贴合骨面,其长短各不相同,有多个不同数目的螺孔,其复位的标准是咬合关系完全恢复,其间的骨质缺损并不重要,因夹板可保持骨质的连续性不中断。打孔时先在断端的一侧打孔并上好固定螺钉,在恢复咬合关系、下颌关节内位置已完全恢复正常后,再在对侧骨质上打孔、上固定螺钉,每侧至少打两个孔以上,这样才能保证骨折断端的确切固定,并防止转位。根据骨折断端骨质的厚度来选用合适的螺钉。夹板可有各种形状,如三角形、十字架形、"L"形、小"L"形、长"L"形等,内固定夹板材质有金属材料和可吸收材料,生物可吸收夹板是目前较理想的材料,金属固定物抗扭力强、机械强度大,体积相对小,适用于下颌骨多发性骨折、粉碎性骨折以及伴有骨质缺损的骨折,维持骨质缺损间隙。但植入体内不能自行消失而存在应力遮挡,干扰 CT、MRI 影像和局部放射治疗,局部会长期存在异物突起不适感,对于儿童还可能影响骨骼的发育等而需要二次手术拆除。可吸收内固定材料因为它的可降解性,在体内最终降解成为 CO_2 和水,是机体本身的代谢产物,其弹性模量与骨皮质相似,允许微小活动,有利于骨折的愈合;避免了金属的应力遮挡现象,不会干扰放射影像检查和放疗;不影响儿童的颌骨发育;不需要再行二期手术取出。但其抗扭力比金属小,适用于非承重,受肌肉牵拉力量小的上颌骨、鼻骨、颧骨、颧弓等部位的骨折和下颌骨单纯性的线形骨折。

3. 颌间固定（intermaxillary fixation）　颌间固定是颌骨骨折常用的固定方法，单纯的下颌骨骨折要利用上颌骨的稳定性，复位固定，保证在恢复正常咬合关系的基础上愈合。颌间固定适用于不能手法复位，但又未形成骨性愈合，有牵引复位可能的患者。此时要恢复咬合，需借助对颌的关系，利用其稳固的上颌骨及颌间关系作固定支架来恢复下颌骨的连续，当然，移位不明显的骨折也适用此法。对切开复位内固定术后需继续调整并保持正常咬合关系的病例也适用此法。其缺点是固定期间不能张口活动，影响口腔卫生护理和进食。

颌间固定的方法有许多，但归纳起来有两大类，即颌间结扎固定法和颌间弹性牵引固定法（intermaxillary elastic traction）（图2-6-4-8）。颌间牵引、颌间固定是坚固内固定术前或术后必要的辅助手段，复位内固定后骨折段仍有可能稳定性不足，颌间牵引则可在骨折愈合早期提供辅助固位力，避免因骨折段不稳定对骨痂形成的不利影响。颌间牵引具有持续的牵引力，可以抵消作用于下颌骨的不良负载，还可调整咀嚼肌力量失衡，使骨

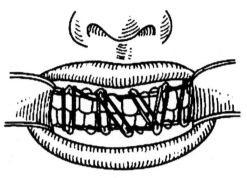

图2-6-4-8　颌间弹性牵引固定法示意图

折断面附加应力均匀分布，促进骨折愈合，能进一步微调咬合关系。

简单颌间结扎法，可选用两侧上下第一磨牙和第二前磨牙作为基牙，分别将两个相邻牙齿用小环结扎，然后将两侧上下小环用钢丝结扎起来（图2-6-4-9），如无牢固的后牙，也可选用前牙。目前，多应用颌间弹性牵引固定法，即在上、下颌骨植入颌间牵引钉进行颌间弹性牵引（图2-6-4-10）。颌间牵引钉植入时需注意保护邻近牙根等。

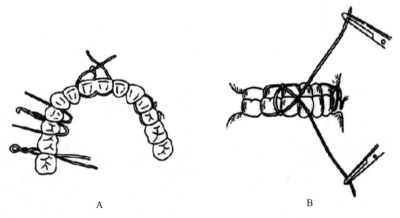

A　　　　　　　　　　　　　　　　B

图2-6-4-9　小环颌间结扎法示意图（A、B）

五、髁突颈部骨折的治疗

髁状突骨折（fracture of condyle）常见于开口位下颌骨颏部受力造成间接骨折。分为

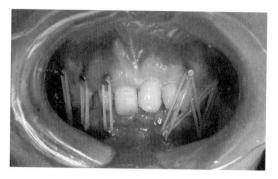

图 2-6-4-10　牵引钛钉颌间牵引法

单侧和双侧骨折,双侧骨折多数与下颌骨其他部位的骨折同时发生,最常见的是颏正中部骨折,其次是下颌骨体部骨折。由于周围肌肉的牵引,骨折髁突会发生移位或脱位。治疗方法分保守治疗和手术治疗两种。如髁突骨折无错位,只要保持正常的咬合关系,髁颈部骨折有可能在正常咬合关系上愈合,恢复功能。

(一) 保守治疗

以颌间牵引加颌垫方法治疗,促使其在正常功能位置上的愈合。

(二) 手术治疗

手术切开,暴露骨折部,将骨折处用钛板骨间内固定,重建下颌骨的功能。按切口部位不同,分为耳前切口和下颌骨下缘切口两种。颌下切口较安全,损伤面神经的可能性较少,但距离髁颈部稍远,暴露比较困难,且手术器械进入也有难度。而耳前切口较易接近髁状突,暴露较好,器械较易进入,但损伤面神经的机会较多,故较少应用。至于骨折内固定,最简单的方法是在髁突与升支之间,两断端附近各打两个孔,用不锈钢丝交叉结扎。目前常采用钛板内固定 (图2-6-4-11)。

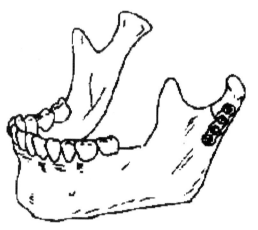

图 2-6-4-11　髁状突颈部骨折的固定示意图

若髁突颈部骨折近心端骨折段太小而无法打洞,也可将近心端骨折摘除,再缝合关节囊,或将下颌骨升支远中纵向截断,体外固定髁突颈部骨折,再与下颌骨近中部分固定 (图2-6-4-12)。

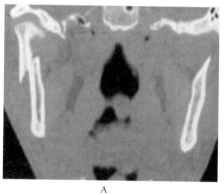

A

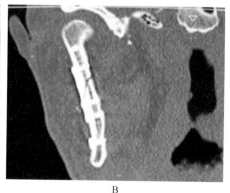

B

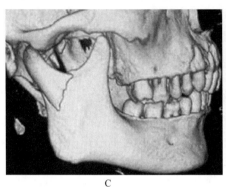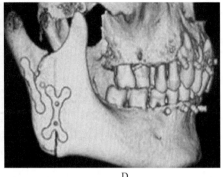

图 2-6-4-12 髁状突颈部骨折固定后 CT 扫描及三维重建（A~D）

口内用颌间弹性牵引固定,以保持正常咬合关系,固定时间不宜过长,特别是陈旧性髁突部骨折,一般 10 天为宜,早期进行适度下颌功能训练。

儿童处于生长发育期,又处于乳、恒牙交替,恒牙萌出后咬合关系可以自行调整,且手术创伤可能影响颌骨发育,因此,儿童颌骨骨折大多采用保守治疗。

第五节　上颌骨骨折

上颌骨位于面部中份,解剖结构及位置特殊,其前上方为眶底,后上方为颅底,下方为口腔顶部,中央有上颌窦和鼻腔,各个凸起与其他面骨及颅骨构成连接,因此骨缝多,也是承受力的薄弱线。受伤后易导致感染,也有较重的颅脑合并伤。骨折较下颌骨发生率低。

上颌骨又是膜性化骨,骨质均较薄弱,复位后常可获得较快的愈合。但由于血供好,骨折后出血多,常使病情加重。

一、好发部位及分型

上颌骨骨折（fractures of the maxilla）的分型多采用由 Le Fort (1930 年) 首先提出三种类型,即 Le Fort Ⅰ、Ⅱ、Ⅲ型骨折,是目前被公认为上颌骨好发部位的三种类型（图 2-6-5-1）。上颌骨骨折以 Le Fort Ⅱ型发生率最高,占 52.25%,其次是 Le Fort Ⅲ型和 Le Fort Ⅰ型。

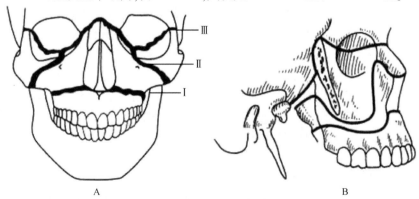

图 2-6-5-1 上颌骨骨折 LeFort 三种类型的骨折线示意图
A. 正面观;B. 侧面观

上颌骨 Le Fort Ⅰ型骨折是上颌低位水平骨折,其骨折线在梨状孔底水平,两侧牙根根尖的上方,后到上颌骨与翼突相连的翼颌缝,其骨折包括上颌的牙齿、牙槽突、腭骨至上颌结节以下的整块骨段的游离,也可包括鼻中隔、上颌窦,这样触动上颌牙齿其中任何一颗都可使整个上颌牙齿活动。

上颌骨 Le Fort Ⅱ型骨折又称上颌骨中位锥形骨折。骨折沿鼻额缝向下外至颧上颌缝,达上颌与翼突相连的翼上颌缝,可波及筛窦达前颅凹。该型骨折实际上比 Le Fort Ⅰ型重。

上颌骨 Le Fort Ⅲ型骨折又称上颌骨高位水平骨折,也称颅面分离。沿上颌骨的上薄弱线走行,将颅骨与面骨完全分开,沿鼻额缝经眼眶至两侧外侧的颧额缝,后至翼上颌缝附近裂开或骨折,整个面中部骨骼与颅底完全分离,仅靠软组织悬吊与连接。该型骨折是三种类型骨折中最严重的一种,可以有"黑眼镜"症状,双眼眶肿胀、血肿、淤血,使双眼睑高度水肿,睑裂缩小,甚至完全不能睁眼。

由于外力的轻重、方向、受力部位等差异,骨折也有许多不同的情况。骨折线走行方向也有许多不同情况,不一定都是按照三型骨折线分布,而且两侧也不完全一样,如一侧为 Le Fort Ⅰ型骨折而另一侧为 Le Fort Ⅲ型骨折,或一侧为 Le Fort Ⅰ型而另一侧为 Le Fort Ⅱ型等情况均可发生。

二、临 床 表 现

上颌骨骨折除一般骨折的损伤症状外,还有一些特殊症状。

(一) 面型改变

上颌骨受力的方向、大小、自身的重力及肌肉牵拉影响骨折段的移位。上颌骨仅有翼外肌附着,其力量较小,翼内肌靠后段,牵引方向是使后段向后下方向牵引,常使面中 1/3 变长,如骨折段向下同时向后,应怀疑骨折线在翼内肌附着之后,面部凹陷,呈"碟形脸"。

(二) "眼镜"状淤血

与上颌骨骨折波及眼眶有关,同时还可有出血、结膜下淤血、眼球移位和复视,以 Le Fort Ⅱ、Ⅲ型骨折及合并颅底骨折者,眼周围组织肿胀,且呈青紫色,如同戴了眼镜,也称"熊猫"眼征。"眼镜"征出现者居多,"眼镜"征一般在 48 小时后开始消退,10 天左右完全消退,在消退的过程中有青紫淤斑出现,属于正常消退过程,不需特殊处理。

(三) 口、鼻腔出血

常为大量出血,因口鼻腔黏膜的撕裂是常有的,尤其是鼻腔、鼻窦黏膜的损伤机会多。如处于半昏迷状态的患者,若出现不断吞咽的动作,表明出血往鼻后孔、咽腔方向流,尤以平卧时更明显,在 Le Fort Ⅰ~Ⅲ型骨折中均可见到。

(四) 感觉异常

上颌骨骨折常常导致眶下神经损伤,是颌面部损伤中最多出现的神经损伤,表现为眶下区、上唇部麻木。

（五）咬合错乱

由于上颌骨骨折后骨折部分向下后移位，常使后牙早接触，前牙开合，如骨折复位后，前牙呈正常或接近正常咬合。

（六）视觉障碍

若骨折移位，使眼球位置发生改变，可出现复视现象。如视神经或眼球损伤，可发生失明；如有外展神经损伤，可使眼球运动障碍，也有视觉障碍存在。

（七）脑脊液外漏

如合并有颅脑损伤，尤其是颅面分离者，常合并有前颅窝骨折，骨折线经过蝶窦、额窦或筛窦，使硬脑膜撕裂，可出现脑脊液鼻漏；如骨折涉及颞骨岩部，可出现脑脊液耳漏。

三、治　疗

治疗前应尽快了解上颌骨骨折的部位及其骨折线的走行方向、位置，结合 X 线片（华氏位片）或 CT，给予确诊。治疗方法和下颌骨骨折相似，但因上颌骨骨折患者往往合并有颅脑损伤，全身情况一般较重，因此，早期处理很重要，但更要注意生命体征变化，及时处理颅脑损伤，毕竟挽救生命是第一位的。

（一）早期处理

以急救为主，尤其是全身多处合并伤的患者伤情较重，特别是合并有颅脑伤、胸腹伤以及骨盆、四肢多发性骨折和多脏器损伤出血者，情况较紧急，应以抢救生命为主。对单纯性上颌骨骨折，有时表现也较严重，如单纯性上颌骨骨折出血较多，临时复位、临时固定也是一种重要措施。早期处理，一是抢救，如临时复位、止血、防窒息等；二是观察生命体征，待病情稳定后再行复位固定。

早期处理的方法，一般是手法复位，并用压舌板或筷子横跨于上颌牙𬌗面，口外部分用绷带吊于头部绷带上（图 2-6-5-2）。如咬合关系异常，再加弹性吊颏绷带，可使其接近正常。

（二）复位固定

复位的标准是恢复上下颌牙齿正常的咬合关系，常用的复位方法是手法复位、牵引复位和手术复位。牵引复位时可用颅颌牵引复位法（图 2-6-5-3），打石膏帽，在帽上伸出粗钢丝支架，然后口内牙弓夹板固定，将牙弓夹板与钢丝之间用橡皮圈或钢丝作固定，将后移上颌骨牵引至正常位置。

固定方法和原则与下颌骨骨折有类似之处，目的是使骨折段得到固定，具体方法如下。

1. 颌间弹性牵引固定吊颏绷带法　适用于线形骨折，移位不明显，且骨折处于纤维性愈合的早期。颌间弹性牵引固定是为了恢复正常咬合关系，吊颏绷带是为了颅颌固定。但此种方式颅颌固定不够稳固。

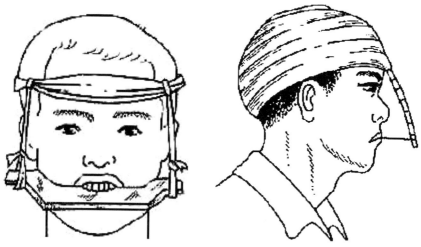

图 2-6-5-2　悬吊上颌骨示意图　　　　图 2-6-5-3　颅颌牵引复位法示意图

2. 颅颌固定法（craniomaxillary elastic traction）　应用石膏帽,将预先做好的支架固定于石膏帽上,再将口内固定的弓形夹板引出口外,固定于支架上,也有用金属丝直接将上颌弓形夹板固定于颅骨的金属丝内悬吊法。可利用梨状孔边缘、眶下缘、额骨颧突等部位钻孔,穿不锈钢丝固定,这样可避免石膏帽固定,患者术后较舒适。目前此类方式较少采用。

3. 骨间内固定　由于各类内固定小夹板的出现,加上手术径路的改进,恢复外形和功能成为可能。切口尽量选择口内切口、鼻内切口,口外常选在眉梢、下睑内,减少面部瘢痕。目前对面中 1/3 复杂骨折普遍使用的手术入径是头皮冠状切口,辅以口内前庭沟切口、睑缘下切口,方便骨折线暴露复位、窦腔内组织嵌顿的解除和内固定确切可靠（图 2-6-5-4）。

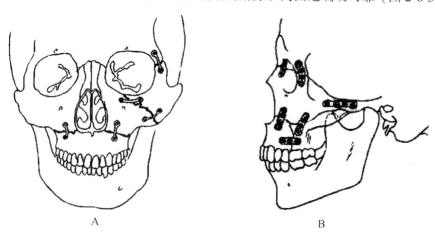

A　　　　　　　　　　　　　　　　B

图 2-6-5-4　上颌骨骨折骨间内固定示意图
A. 正位观;B. 侧位观

第六节　颧骨、颧弓骨折

颧骨为上颌骨与颅骨之间的连接支架,对构成面部外形有重要作用。由于颧骨处于面中最突出的位置,易受伤而发生骨折。

颧骨为近似四边形的骨体,外凸内凹,左右各一,有三个突起(上颌突、额突、颞突),分别与上颌骨、额骨、颞骨相连接,参与眶壁、眶底、上颌窦和颞凹的形成。与上颌骨连接最宽、最强,同颞骨连接最弱,与额骨连接介于两者之间,其薄弱区为与颞骨相连的颧弓。因此,颧骨本身骨折较少,多发生于与周边骨相连接的薄弱处,骨折最多发生于颧弓,其次为眶外侧壁、颧上颌骨。

颧弓是由颧骨的颞突和颞骨的颧突相连而成,临床上常在两端的中间发生骨折,可以有两条骨折线或三条骨折线不等。由于力量的大小和方向的原因,颧弓的典型骨折为"M"型塌陷骨折。来自前方垂直力量的打击,颧骨通常向后、向内、向下方向移位和转位。由于颧骨不是一个规则形的骨块,其移位后常受咬肌附着的影响,使颧骨复位后又可移位,因此颧骨、颧弓骨折后,面部外形畸形,影响外观。由于颧弓的下方为下颌骨的喙突,颧弓骨折片压迫喙突时,可影响下颌骨的运动,致使张口受限,影响功能。

一、分 类

颧骨、颧弓骨折(zygomatic fractures or malar fractures,zygomatic arch fractures)常分为颧骨骨折、颧弓骨折、颧骨颧弓联合骨折、颧上颌骨复杂骨折,而颧弓骨折又分成双线型和三线型骨折。

二、临床表现

1. 颧面部塌陷畸形 颧骨、颧弓骨折后局部移位或下陷,相应面部出现凹陷畸形,但若局部软组织肿胀者,掩盖了面部塌陷畸形,应加以注意。

2. 张口受限 颧骨或颧弓骨折下压喙突,可影响下颌运动,引起张口受限(图2-6-6-1)。

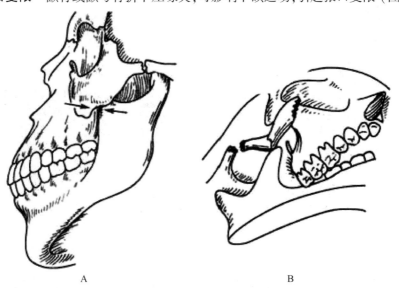

图 2-6-6-1 颧骨、颧弓骨折的移位示意图

A. 颧骨后下方移位压迫冠突;B. 颧弓内陷移位阻挡冠突运动

3. 复视　眼外肌损伤、血肿形成,使眼外肌失去平衡,可致复视,一旦水肿血肿消失,颧骨复位,复视也可恢复。如为眶底骨折引起眶内容物嵌顿,眼球活动受限,如延误治疗,则可能引起永久性复视。

4. 其他症状　还有神经压迫症状,如鼻旁皮肤感觉迟钝,开放复位也可损伤面神经的颧支引起闭眼不全,合并有上颌骨骨折的还有上颌窦损伤、眶底损伤等症状。

三、颧骨、颧弓骨折的治疗

目的在于正确的复位,恢复外形和张口功能,并矫治复视。如畸形不明显,功能无障碍,可不需治疗,但应注意局部免受外力,特别在睡眠侧卧时,防止局部受到压迫。如面部畸形明显并伴有张口障碍,应在伤后 7~10 天治疗,2 周后发生纤维性愈合,复位困难,遗留外形缺损难于矫治,增加了后期治疗的难度。

颧骨、颧弓骨折手术复位方法如下:

1. 经口内上颌结节复位法　在上颌后牙区前庭沟处切口,插入扁平的骨膜分离器,自下颌升支外侧、上颌结节伸向颧骨或颧弓深面,将移位的颧骨向上前方用力撬起。此法切口隐蔽,方法简便。如颧弓骨折(图 2-6-6-2),另一手放在骨折部,还可以感觉到骨折复位时"叭"的响声,表明折断的颧弓已经复位。

2. 经颞部皮肤切口复位法　方法和要求同口内法,只不过切口在颞部发际内,切口较隐蔽,感染的机会较口内少,也是可选择的方法之一(图 2-6-6-3),但需要注意避免面神经分支的损伤。

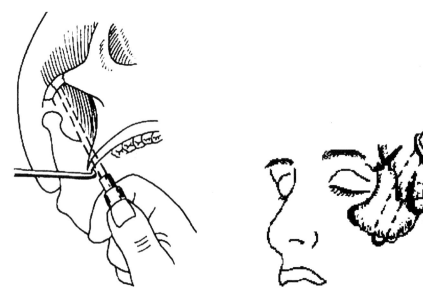

图 2-6-6-2　颧弓骨折口内途径冠突外侧复位法示意图　　　图 2-6-6-3　颧骨骨折颞部切开复位示意图

3. 经上颌窦复位法　按标准术式进入上颌窦,清除窦腔内容物,查清骨折部位,特别适用于上颌骨骨折合并眶底骨折的患者。如发现有软组织嵌于窦腔内,则先复位,后用钝器或手指复位移位的颧上颌骨骨折,最后填塞碘仿纱条,纱条从鼻腔引出。

4. 开放复位法　对颧骨骨折移位较明显者,在骨折端附近作小切口,暴露断端骨面,用剥离器撬起塌陷的骨段,恢复正常位置后,用钢丝结扎或小夹板固定。一般切口位置有眉外侧切口、眶下缘切口、眶外侧缘切口、口内前庭沟切口。如果有三条骨折线,应采用开放复位,对嵌顿性骨折,采用一个切口复位往往由于杠杆力量不足,复位常不充分,常需要 2～3 个切口,才能完全复位(图2-6-6-4)。

5. 头皮冠状切口复位法　头皮冠状切口加颜面小切口入路,适合颧、眶、额骨及上颌骨等骨折的治疗。借助螺旋 CT 三维重建及计

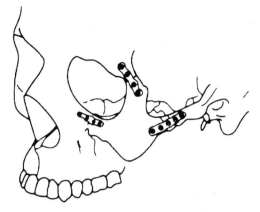

图 2-6-6-4　颧骨骨折的固定示意图

算机三维模拟手术,可以在术前详尽了解骨折部位的真实情况,制订最佳的手术方案。通过三维影像重建,可清晰地确定骨折线及骨折片的移位,并可预先设置钛板的安置部位,确定是否需行骨移植等。

于前额发际后 3～4cm 处,从一侧耳前颞部经头顶至对侧耳前颞部做冠状切口,沿骨膜剥离至眶上缘,保护神经、血管及眼球,暴露骨折处,复位后用微型接骨板固定,关闭切口,放置引流(图2-6-6-5)。

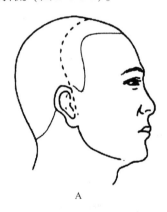
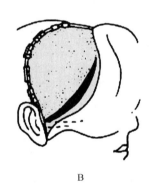
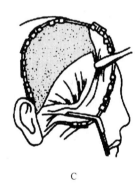

A　　　　　　　　　　B　　　　　　　　　　C

图 2-6-6-5　头皮冠状切口示意图
A. 切口;B. 翻瓣;C. 切开骨膜

颧骨骨折复位后仍不稳定,有再度移位的可能,主要是由于咬肌的牵引和瘢痕的收缩,术后仍显颧突平坦,为防止再移位,要求有两处以上的可靠固定。固定的方法有骨间接骨板固定、钢丝结扎、上颌窦内支撑固定、钢丝悬吊固定、克氏针固定等,可结合患者的具体情况灵活选择。

四、单纯颧弓骨折的治疗

单纯的颧弓骨折,无论是两线型还是三线型,均应复位,不需特殊固定。但如果是粉碎性骨折或骨折后未及时治疗,复位后可能不稳定,有时也需要固定。

（一）口内复位法

在局麻和无菌条件下进行,经口内前庭部切口,自下颌升支外侧,经上颌结节至颧弓深面钝性分离,然后插入扁平的骨膜分离器至颧弓骨折下方,利用杠杆原理向外撬起,而术者的另一手放在外面皮肤上,塌陷畸形纠正,张口度恢复正常,即表明已复位成功（见图2-6-6-2）。

（二）口外复位法

1. 巾钳复位法 用大号巾钳直接刺入颧弓下,钳住颧弓向外牵引,使之复位（图2-6-6-6）。

2. 颞部切口复位法 此法同颧骨骨折复位法。

3. 开放复位法 切开颧弓骨折处下缘表面皮肤,暴露骨面,先使骨折断端复位,再考虑固定。固定方法有微型钛板固定、钢丝结扎固定、夹板内固定或外固定,还有气球固定法等。

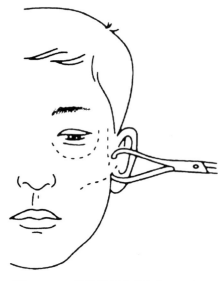

图2-6-6-6 颧弓骨折巾钳复位法示意图

4. 对陈旧性张口受限的处理 骨折若已错位愈合,要复位即需重新骨折再复位,一般较困难,可截断喙突以改善张口受限。

第七节 颌面部火器伤

随着近代武器的发展,高速小口径武器和高性能爆炸武器的大量使用,颌面战伤的发生率上升,伤情日趋复杂。爆破施工意外、烟花爆竹爆炸、燃气爆炸等的发生,颌面部火器伤（firearm wound）伤情较重,较复杂,往往合并有软组织伤和骨组织伤,而骨组织伤多为粉碎性骨折,常有骨缺损。软组织伤也常合并有软组织缺损,创缘不整齐。无论弹片伤还是枪弹伤,极易造成贯通伤,如口内外贯通、口鼻腔贯通等,伤口污染严重,砂石污物、二次致伤物、牙齿碎片等较多,因此,清创必须仔细、认真,异物应彻底清除。如果异物位置较深,且在重要器官附近,而取异物时若危及生命,也可暂不取出,继续观察变化。

清创的顺序是先软组织后骨组织,而处理时应先骨组织固定,后软组织缝合,要求如前所述。

一般创口缝合不宜过紧,放置引流条,伤口初步愈合后拆线,防止复裂。

对火器伤应注意预防感染,如组织缺损多,应考虑尽量减少创面以减少瘢痕的挛缩。遗留的组织缺损包括骨组织缺损,可考虑后期处理。骨缺损应保持缺损间隙,以便后期修复,如有条件也可考虑早期植骨或显微外科骨移植,或显微外科软组织修复。在整个过程中应始终考虑功能恢复这一原则,即功能第一,美容第二。

第八节　口腔颌面部异物取出

由于火器伤、爆炸伤及各种意外造成的异物进入并存留于口腔颌面部组织中，如牙齿或颌骨被击碎，侵入邻近的组织，可称为"二次弹片"，增加了创伤。异物的种类很多，可分为金属类和非金属类，金属类异物有各类子弹、刀具、钢筋等，非金属类异物有玻璃、瓷片、竹木、泥沙、碎石、煤渣、碎牙片和骨片等。

口腔颌面部异物存留的临床症状取决于异物的大小、种类、位置、形状、数目等。一般局部略肿胀、有窦道，或伴有受影响组织结构的功能障碍。X线检查仅可显示金属异物的位置。MRI检查通常可显示异物的位置。

一般情况下，异物应及时取出，但若异物位于重要血管、神经等重要器官附近，可通过三维重建成像技术，判断情况后酌情确定是否取出。

第九节　口腔颌面部创伤的护理要点

口腔颌面部创伤的护理，首先要观察患者病情的变化，防止意外发生，如窒息、出血、休克等，通过调整体位的变化，使口腔分泌物易于流出，观察有无颅脑及其他脏器的损伤。此外，还需注意以下几点。

一、精神、心理的护理

颌面部损伤后常影响面容，因此，要关心体贴患者，多与患者谈心，鼓励其积极向上，保持乐观的情绪，正确对待伤后的实际情况，防止悲观情绪的产生。

二、饮食的护理

口腔颌面部创伤常影响进食。患者的胃肠道功能良好，有正常的食欲，但由于疼痛或口腔损伤而影响进食。因此，要想方设法给予饮食，如鼻饲、皮管进食、长嘴壶进食或小壶喂食，还可给予软食、半流汁，必要时给两份、三份，还可用吊桶式喂食。

三、口腔护理

口腔的清洁和护理是十分重要的。护理时，应先用1%过氧化氢溶液，后用盐水清洁口腔，然后用口腔清洁液漱口，或用各种抗生素液漱口，防止感染。特别是口腔内有创口者更应注意口腔清洁护理，每天3~4次，有的要用小毛刷洗刷口腔，以利于创口的恢复。

四、局部创口的护理

一般面部的创口以暴露为主，同时要求每天清洁伤口，消毒创面，口腔内固定物要进行清洁护理，及时检查固定是否牢靠，有无损伤软组织，如发现异常应及时报告医生予以处理。

（李耀俊　王　磊　阮　征　忻文雷）

参 考 文 献

樊明文.2008.牙体牙髓病学.第3版.北京:人民卫生出版社.

李祖兵.2002.口腔颌面创伤治疗学.武汉:湖北科学技术出版社.

邱蔚六.2008.口腔颌面外科.第6版.北京:人民卫生出版社.

邵丹,王强庆,李金星.2006.颌面部创伤的诊断与治疗.青岛:中国海洋大学出版社.

汤炜,田卫东.2006.颅颌面创伤后期的修复难点和解决方案.中华口腔医学杂志,41(10):591-593.

汪湛,陈文君,袁建房.2009.自身增强型可吸收内固定系统在面骨折中的应用.大理学院学报:综合版,8(6):42-44.

徐金科,刘彦普,薄斌,等.2007.548例颌面创伤患者的回顾性分析.中国口腔颌面外科杂志,5(2):91-95.

张益,何黎升.2006.关注颅颌面交通事故伤——加强宏观研究,提高防治水平.中国口腔颌面外科杂志,4(6):403-407.

张益,孙勇刚.2003.颌骨坚固内固定.北京:北京大学医学出版社.

张益.2004.对颌骨骨折治疗中误诊误治和难点问题的讨论.中华口腔医学杂志,39(1):22-24.

赵定麟.1999.现代创伤外科学.北京:科学出版社.

周树夏,刘彦普.2004.进一步提高面中部骨折的治疗质量.中华口腔医学杂,39(1):2-4.

Erol B,Tanrikulu R,Görgün B.2004. Maxillofacial Fractures. Analysis of demographic distribution and treatment in 2901 patients
(25-year experience). J Cranio-Maxillofac Surg,32(5):308-313.

Mukerji R,Mukerji G,M Gurk M. 2006. Mandibular fractures:Historical perspective. Br J Oral Max illofac Surg,44(3):
222-228.

Wittwer G,Adeyemo WL,Voracek M,et al.2005. An evaluation of the clinical application of three different biodegradable osteosyn-
thesis materials for the fixation of zygomatic fractures. Oral Surg Oral Med Oral Pathol Oral Radiol Endod,100(6):656-660.

Yamamoto K,Matsusue Y,Murakami K,et al.2011. Maxillofacial fractures due to work-related accidents. J Cranio-Maxillofacial
Surg,39(3):182-186.

Yokoyama T,Motozawa Y,Sasaki T,et al.2006. A retrospective analysis of oral and maxillofacial injuries in motor vehicle acci-
dents. J Oral Maxil Surg,64(12):1731-1735.

第三篇 胸腹、泌尿及生殖系统创伤

第一章 胸 部 创 伤

随着经济、工业、交通的发展,工矿、建筑、交通事故和高处坠落等高能损伤日益增多。现代创伤以严重多发伤的高发生率为特点,已成为 40 岁以下人群死亡的首要原因。在严重创伤致死的患者中,胸部创伤(thoracic trauma)占 25%,其在战时以开放伤多见,占伤员总数的 7%~12%;在平时多为闭合伤,占 6.79%~9.46%,而在道路交通伤中占 44.5%。因此,必须加强安全生产和驾驶的宣传教育,避免发生工伤,严格遵守交通规则以防止车祸等意外损伤。

胸部创伤在平时或是在战时,无论其发生率或危害程度,在创伤中均占有十分重要的地位。胸部创伤直接导致的死亡占创伤死亡的 25%,其引起的并发症与另外 25% 的创伤死亡有关,尤其是伤后数分钟到数小时内早期死亡的主要原因,因此,如何提高严重胸部伤早期生存率,仍是当代创伤救治中面临的严重挑战。临床实践表明,致伤原因、损伤部位及严重程度、合并其他器官损伤、及时积极的抢救措施及救治方法等,均是影响胸部创伤并发症发生和病死率的重要原因。随着现代科学和医疗技术的发展,以微创观念为核心、以损伤控制为原则、以快速康复为宗旨、以质量生存为目的、以手术医师为主,强调多科室(学科)协作,以最小限度的损伤达到最大程度的康复,是健全胸部创伤等严重多发伤的救治体系、提高创伤救治水平的真正努力和实践方向。

第一节 胸部应用解剖学

胸部(chest,thorax)是躯干的上部,上方经胸廓上口与颈部相接,下方隔以膈肌和腹部相连,两侧移行于上肢。胸部的界限:上界的前方为颈静脉切迹,向外为两侧的锁骨上缘直至肩峰,转向后至第 7 颈椎棘突;下界的前方为剑突,两侧沿肋弓至第 10 肋和第 11 肋的前端,以及第 12 肋,向后至第 12 胸椎棘突。胸部与上肢在体表的分界线是由肩峰向前、后至胸壁的连线。

一、胸壁与胸廓的组成

(一) 胸壁

胸壁(thoracic wall)由胸骨、肋骨和胸椎以及软组织所组成。胸骨分为胸骨柄、胸骨体及剑突 3 部分。胸骨柄与胸骨体的结合部微向前突,称为胸骨角,为第 2 肋软骨与胸骨连接处,是计数肋骨的标志。胸椎有 12 节,支持肋骨。两侧肋骨共有 12 对。每根肋骨又分为骨性部分和软骨部分。上 7 对肋骨以肋软骨与胸骨相连,称真肋;下 5 对肋骨不与胸骨相连,称为假肋;其中最下两对肋骨的前端游离于腹壁肌层中,称为浮肋。上位肋骨有锁骨和肩胛骨保护,下位肋骨游离,活动度较大,均不易骨折。肋骨骨折多发生在第 4～7 肋。肋间隙上部较下部为宽,前部较后部宽。肋间隙内有肋间血管和神经走行,在胸后壁位于肋骨下沟中,行胸腔穿刺时,针尖应沿下一肋的上缘刺入;在胸前壁,肋间动脉经肋骨上下缘走行,胸穿时应在肋间隙中间刺入。胸廓内动、静脉在肋软骨内面,距胸骨缘 1.5～2.0cm,左右两根互相平行,间距 6.0～8.0cm,损伤或穿刺不当时,可造成胸腔内出血。

(二) 胸廓

胸廓(thoracis,skeleton of thorax)是由胸骨、肋骨、胸椎及韧带连接而构成的可扩张的圆锥形骨架。肋骨之间有肋间隙组织,外面包以较厚的肌肉、皮下组织及皮肤层,内衬胸内筋膜。胸廓的上口是一个约 5cm×10cm 的环形开口,侧面以第一肋软骨和肋骨为界,前面为胸骨柄,后面为第一胸椎体,气管、食管和大血管等重要器官经此口出入胸腔;胸廓的下口后面为第 12 胸椎体和肋骨,前面为第 7～12 肋软骨和剑突关节所围绕,下口远较上口为宽,并为膈肌所封闭。膈肌上有主动脉裂孔、食管裂孔和下腔静脉裂孔。胸壁与膈肌围成的腔为胸腔,内有左右两个胸膜腔和一个心包腔,位于两侧胸膜腔之间的结构称之为纵隔。

(三) 胸壁的软组织

胸壁的软组织为皮肤、皮下组织和肌肉层。肋骨、肋软骨和胸骨的外表面为上肢、肩胛骨运动肌肉之附着处,其中有胸大肌、胸小肌和前锯肌。下方肋骨的外表面是腹直肌和腹外斜肌之附着处。肋间肌有三层,为外、内和最内肋间肌。

二、胸膜腔和纵隔

(一) 胸膜与胸膜腔

1. 胸膜　胸膜(pleura)的组织结构是一层薄的浆膜,分为相互移行的内、外两层。外层贴附于胸腔内壁,称为壁层胸膜。壁层胸膜按其覆盖的部位不同又分为 4 部分:覆盖于胸壁内面的称肋胸膜,覆盖于纵隔两侧的称纵隔胸膜,覆盖于膈肌上面的称膈胸膜,构成胸膜顶的称颈胸膜;内层包绕肺脏,称为脏层胸膜。

2. 胸膜腔　壁、脏两层胸膜在肺根部相互移行处会合,形成一个完整的密闭的潜在性腔隙,称为胸膜腔(pleural cavity)。在各部胸膜的相互移行处,肺的边缘不能伸入其内,因而形成比较大的间隙,称为胸膜窦。位于肋胸膜与膈胸膜返折处者称肋膈窦,位置最低,是胸膜腔积液最先积聚的部位。正常情况下两层胸膜紧贴,其中仅有少许浆液,保证两层胸膜紧密结合,并减少呼吸运动时的摩擦。生理状态下,胸膜腔内呈负压,一般为 -0.59～-0.20kPa(-6.0～-2.0cmH_2O),吸气时负压增加,呼气时负压减低。若胸膜腔负压消失,就会造成肺脏萎陷。

（二）纵隔

1. 界限和分区　纵隔（mediastinum）位于胸腔中部,是分隔左右胸膜腔的纵行间隙,也是两侧纵隔胸膜之间所有组织器官的总称。纵隔前为胸骨,后为胸段脊柱,两侧为纵隔胸膜及肺组织。上界为胸廓上口,下界为膈肌。

以心包为界,将纵隔分为 4 部分。在胸骨角和第 4、5 胸椎间隙间连线之上为上纵隔,其下为下纵隔。下纵隔以心包为界,又进一步分为前、中、后 3 个纵隔区(图 3-1-1-1)。

2. 纵隔内的脏器和器官　上纵隔含有上段气管和食管、胸腺、脂肪、主动脉弓及其分支。前纵隔则含有胸腺、脂肪、淋巴和疏松结缔组织。中纵隔是心

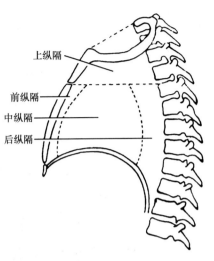

图 3-1-1-1　纵隔分区 4 分法示意图

包和心脏占据的地方,另有主脉弓、气管分叉、主支气管和支气管旁淋巴结。后纵隔内含有食管、降主动脉、交感神经和周围神经。各结构间的间隙与颈部间隙相通,因此发生气肿时可扩散至颈部。

三、气管和肺脏

（一）气管

1. 气管及位置　气管(trachea)上接喉部,下端经隆突与左右主支气管相连,位于身体中线颈前部和中纵隔。气管在头部和颈部走行于正中位置,大约一半的气管可在颈部触及,下半部分则在胸腔中。颈部气管最为靠前,最不易受保护,是钝性伤和穿刺伤的好发部位。相对而言,胸腔内气管有周围组织的良好支撑,保护较好,损伤发生机会少。

气管是可移动的,能随颈部伸展弯曲,较大幅度地改变解剖位置。气管的这种韧性结构既允许其适度弯曲变形,又防止其在呼吸时因胸腔和气管内压力变化引起塌陷。虽然如此,强度相对较弱的膜性结构仍然在较大压力和外力作用下容易发生破裂。

2. 气管的组成及分叉　气管的前壁和两侧是由呈"U"字形的 20～22 个软骨环为支架,软骨环间由平滑肌连接形成管道状,其后壁(全周长的 1/5～1/3)由膜样纤维平滑肌构成,称为膜部,并以疏松的结缔组织与食管相贴连。成人气管自环状软骨下缘至隆突的顶点,全长 10～13cm,气管前后径为 1.8～2.0cm,横径 2.0～2.2cm。气管下端相当于胸骨角平面,分为左右主支气管(图 3-1-1-2)。左主支气长 4.5～5.5cm,右主支气管长 2.0～3.0cm。左右主支气管之间的夹角一般为 65～80°,平均 70°。气管中轴线与左主支气管之间的夹角一般为 40～50°,与右气管之间的夹角为 25～30°,故气管异物易进入右主支气管。

大约在第 3～4 胸椎水平,气管分为两主支气管。左右主支气管以下又逐渐分为肺叶支气管和肺段支气管,以一细终末支气管末端连接于肺泡。左肺分为上、下两叶共 10 个肺段,右肺分为上、中、下三叶共 10 个肺段(图 3-1-1-2)。主支气管分出后,活动度趋大,保护趋弱。此转变点在主支气管起始部附近,在加速-减速力作用下,非常容易受到剪切力损伤。

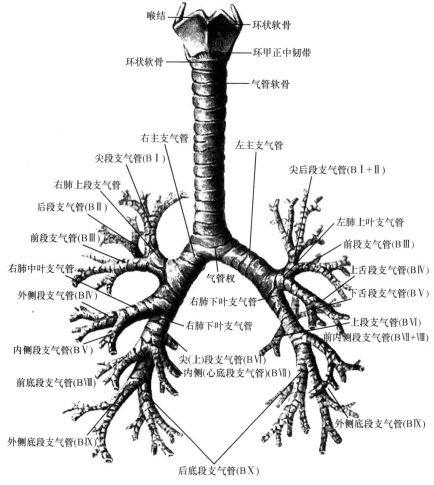

喉结 — 环状软骨

环甲正中韧带

环状软骨 — 气管软骨

右主支气管 — 左主支气管

尖段支气管(BⅠ) — 尖后段支气管(BⅠ+Ⅱ)

右肺上段支气管 — 左肺上叶支气管

后段支气管(BⅡ) — 前段支气管(BⅢ)

前段支气管(BⅢ) — 上舌段支气管(BⅣ)

右肺中叶支气管 — 下舌段支气管(BⅤ)

外侧段支气管(BⅣ) — 气管杈

右肺下叶支气管 — 上段支气管(BⅥ)

内侧段支气管(BⅤ) — 前内侧段支气管(BⅦ+Ⅷ)

右肺下叶支气管

前底段支气管(BⅧ) — 尖(上)段支气管(BⅥ)

内侧(心底段支气管)(BⅦ)

外侧底段支气管(BⅨ)

外侧底段支气管(BⅨ)

后底段支气管(BⅩ)

图 3-1-1-2　气管和肺段支气管示意图

支气管树越到末梢,软骨环的支撑越弱,支气管更易受损伤。

（二）肺脏

肺(lung)位于胸腔内,借肺根和肺韧带固定于纵隔两侧。肺表面包有胸膜脏层,透过胸膜脏层,可观察到多边形肺小叶的轮廓。肺的形态依空气充盈程度和胸廓的形状而变化,一般为圆锥形。每侧肺都分为上部的肺尖(apex of lung),下部的肺底(basis of lung)[膈面],外侧的肋面和内侧的纵隔面及 3 个面交界处的前、后、下 3 个缘,肺底与膈穹相适应,略向上凹。肋面膨隆,与胸壁的肋和肋间隙相接触。纵隔面对向纵隔。肺的前缘(anterior marge)锐利,在肋面与纵隔面之间。右肺前缘近乎垂直,右肺前缘的下半有心切迹(cardiac notch),下方有一突起叫左肺小舌(lingula of left lung)或称舌叶。下缘也较锐利,伸向膈与胸壁所夹的间隙内。后缘圆钝。

肺脏的根部(radixof lung)为肺门,位于肺纵隔面中部的凹陷处,有支气管、肺动静脉、支气管动静脉以及淋巴管、神经出入。肺门部的神经很敏感,如受到损伤或刺激可引起胸膜-肺休克。此处胸膜由脏层向壁层反折,呈宽松的袖状,上部包绕肺根,下部前后两层相贴形成肺韧带。两肺根各结构的位置关系由前向后相同,即肺上静脉、肺动脉和支气管。由上而下,左、右略有不同,左肺根为肺动脉、支气管、肺静脉,右肺根为上叶支气管、肺动脉、中下叶支气管和肺静脉。左、右肺下静脉位置最低(图3-1-1-3)。

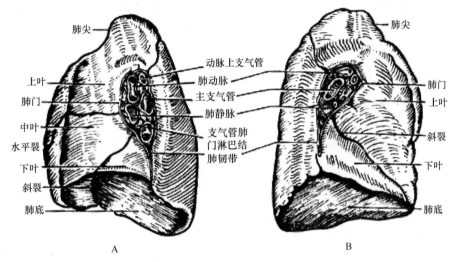

图3-1-1-3　肺内侧面观(示肺门结构)示意图

A. 右肺;B. 左肺

四、心脏和大血管

(一) 心包

1. 心包和心包腔　心包(pericardium)是一闭合性纤维浆膜囊,包裹心脏及大血管近心端,分为内外两层。外层为纤维心包,在上方与大血管根部外膜相延续,在下方附着于膈肌中心腱,在四周与邻近组织相连,起固定心脏、大血管作用。内层为浆膜心包,是一个完整的浆膜囊,它又分为两部分:紧贴纤维心包内面的称壁层,贴于心脏表面的称脏层,亦称心外膜。

心包的脏壁两层在大血管根部相互移行,两层之间形成的潜在腔隙称为心包腔(pericardial cavity)。心包腔内有少量浆液,以减少心脏运动时的摩擦。

2. 心包返折　在心脏后面,浆膜心包壁脏两层沿上下腔静脉及左、右肺上下静脉近心端相互移行,亦形成潜在腔隙。在左、右上肺静脉间的上、下两层横行返折线的上方,即位于升主动脉、肺动脉与上腔静脉、左心房之间者称为横窦(transverse sinus)。在横窦部返折线的下方,即位于左心房后面,左、右肺静脉与下腔静脉之间者,称为斜窦(transverse sinus)。

心包的前部直接靠近胸壁,此处称为心前区或心包裸区,心包穿刺或心包引流多在此处进行。

(二) 心脏

心脏(heart)为一形似圆锥体的肌性器官,位于中纵隔,由左右心房及左右心室组成,是全身血液循环的动力中枢。全身静脉血液经上下腔静脉回流入右心房,通过三尖瓣进入右心室,经肺动脉瓣流入肺动脉,到两侧肺脏进行气体交换,然后再由肺静脉回到左心房,通过二尖瓣进入左心室,再经过主动脉瓣流入主动脉运行到全身。心脏的纵轴与中线相交,成30~45°的斜角,并有轻度的旋转。

正常心尖搏动在左锁骨中线第4或第5肋间,如果伤侧胸膜腔内有大量液体或气体时,心尖搏动就向健侧移位。当心包损伤、心脏损伤后发生急性心脏压塞时,心尖搏动减弱或消失,听诊时出现心音遥远体征。

(三)胸腔内大血管

1. 主动脉　主动脉(aorta)起自左心室、向右前上方上升,达右侧第2胸肋关节高度转向左后方,至第4胸椎体左侧沿脊柱下降,穿过膈肌的主动脉裂孔入腹腔。主动脉可分为升主动脉、主动脉弓和降主动脉3段。

(1)升主动脉:升主动脉(ascending aorta)于胸骨左缘第3肋间水平起自左心室,向右前上方行走,达右侧第2胸肋关节高度移行为主动脉弓。升主动脉全长位于心包内。升主动脉起始部膨大,其内为主动脉窦,左右冠状动脉由此发出。

(2)主动脉弓:主动脉弓(aortic arch)起始部相当于右侧第2胸肋关节后方水平,弓形向左后方达第4胸椎体下缘高度下降为降主动脉。弓的凸侧自右向左发出无名动脉、左颈总动脉和左锁骨下动脉。

(3)降主动脉:降主动脉(descending aorta)接续于主动脉弓,起始部稍偏向脊柱左侧,在下降过程中逐渐转向正中,位于胸腔内者为胸主动脉,发出支气管动脉、食管动脉、纵隔动脉及肋间动脉。经膈肌裂孔进入腹腔者称腹主动脉。

2. 肺动脉　肺动脉(pulmonary artery)是一粗而短的动脉干,长4.0~5.0cm,直径2.5~3.0cm。它起自右心室漏斗部,经主动脉前面,向左上方上升至主动脉弓下,相当于第4胸椎水平,分为左右肺动脉。

3. 左、右无名静脉和上腔静脉　在胸腺后方,左无名静脉(left innominate vein)斜向右下,约在右侧第1肋软骨下缘与右无名静脉汇合形成上腔静脉(superior vena cava)。上腔静脉长约7cm,垂直向下,至右第3肋软骨上缘水平进入右心房。

4. 奇静脉、半奇静脉　是左右两侧腰升静脉的延续,奇静脉(azygos vein)在胸椎的右前方,半奇静脉(hemiazygous vein)则在其左前方。两条静脉平行上升至第7胸椎平面汇合,主干绕过肺根背侧及食管后方,进入上腔静脉。

五、食　　管

(一)位置和性状

食管(esophagus)是一个狭窄的肌性管腔,由环咽肌延伸到贲门,成年人食管长25~30cm。食管上起自第6颈椎水平的咽部,于第10胸椎处穿过膈肌与胃相接。食管基本上位于中线,但在颈部偏向左侧,在胸部因随脊柱的曲度位于中线的右侧,食管下端又偏向左侧,并向前穿过膈肌裂孔。

食管的血供来自甲状腺下动脉,主动脉,支气管动脉,肋间动脉,膈血管和胃左动脉的分支。两层肌肉包围食管的黏膜和黏膜下层:内层的环形走形的肌肉和外层纵形走行的肌肉。

食管肌层外无浆膜覆盖,仅由纵隔胸膜与胸膜腔隔开,给外科修复带来困难。食管与周围组织疏松连接,因此食管穿孔时,污染物能迅速造成纵隔炎,脓毒血症,纵隔脓肿形成。另外,整个气管膜部和食管紧密相连,所以这两部分的同时损伤很常见。

(二) 食管的分段

由于食管所居部位不同,在解剖学上将食管全长分为颈部、胸部和腹部 3 段。

1. 颈部　食管起始端至平对胸骨颈静脉切迹平面。

2. 胸部　位于颈静脉切迹平面至膈的食管裂孔之间。

3. 腹部　最短,自食管裂孔至胃的贲门。

临床上为了便于治疗,又将胸段食管分上、中、下 3 段(图 3-1-1-4)。

1. 胸上段　自胸骨柄上缘平面至气管分叉平面,距上门齿约 24cm。

2. 胸中段　自气管分叉平面至食管与胃交接部(贲门口)全长的上半。

3. 胸下段　自气管分叉平面至食管与胃交接部(贲门口)全长的下半,其下界约距上门齿 40cm。

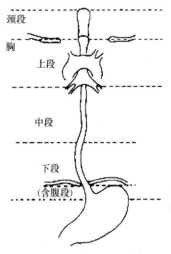

图 3-1-1-4　食管分段示意图

六、膈　肌

膈肌(diaphragma)位于胸腔与腹腔之间呈穹隆状、扁平的膜状肌,周围为肌性部分,中央为腱性部分。根据起始部位,将其分为胸骨部、肋骨部和腰椎部。胸骨部与肋骨部之间,肋骨部与腰椎部之间,常因存在缺损或弱点而形成膈疝。正常情况下膈肌有 3 个裂孔,即下腔静脉裂孔、主动脉裂孔和食管裂孔,食管裂孔是裂孔疝的好发部位。

七、胸　导　管

胸导管(thoracic duct)是全身最长的淋巴管,长约 40cm,起于第 1、2 腰椎水平的乳糜池,沿腹主动脉右后方,向上经主动脉裂孔进入胸腔。先走行腰椎右前方,奇静脉与胸主动脉之间,上升到第 7 至第 5 胸椎平面,在胸主动脉后越过脊柱左前方继续上行,沿左锁骨下动脉内侧至颈部,转向左下注入左颈内静脉或左颈静脉角。胸导管与右侧淋巴导管之间有交通支,所以结扎胸导管时不会阻断淋巴液的流通。胸部外伤时,可能因损伤胸导管而形成乳糜胸。

第二节　胸部创伤概述及其病理生理学

在工业发达国家,创伤的发病率及病死率已成为 40 岁以下人群死亡的首要原因。现代创伤的特点是容易出现大量严重合并伤、往往导致危急状态,其中胸部创伤占有特殊的重要地位,占全身各种创伤的 10%~25%,发生率虽然仅次于四肢伤和颅脑伤,居第 3 位,但在创伤致死原因中却居第 1 位。据统计,约有 1/4 创伤死亡患者伴发胸部损伤,并因此继发相关并发症。

一、胸部创伤概述

流行病学调查表明,交通伤、坠落伤和锐器伤为创伤患者的主要致伤原因。引起胸部创伤最常见的原因是机动车事故,其中胸部钝性伤(主要原因为机动车事故)占所有胸部创伤的 70%~80%,而 1/3 因机动车事故入院的患者被证实存在胸部创伤;剩余 20%~30% 的胸部创伤为穿通伤(主要原因为枪伤和刀刺伤)。

严重的胸部创伤是外伤死亡的主要因素,包括大血管损伤、张力性气胸、开放性气胸、严重肺挫裂伤、连枷胸、多发伤等;另外,创伤后肺炎、急性肺损伤(ALI)、急性呼吸窘迫综合征(ARDS)、并存病、年龄等多因素也会影响创伤的预后。在受伤的当时或是转运及抢救的过程中就发生死亡的患者,常常是由于心脏压塞或大血管破裂所造成的。

在过去的十余年间,CT 等影像技术的应用使胸外伤可以得到更准确的诊断;新外科技术(例如腔镜外科)的发展降低了胸外伤的病死率。大部分胸外伤患者可以通过非手术治疗或胸腔闭式引流手术治愈,但也有一部分患者(约占 10%)需要急诊开胸手术,此类患者常常是由于大血管或肺实质的损伤引起血流动力学不稳定,或有食管、大的支气管损伤、创伤性膈疝等。

(一) 胸部创伤的损伤机制

胸部创伤通常被描述为"钝性伤"或"穿通伤",其损伤机制分别存在固定的创伤模式。对损伤机制的了解具有重要意义,常可使我们在体检中得到特定解剖学发现,并作出对创伤的评估及患者所需优先处置的判断。

1. 胸部钝性伤　典型的胸部钝性伤常发生于一个迅速的加速-减速过程后或者胸腔经受外部压迫后(积压伤),多见于机动车事故,也可发生于坠落、斗殴和其他胸壁遭受外力冲击的情况下。单纯肋骨骨折(除外合并肺挫伤)是最常见的胸部钝性伤,典型的胸部钝性伤还包括以下几种。

(1) 肋骨骨折或连枷胸合并肺挫伤。

(2) 肋骨骨折或连枷胸合并肺挫伤合并气胸/血胸。

(3) 胸骨骨折合并心脏挫伤(方向盘撞击伤)。

另外,年龄是评估胸部钝性伤时一项重要的指标。儿童胸壁的柔韧性使得其胸腔脏器受损概率大大增加,甚至有时并未合并明显的胸壁外伤。相反,老年人明显较易在相对较弱外力冲击下发生广泛的胸壁创伤(并且继发胸腔脏器损伤)。

2. 胸部穿通伤　胸腔穿通伤最好发于青年人而少见于儿童和老年人;最常见的穿通伤为枪击伤和刀刺伤,易导致气胸,其余损伤取决于穿通物的路径及其作用力。患者常因气胸、血胸或心脏压塞而出现血流动力学波动和呼吸窘迫。

根据胸部受伤部位可以判断穿通伤的创伤类型:①创伤累及上胸部时可致气管、大血管、食管、胸导管、肺组织和支气管等结构受损;②穿通伤累及胸部中 1/3 时易伤及心脏、主动脉、肺组织及支气管等结构;③下胸部的穿通伤常可同时累及胸腔和腹腔结构,包括心脏、降主动脉、肺组织、支气管、膈肌和腹腔脏器(包括食管、脾、肝、胃、结肠和胰腺)、腹腔血管(包括主动脉及其分支、下腔静脉和门静脉)等。

(二)胸部创伤的分类

胸部创伤就人体受伤机制可归纳为急剧减速和加速、挤压、高速撞击(亦含枪弹伤)等3大类;按其致伤原因和伤情,主要分为闭合性损伤和开放性损伤。

1. 胸部闭合性损伤　胸部闭合性损伤是由于暴力撞击、胸部受挤压或坠落而致胸部组织和脏器的损伤,包括挫伤及爆震伤,常因交通肇事、工程事故、房屋倒塌或锅炉爆炸等造成。该类创伤的特点为胸壁尚保持完整,胸腔与外界不通;其严重程度主要取决于受损伤的重要组织或器官的数量和严重程度,以及有无胸外其他部位的合并损伤。

常见的胸部闭合性损伤有胸壁软组织挫伤和肋骨骨折,亦可有胸腔内脏器损伤,如肺挫伤、肺裂伤、支气管损伤,肺爆震伤,创伤性窒息、创伤性膈疝及心脏大血管损伤。单纯性胸壁或胸内损伤的病死率低于5%,当合并有其他部位的损伤时,病死率可高达25%;胸部闭合性损伤合并有颅脑或腹内脏器损伤时,病死率高达50%以上。

2. 胸部开放性损伤　胸部开放性损伤主要见于战时,且多为火器伤如刀刺、枪弹或弹片伤等;平时多见于锐器伤。这类创伤的特点为胸壁有创口,胸腔与外界相通。凡是穿透胸膜腔或纵隔的损伤称为穿透伤,亦称为胸腔伤。仅伤及胸壁而未穿透胸膜腔或纵隔的损伤称为非穿透伤。无论穿透或非穿透伤均可为贯通伤或盲管伤。

常见的胸部开放性损伤有胸部血管损伤造成血胸,肺损伤形成血气胸,心脏大血管损伤造成血心包、血胸、食管损伤,穿通膈肌同时损伤腹腔脏器导致胸腹联合伤。胸部开放性损伤是战时死亡的主要原因之一。

二、胸部创伤引起的病理生理变化

胸部创伤除引起损伤的一般病理生理变化之外,还有其特殊的病理生理变化。这主要是因为胸部有重要的呼吸、循环器官,随着损伤程度的不同,可出现不同程度的呼吸功能紊乱和循环功能障碍。

(一)呼吸功能紊乱

胸部创伤引起呼吸功能紊乱主要包括通气功能紊乱和换气功能障碍。

1. 通气功能紊乱　胸部创伤后引起肺通气功能紊乱,主要有下列因素。

(1)胸部的顺应性降低:胸壁的软组织损伤和(或)肋骨骨折引起胸痛,导致胸壁肌肉的保护性痉挛状态,使胸壁呼吸运动减弱;此外,胸壁软组织的直接损伤和(或)肋骨骨折造成的继发性损伤,均可引起组织出血、渗出和水肿等改变,使胸壁的弹性降低。这些均可引起胸部的顺应性降低,从而使肺的通气功能下降。

(2)肺的顺应性降低:胸部创伤引起疼痛,产生保护性抑制反应,使患者不敢咳嗽和深呼吸,从而使潮气量下降,肺泡不能充分膨胀,引起肺泡表面活性物质减少,易造成肺不张;肺本身的损伤引起肺组织的出血或渗出;同时肺泡及支气管内分泌物不能排出,使支气管引流不畅,导致肺泡膜及毛细血管内膜缺氧,增加了毛细血管的通透性,使肺泡内渗出液增加。上述原因均可引起肺泡及支气管内分泌物的潴留,如不能及时得到控制或解除,将进一步引起肺不张,甚至导致成人呼吸窘迫综合征(ARDS)。以上各种因素必然引起肺顺应性降低,导致通气功能紊乱。

(3)浮动胸壁:多根多处肋骨骨折引起浮动胸壁,吸气时,胸膜腔内压力降低,浮动胸壁受到大气压的影响而内陷,伤侧肺脏不能膨胀,影响空气吸入;呼气时,伤侧胸膜腔内压力上升,使浮动胸壁外凸,不能排出伤侧肺脏内气体。浮动胸壁的这种与正常胸壁运动相反的活动称为"反常呼吸运动"。反常呼吸降低了肺的通气功能,并使咳嗽和排痰作用减弱,呼吸道内分泌物积聚,阻力增加。呼吸道阻力增加:胸部创伤均不同程度地引起呼吸道分泌物的积聚,同时也导致不同程度的支气管痉挛,这些都增加了呼吸道的阻力,使通气量相应地减少。

(4)胸膜腔内压的改变:多根肋骨骨折,创伤性血胸和气胸以及创伤性膈疝等,这些都会使胸膜腔正常的负压变小甚至消失,同时也使两侧胸腔压力失去平衡,从而影响了胸廓的正常运动,且限制了肺的膨胀,加之膈肌的升降活动受损,最终势必导致通气功能的障碍。

2. 换气功能障碍 胸部创伤后引起肺换气功能障碍的主要因素如下。

(1)肺泡壁肿胀:在通气功能障碍的情况下,通气量减少,导致肺泡膜及毛细血管内膜缺氧,因而肺泡壁肿胀,使肺泡与毛细血管内血流的氧气和二氧化碳的交换发生障碍。

(2)ARDS和肺不张:在ARDS和肺不张情况下,肺通气量减少,部分血液不能充分摄取氧气与排出二氧化碳,因而使通气/血流比例降低,产生右向左分流。

(3)血胸和(或)气胸:胸内积血或积气均可使肺萎陷,降低通气/血流比例,产生右向左分流。

(4)胸廓和肺的顺应性降低:将会导致通气功能障碍,进一步加重通气/血流比例失调。

上述各种因素致使经过肺的血液不能得到氧合,其二氧化碳也不能及时排出,引起缺氧和二氧化碳潴留,造成不同程度的呼吸性酸中毒。

(二) 循环功能障碍

胸部创伤引起循环功能障碍的主要原因如下。

1. 胸部创伤引起的失血 导致循环血容量减少,甚至产生失血性休克。

2. 心包腔内压力的增高 血胸和气胸使胸腔压力增高,间接使心包腔压力升高;心包腔内出血,尤其是急性心脏压塞时,直接使心包腔内压力增高。这些使得心脏静脉血回流受阻,限制心脏的收缩与舒张功能,心搏量减少。

3. 浮动胸壁和开放性气胸 均可引起纵隔摆动,使上、下腔静脉扭曲,导致回心血量减少,同时引起心搏量下降。

4. 心脏本身的损伤 直接使心功能降低。

5. 胸部创伤引起的通气或换气功能障碍 造成呼吸衰竭,出现缺氧、酸中毒和高血钾,使心功能受到抑制而出现心律失常。

总之,胸部遭受创伤后,从皮肤到内部的各种组织结构和脏器都可能损伤,这一方面取决于致伤原因的种类和能量,另一方面,组织和脏器愈靠近外表者愈容易受伤,体积愈大者愈容易受伤。胸部创伤后,都产生一定程度的呼吸和循环功能障碍,两者互为因果。呼吸功能紊乱时,可引起缺氧、酸中毒,而缺氧和酸中毒又直接抑制心脏功能,呼吸加深加快。由于呼吸的加深加快,使呼吸肌耗氧量增加,更加重心脏负担,从而形成了恶性循环。在病情的发展过程中,如果机体丧失了代偿功能或没有采取有效的治疗措施,将导致病情恶化,甚至死亡。

随着创伤外科学和急救医学的发展,特别是各种诊断技术的提高和各种支持疗法的应用,胸部创伤患者的存活率不断提高;另一方面,得以抢救转送医院的危重患者的比例也不断增加,对于医生的诊治技能和医院急救的总体水平提出了更高的要求,对医学发展和医疗服务设施的建设,面临着更新的挑战。

第三节 胸部创伤的早期临床表现和救治原则

胸部创伤无论其发生率或危害程度,在创伤中均具有十分重要的地位。因胸腔内有重要解剖器官及其相关的生理功能,故而受到严重创伤时即会引起明显的呼吸循环功能障碍,伤情变化快,且常合并颅脑、腹腔脏器或脊柱四肢等多发伤(占胸部创伤的 8% ~ 10%),增加了病情的复杂性,也给诊断和治疗带来困难。因此,临床上必须认真对待每一例胸部创伤患者,进行全面检查和严密观察,而且对胸部创伤的严重性和加强对胸部创伤的救治,必须有充分的认识和高度重视。

一、胸部创伤的主要临床表现及早期诊断

(一) 胸部创伤早期的临床表现

1. 休克 胸部闭合伤的休克发生率为 10% ~ 15%,在穿透性胸部伤中的发生率更高。造成休克的原因系大量失血以及胸膜和肺的损伤而引起的呼吸和循环功能紊乱,后者又称胸膜-肺休克。因心脏本身损伤或心脏压塞所致的心排血量下降亦可引起休克。患者主要表现为疲乏无力、出冷汗、面色苍白或发绀、脉速、血压降低以及不同程度的呼吸困难等。

2. 呼吸困难 胸部创伤患者均有不同程度的呼吸困难,除因胸部创伤引起剧烈疼痛对呼吸运动的抑制外,造成呼吸困难的主要原因如下。

(1) 浮动胸壁引起的反常呼吸运动影响呼吸功能。

(2) 气胸及大量血胸所致肺萎陷,不同程度地影响肺的通气和换气功能,引起呼吸困难。

(3) 血液、分泌物潴留或误吸引起呼吸道的阻塞及损害。

(4) 肺实质的损伤如肺爆震伤或肺挫伤等。

(5) 创伤后 ARDS。

(6) 急性失血所致的贫血。

3. 咯血 胸部创伤有咯血的患者表明肺或支气管有损伤,邻近肺门的肺实质或较大的支气管有损伤,伤后咯血出现较早,量也较多。外周肺的损伤出现咯血时间较晚,也可无咯血。肺爆震伤的咯血为血性泡沫痰。

4. 胸痛 胸壁局部软组织损伤引起的胸痛,多数对呼吸和循环无明显影响。肋骨骨折引起的胸痛较为明显,尤其在深呼吸咳嗽及体位变动时,疼痛加重,迫使患者呼吸运动减弱,

不敢咳嗽或变动体位。疼痛可以沿肋间神经向前下放射。胸部皮下气肿引起的胸痛多为轻微的胀痛,无明显压痛。肺脏、支气管损伤亦可有胸痛的表现。

5. 皮下气肿 为胸部创伤常见的体征。当肺、支气管或食管裂伤时,空气经裂口进入胸腔或纵隔,扩展到胸部皮下,尤其在高压性气胸时,空气迅速蔓延、可扩展到头颈部和四肢,形成广泛的皮下气肿。肺挫伤而脏层胸膜完整,或因胸膜粘连,空气直接自肺间质沿支气管间隙进入纵隔,然后到颈部或皮下,表现有皮下气肿而无气胸。

6. 胸壁伤口 对胸壁伤口的位置、大小、有无出口以及出入口方向的检查,可以帮助推断伤情,估计可能损伤的脏器。

(二) 胸部创伤的早期诊断

对胸部创伤的患者,首先要注意呼吸和循环状态,侧重胸壁组织和胸内脏器损伤的检查,同时兼顾身体其他各部位的合并损伤,做到全面而准确的诊断。

1. 胸部创伤病史 着重了解外力的性质,是钝性外力还是锐器或火器伤;外力作用的部位和方向;伤后的主要临床表现;同时要询问过去心肺功能情况以及有无胸部疾病等。

2. 临床表现 要详细询问伤后的自觉症状及其变化过程。认真进行体检,既要注意周身状态,特别是呼吸和循环功能的变化,又要详细检查胸部体征,同时也要注意有无其他部位的损伤。在检查过程中,要抓住危及生命的损伤进行积极的抢救,且不可因检查而延误抢救时机。

3. 胸部 X 线检查 有助于明确肋骨骨折的部位、数目及性质,了解创伤性血胸、气胸和血气胸的性质、程度及变化情况,对心脏损伤、肺损伤、支气管损伤和创伤性膈疝等各种胸部损伤的诊断亦有重要意义。胸部创伤的患者如有典型的临床表现,或经过一般体检能明确诊断的,而且病情危重不允许或来不及进一步检查时,为争取抢救时间,并不一定对每个患者都要进行 X 线检查。

4. 胸腔穿刺术 当疑有创伤性血胸、气胸时,可进行胸腔穿刺术。如疑为血胸,患者采取平卧位或半卧位,穿刺部位可在腋中线第 5 或第 6 肋间;患者能采取坐位时,穿刺部位可在腋后线第 6 或第 7 肋间。如疑为气胸,患者采取坐位或半坐位时,穿刺部位取锁骨中线第 2 肋间,卧位时可选择腋中线第 5 或第 6 肋间。

5. 心包穿刺术 疑有心包积血或心脏压塞时,可进行心包穿刺术。心包穿刺时可由左锁骨中线内 1.5cm,经第 4 肋间进针,方向为向内向上向后,或者在剑突旁肋弓下进针,方向为向内向上。

6. 支气管镜检查 早期疑诊支气管损伤,宜在剖胸手术前进行。陈旧性支气管裂伤,支气管镜检查可发现支气管断端已形成瘢痕狭窄或闭锁成一盲端。

7. 心电图检查 用于疑有心脏创伤的患者,不仅可显示心肌损伤,还可显示损伤的部位,对心脏传导系统和冠状动脉的损伤,亦可提供重要的参考资料。

8. 超声检查 对创伤性血胸、心包积血及心脏压塞都有较重要的诊断价值。

9. 食管造影及主动脉造影 对疑有食管破裂或主动脉破裂的患者,分别进行食管造影及主动脉造影检查。

10. 血气分析检查 对了解患者的缺氧及酸碱平衡状况有重要的帮助。

此外,对胸腔内器官损伤诊断困难者,可采用胸腔镜检查、CT 或 MRI 等。

二、胸部创伤的早期救治原则

胸部伤的救治原则在于遵循"VIPCO 程序"，及早纠正呼吸和循环功能紊乱，亦即：V（ventilation）指保持呼吸道通畅、通气和给氧；I（infusion）指输血、补液扩容以防治休克；P（pulsation）指监护心脏搏动，维护心泵功能以及进行心肺复苏；C（control）指控制出血；O（operation）指开胸手术。具体主要包括以下措施。

1. 恢复胸壁的正常形态和运动　肋骨骨折特别是多根多处骨折，引起浮动胸壁和反常呼吸，影响呼吸功能，应作外牵引或加压包扎固定胸壁，消除反常呼吸。有胸壁缺损的开放性气胸，应在急救时封闭包扎缺损的胸壁伤口。在初期的外科处理中，除清除胸腔内异物、血肿及缝合肺脏撕裂伤外，应封闭胸壁伤口，并作胸腔闭式引流术，恢复胸膜腔负压，使肺脏得以膨胀。战伤伤口，一般多不缝合皮肤，待 4～7 天后再作延期缝合。

2. 补充血容量与抗休克　胸部创伤后休克的原因有胸腔内大出血或合并其他部位损伤出血，引起血容量急剧减少；大量气胸特别是张力性气胸，压迫纵隔，引起静脉回流障碍；多根多处肋骨骨折、开放性气胸等，引起纵隔摆动，刺激纵隔、肺门及胸膜的神经，可引起胸膜-肺休克；心包内积血，造成回心血量和心输出量均减少，亦可导致休克。当有低血容量临床征象时，应立即建立静脉通道，迅速补充血容量。对于严重胸部创伤患者，应作中心静脉压测定，借以鉴别低血压是由失血抑或系心脏压塞、心功能不全所致，并指导容量的补充。

3. 呼吸管理　肋骨骨折引起的浮动胸壁与反常呼吸，肺挫伤与裂伤，支气管损伤以及ARDS，都直接或间接地引起呼吸道内分泌物或血液潴留，因此要尽早采取措施予以及时清除，保证呼吸道通畅。通过鼓励与协助患者咳嗽、鼻导管吸痰、环甲膜穿刺排痰、支气管镜吸痰等措施，可有效地清除呼吸道分泌物，必要时行气管切开术，并进行呼吸机辅助呼吸。

4. 及时处理开放性和张力性气胸　开放性气胸由于创口与外界相通，空气经创口进出所发生的吸气声音（吸吮声），一般容易诊断。应立即以敷料压迫封闭伤口，变开放为闭合性气胸，待有条件时采用气管插管行人工呼吸，并进行清创处理。钝性伤引起的危及生命的张力性气胸，临床诊断并不困难，胸壁、颈部皮下气肿或听诊发现纵隔气肿，应考虑到张力性气胸的可能。立即作胸腔闭式引流可挽救患者的生命，不要因作其他检查而延误抢救时间。

5. 及时处理心脏压塞　对于胸部穿透伤，如胸前区有伤口应警惕可能有心脏压塞。仅约 1/3 的心脏压塞患者出现典型的三联征表现（即静脉压升高，动脉压下降及心音遥远）；主要体征是颈静脉怒张及中心静脉压增高，但其不是心脏压塞的唯一依据。心包穿刺可作为心脏压塞的诊断手段，也是有效的急救措施，但不能作为确定性的治疗措施。急性心脏压塞一经明确诊断，应及时手术治疗。

6. 不要延误抢救时机　胸部创伤早期救治中，不应由于诊断或治疗的准备工作而延误抢救时机，因此，在急救中应注意以下几点。

（1）临床已确诊的张力性气胸，不需进行胸部 X 线检查，以免延误放置抢救生命的胸腔闭式引流的时机。

（2）未经胸腔闭式引流处理的张力性气胸，采用气管插管和辅助人工呼吸将使病情更加恶化。

（3）对严重心脏穿透伤或心室破裂的患者，即使发生心跳停止，立即手术也可望获救。

（4）主动脉破裂穿入胸腔,引起左侧血胸并处于严重休克,往往由于行主动脉造影而失去手术时机。

（5）气管切开较放气管插管费时,在抢救中当气管插管困难时,才作气管切开。

（6）对严重呼吸困难的患者,应首先就地气管插管使用辅助呼吸,等待血气分析结果将延误气管插管与辅助呼吸的时机。

三、胸部创伤患者的评价和处理原则

所有胸外伤患者的初步评价和处置应遵循一定的优先次序。

1. 气道 首先,建立通畅的气道非常重要。如果患者意识清醒,可仅行气道严密监测管理。然而,当患者气道阻塞或情况不明时,常需行气管插管(注意颈椎固定)。在无法行气管插管的情况下必须行气管切开术。

对于胸外伤患者,应考虑到气管内插管常可因某些原因导致患者病情恶化。首先,自主呼吸的患者转为正压通气时会大大增加张力性气胸或气栓发生的可能。其次,正压通气可加剧低血容量胸外伤患者静脉回流的减少。另外,选择性气管插管常需应用镇静药物,而这些药物在时机不当时会弱化患者赖以维持生命的交感神经反应。非急诊插管(和镇静药物的应用)尽可能在手术室内并消毒铺巾后进行(患者清醒时)。

2. 呼吸 进行气道管理后,处理重点须转移到保证患者充足的通气量和氧供。我们必须认识到,通气和氧供是两个相关但各自独立的过程。因而,对胸外伤患者而言,保证其充足的每分钟通气量对于清除二氧化碳蓄积及防止(或改善)各种原因所致的酸中毒都非常重要。高流量供氧对于氧合状态的改善也非常重要。因此,可导致呼吸窘迫的胸内损伤必须被纠治,所需措施包括:张力性气胸行针头或胸腔引流管减张、胃扩张(特别伴有膈肌损伤时)行经鼻或经口置管减张、开放性气胸伴自主呼吸的患者予立即封盖胸壁创口等。

3. 循环 进行气道和呼吸管理后,重点须转移到保证患者肌体的充分灌注。充分灌注可简单定义为充足灌注压下有充足的循环血量,同时血液拥有充足携氧能力以满足终端脏器的需要(最主要的为脑、心脏、肾和肝)。保证充分灌注的首要措施是控制各种来源的出血,这通常可以通过直接外部压迫来达到目的。其次,在估计失血量较大时,必须通过快速静脉输注血液制品及其后的等渗晶体液来补足血管内血容量。注意不能过度输注晶体液致患者血液稀释或过度输注血液制品。血细胞比容达到25%,对于绝大多数无明显其他潜在疾病的外伤患者已经足够。

如果患者在静脉扩容数升后临床情况仍持续恶化或患者表现为持续容量不足,则提示患者体内存在出血。胸部创伤患者内出血的来源包括:肋间动脉出血、大血管损伤、肺组织或肺门部损伤、心脏穿通伤或心脏破裂,等。这时,处置重点必须立即转到迅速定位内出血的来源并手术止血。如果通过创伤机制判断或体检怀疑存在血胸者,迅速置入胸腔引流管可同时起到诊断和治疗的作用。而在行胸腔闭式引流术前并不需要等待血胸或气胸的影像学证据。随后,其他可迅速纠正并造成循环障碍的原因必须得到立即诊断,包括:需行针头或胸腔引流管减张的张力性气胸、需行急诊减张手术的心脏压塞;最后,需考虑到胸外伤患者其他少见的休克原因如心脏挫伤、气栓、脊束损伤所致脉搏缺失等。

4. 后续观察 胸部创伤早期急救处置后,后续观察包括以下几点。

（1）病史：除病史的几大要素（既往史、服药史及过敏史等）外，特别需要注意的是创伤事件发生的情景和环境。例如，机动车碰撞事故中需注意到的影响预后的因素包括：高速撞击、车辆超载、当事人被甩掷出车外、救治时间的延迟、当场死亡或重度伤残等；又如，在枪击伤中，应确定的因素包括武器的种类和口径，射击距离等。此外，需要注意某些正在服用可影响生存应激能力药物的患者，特别是正在服用倍他乐克和抗凝药物的患者。

（2）体检：对于怀疑胸部创伤的患者，胸部和背部的望诊和触诊十分重要，可通过检查寻找穿通伤或钝器伤的体征。特别需要注意观察有无胸廓畸形、矛盾呼吸运动、软组织损伤、局部薄弱和皮下气肿等；同样需注意气管的位置。检查颈静脉有无怒张，这可提示张力性气胸或心脏压塞是否存在。注意无颈静脉怒张并不能排除这些情况，特别是患者存在低血容量时，呼吸音和心音的听诊对于胸内损伤的早期诊断非常重要。

（3）胸部 X 线检查：在评估胸部创伤患者时应用的所有辅助检查中，后前位胸片意义最为重要。大多数主要胸内损伤可通过胸部平片诊断。胸片上可能的发现包括气胸、血胸、纵隔气肿、纵隔增宽、胸壁骨折和膈肌破裂。软组织或胸腔内异物也可通过胸片诊断，而且可在摄片前通过标志物定位穿通伤。如果患者情况不允许行 CT 或急诊手术探查，可行正侧位胸片检查，该项检查对于胸内损伤具有很强的敏感性。

（4）胸部增强 CT 检查：对于病情稳定的患者，胸部增强 CT 是胸部创伤患者评估中的一项重要手段，特别有助于胸片提示纵隔影异常的患者；也能为胸壁和胸内损伤患者提供解剖细节信息，并且近来在大血管损伤的评价中已逐步替代其他检查手段（如血管造影等）。需注意到血流动力学不平稳的胸外伤患者不宜行 CT 检查，这些患者通常需行急诊探查手术和制动处理。

（5）经口或鼻预先置管对于疑有膈肌破裂的患者很有帮助；其他常用的评价手段还包括心电图、动脉血气分析、增强动脉或主动脉造影、经胸或经食管超声、气管镜和胸腔镜等。

四、胸外伤手术处理中的注意点

（一）保持体温

所有外伤患者的处置过程中都需要保持患者体温。低温可致凝血倾向并降低室颤发生的阈值；另外，低温出现后即很难纠正。保持患者体温最简单的方法是保持室内周围环境的温度，如果能够做到此点，即不必再耗时应用各种昂贵器材升温。因此，手术室和各种复苏液体的温度需保持于 29.5℃（华氏 85 度）以上。需大量输液的情况下，各种液体均需行升温操作。

（二）术前准备

一般胸部创伤患者需取仰卧位。这种体位有利于已知和未知损伤的处置。并且患者便于接受各种抢救措施，包括动静脉通路的建立和心肺复苏。

术前皮肤准备应使用碘溶液。躯干部损伤的患者消毒区域应自下颌部至膝部并于手术台上完成。腹股沟、颈部和腋窝均需包括于术野内，以便于必要时建立血管通路（包括体外循环和静脉旁路）。危重胸部创伤患者应于麻醉和插管前清醒时行以上准备。

（三）胸部诊疗性有创操作及切口

1. 胸腔置管术（胸腔闭式引流术）　胸腔置管术是胸部创伤处理中最常见的有创操作技术之一,对于胸部创伤患者在急诊室中仅行此操作常即可达到治疗效果。最常见的置管部位是腋中线第 5 或 6 肋间。局部麻醉成功后,作一长 1.0~2.0cm 的皮肤小切口,用 Kelly 钳或止血钳分离形成肋间通道入胸膜腔;在置管前插入示指确认已进入胸腔且无明显胸膜粘连,无腹腔脏器疝入胸腔;随后,用一根 28F 胸腔引流管(胸引管)向后上方置入胸腔;胸引管固定于胸壁并与引流器连接。应摄胸片以明确胸引管的位置。如果术者操作熟练并局麻充分,一般不需于置管过程中使用止痛或镇静药物。

胸引管置入后,应注意胸引流量及有无急性或持续性出血;还应注意漏气情况以判断肺部是否已复张。

2. 张力性气胸的针头减压　张力性气胸的迅速减压可通过将大口径针头或导管(14号)插入胸腔完成。针头或导管的最佳插入位置为锁骨中线第二肋间,于下一肋骨的上缘插入针头可避免损伤肋间血管。气体因压力自针头或导管逸出标志操作成功。在器材和操作者到位后,其后常应行胸腔闭式引流术。需注意,若误操作于无气胸的患者,将会导致气胸发生,此时将有置入胸腔引流管的指征。

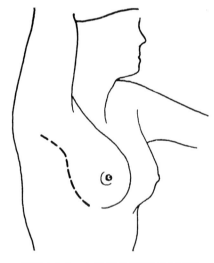

图 3-1-3-1　女性前外侧切口示意图

（四）胸心外科手术切口

1. 胸部前外侧切口　右侧或左侧前外侧切口常行于第 5 肋间(图 3-1-3-1)。这是探查大多胸内结构的良好切口。左前外侧切口或急诊切口是最常见的急诊抢救切口,也是快速显露心脏和大动脉最理想的手术入路。通过此路径,可行心包切开,心脏及肺门的暴露和降主动脉阻断,用于处理因心脏撕裂伤或心脏损伤大出血或是心脏压塞导致血流动力学不稳定的患者。刀刃和枪弹的损伤可能穿过纵隔到达右侧胸腔。如果发生这种情况,则可以延长切口,通过纵隔到右胸。此切口可以完全暴露前纵隔和双侧胸腔。同样,右侧乳内动脉也可能被离断,复苏后在手术室内应予以结扎。

前外侧切口也便于快速控制左锁骨下动脉出血。此切口操作于仰卧位患者,可同时行颈部、腋部、腹部和腹股沟部的操作。此切口的不足之处是暴露后纵隔结构欠佳。

2. 横断胸骨双侧胸腔切开（蛤壳式切口）　横断胸骨双侧胸腔切开是通过横断胸骨的同时切开双侧胸腔(图 3-1-3-2)。这种切口给双层胸腔和纵隔都提供了良好的暴露并且可迅速完成。横断胸骨可使用胸骨锯、Lebsche 刀或 Gigli 锯,甚至在无其他器械时可使用大剪刀或咬骨钳进行操作。这种切口也便于其他重要部位的同时操作。和单侧前外侧切口一样,后纵隔暴露不佳是其缺陷。

3. 胸部后外侧切口　标准后外侧切口可以显露胸降主动脉、食管、肺门后方、肺动脉主干和隆突(图 3-1-3-3)。此切口也能暴露横膈,不过,对于评价横膈创伤,经腹的入路还是首选。此切口的缺点是无法提供对侧胸腔和纵隔的暴露。更重要的是,患者取侧卧位时无法对其他重要部位行同期手术,也无法行复杂的复苏操作。

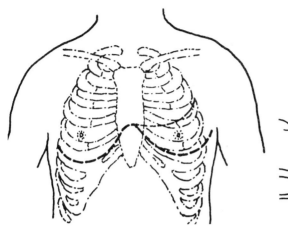

图 3-1-3-2　蛤壳式切口示意图

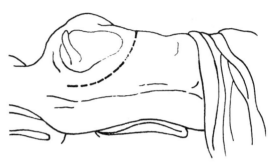

图 3-1-3-3　标准后外侧切口示意图

4."翻书"型切口或"活板门"切口　胸骨正中切口可以延伸到颈部,以进一步暴露颈动脉,也可以沿锁骨切开,暴露锁骨下血管。如果这种切口同时联合左胸前外侧切口,则称为"翻书"型切口或"活板门"切口。此切口并发症较多。有时,锁骨也需切断以增加暴露。这种切口常行于左胸,为锁骨下近端处结构损伤提供暴露,如左侧锁骨下动脉损伤,可以经第 3 肋间做高位的左前外侧开胸来处理血管。此切口能在大动脉起始处钳夹左锁骨下动脉。

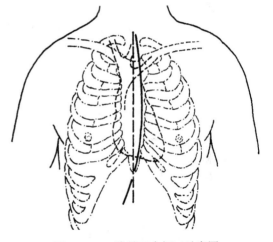

图 3-1-3-4　胸骨正中切口示意图

5. 胸骨正中切口　胸骨正中切口是对血流动力学稳定患者暴露心脏所用的选择性切口,可为处置胸前部穿通伤伤及心脏、右锁骨下动脉近端、颈动静脉近端时提供最佳的暴露(图 3-1-3-4)。此切口充分暴露心脏,并接近无名动脉和左颈总动脉,使其容易控制。但此切口只能为双侧胸腔和后纵隔部位提供有限的暴露。因此,在同时需要暴露心脏和胸腔时,横断胸骨双侧胸腔切开是更为有利的路径。

第四节　胸部创伤的治疗

胸腔内包含有维持生命功能的心脏和肺脏两大重要器官。正常的胸部结构和功能,对维持正常的循环、呼吸生理功能极其重要。严重的胸部创伤常可导致呼吸循环功能紊乱甚至衰竭,若没有及时正确处理,后果极为严重,患者可很快死亡。及时而正确的现场急救处理以及完善而有效的转送系统是非常重要的。在急救处理时,按病情的轻重缓急,迅速果断地采取积极有效的措施,多数患者均可解除危险而治愈,仅有 10% 的患者需作开胸探查手术治疗。

一、肋 骨 骨 折

肋骨骨折是最常见的胸外伤,占胸部创伤总数的 40%～60% ,可分为单根单处和多根多处肋骨骨折。肋骨骨折常发生在第 4～7 肋骨,而这些骨折多因胸廓受到外力挤压而好发于肋弓部。后肋部骨折常提示受力区域的直接钝性损伤,并且常合并胸内更严重损伤(如肺挫伤)。第 1～3 肋骨有锁骨、肩胛骨及肩带肌群的保护而不易伤折;第 8～10 肋软骨连接于肋软骨上,有弹性缓冲,亦不易骨折;第 11～12 肋骨为浮肋,活动度较大,骨折更为少见,但当强大外力直接作用于该处时,这些肋骨也可发生骨折。

(一) 病理生理

由于致伤暴力不同,可以产生单根或数根肋骨骨折,每根肋骨又可在一处或多处折断,每肋仅一处折断者称之为单处骨折;有两处以上者则称为多处骨折。序列性多根多处肋骨骨折或多根肋骨骨折合并多根肋软骨骨骺脱离或双侧多根肋软骨骨折或骨骺脱离,则造成胸壁软化,称为胸壁浮动伤,又称为连枷胸,常见于严重的胸部挤压伤,多并发严重的肺挫伤及胸部其他脏器伤。连枷胸在吸气时胸廓扩张,胸膜腔负压增加,浮动胸壁向内凹陷;呼气时,肋骨下降,胸廓缩小,胸内压增大,浮动胸壁向外凸出,这种与正常胸壁呈方向相反的活动称为反常呼吸运动(图 3-1-4-1)。反常呼吸运动可使两侧胸腔压力不平衡,因而纵隔随呼吸来回摆动,称为纵隔摆动。纵隔摆动影响血液回流,造成循环功能紊乱,为导致和加深休克的重要因素之一。连枷胸是一种高病死率的严重创伤,单纯连枷胸或单纯肺挫伤病死率为 16% ,而两者合并损伤,则高达 42% 。现在认为发生浮动胸壁后出现的成人呼吸窘迫综合征、低氧血症和肺内的右向左分流增加,主要是由于肺挫伤引起肺实质的损害,而不是来自胸壁的反常呼吸运动和纵隔摆动。

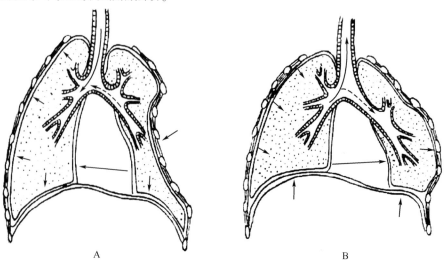

图 3-1-4-1　连枷胸(胸壁软化)示意图

A. 吸气时;B. 呼气时

（二）临床表现和诊断

当第1、2肋骨骨折合并锁骨骨折时,应密切注意有无胸腔内脏器及大血管损伤、气管及支气管破裂、心脏挫伤等严重伤。此类患者有极大主动脉损伤的相关风险,在高位肋骨骨折和肩胛骨骨折者中,颅内损伤和严重腹部损伤发生概率较高(分别达35%和37%)。对有第11、12肋骨骨折的患者,应考虑腹腔脏器损伤可能,特别是肝、脾及肾破裂。在这些情况下(第1、2肋骨骨折或第10~12肋骨骨折),血流动力学平稳的患者应接受胸部和(或)腹部CT检查,以分别排除主动脉和腹部损伤可能。

肋骨骨折的诊断主要依据受伤史、临床表现和胸部X线片等检查。

（1）胸部外伤史。

（2）局部胸膜刺激痛和局部压痛是肋骨骨折患者查体中最常见的阳性发现,疼痛随呼吸及咳嗽而加重。

（3）骨折处有明显压痛(直接压痛);以手前后挤压胸廓,可引起骨折部位剧痛(胸廓挤压征阳性)。如果挤压骨折断端可出现骨擦音。

（4）浮动胸壁的患者,伤情多较严重,可出现反常呼吸运动,且往往有呼吸困难、发绀,甚至休克。

（5）胸部X线检查对肋骨骨折可作出明确诊断。但由于肋骨前后重叠,或骨折发生在肋骨与肋软骨交接处,X线片上可不显影。

（6）动脉血气分析对了解缺氧及创伤的严重程度很有帮助。

（三）治疗

单纯性肋骨骨折的治疗原则是止痛、固定和预防肺部感染。

1. 止痛　肋骨骨折的处置重点是缓解疼痛,以避免错位和通气不足而导致创伤后肺炎,包括药物止痛、肋间神经封闭以及骨折固定。①肋间神经封闭,用0.5%~1.0%普鲁卡因5~10ml注入骨折部位作痛点封闭或肋间神经阻滞,后者在脊柱旁约5cm处肋骨下缘注入5ml,注射范围包括断肋上、下各2根肋骨。②骨折固定,可用胶布固定法(图3-1-4-2)。适用于肋骨骨折数量少而心肺功能稳定的患者。方法:用宽5~7cm的胶布条,在患者呼气末胸廓缩至最小时,自对侧肩胛线经脊柱向前贴于胸壁,其前端超越中线5cm,自下而上,相互重叠约2cm呈叠瓦状。固定范围应包括断肋上、下胸壁等。

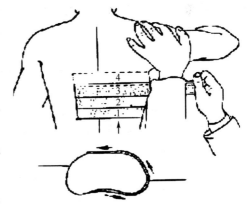

图3-1-4-2　肋骨骨折胶布固定法示意图

2. 鼓励和协助患者进行有效咳嗽,是预防肺部并发症的重要措施　必要时行气管插管或气管切开吸痰。对神志不清或有严重反常呼吸的患者,必须作气管切开吸痰,同时作人工辅助呼吸,以保持呼吸道通畅和维持呼吸功能。

3. 纠正反常呼吸　①加压包扎法:局部应用敷料加压包扎,使浮动胸壁下陷,反常呼吸消失。但缺点可使肺容积减少,影响呼吸功能。②床旁重力牵引固定法:应用手巾钳夹住浮动胸壁的断肋,通过滑轮在床架上作重力牵引。牵引重量以恰能使反常呼吸消失为准,牵引时间约2周。缺点是治疗期间患者不能下床活动。③胸壁牵引固定板固定法:也可用不锈钢丝穿越受伤肋骨,并将钢丝固定在一块与胸壁相匀称的多孔有机玻璃或塑料板上。固定后,呼气时固定板挡住浮动胸壁,吸气时固定于板上,浮动胸壁不致下陷,从而消除反常呼吸。④呼吸机内固定法:这是通过气管插管或气管切开,应用呼吸机进行人工辅助呼吸,以消除反常呼吸的方法,称为内固定。该方法适用于严重肺挫伤合并呼吸衰竭的患者。它不仅可纠正反常呼吸运动,而且可维持肺的通气功能,因此也是呼吸衰竭治疗的重要措施。⑤手术复位固定法:适用于伴有其他胸部损伤而需剖胸探查的手术患者。因其手术创伤较大,一般多不主张采用。

连枷胸患者的处置重点应为疼痛控制和积极肺部引流,但胸壁固定术仅适用于因其他指征需行胸腔内手术或大面积连枷胸者,包括外固定(胸壁加压包扎、巾钳重力牵引或胸壁外固定架等)和手术内固定。如果连枷胸合并大范围肺挫伤,患者必须行气管插管以辅助通气而改善氧供,而气管插管仅作用于纠正通气障碍而不能帮助胸壁愈合。当疼痛得到控制,肺功能恢复并氧合满意时,可予拔除气管插管。连枷胸患者的生存率可于气管插管和机械通气下得到提高。另外,有证据表明连枷胸可有长期后遗症:伤后出现呼吸困难和持续疼痛的患者可因肺功能受损而致肺活量下降。

4. 预防感染　适当地应用广谱抗生素,保持呼吸道通畅,有效吸痰等,是预防肺部感染的重要措施。

5. 对于肋骨骨折治疗可以采用外固定或内固定　前者包括胸部护板固定、胸带加压包扎等方法,后者手术适应证包括:①连枷胸不合并肺挫伤;②合并有胸内脏器损伤,有绝对的开胸指征,肋骨内固定作为附加手术;③胸壁明显塌陷、软化,患者有进行性加重的呼吸困难;④肋骨骨折造成的顽固性胸壁疼痛;⑤合并有胸外脏器损伤,需早期稳定胸部情况,以便二期行其他手术;⑥肋骨断端错位明显,胸廓畸形严重。

二、胸骨骨折

胸骨位于胸部的正前方,发生骨折的机会较为少见,仅占机动车事故伤者的4%;占胸部创伤中患者的1.5%~2.5%,老年人中发生率最高。多为强大的钝性直接暴力引起,如牛顶、马踢,汽车肇事中方向盘撞击等,亦可为火器伤或锐器伤引起。骨折可发生在胸骨的任何部位,典型的胸骨骨折为胸骨体上段横向骨折或胸骨体与胸骨柄分离,多合并有浮动胸壁。胸骨骨折的断端一般出血较多,骨折端可能互相重叠或内陷,胸骨两侧的胸廓内动脉、静脉易撕裂,可引起纵隔内血肿,强大的外力可以同时造成严重的胸腔内脏器损伤,如心包伤、心脏伤、肺挫伤、支气管破裂、胸主动脉破裂、浮动胸壁或胸椎骨折等。

(一)临床表现和诊断

肿胀、畸形和局部压痛是胸骨骨折患者体检中常见的阳性发现,患部可有血肿和瘀斑;方向盘状的伤痕常有助于诊断("方向盘征")。

胸骨骨折通过扣诊和胸部正侧位及斜位X线片并不难发现,但是,若骨折无移位或伴有严重合并伤,胸骨骨折本身的诊断往往被忽视。对疑有胸骨骨折的患者影像学检查中,侧位胸片是必需的,因为胸骨骨折常难以在正位片中发现。

胸骨骨折的处置包括控制疼痛和肺部引流。另外,心脏挫伤需被排除或得到及时治疗。严重胸骨骨折合并胸肋关节断裂需手术固定。后向错位或胸锁关节脱位可因向内压迫致气管和上腔静脉损伤。必要时可通过伸展肩部和用尖头钳(例如手术用巾钳)提升锁骨头。

(二)治疗

胸骨骨折无明显移位者,可卧床休息及止痛,口服止痛药或用普鲁卡因作局部封闭,2~3周即可愈合。胸骨骨折的病死率高达 30%~47%,主要因为胸内脏器伤或其他部位的合并伤,而不是胸骨骨折本身。因此,治疗胸骨骨折时,若骨折有移位,除注意治疗内脏损伤外,待伤情稳定后尽早行骨折复位和固定。可采用胸椎过度后伸法,即在上背部垫以较硬的枕头,使胸椎过度后伸,帮助其复位;对难以复位者,亦可用胸骨牵引复位法将其复位。上述复位困难者可在麻醉下手术并以不锈钢固定缝合。

三、创伤性气胸

典型的创伤后气胸因空气由肺部裂伤或刺破处进入胸膜腔所致,当主气道或胸内空腔脏器(食管)破裂时也可发生气胸。创伤性气胸的发生率在钝性伤中占 15%~50%;在穿透性伤中占 30.0%~87.6%。根据空气通道的状态以及胸膜腔压力的改变,气胸分为闭合性、张力性和开放性气胸 3 类。

(一)闭合性气胸

气胸多见于闭合性损伤,空气由受创的肺表面裂口进入胸膜腔,或经小的胸壁穿透伤进入后随即创口闭合,胸膜腔仍与外界隔绝,胸膜腔内压力仍低于大气压,即仍为负压。

1. 临床表现和诊断　根据胸膜腔积气量及肺萎陷程度,可分为小量、中量和大量气胸。小量气胸指肺萎陷在 30% 以下,患者可无明显呼吸与循环功能紊乱;中量气胸肺萎陷在 30%~50%;而大量气胸肺萎陷在 50% 以上,均可出现胸闷、气急等低氧血症的表现。

对患者查体可见气管向健侧偏移,伤侧胸部叩诊呈鼓音,呼吸音明显减弱或消失,少部分患者可出现皮下气肿且常在肋骨骨折部位。X 线胸片是诊断闭合性气胸的重要手段,但小量气胸尤其是伤情不允许立位后前位摄片者易被漏诊。胸腔穿刺可有助于诊断,也是治疗手段。

2. 治疗　小量闭合性气胸(闭合胸腔积气量小于该侧胸腔容积的 20%)可自行吸收,不需特别处理,但应注意观察其发展变化。气量较多,肺压缩大于 20% 的闭合性气胸,呼吸困难较轻,心肺功能尚好者,为加速肺复张,迅速缓解症状,可选用胸腔穿刺;张力性气胸者,为迅速降压以避免发生并发症,需要立刻胸腔穿刺排气。可用人工气胸器同时测压及排气。积气量较多者,应每日或隔日抽气一次,每次抽气不宜超过 1L,直至大部分肺复张,余下积气可自行吸收。肺复张能力差者,常需反复多次抽气。胸腔闭式引流后肺复张不良应考虑气管、支气管损伤或较大、较深肺部裂伤发生的可能。此时有行进一步检查或手术治疗的指征。

心肺功能较差、自觉症状重(静息状态)、另一侧亦有气胸、合并血胸、需行全身麻醉或需用机械通气等,均应放置胸腔闭式引流。原来肺功能差者及老年人,以及有其他部位严重合并伤者,例如重型颅脑伤和重度休克患者,对闭合性气胸的处理应持积极态度。治疗中警惕发展为张力性气胸。单性闭合性气胸并不危及生命。

(二)开放性气胸

由锐器、枪弹或爆炸物造成的胸壁破损创伤,胸膜腔与外界大气相通,空气可随呼吸自由出入胸膜腔,形成开放性气胸。有的胸腔穿透伤,空气虽可在受伤时由外界进入胸膜腔,但随即创口迅速闭合,胸膜腔与外界隔绝,所形成的气胸不能称之为开放性气胸。

1. 病理生理 当胸腔经伤口与外界相通时,胸膜腔内负压消失变为大气压,伤侧肺受压完全萎陷,使潮气量明显减少。而且于吸气时,由于对侧胸膜腔的负压,使纵隔向健侧移位。呼气时,纵隔则向反方向移动,纵隔的这种随呼吸运动而来回摆动称为纵隔摆动,导致严重的通气、换气功能障碍。纵隔摆动引起心脏大血管来回扭曲以及胸腔负压受损,使静脉血回流受阻,心排血量减少。纵隔摆动又可刺激纵隔及肺门神经丛,引起或加重休克(称之为胸膜肺休克)。另外,外界冷空气不断进出胸膜腔,不仅刺激胸膜上的神经末梢,还可使大量体温及体液散失,并可带入细菌或异物,增加感染机会。同时伴有胸内脏器伤或大出血,使伤情更为加重。胸壁开放性创口(吸吮伤口)愈大,所引起的呼吸与循环功能紊乱愈严重。当创口大于气管直径时,如不及时封住,常迅速导致死亡。

2. 临床表现和诊断 开放性气胸患者常在伤后迅速出现严重呼吸困难、惶恐不安、脉快而细弱、发绀和休克。检查时可见胸壁有明显创口通入胸腔,并可听到空气随呼吸进出的"嘶-嘶"声音。伤侧叩诊鼓音,呼吸音消失,有时可听到纵隔摆动声。据上即可得出明确诊断。胸部 X 线片能证实诊断。

3. 治疗 开放性气胸易于诊断,一经发现,必须立刻急救。救治措施包括:①立即封闭胸壁伤口,使开放性气胸转变成闭合性气胸。如用纱布填塞伤口,外加胶布固定,绷带加压包扎。②在严重创伤时,立即气管插管进行机械辅助呼吸是最好的治疗方法,除能立即消除纵隔摆动外,还能使肺复张。③抗休克(输血、补液)与吸氧,在呼吸和循环功能紊乱得到纠正、全身情况得到改善后施行清创术,修补胸壁伤口,放置胸腔闭式引流管。④清创既要彻底,又要尽量保留健康组织,胸膜腔闭合要严密;若胸壁缺损过大,可用转移肌瓣和转移皮瓣来修补;如果有肺、支气管、心脏和血管等胸内脏器的严重损伤,应尽早剖胸探查处理。

(三)张力性气胸

张力性气胸常见于胸部穿透伤、肺裂伤或支气管损伤,创口呈单向活瓣,与胸膜腔相通,吸气时活瓣开放,空气进入胸膜腔,但呼气时活瓣关闭,空气无法排出,因此胸膜腔内空气不断增多,压力不断升高,形成张力性气胸,又称压力性气胸或活瓣性气胸(图3-1-4-3)。

1. 病理生理 随着呼吸运动的继续,压力在胸膜腔内不断上升,伤侧肺组织高度受压缩,并将纵隔推向健侧,使健侧肺亦受压缩,从而使通气面积减少和肺泡通气/血流比例下降,产生右向左分流,引起严重呼吸功能不全和低氧血症。另外,纵隔移位使心脏大血管扭曲,回心静脉血流受到障碍,心排血量减少,将迅速导致呼吸与循环功能衰竭。

2. 临床表现和诊断 患者有胸部创伤史;表现为躁动不安、大汗淋漓,严重呼吸困难、

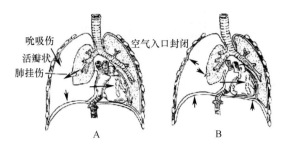

图 3-1-4-3　张力性气胸示意图

A. 吸气期；B. 呼气期

发绀,脉快而细弱和血压下降,并常伴有纵隔及皮下气肿。查体可发现伤侧胸壁饱满,肋间隙变宽,胸廓活动度明显减少,气管移向健侧,伤侧叩诊鼓音,呼吸音消失。胸腔穿刺时,伤侧胸膜腔可有 0.98kPa(10cmH$_2$O)以上高气压。玻璃注射器于第 2 或第 3 肋间刺入,针芯可被完全顶出。胸部 X 线片显示伤侧胸腔透亮,无肺纹理,肺萎陷成小团块状于肺门部,纵隔明显向健侧移位,以及纵隔内、胸大肌内和皮下气肿表现,但应强调指出,千万不可依赖和等待 X 线检查而致耽误时间,引起不良后果。

3. 治疗　张力性气胸的急救在于迅速行胸腔排气解压。在紧急情况下如一时又无胸腔引流管,则可在第 2 或第 3 肋间用粗针穿刺排气。战时为了安全护送,可以用止血钳紧贴皮肤夹住,并用胶布条将血管钳固定于胸壁上,在穿刺尾端连接一个带裂口的橡胶指套,制成单向活瓣排气针。目前已研制出特制胸腔引流套管针和胸腔闭式引流装置,封袋消毒,随时可用,且适于患者后送。若张力性气胸系胸壁上较小的穿透性伤口引起,应立即予以封闭、包扎及固定。

患者经急救处理后,一般需送入医院进行检查和治疗。若气胸仍未能消除,应在局麻下经锁骨中线第 2 或第 3 肋间隙插入口径 0.5～1.0cm 的胶管作闭式引流,然后行 X 线检查。若肺已充分复张,可于漏气停止后 24～48 小时拔除胸引管。若肺不能充分复张,胸腔闭式引流后发现有重度漏气,呼吸困难改善不明显,肺未复张,应考虑有严重的肺裂伤或支气管断裂,应行开胸探查,作相应处理。纵隔气肿和皮下气种一般不需处理,在胸腔排气解压后多可停止发展,以后自行吸收。极少数严重的纵隔气肿,尤其偶因胸膜腔粘连而不伴明显气胸者,可在胸骨上窝做 2～3cm 长的横切口,逐层切开皮肤、颈浅筋膜和颈阔肌,钝性分离颈部肌肉,直至气管前筋膜,切口内以纱布条作引流,气体即可从切口排出。

（四）皮下气肿

皮下气肿的发生提示患者出现气道或肺实质损伤,必须行检查排除需进一步手术干预的创伤存在。这些检查手段包括胸片和 CT。支气管镜或胸腔镜也可协助排除气管、支气管或食管损伤可能。气胸常可合并皮下气肿,甚至有时于正位胸片上其气胸表现并不明显。气胸确诊后常需置入胸腔引流管,特别在伴有进展性的皮下气肿时和正在行或需行正压通气者。如果尚无气胸表现(胸片和 CT 上),患者需严密观察。需行或正在行正压通气时,如果没有单侧肺部的阳性发现,应行双腔气管插管。

四、创伤性血胸

创伤性血胸的发生率在钝性伤中占 25% ~ 75% ,在穿透性伤中占 60% ~ 80% 。出血的来源较常为肋骨骨折断端出血经壁层胸膜上的刺破口流入胸膜腔,以及肺破裂或裂伤出血。

(一)病理生理

由于肺、心脏和膈肌的活动而起着去纤维蛋白作用,析出并沉积于脏、壁层胸膜表面形成粗糙的灰黄色纤维膜,故而胸膜腔内的积血一般不凝固。但如果出血较快且量多,去纤维蛋白作用不完全,积血就可发生凝固而成为凝固性血胸。凝固性血胸经过 3 天以后,即在胸膜表面沉积一层纤维板,限制肺膨胀,称为纤维胸。5 ~ 6 周以后,逐渐有成纤维细胞和成血管细胞长入,发生机化,成为机化血胸,限制肺的胀缩以及胸廓和膈肌的呼吸运动。积血是良好的细菌培养基,特别是战时穿透性伤,常有弹片等异物存留,如不及时排除,易发生感染而成为感染性血胸即脓胸。

(二)临床表现

创伤性血胸的临床表现取决于出血量和速度,以及伴发损伤的严重程度。急性失血可致循环血容量减少,心排血量降低。多量积血可压迫肺和纵隔,引起呼吸和循环功能障碍。小量血胸指胸腔积血量在 500ml 以下,患者无明显症状和体征;X 线检查可见肋膈角变浅,在膈肌顶平面以下。中量血胸积血量 500 ~ 1500ml,患者可有内出血的症状,如面色苍白、呼吸困难,脉细而弱,血压下降等;查体发现伤侧呼吸运动减弱,下胸部叩诊浊音,呼吸音明显减弱;X 线检查可见积血上缘达肩胛角平面或膈顶上 5cm。大量血胸积血量在 1500ml 以上,患者表现有较严重的呼吸与循环功能障碍和休克症状、躁动不安、面色苍白、口渴、出冷汗、呼吸困难、脉搏细数和血压下降等;查体可见伤侧呼吸运动明显减弱,肋间隙变平,胸壁饱满,气管移向对侧,叩诊为浊实音,呼吸音明显减弱以至消失;X 线检查可见胸腔积液超过肺门平面甚至全血胸(图 3-1-4-4)。

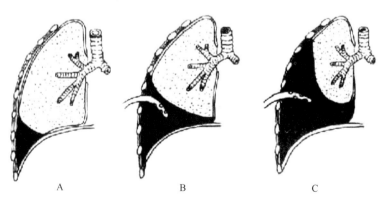

图 3-1-4-4 创伤性血胸示意图
A. 小量血胸;B. 中量血胸;C. 大量血胸

另外,超声波检查可见到液平段,对估计积血量的多少,判别是否为凝固性血胸及在小量血胸时选定穿刺部位均有帮助。诊断性胸腔穿刺抽出不凝固的血液也具有确诊价值。

（三）诊断

胸部创伤后出现呼吸与循环功能障碍和内出血的临床表现，根据受伤史、内出血的症状、胸腔积液的体征，结合 X 线胸片及超声检查结果，创伤性血胸的临床诊断一般不困难。对于早期血胸患者，必须判明胸腔内出血是否为持续性。有下列情况者应考虑出血仍在继续。

（1）血压下降、脉速等休克表现在经输血、补液等措施治疗后休克不见好转，或情况暂时好转不久又恶化，或对输血速度快慢呈明显相关。血红蛋白和红细胞持续性下降，检查积血的红细胞计数和血红蛋白含量与体内血液接近。

（2）胸腔闭式引流或胸腔穿刺出来的血液很快凝固，提示仍有活动性出血。

（3）胸腔穿刺抽出胸内积血后，很快又见积血增长。

（4）胸腔闭式引流每小时引流量超过200ml，持续 3 小时以上，或第 4 ~ 5 小时以后仍每小时超过 100 ~ 150ml。引流出的血液颜色鲜红，温度较高，血红蛋白浓度与周围血相似。

（5）凝固性血胸抽不出来，或在已行胸腔闭式引流者亦引流不出来，然而病情不断恶化，肺与纵隔受压严重，连续 X 线检查胸部阴影逐渐扩大。

（四）治疗

创伤性血胸的治疗旨在防治休克和对持续性出血进行止血；及早清除胸膜腔积血以解除肺与纵隔受压和防治感染；对进行性血胸开胸探查；以及处理合并伤和并发症。创伤性血胸的开胸率在闭合性伤中占 10% ~ 15% ，在穿透性伤中占 18% ~ 34% 。

（1）出血已停止的血胸：主要行胸腔穿刺或胸腔闭式引流术，清除胸腔内积血，使肺及时复张。少量血胸可行胸腔穿刺术，对于中量以上血胸或为了观察有无继续出血，现多主张放置胸腔闭式引流，尽快使肺复张，并持续监测漏气及出血情况。

（2）活动性出血：对明确的活动性出血，应在输血、输液及抗休克治疗下，及时进行开胸探查，对损伤的胸壁血管、心脏大血管以及肺裂伤及时进行修补，对不能修复的肺裂伤或肺挫伤，必要时进行肺叶切除。

（3）凝固性血胸：少量凝固性血胸，无需特殊处理，可在数个月内吸收。对中等量以上的凝固性血胸应进行开胸血块清除术，清除血块和积血，剥除脏壁层胸膜表面的纤维膜，检查胸内脏器、膨胀肺、冲洗胸腔和放入适量抗生素以及留置胸腔闭式引流。手术宜在伤后 3 ~ 4 周进行。

（4）感染性血胸：对感染性血胸按急性脓胸处理，尽早作胸腔闭式引流术。最好在超声定位后，选择好引流部位并注意引流管的深度，必要时进行调整以免引流不畅，形成慢性脓胸。如凝固性血胸和纤维胸并发感染，或脓胸粘连形成多房性，应尽早行开胸手术清除脓性纤维素块和血块，并行肺脏层纤维板剥脱。全身应用足量对细菌敏感的抗生素。

最后，血胸应避免不彻底的引流，这将可能会致胸膜纤维化并造成永久性的限制性肺功能障碍。血胸也存在致脓胸可能。如果出血已停止，也可在急性创伤后几天通过微创技术（电视胸腔镜）行此类引流。

五、气管创伤和肺损伤

(一) 气管、支气管损伤

气管及支气管损伤可由闭合性胸部外伤,如钝性伤或挤压伤引起;亦可由穿透伤,如枪弹、锐器等所致损伤。尽管气管、支气管损伤很少发生,但却是最具危险性和挑战性的损伤之一。直至今日,仍普遍认为此类损伤完全是致命性的。现今,大约有80%的气管、支气管钝性损伤者不能存活送达医院。对于得到紧急救治存活下来的幸运者,必须高度怀疑此类损伤,才能给出及时诊断和适当处理。也只有对于不同类型的气道损伤给予快速诊断和细致的手术准备,才能使患者存活出院。不论是钝性损伤或是穿刺损伤,气管、支气管创伤机制相对于其他器官系统来说较容易划分。同时也必须注意,颈部气管的钝性损伤或是穿刺伤都有伴随的食管和颈椎损伤。

1. 临床表现和诊断　气管、支气管损伤临床表现多样,具体由损伤部位和程度决定。颈部气管损伤通常非常明显,典型病例中还包括一些显而易见的颈前部和侧部的软组织损伤。胸内气管、支气管创伤的最初表现取决于气道的断裂是否与胸膜腔相联系,或是局限于纵隔组织和脏层胸膜。主要表现为呼吸困难、咳嗽、咯血、纵隔气肿与皮下气肿及气胸等。按裂口破入纵隔或胸膜腔的不同,可表现为纵隔气肿或伴有血胸、张力性气胸。严重的颈面部皮下气肿具有重要的诊断意义。诊断的主要依据如下。

(1) 有严重的胸部闭合性挤压伤或穿透伤史。

(2) 呼吸困难,咳嗽、咯血等。

(3) 气胸,血胸,纵隔气肿和皮下气肿。

(4) 胸部X线检查提示纵隔气肿与气胸。完全的近端气管断裂伤在X线上典型的表现为"肺陷落征",提示肺失去气管的可靠支撑,而悬挂于其血管系统。

(5) 气管镜是检查气管、支气管树完整性最为可信的工具,可明确损伤的部位和程度。

2. 治疗　当评价任何胸部创伤的患者时,都要高度怀疑是否有气管、支气管损伤。气胸、纵隔气肿或皮下气肿(胸片、胸部CT或体检发现)应该引起对于气管、支气管损伤的怀疑。气管、支气管损伤的非手术处理:在支气管镜下发现的非常小的损伤(如气管或支气管膜部小的裂开)可以用非手术的方法处理。这种处理只建议用于有自主呼吸、无漏气或脓毒血症的患者。必须使用抗生素,注意观察是否有并发症(例如气胸或脓肿形成)。如果选择非手术治疗,则建议给予仔细的临床观察和连续的CT检查。一旦出现任何并发症的征象,必须立即终止。

当气管损伤的诊断一旦确定,首要任务是气道管理,对于每个患者都必须个体化。主要治疗措施为处理合并的气胸、抗休克与抗感染。如果怀疑气管、支气管损伤,胸腔闭式引流后仍有大量漏气导致的持续性气胸,为支气管裂伤或深度肺实质损伤的特定表现,这两种损伤都需要手术治疗。应该尽力立即将患者送往手术室,必要时行手术治疗。总之,这类气管、支气管损伤的治疗原则包括以下几点。

(1) 若有气胸或张力性气胸,应先作胸腔闭式引流,对呼吸困难或咯血者,须作气管插管或气管切开。

(2) 有休克者积极行抗休克治疗,同时加强抗感染治疗。

（3）气管及支气管的创伤裂口小于1.0cm,若症状不明显,可先行闭式引流,气管切开,抗感染治疗,裂口可自行愈合。有明显撕裂及支气管断裂,全身情况良好者应立即手术,争取行初期支气管吻合;全身情况不稳定者,待全身情况好转后立即手术。手术麻醉插管时应使用双腔气管插管,支气管缝合最好用可吸收铬制肠线缝合,能达到完全愈合;若肺叶支气管损伤,而肺叶组织或血管无严重损伤时才可行气管缝合,否则应做肺叶切除。

（4）对慢性期气管和支气管裂伤通常采取手术治疗。手术的目的是争取消除狭窄,重建气道,使肺复张。若手术不可能重建气道,或萎陷肺已有严重器质性改变不能复张,则应将受累肺切除。

（二）肺损伤

肺损伤包括局部肺挫伤、肺实质撕裂、肺血肿以及创伤性肺气腔等类型。除肺爆震伤外,非穿透性损伤引起的肺实质损伤,经常合并有胸内脏器的损伤。此外,钝性肺损伤虽然造成较小程度的局部损伤,但由于多发性损伤的总面积加大和继发反应性改变,它能导致较严重甚至危及生命的并发症。

1. 肺挫伤　　肺挫伤是常见的肺实质损伤,由肺泡和肺实质出血引起而不合并肺实质裂伤,其特征为受伤处肺组织水肿及出血,但无撕裂伤。肺挫伤常见于闭合性胸部伤,多为迅猛钝性伤所致,例如车祸、撞击、挤压和坠落等,其发生率占闭合性胸伤的30% ~ 75% ,但常由于对其认识不足、检查技术不敏感或被其他胸部伤所掩盖而被忽视或漏诊。当患者受严重钝性胸外伤时,应考虑肺挫伤发生的可能。肺挫伤常被其他合并伤如气胸、血胸和浮动胸壁等所掩盖而被漏诊。肺挫伤常可在胸部CT上表现明显但难以在胸片中发现,得不到及时的诊治,在伤后最初几小时到几天内,局部肺组织水肿可发展为肺挫伤而致临床症状和影像学表现恶化,肺挫伤本身的病死率为14% ~40% 。

（1）病理生理:肺挫伤时肺组织解剖上虽然完整,但肺组织内毛细血管损伤,肺间质、肺泡内的出血,以及肺间质渗出和水肿的改变,导致肺换气功能的降低,产生大量肺内右向左分流;而肺间质水肿使肺间质压力升高,毛细血管受压闭塞,肺动脉阻力增高,肺血流量减少。上述结果引起全身性低氧血症及二氧化碳潴留。病理变化在伤后12 ~ 24 小时呈进行性发展。肺挫伤往往合并其他损伤,如胸壁骨折、连枷胸、血胸、气胸及心脏和心包损伤。

（2）临床表现:由于肺挫伤的严重程度和范围大小不同,临床表现有很大的差异。大多数肺挫伤面积小且对整体病死率影响轻微;大面积肺挫伤可致肺顺应性下降和血流/通气比例失调而引起低氧血症和呼吸负荷增加。大面积肺挫伤常可致ARDS并需行机械通气。ARDS患者预后较差,呼吸衰竭常见于大面积肺挫伤、高龄和(或)合并肺基础疾病和疼痛控制不佳的患者。胸部钝性伤患者的,气管内出现泡沫样红色水肿液,早期即有呼吸困难,X线胸片征象显示肺内有大片实质阴影,应考虑为肺挫伤。

1）轻度肺挫伤仅有胸痛、胸闷、气促、咳嗽和血痰等,而且症状常为合并的胸壁损伤所掩盖,多在胸部X线检查时被发现。严重者则有明显呼吸困难、发绀、血性泡沫痰、心动过速和血压下降等;听诊有广泛啰音、呼吸音减弱至消失或管型呼吸音。动脉血气分析提示有低氧血症者,在胸片尚未能显示之前具有参考价值。

2）胸部X线检查:是诊断肺挫伤的重要手段,大约70% 患者肺部X线的改变在伤后1小时内出现,其余30% 可以延迟到4 ~6 小时,其表现为肺呈斑片状边缘模糊的阴影。近年来通过系列 CT 检查,对肺挫伤提出新的病理观点,X 线片上所显示的挫伤表现在 CT 片上是肺实质裂伤和围绕裂伤周围的一片肺泡积血而无肺间质损伤。

3）血气分析:最主要的诊断依据是动脉血气分析,它可证实有明显缺氧。$PaCO_2$ 可正常或稍低,若存在肺泡低通气量时亦可增高。肺内右向左分流明显增加,在吸纯氧的通气下,PaO_2 仍可较正常为低($<40kPa$),肺泡-动脉氧差明显升高($>46kPa$)。

（3）治疗:肺挫伤的处置包括基础支持治疗和适当入液量控制以避免容量负荷过重。尚无证据表明激素和抗生素应用有利于肺挫伤治疗,病死率与年龄、合并损伤及肺部基础病变有关。轻型肺挫伤无需特殊治疗;重型肺挫伤是引起胸部伤后急性呼吸衰竭的最常见因素,治疗在于维护呼吸和循环功能以及适当处理合并症。连枷胸常有不同程度的肺挫伤,病理生理改变在很大程度上取决于肺挫伤,当出现急性呼吸衰竭的先兆时,即应及时给予机械通气治疗。目前已不像以往那样强调皮质激素的应用,对伴有低血容量休克者,仍要及时补充血容量,合理搭配晶体与胶体液比例,保持正常的胶体渗透压和总渗透压,以后则保持液体负平衡,每日量 1600～1800ml。

轻度的肺挫伤一般可自行痊愈,无需特殊处理;对于严重的肺挫伤,主要治疗措施包括以下几点。

1）立即施行机械辅助呼吸,采用 PEEP 治疗,若患者出现呼吸窘迫和低氧血症,$PaO_2<8kPa$,$PaCO_2>6.7kPa$,应立即进行气管插管并给予呼吸机辅助呼吸。

2）视具体病情酌情应用大剂量肾上腺皮质激素,氢化可的松 30～50mg/kg,或地塞米松 1.0～1.5 mg/kg,连续 3 天。

3）及时处理合并伤(如浮动胸壁、气胸、血胸等),并给予止痛药物减轻胸壁疼痛。

4）保持呼吸道通畅,及时清除气道内血液、渗出液及分泌物。鼓励患者咳嗽排痰或经气管插管吸痰,有支气管痉挛时可用解痉药物。

5）抗感染:肺部感染是常见的并发症,可加重呼吸功能不全,所有患者均应给予广谱抗生素治疗。

6）限制液体的输入,尤其是晶体的输入,并适当给予利尿治疗。

7）手术治疗:对咳嗽剧烈和严重咯血的单肺叶挫伤,保守治疗不能控制,也有切除明显充血及出血的损伤肺叶而改善患者情况的报道。但由于肺挫伤病变广泛,绝大多数均不采用手术治疗。

2. 肺裂伤 肺裂伤可发生于胸部穿通伤或钝性伤,常致不同程度的气胸或血胸。肺裂伤的初步处理为放置胸腔引流管,仅此常可治愈较小的肺部裂伤。严重肺裂伤常可致显著胸腔内出血和(或)肺漏气。持续出血、大量漏气或留置胸引管后肺复张不良者常需行手术结扎或缝合肺裂伤处。另需行支气管镜以排除支气管损伤的可能,同时吸除气道内积血和气道分泌物。主支气管近段损伤常需更加复杂的修补技术。

六、创伤性窒息

创伤性窒息较少见,它是胸部或上腹部遭受严重挤压伤后,上半身皮肤呈现紫蓝色点状出血的病症,是闭合性胸部伤的一种较少见的综合征,其发生率占胸部伤的 2%～8%。常见的致伤原因有坑道塌方、房屋倒塌和车辆挤压等。

（一）病理生理

一般认为其致病机制系由两个因素造成，一是胸部或上腹部受外力挤压，使胸腔内压突然增高；二是在损伤的瞬息间声门紧闭，气管及肺内空气不能外溢。两种因素同时作用的结果，引起胸内压骤然升高，此一瞬息高压迫使右心血流经由上腔静脉逆流入无静脉瓣的头、颈静脉，造成头面部、颈部和上胸部毛细血管过度充盈和血流淤滞。血管壁发生暂时性麻痹，以至发生广泛的毛细血管破裂出血，从而产生创伤性窒息的典型表现。

（二）临床表现及诊断

创伤性窒息多见于胸廓弹性较好的青少年和儿童，多数不伴胸壁骨折。但当外力过强时，除可伴有胸骨和肋骨骨折以外，尚可伴有胸内或腹内脏器损伤，以及脊柱和四肢损伤。亦可发生呼吸困难或休克。根据受伤史和特征性的临床表现，诊断并不困难，但应强调全面检查以下几点。

（1）胸部或上腹部受暴力挤压的外伤史。

（2）皮肤表现，患者面颈部、上胸部的皮肤均有不同程度的紫蓝色瘀斑点，由针尖大小的瘀血点密集而成，指压仍可暂时褪色，尤其以面部及眼眶部为明显。

（3）眼部变化，伤后眼睑皮肤发紫，呈瘀血斑，眼球结膜下出血，水肿膨隆，角膜周围血管因扩张而瘀血。

（4）神经系统表现，伤后多数患者有意识障碍。清醒后可有头晕、头胀、烦躁不安。意识障碍多为短时间，但少数严重者由于广泛性大脑出血，或出现脑水肿而长期昏迷。

（5）胸部的变化及合并损伤，大多数患者都表现有胸闷、胸部不适、呼吸急促和窒息感，严重时有呼吸困难。这是由于胸腔内压力骤升、产生肺部毛细血管破裂致肺实质广泛出血所引起的。

（三）治疗

此类患者的处置包括对症，支持治疗和合并胸部挤压伤的处理：①单纯性创伤性窒息，一般无需特殊治疗，仅需在严密观察下采用对症处理、卧床休息、吸氧、适当止痛和镇静，以及应用抗生素预防感染等。一般应限制静脉输液量和速度。对皮肤黏膜的出血点或瘀斑，无需特殊处理，2～3周可自行吸收消退。②有呼吸困难、缺氧者，给予气管插管与呼吸机支持呼吸。③对于合并损伤应采取相应的急救和治疗措施，包括防治休克、血气脑的处理、及时的开颅或剖腹手术等。

创伤性窒息本身并不引起严重后果，其预后取决于胸内、颅脑及其他脏器损伤的严重程度。

七、肺爆震伤

在平时，由于高压锅炉、化学药品或瓦斯爆炸，在战时，由于烈性炸药或核爆炸，瞬间可释放出巨大的能量，使爆心处的压力和温度急剧增高，迅速向四周传播，从而形成一种超声速的高压波即冲击波，作用于人体，使胸腹部急剧的压缩和扩张，发生一系列血流动力学变化,造成心、肺和血管损伤。冲击波本身直接作用于人体所造成的损伤称为爆震伤;同时,冲击波的动压(高速气流冲击力)将人体抛掷和撞击以及作用于其他物体后再对人体造成间接损伤;此外,冲击波的高温可引起体表或呼吸道烧伤。因此,冲击伤的临床特点:①多处损伤,常为多发伤或复合伤,伤情复杂;②外轻内重,体表可完好无损,但有明显的症状和严重内脏损伤;③迅速发展,多在伤后6小时内也可在伤后1~2天发展到高峰,一旦机体代偿功能失调,伤情可急转直下,难以救治。

（一）病理生理

肺爆震伤的主要病理改变是肺泡破裂和肺泡内出血,其次是肺水肿和气肿,有时伴肺破裂。肺出血可由斑点状至弥漫性不等,重者可见相当于肋间隙下的相互平行条状的肺实质出血。肺实质内血管破裂可形成血肿,甚至可出现血凝块堵塞气管而迅速致死。肺水肿轻者为间质性或肺泡腔内含有少量积液,重者可见大量的水肿液溢至支气管以至气管内,常混有血液,呈血性泡沫液。肺出血和水肿可致肺不张。肺气肿可为间质性或肺泡性,重者在胸膜下出现含有血和气的肺大疱,发生肺破裂时可引起血胸或血气胸。

（二）临床表现和诊断

肺爆震伤的临床表现因伤情轻重不同而有所差异。轻者仅有短暂的胸痛、胸闷或憋气感。稍重者伤后1~3天出现咳嗽、咯血或血丝痰,少数有呼吸困难,听诊可闻及变化不定的散在性湿啰音或捻发音。严重者可出现明显的呼吸困难、发绀、血性泡沫痰等,常伴休克。查体除肺内啰音外,可有肺实变体征和血气胸体征。此外,常伴有其他脏器损伤的表现。X线检查肺内可见肺纹理增粗、斑片状阴影、透光度减低、以致大片状密影,也可有肺不张和血气胸的表现。血气检查可出现轻重不等的异常结果。根据爆炸伤史、临床表现和X线检查,肺爆震伤容易确诊,但应注意其外轻内重、迅速发展和常有合并伤的特点,慎勿误诊和漏诊。

（三）治疗

肺爆震伤的救治在于维护呼吸和循环功能,包括保持呼吸道通畅、给氧、必要时行气管切开和人工呼吸器辅助呼吸以及输血补液抗休克。有血气胸者尽早作胸腔闭式引流。给予止血药物。应用足量的抗生素预防感染。对合并其他器官损伤进行相应的处理。

八、成人呼吸窘迫综合征

胸部或肺部遭受严重创伤后,出现的一种以肺泡及肺间质水肿为特征的综合性病变。这种综合性病变不仅在胸部伤中可以发生,胸部以外的严重创伤、休克、感染等也可发生。因其致伤原因很多,故其命名繁杂,文献中曾有20多种名称,目前,较为普遍的称为成人呼吸窘迫综合征(ARDS)。

（一）病理生理

病理生理的主要改变为弥漫性肺损伤、肺毛细血管壁损伤及随后的毛细血管渗出增加,肺泡及肺间质明显充血和水肿,肺泡表面活性物质减少,导致肺萎缩,肺内右向左分流增加和通气/血流比例失衡,引起缺氧。

(二) 临床表现和诊断

胸部创伤后的 ARDS 早期症状较为隐蔽,故对严重创伤及休克的患者,要密切观察病情变化,早期诊断。

(1) 有严重的急性胸部创伤或其他严重创伤、休克及感染史。

(2) 呼吸困难、窘迫,烦躁不安;双肺出现湿啰音。

(3) 胸部 X 线检查,双肺散在的斑点状阴影或弥漫性浸润阴影。

(4) 动脉血氧分压和肺顺应性逐渐下降。

(5) 应用 PEEP 辅助呼吸中,$PaO_2/FiO_2 < 26.7$ kPa,$PAWP < 2.4$ kPa 时,有很大的诊断价值。

(三) 治疗

成人呼吸窘迫综合征伤情严重,病死率可高达 $30\% \sim 50\%$,因此,在处理严重创伤和休克过程中,要积极预防该综合征的发生。其主要治疗措施有如下。

(1) 控制、消除致病因素,加强预防感染。

(2) 及时应用 PEEP 辅助呼吸,使微小肺不张能膨胀,改善肺通气/血流比例,改善供氧。PEEP 一般不超过 0.98kPa。

(3) 大剂量激素的应用,可直接减少毛细血管的渗出。

(4) 维持血管内正常的渗透压。在尚未发生严重毛细血管损伤以前,通过限制液体量摄入,输血和应用人血白蛋白,达到维持正常血浆蛋白浓度,对机体是有益的。然而,在 ARDS 明显的情况下,应用浓缩的白蛋白溶液须慎重考虑,因为此时病变已引起肺毛细血管对蛋白质的通透性增加,故可使更多的蛋白质渗入到组织间质中,加重水肿。

(5) 体外氧合。在重症 ARDS 患者治疗中,目前有应用膜式氧合器作体外氧合救治成功的报道,但其技术、设备要求较高。

九、食 管 损 伤

食管位置较深,有纵隔及脊柱保护,故食管损伤较为少见,不到所有创伤住院患者总数的 1.0% ,因此也容易被忽略而误诊。食管一旦破裂,可引起纵隔炎或穿破胸膜引起脓胸,如不及时处理,后果严重,特别是胸内创伤性食管穿孔,如果得不到立即有效的处理,可能是一种最迅速致死的消化道损伤。大约 60% 的食管穿孔发生在胸腔内,另外,发生在颈部和腹腔内的穿孔各占 25% 和 15% 。

(一) 病因分类

(1) 创伤性食管破裂:包括食管枪弹伤、炸弹伤、刺刀伤等,胸部创伤时食管内压力突然增高也可导致食管广泛破裂。冲击伤也可引起食管损伤。

(2) 医源性食管穿孔:为内镜检查、食管扩张、食管黏膜组织活检以及食管旁手术等造成的穿孔。医源性食管穿孔在食管穿孔中占的比例最高,其中又以器械检查所致为多见。

（3）异物食管穿孔：误食带尖角的异物可造成食管生理狭窄部位的管壁穿孔。大的异物压迫食管，可以引起组织压迫性坏死而导致继发性穿孔。

（4）自发性穿孔：机制目前尚不清楚，可能与食管本身存在潜在疾病有关，多数发生在暴饮暴食及大量饮酒产生剧烈呕吐后。

（二）临床表现和诊断

食管穿孔患者中，60%～80%会有临床表现和体征，这些表现和体征取决于损伤部位、大小和持续时间。颈部食管损伤通常都有颈部疼痛（特别是在运动和触诊时）、吞咽困难、吞咽疼痛和皮下气肿。胸部食管穿孔表现为胸痛（通常为剑突下）、皮下气肿、不同程度的吞咽困难和（或）吞咽疼痛。如果裂伤部位与胸膜腔有交通，则患者还会有气胸和横膈激惹的症状和体征。穿孔到腹腔在临床上有急性腹痛症和腹膜刺激的症状和体征。胸腔和腹腔内的穿孔更容易有脓毒血症的早期表现。食管损伤的诊断主要依据如下：

（1）有颈、胸部创伤史，有误咽异物或医源性致伤史。

（2）颈段食管穿孔特点为疼痛，吞咽困难和声音嘶哑，颈部皮下气肿即提示食管穿孔可能。胸段食管穿孔的主要症状为剧烈疼痛、纵隔气肿。食管穿孔进入胸膜腔可引起液气胸。

（3）胸部X线检查显示颈部或纵隔气肿、液气胸等。胸部X线片和CT结果取决于3个主要因素：损伤已经发生的时间、穿孔部位和严重程度、纵隔胸膜的完整性等。颈部和胸部平片或CT能发现的结果包括气胸，纵隔气肿，胸膜渗出，咽后隙软组织分离和颈部皮下气肿。腹部平片能提示腹腔游离气体。有以上任何检查结果发现必须要做更加确定性的检查，如食管造影和（或）内镜检查。需要注意的是，食管造影和内镜检查是补充手段，可以增加诊断的确定性。

（4）食管造影对食管损伤的诊断有决定性价值，是评价食管损伤的"金标准"。食管造影能确定诊断，提示穿孔的位置和大小以及是否与胸膜腔有交通。绝大多数放射学者首选水溶性造影剂（如泛影葡胺），因为如果有外渗的话也相对没有什么刺激性。如果没有发现大的穿孔，可以使用钡剂，钡剂有非常好的放射密度和黏膜覆盖性。如果患者神志不清或有气管插管，可以通过鼻胃管或口胃管在感兴趣的区域给予造影剂。要注意造影剂的吸入（特别是水溶性）会造成严重的肺炎。

（5）纤维胃镜检查应尽量避免，因其可能给早期食管损伤带来更大的创伤。食管损伤常常也能通过食管镜确诊，结合食管造影检查能相对提高诊断的准确性。但食管镜也有一些内在缺点，特别是在诊断小的损伤方面。高位颈部的区域在使用软质的光导纤维食管镜时也难以看清楚。由于这些原因，一个完整的食管镜检查应该包括用喉镜和硬质食管镜作下咽部和颈部食管的检查。

（三）治疗

食管穿孔的初步处理是首先稳定病情，并准备紧急手术。包括补充容量、通气支持、氧疗以及放置胸管引流胸腔积气或分泌物等。另外，需要静脉使用广谱抗生素，抗菌谱要覆盖口腔厌氧菌。显然，患者应该禁止任何的经口摄入。食管损伤可以发生于穿刺伤或非穿刺伤。食管破裂治疗能否成功，往往取决于破裂部位、裂口大小、早期诊断及所采取的措施。处理策略主要依据损伤发生的位置和程度，也要考虑持续时间。

（1）颈部食管穿孔：对裂口小者多主张非手术治疗，给予禁食水、加强营养支持与抗感染处理，80%可获治愈。但对于裂口较大的穿孔，伤后24小时之内可将食管破裂作一期缝合；24小时以后则多不主张行一期缝合，而是放置引流。保守治疗期间，出现发热、白细胞增高和X线检查提示颈部纵隔感染积脓者，可经颈部切开引流，如果远端无梗阻一般能愈合；远端有梗阻者则应行解除梗阻的手术。

（2）胸部食管穿孔：胸部食管穿孔的病死率高于颈段穿孔的3倍，多数提倡早期手术治疗。穿孔在24小时之内，紧急剖胸作食管穿孔初期缝合；穿孔超过24小时，纵隔或胸腔发生腐败性感染和食管壁炎症水肿，一般不主张行初期缝合，而只行胸腔或纵隔引流。经胸腔引流及抗生素应用等治疗仍不能控制的严重纵隔及胸腔感染的患者，行胸段全食管切除，上端食管外置于颈部，下端缝合于贲门，作胃或空肠造口饲食，待2～3个月后，全身情况好转，再行两端的食管、胃重建术。

（3）腹部食管损伤：腹腔内食管损伤通常由剖腹手术进入。所有腹腔内的污染都必须清除干净，另外，如上所述，食管的损伤也应首先修复。在腹腔内，网膜是最方便的支持组织。胃底本身也可选择用于加强修复。如果没有腹腔内的严重污染或其他损伤，可以不用留置腹腔引流。再次提醒，任何持续的脓毒血症都必须积极作CT和造影检查，以分别排出颈部的引流不充分（脓肿）或再次出现的瘘。如果一切顺利，一般在术后第7天做食管造影检查，如果食管完整无损，则可以逐渐恢复经口进食。

（4）食管微小损伤的非手术疗法：对食管损伤行非手术疗法充满了潜在的危险。尽管在一些情况下，微小食管损伤的非手术疗法可以考虑，但是颈部食管损伤行非手术疗法从来不值得推荐。颈部食管穿孔未引流可以下行引起纵隔炎致命，确保颈部引流的探查风险较此种风险小得多。

胸腔内和腹腔内食管损伤如果符合以下标准，则可以考虑非手术疗法。第一和最主要的是，患者不能有任何脓毒血症的临床表现（例如发热、寒战、僵直、白细胞增多、血小板减少、凝血障碍、低血压和氮质血症）；第二，损伤应该较小，如导丝和内镜检查时活检器械的不慎穿破；第三，食管的瘘不应和胸膜腔或腹膜腔有交通；第四，造影时造影剂不应该在食管周围组织聚集。如果这些标准符合，则可以尝试使用广谱抗生素，胃肠外营养和绝对的禁止经口摄入来处理食管损伤。

任何进行非手术疗法的患者都必须密切进行临床观察。定期的食管造影检查以确保损伤正在愈合。定期的CT检查以排除没有食管腔外积液或是脓肿发生，而这些临床表现可能会被广谱抗生素暂时掩盖。如果愈合差，发生积液或脓肿，或是出现局部或全身性脓毒血症的症状体征，则必须立即进行手术干预。

十、乳　糜　胸

胸外伤后乳糜液出现或胸腔引流呈乳糜状液体，提示不同程度的乳糜管损伤。此类损伤可因乳糜状液体与血液混合而不能立即被发现。并且，典型的乳糜液仅于患者行肠内营养并且其中包含脂肪类物质时才会出现。这样，禁食中患者乳糜液渗漏不会立即发生。有时这些渗漏可于引流、禁食和行外周营养后自行愈合。一般可通过经右胸小切口或胸腔镜下膈肌水平乳糜管简单结扎而迅速治愈。

十一、胸腹联合伤

胸腹联合伤的概念目前已趋向一致,即穿透性或钝性伤所致创伤性膈肌破裂。若胸部和腹部同时损伤但不伴膈肌破裂则相互称为合并伤。膈肌破裂口较大时,腹内脏器可嵌入胸腔,形成创伤性膈疝。

(一) 穿透性胸腹联合伤

战时多见,占胸部穿透伤的 10%~27%。正常呼吸时,左侧膈肌可达第 5 前肋水平,右侧膈肌可达第 4 前肋水平,做重力活动时膈顶可高达第 3 前肋水平。因此,任何第 4 肋间以下的胸部火器伤或锐器伤均有可能造成胸腹联合伤。

1. 病理生理 绝大多数病例的致伤物经胸部进入腹部,少数由腹部进入胸部。两侧膈肌损伤的发生率大约相等,或左侧稍多于右侧。84% 的膈肌破裂口小于 2cm,但常大于皮肤伤口。在胸部,常有肺损伤、胸壁血管损伤和肋骨骨折等,引起血胸和(或)气胸。在腹部,肝、脾和肾等实质性脏器损伤,造成出血,甚至引起休克,其中肝损伤占 61%,左右侧穿透伤均可引起。胃肠等空腔脏器损伤,导致穿孔,内容物外溢,造成腹腔或胸腔的急性炎症和感染。

2. 临床表现和诊断 穿透性胸腹联合伤的表现可分为 4 类:①以胸部伤表现为主,如胸痛、呼吸困难、血胸和气胸等;②以腹部伤表现为主,内出血或腹膜炎的表现;③同时有胸部伤和腹部伤的表现;④严重创伤性休克,胸腹部伤的表现均不突出。穿透伤的方向和出入口位置、或对盲管伤戴无菌手套以手指探查,对诊断很有帮助。X 线检查可发现血胸、气胸、气腹或金属异物存留等。若胸腔内发现胃泡和肠襻影,则可提示有创伤性膈疝。诊断性腹腔或胸腔穿刺可抽出血液、气体或混有胃肠内容物的脓性液体。诊断时很容易漏诊胸部伤或腹部伤,尤其容易漏诊膈肌伤,约 1/3 病例的膈肌裂口是在术中发现的。

3. 治疗 穿透性胸腹联合伤的治疗首先在于防治休克;一般均需手术治疗。通常胸部伤仅需行胸腔闭式引流术,故须行剖腹探查处理腹内脏器损伤,同时修补膈肌破裂。若有进行性血胸或持续性大量漏气时,必须紧急开胸探查处理胸内脏器损伤,接着剖腹探查处理腹内脏器伤。右侧胸腹联合伤伴肝破裂时,以经胸切口和扩大膈肌裂口修复较为容易,尽量避免做胸腹联合切口。治疗中注意补充血容量和水与电解质;纠正酸中毒。手术病死率约 19%。

(二) 创伤性膈肌破裂

创伤性膈肌损伤可于钝性伤或穿通伤后发生,占严重胸部伤的 4%~7%,占严重腹部伤的 22%。发生原因多种多样:平时常见于间接损伤,如胸腹部挤压伤、爆震伤或减速伤等,引起的膈肌破裂口往往较大,易在伤后早期出现膈疝;战时多为直接损伤,如枪弹伤、刺伤等引起的穿透伤,其膈肌破裂口则较小,但也可以发生膈疝,且裂口愈小,膈疝内的脏器发生嵌顿和绞窄的可能愈大。

1. 病理生理 目前多数学者认为创伤性膈肌破裂的发生机制为胸腹腔压力差机制:平静呼吸时胸腔内为负压,腹腔内为正压,压差 7~20cmH$_2$O,深吸气时可达 100cmH$_2$O 以上。当强大的钝性暴力作用于胸腹部,使两者间压差骤增,腹腔内压力向上冲动,作用于膈肌薄弱部位而引起破裂。膈肌破裂绝大多数为左侧,少数为右侧或双侧(图 3-1-4-5)。破裂口大多在 10cm 以上,呈放射形,也可呈横形破入心包腔,称为膈肌心包破裂。少数为膈肌附着处的撕脱。膈肌破裂的好发部位为左侧膈肌,占85%以上,右侧只占14%,双侧少见。伴随膈肌破裂而进入胸腔的脏器以胃为最多见,其余依次为脾、结肠、网膜、小肠和肝等。

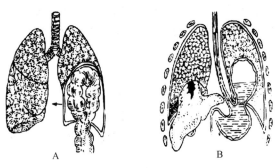

图 3-1-4-5　创伤性膈肌破裂示意图
A. 单侧性;B. 双侧性

2. 临床表现和诊断

(1) 创伤性膈肌破裂的临床表现多种多样,左侧胸痛并放射至左肩部是膈肌损伤的一个最常见症状,在胸壁往往见到挫伤拘伤痕。

(2) 由于破裂膈肌的运动功能丧失、肺受压萎陷和纵隔移位,可引起严重呼吸和循环功能障碍,甚至呼吸衰竭和休克。同时有不同程度的呼吸急促,若脏器脱入胸腔造成纵隔移位,则呼吸困难更为明显并可出现发绀。

(3) 进入胸腔的胃或肠管遭受膈肌破口的压迫,可发生梗阻或绞窄,出现严重的胸痛、腹痛、恶心呕吐等胃肠梗阻症状;并发胃肠破裂时可引起胸腹腔感染。

(4) 体检发现胸部叩诊呈浊音,呼吸音减弱,听诊时闻及肠鸣音。胸部 X 线检查是诊断膈肌破裂的重要手段,主要特征为:①左膈肌显著升高,膈顶轮廓消失,膈上出现肠管阴影或液平面,或有一蕈状阴影突入右侧胸腔,或无法解释的膈面球形膨出;②纵隔及心脏阴影向健侧移位;③胸部的异常影像如气泡或致密影等;④胸腔出现液平面。

(5) 对仍不能确诊的患者,由鼻腔下胃管后胸透或摄片,可见胃管出现于胸腔内,经胃管注入造影剂(碘剂),更能证实诊断。怀疑右侧膈肌破裂时可注入人工气腹 200~300ml,立位摄片若见气体未在腹腔而在胸腔则可确诊。

(6) 闭合性膈肌破裂大多有合并伤,最多者为肋骨骨折和其他部位骨折,其次为脾或肝破裂、胃肠破裂,以及颅脑损伤等。

3. 治疗　初步措施包括经口或鼻置入引流管,为胸腔内脏器减压。由于破裂膈肌的运动功能丧失、肺受压萎陷和纵隔移位,可引起严重呼吸和循环功能障碍,甚至呼吸衰竭和休克。因此,膈肌破裂无论其大小,一经诊断,均应尽量施行手术治疗,否则不仅导致内脏嵌顿,而且因腹内脏器挤压肺组织,而对呼吸功能造成损害。其手术时机如下。

(1) 如膈肌破裂已确诊,腹腔脏器进入胸腔较多,肺被压迫萎陷,纵隔移位,严重影响呼吸、循环者,应紧急手术。

(2) 进入胸腔的脏器发生嵌顿或绞窄,亦应急诊手术,以避免坏死穿孔,导致严重后果。

(3) 如膈肌破裂已明确诊断,但因其他合并伤严重须紧急处理时,则先处理合并伤,待全身情况稳定后,及早施行膈肌修补。

（4）膈肌破裂慢性期入院患者，应做好术前准备，包括胃肠道准备，进行择期手术。

由于膈肌破裂的临床表现复杂，常不典型且合并伤多，有 1/3 ~ 1/2 病例是在开胸或开腹探查手术中才发现的。因此，医生应对其提高警惕，术中注意探查。膈肌破裂的总病死率为 18% ~ 26%，其中半数死于合并伤。手术病死率为 10.5%。

（三）创伤性膈疝

膈肌穿通伤伤口通常较小并常于探查其他创伤时发现。较小膈肌裂伤难以通过影像学判断，腹腔脏器疝在初期也常未形成。一段时间后，小型膈肌损伤可扩大并出现腹腔脏器疝。这类慢性膈肌损伤常与肺实质、胸壁等形成粘连，因此应行颈胸修补而非经腹。

十二、心脏大血管伤

创伤是 15 ~ 40 岁个体最常见的致死原因，其中最常见的为车祸伤。在交通事故的丧生者中，心脏创伤占 20% ~ 25%，胸部钝性创伤同时合并心脏损伤占 15%。另外，随着胸部枪伤越来越常见，胸部穿透伤的发生率也在不断上升。胸部穿透性伤和钝性伤均可致心脏大血管损伤，无论平时和战时都不少见。绝大多数患者在到达医院前死亡，随着急救医疗系统和交通运输的发展，能得以送达医院者的比例也在增加，若能及时进行抢救，生存率仍很高。因此，认真探讨其病因病理，熟练掌握诊断和急救方法，对提高诊断率和治愈率都十分重要。

（一）心脏损伤

1. 穿透性心脏损伤　心脏穿透伤占住院胸部伤总数的 2.8% ~ 12.0%，可为枪弹伤、弹片伤或刀、剪等锐器刺伤，此外尚有介入性诊断和治疗技术操作所引起的医源性损伤；早期死亡主要原因是大量出血及急性心脏压塞。

（1）病理生理：心脏破裂在钝性伤中比较罕见。右心室最容易遭到损伤，其次是左心室、左心房和右心房。舒张期主动脉瓣和肺动脉瓣关闭，这时的挤压伤可造成心室和室间隔的损伤。同样，在舒张末期主动脉瓣和肺动脉瓣也容易受到损伤。心房损伤发生在收缩期，这时心房充盈，而二尖瓣和三尖瓣关闭；二尖瓣和三尖瓣损伤发生在收缩末期。作用于上腔静脉和下腔静脉与心房连接处的剪切力可以导致心房撕裂。

心脏破裂后，心包腔内短时间积血 150 ~ 200ml 便足以引起压迫表现：①心脏舒张受限，腔静脉回流受限，中心静脉压升高；②由于回心排血量的减少，血压下降，脉压变小及冠状动脉灌注不足，产生心肌缺血、缺氧甚至心力衰竭。

（2）临床表现：心脏穿透伤的临床表现，一方面取决于受伤机制，即穿透物的性质、大小和速度；另一方面，主要取决于损伤的部位、伤口的大小以及心包裂口的情况。当心脏穿透性损伤时，出血首先流入心包腔内，如果心包裂口足够大时，心脏的出血可通畅流出体外或流入胸腔、纵隔或腹腔，心包内积血（血心包）量不多，临床上主要表现为失血性休克，部分患者甚至迅速死亡。心包裂口小、或被周围组织（如心包外脂肪、肺等）或血块所堵塞。心脏出血可引起急性心脏压塞，使心脏舒张受限，腔静脉回心血流受阻和心排血量减少。

枪弹伤引起的心包裂口较大，主要表现为失血性休克，而刀刺伤的心包裂口容易被堵塞，80% ~ 90% 发生心脏压塞。心脏压塞有利于减少心脏出血，患者生存机会反而较有出血但无心脏压塞者为多,然而,如不及时解除,则很快导致循环衰竭。当心脏伤口很小时,可自行闭合而停止出血。左心室壁伤口容易自行封闭,心脏压塞的发生率较右心室为低(42.9% 比 92.7%)。偶有伤后数天或数周发生迟发性心脏压塞的可能性。心房壁较薄,伤口不易自然止血,可能比心室损伤更为严重。

(3) 诊断:胸部创伤史、休克和心脏压塞征均提示可能有穿透性心脏损伤。体检能揭示整体考虑病情所需的基本情况。在腋中线听诊呼吸音消失,应怀疑有气胸或血胸。心音消失则要怀疑是否有心脏压塞或损伤。心脏杂音的出现提示有瓣膜或房室间隔损伤的可能。颈静脉怒张提示心脏压塞。

1) 致伤物及伤道:仔细了解致伤物和伤道,对心脏穿透伤的诊断很有帮助。胸前区靠近胸骨缘及剑突附近的腹部穿透伤,均应考虑到可能损伤心脏。

2) 休克:休克可因大量失血亦或心脏压塞所致,或者两者兼有,不易鉴别。当循环衰竭与创伤或失血量的严重程度不成比例时,应警惕有心脏压塞的存在。

3) 心脏压塞的表现:迅速诊断出心脏压塞至关重要。临床上仅有 1/3 ~ 1/2 的患者具有典型的 Beck 三联征(心音遥远、血压下降,静脉压升高超过 15cmH_2O);奇脉的存在有助于诊断,但易受一些因素的影响。休克程度与估计失血量不符、或经足量输血而无迅速反应、或低血压经扩容后迅速改善但不久再度出现甚至发生心搏骤停者,均应高度怀疑心脏压塞。

4) X 线检查:X 线检查对心脏穿透伤的诊断帮助不大,但胸片能显示有无血胸、气胸、金属异物或其他脏器合并伤。胸片上有心包气液平面具有诊断意义。心脏损伤可能合并多处肋骨骨折、胸骨骨折、气胸或血胸,在确定这些合并损伤时,一张胸部 X 线片十分有用。X线片上有充血性心力衰竭表现时提示有心脏挫伤。

5) 超声心动图检查:对心脏压塞和心脏异物的诊断帮助较大,且能估计心包积血量。但应十分注意,且不能因做过多的检查而延误抢救时间。由经验丰富的外科医师、急诊医师或心内科医师做的二维经胸超声心动图(TTE),对诊断创伤性心包渗出、室壁矛盾运动、室壁无运动和瓣膜功能障碍很有价值。对于有心脏压塞、心脏挫伤症状和心前区穿透伤的患者须行心脏超声检查。经食管超声可以显示心包积液、房室间隔缺损、心室功能和瓣膜功能失常等征象。

6) 心电图:可有 ST-T 的改变,但也可无特殊发现。

7) 心包穿刺:在剑突旁心包穿刺为重要诊断手段,同时还是心包腔减压的急救措施。因为心包腔内填塞的血液凝块能导致穿刺后不能引流,使得心包穿刺有很高的假阴性率,因此,现今在心脏创伤中不再常规使用诊断性心包穿刺;另外,心包穿刺也有风险,当穿刺针进针太深,会导致医源性的心肌损伤。

8) 剑突下心包切开:剑突下心包切开或剑突下心包开窗是发现潜在心脏创伤的"金标准"。如果发现心包积液或心脏超声诊断不确定,而临床又提示心脏压塞,则需要做剑突下心包切开(图 3-1-4-6)。一般认为其敏感度为

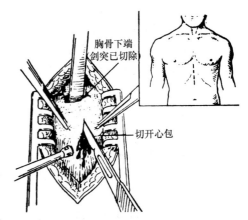

图 3-1-4-6　剑突下心包切开示意图

100%,特异性高达92%。操作应该在手术室中普通麻醉下完成,如果发现心包腔内出血迹象,则可以马上延长切口,改为胸骨正中切口。整个胸部、腹部和大腿上部都要按创伤外科标准进行准备和铺巾。在剑突到腹白线做6.0cm长的竖直切口,并切开腹白线。向头侧拉开剑突或切除剑突。触诊心搏动以判断心包位置,然后用两把Allis钳提起心包。头部抬高仰卧位可以方便操作。在心包上做一1.0cm长的纵行切口,可引流出较多的淡黄色液体(阴性)或血性液体(阳性)。如果没有液体流出,则需要在心包腔中放入吸引,以吸出阻塞引流的血块。如为阳性结果,需要胸骨正中切口开胸处理心脏创伤。

(4)治疗:初到急诊室的心脏穿透伤患者可分为4类:①死亡:入院前已无生命体征;②临床死亡:送院途中有生命体征,入院时无生命体征;③濒死:半昏迷、脉细、测不到血压、叹息呼吸;④重度休克:动脉收缩压小于10.7kPa(80mmHg),神志尚清。第①类是救不活的;第②、③类需立即开胸复苏;第④类可先扩容再开胸,如情况不改善也必须立即开胸复苏。急救和复苏措施主要为抗休克、心包穿刺及剖胸手术。

1)抗休克:迅速气管内插管,机械通气;建立大口径静脉快速扩容通道。应和其他诊断和治疗同时进行,切勿因此而延误手术。

2)心包穿刺:表现有心脏压塞的患者,应立即行心包穿刺,这不仅有助于诊断,而且还可抽出心包内积血,减轻心包内压力,增加剖胸手术的安全性。若心包穿刺未抽出血液,临床上又高度怀疑心脏压塞,可紧急在局麻下进行心包开窗探查术。

3)手术治疗:心脏穿透伤均应手术修补,目前多主张早期及时剖胸手术。手术可彻底清除心包腔内积血及血块,解除心脏压塞,同时明确出血的来源,使心脏或血管损伤能够及时得到修补,挽救患者生命。胸骨正中切口是暴露心脏的理想切口,左胸前外侧切口或急诊部开胸切口是不稳定患者的紧急手术入路。术后加强心电图和血流动力学监护,以及复苏后续治疗。注意观察有无继发性出血、残余症和并发症。常规给予破伤风抗毒素和抗生素。

2. 闭合性心脏损伤 也称心脏钝性闭合伤,占胸部伤的10%~25%,可引起不同程度和类型的损伤,包括心包挫伤或破裂、心肌挫伤、心脏破裂、创伤性心内间隔缺损、瓣膜损伤、冠状动脉损伤、创伤性室壁瘤。心脏挫伤为闭合性心脏创伤最常见的损伤类型,但最容易漏诊。心脏破裂者则常常迅速引起死亡。心脏闭合伤常有合并伤,如胸骨和肋骨骨折及血气胸等。

当心脏在胸骨和脊柱之间挤压,则可发生心脏的钝性损伤。剪切力可以使心脏和胸部大血管在附着处撕开(如上腔静脉、下腔静脉、肺血管、主动脉瓣环和弓部血管)。任何胸壁的钝性创伤(包括心前区的撞伤、肋骨骨折或是胸骨骨折)都应引起医生的警觉。钝性心脏创伤的主要后果是心脏挫伤和心脏破裂。

(1)病理生理

1)心脏挫伤是指包括从无症状或轻微的心电图改变到严重的心源性休克的一类疾病。心肌内出血后发生大片心肌细胞坏死是心脏挫伤的特征。损伤可损害心室收缩力或导致心律失常。冠状动脉的损伤可导致冠状动脉痉挛或被切割,造成心肌梗死。创伤后几周内,损伤所致的主动脉瓣关闭不全或二尖瓣反流可以产生急性心力衰竭,三尖瓣关闭不全可能在几天内出现心力衰竭。

2)心肌挫伤往往从心外膜或心内膜可见到小的出血灶到广泛性的挫伤,其程度和范围差异很大。组织病理表现为肌纤维损伤到坏死和修复的各期过程,包括白细胞浸润和瘢痕组织形成均可存在。

3）心肌损伤容易发生心律失常，其机制尚不完全清楚，可能与受伤的心肌部位出现异位起搏点或传导系统缺氧有关。心肌挫伤后，由于挫伤心肌的收缩力和储备力均有所减弱，所以常常有心排血量减少。但是，尽管有明显的心排血量减少，如果无心脏破裂或不可逆的心律失常，大多数患者不会死亡。

（2）临床表现：患者诉心绞痛样胸痛和进行性呼吸困难。听诊时心包摩擦音、第3心音或湿啰音提示发生心脏挫伤。补液复苏时中心静脉压升高或是体循环低血压也能提示心脏挫伤的存在。

常规检查包括胸部X线检查、心电图和心肌酶学检测。X线胸片可揭示肺部损害。心电图表现阴性不能完全排除心脏挫伤，因为小范围的损伤可能不会导致心电图的变化。常见的心电图改变包括非特异性的ST段和T波改变、轻度的心律失常比如窦性心动过速、房性期前收缩（PAC）和单源性室性期前收缩（PVC）及复杂的心律失常如传导缺陷（右束支传导阻滞、房颤、多源性室性期前收缩、室性期前收缩二联律和室性心动过速）。另外，心脏挫伤也能造成缺血改变（如ST段抬高和T波倒置）。心肌酶异常（CK-MB>50，比值>5%）提示心脏挫伤导致了心肌的坏死。超声心动图彩色血流图是诊断的"金标准"，能揭示心肌运动低下或运动障碍，心包渗出和瓣膜功能失常。

（3）诊断：对于多数患者，作出心脏挫伤的诊断颇为困难，对此类损伤的估计不足常常造成许多心脏挫伤的漏诊或误诊，因此诊断时应进行十分仔细的检查。

1）凡有严重闭合性心前区创伤史者，均应高度警惕有心脏挫伤的可能性。

2）心肌挫伤患者大多数表现为心绞痛和心律失常。心绞痛可伴呼吸困难或休克，常不为扩冠药物所缓解。

3）听诊可发现心音改变，如奔马律或心律不齐，有时有心包摩擦音。而单纯心肌挫伤很少有阳性体征。

4）心电图检查：心电图的改变有多种多样表现，但无典型的心脏挫伤的心电图特征。心电图变化非常迅速，因而受伤早期即使心电图正常也不能排除心脏挫伤的可能，必须反复多次检查。异常心电图表现多为ST-T改变以及各种心律失常，心律失常多为心动过速、期前收缩和阵发性房颤。

5）血清酶谱检查：总乳酸脱氢酶（lactic dehydrogenase，LDH）的测定对诊断有价值，测定该类酶谱的同工酶LDH1和LDH2对心肌损伤的诊断更有价值，心脏挫伤后LDH1和LDH2升高可持续两周。

6）胸部X线检查：对心脏挫伤本身诊断价值不大，但可藉以了解心影大小及有无胸内合并伤。

（4）治疗：心脏破裂和冠状动脉破裂患者常迅速死亡，仅极少数有幸能送到医院得到诊断。少见的创伤性室间隔破裂和瓣膜损伤，若不因其他严重合并伤而死亡，患者有机会送到医院进一步确诊后，在体外循环下行心脏直视手术。一般情况下，心脏挫伤的治疗与心肌梗死的治疗相类似。心肌挫伤的治疗在于对症处理，控制心律失常和防治心力衰竭，并观察有无室壁瘤发生。

1）卧床休息，进行持续性心电图监护。

2）对心力衰竭者，可用洋地黄、多巴胺、肾上腺素、异丙肾上腺素等药物治疗；室性心律失常者可迅速应用利多卡因、普罗帕酮等治疗,并床边备电除颤器。

3)有心脏压塞症状或体征时,应及时施行心包穿刺或剑突下心包开窗术。

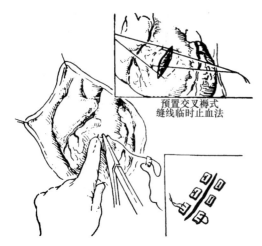

预置交叉褥式
缝线临时止血法

图 3-1-4-7　指压止血缝合法示意图

4)对心脏破裂患者应紧急进行手术修补(图 3-1-4-7)。

心脏挫伤的自然病史是数天之内大部分心律失常和心室功能障碍会得以恢复,但最长也可以持续 4 周。需要注意的是疼痛控制和稳定血清钾、镁水平。

(二)胸内大血管损伤

主动脉和肺动脉及其大分支以及腔静脉和无名静脉,均可因穿透性和钝性伤而损伤破裂。破裂发生在心包内者引起心脏压塞,发生在心包外者引起大出血。患者多迅速死亡,仅约 2% 者能够到达医院。

1. 胸主动脉破裂　主动脉破裂并不少见而且病死率很高,除了减速损伤与胸降主动脉的峡部撕裂有关外,多数大血管损伤是继发于胸部穿透性外伤(如锐器伤或火器伤)。胸部闭合伤所引起的主动脉破裂常发生在左锁骨下动脉起点远端的主脉峡部降段,约占 93%;但也可发生在升主动脉起始部及其他部位。患者通常存在严重的失血征兆,并且院前病死率达 50%。因此,不应追求诊断评估,而应当送手术室急诊探查。

(1)病理生理:主动脉破裂常与主动脉轴垂直,主动脉壁全层破裂造成大出血的患者很快死亡。主动脉破裂仅累及血管内膜与中层,则其外膜和纵隔胸膜可暂时封闭或阻止血液外溢,局部形成瘤样扩张或搏动性血肿(假性动脉瘤)。假性动脉瘤可压迫邻近器官,亦可突然破裂出血致死。假性动脉瘤的压迫加之撕裂的内膜和中层蜷缩呈“球瓣”样活动,可引起部分主动脉栓塞,导致急性主动脉缩窄综合征,出现上肢血压和脉压均增高,下肢血压与脉压均降低。

(2)临床表现和诊断:凡胸部严重钝性伤患者,上肢或下肢脉搏和血压消失、无尿、截瘫、肩胛间有杂音、胸片上纵隔增宽>8cm(纵隔/胸比率>0.28)、主动脉轮廓模糊、气管和食管移位等征象,均为诊断线索。

创伤性主动脉破裂的诊断有赖于高度警惕和仔细寻找诊断线索。对于血流动力学稳定的患者,依据病史、体格检查以及影像学等辅助检查进行诊断。

1)严重的胸部创伤史。

2)胸痛或背痛,尤其是肩胛区疼痛。

3)上肢血压及脉压均升高和下肢血压及脉压均降低。

4)主动脉破裂形成假性动脉瘤,引起压迫气管、食管、喉返神经及星状神经节的相应症状(Horner 综合征)。

5)一张站立位前后胸部 X 线片常可显示有明显损伤大血管的征象。大血管外伤的胸部 X 线片提示“纵隔增宽、主动脉轮廓消失、左侧顶部呈帽状影;胸骨骨折、第 1 或第 2 肋骨骨折;血胸,气管偏移”。

6)胸部增强 CT 和(或)增强 MRI 检查,对明确主动脉破裂有重要的意义。

7）置胸管术可以提供气胸或血胸的鉴别,即刻引流出1500ml血或1小时出血量大于200ml均可作为手术探查指征。

8）血管造影检查是大血管穿透性外伤评估的"金标准"。逆行胸主动脉造影有一定的危险性,但对迅速确诊主动脉破裂有非常重要的价值;另外,探明无临床症状的损伤,血管造影可排除没有其他明确外科指征需要手术干预,并且有助于手术方案的制定。

（3）治疗原则:主动脉破裂常有潜在性大出血的危险,诊断确立后应迅速手术治疗。其手术指征如下。

1）血胸的发生提示主动脉出血在逐渐发展,在受伤后几天或几周突然出现意料不到的血胸,尤应引起重视。

2）当出现假性主动脉瘤引起的急性主动脉缩窄综合征,并在受伤后短时间内迅速发展成血胸或纵隔血肿者。

3）怀疑主动脉破裂,虽大量输血但血压仍不能维持者,甚至因大量出血引起心搏刚骤停者亦应力争手术抢救。

到达急诊室的胸主动脉破裂患者可分为3类:①严重出血性休克已呈濒死状态,须进行紧急开胸止血和复苏。②经紧急复苏后情况仍不稳定,大量出血,须急诊开胸手术。③复苏后病情基本稳定,可进行一些必要的检查确诊后尽早安排手术。暂时的止血仍存在延迟性大出血而死亡的危险。术前确诊需行血管造影,而不能依靠CT和MRI,因其只能显示血管影。

外科原则包括控制出血(手指压迫、填塞或球囊堵塞),在清除异物或探查包裹性血肿之前,小心解剖,建立血管近、远端控制。通常,所有的动脉性损伤都应当修复(图3-1-4-8)。依据血管损伤的性质,可采用不同的修复方法。升主动脉和主动脉弓部较小破口的损伤类型,常采用部分阻断,加垫片单丝线缝合修复。对于有明显损伤的无名动脉和锁骨下动脉,经清创后吻合修复或间置移植物(静脉或人造血管)修复。对于主动脉有巨大的损伤,须建心肺旁路(并且全身肝素化),因而增加了病死率。尽管伴随的空腔消化管损伤常

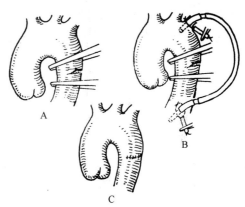

图3-1-4-8 胸主动脉破裂修复法示意图
A. 阻闭左动脉;B. 插管外转流;C. 破口修复完毕

常造成伤口污染,但已有使用人造血管获得成功的报道。对于这些肉眼可见的污染病例,应考虑另外的血管重建手术,手术病死率约15%。以上方法均难以完全避免发生截瘫,发生率为5%~7%。

2. 腔静脉和肺血管损伤 心包内的腔静脉损伤常致心脏压塞,术前往往不易与心脏损伤鉴别。腔静脉损伤常为穿破损伤。因钝性伤所引起的腔静脉裂伤往往因为裂口较小,常被周围组织堵塞,而在临床上无法证实。少数因断裂伤或严重撕裂伤,可引起大出血,发生严重的后果。

穿透伤所引起的腔静脉损伤常和胸腔相通,出血量往往较大。可经胸腔引流管估计出血量,并以此判断是否有手术指征。手术时应避免将血管完全阻断,可用Satinsky钳切线钳夹,常能达到满意的缝合。多数腔静脉裂口可单纯缝合;但裂伤无法进行单纯修复时,可修

整伤口后作端-端吻合(图3-1-4-9)。

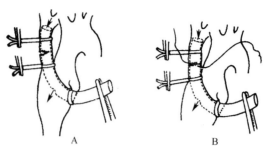

图3-1-4-9　上腔静脉破裂修复术示意图(A、B)

　　肺动脉和肺静脉损伤几乎都合并有心脏或肺挫伤,以穿透伤所致者多见,但钝性伤引起者亦非少见。本损伤的临床特征主要为出血所引起的表现。

　　大多数的静脉损伤是大血管的伴随性损伤,且增加动脉修复的难度。其显露与动脉损伤是相同的。一般情况下,结扎较大的头臂静脉很少有并发症。对于间接造成静脉组织结构明显伤害的状况,手术修复可以防止进一步末端静脉压升高。通常,静脉修复可用单丝线横向缝合。间置人造血管和切除或再吻合常常是费时而不成功的。

　　此外,血管腔内介入治疗技术用于外伤患者很有吸引力,因其降低了麻醉需求、缩短了手术时间、减少失血、缩短住院日。目前,这一技术应当被应用于那些经控制调整后病情稳定的患者。对于血流动力学不稳定患者的标准治疗是急诊手术探查。

第五节　胸部创伤的临床研究进展

　　创伤是当今人类死亡的主要原因之一,仅次于心血管疾病和肿瘤,在人口死因构成中占第3位,其中40岁以下人群中占第1位。严重创伤后引起的生理内环境紊乱、免疫功能抑制以及早期确定性手术的实施,进一步扰乱了机体内环境的稳定,易发生多器官功能不全综合征。因此,在创伤后早期立即有效地控制各种原发损伤,维持机体的内环境稳定,使患者安全渡过创伤的急性反应期,是提高包括胸部创伤在内的各种严重创伤救治成功率的关键。

　　循证医学模式在外科临床医学的广泛应用,推动了外科急救理论与实践的创新。近几年来,损伤控制外科(damage control surgery,DCS)和快速康复外科(fast tract surgery,FTS)应运而生,两者的精髓又以微创为核心,以最小的创伤达到最好的治疗效果,与微创外科(minimally invasive surgery,MIS)有异曲同工之妙。因此,损伤控制与微创外科相互融合,宗旨都是为了患者的快速康复,这三者相互联系,有机统一,对胸部创伤等严重、复杂创伤患者的治疗选择和急救、救治原则及程序的确立、减少创伤促进康复等临床外科实践具有很强的指导意义。

一、损伤控制外科在胸部创伤救治中的应用

　　随着创伤院前急救系统(emergency medical service,EMS)的完善和创伤复苏技术的提高,严重创伤院前病死率大大减低,但表现出一系列既往很少见到的严重的病理生理紊乱,

部分严重创伤患者难以承受广泛的切除重建手术,即使勉强手术,术后并发症发生率很高,病死率高达70%~100%。这促使人们改变传统的早期行确定性手术的观念,在临床实践基础上提出了"损伤控制外科(DCS)"的概念,即在救治严重创伤患者时,根据患者生理耐受程度进行阶段性修复的外科策略,旨在避免因"致死性三联征"(即体温不升、酸中毒、凝血功能障碍)互相促进而引起的不可逆的生理损伤,降低病死率。这种新理念是近年来严重创伤救治领域中提出的一种新模式,对提高严重创伤的救治成功率产生了积极的影响。

损伤控制理论(damage control theory)的核心思想要求达到的不是"手术成功",而是"救治成功"。DCS新理念认为,严重创伤患者的预后应由患者本身的生理极限决定,生理的恢复是患者成功获救的基础,而并非单纯靠外科医师为患者解剖上的修复来达到目的,外科手术只是复苏过程中的一部分或一个环节,而非抢救工作的终点。因此,DCS策略包括3个不同的阶段:首先采用快速临时的措施控制出血与污染,随后快速关闭胸、腹腔;其次在ICU进行"致死性三联征"的进一步纠正;最后进行有计划的再次手术,给予损伤脏器以确定性的修复。

决定DCS应以创伤类型为主,在严重胸部创伤的早期救治措施包括:①院前快速、就近处理:积极争取患者出现生理极限"致死性三联征"之前的"新黄金1小时(new golden hour)"。②简略手术:以简单、快捷的临时措施控制出血和污染后,快速关闭创口或腔隙(颅、胸、腹),避免进一步损伤,强调有效、快速预防和控制"致死性三联征"的发展。快速开胸入胸腔,如果存在活动性出血或肺门血肿,有必要行肺门夹闭;直接肺叶切除可止血,防止漏气,胸腔填塞对胸壁和肺实质的渗血较有效。③创伤外科重症监护病房(traumatic intensive care unit,TICU)控制性复苏和复温:维持收缩压在90 mmHg左右,防止血压过高引起已经闭塞的出血点再出血。以血浆、羟乙基淀粉(万汶)等胶体为主要复苏液体,注重等比例的成分输血,避免单一输入浓缩红细胞,必要时还可输注血小板和冷沉淀,改善凝血功能。对于严重低体温患者,还可将温暖的全血作为复苏液体。在纠正"致死性三联征"的酸中毒、低温和凝血功能障碍的同时,进行全面体检以避免漏诊。④通气支持:严重的胸部创伤可以导致创伤性血胸、肺部损伤、误吸、脂肪栓塞,从而直接或间接出现低氧血症甚至ARDS,加重组织器官损伤,协同休克一起加速其他器官继发损伤的发生与发展,及时给予呼吸机支持是损伤控制的重要组成部分之一。⑤择期确定性手术:待病情稳定后,计划性再手术,取出填塞、全面探查、对受损脏器进行确定性修复,并行骨折内固定手术。

综上所述,与其他专科的创伤相比,大多数胸部创伤需要确定性修复,但在所有伤后生理功能严重紊乱,出现"致死性三联征",不能耐受大手术或者确定性手术的严重胸部创伤救治过程中,应用DCS的理念,先简化剖胸处理致命性胸伤和简单胸部固定,待ICU复苏生理指标改善后再进行确定性手术,是胸部严重创伤综合治疗的重要方面,对提高抢救成功率具有十分重要的意义。

二、电视胸腔镜技术在胸部创伤诊疗中的应用

电视辅助胸腔镜外科手术(video-assisted thoracoscopic surgery,VATS)是胸部微创外科的代表性手术。自20世纪90年代以来,电视成像技术和冷光源技术的出现和医用化发展,以及内镜用直线型缝合器的诞生,促成了VATS技术新时期的飞速发展。时至今

日,绝大多数的胸外科手术都能够在胸腔镜下完成,已成为胸外科临床中最常用的新技术。与传统开胸手术相比,VATS在很小的手术创伤下完成胸内手术,同时保证了胸外科疾病治疗的基本原则和诊疗效果,为此,胸腔镜手术的适应证甚至有所扩大。胸腔镜辅助小切口(video-assisted mini thoracotomy,VAMT)也已广泛应用于腔镜手术中,其最大特点是将常规手术器械与内镜器械配合使用,也便于将手术标本从切口取出;当术中遇到粘连、出血等情况,VATS可中转为VAMT来完成。此外,单操作孔VATS是在VAMT基础上改进式,免去了操作孔,单操作孔仅4.0~5.0cm,创伤更小,进一步减轻了患者痛苦,且有手术时间和术后并发症与传统胸腔镜手术无明显差别等优势,是今后的发展趋势。

胸腔镜技术除属于微创手术,还有深部照明及影像放大功能,这可简便可靠地进行深部操作,对胸外伤患者可全面详细地进行胸内探查,了解胸内损伤部位与程度,并能迅速处理损伤和病变。因此,VATS作为一种钝性和穿透性胸部创伤的安全有效的诊治手段现已被广泛接受。早期VATS主要用于治疗残留性血胸和诊断膈肌损伤;近来研究集中于VATS治疗胸壁出血、心包开窗术、诊断纵隔损伤、持续性血/气胸的治疗等方面。随着技术的发展,胸腔镜技术在胸部创伤中的诊疗方案也更加科学。比如在外伤性血胸的处理上,传统认为连续3小时胸引量>200ml/h是开胸探查的指征。这种严格指征的制定无疑是考虑了开胸手术的创伤。实际上,很多胸引量在100~150ml/h的患者,长时间的观察不仅丢失大量血液,而且远期因凝固性血胸而产生很多后遗症状。对于此类患者,早期行胸腔镜手术探查,止血并清除血凝块,创伤不大,患者却能够获得更好的治疗效果,无疑是一个更加理想的选择。

胸腔镜手术的适应证包括:①疑是血胸患者,出血量估计大于500ml;②胸腔闭式引流术后,有活动出血;③疑是胸腔纵隔或膈肌损伤患者;④凝固性血胸早期和外伤后引起脓胸早期的患者;⑤单侧胸腔容量的50%左右的气胸,持续引流短期未愈者;⑥高压性气胸及血气胸。胸腔镜手术的禁忌证:①严重血胸或活动性出血较快,疑有心脏或大血管损伤的患者;②对单肺通气或侧卧位不能耐受的患者;③患者有手术或感染病史,患有严重胸膜粘连;④患者有紧急开胸或胸骨切开的指征。

胸腔镜手术提供了准确的胸腔内损伤评估,并可有效用于处理大多数损伤,且并发症和病死率极低,现已逐渐应用于各种胸部创伤的诊断和治疗,在无禁忌证时应尽早使用。但胸腔镜常要求双腔气管插管,术侧肺萎陷,故对心脏储备功能极差、不能耐受单肺通气的胸外伤患者不宜采用。若病变范围广时,内镜器械处理有一定局限。另外,若术中遇大出血或心脏损伤,严重的胸腹联合伤,严重肝脾破裂等多发伤,常因操作困难需要配合VAMT或中转开胸、开腹手术。

三、快速康复外科在胸部创伤围手术期中的应用

随着人们对围术期各类创伤所引起的机体病理生理改变发生机制的深入认识,以及对围术期处理措施优化研究的进展,传统的围术期处理方式受到严峻挑战。快速康复外科(fast track surgery,FTS)也称之为术后促进康复的程序,起源于心脏外科手术。FTS新理念的提出及其在临床的成功应用,颠覆了近百年来形成的围术期的处理思维原则,且在一系列

研究中,它尽量降低手术这种创伤性治疗对患者引起的应激反应,促进各个器官的功能恢复,被证明在缩短住院时间、降低术后并发症的发生率、病死率、返院率以及医疗费用等方面较传统方法有明显的优势。

FTS 是指在术前、术中及术后应用各种已证实有效的方法以减少手术应激及并发症,加速患者术后的康复,是一系列有效措施的组合而产生的协同结果。FTS 不仅是一个多学科协作的过程,更为重要的是其依赖于重要围术期治疗方法的综合与良好整合。FTS作为一个崭新的理念应用于胸部创伤外科,将胸外科医生、麻醉科、护士和康复医师以及患者家属组合成一体化的整体医护团队,在围术期应用有循证医学证据的多形式干预方式,为患者提供整体的优质医疗、护理,以减缓手术患者生理和心理的创伤应激,保证其围术期快速、安全地康复。目前基于临床循证医学基础的有效模式主要包括加强患者术前教育、术前不长时间禁食、不常规进行肠道准备、术前口服糖类饮品进行代谢准备、使用硬膜外联合全身麻醉、注意术中保温和控制性输液、微创外科技术、不常规放置引流管或术后尽早拔除导管、有效止痛、术后早期进食和活动等。更为重要的是,FTS 作为一个开放性的理论,随着循证医学的发展而不断丰富,只要有利于减少手术应激(保护机体免疫)、有利于减少术后并发症、有利于减少住院总费用及住院时间等,均可科学性地纳入FTS 的具体临床实践。

综上所述,对于急性重度胸部创伤或复合伤救治,在考虑创伤部位和类型的同时,更应关注创伤所引起的机体病理生理的变化。DCS 和 FTS 从理论到实践发挥着互补、相辅相成的作用,又都以微创为精髓核心,以最小的创伤达到最好的治疗效果。随着对胸部创伤病理生理变化更深入的研究和认识,微创观念的普及和外科技术的提高,DCS 与 FTS 必将被赋予越来越多的内涵,对胸部创伤等严重多发伤救治及创伤外科的发展、健全和完善一体化急救模式等将发挥重要的作用。

(李钦传　汪进益)

参 考 文 献

顾凯时. 2003. 顾凯时胸心外科手术学. 上海:上海科学技术出版社.

江志伟,黎介寿. 2012. 快速康复外科—优化的临床路径. 中华胃肠外科杂志,15(1):12-13.

廖振维. 2011. 胸腔镜在胸部外伤中的应用. 中国医药指南,9(16):262-263.

刘正津,姜宗来,殷玉芹. 2000. 胸心外科临床解剖学. 济南:山东科学技术出版社.

邵国光. 2007. 外科手术规范化操作与配合—胸心外科分册. 北京:人民军医出版社.

汪进益,陈国涵,洪暄,等. 2011. 快速康复外科在非小细胞肺癌患者围术期中的应用. 临床外科杂志,19(8):553-555.

王天佑. 2009. 胸外科围手术期肺保护的专家共识. 中华外科杂志,47(18):1361-1364.

吴孟超,吴在德. 2008. 黄家驷外科学(第7版). 北京:人民军医出版社.

杨帆,白祥军,刘开俊,等. 2009. 损害控制理论在严重多发伤合并休克救治中的应用. 创伤外科杂志,11(1):4-7.

杨仁荣,曹金林,郑海燕,等. 2012. 损伤控制外科新理念在肺创伤急救中的临床应用. 中国胸心血管外科临床杂志,19(1):98-100.

赵定麟. 1999. 现代创伤外科学. 北京:科学出版社.

赵珩. 2011. 中国电视胸腔镜外科发展简史. 中国微创外科杂志,11(4):295-297.

Battle CE,Hutchings H,Evans PA. 2012. Risk factors that predict mortality in patients with blunt chest wall trauma:a systematic review and meta-analysis. Injury,43(1):8-17.

Derner M, Drugová B, Hořejší L, et al. 2011. Massive pneumorrhachis, pneumocephalus and pneumoopticus following thoracic trauma and avulsion of the brachial plexus: case report and review of the literature. Prague Med Rep, 112(1): 56-66.

Kwolek CJ, Blazick E. 2010. Current management of traumatic thoracic aortic injury. Semin Vasc Surg, 23(4): 215-220.

Morrison JJ, Midwinter MJ, Jansen JO. 2011. Ballistic thoracoabdominal injury: analysis of recent military experience in afghanistan. World J Surg, 35(6): 1396-1401.

Prasad P, Mertz HJ, Dalmotas DJ, et al. 2010. Evaluation of the field relevance of several injury risk functions. Stapp Car Crash J, 54: 49-72.

第二章 腹部创伤

第一节 概 述

腹部在解剖上是指膈肌以下,骨盆以上的人体区域,是人体脏器最多、最集中的区域,因此,在各种外伤时,是比较容易伤及的区域。腹部损伤的发病率,在平时占各种损伤的0.4%~2.0%;战争年代的发病率更高,达50%左右。随着交通运输的飞速发展,救护系统的不断完善和救护技术的不断提高,腹部损伤的病死率虽已显著下降(10%左右),但仍未降到令人满意的水平。主要原因是因为多数腹部损伤有严重的内脏损伤,如伴有腹腔实质脏器或大血管损伤,可因大出血而导致死亡;空腔脏器受损伤破裂时,可因发生严重的腹腔感染而威胁生命。因此,早期正确的诊断和及时合理的处理,是降低腹部创伤死亡的关键。腹部创伤主要原因有交通事故、高处坠落伤、跌打伤、挤压伤、斗殴、锐器刺伤、枪弹伤、爆炸引起的气浪、水浪冲击伤、化学腐蚀伤等。

一、腹部创伤的分类

(一) 按照是否有腹腔脏器损伤分类

1. 单纯腹壁伤 一般伤情较轻。

2. 伴有空腔脏器伤 空腔脏器为:胃、十二指肠、空回肠、结肠及直肠、膀胱、胆囊及胆管。空腔器官伤,其内容物胃肠液、粪便、胆汁等溢入腹膜腔内会引起腹内严重感染,引起弥漫性腹膜炎。

3. 伴有实质器官和血管伤 实质脏器如肝、脾、胰、肾等器官。在损伤时可有大量血液进入腹膜腔或腹膜后引起失血性休克,如果不及时诊断和治疗,将会有生命危险。

(二) 按照腹膜腔是否与大气相通分类

1. 腹部开放性损伤 是指各种锐器导致的腹壁损伤腹腔与大气直接相通。腹部开放性损伤绝大部分会导致腹腔脏器损伤,故一旦确诊损伤为腹部开放伤,原则上要做剖腹探查术,极少数体征不明显,影像学检查未见明显异常的可以在严密观察下进行局部缝合保守治疗。

2. 腹部闭合伤 是指各种原因导致的腹部损伤腹腔与大气未相通,有腹腔脏器损伤的根据病情提早进行手术治疗。

(三) 按照引起腹部损伤的原因分类

1. 腹部锐器伤 一般由于各种锐器如尖刀、钢筋、竹签等导致腹部损伤,未穿透腹膜一般为单纯性腹壁损伤,穿透腹膜为腹部开放性损伤。

2. 腹部钝挫伤 一般是由于撞击、挤压、拳击、跳踢、棍击等所致,腹壁无创口,为腹部闭合性损伤。

3. 医源性损伤 是指临床上行穿刺、内镜、钡剂灌肠或刮宫等诊治措施引起的腹腔脏器损伤。

（四）按照损伤部位分类

可分为上腹部、下腹部、左腹部、右腹部伤等,主要应用于确切部位的损伤,以便根据部位明确腹腔实质脏器的损伤。如:右上腹开放伤(刀刺伤)肝破裂,下腹部闭合伤(辗压伤)膀胱破裂等。

二、腹部创伤的救治原则

（1）腹部损伤常伴有其他部位伤,如脑外伤、胸外伤和骨折等,往往掩盖了病史和体征,而使其诊断不易明确;又因某些表现轻微的损伤,也可能有腹内脏器损伤。因此,对于外伤患者尤其是合并颅脑外伤昏迷的患者,首先要确定是否存在腹腔脏器损伤,有时候需要反复体格检查和 X 线、B 超等物理检查、腹腔穿刺、密切观察等排除腹腔脏器损伤,尤其是空腔脏器损伤,以免延误诊断和治疗。

（2）急救患者 ABC 急救步骤一旦完成,对可疑腹部创伤患者治疗的下一步就是:

1）快速明确腹腔内的创伤性质。

2）决定该创伤是手术还是非手术治疗。

3）明确腹部损伤合并脏器损伤后,要根据损伤控制外科学(DCS)原则,评估患者整体损伤情况,选择手术时间和手术方式。

4）对非手术治疗患者,进行严密观察下的积极治疗,并做好随时手术的准备。

第二节　腹部闭合性损伤

一、定　　义

腹部或下胸部遭受钝性打击后,腹壁无创口。

二、病　　因

腹部闭合伤主要由于高空坠落、交通事故、重物砸伤、挤压伤、腹部击打伤、爆炸冲击波、水冲击波等原因引起。

三、分　　类

（一）单纯腹壁伤

损伤仅限于腹壁,无腹内脏器损伤,可出现局部淤血,腹直肌断裂等。主诉有腹部伤处疼痛、压痛,但无恶心、呕吐。查体仅受伤部位有压痛,其他部位无压痛,全身情况较好,生命体征无变化,腹腔穿刺阴性,B超无腹内积液及实质性脏器损伤。一般的单纯腹壁伤无特殊处置,但对于以下两种情况需特殊处置。

1. 腹部疝　伤后出现腹壁疝较为罕见,一般是由于腹部受伤部位瞬间直接接触凸起物而又瞬间弹开引起。通常诊断有以下3个标准。

（1）有足够造成腹壁疝形成的外伤史。

（2）伤后立即出现腹壁缺损,而皮肤保持完整。

（3）B超、CT检查发现局部腹壁有缺损。出现伤后腹壁疝后,一般均需急诊剖腹探查,一方面明确有否腹腔脏器损伤,另一方面进行腹壁疝的修整与修复。

2. 腹直肌鞘血肿　由于损伤位于腹直肌鞘后面的腹壁上或腹壁下动脉所造成。出血通常具有局限性和自限性,除非存在并发症或正在进行抗凝治疗。腹直肌鞘血肿和腹壁疝的临床表现相似,均可以触及包块。腹壁疝一般可以按回腹腔,松手之后可以恢复,腹直肌鞘血肿不能活动和恢复,通过B超和CT检查很容易鉴别和诊断。伤后出现腹壁血肿一般进行观察即可,因为大多数血肿有局限性和自限性。在病情允许的情况下停止抗凝药物,如果血肿持续增大可进行外科探查以引流血肿及结扎出血血管。

（二）腹腔脏器损伤

有腹部内脏伤就是一种严重创伤,腹腔脏器损伤根据损伤情况不同,会有不同的临床表现。

1. 腹腔实质脏器损伤　腹腔实质脏器主要包括:肝、脾、肾、胰腺肠系膜及腹腔大血管和卵巢(女性)。因此,单纯的腹腔实质脏器损伤往往以失血、创伤性休克为主,脏器的损伤主要与受伤的类型和部位有关。一般情况下合并腹腔实质脏器损伤的患者都有腹痛的主诉,床边B超及腹腔穿刺即可初步诊断,条件允许的情况下可进一步做腹部CT进一步明确诊断。

2. 腹腔空腔脏器损伤　腹腔空腔脏器主要包括胃、小肠(空回肠、十二指肠)、大肠(升结肠、横结肠、降结肠、乙状结肠)、胆囊、膀胱和子宫(女性)。腹腔空腔脏器损伤大部分会出现腹痛症状及腹膜炎体征,损伤下腹部尤其是合并骨盆骨折的患者要考虑膀胱和子宫(女性)的可能。

（1）有恶心、呕吐、便血和腹腔积有气体者多为胃肠道损伤;再根据受伤的部位、腹膜炎的严重程度和腹膜刺激征最明显的部位等,可帮助确定是胃、上段小肠损伤还是下段小肠或结肠损伤。

（2）有排尿困难、血尿、外阴或会阴部牵涉痛者,提示系泌尿系脏器损伤。诊断腹腔空腔损伤除了病史临床检查以外,还要进行B超、CT、X线、腹腔穿刺甚至腹腔灌洗来诊断。B超检查往往提示腹腔积液,为了明确性质,应当在B超引导下进行腹腔穿刺,空腔脏器损伤穿刺液为胃肠内容液或尿液即可明确诊断。X线检查腹部立位片可以提示腹腔游离气体。

3. 腹腔脏器损伤处理原则　对于腹腔空腔脏器损伤的诊断一旦确立,应当立即进行剖腹探查,探查次序原则上应先探查肝、脾等实质性器官,同时探查膈肌有无破损。接着从胃开始,逐段探查十二指肠第一部、空肠、回肠、大肠以及它们的系膜。然后探查盆腔器官。再后则切开胃结肠韧带显露网膜囊,检查胃后壁和胰腺。如属必要,最后还应切开后腹膜探查十二指肠二、三、四段。在探查过程中发现的出血性损伤或脏器破裂,应随时进行止血或夹住破口。待探查结束,对探查所得伤情作一全面估计,然后按轻重缓急逐一予以处理。原则上是先处理出血性损伤,后处理穿破性损伤;对于穿破性损伤,应先处理污染重(如下消化道)的损伤,后处理污染轻的损伤。腹腔内损伤处理完毕后,彻底清除腹内残留的异物(如遗留的纱布等)、组织碎块、食物残渣或粪便等。用大量生理盐水冲洗腹腔.污染严重的部位应反复冲洗,然后将冲洗液吸净。是否用抗生素溶液冲洗,目前意见尚未统一。根据需要放置引流管或双腔引流管。腹壁切口污染不严重,可予分层缝合;污染较严重者,皮下应留置引流物。

四、诊　断

(一) 一般检查

应首先确定有无腹部内脏伤,应对每一重伤患者作包括腹部的系统检查,有内脏伤应优先处理。必须做到:

(1) 详细了解受伤史。

(2) 重视全身情况的观察。

(3) 全面而有重点的体格检查。

(4) 进行必要的实验室检查。

有下列情况之一应该考虑腹内脏器损伤:

(1) 早期休克表现。

(2) 明显的腹膜炎体征。

(3) 气腹表现。

(4) 腹部移动性浊音阳性。

(5) 有便血或者血尿,呕血。

(6) 直肠指检指套血染或者有波动感。

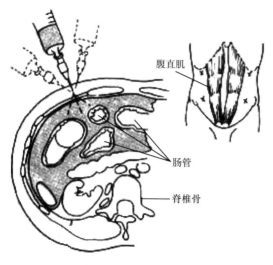

图 3-2-2-1　腹腔穿刺术

(二) 辅助检查

1. 腹腔穿刺　阳性率可达 90% 以上,对于明确诊断有很大帮助。皮肤按常规消毒后,在拟穿刺点处(一般选用脐和髂前上棘连线中外 1/3 处)先作局麻,然后用腰椎穿刺针在选好穿刺点处进行穿刺,如抽出液为不凝固血液,则为实质性器官损伤或血管伤(图 3-2-2-1)。炎症液体可作常规细胞计数、分类、涂片,应疑胃肠道伤。如某一象限穿刺阴性,则可多处多次再选点穿刺。如均为阴性,又高度怀疑腹内器官损伤者,可改行腹腔灌洗术。

2. B 超检查　病情重者可用便携式 B

腹直肌

肠管

脊椎骨

超机带入病房或急诊室,可查出腹内积液（血）,以及肝、脾、胰、肾的包膜下积血,裂伤部位和大小。B超安全、简便、无痛苦、无损伤,近年来常作为主要检查方法（图3-2-2-2）。

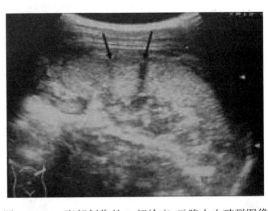

图 3-2-2-2　腹部创伤的 B 超检查,示脾中央破裂图像

3. CT 检查　近年来高速发展的 CT 检查技术,增强了人们对于平时腹部外伤诊断、治疗的信心。

（1）CT 有以下作用：

1）高精确地判断实质器官裂伤、血肿；

2）判断损伤的严重程度；

3）判断腹腔内的血块和出血量；

4）提供高度可靠的腹内及腹膜后的损伤情况。

（2）CT 的适应证为：

1）有腹部创伤史,但生命体征相对稳定而怀疑有腹内脏器伤者；

2）多发性损伤或腹部伤,因颅脑伤昏迷、脊髓伤截瘫、酒精中毒或精神状态改变者（图3-2-2-3）。

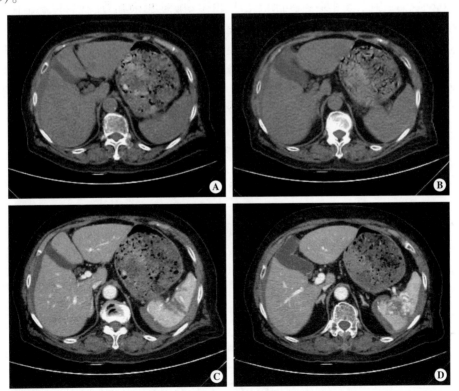

图 3-2-2-3　腹部创伤的 CT 平扫(A、B)和增强扫描(C、D)检查

4. X 线片　腹部平片对诊断腹膜后十二指肠损伤,检查膈下有无游离气体等均有帮助（图 3-2-2-4）。

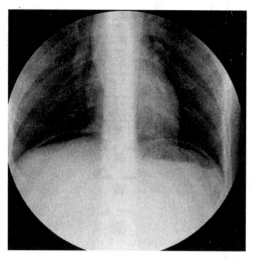

图 3-2-2-4 膈下游离气体的 X 线片表现

五、治　疗

一旦明确腹腔实质脏器损伤,绝大多数情况下应当立即行剖腹探查手术。麻醉选择,气管插管全身麻醉比较理想,既能保证麻醉效果,又能根据需要供氧,并防止手术中发生误吸。胸部有穿透伤者,无论是否有血胸或气胸,麻醉前均应先作患侧胸腔闭式引流,否则在正压呼吸时可发生危险的张力性气胸。切口选择不仅要保证满足彻底探查腹腔内所有部位的需要,还应能快速切开和缝合,且创伤较小。常用正中切口,进腹迅速,出血少,可根据需要向上、下、左、右延长。开腹后应立即吸出积血,清除凝血块,迅速查明来源并加以控制。肝、脾、肠系膜和腹膜后的胰、肾是常见的出血来源。决定探查顺序时可以参考两点:①术前根据受伤史和体征最怀疑哪个器官受伤,就先探查哪个器官;②凝血块集中处一般即是出血部位。若有猛烈出血,一时无法判明其来源而失血危及生命时,可用手指压迫主动脉穿过膈肌处,暂时控制出血,争得时间补充血容量后,再查明原因止血。单纯腹腔脏器损伤经手术止血后,大多术后转归良好。

随着医疗技术的发展,现在临床治疗腹腔实质脏器损伤本着遵循损伤控制外科学的理论,出现了腹腔镜手术止血、切除,及经股动脉进入各实质脏器动脉分支栓塞止血等方式治疗,既对受伤的患者身体进行最小化二次打击,又最大限度地保存了患者的受损脏器。但是无论何种治疗的首要前提必须是在先挽救生命的条件下进行。

第三节　腹部开放伤

一、定　义

腹部开放性损伤多为锐性外力所致,和平时期占腹部损伤的 0.4% ~ 1.8%。腹部开放性损伤系由锐性外力致使腹壁裂开或穿通,腹腔与外界相通,并伴有内脏损伤,多处或多脏器损伤约占 80%。

二、病　因

锐器或火器的损伤如爆炸伤、枪弹伤和刺刀伤等。

三、分　类

(一) 穿透伤、非穿透伤

腹壁伤口穿破腹膜者为穿透伤(多伴内脏损伤),无腹膜穿破者为非穿透伤(有时伴内脏损伤）。

（二）单纯腹壁损伤、合并内脏损伤

无论伤口穿透腹膜与否，仅仅腹壁损伤而无腹腔脏器损伤者为单纯性腹壁损伤，反之为合并内脏损伤。

（三）穿透伤、盲管伤

其中投射物有入口、出口者为贯通伤，有入口、无出口者为盲管伤。

四、诊　　断

开放性腹部外伤诊断一般比较容易，可根据伤口的检查及临床表现，多能鉴别是单纯腹壁伤或者合并有内脏损伤。

（1）腹部有锐器损伤或者火器损伤病史。

（2）体检：凡是胸乳头水平、后背肩胛下角以下、会阴部、大腿上段以上范围之内的伤道入口或出口，均有损伤腹腔脏器的可能。尤其是火器伤、长刃利器伤更要注意。一般情况下，腹部伤口以下的相应部位内脏受伤的可能性最大，但要注意致伤物常在行进中改变方向，不能简单地把伤道想象成单一直线；另外，体表伤口的大小有时并不与伤情一致，高速投射物往往伤口很小但有严重的内脏损伤；长刃利器往往以不太大的伤口为支点，在腹腔内大范围搅动致多脏器严重损伤。伤口出血多、颜色鲜艳，应考虑有实质脏器或血管损伤。伤口内有消化道内容物溢出，可确认空腔脏器消化道损伤。腹部伤口较小，无明显出血，伤者无明显腹部症状和体征时，可用手指或钝头探针探测伤道。无脱空感，或探之深度不足以穿透该处腹壁时，可考虑为腹壁盲管伤。必要时可插入软管做伤道造影加以鉴别。

（3）开放性腹部损伤除了伤口以及从伤口渗出肠道内容物、胆汁、尿液和血液，甚至大网膜或小肠脱出外，有内脏损伤时，尚伴有腹痛、腹部压痛、腹肌紧张等腹膜炎体征。

（4）损伤严重或有腹腔内出血者常合并有休克症状。

（5）开放性腹部损伤除利器的直接损伤外，高速投射物的冲击效应，同时性或他时性的其他暴力可以起类似闭合性腹部损伤的病情。因此，要详尽了解病史，全面进行体格检查以及必要的辅助检查如 X 线、B 超、CT 或 MR 检查，甚至腹穿等，对于一时无法判断是否合并内脏损伤的患者，要在严密监护下观察，动态进行各种检查，甚至可以直接进行腹腔镜下探查手术。在无条件的地区，对于可疑内脏损伤的患者，必要时也可以进行剖腹探查以明确诊断，减少因误诊而导致的生命危害。

五、治　　疗

（一）局部治疗

（1）伤口局部清创消毒、消毒并保护脱出体外的内脏。

（2）及时清创缝合伤口，变开放性伤口为闭合性伤口。

（3）破伤风抗毒素的应用。

（二）全身治疗

（1）及时开通静脉通道以防治休克。

（2）常规抗生素积极预防感染。

（3）注意纠正水和电解质平衡紊乱。

（三）手术治疗

（1）腹腔内脏器损伤诊断明确或有探查指征,所有可能进入腹腔的外伤,应尽快剖腹探查,根据各脏器伤情,采用适当术式作确定性处理。

（2）手术中要彻底消除腹腔内积血和异物,冲洗腹腔,酌情放置引流。

（3）术后营养维持及对症治疗。

第四节　脾　脏　损　伤

一、概　　述

脾位于左下侧胸廓内季肋部的深处,重 75 ~ 150g,质地脆弱,是腹腔脏器中最易受损伤的器官之一,脾脏损伤的发生率在各种腹部创伤中可高达 40% ~ 50%。交通事故造成的脾破裂居首位(占 50% ~ 60%),其他依次为坠落伤、打击伤、跌打伤、刀刺伤等。临床统计显示,在腹部开发性损伤中,脾破裂约占 10%;在腹部闭合性损伤中,脾破裂占 20% ~ 40%。脾破裂病情比较凶险,又因常合并其他脏器的损伤,临床表现复杂,因此临床工作中必须诊断及时,处理恰当,否则可危及生命,其病死率为 3% ~ 23%,合并脾蒂或大血管损伤者病死率可高达 70%。脾破裂大多是沿着脾段的边缘裂开,以脾的下级最常见,这是因为脾下级受肋弓的保护较差,而脾质地脆弱,易受损伤。脾损伤多不累及脾门部的主要大血管,如果破裂创口是沿着脾段方向,则少有脾段血管断裂,出血缓慢且持续时间短。如果裂口横过脾段,则血管受损较重,出血量大,持续时间长。如果涉及脾蒂和脾门的损伤,则短时间内就会大量出血,出现失血性休克,危及生命。

二、诊　　断

（一）伤史

有左季肋部、左后背挤压,钝性打击,枪弹和刀刺伤史或汽车撞压和翻车受伤史。

（二）腹痛

先左上腹部疼痛,后左下腹甚至全腹部疼痛,疼痛放射至左肩。

（三）腹胀

为脾破裂内出血积于腹部,刺激腹膜又发生大量渗出液,有腹胀,腹部难受感。

（四）休克

查体患者出现休克表现,并且有腹膜炎体征。

（五）腹部 B 超

腹腔内积液,脾实质破裂、脾窝积液、脾区增大。

（六）腹腔穿刺

左下腹或右下腹部穿刺多可抽出不凝固血液。

（七）CT 或 MRI

疑为包膜下血肿或实质破裂,患者情况较好,血流动力学稳定者,CT 或 MRI 检查可作为一种诊断方法,可观察到脾损伤程度和包膜下积血情况。

三、分　级

（一）分级情况

国内外对于外伤性脾破裂的分级方法多达几十种,这些分级系统都是在实践的基础上总结而成的,各自从不同的侧面、不同的程度反映了脾破裂的特点和规律,很具有科学性和实用性。我国学者在第六届全国脾脏外科学术研讨会上讨论通过的"脾脏损伤程度分级",具有简单、实用的特点。据此可迅速判断脾损伤的级别;概括全面,涉及从被膜到实质、从分支到主干,适应我国目前常见的脾损伤机制的特点。已被国内广泛采用。

（二）分级

1. Ⅰ级　脾被膜下破裂或被膜及实质轻度损伤,手术所见脾裂伤长度≤5.0cm,深度≤1.0cm。

2. Ⅱ级　脾裂伤总长度>5.0cm,深度>1.0cm,但脾门未累及,或脾段血管受累。

3. Ⅲ级　脾破裂伤及脾门部或脾部分离断,或脾叶血管受损。

4. Ⅳ级　脾广泛破裂,或脾蒂、脾动静脉主干受损。

四、治　疗

近年来,随着对脾脏功能的深入认识以及超声、CT 等现代影像技术的提高和普及,诊断观念也发生了相应的变化。现代脾脏外科的观念已经形成,不再一味地切除脾脏,而是在遵循"生命第一,保脾第二"原则的基础上,采用个体化的治疗原则,轻度损伤可以保守治疗,而较重的损伤则需要及时有效的手术治疗,手术治疗亦须根据患者的具体情况,选择最适合的术式。分述如下。

（一）手术治疗

1. 适应证　脾破裂手术治疗的适应证包括血流动力学不稳定、腹腔内脾外脏器损伤、ISS > 15、成人 AAST 分级>Ⅲ、CT 显示腹腔大量积血、活动性出血以及高能量创伤(high energy mechanisms) 等指标。Cathey 等建议有以下情况者也应剖腹探查:收缩压<100mmHg、

脉搏>100 次/分、血细胞比容<30、PT>13 秒、意识不清、高龄等。

2. 手术方式

（1）局部黏合剂：主要应用于Ⅰ级脾损伤，也可用于脾修补术和部分脾切除术轻度渗血。

（2）局部凝固止血：凝固方法较多，有激光、红外线、高热空气等，可先采用凝固方法处理创口，在局部涂抹生物材料，效果较好。

（3）脾动脉结扎：脾动脉结扎并不致引起脾脏的坏死。目前该术式主要应用于脾损伤出血的治疗，与其他保脾手术联用效果较好。其特点是保留了脾脏的完整结构。通过结扎脾动脉主干，减少了脾脏的血流量，同时缩小了脾脏的体积和张力，利于缝合和修补脾脏。

（4）脾破裂缝合修补术：属保脾手术，技术较简单，在条件具备、手术适应证符合时，应首选。

（5）部分脾切除术：适用于Ⅲ级脾破裂，损伤较局限，单纯修补难以止血或受损的脾组织已失去活力，部分脾切除后有半数以上的脾实质能保留者。

（6）全脾切除术：国内采用较为广泛，尽管已经认识到脾切除术后会带来一系列不良后果，但是这一经典术式仍然具有不可替代的优势。其具有止血迅速彻底、适应证广泛等特点，在一些特殊情况下，仍然是唯一的选择。

（7）全脾切除术+自体脾组织片网膜囊内移植术：自 20 世纪 80 年代开始，已经被普遍认为是全脾切除术后弥补脾功能的有效方法。它既满足了迅速切脾控制出血，确保患者生命安全的需要，又能安全可靠地补偿脾脏功能。

（8）带血管蒂的自体脾组织移植：该手术难度较大，但是手术效果可靠，术后脾功能恢复快，在满足适应证和技术要求的条件下，不失为一种较好的治疗措施。

（二）非手术治疗

1. 适应证　一般应满足以下条件。

（1）单纯性脾破裂。

（2）伤后血流动力学稳定，输血量不多。

（3）非开放性损伤。

（4）患者年龄<50 岁。

（5）临床症状逐渐好转。

从国外的经验看，非手术治疗的适应证现在有逐渐拓宽的趋势：病理性脾破裂、开放性脾外伤以及高龄患者都可经非手术治疗而痊愈。作为选择治疗方法的直接证据，CT 所提供的影像学资料受到广泛的重视。

2. 具体措施　包括绝对卧床休息、严密的 ICU 监护、禁食、液体治疗、使用止血药物、预防性应用抗生素及 CT 或超声随诊等。在观察期间发现以下情况之一者，宜中转手术。

（1）腹痛和（或）局部腹膜刺激征持续加重。

（2）24 小时内输血量>4U 而生命体征仍不稳定。

（3）血细胞比容持续下降而通过输血仍不能得到迅速纠正。

（4）通过观察不能排除腹内其他脏器的损伤。

3. 选择性脾血管栓塞疗法 是另一种行之有效的微创手段(图3-2-4-1)。其适应证比较广泛,对某些涉及脾门区和脾蒂血管的损伤也有较好的效果,但术前需要维持患者的生命体征基本稳定和排除严重的脾外器官的损伤。其优点如下。

(1)具有微创治疗的一般特点,创伤小、恢复快。

(2)诊治并举。脾动脉造影可明确出血的部位、程度和速度,若结合CT则更能获得全面的伤情评估。栓塞止血后,可再次造影以明确止血效果。

(3)由于脾脏具有双重血供,栓塞后坏死脾组织可以再生,脾脏功能保存良好。

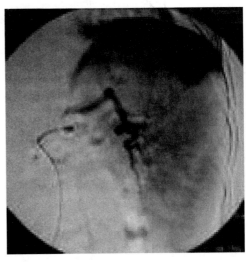

图3-2-4-1 脾破裂选择性脾血管栓塞治疗

五、并 发 症

脾脏损伤的主要并发症为腹腔内出血、继发脾囊肿、脾脓肿以及手术相关的并发症,如术后出血、腹腔感染、肺感染、胰瘘、脾热和脾切除术后凶险性感染等。

六、预 后

脾脏损伤患者的预后取决于脾损伤的程度、诊断是否及时和出血速度、失血量的多少、合并伤的轻重等。认真的术前准备、精细的手术操作和保留脾组织者预后较佳。脾破裂如不及时治疗,90%以上由于失血性休克死于心脏、肺、肾等重要器官的衰竭。国内脾损伤的病死率为5%,合并脏器损伤越多病死率越高。

第五节 肝脏损伤

一、概 述

肝外伤是腹部外伤中较常见而严重的损伤,其发生率仅次于脾外伤而居腹部实质脏器损伤第2位。其中严重肝外伤的伤情复杂,并发症多,病死率高。患者一般有明确的右侧胸腹部外伤史,清醒的患者诉右上腹疼痛,有时向右肩部放射,并觉口渴、恶心、呕吐。肝外伤的体征主要是低血容量性休克和腹膜炎。个别患者发生腹内大出血,还可以出现腹胀等表现。由于致伤原因的不同,肝外伤的临床表现也不一致。目前肝外伤的诊断和处理仍是普遍关注的问题,诊断上增强CT作为"金标准"广泛使用;治疗上非手术治疗占80%左右,即使手术重点也放在填塞、损伤控制和微创介入血管栓塞。在人员、技术、条件完备的专业化医院,对血流动力学不稳定的患者行肝段、肝叶切除治疗肝重度损伤也可取得较好的结果。

二、肝外伤有关的解剖

　　肝位于右侧膈下,是人体内最大的实质性脏器和消化腺。成人肝的重量为 1200 ~ 1500g。肝藉诸多韧带固定于右上腹部。在右冠状韧带前后页之间,有一部分肝面没有腹膜覆盖,称肝裸区。虽有肋骨和脊柱的保护,但由于其质地脆弱,位置固定,是腹部脏器中最容易受到损伤的器官之一。随着肝解剖分段研究和肝移植技术的成熟,肝的手术和操作精确到肝段以至半肝或整肝移植。肝依肝裂分成五叶四段,即左外叶、左内叶、右前叶、右后叶和尾状叶。左外叶和右后叶又各分为上、下两段(图 3-2-5-1)。近来多用 Couinaud 分段法,即尾状叶为第Ⅰ段,左外叶分为Ⅱ、Ⅲ段,左内叶为第Ⅳ段,右前叶分为第Ⅴ、Ⅷ段,右后叶分为第Ⅵ、Ⅶ段(图 3-2-5-2)。肝叶、段的划分方法对规则性肝切除确实具有重要价值,然而在肝外伤时,因损伤的范围和程度不一,难以按肝叶、段划分区域施行手术。

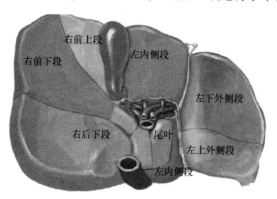

图 3-2-5-1　肝分叶示意图(膈面)

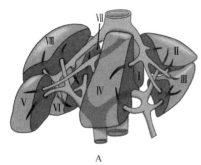

A

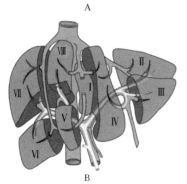

B

图 3-2-5-2　肝 Couinaud 分段示意图

　　一般认为,在确保残留肝实质有充足血供和畅通的静脉回流前提下,对于超越叶、段界限的外伤,以清创和不规则性肝切除最为合适。在横膈之下、横结肠及其系膜之上的一个大间隙称为膈下区,肝居于其中。肝及诸韧带将膈下区分为若干间隙。其中右肝上间隙和右肝下间隙为膈下脓肿的好发部位。

　　肝动脉、门静脉、胆管、神经及淋巴管经肝面的横沟出入肝实质,肝横沟亦即肝门或第一肝门(图 3-2-5-3)。此处是肝内血管分支和肝管汇合的开始部位,又是肝内管道变异的起始部位,也是手术中处理管道的重要部位。

　　第二肝门(图 3-2-5-3)是肝静脉离肝汇入下腔静脉的区域。从后面观,第二肝门与第一肝门相隔很近,其间尾状叶的尾状突将下腔静脉与门静脉隔开。

　　来自尾状叶和右后叶的肝短静脉和肝右后静脉直接开口于下腔静脉,因其在临床手术中有一定的重要性,亦称之为第三肝门。肝的血液供应 25% ~ 30% 来自肝动脉,70% ~ 75% 来自门静脉。但由于肝动脉压力大,其血液的含氧量高,所以约供给肝所需氧量的 50% 。门静脉汇集来自肠道的血液,供给肝营养。

肝动脉及其分支的变异多见,有迷走肝动脉(起于肠系膜上动脉或腹主动脉等)、迷走左肝动脉(多起于胃左动脉)和迷走右肝动脉(多起于肠系膜上动脉)等。肝外伤时,如阻断肝门不能控制动脉性出血,应考虑肝动脉有变异的可能。

门静脉压力较低,肝内门静脉小支出血多时可压迫止血。在结扎肝动脉后,肝可从门静脉血中摄取较多的氧,直到侧支循环建立为止。

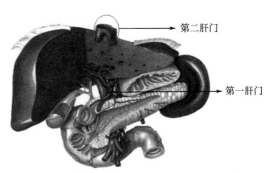

图 3-2-5-3　第一肝门和第二肝门示意图

肝静脉系统包括 3 支主要肝静脉(肝左静脉、肝中静脉和肝右静脉)和一些肝短静脉(图 3-2-5-4)。肝静脉的特点有以下几点:①分 3 支行走在肝裂内;②在肝的后上缘处(即第二肝门)注入下腔静脉;③肝外主干极短,常不及 1cm;④肝左、中静脉约有 40% 合干后汇入下腔静脉;⑤肝静脉壁薄而脆,易撕破,呈负压,受心脏收缩影响,出血剧烈。肝短静脉一般有 4 ~ 8 支,直接开口于下腔静脉的左、右前壁,常为尾状叶所掩盖。

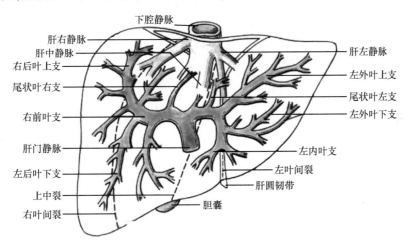

图 3-2-5-4　肝门静脉和肝静脉示意图

肝后下腔静脉的特点是:①长度 7 ~ 9cm,最高处距膈肌仅 1 ~ 1.5 cm;②前方和两侧被肝组织掩盖,有 2 ~ 3cm 长被尾状叶完全包绕;③有多数静脉直接汇入(肝静脉、右肾上腺静脉和膈下静脉等);④上端进入心包,注入右心房。肝的支持韧带(三角韧带、冠状韧带、镰状韧带)包绕着肝裸区及上述结构。因此,当处理这些静脉出血时,这些韧带结构就有非常重要的意义。

肝内胆管未见明显的汇合,但结扎肝叶、段胆管一般不致引起持续性黄疸。中小胆管破裂多可自行愈合。

肝膈面紧靠膈肌,与肺、心脏相邻;肝脏面与胃、十二指肠、结肠、胆囊相邻。

三、致 伤 机 制

交通事故和暴力事件占肝外伤的绝大多数。世界各地发生肝外伤的原因不同,北美及南非枪伤和刀刺伤占大多数,欧洲和澳大利亚钝性伤较多。我国肝外伤的类型同欧洲及澳大利亚基本相似,以钝性闭合性损伤较多。肝穿透伤一般多见于火器伤,受伤程度取决于穿透物体的动能大小,其是由物体质量和进出组织的速度决定的。目前常见的火器伤主要是自动、半自动火器,更广泛的损伤多由散弹枪所致。

肝钝性伤主要有挤压伤和剪力伤。肝实质最易受剪力损伤,肝静脉和胆道系统次之,而肝动脉血管壁存在弹性组织对剪力伤最不敏感。因此,肝实质的损伤趋于沿段间裂受损或直接损伤肝组织,引起肝静脉和门静脉分支撕裂;严重的减速伤可导致肝静脉由腔静脉撕脱,致难以控制的出血。同样,尾状叶小静脉分支也容易受到剪力损伤,造成腔静脉表面线性撕裂伤。

直接撞击通常在矢状面上沿段间裂裂开,肝实质内损伤面整齐是该类损伤的特征。由于肝表面被以肋骨肋软骨,严重损伤可致肝中心破裂,形成星形裂伤,偶尔也可存在单一沿前后段间水平裂开。由于该类损伤累及左、右肝叶,可导致大量出血。

由救援人员获得损伤机制,可使外科医师作出损伤类型预先判断。由方向盘和保险带引起的挤压伤,可导致严重的肝星形损伤,甚至肝断裂。汽车垂直相撞所致的肝外伤可引起广泛的肋骨骨折和肝右叶严重挤压伤,甚者累及两侧肝叶。减速型剪力伤多见于坠落(通常高于两层楼)或高速机动车事故时未系安全带的乘客,突然的减速导致相对较重的肝由其相连的肝静脉、韧带上撕裂,引起致命性出血。

四、诊　　断

肝外伤的诊断主要依靠临床表现和综合判断,现代化的影像学检查方法虽然常能提供准确的诊断,但在紧急情况下并不是均能应用。肝外伤较轻或肝外伤后期,为了明确诊断或弄清楚伤后的复杂情况,一些现代化的影像学检查常是不可或缺的。

肝外伤的诊断通常需要明确以下几个问题:①是否有肝外伤;②腹腔内出血是否仍在继续;③肝外伤的严重程度;④有无合并伤;⑤是否需要立即手术。开放性肝外伤较易作出诊断,但需同时注意是否合并有胸腹联合伤。闭合性损伤伴有典型的失血性休克及腹膜刺激征者结合外伤病史易作出诊断。但对一些有合并伤的患者,如脑外伤神志不清,多发性骨折伴休克,年老体弱反应迟钝者应提高警惕,以免漏诊。肝硬化或肝癌患者轻度外伤即可引起肝破裂,不可掉以轻心。肝外伤诊断依据主要如下。

(一) 伤后临床表现

1. 外伤史　凡右季肋部、剑突周围区域锐器伤,或弹道通过乳头与肩胛下角连线平面至肋缘与第 12 肋骨平面之间范围者,都应怀疑有肝和膈肌的损伤。当右下胸或右上腹遭受钝性伤,或有减速损伤,特别右下胸部肋骨有骨折时,均应密切观察有无肝破裂征象。

2. 症状和体征　肝外伤的主要表现为腹腔内出血和腹膜刺激症状。其程度则视损伤的种类和大小而异。全层破裂表现最为严重,往往有大量出血,伴有休克,患者面色苍白、口渴、脉搏加快、血压下降,终至死亡。血液和胆汁刺激腹膜而常有剧烈腹痛和压痛、腹肌紧张。可有移动性浊音,并可因刺激膈肌而引起右肩部牵涉性疼痛和呃逆现象。如全层破裂病程较久时,则可因腹腔内有胆汁泄漏和肝组织的坏死,转为严重的腹膜炎症状。中央破裂和包膜下破裂,如损伤程度较轻,出血较少,且只局限在肝包膜内,可以无腹膜刺激反应,仅右季肋部有疼痛和压痛,有时可扪及肿大的肝或包块,休克的现象往往不明显。严重的包膜下破裂可转为全层破裂,或者并发感染形成肝脓肿。

（二）辅助检查

1. 腹腔穿刺和灌洗　腹腔穿刺简单易行,对患者的扰乱少,并可反复进行,对闭合性肝外伤的诊断准确率为70%~90%,是一广泛应用的诊断方法。穿刺前要求排空膀胱,如能抽出不凝固的血液即为阳性。由于腹腔内脏器的影响,或由于腹内积血量较少(<500ml),单次腹腔穿刺结果可为阴性,故应强调在腹部不同象限重复穿刺,或通过穿刺针放入导管至腹腔内,更换患者体位,重复抽吸,可以提高腹腔穿刺诊断的阳性率。但只能提示腹腔内出血,不能确定出血部位和器官损伤情况。肝包膜下破裂和中央破裂,腹腔内可无积血,腹腔穿刺为阴性,临床上不应忽视。

诊断性腹腔灌洗对诊断腹腔内血很敏感,其方法约分3种:闭合性腹腔灌洗、半闭合性腹腔灌洗和开放性腹腔灌洗。然而由于腹腔灌洗诊断标准不一,有医源性损伤的可能,且操作复杂,对治疗缺乏指导性意义,故临床上并不常用。

2. B超检查　B超检查以其无创伤、价格低廉、操作方便并具有一定的特征性诸优点,已列为腹部闭合性损伤的首选检查。急诊室设置超声仪开展急诊室B超检查,有利于对血流动力学不稳定的病例进行重复检查,从而避免延误抢救时机。肝外伤在超声图像上主要表现为:①肝包膜的连续性消失,断裂处回声增强;②肝包膜下或肝实质内有无回声区或低回声区;③腹腔内无回声区提示腹腔积血。急诊室B超检查对腹部外伤的敏感性为81.5%,特异性为99.7%。上海东方肝胆外科医院对26例闭合性肝外伤作急诊室B超检查,诊断正确率为96.2%(25/26),仅1例外伤性膈疝致使破裂的左肝和胃嵌入胸腔,显示左胸腔积血,其内有不均质回声。

3. CT检查　对诊断有困难且血流动力学稳定的病例,CT检查可显示:①肝包膜下血肿,血肿外形呈双凸形,相对密度变化高于肝实质,CT值为70~80HU,呈境界模糊的半圆形影将肝包膜与肝实质推移开,形成两者分离的现象,数天后血肿密度降低,变为与肝实质密度几乎相等,CT值为20~25HU;②肝内血肿,与肝包膜下血肿相同,肝内出现境界模糊的圆形或卵圆形影,新鲜血肿的CT值高于肝实质,随后逐渐降低密度;③肝真性破裂,肝缘有不规则裂隙或缺损,有的为不规则线状或圆形低密度区,有的呈分支状低密度区,类似扩张的胆管,在低密度区内往往见到高密度的血凝块影。近年来,CT检查对肝外伤伤情的判断,特别对非手术治疗的监测观察均有其重要的参考价值。

4. X线检查　胸部平片发现下列情况提示有肝外伤可能:①右膈抬高,肝阴影不清;②右胸腔积液或右侧气胸;③右下肺挫伤;④右下胸肋骨骨折;⑤右膈下积液或血肿。腹部平片发现下述情况应高度怀疑有肝破裂:①肝影增大;②右结肠旁沟扩大;③侧腹部有不规则的条状阴影;④盆腔内有液体潴留;⑤腹腔内有弥漫性阴影;⑥右上腹有金属异物存留。

5. 选择性肝动脉造影术　选择性肝动脉造影术亦可全面了解肝外伤的情况,如肝动脉破裂出血、肝内血肿形成,肝动-静脉短路,乃至假性动脉瘤等,但由于其检查过程较复杂,需要搬动患者,其检查结果一般对手术治疗无更大帮助,故一般不作为急症患者的手术前检查项目。但对一些手术后和复杂的病例,如术后出血和胆道出血等,可通过选择性肝动脉造影了解出血的来源和部位,并可注入栓塞剂以控制出血,达到治疗目的。

6. 腹腔镜探查 过去的许多年里,诊断性腹腔镜对创伤的评估已广泛应用。其应用是建立在对穿透伤应用的基础上,然而很显然,诊断性腹腔镜是在紧急的情况下应用于腹部钝性伤所致的创伤评估,并且许多急诊创伤科用剖腹探查术对怀疑有腹内损伤的患者进行评估。诊断性腹腔镜的应用有助于减少非治疗性剖腹探查术的数量,缩短住院时间和降低总的治疗费用,对机体有较小的干扰,但是如果确定有重要损伤,通常需要进行开腹手术。

五、分类和分级

(一) 分类

肝外伤可分为开放性和闭合性两种,前者在战伤中多见,后者则以平时常见,损伤的部位发生在肝右叶远较在肝左叶为多见。

1. 开放性损伤 由于锐器戳伤、枪弹伤和弹片伤等所致,往往引起肝全层破裂,即肝包膜和实质同时破裂。严重者可使肝组织完全断裂或碎裂。

2. 闭合性损伤 由于腹部或右下胸部受到直接钝性外力、挤压或高处跌落时的间接对冲作用等所引起。这种损伤可分3类。

(1)包膜下破裂:又称肝包膜下血肿。包膜保持完整,而包膜下实质部分破裂。血液积聚在包膜下,使之与肝实质分离,可形成肝包膜下巨大血肿,有时血肿并发感染。

(2)全层破裂:是临床上最常见的一种。肝包膜与实质同时撕裂,有血液和胆汁流入腹腔引起腹膜炎。损伤的部位以肝右叶的膈面最为常见。裂口可能小而浅,也可能参差不齐而且很深,或为许多不规则裂口满布于整个肝组织,或肝组织可能完全断裂,撕裂的肝组织脱落在腹腔内。

(3)中央破裂:这种损伤包膜可保持完整,肝中央部分的实质损伤破裂,常伴有肝动脉、门静脉、肝静脉或肝内胆管损伤,发生出血、胆汁外渗,继而形成血肿。血肿不仅可以压迫肝细胞而造成坏死,而且容易继发感染,也可造成胆道出血。

(4)肝后下腔静脉损伤和肝静脉损伤:肝后下腔静脉损伤的病死率高达50%~70%,通常是出血量过多或损伤静脉暴露和修补过程中出血难以控制,是外科医师面临的严峻挑战。肝静脉损伤可发生在肝内段和肝外段,肝内段损伤为A型,肝外段损伤为B型。如在肝内段损伤,且周围组织结构(肝实质、周围韧带、膈肌)没有损伤,它们可以限制静脉出血,病情保持稳定。

(二) 分级

美国创伤外科协会(American Association for the Surgery of Trauma,AAST)制定的分类标准将肝创伤分为6级。Ⅰ级:血肿包膜下血肿,占肝表面<10% 裂伤包膜下撕裂,实质深度<1cm;Ⅱ级:血肿包膜下血肿,占据肝表面10%~50%,实质内血肿<10cm,裂伤深度1~3cm,长度<10cm;Ⅲ级:血肿包膜下血肿,大于表面积50%或正在扩展性;包膜下血肿破裂;实质内血肿>10cm或正在扩张裂伤实质深度>3cm;Ⅳ级:裂伤实质破裂累及肝叶25%~

75%或者在一叶内累及1~3个段;Ⅴ级:裂伤实质破裂累及肝叶>75%或在一叶内累及3个以上肝段血管伤,肝旁静脉损伤,如肝后腔静脉损伤/中央主要肝静脉伤;Ⅵ级:血管伤肝撕脱。Ⅰ级和Ⅱ级属于轻伤,只需非手术治理。Ⅲ级到Ⅴ级属于严重损伤,常需要手术处理。Ⅵ级损伤罕见,几无存活可能。

六、治　疗

(一) 急救处理

首先要保持呼吸道通畅,充分给氧。迅速建立两条以上的静脉通道从保证输血输液通畅,避免重要脏器的血流灌注不足。应选用上肢静脉穿刺,因为下肢静脉在术中可能被阻断。最好有一条静脉通路是经皮锁骨下静脉穿刺或颈内静脉穿刺插管,导管放置于右心房(上腔静脉),既有利于快速输液,又有利于监测中心静脉压(CVP),以调节输液量。并留置导尿管,观察每小时尿量。在病情好转、生命体征平稳的情况下,可进行必要的检查,诊断明确后再做进一步治疗计划。休克严重者可在输血、补液扩容的同时积极手术,不能等到休克纠正后再处理损伤,这样常失去挽救患者生命的机会。

(二) 非手术治疗

近年来,非手术治疗是肝外伤治疗的重要变化,因为:①50%~80%肝外伤出血可以自行停止;②在儿童有非手术治疗成功的先例;③肝CT扫描技术明显进步。非手术治疗应用于严重损伤(Ⅱ~Ⅴ级)已经成为趋势。肝外伤非手术治疗的适应证有:①补液治疗后血流动力学稳定;②无其他脏器损伤或者腹膜后脏器损伤不需要手术治疗。目前一般认为非手术治疗的决定因素是患者血流动力学稳定,而不管肝外伤的分级和腹腔内出血量。非手术治疗无效最常见的情况是发现合并其他腹部脏器损伤,如脾或者肾脏迟发出血。非手术治疗Ⅲ~Ⅳ级肝外伤患者病死率已经降至23.5%。

(三) 手术治疗

1. 手术时机　应根据肝外伤情况、有无合并伤和休克程度等决定手术时间。近年来,对肝外伤较轻,估计腹腔内出血量<500ml的,血液循环状况稳定,且无合并腹内其他脏器损伤的患者,有首先采用非手术治疗的倾向。肝外伤非手术治疗的条件是:①肝实质损伤轻;②血流动力学稳定,或经补液治疗后趋于稳定;③无腹腔内脏器合并伤;④B超、CT检查显示肝包膜下浅裂伤、包膜下实质内小血肿、深度<3cm的肝实质裂伤。

肝外伤如伴有休克者,应在短时间内输血输液1000~2000ml,迅速纠正低血压,然后立即作剖腹探查术。如经大量输血后仍不能纠正休克,仍需迅速施行手术,以挽救生命。

2. 术前准备　无论患者是否出现休克征象,必须立即作好输血途径的准备,在上身(如上肢、锁骨下静脉、颈外静脉)建立大管径的静脉输液通道,并立即输入等渗盐水、平衡液或血浆代用品,避免从下肢输血、输液,同时抽血检定血型和配血。如为开放性损伤伴有外出血者,伤口用消毒敷料作加压包扎后,即将患者送往手术室。肝外伤严重并伴有呼吸困难者,应在急诊室作气管内插管,必要时可作气管切开术,吸出呼吸道分泌物,保持呼吸道通畅,同时给予氧气吸入。

对严重损伤患者,须安放留置导尿管,以便收集尿液作检查,同时密切观察每小时尿量。安置胃肠减压管,将胃内容物吸净。给予大剂量广谱抗生素。

3. 麻醉和切口 因能保持呼吸道通畅,故采用全身麻醉最为适合。由于肝外伤常伴有其他腹内脏器的损伤,所以良好的显露非常重要。一般采用右侧旁正中切口、上腹正中切口或右侧肋缘下斜切口,可获得满意的显露,必要时可作右侧胸腹联合切口。

4. 手术方法

(1)肝外伤手术治疗的原则:主要有以下几点,即止血、清除已失去活力的组织、引流、损伤控制。

1)切口和控制出血:肝外伤最常用的切口是腹部正中切口,必要时可劈开胸骨进入胸腔。肋缘下斜切口也可以良好地显露肝右叶、肝静脉和下腔静脉,而不用打开胸腔和膈肌。严重肝外伤时可以用手合拢压迫肝止血,然后用纱布填塞。如果仍控制不了出血,则用Pringle 法或无创血管钳阻断第一肝门。如果肝门阻断后出血停止,则说明主要肝静脉或腔静脉损伤的可能性较小。通常认为阻断时间不超过 1 小时是安全的。如果阻断后仍有出血,则需要继续用纱布压迫止血。该方法能够迅速控制出血,重要的是可以为麻醉师提供时间来恢复血容量。有效的复苏之前,不要试图辨认和修复肝血管损伤,否则由于致命性出血、低血压、严重酸中毒和凝血功能障碍,常常导致患者死亡。

2)损伤控制:损伤控制理论包括 3 个阶段。第一阶段是通过纱布填塞和迅速关闭伤口,初步控制出血和感染。第二阶段是在 ICU 观察治疗 24 ~ 48 小时,进一步复苏和稳定病情,直至患者生命体征稳定。第三阶段是再探查和确定性手术。早期的主要目标是尽量减少代谢障碍,特别是低体温、凝血功能障碍和酸中毒。损伤控制理论要求尽量缩短手术时间,简短剖腹,避免复杂的血管修复重建。损伤控制技术与传统的手术技术相比,能明显地提高存活率。低体温,凝血功能障碍和酸中毒相互影响,是导致患者死亡的 3 个主要因素。在这种情况下,病人的生理储存已经到了极限,复杂的外科手术只能增加病死率。当体温降至 34℃,伴有凝血功能障碍,PT 大于正常值的 50%,或者有严重酸中毒(pH <7. 2)时,无论是否已经纠正血容量,都应该采用损伤控制技术,禁用确定性外科手术。

在严重肝外伤治疗中,纱布填塞是损伤控制的关键措施,特别是有利于防止低体温,凝血功能障碍和酸中毒。尽管目前处于外科精准手术时代,纱布填塞在近 20 年的应用却逐渐增多。此技术特别适用于基层医院外科医生应用,待病情稳定后,可将患者转入上级医院,完成确定性手术,因此这种技术的重要性不可低估。应用肝周围填塞技术的方法是先用手法压迫肝实质使其靠近,然后用大纱布填塞到肝表面和膈肌、腹壁之间,不能将纱布强力填塞到肝实质内,以防加重肝外伤,引起肝静脉撕裂出血。同时必须注意避免过度填塞压迫下腔静脉和肾静脉,导致腹腔间室综合征(abdominal compartment synclrome,ACS)。为了减少 ACS 风险,可以关闭伤口上方部分,增加填塞压迫效果,下方 2/3 切口用 3L 袋减张暂时关腹。适当的肝周围填塞可以明显改善患者预后。待患者病情稳定,凝血功能正常,纠正酸中毒后,应在 36 ~ 48 小时移去纱布。延期拔除纱布(至伤后 1 周)并不增加并发症。因为拔除纱布时有再次出血的危险,有些学者建议在肝和纱布之间塞入塑料制品或大网膜组织。另外,有人建议用可吸收的纺织品或者非黏附的肠袋,以防再次出血。

肝外伤确定性手术中如果取出纱布后仍有出血,外科医生要确定下一步治疗。要根据患者生命体征是否稳定,决定继续探查和修复或采取肝周填塞。对于凝血功能障碍及病情不稳定的患者,应该继续选择肝周填塞。如果病情相对稳定,没有凝血功能障碍,应该采取确定性手术治疗。

(2)具体术式:进入腹腔,应仔细、按顺序地探查肝膈面、边缘和脏面。如发现肝组织破裂并伴有急剧出血时,除用纱布垫压迫创面暂时止血外,应立即采用指压肝门止血法。其方法是用左拇指和示指捏住肝十二指肠韧带中的门静脉和肝动脉。有时可用套有橡皮管的弯肠钳或 Blalock 钳或 Satinsky 钳夹住肝蒂或用橡皮管扎住肝蒂,作暂时性阻断肝门血流以控制出血。阻断肝门的时间,在常温下一般为 15~20 分钟。在此暂时止血的情况下,应立即采取有效止血方法。出血不严重者应避免钳夹肝动脉和门静脉。肝创面出血用局部压迫和肝门阻断都不能有效控制时,应怀疑有主肝静脉或肝后下腔静脉的破裂。必要时应扩大手术切口(作胸腹联合切口),或行常温下全肝血流阻断术,以便控制出血,修补破裂处。术中根据损伤的具体情况,可采用以下手术方法。

1)清创缝合法:适用于浅表性肝外伤,如肝裂伤的创面上仅有持续渗血而无活动性出血时,可采用此法。缝合时可用大号弯圆针穿以 7 号或 10 号丝线作一系列褥式缝合或间断缝合肝裂口。每针须离裂口边缘 1~1.5cm,同时应带有肝被膜。缝合时,缝针必须穿过裂口底部,以免遗留死腔发生血肿和感染。

为避免在结扎缝线时割破肝被膜和肝组织,可于裂口边缘或进针点放置数块明胶海绵后再行缝合。

2)填塞止血法:填塞物主要采用可吸收材料和自体组织。如肝组织缺损,采用单纯缝合法尚不能控制渗血时,可在肝创面填塞数块可吸收止血剂,如明胶海绵、纤维蛋白黏合剂、止血纱布和止血粉等,然后将肝创面缝合。此外,也可将大网膜翻上或用一片带蒂大网膜填塞于肝缺损部,然后缝合肝创面。带蒂大网膜不仅能消灭死腔,还可让新生的血管长入缺血的肝实质,建立侧支循环。

3)肝内血管和胆管结扎法:如肝创面有活动性出血时,可采用此法。结扎肝内血管断端是最有效的止血法,但仅在少数情况下能将血管断端找出、结扎。在多数情况下,由于血管断端已深埋在肝组织内且非常脆弱,故应以钝性分离,将血管与胆管一一剖出后分别结扎,然后将肝裂口边缘缝合。如分离血管确有困难,亦可在肝创面上用丝线作“8”字形缝合结扎,同样可达到目的。

4)选择性肝动脉结扎:肝动脉结扎以前经常采用,目前的止血方法可以控制绝大多数出血,所以不常使用该方法。但对于出血部位不确定,其他止血方法效果差时,可采用肝动脉结扎。肝硬化患者禁用。

5)肝部分切除术:肝外伤时的肝切除术包括清创切除术、不规则性肝切除和规则性肝切除术,切除范围应根据伤情决定。①清创切除术:清创切除术是指清除外伤造成的失去活力或脱落、毁损的肝组织碎块及部分肝叶、肝段,并直接在创面上止血,多应用于周周型的肝外伤。②不规则性肝切除术:不规则性肝切除术是肝外伤时最常用的手术方法,适用于周围型的局限性严重肝破裂伤。在肝门血流阻断后,迅速以指捏法或钝分离法离断受伤的肝组织,肝实质内的管道分别钳夹后切断,以丝线结扎止血。肝断面或以大网膜覆盖,或予以缝合,后者有利于减少手术后的感染并发症。③规则性肝切除术:规则性肝切除术一般较少用于治疗肝外伤。因规则性肝切除可能牺牲了过多的健康肝组织,手术复杂,手术病死率也过高。对于严重肝破裂伤或贯通伤,如果患者生命体征尚平稳,无凝血障碍,则可根据损伤范围和程度施行左外叶切除术、右半肝切除术和右三叶切除术等。但此类患者伤情严重,往往出现严重的生理紊乱,如低血压、酸中毒、凝血障碍等,此时应紧急采取止血措施(如纱布填塞止血),待病情稳定后再行手术处理。

6) 引流术:对新近形成的包膜下血肿,应切开肝包膜,吸净淤积的血液,予以引流。

无论采用以上哪种方法,在肝创面周围必须放置引流物,以达到充分引流的目的。尽管有人对常规放置腹腔引流提出异议,认为术后腹腔脓肿与放置引流有关。但一般认为,严重肝外伤、合并有大血管损伤、肝硬化或继发性凝血病的肝外伤、用填塞止血控制出血的肝外伤,术后在肝下间隙安置引流较为安全。引流物以负压吸引管为最佳。引流物应另戳口引出,以保证切口一期愈合。

除了安置受伤肝区的外引流外,可作胆道引流,对减低胆道内压、减少术后胆瘘和出血有重要作用。方法是将胆总管切开,置入"T"形管,管的另一端自右上腹壁另一戳口引出。"T"形管可于术后2~3周拔除。对于正常口径的胆总管,也有人主张作胆囊造瘘术。Smith认为肝外胆道引流有以下优点:①经胆总管开口置入探条可确定肝管走向;②经胆总管注入染料(如亚甲蓝)可查明肝内胆管裂口;③T管造影便于查明术后黄疸的原因;④T管引流能区别胆道出血或上消化道出血。因此,肝外伤时同时作肝外胆道引流的指征为:胆总管或左右主肝管在肝门处直接损伤。

7) 门静脉损伤的处理:门静脉主干一旦损伤,应尽量作修补或吻合,若静脉壁缺损较大,则应立即作血管移植。若修复门静脉困难很大,在肝动脉供血无疑问的情况下,结扎门静脉主干是可行的,否则需改作门腔静脉吻合术。

肝固有动脉损伤的处理,肝动脉损伤后,应尽量争取进行血管修补、吻合或血管移植。如肝动脉损伤严重,保留肝动脉有困难,也可予以结扎。一般在门静脉供血良好的情况下,很少引起肝坏死。

8) 肝静脉和肝后下腔静脉损伤的处理:主肝静脉与肝后下腔静脉发生的损伤,由于其解剖部位特殊,处理困难,迄今仍为肝外科领域中最棘手的问题之一。

主肝静脉或肝后腔静脉段损伤的发生率在肝外伤中仅占10%,但其病死率却很高。其损伤可引起致命性大出血,这些大静脉壁薄,有的部分被肝组织包绕,显露和修补均较困难,并有发生气体栓塞的危险;若行盲目止血,则能加重损伤。患者往往在出血控制前就已进入休克状态。肝静脉损伤部位以肝右静脉损伤最为常见,肝中静脉次之,肝左静脉损伤发生率较少。肝后腔静脉损伤多因主肝静脉的撕裂伤而被累及。

肝静脉损伤早期死亡的主要原因为出血性休克,后期死亡原因为败血症、弥散性血管内凝血和多器官功能衰竭。肝静脉损伤发生后,患者大多伴有出血性休克或其他脏器的复合性损伤,常于入院前即生命垂危,因此,治疗的首要步骤是积极输血补液。当采用 Pringle 手法止血无效或上下牵拉肝时出血立即发生,则提示有主肝静脉或肝后下腔静脉的撕裂,应即采取止血措施。

止血方法有以下几种。

A. 损伤处缝合修补术:缝合修补术为最常使用且简单有效的方法。先行肝后填塞止血,向后挤压肝,继而采用胸腹联合切口,剪开膈肌达下腔静脉,充分显露第二肝门及肝裸区,在直视下控制大血管裂口,指压法或 Satinsky 钳封闭裂口并修补。伴有肝叶严重挫裂伤可切除相应肝叶,或以指捏法钝性断肝分开肝组织,显露破裂血管,然后缝合修补。

B. 全肝血流阻断术:Heaney 首次提倡用全肝血流阻断术,即在常温下顺序阻断 4 个部位的血流:①膈下腹主动脉;②第一肝门;③肝下下腔静脉;④肝上下腔静脉。阻断时间为 30～60 分钟。该术式能达到快速止血的目的,但操作较为复杂,且由于下腔静脉阻断可致心排血量下降,易致血流动力学紊乱。可以通过转流泵,将股静脉和肠系膜静脉转入腋静脉或颈内静脉,此技术需要有经验的团队来完成。

C. 腔静脉内分流术:自 1970 年 Doty 率先应用腔静脉内分流术治疗肝后腔静脉损伤以来,已出现多种类型的内分流管和新的分流技术,需要经右心房、经下腔静脉插管。腔静脉内分流术的疗效尚有争议,但一般认为该术式操作烦琐、费时,所需设备特殊,在抢救危重患者时直接违反损伤控制理论,常难以奏效。因此,有待于术式的改进和操作过程的简化。

D. 静脉转流术:全肝血流阻断不能维持心输出量,易导致生理紊乱,可以通过转流泵,将股静脉和肠系膜上静脉转入腋静脉或颈内静脉。

E. 肝静脉结扎:近年的研究表明,多数肝外伤患者因故结扎 1 个或多个肝静脉干而同时保留相应肝段,术后无明显并发症发生,偶在术后 4～10 个月出现相应肝段充血静脉增大或肝灌注延迟。因此,针对单支主肝静脉损伤,若修补失败可试行将其结扎,而无需切除相应肝段。结扎后肝静脉压力可短暂升高,使肝段静脉间的交通支开放,相应肝段从而获得引流。若损伤的主肝静脉显露困难,可将损伤静脉与肝叶一并切除。

F. 纱布填塞止血和计划性再入腹:纱布填塞止血和计划性再入腹措施主要适用于严重主肝静脉和肝后腔静脉损伤大量出血者,短期内输血输液无效或入院时濒临死亡状态,心跳一度停止,或伴严重休克、低血压、酸中毒、凝血机制障碍等。待患者病情好转,再行进一步手术治疗。填塞物多在 48 小时以内取出,同时采用计划性再入腹处理损伤。

9) 肝移植:在严重肝外伤包括无法修复的肝门部大血管伤、主肝静脉及肝后腔静脉损伤,应用肝移植进行治疗正处于尝试阶段。1987 年,Escluivel 报道 2 例不能修复的肝门血管伤而施行原位全肝移植术。1989 年,Angstadt 报道因车祸致 1 名 16 岁女孩右肝静脉、肝动脉、门静脉左支断裂,虽作血管移植,终因阻塞而告失败,遂改行肝移植成功。一般认为,当外伤使肝门(包括第一、第二和第三肝门)撕脱、断裂而造成无法修复的致命性损伤时,用肝移植挽救患者生命是唯一合理的选择。施行肝移植须注意以下几点:①合并腹部其他空腔脏器损伤移植容易失败;②伴发严重脑外伤时,患者的神经系统症状较难与肝性脑病鉴别;③行肝移植术前,应将患者的全身代谢状况尽量纠正至正常水平。

肝确定性手术后再发难以控制的出血或肝功能衰竭,也可考虑行肝移植治疗。

七、并　发　症

肝外伤的主要并发症为感染,最常见的是败血症问题;胆瘘、胃肠道出血、继发性出血和多系统器官功能障碍综合征(MODS)。

第六节　胆道损伤

一、病因和病理

多数肝外胆管损伤是医源性,与胆囊切除有关,仅 1%～5% 由腹部损伤所致,其中 90%

为穿透伤,腹部钝性引起胆道损伤非常少见。本节仅述及外伤性胆道损伤。胆道最常见的损伤部位依次是胆囊、胆总管胰腺段、左右肝管汇合处和左肝管,胆囊损伤占 80% 以上。目前这类损伤有年轻化趋势,同时多见于女性。同时胆道损伤往往伴随着肝、十二指肠、胃、结肠和胰腺损伤;小肠、脾、膈肌、肠系膜、肾和下腔静脉损伤少见。

二、分 类

胆道系统损伤的分类依据横断程度分为完全性及不完全性,同时依据损伤部位也可分为不同种类。腹部闭合伤后最常见的损伤部位包括肝总管以及胆管胰头处。相对来说,胆囊损伤分类就比较复杂,根据损伤程度,从一般的挫伤到粉碎性损伤,甚至胆囊完全撕脱;另外一些损伤包括创伤性胆囊炎以及没有合并穿孔的胆汁性腹膜炎。

三、临床表现和诊断

胆道损伤后患者常感右上腹持续性疼痛,以后由于胆汁外渗而出现腹膜炎征象。开放性损伤伴有胆汁自伤口溢出者,诊断不难确定。闭合性损伤表现可多样化,从无明显表现到经腹腔穿刺取得胆汁样渗液;从术中探查忽略胆道损伤到术中胆汁溢出、腹膜及腹膜后胆汁附着,单纯胆道损伤不易作出诊断。由于胆道损伤往往伴有其他内脏损伤,多数患者均因其他空腔脏器或实质脏器破裂而在紧急剖腹探查术中发现胆道损伤。因此,腹部损伤后的严密观察,反复超声、CT 检查以及腹腔穿刺对诊断有较大的帮助。

胆道损伤后延迟诊断往往表现为黄疸、腹水引起的腹胀、腹痛、发热、全身炎症反应等,这时超声或 CT 检查容易发现腹腔积液,确定诊断。

四、治 疗

一旦诊断确定,应立即剖腹探查,注意胆道损伤的部位和范围,以及有无其他脏器损伤。手术方法依部位而异。一直以来,胆道重建是普通外科医师的巨大挑战,临床和实验所做的各类尝试都证实没有一种十全十美的。多数情况下外科医师都力争行胆管端端吻合,但要根据具体情况如损伤机制、部分断裂还是完全断裂以及患者情况而定,有时患者情况很差或损伤严重断端收缩或者由于诊断延误,局部积液、感染,这时控制感染最为重要,可选用微创穿刺引流,等患者情况稳定,再行二次手术。端端胆管吻合容易导致胆管狭窄,有报道高达55%,可能是外伤和游离胆管时造成的继发性缺血或者是难以达到无张力吻合所致。对于严重胆管损伤,胆肠 Roux-en-Y 内引流为最好的选择,即使损伤位于肝门区也能做到无张力吻合,关键是胆管断面要新鲜整齐,吻合口最好要>2cm。对于部分损伤,可选用直接修补损伤,在损伤部位上或下方置"T"形管引流。胆管修补的同时要行胆囊切除术以防发生创伤性胆囊炎、延迟性胆囊穿孔和胆囊结石。

胆管端端吻合重建85%的病例效果很好,但胆管狭窄近80%发生在术后5年内,其余发生胆管狭窄的时间会更晚些,因此,术后随访要延长到术后7～10年。胆肠 Roux-en-Y 内引流术后吻合口狭窄发生明显少些,但易致复发性胆管炎。

1. 胆囊损伤 可行胆囊切除术。由于胆囊壁可以用作胆管修复材料,切除前先确定有无胆管损伤。

2. 不完全胆管损伤　可以通过几种不同的方法来处理,取决于损伤程度及周围组织损伤情况。小的裂口直接缝合修补,并留置"T"形管。当胆管存在明显损伤时,可考虑胆囊壁、小肠、隐静脉或腹膜修复受损胆管,也可行胆肠吻合。如胆管周围组织损伤严重,最好行切除术而不是选择复杂的重建手术。

3. 完全性胆管损伤　通常行胆肠吻合术,而不是胆管端端吻合术,因为后者胆管狭窄的概率要大得多。胆肠吻合最好使用一段 75~80cm 的空肠来行 Roux-en-Y 吻合。但少数局部条件好的情况下也可以考虑行胆管端端吻合手术。胆肠吻合的难点在于正常胆管直径小,吻合需要更加精细,注意保护胆管血供。胆总管造口术目前已较少使用。胆总管损伤累及胰管的处理仍是一个具有挑战性的问题,可选择的修复方案包括胰十二指肠切除、"憩室化"手术,后者包括胃窦切除、胃空肠吻合和十二指肠造口。

4. 肝管损伤　肝管的裂孔应予以修补,如完全断裂则需行端端吻合,同时行胆总管切开置入"T"形管引流。注意将"T"形管的短臂插入破裂的肝管中以作支撑,防止日后狭窄形成。

5. 胆总管损伤　胆总管损伤如仅累及前壁,可以在裂孔中直接插入"T"形管,在"T"形管周围予以修补缝合。如胆总管已完全断裂,可找出其两断端稍加解剖,减少两断端间的张力,予以单层缝合,并在缝合的上端或下端管壁上另作一切口,置入"T"形管,使其一臂通过缝合处,以支撑及引流。如胆总管损伤严重不能修补,则可行 Roux-en-Y 型胆道空肠吻合术;或行胆囊与十二指肠或空肠的吻合术,但须确定胆囊管无损伤,且属通畅。

胆管缺损有时尚可利用胆囊作为修复材料,也可用带蒂胃、肠修补或人工材料修补。肝门区胆管、肝总管损伤亦可用胆道空肠 Roux-en-Y 型吻合术。如患者情况危重,可先作引流,待病情好转后再作后续处理。缝合腹腔前应常规地在网膜孔附近放置引流。

长期放置(6~9 个月)跨吻合口支架可减少吻合口狭窄的发生。

第七节　肝胆外伤术后并发症

一、感　　染

感染是术后最常见的并发症之一,其中有创口感染、膈下脓肿、胆汁性或细菌性腹膜炎、肝脓肿和胸膜炎,伴有肠道损伤等。脓肿往往在术后 4~7 天高热、寒战等,如未得到及时、正确的治疗,还可导致全身性感染。预防感染的方法是在术中必须达到彻底清创,妥善止血,引流通畅,细致地处理其他脏器的合并伤。不推荐术后应用大剂量抗生素。可通过超声或 CT 检查作出诊断,治疗主要是经皮穿刺引流或手术引流,同时使用有效抗生素。

二、出　　血

大量出血、输血、组织损伤、休克、低体温和肝功能异常可导致术中和术后凝血障碍。治疗尚需恢复患者体温,同时应用新鲜全血或新鲜冷冻血浆和冷沉淀、血小板纠正凝血因子异常,实时监测血细胞比容、血小板计数和凝血酶原时间,指导进一步治疗。如凝血异常已纠正但仍出血不止,有必要再次开腹探查。肝外伤后继发性出血可在伤后数天至十数天内发生,多因失去活力的肝组织坏死脱落或继发感染引起,也可发生在拔除填塞纱布时。出血发生后,常需再次手术止血,也可作肝动脉结扎或填塞压迫止血。如果系肝动脉出血且出血量不多,亦可行选择性肝动脉栓塞。

外伤性胆道出血常与肝中央破裂或深部残留死腔有关。局部血肿形成破溃入胆道,引起周期性上腹部绞痛、呕血、黑粪及黄疸等临床症状。如诊断有困难,可借助超声检查、选择性肝动脉造影等以明确诊断。

外伤性胆道出血的处理以手术为主。肝包膜下血肿应切开止血并引流。限于一个肝叶范围或肝中央血肿,可考虑行部分肝切除术,术后置"T"形管引流胆总管。也可采用选择性介入栓塞治疗。

术中和术后创面有持续渗血时,应进一步检查患者的凝血机制。毛细血管的改变可能也有关系。应用新鲜血液、纤维蛋白原、维生素 K、凝血酶原复合物等,可获一定疗效。

三、胆　　瘘

肝创面漏胆汁,可形成胆汁性腹膜炎、局限性脓肿或胆瘘等,其中以胆瘘为常见。预防的方法是对较大胆管损伤,应立即修补及置放"T"形管引流。一般情况下胆瘘可自行愈合,对长期不愈的胆瘘,应行瘘管造影术,以明确胆瘘部位,以便采取相应处理。

四、多器官功能障碍综合征

多因损伤严重、大量出血、严重休克合并感染引起,主要表现为急性肾功能障碍、急性肺损伤、应激性溃疡。因此,在处理肝外伤时,及时抗休克,纠正内稳态的失衡,防治感染对预防 MODS 十分重要。一旦出现应积极治疗,早期使用气管插管,呼吸机正压辅助呼吸,全身情况平稳后及时脱机,必要时再次插管。早期应用血液净化,减轻全身炎症反应(systemic inflammatory response syndrome, SIRS)。

五、黄　　疸

肝外伤后常见黄疸,可为肝功能严重损坏表现,但往往与血肿吸收、红细胞破坏和休克后肝中心组织坏死有关,一般恢复较快。全身炎症反应所致的黄疸,需通过对抗炎症因子,保肝治疗或血滤治疗。

六、创伤性肝囊肿

肝破裂后形成的血肿,如不与肝外或胆管相通,可形成创伤性肝囊肿,如感染则形成脓肿。患者可有上腹痛,可放射至右肩部或右胸背部。查体可扪及上腹部肿大肝或包块,如囊肿压迫胆管可出现黄疸。超声检查可发现肝液性暗区。治疗方法可在超声引导下经皮肝穿刺抽吸或放置导管引流,必要时可行手术引流,极少数需作肝叶、段切除治疗。

(张　辉　刘养洲)

第八节 胰腺损伤

一、概　述

（一）大体解剖

胰腺位于左上腹，为一腺体组织。成人长 12～15cm，3～4cm，厚 1.5～2.5cm，重量平均 66～100g，横过第 1～2 腰椎前方，位于腹后壁。

（二）发生机制

（1）当钝挫力来自椎体的右方，挤压胰腺头部则可引起胰腺头部伤，常合并肝脏撕裂伤、胆总管撕脱和十二指肠破裂。

（2）钝挫力来自正中部的，因胰腺在椎体前横过，常发生胰腺横断伤。

（3）当挤压来自左方，则引起远端胰腺挫伤或撕裂伤，可合并脾破裂。严重伤主要是出血及胰液性腹膜炎。

（三）分型

1. 开放性损伤　以长刀刺伤、锐器伤为主，多伴其他脏器损伤。

2. 闭合性损伤　以钝性伤为胰腺受伤的主要伤因，机动车事故、工矿外伤、生活意外所引起的下胸部、上腹部损伤而伤及胰腺较穿入性损伤为多，大多数均伴有其他内脏损伤，胰周器官的十二指肠常与胰头部同时受伤，其他有肝、胃、脾和大血管；腹部以外的合并伤多为胸部、头部伤。

二、诊　断

（一）病史

上腹部钝性伤或穿入伤病史。

（二）症状

上腹部疼痛，迅速全腹部疼痛，持续性；大多伴恶心、呕吐。

（三）查体

腹膜刺激征，全腹部均有压痛、腹肌紧张及反跳痛，以上腹部明显。肠鸣音减弱或者消失。

（四）实验室检查

1. 白细胞计数及分类　白细胞计数多在 15×10^9/L 以上。中性粒细胞增多。

2. 血清淀粉酶的测定　大多数有升高，此可作为诊断的参考。

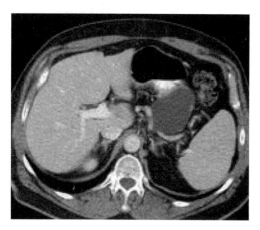

图 3-2-8-1　胰腺损伤的 CT 表现

（五）B 超

创伤血肿可见胰腺肿大,血凝块影,横断伤可见胰腺损伤部位和腹腔积液。

（六）CT

可见损伤部位和腹腔积液。也发现少数腹部挫伤早期无明显症状,至数周、数个月后出现胰腺假性囊肿,追问病史可获知有腹部外伤史。胰腺伤大多数是在剖腹探查手术中所发现。剖腹探查时,在胰、脾、十二指肠周围如有腹膜后血肿,应当切口游离至十二指肠,并从胃结肠韧带切开作十二指肠及全胰腺探查(图 3-2-8-1)。

三、分　　级

（一）挫伤（血肿）

（1）轻度,浅表,胰腺管未受累。
（2）重度,大面积、广泛、胰管受累。

（二）撕裂伤

（1）轻度,浅表、胰管未受累。
（2）中度,主要血管或主胰管受累。
（3）重度（多处）,胰头受累。
（4）大块毁损（撕脱、复杂性、破裂、星状、组织丢失）。

四、治　　疗

胰腺损伤的治疗方法主要取决于胰腺损伤的部位和程度,特别是主胰管的完整性以及有无十二指肠及其他脏器合并伤。对于损伤的部位、程度,术前多难以准确估计。目前主张对怀疑有胰腺损伤时,除无腹膜刺激征的伤情较轻的患者可行保守治疗外,凡有明显腹膜刺激征者,均需积极地进行手术探查。以手术治疗为中心的综合疗法是最主要的治疗手段,及时的手术探查是减少并发症、提高治愈率的关键环节。

手术方式如下:

对于胰腺外伤的探查性手术,应掌握以下原则:

1. 最好选用上腹部旁正中切口或经腹直肌切口

2. 胰腺外伤的术式选择恰当

（1）胰腺轻度挫裂伤的术式选择:胰腺轻度挫裂伤（Ⅰa 型胰腺损伤）不伴有较大胰管的损伤,包膜完整者多发生于轻度上腹部挫伤后,产生所谓外伤性胰腺炎。手术探查确定后,如无其他脏器损伤,仅在损伤部位的胰周放置引流即可,但应仔细探查并排除胰腺被膜下的裂伤。有胰腺被膜破裂或浅裂伤者,可用细丝线缝合。如发现胰腺被膜下的小血肿,则需切开被膜,清除血肿,局部用细丝线缝合止血。如有明显胰腺组织缺损而不能将其被膜对合,但无大的胰管损伤时,也可在控制出血后仅做充分有效的引流术。无论胰腺的损伤多么轻微,损伤处胰周或小网膜腔的引流都是必要的。单纯引流处理后,虽部分病例可发生胰瘘,但只要能充分引流,经一段时间后胰瘘可自愈。超过半年不愈者可行手术治疗。

(2)胰腺严重损伤的术式选择:胰腺严重损伤包括胰腺严重挫裂伤(Ⅰb型胰腺损伤)和胰腺部分或完全断裂伤(Ⅰc型胰腺损伤)。胰腺严重挫裂伤可伴有或不伴有大胰管的损伤,在难以确认的情况下,一般应按有大胰管损伤处理。胰腺断裂伤一般都伴有胰管不同程度的损伤,甚至胰管的完全断裂。

1)主要累及胰尾部的严重胰腺损伤:发生于胰尾部的严重胰腺损伤,包括胰腺严重挫裂伤、胰尾部的部分或完全断裂伤及胰体尾交界处部分或完全断裂伤等,均应采用胰尾部切除术加胰头侧断端缝合修补。此手术简便易行,术后并发症少。胰头侧胰腺断面或切断面的部分胰腺组织可能遭受严重挫伤而已失去生机,如不适当处理,术后易并发胰瘘及假性囊肿等。故对于胰头侧胰腺断面应予以适当的清创,其基本原则仍与一般清创术相同。术中可用手指捏压接近胰腺断面处的胰体,在控制活动性出血的情况下清除坏死和可能坏死的胰腺组织,保存未受损和血供良好的胰腺组织。清除过程中如能找到主要的胰管,以细丝线单独结扎更为理想。但此时胰管多半已较细小,术中不易解剖清楚。近侧胰腺断面的活跃出血点以细丝线结扎或缝扎。清创后将胰腺上下缘用细丝线间断褥式缝合。

如同时合并有较明显的胰体部挫伤,怀疑胰头侧胰段胰管的完整性已遭破坏、影响胰液向十二指肠内引流时,在切除胰尾的同时,可行胰头侧断端与空肠吻合术,以免发生胰瘘。

由于胰尾与脾脏的解剖关系密切,传统的胰尾切除或胰体尾切除术都是将脾脏一并切除。近年来由于发现脾切除术后可能引起严重暴发性感染(OPSI),使脾脏对机体的免疫功能受到重视。对于非因恶性肿瘤所施行胰尾或胰体尾切除术时,在可能条件下均争取保留脾脏。保留脾脏的胰尾或胰体尾切除术有两种基本术式,即脾动静脉结扎切断和不结扎切断的两种术式。

2)主要累及胰体部的严重胰腺损伤:对于广泛的胰体部严重损伤已涉及胰尾部,包括累及大部胰体尾组织的挫裂伤、胰体尾的多处断裂等,只能采用胰体尾部切除术加胰头侧断端缝合修补,或加行胰头侧断端与空肠 Roux-en-Y 吻合术。对于发生于胰腺颈体部的局限性严重挫裂伤(损伤虽重但仍较局限),可试行将损伤部分切除,使之成为胰颈体部的完全断裂伤,然后参照下述的胰颈体部断裂伤处理原则处理。胰腺的部分或完全断裂伤多发生于肠系膜上血管的左侧,于胰体部或胰颈与胰体交界处。多由于突然暴力将胰腺挤在脊柱上而造成的。这类胰腺损伤国外报道约占 8.5%,国内有报道达 40%,对于胰颈体部断裂伤,有多种术式可供选择,分述如下。

A. 胰管吻合、胰腺断裂缝合修补术:若断裂伤局部组织挫裂不严重,最理想的术式是胰管一期吻合,胰颈体部断裂处缝合修补,恢复胰腺的连接。为防止胰管吻合处发生狭窄或胰液外溢,可将一细塑料管或硅胶管置入胰管中,导管一端剪数个侧孔,另一端通过胆胰壶腹引入十二指肠,再经腹壁引向体外。Martin 曾用此术式治疗 2 例儿童胰颈部断裂伤获得成功。但非梗阻状态下的胰管非常细,插管不易成功,故此术式的技术难度相当大。若胰管内置管成功,则此术式效果良好。

B. 胰头侧断端缝合修补、胰体尾切除术:最简单安全、合并症少的处理方法是将断裂的胰腺远端段切除(胰体尾切除),胰头侧断端胰管双重结扎,丝线间断缝合断面。这种术式简单有效,但若较多地切除有功能的胰腺组织,会引起胰腺内、外分泌功能的不足。一般认为健康的胰腺可切除 70% ,不致影响胰腺的功能。但也要考虑到胰岛主要分布在胰体尾部,切除胰腺体尾侧 70% ,保留胰腺头侧的 30% 可能会导致胰腺内分泌的不足。若术后保留的胰腺组织因胰瘘、感染等发生慢性炎症,则胰腺分泌功能障碍不可避免。此术式不应作为胰颈体部断裂伤的首选术式。

C. 胰头侧断端缝合修补、胰体尾侧断端与空肠 Roux-en-Y 吻合术:对此类胰腺损伤,目前国内外文献都推荐选用胰头侧断端缝合修补、胰体尾侧断端胰空肠 Roux-en-Y 吻合术。应用此术式处理胰颈体部断裂伤为 Letton 和 Wilson 于 1959 年首次报道,该报道胰颈部完全断裂伤 2 例,将胰头侧断端胰管结扎后行断端缝合修补,胰体尾侧断端行胰空肠 Roux-en-Y 吻合术,术后经过顺利,其后该术式被广泛应用。胰体尾与空肠 Roux-en-Y 吻合术是胰腺外科的一种基本术式,应用此术式处理胰颈体部断裂伤时需注意下述几个问题:①胰头侧断端的胰腺组织可能有较严重的挫伤,部分组织已失去生机,需行认真的清创,最好将主胰管寻找出来,予以单独结扎,胰腺断面用丝线间断褥式缝合;②为防止胰腺空肠吻合处发生胰瘘,可在胰体尾侧断面上将主胰管游离出来,插入硅胶管经空肠腔内穿出肠壁和腹壁引出体外;③胰腺空肠吻合口的下方和后面应放置 1~2 根硅胶引流管,经左侧腹壁相当于腋前线引出。

D. 胰体尾侧断端与十二指肠吻合术:胰头侧断端缝合修补,胰体尾侧断端与十二指肠升部行端侧吻合,为一种简单的胰腺损伤内引流方法。

E. 胰体尾侧断端与胃吻合术:胰头侧断端缝合修补后,将胃前后壁沿长轴切开,将胰体尾侧断端通过胃后壁植入胃腔内,用丝线将胃后壁与胰腺吻合,再缝合胃前壁,此术式有发生胰管逆行感染的机会。

上述的几种术式均是胰体尾部侧断端与消化道间的内引流术。有学者认为胰头侧断端缝合修补后仍有发生胰瘘等合并症的危险,推荐在胰腺断裂的两侧断端与消化道间均行内引流术。此类术式增加了一个胰腺吻合口,手术侵袭和技术难度较大,可适用于胰头侧组织同时有较严重的挫伤,其近端胰管的回流可能受影响时。文献中可见 3 种术式,简要介绍如下:①游离一段带血管弓的空肠(两端切断,保留肠系膜),此段空肠的近端与胰体尾侧断端行端端吻合,再将空肠远段提上与胰头侧断端行端端吻合,然后再作空肠与空肠间的两个端侧吻合(双 Roux-en-Y 吻合);②在标准的胰体尾侧断端与空肠 Roux-en-Y 吻合术的基础上,再增加胰头侧断端与此肠襻较远处侧壁间的端侧吻合;③在胰腺两断端之间插入一空肠襻,将空肠断端封闭,利用空肠的同一水平面向两侧与胰腺两断端吻合。

3) 主要累及胰头部的严重胰腺损伤:单纯胰头损伤较少见,多伴有十二指肠损伤。单纯累及胰头的轻度损伤的处理可见前述。单纯累及胰头部的严重挫裂伤和胰头断裂,其治疗比胰体尾伤困难而复杂,可有以下几种处理方法。

A. 胰头部挫裂伤,已证实有主胰管损伤时,如有可能,最好在清创止血后行胰管吻合修补及胰腺组织修补术。与胰颈体部断裂的胰管吻合修补术一样,为防止胰管狭窄或胰瘘等,可将一细塑料管或硅胶管置入胰管中,经十二指肠腔引向体外。但由于严重创伤,胰腺组织和胰管被胰酶腐蚀消化和炎症水肿,术后胰瘘、胰管狭窄等并发症较多,且手术技术相当困难,此术式不易成功。若挫裂处的伤口位于胰腺前面,胰腺背侧组织无损伤,也可将损伤处与空肠行胰空肠 Roux-en-Y 吻合术。

B. 有时胰腺损伤处创面渗血,形成血肿而难以判断损伤的程度,在清创过程中亦未能明确主胰管是否损伤,或在病情严重、各种手术条件欠缺的情况下,可用细丝线细致对合胰腺断端,局部放置引流。术后即使发生胰瘘,仍有部分病例可自愈,对不能自愈者,再按胰瘘处理。

C. 胰头部严重碎裂伤伴有胰管损伤难以修复而未累及十二指肠时,可考虑行胰头大部切除术。结扎近端胰管,胰体尾侧断端行胰空肠 Roux-en-Y 吻合术。在切除胰头时,须在十二指肠内侧保留 1～1.5cm 厚的胰腺组织,以保证十二指肠的血液供应,否则会发生十二指肠坏死。

D. 胰头十二指肠合并伤的术式选择:轻型胰头十二指肠合并伤时(Ⅱa 型胰腺损伤),胰头及十二指肠两者的损伤均不严重,可分别行缝合修补及外引流术。

由于胰头十二指肠与胆总管及其周围大血管关系紧密,此种胰头十二指肠合并伤,常常同时合并胆总管及周围大血管损伤,患者早期可因门静脉、肠系膜上静脉、肝动脉等破裂大出血而死亡。胰头及十二指肠局部组织的水肿出血易导致胰液、胆汁引流受阻,胆胰管破裂使胆胰液大量外溢进入腹腔。胰酶被十二指肠液激活,迅速发生组织消化坏死,导致危及生命的肠瘘、胰瘘、腹腔内感染及大出血等。

对于此种重型胰头十二指肠合并伤,如施行较保守的单纯缝合修补加外引流手术,术后难免发生有关的严重并发症。若施行积极的胰头十二指肠切除术,在伤情严重的急诊条件下作此复杂手术亦很难成功。因此,这种损伤的处理十分困难,其病死率很高。目前主要有以下几种手术方式。

a. 十二指肠憩室化手术:Berne 于 1968 年首次报道使用十二指肠憩室化手术治疗严重的胰头十二指肠合并伤或单纯十二指肠损伤。Berne 最初报道 16 例,3 例死亡,均于术后 24 小时内死于合并的多发外伤。其后此术式被较广泛地应用于严重的胰头十二指肠损伤,获得满意的效果,目前已成为治疗严重胰头十二指肠合并伤的一种标准术式。十二指肠憩室化手术包括几个基本部分,即胃窦部切除、迷走神经切断、胃空肠端侧吻合、十二指肠断端缝合闭锁加置管造瘘、十二指肠破裂修补缝合、胰头损伤局部清创及缝合修补、胆总管 T 形管引流、腹腔内置多根引流管等,有时尚补加高位空肠营养瘘。设计此术式的原理为:胃窦部切除、胃空肠吻合使食物不再通过十二指肠,有利于十二指肠损伤的愈合;胃窦部切除、迷走神经切断使胃酸分泌减少,低胃酸减少十二指肠液和胰液的分泌,使胰酶激活受到抑制,同时防止应激性溃疡和边缘性溃疡的发生;十二指肠造瘘可减低十二指肠腔内压力,使十二指肠损伤缝合修补处的张力减低,并使一个损伤的十二指肠侧瘘变成一个较容易自愈的端瘘;胆总管 T 形管引流可减低胆总管的压力,有利于胰液引流,减轻胰腺损伤处的胰液外溢和组织自身消化。

与胰头十二指肠切除术相比较,十二指肠憩室化手术的外科技术简单,手术侵袭小,并发症少。

b. 改良的十二指肠憩室化手术:Cogbill 于 1982 年报道了改良的十二指肠憩室化手术,即切开胃窦前壁,经胃腔内用可吸收缝线行荷包缝合闭锁幽门,再将胃窦切口与空肠吻合,使胃内容物由吻合口进入空肠,而不再切除胃窦部及迷走神经,这样可缩短憩室化手术的时间,减少手术的侵袭,适用于一般状态比较危重的患者。

c. 胰头十二指肠切除术:当严重的胰头与十二指肠的损伤累及范围非常广泛,伴有明显的血供障碍或坏死时,只能考虑施行胰头十二指肠切除术。急症行胰头十二指肠切除术具有一些特点:患者多有创伤失血性休克、处于严重的应激状态,增加了手术的风险和术后的有关并发症;患者可能同时有腹腔内其他脏器损伤,如肝、脾或肠破裂等,增加了手术损伤的复杂性和侵袭程度;患者多无胰、胆管扩张,胰肠吻合与胆肠吻合均很困难,术后易发生胰瘘及胆瘘等。因此,在胰头十二指肠损伤的急症胰头十二指肠切除术的手术死亡率很高,可达 30%~40% 。不能认为胰头十二指肠切除术是治疗严重胰腺损伤的一个适宜术式,只能在上述的任何一种术式均难以实施时,作为最后的一种选择。

消化道重建可按 Whipple(按胆管-胰-胃的顺序与空肠吻合)或 Child 法(按胰-胆管-胃的顺序与空肠吻合),目前多主张采用 Child 法。

五、并 发 症

(一) 大出血

是胰腺损伤后十分凶险的并发症之一,往往因难以救治而死亡。

(二) 胰腺脓肿

较少见,往往继发于较严重的胰腺挫伤区、挫伤的胰腺组织发生坏死,进一步形成脓肿。

(三) 胰瘘

是胰腺创伤最常见的并发症。可高达 20%~40% ,以胰头挫伤发生率最多。

第九节　胃　损　伤

一、概　述

胃是腹腔内较大的器官,在空腹时胃缩小,几乎全被胸廓所保护,加上有一定活动度,受伤机会不多;而在饱餐后,胃腔被食物、液体、空气所充满而膨胀,几乎占据腹腔上部,因胸廓不能保护,无论平时或战时,受伤机会比饥饿时多。此外,胃镜使用不当也会引起医源性的胃损伤。

二、诊　断

(1) 有明确上腹部或腹部外力钝性打击及锐性刺伤史、吞服化学药物病史。

(2) 闭合性损伤可根据呕吐物为血性液体,胃管抽出物为血性,腹痛的部位,腹膜炎体征及 X 线检查,可见膈下游离气体,腹腔穿刺抽出胃内容物,即可确诊胃损伤。

(3) 开放性损伤可根据伤口位置,伤口中流出的液体是否有大量血液及胃内容物来判断。

（4）胃后壁或不全性胃壁破裂,症状和体征可不典型,早期不易诊断。可放置胃管吸引,以了解胃内有无血液,还可注入适量气体或水溶性造影剂如泛影葡胺进行摄片,可协助诊断。

三、分　　级

（一）挫伤(胃壁血肿)

（二）撕裂伤

（1）胃壁撕裂(非全层)。

（2）胃壁全层撕裂(穿孔)。

（3）胃大块损毁。

四、治　　疗

（一）治疗原则

除了少数临床症状和体征轻微的患者,可在密切观察下进行非手术疗法,一般需要手术治疗。凡有休克、弥漫性腹膜炎、消化道出血、腹腔内游离气体、伤口溢出胃内容物、气体,胃腔直接显露,以及并发有其他脏器损伤者,均应立即进行手术治疗。

（二）手术方式

（1）胃穿孔修补术　适用于小撕裂或者穿孔的患者。

（2）胃部分切除术　适用于大块毁损的病例,根据需要进行。

（三）术中术后注意事项

手术时应注意有无其他脏器合并伤,防止漏诊以免贻误治疗。胃前壁伤容易发现,但胃后壁、胃底及贲门部不完全性胃壁损伤可能被遗漏,探查应详尽。关腹前,应彻底吸净腹腔内的胃内容物,并用大量盐水冲洗。单纯胃损伤无需置引流。术后继续应用抗生素,维持营养和水、电解质平衡。并留置胃管作胃肠减压,直至胃肠功能恢复后方可拔除胃管,同十二指肠和小肠损伤。

五、并　发　症

胃损伤的主要并发症为腹腔内出血、腹腔感染、细菌性腹膜炎、中毒性休克和腹膜后感染等,同小肠损伤。

第十节　十二指肠损伤

一、概　　述

十二指肠分球部、降部、横部、升部。除十二指肠球下部及降部的前外侧有腹膜遮盖外，其余均位于腹膜后。整个十二指肠呈"C"形弯曲并包绕胰腺头部，十二指肠其后有腰背肌，周围与胆总管、胰腺、胃、肝相连，一般不易损伤。一旦损伤常伴有周围内脏伤。十二指肠每天约有 10L 的体液通过，因此伤后有大量的肠液、胆汁、胃液、胰液流入腹腔或腹膜后，刺激腹膜及腹膜后间隙组织。伤后易延迟诊断或误诊，以致并发症多，病死率高。十二指肠损伤分为穿透性、钝性和医源性损伤 3 种。国外以穿透伤居多，国内主要是钝性损伤。钝性损伤引起十二指肠破裂的机制或是直接暴力将十二指肠挤向脊柱；或因暴力而致幽门和十二指肠空肠曲突然关闭，使十二指肠形成闭襻性肠段，腔内压力骤增，以致发生破裂，引起腹膜后严重感染。损伤部位以十二指肠第二、三部最为多见，倘若十二指肠损伤只限于黏膜下层的血管破裂，则形成十二指肠壁内血肿，比较罕见。

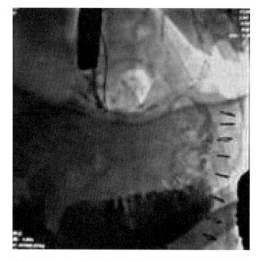

图 3-2-10-1　十二指肠损伤钡剂造影出现"弹簧圈"征

二、诊　　断

诊断要点包括：腹痛、呕吐，十二指肠血肿常在伤后 24 ~ 72 小时出现中度或轻度腹痛，以后发生十二指肠梗阻症状，吐胆汁，但不呕血，从胃管内也抽不出血液。全身情况较好，无休克。检查可发现有上腹部压痛，有时可触及右上腹条状肿块，无肌紧张，肠鸣音存在。X 线检查示腹部平片多不能发现阳性体征，但可排除机械性小肠梗阻。钡剂检查因十二指肠壁的血肿突向肠腔，可见肠腔狭窄致全部或部分梗阻，十二指肠的肠黏膜组织皱褶、粗糙增厚，有形容为"重叠的硬币"状或形容为"弹簧圈"状（图 3-2-10-1）。B 超示右上腹囊性包块。腹腔穿刺阴性。

三、分　　级

（一）分级

1. Ⅰ级　十二指肠挫伤，有十二指肠壁血肿，但无穿孔和胰腺损伤。

2. Ⅱ级　十二指肠破裂，无胰腺损伤。

3. Ⅲ级　十二指肠损伤伴轻度胰腺挫裂伤。

4. Ⅳ级　十二指肠损伤合并严重胰腺损伤。

（二）分类

十二指肠撕裂伤按其大小可分为以下 4 种。

（1）穿孔伤。

（2）透壁损伤小于 20% 周径。

（3）透壁损伤占 20%～70% 周径。

（4）透壁损伤大于 70% 周径。

四、治　疗

十二指肠损伤以手术治疗为主，手术方法分为以下几种。

（1）十二指肠壁内血肿而无破裂者，可行非手术治疗，包括胃肠减压，静脉输液和营养，注射抗生素预防感染等。多数血肿可吸收，经机化而自愈。若 2 周以上仍不吸收而致梗阻者，可考虑切开肠壁，清除血肿后缝合或作胃空肠吻合。

（2）十二指肠裂口较小，边缘整齐可单纯缝合修补。为避免狭窄，以横形缝合为宜，80% 的十二指肠裂伤可用这种方法治疗。损伤严重不宜缝合修补时，可切除损伤肠段行端端吻合，若张力过大无法吻合，可半远端关闭，近端与空肠作端侧吻合。

（3）对于十二指肠缺损较大，裂伤边缘有严重挫伤和水肿时可采用转流术。目的在于转流十二指肠液，肠腔减压以利于愈合。转流方法分两种：一种是空肠十二指肠吻合，即利用十二指肠破口与空肠作端侧或侧侧 Roux-en-Y 吻合术，为最简便和可靠的方法；另一种方法是十二指肠憩室化，即在修补十二指肠破口后，切除胃窦，切断迷走神经，作胃空肠吻合和十二指肠造口减压，使十二指肠旷置，以利于愈合。适用于十二指肠严重损伤或伴有胰腺损伤者。上海市中山医院 3 例采用这种方法效果满意，但操作复杂、费时，应用受到限制。有的作者提出不切除胃窦，而切开胃窦大弯侧，用肠线吸收前，食物暂时不能进入十二指肠，肠线吸收后幽门功能重新恢复，故称暂时性十二指肠憩室化。对于十二指肠缺损较大，也可用带蒂空肠片修复其缺损，称之为"贴补法"。

（4）对于诊断较晚，损伤周围严重感染或脓肿形成者，不宜缝合修补，可利用破口作十二指肠造瘘术，经治疗可自行愈合。如不愈合，待炎症消退后可行瘘管切除术。

（5）十二指肠、胰腺严重合并伤的处理最为棘手。一般采用十二指肠憩室化或胰十二指肠切除术，后者的病死率高达 30%～60%，只有在十二指肠和胰头部广泛损伤，无法修复时采用。

十二指肠损伤以手术治疗为主，并需用各种药物辅助治疗，其中主要有液体疗法和抗生素治疗。术前必须补液，必要时输血，以防治休克及水电解质、酸碱紊乱，提高患者的抵抗力和手术耐受性。术后禁食、胃肠减压期间，也需经静脉输入液体、电解质、葡萄糖和维生素等，一般需 4～5 天，以维持热量和水、电解质平衡。病情重，术后不能进食或发生并发症的患者，需要积极给予营养支持。

五、并　发　症

由于解剖生理上的特点，十二指肠受到损伤后的手术并发症的发生率较高。常见的并发症有再出血、十二指肠瘘、腹膜后间隙感染、急性胰腺炎、腹腔及膈下感染等。一旦出现并发症,处理较困难。因而在手术中要尽可能地采取一些预防并发症的措施,手术后注意观察处理。

第十一节　小肠损伤

一、概　述

小肠在腹腔内占据的位置最大、分布面广、相对表浅、缺少骨骼的保护而容易受到损伤。在开放性损伤中,小肠损伤率占 25%~30% ,闭合性损伤中占 15%~20% 。腹部的任何损伤需要探查时,均要认真、细致、规律地进行小肠损伤的检查。

闭合性肠损伤的病理表现为肠壁的挫伤、血肿和破裂。轻微的肠壁挫伤时,受伤的肠管仅有局部充血、水肿,肠壁的组织连续性没有受到破坏,血液供应尚好多能自行愈合。严重的挫伤可使受伤的肠黏膜失去应有的完整性,局部缺血的范围超过侧支循环代偿的程度,最终将发展为溃疡肠壁坏死而出现穿孔。肠内容物和细菌可自穿孔的肠壁进入腹腔,引起腹膜炎。挫伤的肠壁愈合后也可能形成肠管的瘢痕性狭窄。开放性小肠损伤的病理改变主要为腹膜炎,小的穿孔仅有极少量的肠内容物进入腹腔,除了局部的腹膜炎以外缺乏其他症状。小肠损伤破裂较大,或来院就诊的时间稍晚,可经腹壁开放创口内流出胃肠道内容物或溢出气体,更严重的损伤可能经由腹壁创口流出血液或受损的肠管、网膜等组织。

二、诊　断

（一）术前明确诊断的依据

（1）有直接或间接的暴力外伤史,作用部位主要位于腹部。
（2）有自发腹痛且持续存在。
（3）腹痛位置固定或范围逐渐扩大。
（4）有腹膜刺激征。
（5）随诊发现腹部症状加重但无内出血征。
（6）有膈下游离气体征。
（7）局限性小肠气液平。
（8）B 超有局部液性暗区或游离腹腔内有气体声影。
（9）腹腔穿刺有腹水。
（10）有感染中毒性休克。

（二）必要的辅助检查

1. X 线检查　立位或侧卧位进行腹部 X 线透视或摄片,出现膈下游离气体或侧腹部游离气体是诊断小肠闭合性损伤合并穿孔的最有力的依据。

2. 腹腔穿刺　对疑为小肠破裂者可先行诊断性腹腔穿刺。腹腔穿刺术是腹部损伤和急腹症常用的辅助诊断或确诊手段之一,对小肠破裂的确诊率达 70%~90% 。穿刺部位只要不损伤胆囊、膀胱粘连在腹壁上的肠管,原则上可以选择在腹部任何部位,若抽出混浊脓性液体和肠内容物,可考虑小肠破裂的可能,应进一步镜检明确诊断。

3. 腹腔灌洗　为提高早期对肠穿孔、内出血的诊断率,在行腹腔穿刺置管后经导管注入250~500ml生理盐水,适当变换体位并稍停片刻后将灌入腹腔的部分吸出,通过观察其颜色、清浊度气味及化验检查,分析判断腹内情况。

4. 超声波检查　超声对人体没有损害、设备简单、费用低廉,可以反复在床旁进行,也可指导具体的穿刺部位行介入诊断,对腹部损伤的诊断有重要作用。

5. CT检查　CT是利用人体对X线吸收,经计算机处理显像进行诊断的,其对早期发现腹腔游离气体的检出率可达48%~70%。分辨率高,定位准确,可重复进行利于排除实质性脏器损伤和内出血的诊断。CT检查可以明确血肿的位置及大小。

6. 选择性动脉造影　选择性动脉造影通过动脉、静脉和毛细血管显影对疾病进行诊断。最适合对血管损伤,尤其是活动性大出血的诊断,应用血管造影对合并有肠系膜血管破裂的小肠损伤有一定作用。

三、分　　级

1. I 级　没有穿孔的浅表挫裂伤或者血肿。
2. II 级　裂伤小于周长的50%。
3. III 级　裂伤大于周长的50%,但是没有横断。
4. IV 级　小肠横断。
5. V 级　横断小肠节段性组织缺损或者伴有滋养血管的毁损。

四、治　　疗

外伤性小肠破裂的预后与治疗是否及时合理有很大关系。对多发复合伤中的肠破裂,治疗要分轻重缓急,采取综合措施,治疗休克当为首位。凡有手术指征者,除个别危重不能耐受手术或最简易有效的手术都不能耐受者外,均应及早手术治疗。但是对于单纯的小挫伤或者血肿,以及微小的穿孔,一般情况尚稳定的患者,可以考虑保守治疗。

（一）非手术治疗

1. 补液和营养　迅速建立静脉通道,补充水及电解质,保持输液通畅,注意纠正水、电解质及酸碱平衡失调,对伴有休克和重症弥漫性腹膜炎患者,可进行中心静脉插管补液,根据中心静脉压决定补液量。根据患者具体情况适量补给全血、血浆或人体白蛋白,尽可能补给足够的热量。对术后危重患者,体质较差、肠切除肠吻合后有可能引起肠瘘的患者,可予以全胃肠外静脉高营养,以减少患者自身的消耗、增强其抗病能力。

2. 禁食和胃肠减压　可减少消化液分泌,吸出胃肠道的气体和液体,从而减少肠内容物的继续外溢或感染扩散,减少细菌和毒素进入血液循环,有利于病情的改善。

3. 抗生素的应用　应用抗生素对于防治细菌感染,从而减少毒素的产生都有一定作用。早期可选用广谱抗生素,以后再根据细菌培养和药敏试验的结果加以调整,对于严重的腹内感染,可选用第三代头孢菌素,如头孢他啶(复达欣)、头孢曲松(罗氏芬)等。

4. 感染性休克的治疗　小肠破裂并发感染性休克,需及时有效地进行抢救。其措施包括以下几点。

（1）迅速补充足量的血容量:应以平衡盐溶液为主,配合适量的血浆和全血。若能在早期及时补足血容量,休克往往可以得到改善和控制。

（2）纠正酸中毒:在感染性休克中,酸中毒发生较早,而且严重。酸中毒能加重微循环功能障碍,不利于血容量的恢复。在补充血容量的同时,从另一条静脉内滴注 5% 碳酸氢钠 200ml,以后根据 CO_2 结合力或动脉血气分析的结果再作补充。

（3）皮质类固醇的应用:常用地塞米松每次 20～40mg,每 4 小时 1 次。

（4）心血管药物的应用:毒血症时,心功能受到一定程度的损害,可采用毛花苷 C(西地兰) 等治疗。常用药物有多巴胺、间羟胺(阿拉明) 等。

（5）大剂量联用广谱抗生素。

（二）手术治疗

1. 手术的适应证

（1）有腹膜炎体征,或开始不明显,但随着时间的进展腹膜炎症加重,肠鸣音逐渐减弱或消失。

（2）腹腔穿刺或腹腔灌洗液检查阳性。

（3）X 线腹部平片发现有气腹者。

（4）来院时已较晚,有典型受伤史呈现腹胀、休克者,应积极准备创造条件进行手术探查。

2. 手术方式

（1）肠修补术:适用于创缘新鲜的小穿孔或线状裂口,可以用丝线间断横行缝合。缝合前应进行彻底的清创术,剪除破裂口周围已失活的组织,整理出血供良好的肠壁,防止术后肠破裂或肠瘘的发生。

（2）肠切除术:肠切除手术适合于以下情况。

1）肠壁破裂口的缺损大、创面不整齐、污染严重以及缝合后可能发生肠腔狭窄的纵行裂伤。

2）在有限的小段肠管区域内有多处不规则穿孔。

3）肠管有严重挫伤或出血。

4）肠管系膜缘有大量血肿。

5）肠壁内有大血肿。

6）肠壁与系膜间有超过 3cm 以上的大段撕脱。

7）系膜严重挫伤横行撕脱或撕裂导致肠壁血供障碍。

8）肠管受到严重挤压伤,无法确认还纳入腹腔后的肠管是否不发生继发的肠坏死。

9）有人认为,当撕裂的长度等于或超过肠管直径的 50% ,或当一小段肠管多处撕裂的总长度等于或大于肠管直径的 50% 时,都应当行肠管切除术。在肠切除吻合过程中,为了防止吻合口瘘和肠管裂开,应注意断端的血液循环,防止局部供血障碍。认真处理肠壁和肠系膜的出血点,防止吻合口及系膜血肿形成。

（3）肠造瘘术:空肠回肠穿孔超过 36～48 小时,肠段挫伤或腹腔污染特别严重的,尤其术中不允许肠切除吻合时,可考虑肠外置造瘘。待术后机体恢复,腹腔条件好转再行造瘘还纳。肠造瘘手术将造成消化道内容物的流失,应尽量避免在空肠破裂处造瘘。

(4) 腹腔冲洗术:腹腔污染严重者除彻底清除内容物和液体外,应使用 5~8L 温生理盐水反复冲洗腹腔。

五、并 发 症

小肠损伤的主要并发症为腹腔内出血、腹腔感染、腹膜炎、休克和中毒等。在手术中要尽可能地采取一些预防并发症的措施,手术后注意观察处理。

第十二节 结 肠 损 伤

一、概 述

结肠在腹内脏器中所占面积较大。右侧结肠来自中肠,壁薄而腔较大,血液由肠系膜上动脉供应,主要功能是吸收水分;左侧结肠来自后肠,其肌层较厚,而腔较小,血液由肠系膜下动脉供应,主要功能是储存较干涸的粪便。结肠内含有种类和数量繁多的细菌,占干粪便重量的 60%,其浓度为 $10^{10} \sim 10^{12}$ 个/g 湿便。常见细菌为拟杆菌、大肠杆菌、肠球菌、克雷伯杆菌及变形杆菌等。降结肠后壁位于腹膜后且较固定,如致伤物自后腹壁穿入,粪便溢入伤口则易发生感染性蜂窝织炎;横结肠、乙状结肠位于腹腔内且游动性较大。伤后肠破裂溢入腹腔的粪便扩散较宽,而发生弥漫性腹膜炎。结肠血液循环和组织愈合能力较小肠差,且容易胀气,故结肠缝合口易发生裂漏。

二、诊 断

(一) 特点

结肠损伤属于空腔脏器损伤,结肠破裂后,肠内容物溢出刺激腹膜引起腹膜炎,这与其他空腔脏器破裂的临床表现一致,只是结肠内容物对腹膜的刺激较轻,因此结肠损伤的临床症状和体征发展缓慢,往往得不到及时的诊断和治疗,值得警惕。结肠损伤临床表现主要取决于损伤的程度、部位、伤后就诊时间及是否同时有其他脏器损伤而定。

(二) 诊断依据

(1) 腹痛与呕吐,结肠穿孔和大块毁损,肠腔内粪便溢入腹腔,引起腹痛、呕吐。腹痛先局限于穿孔部,随之因弥漫性腹膜炎而引起全腹部疼痛。

(2) 腹膜刺激征,腹部压痛,肌紧张及反跳痛。肠鸣音减弱或消失。

(3) 肛门指诊,指套上可能有血迹。此外腹部平片可见膈下游离气体,B 超有时可见腹腔内有液平。

(4) 必要的辅助检查包括以下几点:

1) 诊断性腹腔穿刺:简便易行,如有脏器损伤,阳性率一般在 90% 以上。根据穿刺物的性质,能判断是否有空腔脏器破裂,但对结肠伤的诊断无特异性,且腹腔穿刺阴性,不能排除腹内脏器损伤。

2)诊断性腹腔灌洗:对于闭合性腹外伤有较高的诊断价值,其诊断率高达95%。与诊断性腹腔穿刺一样,对判断有无结肠伤仍无特异性。

3)腹部X线检查:部分患者可发现膈下游离气体,对诊断结肠损伤有帮助。对有异物的病例可帮助定位。

4)腹腔镜检查:能直接发现腹内脏器损伤情况,可发现结肠损伤的部位、程度及与周围脏器的关系,准确率在90%以上,对早期诊断有价值。

三、分 级

1. Ⅰ级　挫伤或无血运障碍的血肿;伤及部分肠壁,未穿破。
2. Ⅱ级　裂伤小于周长的50%。
3. Ⅲ级　裂伤大于周长的50%,但是没有横断。
4. Ⅳ级　结肠横断。
5. Ⅴ级　结肠横断并肠段组织缺失;肠管失血供。

四、治 疗

除了少数临床症状和体征轻微的患者,可在密切观察下进行非手术疗法,一般需要手术治疗。结肠损伤的处理原则为做好术前准备、早期手术、清除坏死肠段、彻底冲洗腹腔及充分引流、对结肠损伤的处置。主要术式包括以下几种。

(一) 一期缝合修补术

本手术操作简单,不需2次手术,住院时间短,对患者心理创伤小,并发症少,经济上也有好处。但未经肠道准备的结肠修补术,有发生瘘的可能,因此要严格选择患者。

1. 适应证
(1)低速枪弹、刀刺或钝挫性外伤引起的单纯性结肠小穿孔。
(2)术前无严重休克,失血量不超过正常血容量的20%。
(3)粪便流出少,腹腔污染轻。
(4)不超过2个的腹内脏器损伤。
(5)伤后6~8小时,腹壁无广泛的组织缺损。
(6)无肠系膜血管损伤者。
2. 手术方法　剪除破裂口边缘的坏死组织,以1号不吸收线做全层间断缝合,再间断缝合浆肌层。尤适用于肠系膜对侧裂口<2cm者。

(二) 一期切除吻合术

此术式的适应证与一期缝合修补术基本相同,只是结肠伤口较大,缝合修补有困难。行缝合修补术后有导致缝合口漏或肠道狭窄的可能时,或相距很近的结肠有多个裂伤,应行一期切除吻合术,尤适合于右半结肠,无合并其他内脏损伤的患者。

（三）损伤肠管缝合修补外置术

损伤的结肠一期缝合修补后,将该段肠襻置于腹壁外,手术后 6 ~ 14 天,待缝合修补处愈合后再次手术将其还纳入腹腔,因未切断肠,回纳容易。本术式是一种可供选用的治疗方法,适用于怀疑缝合修补不可靠或原打算做肠外置的病例。此方法的效果尚有争议,所报道的成功率差别较大,本方法虽然仍需 2 次手术,但若获得成功则可避免肠外置造瘘。文献报道可使 59% 的患者避免了结肠造口。如果失败则随时可在床边切开改为外置造瘘,与初期造瘘无差别。对患者不增加另外的负担和危险。缺点是外置修补处容易裂开,术后外置肠段处理比较麻烦,要保持外置肠襻的湿润和清洁,住院时间延长。

（四）肠段切除、二端造瘘或近端造瘘、远端封闭

尤其在合并损伤,局部肠段缺血坏死,腹腔污染明显的情况下,本法是最好的方法。将损伤肠段切除后,二侧断端作肠造瘘术。若远端不能提出腹膜外作造瘘时,可将残端封闭（Hartmann 手术）。

（五）结肠镜肠穿孔的治疗

如临床有明显腹膜炎,须急症剖腹手术,延迟手术增加合并症。因多数情况结肠清洁,在病变或接近病变肠段穿孔,当患者一般情况较好时,可切除肠段作一期吻合。若在正常肠穿孔,做一期缝合修补穿孔。

五、并　发　症

结肠损伤的主要并发症为腹腔内出血、腹腔感染、细菌性腹膜炎,中毒性休克和腹膜后感染等。在手术中要尽可能地采取一些预防并发症的措施,手术后注意观察处理。

第十三节　肛管直肠损伤

一、概　　述

直肠长约 12cm,位于第 3 腰椎平面以下,沿骶骨和尾骨前面下行,到前列腺后方,穿过肛提肌与肛管相接。肛管长约 3cm。直肠上 1/3 前面和两侧有腹膜遮盖,下 1/3 没有腹膜遮盖。直肠主要血供来自肠系膜下动脉（痔上动脉）和髂内动脉（痔中动脉）,阴部动脉（痔下动脉）不甚重要。

肛管直肠伤较少见,其发生率不及结直肠伤的 20%。通常穿透伤由投射物所致,有时高处坠落,肛门直肠可被尖锐物体损伤。钝性强大直接暴力伤如交通事故车轮碾压伤最常见。肛管直肠伤尤其是直接强大暴力伤,伤情常较严重,常合并骨盆骨折、膀胱尿道伤、骨盆内大出血、腹膜后大血肿和会阴部广泛撕裂、毁损,增加了处理的困难。

二、诊　　断

首先应提高认识,争取早期诊断,防止误诊、漏诊。对单纯腹膜返折以下直肠、肛门开放性损伤,根据受伤史及伤口情况,容易作出诊断。但有闭合性损伤而肛门外部无伤口时,早期症状易被其他脏器损伤症状所掩盖。

(一) 诊断

血便或肛门流血;腹膜返折以上直肠损伤以及合并腹腔内脏器损伤可有腹膜炎体征;骶尾会阴部肿胀疼痛,常见于腹膜返折以下直肠、肛管损伤;伴泌尿、生殖系统损伤者可有血尿、排尿困难、肛门溢尿及阴道出血、流粪等表现;部分患者可出现伤口流脓、流粪或肛门失禁。

(二) 辅助检查

1. 常规直肠指诊　是最有价值的诊断方法。当肛管直肠损伤发生后,指诊常发现指套染血,可扪及损伤部位、破口大小及肛门括约肌损伤情况。

2. 直肠镜检查　指诊阴性疑有直肠损伤,在病情允许情况下,可行直肠镜检查。但此项检查不宜作为常规,更不能为明确诊断而反复镜检。

3. 腹腔穿刺　有助于明确诊断。

4. X 线检查　见膈下游离气体或 X 线、CT 提示骨盆骨折,断端刺向直肠或直肠异物,可帮助诊断。但不允许向肛门内注入空气、水及造影剂等物质,以免感染加重、扩散。B 超检查发现腹腔积液或腹膜后血肿等,也应注意排除。

三、分　　级

1. Ⅰ级　没有穿孔的浅表挫裂伤或者血肿。

2. Ⅱ级　裂伤小于周长的 50% 。

3. Ⅲ级　裂伤大于周长的 50% ,但是没有横断。

4. Ⅳ级　扩展至会阴全层裂伤。

5. Ⅴ级　毁损伤。

四、治　　疗

处理原则为早期彻底清创缝合、修补肛管直肠破损,充分、有效引流肛管直肠周围间隙及粪便转流性结肠造口。

(一) 腹膜返折以上直肠损伤

范围不大者可经腹行 Ⅰ 期直肠破损修补,冲洗腹腔、骶前置管引流,不必粪便转流。术中应尽量将盆底腹膜提高,将损伤直肠置于腹膜外,一旦修补处发生肠漏时,不致导致严重腹腔内感染。肠漏患者亦经抗感染、控制饮食、充分引流后痊愈。对于时间超过 6 小时,直肠损伤严重、腹腔污染严重及高龄、全身状况差者,应行粪便转流性结肠造口,直肠伤口清创修补,远段肠道灌洗及骶前置管引流。

(二) 腹膜返折以下直肠损伤

如破损口较小、局部污染轻,可经腹或会阴行直肠破损修补术,充分有效引流直肠周围间隙。对损伤严重、局部污染重的患者,仍需行粪便转流性结肠造口,直肠伤口清创修补,远段肠道灌洗及破损口前充分引流。如修补困难,可行粪便转流性结肠造口,局部充分引流,破口多可自行闭合。肛管损伤伤口较小的患者,可单纯行清创修补;若同时伴有括约肌断裂,则可用可吸收线Ⅰ期缝合、充分引流,多可获得满意疗效。严重肛门括约肌损伤往往合并直肠损伤,可行结肠造口、远段肠道灌洗、括约肌修补及骶前间隙引流。亦可局部清创、引流,Ⅱ期修补括约肌。

(三) 肛管损伤

对损伤轻、伤口小、无直肠周围间隙污染者,只需作单纯清创缝合;如损伤重,位置深,肛门括约肌有撕裂者,应行结肠造口。清创时尽量保留括约肌,对损伤的直肠和肛管括约肌予以修补,以免术后肛门功能不全。术后根据病情应定期扩肛,防止肛门狭窄(图 3-2-13-1)。

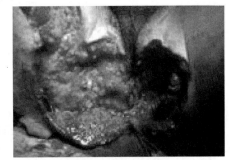

图 3-2-13-1　肛管损伤

五、并 发 症

直肠内细菌含量最多,损伤后极易感染。直肠间隙感染引起盆腔蜂窝织炎。直肠或结肠损伤可感染腹腔。同时可伴有其他内脏损伤、骨折、尿道损伤及大出血。这些并发症一旦发生比较凶险,严重时危及患者生命,因此需要及早发现,及早处理。

第十四节　胸腹联合伤

一、概 述

胸腔与腹腔之间仅一膈肌相隔,胸腹部外伤时常损伤膈肌。膈肌是位于胸腔与腹腔之间的一膜状肌,胸腔在正常时呈负压状态,膈肌因创伤破裂后,由于腹压较高,胸腹之间压差为 1～2kPa,腹内器官通过膈肌的裂口而被吸入胸腔,故称为胸腹联合伤或创伤性膈疝(严格讲不能称疝,因为无疝囊)。腹内器官进入胸腔后,占据胸内大部分位置而使该侧肺受压,可发生呼吸循环功能紊乱,进入胸内的器官还可发生嵌顿、扭转、破裂、出血。因而一般伤情严重,休克发生率、胸腔感染率、漏诊率和病死率均比较高。

平时胸腹联合伤涉及平时外科中的胸外科与普外科,有些患者常被某一科误诊,在诊断与治疗上必须协同、合作治疗。

二、致 伤 原 因

1. 平时多为间接外伤所致　如下胸部、上腹部钝挫、挤压、冲撞暴力,直接作用于胸腹前后壁或左右侧,使胸部变形,肋骨骨折,膈肌紧张撕裂,裂口较长。少数为刀刺伤,膈肌穿孔不大。

2. 战伤多为直接外伤引起　火器伤的枪弹、炮弹片直接由胸部入口穿破膈肌进腹,或从腹部入口穿破膈肌进入胸腔,穿孔不大,但也易使吸入胸内的大小肠绞窄、坏死及穿孔。

三、诊　　断

（一）病史

和平时期车祸,胸腹部挤压、碰撞,坠落伤、锐器伤史;战时枪弹伤、刺刀伤史。

（二）临床表现

1. 症状　胸闷、下胸痛、上腹痛或肩部疼痛,右侧者右上腹、右肩部疼痛,左侧者左上腹、左肩部疼痛。

2. 体检　呼吸快、窘迫、烦躁不安、口渴、口唇青紫、脉快、出冷汗。伤侧呼吸音减弱或消失,少数胸内可听到肠鸣音。第4前肋以下可触及骨磨擦音。胸腔穿刺可抽出不凝固血或胃肠内容物。因腹内器官吸入胸内,以致伤侧腹部出现舟状腹。

3. 辅助检查　胸部平片可见伤侧有多根肋骨骨折,膈肌升高,膈肌阴影模糊,伤侧有气血胸,伤肺受压缩小,纵隔移向健侧,如置有胃管,胃移向胸腔者胸内可见胃管影;钡剂检查或钡剂灌肠者,可见钡剂在胸内影。CT或MRI重症者多不需作此检查,在早期延迟诊断病情稳定者可作此检查以确诊。

四、治　　疗

（一）抗休克

膈肌损伤本身并不严重,主要看进入胸内器官多少,有无肝、脾破裂大出血,有休克者,迅速输液输血。尽早手术探查;如有肠破裂,肠内容物进入胸内,增加胸内污染、感染,也应尽早手术。

（二）麻醉

用气管插管全身麻醉。

（三）切口选择

随各医院而异,胸外科医生多主张经胸切口,普外科医生熟悉腹部入路。有血胸者先作闭式引流。

1. 经腹手术　优点是可全面、仔细地探查腹腔，手术对呼吸功能影响小。进腹后迅速将腹内器官复位以改善患者呼吸循环功能，如有内脏破裂者，则先处理腹内脏器伤。首先是止血，然后缝合修补空腔器官破孔。

2. 经胸切口　胸内大血管伤、心脏压塞，气管断裂应先经胸。胸部切口的缺点是比经腹要慢一些，在胸内修补腹内器官和探查腹部均不方便，经膈肌裂口扩大探查也增加损伤。

3. 胸腹联合切口　要增加膈肌另一切口，影响膈肌血供，一般不主张此切口，且损伤较大。

4. 修补膈肌　用1号丝线间断缝合膈肌裂口，由外向内依次间断缝合，缝合必须包括胸膜和膈肌全层，针距约1cm，如膈肌缺损太大可用 Teflon 补片或 Marlex 补片。

第十五节　腹膜后出血或血肿

一、概　　述

腹膜后出血和血肿是位于腹膜后间隙内器官、血管、肌肉、附近骨组织外伤出血和形成的血肿。腹膜后间隙位于腹后壁，介于壁层腹膜与腹内筋膜之间，上起膈肌下至骶骨之前，是一个很大的间隙。

腹膜后间隙共有3个区：①正中区：有腹主动脉、下腔静脉、肠系膜上动脉、胰腺及十二指肠等器官。后背部、前腹部的暴力易使这些器官受损大出血。后背部受压脊柱骨折，骨折端的出血也使其成为血肿。②两侧(肾周)区：两侧有肾及肾上腺、升结肠及降结肠，侧方的压砸、碰撞易使肾及结肠受伤。③骨盆区：有骨盆骨折和髂总动静脉、髂内外动静脉及其分支、汇入支的血管伤，骨折端出血，血管断裂破裂出血，均可能造成巨大血肿，甚至持续性出血，进行性血肿增大。因此，腹膜后血肿是包括很广范围的一个名词。平时创伤各医院统计相差较大，因为许多统计计算在原发性损伤中，而腹膜后血肿常被忽略，如腹膜后十二指肠伤，手术中发现腹膜后血肿，切开发现了十二指肠伤，术后就诊断为十二指肠伤；同样，髂内动脉断裂，术中探查到断裂处，予以结扎，术后诊断也就成为髂内动脉断裂伤。因此，腹膜后血肿往往因漏诊，或仅诊断为骨盆骨折且保守治疗治愈，或因原发伤死亡等，而未列入腹部伤的统计之中。

二、诊　　断

腹膜后血肿的诊断，主要是原发部位伤的诊断和(或)伴发腹内器官伤的诊断。诊断明确有助于决定是否需要手术和决定手术时机；诊断错误导致不必要的阴性剖腹探查，也常致延误手术抢救时机而导致患者死亡。

腹膜后血肿由于原发损伤器官不同，损伤的严重程度不同，临床表现各异，诊断常较困难，临床表现有以下几种特征。

（一）失血征

腹主动脉或下腔静脉伤，大多有大出血而死于事故现场。能到医院者，多有极度贫血、面色苍白、失血性休克的征象。腹部表现则有腹痛，腹部压痛，腹部膨隆。追问病史，受伤多在中上腹部或腰背部。

（二）腹痛征

如胰、十二指肠伤,与失血量有关,单纯其中某一器官伤而无大血管伤者,失血量不太大,则以腹痛为主。腹痛集中于腰背部、上腹部,疼痛较重,呈持续性,伴呕吐甚至呕血。压痛主要在上腹部,无腹肌紧张、反跳痛等。追问受伤部位以腰背部、上腹部、下胸部为主,如汽车司机方向盘在急刹车时方向盘撞伤自己。两侧肾外伤出血则以腰痛、血尿多见,受伤部位多以侧腹部为主,一般失血量不大,只有肾断裂或部分断裂,穿入伤或穿通伤才会有大量失血、休克。

（三）骨折征

如骨盆骨折、腰椎骨折等。骨盆骨折如髂骨、耻骨、坐骨骨折,骶髂关节骨折、脱位,髋关节中心性脱位,可引起骨折折裂端出血、腹膜后血肿;但如伴发骨盆部腹膜后髂血管伤,则血肿会进行性膨胀性增大,如骨折伴发子宫破裂、断裂,子宫动脉断裂都会有大量盆腔内出血;伴直肠、膀胱伤则会有粪便、尿液进入骨盆腔,引起腹膜炎。骨盆骨折多见于交通事故,腰骶部挤压和高处坠落伤。腰椎骨折如椎板、椎体、椎弓根、横突骨折出血主要积于腹膜后形成腹膜后血肿,失血量不大。

（四）腹腔穿刺

腹部伤的诊断,腹腔穿刺有诊断内脏破裂的意义,一般在合并有腹内器官伤多可抽出不凝固血液,但是,有些腹膜后血肿可延伸至腹壁,在右或左下腹部穿刺也可抽出不凝固血液,并无腹内器官伤。因此,对腹腔穿刺阳性也要进一步分析,以免阴性的剖腹探查。

（五）X 线、CT 检查

骨盆骨折、脊柱骨折的 X 线、CT 检查能确诊骨折部位、严重程度,在急诊室应进行 X 线检查以助诊断。但如病情危急,合并血管和内脏伤出血多,伴重度休克者,应先抢救、手术止血后再作 X 线、CT 检查。

三、治　疗

腹膜后血肿的治疗,应个体化决定,一律保守治疗或一律手术治疗都会发生误诊误治;手术治疗中,是否切开后腹膜也应具体情况具体决定。

（一）非手术治疗

患者全身情况较好,血流动力学稳定,临床各项检查后估计仅为骨盆骨折或脊柱骨折端出血而无大血管和内脏损伤者,可由骨科收治,并定时检测血压、脉搏,维持水和电解质平衡。治疗与观察期间如血流动力学不稳定,疑有内脏伤者,再由普外科手术治疗。

（二）手术治疗

1. 手术指征

（1）腹膜后血肿来自腹膜后大血管伤,如腹主动脉、下腔静脉、髂血管伤者。

（2）腹膜后血肿来自胰、十二指肠、肾破裂者。

（3）腹膜后血肿合并有肝、脾、子宫、腹内血管伤者。

（4）腹膜后血肿合并结肠、小肠等空腔器官伤者。

2. 手术方式　手术中根据不同部位伤决定手术方式。腹膜后血肿剖腹探查未见腹内脏器伤者，是否切开后腹膜有不同观点，如血流动力学稳定，无腹内脏器伤发现，腹膜后血肿不大，又无进行性增大，可以除外血管和腹膜后器官伤者，可不切开后腹膜；但如血流动力学不稳定，应切开后腹膜，寻找腹膜后出血原因。上海市东方医院曾收治 1 例 4 楼坠落伤患者，来院时血压偏低，腹腔穿刺阳性、并有骨盆骨折。在急诊室行抢救手术，剖腹，仅见脾破裂，失血不足 1000ml，不能解释其休克原因，术中见骨盆部腹膜后血肿不断扩大，决定切开后腹膜探查，后发现为髂内动脉断裂伤，予以结扎后血压回升，最后治愈出院。

（刘养洲）

参 考 文 献

郭震,张宏文.2007.闭合性腹部损伤的诊治体会.腹部外科,20(4):250.

黄峰,刘喜民.2001.闭合性十二指肠损伤的诊断与治疗进展.中国普通外科杂志,10(6):549-551.

姜洪池,代文杰.2006.脾损伤分级和外科治疗方式的选择.临床外科杂志,14(7):404-405.

姜洪池,麻勇.2010.腹部创伤学。北京:人民卫生出版社

李波,江淼,禹华龙.2006.急症腹腔镜外科学.济南:山东科学技术出版社.

刘栋才,李永国,李铁钢,等.2003.外伤性十二指肠损伤的处理及预后因素分析.中国实用外科杂志,23(7):412-413.

刘宏.2007.腹部闭合性损伤的诊断及治疗体会.现代诊断与治疗,18(5):303-304.

裘法祖.2003.重视闭合性腹部外伤的几项简而有效的诊断方法.临床外科杂志,11(4):201.

孙杨忠.2006.诊断困难的腹部闭合性损伤的处理.2006.中国临床医师,34(1):5-7.

王志强.2003.16 例外伤性十二指肠破裂诊治.中国普通外科杂志,12(1):65-66.

吴孟超,吴在德.2008.黄家驷外科学(第 7 版).北京:人民军医出版社.

许守平,姜洪池.2010.脾脏外科进展.中国中西医结合外科杂志,16(2):134-137.

赵定麟.1999.现代创伤外科学.北京:科学出版社.

赵国艺.2008.腹部闭合性损伤早期诊治方法探讨.海南医学,19(10):93-94.

Ahmed N,Vernick JJ.2009.Pancreatic injury.South Med J,102(12):1253-1256.

Aikawa M,Miyazawa M,Okamoto K,et al.2010.A novel treatment for bile duct injury with a tissue-engineered bioabsorbable polymer patch.Surgery,147:575-580.

Bakker J,Genders R,Mali W,et al.2005.Sonography as the primary screening method in evaluating blunt abdominal trauma.J Clin ultrasound,33:155-163.

Barbuscia M,Querci A,Tonante A,et al.2012.Liver trauma.Diagnosis and treatment.G Chir,33(3):66-70.

Caro A,Olona C,Jiménez A,et al.2011.Treatment of the open abdomen with topical negative pressure therapy:a retrospective study of 46 cases.Int Wound J,8(3):274-279.

Coimbra R,Hoyt DB,Engelhart S,et al.2006.Nonoperative management reduce the overall mortality of grade 3 and 4 blunt liver injuries.Int Surg,91:251-257.

Como JJ,Bokhari F,Chiu WC,et al.2010.Practice management guidelines for selective nonoperative management of penetrating abdominal trauma.J Trauma,68(3):721-733.

Dabbs DN,Stein DM,Scalea TM.2009.Major hepatic necrosis:a common complication after angioembolization for treatment of high-grade liver injuries.J Trauma,66:621-627.

de Costa A. 2006. Making a virtue of necessity:managing the open abdomen. ANZ J Surg,76(5):356-363.

Demetriades D. 2012. Total management of the open abdomen. Int Wound J,9 Suppl 1:17-24.

Deunk J,Brink M,Dekker HM,et al. 2010. Predictors for the selection of patients for abdominal CT after blunt trauma:A proposal for a diagnostic algorithm. Ann Surg,251(3):512-520.

Eppich WJ,Zonfrillo MR. 2007. Emergency department evaluation and management of blunt abdominal trauma in children. Curr Opin Pediatr,19(3):265-269.

Frick EJ Jr,Pasquale MD,Cipolle MD. 1999. Small-bowel and mesentery injuries in blunt trauma. J Trauma,46(5):920-926.

Galvan DA, Peitzman AB. 2006. Failure of nonoperative management of abdominal solid organ injuries . Curr Opin Crit Care, 12(6):590-594.

Helmy AA,Hamad MA,Aly AM,et al. 2011. Novel technique for biliary reconstruction using an isolated gastric tube with a vascularized pedicle:a live animal experimental study and the first clinical case. Ann Surg Innov Res,10:5-8.

Ivatury RR,Kolkman KA,Johansson K. 2007. Management of open abdomen. Acta Clin Belg Suppl,(1):206-209.

Krige JE,Beningfield SJ,Nicol AJ,et al. 2005. The management of complex pancreatic injuries. S Afr J Surg,43(3):92-102.

Lalwani S,Gupta M,Varma V,et al. 2011. Small bowel stricture following blunt abdominal trauma. Trop Gastroenterol,32(4): 304-308.

Laukarinen J,Chow P,Sand J,et al. 2007. Long-term changes in hepatobiliary physiology after Roux-en-Y hepaticojejunostomy. J Surg Res,143:270-275.

Li Petri S,Gruttadauria S,Pagano D,et al. 2012. Surgical management of complex liver trauma:a single liver transplant center experience. Am Surg,78(1):20-25.

Linsenmaier U,Wirth S,Reiser M,et al. 2008. Diagnosis and classification of pancreatic and duodenal injuries in emergency radiology. Radiographics,28(6):1591-1602.

Mohr AM,Lavery RF,Barone A,et al. 2003. Angiographic embolization for liver injuries:low mortality,high morbidity. J Trauma, 55:1077-1082.

Msselbeck TS,Teicher ER,Cipolie MD,et al. 2009. Hepatic angioembolization in trauma patients:indications and complications. J Trauma,67:769-773.

Mukhopadhyay M. 2009. Intestinal injury from blunt abdominal trauma:a study of 47 cases. Oman Med J,24(4):256-259.

Nicol A,Hommes M,Primrose R,et al. 2007. Packing for control of hemorrhage in major liver trauma. World J Surg,31:569-574.

Nijhof HW,Willemssen FE,Jukema GN. 2006. Transcatheter arterial embolization in a hemodynamically unstable patient with grade IV blunt liver injury. Is nonsurgical management an option? Emerg Radiol,12:111-115.

Patricio P,Stuart L,Jaime P,et al. 2008. Hepatic resection in the management of complex injury to the liver. J Trauma,65: 1264-1270.

Pottakkat B,Sikora SS,Kumar A,et al. 2007. Recurrent bile duct stricture:causes and long-term results of surgical management. J Hepatobiliary Pancreat Surg,14:171-176.

Scott BG,Feanny MA,Hirshberg A. 2005. Early definitive closure of the open abdomen:a quiet revolution. Scand J Surg,94(1): 9-14.

Sikhondze WL,Madiha TE,Naidoo NM,et al. 2007. Predictors of outcome in patients requiring surgery for liver trauma. Injury,38: 65-70.

Smith J,Caldwell E,D'Amours S,et al. 2005. Abdominal trauma:a disease in evolution. ANZ J Surg,75(9):790-794.

Sule AZ,Kidmas AT,Awani K,et al. 2007. Gastrointestinal perforation following blunt abdominal trauma. East Afr Med J,84(9): 429-433.

Taviloglu K,Yanar H. 2009. Current trends in the management of blunt solid organ injuries. Eur J Trauma Emerg Surg,35:90-94.

Terrosu G,Rossetto A,Kocjancic E,et al. 2011. Anal avulsion caused by abdominal crush injury. Tech Coloproctol,15(4): 465-468.

Trunkey DD. 2004. Hepatic trauma:contemporary management. Surg Clin North Am,84:437-450.

Velmahos GC,Toutouzas KG,Radin R,et al. 2003. Non-operative management treatment of blunt injury to solid abdominal organs. Arch Surg,138:844-851.

Vertrees A,Wakefield M,Pickett C,et al. 2009. Outcomes of primary repair and primary anastomosis in war-related colon injuries.
J Trauma,66(5):1286-1291.

Zheng YX,Chen L,Tao SF,et al. 2007. Diagnosis and management of colonic injuries following blunt trauma. World J Gastroen-
terol,13(4):633-636.

第三章 泌尿及男性生殖系创伤

近年来,随着工业、建筑、交通运输等方面的快速发展,复合性创伤明显增多。泌尿及男性生殖系创伤也因此较前有所增加。同时,伤情也更为严重、复杂。

泌尿生殖系统由于解剖部位的关系,其创伤的发生率较其他部位略低,约占外伤患者的10%。通常是由急诊医生接诊和初步救治,因此对泌尿系统损伤的初步诊断,包括了解受伤机制、损伤范围及现场救治措施等,对急诊外科医生和泌尿外科医生具有同样重要的意义。尽早确定诊断,正确合理的初期处理,对泌尿系统损伤的预后极为重要。同时,在优先处理那些威胁生命的损伤时,急诊医生也应考虑和明确是否存在泌尿生殖系统损伤。

泌尿系统损伤可分为闭合性(钝性伤)和开放性(穿透伤)两大类,前者平时常见,后者则战时多见。在闭合性泌尿生殖系创伤中,以男性尿道损伤最多见,肾、膀胱次之,输尿管损伤及生殖系统损伤较少见。由于肾、输尿管、膀胱、后尿道受到周围组织和器官的良好保护,通常不易受伤。泌尿系统损伤多是胸、腹、腰部或骨盆严重损伤的合并伤。因此,当有上述部位严重损伤时,应注意有无泌尿系统损伤;反之,确诊泌尿系统损伤时,也要注意有无合并其他脏器损伤。

泌尿及男性生殖系创伤有以下特点:①合并伤多见,特别是肝、脾、胃肠、胸部等创伤及骨盆骨折;②泌尿系创伤多出现血尿、排尿困难及尿外渗;③在出血及尿外渗的基础上容易导致感染;④并发症多见且严重,如感染、狭窄、尿瘘、高血压、肾功能不全、性功能障碍等。因此,在决定处理新鲜创伤的方案时,要充分注意预防和减少后遗症的发生。

随着科学技术的发展,特别是 CT、介入放射学及腔内泌尿外科学的发展,多学科的密切合作及创伤救治的一体化,对泌尿及男性生殖系统创伤的诊断、治疗日趋完善,提高了抢救的成功率,减少了并发症的发生。

第一节 肾 创 伤

肾脏位于第 12 胸椎和第 3 腰椎之间两侧的腹膜后间隙,后有腰大肌、腰方肌和胸廓软组织,外侧有第 10~12 肋骨,前方有腹膜及腹腔脏器,这些解剖结构使肾脏受到保护。肾脏外面被 Gerota 筋膜所包围,其中富含脂肪,构成脂肪囊,如同肾脏的脂肪垫,对其形成一个天然的保护屏障。同时肾脏有一定的上下活动度,可以缓冲外来暴力的作用,所以在轻度外力下,肾脏不易受到损伤。肾脏血流非常丰富,约占心输出量的 1/4,每分钟有 1200~1500ml 血液通过双肾,这在另一方面又增加了肾的脆性,外力强度稍大即可造成肾脏的创伤。由于肾脏血液循环丰富,挫伤或裂伤也容易愈合。

一、发 生 率

肾脏创伤的发生率与致伤原因、事故性质、职业、性别、年龄有关。交通事故中,肾创伤发生率最高,腹部伤并发肾创伤也较多。男性肾创伤约高于女性 4 倍,其中又以青壮年居多,儿童因肾脏位置较低,肾周脂肪较少,肾周筋膜及腰背肌肉又较薄弱,以及活动量较大,易于跌跤等因素,肾脏创伤发生率较成人约高1/3;左右肾脏损伤的发生率大致相等,双侧肾脏同时受伤者不到肾脏损伤总数的1%。

任何腰背部、胸部、上腹部损伤的患者都应考虑有肾损伤的可能。肾损伤约占入院外伤患者中的3%,占腹部损伤患者中的8%~10%,肾损伤通常伴随邻近器官损伤,包括肝、脾、小肠、结肠、胃、胰腺,也常合并低位肋骨骨折和腰椎骨折。

二、病　因

1. 开放性伤(穿透伤)　多发生于战争条件下,如子弹、弹片、刺刀、匕首等,且多合并胸、腹腔脏器及脊髓创伤。

2. 闭合性伤(钝性伤)　社会人群中,肾脏闭合伤远多于穿透伤,约占肾损伤的90%,所有的穿透伤和大多数闭合伤都需要外科治疗(图3-3-1-1)。

(1) 直接暴力创伤:致伤原因以撞击为主,其次为跌落、交通事故等。体育运动时也可发生肾创伤。

(2) 间接暴力创伤:如从高处跌下时,足跟或臀部着地发生的减速伤,肾脏由于惯性作用继续下降,可发生肾实质创伤或肾蒂撕裂伤。

(3) 自发性肾破裂:肾损伤也易发生在已有病理改变的肾脏,如肾积水、肾囊肿、肾肿瘤(特别是血管平滑肌脂肪瘤)、肾结石及肾血管畸形等。当肾体积增加到一定程度,实质变薄,张力增大,轻微外伤或体力劳动时可发生破裂。

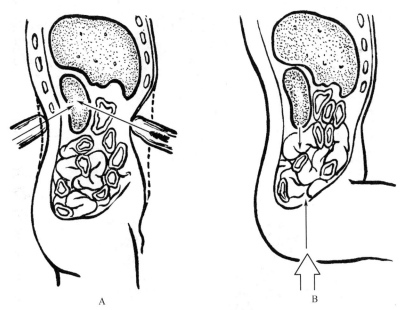

图 3-3-1-1　闭合性肾创伤的损伤机制示意图
A. 直接暴力创伤损伤机制;B. 间接暴力创伤损伤机制

随着内镜技术和微创手术的应用,近年来医源性肾损伤有增加趋势。如经皮肾穿刺造瘘术、经皮肾镜取石术、体外冲击波碎石术等都可以产生肾损伤,不容忽视。

三、病　　理

1. 开放性创伤(穿透伤)　弹片伤(炮弹、地雷、手榴弹等)对肾脏破坏严重,常是毁损性的多发性裂伤,患者常来不及抢救而死于大出血;枪弹穿透肾脏,可形成圆形穿孔、裂伤或碎裂伤,易发生继发性出血;匕首、尖刀造成的刺伤,裂口较整齐,有时可能出血不多。同时,开放性肾创伤较闭合性损伤更易发生肾蒂创伤。

2. 闭合性创伤(钝性伤)　病理分类方法较多,美国创伤外科学会(American Association for the Surgery of Trauma,AAST)制定了肾损伤的分度,根据肾损伤的程度将其由轻到重分为5级(表3-3-1-1)。该分度可简单概括为两大类,即轻度损伤和重度损伤,轻度损伤(Ⅰ、Ⅱ级)包括肾挫伤、浅表裂伤及小的包膜下血肿,重度损伤(Ⅲ、Ⅳ、Ⅴ级)包括深部肾实质裂伤、皮髓质交界处或集合系统损伤、肾蒂伤、肾碎裂等(图3-3-1-2)。

表 3-3-1-1　美国创伤外科学会肾损伤分度

损伤分度	伤情描述
Ⅰ	肾挫伤伴随镜下或肉眼血尿或仅有损伤的影像学改变,局限性包膜下小血肿不伴肾实质损伤
Ⅱ	局限性包膜下血肿,血肿限于腹膜后。肾皮质裂伤小于1cm,无尿外渗
Ⅲ	肾皮质裂伤大于1cm,无尿外渗
Ⅳ	肾裂伤从皮质到髓质及集合系统,影像学可见尿外渗。影像学可见肾段动脉或静脉损伤征象-肾段梗死。肾动脉或静脉损伤伴随肾动脉内血栓形成
Ⅴ	肾蒂伤、完全肾碎裂

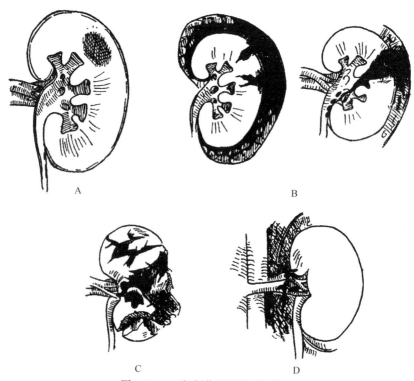

图 3-3-1-2　肾创伤的分类示意图
A. 挫伤;B. 裂伤;C. 碎裂伤;D. 肾蒂伤

对肾损伤程度的判断,在肾损伤患者诊治中十分重要,也是确定保守治疗或手术治疗的依据,但肾损伤分度的意义并非仅仅指导医生"开刀还是不开刀",而是需要根据该分度进行仔细的临床决策。

四、诊　断

1. 临床表现　肾创伤的临床表现取决于创伤程度和有无合并伤。其主要临床表现是休克、血尿、腰痛、肿块和伤侧腹壁强直。

(1) 休克:休克发生率为14.5%~45%,一般为20%左右。呈创伤和失血性休克表现,休克程度与伤势及失血量有关,一般闭合性挫伤,休克较轻;撕裂伤,特别是合并其他脏器创伤时,休克较严重,常危及生命。

(2) 血尿:血尿是肾创伤最常见的症状,包括肉眼或镜下血尿。国内有学者报道,94.3%的肾创伤可出现血尿,一般说来,血尿的量通常与肾创伤的严重程度一致。创伤越严重,血尿程度也相应严重。但有时血尿程度与损伤程度并不成正比,有些严重肾裂伤,血液流入腹膜后组织或腹腔内,并不从肾盂输尿管引流,有时血块堵塞输尿管也会造成血尿突然停止。因此,血尿程度不能精确判定创伤的范围和程度。

(3) 腰痛:腰痛多系腰部挫伤、肾包膜下出血或血尿渗入肾周围组织刺激腹膜后神经丛所引起。疼痛可局限于腰部、上腹,也可散布到全腹,或放射至肩部、髋区及腰骶部。

(4) 肿块:由于肾周围血肿和尿外渗,在腰部可出现不规则的弥漫性肿块,若肾周筋膜完整,肿块可局限;若肾周筋膜破裂,渗出的血和尿液可沿腹膜后蔓延。如肿块不断扩大,血红蛋白不断下降,说明有持续性出血,应引起警惕。

(5) 腹壁强直:伤侧腰部有明显的肌肉痉挛和压痛,有尿外渗时更为显著。肾周的血和尿液沿腹壁向下蔓延,临床上即可出现腹壁强直。如有后腹膜破裂,血和尿进入腹腔时,可有腹膜刺激现象。

2. 实验室检查　实验室检查不仅对肾创伤的诊断十分重要,而且有助于确定创伤严重程度,了解伤情发展,进而更加及时、合理地确定治疗方案。单纯肾脏创伤,除少数严重休克及大出血者外,一般都能容许进行必要的特殊检查。因此,只要条件允许,应争取施行。

血红蛋白量、红细胞计数及血细胞比容动态检查,对判断出血程度、伤情发展以及选择治疗措施均有重要参考价值,特别在伤后24小时内此项检查更属必要,严重出血患者应每两小时检查1次。伤前无贫血,伤后血红蛋白低于9g/L且不断下降时,说明伤情严重。

实验室检查也包括尿常规检查、血清碱性磷酸酶测定及肾功能检查。

3. 影像学检查　影像学检查对肾创伤的诊断极为重要,如伤情允许,应当尽早进行。

(1) 尿路平片(KUB平片):可见肾脏阴影增大和肾影移位,提示有包膜下血肿。腰大肌阴影消失,脊柱向伤侧弯曲,肾活动受限,提示肾周围脂肪组织内有大量出血。如发现第11或第12肋骨骨折,腰椎横突(2~4)骨折,结合血尿(肉眼或镜下)也是肾脏创伤诊断的重要依据。

(2) 静脉肾盂造影(intravenous urography,IVU):静脉肾盂造影曾是肾损伤的一线影像学检查,尤其是大剂量静脉肾盂造影。随着CT的普及和CT分辨率的提高,IVU在肾损伤中的应用越来越少,但IVU可用于检查对侧肾脏是否缺如、双肾功能及肾实质和集合系统的情况。肾脏显影不良提示严重的肾实质损伤,不显影应考虑肾缺如、肾切除术后、异位肾、继发于严重肾挫伤的肾血管痉挛、肾动脉血栓形成、肾蒂损伤或严重的集合系统梗阻。多发伤、生命体征不稳定患者,会被直接送到手术室探查,而没有机会做腹部影像学检查,在手术中可拍摄单张片子的IVU,以判断健侧肾是否存在及其功能情况。但孤立肾损伤的手术处理原则目前仍有争议。

(3)肾动脉造影:作为诊断工具,血管造影并不常用,但其可以辅助和确证CT的诊断结果,也可以对出血区域进行选择性的检查。在疑有肾动脉损伤或其他检查(静脉尿路造影或肾扫描)发现伤肾无功能或无血供时,该检查方有特殊的价值。肾动脉造影可用于肾创伤的早期、中期(两周内)或晚期。早期可发现动脉有无损伤(完全或部分断裂、内膜损伤)、栓塞等;中期或晚期可确诊有无外伤性肾动脉瘤、肾动静脉瘘、肾动脉狭窄及肾萎缩等并发症和后遗症。肾动脉造影能达到解剖学诊断,能显示肾损伤情况,尤其高度怀疑肾蒂伤时应行肾动脉造影检查以明确诊断;同时又能通过选择性肾动脉栓塞治疗以达到止血目的。

(4)CT:CT平扫加增强,对肾损伤的诊断极为敏感,诊断准确率达98%~100%,是肾损伤影像学检查的"金标准"(图3-3-1-3)。CT检查可明确肾损伤的范围、程度及类型,了解肾功能情况,观察腹内和腹膜后其他脏器的改变,及时检出合并伤,有助于外伤患者治疗决策的确定和选择,且具有快速、无创等优点。除了显示肾实质挫裂伤、出血、尿外渗,CT还可显示肾血管损伤及肾段缺血。随着CT技术的进展,其在肾损伤的诊断中有取代IVU的趋势。

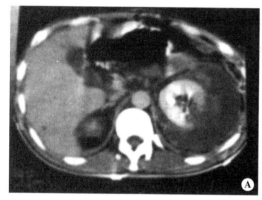 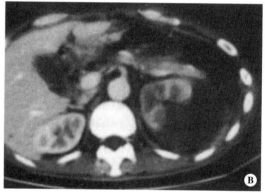

图3-3-1-3 肾创伤的CT影像水平位观

A. 左肾破裂,肾周血肿,部分血肿机化;B. 左肾破裂,巨大尿囊肿

螺旋CT增强延时及三维重建技术,能准确指导临床,减少Ⅰ、Ⅱ、Ⅲ级肾损伤不必要的探查,避免对Ⅳ、Ⅴ级肾损伤盲目的保守治疗,使得最大限度地保留肾单位成为可能。

(5)B超检查:B超在肾损伤的诊断中具有无创、快速、安全、方便的优点,可以准确地确定肾周和肾包膜血肿,同时能观察双肾及其他实质性脏器是否正常。对于观察肾脏大小,判断血或尿外渗范围及其进展情况也有帮助。并可反复随访观察,是闭合性肾创伤的常用检查方法及用于保守治疗中伤情及疗效的监测。其缺点是不能反映肾功能,不易判断损伤肾的损伤程度。

(6)放射性核素肾扫描:放射性核素肾图对肾损伤的诊断作用有限,放射性核素肾扫描可以用于肾血管损伤修复后血管功能的随访检测,及用于造影剂过敏的患者。对创伤的早期、晚期或后遗症观察,也有一定价值。

（7）MRI:对造影剂过敏或不适宜使用造影剂者,可选择 MRI 检查。

4. 特殊检查　膀胱镜检查及逆行尿路造影,虽然膀胱镜检查能直接观察伤侧输尿管口有无鲜血喷出,逆行尿路造影能获得更为清晰的造影图像,然而此项检查不仅有加重出血和诱发感染的危险,而且需搬动患者,有可能使伤情恶化。一般静脉尿路造影或 CT 尿路成像均能提供良好的显影效果,所以目前已不再将膀胱镜检查及逆行尿路造影视为必需的检查项目,只有在静脉尿路造影显示不佳或不能进行静脉尿路造影而又必须及时了解双肾情况时,方行此项检查。检查时应十分强调无菌操作,并加强其他抗感染措施。

五、治　疗

对肾创伤患者,首先对伤情要有正确评估,确定有无休克及其他脏器的合并损伤,根据创伤程度不同,可采取相应的紧急处理措施。就肾创伤本身而言,大多数患者均可在非手术治疗下治愈,只有少数患者需紧急手术治疗。合并腹内脏器伤,则应尽早进行剖腹探查,首先处理腹内脏器伤,然后探查伤肾并进行相应处理。肾脏创伤的治疗应包括防治休克,非手术治疗和手术治疗。

1. 防治休克　防治休克是治疗肾脏创伤的首要环节。无论患者是否发生休克,入院后应立即建立输液通道,根据病情补充血容量,并绝对卧床休息,镇静止痛。入院时已有休克者,多提示伤情严重,应在抗休克的同时,尽快完善相关检查,迅速确定诊断及下一步治疗,如系大出血,应毫不犹豫地进行手术探查止血。

2. 非手术治疗　包括观察及对症处理。

AAST Ⅲ级以下肾损伤比较公认的治疗是非手术治疗。泌尿外科医师争论的焦点是重度闭合性肾损伤选择非手术治疗还是外科手术治疗,以及如何把握手术时机而不耽误患者病情。

（1）临床观察:对诊断为肾挫伤或轻度裂伤的患者,可行非手术治疗,首先进行临床观察,包括住院、绝对卧床休息两周,直到肉眼血尿消失,然后限制活动到镜下血尿消失。同时可应用抗生素及止血药物等。一般肉眼血尿可能在数小时内消失,而镜下血尿可持续到伤后 3~4 周。在此期间,应保持排便通畅,注意预防呼吸道感染,避免因突然腹压增加、膈肌剧烈活动等引起继发性大出血,并应严密观察血尿和生命体征的变化。除详细记录体温、血压、呼吸、脉搏、血象外,还应注意肾区是否出现肿块以及肿块大小和腹部情况的变化等,以便能及时发现继发性大出血或继发感染（肾脏感染、肾周感染、腹腔感染或胸部感染等）。下床活动后,仍应强调 2~3 个月不参加剧烈的体育活动及重体力劳动,以保证肾脏创伤的彻底愈合。

虽然病情的突然变化多发生在入院后的第 1 个 24 小时内或前几天,此后,多数患者逐渐倾向于稳定和治愈。然而少数患者仍可出现病情突然恶化或再次出血,例如血尿持续不断或时轻时重以致短期内出现严重贫血,肾区肿块突然增大,出现休克征兆等,临床医生应仔细观察和分析,以确定是否采取必要的手术治疗。可利用血细胞比容监测出血的情况,还要注意初诊时没有发现的、需要进一步处理的损伤。迟发性的肉眼血尿提示有动静脉瘘或血管破入集合系统,这种情况可能需要手术。

对较严重的肾损伤,必须密切观察病情变化,非手术治疗中有以下情况者应手术治疗:①病情逐渐或突然加重、血压不稳或持续下降、经抢救仍无好转趋势或休克始终不能纠正的;②血尿48小时仍未见减轻、消失,或虽停止却又再次出现严重血尿的;③肾周血肿范围明显增大,血压明显降低;④广泛发生尿外渗或感染情况的;⑤在治疗中发现合并腹腔脏器损伤,腹膜炎体征明显。在准确掌握手术适应证的前提下,非手术治疗是有效和重要的治疗方法。

(2)微创与介入治疗:随着微创技术的发展,非手术治疗的概念已远远不止于临床观察,部分肾损伤患者可选择如介入性血管栓塞、经皮引流和输尿管支架等微创治疗。

1)动脉栓塞:对于血流动力学参数稳定的Ⅲ、Ⅳ度肾损伤患者,为避免手术探查及肾切除的危险,动脉栓塞是一个有效的选择。介入诊断和动脉栓塞治疗能够提供早期的积极处理,减少二期手术探查的危险,明显超出肾周筋膜(Gerota 筋膜)的腹膜后血肿,应进行积极的处理,而不能仅仅保守观察。选择性肾动脉栓塞治疗则不失为一个创伤少、简单易行、安全、降低肾切除率及最大限度保留未损伤部分肾组织功能的有效方法。但是肾蒂损伤、肾盂输尿管损伤或肾损伤伴感染者不适宜动脉栓塞术。

随着介入放射技术的发展,超选择性肾动脉造影栓塞术也广泛应用于临床,使得肾损伤出血患者得到了良好的治疗,大大降低了外科手术率,最大限度地保护了肾脏。

超选择性肾动脉栓塞术既能较好地保护患侧肾功能,又能有效止血,较手术探查及肾修补术损伤小,效果确切可靠。其优点主要体现在以下几方面:①诊断明确,能精确确定出血部位并判断损伤程度;②明确诊断的同时可以即刻进行栓塞治疗;③栓塞止血效果确切,血尿症状可立即缓解;④可以降低手术探查时导致的失肾率,从而减轻患者的精神压力;⑤微创技术局麻下即可操作,一次成功率高达80%以上,而且重复性强;⑥副作用小,较少产生严重并发症;⑦恢复快,缩短了住院时间,降低了医疗费用;⑧栓塞后不影响正常肾分泌功能,可最大限度地保护肾功能。

从目前情况来看,血管造影(图3-3-1-4)和栓塞应是对血流动力学参数稳定,不伴其他需要手术探查的腹腔内损伤患者的进一步治疗。总的来说,血管造影和栓塞主要用于闭合性肾损伤。Ⅲ度以上的肾脏穿透伤(图3-3-1-5)通常需要手术探查,以除外可能伴随的腹腔内其他损伤。虽然血管造影和栓塞也可控制这些损伤,但邻近的肝、脾、十二指肠及胰腺损伤通常需要手术治疗。

2)经皮引流和输尿管支架:深层肾实质裂伤可累及集合系统,引起尿外渗。少量的尿外渗仅需观察,不需要特殊处理,在输尿管引流通畅的情况下,可自行吸收。

大量的、持续性的尿外渗或已经形成尿囊肿的情况下,通常需要经皮引流尿液及放置输尿管内支架,尿外渗扩展超过脐中线,提示肾盂损伤,也可能是输尿管从肾盂撕脱。经皮引流和输尿管支架可治疗小的肾盂损伤,但输尿管撕裂伤需要手术修补。如尿囊肿引流不佳,在伤后几个月到几年内,可以形成假性尿囊肿,它们可以用经皮穿刺引流加注射硬化剂治疗。

3. 手术治疗 5%~15%的患者需要紧急手术或二期手术治疗。

(1)绝对手术指征。

1)肾脏穿透伤,特别是贯通伤。

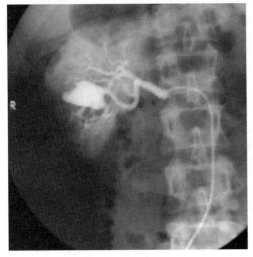

图 3-3-1-4　肾血管造影

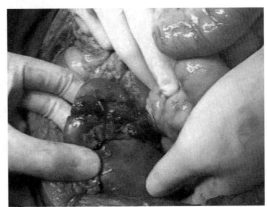

图 3-3-1-5　肾碎裂伤术中所见

2）伴有腹内脏器伤或疑有(或已有)腹腔内大出血或弥漫性腹膜炎者。

3）非手术治疗过程中肾区肿块不断增大,肉眼血尿持续不止,短期内出现严重贫血者。

4）经抗休克治疗后血压不能回升或升而复降,提示有大出血者。

5）尿路造影有明显造影剂外溢,提示有较大的肾实质破裂者。

6）肾动脉造影有肾动脉损伤或栓塞者。

7）同时有肾盂或输尿管创伤者。

(2）相对手术指征

1）尿外渗:大多数尿外渗患者可以单纯非手术观察或用微创手术治疗。出现大量尿外渗时应考虑手术探查,偶然情况下,经皮引流和输尿管支架或肾造瘘,也可以成功治疗。在持续性尿外渗的情况下,需要手术修复。当影像学证实严重尿外渗而输尿管不显影的情况下也需手术探查,以证实及修复肾盂-输尿管交界处的完全撕裂。以上原则适用于闭合伤及刺伤,对于火器伤,无论尿外渗的程度如何都应进行探查手术。

2）肾实质缺血或无功能:损伤引起的大范围肾段缺血或无功能应早期手术探查,否则肾段坏死,可引起严重的迟发性出血及尿外渗,仍旧需要手术治疗。二期探查手术时,受伤部位会发生严重的炎症反应,使手术更加困难,也因此增加了肾切除的危险。受伤早期进行探查手术使某些患者有机会做肾部分切除,有利于保留更多的肾单位。

3）火器伤:几乎所有的火器伤患者都需要手术探查,如果并发任何程度的尿外渗、肾周血肿或肾缺血,则必须进行手术探查。由于枪弹的爆震效应,十分容易使患者出现晚期并发症(如出血及尿瘘),因此需手术探查以清除坏死组织,修补集合系统和肾实质。对于没有穿透腹膜或肾周轻度损伤的火器伤,可考虑非手术治疗。肾脏火器伤原则上需行手术探查,以免遗漏其他合并伤(如十二指肠、结肠、胰腺、肝、脾、大血管等)。

4）动脉血栓形成:钝性肾损伤时,可撕裂肾动脉内膜,引起肾动脉主干或肾段动脉内血栓形成,处理此类损伤的目的是保存肾功能。但此类损伤中,影响肾功能的主要因素是肾实质的热缺血时间。对热缺血时间的耐受还受其他一些因素的影响,如年龄、既往有无肾血管或肾脏其他病变及血肌酐水平。最大的耐受程度为 4～12 小时,在此范围内,肾脏的主要功能还有恢复的可能。对侧肾功能是一个主要参考标准,由此来确定是进行血管重建手术还是采取保守疗法。在孤立肾或双侧肾动脉栓塞的情况下,应采取积极的手术治疗,保存肾功能。

(3)闭合性肾损伤肾脏探查指征

1)腹腔内脏器损伤具有急腹症表现者。

2)经积极输血补液仍不能控制休克者。

3)肾动脉栓塞治疗失败的Ⅳ度以上肾损伤。

但是,重度闭合性肾损伤有尿外渗、肾周血肿,合并渗出性腹腔内积血、积液时,多伴有腹膜炎体征,未必一定就是肾脏探查指征。

(4)术中探查肾脏指征:当外伤患者由于血流动力学指标不稳定,或伴随损伤需要手术探查时,如何确定是否需要进行肾脏探查手术呢?

原则上发现有波动感的、扩展的、界限不清的腹膜后血肿,需探查肾脏。剖腹探查时发现腹膜后血肿一般需要探查肾脏,除非术前损伤已经影像学分级并确定可以安全地进行非手术治疗。但如术前确定有尿外渗,应进行肾脏探查。任何肾脏穿透伤,包括枪伤和刺伤,伴有明显的腹膜后血肿而术前无法分级时,应进行探查。如果术前损伤未被分级,可行术中单次IVU,即术中注射造影剂,10分钟后摄片,可提供有价值的诊断资料,包括肾损伤的情况及对侧肾脏的情况。如术中单次IVU证实有尿外渗或对侧肾脏无功能,也是手术探查肾脏的指征。

(5)手术原则:肾脏创伤的手术处理包括探查、处理伤肾和引流。探查原则及方法如下。

1)切口选择,无其他腹腔脏器伤,且证实对侧肾脏完好无需探查,可经腰切口;伴有其他腹部脏器伤或需要探查双肾者,则经腹切口。

2)控制肾蒂血管后再游离肾脏,经腹探查时,可于主动脉旁切开后腹膜,显露肾动脉主干,用无损伤血管钳或血管夹暂时阻断肾脏血液循环,然后再在结肠外游离和探查肾脏。

3)清除肾周围血肿、尿外渗、骨折片及已游离的无生机伤肾组织。

4)彻底止血。

5)确定肾脏损伤范围及程度,决定伤肾手术方式。

(6)术式选择:原则上应尽量保存伤肾。依据肾脏创伤的程度及范围,可分别选用如下术式。

1)肾脏裂伤修补术(图3-3-1-6):适用于肾脏裂伤范围比较局限,整个肾脏血液循环无障碍者。如创缘整齐,可直接对拢缝合,若创缘血供不良,应清除创缘失活组织。肾实质出血点以细丝线缝扎止血,用细的可吸收线严密缝合肾盂或肾盏裂口,再对拢缝合肾实质及肾包膜。对拢缝合有困难者不可勉强,以免撕裂肾脏,可用肾周围脂肪或肌肉瓣充填,再以腹膜覆盖并固定。肾盂内有血块者,应切开取出并根据情况决定是否造瘘引流。

2)肾部分切除术(图3-3-1-7):适用于肾的上下极严重挫裂伤,或上下极肾组织已游离而其余肾组织无创伤,或虽有裂伤但可修补者。应注意断面必须以肾包膜或游离腹膜覆盖,以促进其愈合,预防切面继发性出血。

3)肾切除术:应严格掌握手术指征。凡有下列情况之一者,应行肾切除术:①肾脏严重碎裂伤,大量出血无法控制者;②严重肾蒂裂伤或肾血管破裂无法修补或重建者;③肾内血管已有广泛血栓形成者;④肾创伤后感染、坏死及继发性大出血者。肾切除前,必须明确对侧肾脏情况,在确定对侧肾脏功能形态正常后,再行伤肾切除。如系孤立肾或双侧肾受伤,则应千方百计保留伤肾(肾脏网套包裹止血术和单纯肾周引流术等),确实无法挽救时,方可切除。遇此情况(孤立肾被切除或双肾严重损伤而丧失双肾),应在肾切除后及早进行透析治疗,并不失时机地施行同种异体肾移植术。

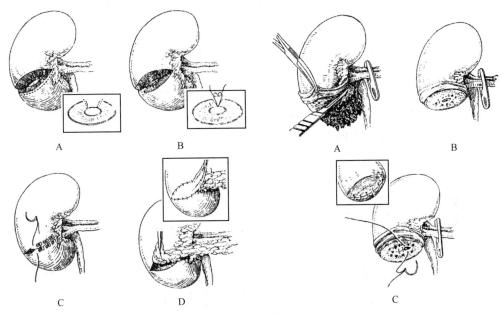

图 3-3-1-6　肾脏裂伤修补术示意图
A. 清除创缘失活组织;B. 缝合集合系统;C. 缝合肾实质;D. 缝合肾实质有困难者,可填塞脂肪组织

图 3-3-1-7　肾部分切除术示意图(A～C)

4)肾血管修补术或肾血管重建术:如有肾蒂血管撕裂、断裂、内膜损伤、血栓形成等情况,可修补血管、切除血管损伤段重新吻合或重建肾脏血液循环、或行自体肾移植术。

无论施行何种肾手术,术后均应引流肾周或肾窝,使尿外渗及残存积血得以排出。目前多采用负压球引流,2～3天拔除。经腹切口者,应在侧腹部腹膜外另作切口引流。单纯肾周引流仅适用于尿外渗为主的肾脏创伤,或肾周围感染不能施行修补或其他手术时。

4. 病理肾损伤的治疗　病理肾损伤的治疗应采取较为积极的手段即手术治疗。特别对仅受轻微外伤而出现肾损伤,影像学检查提示肾实质有占位性病变而怀疑恶性者,应及早手术探查。术中可结合病灶范围、术前对分肾功能的判断和术中快速病理检查结果,决定行肾切除或肾部分切除术。对巨大肾积水破裂,病肾皮质菲薄,对侧肾功能正常,可行急诊肾切除术。对肾错构瘤主张行肿瘤剜出或肾部分切除术,如肿瘤巨大、位置较深或破裂大出血危及生命,可急诊行肾切除术。

六、预　　后

单纯肾脏创伤预后良好,80%～90%的患者均可在非手术治疗下痊愈,需行肾切除术者为5%～10%,死亡多因合并其他严重内脏损伤所致,与肾脏创伤本身多无直接关系。肾脏创伤后的早期并发症主要是感染(肾脏感染、肾周围感染、盆腔感染等)及继发性大出血。晚期并发症有肾盂肾炎、肾积水、肾周假性囊肿形成、尿瘘、结石、肾动脉瘤、肾动静脉瘘、肾萎缩或瘢痕等。部分患者可发生肾性高血压。对于肾脏创伤的患者,1年后应全面复查。

第二节　输尿管创伤

输尿管全长位于腹膜后间隙,有肌肉、腹内脏器及骨盆保护,加上输尿管本身有一定的韧性,所以,外伤所致的直接创伤非常少见。输尿管创伤多为盆腔妇产科手术、外科直肠或腹膜后间隙手术所致的创伤。近年来,以输尿管镜为代表的泌尿外科腔内手术所引起的输尿管创伤也有所增加。输尿管创伤只要及时或早期发现,予以适当处理,多可获得较好结果。但若发现较晚或处理不当,则不可避免地要发生尿外渗、感染、上尿路梗阻等一系列严重并发症,甚至危及生命。所以,对输尿管创伤,必须有高度警惕性及足够的处理能力。

一、病　　因

输尿管创伤按照致伤原因,可分为4类。

(一) 外伤性创伤

战时常由弹片、弹丸、刺刀、房屋或工事的倒塌等,造成输尿管创伤。平时则多见于交通或工伤事故。无论是开放性或闭合性创伤,一般都属多处伤或两种以上原因所致的复合伤,如火器伤合并烧伤、爆震伤及放射性损伤等,因此伤情多严重而复杂。在抢救时,输尿管创伤常居次要地位,因而常被忽略。而这种忽略却可能造成严重后果,造成部分病例在形成尿瘘之后才得以诊断。

(二) 手术创伤

多发生于盆腔手术,如根治性子宫切除、巨大卵巢肿瘤或囊肿切除、直肠手术等(图3-3-2-1)。特别是输尿管有移位、畸形、广泛粘连、暴露不良、出血等情况时容易发生。这些都易伤及输尿管盆腔段。腹膜后较大肿块切除、腰交感神经节切除等腹膜后手术,也可能伤及输尿管腰段。

(三) 器械创伤

在输尿管腔内使用器械时,如用过硬的输尿管导管或置有金属导丝的导管、输尿管镜、输尿管扩张器、输尿管套石篮等,均有引起输尿管创伤的可能。但创伤大都较轻,仅为输尿管黏膜轻微的擦伤或裂伤,除伤后有少量血尿外,均能自愈,并不引起明显的输尿管狭窄。比较严重的输尿管创伤是少见的,如输尿管镜引起的穿孔或黏膜长段撕脱、输尿管套石篮引起的输尿管全层撕裂、断离、撕脱等。

(四) 放射性损伤

对盆腔脏器肿瘤进行高能量放射治疗,可以造成输尿管损伤,使其发生管腔内或管腔周

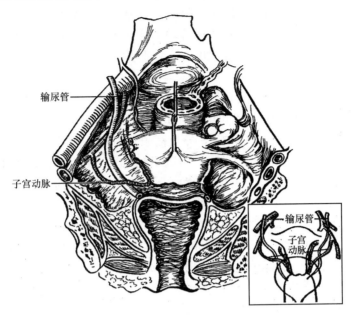

图 3-3-2-1　输尿管与子宫动脉关系示意图

围水肿,或者发生纤维化,造成输尿管机械性或动力性梗阻。有人甚至认为,接受放射治疗的宫颈癌患者,有 15% 最终死于输尿管梗阻。

二、病　　理

输尿管创伤后的病理变化,因创伤的类型不同,处理的时间和方法不同而有很大差别。

1. 结扎　在止血或缝合时,有时误将输尿管结扎在内。结扎有部分性的,有完全性的;有单侧的,也有双侧同时被结扎的;有结扎在上段的,也有结扎在下段的。它们所造成的病理改变,主要是肾、输尿管积水和肾实质萎缩。

在短时间内,当梗阻解除后,肾脏的排尿功能可完全恢复。这一病理缓冲的安全时间,根据已知的动物实验及临床经验,两周内是肾功能恢复的安全期限,也有长达 2~3 个月者。对手术后发现的病例,如在上述安全期内,仍可考虑施行修复性手术,不可贸然施行肾切除。长期的完全性输尿管梗阻,可因肾盂内压力持续增高导致肾实质血液循环受阻,进而发生肾萎缩。肾盂内高压所致的肾实质缺血可引起肾性高血压。

单侧完全性输尿管急性梗阻,因对侧肾脏的功能代偿,可不发生肾、输尿管积水。如双侧结扎,则术后发生无尿,容易被诊断。如为部分性贯穿结扎,则所致的输尿管狭窄可引起肾积水,或形成输尿管瘘。

2. 钳夹　轻则无不良后果,重则造成输尿管纤维化性狭窄、肾积水。如钳夹部位短期内坏死穿孔,可形成输尿管瘘。

3. 离断或切开　如在外伤或手术当时即被发现,立即施行修补或吻合,技术处理得当,则不遗留后遗症。如手术当时未发现,尿液外溢至腹腔或腹膜后,则形成腹膜炎或蜂窝织炎。此类病例如得不到及时处理,终将因中毒性休克而死亡。有的病例外溢尿液可经由阴道或腹壁切口引流出来,形成输尿管瘘。未经手术处理的输尿管切口或形成的输尿管外瘘会引起输尿管狭窄,最终导致肾盂、输尿管积水,并易诱发肾盂肾炎。

4. 扭曲 在结扎缝合附近组织时可牵连输尿管壁而形成扭曲,或因周围组织的炎症反应及瘢痕收缩,粘连牵拉输尿管形成扭曲,尿液引流不畅,使上段输尿管扩张、肾积水,并可诱发结石及尿路感染。

5. 缺血性坏死 在根治性子宫切除术中,广泛清扫髂血管旁及输尿管周围淋巴组织时,盆段输尿管的外膜及血液循环都可能遭到破坏,有的甚至使平滑肌撕裂,长段输尿管外膜剥脱,其蠕动功能随即消失或明显减退,导致输尿管动力性梗阻。同时,因广泛的组织创伤,盆腔的组织液渗出及淋巴液溢出较多,引流不畅而易于发生感染。缺血,扩张,内压增高,蠕动力很差的盆段输尿管被浸泡在感染性积液中,极易发生穿孔或大段坏死。此时若已形成周围组织粘连,尿液外溢后,可被包围成为局限性盆腔脓肿,并可向薄弱的阴道穿孔引流,形成输尿管阴道瘘。完成上述一系列的病理变化过程,一般需1~2周时间。故此类输尿管创伤,多在手术后1周左右开始出现症状,且多为双侧受累。又如同种异体肾移植并发尿瘘,一半以上都是在供肾切取和修肾时,损伤输尿管血供,造成长段输尿管坏死。

6. 穿孔 多见于输尿管插管、套石、输尿管镜检查及操作中,尿液可漏至腹膜后,可引起腹痛、腹胀,穿孔不大者一般可自愈。

三、诊　断

输尿管创伤的早期诊断极为重要。如果能在处理外伤或施行盆腔手术的过程中,仔细检查腹膜后有无尿液外溢,外伤创口是否经过输尿管走行区,手术野有无渗尿,或直接看到输尿管创伤情况,应及时进行适当处理,大多数情况下预后较好。但因伤情复杂、严重或伴有休克等情况时,对输尿管的创伤往往容易忽略或难以检查清楚。对该类患者,主要靠术后密切观察输尿管创伤的症状及体征,必要时进行相关检查,以明确创伤的部位、性质及程度。

1. 临床表现

(1) 尿外渗:凡输尿管全层有坏死、破裂或离断者,均有尿液沿伤口或手术切口渗出的现象。渗入腹腔内则出现腹膜炎症状;尿液渗入腹膜后疏松组织,则引起腰部、腹部或膀胱直肠周围的疼痛、肿胀、隆起、包块及触痛。尿液刺激后腹膜,也可出现腹膜刺激症状。尿外渗合并感染时,症状特别严重,常发生中毒性休克或败血症。

(2) 尿瘘:尿外渗的伤口或切口,常于1周后形成瘘管,不断漏尿,经久不愈。或者尿外渗合并感染,化脓后穿破皮肤或阴道形成尿瘘。

(3) 梗阻症状:输尿管完全性梗阻,由于肾盂压力增高,可引起不同程度的腰部胀痛、发热、腰肌紧张及肾区叩痛等不适。但这些症状多不严重,常被外伤或手术引起的其他症状所掩盖。若梗阻发生在两侧输尿管则发生无尿,一侧输尿管创伤,有时也会引起对侧肾反射性肾功能障碍,也表现为无尿。不完全性梗阻也可引起腰部胀痛及发热等症状。

(4) 血尿:输尿管创伤后,特别是器械造成的黏膜创伤,易出现血尿。有的创伤虽重,并不引起严重血尿,仅于伤后出现数次血尿即转为正常。输尿管完全断离者,也不一定有血尿出现。所以,血尿的有无及轻重,并不代表输尿管创伤的程度。

2. 影像学检查

(1) 静脉尿路造影:大剂量静脉尿路造影,在肾功能欠佳或无法进行肠道准备的情况下,往往能较好地显示出肾盂和输尿管,并可显示出输尿管创伤处的尿外渗或瘘道。一般情况下,也可用普通剂量的静脉尿路造影。晚期病例可显示为排泄延缓、肾积水、瘘道以及肾功能损害等情况。

(2)膀胱镜检及逆行尿路造影:膀胱镜检查可见到伤侧输尿管口呈静止状态,无尿液喷出。末端输尿管创伤,输尿管口多有水肿、喷血或黏膜下出血。输尿管插管至受损处多受阻。造影剂不能通过,或自破裂处溢入周围疏松组织。这种检查有引起感染的可能,必须进行此种检查者,应严格执行无菌操作。

(3)放射性核素肾图:肾图是比较简单的检查方法。在一侧或双侧被结扎后,该侧肾图将因排泄受阻而呈梗阻型曲线。

(4)CT尿路成像:随着CT技术的发展,CT增强扫描及计算机辅助的CT尿路成像已有取代静脉尿路造影的趋势,其具有同时显示尿路损伤及上腹部其他脏器的优势,目前已获得了广泛的临床应用。

(5)磁共振尿路成像(MRU):MRU诊断输尿管创伤已被广泛应用,其优点是不需要造影剂,对造影剂过敏的患者也可以选择MRU。

四、预　　防

外伤性输尿管创伤的预防属于工伤及战伤的防护范畴,故不在此叙述。输尿管的放射性损伤,随着放疗设备及方法的改进,已有显著减少,重要的是适当掌握放射剂量及选择放疗方法。当然,放疗后的长期随访仍是十分重要的。以下重点讨论手术性创伤的预防和器械性创伤的预防。

手术创伤多发生在较复杂的手术,如腹膜后巨大肿瘤、盆腔内组织有严重粘连、输尿管走行异常等,近期有下降趋势。但因粗心大意,技术欠缺,或认识不足引起者,也时有发生。因此,在预防方面,必须从以下两方面着手。

1. 术者要求　一切手术均要求术者细心大胆,要有高度的责任心。粗心大意,草率操作是极端错误的。同样,缩手缩脚以致不能很好地完成手术,或者单纯地为了保留输尿管,以致残留下任何肿瘤组织,也是错误的。

2. 技术要求

(1)必须熟悉输尿管的解剖特点,在结扎输尿管邻近的血管,如卵巢动脉、子宫动脉时,或分离及切断其邻近组织,如直肠侧韧带、主韧带、后腹膜或肠系膜时,应尽量解剖清楚,在直视下进行操作。特别是末端输尿管,由于它与子宫动脉交叉,在穿过主韧带时,又形成输尿管沟,致输尿管活动度很小,手术时不易推移,因此易造成创伤。在遇有出血时,切不可不顾周围组织,慌乱、盲目地进行大块组织的钳夹及结扎。应先压迫到视野清楚时,再细心上血管钳。

输尿管的血液供应,在盆腔下部有子宫动脉、直肠上动脉及膀胱下动脉,均自输尿管外侧进入输尿管鞘,再分上下支形成网状。故游离输尿管时,应尽量避免过多游离其外侧,也不宜把输尿管过度游离,以防止缺血性坏死。

(2)对复杂的腹膜后或盆腔肿瘤手术,术前应作静脉或逆行尿路造影,以了解尿路情况及其与病变的解剖关系。在手术之前,先插入较粗的输尿管导管或双J管,以便于术中对输尿管的辨认。这些均有助于输尿管创伤的预防。有作者术前放置纤维可视输尿管导管预防输尿管损伤。纤维可视输尿管导管长50cm,直径7Fr(约2mm),外观为白色塑料管,中间为纤维导丝。外口与氙光源相连。打开光源后,该导丝发光,在腹腔镜下清晰显示输尿管盆段的走行,为输尿管损伤的预防提供了一种新思路。

(3)根治性子宫切除术后,输尿管缺血性坏死及输尿管阴道瘘的形成,除了因手术中损伤输尿管血管外,尚有其他因素促使其发生。如某些接受过放射治疗者,输尿管周围粘连较多,血液供应差;手术后输尿管下段水肿,蠕动功能减退;膀胱功能障碍,长期不能排空;或因输尿管周围缺乏支持组织,引起输尿管迂曲及扭曲;均可使输尿管内压增高,造成不同程度的输尿管及肾积水,若有感染,则更易促成输尿管的坏死及尿瘘的形成。因此术后输尿管内放置双J管有利于将输尿管固定于其解剖位置,并有利于输尿管的支撑和引流。

五、治　疗

输尿管创伤的治疗原则和方法,取决于受伤的时间、性质、部位和范围,以及患者的年龄和一般情况。治疗中应进行全面考虑,选用适当的方法,尽可能地恢复输尿管的连续性及保全肾脏的功能。

早期输尿管创伤的处理应争取一期修复,包括清创、恢复输尿管的连续性、暂时性尿流改道、输尿管支架的应用和尿外渗的彻底引流。

进行输尿管修复手术,需要掌握以下原则:①吻合口的血供情况必须良好;②保持吻合口无张力,如为输尿管中上段吻合,必要时可将肾脏向下游离,以迁就输尿管的长度;③用4-0或5-0可吸收线全层精确对位、严密吻合,防止吻合口漏尿;④为防止吻合口狭窄,可做成斜行吻合口或两断端对称剪开0.5~0.7cm后吻合;⑤通过吻合口留置双J管,2周后拔除;⑥良好的外引流——腹膜外或盆腔内负压球引流;⑦经皮肾穿刺造瘘术,对于危重患者,如不适于进行任何置管与修复手术,可行经皮肾穿刺造瘘术,穿刺后可立即控制输尿管梗阻及漏尿。

1. 输尿管创伤的手术方法

(1)输尿管轻度创伤:输尿管被结扎者,应立即拆除缝线,被钳夹者立即放开血管钳,输尿管内置双J管,作为支撑,维持两周;输尿管器械造成的单纯性穿孔,只要无明显尿外渗,通过输尿管内置双J管等保守处理,多可自愈。对有尿外渗者,应按裂伤处理。

(2)输尿管部分撕裂或切割伤:小于0.5cm的纵行切伤或穿孔,只要外引流良好,或放置输尿管双J管支撑,不需缝合也可愈合。若需缝合,应注意引起狭窄的可能性,有的应横缝,有的应单纯缝合外鞘,针距不宜过密,输尿管外放置负压引流。输尿管部分横断者,缝合时应全层缝合,输尿管内置双J管。引流管于无尿液渗出3天后,或1周后虽有渗尿也可拔除。创伤引起的部分断裂,特别是高速枪弹伤,应进行彻底扩创,将无活力的输尿管切除,再按输尿管离断处理。

(3)输尿管离断的处理

1)对端吻合术:对输尿管缺损较少,两断端对合后无张力者,或部位较高操作方便者,均可直接进行对端吻合术。先将输尿管断端方向相反的两个侧面,各剪开0.5~0.7cm,剪去各角,使呈马蹄形,然后按前述原则进行吻合。为吻合方便可先放好双J管(图3-3-2-2)。

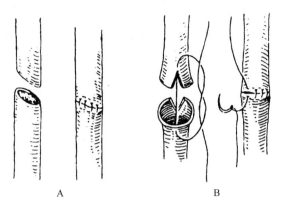

图 3-3-2-2　输尿管对端吻合术示意图

A. 斜行吻合口；B. 两断端对称剪开后吻合

2）输尿管膀胱再植术：输尿管末端断离或有部分缺损者，不易进行对端吻合。可将输尿管近端直接置入膀胱。简便的方法是在膀胱的侧后壁选一适当部位，顺输尿管方向切开膀胱全肌层，长约 3cm。黏膜下端游离。于切口远侧戳穿黏膜。输尿管内侧剪开少许以扩大其开口。用 5-0 可吸收线贯穿输尿管末端，线的两端经膀胱黏膜穿出，结扎固定，输尿管全层与膀胱黏膜间断缝合数针。膀胱肌层用细丝线缝合，将输尿管埋于膀胱黏膜与肌层之间，这样可以防止膀胱尿液的反流（图 3-3-2-3）。也可经膀胱进行吻合，但任何方法均需要使输尿管末端在膀胱黏膜下潜行 2cm。若吻合后发现输尿管有张力，可将膀胱顶尽量上提，然后将膀胱侧后壁固定于腰大肌。这种悬吊膀胱的方法可使膀胱上移 3～4cm，因而输尿管张力得以解除。

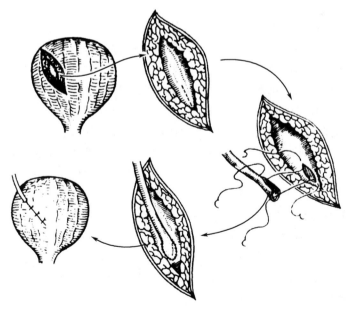

图 3-3-2-3　输尿管膀胱再植术示意图

（4）输尿管缺损的处理

1）膀胱瓣管成形术：适用于输尿管盆段的缺损，游离膀胱侧后面及顶部，作一宽2.5cm膀胱瓣，其基部在膀胱侧后壁，瓣的末端按需要向前延伸至膀胱前壁，最长可达8cm。瓣末端两角贯以牵引线。膀胱瓣包绕于F16或F18导尿管。用3-0可吸收线间断缝合成管状。以缝合肌层为主，少缝黏膜层。然后去除导尿管。自近端输尿管放入支撑管或双J管，并将此管经瓣管引入膀胱，再经膀胱前壁引出体外，并妥为固定。输尿管断端与瓣管端进行吻合。置膀胱造瘘管，常规缝合膀胱壁。腹膜外放置负压引流（图3-3-2-4）。

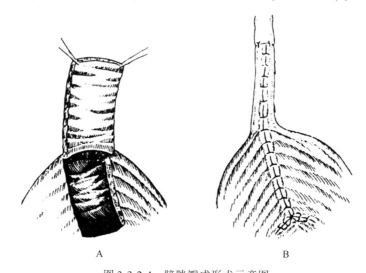

图3-3-2-4　膀胱瓣成形术示意图

A. 按照输尿管缺损长度切取长方形膀胱壁瓣；B. 膀胱壁缝做管状与输尿管端端吻合

2）肾脏下移手术：主要用于输尿管上段或中段缺损时。充分游离肾及其血管，并切断结扎肾血管分出的肾上腺动脉血管，将肾向内向下移位。这样，可使上部输尿管下移5～7cm，然后再进行输尿管对端吻合，则不至于因输尿管缺损而产生张力（图3-3-2-5）。

3）输尿管-对侧输尿管端侧吻合术（或称输尿管-输尿管吻合术）：此术适用于输尿管中或下段大段缺损，或由于其他原因难以进行上述各种手术者。此手术费时不多，但要求精细的技巧。其要点是将输尿管近端充分游离，经腹膜后越过下腔血管拉向对侧。勿使输尿管扭转，末端剪开0.8～1cm，剪除两角。于对侧输尿管内侧适当部位（最好是使两输尿管交角小于45°）纵行切开1～1.2 cm。先于吻合口稍上缝合一针，使两输尿管并拢。然后用5-0可吸收线间断缝合。自近心端开始，先缝合后侧再缝前侧。要求针距一致、对合整齐，尽量不使漏尿（即所谓不漏缝合），缝合肌层，不缝及黏膜。吻合满意者，可不放支撑管（图3-3-2-6）。人们常怕万一手术失败，反而影响对侧输尿管的功能。但此手术操作并不复杂，也较符合生理，远较后几种方法优越，唯独要求操作精细，这一点是不难办到的。

4）回肠代输尿管手术：费时久，也不尽符合生理，又有一定的合并症。在长段输尿管创伤时，不得已的情况下可以应用（图3-3-2-7）。一般不作为首选方法。

5）输尿管-乙状肠移植术：对年老体弱多病或盆腔广泛肿瘤患者，为简化手术及缩短手术时间，也可以采用这种姑息性手术。

6）自体肾移植：虽有人报道过，但只是极个别情况下采用。

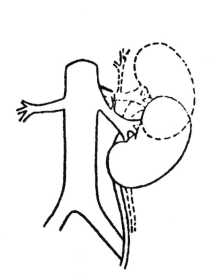
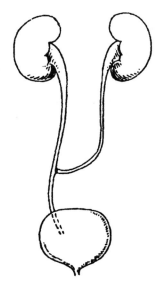
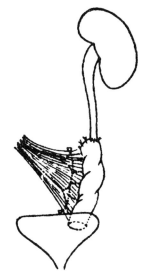

图 3-3-2-5　肾脏下移手术示意图　　图 3-3-2-6　输尿管-对侧输尿　　图 3-3-2-7　回肠代输尿管
　　　　　　　　　　　　　　　　　　管端侧吻合术示意图　　　　　　　　　术示意图

2. 晚期并发症的处理

（1）输尿管狭窄：可输尿管镜下放置一较粗双 J 管，进行持续扩张，3 个月后进行输尿管镜复查，如仍有输尿管狭窄，可继续放置双 J 管 3 个月。明显的狭窄，扩张术常无法治愈，这时可将狭窄段切除，再按前述方法处理。有的输尿管狭窄是由于周围粘连引起，可进行输尿管周围粘连的松解手术。

（2）尿瘘的处理：无论是输尿管皮肤瘘还是输尿管阴道瘘，除了给患者带来生活上的不便之外，更重要的是常伴有一定程度的梗阻及感染，并逐渐损害肾脏功能。肾造瘘也存在同样问题。所以，一旦伤口创伤性水肿、尿外渗及感染所致炎症反应消退，患者全身情况允许，即应进行输尿管的修复。大多数患者难以经腹膜外暴露输尿管残端，即使经腹也常因盆腔内炎症粘连而找不到远端输尿管。一般应直接找出输尿管近断端，游离后与膀胱或膀胱瓣管吻合，或者采用前述其他方法。输尿管结扎而使肾脏失去功能的办法，一般是不能做的。因为这种患者多因长期尿瘘而伴有肾脏感染。

（3）肾脏严重感染、肾积水及肾功能严重损害，若对侧肾脏正常，可以作肾脏切除。但是对静脉尿路造影不显影或显示肾积水者，应进行多方面的检查及充分的评估。3 周以内的输尿管完全性梗阻，往往于肾造瘘或解除输尿管的狭窄之后，肾功能可以恢复到相当满意的程度。即使已超过 3 周，也可先试行肾造瘘，进行观察，不可贸然将肾脏切除。

第三节　膀　胱　创　伤

膀胱位于盆腔内腹膜外，其前上及顶部有腹膜遮盖。膀胱的大小、形状及位置，随贮尿的多少而变化很大。成人排空的膀胱位于盆腔内，受到骨盆良好的保护，不易被直接暴力致伤。充盈的膀胱体积增大，肌壁变薄而紧张，可高出耻骨联合，易遭直接暴力创伤。

骨盆、会阴部、下腹部开放伤和闭合伤，均可引起膀胱破裂。开放伤多见于战时，且多为火器伤。平时偶见于刺伤等。例如患者自高处跌下,臀部、会阴被树枝、钢筋等刺入膀胱。膀胱开放伤,特别是火器伤,常合并盆、腹腔脏器,会阴部等软组织创伤,伤情较重。闭合伤常见于下腹部踢伤、挤压伤、交通事故等,多合并骨盆骨折。骨折端也可直接刺伤膀胱。

在少见的情况下,下腹部和泌尿系手术时可误伤膀胱。难产时,胎儿头压迫或产钳损伤膀胱,是形成膀胱阴道瘘的重要原因之一。

有病变的膀胱,在过度充盈或轻微外力下,偶尔可发生所谓"自发性膀胱破裂"。

一、病因与分类

根据创伤的原因不同,膀胱创伤可分为闭合性创伤(钝挫伤)、开放性创伤(贯通伤)和手术创伤3类。

(1)闭合性创伤(图3-3-3-1):最常见,约占膀胱创伤的80%。多发生于膀胱膨胀时,因直接或间接暴力使膀胱内压骤然升高或强烈振动而破裂,如撞击、踢伤、坠落或交通事故等。其他如骨盆骨折时骨片刺破膀胱,或滞产膀胱底被压于胎头和耻骨之间时间过长,造成膀胱底三角区缺血性坏死,形成膀胱阴道瘘。

(2)开放性创伤:多见于战时,发生率占膀胱损伤的4.5%~20%。以弹片伤和刺伤多见,常合并其他脏器创伤和骨盆骨折。合并伤中以肠管伤多见。

(3)手术创伤:也较常见。膀胱镜检查、尿道扩张、TURP、TURBT、膀胱碎石等操作不慎,可损伤膀胱。下腹部手术如疝修补术、输卵管结扎术、剖宫产、腹腔镜、人工流产以及盆腔脏器切除术等,也可能伤及膀胱。

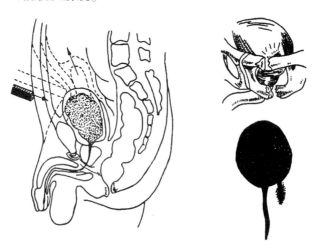

图3-3-3-1　膀胱闭合性创伤损伤机制示意图

二、病　　理

根据创伤的程度和部位,膀胱创伤从病理上可分为膀胱挫伤和破裂伤两类。

(1)膀胱挫伤:占膀胱损伤的50%~80%。膀胱挫伤的范围仅限于膀胱黏膜或肌层,膀胱壁未破裂,可有血尿,但无尿外渗,一般不致引起严重后果。

（2）膀胱破裂伤(图3-3-3-2)：由于膀胱为腹膜间位，故膀胱破裂可分为腹膜内型和腹膜外型两类，两者的症状和处理都有明显的不同，现分述如下。

1）腹膜外型膀胱破裂：破裂多发生在膀胱前壁下方，尿液渗至耻骨后间隙，沿筋膜浸润腹壁或蔓延到腹后壁，如不及时引流，尿外渗区可发生组织坏死、感染，引起严重的蜂窝织炎。

2）腹膜内型膀胱破裂：多发生于膀胱顶部。大量尿液进入腹腔可引起腹膜炎。

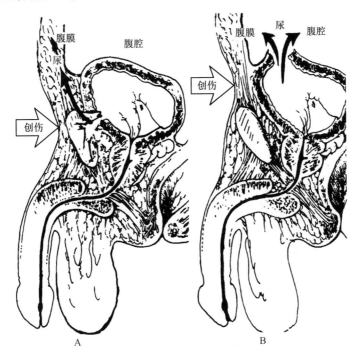

图 3-3-3-2　膀胱破裂类型示意图
A. 腹膜外型膀胱破裂；B. 腹膜内型膀胱破裂

从统计数字来看，腹膜外型膀胱破裂为50%~82%，腹膜内型为12%~30%，两型兼有约为10%。混合型膀胱破裂往往合并有多脏器损伤，死亡率较高。

三、诊　断

1. 临床表现　轻微的膀胱创伤，可无明显症状或仅有下腹部不适和轻微血尿。膀胱破裂可因创伤的程度不同而产生休克、腹痛、排尿困难和血尿等症状。

（1）休克：剧烈的创伤、疼痛和大量失血是休克的主要原因。如为广泛性创伤，伴有其他脏器的创伤，例如骨盆骨折，骨折碎片刺破下腹部和盆腔血管，可致严重失血和休克。

（2）疼痛：下腹部或耻骨疼痛和腹壁强直，伴有骨盆骨折挤压骨盆时尤为明显。血尿外渗于膀胱周围和耻骨后间隙可导致局部肿胀，一旦继发感染发生蜂窝织炎和败血症，则症状更为危重。如尿液漏入腹腔可出现腹膜炎的症状。

（3）血尿和排尿障碍：患者有尿急或排尿感，但无尿液排出或仅排出少量血性尿液。膀胱与附近器官相通形成尿瘘时，尿液可从直肠、阴道或腹壁伤口流出。

对疑有上尿路创伤者,应行静脉尿路造影。膀胱镜检查一般并无必要,特别是有骨盆骨折时,以免搬动体位,加重伤情。且膀胱破裂后不能充盈,无法观察。

必须强调指出,如诊断有疑问,而临床表现又提示有膀胱破裂可能时,应及早进行膀胱探查手术,以免延误诊治。

现将膀胱腹膜内破裂与腹膜外破裂的鉴别要点列表如下(表3-3-3-1)。

表 3-3-3-1 膀胱腹膜内型破裂与腹膜外型破裂的鉴别要点

鉴别要点	腹膜内型破裂	腹膜外型破裂
伤前膀胱情况	多充盈	多空虚
腹膜刺激征	扩散快而广泛	扩散慢而局限
腹部移动性浊音	(+)	(-)
腹腔穿刺	可抽出血尿	抽不出血尿
膀胱造影	造影剂进入腹腔	造影剂局限于膀胱周围

2. 辅助检查

(1)导尿及注水试验:如无尿道损伤,导尿管可顺利放入膀胱。当导出尿液很少或无尿时,可注入一定量的生理盐水,稍等片刻后随即抽出,如抽出量明显少于注入量,提示有膀胱破裂可能。有时回抽量可大大超过注入量,提示渗出尿液回抽时又返流入膀胱内,或导尿管经膀胱破裂处进入腹腔所致。

(2)膀胱造影:可在导尿试验后立即进行,经导尿管注入10%泛影葡胺或空气,摄取前后位及斜位片,可以确定膀胱有无破裂、破裂部位及尿外渗情况。

(3)腹腔穿刺:如有腹水体征可行腹腔穿刺。测定腹腔穿刺液中的肌酐和尿素氮含量。

四、治 疗

1. 探查 膀胱挫伤的伤情一般不严重,无休克,经适当休息、留置导尿、镇痛,可在短期内治愈。膀胱破裂的伤情均较严重,应在积极抗休克的基础上,尽快采取手术治疗。手术处理可概括为:探查、修补、造瘘和引流尿外渗。

2. 修补膀胱 如系腹膜外型破裂,在处理完腹腔情况,用丝线缝合关闭腹腔后,再将腹膜膀胱反折钝性向上推开,充分游离膀胱破口(未作剖腹探查者,更应注意保护腹膜不被推破,以免尿液进入腹腔)。剪除膀胱破口周围挫伤组织,使创缘平整。通过膀胱破口吸除膀胱内的血块。用2-0或3-0可吸收线全层间断或连续缝合膀胱裂口,膀胱外膜层再用丝线间断缝合加强。若系腹膜内破裂,则应仔细将腹膜与膀胱破裂处分别游离,并分别平整创缘及修补。

3. 膀胱造瘘 如系火器伤,必须同时行耻骨上膀胱造瘘;如系闭合伤,膀胱裂口较大时,修补后同样需要行耻骨上膀胱造瘘,以保证膀胱内尿液引流、膀胱创口得以愈合。造瘘管应置于膀胱前顶部,勿使过低,内径宜大,以减少对膀胱三角区的刺激,并使尿液排出通畅。膀胱裂口不大者,修补后可不造瘘,但应经尿道放入留置导尿管。

4. 引流尿外渗 尿外渗必须充分引流。腹膜外型破裂者,置负压引流于耻骨后膀胱前间隙内;腹腔内型破裂者,吸净腹腔内尿液后,腹腔不必放置引流,可将引流置于膀胱造瘘附近。

必须指出,膀胱与阴道贯通伤时,应将膀胱与阴道壁充分游离,修整并分别修补,以预防膀胱阴道瘘的发生,切不可不加游离而勉强修补。如膀胱与直肠贯通伤,应将直肠破裂部分与膀胱充分游离,分别修补缝合,并行结肠造瘘,以预防发生膀胱直肠瘘。

术后应注意营养、水与电解质的平衡;加强抗感染措施;预防肺部、尿路感染及其他并发症的发生。负压引流可于术后 3 天拔除。保持膀胱造瘘管或留置导尿管通畅,膀胱造瘘管或留置导尿管可于术后 10 ~ 14 天拔除。

第四节　尿道创伤

尿道创伤是泌尿系统最常见的创伤。多发生于青壮年时期,如未及时处理或早期处理不当,可发生严重并发症及后遗症。

尿道创伤绝大多数发生于男性,女性尿道创伤仅占 1% ~ 2% 。本节着重讨论男性尿道创伤。

男性尿道被尿生殖膈分为前后两部分,后尿道(包括前列腺部尿道及膜部尿道)位于盆腔内,前尿道(球部及海绵体部尿道)位于盆腔外。由于解剖位置上的差异,尿道创伤的致伤原因、临床表现和治疗方法也不尽相同。

一、分　　类

1. 按照创伤部位分类

(1) 前尿道创伤:包括阴茎部尿道损伤及球部尿道损伤。

(2) 后尿道创伤:包括膜部损伤及前列腺部损伤。男性后尿道位置相对固定,易受到外力而发生损伤。男性后尿道损伤的致伤原因主要为骨盆骨折引起的尿道损伤。

2. 按照致伤原因分类

(1) 钝性伤:最多见的为所谓"骑跨伤"及骨盆骨折相关的尿道损伤(pelvic fracture urethral distraction defect,PFUDD)。据统计,PFUDD 的发生率占骨盆骨折的 2.5% ~ 10% 。

骑跨伤指会阴部遭到撞击或会阴部撞击到硬物上,较多见为自高处坠下,骑跨在一个坚硬物体上,致球部尿道挤压在坚硬物体与耻骨弓下沿之间,因而受到损伤。

在骨盆骨折时,由于骨折断端的移位,可牵拉、挤压或直接刺伤尿道。多有其他器官的合并伤。

(2) 开放伤:见于枪伤、刀伤及一些医源性损伤。主要有穿通伤和切割伤。

1) 穿通伤:系指尿道壁被穿通。可以由外向内穿通,也可以由内向外穿通。由外向内穿通者,较常见的如骨折断端的刺入、尖刀的刺入等。由内向外穿通者以医疗器械为多,如尿道探子、膀胱尿道镜等。另一种最多见的情况就是异物,如尿道内的尖锐结石嵌顿。其他如自行插入尿道的异物穿通了尿道壁,比较常遇到的有发卡、别针、玻璃棒、铅笔等。

2) 切割伤:用锐利刀片切割了尿道,多由自伤或他伤所致,战伤中也有这种创伤。阴茎多会同时损伤。

(3) 医源性损伤:发生于尿道内器械操作或手术,通常为部分尿道撕裂,近年来随着

TURP 等腔内手术的增加,医源性尿道损伤的发生率也呈增加趋势。

二、病　　理

1. 病理分型　分为挫伤、破裂和断裂3型(图 3-3-4-1)。

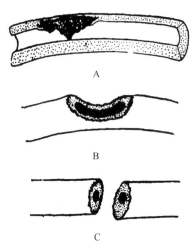

图 3-3-4-1　尿道损伤的病理分型
示意图

A. 尿道挫伤;B. 尿道破裂;C. 尿道断裂

尿道挫伤仅伤及黏膜或部分海绵体,而阴茎筋膜(Buck 筋膜)完整,故不致形成尿道周围血肿及尿外渗,愈合后局部不留瘢痕或瘢痕很少,一般不致形成尿道狭窄。尿道破裂系指尿道各层破裂但未完全断离,仍有一部分保持连续性。尿道断裂则尿道各层完全离断,失去连续性,两断端回缩,导致出现不同程度的尿道缺损。破裂和断裂均可发生尿道周围血肿及尿外渗,自然愈合后局部多形成瘢痕,导致不同程度的尿道狭窄,甚至尿道闭塞。

2. 尿外渗及血肿　尿道破裂或断裂后,尿液及血液经损伤处渗至周围组织内,形成尿外渗及血肿。其蔓延的区域、方向、范围与局部解剖有密切关系。由于盆底及会阴部筋膜的限制,不同部位的尿道破裂或断裂,尿外渗和血肿的部位及蔓延方向各不相同。

(1)阴茎部尿道(图 3-3-4-2):如尿道海绵体破裂而阴茎筋膜(Buck 筋膜)完整时,尿外渗及血肿仅局限于阴茎筋膜内,呈现阴茎普遍肿胀,紫褐色。如阴茎筋膜同时破损,则尿外渗及血肿范围同球部尿道破裂。

(2)球部尿道(图 3-3-4-3):如阴茎筋膜破裂,则尿外渗及血肿先聚积于阴囊内,使阴囊普遍肿胀,极似一大圆紫色茄子。尿外渗进一步发展,可沿会阴浅筋膜向上蔓延至腹壁浅筋膜的深面,使耻骨上区、下腹部皮下亦发生肿胀。由于尿生殖膈完整,故盆腔内无尿外渗。

(3)前列腺部尿道:尿外渗向耻骨后膀胱周围间隙内蔓延,甚至可沿腹膜后向上扩散,与腹膜外膀胱破裂的尿外渗相同(图 3-3-3-2)。因尿生殖膈完整,血液及尿液不能进入会阴浅层,故体表看不到尿外渗和血肿。

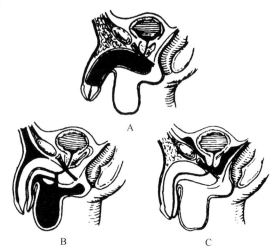

图 3-3-4-2　尿道损伤尿外渗范围示意图

A. 前尿道损伤,阴茎筋膜未破;B. 前尿道损伤,阴茎筋膜破裂;C. 后尿道损伤,会阴浅筋膜未破

(4)膜部尿道(图 3-3-4-4):尿生殖膈由尿生殖三角肌和两层坚韧的筋膜组成。膜部尿道破裂所引起的尿外渗和血肿蔓延范围,视尿生殖膈的破裂程度而异。一般膜部尿道破裂多有尿生殖膈上筋膜破损,故尿外渗与前列腺部尿道破裂所致的尿外渗相同。如尿生殖膈

完全破裂,不仅有膀胱周围尿外渗,尿液亦可通过破裂的尿生殖膈进入阴囊内,同时产生与球部尿道破裂相同的尿外渗范围。

尿外渗及血肿如继发感染、坏死、化脓,可出现全身中毒症状。局部坏死后可形成尿瘘。

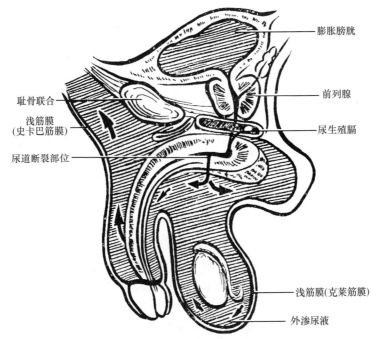

图 3-3-4-3　尿道球部损伤尿外渗范围示意图

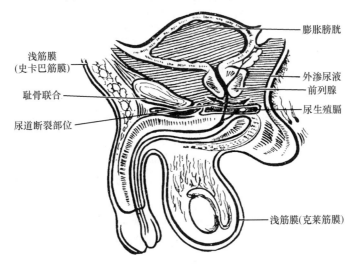

图 3-3-4-4　尿道膜部损伤尿外渗范围示意图

3. 病理分期　尿道创伤后的病理变化分为 3 期:损伤期、炎症期和狭窄期。这是因为尿道自受伤至组织愈合,不同阶段的病变具有不同的特点,治疗原则也有所区别。

(1)损伤期:伤后 72 小时以内的尿道闭合伤,称为损伤期。此期的病理生理改变主要是:出血及创伤引起的创伤性休克;尿道创伤处的缺损、组织挫伤、尿道失去连续性所引起的排尿困难和尿潴留;以及膀胱过度充盈后使尿液经尿道破损处外溢于组织内而发生的尿外渗。在此期,创伤局部无明显感染,亦无明显创伤性炎症反应。因尿道血液循环丰富,故此期应按一般急性创伤的治疗原则处理。在抗休克的基础上,争取施行尿道修补吻合或其他恢复尿道连续性的手术,效果较为满意。

(2)炎症期:尿道闭合伤超过72小时,或开放伤虽未超过72小时,但已有感染迹象者,均称为炎症期。细菌可经尿道外口或开放性伤口侵入损伤部位。即使尚无明显细菌感染,受伤超过72小时,局部创伤性炎症反应亦已出现:组织水肿,细胞浸润,血管充血均较明显;尿外渗由于未经引流,化学性蜂窝织炎亦逐渐产生;并可能出现发热、白细胞增高等一系列全身症状。此期治疗应以控制感染为主,辅以尿外渗的引流,耻骨上膀胱造瘘等。若能妥善处理,炎症感染可迅速控制,然后再作进一步治疗。必须强调,此期内不宜进行任何尿道手术及器械操作,因创伤部位炎症水肿,组织脆弱,不仅尿道修补不能愈合,而且将导致感染范围扩大;局部化脓、坏死,并向周围蔓延或穿破,形成窦道、瘘管;有骨盆骨折者,极易发生骨髓炎;尿道感染亦最终不可避免;部分患者可发生败血症甚至死亡。

(3)狭窄期:尿道创伤后3周,局部炎症逐渐消退,代之以纤维组织增生和瘢痕形成,致使尿道狭窄,故称为狭窄期。尿道狭窄的程度,视尿道损伤程度以及是否合并感染而定。除尿道挫伤外,尿道破裂和断裂均可导致不同程度的尿道狭窄,临床上出现排尿困难。时间长久者,可引起上尿路积水、尿路感染、结石形成等。它们均可导致肾功能减退。此期的治疗是恢复尿道的通畅和连续性,维持正常的排尿功能。轻度狭窄者,可施行定期尿道扩张术。但创伤性尿道狭窄,一旦瘢痕形成均较坚实,特别是尿道断裂者,缺损部分被瘢痕组织所代替,单纯尿道扩张术的效果多不理想。对于这类患者,仍应继续行耻骨上膀胱造瘘,使局部创伤反应进一步消退,2~3个月后,再择期行尿道狭窄瘢痕切除,尿道端端吻合术。

三、诊　断

临床诊断首先应明确以下问题:①是否有尿道创伤;②确定尿道创伤的部位;③估计尿道创伤的程度;④有无其他及脏器合并伤。

1. 外伤史　凡有会阴部骑跨伤或骨盆骨折史,伴有尿道口滴血,排尿困难或尿潴留者,首先要考虑到尿道创伤。

2. 临床表现

(1)疼痛与肿胀:受伤的部位出现疼痛,有时可放射至尿道外口。受伤的组织出现肿胀及瘀血,以会阴部最显著。

(2)尿道出血:排尿开始和终末时血尿,尿道口滴血,大量出血并不多见。尿道出血的程度和尿道损伤的严重程度并不一定完全一致,如尿道黏膜挫伤或尿道黏膜撕裂可能有严重出血,而尿道完全断裂则可能仅有少量出血。

(3)排尿困难和尿潴留:尿道完全断裂时有尿潴留。尿道挫伤时可因疼痛而致括约肌痉挛而有排尿困难和尿潴留。排尿困难程度与尿道损伤程度有关。

(4)尿外渗:尿道管腔破裂后,尿液渗出到周围组织,引起严重反应。尿外渗的范围与尿道创伤部位的局部解剖有关。

3. 体检与辅助检查

(1)直肠指检:后尿道创伤,尤其是并发骨盆骨折时,诊断意义较大。正常时前列腺可清楚触及，且不能推动。后尿道断裂后，前列腺窝为柔软的血肿所代替，前列腺有浮动感，手指可将前列腺向上推动，或仅能触到上移的前列腺尖部，甚至有时前列腺可埋入血肿之中，触诊有一定困难。后尿道不完全断裂时，前列腺位置不变，也不能将其推动，但能触及前列腺周围血肿，也可证明后尿道有损伤，合并骨折时可触及碎骨片。此外，直肠指检也是直肠损伤重要的筛查手段。

（2）导尿试验：伤后有排尿困难时，应在无菌操作下试插导尿管，如能顺利插入膀胱，对于部分尿道挫伤或部分破裂患者可免于手术。若尿道完全断裂或尿道周围大部分破损时，导尿管常不能插入膀胱，甚至误入假道而伴有尿道出血。导尿管一次不能插入时，切忌多次试插，以免加重损伤，更不宜应用金属导尿管，否则有造成严重出血或误入假道的危险。此外还应强调，导尿管一旦插入膀胱，切勿拔出，调整适当深度后妥善固定，即可作为尿道挫伤及细小裂伤的治疗措施之一。目前对诊断性导尿检查仍有争议，因操作不当，它可以使部分性裂伤成为完全断裂，并可能造成血肿，也易诱发继发感染。

对于一般情况稳定的患者，可在麻醉下膀胱镜下放置导尿管，成功置管后，保留导尿管3个月，然后根据拔管后排尿情况，确定是否进行二期手术。

（3）X线检查：如疑有骨盆骨折或膀胱破裂，应摄平片及尿道膀胱造影（图3-3-4-5），单纯前尿道破裂者较少用尿道造影诊断。尿道造影可使尿外渗加重，故应慎用。

（4）螺旋CT扫描及3D重建技术（图3-3-4-6）：可经尿道口或静脉注射造影剂，应用逆行或顺行尿路造影方法进行螺旋CT扫描及尿道3D重建，对尿道狭窄的程度、部位、长度及其与周围组织关系清晰逼真地显示出来，特别适合陈旧性尿道损伤的诊断。

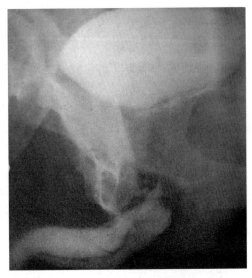

图3-3-4-5　尿道膀胱造影尿道膜部损伤并尿外渗

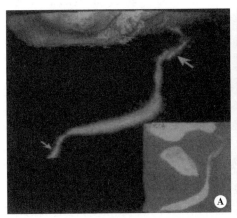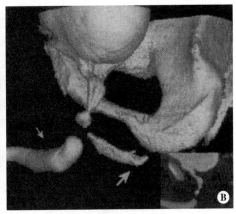

图3-3-4-6　陈旧性尿道损伤的CT扫描及3D重建技术

A. 后尿道损伤；B. 前尿道损伤和骨盆骨折

四、治　疗

首先进行休克的防治,并注意有无骨盆骨折及其他脏器的合并损伤。尿道创伤治疗的总原则是:①尽早解除尿潴留;②彻底引流尿外渗;③恢复尿道的连续性;④预防尿道狭窄的发生。

1. 早期治疗　新鲜尿道创伤,应根据尿道创伤的程度、伴发损伤的情况及当时的条件,采取适当治疗。治疗原则是先控制休克及出血,处理严重的并发损伤,后处理尿道的问题。若因伤情严重,不便进行较复杂的手术,或需转院及后送,均应采取最简单的方法,解决尿潴留问题。轻微损伤、排尿通畅者,不需要特殊处理。较严重的损伤,可选用下列处理方法。

(1) 留置导尿管:诊断时试插导尿管能顺利成功者,应留置两周导尿管作为尿道支撑及引流尿液之用。有时前尿道创伤并不严重,仍可排尿,但出血较多。为了止血的目的,也可放置一较粗导尿管,进行压迫止血。若出血仍不停止,尚需辅以导尿管牵引和尿道外口压迫,2~3天后去除。

为支撑尿道及引流尿液所留置的导尿管,最好是用硅胶管,因其刺激性较小,因而可减少感染和瘢痕的机会。试插导尿管不成功者,有时是由于尿道括约肌痉挛。此时不可反复试插以免增加尿道创伤,待麻醉后,未进行手术之前再轻轻试插,有时可能成功。

(2) 耻骨上膀胱造瘘术:是一种常用的尿流转向方法,简便易行。尿道创伤后,在不便进行较复杂的尿道手术时,或为避免伤口被尿道浸渍及避免尿道吻合口漏尿,或为保证膀胱引流的畅通,均需进行膀胱造瘘术。

由于长期留置导尿管,尿道及其伤口周围组织总有不同程度的感染,致使形成更多瘢痕,故有人主张尿道创伤后,不留置导尿管,只作耻骨上膀胱造瘘术。对于非完全性尿道断裂或缺损者,尿道伤口愈合后,多能排尿。即使发生尿道狭窄,其程度也较轻。至于完全性尿道断裂或缺损者,伤口愈合后虽常发生尿道的完全性梗阻,但形成的瘢痕较少,有利于晚期尿道修复。

(3) 尿道修补或对端吻合术(图3-3-4-7):伤情不重,条件具备时,立即进行此种手术。一般多用于前尿道创伤,后尿道创伤较少应用。先清除血肿及失去活力的组织,尿道破裂者,用5-0可吸收线缝合;完全断裂或缺损不多者,进行对端吻合术。吻合前先在尿道内插入多孔硅胶管。在看不到近断端时,可经膀胱将尿道探子插入尿道,经会阴部切口穿出,带入导尿管,然后在导尿管外吻合尿道。缺损不超过3~4cm者,在适当游离两断端后,可做到无张力的对合。一般同时作耻骨上膀胱造瘘。尿道留置导管2~3周后即可拔除,自行排尿。造瘘管可在前1周拔除。但为尿道扩张方便,也可在导尿管之后拔除。

(4) 尿外渗的处理:及时进行阴囊多处切开引流(图3-3-4-8)。

(5) 尿道会师术(图3-3-4-9):经典的尿道会师术方法是经膀胱及尿道外口,各插入一根尿道探子,两者相遇后,以经膀胱的探子作为引导,将尿道探子引入膀胱,然后从膀胱带出一根导尿管,留置于尿道内。这种手术只是为了放置一留置导尿管,而留置导尿管又有一定的缺点,并且此种操作有时会加重尿道的损伤,不能清除坏死组织及血肿,断离的尿道不能对合,最后形成尿道狭窄的机会也较多。多年来,尿道会师术有了不少的改良(图3-3-4-10),应用较多的是经尿道外口插入尿道探子,示指经膀胱插入后尿道与尿道探子会师。

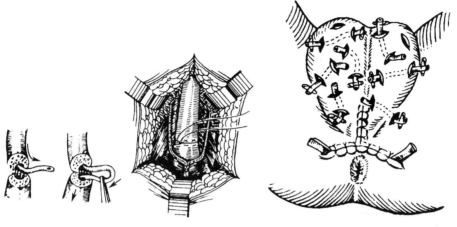

图 3-3-4-7 尿道对端吻合术示意图　　　图 3-3-4-8 阴囊多处切开引流示意图

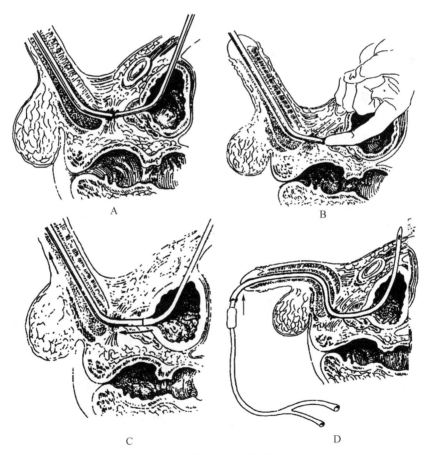

A　　　　　　　　　　　　B

C　　　　　　　　　　　　D

图 3-3-4-9 尿道会师术示意图(A～D)

还可以采用输尿管镜下尿道会师术,经内镜下置入导丝进入膀胱,在导丝引导下置入导尿管。输尿管镜下腔内尿道会师术的优点是:①实现了尿道断裂的微创治疗。②输尿管镜镜体纤细,周围腔隙可顺利引出灌注液;直视推进和轻柔操作,避免了开放手术对尿道断端、

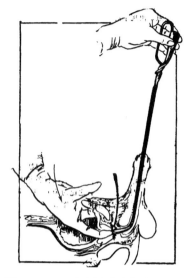

图 3-3-4-10 改良尿道会师术示意图

勃起神经和骨折端的医源性损伤。③手术操作简便,时间短,治疗效果满意。④即使内镜下操作失败,也不影响开放手术处理。

近年来,随着手术器械和手术操作的进步,尿道会师牵引术有被其他手术替代的趋势,早期进行尿道吻合,由于损伤尿道组织新鲜,能达到解剖对位,术后尿道狭窄较少。

(6)后尿道创伤:处理较为困难。轻度创伤者可经简单留置导尿管而愈合。但对于尿道完全断裂,并伴有近端尿道及膀胱底向后上方移位,在治疗上,应做到:①适当地清除盆部血肿及外渗的尿液;②使脱位的尿道及膀胱重新复位,尿道两断端靠拢及对合;③避免对前列腺及膀胱底向上推动及分离其周围,以防加重后尿道组织、血管、神经的损伤,产生更多的远期并发症;④耻骨后引流;⑤骨盆的妥善固定。

从理论上讲,为恢复两断端的连续性,经耻骨后,在导尿管支撑下进行对端吻合是合理的。但这种手术并非容易。一则常因出血多,手术时间延长,为伤情所不允许;二则难免增加对括约肌或勃起功能的损害,难以推广。

简单的使尿道断端对合的方法,是利用气囊导尿管持续牵引。气囊须足够大,使不致进入尿道内,影响尿道的愈合及括约肌功能。气囊太软,也可因牵引使部分气囊呈漏斗状进入后尿道。牵引力量一般不超过 0.5kg,维持 7 ~ 10 天。

2. 晚期治疗 主要为尿道狭窄。实际上是严重复杂的尿道创伤,在当时不能治疗而遗留下来的问题。或者是曾经多次手术而未能治愈而遗留下来的后果。尿道创伤后尿道狭窄的处理应在损伤后 3 ~ 6 个月为宜。

(1)尿道狭窄(图 3-3-4-11):尿道狭窄为尿道创伤最常见的后果,病理形态的程度、长短及位置的千变万化造成治疗措施和手术方法的多样化,所以,对狭窄处理的评估出入很大。

1)尿道扩张术:为最经典的治疗方法,有时是创伤后狭窄的单独治疗措施,有时是尿道手术后的临时辅助措施,也有时是手术效果不理想而需要采取的长期措施。

操作方法:应注意滑润油要多,在尿道口要多滴入一些,探条上要多涂上一些。也可以应用地卡因或利多卡因胶浆进行尿道黏膜表面麻醉。

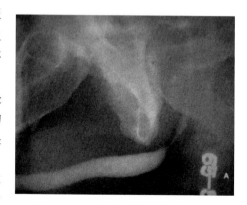

图 3-3-4-11 尿道膜部狭窄造影所见

操作必须轻柔缓慢,而决不能粗暴用力,否则将会造成新的损伤。

根据尿道狭窄的程度,选用适当号码的探条。每次以用两个连续号码为宜,不必过多。尿道扩张的每次间隔时间和总共需要的时限难作硬性规定,间隔一般开始以 5 ~ 7 天为宜,依每次扩张的效果逐渐延长间隔期,从 1 周、2 周、4 周直至 8 周。每个间隔期须连续进行 2~4 次,至扩张到足够的号码(依各人的情况而定),而下次的扩张又不感到困难时,即可停止。但停止扩张之后,最好能每半年或一年观察一次。

2)手术治疗:对尿道狭窄虽然有扩张术、理疗和类固醇注射等疗法,然而顽固的狭窄却仍然是尿道创伤后的一大难题,手术是常常不得不采用的一种方法。

手术途径包括尿道内切开、经阴茎部切口、经会阴和经耻骨手术途径等,但经会阴途径应用最为广泛。①尿道内切开术:膀胱镜下用冷刀、激光,或用电切镜切开狭窄处的疤痕,扩大尿道内径后留置导尿管。适用于狭窄段 1cm 以内,瘢痕不严重的患者。如果两次内切开效果不佳,应改用其他治疗方法。②尿道吻合术:经会阴部切口,切除狭窄段及瘢痕,将尿道两断端吻合。适用于狭窄段 2cm 以内的膜部尿道狭窄。耻骨联合劈开术系自耻骨联合的中央切开,将耻骨向两侧拉开,暴露膀胱颈部及后尿道。技术上较容易,但视野不够充分。此手术损伤较大,术后有可能出现骨盆不稳等合并症,万一手术失败,以后再进行尿道修补极为困难。③尿道拖入术:适用于无法进行尿道吻合的患者,切除狭窄段尿道及瘢痕后,游离远端尿道,将其适度拖入近段狭窄段,牵引线固定于膀胱或腹壁。优点为手术简便,缺点为可以引起阴茎缩短。④尿道替代成形术:适用于较长段的尿道狭窄或闭锁。可应用带蒂皮瓣及游离移植物修补缺损的尿道。

(2)假道:在尿道镜直视之下,将假道切开,使假道与尿道成为宽的共同管道,待其自行愈合。如创面较宽,排尿疼痛,留置导尿管引流尿液。

(3)瘘管:无论外瘘或内瘘,都需要手术治疗。

1)尿道会阴瘘修补术:先向瘘管中注入亚甲蓝,以便辨认窦道组织。在瘘管口的周围行环状切口,提起瘘管游离窦道,将窦道切除。然后把手指插入肛门作为引导,再将窦道周围的瘢痕组织剪去。用可吸收线缝合尿道缺口,注意使黏膜向内。用丝线缝合皮肤。

2)尿道直肠修补术:取截石位,尿道中插入金属探子,在会阴部行"∧"形切口。切开会阴组织,直达尿道与直肠相连的瘘管处,在尿道与直肠之间切断瘘管,将直肠与尿道分离。缝合尿道的瘘口,最好缝合两层,并且把缝合口拉向一侧固定。同样方式缝合直肠瘘口,并将缝合口拉向另一侧固定,使两方缝线不接触。缝合肛提肌,置入引流条,缝合皮肤。

3)尿道膀胱瘘修补术:此种瘘多位于膀胱颈口处,实际上等于一条通向膀胱的假道,故通过尿道镜将其切开即可。

4)尿道阴道瘘修补术:手术经阴道施行。做法与尿道会阴瘘的手术相似,切除瘘管窦道(注意此窦道极短),缝合尿道的瘘口,阴道壁的创缘覆盖缝合在瘘口缝线上。

第五节　男性生殖系创伤

男性生殖器官由于其所在解剖部位关系以及它本身具有移动性,故生殖系创伤相对较为少见。在平时多因交通事故、工伤事故、意外外力打击等引起;在战时多见于爆炸伤、枪弹伤或烧伤等。

一、阴茎创伤

阴茎移动性大,故阴茎损伤较少见。但由于轻微损伤如阴茎皮肤裂伤、系带裂伤等,多在门(急)诊就医或自行简单处理,所以实际发生率可能更高。男性性行为是阴茎损伤的主要原因,如阴茎系带裂伤多与粗暴性交、手淫等有关。其他原因为刀割、牲畜咬伤或其他意外损伤。阴茎折断则多见于青壮年,因青壮年性欲旺盛,阴茎容易勃起,勃起时海绵体充血,白膜紧张、变薄、脆性增加,遭较大外力即容易破裂。

阴茎损伤治疗应遵循泌尿外科创伤的处理原则,根据不同伤情采用不同处理方法,以免延误病情,影响预后,造成阴茎畸形,排尿及性生活障碍等。对阴茎皮肤剥脱伤,清创时应尽量保留皮肤,因为阴茎皮肤血供丰富、易于成活。对阴茎离断伤如断端完整,应清创并作断端再植术,如无法再植,清创时尽量保留残存的海绵体,以后再作阴茎再造术。

单纯的阴茎创伤较为少见,往往多伴有尿道创伤。其创伤情况随着伤口不同,而有不同的表现。

1. 阴茎皮肤伤 有切线伤、撕裂伤、刺伤及剥脱伤等,无论哪一种类型,都有细菌进入创口或创面,异物存留等共同问题。一般说来,根据外伤史以及阴茎局部的创伤情况,如皮肤裂开、撕裂、出血甚至剥脱等表现,诊断上是比较容易的。

鉴于创伤的共同特点,在处理原则上有冲洗、除去异物、清创、止血、检查及修复深层组织、封闭创口或创面、术后应用抗生素预防感染等。对于阴茎剥脱伤,如果清创后病情允许,可行植皮手术,亦可将阴茎埋入腹壁或阴囊皮下管道,并作切口,将龟头伸出管道之外,3~4周后再行整形手术。尿道内留置导尿管引流尿液,预防尿液浸渍敷料而发生感染。阴茎部皮肤灼伤,原则上采取保守疗法处理,对于组织活力未能明确判断之前,积极控制或预防感染,在丧失生机组织分界线明确后,可切除坏死组织并立即植皮,必要时可行带蒂皮管植皮。

2. 阴茎折断 阴茎折断是阴茎严重的闭合性创伤,多发生于阴茎勃起情况下受到外力打击,或性交时受伤而破裂,亦有产生于强力弯曲勃起的阴茎而致伤。伤时患者常在阴茎处感到有"咔嗒"响声,随即阴茎勃起消退,伤处感到剧痛,继而阴茎肿胀,阴茎皮肤因皮下出血而呈青紫色,由于阴茎皮肤弹性好,肿胀往往迅速而明显,使阴茎变形。少数伴有尿道海绵体创伤者,尿道口可有出血,甚至引起排尿困难。阴茎折断的治疗应早期手术清除血肿,彻底止血,修整破裂白膜裂口,预防感染等。

3. 阴茎绞窄 阴茎绞窄是指阴茎被环状物或其他环状索带套入后而使其远端部分血液循环受阻,从而形成组织水肿,坏死性改变。环状物有金属环、螺丝帽、丝线、橡皮筋等。

阴茎绞窄诊断根据病史,环状物存在,绞窄处可能由于长时间压迫而有皮肤坏死、溃疡、绞窄处远端血液循环障碍、水肿;完全性血管闭塞引起坏死较为少见,有时绞窄处可产生尿道瘘。

其治疗一般均推荐保守疗法,毫无疑问环状物应设法予以解除,环状物如为丝线、橡皮筋等非金属带状物易于除去;但金属环类,有些如螺丝帽等可选用合适的钢丝剪、锯子等。有时遇到用优质合金钢材铸成的螺帽、钢圈异物难以处理时,有的作者介绍可用远端压迫、龟头处分点注射透明质酸酶,放出淤血,采用绷线取"戒指"方法除去。

4. 阴茎离断 多数发生于刀割伤、枪弹伤、机械卷入及其他意外创伤,少数精神异常者自伤也偶有发生。

阴茎离断诊断容易。其治疗应当设法予以再植术,此时不能单纯地缝合阴茎及尿道海绵体及皮肤,这虽能使3个海绵体可能成活,但龟头及大部皮肤可发生坏死。为了使龟头及皮肤能得到成活,需应用显微外科技术至少吻合一根阴茎背动脉及阴茎背浅、背深两根静脉。如遇到有较粗的侧面静脉亦应尽可能吻合,充分静脉回流是保证成活的重要因素。如对离断远端部分不能再植时,则只能在清创后予以缝合,必要时可采用二期整形手术。倘若清创后阴茎皮肤缺损较多,而海绵体能够得到缝合再植时,亦不要轻易作远端去除,可采用海绵体缝合后包埋在阴囊皮下或按阴茎皮肤剥脱行中厚植皮处理。

二、阴囊创伤

阴囊损伤可分闭合性损伤及开放性损伤两类。闭合性损伤多为跌伤、骑跨伤、踢伤、挤压伤或硬物击伤所致;开放性损伤多为锐器切割伤、刺戳伤、火器伤或爆炸伤所致。阴囊闭合伤可为挫伤、阴囊血肿或鞘膜积血;开放伤可为单纯撕裂伤或撕脱伤,严重者阴囊壁破碎、缺失。阴囊损伤大多为闭合性损伤,且多伴有睾丸损伤。阴囊损伤的诊断并不困难,但必须查明有无睾丸损伤,这对选择非手术治疗还是手术治疗具有重要意义。单纯依靠临床表现无助于明确诊断,近年来采用彩色多普勒超声检查,以显示损伤组织内的血流信号,更有助于明确诊断,故 B 超检查为早期阴囊损伤的首选检查。

单纯阴囊挫伤或阴囊壁小血肿,可采取非手术治疗,若一旦明确存在睾丸损伤,则应及早手术探查。凡阴囊血肿合并睾丸损伤,不论血肿大小,均应及早积极手术探查,即使无睾丸损伤也应清除血肿,控制出血,减少感染,以利尽快恢复,防止出现并发症。合并伤时,因创伤、失血,往往引发休克,导致生命危险,因此,治疗中应首先积极抗休克,优先处理对生命威胁最大的颅脑损伤、腹腔实质性脏器损伤及活动性出血,最后再处理阴囊损伤。

1. 阴囊皮肤创伤 与阴茎皮肤伤一样,可有切线伤、撕裂伤、刺伤及剥脱伤等几种,且同样有皮肤裂开,撕裂出血及感染等问题,因而在处理原则上亦有相同之处。这里需要提及的是,阴囊皮肤的撕裂伤及剥脱伤,前者经过彻底清创,异物清除及坏死组织切除之后,如果仍保留有相当范围的阴囊皮肤,可利用其作为阴囊内容物的覆盖物,虽然在缝合后看起来似乎有些张力,但在数个月后它可恢复正常大小,且允许睾丸能有正常的活动度。如果阴囊皮肤不足,则需设法为睾丸提供覆盖物。在阴囊皮肤剥脱时,只要精索、睾丸等无明显损伤存在,即应千方百计地保留睾丸,不要轻易切除。此时可将睾丸埋藏在大腿根部内侧略靠后些,它不仅能为睾丸提供覆盖,而且股部表浅皮下的温度与阴囊相当,精子生成不受影响;另外,这一位置即使在股部外旋时,无明显牵扯精索的不良影响,在两腿交叉时,也没有明显不适感。如果条件具备,可从邻近股部做带蒂皮瓣,重建阴囊。

2. 睾丸创伤 睾丸由于其活动度较大及其坚韧的白膜存在,因而创伤较少。睾丸创伤(图 3-3-5-1)往往伴有精索及鞘膜组织等创伤,和其他创伤一样,可有开放性及闭合性创伤。

睾丸可由于跌打、踢伤、劳动意外、交通事故、外伤等引起,而且创伤程度亦轻重不等,另外还可发生睾丸脱位。

要明确有无睾丸损伤及睾丸损伤的程度,B 超及彩色多普勒超声检查应作为首

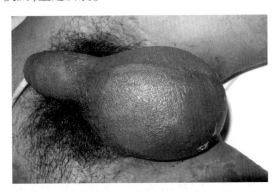

图 3-3-5-1 睾丸创伤

选的检查方法,B超诊断睾丸破裂与临床符合率为90%～100%。根据B超检查结果可以将闭合性睾丸损伤分为:睾丸挫伤、睾丸内血肿、睾丸破裂、睾丸碎裂4类,为睾丸损伤的诊断及治疗提供帮助。有条件者,还可作CT、MRI或放射性核素睾丸显像检查,但B超检查仍是一种既经济又无创的快捷简便方法,同时有助于临床动态观察,早期检查准确性高。

(1) 睾丸破裂:一般认为钝性创伤,睾丸破裂发生较少,开放性创伤较钝性伤易于产生破裂。凡在阴囊处外伤后剧痛,甚至发生昏厥、恶心呕吐,随即阴囊瘀血、肿胀,检查时阴囊明显触痛,有肿块,而睾丸轮廓不清,且透光试验阴性者,即应疑有睾丸破裂。但需与鞘膜积血、睾丸扭转、急性睾丸附睾炎、精索静脉曲张破裂出血、外伤性血肿及绞窄性腹股沟疝等鉴别。

治疗:睾丸创伤的对症处理为镇痛、抗休克、止血及预防感染等,睾丸破裂本身意味着白膜已有裂口存在,易于形成鞘膜囊积血、血肿形成,如继发感染可成为脓肿。开放性睾丸损伤应行阴囊探查术;闭合性睾丸损伤在B超、CT检查后,如为血肿型、裂伤型、破碎型,应早期手术。手术治疗的并发症少于非手术治疗。早期手术指征包括:①B超发现一侧或双侧睾丸破裂;②B超发现鞘膜腔中等量积血,即使睾丸白膜完整也需早期手术;③单纯阴囊血肿较大者,一般应早期手术探查,如血肿不大,应用B超严密随访,一旦发现血肿增大,立即手术;④B超不能肯定诊断,而临床发现阴囊血肿形成,睾丸不能触及,即具手术指征。在临床诊断困难时,早期手术探查可明确诊断以免延误治疗。因阴囊手术的创伤性很小,对手术治疗应持积极态度。

睾丸损伤后还常发生精液质量下降及性功能障碍,精液质量下降比例高于性功能下降。理论上与下列因素有关:①睾丸损伤后生殖道黏膜、血睾屏障、血附睾屏障的破坏,可导致隐蔽的精子抗原突破生理屏障进入血液,触发抗精子抗体的产生,促进精子凝集,从而影响精子功能。②单侧睾丸损伤可引起对侧睾丸的细胞凋亡增加。且凋亡细胞的多少与损伤程度有关,损伤后睾丸细胞凋亡多发生于曲细精管的精母细胞,Leydig细胞也有不同程度的凋亡,表明睾丸的生精功能对机械性损伤更敏感,更易发生细胞凋亡引起不育。③反射性对侧睾丸血流下降、毒素的损害作用等因素。④睾丸损伤后激素水平降低及心理因素则可能导致性功能障碍。故早期手术、尽量保留睾丸组织、可防止发生自身免疫反应,减低睾丸切除率,有效保全性功能及生育能力。

(2) 睾丸脱位:外伤性睾丸脱位是指已经下降的睾丸经过筋膜间隙或正常解剖孔隙挤到阴囊以外的部位。睾丸脱位是较为少见的睾丸创伤,常由于会阴部钝性外力挤压作用而致,睾丸脱位所在位置取决于外力大小及其方向,以及解剖上孔隙情况,通常睾丸脱位可挤到腹股沟上方及耻骨支、阴茎根部,亦可脱至股部和会阴部,或经腹股沟管进入腹腔。

睾丸脱位多数发生在年轻者,其症状是会阴部外伤后剧痛,呕吐,检查发现阴囊空虚,而脱位睾丸触痛,可扪及睾丸形态。此时应与隐睾鉴别,后者往往有明确隐睾史。偶尔伤处血肿误认为是睾丸脱出,但其阴囊内有睾丸存在。

治疗:睾丸脱位如在早期局部水肿不明显时,可试行手法复位;一旦水肿或血肿形成后,手法复位往往难以成功,而需手术复位,并对睾丸加以固定。对于阴囊破裂、睾丸脱出者,经过清洗,去除异物,睾丸无破裂者可予回纳,缝合阴囊裂口。对于伴有睾丸破裂者,只要睾丸组织有保留的可能,亦应按睾丸破裂处理后,纳回阴囊内,缝合阴囊壁,并放置引流,术后应用广谱抗生素,预防感染。

3. 附睾及精索创伤　常与睾丸创伤伴随,精索的创伤亦见于疝修补手术,包括腹股沟管切开后,重新建立腹股沟管过紧时而产生的狭窄,可具有广泛的皮肤淤斑、阴囊内血肿形成等。

治疗:休息及冰袋冷敷,如阴囊血肿较大,则需手术治疗,包括血肿清除,结扎持续出血的血管。如有输精管被撕裂、压榨等创伤,可导致不育症,应行输精管吻合术。

(孙　旭)

参 考 文 献

何树云,王宏.2009.50例肾损伤CT表现的分类及体会.中国辐射卫生,18(4):497-498.

胡明明,张存明,沈周俊.2010.闭合性尿道损伤的临床分析.创伤外科杂志,12(2):103-105.

梅骅.2008.泌尿外科手术学.北京:人民卫生出版社.

那彦群,叶章群,孙光,等.2011.中国泌尿外科疾病诊断治疗指南手册.北京:人民卫生出版社.

申杰,肖民辉,杨小华,等.2009.病理肾损伤15例诊治.现代泌尿外科杂志,14(4):20.

锁锦江.2011.睾丸损伤32例临床分析.浙江创伤外科,16(4):501-502.

王世先.2010.外伤性睾丸破裂16例诊治体会.中国男科学杂志,24:55-57.

吴阶平.2004.吴阶平泌尿外科学.济南:山东科学技术出版社.

徐平,王卫东,陆进,等.2011.超选择性肾动脉栓塞术治疗肾损伤性出血32例.现代中西医结合杂志,20(28):3584-3585.

徐月敏.2007.泌尿重建修复外科学.北京:人民卫生出版社.

赵宏辉,刘艳庚,梅松源,等.2008.纤维可视输尿管导管在盆腔粘连患者腹腔镜子宫切除术中的应用.腹腔镜外科杂志,13(2):96-97.

周晨曦,丁建华,李国波,等.2007.创伤性后尿道损伤的腔镜治疗.现代泌尿外科杂志,12(1):48-49.

Wein AJ,Karoussi LR,Novick AC,等.郭应禄,周利群,主译.2009.坎贝尔-沃尔什泌尿外科学.第9版(中译版).北京:北京大学出版社,1345-1353.

Mehdi Shirazi,Sepideh Sedbakht,Zahra Jahanabadi,et al.2010. Is early reimaging CT scan necessary in patients with grades III and IV renal trauma under conservative treatment. J Trauma,68(1):9-12.

Myers JB,Mc Aninch JW.2009. Management of posterior urethral disruption injuries. Nature Clinical Practice Urology,6(3):154-163.

第四章　女性生殖器损伤

内、外生殖器官,包括相关组织与邻近器官构成了女性生殖系统。

第一节　女性生殖器的解剖

一、骨　盆

掌握骨盆的结构,对于及时、准确处理创伤引起的危害有着重要的意义。

（一）骨盆的骨骼

由骶骨、尾骨及左右髋骨,又称无名骨所组成。每块髋骨又由髂骨、坐骨及耻骨融合而成;骶骨由 5~6 块骶椎合成;尾骨由 4~5 块尾椎合成。

（二）骨盆的关节

有骶髂关节、骶尾关节及耻骨联合。左右耻骨之间由纤维软骨形成耻骨联合,位于骨盆的前方,而且上下附有耻骨韧带。骶髂关节位于关节骶骨和髂骨之间,在骨盆后方,其前有宽厚的骶髂韧带。骶骨与尾骨的联合处为骶尾关节。各块骨骼之间均由坚韧的韧带相连接,生育年龄的妇女因受女性激素的影响,钙的含量较丰富,骨质的坚硬度及韧带的强度较幼女期及绝经期妇女高。因此,造成损伤的程度不同。

二、骨盆底与会阴

熟悉盆底结构,了解盆腔脏器的局部位置,对分析盆腔创伤,如阴道、子宫及直肠的损伤,坐骨-直肠窝或直肠周围损伤,尿瘘,肛瘘,以及创伤导致骨盆变形等具有重要意义。

封闭骨盆出口,尿道、阴道和直肠经此贯穿而出的部位为骨盆底。由数层肌肉和筋膜组成的盆膈,起着承载并保持盆腔脏器正常位置的作用。骨盆出口后壁为尾骨尖及骶结节韧带,两侧为坐骨结节及坐骨支;前壁的中央为耻骨联合,双侧由耻骨左右下支等结构所围。盆膈将盆骨和会阴分开。

（一）浅层筋膜与肌肉

外生殖器、会阴皮肤及皮下组织的下面,盆底组织从外向内的第一层为会阴浅筋膜。次层筋膜的深部有 3 对肌肉和一个括约肌组成的浅肌层,次层肌肉的肌腱会合于阴道外口与肛门之间,构成中心腱。浅层肌肉有以下几对。

（1）肛门外括约肌:是围绕肛门的环形肌束,一端与肛尾韧带连接,另一端形成中心腱的一部分。

（2）球海绵体肌:这对肌肉收缩时,能缩紧阴道。位于阴道两侧覆盖前庭球前庭大腺,向后与肛门外括约肌相交叉而混合。

（3）会阴浅横肌：由左右坐骨结节内面向中线汇合于中心腱。

（4）坐骨海绵体肌：从坐骨结节内侧沿坐骨升支内侧与耻骨降支向上，最后集合于阴蒂海绵体。

（二）尿生殖膈

覆盖在从耻骨弓及两坐骨结节所构成的骨盆出口前部的三角平面上，位于浅层肌肉的上部，由尿生殖膈上、下两层坚韧的筋膜和中间一薄层肌肉形成。肌肉包括一对由两侧坐骨结节至中心腱的会阴深横肌，以及位于尿道周围的尿道括约肌。阴道和尿道穿过膜。

（三）盆膈

盆膈是盆底的最内层，由坚强的肛提肌及其筋膜组成。在其中央，自后向前有直肠、阴道及尿道穿过。肛提肌有3对肌肉：耻骨尾骨肌、髂骨尾骨肌及坐骨尾骨肌。内侧肌纤维取前后排列的方向，外侧取斜的或横的方向，这样使整个肛提肌呈扁形槽状。肛提肌受骶Ⅲ神经纤维支配，主要是加强盆底托力的作用。

（四）筋膜

筋膜指肛筋膜（盆膈下筋膜），是覆盖在肛提肌外面的筋膜。在肛提肌外面的筋膜为盆筋膜，是一层强韧的结缔组织。盆筋膜某些部分的结缔组织特别肥厚，并与盆腔脏器的肌肉纤维融合，形成韧带，对盆腔器官有很强的支持作用。其中最重要的有：主韧带、宫底韧带与耻骨膀胱宫颈韧带。耻骨膀胱宫颈韧带前端起于耻骨内侧，后端和子宫颈阴道上端紧密相连，中间与膀胱的底部密切连接。有加强盆底肌肉和对阴道前壁及膀胱的支持作用。

盆筋膜的上面是腹膜，它们中间有一层疏松的结缔组织，称为盆腔结缔组织，或称腹膜外结缔组织。它是盆腔脏器的软垫。盆腔血管、神经、淋巴或淋巴管及输尿管等都位于这层组织中，受到保护。盆腔结缔组织中最重要的部分是阔韧带之间的结缔组织，通常称为子宫旁结缔组织。

（五）会阴

阴道与肛门之间的楔形软组织组成会阴，也是骨盆底的一部分，厚约5cm，包括皮肤、筋膜、部分肛提肌及中心腱。中心腱由球海绵体肌、会阴浅横肌、会阴深横肌及肛门外括约肌腱会合而成（图3-4-1-1）。

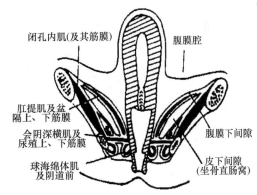

图3-4-1-1 盆底肌肉及其筋膜示意图

闭孔内肌(及其筋膜)
腹膜腔
肛提肌及盆
隔上、下筋膜
会阴深横肌及
尿殖上、下筋膜
球海绵体肌
及阴道前
腹膜下间隙
皮下间隙
(坐骨直肠窝)

三、内、外生殖器官

（一）外生殖器

1. 阴阜 位于耻骨联合的前面，为一隆起的脂肪垫。青春期开始皮肤上长出阴毛。

2. 大阴唇 起自阴阜、止于会阴,靠近两股内侧的一对隆起的皮肤皱襞。两侧大阴唇后方在会阴体前相融合,皮层内有皮脂腺和汗腺,青春期长出阴毛。内侧面皮肤湿润似黏膜。大阴唇有很厚的皮下脂肪层,其中含有丰富的血管、淋巴管和神经。受伤时可发生出血,形成大阴唇血肿。

3. 小阴唇 位于大阴唇内侧的一对薄的皱襞。表面湿润,色淡红,无阴毛。皮层内有皮脂腺及汗腺,但无脂肪。皮下血管、神经丰富,感觉敏锐。小阴唇的前端分为两叶,包绕阴蒂,上叶形成阴蒂系带。小阴唇的后端与大阴唇的后端相合,左右两侧,在正中线会合成一条横皱襞,称为阴唇系带。

4. 阴蒂 是一种海绵体组织,位于两侧小阴唇之间的顶端。末端为阴蒂头,中为阴蒂体,后方分为两个阴蒂脚附着在耻骨支上。阴蒂头富含神经末梢,非常敏感。

5. 阴道前庭 为左右小阴唇之间的菱形区域。前为阴蒂,后为阴唇系带。前方有尿道,后方有阴道开口。

6. 前庭球 为静脉球所构成,位于前庭两侧。前部与阴蒂相接,后部与前庭大腺相邻,表面被球海绵体肌所覆盖。

7. 前庭大腺 为球海绵体肌所覆盖,如黄豆大,左右各一,位于大阴唇后部。腺管细长1~2cm,开口于前庭后方、小阴唇与处女膜之间的沟内。正常情况下,检查时不能触及此腺。外伤缝合修补时易将此腺管开口误缝合关闭,此腺管闭塞可形成脓肿或囊肿。

8. 尿道口 为一不规则的圆形孔,位于阴蒂头的下方及前庭的前部。

9. 阴道口及处女膜 阴道口位于尿道口的后方、前庭的后部,大小及形状不规则。阴道口周围有一薄膜,称为处女膜。膜的两面为鳞状上皮所覆盖,中含结缔组织、血管与神经末梢。处女膜中央有一小孔,孔的形状、大小和膜的厚薄因人而异。

（二）阴道

月经血排出、性生活及胎儿娩出的通道为阴道。阴道壁由黏膜、肌层和外膜构成。上端包绕着子宫颈,下端开口于阴道前庭,前壁与膀胱和尿道邻接,后壁与直肠贴近。环绕子宫颈周围的部位是阴道穹隆,分为前、后、左、右4部分。后穹隆较深,其在盆腔内对应的部位即为子宫直肠凹,此处为腹腔的最底部分,在临床上具有重要意义。

阴道黏膜为鳞状上皮,而无角化层,其生长发育受卵巢激素的影响。

（三）内生殖器

女性内生殖器包括子宫、输卵管及卵巢,后两者常被称为子宫附件。

1. 子宫

（1）解剖:子宫形似倒置的梨,位于骨盆的中央,依靠多方面的因素维持正常位置,盆底肌肉和筋膜起支托子宫的作用;主韧带固定在两侧,对维持子宫颈及阴道的正常位置起主要作用;子宫圆韧带将子宫牵向前方,子宫骶骨韧带将子宫颈向后方牵引,这些因素的联合作用使子宫处于前倾的位置。

（2）组织结构:子宫壁分为3层,外层是浆膜层(即脏层腹膜),中间层是肌层,内层是黏膜层,又称子宫内膜。

2. 输卵管 内层与子宫角相连,外端游离,开口处呈漏斗形,为一对细长而弯曲的管状结构,约8~14cm。

3. 卵巢　是妇女性腺器官,为一对扁椭圆体,位于输卵管的下方,从卵巢系膜连接于阔韧带后叶的部位为卵巢门,卵巢血管与神经通过卵巢系膜经卵巢门进入卵巢,外侧以骨盆漏斗韧带(卵巢悬韧带)连于盆壁,内层以子宫卵巢韧带(卵巢固有韧带)与子宫相连。

四、盆腔血管淋巴及神经

（一）血管

盆腔各部位的静脉均与同名动脉伴行,数量上多于动脉,在相应器官及其周围形成静脉丛,相互吻合,因此盆腔静脉感染易于蔓延。

1. 卵巢动脉　由腹主动脉分出(左侧来自左肾动脉),下行跨过输尿管与髂外动脉,向内方斜行至骨盆漏斗韧带向内行,在输卵管下方分出小支分布于输卵管远侧端,其主支穿过卵巢门进入卵巢内,终支在子宫角部与子宫动脉的上行支吻合。

2. 子宫动脉　为腹下动脉(髂内动脉)前干的分支,沿盆腔向下前行,直达阔韧带底部,在阔韧带内距宫颈2cm处横跨输尿管而达子宫侧缘。在阴道上宫颈部分成上、下两支,上行支较大,沿子宫侧缘迂曲上行,并再分出无数小前后分支,分布于宫颈上部及宫体,最后分成3支:即宫底支,分布于宫底上部;输卵管支,穿过输卵管系膜分布于输卵管;卵巢支,与卵巢动脉吻合。下行支较小,供应宫颈及阴道上部的血液,称为子宫动脉的子宫颈-阴道支(图3-4-1-2)。

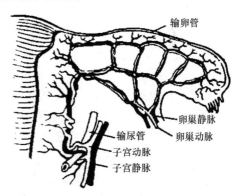

图3-4-1-2　生殖器血管分布(前面观)示意图

3. 阴道动脉　为腹下动脉前干的分支,有许多小支分布于膀胱顶、膀胱颈及阴道,与阴部内动脉、子宫动脉阴道支吻合。

4. 阴部内动脉　由会阴部分出直肠下动脉,供给直肠下段及肛门部;阴唇动脉、会阴动脉、阴蒂动脉供外阴部。

（二）生殖系统淋巴

丰富的淋巴供给女性生殖器,各淋巴管及淋巴结皆伴随血管而行。主要分为两组,即外生殖器淋巴组及内生殖器淋巴组。

1. 外生殖器淋巴组　此组分腹股沟浅层淋巴结与腹股沟深层淋巴结。

（1）腹股沟浅层淋巴结:位于阔韧带筋膜上面,一部分沿腹股沟韧带下方横行,分布收容阴道下段、阴唇、尿道下1/4、会阴及肛门部的淋巴;另一部分沿大隐静脉纵行分布,收纳会阴及下肢表面的淋巴。

（2）腹股沟深层淋巴结:位于股静脉内侧股管内位腹股沟深淋巴结,收纳腹股沟浅层淋巴。

2. 内生殖器淋巴组　主要是沿着髂动脉排列,分为髂外淋巴结、髂内淋巴结与髂总淋巴结。再向上到腹主动脉淋巴结,尚有1~2个位于髂骨与直肠之间的骶淋巴结。

（三）生殖系统神经

1. 外阴部神经 主要是阴部神经，系躯体神经。由 Ⅱ、Ⅲ、Ⅳ 骶神经的分支组成，与阴部内动脉同行。坐骨结节内侧下方分成 3 支，即直肠下神经、阴唇后神经及会阴神经，分布于肛门、阴唇及会阴。

2. 内生殖器神经 为交感神经及副交感神经支配。交感神经纤维自腹主动脉前神经丛分出，下行入盆腔分出两部分，一为卵巢神经丛，经卵巢门而入卵巢，并有分支分布到输卵管；另一沿着腹主动脉下降形成髂前神经丛入盆腔，在直肠壶腹部后面分成左右两束腹下神经丛，除少数神经纤维分布于子宫外，大部分在阔韧带底部于宫颈旁形成骨盆神经丛，分布于子宫体、子宫颈及膀胱上部。骨盆神经丛中有来自第 Ⅱ、Ⅲ、Ⅳ 骶神经的副交感神经纤维，有向心传导的感觉神经纤维。骨盆神经丛分出的神经支配子宫的肌肉活动。

第二节 女性生殖器官损伤

一、外生殖器损伤

（一）外阴裂伤

妇女由高处跌下，外阴、会阴部适巧骑触在一尖突起物或硬物上；或女孩骑车，跨栏杆或座椅，沿楼梯扶手滑行，外阴直接触及硬物时，伤及外阴、尿道或嵌入阴道甚至盆腔，伤及脏器。临床表现因受伤部位及有无异物嵌入而不同，均以骑跨伤表现为主。受伤后均有疼痛、出血等症状。此外，可随受损伤器官而有各种表现。

由于外阴部富于血供，而皮下组织疏松，如为硬物撞击，皮下血管破裂而皮肤无裂口时，易成外阴血肿，局部表现为一紫硬的疼痛肿物，并伴剧烈疼痛和行动不便。血肿增大压迫尿道，还可导致尿潴留。如为尖锐物体所伤，可引起外阴部穿透伤，伤及阴道及内脏（入直肠、膀胱等）。因此，结合受伤史和局部检查所见不难诊断，但应明确受伤范围，应全面询问病史、查体及进行必要的辅助检查，必要时行 B 超、CT 或磁共振检查，切忌只注意局部而忽视其他器官或组织的损伤（头颅、内脏、骨盆、脊柱或其他部分创伤）。

对受伤者，应在硬膜外或全身麻醉下，详细检查阴道及外阴创伤部位及深度，取出异物，扩创及缝合。如出血多，应及时输血，休克时应抗休克。血肿小者，可加压止血，24 小时内冷敷，以后热敷或超短波、远红外线理疗，局部可用软坚膏，以促进吸收；大血肿或继续扩大者，应立即切开挖出血块，缝合止血。损伤膀胱、直肠者，伤口新鲜经清洗后，进行扩创缝合，已感染者应控制感染。膀胱损伤者应持续留置导尿管；直肠损伤须进无渣饮食，严重者行肠造瘘，待以后再行修补手术。患者均应注射破伤风抗毒素及抗生素。

（二）处女膜裂伤

处女膜为坚韧的黏膜组织所构成，其内、外两面均为鳞状上皮覆盖，中层为结缔组织、血管及神经末梢。处女膜破裂多发生于初次性交，可造成不同程度的裂伤而引起出血，但一般流血量不多，检查时处女膜边缘有裂伤，多数均自愈；强奸或暴力性交，偶可导致处女膜过度裂伤，以致伤及周围组织而大量出血，则需立即缝合。幼女的处女膜位于前庭深处，且阴道亦狭小,故处女膜损伤较少见,奸污时一般仅导致前庭部擦伤。但暴力强行插入阴茎,则可引起外阴部包括处女膜、会阴、阴道甚至肛门的广泛撕裂伤,应及时缝合止血。

(三) 阴道损伤

1. 性交损伤　由性交而引起会阴的阴道裂伤较少见。性交时所致会阴阴道裂伤一般均发生在后穹隆,而前穹隆少见。多环绕子宫颈呈横行或弧形,边缘整齐、锐利,因阴道组织血管丰富,以致出血不止,严重者穿破腹膜,引起腹腔内出血,甚至出现休克(图3-4-2-1)。

导致性交损伤的原因有:阴道发育不全、妊娠期阴道充血、产后阴道组织薄弱、绝经后阴道萎缩、阴道手术瘢痕、畸形或狭窄、性交时位置不当以及男方酒后同房等。就诊时常隐瞒性生活史,故凡有阴道流血者应警惕有性交损伤的可能。首先,用窥阴器扩开阴道,检查出血部位及裂伤范围,注意有无穿破腹膜、直肠或膀胱。在紧急时,可以暂时用纱布压迫止血,然后做好充分准备,经阴道用肠线缝合止血,注意避免缝线穿透直肠黏膜,休克者应立即抗休克。

2. 药物性损伤　为治疗某种妇科疾病,用量过大或误将腐蚀性药物放入阴道,致使阴道黏膜子宫颈发生溃疡,日后有可能形成阴道粘连、瘢痕性狭窄、闭锁或生殖道瘘管等严重后果。

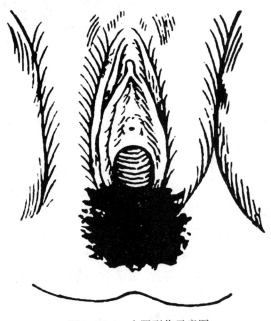

图3-4-2-1　会阴裂伤示意图

凡用药物治疗阴道炎症时,应遵医嘱,勿滥用腐蚀性药物,如发觉应速取出,并用 1∶5000 的高锰酸钾溶液冲洗阴道,必要时了解药物酸碱度,选用相应中和溶液如3% 苏打液或3% 硼酸液。局部涂抹抗生素油膏以促进溃疡愈合和防止粘连。感染严重者全身用抗生素控制感染,对阴道狭窄、闭锁者,及时进行治疗。如因药物经过黏膜吸收引起全身中毒反应者,应监测肝、肾功能,如有肾功能损伤时应尽早给予肾透析治疗。

二、子宫损伤

(一) 子宫穿孔

子宫穿孔是器械性损伤中最常见的病损,如探针、宫颈扩张器、子宫吸管、刮匙、胎盘钳等器械损伤。子宫极度后屈,刮匙方向不正确,粗暴操作等引起子宫下段横裂伤,多发生于人工流产时。诊断性刮宫、放取节育器时也可发生(图3-4-2-2)。必须及时诊断处理。

1. 原因

(1) 术前未作盆腔检查或判断错误:术前未行双合诊或三合诊,或虽检查而有错误,未辨清子宫位置及大小,尤其是倾、屈度,如将后倾后屈的子宫误认为前位,以致探针、刮匙或

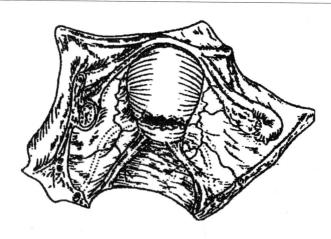

图 3-4-2-2　子宫下段横行裂伤示意图

子宫吸管等伸入宫腔时与子宫的实际方向、深度不符,造成穿孔。这是造成子宫穿孔最常见的原因。

（2）术时不遵守操作常规或操作粗暴:初孕妇宫颈内口较紧,强行扩宫,特别是跳号扩张宫颈时,可能发生穿孔。孕月较大的子宫,组织松软,哺乳期及长期口服避孕药子宫收缩得小且软,操作粗暴时均易引起穿孔。此外,在宫腔内粗暴操作,过度搔刮或钳夹子宫某局部区,均可引起穿孔。

（3）子宫病理改变

1）子宫发育异常:如双子宫或双角子宫,子宫发育有薄弱处,术前诊断不明确,误在未孕侧做人工流产;放环、取环均可在发育薄弱处引起穿孔。

2）子宫手术史:近期剖宫产、子宫肌瘤挖除手术、多次刮宫等,子宫上有瘢痕、子宫恢复欠佳,均易发生子宫穿孔。

3）感染性子宫:不全流产、子宫出血合并感染,子宫充血水肿时,组织极为脆弱,在感染的子宫上操作,即使很小心仍有可能穿孔。

4）肿瘤与葡萄胎:绒毛膜癌、子宫体癌的癌组织侵犯至肌层,侵蚀性葡萄胎生长至子宫肌层时,均有可能使其自行穿孔。手术时,也很容易损伤子宫。

5）其他:微波、激光、冷冻作宫腔治疗时,也会因功率、时间、温度、辐射点超过正常范围而致子宫穿孔。

（4）强行取出嵌入肌壁的宫内节育器(IUD):IUD 嵌入子宫肌壁,甚至部分以穿透宫壁时,如仍强行经阴道取出,又引起子宫穿孔的可能。

2. 临床表现　子宫穿孔的临床表现随穿孔的大小、部位,有无内脏损伤及损伤程度以及损伤后就诊的时间而异。

（1）凡探针穿孔且穿孔部位在宫底时,一般内出血较少,无明显症状,检查时除可能扪及宫底部有轻压痛外,余无特殊发现。也有在放置 IUD 时将其直接放入腹腔而未引起注意,以后随访 IUD 时方始发现已穿孔至腹腔。穿孔较大者,多系经扩张器反复进出损伤或经较大吸管、卵圆钳等器械损伤,引起子宫下段破裂处出血可引起腹膜刺激症状,全腹均有压痛和反跳痛,以下腹部为著。如未损伤血管,一般出血量不多。

（2）穿孔并发内脏损伤者，症状多较严重。系子宫穿孔后术者仍未发觉，继续操作，使大网膜、肠管、膀胱或韧带被钳夹，抽吸而损伤。肠管、膀胱可挫伤甚至穿孔，大网膜、肠襻、肠管可夹出子宫颈口，甚至拉出宫颈外，造成严重嵌顿或损伤。发生这种情况时，子宫破口较大，出血较多，患者感到剧烈难忍的牵拉痛，甚至发生休克。如穿孔部位在子宫侧壁，可在一侧阔韧带内形成血肿；如肠破裂可能有气腹及迅速发展的腹膜炎，如损伤膀胱可引起血尿，尿性腹膜炎。

（3）子宫恶性葡萄胎或绒毛膜癌穿孔：可自然穿孔或行诊刮时穿孔。穿孔后可形成血腹，也可在诊刮时引起子宫大量出血。

（4）子宫穿孔后未能及时诊断、治疗而形成盆腔炎症，如附件炎，盆腔结缔组织炎、盆腔脓肿等，甚至败血症，感染性休克。

3. 诊断　凡宫内操作出现下列征象时，均提示子宫穿孔可能。

（1）使用的器械进入宫腔深度超过事先估计或探明的长度，并感到继续放入无阻力时。

（2）扩张宫颈的过程，如原有阻力极大，但忽然阻力完全消失，且患者当时感到有剧烈疼痛时。

（3）手术时患者有剧烈上腹痛，检查有腹膜刺激症状，或移动性浊音阳性，如看到有黄色脂肪组织或肠管，考虑为内脏损伤，应立即停止手术，以免造成更大的损害。疑有内脏损伤者应严密观察病情变化，必要时剖腹探查。

（4）术后子宫旁有块状物形成，B超检查宫腔内无组织物残留，而仍有阵发性子宫内出血者，应该考虑在子宫侧壁阔韧带两叶之间有穿孔。

（5）如穿孔较大并发肠穿孔，可有气腹及继发性腹膜炎等表现。挫伤膀胱则引起血尿，或因膀胱穿孔，发生尿液性腹膜炎而膀胱无尿等现象。来就诊较晚出现盆腔炎，追问病史，有宫颈扩张史或宫腔操作史及术时疼痛者不难诊断。恶性葡萄胎或绒毛膜癌所致的穿孔，则为大量子宫阴道出血或腹腔内出血，引起急性腹痛及休克。

4. 治疗　手术时一旦发现穿孔，应即刻停止宫腔内操作。然后根据穿孔大小、宫腔内容物干净与否、出血多少和是否继续有内出血、其他内脏有无损伤，以及妇女对今后生育的要求等采取不同的处理方法。

（1）观察穿孔小而无明显症状者，如宫腔内尚有组织残留，可由有经验者吸净，同时肌注催产素10U或麦角新碱0.2~0.4mg。术后继续给予子宫收缩药（益母草冲剂15g或益母草颗粒2g，每日3次，连服3~5天）及抗生素，并严密观察。但应嘱患者避孕；如为多子女者，应动员绝育。子宫穿孔细小者，不必进行修补。对宫腔内容物尚未清除且穿孔小，也可给予缩宫药，并严密观察有无内出血，可在7~10天进行药流。

（2）穿孔较大尤其是内出血表现明显者，应立即剖腹探查。手术范围应根据损伤性质、大小、部位、有无其他脏器损伤、有无感染以及患者年龄及其对生育的要求确定；术前还应做好有关准备，如输液、输血等。对休克患者应在及时抗休克前提下行剖腹探查。

1）子宫伤口无明显感染，尤其要求生育者，以肠线缝合破口。宫腔内尚有组织残留者，可在开腹直视下修补破口前经宫颈口吸净；对不需要生育者，可同时进行输卵管结扎术。

2）复杂性损伤或已有感染者应切除子宫。术中须详细检查肠管及邻近器官有无损伤，如有，应修补或部分切除。

3）已明确有内脏损伤者，应立即剖腹探查，查明情况，做相应处理。

4）如为子宫恶性肿瘤病变所致的穿孔,根据情况做全子宫切除或附件切除术,并于术后加用放疗及化疗。

5）术后均应控制感染。

5. 预防

（1）术前须详问病史,如是否哺乳期,子宫有无病变等。对疑为子宫内膜癌、绒毛膜癌、葡萄胎、结核等情况,操作应更加谨慎。

（2）术前应排空膀胱,做好妇科检查。产后 3 个月哺乳期内和宫腔小于 6cm 者不放 IUD 及人工流产。有剖宫产史、子宫穿孔史或哺乳期受孕而进行人工流产术时,在扩张宫颈后即注射子宫收缩药,以促进子宫收缩变硬,从而减少损伤。条件允许应嘱药流,以避免宫腔操作。

（3）术前必须查清子宫大小,位置及倾屈度。疑为子宫畸形,术前做 B 超检查。

（4）扩张宫颈时,应用扩张器应耐心地逐号进行,尤忌操作粗暴,用力过猛。严格遵守操作规程。

（二）子宫颈撕裂

1. 原因　多为子宫颈扩张术时所引起,如扩张时用力过猛或未按扩张顺序扩张。中孕流产也可引起宫颈裂伤,多因宫缩过强,当宫颈未充分扩张,胎儿被迫强行通过宫颈外口或内口所致（图 3-4-2-3）。

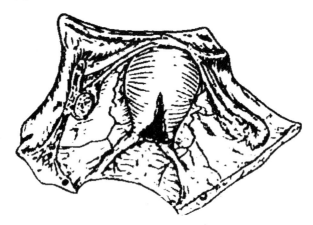

图 3-4-2-3　子宫颈裂伤上延示意图

2. 临床表现　严重裂伤有以下表现。

（1）行子宫颈扩张时,感觉扩张困难,突然无阻力而进入。

（2）患者突觉剧烈疼痛。

（3）有鲜血从宫颈流出。

（4）宫颈撕裂,多发生于宫颈 6 或 9 点处,如中孕引产引起,可出现宫颈外口撕裂,内口撕裂,宫颈撕裂有合并后穹隆破裂伴随胎儿从后穹隆娩出等。

3. 防治　对此种情况如不及时处理,可致感染和形成陈旧性裂伤,日后导致习惯性流产或早产。轻度裂伤往往当时未被发现,而日后形成慢性宫颈炎。

（1）行子宫颈扩张时不可用暴力,术者应借腕力,按子宫扩张器号码,从小到大逐渐扩张,决不可跳号。

（2）宫颈需要扩张较大者,应事先做插管准备。

（3）已发生裂伤,应很好暴露,查明裂口,用肠线间断缝合,如裂伤超过宫颈内口,可经腹修补或行全子宫切除。

（4）凡用利诺引产时,不应滥用催产素加强宫缩,宫缩强时应给予哌替啶100mg或莨菪碱0.5mg或地西泮10mg以促使子宫松弛。

（5）预防感染。

第三节　妇产科领域中的休克

休克是以循环血流障碍为特征的急性循环功能不全的一种表现,是妇产科最紧急的临床问题之一。引起休克的原发疾病很多,但休克的发生和发展过程基本上是相同的。其共同特点有小血管痉挛,心排血量下降,器官组织的微循环灌注不足,血流淤滞,组织细胞缺血、缺氧,以致产生代谢紊乱。如不及时有效地控制其发展,将引起多脏器功能衰竭,严重者将威胁生命。

妇产科领域中的休克,以出血性休克、感染（中毒）性休克、过敏性休克及创伤性休克多见,尤以出血性休克为多。4种休克相互之间关系密切,创伤性休克可与失血性休克或感染性休克并发。出血性休克与创伤性休克均为低血容量性休克,病因、临床表现及处理均有很多共同点,它们与其他两种休克最终均可导致弥散性血管内凝血。

一、出血性休克

1. 病因　妇产科创伤引起的休克较为少见,但合并其他脏器的复合创伤可引起出血性休克,如坠落引起的外阴及阴道、子宫损伤,子宫穿孔较大或正处于子宫动脉处,还有部分是手术损伤出血。

2. 病理生理变化　出血性休克为低血容量休克,休克的严重程度与出血量、出血速度和机体耐受性有关。但妇产科出血性休克多为急性、中等或大量出血,故起病急,发展快,病情较严重。出血性休克可引起微循环障碍,血流缓慢,组织缺氧,代谢紊乱。主要表现如下。

（1）灌流量减少:失血后造成有效循环量的减少,同时激发交感神经胺类分泌量增加,使小动脉及小静脉收缩。这时动、静脉短路开放,微循环的血流量显著减少,内脏细胞缺血、缺氧。

（2）血管壁的损伤:微循环长期灌流不足,使毛细血管壁的内皮细胞发生缺氧变性,引起毛细血管壁损害,使其通透性增高,有效循环量流失于组织间隙,造成血液浓缩,有效微循环量减少,回心血量及心排血量减少,又形成休克的恶性循环。

（3）血液流变性的改变:在微循环出现红细胞及血浆分离,红细胞聚集,血流淤积,血液黏稠度增加等现象,更加重外周血管阻力。

（4）总血管容量的改变:由于以上的变化,局部血管产生的活性物质在微循环大量积聚,微循环血管的平滑肌细胞出现麻痹或反应性下降,破坏了正常的反馈调节,使毛细血管容量扩大,有效循环更加不足,进一步加重血流动力学障碍,如不抢救,造成不可逆休克。

（5）弥散性血管内凝血：由于微循环血流变慢，酸性代谢产物浓度增加，而毛细血管受到毒素损害后，促凝物质如纤维蛋白及血小板凝集，造成毛细血管内凝血，加重毛细血管和周围的组织缺氧性损伤。凝血不及时溶解，可使组织细胞溶酶体破裂，释放多重溶酶，使细胞自溶，组织坏死，进一步使内脏功能衰竭。同时由于血液中的凝血因子被大量消耗，造成严重凝血功能障碍和伤口及损伤的脏器大量不凝性出血。

（6）代谢障碍：由于休克造成微循环障碍，组织缺血、缺氧，严重时可引起内脏功能及代谢障碍，如急性肾衰竭，肝衰竭，肠麻痹，休克后期出现弥散性血管内凝血，心、脑、肺亦可引起障碍甚至衰竭。

3. 临床表现

（1）休克早期：患者的血压虽然偏低，但仍然在正常范围内，如仔细观察有下列现象。

1）皮肤及微血管的改变：面色苍白，口唇及指（趾）甲呈轻度发绀。

2）精神神经状态的改变：烦躁不安，精神萎靡，嗜睡或表情淡漠。

3）体温调节中枢所受影响：由于体温调节中枢受到影响（应除外原发疾病的因素），患者体温升高，往往迅即进入休克期。

4）心率、脉搏及血压的变化：心率加快，脉速，血压虽在正常范围，但偏低且脉压小。

5）急性肾功能不全：表现为尿少，若尿比重在 1.018 以下，即将进入休克期，并可出现急性肾衰竭。

（2）休克期晚期：出现血压降低及周围循环衰竭现象。

1）休克早期表现的症状加重，甚至昏迷。

2）皮肤及黏膜发绀加重，尤以口唇及四肢明显，皮肤湿冷，皮肤转红试验迟缓。

3）心搏快而弱，脉搏细数，血压低于 10.7/6.7kPa（80/50mmHg），脉压更小，严重者血压、脉搏甚至测不到。

4）呼吸深快，表明有代谢性酸中毒情况。

5）尿量更少，甚至无尿，表明肾衰竭。

二、创伤性休克

1. 病因

（1）外伤：如生殖道严重损伤，广泛软组织撕裂伤，大面积深部组织挤压伤等。

（2）产伤：如子宫破裂、内翻、子宫颈或阴道严重撕裂。

（3）手术损伤：如子宫穿孔、破裂，误伤脏器等。

创伤性休克主要由于失血或血浆、水和电解质渗出至创伤部位及其周围组织内，使血液循环量降低所致。严重创伤的疼痛刺激传入中枢和交感神经系统，引起一系列神经内分泌反射，亦可导致严重休克。

2. 临床表现　创伤性休克基本上属于低血容量性休克，但也并非全有十分活跃的外出血或内出血，不过均有外伤史或手术史，常与失血性休克同时存在。根据创伤范围、出血多少，其临床表现与不同程度的出血性休克基本一致，全身及局部检查有不同的创伤体征。

3. 辅助诊断

（1）中心静脉压正常或升高。

（2）平均动脉压低于正常。

（3）血细胞比容高限为35%，如血细胞比容>35%，为血液浓缩；降低则为血液稀释。可作为调整输液种类的参考。

（4）每小时尿量测定，如<30ml，应测尿比重，如为1.010~1.018，提示肾功能不全；如为1.010或以下，表示急性肾衰竭；如为1.020以上，则提示血容量不足。

（5）静脉血二氧化碳结合力测定。

（6）动脉血二氧化碳分压测定。

（7）动脉血氧分压测定。

（8）血液 pH 测定。

三、预防与治疗

1. 治疗

（1）补充血容量：补充血容量主要在于恢复有效循环，维持正常血流动力学和微循环灌注的物质基础。输血和补液是抢救出血性休克的首要措施。对休克患者建立两条以上静脉通路以备进行输液、输血及中心静脉压的测定，同时避免抢救使用药复杂而发生配伍错误，一般可根据中心静脉压及动脉压的高低补充。

1）血液和血液制品：出血性休克凡血细胞比容<30%容积应输入全血，若血细胞比容>30%容积，可输入血浆和血浆制品，一般输血应矫正血细胞比容>35%容积维度，再输血同时可应用晶体溶液以辅佐扩容，也应注意预防酸中毒和过敏反应。

2）晶体溶液：晶体溶液（Harmann 液即林格液 500ml 加入 11.2% 乳酸钠 27ml 组成）对矫正低血容量性休克有良好效果。

3）白蛋白：低血容量休克，在低蛋白血症时输入白蛋白可有效地扩容，维持胶体渗透压，防治组织水肿，增加回心血量和肾血流量，增加尿量，白蛋白输入以纠正白蛋白浓度为3.5%~4.8%。

4）右旋糖酐：低分子右旋糖酐可扩充血容量，降低血液黏滞度，改善微循环灌注量。但应适量，不超过 1000ml，肾功能损害及少尿者忌用。

（2）呼吸循环功能的维持

1）呼吸管理：休克时呼吸复苏，给氧和防治肺部并发症至关重要，应注意保持呼吸道通畅，防止坠积性肺炎。

2）心血管功能管理：休克时冠状动脉供血不足，缺氧，负荷过重，应及时补充血容量，给氧，对心力衰竭者应给予强心药物。血管活性药物的应用应适时适当。

（3）肾上腺皮质激素：休克时肾上腺皮质激素的应用可保护、改善机体反应性，改善微循环灌注量，促进细胞对氧和营养物质的摄取，促进乳酸转化为糖原，稳定溶酶体膜。

（4）酸碱平衡失调的治疗：休克时组织缺血、缺氧引起代谢性酸中毒应予碱性液体矫正，如 1% 碳酸氢钠、11.2% 乳酸钠等。

（5）应激性溃疡的防治：如制酸药和组胺 H_2 受体拮抗药。

（6）营养支持治疗：休克患者应予高蛋白、高热量、多维生素和必要电解质要素的膳食，流质或半流质，少食多餐。

（7）手术治疗：对于创伤引起出血应及时手术止血，但一般边抗休克边止血，积极挽救患者生命。

2. 预防

（1）正确处理创伤出血：对于创伤引起失血性休克，应及时补血及纠正并发症，如电解质紊乱、代谢障碍。溶蚀及早进行止血，防止继续出血。

（2）及时发现休克早期的一些征象：在处理出血性创伤时，必须严密观察病情变化，包括全身反应、精神状态及皮肤表现、体温、脉搏、呼吸、血压、饮食、尿量等，对已具有休克前期征象者应采取多种措施，除暂不宜应用升压药物外，基本可按休克期处理，对于可能诱发休克的因素应警惕，并采取适当措施，可避免病情的加重。

（辜荣飞）

参 考 文 献

陈寿康. 1996. 外科救治手册. 北京:人民军医出版社.

苏应宽,徐增祥,江森. 1995. 新编实用妇科学. 济南:山东科学技术出版社.

赵定麟. 1999. 现代创伤外科学. 北京:科学出版社.

Brown HL. 2009. Trauma in pregnancy. Obstet Gynecol,114(1):147-160.

Maher C,Baessler K,Glazener CM,et al. 2007. Surgical management of pelvic organ prolapse in women. Cochrane Database Syst Rev,(3):CD004014.

Merritt DF. 2011. Genital trauma in prepubertal girlsand adolescents. Curr Opin Obstet Gynecol,23(5):307-314.

Mikos T,Papanicolaou A,Tsalikis T,et al. 2009. Uterine prolapse after pelvic trauma:case report and literature review. Int Urogynecol J Pelvic Floor Dysfunct,20(7):881-884.

Mirza FG,Devine PC,Gaddipati S. 2010. Trauma in pregnancy:a systematic approach. Am J Perinatol,27(7):579-586.

Nelius T,Armstrong ML,Rinard K,et al. 2011. Genital piercings:diagnostic and therapeutic implications for urologists. Urology,78(5):998-1007.

Poulos CA,Sheridan DJ. 2008. Genital injuries in postmenopausal women after sexual assault. J Elder Abuse Negl,20(4):323-335.

Spitzer RF,Kives S,Caccia N,et al. 2008. Retrospective review of unintentional female genital trauma at a pediatric referral center. Pediatr Emerg Care,24(12):831-835.

第四篇 上肢创伤

第一章 肩部创伤

第一节 肩部解剖及生理

肩部为上肢与躯干的连接部位,又称肩胛带。其包括肩胛骨、锁骨、肱骨近端及其所构成的肩关节,并有关节囊、周围的肌腱和韧带及肌肉与之相互连接,通过肌肉的舒缩来完成肩部的运动。此种结构特点,使得肩部具有较大的活动范围,并赋予上肢高度的灵活性。

一、肩 部 骨 骼

肩部骨骼包括锁骨、肩胛骨及肱骨近端。

(一) 锁骨

为一"S"形长管状骨,内侧端与胸骨相连,外侧端与肩峰相连,全长均可在皮下触及。外侧1/3上下扁平,内侧1/3较粗,呈三棱形,中1/3较细,中外侧1/3交界处较薄弱而易于骨折。

(二) 肩胛骨

形似底朝上的三角形扁平骨,盖于胸廓后外侧第2肋至第7肋骨之间。它有上、内、外3个缘,上、下、外3个角和前后两个面。内侧缘薄长,与脊柱平行,又名脊柱缘。上缘的外侧有一切迹,名肩胛切迹,其外侧有一向前弯曲的指状突起,名喙突。肩胛骨上、下角较薄,外侧角肥厚,末端有一个面向外的梨形关节面,称为肩胛盂,与肱骨形成盂肱关节。肩胛骨前面朝向肋骨,与胸壁形成可活动的假关节。肩胛骨后面的上1/3有一横行的骨嵴,即肩胛冈。其将肩胛骨后面分为上部的冈上窝及下部的冈下窝,肩胛冈的外端为肩峰与锁骨连成的肩锁关节。

(三) 肱骨近端

可分为头、颈及大、小结节4部分。肱骨头呈半球形,与肩胛盂相关节。肱骨头以下略缩窄,为解剖颈。颈的外方及前方各有一骨性隆起,分别为大结节和小结节,均为肌肉附着点。两者之间为结节间沟,有肱二头肌长头通过。肱骨头关节面边缘与大小结节间有一较宽的沟,称为外科颈,为肱骨近端最薄弱处。

二、肩部关节囊和韧带

肩部有盂肱关节、肩锁关节、胸锁关节及肩胛骨与胸壁形成的假关节,具有广泛的活动范围。

(一) 盂肱关节

由肱骨头与肩胛盂构成,呈球窝状,为多轴关节,可做各向运动。肱骨头大,肩胛盂小,仅以肱骨头部分关节面与肩胛盂保持接触,关节囊较松弛,故容易发生脱位。肩胛盂周围有纤维软骨构成的盂唇围绕,连同喙肱韧带、盂肱韧带和周围肌肉共同增强其稳定性。

(二) 肩锁关节

由肩峰内侧缘和锁骨的肩峰端构成的一个凹面微动关节。关节囊薄弱,除有肩锁韧带加强外,喙肩及喙锁韧带以及周围肌群对肩锁关节的稳定具有作用。

(三) 胸锁关节

由锁骨的胸骨端与胸骨的锁骨切迹构成,呈鞍状,为球窝状关节。胸锁关节内有一纤维软骨盘,关节囊坚韧,并有胸锁前后韧带和肋锁韧带加强。整个锁骨可以其自身的长轴为轴作少许旋转运动。

(四) 肩胸“关节”

由肩胛骨与胸廓后壁之间形成的无关节结构的假关节。仅有丰富的肌肉组织联系,使肩胛骨通过胸锁关节和肩锁关节在胸壁上作旋转活动。其活动范围相当于上述两关节之和。

(五) 肩袖

肩袖又称旋转袖,系由冈上肌腱、冈下肌腱、小圆肌腱、肩胛下肌腱联合组成,其肌纤维组织与关节囊紧密交织在一起,难以分割,并共同包绕肱骨头的前方和上方,另一头则止于肱骨解剖颈的上半部。其作用是把持肱骨头,使其抵住肩盂,而成为肩关节活动的支点。如肩袖受损,将影响肩的外展运动。

第二节 肩胛骨骨折

肩胛骨为一扁而宽的不规则骨,周围有较厚的肌肉包裹而不易骨折,肩胛骨骨折(scapular fracture)发生率约占全身骨折的 0.2% 。如其一旦发生骨折,易同时伴发肋骨骨折,甚至血气胸等严重损伤,在诊治时需注意,并按病情的轻重缓急进行处理。25% 的肩胛骨骨折合并同侧锁骨骨折或肩锁关节脱位,称为浮肩损伤。

按骨折部位不同,一般分为以下类型(图 4-1-2-1)。

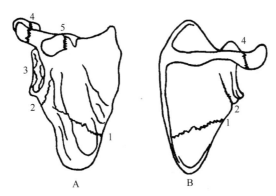

图 4-1-2-1 常见肩胛骨骨折部位及类型示意图

A. 前方观；B. 后方观。1. 肩胛体骨折；2. 肩胛颈骨折；3. 肩胛盂骨折；4. 肩峰骨折；5. 喙突骨折

一、肩胛体骨折

（一）致伤机制

肩胛体骨折（scapular body fracture）多由仰位跌倒或来自侧后方的直接暴力所致。暴力多较强，以肩胛体下部多见，可合并有肋骨骨折，甚至伴有胸部并发症。

（二）临床表现

1. 疼痛 限于肩胛部，肩关节活动时尤为明显。其压痛部位与骨折线多相一致。

2. 肿胀 需双侧对比方可发现，其程度视骨折类型而定。粉碎性骨折者因出血多，肿胀明显易见，甚至皮下可有瘀斑出现。而一般的裂缝骨折则多无肿胀。

3. 关节活动受限 患侧肩关节活动范围受限，尤以外展为甚，并伴有剧痛而拒绝活动。

4. 肌肉痉挛 包括冈上肌、冈下肌及肩胛下肌等因骨折及血肿刺激而出现持续性收缩样改变，甚至可出现假性肩袖损伤的症状。

（三）诊断

1. 外伤史 主要了解暴力的方向及强度。

2. X 线片 一般拍摄前后位、侧位及切线位。如摄片时将患肢外展，可获得更清晰影像。

3. 其他 诊断困难者可借助于 CT 扫描，并注意有无胸部损伤。

（四）治疗

1. 无移位者 一般采用非手术疗法，包括患侧上肢吊带固定，早期冷敷或冰敷，后期热敷、理疗等。制动时间以 3 周为宜，可较早地开始肩部功能活动。

2. 有移位者 利用上肢的外展或内收来观察骨折端的对位情况，多采用外展架或卧床牵引将肢体置于理想对位状态固定。需要手术复位及固定者仅为个别病例。

（五）预后

一般均良好,即使骨块有明显移位而畸形愈合者,亦多无影响。除非移位骨压迫胸廓引起症状时方考虑手术治疗。

二、肩胛颈骨折

（一）致伤机制

肩胛颈骨折(scapular neck fracture)主要为作用于手掌、肘部的传导暴力所引起,但亦见于外力撞击肩部的直接暴力所致。前者的远端骨片多呈一完整块状,明显移位者少见;后者多伴有肩胛盂骨折,且骨折块可呈粉碎状(图4-1-2-2)。

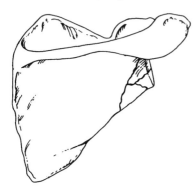

图 4-1-2-2 肩胛颈骨折亦可呈粉碎状示意图

（二）临床表现

1. 疼痛 局限于肩部肩关节活动时疼痛更甚。压痛点多呈环状,并与骨折线相一致。

2. 肿胀 见于有移位骨折,显示"方肩"样外形,锁骨下窝可完全消失。无移位骨折则变形不明显。

3. 活动受限 一般均较明显,尤以有移位骨折活动受限更甚。如将肩胛骨下角固定,活动肩关节时除剧痛外,尚可闻及骨擦音。对一般病例无需此种检查。

（三）诊断

1. 外伤史 一般均较明确。

2. 临床症状特点 以肩部症状为主。

3. X 线片 较容易地显示骨折线及其移位情况。伴有胸部伤者,或 X 线显示不清者,可行 CT 扫描检查。

（四）治疗

1. 无移位者 上肢悬吊固定 3～5 周。待 X 线片证明骨折已临床愈合时,可逐渐开始功能锻炼。

2. 有移位者 闭合复位后行外展架固定。年龄超过 55 岁者,可卧床牵引以维持骨折对位,一般无需手术治疗。对于移位超过 1cm 及旋转超过 40°者,非手术治疗效果较差,可通过后方 Judet 入路行切开复位重建钢板内固定术。术中可在冈下肌和小圆肌间进入,显露肩胛骨外侧缘、肩胛颈及肩关节后方。术中需防止肩胛上神经损伤(图4-1-2-3)。

（五）预后

一般均良好。

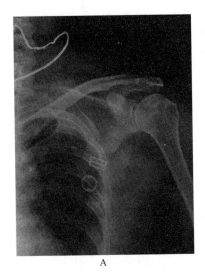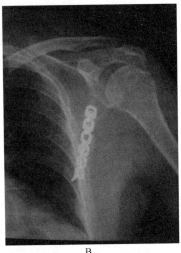

A　　　　　　　　　　　B

图 4-1-2-3　肩胛颈骨折重建钛板内固定术正面 X 线片

A. 术前;B. 术后

三、肩胛盂骨折

(一)致伤机制及分型

肩胛盂骨折(fractures of the glenoid)多来自肩部的直接传导暴力,通过肱骨头作用于肩胛盂所致。视暴力强度与方向的不同,骨折片的形态及移位程度可有显著差异。可能伴有肩关节脱位(多为一过性)及肱骨颈骨折等。骨折形态以盂缘撕脱及压缩性骨折为多见,亦可遇到粉碎性骨折。

常采用 Ideberg-Gross 分型(图 4-1-2-4)。

Ⅰ型:关节盂缘骨折,又分为Ⅰ A 型,前方关节盂缘骨折;Ⅰ B 型,后方关节盂缘骨折。

Ⅱ型:关节盂横断骨折,骨折线分为横形或斜形,累及关节盂下方。

Ⅲ型:关节盂上方骨折,骨折线向内上达到喙突基底,常合并肩峰骨折、锁骨骨折及肩锁关节脱位等肩关节上方悬吊复合体(superior shoulder suspensory complex,SSSC)的损伤。

Ⅳ型:关节盂横断骨折,骨折线向内到达肩胛骨内缘。

Ⅴ型:Ⅳ型伴Ⅱ、Ⅲ型或同时伴Ⅱ和Ⅲ型。

Ⅵ型:整个关节盂的粉碎性骨折,伴或不伴肱骨头半脱位。

(二)临床表现

由于骨折的程度及类型不同,症状差别较大,基本症状与肩胛颈骨折相似。

(三)诊断

除外伤史及临床症状外,主要依据 X 线片进行诊断及鉴别诊断。X 线投照方向除常规的前后位及侧位外,应加摄腋窝位,以判定肩盂的前缘、后缘有无撕脱性骨折。CT 平扫或三维重建有助于判断骨折的移位程度。

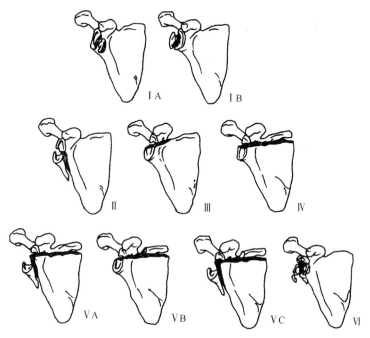

图 4-1-2-4　肩胛盂骨折 Ideberg-Gross 分型示意图

（四）治疗

为肩胛骨骨折中在处理上最为复杂的一种。依据骨折类型的不同,治疗方法有明显的差异。

1. 非手术治疗　适用于高龄者,可行牵引疗法,并在牵引下进行关节活动。牵引持续时间一般为 3～5 周,不宜超过 6 周。Ⅵ型骨折应采用非手术治疗。

2. 手术治疗　手术治疗的目的在于恢复关节面平整,避免创伤性关节炎,防止肩关节不稳定。对关节盂移位大于 2mm,肱骨头存在持续半脱位或不稳定者,合并 SSSC 损伤者可行手术切开复位内固定术(图 4-1-2-5)。根据不同的骨折类型,选择前方及后方入路,用拉力螺钉固定骨折。关节内不可遗留任何骨片,以防继发损伤性关节炎。关节囊撕裂者应进行修复。术后患肢以外展架固定。

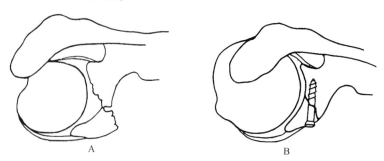

图 4-1-2-5　严重移位的肩胛盂骨折行切开复位内固定术示意图
A. 术前;B. 术后

3. 畸形愈合者　以功能锻炼疗法为主。畸形严重已影响关节功能及疼痛明显者,可行关节盂修整术或假体置换术。

（五）预后

一般较佳,唯关节面恢复不良,而影响肩关节活动者,多需采取手术等补救性措施。

四、肩峰骨折

因该骨块坚强且骨突短而不易骨折,故肩峰骨折(acromion fracture)较少见。

（一）致伤机制

主要有以下两种机制。

1. 直接暴力 即来自肩峰上方垂直向下的外力,其骨折线多位于肩锁关节外侧。

2. 间接传导暴力 当肩外展或内收位时跌倒,因肱骨大结节的杠杆顶撬作用而引起骨折。其骨折线多位于肩峰基底部。

（二）临床表现

1. 疼痛 局部疼痛明显。

2. 肿胀 其解剖部位浅表,故局部肿胀显而易见,多伴有皮下瘀血或血肿形成。

3. 活动受限 外展及上举动作受限,无移位骨折者较轻,合并肩锁关节脱位或锁骨骨折者较明显。

4. 其他 除注意有无伴发骨折外,应注意有无臂丛神经损伤。

（三）诊断依据

1. 外伤史 注意外力的方向。

2. 临床表现 以肩峰局部为明显。

3. X 线片 均应拍摄前后位、斜位及腋窝位,可较全面地了解骨折的类型及特点。在阅片时应注意与不闭合的肩峰骨骺相鉴别。

（四）治疗

视骨折类型及并发伤的不同而酌情采取相应的措施。

1. 无移位者 将患肢用三角巾或一般吊带制动即可。

2. 可手法复位者 指通过将患肢屈肘、贴胸后,由肘部向上加压可达复位目的者,可采用肩-肘-胸石膏固定;一般持续固定 4~6 周。

3. 开放复位内固定术 手法复位失败者,可行开放复位张力带固定。一般情况下不宜采用单纯克氏针固定,以防其滑动移位至其他部位(图4-1-2-6)。

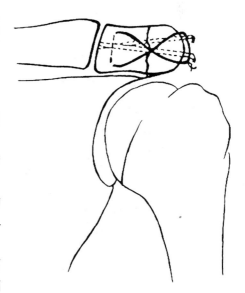

图 4-1-2-6 肩峰骨折切开复位+张力带钢丝内固定示意图

（五）预后

一般预后良好。如复位不良可引起肩关节外展受限及肩关节周围炎等后果。

五、喙 突 骨 折

喙突骨折（coracoid fracture）相当少见，主因其位置深在，且易漏诊。

（一）致伤机制

1. 直接暴力 多因严重暴力所致，一般与其他损伤伴发。

2. 间接暴力 当肩关节前脱位时，因肱骨头撞击及杠杆作用所致。

3. 肌肉韧带撕脱暴力 指肩锁关节脱位时，喙肱肌和肱二头肌短头猛烈收缩或喙锁韧带牵拉，可引起喙突撕脱性骨折，此时骨折片多伴有明显移位。

（二）临床表现

因解剖部位深在，主要表现为局部疼痛和屈肘、肩内收及深呼吸时肌肉收缩的牵拉痛。个别病例可合并臂丛神经受压症状。

（三）诊断

除外伤史及临床表现外，主要依据 X 线片检查，拍摄前后位、斜位及腋窝位。

（四）治疗

无移位及可复位者，可行非手术疗法；移位明显或伴有臂丛神经症状者，宜行探查术、开放复位及内固定术；晚期病例有症状者，亦可行喙突切除及联合肌腱固定术。

六、肩胛冈骨折

肩胛冈骨折多与肩胛体部骨折同时发生，少有单发。诊断及治疗与体部骨折相似。

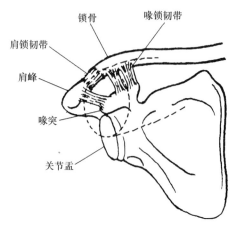

图 4-1-2-7　肩关节上部悬吊复合体
构成示意图

七、浮　　肩

25% 的肩胛骨骨折合并同侧锁骨骨折或肩锁关节脱位，称为浮肩损伤（floating shoulder injury，FSI）。如治疗不当，可致肩关节功能障碍。

（一）致伤机制

Gross 提出了肩关节上方悬吊复合体（SSSC）的概念，指出其是维持肩关节稳定的重要结构（图 4-1-2-7），并解释了其病理意义。SSSC是由锁骨外侧端、肩锁关节及其韧带、肩峰、肩胛盂、喙突及喙锁韧带所组成的环形结构。上方支柱为锁骨中段,下方支柱为肩胛体外侧部和肩胛冈。SSSC 一处骨折或韧带损伤时,对其稳定性影响较小,不发生明显的骨折移位或脱位;有 2 处或 2 处以上部位损伤时,才会造成不稳定,形成浮肩,并有手术指征。了解 SSSC 的构成有助于浮肩治疗方案的选择。浮肩中肩胛带由于失去锁骨的骨性支撑悬吊作用,使得肩胛颈骨折移位和不稳定,其移位程度主要取决于同侧锁骨骨折或肩锁关节脱位。当肩关节悬吊稳定性受到严重破坏时,局部肌肉的拉力和患肢重量将使骨折远端向前、下、内侧旋转移位。这种三维方向的移位可使肩峰及盂肱关节周围肌群的起止关系和结构长度发生改变,造成肩胛带严重短缩,从而导致肩关节外展乏力、活动度下降等功能障碍。

（二）诊断

通过 X 线片,诊断一般并不困难。为了判断损伤程度,除常规前后位外,还应通过肩胛骨外侧穿胸投照侧位。如怀疑肩锁关节损伤,有时尚须加摄 45°斜位片。CT 扫描对准确判断损伤的程度很有价值。

（三）治疗

为恢复肩关节的动力平衡,首先需恢复锁骨的完整性和稳定性。

1. 非手术治疗　适用于肩胛颈骨折移位小于 5mm 者,非手术治疗疗效等于或优于手术治疗,且无并发症的风险。患肢制动,8 周后开始功能锻炼。

2. 切开复位内固定术　适用于肩胛颈骨折移位大于 5mm 或非手术治疗中继发骨折移位者。通常对锁骨进行切开复位内固定术即可(图 4-1-2-8)。通过完整的喙锁韧带和喙肩韧带的牵拉来达到肩胛颈骨折复位。也可同时进行肩胛颈和锁骨骨折钢板内固定术。肩胛颈部切开复位钢板内固定须防止伤及肩关节囊、旋肩胛肌,特别是小圆肌,以免削弱肩关节的活动范围,尤其是外旋功能。术后患者早期行功能锻炼,最大限度地避免创伤及手术后"冻结肩"的发生。

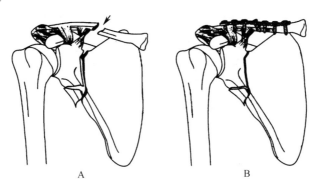

图 4-1-2-8　浮肩损伤切开复位内固定示意图(A、B)
A. 肩胛骨外侧骨块在重力作用下移位;B. 锁骨钢板内固定后恢复肩胛带稳定

第三节　锁骨骨折

锁骨为长管状骨,呈"S"形架于胸骨柄与肩胛骨之间,成为连接上肢与躯干之间惟一的骨性支架。因其较细及其所处解剖地位特殊,易受外力作用而引起骨折,为门(急)诊常见的损伤之一,约占全身骨折的 5% ;尤以幼儿更为多见。通常将锁骨骨折(clavicle fracture)分为远端(外侧端)、中段及内侧端骨折。因锁骨远端和内侧端骨折的治疗有其特殊性,故分述之。

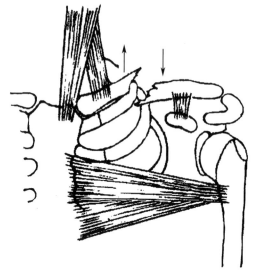

图 4-1-3-1 锁骨骨折的典型移位示意图

一、致 伤 机 制

多见于平地跌倒手掌或肩肘部着地的间接传导暴力所致,直接撞击等暴力则较少见。骨折部位好发于锁骨的中外 1/3 处,斜形多见。直接暴力所致者,多属粉碎性骨折,其部位偏中段。幼儿骨折时,因暴力多较轻,且小儿骨膜较厚,以无移位或轻度成角畸形者为多见。产伤所致锁骨骨折亦可遇到,多无明显移位。成人锁骨骨折的典型移位(图 4-1-3-1)所示:内侧断端因受胸锁乳突肌作用向上后方移位,外侧端则因骨折断端本身的重力影响而向下移位。由于胸大肌的收缩,断端同时出现短缩重叠移位。个别病例骨折端可刺破皮肤形成开放性骨折,并有可能伴有血管神经损伤,主要是下方的臂丛神经及锁骨下动、静脉,应注意检查,以防引起严重后果。直接暴力所致者尚应注意有无肋骨骨折及其他胸部损伤。

二、临 床 表 现

1. 疼痛 多较明显,幼儿跌倒后啼哭不止,患肢拒动。切勿忘记脱衣检查肩部,否则颇易漏诊,年轻医师在冬夜值班时尤应注意。

2. 肿胀与畸形 除不完全骨折外,畸形及肿胀多较明显。因其浅在,易于检查发现及判定。

3. 压痛及传导叩痛 对小儿青枝骨折,可以通过对锁骨触诊压痛的部位来判定,并结合传导叩痛的部位加以对照。

4. 功能受限 骨折后患侧上肢运动明显受限,尤以上举及外展时因骨折端的疼痛而中止。

5. 其他 注意上肢神经功能及桡动脉搏动,异常者应与健侧对比观察,以判定有无神经血管损伤。对直接暴力所致者,应对胸部认真检查,以除外肋骨骨折及胸腔损伤。

三、诊 断

1. 外伤史 多较明确。

2. 临床表现 如前所述,应注意明确有无伴发伤。

3. X 线片 不仅可明确诊断,且有利于对骨折类型及移位程度的判定。有伴发伤者,可酌情行 CT 或 MRI 检查。

四、治 疗

视骨折类型、移位程度酌情选择相应疗法。

(一)青枝骨折

无移位者以 8 字绷带固定即可,有成角畸形者,复位后仍以 8 字绷带维持对位。有再移位倾向的较大儿童,则以 8 字石膏为宜。

(二)成年人无移位骨折

以 8 字石膏绷带固定 6~8 周,并注意对石膏塑形以防止发生移位。

(三)有移位骨折

均应在局麻下先行手法复位,之后再施以 8 字石膏固定。其操作要领如下:患者端坐、双手叉腰挺胸、仰首及双肩后伸。术者立于患者后方,双手持住患者双肩前外侧处(或双肘外侧)朝上后方用力,使其仰伸挺胸;同时用膝前部抵于患者下胸段后方形成支点(图 4-1-3-2),如此可使骨折获得较理想的复位。在此基础上再行 8 字石膏绷带固定(图 4-1-3-3)。为避免腋部血管及神经受压,于绕缠石膏绷带全过程中,助手应在蹲位状态下用双手中、示指呈交叉状置于患者双侧腋窝处。石膏绷带通过助手双手中、示指缠绕,并持续至石膏绷带成形为止。在一般情况下,锁骨骨折并不要求完全达到解剖对位,只要不是非常严重的移位,骨折愈合后均可获得良好的功能。

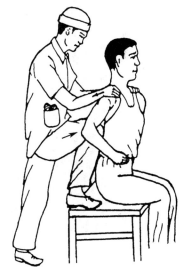

图 4-1-3-2 锁骨骨折手法复位示意图

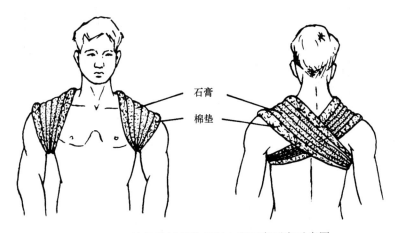

石膏
棉垫

图 4-1-3-3 锁骨骨折复位后以 8 字石膏固定示意图

（四）开放复位及内固定

1. 手术适应证 主要用于以下几种病例。

（1）有神经血管受压症状,经一般处理无明显改善或加重者。

（2）手法复位失败的严重畸形者。

（3）因职业关系,如演员、模特及其他舞台表演者,需双肩外形对称美观者,可放宽手术标准。

（4）其他,包括合并胸部损伤、骨折端不愈合或晚期畸形影响功能或职业者等。

2. 手术选择

（1）中段骨折钢板固定:为目前应用最为广泛者,适用于中段各类型骨折,可选用锁骨重建钢板或锁定钢板内固定（图4-1-3-4）,钢板置于锁骨上方或前方。钢板置于锁骨上方时钻孔及拧入螺钉时应小心,防止过深伤及锁骨下血管及胸腔内容物。

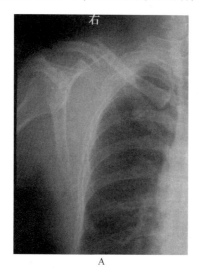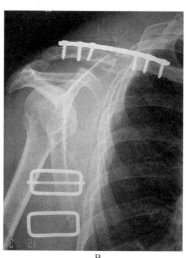

图4-1-3-4 锁骨骨折钛板内固定术正位X线片

A. 术前;B. 术后

（2）髓内固定:适用于中段横断骨折,多用带螺纹钢针（图4-1-3-5）或尾端带加压螺纹帽的钛弹性髓内钉经皮固定骨折,以防术后钢针滑移,半数患者可闭合复位内固定。已少用克氏针固定锁骨中段骨折,因其易滑移,向外侧移位可致骨折端松动、皮下滑囊形成。文献曾有克氏针术后移位刺伤脊髓神经、滑入胸腔的报道。

（3）MIPO技术:即经皮微创接骨术（minimal invasive percutaneous osteosynthesis,MIPO）,考虑肩颈部美观因素,通过小切口经皮下插入锁定钢板进行内固定。

3. 术后处理 患肩以三角巾或外展架（用于固定时间长者）制动,并加强功能锻炼。

五、预　后

除波及肩锁或胸锁关节及神经血管或心肺受损者,绝大多数病例预后均佳。一般畸形及新生的骨痂多可自行改造。

六、锁骨远端骨折

锁骨远端骨折（distal clavicle fracture）与锁骨中段骨折不同，由于涉及肩锁关节，治疗有其特殊性。

（一）分类及病理

最常用为 Neer 分型：①Neer I 型：附着于骨折近端的喙锁韧带保持完整。②Neer II 型：附着于骨折远端的喙锁韧带与近端断裂分离，又分为两个亚型，IIA 型：锥状韧带和斜方韧带都保持完整，且两者均位于远端骨折块，骨折常在锁骨中远 1/3 交界处产生一短斜形骨折线；II B 型：锥状韧带断裂，斜方韧带附着于远端骨折块保持完整，骨折线常在锥状韧带断裂和斜方韧带附着之间，较 IIA 型更垂直锁骨，也位于锁骨更远端。③Neer III 型：骨折累及肩锁关节面（图 4-1-3-6）。由于喙锁韧带无损伤，Neer I 型和 III 型属稳定骨折。II 型骨折由于失

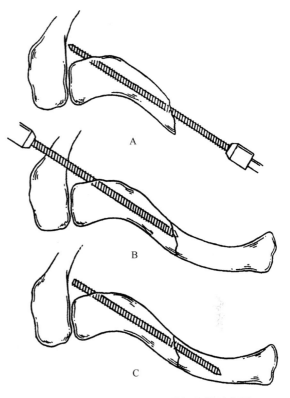

图 4-1-3-5 锁骨中段骨折带螺纹针髓内固定示意图（A~C）

去喙锁韧带对骨折近端的牵拉，骨折不稳定，易移位，非手术治疗不愈合率为 30%，需二期切除锁骨远端以解除疼痛。Craig 在此基础上又增加了 IV 型：儿童远端骨折伴骨膜脱套伤，骨折内侧端从骨膜袖脱出并骑跨重叠，骨膜袖中会填充新骨，锁骨重塑形；V 型：锁骨远端粉碎性骨折，喙锁韧带与远、近骨折端均不相连，而与粉碎性骨折块相连，较 II 型更不稳定，不愈合率更高。

（二）诊断

除常规前后位及侧位 X 线片外，尚需判断有无合并韧带损伤。Neer 建议在摄前后位片时必须包括双侧肩关节，每侧腕关节悬吊 5kg 重物，如锁骨远端与喙突间距增大，提示有附着于骨折远端的韧带损伤。X 线片不能确诊时，可用 CT 扫描进一步明确诊断。

（三）治疗

根据骨折类型选用相应的治疗方案。

1. 非手术治疗 适用于稳定的 Neer I 型和 III 型骨折，包括手法复位，肩肘吊带或肩胸石膏固定 6 周。去除固定后行肩部理疗及功能锻炼。对于发生于儿童的 IV 型骨折，因儿童锁骨外侧端骨膜鞘大多完整，具有很强的愈合和塑形能力，非手术治疗效果满意，复位后用 8 字带固定 3~4 周。

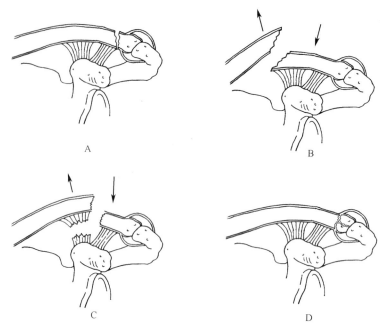

图 4-1-3-6　锁骨远端骨折分类示意图
A. Ⅰ型；B. Ⅱ型；C. Ⅱ型；D. Ⅲ型

2. 手术治疗　主要用于不稳定的 Neer Ⅱ 型骨折和 Ⅴ 型骨折,非手术治疗后出现肩锁关节创伤性关节炎的Ⅲ型骨折。手术技术分为 4 大类。

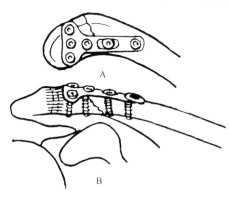

图 4-1-3-7　锁骨远端骨折 T 钢板内
固定示意图
A. 上方观；B. 侧方观

（1）单纯骨折固定技术:采用克氏针张力带、小 T 钢板(图 4-1-3-7)及锁骨钩钢板固定骨折(图 4-1-3-8)。术中一般不修复或重建喙锁韧带,骨折愈合即可维持肩锁关节稳定。

（2）喙突锁骨间固定:将骨折近端与喙突坚固固定,从而起到骨折复位作用,可用螺钉、钢丝张力带、微型骨锚等固定,一般不修复或重建喙锁韧带。

（3）喙锁韧带动力性重建:行喙突尖移位重建喙锁韧带（Dewar 手术）,或术中发现锁骨远端骨折块较小且粉碎严重而无法保留时,可一期行 Weaver-Dunn 手术,即切除锁骨远端并将联合腱外侧 1/2 部分进行喙锁韧带重建。

（4）锁骨外端切除术:多用于骨不连或后期合并创伤性关节炎的Ⅲ型骨折。切除锁骨远端 1.5cm 以内对肩锁关节的稳定性无明显影响。

（四）预后

手术和非手术效果均较好,但非手术治疗所致骨折畸形愈合及不愈合率较高。

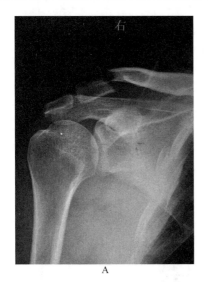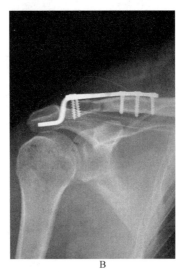

图 4-1-3-8 锁骨远端 Ⅱ 型骨折锁骨钩钢板内固定正位 X 线片

A. 术前 X 线片示骨折近侧端向上移位明显;B. 锁骨钩钛板内固定后骨折对位良好

七、锁骨内侧端骨折

由间接暴力作用于锁骨外侧而导致内侧骨折。如肋锁韧带完整并与锁骨骨折外端相连,骨折移位程度轻或无移位。在常规 X 线前后位片上,锁骨内侧与肋骨、椎体及纵隔影重叠,常与胸锁关节相混淆。锁骨内侧端骨折易漏诊,尤其是儿童锁骨内侧骨骺损伤,CT 扫描有助于诊断。多数予以上肢悬吊即可,若合并血管神经损伤行探查时,骨折处应行内固定,以解除血管神经压迫。对于锁骨内侧端骨折,多数不建议用金属针固定,因针若游走可出现严重后果。

第四节 肱骨近端骨折

肱骨近端骨折(proximal humerus fracture)多发于老年患者,骨质疏松是骨折多发的主要原因。年轻患者多因高能量创伤所致。目前最为常用的为 Neer 分型,将肱骨近端骨折分为 4 个主要骨折块:①关节部或解剖颈;②大结节;③小结节;④骨干或外科颈。并据此将移位的骨折分为两部分、三部分及四部分骨折(图 4-1-4-1)。此外,常用的还有 AO 分类(图 4-1-4-2),基于损伤和肱骨头缺血坏死的危险性,将骨折分为 A(关节外一处骨折)、B(关节外二处骨折)及 C(关节内骨折)3 大类,每类有 3 个亚型,分类较为复杂。以下仍结合传统分类进行分述。

一、肱骨大结节骨折

根据骨折的移位情况,肱骨大结节骨折(greater tuberosity fracture of the humerus)可分 3 种类型(图 4-1-4-3),少数为单独发生,大多系肩关节前脱位时并发,故对其诊断应从关节脱

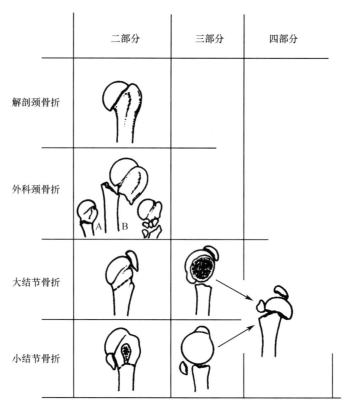

图 4-1-4-1　肱骨近端骨折 Neer 分型示意图

位角度加以注意。

（一）致伤机制

1. 直接暴力　指平地跌倒肩部着地，或重物直接撞击，或肩关节前脱位时大结节碰击肩峰等所致者。骨折以粉碎性居多，但少有移位者。

2. 间接暴力　跌倒时由于上肢处于外展外旋位，致使冈上肌和冈下肌突然收缩，以致大结节被撕脱形成伴有移位的骨折。当暴力较小时，骨折可无明显移位。

（二）临床表现

如伴有肩关节脱位、尚未复位者，则主要表现为肩关节脱位的症状与体征，可参看有关章节。已复位或未发生肩关节脱位者，则主要表现如下。

1. 疼痛　于肩峰下方有痛感及压痛，但无明显传导叩痛。

2. 肿胀　由于骨折局部出血及创伤性反应，显示肩峰下方肿胀。

3. 活动受限　肩关节活动受限，尤以外展外旋时最为明显。

（三）诊断

主要依据如下：

（1）外伤史。

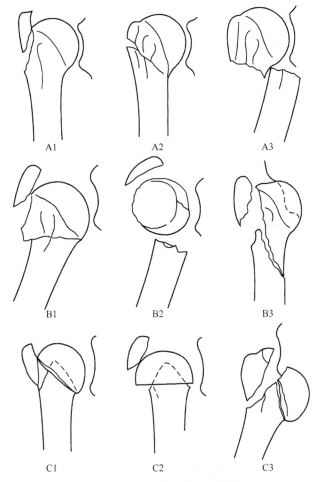

A1　　　　　A2　　　　　A3

B1　　　　　B2　　　　　B3

C1　　　　　C2　　　　　C3

图 4-1-4-2　肱骨上端骨折的 AO 分类示意图

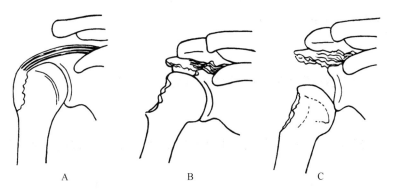

A　　　　　　B　　　　　　C

图 4-1-4-3　肱骨大结节骨折分型示意图

A. 无移位型;B. 移位型;C. 伴有肩关节脱位的大结节

（2）临床表现。

（3）X 线片:可显示骨折线及移位情况。

（四）治疗

视损伤机制及骨折移位情况不同,其治疗方法可酌情掌握。

1. 无移位者　上肢悬吊制动 3~4 周,而后逐渐进行功能锻炼。

2. 有移位者　先施以手法复位,在局麻下将患肢外展,压迫骨折片还纳至原位,而后在外展位上用外展架固定。固定 4 周后,患肢在外展架上功能活动 7~10 天,再拆除外展架让肩关节充分活动。手法复位失败,年轻患者大结节移位大于 5mm,老年患者大于 10mm,可于臂丛麻醉下行开放复位及内固定术(图 4-1-4-4)。

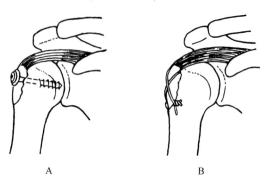

图 4-1-4-4　肱骨大结节骨折常用内固定方法示意图
A. 螺丝钉固定;B. 张力带固定

（五）预后

一般预后良好。

二、肱骨小结节撕脱骨折

除与肩关节脱位及肱骨近端粉碎性骨折伴发外,单独发生肱骨小结节骨折(lesser tuberosity fracture of the humerus)者罕见。

（一）发生机制

由于肩胛下肌突然猛烈收缩牵拉所致,并向喙突下方移位。

（二）临床表现

主要表现为局部疼痛、压痛、肿胀及上肢外旋活动受限等,移位明显者可于喙突下方触及骨折片。

（三）诊断

除外伤史及临床症状外,主要依据 X 线片所见进行诊断。

（四）治疗

1. 无移位者　上肢悬吊固定 3~4 周后即开始功能锻炼。

2. 有移位者　将上肢内收、内旋位制动多可自行复位,然后用三角巾及绷带固定4周左右。复位失败且移位严重者,可行开放复位及内固定术。

3. 合并其他骨折及脱位者　将原骨折或脱位复位后,多可随之自行复位。

三、肱骨头骨折

临床上肱骨头骨折(humeral head fracture)较为少见,但其治疗甚为复杂。

(一) 致伤机制

与肱骨大结节骨折直接暴力所致的发生机制相似,即来自侧方的暴力太猛,可同时引起大结节及肱骨头骨折。或是此暴力未造成大结节骨折,而是继续向内传导以致引起肱骨头骨折。前者骨折多属粉碎状,而后者则以嵌压型多见。

(二) 临床表现

因属于关节内骨折,临床症状与前两者略有不同。

1. 肿胀　为肩关节弥漫性肿胀,范围较大。主要由于局部创伤反应及骨折端出血积于肩关节腔内所致。嵌压型者则出血少,因而局部肿胀亦轻。

2. 疼痛及传导叩痛　除局部疼痛及压痛外,叩击肘部可出现肩部的传导痛。

3. 活动受限　其活动范围明显受限,尤以粉碎型者受限更甚。骨折嵌压较多者,骨折端相对较为稳定者,受限则较轻。

(三) 诊断

依据外伤史、临床症状及X线片诊断多无困难,所摄X线片应包括正侧位,以判定骨折端的移位情况。

(四) 治疗

视骨折类型及年龄等因素不同,对其治疗要求亦有所差异。

1. 嵌入型　无移位者仅以三角巾悬吊固定4周左右。有成角移位者应先行复位,青壮年者以固定于外展架上为宜。

2. 粉碎型　手法复位后外展架固定4~5周。手法复位失败者可将患肢置于外展位牵引3~4周,并及早开始功能活动。亦可行开放复位及内固定术,内固定物切勿突出到关节腔内,以防继发创伤性关节炎(图4-1-4-5)。开放复位后仍无法维持对位或关节面严重缺损(缺损面积超过50%)者,可采取人工肱骨头置换术,尤适用于年龄60岁以上的老年患者。

3. 游离骨片者　手法复位一般难以还纳,可行开放复

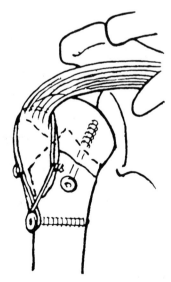

图4-1-4-5　肱骨头骨折开放复位内固定示意图

位;对难以还纳者,可将其摘除。

4. 晚期病例 以补救性手术为主,包括关节面修整术、肱二头肌腱的腱沟修整术、关节内游离体摘除术、肩关节成形术及人工肩关节置换术等。

四、肱骨近端骨骺分离

肱骨近端骨骺分离(separation of the proximal humeral epiphysis)在骨骺闭合前均可发生,但以10~14岁学龄儿童多见,易影响到肱骨的发育,应引起重视。

(一)致伤机制

肱骨近端骨骺一般于18岁前后闭合,在闭合前该处解剖学结构较为薄弱,可因作用于肩部的直接暴力,或通过肘、手部向上传导的间接暴力而使骨骺分离。外力作用较小时,仅使骨骺线损伤,断端并无移位。作用力大时,则骨骺呈分离状,且常有一个三角形骨片撕下。视骨骺端的错位情况可分为稳定型与不稳定型。前者指骨骺端无移位或移位程度较轻者。后者指向前成角大于30°,且前后移位超过横断面1/4者,此多见于年龄较大的青少年。

(二)临床表现

与一般肱骨外科颈骨折相似,仅患者年龄为骨骺发育期,多在18岁以下,个别病例可达20岁。

(三)诊断

主要根据外伤史、患者年龄、临床症状及X线片所见等进行诊断。无移位者则依据于骨骺线处的环状压痛、传导叩痛及软组织肿胀阴影等。

(四)治疗

视骨骺移位及复位情况而酌情灵活掌握。

1. 无移位者 一般悬吊固定3~4周即可。

2. 有移位者 先行手法复位。多需在外展、外旋及前屈位状态下将骨骺远折端还纳原位,而后以外展架固定4~6周。手法复位失败而骨骺端移位明显(横向移位超过该处直径1/4时),且为不稳定型者则需开放复位,而后用损伤较小的克氏针2~3根交叉固定,并辅助上肢外展架固定,术后3周拔除。

(五)预后

一般良好。错位明显或外伤时骨骺损伤严重者,则有可能出现骨骺发育性畸形,主要表现为上臂缩短(多在3cm以内)及肱骨内翻畸形,但于发育成人后大多被塑形改造而消逝。

五、肱骨外科颈骨折

肱骨外科颈骨折(surgical neck fracture of the humerus)较为多见,占全身骨折的1%左右,尤多发于中老年患者。此年龄的患者该处骨质大多较为疏松、脆弱,易因轻微外力而引起骨折。

（一）致伤机制及分型

因该处骨质较薄,甚易发生骨折;视外伤时机制不同,所造成的骨折类型各异;临床上多将其分为外展型及内收型两类,实际上尚有其他类型,如粉碎型等。Neer分型亦较为常用。

1. 外展型 跌倒时患肢呈外展状着地,由于应力作用于骨质较疏松的外科颈部而引起骨折。骨折远侧端全部、大部或部分骨质嵌插于骨折的近侧端内(图4-1-4-6)。多伴有骨折端向内成角畸形,临床上最为多见。

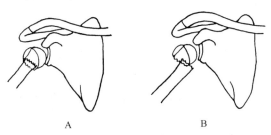

图4-1-4-6 肱骨外科颈骨折外展型示意图(A、B)

2. 内收型 指跌倒时上肢在内收位着地时所发生的骨折,在日常生活中此种现象较少遇到。在发生机制上,患者多处于前进状态下跌倒,以致手掌或肘部由开始的外展变成内收状着地,且身体多向患侧倾斜,患侧肩部随之着地。因此,其在手掌及肘部着地,或肩部着地的任何一种外伤机制中发生骨折。此时骨折远端呈内收状,而肱骨近端则呈外展外旋状,以致形成向前、向外的成角畸形(图4-1-4-7)。了解这一特点,将有助于骨折的复位。

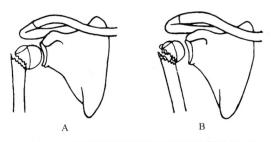

图4-1-4-7 肱骨外科颈骨折内收型示意图(A、B)

3. 粉碎型 更为少见,为外来暴力直接打击所致,其移位方向主要取决于暴力方向及肌肉的牵拉力。此型在治疗上多较复杂,且预后不如前两者为佳。

（二）临床表现

与其他肩部骨折大致相似,但其症状多较严重。

1. 肿胀 因骨折位于关节外,局部肿胀较为明显,尤以内收型及粉碎型者为甚。可有皮下瘀血等。

2. 疼痛 外展型者较轻,其余两型多较明显,尤以活动上肢时为甚。同时伴有环状压痛及传导叩痛。

3. 活动受限 以外展型和粉碎型最为严重。

4. 其他 应注意有无神经血管受压或受刺激症状。移位明显者患肢可出现短缩、成角畸形。

（三）诊断

1. 外伤史 多较明确,且好发于老年患者。

2. 临床表现 均较明显,易于检查。

3. X线检查 需拍摄正位及侧位片,并以此决定分型及治疗方法的选择。

（四）治疗

1. 外展型 多属稳定性,成角畸形可在固定的同时予以矫正,一般多无需另行复位。

（1）中老年患者:指60~65岁以上的年迈者,可用三角巾悬吊固定4周左右。待骨折临床愈合后,早期功能活动。

（2）青壮年:指全身情况较好的青壮年患者,应予以外展架固定,并在石膏塑形时注意纠正其成角畸形。

2. 内收型 在治疗上多较困难,尤以移位明显的高龄患者,常成为临床治疗中的难题。

（1）年迈、体弱及全身情况欠佳者:局麻下手法复位,而后以三角巾制动,或对肩部宽胶布及绷带固定。此类病例以预防肺部并发症及早期功能活动为主。

（2）骨折端轻度移位者:局麻后将患肢外展、外旋位置于外展架上(外展60°~90°,前屈45°),在给上肢石膏塑形时或塑形前施以手法复位,主要纠正向外及向前的成角畸形。操作时可让助手稍许牵引患肢,术者一手在骨折端的前上方向后下方加压,另手掌置于肘后部向前加压,如此多可获得较理想的复位。X线摄片或透视证实对位满意后,将患肢再固定于外展架上。

（3）骨折端明显移位者:需将患肢置于上肢螺旋牵引架上,一般多采取尺骨鹰嘴骨牵引,或牵引带牵引,在臂丛麻醉或全麻下先行手法复位,即将上肢外展、外旋(图4-1-4-8)。并以上肢过肩石膏固定,其方法与前述相似。X线摄片证明对位满意后再以外展架固定,并注意石膏塑形。

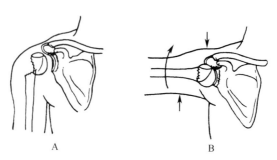

图4-1-4-8　肱骨外科颈骨折移位明显者,可将远端外展外旋对合示意图(A、B)

（4）手法复位失败者

1）牵引疗法:即尺骨鹰嘴克氏针牵引,患肢置于外展60°~90°,前屈30°~45°位持续牵引3~5天。摄片显示已复位者,按(2)法处理。复位欠佳者,应按(3)法再次手法复位及外展架固定。此时因局部肿胀已消退,复位一般较为容易。对位仍不佳者,则行开放复位和内固定术。

2）开放复位和内固定术：用于复位不佳的青壮年及对上肢功能要求较高者，可行切开复位及内固定术，目前多选用肱骨近端锁定钢板（图4-1-4-9）或支撑钢板内固定，以往多选用多根克氏针交叉内固定、骑缝钉及螺纹钉内固定术等（图4-1-4-10）。操作时不能让内固定物进入关节。内固定不确实者应加用外展架外固定。

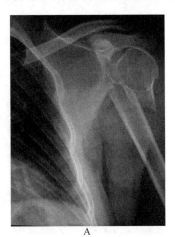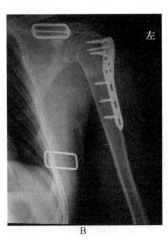

图4-1-4-9　青年患者肱骨外科颈骨折锁定钢板内固定正位X线片

A. 术前显示为内收型，骨折完全重叠移位；B. 术后骨折解剖复位

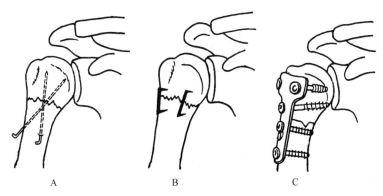

图4-1-4-10　肱骨外科颈骨折常用内固定方法示意图（A～C）

3）肱骨颈粉碎性骨折：由于复位及内固定均较困难，非手术治疗时宜行牵引疗法。在尺骨鹰嘴克氏针牵引下，肩外展及上臂中立位持续牵引3～4周，而后更换三角巾或外展架固定，并逐渐开始功能活动。牵引重量以2～3kg为宜，切勿过重。在牵引过程中可摄片观察。对于老年患者，若能耐受手术，首选切开复位肱骨近端锁定钢板内固定术（图4-1-4-11），亦可一期行人工肩关节置换术。

4）合并大结节撕脱者：在按前述诸法治疗过程中多可自行复位，一般无需特殊处理。不能复位者可行钢丝及螺丝钉内固定术。采用肱骨近端锁定钢板内固定时，复位后用钢板的近端压住大结节维持复位，并用螺钉固定（图4-1-4-11）。

（五）预后

一般良好,肩关节大部功能可获恢复。老年粉碎型、有肱骨头缺血坏死及严重移位而又复位不佳者,则预后欠佳。

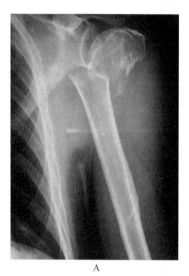 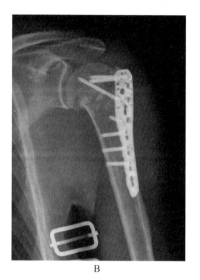

A   B

图 4-1-4-11　老年肱骨上端粉碎性骨折开放复位锁定钢板内固定
A. Neer 四部分骨折,大小结节均移位;B. 锁定钢板近端维持大结节复位,并用螺钉固定

六、肱骨近端骨折的手术治疗

（一）开放复位内固定术

1. 手术适应证　适用于手法复位失败及移位严重者以及对上肢活动要求较高者。实际上,由于近年来内固定设计及手术技术的进步,加之内固定后肩关节可以早期功能锻炼,手术适应证已大为拓宽,这是目前骨折治疗的趋势。对于具体病例可参照 AO 手术指征,即切开复位内固定患者主要包括年轻患者,或者活动量较大的老年患者,合并下列至少一种骨折情况:①结节移位超过 5mm;②骨干骨折块移位超过 20mm ;③肱骨头骨折成角大于 45°。决定是否手术时,患者的功能期望是一个非常重要的考虑因素。年轻患者希望重新达到受伤前的水平,活动量较大的老年患者希望能继续进行伤前的体育活动,其他患者则希望能恢复正常的日常生活。

2. 手术方法

（1）胸大肌三角肌入路:切口起自喙突,向肱骨的三角肌方向延伸,在三角肌和胸大肌间隙进入,保护头静脉。将三角肌拉向外侧,切开喙肱筋膜,即可显露骨折端,手术中需注意结节间沟和肱二头肌长头腱的位置,是辨认各骨折块和复位情况的参考标志。

（2）经三角肌外侧入路:用于单独的大、小结节骨折及肩袖损伤。切口起自肩峰前外侧角的远端,向下不超过 5cm(为防止腋神经损伤),沿三角肌前束和中间束分离达到三角肌下滑囊。

3. 内固定方法及种类

（1）肱骨近端锁定钢板内固定:为目前最新的内固定器材,锁定钢板为解剖型设计,有独特的成角稳定性,并有缝合肩袖的小孔设计,尤其适用于骨折粉碎严重及肱骨近端骨质疏松者。

(2) MIPO 技术:即经皮微创接骨术。通过肩外侧横行小切口经三角肌插入锁定钢板,通过间接复位方法完成骨折内固定。可降低出血量,减少软组织剥离,保护肱骨头血供,有利于肩关节功能恢复,降低骨不连及肱骨头坏死等并发症。

(3) 髓内钉:主要用于外科颈及干骺端多段骨折,而大小结节完整者,也可用于病理性骨折固定。

(4) 其他:常用的尚有支撑钢板及螺钉,以三叶草钢板首选。较老的内固定如多根克氏针交叉内固定、骑缝钉现已基本不用。

(二) 肱骨头骨折

主要指 Neer 分类中的三部分和四部分骨折,或 AO 分型中 $C_1 \sim C_3$ 骨折,应首选切开复位内固定术进行肱骨近端重建。考虑到术中肱骨头不能重建、术后有复位丢失及肱骨头缺血坏死等因素,老年患者也可一期行肱骨头置换术。

第五节　肩关节脱位

肩关节脱位(shoulder dislocation)在全身大关节脱位中占 38% ~ 40% ,略次于肘关节脱位。多发生在青壮年,男性多于女性。视脱位后肱骨头所处的部位不同而分为前脱位、后脱位、上脱位及下脱位,其中 95% 以上为前脱位,其次为后脱位,而上脱位及下脱位则十分罕见。此外尚有并非少见的习惯性脱位,由于初次脱位处理不当所引起;而发育性、先天性肩关节脱位则十分罕见。

一、创伤性肩关节前脱位

(一) 致伤机制

创伤性肩关节前脱位(anterior traumatic shoulder dislocation)主要由于以下 3 种暴力作用所致。

1. 间接暴力　见于患者跌倒时手掌或肘部着地,上肢明显外展及外旋,肩关节囊的前下方处于紧张状态。如暴力继续下去,则该处囊壁破裂,而使肱骨头在关节囊的前下方脱出到喙突下。此外,当肩关节极度外展外旋位,并突然出现后伸外力作用时,由于肌肉附着点处的牵拉形成杠杆作用,以致出现肩关节盂下型脱位。脱位后如上肢仍处于外展位,并继续有外力作用,则可使肱骨头抵达锁骨下部,甚至穿至胸腔,此种现象多见于恶性交通事故中。

2. 直接暴力　指外力直接从肩关节后方撞击肱骨头处,或肩部外后方着地跌倒等,均可引起肩关节前脱位,但较少见。

3. 肌肉拉力　偶可见于破伤风或癫痫发作等情况下。

(二) 病理解剖特点及分型

1. 病理改变　主要为关节囊前壁破裂,在此基础上尚可同时出现以下病理变化。

（1）骨质损伤：包括关节盂前缘骨折、盂唇软骨撕脱、肱骨大结节撕脱骨折、肱骨头后外侧骨折及喙突骨折等，多系在脱位时双侧骨端撞击所致，其发生率一般在10%左右。

（2）肌腱挫伤：因脱位时肱骨头的撞击损伤关节囊相邻的肩胛下肌，并有可能使肱二头肌长头移位，滑向肱骨头的后外侧，而成为复位困难的原因之一。个别病例亦可伴有肩袖损伤。

（3）神经血管伤：主要对邻近的臂丛、腋神经干及局部血管造成压迫，而真正断裂者罕见。

2. 分型 主要依据肱骨头所处的解剖位置不同而分为：盂下型、喙突下型、锁骨下型（图4-1-5-1）。实际上在复位时，一经牵引，基本上都成为盂下型。合并大结节撕脱者并非少见。

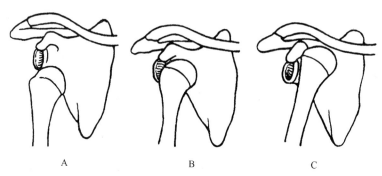

图 4-1-5-1 肩关节前脱位分型
A.肩胛盂下脱位；B.喙突下脱位；C.锁骨下脱位

3. 临床表现 凡已形成脱位者，均具有以下特点。

（1）一般症状：包括肢体的被迫体位、关节功能障碍、弹性固定及关节内空虚感等，均易于发现。

（2）方肩：与健侧对比可发现患侧肩部呈方肩畸形，此有助于与肱骨外科颈骨折鉴别。

（3）直尺试验：即用一直尺测量肩峰、三角肌顶点及肱骨外上髁三点，如三者在一条直线上，则为直尺试验阳性，此为肩关节脱位所特有的体征。

（4）对肩试验（Dugas征）：即患手无法触摸到健侧肩部者为阳性，亦为肩关节脱位的特点。

（5）触及肱骨头：大多数病例均可在肩关节前方、腋下或锁骨下处触及脱位的肱骨头。

（三）诊断

一般多无困难，除依据外伤史、临床症状与体征外，常规拍摄正侧位X线片，既可明确诊断，又可证明是否伴发骨折或其他损伤。此外尚应注意检查有无血管、神经（大多为腋神经）损伤。

（四）治疗

按脱位的治疗原则，在无痛下及早予以复位。根据病例的不同情况分述如下。

1. 一般单纯性急诊病例的复位手法 多选用以下几种手法之一。

（1）Hippocratic 法（又名足蹬法）：由一人操作。患者麻醉后，术者先用双手持住患者手腕部，顺着上肢弹性固定的方向，利用身体后仰的重量逐渐向远侧端牵引；此时肱骨头滑至腋下处。与此同时，术者将足跟置于腋下，并抵住肱骨头内下方处，在边牵引、边让上肢缓慢内收情况下，使足跟将肱骨头托入盂内。在还纳过程中术者可通过手感发现肱骨头滑入关节内的"振动感"（图 4-1-5-2）。

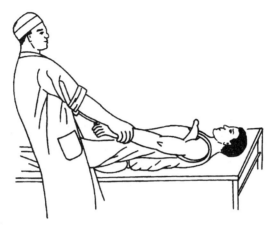

图 4-1-5-2 牵引足蹬复位法示意图

此法适用于青壮年单纯性脱位。合并有大结节撕脱及年迈者不宜选用，以免引起肱骨颈骨折。操作时必须小心，不可用力过猛，足跟一定要蹬在肱骨头内下方，如误将蹬力集中于肱骨颈处，则甚易招致骨折。此在临床上并非少见，并会引起医疗纠纷，必须注意（图 4-1-5-3）。

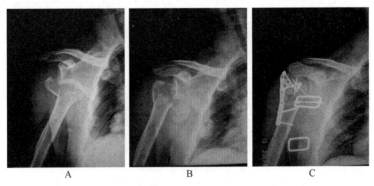

图 4-1-5-3 临床举例 肩关节脱位复位失败行手术疗法
A. 肩关节盂下脱位伴肱骨大结节骨折；B. 手牵足蹬法复位造成肱骨头颈部
骨折；C. 切开复位内固定术后

（2）Kocher 法：此法亦适用于青壮年。操作手法貌似轻柔，实际上由于杠杆力学原理使传递至肱骨头颈部的作用力集中，易使有潜在骨折因素的病例引起肱骨颈骨折，因此，对有骨质疏松、大结节撕脱等患者不宜选用。操作要领如下（图 4-1-5-4）。

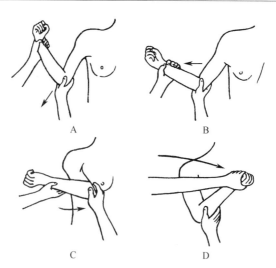

图 4-1-5-4　牵引回旋复位法(Kocher 法)示意图

A. 牵引；B. 外旋；C. 内收到胸壁胸前；D. 内旋

1）屈肘牵引：患者仰卧于手术台上，术者一手持住肘部，并将其置于90°屈曲位状态下，持续向上臂远端牵引(另手固定腕部)，约数分钟后肱骨头即被牵至盂下部。

2）外展外旋：在持续牵引的同时，术者缓慢地将患肢外旋，并同时外展，以使脱出的肱骨头向关节囊裂口处靠近。

3）内收：逐渐使上肢在牵引下内收(仍处于外旋位)，此时肱骨头的位置同前。

4）内旋还纳：在前者内收位及牵引状态下，术者通过握持手腕部的手，使患肢逐渐内旋，并使患者的手指达对侧肩部。在此过程中术者可有肱骨头滑入落空感，表明其已复位。同时 Dugas 征及直尺试验变为阴性。

本法的优点是简便易行，仅需 1 人操作。但切忌用力过猛、速度过快的粗暴手法，以免引起肱骨颈骨折。

(3) 双手托升法：此法简便易行，且十分安全，尤适合于老年患者及有骨折倾向的病例。但操作需两人合作进行，步骤如下。

1）牵引：助手将患肢轻轻向下方牵引，一般无需用力，如患者全身情况不佳，亦可不用麻醉。

2）复位：术者立于健侧，双手放到患侧腋下，分别用左右手中指置于肱骨头内下方，并将其轻轻向上方托起；此时助手将患肢稍许内收内旋(仍在牵引下)，肱骨头则立即回纳原位。

此法经笔者多年应用，发现十分安全、有效，最适用于年迈及全身情况不佳的患者。

3）其他复位法：除上述 3 种方法外，尚有其他多种方法，如宽兜带复位法、梯子复位法、桌缘下垂复位法等，大多相类似。

复位后患肩均需制动，以有利于关节囊的愈合，预防骨化性肌炎及习惯性肩关节脱位的发生。制动方式可视患者具体情况而定。老年及体弱者，可选用对肩位绷带或胶布固定法；青壮年，尤其是活动量较大者，则以外展架为佳，石膏塑形时应在关节囊前方加压。有心肺并发症或心肺疾患者用一般吊带(三角巾)将患肢悬吊亦可。制动时间一般为 3 周。

2. 合并大结节撕脱的脱位复位法 此种病例甚易引起肱骨外科颈骨折,或已经伴有不全性外科颈骨折,在进行复位时不宜选用剪切力较大的足蹬法及 Kocher 法,而以双手托升法最为安全、有效。复位完成后,患肩以外展架制动较为有利,但应注意对关节囊前方的加压塑形,以防肱骨头再滑出。

3. 合并肱骨外科颈骨折的处理 除非有手术禁忌证,一般多需开放复位和内固定术。术中除将脱出的肱骨头还纳及对关节囊壁修复缝合外,可视患者具体情况选用钢板螺钉、骨锚钉、克氏针或钢丝等内固定物。对年迈病例或伴有粉碎性骨折者,亦可用人工肱骨头取代之。

4. 合并其他骨折的复位法 在肩关节脱位时,各邻近部位骨骼均可同时出现骨折,其中包括肱骨小结节撕脱骨折、锁骨骨折、肱骨干骨折、喙突骨折、肩峰骨折、肩盂骨折、肱骨头骨折以及肋骨骨折等。遇有此种情况,除开放性骨折患者外,一般仍应按脱位的一般治疗原则,采取闭合手法复位。在肩关节复位的同时力求兼顾骨折一并复位,至少不应加重骨折的移位程度。在完成肩关节复位后,应再次摄片以判定骨折是否同时达到功能复位标准,如骨折已经复位,则在将肩关节固定时应兼顾骨折的制动。例如合并肱骨头骨折者,则应选用外展架制动,并注意对上臂石膏的塑形。合并锁骨骨折者则加用 8 字石膏绷带固定。如脱位已还纳而骨折复位不满意时,应针对骨折再行手法复位 1~2 次;仍未达功能对位者,则需手术切开复位,并酌情选择相适应的内固定物。对于肱骨头骨折合并关节内骨块脱落形成嵌顿时,则无需再施以手法复位,应及早手术摘除或复位后行螺丝钉内固定术,注意钉尾应埋于软骨下方。

5. 陈旧性脱位的复位法 凡创伤性脱位超过 3 周者为陈旧性脱位。此时由于原关节盂内已被血肿机化的纤维组织充填,周围肌肉的渗出物继发粘连或瘢痕形成等而使复位困难。为对其复位,亦应采取相应的措施。其具体原则及处理方法如下。

(1) 不超过 6 周者:仍应先试以手法复位还纳,失败者方考虑施行开放复位。在操作时应按以下顺序。

1) 松弛周围软组织:利用热敷、按摩,继之采用推拿手法等,将肩部周围软组织(主要是肌肉组织)放松。

2) 松解肩关节粘连:在麻醉下利用缓慢牵引,并从小范围开始,使患侧上肢逐渐前屈、后伸、外展、外旋、内收及内旋等向各个方向活动。如此则有利于将已粘连、但尚未瘢痕化的细小束带松解。在不会引起骨折的情况下,循序渐进地增大活动范围,以求尽可能多地使肱骨头周围的粘连解脱,一般 20~30 分钟完成。

3) 缓慢复位:在前者基础上,第一助手双手持住患者腕部,缓慢、轻轻地向下牵引;第二助手用中单折叠成 10cm 宽的兜带,置于腋下肱骨头内下方并轻轻向对侧牵引。然后让第一助手轻轻摇动上肢,术者用双手拇指于肱骨头前方,将其朝关节盂方向推挤,与此同时让第二助手将患肢稍许内收及内旋,此时多可发现肱骨头向盂内滑动的弹跳感,如此则表示脱位的肱骨头已还纳。检查 Dugas 征阴性后,固定 3 周。如一次未获成功,可再重复一次,但切勿勉强,以防引起骨折或损伤周围血管神经而产生不良后果。

4) 复位失败者:改用开放复位。

(2) 6 周以上者:因局部多已广泛粘连及瘢痕化,应考虑切开复位。肩关节较浅者,按常用的 Kocher 切口,翻开三角肌锁骨附着部,即显露肱骨头及关节囊前壁。清除周围粘连及瘢痕组织后,较易找到裂口,并将肱骨头放至盂内,加强缝合关节囊前壁,以防再滑出。

6. 合并神经血管损伤者　除非已明确有神经血管断裂或严重撕裂伤需立即行探查术外,一般均应先行闭合手法复位,然后观察症状变化,按周围神经血管伤再作进一步处理。

（五）预后

一般预后均较好。复位后未固定或固定时间少于 2 周者,易出现复发性脱位。合并局部骨折及肩袖损伤者,部分病例可能残留疼痛及活动受限等症状。年迈及晚期病例亦多影响疗效。

二、创伤性肩关节后脱位

创伤性肩关节后脱位(posterior traumatic shoulder dislocation)较少见,原因之一是肩关节后方有坚强的肌群保护,难以向后脱出;即便出现后脱位,亦易因后方肌群的张应力而还纳,因而临床上极少见。

（一）致伤机制

多因以下两种暴力所致。

1. 直接暴力　指来自关节囊前方的外力直接作用于肱骨头而引起后脱位。以房屋倒塌时多见,且多合并肱骨颈骨折。作者在邢台地震所遇数例均属此种情况,此可能与当地房屋多采取木梁平顶建筑形式有关。

2. 间接暴力　当肩关节呈内旋位手部撑地跌倒时,肱骨头可突向后方并穿破关节囊后壁而脱出。

（二）诊断

全脱位者易于诊断,半脱位者较为困难。

1. 外伤史　注意致伤机制。

2. 一般症状　局部疼痛、活动受限,尤以外旋障碍为明显。

3. 前方空虚征　从肩关节前方触及不到肱骨头。但半脱位者则不明显。

4. 肩后部饱满　双肩对比显示患侧后部饱满,且可在肩峰后下方或肩胛冈下方触及肱骨头。

5. X 线片　可拍摄双肩正侧位对比片,显示肱骨头在肩盂后方,此时在正位片上显示肱骨头影像与肩关节盂影像相重叠。对半脱位者则需拍摄穿胸侧位片或采用 CT 扫描进行判定。

（三）治疗

1. 单纯后脱位　闭合复位即可。助手牵引患肢,并逐渐外旋。术者由后向前推挤肱骨头即获复位,而后将上肢以外展外旋位固定 3 周。

2. 合并肱骨外科颈骨折者　一般多需从后方入路行开放复位,并行关节囊修补+内固定术。年迈者亦可考虑人工肱骨头置换术。术后肩关节制动时间以骨折临床愈合时间为标准,一般为 6 周左右。

3. 陈旧性后脱位　除非伤后时间较短可施以手法复位外,均需开放复位及关节囊修补术。

(四) 预后

单纯性者预后良好,合并肱骨外科颈骨折者,需视骨折具体情况及全身状态而定,一般亦多较满意,罕有再发者。

三、复发性(习惯性)肩关节前脱位

首次脱位复位后再次发生者,称之为复发性肩关节脱位(recurrent shoulder dislocation)。多次脱位后,甚至可在无明显外力下也引起脱位,称之为习惯性肩关节脱位(habitual shoulder dislocation)。

(一) 致伤机制

造成复发性脱位的主要因素有以下 4 个方面。

1. 复位后未固定　肩关节脱位复位后如关节未被固定,或固定时间较短,则由于受损的囊壁,尤其是破裂处未能获得一期愈合而成为薄弱环节,此时易因一般外伤或肩关节活动过度而再次被撕裂,并出现脱位。破裂处甚易变得松弛或愈合不良,从而构成习惯性脱位的病理解剖学基础。

2. 盂唇损伤　又称为 Bankart 损伤,即肩关节在脱位时将关节盂唇边缘骨质撕脱,以致失去对肱骨头的阻挡作用。

3. 肱骨头缺损　可因外伤当时或脱位后肱骨头的外后方与肩盂前方骨质嵌压受损所致。后者亦可称为 Hill-Sachs 损伤。

4. 重复暴力　因某些职业特点或患者有癫痫疾患等,以致每次复位后,可再次出现同样暴力,从而造成关节囊难以痊愈的病理因素。

(二) 诊断

1. 病史　有再次或多次脱位病史,但其中至少有 1 次为 X 线片所证实。

2. 体征　肩关节前方可有轻度压痛,患者惧怕外展外旋动作。

3. X 线片　常规正位、侧位及外展内旋(60°)位摄片,如发现有骨质异常,则可提供相应的诊断依据。

(三) 治疗

再次脱位者可施以非手术疗法,并强调复位后制动 4 周以上。多次发作者,则应酌情考虑手术疗法。有切开手术和关节镜下手术两种方法。切开手术适应证为:①以肩关节稳定性为最优选择者;②接触对抗性强的运动员;③大的 Hill-Sachs 损伤;④骨性 Bankart 损伤;⑤广泛的韧带松弛。有关手术方法较多,其中以 Bankart 及 Nicola 两种术式较佳。根据作者多年经验,此两种术式术后少有再发者。单纯的关节囊重叠缝合术仅适用于年龄较大及活动量不多的女性患者。现将有关术式介绍如下。

1. Bankart 手术　该术式疗效佳,再发率低;但操作困难,实际上如能掌握要领,并不难完成。其手术操作步骤如下。

（1）切口：以 Kocher 切口为佳。

（2）暴露肩关节囊：将三角肌自锁骨附着处切断，并向外翻开；再切断喙肱肌及其下方的肩胛下肌，即达关节囊前壁。肱二头肌短头肌腱如妨碍操作，亦可将其切断（术毕再缝合）。

（3）切开关节囊，暴露关节盂及肱骨头：在距盂唇 0.8cm 处纵形切开关节囊，即显露关节盂及肱骨头。如有纤维粘连物等可一并切断。

（4）唇缘钻孔：可用手巾钳（用一种头尖、钩粗的小型号最为理想），在盂唇边缘 3～4mm 处钻 3～4 个小孔。操作时切勿急躁，钳头对挟时不宜用力过猛，应逐渐加压使钻孔顺利进行；之后可用小蚊氏弯钳或短粗针贯穿，如此重复数次以扩大孔眼内径。

（5）重叠缝合：用短粗针、10 号线，于内侧囊壁深部，将内侧关节壁切开后，缝合固定至盂唇缘的骨孔上（先不打结，待全部缝完后再一并结扎）。之后再将关节囊内侧切开缘重叠缝合至外侧关节囊囊壁上，使关节囊前壁获得双重加强。再将切开诸层肌组依序缝归原位，闭合切口（图 4-1-5-5）。

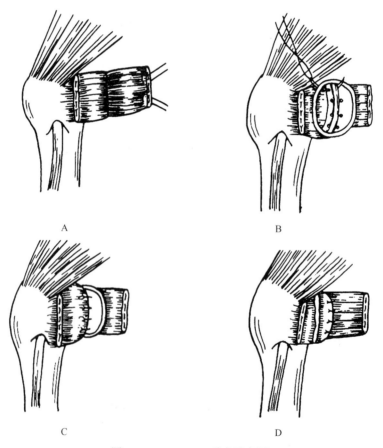

A

B

C

D

图 4-1-5-5　Bankart 手术示意图

A. 切断肩胛下肌，并向内侧牵开；B. 在盂缘上钻骨洞；C. 将肩关节囊瓣缝在
外侧骨洞上；D. 再将内侧瓣缝合

（6）术后：按常规处理，并辅以外固定制动 4～5 周。

2. Nicola 手术 此种术式较为简便,易于操作,如能熟练掌握,疗效亦佳,罕有再发者;但如术者经验不足,则可能影响后果。其操作步骤及要点如下。

(1)切口及显露关节囊:同前法。

(2)定位及切断肱二头肌长头:先根据肱骨头外下方大小结节确定结节间沟,再确认肱二头肌肌腱长头,于间沟下缘2~3cm处切断,并用黑丝线标记备用。

(3)建立隧道:自关节囊下方切开沿肌腱走行的肩关节囊前壁显露肱骨头后,于肱骨头外前方至结节间沟下缘,钻一直径0.5cm左右的骨性隧道,并使其周壁光滑。

(4)导入二头肌腱缝合:将二头肌腱近侧端以粗丝线或钢丝引导器,使其潜形穿过隧道,而后与远侧断端重叠0.5~0.8cm,以8字形缝合(图4-1-5-6)。

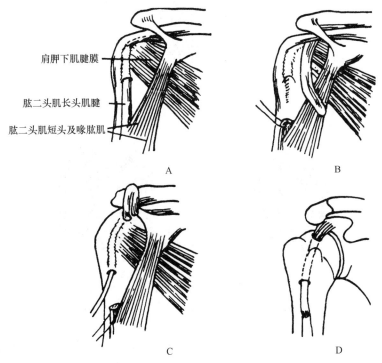

肩胛下肌腱膜

肱二头肌长头肌腱

肱二头肌短头及喙肱肌

A

B

C

D

图4-1-5-6 Nicola 手术示意图

A. 肱二头肌定位;B. 切断肱二头肌长头;C. 建立骨通道;D. 导入肱二头肌肌腱
缝合于肱骨大结节

(5)缝合关节囊:对切开的关节囊重叠0.5~1.0cm缝合。再依序缝合切开诸层。

(6)术后:同前。

3. 肩胛下肌止点移位及关节囊重叠缝合固定术 又名 Putti-Platt 手术,其原理是对关节囊作重叠紧缩的同时,利用肩胛下肌加强肩关节囊前壁,其要点如下(图4-1-5-7)。

(1)切口及显露关节囊:同前。

(2)游离并切断肩胛下肌:首先将肩胛下肌附着部进行游离,而后在其肩部止点2.5cm处横形切断,并同时显露关节囊破裂处。

(3)加强前壁:将肩胛下肌外侧头重叠缝合、固定于肩胛颈前方的深部关节囊壁上,以使其紧缩及加强,后再将肩胛下肌内侧头重叠缝合至肱骨小结节处,以达双重加强前壁的目的。

（4）闭合切口：依序缝合切开诸层。

（5）术后：以将患肢置于内旋位制动为佳。

本手术简便易行，但术后肩关节外旋功能受限较明显，目前较少应用，仅对一般女性及活动量不大的患者较为合适。

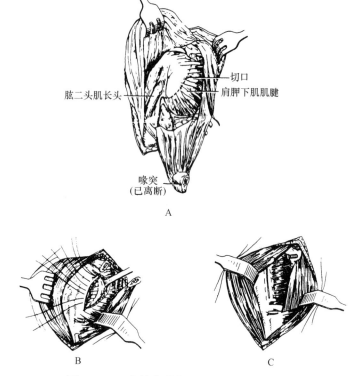

图 4-1-5-7　肩关节脱位 Putti-Platt 手术示意图

A. 离断喙突后，切断肩胛下肌；B. 将肩胛下肌外侧瓣缝合于肩关节前缘盂唇上；C. 肩胛下肌内侧瓣重叠缝合于肱骨大结节

4. 其他手术　视各家医院习惯及病情不同，肩关节修补性手术尚有多种，包括关节盂骨阻挡术、喙突延长术、Bristow 术及其他各种设计。但一般以前 3 种术式疗效稳定可靠。

5. 关节镜治疗　较为成熟者为用关节镜技术修复肩关节复发性前脱位所致的 Bankart 损伤，适用于不愿意行切开手术和希望最大限度地保留外旋功能的患者。关节镜技术最佳适应证为：从事非接触性运动并伴 Bankart 损伤，盂唇无变性，盂肱中、下韧带质量较好者。手术步骤为：①清理 Bankart 损伤区域；②松解前下方关节囊-盂肱韧带-盂唇复合体；③对肩胛颈盂唇附着区做新鲜化处理；④选择肩胛颈盂唇附着区固定点并钻孔；⑤上移及内移前下方关节囊-盂肱韧带-盂唇复合体；⑥缝合前下方关节囊-盂肱韧带-盂唇复合体；⑦固定。缝合锚技术为目前最为常用、理想的固定方法，缝合锚可为金属及可吸收材料制成，手术时完全深埋于肩胛盂软骨下骨，尾端带缝合线缝合关节囊。

四、复发性肩关节后脱位

后脱位较少见，诊断标准与初发者基本一致，主要依据病史及 X 线阳性所见加以诊断。

治疗多需手术,方法与前者恰巧相反,例如反 Bankart 手术、反 Putti-Platt 手术、肩关节后盂唇骨阻滞术等。

五、其他类型肩关节脱位

(一)肩关节下脱位

为罕见的一种脱位,即当患者将上肢过度外展上举时突然遭受暴力,肱骨颈与肩峰相顶撞,并促使后者成为支点,以致肱骨头自关节囊下方穿出,或是被锁于盂窝下。此时上臂被固定于上举位置。由于这一特殊体位,加之肩关节脱位的一般症状及 X 线片所见,故易于诊断。复位时术者应在麻醉下先顺上肢被动固定方向缓慢牵引,并以双手中指在从腋窝向上推挤肱骨头的同时,将上臂逐渐内收,即可顺利复位。复位后予以对肩位固定。复位失败,或合并腋部神经血管症状者,则应酌情行开放复位,预后一般均较好。有合并伤者,视具体伤情而定。

(二)肩关节上脱位

多在仰卧位时(上臂内收、略有前伸),于肘部突然遭受强烈暴力致使肱骨头向上脱位,此时多伴有肩锁关节、锁骨、喙突以及周围软组织包括肩袖等损伤。临床上出现上臂呈内收位、变短,并可在肩部触及肱骨头,故诊断一般多无困难。X 线片(上胸片为佳)可显示其损伤全貌。对其治疗与前者相似,唯手法施展方向相反。合并骨折者应一并处理,必要时酌情手术治疗。预后一般较好。

第六节　肩锁关节与胸锁关节脱位

一、肩锁关节脱位

肩锁关节脱位(acromioclavicular dislocation)并非少见,在肩部损伤中占 4%~6%,手法复位后制动较为困难,故手术率较高。

(一)致伤机制及分型

多系直接暴力所致,少数为间接传导暴力。前者常见于平地跌倒肩部着地(上臂多在内收位),外力沿肩及锁骨向内传导,迫使锁骨向内下方位移,并与第 1 肋骨相撞击。此时有可能引起锁骨或第 1 肋骨骨折。如果锁骨未骨折,而肩锁、喙锁韧带断裂,则肩锁关节脱位。通过上肢传导间接暴力所致者,仅占 10% 左右,其机制与前者大致相似。临床上习惯用 Allman 分型(图 4-1-6-1):Ⅰ型:肩锁韧带不完全断裂,喙锁韧带完整,X 线片上表现为锁骨有轻度移位;Ⅱ型:肩锁韧带完全断裂,喙锁韧带牵拉伤,在应力 X 线片上,锁骨外端直径一半上翘突出超过肩峰;Ⅲ型:肩锁韧带及喙锁韧带完全断裂,可出现钢琴键样体征(piano sign),X 线片示锁骨远端完全移位。

Rockwood 分型共有 6 型(图 4-1-6-2),倾向于病理解剖,更详细准确。Ⅰ型:肩锁韧带损伤,喙锁韧带完整,肩锁关节保持稳定;Ⅱ型:肩锁韧带断裂,喙锁韧带损伤,常引起半脱

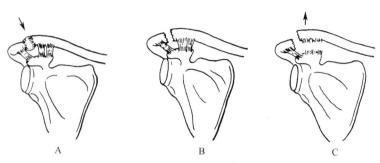

图 4-1-6-1　肩锁关节脱位 Allman 分型示意图

A. Ⅰ型;B. Ⅱ型;C. Ⅲ型

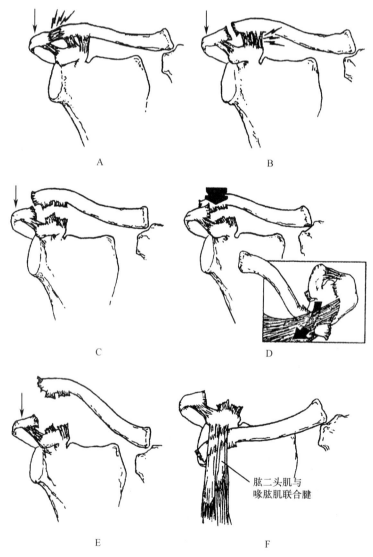

肱二头肌与
喙肱肌联合腱

图 4-1-6-2　肩锁关节脱位 Rockwood 分型示意图

A. Ⅰ型;B. Ⅱ型;C. Ⅲ型;D. Ⅳ型;E. Ⅴ型;F. Ⅵ型

位;Ⅲ型:肩锁关节囊及喙锁韧带均完全断裂,喙锁间隙较正常增加 25 % ~ 100 % ;Ⅳ型:为Ⅲ型伴喙锁韧带从锁骨撕脱,同时伴有锁骨远端向后移位进入或穿出斜方肌;Ⅴ型:为Ⅲ型伴锁骨自肩胛骨喙锁间隙垂直方向移位较正常增加 100% ~ 300% ,锁骨位于皮下;Ⅵ型:为Ⅲ型伴锁骨外侧端向下脱位,位于喙突下,此类型较为少见。

(二)临床表现

1. 疼痛 多局限于肩锁关节局部,尤以肩关节外展及上举时为明显,且伴有压痛。

2. 肿胀及畸形 第Ⅰ型者仅有轻度肿胀,Ⅱ、Ⅲ型者则多显示肩锁关节处错位外观,可呈梯形状;锁骨外端高于肩峰端,于肩关节外展位时压迫锁骨则有浮动感。此时局部肿胀亦较明显。

3. 活动受限 因疼痛而影响肩关节活动,患者喜采取以健手将患肢肘部上托的保护性姿势,以减少肩部活动。

(三)诊断

1. 外伤史 均较明显。

2. 临床症状 多局限于肩锁关节局部。

3. X 线摄片 Ⅱ、Ⅲ型可于双肩对比片上显示肩锁关节脱位征。双上肢持重牵引摄片如见喙锁间隙明显增宽者,则属Ⅲ型。Ⅱ型患者一般不增宽。Ⅰ型患者主要显示软组织肿胀阴影,而肩锁关节间隙多无明显改变。

(四)治疗

以往对 Allman Ⅰ、Ⅱ、Ⅲ型采用非手术治疗,目前对Ⅲ型首选手术治疗,Ⅱ型视具体情况可行手术治疗,RockwoodⅣ至Ⅵ型必须手术治疗。

1. 非手术疗法 Ⅰ型者可将患侧上肢悬吊制动 7 ~ 14 天,症状消退后开始功能锻炼。Ⅱ、Ⅲ型者则应先予以局麻下手法复位(图 4-1-6-3),而后采用肩-肱-胸石膏固定(图 4-1-6-4)。在对石膏塑形时,应尽量通过对肘部向上抬举及使锁骨向下加压的合力,达到维持肩锁关节对位的目的。由于此型损伤复位后难以维持原位,在固定期间如发现松动,应及早更换,以免脱位复发。此外,视患者具体情况、年龄及各个医院传统习惯不同,尚可酌情选择垫圈加压包扎、8 字绷带、肩肘吊带、胶布固定及肩胸石膏等方式。

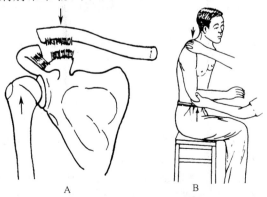

图 4-1-6-3 肩锁关节脱位手法复位示意图(A、B)

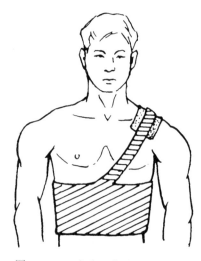

图 4-1-6-4 肩胸石膏治疗肩锁关节
脱位示意图

2. 手术疗法 对手法复位失败者,复位后无法持续维持对位者及陈旧性损伤已失去闭合复位时机者,则需行开放复位及修复性手术。手术治疗有以下目的:①清除脱位处瘢痕组织及血凝块,达到解剖复位;②重建锁骨外侧端肩关节的垂直与水平稳定;③施行可靠的固定直至修复的韧带牢固愈合。手术中先清除关节间隙内的软组织及软骨碎片后,再复位锁骨外端,并完成内固定,最后完成关节囊、肩锁韧带及喙锁韧带缝合修复或重建。术中见关节面破损欠完整者或已引起创伤性关节炎者,可用肩锁关节成形术,将受损的关节面软骨切除,修平骨面。现将常用手术方法分为以下几大类。

(1)开放复位+内固定术:开放复位后必须辅加内固定术,常用的内固定物及技术有如下。

1)锁骨钩钢板固定技术(图4-1-6-5):为目前最为常用的固定技术,将钩部插入肩峰下,钢板跨越肩锁关节,复位肩锁关节的同时将钢板下压协助复位,复位满意后通过螺钉将钢板固定于锁骨外端,从而到达有效维持复位及固定的目的。该方法固定牢靠。少见的并发症有:后期钩部断裂及肩峰碎裂,导致脱位复发。术中可修复或重建喙锁韧带。

2)克氏针张力带法:锁骨钩钢板出现以前多用,在操作时切勿进针太深,以3cm为宜,并注意避免损伤锁骨下血管神经,针尾部必须折弯成钩状。最大问题是克氏针易滑移,导致复位丢失或复发,单用克氏针不用张力带固定时更易出现问题。

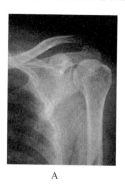
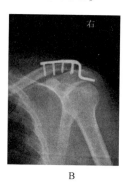

A   B

图 4-1-6-5 临床举例 肩锁关节脱位锁骨钩钢板内固定手术前后正位 X 线片
A. 术前;B. 术后

3)喙突锁骨间固定技术:复位后将锁骨远端与喙突坚固固定,从而起到维持复位作用,可用螺钉(图4-1-6-6)、钢丝张力带、微型骨锚等固定。固定效果确实,但手术技术相对较高,内固定穿透喙突下过深有损伤血管神经的可能;同时肩锁关节为一微动关节,必须在术后2~3个月取出内固定物,否则有内固定物疲劳断裂的可能。

(2)肌肉移位性手术:典型的为 Dewar 手术,切取喙突的尖端及所附着的肱二头肌短头腱、喙肱肌和一部分胸小肌,转移至锁骨外端下表面,并用螺丝钉固定(图4-1-6-7),通过肌肉动力维持锁骨位置,此手术以陈旧性者更为适合,初发者一般无需选用。此外,若术中发现锁骨远端骨折块较小且粉碎严重而无法保留时,可一期行 Weaver-Dunn 手术,即切除锁骨远端并将联合腱外侧 1/2 部分进行喙锁韧带重建。

(3) 锁骨外侧端切除术:指单纯将锁骨外侧端切除的术式。用于陈旧性病例,或伴有严重损伤性关节炎者,切除范围不宜超过 2cm。但此手术属非生理性术式,术后易引起锁骨外侧端上翘变位,并影响局部功能,为此,非不得已一般不宜选用。手术时应修复肩锁韧带及喙锁韧带,并将三角肌及斜方肌重叠缝合。

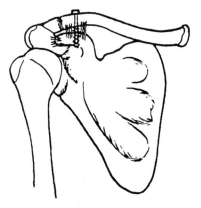

图 4-1-6-6 AO 骨松质螺钉固定锁骨
与喙突示意图

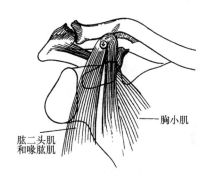

图 4-1-6-7 Dewar 手术示意图
将喙突尖和所附的肱二头肌与肱肌转
移至锁骨并用螺钉固定

(4) 喙锁韧带修复重建问题:新鲜肩锁关节脱位复位内固定术中可不修复或重建喙锁韧带,因断裂韧带有瘢痕愈合机会。当然术中若能加以修复或重建,手术疗效更为确切。重建可选用阔筋膜、喙肩韧带转移或其他部位自体肌腱,也有用人工韧带者。陈旧性脱位复位术中必须重建喙锁韧带,否则一旦去除内固定,脱位必将复发。

(五) 预后

视类型、就诊时间早晚及治疗方法选择等不同,疗效差别较大。Ⅰ、Ⅱ型患者大多较佳,Ⅲ型者 10% ~ 15% 病例,留有局部后遗症,以疼痛及活动受限为多见。

二、胸锁关节脱位

临床上较为少见,因受较强的直接暴力所致,易合并前纵隔症状。本病在诊治上属胸外科范围。

第七节 肩袖损伤

肩袖随着年龄的增长及肩部的劳损,逐渐发生退行性变化,故肩袖损伤(rotatory cuff injury)多见于 40 岁以上的中年人。由严重外伤引起者,多见于青壮年人,如运动员等。完全性肩袖撕裂罕见于 20 岁之前。

一、致伤机制及分型

多为间接暴力所致。最常见的创伤机制是患者跌倒,臂伸直位着地,或手臂外展抵挡下落的重物。此时由于肩袖肌强烈、突然的收缩而造成肩袖的撕裂,按损伤程度可分为部分和完全性断裂。部分断裂以冈上肌腱最为多见,可表现为肩袖关节面的撕裂、滑囊面的撕裂、肩袖组织内部平裂或肩袖组织内部的纵行裂,但肩关节腔与肩峰下滑囊无直接沟通。完全断裂是整层肌腱袖的撕裂,肩关节腔与肩峰下滑囊直接沟通。断裂可呈横行、纵行或 L 形撕裂,同时伴有冈上肌腱的回缩和肩袖的广泛撕脱。

二、临 床 表 现

伤后肩部疼痛、肿胀及肩外展活动受限,肩前部,特别是大结节及三角肌后缘及结节间沟处压痛,有时向三角肌附着点放射。个别患者于受伤时有撕裂声的感觉。陈旧性肩袖损伤者可伴有明显的肩周肌肉萎缩。无论部分或完全性肩袖断裂,往往有明显的体征。当肩关节外展 $80° \sim 110°$ 时,外展动作突然停止,即肩外展试验阳性。此乃撕裂的肩袖挤压于肩峰下所致。完全断裂时肱骨头的前外方可触及空虚感,尤以消瘦、肌肉薄弱者较明显。局部压痛剧烈,肩主动外展明显受限,而被动活动不受限制。当检查者将伤者肩关节被动外展 $90°$ 去除扶持,伤臂迅速垂落于体侧,即臂下垂试验阳性。见于肩袖广泛或完全撕裂者。X线片检查显示肱骨头与肩峰距离变小;肩关节造影可显示造影剂经撕裂的肩袖溢出关节。MRI 检查对肩袖损伤的诊断亦有帮助。有条件行关节镜检查不仅可判定是否有破损,还可明确损伤范围及程度。

三、诊 断

(1) 外伤史。
(2) 肩部疼痛伴主动外展受限,肩外展试验和臂下垂试验阳性。
(3) 肩关节造影显示造影剂溢出关节。
(4) MRI 显示肩袖撕裂征象。
(5) 肩关节镜检查发现肩袖破裂。

四、治 疗

1. 非手术治疗 适用于肩袖部分断裂者。症状体征较轻者,可采用三角巾悬吊 3 周,并辅以理疗。症状体征明显者,可采用外展架将肩关节外展 $90°$,前屈 $30° \sim 45°$,外旋 $30° \sim 40°$固定,$4 \sim 6$ 周去除固定,行肩关节功能锻炼,并辅以理疗和体疗。

2. 手术治疗 完全撕裂者一般无自愈机会,应及时手术治疗。手术愈早,功能恢复愈好。新鲜损伤,无论是纵裂、横裂或 L 形撕裂,均可直接缝合。陈旧性损伤,撕裂断端回缩,缺损大,直接缝合困难时,应行肩袖修补术。可采用阔筋膜编织修补冈上肌腱,或后侧用冈下肌腱的一部分,前侧用肩胛下肌的一部分联合修补冈上肌腱撕裂部分。术后外展架将肩关节固定于外展、前屈及外旋位6～8周。去除外固定后加强肩关节功能锻炼，并辅理疗和体疗。

（严力生 钮心刚 李 国）

参 考 文 献

荣国威．2004．骨折．北京：人民卫生出版社

张长青，曾炳芳．2011．四肢骨折锁定钢板内固定手术技术．第2版．上海：上海科学技术出版社．

赵定麟．2004．现代骨科学．北京：科学出版社．

Thomas PR 等著．危杰主译．2010．骨折的 AO 治疗原则．第2版．上海：上海科学技术出版社．

Gallinet D, Clappaz P, Garbuio P, et al. 2009. Three or four parts complex proximal humerus fractures: hemiarthroplasty versus reverse prosthesis: a comparative study of 40 cases. Orthop Traumatol Surg Res, 95: 48.

Kienast B, Thietje R, Queitsch C, et al. 2011. Mid-term results after operative treatment of rockwood grade Ⅲ-Ⅴ acromioclavicular joint dislocations with an AC-hook-plate. Eur J Med Res, 16: 52.

Lantry JM, Roberts CS, Giannoudis PV. 2008. Operative treatment of scapular fractures: a systematic review. Injury, 39: 271.

Lo EY, Eastman J, Tseng S, et al. 2010. Neurovascular risks of anteroinferior clavicular plating. Orthopedics, 33: 21.

Lynch JR, Clinton JM, Dewing CB. 2009. Treatment of osseous defects associated with anterior shoulder instability. J Shoulder Elbow Surg, 18: 317.

Murray IR, Amin AK, White TO, et al. 2011. Proximal humeral fractures: current concepts in classification, treatment and outcomes. J Bone Joint Surg Br, 93: 1.

Oh JH, Kim SH, Lee JH, et al. 2011. Treatment of distal clavicle fracture: a systematic review of treatment modalities in 425 fractures. Arch Orthop trauma Surg, 31: 525.

Robinson CM, Seah M, Akhtar MA. 2011. The epidemiology, risk of recurrence, and functional outcome after an acute traumatic posterior dislocation of the shoulder. Bone Joint Surg Am, 93: 1605.

Röderer G, Erhardt J, Graf M, et al. 2010. Clinical results for minimally invasive locked plating of proximal humerus fractures. J Orthop Trauma, 24: 400.

Salem KH, Schmelz A. 2009. Treatment of Tossy Ⅲ acromioclavicular joint injuries using hook plates and ligament suture. J Orthop Trauma, 23: 565.

Sekiya JK, Wickwire AC, Stehle JH, et al. 2009. Hill-Sachs defects and repair using osteoarticular allograft transplantation: biomechanical analysis using a joint compression model. Am J Sports Med, 37: 2459.

Simovitch R, Sanders B, Ozbaydar M, et al. 2009. Acromioclavicular joint injuries: diagnosis and management. J Am Acad Orthop Surg, 17: 207.

Smith TO, Chester R, Pearse EO, et al. 2011. Operative versus non-operative management following Rockwood grade Ⅲ acromioclavicular separation: a meta-analysis of the current evidence base. Orthop Traumatol, 12: 19.

Solberg BD, Moon CN, Franco DP, et al. 2009. Surgical treatment of three and four-part proximal humeral fractures. J Bone Joint Surg Am, 91: 1689.

Südkamp N, Bayer J, Hepp P, et al. 2009. Open reduction and internal fixation of proximal humeral fractures with use of the locking proximal humerus plate. Results of a prospective, multicenter, observational study. J Bone Joint Surg Am, 91: 1320.

第二章　肱骨干骨折

第一节　概　　述

一、肱骨干骨折的概述

（一）解剖特点

肱骨干上方为圆柱状,中段以下则近似三角形;近髁上部又呈扁形。于肱骨中上 1/3、三角肌附着点以下,为桡神经沟部位,有桡神经和肱深动脉绕过该沟向下走行(图4-2-1-1)。

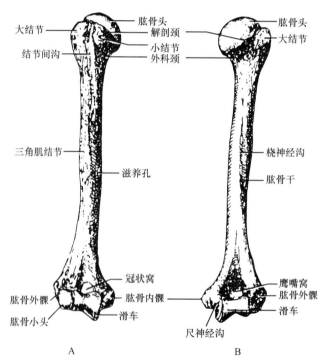

图 4-2-1-1　肱骨解剖示意图
A. 前面观;B. 后面观

肱骨干骨折(humeral shaft fracture)时,与骨折端移位有关的肌群主要有胸大肌、三角肌、肱二头肌、肱三头肌、背阔肌、大圆肌和喙肱肌等。因此,在主要肌群附着点之上或之下的骨折,其移位方向可以截然不同,此对手法复位的成败至关重要。

（二）发生率

肱骨干骨折多见于青壮年患者,发生率占全身骨折的 1% ~ 1.5% 。除交通、工矿事故外,以运动训练伤为多见。

（三）骨折范围

肱骨干的解剖范围指肱骨外科颈远端 1cm 以下,相当于胸大肌起点上方,下端至肱骨髁部上方 2cm 以上的骨干。

二、致 伤 机 制

主要由以下 3 种暴力所致。

（一）直接暴力

常发生于交通、工矿或工伤事故。由外来暴力直接作用于肱骨干局部,包括重物撞击、压砸等,以致在受力处常有一个三角形骨块(底部在受力侧,尖部在对应处)。在战争情况下则以火器伤所致的开放性骨折为多见,骨折多呈粉碎状。

（二）间接暴力

跌倒时因手掌或肘部着地所致。由于身体多伴有旋转或因附着肌肉的不对称收缩,骨折线多呈螺旋形或斜形。多系生活伤,以家庭、学校为多发场所。

（三）旋转暴力

主因肌肉收缩所致,故又称为肌肉收缩暴力,以军事或体育训练的投掷骨折及掰手腕所引起的骨折最为典型。发于肱骨干的中下 1/3 处,其主要由于肌肉突然收缩,引起肱骨轴向受力,骨折线多呈螺旋形,并伴有不同程度的移位。

三、骨折断端的移位

除取决于暴力的方向及骨骼本身的重力外,肌肉的收缩更具有直接关系。因此,在骨折复位前必须全面了解,并注意有无桡神经的损伤。

（一）骨折线位于三角肌附着点以上

近侧端受胸大肌、背阔肌及大圆肌的作用而向内移位,呈内收状;远端则因三角肌收缩而向外上方移位,并同时受纵向肌群的作用而出现短缩(图 4-2-1-2)。

（二）骨折线位于三角肌肱骨附着点以下

骨折近端受三角肌及喙肱肌的作用而向前、向外移位,远侧端因纵向肌群作用而产生向上的移位(图 4-2-1-3)。

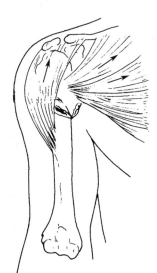

图 4-2-1-2　骨折线位于三角肌附着点以上时骨折端移位示意图

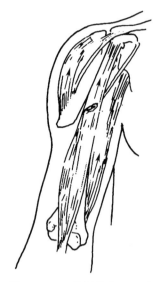

图 4-2-1-3 骨折线位于三角肌附着点以下时骨折端移位示意图

合性骨折两大类。

（三）骨折线位于肱骨干下 1/3

两端肌肉拉力基本平衡，其移位方向及程度主要取决于外力方向、强度、肢体所处位置及骨骼的重力等。此处骨折易合并桡神经损伤，尤其是投掷骨折者，桡神经有可能被嵌夹于骨折断端之间，加之受伤时的肢体向远端牵拉，从而加重桡神经损伤的程度；但真正完全断裂者十分少见。

以上是典型移位情况，但大型机器损伤所引起的碾轧伤，由于肌肉组织的毁灭、断裂，其骨折端移位多不典型，甚至可无移位。

四、骨折的分类及分型

视分类要求不同，可有多种分类及分型。

1. 按骨折部位分类 一般分为肱骨干上 1/3 骨折，中上 1/3 骨折，中 1/3 骨折，中下 1/3 骨折及下 1/3 骨折 5 种。

2. 按骨折部位是否与外界交通 可分为开放性骨折及闭合性骨折两大类。

3. 按骨折线状态 一般分为横形、斜形、螺旋形及粉碎性 4 种。

4. Müller 分类 属 AO 治疗方法选择的分类标准，一般将其分为以下 3 种（图 4-2-1-4）。

（1）简单骨折：包括螺旋形、斜形和横形 3 种亚型。

（2）楔形骨折：亦包括螺旋楔形骨折、斜形楔形骨折和横形、碎裂楔形骨折 3 种亚型。

（3）复杂骨折：又有螺旋粉碎骨折、多段骨折及不规则骨折 3 种。

此种分类便于 AO 钢板内固定的选择，但作者认为对肱骨干骨折髓内钉更为适用。因此，此种分型仅有相对意义。

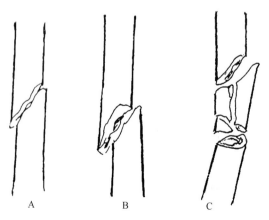

图 4-2-1-4 肱骨干骨折 Müller 分类示意图

A. 斜形；B. 螺旋形；C. 粉碎性

第二节　肱骨干骨折的诊断与治疗

一、骨折的诊断

肱骨干骨折的诊断一般均无困难,主要依据如下。

（一）外伤史

均较明确。

（二）临床表现

包括以下几点。

1. 疼痛　表现为局部疼痛、环状压痛及传导叩痛等,一般均较明显。

2. 肿胀　完全骨折、尤以粉碎型者局部出血可多达 200ml 以上,加之创伤性反应,因而局部肿胀明显。

3. 畸形　在创伤后,患者多先发现上臂出现成角及短缩畸形,除不完全骨折外,一般多较明显。

4. 异常活动　亦于伤后立即出现,患者可听到骨摩擦音。就诊检查时无需重复检查,以避免增加患者痛苦。

5. 功能受限　亦较明显,且患者多采取用健手扶托患肢的被迫体位。

6. 并发症　骨折线多波及桡神经沟,桡神经干紧贴骨面走行,甚易被挤压或刺伤;周围血管亦有可能被损伤。因此在临床检查及诊断时务必对肢体远端的感觉、运动及桡动脉搏动等加以检查,并与对侧对比观察。凡有此合并症时,应在诊断时注明。

（三）影像学检查

正侧位 X 线片即可明确显示骨折的确切部位及骨折特点。

二、骨折的治疗

视骨折部位、类型及患者全身具体情况等不同,可酌情灵活掌握。

（一）青枝骨折及不完全骨折

仅以上肢石膏托或中医夹板+三角巾或充气性夹板固定均可。

（二）一般移位骨折

指小于 30° 的成角移位,不超过横断面 1/3 的侧向移位,以及斜形或螺旋形骨折、短缩移位在 2cm 以内者,可按以下程序处理。

1. 复位　局麻或臂丛麻醉下,采取徒手操作即可,无需特殊设备或骨牵引。

2. 固定　以上肢悬垂石膏固定为方便、易行(图 4-2-2-1)。固定 5 天左右,当石膏松动时可更换石膏,而后持续 4～6 周后酌情拆除。

3. 功能锻炼 在石膏固定期间即开始作肩及手部的功能活动,拆除石膏后应加强肘部的功能锻炼,以防僵硬。

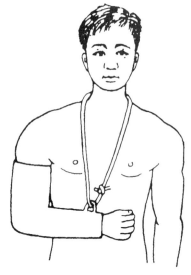

图 4-2-2-1 上肢悬垂石膏固定示意图

(三) 明显移位骨折

指骨折端移位程度超过前者,骨折大多发生在肱骨中上 1/3 者。可酌情选择以下疗法。

1. 尺骨鹰嘴牵引+外固定 对移位明显的年迈者,可通过尺骨鹰嘴克氏针,患肢外展位持续骨牵引,使骨折端达到复位。如此持续 2~3 周,局部较为稳定后再更换上肢悬吊石膏固定,并开始肩、手部早期功能活动。

2. 手法复位+外展架固定 对青壮年,尤其骨折线位于三角肌附着点以下者,可利用上肢螺旋牵引架及尺骨鹰嘴骨牵引施以手法复位,并以上肢石膏加压塑形,经 X 线检查对位满意后行上肢外展架固定。4~5 周后酌情拆除上肢石膏,先在外展架上活动,1~2 周后再拆除外展架。复位失败者,可行开放复位+内固定术,术后亦可在外展架上持续牵引。

3. 骨外固定架复位及固定 多用于开放性骨折伴有明显移位者,可于清创术后采用 Hoffmann 架或其他形式的外固定架进行复位及固定。在穿针时应避开神经及血管,一般多在上臂的前外侧处进针,以免误伤。

4. 开放复位+内固定 对闭合复位失败者,原则上均应考虑开放复位及内固定术,尤其是年龄较轻及伴有桡神经受压症状而需作神经探查术者。复位后可视骨折端的形态、部位及术者的习惯等来选用相应的内固定物。目前以交锁髓内钉最为常用(图 4-2-2-2),V 形钉及 Ender 钉等髓内固定方式已较少使用(术式见后);也可用钢板固定,但有骨折愈合不良,术中有时需显露桡神经,二次手术取出内固定时易损伤桡神经的麻烦。

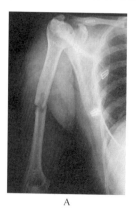
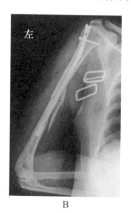

A   B

图 4-2-2-2 临床举例 肱骨中段横形骨折交锁髓内钉固定 X 线正位片观
A. 术前;B. 术后

（四）内固定方法及术式选择

1. 手术适应证

（1）绝对适应证：包括开放性骨折、漂浮肩或漂浮肘、血管损伤、双侧肱骨骨折及继发性桡神经损伤。

（2）相对适应证：包括节段骨折、非手术治疗失败、横形骨折、肥胖、病理性骨折、骨折不愈合、神经系统功能障碍（帕金森病）、臂丛损伤及原发性桡神经损伤。

2. 髓内钉 肱骨干骨折一般首选髓内钉治疗。主要有普通髓内钉和交锁髓内钉两种。交锁髓内钉可控制骨折端旋转，促使骨折愈合。可切开或闭合复位并固定，闭合复位优势在于保护骨折端血供，应优先予以考虑。根据骨折部位可以顺行或逆行插入肱骨髓内钉，顺行插钉点位于肱骨大结节处，基本可用于肱骨干全长骨折；逆行插钉点位于肱骨干远端，鹰嘴窝上方，适用于肱骨中1/3及近1/3骨折。有扩髓及非扩髓两种选择。

（1）术前准备：除一般准备外，主要是根据肱骨髓腔的粗细，选择及准备相应规格的髓内钉或其他内固定物。

（2）麻醉：臂丛较为多见，亦可选用全麻。

（3）体位：仰卧位，将患肢置于胸前即可。

（4）切口：一般以骨折部位为中心作上臂前外侧切口，长度6～8cm。

（5）显露骨折端：沿肱二头肌与肱三头肌间隙纵形分开即显露骨折断端（图4-2-2-3、图4-2-2-4），保护桡神经干，清除局部凝血块及嵌压坏死的软组织，将骨折复位（或试复位）。

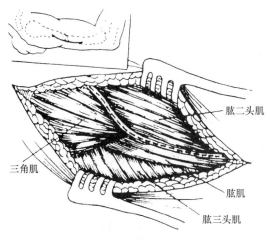
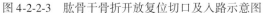
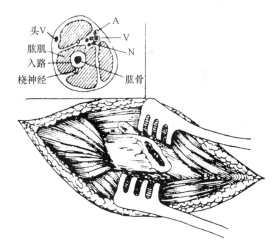

图4-2-2-3 肱骨干骨折开放复位切口及入路示意图　　　图4-2-2-4 显露骨折断面示意图

（6）顺行髓内钉内固定术：酌情选用相应的内固定物。

1）一般髓内钉：多选用V形钉或Ender钉，其操作步骤如下：①肩部切口：将上臂内收内旋、在肩峰下缘肱骨大结节部的皮肤上作一纵形小切口，分开三角肌，显露大结节，并在大结节部凿一小骨孔（图4-2-2-5）。②打入髓内钉：将选好的髓内钉沿肱骨干的纵轴方向，从骨孔打入近侧骨折端，使露出骨折端外的钉尖不超过0.5cm，以利于复位。③将髓内钉穿过骨折端、固定之：在前者基础上，用手法或用持骨器使骨折端准确对位，继续将髓内钉逐渐打入远侧骨折端内,直到仅有钉眼部分露在骨孔外为止。髓内钉固定后必须使骨折端紧密接触,以利于愈合(图4-2-2-6)。

2)交锁髓内钉:可按前法相似操作。但闭合操作要求在C-臂X线机透视下,直接从肩峰切口,通过大结节插入。目前所用为R-T(Russel-Taylor)型肱骨髓内钉,其直径为7、8、9mm,近端直径为9mm;其中7mm直径者为实心髓内钉,另两种为空心髓内钉(图4-2-2-7)。髓内钉的近端和远端均使用4mm全螺纹自攻型螺钉交锁;要求螺钉穿透对侧皮质,以防止髓内钉旋转。此外,R-T型肱骨交锁髓内钉配有一独特的近端交锁螺钉导向器(近端瞄准器及引导器),使得近端交锁螺钉能够准确锁定髓内钉。由于具备以上设计特点,R-T型肱骨髓内钉可适用于肱骨干横型或粉碎型骨折、骨不连及病理性骨折。

①髓内钉的选择:根据患者健侧肱骨正侧位摄片,选择相应直径和长度的髓内钉。②插入髓内钉:以大结节顶部内侧为髓内钉插入口,将曲柄锥准确插入至肱骨外科颈内(图4-2-2-8),并经透视定位证实。③导针的插入:拔出曲柄锥,插入2.0mm直径球型髓腔锉导针,使导针通过骨折近、远端髓腔直至鹰嘴窝上1～2cm,经透视证实导针位于肱骨髓腔内。④扩髓:沿导针插入球型髓腔锉,其直径为6～11mm。首先采用6mm直径球型髓腔锉开始扩髓,每次递增0.5mm直径,扩髓至理想直径(图4-2-2-9),即大于所选髓内钉直径0.5～1mm,切忌将大于髓腔锉直径的髓内钉插入髓腔内。⑤髓内钉插入:将近端瞄准器及引导器连接于髓内钉近端,在引导器近端套入髓内钉敲打器。沿导针缓慢插入8mm或9mm直径髓内钉(7mm直径髓内钉系实心髓内钉,需拔出导针后方可插入)。术中应注意保持髓内钉近端弧朝向外侧,髓内钉远端位于鹰嘴窝上方1.5～2cm,髓内钉近端置于大结节皮质下0.5mm(图4-2-2-10)。⑥近端交锁:髓内钉近端椭圆形槽孔呈内外方向,通常使用4.0mm直径自攻型交锁螺钉,2.7mm钻头,8mm钻头套筒,钻头经近端瞄准器及椭圆形槽孔穿透至对侧皮质,可在20°角度范围内调整钻头方向,沿钻孔攻入交锁螺钉(图4-2-2-11)。⑦远端交锁:髓内钉远端椭圆形槽孔呈前后方向,需在透视下寻找髓内钉远端椭圆形槽孔,使用2.7mm钻头经远端椭圆形槽孔穿透至对侧皮质,沿钻孔攻入交锁螺钉(图4-2-2-12)。

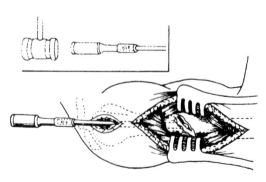

图4-2-2-5　肩峰切口沿大结节部骨子打入髓内钉示意图

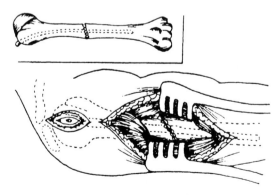

图4-2-2-6　髓内钉已打入肱骨示意图

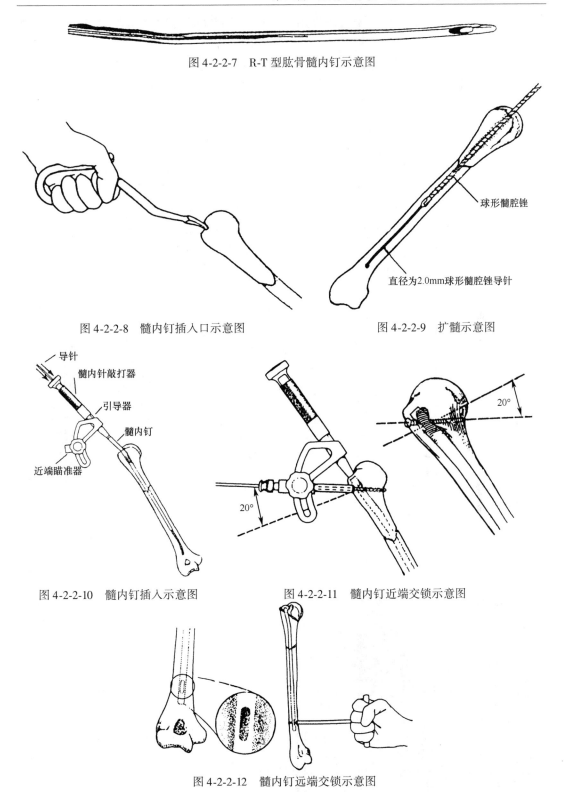

图 4-2-2-7　R-T 型肱骨髓内钉示意图

图 4-2-2-8　髓内钉插入口示意图

图 4-2-2-9　扩髓示意图

图 4-2-2-10　髓内钉插入示意图

图 4-2-2-11　髓内钉近端交锁示意图

图 4-2-2-12　髓内钉远端交锁示意图

（7）闭合切口：术毕依序缝合切开诸层，闭合创口。

（8）石膏及外展架固定：术后一般需用上肢石膏托制动，并至于外展架上，3~5天后进行功能活动。

（9）逆行交锁髓内钉固定术：采用逆行交锁髓内钉固定时，患者取俯卧位，在肱骨远端背侧自鹰嘴尖起向上做长约8cm的切口，肱骨髁上区域的背侧皮质可以通过劈三头肌入路显露。进针点位于鹰嘴窝附近，并依次使用3.2cm与4.5cm的钻头进行开孔，然后用逐渐加粗的扩髓钻进行扩髓，避免发生髁上骨折。应轻柔插入髓内钉，并保证钉头少许插入肱骨头（图4-2-2-13）。

3. 钢板 应用钢板对医生技术及经验要求较高，此外使用钢板可以降低肩、肘关节僵硬的发生率。钢板仍是肱骨骨折畸形矫正及骨折不愈合治疗的理想方法。

（1）钢板种类：目前多应用各型AO钢板。限制接触型动力加压钢板多用于中段骨折（图4-2-2-14）。重建钢板可以塑形，应用于肱骨远侧1/3骨折（图4-2-2-15）。锁定加压钢板因有独特锁钉设计和良好的稳定性，适用于粉碎性骨折及骨质疏松骨折。

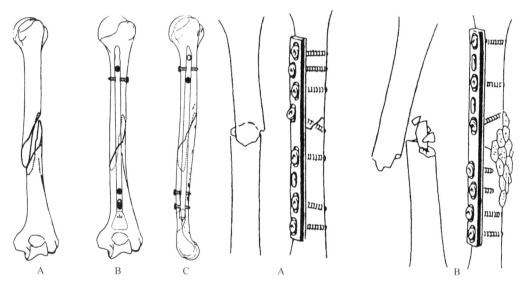

图4-2-2-13　逆行交锁髓内钉固定
示意图（A~C）

图4-2-2-14　肱骨钢板内固定示意图（A、B）

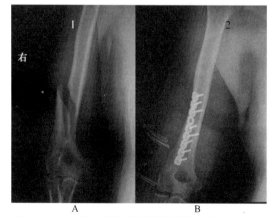

图4-2-2-15　肱骨下段骨折重建钢板内固定（A、B）

（2）手术入路：视骨折部位可选用以下入路。

1）前外侧入路：可显露肱骨全长，显露中1/3骨折时劈开肱肌以保护桡神经，延伸到下段时必须于肱肌和肱桡肌间显露桡神经，钢板置于外侧。

2）后侧入路：多用于肱骨远端1/3骨折显露，切口起自鹰嘴，沿后正中线向近端延伸，于肱三头肌外侧头和长头分离显露骨折，钢板置于肱骨背侧面，可避免远端1/3骨折用前外侧入路中显露并固定时，桡神经必须放置于钢板上这一问题。

（3）手术需注意问题：骨折两端必须用各3~4枚螺钉固定,确实加压固定骨折端,尽量不剥离骨膜;最重要的是保护桡神经,做到不损伤或被压于钢板下。

4. MIPO技术　锁定加压钢板经肱骨前侧入路微创经皮固定（MIPO技术）,经皮肌肉隧道插入锁定加压钢板,通过间接复位并对骨折端进行桥接固定,适用于粉碎、多段或骨质疏松骨折,可保护骨折端血供,骨折断端稳定性好,可提高骨折愈合率。采用MIPO技术治疗肱骨中下段骨折,术中不必刻意显露桡神经,一般不会造成医源性桡神经损伤,但操作时仍需注意。

（五）并发症的治疗

1. 桡神经损伤　约占肱骨干骨折的8%,以肱骨中下1/3为多发。处理原则如下。

（1）对仅有一般桡神经刺激症状者：依据骨折移位情况按前述原则进行处理,对桡神经症状进行观察,大多可自行恢复。

（2）对有桡神经损伤症状者：应及早行手术探查。术中显示断裂者予以吻合,包括鞘内断裂之病例;有神经干挫伤者,可酌情切开外膜及束膜进行减压。

（3）疑有桡神经嵌于骨折端者：在手法复位时必须小心,应尽量利用牵引使骨折复位,桡神经也随之回归原位;切忌粗暴手法,因骨折端十分锐利,易加重桡神经损伤。

（4）陈旧性桡神经损伤：对完全性损伤应行探查+松解吻合术。失败者可行腕部肌肉转移术来改善手腕部功能,效果亦多满意。不完全性损伤者,可行探查+松解性手术,术中显示部分断裂者,亦应行吻合术。

2. 血管损伤　骨折合并血管损伤是创伤外科的一种紧急情况,必须进行急救,以便迅速恢复血供,在止血的同时应准备手术。对开放骨折应行内固定后对血管损伤予以修复。

血管造影对于判断肱骨骨折损伤血管的部位及程度是一种有价值的辅助诊断手段。动脉损伤修复的方法可根据损伤的部位和类型而异。动脉壁裂伤、洁净而裂口较小者可行侧壁缝合术,完全断裂者则需吻合或行血管移植。

3. 延迟愈合或不愈合　肱骨干骨折的正常修复过程因各种因素受到影响时,骨折正常的愈合时间则被延长,甚至完全停止,从而引起骨折延迟愈合或不愈合。从时间上两者难以绝对界定,一般认为超过4个月为延迟愈合,超过8个月为不愈合。导致骨不连的因素如下。

（1）局部因素

1）骨折节段的血供：肱骨干骨折以中段最多,又以中下1/3骨折不愈合率为最高。主要是由于肱骨中下1/3交界处骨折时易招致骨营养动脉的损伤。该动脉大多数只有1支,直接由肱动脉分出,通常在肱骨中下1/3交界处或中点附近的前内侧进入骨内,并在骨皮质内下行,至髓腔内分出上行支和下行支;一旦损伤易导致延迟愈合或不愈合。

2）骨折类型：粉碎性骨折易于发生迟延愈合和不愈合,亦因碎骨块缺乏血供所致。

3）开放性骨折：除骨折断端由内刺出者外,开放性骨折多为直接暴力致伤,软组织损伤严重,骨折类型也多为粉碎型,易发生感染而影响骨折的正常愈合。

4）骨缺损及感染：也是造成骨不连的重要原因。

（2）医源性因素

1）反复多次或粗暴的手法复位：可以加重软组织损伤及血管损伤，加重骨折端血供障碍，影响骨折正常愈合。

2）外固定不确实：包括外固定时间不足、范围不够、不能维持骨折端稳定，过度牵引造成断端分离等。

3）手术治疗的干扰：骨折本身有损伤骨营养动脉的可能性，而手术切开复位又进一步增加了可能损伤的机会。术中骨膜剥离使本来已缺血的骨端又失去了由骨膜而来的血供。手术内固定使骨端达到良好的复位及稳定的作用，同时破坏了骨端的正常血液循环而影响愈合。未植骨修复内固定术中残留的骨缺损也是重要原因。

4）内固定不确实：包括内固定器材选用不当及固定技术不合理。内固定器材都必须确实稳定骨折断端，如内固定后骨折端不稳定，易发生骨不连。使用钢板螺丝钉内固定时，骨折两端各至少固定 3 枚螺钉，方能起到稳固固定。过细的髓内钉与髓腔接触面较少，内固定术后骨折端不稳定，易发生骨不连。

5）过早持重：盲目提倡早期持重，易发生骨不连，可致内固定疲劳断裂，在残留骨缺损情况更易发生。

肱骨骨不连分为肥大型骨不连和萎缩性骨不连两大类。前者血供较好，为断端不稳定所致；后者血供差，往往有骨缺损。对骨不连及延迟愈合的病例，如非手术疗法无效，则应从病因角度酌情选择相应术式治疗。手术治疗基本原则包括：①稳定的内固定；②保证骨折端良好的血供；③清除骨不连处硬化骨及瘢痕组织；④有效植骨。具体术式包括：①交锁髓内钉；②加压钢板+植骨；③锁定加压钢板+植骨。该钢板稳定性好，并可保护骨折端血供，应优先选择。对于内固定术后的骨不连，需考虑更换内固定种类，使骨折端达到确实稳定，促进骨折愈合。

4. 晚期并发症　主要是肩、肘关节僵硬，活动受限，在老年患者发生率更高。合并肘部损伤情况下可发生骨化肌炎。应在医师指导下进行早期的功能锻炼，改善肩、肘关节功能。

（严力生　钮心刚　李　国）

参 考 文 献

荣国威. 2004. 骨折. 北京：人民卫生出版社.

张长青，曾炳芳. 2011. 四肢骨折锁定钢板内固定手术技术. 第2版. 上海：上海科学技术出版社

赵定麟. 2004. 现代骨科学. 北京：科学出版社.

Thomas PR 等著. 危杰 主译. 2010. 骨折的 AO 治疗原则. 第2版. 上海：上海科学技术出版社.

Arora S，Goel N，Cheema GS，et al. 2011. A method to localize the radial nerve using the apex of triceps aponeurosis as a landmark. Clin Orthop Res，469：2638.

BernardDE，Dompsure R，Peter R，et al. 2010. Uninfected nonunion of the humeral diaphyses：review of 21 patients treated with shingling compression plate and autologous bone graft. Orthop Traumatol Srug Res，96：139.

Cheng HR，Lin J. 2008. Prospective randomized comparative study of antegrade and retrograde locked nailing for middle humeral shaft fracture. J Trauma，65：94.

Concha JM，Sandoval A，Streubel PN. 2010. Minimally invasive plate osteosynthesis for humeral shaft fractures：are results reproducible? Int Orthop，34：1297.

Ekholm R，Ponzer S，Törnkvist H，et al. 2008. Primary radial nerve palsy in patients with acute humeral shaft fractures. J Orthop

Trauma,22;408.

Garnavos C,Mouzopoulos G,Morakis E. 2010. Fixed intramedullary nailing and percutaneous autologous concentrated bone-marrow grafting can promote bone healing in humeral-shaft fractures with delayed union. Injury,41;563.

Heineman DJ,Poolman RW,Nork SE,et al. 2010. Plate fixation or intramedullary fixation of humeral shaft fractures. Acta Orthop,81;216.

Hollister AM,Saulsbery C,Odom JL,et al. 2011. New technique for humerus shaft fracture retrograde intramedullary nailing. Tech Hand Up Extrem Surg,15;138.

Kobayashi M,Watanabe Y,Matsushita T. 2010. Early full range of shoulder and elbow motion is possible after minimally invasive plate osteosynthesis for humeral shaft fractures. Orthop Trauma,24;212.

Lovald S,Mercer D,Hanson J,et al. 2011. Complications and hardware removal after open reduction and internal fixation of humeral fractures. J Trauma,70;1273.

Micic ID,Mitkovic MB,Mladenovic DS,et al. 2008. Treatment of the humeral shaft aseptic nonunion using plate or unilateral external fixator. J Trauma,64;1290.

Nizard RS,Masquelet AC,Hannouche D,et al. 2009. A lateral approach to the distal humerus following identification of the cutaneous branches of the radial nerve. J Bone Joint Surg Br,91;552.

Prasarn ML,Ahn J,Paul O,et al. 2011. Dual plating for fractures of the distal third of the humeral shaft. Orthop Trauma,25;57.

Rommens PM,Kuechle R,Bord T,et al. 2008. Humeral nailing revisited. Injury,39;1319.

Suzuki T,Hak DJ,Stahel PF,et al. 2010. Safety and efficacy of conversion from external fixation to plate fixation in humeral shaft fractures. J Orthop Trauma,24;414.

第三章　肘　部　创　伤

第一节　肘关节功能解剖及生物力学特点

肘关节由肱骨下端及尺、桡骨上端组成。它包括3个关节,即肱尺关节、肱桡关节和桡尺近侧关节;具有两种不同的功能,即发生在上尺桡关节的旋转运动和发生在肱桡和肱尺关节的屈曲伸直运动。肘关节是连结前臂和上臂的复合关节,一方面协助腕关节及手的活动,另一方面起杠杆作用,减轻肩关节运动时的负担。

一、骨 性 结 构

(一) 肱骨远端

肱骨远端扁而宽,前有冠状窝,后有鹰嘴窝,两窝之间骨质菲薄,故髁上部位容易发生骨折。肱骨的关节端,内侧为滑车,又称内髁;外侧为肱骨小头,又称外髁;两髁与肱骨长轴形成30°~50°的前倾角。在冠状窝和鹰嘴窝两侧的突出部分,内侧为内上髁,为前臂屈肌腱附着部;外侧为外上髁,为前臂伸肌腱附着部。由于肱骨滑车低于肱骨小头5~6mm,故肘关节伸直时前臂与上臂不在一条直线上,形成外翻角即提携角,男性5°~10°,女性10°~15°(图4-3-1-1)。

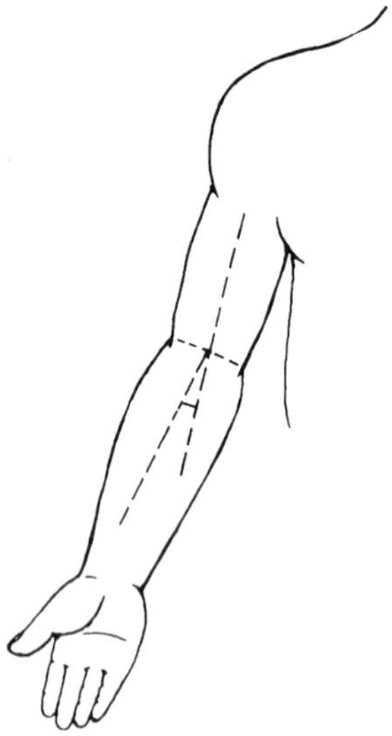

(二) 尺骨的滑车切迹

与肱骨滑车相关节,称肱尺关节,是肘关节的主要部分。滑车切迹似半圆形,中间有一纵形的嵴起于鹰嘴突,止于冠状突,将关节面分隔,与滑车中央沟形态一致。

(三) 桡骨头

桡骨头近侧关节面呈浅凹形,与肱骨小头关节面形成肱桡关节,该关节的主要功能是协助桡尺近侧关节的运动,防止桡骨头的脱位。

桡骨头的环状关节面与尺骨的桡骨切迹藉环状韧带形成上尺桡关节。该关节主司旋转活动,即桡骨头在环状韧带与尺骨的桡骨切迹共同形成的圆弧内作旋前旋后运动。

(四) 骨性标志

肱骨下端内、外上髁及鹰嘴容易触及,肘关节伸直肘,三点在一条直线上,肘关节屈曲

图 4-3-1-1　肘提携角
示意图

90°时,三点组成倒立的等腰三角形,又称肘后三角(图4-3-1-2)。这一特征对肘部创伤的诊断有意义。

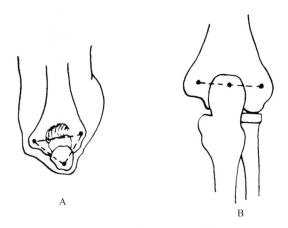

图 4-3-1-2　肘后三角(内上髁,外上髁,尺骨鹰嘴)示意图
A. 屈肘位;B. 伸肘位

二、肘部骨骺

肘部骨化中心共有6个,即肱骨内髁(滑车),肱骨外髁(小头),肱骨内上髁,肱骨外上髁,桡骨头和尺骨鹰嘴。熟悉肘部骨骺出现和融合年龄对儿童肘部损伤的诊断有重要价值(表4-3-1-1)。

表 4-3-1-1　肘部骨化中心出现及融合时间

时间	肱骨内髁	肱骨外髁	肱骨内上髁	肱骨外上髁	桡骨头	尺骨鹰嘴
出现时间(岁)	10 ~ 12	1 ~ 2	7 ~ 8	11 ~ 13	5 ~ 7	9 ~ 11
融合时间(岁)	16 ~ 18	15 ~ 16	16 ~ 17	16 ~ 20	17 ~ 20	17 ~ 20

三、肘关节囊及其周围韧带

(一) 关节囊

肘关节囊前面近侧附着于冠状窝上缘,远侧附着于环状韧带和尺骨冠状突前面;两侧附着于肱骨内、外上髁的下方及半月切迹两侧;后面附着于鹰嘴窝上缘,尺骨半月切迹两侧及环状韧带。其前后方较薄弱,又称为肘关节前、后韧带,分别由肱二头肌和肱三头肌加强。两侧由侧副韧带加强(图4-3-1-3)。

(二) 尺侧副韧带

尺侧副韧带呈扇形,行于肱骨内上髁、尺骨冠状突和鹰嘴之间。该韧带可稳定肘关节内侧,防止肘关节外翻,尤其是当肘关节屈曲30°以上时(图4-3-1-3)。

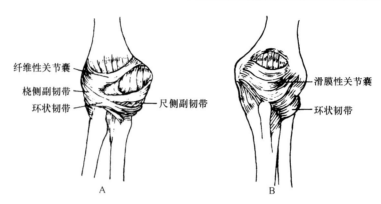

图 4-3-1-3　肘关节囊及韧带示意图
A. 前方;B. 后方

（三）桡侧副韧带

该韧带起于肱骨外上髁下部,止于环状韧带,其作用为稳定肘关节外侧,并防止桡骨头向外脱位(图 4-3-1-3)。

（四）环状韧带

环状韧带围绕桡骨颈,前后两端分别附着于尺骨的桡骨切迹前后缘,形成 3/4 ~ 4/5 环。环的上口大而下口小,容纳桡骨头,可防止桡骨头脱出(图 4-3-1-3)。

四、肘关节的生物力学

（一）肘关节的力学功能

肘关节是位于上臂和前臂之间的中间关节,由肱尺、肱桡和上尺桡关节组成,三者共有一个关节腔。该关节具有 3 个功能。

（1）作为前臂杠杆的一部分,与肩关节一起,保证手能在距身体一定距离的空间中停留在任何位置和自由移动。

（2）前臂杠杆的支点。

（3）对用拐的患者来说,肘关节为负重关节。

任何关节的作用均包括两方面,即节段活动和力的传导。力可来自多方面,最基本的是负压。身体各部位的平衡均需要除关节外的肌肉、韧带或两者的力量,肘关节亦不例外。肘关节力有以下几种:上肢伸直推物、提物,上肢围绕身体活动、前臂于水平位举起或握持重物。

（二）肘关节的运动学

肘关节屈伸活动范围为 0°（伸）～150°（屈）,可有 5° ~ 10° 过伸,其功能活动范围为 30° ~ 130°。旋前活动为 80°,旋后活动为 85° ~ 90°,其功能活动范围为前后各 50°。提携角在伸直位最大,随肘关节的屈曲而逐渐减小。

（三）肘关节的动力学

1. 肘部的肌肉及其功能　肘部的肌肉为肘关节活动提供动力,按其功能可分为屈肘肌,伸肘肌,旋前肌和旋后肌 4 组(表 4-3-1-2)。

2. 骨间膜与力的传导　骨间膜的主要作用为力的传导。其力的传导能力与原始紧张度有关。在中立位时,骨间膜处于紧张状态,旋后位时其紧张度低于中立位,但加载后两者的紧张度均立即增加。反之在旋前位,骨间膜在任何情况下均不紧张而基本上不参予力的传导。

表 4-3-1-2　运动肘关节和桡尺关节的肌肉起止点及功能

肌肉名称	起点	止点	关节功能				注
			屈曲	伸直	旋前	旋后	
肱二头肌	长头:盂上粗隆 短头:肩胛骨喙突	桡骨粗隆	√			√	能运动并加固肩关节
肱肌	肱骨前面下段	尺骨粗隆	√				
肱桡肌	肱骨外上髁稍上	桡骨茎突	√			√	
旋前圆肌	肱骨内上髁及尺骨冠状突	桡骨中段外侧	√		√		
旋前方肌	尺骨远端前面	桡骨远端前面			√		
旋后肌	肱骨外上髁	桡骨上端 1/3				√	
肱三头肌	长头:盂下粗隆 外侧头:肱骨后外面上部 内侧头:肱骨后面下部	尺骨鹰嘴		√			能运动并加固肩关节
肘肌	肱骨外上髁	鹰嘴及尺骨后面上端		√			

（四）肘关节的受力分析

肘关节受力图,见图 4-3-1-4。

根据力学平衡原则,相对方向的力或力矩应相等,合力或合力矩为 0,即 $\sum F = 0$,$\sum M = 0$。根据图 4-3-1-4 所示,$F \times 5cm = 2.5kg \times 15cm$,$F = 7.5kg$,$R = 7.5kg - 2.5kg = 5kg$。即在手不持重情况下,保持肘关节 90° 屈曲位时,屈肘肌肌力应为 7.5kg,而肘关节力为 5kg。同理可以推算出前臂在不同位置或持重情况下肘关节力和屈肘肌肌力力量大小。

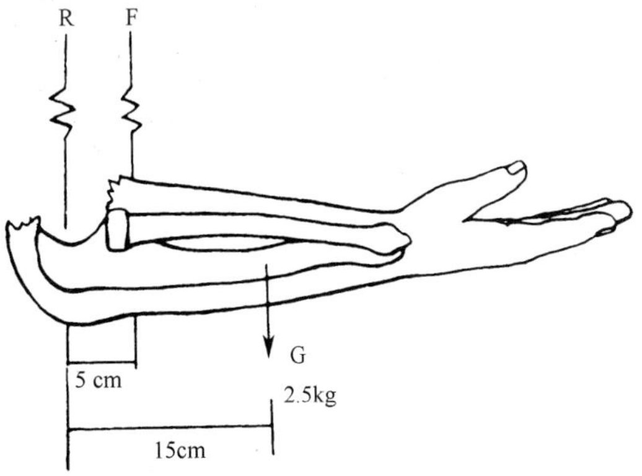

图 4-3-1-4　肘关节受力力学关系示意图

（五）肘关节的稳定性

肘关节的稳定性取决于以下 3 点。

1. 关节的构型　即肱骨与尺、桡骨间的关节;另外桡骨头对外翻的稳定起到 30% 作用。

2. 关节周围韧带 包括尺侧、桡侧副韧带,环状韧带和骨间膜。

3. 关节周围的肌肉 见表4-3-1-2。

第二节 肘部脱位及韧带损伤

一、关节脱位

(一)肘关节脱位

肘关节脱位(elbow dislocation)是最常见的关节脱位,占全身大关节脱位的首位。多发生于青少年,常合并肘部其他结构损伤。

1. 致伤机制及类型 肘关节脱位主要由间接暴力所致(图4-3-2-1)。

(1)肘关节后脱位:最多见,以青少年为主要发生对象。当跌倒时,肘关节过伸,前臂旋后,由于人体重力和地面反作用力作用引起脱位。如有侧方暴力存在引起侧后方脱位,则易发生内、外髁撕脱骨折。

(2)肘关节前脱位:较少见,多由直接暴力作用于肘后方所致。常合并有尺骨鹰嘴骨折,软组织损伤常较严重。

(3)肘关节侧方脱位:系由肘内翻或肘外翻应力引起侧副韧带及关节囊损伤所致,有时可合并内外髁骨折。

(4)尺桡骨分离性肘关节脱位:极少见。由于前臂过度旋前,传导暴力作用集中于肘关节,致环状韧带和尺桡骨近侧骨间膜劈裂,引起桡骨头向前方脱位或外侧脱位,而尺骨近端向后侧脱位或内侧脱位。

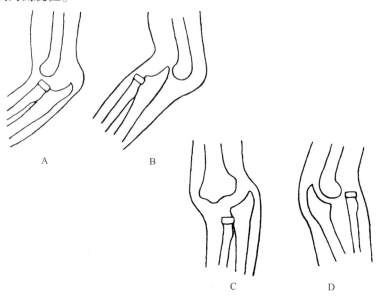

图4-3-2-1 肘关节脱位及分型示意图

A. 前脱位;B. 后脱位;C. 侧方脱位;D. 分离脱位

2. 临床表现及诊断 有明显外伤史,肘关节肿痛,半屈曲位畸形;后脱位时则肘后方空虚,鹰嘴向后突出;侧方脱位则有肘内、外翻畸形;肘窝饱满;肘后三角关系改变。X线检查可明确诊断,判别关节脱位类型,以及是否合并骨折及移位情况。

3. 合并血管神经伤 诊疗时必须考虑到脱位有可能伤及肘部的血管及神经。若合并肱动脉损伤,急诊手术予以修复。肘部周围的正中神经、尺神经、桡神经及骨间掌侧神经均可受损,以正中神经及尺神经多见,复位时上述两者也有嵌夹于关节内可能。复位前应仔细检查,以免漏诊。

4. 治疗

(1) 手法复位:对新鲜肘关节脱位应以手法治疗为主;如有侧方移位者应先矫正;对伴有肱骨内上髁骨折者,一般肘关节复位的同时,内上髁通常可以复位;如有骨折片夹在关节内时,外翻肘关节牵引可使其复位。复位后石膏固定3周。

(2) 开放复位:对以下几种情况可选择手术开放复位。

1) 闭合复位失败者。

2) 肘关节脱位合并内上髁或外髁骨折,手法不能复位者。

3) 陈旧性肘关节脱位(脱位超过3周)者。

4) 不适合于闭合复位者。

5) 习惯性肘关节脱位者。

(二) 桡骨头半脱位

桡骨头半脱位(radial head subluxation),又称牵拉肘(pulled elbow)。多发生在4岁以下的幼儿;多由于手腕和前臂被牵拉所致(图4-3-2-2)。

1. 致伤机制 幼儿期桡骨头较小,与桡骨颈直径基本相同,环状韧带相对较松弛,当肘关节伸直、前臂旋前时,手腕或前臂突然受到纵向牵拉,桡骨头即可自环状韧带内向下滑出而发生半脱位。

2. 临床表现及诊断 桡骨头半脱位后,患儿哭闹不止,拒绝伤肢的活动和使用,前臂旋前位,肘关节伸直或略屈。X线片检查常无异常发现。有明确的牵拉伤史,加上上述表现,诊断较容易。

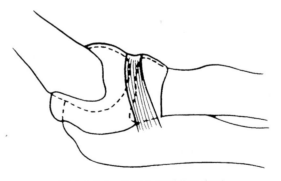

图4-3-2-2 桡骨头半脱位示意图

3. 治疗 手法复位效果满意。复位方法:一手握住患儿前臂及腕部轻屈肘,另一手握位肱骨下端及肘关节,拇指压住桡骨头,将前臂迅速旋至旋后位,即可感觉到桡骨头复位的弹响。患儿马上停止哭闹,并开始使用患肢接拿东西。复位后用三角巾悬吊上肢1周。

(三) 桡骨头脱位

单纯桡骨头脱位(radial head dislocation)罕见,较多见的为尺骨近1/3骨折并桡骨头脱位(Monteggia骨折)。

1. 单纯桡骨头脱位机制 可能是因为桡骨头短小,环状韧带松弛,在前臂过度旋前或过度旋后时,强力肘内翻至桡骨头脱出环状韧带,环状韧带可因此撕裂。脱位方向多在前外侧。

2. 临床表现及诊断 有外伤史,多数前臂旋前位,肘前可触及隆起脱位的桡骨头,部分病例有桡神经损伤表现。

3. 治疗

(1)手法复位:多数新鲜桡骨头脱位手法复位能成功。

(2)切开复位:适用于手法复位失败者和陈旧性脱位者;对于环状韧带撕裂严重或桡骨头骨折者,亦常需手术修复环状韧带或行环状韧带重建术。必要时可切除桡骨头。

二、肌腱韧带损伤

(一)肱二头肌断裂

肱二头肌断裂(biceps tedon rupture)可发生在肩胛骨盂上粗隆的长头腱起始部,肌腱上端的长短头,肌腹肌腱联合部,其中以肱二头肌长头腱的结节间沟部断裂最常见,占50%以上。

1. 致伤机制 急性损伤多因屈肘位突然急剧收缩,或同时有暴力突然作用于前臂所致,多为拉断伤或撕脱伤。之所以于结节间沟部位或关节囊内易发生肱二头肌长头腱断裂,是因为该处肌腱经常受到磨损及挤压,逐渐发生退行性变及瘢痕化,加速了肌张力的减退。

2. 临床表现及诊断

(1)发病年龄:急性断裂多见于青壮年,慢性磨损所致断裂多好发于中老年及运动员。

(2)病史:多数有急性外伤史,突感上臂部剧痛并闻及肌腱断裂声。

(3)症状:臂前侧疼痛,屈肘力减弱。

(4)体征:肩前侧肿胀、压痛,屈肘肌力明显下降,屈肘时可见上臂中下段有向远端退缩的二头肌肌腹隆起的包块,能左右推动,有压痛,包块近侧出现凹陷。

根据典型病史、症状及体征,急性断裂的早期诊断并不困难。但对慢性磨损所致的断裂,由于其他肌肉的代偿仍有一定屈肘力,易漏诊或误诊。

3. 治疗 一般采用手术治疗,效果良好。对长头肌腱断裂,由于肌腱本身多已有病变,常不能直接缝合,可视情况将其固定在肩胛骨喙突,肱骨结节间沟下方,肩胛下肌、肱二头肌短头或三角肌止点处等。固定时应有适当张力。术后屈肘90°固定4～6周后,逐渐进行肘关节功能锻炼。对年老体弱或皮肤病损不宜手术者,可行非手术治疗。

(二)肘关节内侧副韧带损伤

1. 致伤机制 一般情况下,肘关节屈曲时内侧副韧带后束呈紧张状态,此时作肘外翻,应力不易集中于内侧副韧带,常分散至肱骨下端和尺骨上端;肘关节完全伸直时,内侧副韧带前束紧张,此时作肘外翻,应力常集中于内侧副韧带,易引起肘关节内侧副韧带损伤(elbow medial collateral ligament injuries);若内侧副韧带不断裂,则外翻应力转化为对肱桡关节的纵向压缩力而导致肱骨外髁骨折或桡骨头、颈骨折。

2. 临床表现及诊断

(1)病史:多有明确外伤史。

（2）症状：肘部疼痛，活动时加重。

（3）体征：肘关节周围压痛，以内侧关节间隙压痛最明显，并明显肿胀、瘀斑；肘关节活动受限，难以完全伸直或屈曲；被动活动肘关节可致剧烈疼痛和异常外翻活动。一般外翻角达 30°以上时表示肘关节内侧副韧带断裂。结合 X 线片检查，诊断不困难。

3. X 线检查 正常情况下肘关节内侧关节间隙无增宽，若外翻应力位 X 线片显示内侧关节间隙明显增宽，则表明有肘内侧副韧带断裂。同时照片亦可明确是否有骨折等并发症。

4. 治疗

（1）非手术治疗：对内侧副韧带损伤较轻，症状轻，被动外翻畸形较轻者，可屈肘位 70°~90°石膏固定 3 周后，进行主动功能锻炼。

（2）手术治疗：对韧带损伤严重，症状明显，明显被动外翻畸形者，宜手术治疗。在修复内侧副韧带的同时修复撕裂的关节囊前部和前臂屈肌群起点。术后屈肘 90°石膏固定 3 周后进行主动功能锻炼。

第三节 肘关节骨折

一、肱骨髁上骨折

肱骨髁上骨折（supracondylar fracture of the humerus）常发生在 5~12 岁小儿，占小儿肘部骨折中的 50%~60%。骨折预后较好，但常容易合并血管神经损伤及肘内翻畸形，诊治时应注意。

（一）致伤机制和骨折类型

1. 伸展型 占 95%。跌倒时肘关节呈半屈状手掌着地，间接暴力作用于肘关节，引起肱骨髁上部骨折，骨折近侧端向前下移位，远折端向后上移位，骨折线由后上方至前下方（图 4-3-3-1），严重时可压迫或损伤正中神经和肱动脉。按骨折的侧方移位情况，又可分为伸展尺偏型和伸展桡偏型骨折；其中伸展尺偏型骨折易引起肘内翻畸形，可高达 74%。

2. 屈曲型 约占 5%。由于跌倒时肘关节屈曲，肘后着地所致，骨折远侧段向前移位，近侧段向后移位，骨折线从前上方斜向后下方（图 4-3-3-1）。

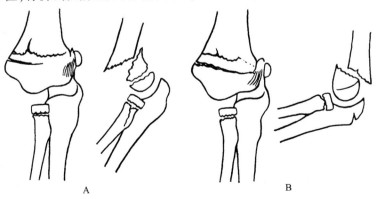

图 4-3-3-1 肱骨髁上骨折分型示意图

A. 伸展型；B. 屈曲型

（二）临床表现及诊断

肘关节肿胀、压痛、功能障碍，有向后突出及半屈位畸形，与肘关节后脱位相似，但可从骨擦音、反常活动、触及骨折端及正常的肘后三角等体征与脱位鉴别。检查患者应注意有无合并神经血管损伤。约15%的患者合并神经损伤，其中正中神经最常见。应特别注意有无血供障碍，血管损伤大多是损伤或压迫后发生血管痉挛。血管损伤的早期症状为剧痛（pain）、桡动脉搏动消失（pulselessness）、皮肤苍白（pallor）、麻木（paralysis）及感觉异常（paraesthesia）等5"P"征，若处理不及时，可发生前臂肌肉缺血性坏死，至晚期缺血性肌挛缩，造成严重残疾。

（三）治疗

1. 手法复位外固定　绝大部分肱骨髁上骨折手法复位均可成功，据统计达90%以上。手法复位应有良好麻醉，力争伤后4～6小时进行早期手法复位，以免肿胀严重，甚至发生水泡。复位时对桡侧移位可不必完全复位，对尺侧方向的移位要矫枉过正，以避免发生肘内翻畸形。二次手法复位不成功则改行开放复位，因反复多次手法复位可加重损伤和出血，诱发骨化性肌炎。伸直型骨折复位后用小夹板或石膏固定患肢于90°屈肘功能位4～6周；屈曲型则固定于肘关节伸直位。

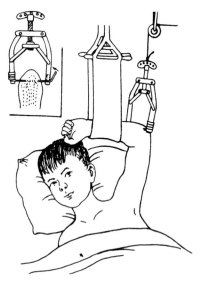

图4-3-3-2　尺骨鹰嘴牵引示意图

2. 骨牵引复位　适用于骨折时间较久，软组织肿胀严重，或有水泡形成，不能进行手法复位或不稳定性骨折患者。采用上肢悬吊牵引（图4-3-3-2），牵引重量1～3kg，牵引5～7天后再手法复位，必要时可牵引2周。

3. 手术治疗

（1）血管损伤探查：合并血管损伤必须早期探查。探查的指征是骨折复位解除压迫因素后仍有5"P"征。探查血管的同时可行骨折复位及内固定。

（2）经皮穿针固定：用于儿童不稳定骨折，可从内外上髁分别穿入克氏针或肘外侧钻入2枚克氏针固定。

（3）开放复位内固定：适用于手法复位失败者。儿童用克氏针固定，成人用钢板螺钉内固定。

4. 肱骨髁上骨折并发症

（1）神经损伤：以桡神经最为多见，其次为正中神经和尺神经，掌侧骨间神经损伤症状易被忽视。

（2）肱动脉损伤：由骨折断端刺伤所致，严重者可致完全断裂。典型的有5"P"征。可发生前臂肌肉缺血性坏死，至晚期缺血性肌挛缩，最严重者发生坏疽而截肢。确诊有血管损伤，必须立即行血管探查术。血管连续性存在但表现为痉挛者，可行星状神经节阻滞，也可局部应用罂粟碱或局麻药解除痉挛；若上述处理无效或血管断裂，切除损伤节段行静脉移植术，恢复肢体远端血供。若存在前臂骨筋膜间室综合征，必须行前臂筋膜间室切开减压术。

（3）前臂骨筋膜间室综合征：发生于小儿肱骨髁上者多因肱动脉损伤、血管痉挛或破裂所致，也有部分为前臂严重肿胀时不适当的外固定引起前臂骨筋膜间室压力升高所致。临床上必须予以高度重视，处理不当可形成 Volkmann 缺血挛缩（Volkmann ischemic contracture）。除5"P"征外，前臂骨筋膜间室压力测压大于30mmHg 可作为诊断依据。一旦确诊，必须行前臂筋膜间室切开减压术，同时探查修复肱动脉，部分病例需掌侧和背侧两处减压。对筋膜间室切开减压术，须牢记"宁可操之过早，不可失之过晚"。对于肿胀重、移位明显的肱骨髁上骨折，上肢过头悬吊牵引是最好的预防方法。

（4）肘关节畸形：可出现肘内翻及肘外翻，并以内翻常见。畸形原因为复位不良导致骨折远端成角和旋转，并非骨骺因素。可行肱骨髁上截骨矫正。

（5）骨化性肌炎：多为粗暴复位和手术所致。

二、肱骨髁间骨折

肱骨髁间骨折（intercondylar fracture of the humerus）是青壮年严重的肘部损伤，常呈粉碎性，复位较困难，固定后容易发生再移位及关节粘连，影响肘关节功能。该骨折较少见。

（一）致伤机制及分类

为尺骨滑车切迹撞击肱骨髁所致，亦可分为屈曲型和伸直型两类；按骨折线可分为"T"型和"Y"型；有时肱骨髁部可分裂成3块以上，即属粉碎性骨折。

Riseborough 根据骨折的移位程度，将其分为4度（图4-3-3-3）。

Ⅰ度：骨折无移位或轻度移位，关节面平整。

Ⅱ度：骨折块有移位，但两髁无分离及旋转。

Ⅲ度：骨折块有分离，内外髁有旋转，关节面破坏。

Ⅳ度：肱骨髁部粉碎成3块以上，关节面严重破坏。

（二）临床表现及诊断

外伤后肘关节明显肿胀，疼痛剧烈，肘关节位于半屈位，各方向活动受限。检查时注意有无血管神经损伤。

X 线片不仅可明确诊断，而且对骨折类型及移位程度的判断有重要意义。

（三）治疗

治疗的原则是良好的骨折复位和早期

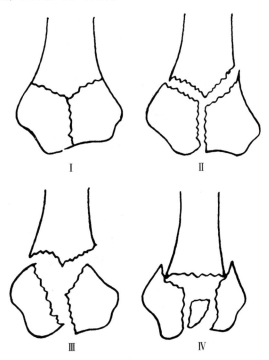

图4-3-3-3 肱骨髁间骨折 Riseborough 分度
示意图（1°～50°）

Ⅰ度：无移位；Ⅱ度：有移位无旋转；Ⅲ度：有移位
和旋转；Ⅳ度：粉碎性骨折

功能锻练,促进功能恢复。目前尚无统一的治疗方法。

1. 手法复位外固定 麻醉后先行牵引,再于内外两侧加压,整复分离及旋转移位,用石膏屈肘90°位固定5周。

2. 尺骨鹰嘴牵引 适用于骨折端明显重叠,骨折分离、旋转移位,关节面不平,开放性或严重粉碎性骨折,手法复位失败或骨折不稳定者。牵引重量1.5~2.5kg,时间为3周,再改用石膏或小夹板外固定2~3周(图4-3-3-2)。

3. 钢针经皮撬拨复位和克氏针经皮内固定 在X线透视下进行,此法组织损伤小。

4. 开放复位固定

(1)手术适应证:适用于以下几种情况:①青壮年不稳定性骨折,手法复位失败者;②髁间粉碎性骨折,不宜手法复位及骨牵引者;③开放性骨折患者。

(2)手术入路:采用肘后侧切口手术,以鹰嘴截骨入路最为常用(图4-3-3-4),采用标准肘关节后侧入路,绕尺骨鹰嘴桡侧使其稍有弯曲,掀起皮瓣,游离及妥善保护尺神经。为显露滑车和肱骨小头,行尺骨鹰嘴截骨。将肱三头肌向上方翻起,从而显露整个肱骨远端。术后鹰嘴截骨块复位,以张力带和(或)6.5mm骨松质螺钉固定。该入路显露良好,但有截骨端内固定失效及骨不愈合的风险。其他尚有肱三头肌腱舌形瓣法和肱三头肌腱剥离法显露肱骨远端,有导致肱三头肌腱撕脱的危险,已较少使用。

(3)内固定种类:用克氏针张力带、重建钢板和"Y"形解剖钢板等内固定(图4-3-3-5)。最近开始应用AO设计的分别固定内外侧柱的锁定加压钢板(图4-3-3-6),双侧接骨板设计使骨折固定更为牢固;后外侧接骨板在肘关节屈曲时起张力带作用,内侧接骨板对肱骨远端内侧提供良好的支撑。强调术后早期能锻练,防止关节僵硬。

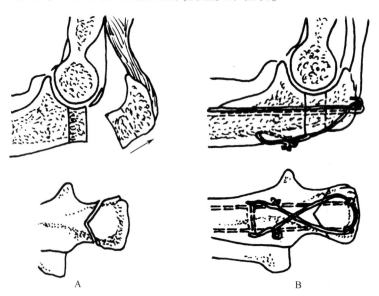

图4-3-3-4 肱骨远端骨折尺骨鹰嘴截骨入路及内固定示意图

A. 鹰嘴部楔形截骨,连带肱三头肌向上方翻起;B. 术后鹰嘴骨折块复位,用克氏针张力带固定

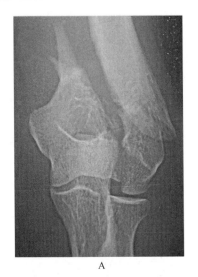
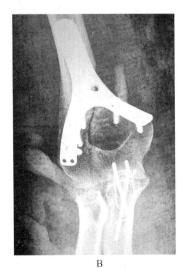

A　　　　　　　　　　　　B

图 4-3-3-5　临床举例　肱骨髁间粉碎性骨折术前及"Y"形解剖钢板内固定术后 X 线所见

A. 术前；B. 术后

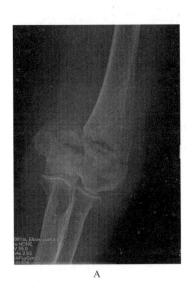
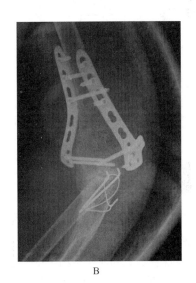

A　　　　　　　　　　　　B

图 4-3-3-6　临床举例　肱骨远端骨折术前及锁定加压钢板内固定术后 X 线所见

A. 术前；B. 术后：双钢板分别位于肱骨远端的后外侧和内侧

三、肱骨外髁骨折

肱骨外髁骨折（factures of the lateral condyle of the humerus）是儿童常见的肘部骨折之一，约占儿童肘部骨折的 6.7%，其发生率仅次于肱骨髁上骨折。常见于 5 ~ 10 岁儿童。骨折块常包括外上髁、肱骨小头骨骺、部分滑车骨骺及干骺端骨质，属于 Salter-Harris 骨骺损伤的第Ⅳ型。

（一）致伤机制及分类

引起肱骨外髁骨折的暴力,与引起肱骨髁上骨折的暴力相似,再加上肘内翻暴力共同所致。根据骨折块移位程度,分为4型(图4-3-3-7)。

Ⅰ型:外髁骨骺骨折无移位。

Ⅱ型:骨折块向外后侧移位,但不旋转。

Ⅲ型:骨折块向外侧移位,同时向后下翻转,严重时可翻转90°～100°,但肱尺关节无变化。

Ⅳ型:骨折块移位伴肘关节脱位。

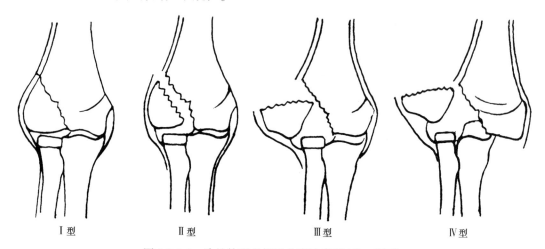

图4-3-3-7 肱骨外髁骨折及分型示意图(Ⅰ～Ⅳ型)

Ⅰ型:无移位;Ⅱ型:后外侧移位;Ⅲ型:外侧移位加翻转;Ⅳ型:移位伴肘关节脱位

（二）临床表现及诊断

骨折后肘关节明显肿胀,以肘外侧明显,肘部疼痛,肘关节呈半屈状,有移位骨折可扪及骨折块活动感或骨擦感,肘后三角关系改变。

其X线表现在成人可清楚显示骨折线,但对儿童可仅显示外髁骨化中心移位,必须加以注意,必要时可照对侧肘关节X线片对照。

（三）治疗

肱骨外髁骨折属关节内骨折,治疗上要求解剖复位。

1. 手法复位 多数病例手法复位可获得成功。对Ⅰ型骨折,用石膏屈肘90°位固定患肢4周。对Ⅱ型骨折,宜首选手法复位,复位时不能牵引,以防骨折块翻转;前臂旋前屈曲肘关节,用拇指将骨折块向内上方推按复位。对Ⅲ型骨折可试行手法复位,不成功则改为开放复位。对Ⅳ型骨折则应先推压肱骨端复位肘关节脱位,一般骨折块亦随之复位,但禁止牵引以防止骨折块旋转。

2. 撬拨复位 在透视条件下用克氏针撬拨骨折复位,术中可将肘关节置于微屈内翻位以利操作。此法操作简单,损伤小,但应熟悉解剖,避免损伤重要的血管神经。

3. 开放复位 适用于以下 3 种情况。

（1）严重的Ⅲ型骨折移位或旋转移位。

（2）肿胀明显的移位骨折,手法复位失败者。

（3）某些陈旧性移位骨折。复位后儿童可用丝线或克氏针内固定,成人可用克氏针及螺钉固定,术后石膏托固定 3 ~ 4 周。

四、肱骨外上髁骨折

肱骨外上髁骨折(fractures of the lateral epicondyle of the humerus)多为成人男性患者,约占肱骨远端骨折的 7%。

（一）致伤机制

多由于患者前臂过度旋前内收时跌倒,伸肌剧烈收缩而造成撕脱骨折。骨折片可仅有轻度移位,或发生 60° ~ 180°旋转移位(图 4-3-3-8)。

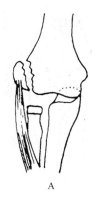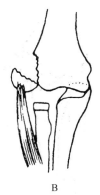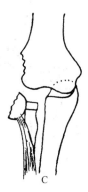

图 4-3-3-8 肱骨外上髁骨折的移位示意图
A. 轻度移位;B. 60°旋转移位;C. 180°旋转移位

（二）临床表现及诊断

有跌倒外伤史;肘关节半屈位,伸肘活动受限;肱骨外上髁部肿胀、压痛;有时可扪及骨折块。结合 X 线表现,诊断不难。

（三）治疗

1. 手法复位 肘关节屈曲 60° ~ 90°并旋后,挤压骨折片复位。术后石膏外固定 3 周。

2. 撬拨复位 适用于手法复位困难,或骨折后时间较长,难以手法复位者。

3. 开放复位 适用于上述方法复位失败和陈旧性骨折病例。复位后用克氏钢针内固定,术后长臂石膏托屈肘 90°固定 3 ~ 4 周。

五、肱骨内髁骨折

肱骨内髁骨折(fractures of the medial condyle of the humerus)是指累及肱骨内髁包括肱骨滑车及内上髁的一种少见损伤,好发于儿童。

(一)致伤机制及分类

多为间接暴力所致,摔倒后手掌着地,外力传到肘部,尺骨鹰嘴关节面与滑车撞击可导致骨折,而骨折块的移位与屈肌牵拉有关。由于肱骨内髁后方为尺神经,故骨折可引起尺神经损伤。根据骨折块移位情况,可将骨折分为3型(图4-3-3-9)。

Ⅰ型:骨折无移位,骨折线从内上髁上方斜向外下达滑车关节面。

Ⅱ型:骨折块向尺侧移位。

Ⅲ型:骨折块有明显旋转移位,最常见为冠状面上的旋转,有时可达180°。

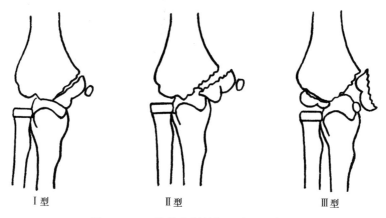

Ⅰ型   Ⅱ型   Ⅲ型

图4-3-3-9　肱骨内髁骨折及分型示意图
Ⅰ型:无移位;Ⅱ型:向尺侧移位;Ⅲ型:旋转移位

(二)临床表现及诊断

肘关节疼痛,肿胀;压痛,以肘内侧明显;活动受限;肘关节呈半屈状;有时可触及骨折块。

X线对该骨折有诊断意义。但对儿童肱骨内髁骨化中心未出现前则较难由X线片辨别,必要时应拍摄健侧X线片对比。

(三)治疗

1. 手法复位 一般手法复位可成功。复位后前臂旋前,屈肘90°石膏外固定3~5周。

2. 开放复位 适用于以下4种情况。

(1)旋转移位的Ⅲ型骨折。

(2)手法复位失败的有移位骨折。

(3)肘部肿胀明显,手法复位困难的Ⅱ型骨折。

（4）有明显尺神经损伤者。复位后用克氏针交叉固定，尺神经前移至内上髁前方，术后石膏外固定4~5周。

六、肱骨内上髁骨折

肱骨内上髁骨折（fractures of the medial epicondyle of the humerus）仅次于肱骨髁上骨折和肱骨外髁骨折，占肘关节骨折的第3位，约10%。多见于儿童，因儿童内上髁属骨骺，故又称为肱骨内上髁骨骺撕脱骨折。

（一）致伤机制及类型

跌倒时前臂过度外展，屈肌猛烈收缩将肱骨内上髁撕脱，骨折块被拉向前下方。与此同时，维持肘关节稳定的内侧副韧带丧失正常张力，使得内侧关节间隙被拉开或发生肘关节后脱位，撕脱的内上髁被夹在关节内侧或嵌入关节内。尺神经受到骨折块的牵拉和挤压，严重者甚至和骨折块一起嵌入关节，引起损伤。根据骨折块移位及肘关节的变化，可将骨折分为4型（图4-3-3-10）。

Ⅰ型：肱骨内上髁骨折，轻度移位。

Ⅱ型：撕脱的内上髁向下、向前旋转移位，可达关节水平。

Ⅲ型：骨折块嵌于关节内。

Ⅳ型：骨折块明显移位伴肘关节脱位，该型为内上髁最严重的损伤。

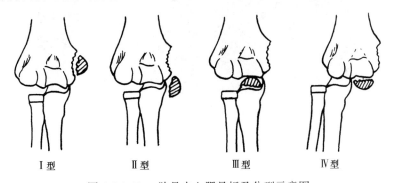

Ⅰ型　　　　Ⅱ型　　　　Ⅲ型　　　　Ⅳ型

图4-3-3-10　肱骨内上髁骨折及分型示意图

Ⅰ型：轻度移位；Ⅱ型：移位达关节面水平；Ⅲ型：骨折片嵌于关节内；Ⅳ型：明显移位伴肘关节脱位

（二）临床表现及诊断

该骨折易漏诊。肘关节内侧肿胀、疼痛，皮下瘀血及局限性压痛，有时可触及骨折块，X线检查可确定诊断，有时需与健侧片对比。合并肘关节脱位时，复位前后一定要仔细阅片，确定骨折块是嵌夹在关节间隙内。但对6岁以下儿童骨骺未出现，要靠临床检查才能诊断。合并尺神经损伤并非少见，必须仔细检查手部功能，以免漏诊。

（三）治疗

1. 手法复位　无移位的肱骨内上髁骨折，不需特殊治疗，直接外固定；有移位的骨折，包括轻度旋转移位和Ⅳ型骨折,均宜首选手法复位;但复位后骨折对位不稳定,易再移位,故石膏外固定时,内上髁部要加压塑形,固定4~5周。合并肘关节脱位者,在肘关节复位时内上髁骨折块常可随之复位。骨折块嵌夹于关节内者,复位时肘外翻,紧张前臂屈肌可将骨折块拉出。

2. 开放复位 适用于以下3种情况。

(1)旋转移位的Ⅲ型骨折,估计手法复位难以成功者。

(2)闭合复位失败者(图4-3-3-11)。

(3)合并尺神经损伤者。对儿童肱骨内上髁骨骺,可用粗丝线缝合或细克氏针交叉固定。术后上肢功能位石膏外固定4~6周。

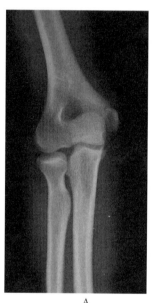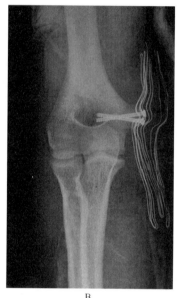

A   B

图4-3-3-11 临床举例 肱骨内上髁骨折X线片正位观
A. 术前,示骨折块向下移位明显;B. 采用中空螺钉内固定后

七、肱骨小头骨折

肱骨小头骨折(capitellum fracture)是少见的肘部损伤,占肘部骨折的0.5%~1%。成人多发生单纯肱骨小头骨折,儿童则发生有部分外髁的肱骨小头骨折。该骨折易误诊为肱骨外髁或外上髁骨折(图4-3-3-12)。

(一)致伤机制及分型

间接暴力经桡骨传至肘部,桡骨头成锐角撞击肱骨小头造成骨折,故凡桡骨头骨折病例均应考虑到肱骨小头骨折的可能(图4-3-3-13)。可分为4型(图4-3-3-14)。

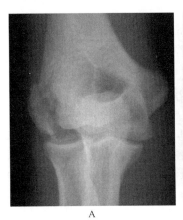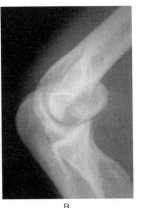

图 4-3-3-12　临床举例　肱骨小头骨折伴外上髁骨折

A. 正位片:外上髁骨折;B. 侧位片:肱骨小头骨折

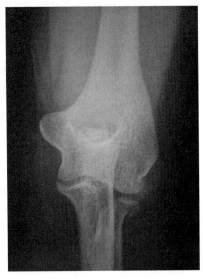

图 4-3-3-13　临床举例　肱骨小头
骨折伴桡骨小头骨折 X 线正位片

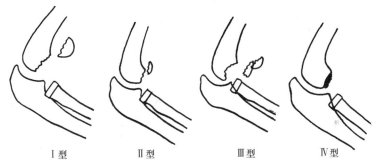

图 4-3-3-14　肱骨小头骨折分型示意图

Ⅰ型:Hahn-Steinthal 骨折;Ⅱ型:Kocher-Lorenz 骨折;Ⅲ型:粉碎性骨折;Ⅳ型:关节软骨挫伤

Ⅰ型:完全性骨折(Hahn-Steinthal 骨折),骨折块包括肱骨小头及部分滑车。

Ⅱ型:单纯肱骨小头完全骨折(Kocher-Lorenz 骨折),有时因骨折片小而在 X 线片上很难发现。

Ⅲ型:粉碎性骨折,或肱骨小头与滑车均骨折且两者分离。

Ⅳ型:肱骨小头关节软骨挫伤。

(二) 临床表现及诊断

肘关节外侧和肘窝部可明显肿胀和疼痛,肘关节活动受限。X 线检查可确定诊断。

(三) 治疗

治疗上要求解剖复位。多数作者主张先试行闭合复位外固定。

1. 手法复位　牵引肘关节成完全伸直内翻位,术者用两拇指向下按压骨折片,常可复位。复位后用石膏固定肘关节于90°屈曲位。

2. 开放复位内固定术 适用于骨折手法复位失败者,可采用肘前侧、外侧及肘后外侧手术入路,术中注意防止桡神经深支损伤。可用克氏针、可吸收螺钉、骨松质螺钉固定;选用中空微型螺钉固定时,螺钉头埋于软骨面下。

3. 肱骨小头骨折片切除 适用于骨折片小而游离,肱骨小头粉碎性骨折(Ⅲ型)及老年人肱骨小头移位的Ⅱ型骨折。

八、肱骨远端全骨骺分离

肱骨远端全骨骺分离(separation of the distal humeral epiphysis)较少见,其临床特点与肱骨髁上骨折相似。由于幼儿肘部骨骺的骨化中心未出现之前发生骨骺分离,易与肱骨外髁骨折和肘关节脱位相混淆,而骨骺的骨化中心出现后的全骨骺分离易诊断为经髁骨折,再加上骨骺的骨折线不能X线显影,肘部损伤时的X线表现相似,故极易误诊。治疗不当易引起肘关节畸形。

(一) 致伤机制

肱骨远端骨骺包括肱骨小头、滑车和内、外上髁,其分离部位在肱骨远端骨骺线上,分离多属 Salter-Harris Ⅱ型骨骺损伤。多由间接暴力所致。损伤时肘关节伸直或微屈手掌着地,肘部承受强大的内旋、内翻与过伸应力,引起全骨骺分离(图4-3-3-15)。

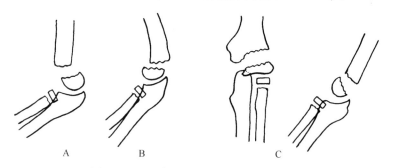

图4-3-3-15 肱骨远端全骨骺分离示意图
A. 后移位;B. 前移位;C. 前外侧移位

(二) 临床表现及诊断

患肘肿胀,活动障碍。诊断主要依靠X线检查。其典型表现为分离的肱骨远端骨骺连同尺骨、桡骨一并向后、内侧移位,而外髁骨骺与桡骨近端始终保持正常的对位关系。阅X线片时应注意外髁骨骺与肱骨干及桡骨近端的对位关系,有无旋转移位,以及肱骨干与尺桡骨长轴的对位关系,必要时可加照对侧肘关节照片对比。

(三) 治疗

治疗原则为闭合复位外固定。

1. 手法复位 整复方法同肱骨髁上骨折。对尺侧方向移位必须完全矫正,以免发生肘内翻畸形。伤后肘部肿胀明显者,可复位后作尺骨鹰嘴骨牵引,待 3 ~ 5 天肿胀消退后再固定,外固定采用屈肘 90°位石膏固定 2 ~ 3 周。

2. 开放复位 适用于手法复位失败的严重分离移位者。复位后用细克氏针内固定,术后屈肘 90°石膏固定 3 周。

九、尺骨鹰嘴骨折

尺骨鹰嘴骨折(olecranon fracture)常发生于成人,较常见。绝大部分骨折波及半月状关节面,属关节内骨折。骨折移位与肌肉收缩有关。治疗上要求解剖复位,牢固固定及早期功能锻炼。

(一)致伤机制

直接暴力与间接暴力均可导致鹰嘴骨折。直接暴力导致粉碎性骨折,间接暴力引起撕脱骨折。骨折移位与肌肉收缩有关。由于肱肌和肱三头肌分别止于尺骨的喙突和鹰嘴,两者分别为屈伸肘关节的动力,故鹰嘴的关节面侧为压力侧,鹰嘴背侧为张力侧,骨折时以肱骨滑车为支点,骨折背侧张开或分离。骨折可分为 5 种类型(图 4-3-3-16)。

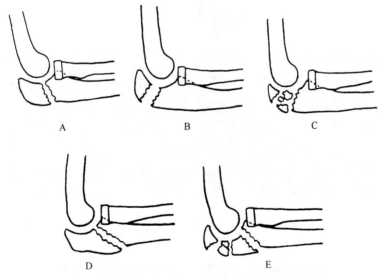

图 4-3-3-16 尺骨鹰嘴骨折分型示意图
A. 斜形骨折;B. 横形骨折,分离移位;C. 粉碎性骨折;D. 斜位骨折伴肘关节前
脱位;E. 粉碎性骨折伴肘关节前脱位

(二)临床表现及诊断

肘后侧明显肿胀,压痛,皮下瘀血;肘关节呈半屈状,活动受限;被动活动可有骨擦感,可扪及骨折线;肘后三角关系破坏。X 线检查可明确诊断及骨折移位程度。对儿童骨折及骨骺分离有怀疑者,可摄健侧肘关节 X 线片对照。

（三）治疗

1. 手法复位 对无移位骨折用石膏外固定肘关节于功能位 3 ~ 4 周,或先固定肘关节于伸直位 1 ~ 2 周,再屈肘功能位固定 1 ~ 2 周。对轻度移位者则置肘关节伸直位骨折片按压复位。复位后伸直位固定 2 ~ 3 周,再改为屈肘位固定 3 周。

2. 开放复位

（1）手术适应证:适用于以下几种情况。

1）手法复位后关节面仍不平滑者。

2）复位后骨折裂隙仍大于 3mm 者。

3）开放性骨折患者。

4）合并有肌腱、神经损伤者。

5）陈旧性骨折有功能障碍者。

（2）手术入路:采用肘后侧切口。

（3）内固定种类及方法:内固定应遵循张力带原则。对简单横形或斜形骨折,用克氏针张力带固定(图 4-3-3-17)。某些斜形骨折,尚需附加螺钉内固定。对于粉碎性骨折和累及冠状突远端的骨折,应用后方钢板固定,包括 1/3 管型钢板、重建钢板或 3.5mm 解剖型钢板固定(图 4-3-3-18)。最新设计是 3.5mm 尺骨鹰嘴解剖型锁定加压钢板固定。必要时辅用外固定,提倡术后早期活动,防止关节僵硬。

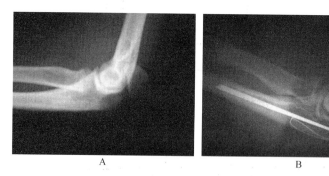

图 4-3-3-17 临床举例 尺骨鹰嘴骨折克氏针张力带固定 X 线片侧位观

A. 术前;B. 术后

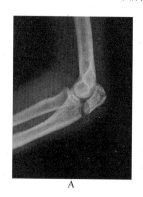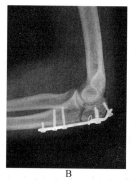

图 4-3-3-18 临床举例 尺骨鹰嘴粉碎性骨折解剖钢板内固定 X 线片侧位观

A. 术前;B. 术后

十、尺骨冠状突骨折

尺骨冠状突主要作用为稳定肘关节,阻止尺骨后脱位,防止肘关节过度屈曲。冠状突骨折(coronoid fracture)可单独发生,亦可并发肘关节后脱位,骨折后易发生移位。

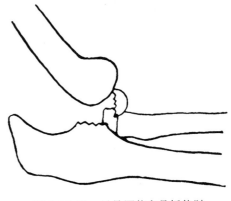

图4-3-3-19 尺骨冠状突骨折伴肘关节后脱位示意图

(一) 致伤机制及分类

该骨折多为间接暴力所致。可分为3型(图4-3-3-19)。

Ⅰ型:撕脱骨折。

Ⅱ型:骨折块小于关节面50%。

Ⅲ型:骨折块大于关节面50%。

(二) 临床表现

肘关节肿胀;疼痛、活动受限。X线检查能确定诊断。

(三) 治疗包括

1. 非手术治疗 多数冠状突骨折仅为小片骨折(Ⅰ型),和无移位的骨折一样,仅需屈肘位90°石膏外固定5~7天后,即改用前臂悬吊2周,同时开始主动肘关节功能锻炼;对分离较明显或Ⅱ型骨折可试行手法复位。亦有人主张牵引。

2. 手术治疗 对Ⅲ型骨折可行开放复位内固定;对骨折片分离大,骨折块游离于关节腔者,亦可考虑手术切除骨折块。

十一、桡骨头骨折

桡骨头骨折(radial head fracture)多见于青壮年,发病率较高,治疗不及时可造成前臂旋转功能障碍。

(一) 致伤机制及类型

跌倒时肩关节外展,肘关节伸直并外翻,桡骨头撞击肱骨小头,引起桡骨头颈部骨折;这种骨折常合并肱骨小头骨折或肘内侧损伤。由于桡骨头与其颈干不在一直线上,而是偏向桡侧,故外伤时桡骨头外1/3易骨折。按 Mason 和 Johnston 分类法可分为4型(图4-3-3-20)。

Ⅰ型:骨折无移位。

Ⅱ型:骨折有分离移位。

Ⅲ型:粉碎性骨折。

Ⅳ型:合并肘关节脱位。

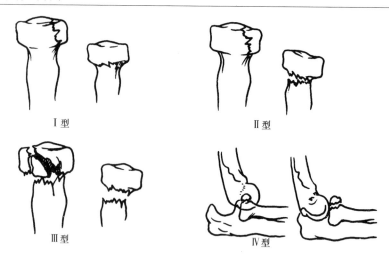

图 4-3-3-20　桡骨头骨折分型示意图

Ⅰ型:骨折无移位;Ⅱ型:骨折有分离移位;Ⅲ型:粉碎性骨折;Ⅳ型:合并肘关节脱位

(二) 临床表现及诊断

肘关节外侧肿胀,压痛,肘关节屈、伸及旋转活动受限,尤以旋后功能受限明显。X 线片可明确损伤的类型和移位程度,必要时可加摄对侧肘关节照片对比。

(三) 治疗

1. 非手术治疗　对Ⅰ型、Ⅲ型骨折无移位者,用石膏固定肘关节于功能位;对Ⅱ型骨折则采用手法复位,牵引后前臂旋前内翻,挤压桡骨头骨折复位,复位后石膏外固定 3~4 周。

2. 手术治疗　包括以下 3 种术式。

(1) 开放复位:适用于关节面损伤较轻,估计复位后仍可保持良好功能的Ⅱ、Ⅲ型骨折,可用微型螺钉(图 4-3-3-21)、微型钢板及克氏针等行内固定,也可在肘关节镜下行骨折内固定术。采用微型螺钉内固定时,螺钉头必须埋于环状关节软骨面下,以免影响上尺桡关节旋转。微型钢板应置于桡骨头的前外 1/3 安全区内,安全区为桡骨头环状关节面上约 113°不参与关节构成的区域,简单的临床定位为桡骨头上相当于桡骨茎突与 Lister 结节间的部分,在该处放置钢板可避免前臂旋转时撞击尺骨关节面,致关节疼痛及旋转受限。

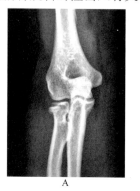
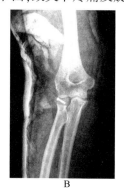

A　　　　　　　　　　　B

图 4-3-3-21　临床举例　桡骨头骨折微型空心螺钉固定手术前后 X 线正位片

A.Ⅱ型骨折分离移位;B. 微型空心螺钉内固定术后

（2）桡骨头切除：适用于Ⅱ型骨折超过关节面1/3、对合不良，Ⅲ型骨折分离移位，合并肱骨小头关节面损伤及陈旧性骨折影响功能者。切除范围为桡骨头颈1～1.5cm。但对儿童则不宜行桡骨头切除。由于其有下尺桡关节半脱位、肘外翻、骨化性肌炎、创伤性关节炎等诸多并发症，已基本被内固定重建术和人工桡骨头置换术所取代。

（3）人工桡骨头置换术：适用于无法进行内固定重建的Ⅲ型、Ⅳ型骨折，内固定失败，合并有肘内侧损伤或尺骨上端骨折者，因为行人工桡骨头置换可保证肘关节的稳定性，有利于关节功能恢复。

十二、桡骨头骨骺分离

桡骨头骨骺分离（epiphyseal injury of the radial head）在儿童肘部骨关节损伤中常见。

（一）致伤机制及类型

其致伤机制与桡骨头骨折相似。多属 Salter-Harris Ⅱ型和Ⅰ型损伤。可分为4型（图4-3-3-22）。

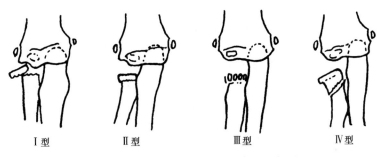

图 4-3-3-22　桡骨头骨髓分离分型示意图
Ⅰ型：歪戴帽型；Ⅱ型：压缩型；Ⅲ型：碎裂型；Ⅳ型：压缩骨折型

Ⅰ型：歪戴帽型，约占50%。
Ⅱ型：压缩型。
Ⅲ型：碎裂型。
Ⅳ型：压缩骨折型。

（二）临床表现及诊断

凡肘部受伤后出现肘外侧肿胀、疼痛、压痛及功能障碍者，均应行X线片检查以明确诊断。

（三）治疗

1. 手法复位　多数病例效果良好，伸肘旋前、内翻肘关节，按压桡骨头可复位，复位后屈肘90°石膏外固定3周。

2. 撬拨复位　适用于手法复位无效的歪戴帽压缩骨折且分离者。

3. 开放复位　适用于上述方法复位不满意者。一般复位后不需钢针固定，仅陈旧性骨折复位后要克氏针内固定，以免术后移位。

骨骺融合前的桡骨头骨骺分离不宜切除桡骨头,否则可明显影响前臂发育。

第四节　肘关节损伤后遗症

一、肘　内　翻

（一）病因及机制

（1）肱骨髁上骨折为肘内翻(cubitus valrus)最常见的原因,约占整个肘内翻的80%。有人报道肱骨髁上骨折并发肘内翻发生率可达30%~57%。多数学者认为其发生原因是由于骨折远端向内侧倾斜所致。研究表明骨折后复位不良、内侧骨质压缩嵌插、骨折外侧端分开及骨折远端内旋扭转是引起骨折远端内侧倾斜的主要原因。

（2）肱骨远端全骨骺分离和内髁骨骺损伤。该损伤易产生骨骺早闭或肱骨内髁缺血坏死,使得内髁生长缓慢或停止,导致肘内翻。

（3）肱骨内髁骨折复位不良。

（4）陈旧性肘关节脱位。

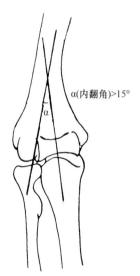

图 4-3-4-1　肘内翻畸形示意图

（二）临床表现及诊断

肘关节伸直位内翻角明显增大,可达 15°~35°(图 4-3-4-1),肘后三角关系改变,外髁与鹰嘴距离加宽;一般肘关节活动正常,但均有不同程度肌力减弱。从 X 线片上可测量出肘内翻角度。

（三）治疗

治疗的目的是改善功能,矫正畸形。

1. 手术指征

（1）引起功能障碍或屈肘肌力减弱者。

（2）肘关节疼痛尚未形成创伤性关节炎者。

（3）肘内翻大于20°,畸形已固定者(伤后 1~2 年)。

（4）肘内翻同时并发迟发性尺神经炎者。

2. 手术方法　肱骨髁上楔形截骨及肱骨髁上"V"形截骨,以前者常用。手术不仅要矫正内翻,同时须矫正内旋、过伸(图 4-3-4-2),亦可采用肱骨髁上杵臼截骨术矫正(图 4-3-4-3)。

二、肘　外　翻

（一）病因及机制

（1）未经复位或复位不良的儿童肱骨髁上骨折和肱骨远端骨折:是肘外翻(cubitus valgus)畸形发生最常见的原因。其原因是肱骨远端内外侧生长的不均衡。

（2）儿童肱骨内外髁骨折未能及时复位或复位不良:肱骨外髁骨骺早闭或缺血性坏死

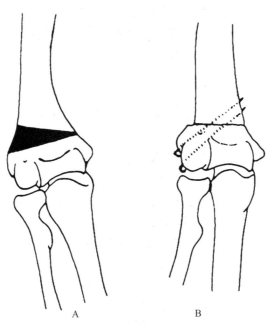

图 4-3-4-2 肘内翻畸形楔形截骨矫正术示意图

A. 肘内翻畸形截骨线;B. 截骨后克氏针固定

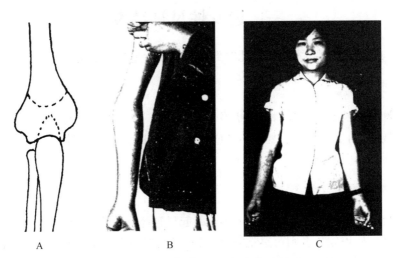

图 4-3-4-3 肘内翻畸形手术前后示意图

A. 手术示意图;B. 术前外观;C. 术后外观

可致肘外翻;肱骨内髁骨折引起肘外翻则是由于肱骨内髁过度生长所致。

（3）未经复位或复位不良的肘关节脱位。

（4）桡骨头切除后其发生肘外翻的原因是由于切除桡骨头后桡骨近端重要的机械阻挡作用消失,使肘关节和前臂生物力学发生异常。

（二）临床表现及诊断

肘关节伸直位时肘部外翻角增大,可达30°以上(图4-3-4-4);肘关节活动一般无明显障

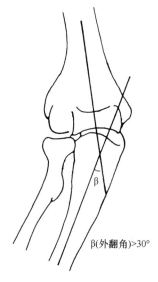

图 4-3-4-4　肘外翻畸形
示意图

碍;晚期肘关节的关节面损伤可引起疼痛。对严重外翻患者,由于尺神经处于高张力牵拉状态,或外伤后因尺神经粘连而经常受到摩擦,可发生迟发性尺神经炎而出现尺神经损伤表现。

（三）治疗

一般对无肘关节功能障碍和疼痛症状的肘外翻可不予治疗。

1. 非手术治疗　适用于早期肘关节骨性关节炎而临床症状轻,且肘关节功能障碍不明显的患者。疼痛是最常见的症状,可进行理疗、按摩等物理治疗或服用阿司匹林等药物。

2. 手术治疗　手术指征包括以下 4 点。

（1）严重肘外翻畸形,且畸形稳定 2 年以上者。

（2）关节的疼痛和无力症状明显,影响肘关节功能者。

（3）伴有创伤性关节炎者。

（4）伴有迟发性尺神经炎者。手术方式为肱骨髁上截骨矫正术及尺神经前移术。截骨矫形的目的主要为矫正畸形,稳定关节,减轻疼痛和改变关节的受力不均,防止关节退变的加重。

三、迟发性尺神经炎

尺神经与肱骨内上髁关系密切,凡肘部损伤及其后遗症很容易波及尺神经。

（一）病因

产生尺神经炎的原因多与肘部骨折及其后遗畸形或骨异常增生有关,如肱骨外髁骨折后的肘外翻畸形,内上髁骨折后复位不佳或瘢痕增生,肘关节骨化性肌炎等,均可使尺神经受到牵拉或压迫而引起损伤。

（二）临床表现及诊断

迟发性尺神经炎(delayed ulnar neuritis)引起尺神经麻痹症状,发病缓慢,开始出现手尺侧部麻木、疼痛,病程较久者则可感觉完全丧失;受尺神经支配肌肉肌力减弱,晚期出现爪形手畸形,小鱼际肌及骨间肌萎缩。可扪及肘部粗大的尺神经,Tinel 征阳性。

（三）治疗

一旦出现尺神经麻痹症状,应尽早手术治疗。治疗越早,效果越好。手术方式为尺神经前移及神经内松解术。

四、肘关节骨化肌炎

肘关节骨化肌炎(myositis ossificans traumatica of the elbow)是肘部创伤严重和较常见的并发症,约占肘部骨折与脱位的 3% 。

（一）病因及机制

肘部骨折、脱位等严重损伤后,骨膜被剥离、破裂,血肿形成,或局部受到被动牵拉、手术刺激,形成血肿,这些可引起血肿骨化为主的骨化过程;血肿吸收后则逐渐向骨膜下骨化发展。目前对其机制并不十分清楚,可归纳为骨膜生骨学说和纤维组织转化生骨学说。

（二）与骨化性肌炎发生有关的因素

1. 被动活动 反复强力被动活动。

2. 治疗时间 早期治疗可得到良好的复位,减少血肿形成,利于软组织修复。

3. 年龄 儿童发生骨化肌炎的机会少于青壮年。

（三）临床表现及诊断

有明确外伤史;伤后反复被动屈伸关节;关节肿胀、疼痛持续不消伴局部温度升高;关节活动范围逐渐变小;X线早期无特殊,3～4周后关节周围发现云雾状的骨化团,晚期骨化范围缩小,密度增高,界限清楚。一般伤后3～6周内有增大趋势,6～8周后趋于稳定。

（四）治疗

1. 一般治疗 骨化性肌炎诊断确立后,肘关节应妥善加以保护,是否行主动关节活动锻炼要视情况而定,如局部有肿胀、压痛及温度增高,活动时疼痛加重,则不应过度活动;如上述症状不明显,则应在疼痛可忍受情况下锻炼,以保留一定程度的关节活动和功能。

2. 放射治疗 有人认为放射治疗能影响炎症反应过程,可防止骨化性肌炎发生。每周2次,4周一个疗程,每次200伦琴。

3. 手术治疗 凡影响肘关节屈伸功能,而骨化性肌炎处于静止者,即异位骨化致密硬化,界限清楚者,方可考虑手术切除。切除的目的是不使任何与骨化块有关的肌、骨组织残留,以防止复发;切除时宜切除骨化块连同一薄层正常肌肉,彻底止血。术后石膏固定1～3周。

五、肘关节强直

各种原因造成肘关节活动丧失,固定于某一特定位置,称为肘关节强直(elbow ankylosis),常可分为纤维性僵硬和骨性强直两种。

（一）病因

（1）肘关节骨折,特别是关节内骨折后,复位不当。

（2）骨化性肌炎。

（3）肌肉、肌腱、韧带、关节囊等损伤引起广泛严重粘连。

（4）肘关节创伤后治疗不当,如长期固定、强力活动、按摩治疗等。

（5）肘关节感染。

（二）临床表现及诊断

肘关节可强直于任何位置,以屈曲位最多,约占 2/3;伸直位约 1/3。无论强直于何种体位,均造成肘关节严重功能障碍,X 线检查可帮助分析肘关节强直的原因。

（三）治疗

1. 非手术治疗　对纤维性强直可试行体疗,主动锻炼,配合理疗,这对早期关节内粘连者有效。切忌强力被动伸屈。

2. 手术治疗　手术是治疗肘关节强直的可靠方法。一般伤后 4~6 个月进行。过早手术因骨化性肌炎未静止,易再强直;过晚手术则关节周围软组织挛缩、粘连,失去弹性,效果欠佳。手术方法包括以下 3 种。

（1）肘关节松解术。

（2）肘关节成形术,如筋膜成形术、肘关节切除成形术。

（3）肘关节融合术等。

六、创伤性肘关节炎

创伤性肘关节炎(post-traumatic arthritis of the elbow)是肘关节创伤后的继发性病变,主要表现为肘关节疼痛和活动受限,其改变主要表现在关节软骨软化、脱落,软骨下骨质增生、硬化,最后关节面大部分消失,关节间隙狭窄。

（一）病因

创伤性肘关节炎主要发生在肘关节骨折、脱位,特别是关节面的损伤后。关节软骨损伤后复位不佳;或粗暴手法加重其损伤;或骨折畸形愈合,关节负重不均,最终都可致创伤性肘关节炎。

（二）临床表现及诊断

肘关节损伤后功能基本恢复患者,又重新出现肘关节疼痛和不同程度活动障碍,并逐渐加重,伸屈活动范围越来越小,疼痛也越来越明显。X 线早期表现不明显,晚期可出现软骨下骨质硬化,关节边缘骨质增生,或关节间隙变窄。

（三）治疗

1. 非手术治疗　对轻型患者,可作主动肘关节功能锻炼。

2. 手术治疗　适用于重型创伤性关节炎者。手术方法包括肘关节松解,肘关节成形或肘关节融合。

（严力生　钮心刚　李　国）

参 考 文 献

荣国威. 2004. 骨折. 北京:人民卫生出版社.

张长青,曾炳芳. 2011. 四肢骨折锁定钢板内固定手术技术. 第2版. 上海:上海科学技术出版社.

赵定麟. 2004. 现代骨科学. 北京:科学出版社.

Thomas PR 等著. 危杰 主译. 2010. 骨折的 AO 治疗原则. 第2版. 上海:上海科学技术出版社.

Bashyal RK, Chu JY, Schoenecker PL. 2009. Complications after pinning of supracondylar distal humerus fractures. J Pediatr Orthop,29:704.

Bennett JM, Mehlhoff TL. 2009. Reconstruction of the medial collateral ligament of the elbow. J Hand Surg Am,34:1729.

Blakey CM, Biant LC, Birch R. 2009. Ischaemia and the pink, pulseless hand complicating supracondylar fractures of the humerus in childhood:long-term follow-up. J Bone Joint Surg Br,91:1487.

Chen G, Liao Q, Luo W,et al. 2011. Triceps-sparing versus olecranon osteotomy for ORIF:analysis of 67 cases of intercondylar fractures of the distal humerus. Injury,42:366.

Choi PD, Melikian R, Skaggs DL. 2010. Risk factors for vascular repair and compartment syndrome in the pulseless supracondylar humerus fracture in children. J Pediatr Orthop,30:50.

Duckworth AD, Watson BS, Will EM,et al. 2011. Radial head and neck fractures:functional results and predictors of outcome. J Trauma,71:643.

Ebrahimzadeh MH, Amadzadeh-Chabock H, Ring D. 2010. Traumatic elbow instability. Hand Surg Am,35:1220.

Ek ET, Goldwasser M, Bonomo AL. 2008. Functional outcome of complex intercondylar fractures of the distal humerus treated through a triceps-sparing approach. Shoulder Elbow Surg,17:441.

Erturer RE, Sever C, Sonmez MM,et al. 2011. Results of open reduction and plate osteosynthesis in comminuted fracture of the olecranon. J Shoulder Elbow Surg,20:449.

Garrigues GE, Wray WH, Lindenhovius AL. 2011. Fixation of the coronoid process in elbow fracture-dislocations. J Bone Joint Surg Am,93:1873.

Guitton TG, Doornberg JN, Raaymakers EL,et al. 2009. Fractures of the capitellum and trochlea. Bone Joint Surg,91:390.

Louahem DM, Bourelle S, Buscayret F,et al. 2010. Displaced medial epicondyle fractures of the humerus:surgical treatment and results. A report of 139 cases. Arch Orthop Trauma Surg,130:649.

Mallo G, Stanat SJ, Gaffney J. 2010. Use of the Gartland classification system for treatment of pediatric supracondylar humerus fractures. Orthopedics,33:19.

Shrader MW. 2008. Pediatric supracondylar fractures and pediatric physeal elbow fractures. Orthop Clin North Am,39:163.

Sutton KM, Dodds SD, Ahmad CS,et al. 2010. Surgical treatment of distal biceps rupture. Am Acad Orthop Surg,18:139.

Tejwani N, Phillips D, Goldstein RY. 2011. Management of lateral humeral condylar fracture in children. J Am Acad Orthop Surg,19:350.

Vazquez O, Rutgers M, Ring DC,et al. 2010. Fate of the ulnar nerve after operative fixation of distal humerus fractures. J Orthop Trauma,24:395.

Vitale MA, Ahmad CS. 2008. The outcome of elbow ulnar collateral ligament reconstruction in overhead athletes:a systematic review. Am J Sports Med,36:1193.

第四章　前臂骨折

前臂由两根形态相似的长管状尺桡骨所组成,中间由结构特殊的骨间膜相连接,两端分别为尺桡上关节及尺桡下关节。前者与桡骨远端构成肘关节,后者则与近排腕骨构成腕关节,成为完成上肢功能活动的重要组成部分。

旋转是前臂最为重要的功能,其为手部的灵活动作提供了解剖学基础,主要与桡骨本身的两个弯曲,即旋转弓直接相关。近侧弯曲为旋后弓,远侧弯曲则为旋前弓,两者分别位于前臂旋转轴的两侧,从而为前臂的旋转活动提供了旋转力臂。此弓形状如改变,将影响其旋转活动。其次是骨间膜亦直接参与前臂的旋转功能,此组致密的纤维结缔组织为前臂的旋转活动限定了其最大范围,如其病变(瘢痕挛缩等),则将严重影响前臂的旋转功能。当然,前臂的旋转肌群则是其活动的动力,波及此组肌群的伤患亦会造成相应的影响。

在日常生活、工作、运动及旅游等活动中,前臂发生损伤的机会甚多,骨折发生率占全身骨折的15%~18%,且大多集中于尺桡骨上端、尺桡骨下端及尺桡骨骨干等三大部分。越接近手腕部,发生率越高。

第一节　尺桡骨上端骨折

尺桡骨上端除自身的尺桡上关节外,通过尺骨鹰嘴与肱骨远端滑车相咬合和肱骨小头与桡骨头之间的咬合构成了可以使上肢屈伸的肘关节,从而可以使手部功能得以发挥。因此,在处理此段骨折时,应以维持肘部正常的屈伸功能为着眼点。尺骨鹰嘴骨折、尺骨喙突骨折、桡骨头骨折、桡骨颈骨折和蒙泰贾骨折占全身骨折的2%~3%,在肘部骨折中占20%~25%。其中尺骨鹰嘴骨折,尺骨冠状突骨折及桡骨头骨折已在前章中阐述,本节不再赘述。

一、前臂的解剖

由尺桡骨与软组织组成的前臂,其上方为肘关节,下方为腕关节。尺骨和桡骨以上、下尺桡关节和骨间膜连在一起,外侧为屈肌群和伸肌群等包绕,形成一个运动整体。从正面看尺骨较直,而桡骨约9.3°的弧度突向桡侧,可使其中段远离尺骨。从侧面观尺骨与桡骨均有6.4°的角度突向背侧,便于前臂的旋转运动。当肘关节屈至90°位时,其前臂的旋转范围分别为:旋后90°,旋前85°。

前臂骨间膜为一坚韧的纤维膜,连结于桡、尺骨间嵴。前部的纤维斜向内下方,止于尺骨;后部的纤维则斜向内上方,止于尺骨。下部的纤维则横行连结两骨之间;骨间膜中部略厚,上、下两端则略薄。当前臂处于中立位时,两骨间距最大1.5~2.0cm。旋后位时,间距变窄,旋前位时更窄,此时骨间膜松弛。通过骨间膜可将腕部受力经桡骨传递至尺骨;此与前臂骨折的致伤机制相关。

前臂除伸肌群和屈肌群外,尚有旋前肌群(包括旋前圆肌和旋前方肌)和旋后肌(有肱二头肌及旋后肌)。两组肌肉协调前臂的旋转运动。

骨折时,因旋肌的附着点不同,可出现不同形式的移位,纵向位移受伸屈肌群影响,而骨折端的旋转畸形主要由于旋转肌群的牵拉所致。

二、桡骨颈骨折

桡骨颈骨折(radial neck fracture)并不多见,常与桡骨头骨折伴发,亦可单发,两者的致伤机制及诊治要求均相似。

(一)致伤机制

提携角、肘关节多呈自然外翻状,在跌倒手部撑地时,暴力由远及近沿桡骨向肘部传导,当抵达桡骨上端时,桡骨头与肱骨小头撞击,引起桡骨头、桡骨颈或两者并存的骨折。如暴力再继续下去,则尚可出现尺骨鹰嘴或肱骨外髁骨折及脱位等。

(二)临床症状

主要表现如下。

1. 疼痛 桡骨头处有明显疼痛感、压痛及前臂旋转痛。

2. 肿胀 较一般骨折为轻,且多局限于桡骨头处。

3. 旋转活动受限 除肘关节屈伸受影响外,主要表现为前臂的旋转活动明显障碍。

4. 其他 应注意有无桡神经深支损伤。

(三)诊断及分型

除外伤史及临床症状外,主要依据 X 线平片确诊及分型。分析影像学所见,一般分为以下 4 型(图 4-4-1-1)。

1. 无移位型 指桡骨颈部的裂缝及青枝骨折,此型稳定,一般无需复位。多见于儿童。

2. 嵌顿型 多系桡骨颈骨折时远侧断端嵌入其中,此型亦较稳定。

3. 歪戴帽型 即桡骨颈骨折后,桡骨头部骨折块偏斜向一侧,犹如人戴法兰西帽姿势。

4. 粉碎型 指桡骨、颈和(或)头部骨折呈 3 块以上碎裂者。

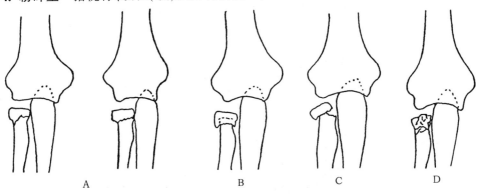

图 4-4-1-1 桡骨颈骨折分型示意图

A. 无移位型;B. 嵌顿型;C. 歪戴帽型;D. 粉碎型

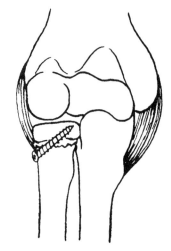

图 4-4-1-2 桡骨颈骨折开放复位
螺丝钉内固定示意图

（四）治疗

1. 无移位及嵌入型 仅将肘关节用上肢石膏托或石膏功能位固定 3～4 周。

2. 有移位者 先施以手法复位，在局麻下由术者一手拇指置于桡骨小头处，另手持住患者腕部在略施牵引情况下快速向内、外两个方向旋转运动数次，一般多可复位。复位不佳者，可行桡骨头开放复位，必要时同时行螺丝钉内固定术（图 4-4-1-2）或微型钢板内固定术。不稳定及粉碎型者，则需行桡骨头切除术或人工桡骨头置换术，但骨骺损伤者切勿将骨骺块切除。

（五）预后

一般均良好，个别病例如后期有创伤性肱桡关节炎症状时，可行桡骨头切除术。此外尚有少数病例可引起骨骺早闭，骺坏死及上尺桡关节融合等。前两者对肘部功能影响不大，后者因手术操作不当所致，应加以预防。

三、孟氏骨折

因孟氏首次(1814 年)描述了尺骨上 1/3 骨折合并桡骨头脱位这一特殊损伤，故名，并沿用至今。

（一）致伤机制及分型

孟氏骨折（Monteggia fracture）除少数因直接暴力打击所致外，大多数病例是在前臂极度内旋位(旋前)跌倒手部撑地所致。此时由上而下的身体重力及由下而上的反作用力均汇集于尺骨上端及桡骨头部，以致先后出现尺骨上 1/3 骨折及桡骨头脱位(多为前脱位)。因直接暴力撞击所致者多呈现桡骨头前脱位及尺骨上 1/3 横折或粉碎性骨折。

关于孟氏骨折的分型各家意见不一，国外大多按 Bado 的 4 型分类（图 4-4-1-3）：

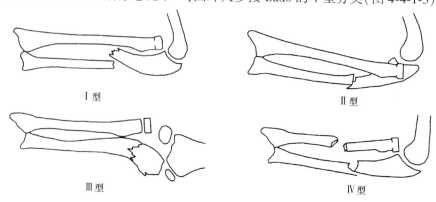

Ⅰ型　　　　　　　　　　　　Ⅱ型

Ⅲ型　　　　　　　　　　　　Ⅳ型

图 4-4-1-3 孟氏骨折分型(Bado)示意图（Ⅰ～Ⅳ型）

Ⅰ型:为尺骨任何水平骨折,向掌侧成角及桡骨头前脱位。

Ⅱ型:系尺骨干骨折,向背侧成角及桡骨头后脱位。

Ⅲ型:指尺骨近端骨折伴桡骨头侧方移位。

Ⅳ型:为Ⅰ型加桡骨上1/3骨折。

亦有人按伸直型(相当于前者Ⅰ型,多见于儿童)、屈曲型(相当于Ⅱ型,多见于成人)及内收型(Ⅲ型,多见于幼儿)进行分类。

(二)临床表现与体征

1. 一般症状 指骨折后局部的疼痛、肿胀及活动受限等共性症状均较明显。

2. 畸形 尺骨表浅,易于发现移位。桡骨头脱位亦易被检查出,但肿胀明显者则难以确定。

3. 触及桡骨头 即于肘前方或侧、后方可触及隆突的桡骨头,且伴有旋转痛及活动受限。

(三)诊断

除外伤史及临床特点外,诊断主要依据正侧位X线平片所见。谨记见有尺骨骨折即有孟氏骨折可能。成人诊断不难,初学者易将小儿桡骨头脱位忽略,牢记以下小儿肱桡关节正常X线对位关系:桡骨头颈中心延长线始终通过肱骨小头骨化中心。同时需注意可能合并的桡神经和正中神经损伤。

(四)治疗

由于此种损伤兼有骨折与脱位,治疗较为复杂。如果在具体措施上不能两者兼顾,则预后多不佳,已成为骨科临床上一大难题。即便手术复位及内固定,其疗效亦往往难以十分满意。因此,治疗时务必加以重视。需根据患者年龄及骨折情况等不同特点酌情加以处理,具体方法及要求如下。

1. 儿童及幼儿骨折 绝大多数可用闭合复位治疗(图4-4-1-4)。麻醉后,将患肢置于上肢螺旋牵引架上,在牵引下术者一手拇指压住桡骨头、另手持住患儿腕部,在边牵引、边旋转前臂的同时,迫使桡骨头返回原位。当闻及弹响声时,表示已还纳,此时可将患肢肘关节屈曲至70°~80°,如此可减少桡骨头的滑出率。如桡骨头向后脱出,则应取略伸位。并以上肢石膏托固定。数天后,待肿胀消退再更换上肢石膏1~2次。此种操作方式的特点如下。

(1)复位疗效佳:桡骨头易于复位,且一旦还纳,则起内固定及支撑作用,尺骨亦随之复位。

(2)操作简便:复位手法几乎与单纯桡骨头或颈骨折完全一致,易于操作。

(3)预后佳:根据对此类骨折患儿的远期随访,疗效均较满意。

2. 成人骨折 治疗较复杂,现认为手法复位外固定对于成人不能获得最佳效果,应首选手术治疗。

(1)手法复位外固定:具体要求如下。

1)麻醉确实。

2)尽量利用骨科牵引床操作,尺骨鹰嘴以克氏针牵引。

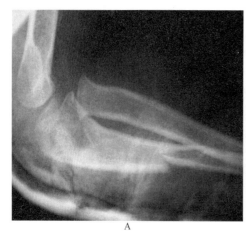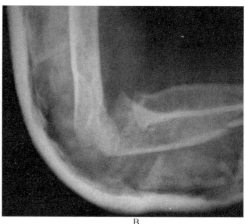

图 4-4-1-4 临床举例 小儿孟氏骨折手法复位前后 X 线侧位片观

A. Bado Ⅰ 型；B. 手法复位石膏外固定

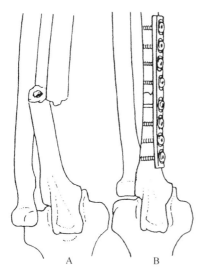

图 4-4-1-5 孟氏骨折内固定术前后
示意图

A. 术前；B. 术后

3）先对桡骨头复位,手法如前述。复位后屈肘至 80°～90°(前脱位者),或 110°～120°(后脱位者),然后再对尺骨进行复位。

4）透视或摄片显示骨折端对位满意后,立即行上肢石膏固定留置绷带于石臂内层,备石膏剖开时用;注意石膏塑形。

5）再次摄片,至少应达到功能对位,否则需改为开放复位。

6）消肿应及时更换石膏,并定期摄片及复查以防变位。如手法失败,应尽早开放复位及内固定术。

（2）开放复位内固定术:原则上先采用桡骨头闭合复位加尺骨内固定术,多数手法可获桡骨头复位(图 4-4-1-5)。桡骨头不能复位病例,采用肘关节后侧 Boyd 切口显露桡骨头及尺骨上段,切开关节囊及环状韧带可获得复位。尺骨骨折用加压钢板或髓内钉固定,钢板稳定性较好。对关节囊及环状韧带撕裂严重、不能修复者,可用前臂深筋膜行环状韧带重建(图 4-4-1-6)。对于 Bado Ⅳ 型骨折,应采用先行尺骨切开复位内固定,再复位桡骨头,最后切开复位桡骨的顺序;不能通过一个切口同时显露尺桡骨骨折。

（五）预后

孟氏骨折在前臂骨折中属预后较差的一种。有时即使获得满意的对位,其功能也未必完全恢复。因此在临床处理上,既要力争早期良好的复位,又要重视治疗期间的随访与观察及肢体的功能康复。青少年以下年龄组的远期疗效均较满意,甚至个别桡骨小头复位不佳者,其肘部功能及上肢肌力也仍与健侧相似。

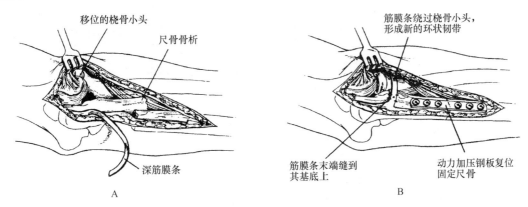

图 4-4-1-6 治疗孟氏骨折-脱位的 Speed 和 Boyd 手术示意图

A. 显露完成,游离深筋膜条,其基底位于桡骨颈平面;B. 桡骨近端脱位已经恢复,在桡骨颈部位缝合新的
环状韧带,加压钢板固定尺骨骨折

第二节　尺桡骨骨干骨折

尺桡骨骨干骨折在临床上十分多见,占全身骨折的 6%~8%,多见于工伤及交通事故,且青壮年居多。现按桡骨骨干骨折、尺骨骨干骨折及尺桡骨骨干双骨折等分述如下。其中合并桡骨头脱位的尺骨上 1/3 骨折及合并尺桡下关节脱位的桡骨中下 1/3 骨折,分述于尺桡骨上端及尺桡骨下端骨折两节中,不再赘述。

一、概　　述

(一) 分类

对尺桡骨骨干骨折的分类意见不一,Müller(1987 年)按照 AO 内固定原理,将长管骨分为简单骨折(A)、楔形骨折(B)及复杂骨折(C)3 型;每型中又有 3 个亚型;而每个亚型又有 3 个骨折形态。其虽有规律,但较繁琐,临床上常难以对号入座。因此,一个简明而实用的分类尚有待今后出现。

(二) 症状及体征

成人的尺桡骨干骨折绝大多数为移位骨折,无移位骨折罕见。主要症状为骨折处疼痛、肿胀、畸形及手和前臂的功能障碍。体检时需注意前臂三大神经的功能、血供及肿胀情况。前臂肿胀明显时,需考虑有发生筋膜间室综合征的可能性。

(三) X 线表现

必须摄全长尺桡骨正侧位片,包括肘关节和腕关节,以免漏诊合并的骨折,有时须加摄斜位片。牢记:无论摄片时前臂处于何种位置,通过桡骨头颈中心的延长线都始终通过肱骨小头的中心,这一关系对避免漏诊孟氏骨折尤为关键。

(四) 治疗

临床上无移位的尺桡骨骨干骨折少见,绝大多数均有移位。除无移位骨折可采用非手术治疗外,基于下列原因,目前临床上对有移位骨折采用切开复位内固定术:尺桡骨骨折必须精确复位,从而恢复上下尺桡关节,恢复前臂的长度、力线及旋转;非手术治疗不能保证精确复位及骨折再移位;牢固内固定后可早期行功能锻炼。内固定首选加压钢板及螺钉,可通过骨折端轴向加压或应用骨折块间拉力螺钉技术,结合中和钢板技术获得骨折稳定,可早期功能锻炼,恢复前臂和手部的旋转功能。其他内固定如髓内钉、外固定架固定不如加压钢板稳定,较少使用。AO 尺桡骨干骨折手术指征:有移位的尺桡骨双骨折;成角大于 10°、旋转移位大于 10° 的有移位单一尺骨或桡骨骨折;孟氏骨折、盖氏骨折、Essex-Lopesti 骨折;开放性骨折。此外,骨折合并筋膜间室综合征也是切开复位内固定的适应证。

1. 切开复位加压钢板内固定术

(1) 手术时机:有移位的成人尺桡骨应尽早行切开复位内固定术,最好是在软组织肿胀之前开始手术,一般在伤后 24 ~ 48 小时进行。软组织肿胀较明显及合并其他严重损伤时,延迟手术。开放性损伤可急诊行内固定术。

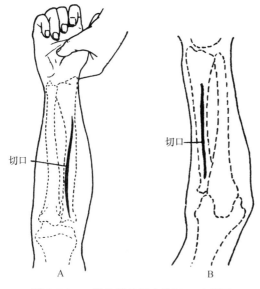

(2) 手术入路:桡骨手术入路有桡骨掌侧入路(Henry 入路)和背外侧入路(Tompson 入路)(图 4-4-2-1)。Henry 入路可显露桡骨全长,切口于肱桡肌和桡侧屈腕肌之间进入,钢板置于掌侧,优点在于显露桡骨上端骨折时直接显露桡神经深支,从而避免损伤。Tompson 入路切口在桡侧腕伸短肌和指伸总肌间,钢板置于桡骨的背外侧;显露桡骨上端骨折时,必须将旋后肌连同桡神经深支一起从桡骨上剥离,从而起到保护作用。桡骨上端骨折显露时由于涉及桡神经深支,可根据具体情况选用两种入路。由于尺骨全长处于皮下,较为浅在,于尺侧伸腕肌和尺侧屈腕肌间进入,显露较易,钢板可置于掌侧或背侧。对于尺桡骨双骨折,必须用两个切口分别显露骨折,两者间皮桥尽量要宽,以免皮肤坏死;不能应用一个切口显露

图 4-4-2-1　桡骨干骨折入路切口示意图
A. 掌侧入路(Henry 入路);
B. 背外侧入路(Tompson 入路)

两处骨折,否则有造成尺桡骨交叉愈合可能。

(3) 内固定及手术技术:AO 提倡的复位尺桡骨及内固定技术要点如下。

1) 减少骨膜剥离,每个主要骨折断端剥离 1mm 骨膜。

2) 对于简单(A 型)和楔形骨折(B 型),要在骨折块间达到绝对稳定,可用钢板轴向加压或拉力螺钉加中和钢板技术来达到。

3) 选用 3.5mm LC-DCP 钢板(限制接触加压钢板)或 LCP 钢板(锁定加压钢板),每个主要骨折块至少要由 6 层皮质或 3 枚皮质骨螺钉固定。

4) LCP 作为加压钢板使用,应采用普通骨皮质螺钉,在治疗简单和楔形骨折时提供绝对稳定性。作为内固定架使用时,采用单纯锁定螺钉固定,起桥接钢板作用,用于复杂骨折,提供相对稳定性。一般情况下 LCP 不用于固定简单骨折。若用 LCP 固定简单骨折,可先用

拉力螺钉对骨折块加压后,再将其作为内固定架使用;也可在偏心孔内先用普通螺钉行钢板轴向动力加压,再置入锁定螺钉。

(4)切口关闭:关闭切口时不要求缝合深筋膜,以免发生筋膜间室综合征。出现肿胀明显,切口不能关闭时,可采取二期闭合、负压封闭或植皮。

2. 髓内钉内固定术 尺桡骨骨折髓内钉固定的适应证是:①分段骨折;②皮肤条件较差(如烧伤);③某些不愈合或加压钢板固定失败;④多发性损伤;⑤骨质疏松患者的骨干骨折;⑥某些开放性Ⅰ、Ⅱ型骨折;⑦大面积复合伤,在治疗广泛的软组织缺损时,可使用不扩髓的尺骨髓内钉作为一个内支架,以保持前臂的长度。几乎所有尺桡骨干骨折均可用髓内钉治疗,多数骨折都能使用闭合髓内穿钉技术。髓内钉固定的禁忌证是:①活动性感染;②髓腔小于3mm;③骨骺未闭者。尺桡骨髓内钉也分为扩髓和非扩髓两大类。早期髓内钉由于不能较好控制骨折旋转,有较高的不愈合率。目前应用的压配型和交锁髓内钉可取得和钢板内固定相比的疗效。

二、桡骨干骨折

桡骨干骨折(radial shaft fracture)者较为少见,约为尺桡骨骨干双骨折患者的1/6,且以青少年为多见。

(一)致伤机制及骨折移位特点

无论是直接暴力或间接暴力,均可引起桡骨干单纯骨折。由于尺骨未骨折,且上下尺桡关节亦无脱位,因而具有内固定作用而不会产生短缩或明显的侧向移位。以横形、短斜形及青枝型为多见,其中约半数伴有移位,由于桡骨干上有3组旋转肌群附着,因而以旋转移位为多见(图4-4-2-2),其移位特点如下。

1. 桡骨干中上1/3骨折 近端有旋后肌及肱二头肌附着,致使近侧桡骨呈旋后及前屈位,而远侧端则由于受中段的旋前圆肌及远侧的旋前方肌作用而呈旋前位。

2. 桡骨中下1/3骨折 近端因中部旋前圆肌及上端旋后肌的拮抗作用处于中立位,远端则因旋前方肌的作用呈旋前位。

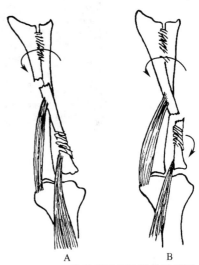

A   B

图4-4-2-2　桡骨干骨折的移位示意图

A. 中上1/3骨折,近侧端旋后,远端旋前;
B. 中下1/3骨折,近端中立位,远端旋前

(二)诊断

一般均无困难,但应注意判定上、下尺桡关节有无同时受累,包括脱位等,这与诊断及治疗方法的选择有密切关系。

(三)治疗

依据骨折端移位情况分以下两组。

1. 无移位者 多为青少年,可视骨折部位不同而将前臂置于旋后屈肘位(中上 1/3 段骨折)或中间位(中下 1/3 段骨折)用上肢石膏托或石膏管型固定,并注意按前臂肢体的外形进行塑形,应注意将骨间膜撑开。消肿后应及时更换石膏,并再次塑形。

2. 有移位者 先施以手法复位并按骨折近端的移位方向,以便远端对近端将其复位。要求与方法同前,应注意在石膏塑形时将骨间膜分开。闭合复位失败的成年患者,多系斜形、螺旋形及粉碎型等不稳定型者,可行开放复位及内固定术。

3. 开放复位内固定术

(1)手术入路:采用桡骨掌侧入路(Henry 入路)或背外侧入路(Tompson 入路),两者均可显露桡骨全长。显露桡骨上端骨折,须保护桡神经深支,防止损伤。

(2)内固定选择:首选加压钢板及锁定加压钢板(图 4-4-2-3),固定牢固,可早期行功能锻炼。也可在桡骨茎突处插钉做髓内固定,注意纠正旋转及其他移位(图 4-4-2-4)。

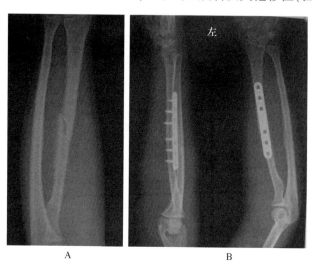

图 4-4-2-3　桡骨干中段骨折锁定加压钢板内固定示意图
A. 术前正位 X 线片;B. 术后正侧位 X 线片

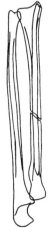

图 4-4-2-4　桡骨中段骨折髓内钉内固定示意图

三、尺骨干骨折

尺骨干骨折(ulnar shaft fracture)较前者为少见,在诊治方面一般多无难题。

(一) 致伤机制

多见于外力突然袭击,患者举手遮挡头面部时被棍棒直接打击所致。因多发生在路遇强人情况下,故又名夜盗(杖)骨折(night stick fracture)。此骨折线多呈横形或带有三角形骨块。因有桡骨支撑,加之附着肌群较少,因而移位程度亦多轻微。

（二）诊断

方法与前相似，但应排除上、下尺桡关节损伤。

（三）治疗

其基本要求与前者相似，以非手术疗法为主。满意复位标准：少儿不大于15°，成年人不大于10°。闭合复位失败的成年人，行开放复位内固定术。由于尺骨全长处于皮下，较为浅在，于尺侧伸腕和尺侧屈腕肌间进入，显露较易，术中复位时应注意观察尺骨嵴的列线，以纠正成角及旋转畸形。首选加压钢板及锁定加压钢板（图4-4-2-5），固定牢固，可早期行功能锻炼。也可在鹰嘴处插入髓内钉做髓内固定，钉尾留置于的皮下或皮外，外固定保护下行功能锻炼。

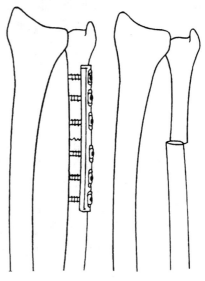

图4-4-2-5　尺骨干骨折切开复位钢板螺钉内固定术示意图

四、尺桡骨骨干双骨折

尺桡骨骨干双骨折（ulnar and radial shaft fractures）骨折在前臂骨折中仅次于桡骨远端骨折而居第2位，且治疗较为复杂，预后差；为临床上的难题之一，应加以重视。

（一）致伤机制

主要由以下两种暴力所致。

1. 直接暴力　除直接打击、碰撞及前臂着地跌倒外，工伤所引起的机器绞压性损伤亦占相当比例，且后者软组织损伤严重，易引起开放性骨折。且骨折常呈多段或粉碎性，从而更增加了治疗上的困难，是构成预后不佳的直接因素。而直接打击者，其骨折线多与外力作用点在同一水平，以横折、楔形骨折为多见，预后较好。

2. 间接暴力　系跌倒手部着地时外力由下而上传递，从桡骨远端经骨间膜到达尺骨，以致形成尺桡骨双骨折，也可由外力扭曲所致。骨间膜纤维走向及应力的传导，系由桡骨的上方斜向尺骨的下端，故桡骨骨干骨折平面一般高于尺骨骨折平面，以斜形、螺旋形及短斜型为多见。

（二）诊断与分型

尺桡骨双骨折在诊断上多无困难，除注意一般骨折症状外，尚应注意有无血管、神经及肌肉组织的伴发伤。尤其是被机器绞压者，软组织的损伤可能重于骨的损伤，易引起挤压综合征或缺血性挛缩等，在临床检查时必须反复加以强调。

X线正侧位平片检查不仅能明确诊断，且有助于分型、随访观察及疗效对比。应常规拍摄，并包括尺桡上关节及尺桡下关节，以防漏诊。

依据骨折的特点及临床治疗上的要求不同，一般分为以下两型。

1. 稳定型 指复位后骨折断端不易再移位的横形骨折、短斜形以及无需复位的不完全骨折、青枝骨折和裂缝骨折等。此型适合非手术疗法。但在临床上,除儿童病例外,此种情况甚少,尤其是成年人暴力较强者。

2. 不稳定型 指手法复位后骨折断端对位难以维持者,包括斜形、螺旋形及粉碎性骨折,或上下尺桡关节不稳者、或尺桡骨骨干双重骨折等。因其不稳定,在治疗上困难较多。

（三）治疗

视骨折分型及具体情况不同而酌情处理。

1. 稳定型 绝大多数可通过非手术疗法达到治疗目的。

（1）无移位者:行上肢石膏托或石膏管型固定,消肿后更换石膏 1~2 次。注意石膏塑形,尤其是对骨间膜的分离加压塑形,有利于骨间膜的修复及功能重建。石膏固定时间一般为 8~10 周,并根据临床愈合程度而决定拆除时间,切勿过早。

（2）有移位者:一般需在石膏牵引床上操作,先以尺骨鹰嘴需骨牵引进行对抗,尤其中上 1/3 及中 1/3 者,如此可使肱二头肌处于松弛状态。根据骨折端的移位方向及肌肉拉力等进行手法复位。当 X 线显示对位满意后,逐渐放松牵引,以使骨折断端相抵住,而后行上肢石膏固定。在石膏定型前按骨折移位相反方向进行塑形,并同时对骨间膜予以分离加压定型。术后定期观察,消肿后及时更换石膏,有成角畸形者可通过楔形切开矫正。

2. 不稳定型

（1）一般性病例:指新鲜骨折、断端无缺损、粉碎及双段骨折者,应在牵引下,按有移位的稳定型病例先试以闭合复位加上肢石膏固定,并加手指铁丝夹板牵引。X 线摄片显示对位满意者按前法处理,复位不佳者则需手术治疗。

（2）严重不稳或手法复位失败者:前者指双段骨折、粉碎性骨折及合并尺桡关节破损者,需开放复位加内固定术。内固定物可选用 3.5mm 加压钢板,或选用髓内钉等,但操作过程中切忌对骨膜进行广泛剥离（图 4-4-2-6、图 4-4-2-7）。

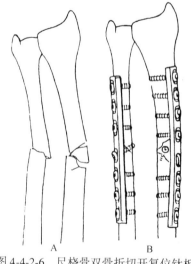

图 4-4-2-6 尺桡骨双骨折切开复位钛板
螺钉内固定术示意图
A. 术前;B. 术后

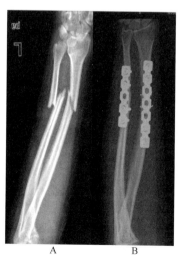

图 4-4-2-7 尺桡骨中下 1/3 骨折
钛板内固定术示意图
A. 术前;B. 术后

3. 晚期病例　指伤后 3 周以上来诊者,除非移位较轻的稳定型外,原则上以开放复位加内固定为主。

（四）预后

与多种因素有关,18 岁以下的青少年、单纯性骨折及稳定型者等预后多较好,以下情况者预后不佳。

1. 软组织广泛性损伤者　多系机器绞压性损伤,除神经支同时受挫外,多伴有肌肉组织的广泛性挤压挫灭伤,易坏死及瘢痕化。

2. 骨间膜损伤严重者　即使骨折对位满意,如骨间膜损伤严重,甚至缺损及瘢痕化,前臂的旋转功能亦多受明显影响。

3. 开放性损伤严重者　软组织受损较多,会影响骨折端的处理及愈合,故预后多欠佳。

4. 骨质缺损者　易发生延迟愈合或不愈合而影响疗效。

五、尺桡骨开放性骨折

尺桡骨开放性骨折(open fractures of the radius and ulnar)在全身开放性骨折中居第 2 位,仅次于胫骨骨折,其高发生率与高能量损伤及尺桡骨浅居于皮下有关。

（一）分类

应用 1984 年 Gustlio 修订的开放性骨折评定系统,分为 3 大类。

Ⅰ型:骨折开放伤口清洁,小于 1cm。

Ⅱ型:骨折开放伤口大于 1cm,无广泛软组织损伤、皮瓣撕脱。

Ⅲ型:节段性开放骨折,合并广泛软组织损伤的开放性骨折或创伤性截肢。根据损伤程度又可分为 A、B、C 三个亚型。

（二）治疗

根据开放性骨折治疗的一般原则进行,首先在全麻或臂丛麻醉下行彻底清创术,可根据创口损伤和污染程度及骨折情况等酌情选用手术方法。

1. 闭合复位+外固定　以往应用较多,清创后缝合伤口,将开放性骨折变为闭合性骨折处理,现已少用单纯外固定。

2. 开放复位+内固定　在彻底清创基础上进行。一期内固定时软组织必须能够覆盖内固定物,创口可一期闭合,也可二期通过植皮、皮瓣等修复。延期切开复位内固定术即待局部软组织条件改善后再行切开复位内固定术。多用于Ⅰ型、Ⅱ型患者。

3. 外固定支架　适用于创面广泛、软组织伤严重者,多为Ⅲ型,外固定支架固定后有利于创面处理,如植皮、游离皮瓣移植。尺骨可在皮下直接进针,桡骨须切开置入固定针,以防止血管、神经损伤。

4. 外固定结合内固定　双骨折时一处骨折缺乏软组织覆盖,可采用外固定架固定,另一骨采用切开复位内固定。有条件时,外固定后期应改为钢板内固定。

5. 骨和软组织缺损修复 小骨缺损可用骨松质植骨,骨缺损超过 5 cm,可用吻合血管的游离移植修复。大面积软组织缺损需要用带血管肌瓣或筋膜瓣修复。

六、尺桡骨骨折并发症

(一)骨折不愈合

尺桡骨干的不愈合发生率较低,多数由于感染、切开复位内固定技术操作和闭合复位技术引起。不愈合可采取二次手术,切开暴露并修整骨折端,纠正成角及旋转畸形,植骨及内固定。

(二)畸形愈合

多数因非手术治疗所致。可在畸形部位截骨和植骨并用加压钢板内固定。若合并上下尺桡关节脱位,导致前臂旋转功能障碍,可行桡骨头及尺骨头切除,改善旋转功能。亦可在桡骨近下端部位或尺骨上 1/3 部位截骨纠正轴线及旋转。

(三)前臂筋膜间室综合征

常见原因有:①严重的尺桡骨骨折和前臂肌肉损伤,使前臂骨筋膜间室压力升高;②反复多次的粗暴复位,造成出血肿胀;③开放复位内固定手术粗暴,止血不彻底,缝合深筋膜,引起骨筋膜间室压力升高;④外固定过紧及外固定后肢体肿胀,未行石膏剖开及松解。重在预防,若确诊,及时行前臂筋膜切开减压。

(四)尺桡骨交叉愈合

多伴有严重的骨间膜损伤,使尺桡骨骨折端于同一血肿内相通,血肿机化后两骨交叉愈合,使前臂不能旋转。常见的原因有:①位于同一水平的粉碎、移位严重的尺桡骨双骨折;②前臂挤压伤;③合并颅脑损伤;④同一切口显露尺桡骨;⑤感染;⑥尺桡骨间植骨;⑦螺钉穿过骨间膜。若前臂固定于较好的功能位,可不处理。前臂固定位置较差,应手术切除尺桡骨间骨桥,行筋膜或脂肪移植于骨切除部位以间隔两骨,术后早期活动,以期恢复前臂旋转功能。

第三节 尺桡骨远端骨折

尺桡骨远端骨折主要指盖氏(Galeazzi)骨折、科利斯(Colles)骨折、史密斯(Smith)骨折、巴顿(Barton)骨折、桡骨远端骨骺分离,桡骨茎突骨折及尺骨茎突骨折等。该解剖段的骨折虽不如尺桡骨近端复杂,但如处理不当仍可引起疼痛,以致影响手腕部的功能,应加以重视。

一、骨 折 分 类

一般将尺桡骨远端骨折分为关节内骨折与关节外骨折两大类,而关节内骨折视关节受累的程度不同又可分为部分关节内骨折及完全关节内骨折两种,前者治疗较容易,预后佳;而关节面完全破坏者,手术切开复位内固定率明显为高。

二、盖氏骨折

所谓盖氏骨折(Galeazzi fracture)系指桡骨中下 1/3 骨折合并尺桡下关节脱位者(图 4-4-3-1)。其在临床上较多见。该损伤早年称之为反孟氏骨折,自 1934 年 Galeazzi 详加描述后,改称之为 Galeazzi 骨折。其手术率较高。

(一)致伤机制

多因以下两种外力所致。

1. 直接暴力 指直接撞击或机器皮带卷压伤所致。后者损伤程度多较严重,预后差。

2. 间接暴力 多在前臂内旋位时手掌撑地跌倒,暴力沿桡骨向上传递,与身体重力相交引起桡骨中下 1/3 处骨折,随之出现尺桡下关节脱位。

(二)诊断、分型及移位特点

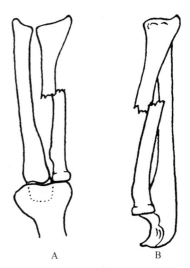

图 4-4-3-1　盖氏骨折示意图
A. 正位;B. 侧位

一般病例诊断多无困难,但平日如对此种损伤没有认识,则在观察 X 线片时易疏忽而将其漏诊。此种骨折一般分为以下 3 型。

1. 青枝型 发生于儿童,桡骨呈青枝骨折状,尺骨小头或骨骺分离或下尺桡关节呈分离状,此型治疗较易,预后佳。

2. 单纯型 为桡骨远端骨折,伴有下尺桡关节脱位者。骨折多呈横形、斜形或螺旋形,一般均有明显移位。

3. 双骨折型 除桡骨远端骨折及尺桡下关节脱位外,尺骨干亦多伴有骨折,或由不完全性骨折所致尺骨外伤性弯曲者。后一情况多系机器伤所致,较严重,且常为开放性损伤,治疗较复杂。双骨折骨折断端的移位方向,主要取决于以下 3 组肌肉的作用。

(1)肱桡肌:引起骨折断端的短缩畸形。

(2)旋前方肌:使远端桡骨向内并拢。

(3)伸拇肌及外展拇肌:加强上述两组肌肉的作用。

(三)治疗

按分型不同,在治疗方法选择上亦有所差异。

1. 青枝型者 均选用手法复位+上肢石膏托,或管型石膏剖开固定+分骨塑形,以防止桡骨内并。有短缩倾向者,可加用手指铁丝夹板牵引。

2. 单纯型者 先施以手法复位,方法同前。在石膏塑形时应防止尺骨小头脱位及桡骨内并倾向。闭合复位失败多系骨折端不稳定者,则可行开放复位+内固定术。内固定物可选用 AO 动力加压钢板(图 4-4-3-2),由于损伤的关节囊韧带结构的修复需一定时间,应附加上肢石膏托固定前臂于中立位,3～4 周后开始主动活动锻炼。下尺桡关节仍有不稳定者,复位后用克氏针或螺钉固定 3 周(图 4-4-3-3),进针点位于下尺桡关节近端。对于桡骨骨折固定后仍有半脱位表现者,则应从背侧做切口进入下尺桡关节,缝合三角纤维软骨和撕裂的腕背侧关节囊韧带。

3. 双骨折型者 除个别病例外,此型大多需开放复位+内固定术。创面较大需观察换药及作其他处理者,可用外固定框架技术。

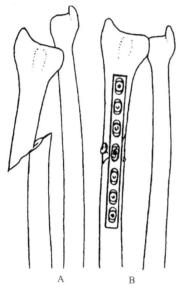

图 4-4-3-2 盖氏骨折内固定
示意图

A. 术前;B. 术后

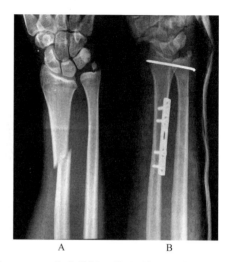

图 4-4-3-3 临床举例 盖氏骨折切开复位内固定
X 线正位片观

A. 术前:下尺桡关节分离明显;B. 桡骨钛板固定术后下尺桡
关节复位并用克氏针固定

（四）预后

一般较好,如复位不良引起桡骨内并者功能较差。陈旧性病例可酌情行尺骨小头切除术或植骨融合术等补救。

三、桡骨远端骨折的现代治疗

桡骨远端骨折(distal radius fracture)是指距桡骨远端关节面3cm以内的骨折,其发病率约占急诊骨折患者的17%,其中关节内骨折占桡骨远端骨折的25%。桡骨远端骨折多见于老年患者,发病率随年龄上升而增加,女性多于男性,多为低能量跌伤,其原因与高龄及骨质疏松相关。年轻患者多由于高能量损伤引起,男性明显多于女性。

（一）解剖和生物力学

1. 桡骨远端解剖 桡骨远端膨大,由骨松质构成。桡骨远端成掌、背、桡、尺4个面。其掌侧光滑凹陷;背侧稍突起,有6个骨性纤维管道,伸肌腱通过其中,桡骨远端骨折时容易损伤伸肌腱。桡侧向远端延伸,形成桡骨茎突,桡骨茎突比尺骨茎突长 1～1.5cm,是骨折诊断、复位的标志。桡骨远端关节面分成3部分:舟骨凹、月骨凹和位于月骨凹尺侧呈矢状位的乙状切迹,分别与舟骨、月骨、尺骨小头构成关节。固定下尺桡关节(distal radioulnar joint,DRUJ)的主要是三角纤维软骨盘,该结构对于维持下尺桡关节的稳定及旋转功能具有重要的作用。正常桡骨远端形成两个倾斜角:①尺偏角,正常 20° ~ 25°;②掌倾角,正常 10° ~ 15°(图 4-4-3-4)。

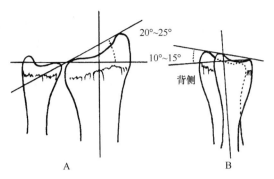

图 4-4-3-4 桡骨远端关节面正常角度示意图
A. 正位:尺偏角 20° ~ 25°;B. 侧位:掌倾角 10° ~ 15°

2. 下尺桡关节稳定性 腕关节的稳定性依靠骨性结构、关节囊、韧带和周围的肌腱共同维持,其中关节囊韧带起到重要作用。掌侧重要的有桡舟头状骨韧带、桡月韧带、尺月韧带、桡舟月韧带、月三角韧带;背侧有桡骨三角骨韧带、桡月韧带和腕骨间韧带,较掌侧韧带薄弱。三角纤维软骨起自乙状切迹的远侧缘,经过尺骨关节面的上面止于尺骨茎突基底部,形成周缘厚、中央薄的圆盘状结构,也称之为关节盘,对于维持下尺桡关节(DRUJ)的稳定及旋转功能具有重要的作用。三角纤维软骨复合体(triangular fibrocartilage complex,TFCC)是由三角纤维软骨、腕尺侧副韧带、桡尺背侧韧带、桡尺掌侧韧带、尺侧腕伸肌腱鞘和尺腕韧带组成。TFCC 是 DRUJ 的主要稳定结构,提供稳定的桡尺、尺腕连接,成为连接近排腕骨与前臂骨性末端的分界面。TFCC 损伤可导致腕部活动时疼痛,特别是腕部旋转时疼痛加剧和腕部活动受限,35% 的桡骨远端关节内骨折和 53% 的关节外骨折病例合并 TFCC 撕裂。腕关节镜检查发现,伴随桡骨远端骨折的 TFCC 外周撕裂是导致 DRUJ 不稳且影响腕部功能的主要原因。桡骨远端骨折可合并尺骨茎突骨折,尺骨茎突基底部骨折是 TFCC 从其止点处撕脱引起,影响 DRUJ 的稳定性;而茎突尖骨折只是尺侧囊撕脱骨折所致,不影响 TFCC 在茎突基底部的止点,不影响 DRUJ 的稳定性。

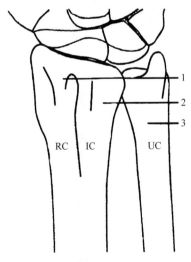

图 4-4-3-5 三柱理论示意图
1. 桡侧柱(RC);2. 中间柱(IC);
3. 尺侧柱(UC)

3. 三柱理论 尺桡骨远端的三柱理论对理解腕关节骨折的病理机制很有帮助(图 4-4-3-5):桡骨远端的桡侧部分构成桡侧柱(radial colurmn,RC),包括桡骨茎突及舟骨凹;桡骨远端的尺侧部分构成中间柱(intermediate column,IC),包括月骨凹和乙状切迹;尺骨远端、三角纤维软骨复合体(TFCC)及下尺桡关节构成尺侧柱(ulnar column,UC)。桡骨茎突对维持腕关节稳定性很重要,也是腕关节外在韧带的附着点。在生理情况下,桡侧柱承担很小的负荷,主要的负荷经月骨窝沿中柱传导。尺骨是前臂旋转的稳定部分,桡骨围绕尺骨摆动,上下尺桡关节处的韧带连接和骨间膜将尺桡骨紧密结合在一起,尺侧柱代表了这种稳定结构的远端。TFCC 是维持腕关节和前臂稳定的关键性结构,其允许腕关节进行独立屈伸,尺侧偏移及旋前、旋后运动。尺侧柱也承担相当的负荷,尤其在握拳时。

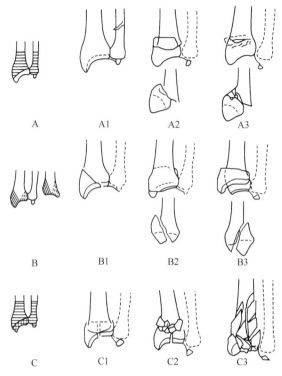

A　　　A1　　　A2　　　A3

B　　　B1　　　B2　　　B3

C　　　C1　　　C2　　　C3

图 4-4-3-6　桡骨远端骨折的 AO 分类示意图

（二）分类

桡骨远端骨折的分类方法很多,目前以 AO 分类和人名命名方法最为常用。

1. AO 分类　是目前公认的较全面、实用的分类方法(图 4-4-3-6),将桡骨远端骨折分为 A 型(关节外骨折)、B 型(部分关节内骨折)及 C 型(完全关节内骨折)3 种基本类型。每型再分成 3 组。

A 型:A1 孤立的尺骨远端骨折;A2 桡骨远端骨折、简单或嵌插;A3 桡骨远端骨折、粉碎。

B 型:B1 桡骨远端矢状面骨折;B2 桡骨远端背侧缘骨折;B3 桡骨远端掌侧缘骨折。

C 型:C1 关节内简单骨折(2 块),无干骺端粉碎;C2 关节内简单骨折(2 块),合并干骺端粉碎;C3 粉碎的关节内骨折。

附加尺骨损伤,AO 将桡骨远端骨折分为 27 类组合形式,对选择手术入路、固定方式及判断预后具有重要指导意义。

2. 人名命名方法　常见的以人名命名的桡骨远端骨折有:科利斯(Colles)骨折、巴顿(Barton)骨折、史密斯(Smith)骨折、恰费(Chauffeur)骨折、卢瑟福(Rutherford)或 Cotton 骨折等,在以下进行分述。此外还有 Frykman、Fernandez 等分类系统。Fernandez 分类法是根据创伤机制进行分类,Frykman 分类考虑下尺桡关节损伤。但是至今还没有一种方案包括所有的骨折情况,得到一致的认可。

（三）影像学诊断

1. X 线　诊断较容易,除正侧位片外,有时需摄斜位片,但有几个常见 X 线诊断参数必须牢记:①桡骨高度,平均 12mm;②尺偏角,平均 23°;③掌倾角,平均 12°;④尺骨变异,60% 的人群等长;⑤舟月角,平均 30°~80°。

2. CT　应用于关节内和部分关节内骨折,必要时行三维重建,明确关节内骨折块位置及数量,有助于制定手术方案。

（四）稳定与不稳定骨折

目前建议对不稳定骨折行手术治疗,其诊断标准为:①粉碎,背侧:超过 50% 的皮质粉碎,掌侧:超过 50% 的皮质粉碎;②骨折原始移位横向移位大于 10mm,桡骨短缩大于 4mm;③关节内骨折,合并尺骨远端骨折、茎突基底骨折;④严重的骨质疏松,不能通过外固定维持复位;⑤合并下尺桡不稳定。此外,临床上将桡腕关节面不平整,关节面台阶或间隙大于 2mm 也作为不稳定骨折处理。

（五）治疗

文献统计桡骨远端骨折的治疗方法超过 30 种,仅列举临床上最常用者。

1. 非手术治疗 目前仅用于简单、稳定的关节外骨折及部分关节内骨折,通常采用传统的复位石膏或夹板固定。根据骨折类型的不同,复位后需采用不同的体位予以固定:科利斯骨折固定于掌屈 5°~15°尺偏位;史密斯骨折固定于前臂旋后和腕关节背伸位,并用超过肘关节的石膏固定。外固定不容易稳定巴顿骨折,在不能采用内固定的情况下,背侧巴顿骨折固定于腕关节背伸及前臂旋前位,掌侧巴顿骨折固定于腕关节掌屈及前臂旋后位。上述位置固定 2 周后,改成腕关节中立位固定至 4 周。

2. 经皮克氏针内固定 有多种进针方法,并可采用骨折区内克氏针撬拨技术:在 C 形臂 X 线机监视下,先行骨折闭合手法整复,对复位困难的患者使用克氏针撬拨复位,复位满意后,助手牵引维持复位后的位置,根据骨折类型及移位倾向选择桡骨背侧结节近侧、桡骨茎突近侧、掌面桡动脉内或外侧作为进针点,设计进针方向,经皮钻入 2 枚以上克氏针固定,针尖穿透对侧骨皮质,必要时

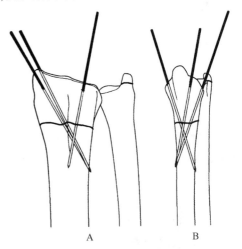

图 4-4-3-7 桡骨远端骨折经皮
克氏针固定示意图
A. 正位观;B. 侧方观

固定至尺骨(图 4-4-3-7)。透视下再次确认骨折复位良好后,处理克氏针尾部,用石膏托固定腕关节于功能位,固定范围为肘关节以下至掌指关节水平。术后次日开始手指活动及肘关节活动,每周复查 X 线片,4~6 周骨折愈合后拔除克氏针及拆除石膏,鼓励患者腕关节功能锻炼。

3. 切开复位内固定术 可以恢复桡腕关节、DRUJ 的平整性及干骺端的长度和角度,予以骨折端坚强固定,从而达到早期功能锻炼、改善功能的目的。

（1）手术入路:目前应用主要 AO 组织提倡的 3 种入路。

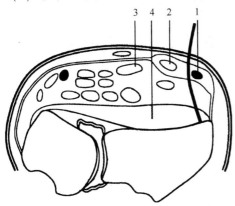

图 4-4-3-8 于桡骨腕屈肌腱和桡动脉间进入,
切开旋前方肌以显露桡骨远端示意图
1. 桡动脉;2. 桡侧腕屈肌;3. 正中神经;4. 旋前方肌

1）掌侧入路（Henry 切口）:在前臂远端掌侧于桡侧腕屈肌和桡动脉间做直切口,注意保护桡动脉和正中神经,在桡骨干的桡侧部分切开旋前方肌,显露骨折端及移位的骨块(图 4-4-3-8)。该入路可以显露主要骨折块,显露桡骨茎突及舟状窝,特别是对中柱冲压骨折（die-punch）复位尤为有利。该入路固定优点为:①桡骨远端掌侧面平坦,有利于金属接骨板的放置;②旋前方肌覆盖内固定物,不会出现肌腱刺激症状;③掌侧骨皮质较厚,骨折后多可以找出复位的解剖标志,方便复位;④入路简单,可以迅速到达骨折端;⑤避免背侧软组织剥离,保留了骨的血供。缺点

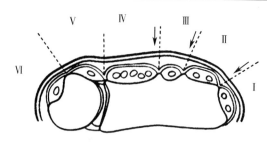

图 4-4-3-9　从背侧 Ⅰ、Ⅱ、Ⅲ、Ⅳ 肌腱间室间隙进入
以显露桡骨远端背侧示意图

Ⅰ. 拇长展肌和拇短伸肌;Ⅱ. 桡侧腕长伸肌和桡侧腕短
伸肌;Ⅲ. 拇长伸肌;Ⅳ. 拇伸肌腱和示指伸肌;Ⅴ. 小指
伸肌;Ⅵ. 尺侧腕伸肌

为:不主张切开关节囊以免影响关节稳定性,限制了其对骨折的显露,但掌面较为平坦,可用钢板压迫纠正关节面旋转移位。

2)背侧入路:沿 Lister 结节做直切口,远端跨越桡腕关节线,止于第二掌腕关节基底部近端 1cm 处,近端向桡骨干延伸 3～4cm,在通过 2、4 伸肌间隙显露桡骨中柱,向桡侧可显露桡侧柱,保护第 3 肌间隙(图 4-4-3-9)。背侧入路的优势有:①可以显露关节面,予以直视下解剖复位,复位固定背侧移位的骨折较为理想;②可以直视下复位和固定月骨关节面塌陷骨折;③同时修复下尺桡关节损伤。缺点为:①背侧移位骨折的背侧皮质往往非常粉碎,不利于复位;②破坏了背侧软组织的连续性,影响血供;③对伸肌腱装置的破坏大,容易出现肌腱激惹。

3)掌背侧联合入路:联合应用上述切口,多用于 AO-C2、AO-C3 型骨折内固定。

(2)内固定种类:为 AO 组织设计的桡骨远端解剖型钢板,由早到新分为以下 3 大类。

1)普通接骨板:即早期的桡骨远端 T 或斜 T 板,由于为普通螺钉设计,时有螺钉松动;且钢板较厚,易出现肌腱刺激症状。

2)锁定接骨板:即 3.5mm LCP,螺钉头、钢板为锁定设计,有良好的有成角稳定性,起到支持关节面作用,应用于骨质疏松和粉碎性骨折,分为掌侧板及背侧板。

3)低切迹解剖锁定接骨板:最新的为 AO 2.4mm 锁定内固定系统提供掌、背、桡侧 3 种类型 LCP,每种 LCP 有多种可供选择的尺寸和形状,可为不同类型桡骨远端骨折提供个体化的内固定方案(图 4-4-3-10)。较传统 3.5mm LCP 的螺钉直径更小,增强了对细小骨折块的把持能力,内固定稳定性进一步增加。较低的切迹减少了内固定对肌腱的刺激。

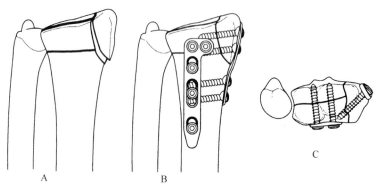

图 4-4-3-10　桡骨远端复杂关节内骨折用 AO 2.4mm LCP 固定示意图
A. C3 型骨折;B、C. 用 LCP 固定桡骨茎突及桡尺侧骨块

(3)内固定技术:结合入路和内固定种类,分为以下 3 种。

1)掌侧入路板钉技术:最佳适应证是向掌侧移位的桡骨远端不稳定骨折(图 4-4-3-11),如掌侧巴顿骨折和史密斯骨折。也可用掌侧锁定板取代背侧接骨板来固定背侧移位的桡骨远端骨折。

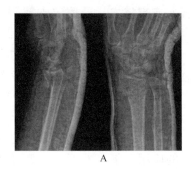
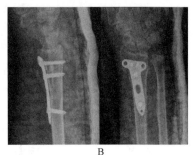

图 4-4-3-11 临床举例 AO-B3 型骨折掌侧入路锁定钢板内固定正侧位 X 线片观

A. 术前;B. 术后

2）背侧入路板钉技术:最佳适应证是向背侧移位的桡骨远端不稳定骨折(图 4-4-3-12),肌腱并发症较高。现多用于 AO 背侧双板技术固定中,背侧双板的适应证是桡骨远端背侧移位骨折,中柱和(或)尺侧柱损伤需要手术者。

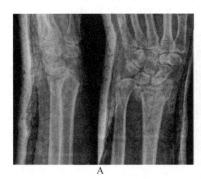
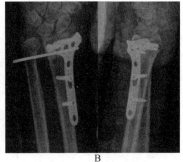

图 4-4-3-12 临床举例 AO-C1 型骨折背侧入路钢板内固定正侧位 X 线片观

A. 术前;B. 术后

3）掌背侧联合入路板钉固定:联合应用上述切口,多用于 AO-C2、AO-C3 型骨折内固定。掌背侧联合固定通过板间骨块加压加强了对关节骨块的固定(图 4-4-3-13)。目前最为理想的选择是应用 AO 2.4mm 锁定内固定系统,行掌背侧入路,于桡骨两侧置入双板或三板 LCP(附加桡骨茎突的单独板钉固定)固定骨折。该技术为骨折提供了坚强的内固定,允许腕关节早期活动,并减少伸肌腱刺激征。

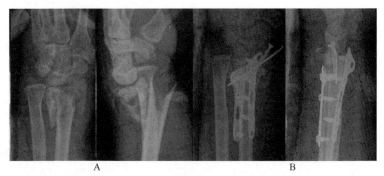

图 4-4-3-13 临床举例 AO-C3 型骨折掌背侧联合入路双锁定钢板内固定正侧位 X 线片观

A. 术前;B. 术后

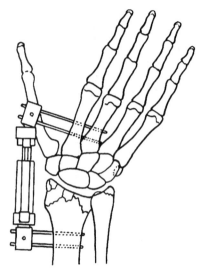

图 4-4-3-14　桡骨远端粉碎性骨折外
固定架固定示意图

4. 外固定支架技术　外固定支架利用骨折的韧带整复作用实现骨折复位,并通过持续牵开维持骨折对位,适用于桡骨远端开放性骨折或骨折复位后无法维持对位者,尤其是桡骨长度无法维持者(图 4-4-3-14)。外固定支架应用于某些关节内骨折时,可加用从桡骨茎突经皮穿针固定桡骨远端骨折块,亦可通过有限切开复位+外固定架维持复位,上述方法扩大了外固定支架的应用范围。外固定支架的缺点有:①维持骨折复位的能力不如板钉;②桡神经浅支损伤的风险;③关节僵硬;④针道感染;⑤继发严重的骨质疏松。桡骨远端骨折的外固定支架技术分为跨关节固定和不跨关节固定。不跨关节的外固定支架固定可应用于关节外骨折和无移位的关节内骨折,但骨折远端需保留至少 1cm 的掌侧皮质。术后 1 个月拔除克氏针,2 个月拆除外固定支架。残留的腕关节僵硬,经锻炼多可恢复。

5. 腕关节镜辅助下复位固定　腕关节镜应用于桡骨远端骨折,术中可以:①观察关节内骨折复位和固定情况;②取出关节内骨和软骨碎片;③探查关节内韧带和三角纤维软骨复合体的完整性,在镜下行清理、修整或缝合。镜视辅助下将骨折块复位,恢复关节面平整,并用克氏针固定,可加用石膏外固定或外固定支架固定。关节镜技术属微创技术,不能替代切开复位内固定技术。

四、科利斯骨折

科利斯骨折(Colles fracture)系指发生于桡骨远端 2.5cm 以远、骨折远端向背侧及桡侧移位者,自 1814 年 A. Colles 详加描述后,一直沿用至今。在同一部位骨折,如远端向掌侧及尺侧移位时,则称为反科利斯骨折,又名史密斯骨折。在诊断时必须分清,以免治疗失误。科利斯骨折在临床上最为多见,约占全身骨折的 5% 。

(一) 致伤机制

多为平地跌倒,手掌撑地、腕关节处于背伸及前臂内旋位时,以致暴力集中于桡骨远端骨松质处而引起骨折。在此种状态下,骨折远端必然出现向背侧及桡侧的位移。此时,尺骨茎突可伴有骨折,三角纤维软骨盘亦有可能撕裂。

(二) 临床表现

1. 一般骨折症状　多较明显。

2. 畸形　典型者呈餐叉状畸形(图 4-4-3-15),如局部肿胀严重,则此种畸形可能被掩盖而不明显。

3. 活动受限　腕部及前臂的功能均障碍,尤以骨折线侵及关节内者。

（三）诊断及分型

诊断多无困难,关键是初学者切勿将史密斯骨折与此相混淆,否则,易造成治疗(手法复位)的错误而出现不良后果。

科利斯骨折的分型意见不一,笔者建议根据骨折部位、治疗要求及预后等分为以下4型。

1. 关节外无移位型　指骨折线不波及关节面,且远端亦无明显变位者,桡骨远端关节面力线正常(图4-4-3-16)。此型较多见。

2. 关节外移位型　指骨折线不侵犯关节面,但骨折端可有程度不同地向背侧及桡侧移位,亦可呈嵌入状;此时关节面力线变形(图4-4-3-17)。尺骨茎突可有或不伴有骨折,此型最多见。

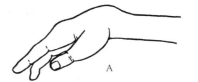
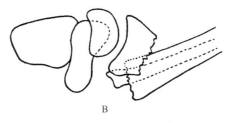

图4-4-3-15　科利斯骨折
餐叉状畸形示意图(A、B)

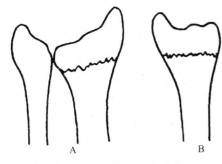

图4-4-3-16　科利斯骨折关节外
无移位型正侧位观示意图(A、B)

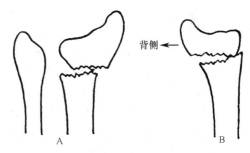

图4-4-3-17　科利斯骨折关节外
移位型正侧位观示意图(A、B)

3. 关节受累型　或称之为单纯关节型,指骨折线波及关节面,但关节对位正常,无明显移位(图4-4-3-18)。

4. 关节碎裂型　指关节面的完整性及外形已受破坏者(图4-4-3-19)。此型预后最差,且在治疗上难度亦较大,多需手术或骨外固定架治疗,但其少见。

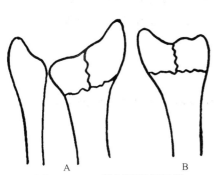

图4-4-3-18　科利斯骨折关节
受累型正侧位观示意图(A、B)

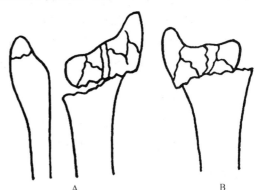

图4-4-3-19　科利斯骨折关节
碎裂型正侧位观示意图(A、B)

此外尚有其他分型,但基本原则大致相似,笔者认为没有必要将分类搞得过于繁杂,实际上,分得愈多,愈难为临床医师所接受。

（四）治疗

视骨折类型、来院时间及患者具体情况等不同,酌情选择相应疗法,一般按以下原则进行。

1. 无移位者 腕关节置于功能位,行前臂石膏托固定,并于桡骨远端的桡、背侧加压塑形。3～5天待局部消肿后,更换前臂石膏,并继续固定4～6周。仍取腕关节背伸30°的功能位。

2. 关节外移位型 90%以上病例可通过手法达到复位目的,操作步骤如下。

（1）麻醉:用1%普鲁卡因10ml左右注入血肿内,其麻醉效果最佳,臂丛阻滞麻醉适用于血肿已消散病例。

（2）牵引:患者坐于靠背椅上,患肢外展,于肘上部作对抗牵引。助手以左右双手分别对患肢的拇指及另外4指持续牵引3～5分钟,骨折断端即被牵开。牵引时助手双上肢无需用力,将肌肉放松,仅以双手持住患者手指,利用人体后仰（10°～15°）所产生的重力,即能使骨折端牵开。

（3）复位:术者立于患肢外侧,一足踏在方凳上,使患腕置于术者膝部上方;术者双手分别持在骨折端的两侧,一手向远侧牵引,另一手则增加反牵引力,持续数秒钟后,按照骨折发生机转的相反方向使骨折远端依序背伸、桡伸、再掌屈、尺屈,而后将腕部置于功能位,并双手合掌,分别挤压桡骨远端,以使骨折碎片靠拢。经如此操作,一般均可获得理想复位。

（4）固定:助手继续维持牵引,术者以前臂石膏固定（肿胀剧烈者可先采用石膏托）,待石膏成形时,按骨折移位的相反方向予以加压塑形,至此时助手方可逐渐放松牵引。

以上过程除麻醉外,大多数病例可在5～10分钟完成操作。而后行摄片以观察复位情况并留作记录存档。复位满意者应显示桡骨远端关节面的角度恢复正常。3～5天肿胀消退后需更换石膏;制动时间一般为4周左右。

3. 关节受累型及粉碎型 其处理原则及要求如下。

（1）先施以闭合复位,方法同前,其中80%以上病例可获得满意效果。失败者方考虑开放复位。

（2）骨折端粉碎或骨质疏松者,可于石膏固定之同时,对拇指、食指及中指分别加以铁丝夹板牵引,以达复位及维持对位之目的。

（3）此型以恢复关节面平整为首要目的,对复位后关节面仍不平整者,应及早行开放复位十内固定术,可采用克氏针、桡骨远端支撑及锁定加压钢板内固定（见图4-4-3-11～图4-4-3-13）,或采用外固定支架技术固定（图4-4-3-14）。

（五）并发症

以创伤性关节炎及畸形愈合为多见,正中神经损伤及伸拇肌腱断裂亦偶可遇见。除注意预防外,一旦发生应积极手术处理。

（六）预后

此组损伤绝大多数预后良好,可无任何后遗症。年迈者,尤其是粉碎型和骨折线累及关节者,可残留后遗症,因此对此种类型应强调功能恢复为主并注重功能锻炼。

五、史密斯骨折

史密斯骨折(Smith fracture)又名反科利斯骨折,是指桡骨远端2.5cm以内骨折、远折端向掌侧及尺侧移位者。由 R. W. Smith 在 1874 年首次描述,故名。其较前者明显少见,约为前者的1/30。因少见而易被忽视,或误当科利斯骨折处理,以致延误早期治疗时机或产生相反复位效果,并会由此引起各种并发症。此点务必引起重视。

(一) 致伤机制

以往最为常见的原因是汽车司机摇发动机时,如突然松手,可被逆转的手柄直接打击所致。目前此种现象已消失,而多见于撞击性外伤(例如骑助动车或摩托车相撞)或腕背部着地跌倒所引起。

(二) 诊断及分型

此种损伤的诊断一般均无困难。其临床症状与科利斯骨折相似,仅骨折断端的移位方向相反,故其外形表现为反餐叉畸形。在临床上一般可将其分为以下两型。

1. 关节外型 指骨折线不波及关节面者,最为多见。骨折线大多呈横形,少数为斜形。后者复位后维持对位较困难,多需附加手指牵引。

2. 关节受累型 凡骨折线波及关节者均属此型,由于史密斯骨折在临床上少见,故无必要将此类患者再作更进一步的分型。

(三) 治疗

基本治疗原则与科利斯骨折相似。

1. 关节外型 按科利斯骨折行手法复位,其具体操作与科利斯骨折相同,唯在复位及石膏塑形时的压力方向与科利斯骨折正好相反。复位后亦应检查关节面角度,要求恢复正常,否则应再次复位。

2. 关节受累型 以维持及恢复关节面的完整、平滑及角度为主,先施以手法复位,失败者可行开放复位及内固定术。

(四) 预后

一般病例功能恢复大多比较理想,关节受累型复位不佳者可有后遗症。

六、巴 顿 骨 折

桡骨远端关节面纵斜向断裂、伴有腕关节半脱位者称为巴顿骨折(Barton fracture),系 J. R. Barton 于 1838 年首次描述,故名。

(一) 致伤机制

多系跌倒时手掌或手背着地,以致暴力向上传递,并通过近排腕骨的撞击而引起桡骨关节面断裂,骨折线纵斜向桡骨远端,且大多伴有腕关节的半脱位。

（二）诊断及分型

此型骨折的诊断除依据外伤史及伴有腕关节半脱位的桡骨远端骨折等要点外,主要依据 X 线片所见。视其发生机转及骨折线特点不同,而可分为以下两型(图 4-4-3-20)。

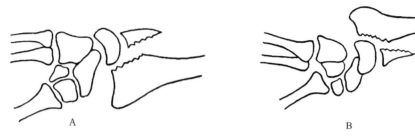

图 4-4-3-20　巴顿骨折分型示意图

A. 背侧型;B. 掌侧型

1. 背侧型　较多见,手掌着地跌倒时,由于手部背伸,以致在桡骨远端背侧缘造成骨折,骨折片多向背侧移位,并伴有腕关节半脱位。

2. 掌侧型　少见,系手背着地跌倒,以致应力方向沿桡骨远端向掌侧走行,骨折片向掌侧位移,腕关节亦出现半脱位。有人将此型列入史密斯骨折中的一型。

（三）治疗

1. 非手术疗法　可先行非手术治疗,在手法复位时应尽量利用牵引作用获得满意复位。背侧巴顿骨折固定于腕关节背伸及前臂旋前位,掌侧巴顿骨折固定于腕关节掌屈及前臂旋后位。必要时再加用手指铁丝夹板牵引,并注意定期观察与更换石膏,纠正与防止位移。上述位置固定 2 周后改成腕关节中立位固定至 4 周。关节面达不到解剖对位者,则需手术疗法。

2. 开放复位内固定术　遇有对位不佳或移位者,应及时行切开复位内固定。由于骨折多呈斜形,复位后稳定性较差,一般多需较确实的内固定物。目前采用背侧入路显露背侧巴顿骨折,采用桡骨远端背侧带锁或不带锁解剖钢板固定背侧移位骨折块,并达到桡腕关节稳定。采用掌侧入路显露掌侧巴顿骨折,采用掌侧带锁或不带锁解剖钢板固定掌侧骨折块。

七、桡骨远端骨骺分离

在人体骨骺损伤中,桡骨远端为最易发生的部位,占全身骨骺损伤的 40%~50%。

（一）致伤机制

桡骨远端骨骺分离(fracture of the distal radial epiphysis)与桡骨远端科利斯骨折几乎完全相似,个别病例则类似史密斯骨折,多系来自手掌或手背向上传导的暴力。

（二）诊断及分型

其临床表现与桡骨远端骨折完全一致,包括餐叉状畸形、肿、痛、压痛及活动受限等。但确诊仍需依据X线片所见,并从X线片所见分为以下5型(图4-4-3-21)。

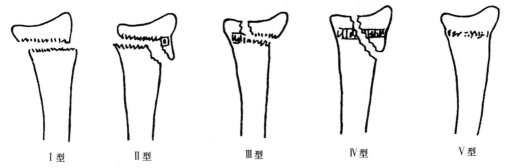

图4-4-3-21　桡骨远端骨骺分离分型示意图(Ⅰ～Ⅴ型)

Ⅰ型:骨折线完全通过骺板的薄弱带。此型较少见,约占10%。

Ⅱ型:与前者相似,但于骨质边缘处常有一个三角形骨折片被撕下。此型最为多见,约占70%。

Ⅲ型:骨折线自关节面进入骨骺达骺板处,再沿一侧薄弱带到骨骺板边缘,此型少见。

Ⅳ型:与前者相似,唯骨折线自关节面进入骺板后,继续向前穿过薄弱带而延伸至骨骺端,形成类似巴顿骨折样移位;且骨折片不稳定,易变位,本型罕见。

Ⅴ型:为压缩型,即骨骺软骨板的压缩性骨折。此型诊断主要依靠医师的临床经验。易漏诊,直至晚期形成骨骺早期闭合、停止发育时才被发现,在临床上必须引以为戒。对腕部外伤后疼痛、沿骨骺线处有环状压痛者,均应考虑到此类损伤,并予以复位及固定等治疗。

(三)治疗

与桡骨远端骨折治疗方法完全一致,但更应强调如下几点。

1. 早期　越早复位,对骨骺的发育影响越小。

2. 解剖复位　无论何型骨骺损伤,均应力争解剖对位。由于小儿骨骺小,易获得解剖对位,个别有软组织嵌顿者则需开放复位。

3. 手法复位　一般均应力争通过手法等非手术疗法达到复位,以免因开放复位操作时对骨骺的损伤。

4. 骨骺处忌用内固定　任何波及骨骺的内固定物均影响骨骺的正常发育,非用不可者应选择避开骨骺线的骨质处(图4-4-3-22)。

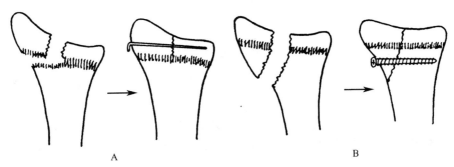

图4-4-3-22　桡骨远端骨骺分离Ⅲ型及Ⅳ型开放复位及内固定示意图
A. Ⅲ型;B. Ⅳ型

5. 避免损伤 指重复多次手法操作,势必加重对骨骺的损伤而引起早闭,以致后期出现曼德隆(Madelung)样畸形。因此在操作时应争取一次到位,切勿多次重复。

（四）预后

一般病例预后较好,少数损伤较重且治疗不当而引起骨骺早期闭合者,数年后可出现尺骨长、桡骨短,手腕桡偏的曼德隆样畸形。此种畸形给患者带来不便和痛苦,可行尺骨茎突切除术矫正之。

八、桡骨茎突骨折

（一）概述

临床常可遇到单纯的桡骨茎突骨折(radial styloid fracture),多因跌倒手掌着地,暴力通过舟、月骨传递所致。骨折片多呈横形或微斜形(图 4-4-3-23),并向远端及桡侧位移。此外如腕部过度尺偏时,桡侧副韧带的突然牵拉,亦可引起茎突骨折,外观则呈撕脱状。

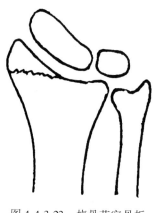

图 4-4-3-23　桡骨茎突骨折示意图

（二）诊断

此种骨折部位十分浅表,加之 X 线能清楚显示骨折线,故易于诊断。但骨折线波及关节面,仍属关节内骨折,故要求尽可能地解剖复位。

（三）治疗

治疗应以非手术疗法为主,局麻后在牵引下使手掌略向尺侧偏斜,术者用拇指由桡侧向尺侧推挤骨折片,当触及骨折处并显示裂缝消失,再将患手放归原位,一般可获得满意复位。闭合复位失败者则开放复位,以螺丝钉或克氏针固定。术后用前臂石膏托保护之。

（四）预后

此种损伤预后一般良好,因属关节内骨折,有引起创伤性关节炎的可能,应注意预防。尤应注意解剖对位为获得优良疗效的关键。

九、尺骨茎突骨折

尺骨茎突骨折多与科利斯骨折伴发,但少数情况下也可单发,多系腕关节过度桡偏所致。常伴有三角软骨损伤,后期易残留腕痛及腕部无力等后遗症,应予以注意。

诊断多无困难,治疗可采用尺偏石膏托固定 4～5 周,拆除石膏后再用护腕保护 4～6 周。尺骨茎突骨折与科利斯骨折伴发者,术中用克氏针复位固定。后期疼痛加剧及功能受限者,可将其切除。如系三角软骨损伤(可用造影证实),仅将三角软骨切除即可。

十、恰佛骨折

(一) 概述

桡骨远侧关节面的桡侧或尺侧斜形骨折,并伴有尺桡下关节分离者(主要为尺侧型)为恰佛骨折(Chauffeur fracture)(图4-4-3-24)。多由掌部着地、暴力沿腕骨传导所致,视骨折部位不同分为尺侧型及桡侧型。

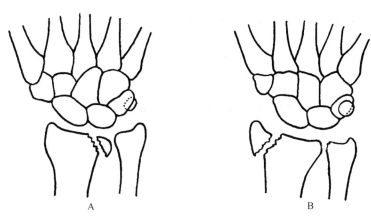

图4-4-3-24 恰佛骨折分型示意图(A、B)

(二) 诊断与治疗

诊断及鉴别诊断主要依据为X线片。以非手术疗法为主,牵引下用双手掌部对患腕的尺侧与桡侧同时加压,即可获得复位。手法复位失败者可行开放复位+克氏针内固定术。

(严力生 钮心刚 李 国)

参考文献

侯春林. 2006. 桡骨远端骨折的治疗现状. 中华手外科杂志,22:1.

姜保国,张殿英,付中国,等. 2010. 桡骨远端骨折的治疗建议. 中华创伤骨科杂志,11:1053.

李夏,高伟,王秋根,等. 2010. AO新型锁定内固定系统治疗不稳定型桡骨远端骨折的疗效观察. 中华创伤骨科杂志, 12:6.

荣国威. 2004. 骨折. 北京:人民卫生出版社.

张长青,曾炳芳. 2011. 四肢骨折锁定钢板内固定手术技术. 第2版. 上海:上海科学技术出版社.

赵定麟. 2004. 现代骨科学. 北京:科学出版社.

Thomas PR 等著. 危杰 主译. 2010. 骨折的AO治疗原则. 第2版. 上海:上海科学技术出版社.

Aktekin CN,Altay M,Gursoy Z,et al. 2010. Comparison between external fixation and cast treatment in the management of distal radius fractures in patients aged 65 years and older. J Hand Surg Am,35:736.

Atesok KI,Jupiter JB,Weiss AP. 2011. Galeazzi fracture. J Am Acad Orthop Surg,19:623.

Catalano LW,Zlotolow DA,Hitchcock PB,et al. 2011. Surgical exposures of the radius and ulna. J Am Acad Orthop Surg,19:430.

Eathiraju S,Mudgal CS,Jupiter JB. 2007. Monteggia fracture-dislocations. Hand Clin. 23:165.

Figl M,Weninger P,Liska M,et al. 2009. Volar fixed-angle plate osteosynthesis of unstable distal radius fractures:12 months results. Arch Orthop Trauma Surg,129:661.

Gruber G,Gruber K,Giessauf C,et al. 2008. Volar plate fixation of AO type C2 and C3 distal radius fractures,a single-center study of 55 patients. J Orthop Trauma,22:467.

Guitton TG,Ring D,Kloen P. 2009. Long-term evaluation of surgically treated anterior monteggia fractures in skeletally mature patients. J Hand Sur Am,34:1618.

Jones DB Jr,Kakar S. 2011. Adult diaphyseal forearm fractures:intramedullary nail versus plate fixation. J Hand Surg Am, 36:1216.

Konrad GG,Kundel K,Kreuz PC, et al. 2007. Monteggia fractures in adults:long-term results and prognostic factors. J Bone Joint Surg Br,89:354

Monson R,Black B,Reed M. 2009 . A new closed reduction technique for the treatment of radial neck fractures in children. J Pediatr Orthop,29:243.

Protopsaltis TS,Ruch DS. 2008. Volar approach to distal radius fractures. J Hand Surg Am,33:958.

Sebastin SJ,Chung KC. 2010. A historical report on Riccardo Galeazzi and the management of Galeazzi fractures. J Hand Surg Am, 35:1870.

Tan JW,Mu MZ,Liao GJ, et al. 2008. Pathology of the annular ligament in paediatric Monteggia fractures. Injury,39:451.

Tejwani NC,Mehta H. 2007. Fractures of the radial head and neck:current concepts in management. J Am Acad Orthop Surg, 15:380.

第五章　腕部骨折脱位

腕骨共分两排 8 块,近排从桡侧到尺侧,分别为舟状骨、月状骨、三角骨和豆状骨,远排则为大多角骨、小多角骨、头状骨和钩状骨。其命名基本与其形态相符。

近排腕骨通过多个平面与桡骨远端关节面构成臼状关节,远排腕骨则分别与 I 至 V 掌骨近端关节面相连而形成掌腕关节,两排腕骨之间则为腕中关节。除骨质外,各关节之间尚有关节囊壁及外在韧带与内在韧带相连,从而构成了其整体活动的解剖学基础。因此,任何一块腕骨损伤,势必影响到整个腕关节的稳定与活动,此点在治疗上应加以注意。本章重点讨论舟状骨及月状骨损伤。

第一节　舟状骨骨折

舟状骨形如舟船,体积虽小,但由于血供特殊,尤以腰部血液循环最差,故成为人体诸骨骼中最难愈合的一块。在诊治时必须引起重视。

一、致伤机制

主要为跌倒时手掌着地,人向前倾,前臂内旋,以致应力直接撞击舟状骨,并受阻于桡骨远端关节面。加之掌侧桡腕韧带的压应力,如果造成外力集中在舟状骨处,从而引起舟状骨骨折(scaphoid fracture)。此外,如舟状骨遭受直接暴力撞击,亦可出现骨折,但较少见。

二、临床表现

除骨折的疼痛活动受限等一般症状外,主要有以下特点。

(一) 鼻烟壶凹陷消失

为舟状骨受损的典型症状,观察时可让患者将双侧拇指呈伸展位,如显示患侧鼻烟壶的正常凹陷消失或变浅,则属异常。

(二) 鼻烟壶处压痛

为舟状骨所特有,检查时应双侧对比,舟状骨骨折侧出现剧烈压痛(图 4-5-1-1)。

(三) 手指加压试验

即通过对拇指及中、示指纵向加压,观察鼻烟壶处有无疼痛感,骨折者一般均为阳性(图 4-5-1-2)。

(四) 桡偏痛

让患者腕关节向桡侧偏斜,舟状骨骨折时有痛感。

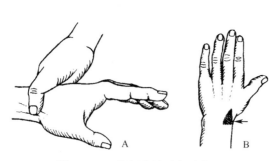
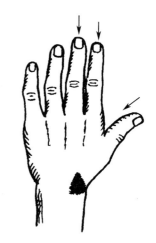

图 4-5-1-1　鼻烟壶处压痛示意图　　　　图 4-5-1-2　手指加压试验示意图
A. 压痛部位;B. 压痛范围

三、诊断及分型

症状多较典型,加之外伤史及 X 线片(正位、侧位及斜位)所见,一般均易于诊断。如不认真检查会造成漏诊。此外尚应注意以下两点。

(一) 临床症状明显而 X 线片上骨折线不清楚者

仍应按舟状骨骨折治疗,10～14 天后需再次摄片验证与确诊。对临床高度怀疑者,可行 CT、MRI 检查进一步确诊。

(二) 对腕部外伤者

仅看 X 线片而不检查患者,以致将舟状骨骨折误诊为腕部扭伤、挫伤等软组织损伤,这是骨科医师的失职行为。

1. 根据 X 线片上所显示骨折线的部位不同,一般分为以下 3 种类型(图 4-5-1-3)。

(1) 结节部骨折:指骨折线位于舟状骨远端结节处,多有韧带附着,基本上属撕脱性骨折,临床上较为少见。因血供丰富,故愈合较快。

(2) 腰部骨折:最多见,该处血供较差,越靠近近端越差,愈合时间多在 3 个月以上,约有 1/3 病例可形成骨不愈合的后果。有人将腰部骨折再分为远端骨折及中段或仍称腰部骨折。

(3) 近端骨折:该处一旦骨折,血供几乎完全中断,此处为最不易愈合的部位。骨折后的骨不愈合及无菌性坏死率高达 60% 以上(图 4-5-1-4)。

2. 根据骨折稳定性进行分类

(1) 稳定骨折:骨折无移位或侧方移位小于 1mm。

(2) 不稳定骨折:骨折移位大于 1mm,有背向移位成角,伴发腕关节背伸不稳定或脱位。通常伴有严重的软组织损伤及血管损伤,非手术治疗的不愈合率可达 50% 。

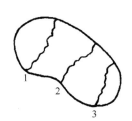

图 4-5-1-3 舟状骨骨折类型
1. 结节部骨折；2. 腰部骨折；3. 近端骨折

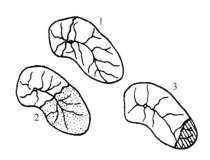

图 4-5-1-4 舟状骨骨折部位及血供的关系示意图

（三）鉴别诊断

临床上有时可遇到双分舟骨，需与陈旧性舟骨骨折相鉴别。前者舟状骨是由两个大小相近、密度相当、相互间成关节的小骨构成，和骨折鉴别要点为：多为双侧发生，间隙光滑；后者多发生于一侧，间隙毛糙，断端常有硬化及囊性变。必要时行 MRI 检查进一步确诊。

四、治　疗

视骨折处的具体情况不同而在治疗上有所差异。

（一）新鲜稳定骨折

骨折血供较好，一般均采用外固定，即以带拇指近节指骨的前臂石膏固定 10～12 周（图 4-5-1-5）。腕关节置于功能位，拇指取对掌位。拆除石膏后依据临床检查及 X 线片所示骨折愈合程度，再决定是否需要继续固定。未愈合者均应继续固定，直至愈合为止，最长者可达 1 年之久。

（二）陈旧稳定骨折

指伤后 3 周以上来诊者，多因延误诊治所致，仍应按前法行带拇指的前臂石膏固定，直至愈合。4～5 个月后无愈合迹象，考虑手术治疗。

（三）新鲜不稳定骨折

非手术治疗该类型骨折有半数发生不愈合，准确复位是骨折愈合的前提，因此有以下治疗方法可供选择。

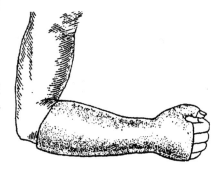

图 4-5-1-5 舟状骨骨折石膏固定范围示意图

1. 闭合复位石膏外固定　在纵向牵引对抗下，用手指挤压骨折远、近端使之复位，然后用长臂石膏管型做外固定。6 周后改用短臂石膏管型直至骨折愈合。

2. 闭合复位经皮穿针内固定　用于难以维持复位的骨折或复位后为增加稳定性，复位满意后经皮穿针内固定骨折远、近端，再用石膏管型外固定。

3. 切开复位内固定术　用于闭合复位失败者，也可首选应用于新鲜不稳定骨折。采用掌侧或背侧入路，但掌侧入路可以减少血管损伤，内固定物可选克氏针、螺钉。AO 微型空

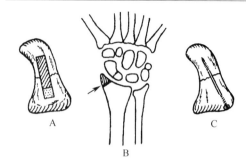

图 4-5-1-6　陈旧性舟状骨已形成假关节者
可选择的术式示意图
A. 指骨融合术；B. 桡骨茎突切除术；
C. 螺丝钉内固定

心螺钉及 Herbert 螺钉最为常用,两者均有骨折断端加压作用,促使骨折愈合。Herbert 螺钉为头尾双螺纹设计,直径相等,前端螺距大于后端,固定后钉尾没入骨内,不必二次手术取出(图 4-5-1-6)。

（四）骨折不愈合

创伤后4～5个月仍无愈合表现,此时 X 线表现为骨折线已吸收,断端出现硬化,附近骨质有囊性变,若此时不及时予以积极手术治疗,可出现创伤性关节炎,可酌情选择以下几种术式之一施术(图 4-5-1-7)。

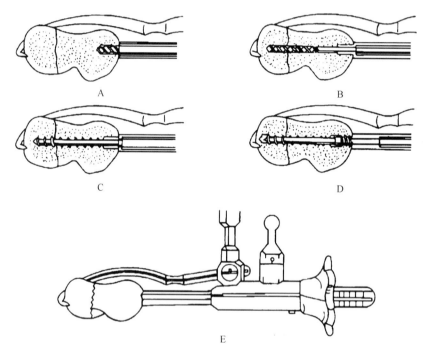

图 4-5-1-7　舟状骨骨折 Herbert 螺钉内固定范围示意图
A. 钻孔；B. 钻过骨折线；C. 旋入张力螺钉；D. 张力螺钉头部抵达骨皮质边缘；
E. 操作工具

1. 植骨融合术　将骨折端钻孔,切除硬化骨,取自体骨松质条插入,再加前臂石膏固定。常用的有 Adams 骨栓植入法、Russe 的掌侧入路植骨法和 Matti 背侧入路植骨法,多数取髂骨植骨；也可在桡骨远端背侧取骨,上述治疗方法的骨愈合率可超过 90%。为增加断端稳定性,可再附加克氏针、AO 微型空心螺钉及 Herbert 螺钉内固定。此外,可采用带血管的植骨块以提高骨折愈合率,最常用者为带旋前方肌骨瓣植骨,其血供来源于前臂掌侧骨间动脉分支。3 个月后摄片检查,未愈合者再继续固定。

2. 桡骨茎突切除术　用于腰部以远骨折。腕部活动时骨折线与茎突相碰,引起疼痛。当有创伤性关节炎倾向时,可将与骨折线相接触处以远的桡骨茎突切除,并同时行植骨融合术。

3. 螺钉内固定术 单纯螺丝钉固定术现已少用,多与植骨相配合。

（五）舟状骨无菌性坏死

指舟状骨全部或超过 2/3 坏死者,由于易引起创伤性关节炎,应及早处理。其术式有以下几种。

1. 近侧舟状骨切除术 适用于近侧骨折段小于或等于舟骨全长 1/4 和创伤性关节炎局限在桡骨茎突者,同时行桡骨茎突切除术,所留下的空隙用肌腱团填充。

2. 近排腕骨切除术 适用于关节炎范围较广及不能耐受长期固定者,手术可缓解疼痛,保留关节部分运动功能。

3. 局限性腕关节融合术 适用于桡舟关节、舟月和头月关节已有严重创伤性关节炎者,手术中需切除桡骨茎突,并行舟头、舟月和头月关节间融合。手术后疼痛多能缓解或消失,并保留关节的外形及一定活动度。

4. 全腕关节融合术 适用于上述方法失败及全腕关节炎,术后关节稳定,疼痛消失,握力恢复,腕关节活动度完全消失。

五、预　　后

舟状骨骨折为人体诸骨折中预后最差的骨折之一,尤其是中段以近部位的骨折,其延迟愈合、不愈合及无菌性坏死率高达半数以上,为此仍是当前骨科临床治疗学中的难题之一。另一方面,此种骨折甚易漏诊,尤其是在一般医疗单位,常因缺乏读片经验而又未认真检查患者,以致错过了早期治疗时机,从而造成一系列不良后果。

第二节　月状骨骨折、脱位及坏死

一、月状骨骨折

月状骨骨折(lunate fracture)十分少见,多因跌倒手掌着地,或重物撞击所致;也可因反复多次的轻微暴力作用引起疲劳骨折。临床症状主要表现为局部的肿胀、痛、压痛及腕部活动受限,沿中指纵向加压时疼痛加剧。X 线片较容易显示骨折线,多为掌背侧极的撕脱骨折。月状骨疲劳骨折常为患者所忽视,就诊较迟,临床上应予以高度重视。

对早期来诊者,可用前臂石膏固定 4～6 周,拆除石膏后摄片检查,未愈合者需延长制动时间。月状骨骨折有发生坏死可能,应注意向患者解释清楚;对已发生月状骨坏死者,则应将其切除,并酌情行硅胶人工假体置换术。

二、月状骨脱位

月状骨脱位(lunate dislocation)及月状骨周围脱位在腕部损伤中占 8%～12%,多见于儿童,临床上较为少见,因此年轻医师常易忽视。月状骨脱位分为掌侧(前)脱位和背侧脱位,后者极少见。

（一）致伤机制

月状骨形态如锥状体,掌侧面位宽大呈四方形,背侧面小而尖。当手掌着地时,腕部过伸、尺偏及使腕中部强烈旋转的暴力使月状骨被挤于头状骨和桡骨之间,其形态决定其易于向掌侧脱位。如头状骨脱向月状骨背侧,舟状骨近端向背侧旋转,则为月状骨周围(背侧)脱位。这一机制已从新鲜尸体力学试验中所证实。

（二）临床特点

1. 局部肿胀及压痛 以腕中部偏桡侧处为明显,并伴有压痛。

2. 活动受限 腕关节活动明显受限,手指呈半屈曲位,系由月状骨顶压肌腱所致;正中神亦可经受压,手部功能亦受影响。

3. 其他 手掌部可有皮肤擦伤(以大鱼际和小鱼际为多见),腕部韧带有松弛感等。

（三）诊断

1. 外伤史 均较明确。

2. 临床特点 以腕部肿痛及活动受限为主。

3. X线所见 易明确月状骨脱位的方向及类型(图4-5-2-1):侧位及正位片上显示头骨向桡骨关节面靠拢,月状骨翻至桡骨前缘,似茶杯倾倒状。视与月状骨连接的韧带损伤程度不同,其影响有所差异。

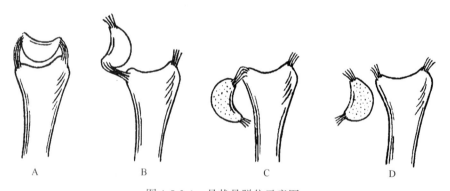

图4-5-2-1 月状骨脱位示意图

A. 正常位置;B. 前韧带断裂、月状骨旋转90°;C. 前韧带断裂,旋转270°以上,影响血供;

D. 前后韧带均断裂,血供中断

（四）并发症

除了一般脱位并发症外,在月状骨脱位中,主要是无菌性坏死,其发生机制与损伤时来自桡骨掌侧与背侧的前、后韧带受损情况有关。如前韧带断裂,月状骨旋转在90°左右,一般不易引起血供中断;如月状骨旋转达180°以上,甚至270°,月状骨的血供将受到部分或大部分影响,呈现部分血供中断状。如前后韧带均断裂,表明月状骨的血供完全中断,而易引起月状骨无菌性坏死。有关月状骨坏死的内容请参阅以下节段。

（五）治疗

基本原则与要求如下。

1. 立即复位 尽可能在伤后最早期复位,操作较容易,数小时后至数日内可能因局部肿胀而影响复位,但仍应尽早使之还纳。

2. 一步到位 应采用效果确实的臂丛麻醉,助手徒手牵引5~10分钟,使腕关节先背屈,术者用拇指压住月状骨,在使其还纳原位的同时使腕关节掌屈,当手感发现月状骨回至月状骨窝内后而使手腕呈旋前状。对单纯的月状骨掌侧脱位,术者可一手牵引,略背屈,另手拇指将月状骨推回原位(图4-5-2-2),再将腕关节置于旋前位。

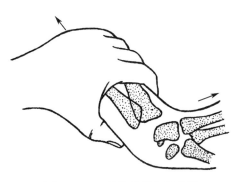

图4-5-2-2 月状骨复位示意图

3. 重视复位后处理 复位后立即用前臂石膏或石膏托固定4~6周,头3天X线复查一次,之后每周复查以防再脱位。如发现月状骨复位后不稳,亦可加以克氏针固定术,即在C-臂X线机透视下同时固定头状骨、舟状骨及月状骨。克氏针固定术后,仍需石膏固定6周左右。

4. 手术复位及内固定 闭合复位失败者可行月状骨脱位开放复位术(或切除术),其操作步骤如下。

(1)麻醉:臂丛麻醉。

(2)切口:以腕横纹为中心,向近、远侧作Z形切口(图4-5-2-3)。

(3)保护正中神经及肌腱:切开皮肤、皮下后,将切口牵开,再切断腕横韧带,之后将正中神经及屈肌腱牵向两侧(图4-5-2-4)。

(4)切开关节囊,月状骨复位(或切除):纵形切开腕关节囊即显露脱位的月状骨,在直视下,略加牵引即可放归原位(图4-5-2-5)。如月状骨已坏死,亦可将其切除。

(5)术后:前臂石膏托功能位加塑形固定3~4周,拆石膏后加强功能锻炼。

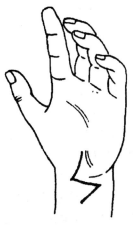

图4-5-2-3 切口,多选用
Z字形示意图

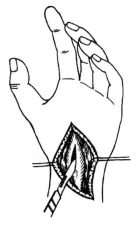

图4-5-2-4 切断腕横韧带,保护好
神经及肌腱,切开关节囊示意图

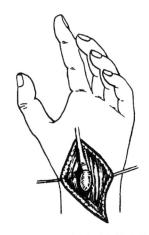

图4-5-2-5 直视下将月状骨
还纳,或将其摘除示意图

三、月状骨周围脱位

该损伤系月状骨周围的腕骨相对于桡骨远端的掌侧和背侧脱位,与月状骨及桡骨远端的正常关系丧失,而月状骨与桡骨的解剖关系正常。月状骨周围脱位(perilunate dislocation)多为背侧脱位,常合并其他腕骨骨折,如经舟状骨月状骨骨折脱位等。

(一)致伤机制

基本与月状骨脱位相同。当手掌着地时腕部过伸、尺偏及使腕中部强烈旋转的暴力使舟月韧带损伤,发生舟月分离,然后作用力依次使头月关节和月三角关节分离,从而形成月骨周围脱位。

(二)诊断

主要依据 X 线表现:于侧位片上显示头状骨位于月状骨背侧而月状骨位置未变,而舟状骨近端则向背侧旋转。正位片上两排腕骨有重叠征,舟、月骨之间可有间隙。由于舟状骨旋转,于 X 线上显得变短。

(三)治疗

1. 闭合复位外固定术　其基本原则和要求与月状骨脱位一致,但以下几点仍有所不同。

(1)复位手法:采用臂丛麻醉,助手徒手牵引 5~10 分钟,术者用拇指压住月状骨掌侧使其稳定,先背伸腕关节再逐渐掌屈,用放在关节背侧的拇指向掌侧推压脱位的腕骨,直至头状骨回到月骨远侧凹,此时可有特征性的弹响出现。

(2)复位后处理:复位后立即用长臂石膏托将腕关节固定于 30° 屈曲位,前臂和手旋前位 4~6 周,头 3 天 X 线复查一次,之后每周复查以防再脱位。如发现舟月分离或骨折移位,亦可加以克氏针固定术,即在 C-臂 X 线机透视下同时固定舟头状骨、舟月状骨及远、近骨折段。克氏针固定后仍需石膏固定 6 周左右。

2. 手术复位及内固定　闭合复位失败者及经舟状骨的月状骨周围脱位可行月状骨周围脱位开放复位术(或切除术),其操作步骤如下。

(1)麻醉:臂丛麻醉。

(2)切口:腕关节背侧 S 形切口(图 4-5-2-6)。

(3)切开伸肌支持带显露关节囊:切开皮肤、皮下,牵开头静脉后即显露腕背部的伸肌支持带,沿拇长伸肌腱切开腱鞘,牵开伸肌肌腱后即显露腕关节背侧关节囊(图 4-5-2-7)。

(4)月状骨复位或切除:十字形或 L 形切开关节囊,脱位的舟状骨即显露于术野,在辨清近排腕骨及头骨后,边牵引、边挤压脱位的舟状骨及头骨,使其恢复与月状骨的正常关系。如复位后呈现不稳定状,则可加用克氏针内固定月状骨周围关节(图 4-5-2-8)。对已坏死的月状骨亦可采用切除术治疗。

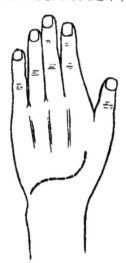

图 4-5-2-6　手背 S 形切口示意图

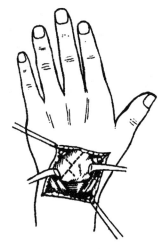

图 4-5-2-7 牵开手背部肌肉即
显露关节囊示意图

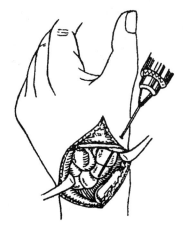

图 4-5-2-8 用克氏针将复位的舟状骨及
月状骨固定示意图

（5）术后：与月状骨脱位相似，唯石膏应超过肘部及拇指关节，3 周后可更换前臂石膏。

3. 其他 陈旧性骨折切开后仍不能复位，或软骨损伤严重，可考虑行腕中关节融合术或近排腕骨切除术。腕骨或关节软骨广泛破坏时可作全腕关节融合术。

四、月状骨坏死

月状骨坏死（lunate necrosis）在临床上较为少见，但治疗问题复杂，应引起注意，其中半数以上为外伤引起。1910 年由 Kienböck 最早描述，又称为 Kienböck 病。

（一）发生机制

目前公认本病病理为月状骨缺血坏死，60% 由手腕部外伤所致，另 40% 与其他原因引起的血供障碍有关。腕部创伤可以导致月状骨内、外动脉损伤，或引起月状骨静脉栓塞，导致进行性骨坏死。此外，腕部骨骼变异，包括尺骨负变异、桡骨远端腕关节面尺偏角改变及月状骨形态异常也在本病发生中起重要作用。也可发生于镰状细胞贫血、酒精中毒等患者。青少年至中年这一年龄段好发，男性多见，一般均为一侧，多发于优势手。临床上根据 X 线片分为以下 5 度（图 4-5-2-9）。

Ⅰ度：月状骨内显示细微骨折线，即骨小梁断裂征。

Ⅱ度：骨折线变宽，伴有脱钙征。

Ⅲ度：月状骨内出现骨质硬化性改变，较局限。

Ⅳ度：硬化范围增大，月状骨变形、塌陷，可出现继发性骨折。

Ⅴ度：出现腕关节损伤性关节炎样改变。

（二）临床表现

分以下 3 期。

1. 早期 以腕关节疼痛及活动不便为主。

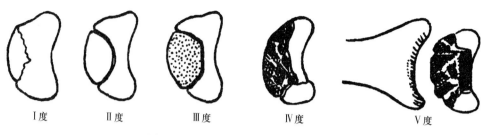

图 4-5-2-9 月状骨坏死的分度示意图

Ⅰ度:月状骨内显示细微骨折线,即骨小梁断裂征;Ⅱ度:骨折线变宽,伴有脱钙征;Ⅲ度:月状骨内出现骨质硬化性改变,较局限;Ⅳ度:硬化范围增大,月状骨变形、塌陷,可出现继发性骨折;Ⅴ度:出现腕关节损伤性关节炎样改变

2. 中期 出现关节僵硬及活动功能障碍,疼痛由原来的间歇性变成持续性。

3. 后期 出现腕关节创伤性关节炎征,手部握力降低,可有腕管综合征症状出现。

（三）诊断

1. 病史及临床特点 主要为外伤后的腕关节疼痛及活动受限。

2. X 线片 初期多为阴性,中期以后可逐渐显示前述 5 型的特点,最后为月状骨变扁,腕关节显示创伤性关节炎征。MRI 对缺血性坏死极为敏感,可作出早期诊断。

（四）治疗

早期以休息、理疗及石膏固定疗法为主,多能奏效。中期可行腕背侧动、静脉血管植入术或旋前方肌骨瓣植入术,增加月状骨血供,促使骨折愈合。后期则正确施行月状骨摘除术,月状骨置换术或腕骨局部融合术。

第三节 其他腕骨骨折及下尺桡关节脱位

一、其他腕骨骨折

除三角骨外其发生率较低,仅占前两种骨折的 10%。其好发顺序依次为三角骨、大多角骨、豆状(豌豆)骨、钩骨、头骨及小多角骨。

对其诊断主要依据临床表现及正侧位 X 线片,约半数病例需加摄斜位片或点片,或切位片等,用于辅助诊断。

本组病例治疗大致相似,以前臂石膏固定 6 周左右;头状骨颈部骨折需延长固定时间 4 ~ 6 周;出现腕关节不稳定的多发骨折,亦可复位后选用克氏针固定 3 ~ 4 周。对陈旧性损伤,如已出现创伤性关节炎时,则多需行关节融合术。

（一）三角骨骨折

三角骨骨折(triquetral fracture)仅次于舟状骨骨折,占腕骨骨折的 20.4%,可与舟状骨骨折同时存在。骨折发生机制也是由于腕关节过度的强力尺偏屈曲产生。

临床表现为腕尺侧肿痛及压痛,活动受限,X线斜位片易看到骨折线。治疗以前臂石膏固定4~6周。骨折不愈合时,手术去除碎骨片,并修复损伤的韧带。

(二) 豆状骨骨折

豆状骨骨折(pisiform fracture)常因直接暴力所致,骨折为线状或粉碎性骨折,也可由尺侧屈腕肌牵拉而引起撕脱骨折。表现为局部肿痛及压痛,用力屈腕疼痛加重,早期用前臂石膏固定4~6周。如拆除石膏后3个月仍有疼痛,可能为豆、三角骨关节病变时,可将豆状骨切除。

(三) 钩状骨骨折

钩状骨骨折(hamate fracture)少见,症状表现为腕尺侧手掌侧肿胀、疼痛、握拳时加重。该骨骨折用石膏固定腕关节背伸位4周即可,如同时合并有尺神经功能障碍,可酌情行开放复位切除致压骨碎块或用克氏针固定3~4周。如骨折不愈合或影响尺神经时,可将钩状骨手术切除。

二、下尺桡关节脱位

下尺桡关节的功能是稳定桡骨在尺骨远端的旋转,下述结构为主要稳定因素:①尺侧副韧带,该韧带附着于尺骨茎突尖端,止于豆状骨和三角骨。②三角软骨盘,附着于尺骨茎突基底到尺骨边缘和桡骨凹,为腕关节提供尺侧稳定性,旋前时软骨盘后缘紧张;旋后时,前缘紧张。③下尺桡掌背侧韧带,分别起自桡骨远端尺掌侧角及尺背侧角,经三角软骨盘的掌侧和背侧缘止于尺骨茎突;下尺桡关节旋前时掌侧韧带松弛,背侧韧带紧张,旋后时则反之。两者稳定下尺桡关节,防止其分离脱位。④旋前方肌跨越桡骨和尺骨远端部分表面及骨间膜,为下尺桡关节旋前的始动肌。

下尺桡关节脱位(dislocation of the distal radio-ulnar joint)除可与科利斯骨折、史密斯骨折及盖氏骨折伴发外,亦有不少病例为单发者。下尺桡关节脱位对临床经验不足的医生常易漏诊。因此,对此脱位的诊断,必须强调以临床表现为主,同时还应尽量利用双侧对比摄片来发现与解决疑难问题。

(一) 致伤机制

多见于跌倒及提携重物时扭伤,致使前臂发生强制性旋前运动。如下尺桡背侧韧带伸展断裂,则发生尺骨小头向背侧脱位;如发生前臂强制性旋后时,掌侧韧带伸展断裂则出现相反结果,且常伴有尺骨茎突骨折。另一种常见的下尺桡关节脱位,是由于桡骨下端骨折或桡骨干骨折而使桡骨短缩,此即所谓的纵轴脱位。在此基础上可并发尺骨小头的背侧脱位。

(二) 诊断

1. 外伤史 如前所述。
2. 临床特点 主要为下尺桡关节局部症状,表现为以下4点。
(1) 腕痛:局限于下尺桡关节及尺骨茎突处,旋转及尺偏时加剧。

（2）弹性隆起：与健侧对比，可见尺骨小头向背侧或掌侧隆起，压之复位，抬手即弹回原处。

（3）活动受限：因疼痛患侧前臂旋转及尺偏明显受限，伴有三角软骨损伤时尤甚。

（4）肿胀：一般较轻。

3. X 线摄片　应双侧对比，便于观察及判定。

（三）治疗

局麻或臂丛麻醉下行手法复位。如尺骨小头向背侧脱位，复位时挤压尺骨远端，前臂旋后完成复位；当尺骨向掌侧脱位时，则前臂旋前复位；复位后以前臂石膏管型固定 4～6 周。

新鲜脱位病例如复位困难或是复位不全，以及陈旧性病例，应行开放复位，并修复三角软骨盘及尺侧副韧带，然后将腕关节置于中立位，屈肘 90°，用长臂石膏固定 4 周。如脱位已超过 2 个月则应考虑作尺骨小头切除，并重建远端韧带。

三、腕掌关节脱位

闭合性腕掌关节脱位（carpometacarpal dislocation）很少见，大多见于手部开放性损伤中。单发者常与骨折，尤其是掌骨基底部骨折伴发。

（一）诊断

此种损伤的早期诊断多无困难，但因局部肿胀剧烈，如未行摄片或摄片角度不当，则有漏诊的可能，应予以注意。

（二）治疗

以闭合性复位为主，麻醉后牵拉手指即可还纳，复位后不稳定者可加用铁丝夹板固定，或在铁丝夹板上另加牵引维持。晚期病例则需开放复位，已继发创伤性关节炎者，则考虑行关节融合术（功能位）或人工关节植入术，或关节成形术。

（严力生　钮心刚　李　国）

参 考 文 献

荣国威. 2004. 骨折. 北京：人民卫生出版社.

赵定麟. 2004. 现代骨科学. 北京：科学出版社.

Thomas PR 等著. 危杰 主译. 2010. 骨折的 AO 治疗原则. 第 2 版. 上海：上海科学技术出版社.

Arora R，Lutz M，Zimmermann R，et al. 2010. Free vascularised iliac bone graft for recalcitrant avascular nonunion of the scaphoid. Bone Joint Surg Br，92：224.

Budoff JE. 2008. Treatment of acute lunate and perilunate dislocations.

Buijze GA，Mallee WH，Beeres FJ，et al. 2011. Diagnostic performance tests for suspected scaphoid fractures differ with conventional and latent class analysis. Clin Orthop Relat Res，469：3400.

Dias JJ，Singh HP. 2011. Displaced fracture of the waist of the scaphoid. J Bone Joint Surg Br，93：1433.

Fowler JR，Ilyas AM. 2010. Headless compression screw fixation of scaphoid fractures. Hand Clin，26：351.

Gutow AP. 2007. Percutaneous fixation of scaphoid fractures. Am Acad Orthop Surg，15：474.

Ibrahim T, Qureshi A, Sutton AJ, et al. 2011. Surgical versus nonsurgical treatment of acute minimally displaced and undisplaced scaphoid waist fractures: pairwise and network meta-analyses of randomized controlled trials. J Hand Surg Am, 36: 1759.

Innes L, Strauch RJ. 2010. Systematic review of the treatment of Kienböck's disease in its early and late stages. J Hand Surg Am, 35: 713.

J Hand Surg Am, 33: 1424.

Mallee W, Doornberg JN, Ring D et al. 2011. Comparison of CT and MRI for diagnosis of suspected scaphoid fractures. J Bone Joint Surg Am, 93: 20.

Mehrpour SR, Kamrani RS, Aghamirsalim MR, et al. 2011. Treatment of Kienböck disease by lunate core decompression. Hand Surg Am, 36: 1675.

Saint-Cyr M, Oni G, Wong C, et al. 2011. Dorsal percutaneous cannulated screw fixation for delayed union and nonunion of the scaphoid. Plast Reconstr Surg, 128: 467.

Stanbury SJ, Elfar JC. 2011. Perilunate dislocation and perilunate fracture-dislocation. J Am Acad Orthop Surg, 19: 554.

第六章 手部创伤

手部创伤历来为骨科中一个重要组成部分，一方面是由于手部创伤在临床上十分多见，不仅工伤事故可引起，日常生活及运动场上亦常有发生，也是急诊室的首发病例。如处理不当则可引起严重后果，以致手部功能丧失，因此必然为大家所重视。另一方面，手部属人体解剖中最复杂、最精细的组织之一。就整个上肢功能而言，如何最大限度地发挥手的作用，是治疗学的重要课题之一。

近年来，由于工厂企业的保护措施日益加强，手外伤较以前明显减少。但个体小工厂的出现及农业机械的广泛使用，小城镇及农村手部外伤者却明显增加。统计表明，手部伤占全身损伤的10%左右，应引起大家的重视。

手部损伤主要包括掌、指骨骨折及手部开放性损伤两大部分，现分述于后。

第一节　掌骨及指骨骨折

掌骨骨折(metacarpal fracture)在临床上较为多见，除工伤事故外，日常生活及运动所致亦非少见。其中对手部功能影响较大的当属第一掌骨，能完成50%手部功能，且在治疗上有其特点，故重点阐述，另外Ⅱ至Ⅴ掌骨骨折也一并讨论。此外，指掌骨折切开复位内固定术在该处骨折治疗中占据越来越大的比重，倾向于用微型指掌骨螺钉、钢板替代克氏针、钢丝作为内固定材料，因此有必要对目前应用的手部微型钢板内固定系统有所了解(图4-6-1-1)。

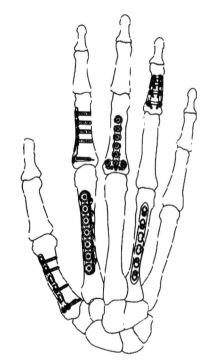

图4-6-1-1　AO模块化手部内固定系统中提供的各种微型钢板示意图

一、第一掌骨骨折

第一掌骨骨干及远端骨折在治疗上多无困难，主要难题是第一掌骨基底部骨折(fractures of the base of the first metacarpal)，包括3种损伤。

(一)Bennett骨折

Bennett骨折(Bennett fracture)又称为Bennett骨折脱位，即部分关节内骨折，骨折发生在第一掌骨基底部，近端尺侧骨块受前韧带牵拉而原位不动，远侧掌骨因外展拇长肌及内收肌的联合作用，出现向桡侧、背侧位移，第一腕掌关节向背侧脱位，掌侧骨折块通常小于基底关节面的1/3(图4-6-1-2)。

Bennett 骨折脱位的诊断多无困难,对其治疗方法的选择则各家意见不一。笔者建议采用持续牵引法,具体操作如下。

(1)先上前臂石膏托加手指铁丝夹板,将拇指维持于外展对掌位。铁丝夹板远端,应长于拇指 2cm 左右,备牵引用。

(2)甲缘穿过牵引钢丝,钢丝穿好后打结,留有备牵引用的长度。以 2 个牵引点较好。

(3)用橡皮筋连结牵引钢丝及钢丝夹板,并使其具有牵引力维持。

(4)在第一掌骨基底部逐渐加压,使其向掌、尺侧还纳,可通过石膏塑形或在局部使用加压棉垫。

(5)治疗中可摄片检查对位情况,并酌情加以调整,一般持续 3 周左右,多数病例可达到解剖对位。

对牵引对位效果不理想者,应采用手术治疗。治疗的目的在于复位、固定骨折,并稳定第一腕掌关节。可行开放复位加克氏针内固定术(图 4-6-1-3、图 4-6-1-4)。亦可选用外固定架牵引术。也可使用直径 2.4mm 拉力螺钉固定骨折,或同时辅以克氏针以达到坚强固定的目的。

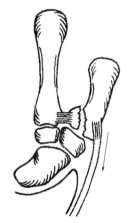

图 4-6-1-2 Bennett 骨折移位
示意图

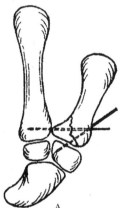

图 4-6-1-3 Bennett 骨折克氏针
内固定示意图(A、B)

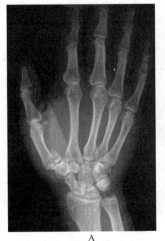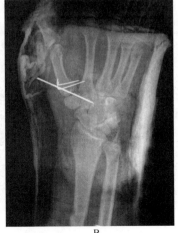

A   B

图 4-6-1-4 临床举例 Bennett 骨折切开复位内固定术
A. 术前;B. 术后

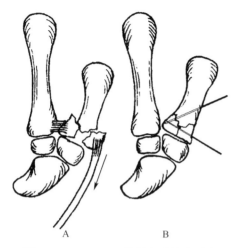

图 4-6-1-5　Rolando 骨折克氏针内固定
示意图
A. 术前;B. 克氏针固定后

（二）Rolando 骨折

Rolando 骨折(Rolando fracture) 与 Bennett 骨折脱位不同,为第一掌骨基底关节内完全性骨折,骨折线通常为 T 形或 Y 形,基底碎裂成 3 块或更多,预后较差,掌背侧骨折块均与掌骨干分离(图 4-6-1-5)。主要根据骨折粉碎程度确定治疗方案。

1. 骨折块较大者　可采用切开复位,克氏针(图 4-6-1-5)、微型螺钉或 2.0mm 微型 T 钢板固定。

2. 骨折粉碎严重　无法行切开复位者,可考虑行闭合复位结合持续牵引,亦可选用外固定架牵引术。

（三）关节外骨折

即第一掌骨基底的关节外骨折,骨折为横行或斜形,但均不进入关节腔。骨折远侧段受拇长屈肌腱和拇收肌的牵拉向掌尺侧倾斜,远侧段受拇长展肌腱牵拉向桡背侧移位,骨折处呈现桡背侧成角移位。

1. 非手术治疗　通过外展和背伸远侧骨折段可使横行骨折闭合复位,然后用短臂拇人字管型石膏固定 4 周,固定时避免掌指关节过伸,否则会导致远侧骨折段屈曲。非手术后第一掌骨处畸形小于 30°,除局部隆起的外观外,多无明显功能障碍。

2. 手术治疗　对于不稳定的斜形骨折,或成角移位大于 30°,可采用闭合复位,克氏针经皮固定(图 4-6-1-6),或结合外固定架固定。目前多采用切开复位,2.0mm 髁钢板或 LCP 钢板内固定。

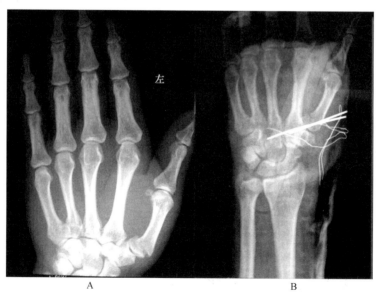

图 4-6-1-6　临床举例　第一掌骨基底关节外骨折经皮克氏针固定
A. 术前;B. 克氏针固定术后

二、第二至第五掌骨骨折

第二至第五掌骨骨折在临床上较为多见,根据其解剖部位不同,可分为掌骨头骨折、掌骨颈骨折、掌骨干骨折及掌骨基底部骨折。现分述如下。

(一)掌骨头骨折

掌骨头骨折(metacarpal head fracture)多见于直接撞击或机器挤压伤,属关节内骨折。移位轻或无移位者可行非手术疗法,牵引及手法复位后用铁丝夹板功能位固定。移位明显,手法复位失败者可行开放复位内固定术。采用克氏针内固定术,针尾在掌骨头近侧端,切勿进入关节。部分关节内骨折,单纯使用拉力螺钉固定。完全的关节内骨折,使用拉力螺钉联合 T 型钢板或髁支撑钢板。

(二)掌骨颈骨折

掌骨颈骨折(metacarpal neck fracture)以传导暴力多见,亦可直接由挤压或撞击所致,其中以第五掌骨骨折为多发。因受骨间肌牵拉及暴力作用的方向不同而易引起移位及畸形。

治疗仍以牵引及手法复位为主,具体操作如下。

1. 稳定型 以横折多见,可先行牵引,之后按移位相反方向复位,当对位满意后放松牵引,并以前臂石膏托加手指铁丝夹板固定 4 周左右。

2. 不稳定型 指斜形、粉碎性及掌侧骨皮质压缩过多者。此种类型除手法复位外,多需采取持续牵引,当完成手法复位后,患指固定于前臂石膏托加手指铁丝夹板上,并将该节手指用胶布固定于铁丝夹板上,再将该夹板由原来的微屈状变成过屈状,如此即可获得牵引力。绝大多数不稳定型者,可获取满意复位效果,对位不良者,尤其是有旋转畸形者,可行开放复位内固定术,多用 2.0mm T 钢板置于掌骨颈背侧固定,也用克氏针内固定。

(三)掌骨干骨折

掌骨干骨折(metacarpal shaft fracture)可因直接或间接暴力引起骨折,并由于骨间肌的作用而多向背侧成角及短缩移位。因位置浅表,易诊断。

治疗方法与前者相似,分为稳定型,即横形骨折者;不稳定型,即斜形及粉碎性等。可采取相应治疗措施。前者以复位加铁丝夹板屈曲复位固定即可(图 4-6-1-7),或利用指甲牵引复位。闭合复位失败者,可行开放复位加内固定术(图 4-6-1-8 ~ 图 4-6-1-12)。

(四)掌骨基底部骨折

致伤机制与前者相似,但移位多较轻。治疗方法与前者类同,一般闭合复位及外固定多可得到满意的疗效。

三、指 骨 骨 折

指骨骨折(phalangeal fracture)以开放性多见,闭合性骨折亦常见于门诊及急诊。致伤原因以工伤及生活伤为多。指骨有远节、近节及中节之分,不同部位损伤在诊治上均具有各自特点,故分述于后。

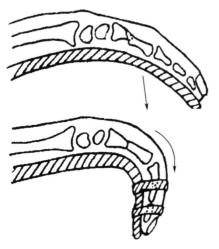

图 4-6-1-7　掌骨干骨折复位+铁丝夹板
屈曲复位示意图

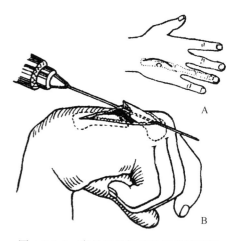

图 4-6-1-8　掌骨干骨折开放复位示意图
A. 切口;B. 从断端向远端穿入克氏针

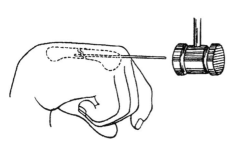

图 4-6-1-9　将骨折复位后,再将克氏针
自远端打入近端示意图

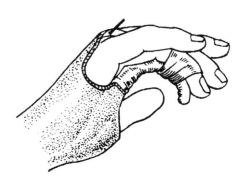

图 4-6-1-10　术后以前臂石膏托+铁丝夹板
固定示意图

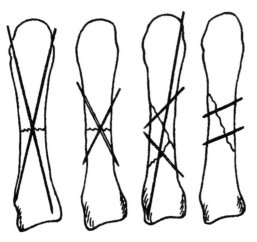

图 4-6-1-11　根据骨折线不同,可采取不同
角度的克氏针内固定示意图

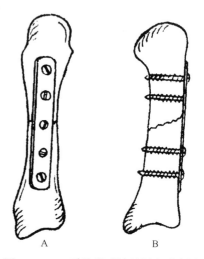

图 4-6-1-12　采取微型钛板固定示意图
A. 正位观;B. 侧方观

（一）近节指骨骨折

以直接暴力为多见,由于骨间肌及止于中节基底部的伸指腱中央腱束的作用,大多向掌侧成角畸形。治疗上多无困难,可采用腕部功能位石膏+手指铁丝夹板固定,近、中、末节指骨分别用胶布固定后,以骨折处为支点,使手指铁丝夹板由微屈位变成屈曲位即达到骨折端复位目的,并将其置于对掌位,以防旋转移位。防止肌腱粘连的最好措施是力争解剖对位,避免成角及侧方移位。对于累及近节指骨髁部的移位骨折,多采用手术治疗,用克氏针或螺钉固定骨折。累及近节指骨基底部的关节内骨折,根据情况可选用微型指骨髁钢板固定。

（二）中节指骨骨折

其较前者少见。因肌腱附着较多,故移位方向亦较复杂,同样是指屈浅肌作用,指屈浅肌止点以远骨折时易向掌侧成角,而指屈浅肌止点以近骨折则向背侧成角;中段骨折移位方向主要取决于外力的作用方向。治疗方法与前者相似,仍以非手术疗法为主(图4-6-1-13),但应根据骨折部位将手指固定于不同位置:指屈浅肌止点以远骨折固定于功能位,指屈浅肌止点以近骨折固定于伸直位。必要时可酌情开放复位及内固定术。

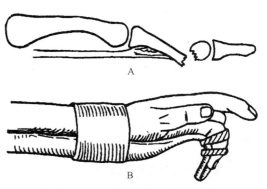

图4-6-1-13 中节指骨骨折复位示意图
A. 复位前;B. 复位固定后

（三）末节指骨骨折

多因挤压引起粉碎性骨折,常伴有甲下血肿,疼痛较剧,故对其治疗主要是甲下血肿引流。消毒后用无菌注射器针头在甲部穿孔引出积血,即可行手指夹板制动。对末节指骨基底部骨折伴锤状指者,为利于撕脱骨块的还纳,一般多采用近侧指间关节屈曲,远侧指间关节过伸状固定(图4-6-1-14)。撕脱骨块移位明显,或骨块超过关节面1/3,或同时伴关节伴脱位,可考虑行切开复位内固定术,以细钢丝法固定骨折常用(图4-6-1-15),也可采用克氏针内固定。

四、掌指关节脱位及韧带损伤

临床上,掌指关节脱位(metacarpophalangeal joint dislocation)及韧带损伤亦较多见,以生活伤及运动伤为多见,主要分为以下两类。

（一）掌指关节脱位及侧副韧带的损伤

两者实际上是一个问题的两方面,关节周围韧带损伤必然引起关节的位移,但在治疗上有所侧重,现分述如下。

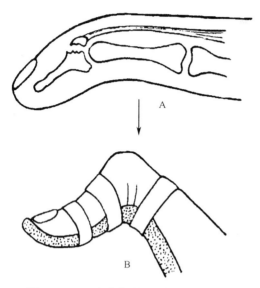

图 4-6-1-14　末节指骨基底部撕脱骨折的
铁丝夹板固定示意图
A. 固定前；B. 交位固定后

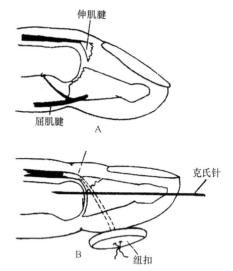

图 4-6-1-15　末节指骨背侧基底部撕脱
骨折内固定示意图
A. 交位前；B. 交位纽扣固定后

1. 掌指关节侧副韧带损伤

（1）致伤机制：多因生活中手指被持住突然侧向，过伸及旋转暴力所致，其中以尺侧副韧带更易断裂。

（2）临床表现：主要为受损关节局部的肿胀、疼痛及功能受限，并伴有手指无力，关节异常活动等。

（3）诊断：依据外伤史及临床表现不难确诊。X 线片多显示关节呈现半脱位状，可有小骨片撕脱。

（4）治疗：不全断裂者以石膏夹板功能位固定为主，完全断裂者宜行手术修补缝合术。陈旧性损伤，可行侧副韧带重建术。对第一掌骨侧副韧带断裂的手术修补应采取积极态度。

2. 掌指关节脱位　其暴力作用机制与前者一致，临床表现除前述症状外，完全性脱位者呈现关节畸形及弹力性固定，此主要是由于近节指骨端或掌骨远侧头穿破关节囊，颈部被卡在撕口处所引起的。其治疗措施亦与前者类同，先试行手法复位，还纳后以石膏铁丝夹板固定于功能位。闭合复位失败，则行开放复位加关节囊修补术。

（二）指间关节脱位及侧副韧带损伤

1. 致伤机制　亦以生活中手指突然受侧向过伸及旋转暴力所致。

2. 临床表现　主要为受累指间关节的肿胀、疼痛及活动受限，关节脱位后可出现畸形，韧带完全断者则有异常活动出现。

3. 诊断及治疗　诊断多无困难，X 线片有助于判定有无骨折伴存。治疗以闭合复位+铁丝夹板固定为主。复位失败及陈旧性损伤可行手术疗法，包括韧带紧缩及韧带重建术。

第二节 手部开放性创伤

一、手部开放性创伤的处理原则与特点

(一)早期病例

手部开放性创伤(open hand injury)处理的基本原则是尽早施行清创术,正确修复各重要组织,争取创口一期愈合,最大限度地恢复手的功能。在处理上应注意以下要求及特点。

1. 麻醉 宜选用臂丛阻滞或指神经阻滞,如选用局部浸润麻醉时,应避免针头穿过污染区。

2. 止血带 对创伤较广泛者可使用气囊止血带,但时间每次不应超过半小时。创口周围皮肤清洁处理及清创术应按手术标准进行。

3. 组织修复 彻底清创后,对各种组织进行修复。

(1)整复骨折:对不稳定骨折可酌情用钢针(指骨以克氏针斜行或交叉固定,掌骨作髓腔内固定)或微型钢板,螺丝钉固定或微型外固定架。

(2)关节脱位:复位后原则上均应缝合关节囊。

(3)闭合创口:原则上在伤后6~8小时,污染不重(多为锐器伤),清创后预计能获得一期愈合者,应同时修复肌腱及神经;否则留待二期修复。

(4)血管处理:手部血液循环丰富,虽有血管伤,如手指血液循环良好者,不需修复血管。如两侧指动脉均断裂,手指血液循环不佳者,则应吻合血管。

(5)指神经处理:完全断裂、两端能缝合对接者,宜在显微镜下行外膜缝合;神经缺如、残端神经外露者,则要切除远端指神经约0.5cm,避免创口闭合后指神经残端神经瘤位于瘢痕组织中而致患指残端痛。

(6)缝合创口:如皮肤缺损,可根据情况行转移皮瓣或中厚皮片游离植皮。

4. 术后处理

(1)创口包扎:创口较多用无菌敷料包扎,如多个手指损伤,则应分别包扎,切忌将两个以上手指包扎在一起,并要求指端外露以观察血供,用石膏托或铁丝夹板将手指或手固定于功能位。

(2)骨折未复位者:用可弯曲的铁丝夹板以达到牵引复位的目的。

(3)预防感染:使用抗生素,预防破伤风。

(4)患肢抬高:适当抬高患肢,并严密观察指端血供和全身情况。

(5)密切观察:疑有感染者,应及时检查和处理。

(6)拆线:如术后平稳,7~10天即可拆线。

(7)功能锻炼:鼓励未伤手指早期活动。

(8)固定时间:肌腱或神经断端修复术后,应固定3周;骨折患者固定时间5~8周,去除固定后逐渐活动手指,加强功能锻炼。

(二)晚期病例

以功能修复与重建、最大限度地恢复原有功能为基本原则,因此,在处理上应根据情况

行瘢痕切除加植皮术,或神经肌腱修复术、残端修整术、神经瘤切除术、拇指重建术及关节功能重建术等。

二、诊断时的注意要点

(一) 详细的病史

注意受伤情况、原因、伤势、时间、地点及处理经过等。

(二) 仔细进行局部检查

包括创口的位置、形状、大小、深浅,皮肤缺损的程度及手指姿势等。切忌用器械盲目探查深部,以防加重损伤。

(三) 判定手指功能

判断有无肌腱损伤,再行感觉检查,判断有无神经损伤。并注意对手指血液循环的检测,以判断有无血管损伤。

(四) 确定有无骨折

除临床检查外,一般均应行 X 线检查,要求明确有无骨折及脱位等。

三、手部皮肤创伤

手部皮肤创伤(skin injuries of the hand)为手部创伤中最为多发的损伤,以生活伤及工伤最为常见,包括以下几种。

(一) 指端缺损

指端缺损(fingertip defect)多见于生活伤及电刨操作时误伤,缺损度不一,轻者仅表皮缺损,重者可波及末节指骨。可采取以下术式。

1. 局部推移皮瓣 此种术式不仅简便,且远期观察发现外形美观,功能良好,尤适用于骨端外露者。操作要领如下:首先将创面污物清除后,用锐刀片薄薄削去表面一层,之后在指端两侧各作 V 形切开,并将左右两个皮瓣推向指端中部缝合(图 4-6-2-1),但其皮下带有血供的软组织蒂必须保留。

2. 植皮 对仅指尖皮肤及皮下软组织缺损者,于清创后可自身体隐蔽部位切取相应大小的中厚皮片缝合(图 4-6-2-2)。

3. 掌侧推移皮瓣 对指端缺损呈斜形,即掌侧皮肤位移稍长者,亦可就地取材,将指端掌侧作一"V"形(或"Y"形)切开,保留皮下软组织血供,而后推向指端缝合(图 4-6-2-3)。

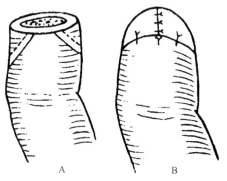

图 4-6-2-1 指端缺损 V 形皮瓣转移术示意图
A. 皮瓣转移前;B. 皮瓣转移后

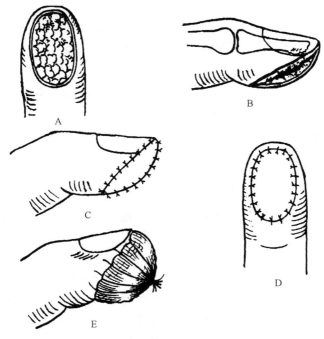

图 4-6-2-2 指端缺损游离植皮示意图(A~E)

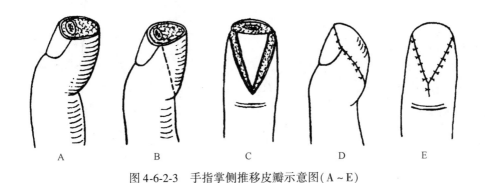

图 4-6-2-3 手指掌侧推移皮瓣示意图(A~E)

4. 其他术式 尚可酌情依据局部情况不同而选择点状植皮,邻近皮瓣转移等。

（二）皮 肤 裂 伤

按以下两种不同情况分别处理。

1. 单纯的皮肤裂伤 指无皮肤缺损,坏死及严重剥脱的皮肤裂伤,一般是在清创后将其缝合即可。

2. 伴缺损的皮肤裂伤 除来诊时已有皮肤缺损者外,对清创术后需切除失活皮肤者亦属此范围。其处理原则如下。

（1）缺损范围小或呈狭长条者:原则上利用对创口周围皮下组织潜形分离后闭合伤口,局部张力较大者酌情予以减张切开。

（2）缺损范围较大者:视部位不同而采取相应术式,包括皮片移植、局部皮瓣推移、带蒂皮瓣转移等。

（三）局限性皮肤缺损

手部皮肤缺损需修补者较为多见,因手部功能要求高,因此在处理上亦有相应要求,现将临床上常见的缺损部位分述于后。

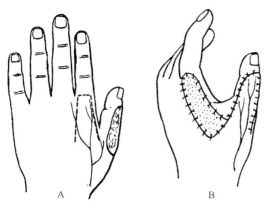

图 4-6-2-4　拇指背侧皮肤缺损时的邻位轴形皮瓣转移术,供区以游离皮片修复示意图(A、B)

1. 拇指或示指皮肤缺损　酌情选择相邻部位作为供区,行轴形皮瓣转移术(图4-6-2-4)。

2. 手背部皮肤缺损　可行局部推进皮瓣(图4-6-2-5),功能及外观均较满意。

3. 手指掌侧皮肤　可利用邻节手指背侧皮瓣修复(图4-6-2-6),而供皮区缺损则以中厚皮片移植修复。但拇指及示指背部不宜选用,因两者的功能很重要。

4. 其他部位　临床上所见的缺损部位分布甚广,术者应依据该部位在手部功能中的主次地位而选择相应的修补措施,原则是以次要部位转至主要部位或自身他处取材来闭合创面。

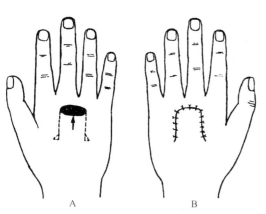

图 4-6-2-5　手背部皮肤缺损时的局部推进皮瓣示意图(A、B)

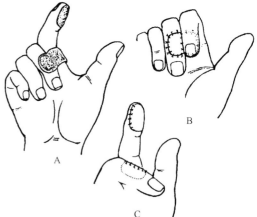

图 4-6-2-6　手指掌侧缺损可利用邻节手指背侧皮瓣修复示意图(A～C)

（四）手大面积皮肤缺损

手大面积皮肤缺损(large skin defects of the hand)仍并非少见,包括手背或手掌大面积或全部缺损等,多年来一直成为临床处理技术上的难题,目前较为成熟的术式有以下几种。

1. 前臂逆行岛状皮瓣(图4-6-2-7)　以桡动脉为血供来源的前臂岛状皮瓣,不仅切取范围较大,且皮色、皮质好,蒂长,易于切取,加之变异少而为大家所欢迎。其用于修复手掌皮肤缺损最为理想,亦可转至手背,或修复拇指皮肤缺损等。但对年轻女性患者应慎重,影响前臂美观为其主要缺点。此外,以尺动脉为血供的前臂尺侧皮瓣亦可酌情选用。

2. 异位皮瓣　包括腹部、上胸部、对侧上臂等均可用于修复手掌或手背部的皮肤缺损(图4-6-2-8),但在选择上应根据缺损处的功能要求挑选相匹配的皮瓣。

3. 植皮术　手掌或手背皮下软组织保留较好的单纯性皮肤缺损亦可选用自身他处,切取中厚或全厚(少用)皮片移植,如操作经验丰富,病例选择得当,亦可获取满意的疗效。

(五) 手部套脱伤

手部套脱伤(hand degloving injury)为手部创伤中最为严重、后果差、治疗周期长的一种损伤,虽不如20世纪50年代末期多见,临床上亦可遇到。在处理上常用的术式为:埋入腹部(或上胸部)皮下(图4-6-2-9)。在急诊状态下此是临床上最常选择的一种术式,在操作时应注意以下几点。

(1) 清创务必彻底:如清创不彻底,一旦发生感染,不仅影响手部功能,且在腹部(或胸部)所造成的感染远比想象严重。同时,止血亦应彻底,以防引起血肿而诱发感染。

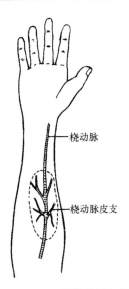

图4-6-2-7　前臂逆行岛状
皮瓣示意图

桡动脉

桡动脉皮支

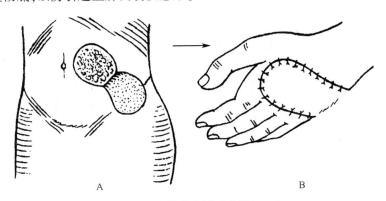

A　　　　　　　　　　　　　B

图4-6-2-8　异位皮瓣示意图(A、B)

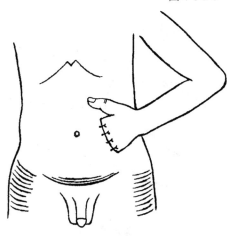

图4-6-2-9　手部脱套伤时将患手先
埋入腹部皮下示意图

(2) 五指分开:在插入腹部皮下时,最好每个手指一个隧道插入,使之呈分开隔离状,以有利于后期手术。

(3) 置于皮下脂肪之上:每个人腹部皮下脂肪厚薄不一,无论何种体型,原则上应使手背表面紧贴腹部皮肤浅部,此不仅血供好,且在切取时易于操作,后期功能亦较好。

(4) 注意肢体固定、创口包扎:伤肢一般选用石膏带固定,创面包扎要松紧适度,既不影响血供来源又不会过松而出现血肿,并注意引流条通畅,一般48小时后取出。

(5) 取出时间:伤手取出时间一般为6周左右,此时创面上已有获得血供的纤维组织生长。

（6）后期处理：取出伤手后的进一步治疗需酌情而定。体型较瘦，手背部与供区皮肤愈合良好者，可将其切下保留，而供区再以中厚皮片修复，手掌创面可考虑采取皮瓣或以中厚断层皮片修复之。并同时将各手指分开处理。对腹壁肥胖者，手背部创面亦需以中厚皮片修复。

四、肌腱损伤的处理

由于肌腱对手部功能的重要性，伤后的处理应采取积极的态度，并注意术后处理及功能锻炼活动。现就肌腱的修复与游离移植术等有关问题阐述于后。

（一）适应证及手术方法的选择

1. 早期病例　指在伤后 6～8 小时，创口整齐、污染轻、无大块组织破坏者，此时应行断腱初期端对端缝合，采用无损伤肌腱缝合线，常用的肌腱端对端缝合方法见图 4-6-2-10 至图 4-6-2-14）。

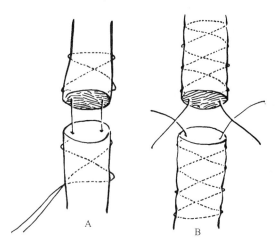

图 4-6-2-10　Bunnell 缝合法示意图

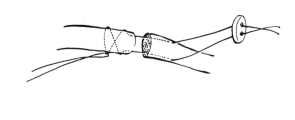

图 4-6-2-11　抽出钢丝缝合法示意图

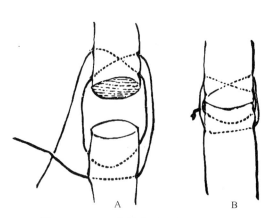

图 4-6-2-12　8 字缝合法示意图（A、B）

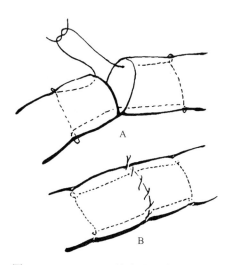

图 4-6-2-13　Kessler 缝合法示意图（A、B）

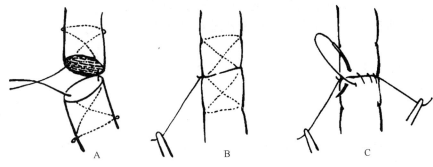

图 4-6-2-14 Kleinert 缝合法示意图(A ~ C)

2. 中期病例 指受伤时间不超过 24 小时、创口干净、断腱无回缩,经过处理后仍可争取缝合,否则留待创口愈合后行晚期修复。

3. 某些部位的肌腱损伤 对手指屈肌腱损伤酌情作早期修复,如肌腱缺损,而皮肤条件好、手指关节被动活动佳者,晚期可行游离移植术。现将手部屈肌腱损伤(digital flexor tendon injury)的分区处理归纳如下(图 4-6-2-15)。

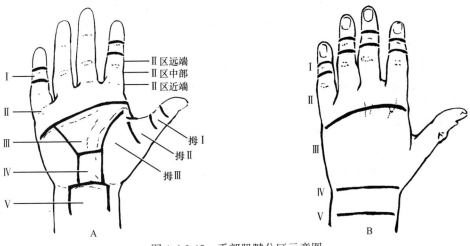

图 4-6-2-15 手部肌腱分区示意图
A. 屈肌腱;B. 伸肌腱

Ⅰ区:一期缝合或腱固定术,腱前移术。

Ⅱ区:根据伤情和技术条件,可作一期缝合或留待二期修复。

Ⅲ区:只缝合指深屈肌腱,将浅肌腱远近端各切除一段。

Ⅳ区:只缝拇指长屈肌腱及指深屈肌腱,将浅肌腱的远、近端各切除一段。

Ⅴ区:屈肌腱断裂应作一期缝合。

手部伸肌腱损伤(digital extensor tendon injury)的分区处理归纳如下(图 4-6-2-15)。

Ⅰ区:开放性损伤可作一期缝合,闭合性损伤采用外固定治疗。

Ⅱ区:开放性损伤均做一期缝合,闭合性损伤采用外固定治疗。

Ⅲ区:应做一期缝合,注意修复腱帽结构。

Ⅳ区:一期缝合,注意切除影响肌腱滑动的鞘管。

Ⅴ区:腱性断裂处行一期缝合;肌腱与肌肉交界处断裂或肌肉断裂,宜采用肌腱移位方法,将断腱远端编入功能相同的正常肌腱,或与有肌肉动力的断腱缝合。

4. 肌腱断裂在 2 个月以内者　此时断腱无回缩、伤处瘢痕柔软无挛缩者,仍可争取作肌腱缝合。

5. 合并有骨折或创口感染者　必须待骨折愈合或感染完全治愈后 3 ~ 6 个月,才能做肌腱修复手术。

（二）术前准备

按一般手术前常规准备,并应正确估计肌腱和其他组织损伤的程度,作出手术计划。创口有较多瘢痕或瘢痕挛缩者,应予切除植皮。

（三）麻醉要求

根据患者具体情况选用臂丛阻滞麻醉或全身麻醉。

（四）术中注意点

1. 细心操作　在术中可使用驱血带与气囊止血带,以求保持手术区清晰。每一步操作必须轻柔细致,彻底止血,减少死腔,力争避免术后感染和减少粘连。

2. 切口与入路　应选择正确切口,仔细辨认组织,避免将神经断端误与断腱吻合。

3. 肌腱断端回缩　遇到肌腱断端回缩寻找断腱时,应将创口扩大,但必须注意各种组织的解剖位置,尽量保留肌腱的腱周膜。断端间瘢痕组织应彻底切除。

4. 肌腱应在无张力下行 Kessler 缝合法　腱外膜内翻缝合。屈肌腱缝接部的腱鞘外翻缝合或需切除1cm 左右,以免粘连而影响肌腱在鞘内的滑动。

5. 腕管附近多发肌腱损伤时　一般只缝合拇长屈肌腱及指深屈肌腱,并将指浅屈肌腱的远、近端各切除一段,以减少术野局部的臃肿和粘连。

6. 在接近止点的指深屈肌腱断裂　可采用腱前移术。

7. 断腱碎裂或有缺损时　手术时不宜直接缝合。

（五）术后处理

1. 患肢用手支架、橡皮筋固定　在损伤肌腱松弛的位置,并抬高 48 小时。

2. 发现指端血液循环障碍或伤处剧痛时　应松解压迫敷料,进行检查。

3. 手术后使用抗生素　防止感染。

4. 早期在医师指导下活动　如屈肌腱损伤用手支架保护,在屈指静息位,橡皮筋牵拉在过屈位,术后第 3 天开始锻炼伸指 5 分钟,每日早晚各 1 次,以避免屈肌腱粘连。

5. 固定 3 ~ 4 周后拆除固定钢丝　开始练习活动,1 ~ 2 周后逐渐加大活动量。

五、拇指缺损重建术

（一）适应证及手术方法选择的原则

根据拇指缺损的平面和有无其他合并伤,如骨折后脱位、指神经血管损伤、肌腱断裂、瘢痕挛缩等,选择相应的拇指重建(thumb reconstruction)手术方法。

1. 拇指自近节指骨远端缺损者　拇指近端仍保留有功能长度,可用前臂、邻指或胸部皮瓣闭合创面;酌情选用Z字成形术、植皮术等来加深拇指指蹼以改善功能。如呈套式皮肤撕脱伤,宜用吻合血管神经的足趾甲皮瓣修复,或用皮管修复,转移带神经血管皮岛,以恢复拇指指端的感觉功能。残端皮肤良好者,一般无需再手术。

2. 拇指自掌指关节缺损者 皮管和植骨术以延长拇指残端,亦可酌情选择拇指残端提升术(即利用帽状皮瓣再造拇指残端)、残端背侧舌状皮瓣拇趾再造术。但目前多数学者倾向于采用游离足趾移植术来修复拇指缺损。

3. 拇指经掌骨缺损者 手指移位术来重建拇指,包括示指拇指化。无此条件者,亦可行游离足趾移植术。

4. 拇指包括掌腕骨缺损 以示指拇指化截骨术为多选。

5. 拇指缺损同时伴有其他四指缺损者 可加深指蹼,同时切除第二掌骨,如示指还残留部分指骨,可将示指残端移位到拇指的位置,以延长拇指残端,或做第一及第五掌骨基底部旋转截骨,以发挥部分握、捏功能。有条件者可做多个足趾移植术。

(二)重建拇指功能的要求

1. 重建拇指的位置 应呈外展对掌位,保持对指或握物的功能。

2. 重建拇指长度 应适宜,以较原来稍短一些为好,并应重视外形美观。

3. 重建拇指的感觉 应具有良好的感觉,无此功能者可行带神经皮岛移植术。

4. 注意保留供区功能 重建拇指所利用的任何组织,均不宜过多地影响原部位的功能。

(三)游离足趾移植重建拇指术

游离足趾移植重建拇指术(free toe transfer for thumb reconstruction)适用于青壮年的拇指全缺者。此法重建的拇指血流供应佳、感觉好、能屈伸活动,是较好的方法。但在操作时应设计周密,仔细分离与吻合血管及神经,以求获得理想功能。

1. 术前准备

(1)技术要求高:对解剖足趾和缝合血管的技术要求高,需一期缝合完成移植重建,因此需具有较熟练的小血管缝合技术及足背动脉系统的解剖知识,必要时可先行尸体解剖。

(2)患者一般情况较好:能耐受较长时间的手术和麻醉并在术前备血。

(3)征得家属同意:术前应向患者本人和家属说明要牺牲拇趾或第二趾,以及手术失败的可能性等,并告之足趾转移术后偶有可能引起走路时足部的疼痛及其他症状。

2. 术中注意点

(1)供区:离断足趾时须设计皮肤切口,仔细解剖分离足背动脉、大隐静脉、腓浅神经、肌腱和骨关节,注意足背动脉分支的变异和防止牵拉损伤血管。

(2)受区:手部亦同样解剖出桡动脉、头静脉和肌腱等。

(3)供缝接的血管:要有足够的长度和口径。如切取足背动脉,可在踝关节处离断,以利于移植成功。对血管确有变异者应采取相应措施。

(4)缝接肌腱:可采用编结法。

3. 术后处理 同断指再植术。

(严力生 钮心刚 李 国)

参 考 文 献

荣国威. 2004. 骨折. 北京:人民卫生出版社.

赵定麟. 2004. 现代骨科学. 北京:科学出版社.

Thomas PR 等著. 危杰 主译. 2010. 骨折的 AO 治疗原则. 第 2 版. 上海:上海科学技术出版社.

Carlsen BT, Moran SL. 2009. Thumb trauma：Bennett fractures, Rolando fractures, and ulnar collateral ligament injuries. J Hand Surg Am, 34：945.

Chen C, Zhang X, Shao X, et al. 2010. Treatment of thumb tip degloving injury using the modified first dorsal metacarpal artery flap. J Hand Surg Am, 35：1663.

Culp RW, Johnson JW. 2010. Arthroscopically assisted percutaneous fixation of Bennett fractures. J Hand Surg Am, 35：137.

Friedrich JB, Vedder NB. 2011. Thumb reconstruction. Clin Plast Surg, 38：697.

Jakubietz MG, Jakubietz DF, Gruenert JG, et al. 2011. Adequacy of palmaris longus and plantaris tendons for tendon grafting. J Hand Surg Am, 36：695.

Kvernmo HD, Tsai TM. 2011. Posttraumatic reconstruction of the hand：a retrospective review of 87 toe-to-hand transfers compared with an earlier report. J Hand Surg Am, 36：1176.

Lee SK, Fajardo M, Kardashian G, et al. 2011. Repair of flexor digitorum profundus to distal phalanx：a biomechanical evaluation of four techniques. J Hand Surg Am, 36：1604.

Liu DX, Wang H, Li XD, et al. 2011. Three kinds of forearm flaps for hand skin defects：experience of 65 cases. Arch Orthop Trauma Surg, 131：675.

McClellan WT, Schessler MJ. 2011. A knotless flexor tendon repair technique using a bidirectional barbed suture：an ex vivo comparison of three methods. Plast Reconstr Surg, 128：322e.

Omokawa S, Fujitani R, Dohi Y, et al. 2008. Prospective outcomes of comminuted periarticular metacarpal and phalangeal fractures treated using a titanium plate system. J Hand Surg Am, 33：857.

Senda H, Muro H, Terada S. 2011. A case of degloving injury of the whole hand reconstructed by a combination of distant flaps comprising an anterolateral thigh flap and a groin flap. J Reconstr Microsurg, 27：299.

Soong M, Got C, Katarincic J. 2010. Ring and little finger metacarpal fractures：mechanisms, locations, and radiographic parameters. J Hand Surg Am, 35：1256.

Sun S, Ding Y, Ma B, et al. 2010. Two-stage flexor tendon reconstruction in zone II using Hunter's technique. Orthopedics, 33：880.

第五篇 下肢创伤

第一章 髋部损伤

第一节 概 论

工业、交通业的迅速发展和老年人口的增加,使髋部损伤的发病人数也不断增多,成为肢残和劳动、生活能力丧失的重要原因之一,构成医疗、社会和经济上的沉重负担。但科技发展也促进了髋部损伤诊断、骨折内固定和人工关节置换技术的进步,使人们认识和处理髋部损伤、降低并发症发生率的能力大为提高。

一、髋部应用解剖

(一)骨骼

1. 股骨近段 股骨近段由股骨头、股骨颈、大、小转子和转子间区组成。股骨头由关节软骨覆盖,构成了圆球的2/3。股骨头凹处有股骨头圆韧带附着,此处没有软组织覆盖。从结构上看股骨颈是股骨干近端的延续,颈干之间有110°~140°颈干角。与股骨内外髁后方相切的平面和颈的纵轴构成了股骨颈的前倾角,一般为12°~15°。股骨颈远端与大、小转子、前侧的转子间线、后侧的转子间嵴融合在一起。股骨颈的近端截面为圆形,而中、远段截面呈椭圆形,矢径小于冠径。平均颈径约为头径的65%。头径与颈径的差异和关节盂唇的存在,保证了髋关节的活动范围和稳定性。突出的大转子增加了附着于其上的髋外展肌杠杆臂长度,从而加强其外展作用。股骨颈前侧皮质较厚,外侧与大转子相连。后侧骨皮质较薄,有很多短的旋转肌附着,股骨颈骨折时会产生典型的侧向旋转畸形。

股骨头负重时,由于颈干角的存在,使股骨偏心受载。股骨近段内部的应力较大部位相应形成了较坚强的松质骨结构。骨小梁按应力方向排列,形成抗压和抗张两个小梁系统,二者在股骨颈部交叉,并留下一段薄弱的三角形区域,称为 Ward 三角。老年人 Ward 三角内的骨小梁只有骨髓充填。股骨上段骨折的内固定位置与上述内部结构特征密切相关(图 5-1-1-1)。

在股骨颈干连接部后内方的松质骨中,有多层致密纵行骨板构成的股骨距,股骨距所在的位置,是直立负重时压应力最大的部位。股骨距的存在减少了颈干连接部所受的弯矩,增强了该部对压应力和扭转应力的承受能力。此外,股骨颈内侧骨皮质,特别是近基底部,也有一增厚区,以加强股骨颈内侧压应力最大部位的承载能力,称为股骨颈内侧支柱。骨折时如股骨颈干部的内侧支柱和股骨距的完整性受到严重破坏,将明显影响复位后的稳定性,骨

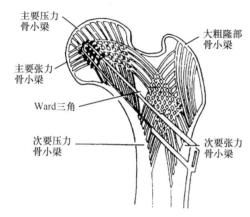

图 5-1-1-1 股骨上端骨小梁结构
特点示意图

折部有明显内翻倾向,内固定器可因受到较大内翻弯矩而松动或折断。

2. 髋臼 髂骨、耻骨、坐骨构成髋臼杯,杯呈倒置的圆臼形,面向外、下、前方。髋臼上、后方有显著的骨性隆起,以抵抗在髋屈曲和伸展时股骨头相对于髋臼的压力。髋臼被马蹄形软骨覆盖,在无软骨覆盖的髋臼底部,有脂肪垫和韧带附着,并被滑膜覆盖。髋臼边缘有关节盂唇,可加深髋臼而增加髋关节的稳定性,其下方则有横韧带加强。由于髋关节有很大的稳定性,引起髋关节脱位的暴力往往很大,且常伴有髋臼或股骨头骨折。从临床角度还将髋臼划分为前柱和后柱。前柱由髂骨翼前部,整个骨盆上口、髋臼的前壁和耻骨上支构成。后柱则由大、小坐骨切迹的坐骨部分、髋臼的后壁和坐骨结节构成(图 5-1-1-2)。充分了解前、后柱解剖对理解髋臼骨折的诊断和处理有重要意义。

(二) 关节囊

髋关节囊由致密的纤维组织构成,并有髂股韧带、耻股韧带和坐股韧带加强。关节囊的后下方较薄弱,此处仅有闭孔外肌和滑膜覆盖其上,股骨头可从此处脱出。关节囊和韧带不但提供了血供和关节的稳定性,而且有神经末梢纤维分布,可以感受伤害性刺激并可调节肌肉活动。髋部的完全伸展可使关节囊和韧带紧张而迫使股骨头压向髋臼,并限制关节的伸展(图 5-1-1-3)。在伸展时股骨头可出现在坐骨和耻股韧带之间,此处关节腔和腰大肌下滑囊相连。在完全屈曲位,股骨头处于外侧盂唇的后下方。

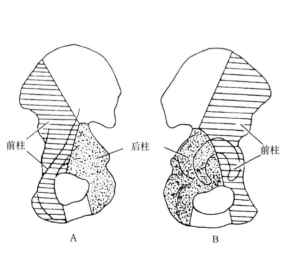

图 5-1-1-2 髋臼前柱和后柱示意图
A. 内面;B. 外面

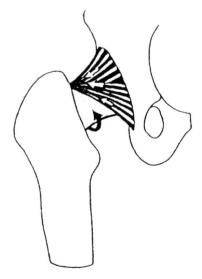

图 5-1-1-3 髋关节后面观示意图

内侧关节囊牢固附着于髋臼边缘,髂股韧带起源于髂前下棘。从侧面看,前方关节囊及其滑膜衬里止于股骨结节和转子间线。而颈的后方上2/3被关节囊和滑膜覆盖。坐股韧带呈螺旋样经股骨颈下后方止于转子窝。关节囊滑膜皱襞在股骨颈关节囊远侧缘向上反折,形成上、后下、前三组支持带,内含血管,并与头下的血管环相连。

（三）肌肉

髋部肌肉从各个方向包绕髋关节。腰大肌是髋部的主要屈肌,股直肌和缝匠肌也有屈髋作用。伸肌为腘绳肌和臀大肌,由坐骨神经分支支配。内收肌群由闭孔神经支配。主要的外展肌是臀中肌和臀小肌,由臀上神经支配。在屈曲位,这两块肌肉可变成有效的内旋肌(图 5-1-1-4)。屈肌和伸肌,外展肌和内收肌对髋关节形成的力矩是相互平衡的,6 块外旋肌与内旋肌的肌力之比是 3：1,但髋外展肌可加强内旋的力量。

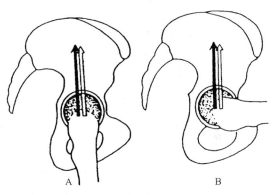

图 5-1-1-4　臀中肌和臀小肌作用力示意图
A. 伸直位；B. 屈髋位

臀大肌对坐骨神经和关节后方形成保护。臀大肌掀起后可见较多脂肪组织和血管丛,推开或移去脂肪和血管丛后可显露自梨状肌的下缘穿出的坐骨神经,后者经大转子和坐骨结节连线中点处下行。髋部伸展时神经松弛,但在屈曲时紧张,易受到后方关节囊和股骨头的压迫。

（四）血液供应

股骨颈和头部的血液供应比较复杂。股骨头的血供主要来自支持带动脉、股骨滋养动脉和圆韧带动脉,其中以支持带动脉最为重要。支持带动脉由旋股内、外侧动脉等组成的股骨颈基底部血管环发出,分为前、后上、后下三组。股骨颈后部的支持带是一层较厚的滑膜皱襞,后上和后下支持带血管通过其内通向骨折头部。当股骨颈骨折时,骨骼内的血管断裂,支持带血管也受压扭曲和痉挛,因此股骨颈骨折后应尽早复位和固定,使未断裂的支持带血管解除压迫,以恢复对股骨头部的血液供应(图 5-1-1-5)。

二、致 伤 机 制

髋部损伤主要包括髋部骨折和脱位。老年人髋部骨折的外伤暴力常较轻,诱发及相关因素包括骨质疏松、神经肌肉反应和协调能力下降、居住条件、饮酒、长期服用镇静或抗焦虑药物等髋关节脱位和年轻人的髋部骨折常因严重暴力引起,并常合并胸、腹、颅脑和四肢等其他部位的损伤。此外,股骨上段为转移性肿瘤的好发部位,易引发病理性骨折。股骨上段又是受力较大的部位,在日常生活、运动和工作中的重复受载和劳损,尚可导致各种疲劳性损伤和组织退变。

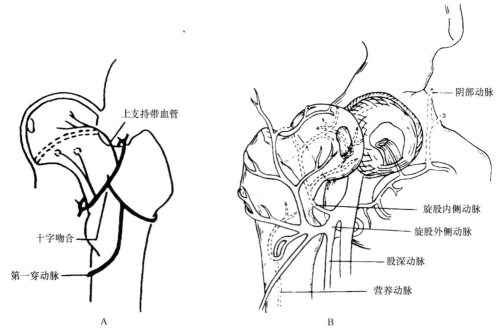

图 5-1-1-5　股骨头血供示意图

A. 股骨头血供示意图(前方观);B. 股骨头脱位后血供示意图

三、检查与治疗原则

　　对髋部损伤的病人要进行详细的全身检查,以发现是否有多发损伤。一般的骨折和脱位,常规 X 线片即可作出诊断,但 CT 扫描及图像三维重建有助于对骨折的全面了解,并特别适用于髋关节脱位伴发髋臼和股骨头骨折的诊断。某些老年人髋部无移位的骨折难以立即在 X 线片上发现,疑有骨折者应卧床和避免负重,1~2 周后再次摄片检查。

　　髋关节脱位和 50 岁以下的股骨颈骨折病人如全身情况良好,应按急诊处理,以降低股骨头坏死的发生率。单纯髋关节脱位如能在 6 小时内复位,股骨头缺血坏死率甚低,6~12 小时以上复位者,时间越长,坏死率越高。老年人股骨颈骨折在手术前应有足够时间以了解和处理全身伴发病,但仍应尽早手术以减少并发症。有多发损伤者应及时处理。老年人髋部骨折后的死亡率较高,国外报道在伤后一年内可达 14%~36%,国内要低得多,但仍应加强卧床期间的护理和手术后的康复治疗。并应积极治疗伴发的心血管和其他全身性疾病,防止肺炎、压疮等并发症的发生。近年来的研究表明改善病人的营养状况十分重要,如血浆白蛋白水平与病死率密切相关。术后应鼓励早期锻炼并尽早离床活动。

　　对病理性骨折的手术治疗需考虑两方面因素,一是预期生存时间,预计尚有 3 个月以上生存时间的病人均可考虑手术。二是能否有助于改善患者的生活质量,包括减轻疼痛和保持功能。一般来说,肿瘤直径超过 2.5cm 或破坏范围超过整个皮质的一半以上时,就有可能引发骨折,及时予以处理可收到比骨折后再作治疗更好的效果。术前后应同时检查和改善病人全身情况,注意观察血钙水平,因为常有发生高钙血症的可能。肿瘤切除遗留的缺损可用植骨块或骨水泥充填,如系转移性肿瘤以后者为好,因骨水泥可立即起有效的支持作用,而植骨片可因肿瘤组织残存、放疗或化疗而难以愈合,术后仍可能发生病理骨折。必要时应加用内固定或假体置换。

第二节 髋关节脱位

髋关节的结构相当稳定,只有强大的暴力才可引起脱位。髋关节脱位常合并髋臼、股骨头或股骨颈骨折,以及其他部位骨骼或重要器官损伤。

一、致伤机制

造成髋关节脱位的损伤暴力可作用于大转子部、屈曲的膝关节前方、膝关节伸直时的足部或骨盆后部,而传导至髋关节。当髋关节处于屈曲内收位时,股骨头顶于髋臼后上缘,上述暴力使股骨头向后,或使骨盆由后向前,而造成股骨头向后脱位,并可合并髋臼后缘或股骨头骨折。当髋关节处于过度外展位时,大转子顶端与髋臼上缘相撞形成支点,股骨头便冲破前方关节囊至闭孔或耻骨前方,形成前脱位。当下肢处于轻度外展位,膝部伸直足跟着地时,股骨头直接撞击髋臼底部,引起髋臼底部骨折,使股骨头内陷而向盆腔内移位,形成中央脱位。

二、诊 断

有典型的外伤史,伤肢剧烈疼痛,活动严重受限。后脱位的病人患髋弹性固定在内收、内旋、屈曲位。前脱位的病人下肢处于外旋、外展、屈曲位。中心脱位的病人无特殊体位畸形,股骨头移位严重者下肢轻度短缩。

有时由于并发其他部位如骨盆、脊柱、膝部损伤,可改变脱位后肢体的位置。因此需要详细观察 X 线片的表现,包括股骨头、髋臼的形状、Shenton 线、股骨干的位置、股骨头的大小等,以明确脱位类型和是否并发骨折。应注意检查排除坐骨神经损伤和同侧膝部损伤。复位后应再次摄片,以了解复位情况并再次明确是否合并骨折,必要时应加作 CT 检查。

三、分 类

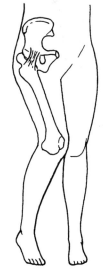

图 5-1-2-1 髋关节后
脱位示意图

(一) 髋关节后脱位(图 5-1-2-1)

根据 Thompson 分类法,又可以分为 5 型(图 5-1-2-2)。

Ⅰ型 单纯髋关节后脱位或伴有髋臼缘裂纹骨折。

Ⅱ型 后脱位伴有髋臼后唇单处骨折。

Ⅲ型 后脱位伴有髋臼后唇粉碎骨折。

Ⅳ型 后脱位伴有髋臼后唇和髋臼底骨折。

Ⅴ型 后脱位伴股骨头骨折。

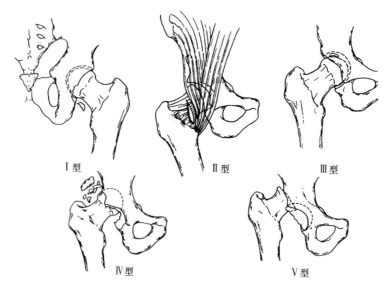

Ⅰ 型　　　　　　　　Ⅱ 型　　　　　　　Ⅲ 型

Ⅳ 型　　　　　　　　　Ⅴ 型

图 5-1-2-2　髋关节后脱位 Thompson 分类法示意图(Ⅰ ~ Ⅴ型)

(二)髋关节前脱位(图 5-1-2-3)

较少见。

Ⅰ型　耻骨部脱位

Ⅰ A　单纯脱位,不伴有骨折。

Ⅰ B　伴有股骨头骨折。

Ⅰ C　伴有髋臼骨折。

Ⅱ型　闭孔部脱位

Ⅱ A　单纯脱位,不伴有骨折。

Ⅱ B　伴有股骨头骨折。

Ⅱ C　伴有髋臼骨折。

(三)髋关节中心脱位合并髋臼底部骨折(图 5-1-2-4)

Carnesale 根据髋臼的分离和移位程度分为 3 型。

Ⅰ型　中央型脱位,但未影响髋臼的负重穹隆部。

Ⅱ型　中央型脱位伴骨折,影响负重的穹隆部。

Ⅲ型　髋臼有分离伴髋关节向后脱位。

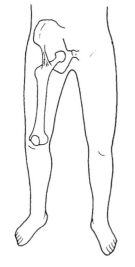

图 5-1-2-3　髋关节前脱位
示意图

四、治　疗

(一)闭合复位

髋关节脱位后应争取在 6 小时内急诊复位。延迟复位将加重股骨头部血供障碍,增加股骨头缺血性坏死的可能。

闭合复位应在可使髋部肌肉有效松弛的麻醉下进行。常用 Allis 法，即屈髋 90°拔伸法。后脱位的病人，宜仰卧于地面或矮床上，助手双手固定骨盆，术者一手握住患者踝部，另一前臂屈肘套住腘窝，徐徐将患髋和膝屈曲至 90°，并顺股骨干纵轴向上方拔伸牵引，同时用握踝部的手下压患者小腿，以保持膝关节 90°屈曲位并有利于拔伸髋部。在牵引的同时，轻轻将股骨头旋转摇晃，听到弹响声后伸直患肢，即可复位（图 5-1-2-5）。如在保持拔伸的同时，先使伤髋内收、内旋、极度屈曲，然后外展、外旋、伸直，亦有利于复位，称为 Bigelow 法（图 5-1-2-6）。赤松功也之背提法可能更为方便，主要用于常见之后脱位病例（图 5-1-2-7）。对于无多发伤的患者亦可采用 Stimson 重力复位法（图 5-1-2-8）。

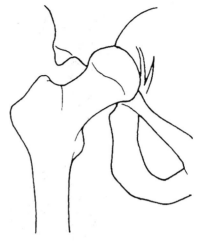

图 5-1-2-4　髋关节中心脱位伴髋臼底骨折示意图

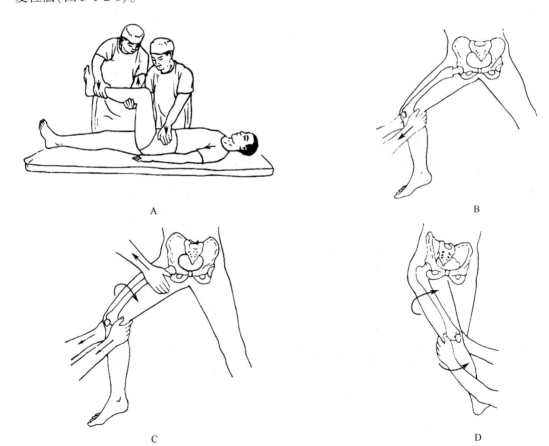

A

B

C

D

图 5-1-2-5　髋关节脱位 Allis 复位法示意图

A. 固定骨盆，在牵引下操作；B. 牵引下轻轻内外旋髋关节；C. 髋关节屈曲位牵引，开始内旋；
D. 牵引下内旋、内收有助于复位

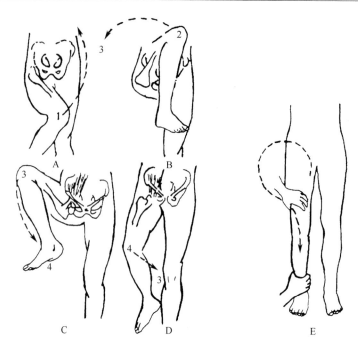

图 5-1-2-6 髋关节后脱位(左)Bigelow 复位法示意图

A. 牵引下内收内旋;B. 牵引下曲髋外旋及外展;C. 牵引下伸直;D. 内旋内收;
E. 操作全程示意问号或反问号

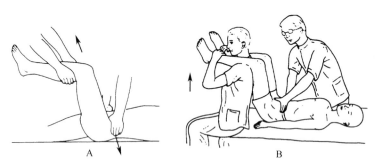

图 5-1-2-7 赤松功也背提复位法示意图

A. 固定骨盆下牵引患肢;B. 背提双下肢复位

前脱位的病人,亦取仰卧位,助手固定骨盆,另一助手在屈髋屈膝 90°时作患肢外旋外展拔伸牵引,术者双手抱住大腿根部向外扳拉,同时在牵引下内收患肢,感到股骨头弹入髋臼时即已复位。

髋关节中心脱位的病人可作股骨髁上牵引,牵引重量 12kg 左右。另于大腿根部缚以帆布带,向外侧牵引,重量 2~4kg。

（二）切开复位和骨折固定

1. 后脱位 手法复位失败、合并髋臼骨折的 Ⅱ、Ⅲ、Ⅳ 型病人以及合并坐骨神经损伤的病人,可行切开复位。合并股骨头骨折的病人,参照本章第五节进行处理。

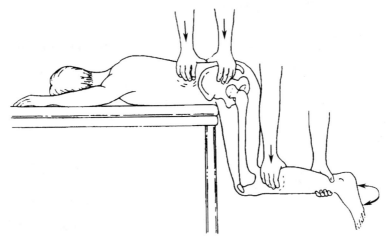

图 5-1-2-8　Stimson 重力复位法示意图

2. 前脱位　髋关节前脱位通常可用手法整复,当有软组织或碎骨片嵌入时可行切开复位。合并骨折的病人亦需切开复位和骨折内固定。

3. 中心性脱位　用闭合方法常不能达到良好的复位。但切开整复创伤较大,且较困难,应由有经验的医师施行。伴有同侧股骨干骨折者亦应作切开复位。合并髋臼骨折的手术方法见后节。

五、并　发　症

(一) 坐骨神经损伤

坐骨神经从坐骨大孔处出骨盆并经过髋关节后方下行,髋关节后脱位或大块的髋臼后唇骨折时,容易牵拉或压迫坐骨神经。坐骨神经损伤多影响其腓侧部分,可出现足下垂、趾背伸无力和足背外侧感觉障碍等征象。脱位和骨折整复后,即解除对坐骨神经的牵拉或压迫,神经功能有可能逐渐恢复。伴有坐骨神经损伤的脱位必须急诊复位,对神经的持久拉伸或压迫将影响神经功能恢复的程度。

(二) 股骨头缺血性坏死

髋关节脱位可损害股骨头血供,延迟复位更会加重血循障碍,而导致股骨头缺血性坏死。股骨头坏死的发生率文献报道不一致,一般为 10%～20%。股骨头坏死塌陷,并引起明显疼痛和功能障碍时,可行全髋关节置换术。

(三) 创伤性关节炎

创伤性关节炎是髋关节脱位最常见的晚期并发症。并发股骨头或髋臼骨折的病例发生率更高。症状严重的病人可作全髋关节置换。

第三节　髋 臼 骨 折

髋臼骨折好发于年轻人,常因高能损伤引起。髋臼骨折外科治疗目的是重建髋臼的正常外形、头臼接触面积和关节内正常压力分布。

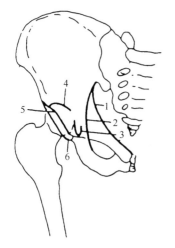

图 5-1-3-1　骨盆标志示意图

骨盆正位 X 线片上所见髋臼的正常标志
1. 髋耻线；2. 髂坐线；3. 泪滴线；4. 臼顶；
5. 前缘；6. 后缘

一、致 伤 机 制

骨臼上 1/3 和后 1/3 较厚，需相当暴力才能引起骨折。髋臼下 1/3 即内壁则稍薄，造成骨折所需的暴力也较小。髋关节脱位时常可并发髋臼骨折。

二、诊　　断

借助骨盆正位片发现有骨折后，可再摄骨盆的 45°斜位片、CT 扫描以及扫描后三维重建以明确骨折的范围和骨折片的移位情况。

骨盆平片上髂耻线和髂坐线分别是前、后柱的放射学标志（图 5-1-3-1）。45°闭孔斜位是将损伤侧髋臼旋向 X 线球管，可更好地显示髋臼的前柱和后缘。髂骨斜位是骨折的髋臼旋离 X 线球管，能显示大、小坐骨切迹和髋臼的前缘（图 5-1-3-2）。

CT 扫描对平片上难以观察到的某些骨折的判定特别有帮助，如通过四边形表面的骨折、髋臼顶骨折等。CT 扫描后三维影像重建则可以展示骨折部的全景和精确的移位方向。

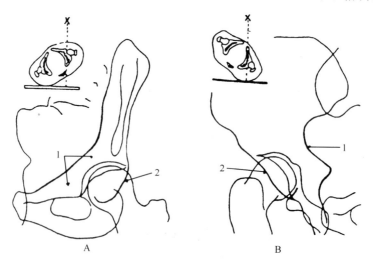

图 5-1-3-2　髋臼标志示意图

髋臼斜位 X 线片投照方法及正常放射学标志
A. 髋臼闭孔斜位：1. 前柱；2. 后柱；B. 髋臼髂骨斜位：1. 后柱；2. 前柱

三、分　　类

一般采用 Letournel 的分类方法，将髋臼骨折分为 5 种单纯骨折和由这些单纯骨折联合而成的复合骨折(图 5-1-3-3)。

1. 单纯骨折 后壁、后柱、前壁、前柱和横向骨折。

2. 复合骨折 后壁和后柱、横向和后壁、T 形、前柱和后半横形、两柱骨折。其中 T 形骨折类似于横向骨折,只是沿着四方表面和髋臼窝有一垂直的披裂,将前、后柱分开。有时会伴发耻骨下支骨折。所谓后半横形是指后柱的横形骨折。

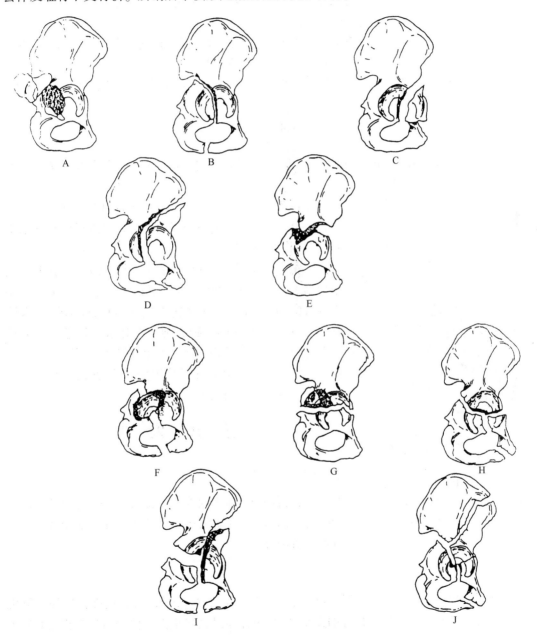

图 5-1-3-3　髋臼骨折的 Leournel 分类示意图

A. 后壁骨折;B. 后柱骨折;C. 前壁骨折;D. 前柱骨折;E. 横向骨折;F. 后壁后柱联合骨折;
G. 横向后壁联合骨折;H. "T"形骨折;I. 前柱和后半横形骨折;J. 两柱骨折

四、治　疗

（一）非手术治疗

一些移位很少的髋臼骨折可采用保守疗法，下列两种情况也可考虑保守治疗：

（1）大部髋臼完整且仍与股骨头匹配。

（2）两柱骨折轻度移位后形成继发性匹配：两柱骨折后所有软骨部分与远（端）骨折片一起与髂骨脱离，股骨头周围的骨折块仍保持一致的外形。

非手术治疗的目的是防止移位进一步发展，可采用胫骨结节牵引。但牵引力不可过大，以免股骨头从髋臼脱出。

（二）手术治疗

大多数移位的髋臼骨折需手术治疗，以获得较满意的复位和固定，降低创伤后关节炎发生率，并有利于早期功能锻炼。

手术宜在骨折 2～3 天后至 10 天内进行。这时局部出血已停止，而骨折线仍清晰可见。3 周后由于已有骨痂生长，复位将十分困难。

可根据骨折类型选择合适的手术入路。一般来说应争取通过一个入路达到完全的复位和固定。采用的入路中，Kocher-Langenbeck 入路适于进入后柱，髂腹股沟入路则适于进入前柱和内侧部分，延伸的髂股入路适于同时进入前、后柱，但后一入路手术后的恢复时间最长，异位骨化的发生率也最高。显露骨折并作复位后，使用可塑形接骨板、螺丝钉或钢丝作内固定（图 5-1-3-4）。

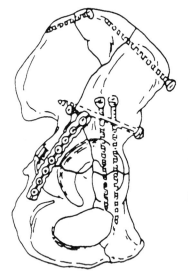

图 5-1-3-4　内固定示意图
根据骨折走向选用不同类型的螺丝钉、接骨板或钛缆做内固定

五、并　发　症

（一）休克

如骨折涉及骨盆其他部位，或髋臼骨折为全身多发性骨折的一部分，则可能因疼痛和大量失血导致休克，详见骨盆骨折部分。

（二）感染

多数髋臼骨折伴有局部严重的软组织损伤或腹部和盆腔内脏器伤，这都会增加感染机会。此外，手术时为了保持骨折片的血供，常尽量保留虽已严重挫伤但仍与骨折相连的软组织蒂，一旦发生感染，这些不健康组织常成为细菌繁殖的温床。

（三）神经血管损伤

髋关节后面与坐骨神经相邻，此部骨折移位或手术复位时，神经易遭受损伤。采用

Kocher-Langenbeck 入路时主要可能影响坐骨神经的腓侧支。采用延伸的髂股入路时也有可能发生坐骨神经的牵拉。术时应保持伤侧膝关节屈曲至少 60°，而髋关节伸展，这有利于减少坐骨神经牵拉。发生神经瘫痪后应使用踝-足支具，有望部分或全部恢复，但需时较长。骨折涉及坐骨大切迹时，术中可能伤及坐骨神经、臀上神经和臀上血管。后者如在坐骨切迹处断裂，可回缩至盆腔内而难以止血。术中显露与整复骨折时应十分谨慎。

（四）异位骨化

Kocher-Langenbeck 入路的发生率最高，其次是延伸的髂股入路，而髂腹股沟入路则几乎不发生。手术应尽可能减少肌肉创伤，术前及术后几个月内可给予非甾体类抗炎药物，以预防异位骨化的发生和加重。

（五）创伤性关节炎

髋臼骨折后虽经复位，仍可导致股骨头和髋臼面的不完全吻合，降低股骨头和髋臼的接触面积，负重时局部应力增大，最终导致关节软骨的磨损和创伤性关节炎。

第四节　股骨头骨折

单纯股骨头骨折比较少见，常为髋关节损伤的一部分，例如髋关节后脱位并发股骨头骨折。

一、致伤机制

摔跌时髋关节处于屈曲内收位，膝部着地，外力沿股骨干传向股骨头，可冲破后侧关节囊向后脱位。如冲击时髋关节屈曲仅 60° 或更少，股骨头更多地与髋臼后上方坚强的骨质碰撞，则将引起髋臼骨折或股骨头部骨折。上述头部骨折系由剪切、压缩暴力引起。此外尚可能是圆韧带撕脱骨折。

如膝部着地时股骨处于外展和外旋位，股骨上端有如一根杠杆，将股骨头向前撬出髋臼窝，并可能并发髋臼前缘或股骨头骨折。

由于致伤机制不同，其骨折类型差别甚大，并可伴有股骨颈骨折，甚至同时有髋臼骨折（图 5-1-4-1）。

二、诊　　断

外伤暴力大且伴典型的受伤姿势有助于诊断。所有髋关节脱位的病人均应考虑到合并股骨头骨折的可能。髋关节正位片有助于明确诊断。侧位片能较好地显示股骨头和髋臼的前后缘，但在髋关节后脱位时常难以拍摄，应在复位后再摄正侧位片以排除股骨头骨折。必要时，应加作 CT 及三维图像重建，以明确骨折片的移位情况。

引起股骨头骨折的暴力往往较大，应注意检查有无其他部位的复合伤，以及周围神经和血管情况。

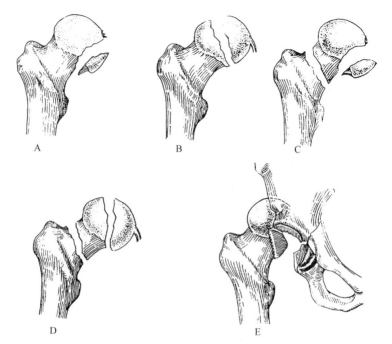

图 5-1-4-1 常见股骨头骨折类型示意图

A. 头部纵向骨折；B. 头部横向骨折；C. 头部粉碎性骨折；D. 头颈部双骨折；E. 髋臼脱位骨折

三、分　类

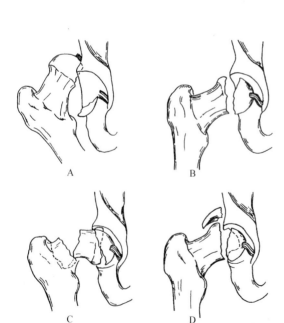

图 5-1-4-2　Pipkin 分类示意图

A. Ⅰ型；B. Ⅱ型；C. Ⅲ型；D. Ⅳ型

1. 髋关节后脱位伴股骨头骨折时，最常使用 Pipkin 分类法　见图 5-1-4-2。

Ⅰ型　股骨头骨折伴后脱位，骨折部位于中央凹的远侧。

Ⅱ型　股骨头骨折伴后脱位，骨折部位于中央凹的近侧。

Ⅲ型　Ⅰ型或Ⅱ型损伤伴股骨颈骨折。

Ⅳ型　Ⅰ型或Ⅱ型损伤伴髋臼边缘骨折。

2. Giebel 分类法　包括了所有的股骨头骨折：

Ⅰ型　骨折不伴脱位。

a. 头部压缩骨折。

b. 多块或粉碎骨折。

Ⅱ型　骨折伴髋关节脱位。

a. 骨折伴前脱位。

b. 骨折伴后脱位（Pipkin Ⅰ～Ⅳ型）。

四、治 疗

（一）非手术治疗

不伴有髋关节脱位的骨折病人,若骨折块没有明显移位或压缩,可行非手术治疗。病人卧床休息 3 周后,用双拐下地,伤肢不负重。Giebel 认为应避免长期牵引,否则易导致关节软骨的缺血性坏死和关节僵硬。伴有脱位的骨折,应立即复位。复位时麻醉应充分,避免使用暴力,力争一次复位成功。如连续 2 次失败,即应考虑手术。复位后摄片了解复位情况,作 CT 检查以明确骨折块位置、大小和移位情况。

（二）手术治疗

骨折块明显塌陷、移位、嵌入关节间隙、伴脱位而手法复位失败或合并神经损伤时,应立即行切开复位。

根据骨折块位置选择前外侧或后外侧入路,显露髋关节并使股骨头脱出髋臼。如骨片较小,可予切除。如骨折块较大,应予复位并作螺丝钉固定。骨折块较大、较厚时,可经股骨头的关节外部分逆行置入松质骨拉力螺钉。如有困难只能顺行钻入可吸收螺钉,并使螺钉头低于软骨面(图 5-1-4-3)。骨折部塌陷者,应将其撬起,并以自体松质骨衬垫。如塌陷范围超过关节负重面一半、粉碎骨折难以施行内固定或合并股骨颈骨折时,应考虑关节置换术。术毕缝合前应反复冲洗,避免遗留软骨或骨碎片。留置负压引流 24 ~ 48 小时。

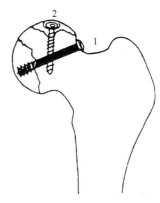

图 5-1-4-3 股骨头骨折内固定示意图
1. 较大碎片,可以从关节以外以松质骨拉力螺丝钉固定;2. 较薄骨片,以可吸收螺丝钉固定,钉头应低于关节软骨面

五、并 发 症

（1）股骨头或骨折片缺血性坏死。

（2）继发性骨关节炎。

上述并发症发生后可对症处理,如导致明显疼痛或功能障碍,则需考虑全髋关节置换术,年轻的骨关节炎患者可考虑先作表面置换术。

第五节 股骨颈骨折

各种年龄段均可能发生股骨颈骨折,但以 50 岁以上的老年人最为多见,女性多于男性。由于常在骨质疏松症的基础上发生,外伤暴力可以较轻。而中青年股骨颈骨折常由较大暴力引起。股骨颈骨折的致残率和致死率均较高,已成为导致老年人生活质量下降或死亡的主要威胁之一。

股骨颈位于股骨头与股骨粗隆部之间,为人体承受剪力最大的解剖段(图 5-1-5-1)。

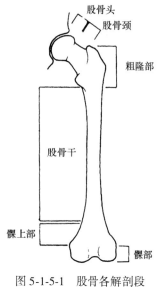

图 5-1-5-1　股骨各解剖段
区分示意图

一、致 伤 机 制

（1）引起股骨颈骨折最常见的外伤机制有二：一是外力从侧面对大转子的直接撞击；二是躯干于倒地时相对于持重下肢旋转，而股骨头则卡在髋臼窝内不能随同旋转，加上股骨颈前方强大的髂腰韧带和后方的髂股韧带挤压股骨颈。正常股骨颈部骨小梁的走向呈狭长卵圆形分布，长轴线与股骨头、颈的轴心线一致，有利于在正常生理情况下承受垂直载荷，但难以对抗上述横向水平应力而易于发生断裂。

（2）绝经后和老年性骨质疏松症可造成骨量下降和松质骨结构异常，最终导致骨的力学强度下降、骨折危险性增加，股骨颈为骨质疏松性骨折的好发部位之一。

（3）股骨颈部如在一段时间内受到反复超负荷的外力作用，股骨颈部骨小梁可不断发生显微骨折而未及修复，即使是中青年也可能最终导致疲劳骨折。

二、诊 　 断

老年人摔跌后诉髋部或膝部疼痛者，即应考虑到股骨颈骨折的可能。检查时可发现大转子上移至髂前上棘与坐骨结节连线以上，腹股沟韧带中点下方有压痛，患肢轻度屈曲、内收并有外旋、短缩畸形，但肿胀可不明显，叩击病人足跟时可致髋部疼痛加重。多数病人伤后即不能站立和行走，部分骨折端嵌插的病人症状很轻，甚至可以步行赴医院就诊，下肢畸形也不明显，极易漏诊。正侧位摄片可明确诊断和骨折类型。疑有骨折而急诊 X 线检查不能确诊的病人，应嘱卧床休息，2 周后再次摄片复查。

三、分 　 类

股骨颈骨折分类方法甚多，常用的有以下几种。

（一）按骨折部位分类（图 5-1-5-2）

1. 头下型　骨折线完全在股骨头下。

2. 头颈型　骨折线的一部分在股骨头下，另一部分则经过股骨颈。

3. 经颈型　全部骨折线均通过股骨颈中部。

4. 基底型　骨折线位于股骨颈基底部，其后部已在关节囊外。

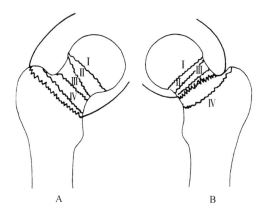

图 5-1-5-2　股骨颈骨折按骨折部位分型示意图

Ⅰ. 头下型；Ⅱ. 头颈型；Ⅲ. 经颈型；Ⅳ. 基底型

A. 前方观；B. 后方观

（二）按骨折移位程度分类（Garden 分型）（图 5-1-5-3）

Ⅰ型 不全骨折或外翻嵌插骨折。

Ⅱ型 完全骨折无移位。

Ⅲ型 完全骨折部分移位,远侧端轻度上移并外旋。

Ⅳ型 骨折完全错位,远侧端明显上移并外旋。

Garden 分类法目前使用较广,但也有不少作者认为在临床实践中实际上很难完全区分这四种类型。因此,可以更简单的按移位情况将股骨颈骨折分为无移位骨折（Garden Ⅰ、Ⅱ型）和有移位骨折（Garden Ⅲ、Ⅳ型）,同样能起指导治疗的作用。

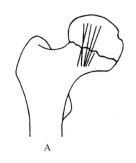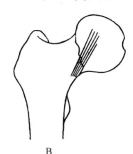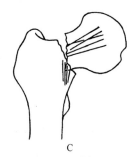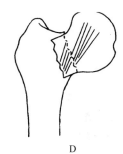

图 5-1-5-3 股骨颈骨折 Garden 分型示意图（A ~ D）

A. Ⅰ型;B. Ⅱ型;C. Ⅲ型;D. Ⅳ型

（三）按骨折线走向分型（按 Linton 角分型）（图 5-1-5-4）

按骨折线与股骨干纵轴垂线交角（Linton 角）可分为:

1. 外展型 最稳定,Linton 角小于 30°。

2. 中间型 尚稳定,Linton 角 30° ~ 50°。

3. 内收型 不稳定,Linton 角大于 50°,骨折部所受剪力最大。

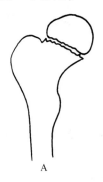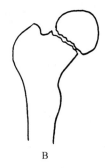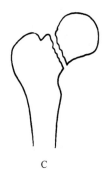

图 5-1-5-4 按 Linton 角分型示意图

A. 外展型;B. 中间型;C. 内收型

四、治 疗

稳定的嵌插型骨折即 Garden Ⅰ、Ⅱ型骨折或 Linton 角小于 30°者,可根据情况给予非手术疗法,如外展位牵引或穿用"⊥"形鞋保持伤肢于外展、旋转中立位等。但由于患者多为老年人,为避免长期卧床所引起的各种并发症,也可考虑作闭合复位内固定。

移位型股骨颈骨折的治疗可采用以下方法:

(一) 牵引复位

采用胫骨结节骨牵引(1/7 体重),在 1~2 日内使骨折复位。牵引的方向一般为屈曲、外展各 30°,如有向后成角,可在髋伸直位作外展牵引。同时应作全身检查排除严重的伴发病和伴发损伤。经床边摄片证实骨折已复位后尽早作内固定术。

(二) 闭合复位内固定

术前已通过牵引使骨折复位的病人,可在麻醉后以骨科牵引手术床保持伤肢于外展、内旋位,在透视或摄片指导下作内固定。应避免在术时作强力手法复位,以免进一步损伤股骨头血供。股骨颈骨折的内固定方法大致分以下几类:

1. 单钉固定 以三翼钉为代表。三翼钉内固定曾是治疗股骨颈骨折的常用方法,但由于安放过程中损失骨量较大,且单钉固定较难同时对抗股骨颈内侧的压应力和外侧的张应力,现在已较少应用。有人采用单根较粗大的加压螺钉作内固定,该钉的螺纹部分必须全部留在近侧骨折段,不能越过骨折线,否则将失去加压作用(图 5-1-5-5)。

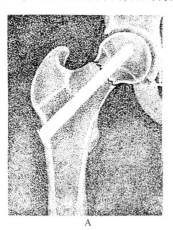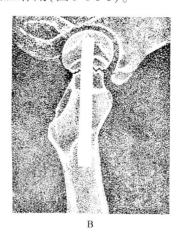

A   B

图 5-1-5-5 股骨颈骨折三翼钉内固定 X 线片投照图

A. 正位片;B. 侧位片

2. 滑动式钉板固定 由固定钉与侧方的带套筒钢板组成(图 5-1-5-6)。优点是有利于保持骨折端的紧密接触,更常用于股骨转子间骨折。

3. 多钉固定 一般采用 3 枚,针径较细,总体积小于单钉,故对骨的损伤较小(图 5-1-5-7)。多钉固定可以通过合理布局,分别承担不同应力和防止旋转。为防止钉的滑移,以使用表面有螺纹的钢钉为好。亦可采用粗型螺纹钉,该钉表面有螺纹,外径 4mm,使用时在套管保护下,用手摇钻经 0.5cm 的软组织戳孔钻入。套管以不锈钢制成,内径 4.2mm,长 5~7cm。术时将套管套在钉的前部仅留钉尖外露,待螺纹钉钻入后,再将套管由尾端退出,以避免螺纹钉钻入时周围的肌肉或筋膜纤维卷缠于钉身。手术在 X 线监视下进行,第一枚螺纹钉(远侧钉)的进钉点一般在大转子顶点下10cm,钉与股骨干纵轴成145°~160°角,紧贴骨折部内侧皮质达到股骨头距关节缘0.5cm处。在该钉近侧每隔1~1.5cm相继钻入第二、三枚螺纹钉,其中一枚偏向股骨颈的外上侧以对抗张应力,另一枚交叉安放以更好的对抗旋转(图5-1-5-8)。术后患肢以"⊥"形鞋保持在外展、旋转中立位,术后1周病人即可用双拐下地活动。拔钉时,可用摇钻或特制的小头拔钉器夹住钉尾后旋转拔出。此外,近年来亦有人主张采用空心加压螺纹钉技术,因操作简易,尤适用于年迈病例(图5-1-5-9)。

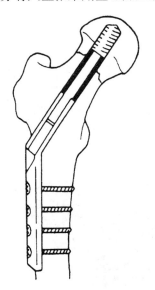

图5-1-5-6 股骨颈骨折滑动式钉板固定示意图

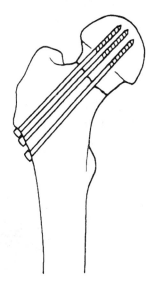

图5-1-5-7 股骨颈骨折多枚钉固定示意图

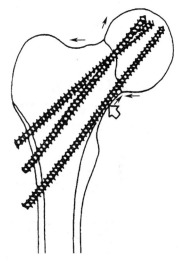

图5-1-5-8 股骨颈骨折多根螺钉经皮内固定示意图

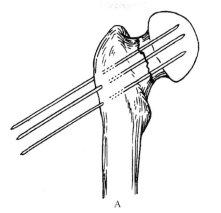

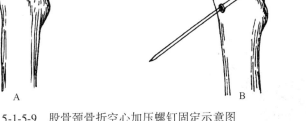

图5-1-5-9 股骨颈骨折空心加压螺钉固定示意图

A. 先插入导针;B. 再旋入空心加压螺钉

(三) 肌蒂或血管蒂骨瓣移植

对中青年新鲜股骨颈骨折、陈旧性股骨颈骨折不愈合但骨折部尚无明显吸收的病人,可选用各种类型的骨瓣移植加内固定,常用的如股方肌骨瓣移植、带旋髂血管的髂骨瓣移植等。

（四）髋关节置换术

1. 病例选择 人工股骨头置换术的手术指征为：

（1）老年人不稳定的头下型股骨颈骨折。

（2）闭合复位失败。

（3）股骨颈病理骨折。

（4）陈旧性股骨颈骨折不连或股骨头缺血性坏死。

（5）股骨颈和股骨头明显骨质疏松,内固定难以保持稳定。

2. 注意事项

（1）严格手术适应证:对最后一种病例行人工股骨头置换术,失败率相当高,此时应选择骨水泥型人工股骨头。

（2）手术按要求进行:对年迈体弱者,可选择侧后方髋关节入路,有经验之医师多可在半小时左右完成手术,但术中注意切勿伤及坐骨神经(图5-1-5-10 ~ 图5-1-5-12)。为加强股骨头之稳定性,亦可采用大粗隆钢丝固定加强的术式(图5-1-5-13)。

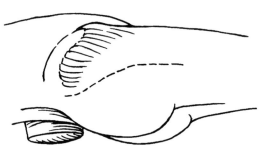

图 5-1-5-10 人工股骨头置换侧后方手术入路及
切口示意图

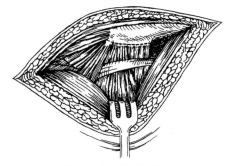

图 5-1-5-11 术中注意保护及避开
坐骨神经示意图

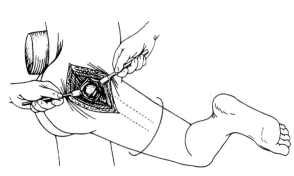

图 5-1-5-12 显露骨折之股骨颈示意图
切开臀中肌及关节囊,显露股骨颈

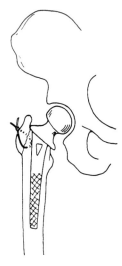

图 5-1-5-13 加强大粗隆固定示意图
人工股骨头置入同时以钛缆(钢丝)
固定加强大粗隆

（3）必要时可行全髋置换术：如髋臼侧也有病损，如原发或继发性骨关节炎、病人年龄小于 55 岁且活动度较大者，应选择全髋置换术。

五、并　发　症

股骨颈骨折最常见和严重并发症为骨不连和股骨头坏死。

（一）延迟愈合和不愈合

股骨颈骨折经治疗后 6 个月内仍未完全愈合，应诊断为延迟愈合。股骨颈骨折后骨不连的发生与年龄、骨折移位程度、骨折线位置和骨质疏松的严重程度等有关，不少病人可因此发生再移位。应根据股骨头存活情况选择再作带血供骨瓣移植或关节置换术，头坏死或已有移位者应作人工关节置换术。

（二）股骨头缺血性坏死

骨折已愈合、股头坏死尚未严重变形、临床症状较轻的病人，不必急于手术。可令病人保持正常生活，防止过多负重和运动。不少病人可在股骨头缺血坏死后仍保持多年正常生活和轻工作。出现骨关节炎症状的病人，可服用中药或非甾体抗炎药。疼痛与功能障碍明显加重后，需考虑全髋置换术。

第六节　股骨转子间骨折

股骨转子间骨折是指股骨颈基底以下、小转子下缘水平以上部位的骨折，是老年人的常见损伤，患者平均年龄较股骨颈骨折高。老年人的转子间骨折常在骨质疏松基础上发生，股骨上端的结构变化对骨折的发生与骨折的固定有较大影响。转子部血运丰富，骨折时出血多，但愈合好，很少有骨不连发生。

一、致　伤　机　制

身体失去平衡而跌倒时，负重侧下肢将承受过度外旋、内旋或内翻的传导暴力，或于跌地时大转子直接受力而导致股骨转子间骨折。老年人的股骨上端因骨质疏松而力学强度下降，骨折危险性明显增加。转子部受到内翻及向前成角的复合应力时，往往在小转子部形成高应力区，导致小转子或包括股骨距的蝶形骨折，或该部的压缩骨折——骨折近端嵌入远端，而将远骨折片内侧松质骨压缩，复位后可在远骨折端留下三角形骨缺损。小转子区的蝶形或嵌插骨折，均可显著减弱股骨后内侧支柱的稳定性，复位后有明显的髋内翻倾向。

二、诊　　断

老年人跌倒后髋部疼痛，不能站立或行走。局部肿胀压痛，伤肢外旋一般较股骨颈骨折明显，可伴短缩内收畸形。由于系囊外骨折且局部血供较丰富，伤后出血较多，加以病人多系老年人，应注意发生创伤性休克的可能。

三、分　类

（一）Evans 分类法（图 5-1-6-1）

1. 第一大类　指骨折线从股骨大粗隆的外上方斜向内下方者（小粗隆）。该类又分为以下四型：

Ⅰ型　系通过大小粗隆之间的裂缝骨折，或骨折间移位不超过 3mm 者。此型不仅稳定，且愈合快、预后好。

Ⅱ型　指大粗隆上方开口，而小粗隆处无嵌顿或稍许嵌顿（不超过 5mm）者，伴有轻度髋内翻畸形。此型经牵引后易达到解剖对位，且骨折端稳定，预后亦好。

Ⅲ型　于小粗隆部有明显嵌顿，多为近侧断端内侧缘嵌插至远侧端松质骨内。不仅髋内翻畸形明显，牵出后，被嵌顿处残留骨缺损，以致甚易再次髋内翻，甚至持续牵达 4 个月以上，也仍然无法消除这一缺损。因此，属于不稳定型。此种特点在临床上常不被初学者所注意。

Ⅳ型　指粉碎型骨折，与前者同样属于不稳定型骨折，主要问题是因小粗隆部骨皮质碎裂、缺损或嵌入等而易继发髋内翻畸形。因此，在治疗上问题较多。

2. 第二大类　指骨折线由内上方（小粗隆处）斜向外下方（股骨干上端），此实际上系粗隆下骨折，易引起移位。主要是近侧端外展、外旋及前屈，而远侧端短缩及内收，此型多需手术治疗。本型又可分为两型，即单纯型与粉碎骨折型。

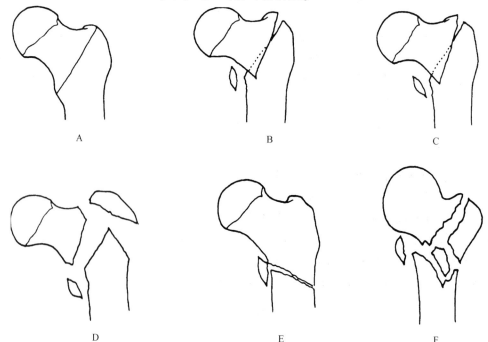

A　　　　　　　　　B　　　　　　　　　C

D　　　　　　　　　E　　　　　　　　　F

图 5-1-6-1　Evans 股骨粗隆间骨折分类示意图

A～D 第一大类：A. Ⅰ型；B. Ⅱ型；C. Ⅲ型；D. Ⅳ型；E、F 第二大类：E. Ⅰ型；F. Ⅱ型

（二）改良 Boyd 分类法（Kyle-Gustilo 分类法）（图 5-1-6-2）

Ⅰ型　无移位骨折，稳定。

Ⅱ型　有移位，伴小转子小块骨折，近骨折段内翻，稳定。

Ⅲ型　有移位，伴后内侧粉碎骨折和大转子骨折，近骨折段内翻，不稳定。

Ⅳ型　转子间及后内侧皮质粉碎骨折，伴转子下骨折，不稳定。

Ⅰ、Ⅱ型骨折的后内侧支柱和股骨距保持较好的整体性，骨折面整复对合后能够支撑股骨上端的偏心载荷而不易发生塌陷。Ⅲ、Ⅳ型骨折后，转子部后内侧支持结构失去完整性，受载时骨折端内后侧易塌陷而内翻。

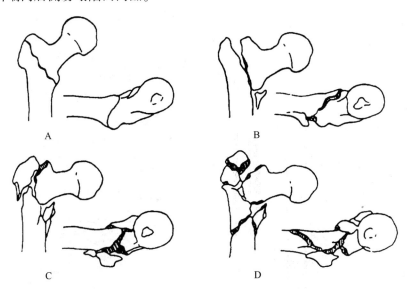

图 5-1-6-2　Kyle-Gustilo（改良 Boyd）分类示意图

A. Ⅰ型；B. Ⅱ型；C. Ⅲ型；D. Ⅳ型

四、治　疗

（一）Evans 第一类骨折

治疗的基本要求是充分纠正和防止内翻移位。稳定的转子间骨折可采用牵引治疗。但老年病人可因长期卧床引起较多并发症，甚至导致死亡。因此许多学者建议即使骨折稳定也应采用内固定，使病人能早期坐起和离床活动。不稳定的转子间骨折特别是后内侧支撑结构有严重损伤时，牵引治疗常难以防止髋内翻畸形，应选用较可靠的内固定治疗。

稳定的 Evan Ⅰ型骨折，或 Boyd Ⅰ、Ⅱ型骨折，如作内固定治疗可考虑较简单的经皮三枚螺纹钉内固定。方法详见第四节股骨颈骨折，但螺纹钉应更加强斜，最下一枚螺纹钉仍应紧靠股骨距和股骨颈内侧皮质（图 5-1-6-3）或采用 V 形钉强斜度固定（图 5-1-6-4）。手术创伤很小，尤以前者，进钉的戳孔无需缝合，手术次日病人可坐起，2～3 周后可用双拐下床作不负重活动。

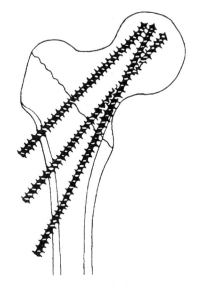

图5-1-6-3 强斜度固定示意图

股骨转子间骨折时内固定的位置,应加强斜度

不稳定的 Evan I 型骨折,或 Boyd Ⅲ、Ⅳ 型骨折,应选用更加坚强的内固定,主要有以下两类。

1. 钉-板类 以动力性髋关节螺钉(DHS)为代表。

动力性髋关节螺钉是专门为股骨转子间骨折设计的内固定装置。贯穿骨折段的螺钉与安放在股骨上段外侧的钢板籍套筒相连,加于股骨头上的载荷可分解为促使近骨折段内翻和沿螺钉轴线下压的两个分力,钉-板的特殊连接方式可有效的抵抗内翻分力而保留使骨折线加压的轴向分力,从而保持骨折部的稳定性(图5-1-6-5)。理想的螺钉位置应在拉力骨小梁和压力骨小梁的交界处和股骨头的中心,并偏向股骨颈的内侧。如局部有严重骨质疏松,螺钉易于失稳而导致内固定失败。

2. 髓内固定装置 如 Ender 钉、Gamma 钉等。

髓内固定装置的主要优点是降低了弯曲力臂的长度,因而降低了作用于固定装置上的弯矩(图5-1-6-6),提高了装置的稳定性。

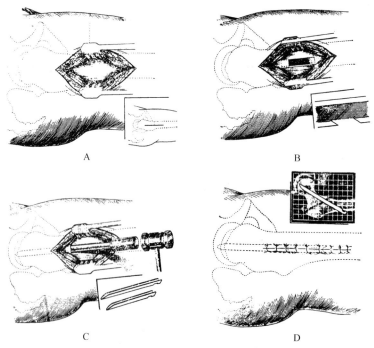

图5-1-6-4 Ⅴ型钉内固定技术示意图

A. 切口;B. 斜形凿骨开窗;C. 打入 Ⅴ 型钉;D. 闭合伤口

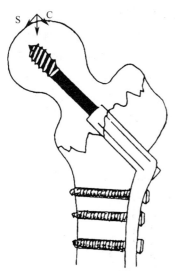

图 5-1-6-5 动力性髋关节螺钉治疗股骨粗
隆间骨折示意图

螺钉可在套管内轴向滑动,作用于股骨头的力可
分解为使骨折移位和内翻的剪切力(S)和使骨折
相嵌稳定的压缩力(C),动力髋螺钉有效地对抗
前者而保留后者

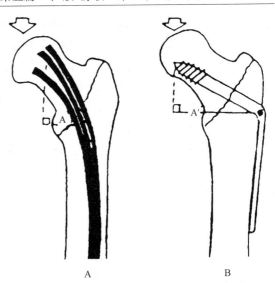

图 5-1-6-6 Ender 钉髓内固定作用示意图

A. 用于髓内固定的 Ender 钉所受的弯曲力臂明显小于钉板
内固定装置所受的弯曲力臂;B. 钉板固定装置

（1）Ender 钉:Ender 钉需在 X 线透视指引下,将数枚(一般为 3 枚)可弯曲成弧形的钢针从股骨内髁打入髓腔,穿过骨折线到达股骨头部。优点为不需切开骨折部、创伤小、操作比较简便、手术时间短。但 Ender 钉控制旋转的能力不完全可靠。

（2）Gamma 钉:Gamma 钉是由 Zickel 钉演化而来。它由一根近侧粗、远侧细的髓内针和一枚通过髓内针插入股骨颈部的拉力螺钉组成。根据髓内针远端有无交锁螺钉,又可分为动力型和静力型。Gamma 钉控制旋转的能力比较强(图 5-1-6-7)。

（3）PFN 系统:PFN（proximal femoral nail)适用于严重粉碎的不稳定型骨折。由于 PFN 系统的生物力学特性符合生物负重力线,可负担大部分经过股骨近端特别是内侧的负荷,股骨距区压应力几乎减少为零,并且力臂内移,明显降低钉棒结合处的张应力和压应力,应力遮挡小,有助于骨折愈合。对于骨质疏松患者,选择髓内固定器械的效果优于选择标准的滑槽钉系统。

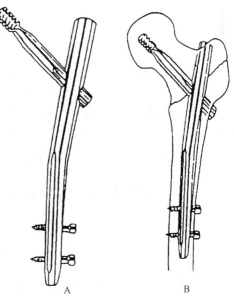

图 5-1-6-7 Gamma 钉固定示意图

A. 原件设计;B. 植入股骨上端

（二）Evans 第二类骨折

远骨折片有向上内移位的强烈倾向,牵

引或一般的钢钉固定均较难控制。如病人全身情况允许,以切开复位内固定为好。

术前可先作胫骨结节牵引,全身情况稳定后尽早手术。内固定可选择钉-板固定(包括各种角钢板)、Zickel钉固定(图5-1-6-8)或长短两枚相对重叠的梅花形髓内钉(图5-1-6-9)等髓内固定装置。后者安放较简易,可在显露骨折线后先向近骨折段逆行击入一枚较长的梅花形髓内针,然后整复骨折,将上述髓内针向远骨折段顺行击入。再用一较短的梅花形髓内针与第一枚髓内针对合后击入以充满股骨近段髓腔。术后可作皮肤牵引或穿用"⊥"形鞋,以防止肢体旋转。3~6周后持双拐下地做不负重活动。

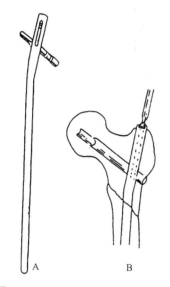

图5-1-6-8　Zickel钉髓内固定示意图
A. 原件设计;B. 植入术中

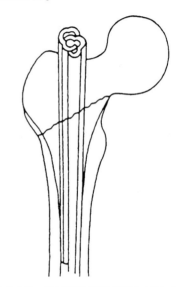

图5-1-6-9　长短两枚梅花形髓内钉治疗Evans
第二大类粗隆间骨折示意图

五、并　发　症

1. 全身并发症　伤后应注意防治创伤性休克,老年患者加强预防肺炎、压疮、尿路感染等因长期卧床所致的并发症。如作手术治疗,术后应尽早坐起和下床作不负重锻炼。

2. 局部并发症　转子间骨折很少发生骨不连,但髋内翻畸形的发生率很高。如内固定欠坚强,不稳定型转子间骨折再移位的可能也较大,故应重视内固定的选择。一旦发生较严重的髋内翻畸形且明显影响行走功能者,需考虑截骨矫正手术。

第七节　转子下骨折及大小转子骨折

一、转子下骨折

转子下骨折一般指小转子下缘以下5cm范围内的骨折。既可单独发生,也可与粗隆间骨折伴发。在各种股骨上段骨折中,粗隆下骨折的发病率最低。

（一）致伤机制

单纯转子下骨折多见于年轻人,多由较大的直接暴力引起,不少病例骨折为粉碎性。而与转子间骨折伴发的转子下骨折可发生在骨质疏松的老年人,可因平地摔跌等较轻外伤引起。

转子下骨折后,近端受臀肌、髂腰肌和外旋肌群的牵拉而呈屈曲、外展、外旋移位,远端则受内收肌群和下肢重力的影响而向上、向内、向后移位。

（二）诊断

伤后局部明显疼痛肿胀,伴伤肢内收、短缩畸形。骨折部出血较多,需防止失血性休克。外伤暴力较大者,应注意检查有无多发性创伤。

（三）分类

有多种分类。Schilden 将粗隆下骨折分为三型,而 Russell-Taylor 将其分为两大类型和四个亚型。由于 Schilden 分类法更有利于评价治疗效果和指导内固定方法的选择,临床上较常用。

Schilden 分类法:

Ⅰ型 横形或短斜形骨折,多由弯曲扭转暴力引起,亦可称为两部分骨折,骨折线与股骨干纵轴接近垂直。

Ⅱ型 长斜形或螺旋骨折,伴有或不伴有蝶形骨片,多由扭转暴力引起,亦可称为三部分骨折。

Ⅲ型 4 块或 4 块以上的粉碎骨折,骨折线延伸到转子间部,多由扭转与直接暴力联合引起。

上述分类法较简单易记,能反映骨折机制、部位和稳定性,并对治疗有指导意义。

Russell-Taylor 分类法:

Ⅰ型 骨折为累及梨状窝,适合选用髓内钉。

ⅠA型 为粉碎性骨折,但骨折线仅在小粗隆以下;

ⅠB型 粉碎性骨折,骨折线累及小粗隆。

Ⅱ型 骨折累及梨状窝,一般不适宜采用髓内钉固定。

ⅡA型 骨折从小粗隆到股骨狭部,累及梨状窝,小粗隆明显粉碎;

ⅡB型 骨折累及大粗隆区,股骨内侧皮质明显粉碎,小粗隆的连续性消失。

（四）治疗

1. 牵引治疗 转子下骨折可牵引治疗,在屈髋 90°、屈膝 90°位作骨牵引。但发生畸形愈合或延迟愈合的机会较多。目前多主张手术治疗以减少并发症。

2. 切开复位内固定 股骨转子下部承受的应力较大、较复杂,因此对固定的要求较高。通常可选用钉-板或髓内固定。钉-板固定的效果取决于股骨内侧皮质连续性的恢复程度。如果内侧骨皮质粉碎,失去良好的支撑作用,内固定可因承受较大的弯曲力而逐渐疲劳失效。

（1）髓内钉固定技术:当骨折在小粗隆之下时,带锁髓内钉能发挥较为理想的效果,并作为首选,当转子下骨折粉碎不严重时,可选用近侧交锁的动力性交锁髓内针。若骨折严重粉碎并伴有缩短时,可在髓内针的近、远侧均插入交锁螺钉,作静力性固定。可选用 PFNA、PFN、UFN/CFN(非扩髓/空心股骨髓内钉)等。当骨折累及大粗隆时一般不选用髓内钉固定技术。

(2)加压锁定钉板固定系统:当骨折累及大粗隆时,加压锁定接骨板能够起到较好加压及固定作用,其具有生物固定特点、创伤较小、有利于骨折愈合等优点。尤其伴有老年骨质疏松者更为适用。

(3)95°角接骨板和髁螺钉:角钢板与动力髁螺钉也用于股骨粗隆下骨折的固定,对骨折累及大粗隆时,此种固定因采用了间接复位固定、血供影响较小,也是一种理想的选择。但有不少学者认为,DHS 固定技术不适宜治疗股骨粗隆下骨折。

（五）并发症

1. 延迟愈合 转子下骨折片多数为皮质骨,因此较松质骨愈合慢。如有过度牵引则更易并发延迟愈合。

2. 内固定失败 转子下部承受的应力较大,特别是作钉-板固定时,钢板可由于承受循环弯曲载荷而疲劳断裂。而坚强的钉-板固定可能导致板下骨的疏松,去除钉-板后应注意防止再次骨折。

二、大转子、小转子骨折

单独的大、小转子骨折罕见,多由撕脱暴力引起,一般预后较好。

大转子为臀中肌的附着点,小转子为髂腰肌的附着点,偶尔因两块肌肉的强烈收缩而导致大、小转子的撕脱骨折。大转子位置表浅,也可直接触地致伤。大、小转子骨折后局部压痛,其中大转子处可见肿胀及皮下瘀斑,髋部活动可仅有轻度障碍。最后诊断需依赖 X 线摄片。

撕脱的骨块较大且移位明显者,可切开复位后螺丝钉固定。无明显移位者,不需特殊处理,卧床休息即可。

（李 国 严力生）

参 考 文 献

范卫民,陶松年,王道新,等.1996. 四种股骨转子间骨折内固定的力学对比及疗效. 中华骨科杂志,16:229.

冷晓春,冷向阳,李振华,等.2009. 锁定钢板治疗老年股骨粗隆间骨折的疗效分析. 中国老年学杂志,8:1977-1978.

林石明,郑玉堂,陈联源.2005. DCS 治疗股骨粗隆间不稳定骨折36 例. 中国骨与关节损伤杂志,11:86-88.

明立功,刘珂,明新杰,等.2006. 隐匿性股骨颈骨折的诊断与治疗. 中国骨与关节损伤杂志,21:218-220.

熊鹰,王大兴,柳百炼,等.2008. 解剖型髋动力带锁钢板的研制及临床应用. 中国矫形外科杂志,6:419-422.

赵定麟,赵杰.2000. 实用创伤骨科学及新进展,上海:上海科学技术文献出版社.

赵定麟.1999. 骨科新理论与新技术. 上海:上海科技教育出版社.

赵定麟.1999. 四肢脊柱创伤. 吉林:吉林科技出版社.

Al-yassari G,Langstaff RJ,Jones JW,et al. 2002. The AO/ASIF proximal femoral nail(PFN)for the treatment of unstable trochanteric femoral fracture. Injury,3:395-399.

Barton TM, Gleeson R, Topliss C, et al. 2010. A comparison of the long gamma nail with the sliding hip screw for the treatment of AO/OTA 31-A2 fractures of the proximal part of the femur: a prospective randomized trial. J Bone Joint Surg Am, 9: 792-798.

Baumgaertner MR, Curtin SL, Lindskog DM. 1998. Intramedullary versus extramedullary fixation for the treatment of intertrochanteric hip fractures. Clin Orthop Relat Res, (348): 87-94.

Bellabarba C, Herscovici Jr D, Ricci WM. 2000. Percutaneous treatment of peritrochanteric fractures using the Gamma nail. Clin Orthop Relat Res, (375): 30-42.

Bhandari M, Devereaux PJ, Swiontkowski MF, et al. 2003. Internal fixation compared with arthroplasty for displaced fractures of the femoral neck. A meta-analysis. J Bone Joint Surg, 85: 1673.

Bhandari M, Schemitsch E, Jonsson A, et al. 2009. Gamma nails revisited: gamma nails versus compression hip screws in the management of intertrochanteric fractures of the hip: a meta-analysis. J Orthop Trauma, 2: 460-464.

Blomfeldt R, Tornkvst H, Ponzer S. et al. 2005. Comparison of internal fixation with total hip replacement for displaced femoral neck fracture: Randomized, controlled trial performed at four years. J Bone Joint Sur, 87: 1680.

Crawford CH, Malkani AL, Cordray S, et al. 2006. The trochanteric nail versus the sliding hip screw for intertrochanteric hip fractures: a review of 93 cases. J Trauma, 60: 325-328.

Ekstrom W, Nemeth G, Samnegard E, et al. 2009. Quality of life after a subtrochanteric fracture: a prospective cohort study on 87 elderly patients. Injury, 4: 371-376.

Gardenbroek TJ, Segers MJ, Simmermacher RK, et al. 2011. The proximal femur nail antirotation: an identifiable improvement in the treatment of unstable pertrochanteric fractures? J Trauma, 71: 169-174.

Hardy DC, Descamps PY, Krallis P, et al. 1998. Use of an intramedullary hip-screw compared with a compression hip-screw with a plate for intertrochanteric femoral fractures. A prospective, randomized study of one hundred patients. Bone Joint Surg Am, 8: 618-630.

Hernandez-Vaquero D, Perez-Hernandez D, Suarez-Vazquez A, et al. 2005. Reverse oblique intertrochanteric femoral fractures treated with the gamma nail. Int Orthop, 2: 164-167.

Hudson JI, Kenzora JE, Hebel JR, et al. 1998. Eight-year outcome associated with clinical options in the management of femoral neck fractures. Clin Orthop, 348: 59.

Kristian B, Olav R. 2006. Hemiarthroplasty in worst cases is better than internal fixation in best cases of displaced femoral neck fracture: A prospective study of 693 patients treated with hemiarthroplasty or internal fixation. Acta Orthop, 77: 368.

Madsen JE, Naess L, Aune AK, et al. 1998. Dynamic hip screw with trochanteric stabilizing plate in the treatment of unstable proximal femoral fractures: a comparative study with the Gamma nail and compression hip screw. J Orthop Trauma, 1: 241~248.

Martin JH, Ernst LF, Jan SK, et al. 2007. Femoral neck fractures. Clin Orthop Relat R, 461: 203.

Mereddy P, Kamath S, Ramakrishnan M, et al. 2009. The AO/ASIF proximal femoral nail antirotation (PFNA): a new design for the treatment of unstable proximal femoral fractures. Injury, 4: 428-432.

Michos I, Brakoulakis E, Pastroudis A, et al. 2001. Gamma nail system compared to sliding nail and plate for peritrochanteric fractures. J Bone Joint Surg Br, 83 (Suppl. 2): 193.

Miedel R, Ponzer S, Tornkvist H, et al. 2005. The standard Gamma nail or the Medoff sliding plate for unstable trochanteric and subtrochanteric fractures. A randomised, controlled trial. J Bone Joint Surg Br, 8: 68-75.

Pajarinen J, Lindahl J, Michelsson O, et al. 2005. Pertrochanteric femoral fractures treated with a dynamic hip screw or a proximal femoral nail. A randomised study comparing post-operative rehabilitation. J Bone Joint Surg Br, 8: 76-81.

Parker MJ. 1992. Internal fixation or arthroplasty for displaced subcapital fracture in the elderly? Injury, 23: 521.

Schep NW, Heintjes RJ, Martens EP, et al. 2004. Retrospective analysis of factors influencing the operative result after percutaneous osteosynthesis of intracapsular femoral neck fractures. Injury, 35: 1003.

第二章 股骨干骨折

第一节 应用解剖、致伤机制、临床表现及诊断

一、应用解剖特点

（一）股骨干的解剖定位

股骨干的解剖范围为：股骨小粗隆下缘至股骨髁上部的解剖段。

（二）外形结构特点

股骨干为人体中最坚强和最长的管状骨，当人体直立时，其向内向下倾斜；女性的骨盆相对较宽，其倾斜度更大一些。股骨干本身还有一个向前的凸度，其外形上部呈圆柱形，下部逐渐移行呈三棱柱形，在其后面有一条纵行骨嵴称为股骨嵴或股骨粗线。向近端逐渐分为两唇，外侧唇终于臀肌粗隆，为臀大肌的附着部；内侧唇一部分终于耻骨线，为耻骨肌附着部，另一部分止于转子间线；股骨嵴向远端亦分为两唇，分别移行至股骨内、外上髁。股骨干远端逐渐变扁增宽，在横切面上呈卵圆形。股骨干骨皮质的厚薄不一，一般中间厚，两端逐渐变薄，向远端至髁部仅为一薄层。前后面对应点的皮质厚度除股骨嵴最厚外基本一致。股骨骨髓腔横断面呈圆形，长度自小粗隆底部起至股骨下端关节面上一手掌处止，骨髓腔狭窄不一。一般自股骨大粗隆至外上髁连线上四分的一处开始狭窄，最狭窄处在此连线中点近端 2～3cm 处。如以此连线中点远近端 4cm 连线代表股骨干髓腔的中线，并沿髓内钉进入方向引线，两线的交点在近端 4～5cm 处，其夹角为 5°～7°，进行股骨髓内钉固定时应注意这些解剖特点（图 5-2-1-1）。

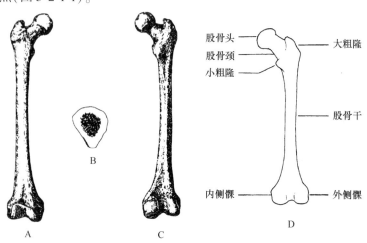

图 5-2-1-1　股骨解剖特点示意图

A. 前面观；B. 横断面（中部）；C. 后面观；D. 各主要解剖部位名称

（三）血液供应特点

股骨干滋养孔一般有 1~3 个,大部分为双孔,多位于股骨的中段及中上段。一般开口于股骨嵴上或股骨嵴的内外侧,上滋养孔大多位于股骨干上、中 1/3 交界处稍下方,下孔则位于上、下 1/2 交界处稍上方。滋养孔道多斜向近侧端,与股骨轴线成 45°角(图 5-2-1-2)。股骨滋养孔亦有单孔的,多集中于股骨中 1/3 处。双滋养动脉的上滋养动脉一般发自第一穿动脉,而下滋养动脉则发自其余穿动脉。滋养动脉进入皮质后其行程可长可短,入髓腔后再向上、下分支作树枝状,血流呈远心方向,供应皮质内侧 2/3~3/4。骨膜动脉为众多横行细支,来自周围肌支,呈阶梯状,只供应皮质外侧 1/4~1/3,平时作用不大。股骨干骨折后,如主要滋养动脉缺如,骨骺动脉和骨膜动脉不能代偿股骨干远侧断端的血供,新骨形成将受到影响。如骨折发生在上中 1/3 交界处,远骨折段近侧将缺乏血供。如骨折发生在中下 1/3 交界处,同时该股骨只有一个滋养动脉,在皮质内行程又较长,则近断段远端的血供将发生障碍,影响愈合。

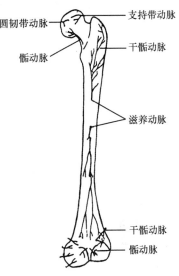

图 5-2-1-2 股骨的滋养血管

股骨干骨折后采用髓内钉固定,将有可能损伤滋养动脉的髓支,另一方面,由于滋养动脉在股骨嵴处进入的较多,手术时应尽量不要剥离此处,采用钢板固定时,钢板不宜放在前面,因为螺丝钉可能穿入后部股骨嵴,从而损伤滋养动脉而影响骨折的愈合。

（四）周围相关结构的解剖特点

围绕股骨有较多的肌肉,特别集中于上部及后部,因而通常从体表不易摸到股骨。由于股骨外侧无重要血管及神经等结构,且肌肉较薄,显露股骨以外侧最为适宜。股骨中段 1/3 的全部、上 1/3 的大部以及下 1/3 的一部分全为股内侧肌、股外侧肌及股中间肌所包围,股骨干任何部分的骨折都或多或少地引起股四头肌的损伤。由于出血、水肿、渗液进而机化,如果再给予较长时间的固定,缺少必要的肌肉功能锻炼,时间一长必然引起挛缩或纤维增生,造成粘连,特别是骨折位于股骨下部或由于渗液向下流注更易引起肌肉及膝关节囊的粘连,严重影响膝关节的活动,使得屈曲范围大受限制。

二、致伤机制

（一）概述

股骨干骨折的发生率略低于粗隆部骨折和股骨颈骨折,约占全身骨折的 3%,但其伤情严重,且其好发年龄为 20~40 岁的青壮年,对社会影响较大;当然 10 岁以下的儿童及老年人也时有发生。

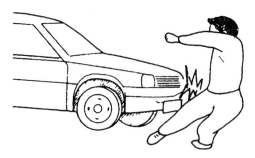

图 5-2-1-3 股骨干骨折致伤机制示意图

（二）致伤机制

由于股骨被丰富的大腿肌肉包绕，健康成人股骨骨折通常由高强度的直接暴力所致，例如机动车辆的直接碾压或撞击（图 5-2-1-3）、机械挤压、重物打击及火器伤等均可引起。高处坠落到不平地面所产生的杠杆及扭曲传导暴力亦可导致股骨干骨折。儿童股骨干骨折通常为直接暴力引起，且多为闭合性损伤，也包括产伤。暴力不大而出现的股骨干骨折者除老年骨质疏松外，应警惕病理性因素。

（三）骨折移位

股骨周围肌群丰富且大多较厚，力量强大，以致股骨干完全骨折时断端移位距离较大，尤其是横行骨折更明显。骨折后断端移位的方向部分取决于肌肉收缩的合力方向，另外则根据外力的强度与方向以及骨折线所处的位置而定。整个股骨干可以被看成一个坚强的弓弦，正常情况下受内收肌群、伸膝肌群及股后肌群强力牵引固定。股骨干骨折后该三组肌肉强力牵引使弓弦两端接近，且使得骨折端向上、向后移位，结果造成重叠畸形或成角畸形，其顶端常朝前方或前外方。具体按照骨折不同部位，其移位的规律如下：

1. 股骨干上 1/3 骨折 近侧断端因髂腰肌及耻骨肌的收缩向前屈曲，同时因受附着于股骨大转子的肌肉，如阔筋膜张肌、臀中肌及臀小肌的影响而外展外旋；近侧骨折断端越短，移位越明显；远侧断端因股后肌及内收肌群的收缩向上，并在近侧断端的后侧。由于远侧断端将近侧断端推向前，使后者更朝前移位（图 5-2-1-4）。

2. 股骨干中 1/3 骨折 骨折断端移位情况大致与上部骨折相似，唯重叠现象较轻。远侧断端受内收肌及股后肌收缩的作用向上向后内移位，在骨折断端的间形成向外的成角畸形。但如骨折位于内收肌下方，则成角畸形较轻（图 5-2-1-5）。除此而外，成角或移位的方向尚取决于暴力的作用方向。这一部位骨折还常常由于起自髋部止于小腿的长肌的作用而将股骨远断端和小腿一起牵向上方，导致肢体短缩，Nelaton 线变形，大粗隆的最高点比股骨颈骨折更位于髂前上棘与坐骨结节连线的上方。它的另一个特点是足的位置由于重力的作用呈外旋位。

3. 股骨干下 1/3 骨折 除纵向短缩移位外，腓肠肌的作用可使骨折远端向后移位，其危险是锐利的骨折端易伤及腘后部的血管和神经。

三、临床表现

股骨干骨折多因强暴力所致，因此应注意全身情况及相邻部位的损伤。

（一）全身表现

股骨干骨折多由于严重的外伤引起，出血量可达 1000～1500ml。如系开放性或粉碎性骨折，出血量可能更大，患者可伴有血压下降、面色苍白等出血性休克的表现；如合并其他部位脏器的损伤,休克的表现可能更明显。因此,对于此类情况,应首先测量血压并严密动态观察,并注意末梢血液循环。

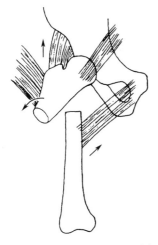
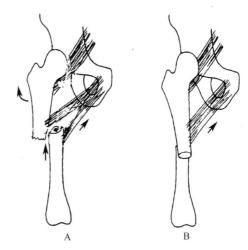

图 5-2-1-4　股骨干上 1/3 骨折　　　图 5-2-1-5　股骨干中 1/3 骨折内收肌处移位情况示意图
移位情况示意图　　　　　　　　　　　　　A. 内收肌处;B. 内收肌下方

(二) 局部表现

可具有一般骨折的共性症状,包括疼痛、局部肿胀、成角畸形、异常活动、肢体功能受限及纵向叩击痛或骨擦音。除此而外,应根据肢体的外部畸形情况初步判断骨折的部位,特别是下肢远端外旋位时,注意勿与粗隆间骨折等髋部损伤的表现相混淆,有时可能是两种损伤同时存在。如合并有神经血管损伤,足背动脉可无搏动或搏动轻微,伤肢有循环异常的表现,可有浅感觉异常或远端被支配肌肉肌力异常。

(三) X 线表现

一般于正侧位 X 线片上能够显示骨折的类型、特点及骨折移位方向,值得注意的是如果导致骨折的力量不是十分剧烈,而骨折情况严重,应注意骨质有无病理改变的 X 线征象。

四、诊　断

根据受伤史再结合临床表现及 X 线所示,诊断一般并不复杂。但对于股骨干骨折诊断的第一步,应是有无休克和休克趋势的判断;其次还应注意对合并伤的诊断。对于股骨干骨折本身的诊断应作出对临床处理有意义的分类。传统的分类包括开放性或闭合性骨折;稳定型或不稳定型骨折,其中横型、嵌入型及不全骨折属于稳定型骨折。国际内固定研究协会(AO/ASIF)对于长管状骨骨折进行了综合分类,并以代码表示,籍以表示骨骼损伤的严重程度并作为治疗及疗效评价的基础。AO 代码分类的基础是解剖部位和骨折类型,解剖部位以阿拉伯数字表示,股骨为 3,骨干部为 2,股骨干即为 32,骨干骨折类型分为“简单”(A 型)及“多段”,多段骨折既有“楔形”骨折(B 型)又有“复杂”骨折(C 型),再进一步分组和亚组。其英文字母序列数及阿拉伯数字愈大,骨折也愈复杂,治疗上的难度也愈高。其分类简图见肱骨干骨折部分。

第二节 股骨干骨折的治疗

股骨干骨折的治疗方法很多,现代生物医用材料、生物力学及医疗工程学的发展,为股骨干骨折的治疗提供了许多方便和选择,在作出合适的治疗决策前,必须综合考虑到骨折的类型、部位、粉碎程度和病人的年龄、职业要求、经济状况及其他因素后,再酌情选择最佳疗法。保守治疗的方法包括:闭合复位及髋人字石膏固定;骨骼持续牵引;股骨石膏支架等。而手术疗法近十年来随着内交锁髓内钉的发展和应用,取得了令人鼓舞的进步;但总的来说,不外乎以下方法:首先是内固定装置系统,包括:传统髓内钉,可分为开放性插钉和闭合性插钉;内交锁髓内钉和加压钢板固定等。其次是骨外固定装置系统一直在不断改进及完善中。现从临床治疗角度分述于后。

一、非手术治疗

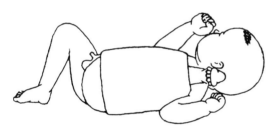

图 5-2-2-1 小儿股骨干骨折绷带固定示意图

以下病例选择非手术疗法已达成共识。

(一) 新生儿股骨干骨折

常因产伤所致,可采用患肢前屈用绷带固定至腹部的方法,一般愈合较快,即使有轻度的畸形愈合也不会造成明显的不良后果(图 5-2-2-1)。

(二) 4 岁以下小儿

不论何种类型的股骨干骨折均可采用 Bryant 悬吊牵引(图 5-2-2-2),牵引重量以使臀部抬高离床一拳为度,两腿相距应大于两肩的距离,以防骨折端内收成角畸形,一般 3～4 周可获骨性连接。

(三) 5～12 岁的患儿

按以下步骤处理:

1. 骨牵引 Kirshner 针胫骨结节牵引,用张力牵引弓,置于儿童用 Braunes 架或 Thomas 架上牵引,重量 3～4kg,时间 10～14 天。

2. 髋人字石膏固定 牵引中床边摄片,骨折对位满意有纤维连接后,可在牵引下行髋人字石膏固定。再摄片示骨折对位满意即可拔除克氏针。

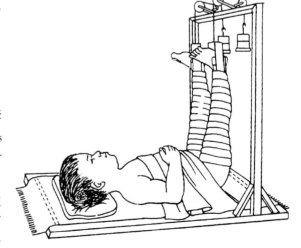

图 5-2-2-2 4 岁小儿 Bryant 悬吊牵引示意图

3. 复查 石膏固定期间应定时摄片观察,发现成角畸形时应及时采取石膏楔形切开的方法纠正。

4. 拆除石膏 一般 4～6 周可拆除石膏,如愈合欠佳可改用超髋关节的下肢石膏固定。

5. 功能锻炼 拆除石膏后积极进行下肢功能训练,尽快恢复肌力及膝关节的功能。

(四) 13～18 岁的患儿及成人

方法与前述基本相似,多采用胫骨结节持续骨牵引(图 5-2-2-3),初期(1～3 天)牵引重量可采用体重的 1/7～1/8,摄片显示骨折复位后可改用体重的 1/9～1/10;在牵引过程中应训练患者每日 3 次引体向上活动,每次不少于 50 下。牵引维持 4～6 周,再换髋人字石膏固定 3 个月,摄片证明骨折牢固愈合后方能下地负重。

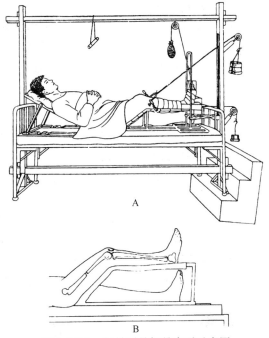

图 5-2-2-3 股骨干骨折骨牵引示意图
A. 牵引状态;B. 注意牵引力线应与股骨轴线一致或按骨折移位方向进行调整

二、手术治疗

保守疗法对于儿童骨折的治疗比较满意。因为股骨周围骨膜较厚,血供丰富,且有强大的肌肉包绕;成人股骨干骨折极少能被手法整复和石膏维持对位的。持续牵引由于需要长期卧床易导致严重的并发症,加重经济负担,目前已成为不切实际的做法。现代骨科对股骨干骨折的治疗,在摒弃禁忌证的情况下,多主张积极手术处理。

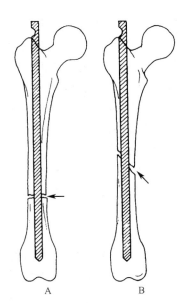

图 5-2-2-4 股骨干骨折中 1/3 及中下 1/3 髓内钉固定示意图(A、B)

(一) 髓内钉固定术

1. 概述 1940 年,Kuntscher 介绍髓内钉内固定用于股骨干骨折,创立了髓内夹板的生物力学原则(图 5-2-2-4)。目前,关于股骨髓内钉的设计和改进的种类很多,但最主要的关键集中在以下几方面:

(1) 开放复位髓内钉固定还是闭合插钉髓内钉固定。

(2) 扩大髓腔或不扩髓穿钉。

(3) 是否应用交锁。

(4) 动力及静力型交锁髓内钉。

为了便于权衡考虑和适当选择,有必要对这几方面进行阐述。

2. 开放插钉的优点

（1）与闭合插钉比较，不需要特殊的设备和手术器械。

（2）不需要骨科专用手术床及影像增强透视机。

（3）不需早期牵引使断端初步分离对位。

（4）直视下复位，易发现影像上所不能显示的骨折块及无移位的粉碎骨折，更易于达到解剖复位及改善旋转的稳定性。

（5）易于观察处理陈旧性骨折及可能的病理因素。

3. 与闭合复位相比不足之处

（1）骨折部位的皮肤表面留有瘢痕，影响外观。

（2）术中失血相对较多。

（3）对骨折愈合有用的局部血肿被清除。

（4）由于复位时的操作破坏了血供等骨折愈合条件，并增加了感染的可能性。

4. 扩髓与否　一般认为，扩髓后髓内钉与骨的接触点增加提高了骨折固定的稳定性，髓腔的增大便于采用直径较大的髓内钉，钉的强度增大自然提高了骨折的固定强度。扩髓可引起髓内血液循环的破坏，但由于骨膜周围未受到破坏故骨痂生长迅速，骨折愈合可能较快。因此股骨干骨折，多数主张扩髓，扩髓后的骨碎屑可以诱导新骨的形成，有利于骨折的愈合。对于开放骨折，由于有感染的危险性，应慎用或不用。有文献报道，由于扩髓及髓内压力的增加，可导致肺栓塞或成人呼吸窘迫综合征。因此，对多发损伤或肺挫伤的病人不宜采用。

5. 交锁髓内钉　其是通过交锁的螺钉横行穿过髓内钉而固定于两侧皮质上，目的是防止骨折旋转、短缩及成角等畸形的发生。但是髓内钉上的内锁孔是应力集中且薄弱的部分，易因强度减弱而发生折断；为此，应采用直径较大的髓内钉，螺钉尽可能远离骨折部位，螺钉充满螺孔，延迟负重时间。不带锁髓内钉以 Ender 钉及 Rush 钉为代表，临床上亦有一定的适应证。内交锁髓内钉通过安置锁钉防止了骨折的短缩和旋转，分别形成静力固定和动力固定；由于静力型固定的髓内钉可使远、近端均用锁钉锁住，适宜于粉碎、有短缩倾向及旋转移位的骨折（图5-2-2-5），静力型固定要求术后不宜早期负重，以免引起髓内钉或锁钉的折断导致内固定失败。动力型固定是将髓内钉的远端或近端一端用锁钉锁住，适用于横形、短斜形骨折及骨折不愈合者，一端锁定，骨折沿髓内钉纵向移动使骨折端产生压力，因而称动力固定（图5-2-2-6）。静力固定可在术后6~8周短缩及旋转趋势消除后拔除一端的锁钉，改为动力型固定，利于骨折愈合。总的，由于影像增强设备、弹性扩髓器等的应用，扩大了内交锁髓内钉的应用范围。股骨内交锁髓内钉的设计较多，比较多见的有 Grosse-Kempf 交锁髓内钉、Russell-Taylor 交锁髓内钉及 AO 通用股骨交锁髓内钉，其基本原理及手术应用是相似的。现就交锁髓内钉在股骨干骨折的应用作一介绍。

（1）手术适应证

1）一般病例：股骨干部小粗隆以下距膝关节间隙9cm以上的间的各种类型的骨折，包括单纯骨折、粉碎骨折、多段骨折及含有骨缺损的骨折。但16岁以下儿童的股骨干骨折原则上不宜施术。

2）同侧损伤：包含有股骨干骨折的同侧肢体的多段骨折，如浮膝（股骨远端骨折合并同侧胫骨近端骨折）。

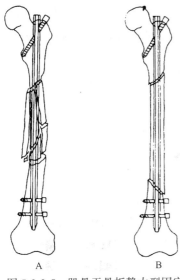

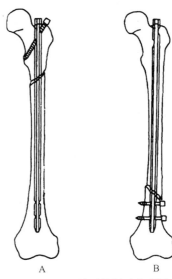

图 5-2-2-5　股骨干骨折静力型固定
　　　　　示意图(A、B)

图 5-2-2-6　股骨干骨折动力型固定
　　　　　示意图(A、B)

3) 多发骨折:包括单侧或双侧股骨干骨折或合并其他部位骨折,在纠正休克,待呼吸循环稳定后应积极创造条件手术,可减少并发症,便于护理及早期的康复治疗。

4) 多发损伤:指股骨干骨折合并其他脏器损伤,在积极治疗危及生命的器官损伤的同时,尽早选用手术创伤小、失血少的髓内钉固定。

5) 开放骨折:对一般类型损伤,大多勿需选择髓内钉固定;粉碎型者,可酌情延期施行髓内钉固定或采用骨外固定方法。

6) 其他:对病理骨折、骨折不愈合、畸形愈合及股骨延长等情况亦可采用髓内钉固定。

(2) 术前准备

1) 拍片:摄股骨全长正侧位 X 线照片(各含一侧关节),必要时拍摄髋关节及膝关节的 X 线照片,以免遗漏相关部位的骨折。

2) 判定:仔细研究 X 线照片,分析骨折类型,初步判断骨折片再移位及复位的可能性和趋势,估计髓内钉固定后的稳定程度,决定采用静力型固定或动力型固定。同时应了解患者患侧髋关节及膝关节的活动度,有无影响手术操作的骨性关节病变,尤其是髋关节的僵硬会影响手术的进行。

3) 选钉:根据术前患肢 X 线照片,必要时拍摄健侧照片,初步选择长度及直径合适的髓内钉及螺钉,一般而言,国人男性成人常用钉的长度为 38 ~ 42cm,直径 11 ~ 13mm;女性钉的常用长度为 36 ~ 38cm,直径 10 ~ 12mm。在预备不同规格的髓内钉及锁钉的同时,尚需准备拔钉器械及不同规格的髓腔锉等。此外,骨科手术床及 X 线影像增强设备必须具备。

4) 术前预防性抗生素:术前一天开始应用,并于手术当日再给一次剂量。

(3) 麻醉方法:常用连续硬膜外麻醉,亦可采用气管插管全身麻醉。

(4) 手术体位:一般采取患侧略垫高的仰卧位,或将其固定于"铁马"(骨科手术床)上(图 5-2-2-7),后者的优点为:

1) 为麻醉师提供合适的位置,特别是对严重损伤的患者,巡回护士、器械护士及 X 线技术员亦满意用此位置。

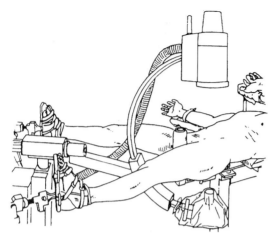

图 5-2-2-7 髓内钉骨折常用仰卧位示意图

2）对患者呼吸及循环系统的影响较小。

3）复位对线便于掌握,特别是易于纠正旋转移位及侧方成角畸形。

4）便于导针的插入及髓内钉的打入,尤其适用于股骨中下段骨折。

仰卧位的缺点是对于近端股骨要取得正确进路比较困难,尤其是对一些肥胖病人。此时为使大粗隆的突出易于显露,需将患肢尽量内收,健髋外展。

侧卧位的优点是容易取得手术进路,多用于肥胖病人及股骨近端骨折;但放置体位比较困难,对麻醉师、巡回护士、器械护士及 X 线技术员都不适用;术中骨折对线不易控制,远端锁钉的置入也比较困难。

无论是采用哪种体位,均应将患者妥善安置在骨科专用手术床上,应防止会阴部压伤及坐骨神经等的牵拉伤等。

（5）手术操作步骤

1）手术切口及导针入点:在大粗隆顶点近侧做一2cm 长的切口,再沿此切口向近侧、内侧延长 8~10cm,按皮肤切口切开臀大肌筋膜,再沿肌纤维方向作钝性分离;识别臀大肌筋膜下组织,触诊确定大粗隆顶点,在其稍偏内后侧为梨状窝,此即进针点,选好后用骨锥钻透骨皮质(图 5-2-2-8)。

正确选择进针点非常重要,太靠内侧易导致医源性股骨颈骨折或股骨头坏死,甚至引起髋关节感染;太靠内侧,可造成钉的打入困难,引起骨折近端外侧皮质骨折;同样,进针点太靠外,则可能导致髓内钉打入受阻或引起内侧骨皮质粉碎骨折。

2）骨折的复位:骨折初步满意的复位是手术顺利完成的重要步骤,手术开始前即通过牵引手法复位;一般多采用轻度过牵的方法,便于复位和导针的插入。应根据不同节段骨折移位成角的机制来行闭合复位,特别是近端骨折仰卧位复位困难时,可采取在近端先插入一细钢钉作杠杆复位,复位后再打入导针。非不得已,一般不应作骨折部位切开复位。

对于粉碎性骨折无需强求粉碎性骨块的复位,只要通过牵引,恢复肢体长度,纠正旋转及成角,采用静力型固定是可以取得骨折的功能愈合的。

3）放置导针、扩大髓腔(图 5-2-2-9):通过进针点插入圆头导针,不断旋转进入,并保持导针位于髓腔的中央部分,确信其

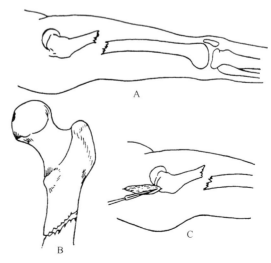

图 5-2-2-8 闭合髓内钉固定入路示意图(A~C)

已达骨折远端后,以直径8mm弹性髓腔锉开始扩髓,每次增加1mm,扩大好的髓腔应比插入的髓内钉粗1mm。扩髓过程中遇到阻力可能是将通过髓腔的狭窄部,通过困难时可改用小一号的髓腔锉,直到满意顺利完成为止。要防止扩髓过程中对一侧皮质锉得过多引起骨皮质劈裂造成骨折。

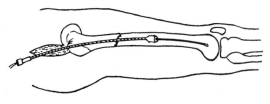

图5-2-2-9 插入导针、扩大髓腔示意图

4)髓内钉的选择和置入:合适的髓内钉的长度应是钉的近端与大粗隆顶点平齐远端距股骨髁2~4cm,直径应比最终用的髓腔锉直径小1mm。此时,将选择好的髓内钉与打入器牢固连接,钉的弧度向前,沿导针打入髓腔;当钉尾距大粗隆5cm时,需更换导向器,继续打入直至与大粗隆顶平齐。打入过程中应注意不能旋转髓内钉以免此后锁钉放置困难,遇打入困难不能强行行事,必要时重新扩髓或改小一号髓内钉。

5)锁钉的置入:近端锁钉在导向器的引导下一般比较容易,只要按照操作步骤进行即可,所要注意的是导向器与髓内钉的连接必须牢固,松动将会影响近端钉的置入位置(图5-2-2-10)。远端锁钉的置入亦可采用定位器,临床实际中依靠定位器往往并不能如愿,这可能由于髓内钉在打入后的轻微变形影响了其准确性,一般采用影像增强透视结合徒手技术置入远端锁钉(图5-2-2-11),为减少放射线的照射,需要熟练的操作技巧。

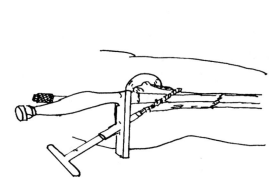

图5-2-2-10 放置近侧锁钉示意图

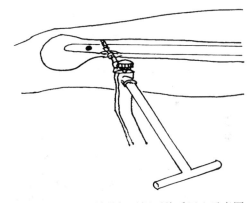

图5-2-2-11 远端锁钉透视下徒手置入示意图

6. Kuntscher钉 其为标准的动力髓内钉,它的稳定性取决于骨折的完整程度及钉和骨内膜间的阻力,但适应证有所限制;一般只适宜于股骨干中1/3、中上1/3及中下1/3的横断或短斜形骨折。此项技术在半个世纪以来,经数以万计的病例证实其有效性和实用性,且具有动力压缩作用而有利于骨折早日愈合。另一方面,由于交锁髓内钉需要在C-臂X线机透视下进行,此项设备对为数不少的医院来说仍不具备,加上锁定孔处易引起金属疲劳断裂及操作复杂等问题。因此,传统的Kuntscher钉技术仍为大众所乐意选用。现将此项技术简述如下:

(1)适应证:适用于成年人,骨折线位于中1/3、中上1/3及中下1/3的横断、闭合性骨折。对微斜形、螺旋形者属相对适应证。开放性者只要能控制感染亦可考虑。此种术式的优点是:操作简便,疗效确实,患者可以早日下地。

（2）操作步骤

1）先行胫骨结节史氏钉骨牵引:持续 3～5 天,以缓解及消除早期的创伤反应,并使骨折复位。

2）选择长短、粗细相适合的髓内钉:以梅花形者为最好,一般在术前根据 X 线片所显示股骨的长度及髓内腔直径选择相应长短与粗细的髓内钉,将其用胶布固定于大腿中部再摄 X 线片,以观察其实际直径与长度是否合适,并及时加以修正。

3）闭合插钉:骨折端复位良好者,可在大粗隆顶部将皮肤切一 2cm 长的切口,使髓内钉由大粗隆内侧凹处直接打入,并在 C-臂 X 光机透视下进行,其操作要领与前者相似,不赘述。

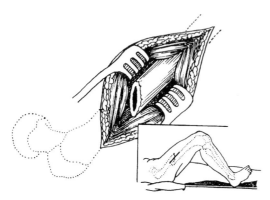

图 5-2-2-12　切口及显露骨折断端示意图

4）开放复位及引导逆行插钉:牵引后未获理想对位者,可自大腿外侧切口暴露骨折端(图 5-2-2-12),在直视下开放复位及酌情扩大髓腔(图 5-2-2-13);然后将导针自近折端髓腔逆行插入,直达大粗隆内侧穿出骨皮质、皮下及皮肤,再扩大开口,将所选髓内钉顺着导针尾部引入髓腔(图 5-2-2-14、图 5-2-2-15)并穿过两处断端(图 5-2-2-16～图 5-2-2-18),使钉头部达股骨干的下 1/3 处为止。如系中下 1/3 骨折者,应超过骨折线 10cm。钉尾部留置于大粗隆外方不可太长,一般为 1.5cm 左右,否则易使髋关节外展活动受阻(图 5-2-2-19)。一般于一年后将钉子拔出,一般多无困难,原则上由施术打钉者负责拔钉为妥(图 5-2-2-20)。

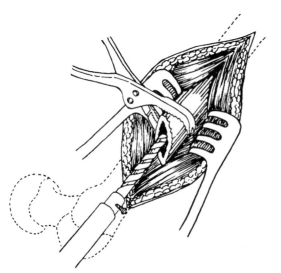

图 5-2-2-13　酌情扩大髓腔示意图

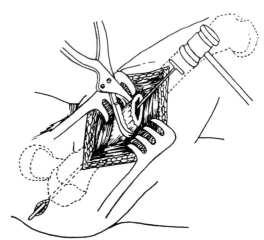

图 5-2-2-14　将导针逆行打入示意图

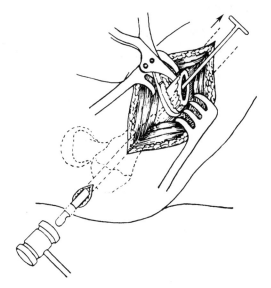

图 5-2-2-15　再将髓内钉顺着导针打入示意图

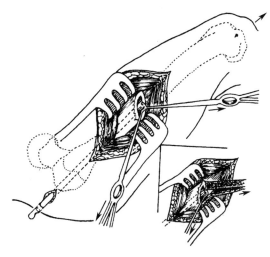

图 5-2-2-16　髓内钉先自股骨近端打出示意图

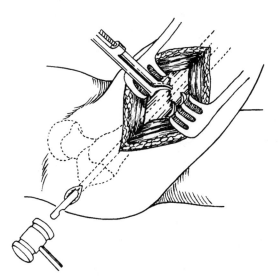

图 5-2-2-17　髓内钉穿过已复位的股骨
骨折断端示意图

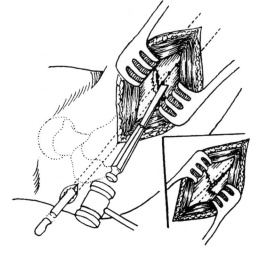

图 5-2-2-18　进钉困难示意图

遇到进钉困难,在不得已的情况下可将远端钻孔,
凿除部分骨质,使髓内钉顺利通过狭窄区

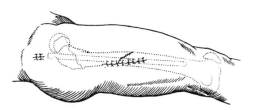

图 5-2-2-19　术毕闭合切口示意图

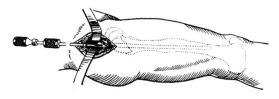

图 5-2-2-20　拔钉示意图

5）扩大髓腔插钉术：有条件者也可选用髓腔钻，将髓腔内径扩大，然后插入直径较粗的髓内钉以确实固定和早期下地负重。但笔者认为如此会对骨组织的正常结构破坏太多，拔钉后所带来的问题亦多。因此在选择时应慎重，既要考虑到内固定后的早期效果，又要顾及到拔除髓内钉后的远期问题。

6）术后：可以下肢石膏托保护 2~3 周，并鼓励早期下地负重，尤以中 1/3 的横形骨折；但对中下 1/3 者，或是斜度较大者则不宜过早下地，以防变位。

有资料显示，欧美等发达国家近年对长管状骨骨折又重新恢复以髓内钉治疗为主流的趋势，其中包括交锁髓内钉等亦日益受到重视。但就股骨干骨折而言，尚有其他的一些可选用的手术方法。

（二）接骨板螺钉内固定术（图 5-2-2-21）

既往认为接骨板螺钉固定术的适应证为手术复位髓内钉固定不适合的患者，如股骨上 1/3 或下 1/3 骨折者，最近对股骨干骨折切开复位接骨板螺钉固定的观点已有所不同。由

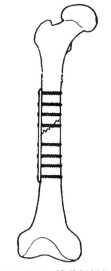

于传统髓内钉满意的疗效，以及当前闭合性髓内钉手术、特别是交锁髓内钉技术的发展，人们更多地看到的是接骨板螺钉内固定的缺点。没有经验的骨科医生可能会造成一些力学上的错误，如钢板选择不当，太薄或太短，操作中螺钉仅穿过一层皮质，骨片的分离等，尤其是当固定失败发生感染，重建就成了大问题；而且接骨板的强度不足以允许患者早期活动，此外由于钢板的应力遮挡导致的骨质疏松，使得在拆除内固定后仍应注意保护骨组织，逐步增加应力才能避免再骨折。这些方面严重影响了接骨板螺钉内固定术在股骨干骨折中的应用和推广，作者建议应慎重选择。

图 5-2-2-21　接骨板螺钉内
固定示意图

（三）使用 LISS 钢板的 MIPPO 技术

锁定加压钢板（locking compression plate，LCP）是 AO 在动力加压接骨板（DCP）和有限接触动力加压接骨板（LC-DCP）的基础上，结合 AO 的点状接触钢板（PC-fix）和微创内固定系统（less invasive stabilization system，LISS）的临床优势于 2001 年研发出来的一种全新的接骨板内固定系统。该系统整合了不同的内固定方法与特征，钢板的结合孔呈长椭圆形，一侧为动力加压孔的 3/4，可以在该孔使用标准螺丝钉，通过其在螺钉孔内的偏心滑动，达到骨折块间的动力加压固定，另一侧为带内螺纹的锁定螺钉孔可以与锁定螺钉的外螺纹嵌合紧密，与 LISS 系统一样作为一种锁定内固定支架，这样一块钢板可以同时满足锁定、加压或两者结合的内固定方式，因此被认为是邻近关节的干骺端骨折和骨质疏松患者较为理想的固定材料。LCP 具有以下优点：①螺丝钉与接骨板具有成角稳定性；②无需对接骨板进行精确的预折弯；③对骨外膜的损伤更小，更符合微创原则；④螺丝钉松动的发生率更低。与接骨板螺钉内固定术相比，锁定钢板外固定架的生物力学原则相仿，无需钢板与骨间的摩擦力。由于螺钉与钢板的间存在角度稳定界面，放置钢板时可以完全不与骨发生接触，所以它们在生物力学角度被看作是内固定架。但锁定钢板实质上能被看作放置于皮下的外固定架，尽管

前者的钢板-骨间隙更短而具有更大的稳定性。越来越多的生产商也在提供有锁定孔的解剖钢板，例如股骨近端预塑形解剖锁定钢板。钢板的设计在很多情况下使得钢板与骨之间的接触得以大幅减少，以保留骨膜血运以骨折端的灌注。越来越多的锁定钢板有外部支架手柄、持具以及钝头设计，从而便于医师在肌肉下或皮下放置钢板，以达到微创的目的。

微创经皮钢板固定技术，传统的钢板内固定手术主要强调骨折固定的稳定性，骨的生物学因素常被忽视。通常手术切口大、暴露范围广、骨折端血供破坏严重。由于不符合骨折生物学固定的原则，骨折延迟愈合和骨不连等的发生率较高。近年来，随着 BO 原则的确立，微创钢板内固定技术得到了发展。1989 年 Mastetal 首先介绍通过利用间接复位技术可以避免上述并发症的产生。在此基础上，Krettek 等在 1997 年提出微创外科技术及桥接接骨板技术的概念，即 MIPPO 技术（minimally invasive percutaneous plate osteosynthesis），其核心是避免直接暴露骨折端，维持适当稳定的固定，最大程度地保护骨端及其周围的血供，为骨折愈合提供良好的生物环境。

MIPPO 技术即微创经皮钢板内固定技术，其技术核心是避免直接暴露骨折端，维持适当稳定的固定，最大程度的保护骨断端以及周围的血供，为骨折愈合、软组织修复提供良好的生物学环境，且 MIPPO 技术经皮操作对骨折部位干扰小，大大降低植骨率，减少了骨不连的发生。MIPPO 技术同样适用于开放性骨折，特别是皮肤条件不好、严重挫伤、不适合广泛切开的病例，现该技术已广泛应用于四肢骨折的治疗中。

与传统的所谓绝对稳定固定技术不同，该技术的核心内容包括以下几个方面：①保护骨折愈合的生物学环境，特别是骨折端周围的血供；②运用"内支架"概念进行骨折固定，用普通或特殊设计的钢板对骨折行桥接固定；③利用肌腱复位作用及间接复位技术进行骨折复位。

骨折治疗其目标是尽早使肢体功能恢复到受伤前的水平和减少并发症。传统切开治疗骨折遵循国际内固定研究学会（AO）倡导的 AO 原则，强调解剖重建，同时施行加压固定，以坚强内固定保证骨折绝对稳定。牢靠的内固定可维持整复后骨折端位置，防止移动，使骨折早期保持解剖学上的整体性。传统 AO 虽也强调保护血运，但未提出具体的技术手段。广泛切口固定的同时，难以避免加重软组织的损伤，破坏静脉回流，使术后肿胀加重，消肿延迟，加重创伤反应，减缓全身情况恢复；同时长切口也破坏残存血供易引起软组织坏死、骨外露或者钢板外露；广泛骨膜剥离、直接粗暴的复位破坏骨折端的血供，易影响骨折愈合。近年来，AO 的骨折治疗原则发生了改变，生物学接骨技术（biological osteosynthesis，BO）即 BO 原则，强调保护软组织以及骨折部位血供，强调有效固定而非坚强固定。在 BO 基础下，1997 年 Krettek 等提出微创外科技术及桥接接骨板的概念即 MIPPO 技术，并应用于股骨骨折。

MIPPO 技术的优点是最大限度地保留骨折处血供，促进骨折愈合、减少感染和再骨折的危险性，维持骨折稳定性以降低对植骨的需求，在骨折治疗中有广阔的应用前景。MIPPO 技术从复位到固定都与传统技术有所不同，特别是间接复位不能在直视下观察复位情况，需要一定的经验，同时术中需要利用 C 臂机确认关节面的复位情况，以及足够长度的下肢摄片保证准确的力线复位。由于在胫骨远近端都有解剖形设计的钢板，一般不需要作太多的预弯，而且解剖形设计的钢板可作为干骺端力线复位的参照。

统计显示，MIPPO 技术在生物学方面的优越性是明显的：不仅切口小、美观，患者乐于接受,更重要的是因为关节周围软组织的保护,使术后并发症减少,恢复加快,保证了关节功能不会因手术并发症而延缓锻炼,术后关节功能满意率明显提高,MIPPO 技术为关节功能的早日康复提供了有力的技术保障。

（四）Ender 钉技术（图 5-2-2-22）

Ender 钉治疗股骨干骨折曾风行多年,操作简便,颇受病人欢迎;但其易引起膝关节病废而不如用髓内钉。因此,近年来已较少采用。

（五）外固定支架固定术（图 5-2-2-23）

关于外固定支架,国内外有多种设计,其应用的范围适用于股骨干各段、各种类型的骨折,对开放性骨折,伤口感染需定期换药者尤其适用。应用外固定支架患者可早期下地活动,有益于关节功能的恢复。应注意防止穿针孔的感染和手术操作中误伤血管神经。由于大腿部肌肉力量强大,宜选用环形或半环形的支架,单侧支架很难维持对位对线,除非伴有其他损伤需卧床休养的病例。

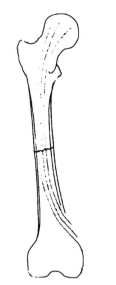

图 5-2-2-22　Ender 钉固定示意图

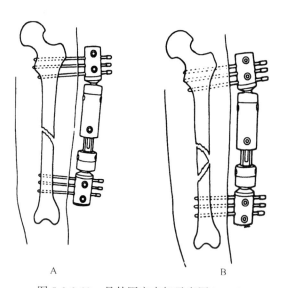

图 5-2-2-23　骨外固定支架示意图(A、B)

第三节　股骨干骨折各种并发症的诊断与治疗

一、术中并发症

术中并发症均与操作不当有关,例如术中发生新的骨折。髓内钉固定时造成新的骨折主要与髓内钉规格尺寸选择不当、进针点太偏外或偏内、髓腔扩大过度、皮质偏薄有关,手术时加以注意是可以避免的。髓内钉打入一部分后处于进退不能的尴尬境地与术前估计不足及术中粗暴强行打入有关,应采取相应的策略防患于未然。

二、术后并发症

（一）延迟愈合和不愈合

延迟愈合多发生在开放性骨折及粉碎性骨折,主要原因多与处理措施不当有关,可通过改进不恰当的措施、延迟固定时间、局部确实制动和外加电磁场刺激等辅助手段,大部分能取得完全愈合。不愈合通常由于感染、严重骨缺损等引起,采用交锁髓内钉辅以自体植骨可以在取得骨愈合的同时照顾到膝关节功能的恢复。

（二）畸形愈合

畸形愈合和内固定不当及活动过早有关,股骨干骨折成角畸形大于15°,旋转畸形大于20°,或短缩畸形超过2.0cm者,均应设法矫正,小儿及老年病例可放宽标准。一般可采用人工制造骨折重新固定的方法,固定时除矫正旋转成角外,应注意维持合适的肢体长度,必要时可考虑植骨。

（三）再骨折

再骨折一般多发生于钢板固定拆除后;由于钢板的应力遮挡,局部骨质疏松,拆除后应暂缓负重,或外加石膏固定一段时间,逐步增加负重,预防应力损伤。对于已发生的再骨折,宜采用交锁髓内钉等较可靠的方法固定,一般愈合时间都较原骨折为短。

（四）内植物断裂

内固定植入物的断裂并不鲜见,其原因一方面与材料的质量有关,另一方面与固定不当、过早负重有关,发生在骨折愈合前的折断应视骨折对位对线情况及愈合趋势酌情处理。原则上应去除,但技术操作比较困难,甚至无法取出,此种情况下如强求取出,可能带来不良后果。

（五）膝关节功能障碍

大多由于长期固定引起股中间肌的粘连、股中间肌本身的损伤与瘢痕化以及膝关节内和髌骨两侧囊壁的病变所导致,主张在确实固定的基础上早期活动,可预防膝关节功能障碍的发生。轻者可通过理疗、加强功能锻炼得以恢复。重则行股四头肌成形术,手术松解膝关节及髌韧带下方的粘连,切除已瘢痕化的股中间肌,并酌情行股四头肌延长术等。术后早期行连续被动运动(continuous passive motion,CPM)锻炼,疗效多较满意。

（李 国 严力生）

参 考 文 献

汪志芳,马勇.2009.股骨重建钉治疗股骨干合并同侧股骨颈骨折的概况.中国骨与关节损伤杂志,24:190-192.

张江涛,王战朝,尚延春,等.2006.逆行髓内钉结合空心钉治疗股骨干骨折合并同侧股骨颈骨折.中国骨与关节损伤杂志,21:841-843.

赵定麟,赵杰. 2000. 实用创伤骨科学及新进展. 上海:上海科学技术文献出版社.

赵定麟. 1993. 实用创伤骨科学. 上海:上海科学技术出版社出版.

赵定麟. 1999. 四肢脊柱创伤. 吉林:吉林科技出版社.

赵定麟. 1999. 现代创伤外科学. 北京:科学出版社.

Alho A. 1997. Concurrent ipsilateral fractures of the hip and shaft of the femur. A systematic review of 722 cases. Ann Chir Gynaecol,86:326-336.

Canadian Orthopaedic Trauma Society. 2003. Nonunion following intramedullary nailing of the femur with and without reaming:results of a multicenter randomized clinical trial. J Bone Joint Surg Am,85:2093-2096.

Egol KA,Kubiak EN,Fulkerson E. 2004. Biomechanics of locked plates and screws. J Orthop Trauma,18:488-493.

Giannoudis PV,Papakostidis C,Roberts C. 2006. A review of the management of open fractures of the tibia and femur. J Bone Joint Surg Br,88:281-289.

Helfet DL,Haas NP,Schatzker J,et al. 2003. AO philosophy and principles of fracture management—its evolution and evaluation. J Bone Joint Surg(Am),85:1156-1160.

Krettek C. 1997. Concept of minimally invasive plate osteosynthesis. Injury,28:805-809.

Nork SE,Schwartz AK,Agel J,et al. 2005. Intramedullary nailing of distal metaphyseal tibial fractures. J Bone Joint Surg(Am),87(6):1213-1221.

Nowotarski PJ,Turen CH,Brumback RJ,et al. 2000. Conversion of external fixation to intramedullary nailing for fractures of the shaft of the femur in multiply injured patients. J Bone Joint Surg Am,82:781-788.

Perren SM. 2002. The technology of minimally invasive percutaneous osteosynthesis(MIPPO). Injury,1:6-8.

Pihlajamaki HK,Salminen ST,Bostman OM. 2002. The treatment of nonunions following intramedullary nailing of femoral shaft fractures. J Orthop Trauma,16:394-402.

Rudloff MI,Smith WR. 2009. Intramedullary nailing of the femur:current concepts concerning reaming. J Orthop Trauma,23:S12-17.

Shezar A,Rosenberg N,Soudry M. 2005. Technique for closed reduction of femoral shaft fracture using an external support device. Injury,36:450. 453.

Sommer C,Gautier E,Muller M,et al. 2003. First clinical resuhs of the locking compression plate(LCP). Injury,34(2):43-54.

Stannard JP,Bankston L,Futch LA,et al. 2011. Functional outcome following intramedullary nailing of the femur:a prospective randomized comparison of piriformis fossa and greater trochanteric entry portals. J Bone Joint Surg Am,93(15):1385-1391.

Starr AJ. 2008. Fracture repair:successful advances,persistent problems,and the psychological burden of trauma. J Bone Joint Surg(Am),90:132-137.

Stofel K,Dieter U,Stachowiak G,et al. 2003. Biomeehanieal testing of the LCP:how can stability in locking internal fixators be controlled. Injury,2:11-19.

Uhthof HK,Poitras P,Backman DS. 2006. Internal plate fixation of fratures:short history and recent developments. J Orthop Sci,11:118-126.

Watson JT,Moed BR. 2002. Ipsilateral femoral neck shaft fractures:complications and their treatment. Clin Orthop Relat Res,(399):78-86.

Wenda K,Runkel M,Degreif J,Rudig L. 1997. Less invasive plate fixation in femoral shaft fractures. Injury,28(1):13-19.

第三章　膝部创伤

膝关节创伤是运动医学、战伤外科和平时的骨科临床中最常见的关节损伤之一(图 5-3-0-1)。由于膝关节在功能解剖和生物力学方面的复杂性,使得膝关节在二维运动中其关节内、外诸结构在各种不同应力作用下的损伤具有其特殊性。对膝关节创伤的全面、准确的诊断与合理、完善的处理是提高膝关节创伤治疗水平降低膝关节伤残率的关键。在膝关节创伤领域,每年都有相当数量的文献报道新的研究结果和新的手术方式。

近二十年来,随着关节镜技术在膝关节外科中的广泛应用,使膝关节创伤的诊疗水平得到了进一步的提高,尤其是半月板撕裂的缝合和处理、交叉韧带重建、关节软骨面缺损的修复、关节粘连松解等已成为典型规范的关节镜手术,加之关节镜手术不仅能全面地进行关节内检查与诊断,更可通过镜下手术完成复杂精细的操作。因此,关节镜诊断与治疗技术应该是处理膝关节创伤的医生必须具备的手段之一。

此外,任何将膝关节创伤的处理看作是单纯的手术技术的观点都是片面和危险的。对膝关节创伤的处理应该将膝关节局部与下肢的功能甚至整个人体的运动功能联系起来,才能从诊断、治疗、康复等方面全面地提高对膝关节创伤的治疗水平。

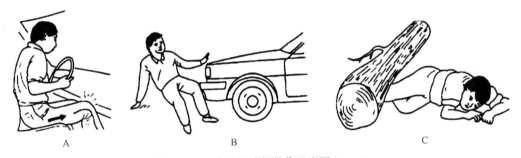

图 5-3-0-1　常见的膝部外伤示意图(A～C)

第一节　股骨髁部骨折

随着交通及高速公路的发展,股骨远端髁部骨折已非少见,约占大腿骨折的 8%,在治疗方面的复杂性仅次于股骨颈骨折,易引起病废,在处理上应小心谨慎为要。本节主要依据治疗上的特点不同而分为股骨髁上骨折和股骨髁部骨折两大类加以讨论。

一、股骨髁上骨折

该骨折较为多见,且因易引起腘动脉的刺伤而为大家所重视和警惕。如果该血管一旦受损,肢体的坏死率在全身大血管损伤中占首位,因此在处理时务必小心谨慎。

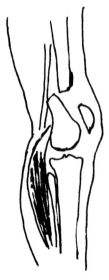

图 5-3-1-1　股骨髁上骨折移位
损伤腘动脉示意图

（一）致伤机制

多为以下两种暴力：

1. 直接暴力　来自横向之外力直接作用与股骨髁上部，即可引起髁上骨折。

2. 间接暴力　多在高处坠下时，如膝关节处于屈曲位，亦可引起髁上骨折，但此种暴力更易引起髁部骨折。

该处骨折以横形或微斜形为多，而螺旋形及长斜形者少见，亦可呈粉碎型或与髁部骨折伴发。因骨折远侧端受强而有力的腓肠肌作用而向后方屈曲移位，易引起腘动脉损伤（图 5-3-1-1）。

（二）诊断

此处骨折在诊断上多无困难，除外伤史及症状外，要特别注意足背动脉有无搏动及其强度，并与健侧对比。同时注意足趾的活动与感觉，以确定腘部的血管及神经是否受累及。X 线片即可显示骨折的类型及移位情况。

（三）治疗

以非手术疗法为主。复位不佳、有软组织嵌顿及血管神经损伤者，则需开放复位及内固定（或复位后采用外固定）。

1. 非手术疗法　一般采用骨牵引及石膏固定。

（1）骨牵引：与股骨干骨折牵引方法相似，唯牵引力线偏低以放松腓肠肌而有利于复位。如胫骨结节牵引未达到理想对位，则改用股骨髁部牵引，使作用力直接作用到骨折端。如有手术可能者，则不宜在髁部牵引，以防引起感染。

（2）下肢石膏固定：牵引 2～3 周后改用下肢石膏固定，膝关节屈曲 120°～150°为宜；2 周后换功能位石膏。拆石膏后加强膝关节功能锻炼，并可辅以理疗。

2. 手术疗法

（1）手术适应证：凡有下列情况之一者，即考虑及早施术探查与复位。

1）对位未达功能要求。

2）骨折端有软组织嵌顿者。

3）有血管神经刺激、压迫损伤症状者。

（2）开放复位：视手术目的的不同可采取侧方或其他入路显示骨折断端，并对需要处理及观察的问题加以解决，包括血管神经伤的处理、嵌顿肌肉的松解等，而后将骨折断端在直视下加以对位及内固定。对复位后呈稳定型者，一般勿需再行内固定术。

（3）固定：单纯复位者，仍按前法行屈曲位下肢石膏固定，2～3 周后更换功能位石膏。需内固定者可酌情选用 L 形钢板螺丝钉、Ender 钉或其他内固定物（图 5-3-1-2），然后外加石膏托保护 2～3 周。

二、股骨髁部骨折

股骨髁部骨折包括：股骨髁间骨折，内髁或外髁骨折，内外髁双骨折及粉碎型骨折等，在处理上视骨折之部位及类型不同而难易不一，预后亦相差较大。

（一）致伤机制

与股骨髁上骨折基本相似。其中直接暴力多引起髁部的粉碎型骨折，而间接暴力则易招致 V 形、Y 形或 T 形骨折；亦易合并膝关节内韧带及半月板损伤。

（二）诊断及分型

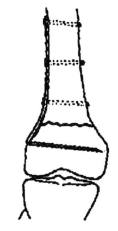

图 5-3-1-2　股骨髁上骨折内
固定示意图

依据外伤史、临床特点及 X 线片，髁部骨折的诊断均无困难，应注意有无血管神经损伤伴发。临床上一般将其分为以下四型：

1. 单髁骨折　指内髁或外髁仅一侧骨折者，其又可分为以下 2 型（图 5-3-1-3）：

（1）无移位型：指无移位之裂缝骨折，或纵向移位不超过 3mm，旋转不超过 5°者。

（2）移位型：指超过前述标准的位移。

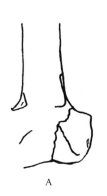
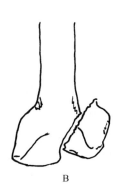
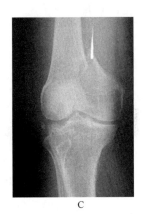

图 5-3-1-3　股骨内髁骨折示意图及临床病例

A. 无移位型；B. 移位型；C. 临床病例，属移位型

2. 双髁骨折　指内外髁同时骨折者，其形状似 V 形或 Y 形者，亦可称之为 V 形骨折或 Y 形骨折。一般多伴有程度不同之位移（图 5-3-1-4）。

3. 粉碎型　一般除股骨髁间骨折外，多伴有髁上或邻近部位骨折，其中似 T 形者，称之为 T 形骨折（图 5-3-1-5）。粉碎型骨折端移位多较明显，治疗上亦较复杂（图 5-3-1-6）。

4. 复杂型　指伴有血管神经损伤之髁部骨折，各型有移位之骨折均有可能发生。

（三）治疗

视骨折类型、移位程度、可否复位及每位医师的临床经验等不同，在处理上差别较大，但仍应采取较为稳妥的方式。

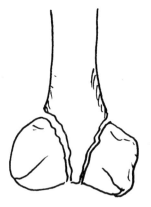

图 5-3-1-4　股骨双髁(Ｖ形)骨折示意图

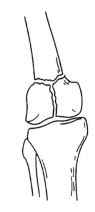

图 5-3-1-5　股骨髁部 T 形骨折示意图

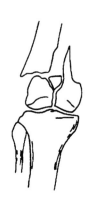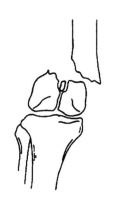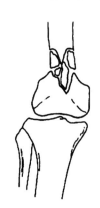

图 5-3-1-6　　股骨髁部粉碎型骨折常见类型示意图

1. 对位满意者　包括无移位之骨折及虽有移位但通过手法复位已还纳原位、基本上达解剖对位者,可采取非手术疗法。患肢以下肢石膏固定,但应注意避免内外翻及旋转移位。

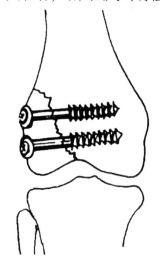

图 5-3-1-7　股骨单髁骨折拉力螺钉固定示意图

2. 对位不佳者　应及早行开放复位+内固定术,其内固定方式视骨折类型不同而具体掌握。常用的方式包括:

(1) 拉力螺丝固定:用于单髁骨折(图 5-3-1-7)。

(2) 单纯骨栓固定:适用于单髁骨折。

(3) 骨栓+钢板螺丝钉固定:多用于 T 形、Y 形、V 形及粉碎型骨折(图 5-3-1-8,图 5-3-1-9)。

(4) L 型(Moore 式)钢板:使用范围同前,但固定牢度不如前者,可加用拉力螺钉(图 5-3-1-10)。

(5) 其他内固定:视骨折之类型、移位情况、施术条件及个人习惯等不同尚可酌情选用长螺丝钉、钢丝及其他内固定物,以求恢复关节面之完整而有利于下肢功能的康复。

3. 合并有其他损伤　应酌情加以处理。

(1) 血管伤者:多因骨折端刺激腘动脉引起血管痉挛所致,破裂者较少见,先予以牵引下手法复位,如足背动脉恢复或好转,可继续观察,择期行探查术(可与开放复位及内固定同时进行);如复位后足背动脉仍未改善,且疑有动脉损伤者,则应立即手术探查。

(2)神经损伤:以观察为主,除非完全断裂者,一般多留待后期处理。

(3)合并膝关节韧带伤:原则上早期处理,尤其是侧副韧带及交叉韧带完全断裂者。对半月板破裂,不宜过多切除,仅将破裂之边缘或前角、后角部分切除即可。

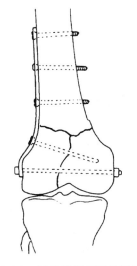

图 5-3-1-8　股骨髁部 T 形骨折钛板+
骨栓内固定示意图

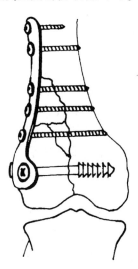

图 5-3-1-9　股骨髁部粉碎性骨折内
固定示意图

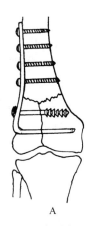

A

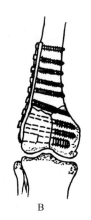

B

图 5-3-1-10　股骨髁部骨折 L 型钛板或一般钛板+拉力螺钉固定示意图(A、B)

第二节　膝关节骨软骨损伤

几乎所有的膝关节损伤都会造成不同程度的关节软骨损害。软骨的创伤可以是软骨的直接损伤如手术操作中器械对软骨的创伤,但更多见的是间接损伤所致,关节内骨折、半月板损伤和交叉韧带损伤等大多伴有关节软骨面的损伤。由于关节透明软骨在结构与功能上的特殊性,使得对关节软骨面的修复成为近年来活跃的研究课题。关节镜对关节面损伤的直接观察可以比任何其他的检查手段(包括 X 线片、CT、MR 等)更明确地评价关节面损伤的程度,并可以在关节镜下直接进行必要的手术处理或是在关节镜辅助下进行切开手术,以更小的创伤和更准确地修复关节软骨。

一、诊断与处理原则

关节镜检查是关节面损伤最好的诊断方法。通过关节镜术不仅可以对损伤或病灶的部位、大小、骨软骨块的形态和是否已发生坏死等情况作出准确的评价,还可以通过关节镜技术将尚正常的骨软骨块在局部清创后复位并进行镜下内固定或将游离体和已坏死的骨软骨块去除并进行病灶基底的清创,以促进关节软骨面的修复。

此外,高分辨率的 MR 也可获得准确的诊断信息。对伴有软骨下骨的损伤或骨折的病例,X 线片、CT 有明确的诊断价值。

骨软骨骨折的整复要通过手术治疗。如为儿童,骨折没有移位,可试用保守疗法。如为成人,游离骨片通常要切除。骨软骨骨折的骨片通常来自股骨外髁或髌骨内侧面,手术目的是为了防止由于内部紊乱而致关节进一步损伤。若骨片很大,应尽可能地修复。一般骨软骨骨片很小,无法将其固定在原位,当骨软骨片较大时,可以沉头螺丝钉固定,固定时不要使钉头突出关节面而进入关节内再造成损伤。如果诊断和手术都被延误,骨片的边缘和缺损已成为钝圆形,则不可能达到恢复原位的要求。骨片切除时,切除处的松质骨面应该是光滑的。锐性切除、分离磨损的软骨边缘,以斜形削除为佳,不要影响负重面。

对于关节软骨面的划伤、割伤和轻度挫伤一般不须特殊处理。通过减少负重和使用CPM 训练,以及适当的对症处理可获得满意疗效。

二、不同类型关节骨软骨损伤的评价与治疗

对临床骨科医生而言,许多软骨损伤在没有关节镜观察和诸如 MR 等高分辨率辅助诊断结果的帮助下是难以获得准确诊断的。在关节镜下对关节软骨损伤的描述可按照软骨划伤和挫伤、软骨裂伤或软骨骨折、软骨缺损及关节内骨折的分类进行。

(一) 软骨挫伤

这是关节软骨损伤的最常见的类型。在急性或亚急性的关节损伤中,膝关节镜下可发现损伤的软骨出现表浅的缺损和明显的摩擦痕迹,较长时间以后,可以发现局部的软骨发生纤维化或瘢痕软骨修复。在半月板破裂的病例中,几乎均可以观察到在与半月板破裂部位相应的股骨和胫骨关节面有程度不等的软骨挫伤与磨损。同样,在交叉韧带断裂或慢性膝关节不稳定的病例中,也都有类似的表现。

对未达全层的软骨挫伤和划伤,可在关节镜下进行局部的修整,使其成为光滑的表面,去除可能成为游离体的软骨片,并处理同时存在的膝关节内其他病损。

(二) 软骨划伤(割伤)

软骨的划伤经常由膝关节的开放或关节镜下手术操作所致。在关节镜操作过程中,使用任何金属器械的粗暴动作,包括镜头移动的不慎,均可造成关节软骨面的划伤,轻微的划

伤在关节镜下可以见到表浅的划痕和一条被掀起的较薄的膜状软骨,关节镜下将其去除后一般不致引起症状。而较深大的划伤则可导致术后恢复期延长和损伤软骨的瘢痕化。

(三) 软骨裂伤(软骨骨折) 与软骨缺损

软骨裂伤或软骨骨折以及由其引起的关节软骨面的缺损是较严重的关节软骨损伤,通常由于较大的直接或间接暴力造成。关节镜观察可发现关节软骨裂伤、掀起、软骨下出血,有时软骨骨折片脱落成为关节内游离体,而关节面出现软骨缺损。值得注意的是,对关节损伤的病例,当关节镜下发现有较大的软骨缺损时,一定存在软骨的游离体,而软骨片在 X 线片上并不显影,术前难以定位,一定要仔细寻找软骨的骨折片,并将其形态、大小与关节面缺损区加以对照,因为一个较大的关节面缺损可能存在数个软骨的骨折碎片。对新鲜的软骨骨折可考虑开放或镜下复位与固定,而对后期的软骨缺损则需要通过局部清创、磨削或以骨软骨、骨膜或软骨膜进行二期修复。

(四) 关节内骨折

关节内的骨折不可避免地影响到关节软骨,某些闭合性的关节内骨折如交叉韧带的胫骨止点的撕脱骨折、胫骨平台骨折或陈旧性关节内骨折都伴有关节软骨的损伤。在处理骨折和韧带撕裂时需考虑关节面的重建。对已通过 X 线片明确了关节面骨软骨骨折的病例,如果骨折块直径大于 10mm,且位于功能区,则可以切开进行内固定。通常采用前内侧切口以获得良好的显露,将骨折基底清除后,将带有软骨面的骨软骨块复位,以沉头螺钉固定,注意使螺钉尾部沉入关节软骨平面以下。将复位后的软骨面与正常软骨面的结合缘修整光滑。早期病例采用克氏针固定,常见并发症是克氏针断裂,即使用石膏固定也可发生克氏针断裂,此外,皮肤上克氏针针眼的感染也十分常见,目前普遍使用沉头空心螺丝钉后手术并发症日趋减少。术后病人须扶拐避免完全负重 8 周,以防止损伤胫骨关节面,并结合 CPM 操练及相应的康复训练。

(五) 关节面软骨骨折性游离体

关节面软骨的剥脱可导致关节内游离体的产生。而较大的软骨性游离体将产生诸如交锁等体征。游离体可能存在于髌上囊、髁间窝、内外侧沟,甚至滞留在腘窝内。

三、关节面缺损的修复手术

如关节软骨面较大和较深的创伤未获得及时处理,脱落的骨软骨块已坏死,关节面可能残留缺损,并将因此出现明显的临床症状和体征。久之,必然将导致创伤性骨关节炎的结果。近年来,相继有作者报告了各种不同的手术方法修复关节软骨面负重的缺损。

(一) 关节内自体骨-软骨移植

Muller、Yamashita 等采用取自同侧膝关节带正常关节软骨的自体骨-软骨移植修复膝关节负重面缺损的方法已经被膝关节外科医生广泛接受。Matsusue 等报道了使用关节镜进行移植手术的技术。目前被认为是解决膝关节负重区中等范围缺损的较理想方案。应该注意的是,大块的骨软骨移植,其软骨面将发生退变。

手术方法:无论是开放手术或关节镜手术,其移植物获取和植入方法均相同。以特制的直径为5~7mm的环形取骨器获取外侧髁前外侧缘或髁间凹前上缘带软骨面的圆柱状自体骨软骨块;在缺损区用对应直径的打孔器打孔,使与移植物相匹配。将移植物紧密嵌入,使移植的软骨面于关节面相平或稍低。对较大的缺损,可使用数个移植物充填。

(二) 自体骨-骨膜移植

骨膜移植诱导透明软骨再生已经动物实验和临床实践所证实。问题是骨膜移植在修复膝关节骨软骨缺损时存在的技术问题如缺损深度的充填和骨膜的固定等尚难以解决。吴海山等报告采用取自胫骨上端的自体骨-骨膜移植修复膝关节骨软骨缺损的技术也获得了满意的疗效。

手术方法:

(1) 前内侧入路显露膝关节,取出游离体,暴露缺损区。

(2) 将缺损区清创并修凿成标准的几何形状,精确测量其大小与深度。

(3) 在切口远端的胫骨干骺端凿取带骨膜的骨块,并精确修整使其与缺损区相匹配。

(4) 以紧密嵌入法将骨膜-骨移植物植入缺损区,使骨膜面稍低于正常关节软骨面。也可采用环锯法和矩形凿法准备手区和获取移植物,以得到更紧密的固定(图5-3-2-1)。

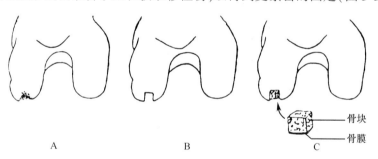

图 5-3-2-1　自体骨-骨膜移植修复关节凹陷缺损示意图
A. 骨磨损处;B. 休整后外观;C. 取局部骨块移植

第三节　半月板与盘状软骨损伤

半月板损伤是非常多见的膝关节损伤,尤其是在膝关节的运动损伤中半月板撕裂占据了相当的比例。随着对半月板功能及损伤与修复机制研究的深入,尤其是关节镜技术在半月板外科领域的发展,以及对传统方法切除半月板出现的膝关节晚期退变等一系列问题的重新审视,使得半月板外科成为了膝关节外科中的重要内容。

一、半月板的功能解剖与致伤机制

(一) 半月板的功能

膝关节要发挥正常的功能有赖于正常半月板的参与。半月板有吸收纵向冲击和振荡的功能,半月板的形态对关节活动时胫股关节面的匹配也具有重要的生物力学意义。此外,半月板在关节活动和负荷时还具有交流滑液、使之均匀分布以润滑和营养关节软骨的作用。因而,传统的损伤半月板全切除几乎不可避免地会导致关节的退变。半月板的损伤与其本身的结构与外伤的力学因素有关,并常因退变使半月板易受损伤。

(二)半月板撕裂的致伤机制

膝关节由屈曲向伸直运动时,同时伴有旋转,最易产生半月板损伤。内侧半月板在胫骨上很少移动,很易挤压在两髁之间,结果导致损伤。最常见的是半月板后角的损伤,而且最多见的是纵形破裂。撕裂的长度、深度和位置取决于后角在股骨与胫骨髁之间的关系。在半月板周围囊肿形成或者原先就有半月板损伤或者半月板疾病存在,则轻微损伤即可使半月板撕裂。半月板的先天性异常,特别是外侧盘状软骨可能倾向于退变或损伤而撕裂。这是亚洲人种中外侧半月板撕裂病例较多的原因之一。先天性关节松弛和其他内部紊乱一样,很可能大大增加半月板损伤的危险。

因为半月板的形状、弹性和附着特点倾向于保持它们向关节中心运动,当半月板在膝关节部分屈曲的同时遭受旋转的力量时,改变了股骨髁和与半月板之间的关系,限制了两髁之间的半月板的运动,因此,股骨髁能伤及向关节中心运动的半月板。由于内侧半月板的边缘与关节囊完全固着,且膝关节的旋转是以内侧髁为中心的活动方式,故真正的运动伤造成的半月板撕裂以内侧为多。在我国的资料统计中,外侧半月板损伤的几率大于内侧,但根据我们的资料,除去外侧盘状软骨,在有明确外伤病史的病例中,仍以内侧半月板撕裂多见,尤其是内侧半月板后角的纵行撕裂。

另一方面,半月板的胶原纤维的特殊排列方式也与半月板的损伤类型有关。半月板由水平向、纵向及放射状三种纤维结构交织而成,这种特殊的纤维结构使得半月板具有极好的弹性、韧性和对抗各种方向应力的能力,但同时也是半月板水平状撕裂、纵向和放射状撕裂的结构基础。

根据Smillie同样的机制,内侧半月板前、中1/3连接部很少有不完全横形撕裂。因为半月板的弹性允许半月板的边缘有某种程度的伸直,从而也可发生边缘的撕裂。同样,也可能产生外侧半月板后边缘纵形撕裂。膝关节部分屈曲时,股骨在胫骨上强力的旋转,也可能损伤外侧半月板。因外侧半月板的易移动性和结构特点,不易产生篮柄状撕裂。由于有明显的弯曲,完全不受腓侧副韧带的牵制,外侧半月板比内侧半月板更易遭受不完全的横形撕裂(图5-3-3-1)。

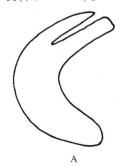 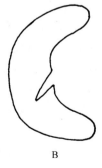 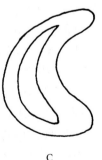 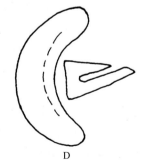

A　　　　　　B　　　　　　C　　　　　　D

图5-3-3-1　半月板撕裂常见的类型示意图

A. 纵向型;B. 横裂型;C. 裂隙型;D. 水平型

二、半月板损伤的分类

半月板撕裂的分类对医生在检查过程中作出半月板损伤的文字性诊断以及对选择合理的半月板手术治疗方法包括全切除、次全切除、部分切除以及清创缝合等具有指导意义。

半月板撕裂有许多不同的分类方法，O'Connor 分类法是较合理明确的分类方法。

三、半月板损伤的诊断

对半月板撕裂引起的膝关节内紊乱的诊断，并非十分简单。应仔细地询问病史，进行详尽准确的物理检查，结合站立位 X 线片，特别是 MRI 和关节镜检查，使半月板撕裂的误诊率可能保持在5% 以下。

（一）病史与临床表现

年轻患者较正常的半月板产生撕裂通常伴有有明显的创伤，屈膝时半月板陷入股骨和胫骨髁之间，膝关节伸直后发生撕裂。而本身已有退变的半月板撕裂，则可能完全无法获得外伤史的主述，此类患者总是因为关节交锁或疼痛就诊。交锁通常仅发生在纵形撕裂，在内侧半月板的篮柄状撕裂中也较常见。关节内游离体和其他的一些原因也可能引起交锁。当病人无交锁症状，诊断半月板撕裂可能是困难的。

半月板损伤后的常见临床表现包括局限性的疼痛、关节肿胀、弹响和交锁、股四头肌萎缩、打软腿以及在关节间隙或半月板部位有明确的压痛。

弹响、交锁和关节间隙的压痛是半月板损伤的重要体征，关于膝关节周围肌肉的萎缩，特别是股内侧肌萎缩，提示膝关节有复发的病废，但不能提示是何原因。

（二）物理检查

1. 压痛 最重要的物理检查是沿关节的内侧、外侧间隙或半月板周围有局限性压痛的部位。除了边缘部分，半月板本身没有神经纤维，所以压痛或疼痛是与邻近关节囊和滑膜组织的牵拉痛或局部的创伤反应。

2. 操作检查 McMarray 试验和 Apley 试验（研磨试验）是最常用的操作检查方法。在作 McMarray 试验时，病人处于仰卧位，使膝关节剧烈的、强有力的屈曲，检查者用一手摸到关节的内侧缘，控制内侧半月板，另一手握足，保持膝关节完全屈曲，小腿外旋内翻，缓慢地伸展膝关节，可能听到或感觉到弹响或弹跳；再用手摸到关节的外侧缘，控制外侧半月板，小腿内旋外翻，缓慢伸展膝关节，听到或感觉弹响或弹跳。McMarray 试验产生的弹响或患者在检查时主述的突然疼痛，常对半月板撕裂的定位有一定意义：膝关节完全屈曲到90°之间弹响，常见的原因是半月板后面边缘撕裂；当膝关节在较大的伸直位时，关节间隙有明确的弹响提示半月板中部或前部撕裂。但 McMarray 试验阴性，不能排除半月板撕裂。作 Apley 试验时，病人俯卧位，屈膝90°。大腿前面固定在检查台上，足和小腿向上提，使关节分离并做旋转动作，旋转时拉紧的力量在韧带上，当韧带撕裂，试验时有显著的疼痛。此后，膝关节在同样位置，足和小腿向下压并旋转关节，缓慢屈曲和伸展，当半月板撕裂时，膝关节间隙可能有明显的弹响和疼痛。其他有用的试验，包括"下蹲试验"：以重复完全的下蹲动作，同时足和小腿交替地充分内旋和外旋诱发弹响和疼痛,疼痛局限于关节内侧或外侧间隙。内旋位疼痛提示外侧半月板损伤;外旋位疼痛提示内侧半月板损伤。此外,侧卧位利用小腿的重力挤压关节间隙,反复伸屈膝关节动作的"重力实验"对判断膝关节盘状软骨也有一定帮助。

膝关节的操作检查必须是双膝关节对照检查,以避免将膝关节生理性的弹响误作半月板损伤。

(三) X 线片检查

前后位、侧位以及髌骨切线位的 X 线片,应作为常规检查。摄片不是为了诊断半月板撕裂,而是排除骨软骨游离体、剥脱性骨软骨炎和可能类似于半月板撕裂的其他膝关节紊乱。站立位的膝关节前后位片可提示关节间隙情况,在层次清晰的 X 线片上有时能反应盘状软骨的轮廓。关节造影术是提供分析膝关节疾病的有价值的辅助措施。常用气碘双重造影技术,对有经验的医生来说,在各种应力位拍摄的造影片可以获得半月板撕裂、交叉韧带断裂等较准确的信息。但由于现代 MRI 等非侵入性和高准确性的检查手段,造影技术目前已较少应用。

(四) MRI 和其他影像学诊断

MRI 是迄今为止阳性敏感率和准确率最高的影像学检查手段。在使用 1.5T 的 MRI 机并使用肢体线圈的条件下,适当地控制检查条件,可使其对半月板、交叉韧带等结构病损的诊断准确率达 98%。对半月板撕裂的 MRI 诊断根据 Lotysch-Crues 分级的Ⅲ度标准,即低信号的半月板内线状或复杂形状的高信号贯穿半月板的表面。其他的影像学诊断方法,如膝关节高分辨率超声、高分辨率 CT 等对膝关节内紊乱的诊断也有一定帮助。

(五) 关节镜术

关节镜术已被公认为是最理想的半月板损伤的诊断与外科处理手段。对半月板撕裂诊断不明的膝关节紊乱,关节镜是最后的确诊方法。但关节镜不应成为半月板撕裂的常规检查手段。只有在临床得出半月板撕裂的初步诊断之后,关节镜检查作为证实诊断并同时进行关节镜手术处理时,关节镜术才能显示其优越性。

四、半月板撕裂的处理

(一) 非手术治疗

在半月板的周围血供区(红区)发生急性撕裂是非手术治疗的指征。对于急性损伤同时伴有慢性或反复出现症状,以及既往有半月板损伤体征者,非手术治疗往往无效。在血管供应区内一个小的无移位或不完全撕裂,在损伤初期适当处理是能够愈合的;通过 MRI 或应用关节镜观察到血管区内小的、稳定的急性撕裂,石膏固定 3~6 周后,大多数在这个固定期内能够愈合。慢性撕裂即使在血管区,不应用手术清创缝合也将不能愈合。非手术治疗对于篮柄状半月板撕裂引起的膝关节交锁的病人是不适当的。因为这种撕裂是发生在半月板的无血管部位,将不可能愈合,必须手术治疗。

但临床上医生多数无法对半月板是在"红区"或"白区"的撕裂作出定位诊断。因此,即使是急性撕裂,保守治疗是否能获得愈合仍然是不可知的。但不应放弃愈合的机会。

非手术治疗的措施包括长腿石膏固定4~8周,允许病人用拐杖带石膏负重。在石膏固定中,进行股四头肌的等长训练,并在石膏去除后继续膝关节康复训练。假如非手术治疗症状复发,则说明半月板未愈合。

非手术治疗最重要的是治疗过程中的康复训练,避免膝关节肌群的萎缩。

鉴于半月板在膝关节中的重要功能和半月板切除后对关节退变进程的显著影响,对半月板损伤的处理原则应该是尽可能地保留正常、稳定的半月板组织。因此针对半月板损伤的类型,采用个体化的手术方案包括半月板缝合、半月板部分切除、半月板次全切除和半月板全切除。此外,近年来,半月板移植术也已经在临床开展并取得了短期随访的成功。

（二）关节镜下半月板手术

为了用尽可能小的创伤对半月板损伤进行有效的治疗,关节镜技术无疑是最好的选择。关节镜下可以完成半月板的所有术式(参见关节镜章节)。

（三）半月板切除术

1. 注意事项 正常半月板是膝关节重要的结构,虽然病人切除了半月板仍然可以正常活动,但常发生关节内晚期退行性改变。另外,半月板的许多其他作用的丧失可影响到膝关节长期的功能。因此,半月板的切除手术方案的确定应该是慎重的。

半月板切除术的成功结果取决于许多因素,包括适当的操作器械、熟练的手术技术,针对性的术后护理及康复训练。

半月板切除术应该在止血带下操作,尽量清晰地显露半月板,避免盲目地切除可能是正常的半月板和损伤关节面。为更好地完成开放的半月板手术,需要的特殊器械包括叶状半月板拉钩、Kocker钳、半月板刀、脑膜剪、髓核钳等。关节镜专用的手工操作工具和电动刨削器等同样适用于切开手术操作,并且更有益于开放手术中进行半月板部分切除和次全切除的操作。

做内侧半月板切除术切口时,要保护隐神经的髌下支。隐神经由后面经过缝匠肌,在缝匠肌肌腱与股薄肌之间穿出筋膜,位于小腿内侧皮下;切断隐神经的髌下支将产生膝关节前方的知觉迟钝或者疼痛的神经瘤。

2. 内侧半月板切除术 髌骨内侧作一前内侧切口,与髌骨和髌腱平行,约5cm长,达关节线下方,再延伸易导致隐神经髌下支损伤的危险。但过小的切口得不偿失,因为小切口可能遗漏重要的关节内损伤。切开关节囊与滑膜,分别延伸两端滑膜切口,吸出关节液。当切开前内侧关节囊和滑膜时,小心保护半月板前角,用探针系统地检查关节结构:内侧半月板、髌骨关节面、内侧股骨和胫骨的关节面、交叉韧带、胫骨前棘。最好使用专门的光源,以获得清晰的观察。用探针触摸半月板下面,暴露半月板下面的撕裂及后角。然后充分伸膝检查髌上囊,因切口小,仅能看到内侧部分,轻微屈曲并用力外翻膝关节,牵开胫侧副韧带,检查内侧半月板的前2/3部。肯定有撕裂时,切除半月板,篮柄状撕裂的内侧部分半月板可仅切除篮柄部分,而不必全切除。

直视下显露半月板前角附着部,用Kocher钳抓住前部分向关节中央维持轻微的牵引,助手用叶状牵开器小心牵开胫侧副韧带,直视下游离半月板中部。用半月板刀的凹面,切开半月板周围附着部向后推进。后角部分可能向后回缩,在膝关节屈曲胫骨外旋位,牵拉半月板后部向前,以弧形半月板刀将整个后附着部分离,牵拉半月板进入髁间凹,剩余的后角附着部能够在直视下,用半月板刀,通过髁间凹完整的切除。

当关节间隙狭窄,半月板刀通过胫骨髁的内侧缘困难时,加用辅助的后内侧切口,则更完全和更容易分离后角,同时可收紧或恢复关节囊结构,特别是后斜韧带和半膜肌的关节囊延伸部。通过这个切口可暴露半月板的后部分,并经前切口牵开、游离半月板前2/3,用止血钳将游离的半月板拉向后内侧切口。在直视下切开后角周围附着部,以完成内侧半月板的完整切除。或在经前内切口切除内侧半月板大部后,再经此辅助切口将半月板后角碎片切除。

彻底冲洗并检查关节,切除残余的半月板,取出关节内切削碎片。逐层缝合。

3. 内侧半月板篮柄状撕裂的部分切除术 如半月板的撕裂的"篮柄"进入髁间凹,则横形切断中央部与周围部分前面的连接处,用 Kocher 钳抓住"篮柄",拖向前面,用半月板切除刀在直视下向后切断"篮柄"的后附着。"篮柄"通常少于半月板宽度的1/2,保留周围部分,将继续保持部分功能(图5-3-3-2)。注意检查有无其他的撕裂,并用探针检查残余的半月板周围缘。保证留下稳定平衡的半月板边缘,以保持其在关节稳定中的作用。

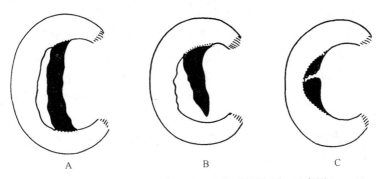

图5-3-3-2 各型的半月板撕裂局部切除术(阴影部分)示意图(A~C)

4. 外侧半月板切除术 病人仰卧并悬垂小腿,膝关节充分屈曲,作前外侧切口。切口线自髌骨外侧中点,向远端伸延,与髌骨和髌韧带平行,到胫骨面上方。切开股四头肌腱膜、前外侧关节囊,沿皮肤切口线切开滑膜,避免切断外侧半月板的前周围附着部,用叶状拉钩牵开髌下脂肪垫和黏膜韧带,另一把叶状拉钩保护外侧关节囊和腓侧副韧带。用尖刀片游离外侧半月板的前1/3,并用 Kocher 钳夹住,维持牵引,用半月板刀游离外侧半月板体部,在体部和后角的交界处小心地从关节囊上分离半月板,避免切断该处的肌腱,肌腱切断可导致膝关节旋转不稳定。内旋足和小腿能清楚看到胫骨外侧平台的前面,继续轻柔的牵引,游离前部,以弧形半月板刀切开外侧半月板的后角附着部,完整切除外侧半月板。

5. 半月板切除术后并发症的预防与处理 半月板切除后,术后的关节血肿和慢性滑膜炎是最常见的两个并发症。其次,由于操作的不当,半月板残留、关节面及关节内结构的损伤等也可以导致术后症状的不缓解。预防措施包括手术结束时,放松止血带,结扎膝下外动脉的出血,使关节血肿减少到最小程度,再缝合伤口。慢性滑膜炎可能是膝关节术后很快的活动,下肢肌肉还未恢复足够的肌张力前过早地负重,以及关节内血肿的结果。膝关节穿刺、减少负重,加强肌肉等张性操练,半月板碎片的残留,特别是后角的残留或者血管的损伤通常是可以通过后侧的辅助切口或手术中仔细的操作而避免的。隐神经髌下支神经瘤,可能是作前内侧切口时,忽视了局部解剖和过度牵拉神经分支所致,早期的关节不稳也可以是半月板切除术后的并发症。半月板目前被认为是膝关节重要的稳定结构,因此,术前无症状,而一旦切除半月板后,半月板膝关节内的重要的结构,在术中没有发现病理改变,就不应该切除半月板。术前评价包括特殊的诊断性检查,可避免切除正常的半月板。

(四) 半月板缝合术

1. 半月板缝合的适应证 半月板周围约 1/3 的区域(红区)有血液供应,该区域内的撕裂在得到稳定的缝合和可以愈合。因此,对于红区的撕裂,在技术条件允许的情况下应争取缝合以保留半月板。由于半月板周缘的撕裂几乎可以发生在任何部位,而每一不同部位的缝合在技术上都有区别。

对新鲜的半月板撕裂(3 周以内)的缝合是没有疑问的。但对于陈旧的半月板撕裂是否属于缝合的适应证则存在争论。目前多数作者认为,即使是陈旧的撕裂,在对撕裂边缘进行彻底的清创之后,仍然有愈合的机会,只是愈合的几率将比新鲜撕裂小。

为半月板缝合设计的特制缝合工具如各种不同弧度的单套管系统或双套管系统等可以在关节镜下完成大多数的半月板边缘撕裂的缝合。相反,开放手术缝合半月板往往比关节镜下缝合更加困难。只有在缺乏关节镜设备和技术的情况下,或是对某些镜下缝合困难区域的撕裂如前角撕裂才采用开放手术缝合。但另一方面,因为半月板内胶原的排列方向决定了垂直缝合比水平位缝合更牢固,经关节切开,多根垂直缝线缝合半月板撕裂的周围缘比用关节镜技术更容易。下面介绍的是半月板开放手术缝合的一般原则和内侧半月板后角边缘撕裂的缝合方法。

2. 切口选择 根据术前的半月板撕裂的定位诊断和关节镜检查结果选择与上述半月板切除相应的切口。

3. 手术方法(以内侧半月板后角边缘撕裂的缝合为例) 膝关节屈曲,做后内侧切口,切口自股骨内上髁向远端沿着后斜韧带方向垂直地向半膜肌腱的方向延伸。应用叶状拉钩向后牵开后关节囊,探查撕裂的半月板,撕裂通常位于半月板周围 2~3mm,完全在血管区内。缝合前用小锉刀作撕裂边缘的修整与清创,以促进半月板及滑膜组织的愈合反应。识别后关节囊和腓肠肌内侧头之间的间隔,将内侧头向后牵开。暴露半月板及撕裂区域,用 3-0 无创尼龙线间隔 3~4mm 缝合。缝合时从关节囊后侧面开始,缝线经过关节囊,垂直地从下到上经过半月板,再经关节囊返出,留置缝线不结扎,每根缝线的方向保持垂直。关节切口缝合前,聚集半月板缝线的两端,施加张力,看到半月板撕裂部准确的接近,维持缝线的张力,缓慢伸膝,注意观察撕裂部稳妥的接近而不分离开。在关节囊外逐根结扎半月板缝线(图 5-3-3-3)。关闭切口。

4. 术后处理 膝关节屈曲 15°~20°,长腿石膏或支具固定 4~6 周,8 周内不负

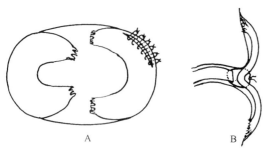

图 5-3-3-3 半月板边缘撕裂缝合术示意图(A、B)

重,病人在石膏固定中即开始肌肉的等长训练。当石膏或支架去除后,根据病人各自情况,进行渐进抗阻训练。

（五）半月板移植术

鉴于半月板重要的功能,对半月板缺失的病例采用半月板移植重建新的半月板是一种较新的方案。近年来,同种异体半月板移植已经从动物实验过渡到临床,并获得了良好的短期疗效。但长期疗效以及移植半月板的转归等尚有待长期随访研究。

五、盘状软骨损伤

膝关节盘状软骨可能是先天性或半月板发育过程中的异常结果。由于盘状软骨往往并不具备典型半月板的半月状形态,因而将其称为盘状软骨更为确切。在包括我国在内的东方人群中的盘状软骨的出现率远较西方人群为高。盘状软骨以外侧多见,而内侧盘状软骨则少见报道。在解剖学统计中,西方文献为 1.4% ~ 5% ,而 Ikeuchi（日本）报道盘状软骨的出现率可高达 16.6% 。我国的统计资料为 8.2% ~ 12% ,而在因半月板手术的病例中,我们的统计是 27% ,许多作者的统计数字则更高。因此,膝关节盘状软骨及其损伤是膝关节创伤中的重要课题。

（一）盘状软骨的致伤机制

由于盘状软骨在形态上与胫骨-股骨关节不相匹配,而容易导致退变和损伤。盘状软骨的撕裂多数以水平撕裂和复合型撕裂为主。而在许多"症状性盘状软骨"的病例中,关节镜检查并不能够发现撕裂,而当使用探针对盘状软骨进行探查时会发现盘状软骨有"分层"的感觉,即所谓"波浪征"。用香蕉刀将其中央部切开可发现明显的水平撕裂。这是因为盘状软骨的水平撕裂位于半月板组织中央,未达游离缘。在我们的对 400 例开放或关节镜下半月板手术的资料统计中发现,儿童的"半月板问题"以盘状软骨居多,而且出现盘状软骨严重撕裂的病例并不多见,且有时并无明确的外伤史。主要表现为半月板的软化、中央部的水平撕裂和盘状软骨的过度活动。

（二）诊断和治疗方案的选择

对"症状性盘状软骨"的诊断和评价应该是仔细和慎重的。过度活动的盘状软骨在作 McMarry 试验时可以表现出半月板"跳出"关节间隙。重力试验可以呈现阳性。但对少年的盘状软骨,如果仅仅是有弹响,并不是手术的明确指征。只有患者主述反复的外侧间隙弹响并伴有疼痛、打软腿、出现股四头肌萎缩等症状和体征时,才考虑手术治疗。因为,并非所有的盘状软骨都导致关节功能的障碍。

MRI 可以明确诊断盘状软骨,并可以对撕裂或退变情况作出评价。关节镜检查可以对盘状软骨的形态、厚度、撕裂的分类、活动度等进行仔细的观察,并可对关节的稳定性和对应关节面的损伤情况作出综合判断。因为对盘状软骨的处理,尤其是儿童病例的处理,有赖于对其准确的评价。任何无谓地切除都可能导致比正常形态的半月板切除产生更严重的关节不稳和软骨退变的后果。

对于完全型和不完全型盘状软骨,可以在条件许可的情况下施行盘状软骨的改型手术,即将盘状软骨修整成较正常的半月板形态;而 Wrisberg 型需要作半月板全切除术,除非先将其后角重新附着于后关节囊,而这个操作是较困难的。对青少年患者而言,盘状软骨的改型手术可允许较正常的半月板组织存留并继续生长发育,其生物力学能力将得到保留。

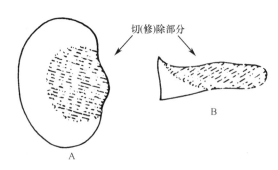

图 5-3-3-4 盘状半月板成形术切除
部分(阴影)示意图(A、B)

(三) 手术方法

1. 盘状软骨改型术(以外侧盘状软骨为例,图 5-3-3-4) 此术式可以在关节镜下完成。如具备必要的手术器械,开放手术也同样可以完成。

(1) 切口:前外侧切口。

(2) 探查外侧间室,确认盘状软骨分型及其损伤类型。

(3) 于髁间盘状软骨游离缘的底部伸入刀具将中央部分切除,注意勿将其前角在髁间附着的蒂部完全切断。探查其周源有无撕裂或后角是否过度松动而能够轻易拉向髁间,如果有上述情况,则须施行切除术。

(4) 借助弧形香蕉刀、髓核钳或其他特制刀具如关节镜篮钳等,将切割缘修整,使其具备正常的半月状锥形。注意勿使半月板保留过多,一般以周缘 5mm 即可。

(5) 用电动刨削器进行刨削,使切割缘整齐,并将游离缘削薄,使其冠状面成楔形。

(6) 再以探针探查保留的半月板组织是否平衡稳定和有无遗漏的撕裂,清除关节腔内组织碎片。台上重复 McMarry 试验,如仍有屈伸时的弹响,可能说明前角或后角切除量不够,再行修整后重复试验,直至阴性。逐层缝合切口。

2. 盘状软骨切除术 盘状软骨的切除手术与前述外侧半月板切除术相同。但应该注意的是,盘状软骨往往较厚,如果连同冠状韧带切除将使外侧关节间隙的失去支撑,而导致外侧明显的松弛,因此,施行盘状软骨切除时,保持半月板刀在边缘的斜形切割,保留其极外侧缘和半月板胫骨韧带,将有助于关节的稳定和半月板的再生。

第四节 膝关节脱位与髌骨脱位

一、膝关节脱位、骨折-脱位与胫股关节半脱位

(一) 致伤机制

由于膝关节周围及关节内的特殊韧带结构维持着关节的稳定性,因此膝关节创伤性脱位并不多见。而在胫骨上端遭受强大的直接暴力下,如车祸、剧烈对抗的运动等,可造成某些韧带结构的严重撕裂伤,当暴力超出稳定结构提供的保护力量时,膝关节将发生脱位。因此,可以认为膝关节脱位一定伴有膝关节稳定结构的创伤。在某些情况下,暴力还可能在造成韧带结构损伤的同时,造成胫骨髁的骨折,导致膝关节骨折-脱位。但膝关节损伤尚不至于引起膝关节完全脱位时,可发生股骨在胫骨上的异常移动而导致所谓半脱位。而胫股关节半脱位严格说来只是膝关节不稳的表现。

（二）分类

按照脱位的程度和是否伴有骨折将膝关节脱位分为：

1. 膝关节脱位　按照脱位时胫骨髁的相对位置分为：①前脱位；②后脱位；③外侧脱位；④内侧脱位。

膝关节脱位的移位方向发生频率以下列次序排列：前脱位、后脱位、向外侧脱位、旋转脱位和向内侧脱位。前脱位的发生率是后脱位的两倍，但后脱位更易伤及腘动脉；向内侧脱位约是前脱位的1/8（图5-3-4-1）。

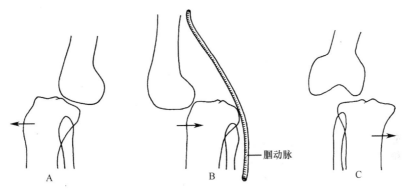

图5-3-4-1　膝关节脱位分类示意图
A. 前方脱位；B. 后方脱位；C. 外侧脱位

2. 膝关节骨折脱位　通常是脱位过程中股骨髁对胫骨髁的撞击导致胫骨髁的骨折。韧带附着点的骨块撕脱也可看做是伴有关节骨折的脱位。

3. 膝关节半脱位　膝关节半脱位通常是膝关节相应的韧带结构断裂导致的胫骨前移、后移或旋转。有些作者不主张将半脱位作为膝关节脱位的分类而将其作为膝关节不稳分类。

（三）创伤性膝关节脱位

较少见。但脱位一旦发生，则是一种极为紧急和严重损伤的脱位。不仅要尽早复位，还必须对损伤的韧带进行修复。因膝关节脱位对韧带损伤是严重的。可伴有交叉韧带和内侧副韧带损伤，或外侧副韧带损伤。交叉韧带损伤可以是胫骨棘部的撕脱、或单纯的前交叉韧带撕裂、单纯的后交叉韧带撕裂和后关节囊撕裂。

膝关节脱位往往还并发血管神经损伤，其发生率可高达50%。血管损伤在后脱位中更为多见。足背动脉的扪触和对远端血运的观察可以获得对血管损伤的印象。此时应进一步探查，包括动脉造影或手术探查。血管的栓塞可能导致肢体的坏死，必须提高警惕。神经损伤约占16%~43%，以坐骨神经损伤最为常见。

膝关节脱位后常可用手法闭合复位取得满意的整复。对关节内的血肿应以无菌操作给予吸出。然后，用大腿石膏固定于膝关节屈曲15°~20°位。这是一种临时的良好的治疗措施，因可避免膝关节不再受到其他的损伤。大腿石膏临时固定5~7天。在这段时间内，以利于组织肿胀消退、观察血运情况，并针对韧带损伤情况选择合适的韧带修复或重建手术方案。如手法复位后膝关节不稳定，特别是膝关节向后外侧脱位，若膝关节显示整复后不稳定,则往往可能是有其他组织嵌入在关节中间。被撕裂的侧副韧带和鹅足肌腱亦可以阻挡膝关节的整复。如遇到难以整复的膝关节脱位,通常可作一前内侧切口进行切开整复。手术进路的选择决定于膝关节脱位的移位方向类型。在手术过程中,对某些损伤的组织是修复还是切除后重建,仍然是有争议的。有些病例虽经手术修复,但以后仍有关节不稳等类似韧带损伤的表现。对于韧带损伤的修复,尽可能要早期修复。Sisk 和 King 报道,早期行韧带修复的病例,经长期随访,达到满意结果的达 88% ,而单纯作石膏固定的仅达 64% 。因此,尽可能地做手术修复,手术效果远比非手术方法好。非手术方法是先做一大腿石膏观察5 ~7 天,如无特殊情况发生,则维持 6 周。总之,若选用手术疗法治疗膝关节脱位,手术时必须修复因脱位后造成的膝关节内侧结构、外侧结构、前或后侧结构损伤的各种撕裂组织。

对膝关节骨折-脱位则必须在复位脱位的同时复位骨折并进行适当的内固定或外固定。

二、上胫腓关节脱位与半脱位

(一)致伤机制与分类

上胫腓关节常因扭转暴力引起脱位,并常合并其他损伤。虽然少见,但常可漏诊。据Ogden 分类,胫腓上关节存在两种基本类型:倾斜型和水平型。大多数的胫腓上关节是水平位活动,因此倾斜型的关节面水平活动相对地受到限制。所以大多数的损伤是倾斜型的上胫腓关节,约占 70% 。Ogden 把胫腓上关节损伤引起的半脱位和脱位分为 4 类(图 5-3-4-2):①半脱位;②前外脱位;③后内脱位;④向近端脱位。

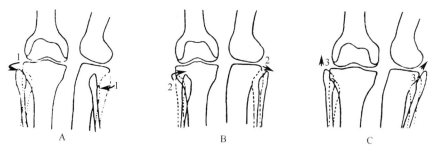

图 5-3-4-2 上胫腓骨关节脱位方向示意图
A. 前外脱位;B. 后内脱位;C. 向近端脱位

(二)处理

有半脱位的患者常引起局部疼痛,后期可有腓总神经麻痹症状。如症状始终无改善,则须用石膏制动,后期须作腓骨头切除术。但不主张作关节融合术,因为可影响膝关节活动,并产生膝关节疼痛。脱位类型中以前外脱位最常见,常可用手法整复。

后内脱位较少见,如发生、则手法整复困难,因常同时伴有胫腓上关节囊和腓侧副韧带损伤。对急性脱位,可采用手术切开整复,并同时修补损伤的关节韧带,在关节之间要用克氏针固定。向上脱位亦少见,常合并腓骨骨折,或胫腓上关节的内外侧脱位。如应用切开整复,术后应用大腿石膏固定,防止膝关节及胫腓上关节活动,以稳定内固定钉。石膏固定 3周,内固定 6 周取除。

三、髌骨脱位

（一）致伤机制

髌脱位和半脱位在成人和青少年中有较高的发生率,特别是女性青少年。髌骨脱位的绝大多数是向外侧脱位,极少数有因髌骨重排手术导致的医源性内侧脱位的报道。但真正的创伤性髌骨脱位并不常见,发生脱位或半脱位的病例多数伴有股骨髁的发育不良、髌骨位置不称或存在异常的 Q 角。造成脱位的暴力往往是伸直位的胫骨突然的外旋,导致不稳定的髌骨向髌骨外侧移位。髌骨内侧的由内向外的直接暴力也可以造成髌骨的脱位。髌骨脱位时髌骨关节面和股骨外髁关节面的撞击可能导致骨软骨骨折。

（二）分类

髌骨脱位通常可分为急性创伤性髌骨脱位、复发性髌骨脱位和髌骨半脱位。复发性髌骨脱位可由急性髌骨脱位后未获得正确处理和没有纠正先天性的髌骨不稳定因素造成。而髌骨半脱位可以是创伤性脱位的结果,也可能并无创伤因素,而仅是发育异常导致。

（三）急性髌骨脱位

1. 非手术处理　髌骨脱位一旦发生常常可用手法整复,通过膝关节过伸位时,在髌骨外侧边缘挤压即能把脱位髌骨复位。然后给予大腿石膏固定 4～6 周。并须经 X 线片仔细地检查排除有无骨软骨碎片残留在关节内。尽可能避免以后发生复发性髌骨半脱位或者全脱位。但应该注意的是,保守的治疗方法往往忽视了髌骨内侧支持带的损伤,也无法纠正发育性的髌骨位置不称或髌股对线不良。

2. 手术处理　如果在膝关节内有骨软骨碎片时,则应该手术切除或修复,并对被撕裂的膝内侧的软组织,包括股四头肌的内侧扩张部,均须在手术时给予修复。必要时可以作外侧支持带松解和内侧支持带紧缩,以降低对髌骨向外侧的牵张力。如果髌骨脱位未能用手法整复,也应施行手术切开整复,同时修复被撕裂的软组织。对创伤后复发性的髌骨脱位,只有手术才可能有效。通过外侧松解、内侧紧缩以及髌骨重排手术以纠正髌股关节的关系。对髌骨不稳定需要手术的指征有:

（1）急性脱位合并内侧支持带撕裂或股骨或髌骨的骨软骨骨折。

（2）复发性脱位或半脱位或合并关节内损伤,包括半月板损伤及骨软骨骨折。

3. 手术方法　如患者的膝关节骨性结构及 Q 角发育正常,通过简单的内侧修复或紧缩,加上外侧支持带切开松解即可获得理想的效果。而对于有先天性 Q 角异常等情况的病例,应按照复发性髌骨脱位处理,以避免术后再发髌骨脱位。

（四）复发性髌骨脱位

1. 原因与脱位机制　髌骨复发性脱位常于急性脱位后由一个或几个因素共同导致。这些因素包括:髌骨内侧支持带松弛或无力;髌骨外侧支持带挛缩;膝外翻畸形;膝反屈畸形;股骨颈前倾增大或股骨内旋;胫骨外旋;髌腱在胫骨结节部向外嵌入;以及翼状髌骨或高位——骑跨式髌骨。附加因素包括股内侧肌萎缩以及全关节松弛等。

2. 临床和 X 线表现 患者常有膝关节不稳定症状,偶尔膝关节可呈摇摆步态。临床体检可有下述现象:髌后内侧疼痛、髌骨有摩擦音、膝关节肿胀。患者在运动时很容易发现髌骨有半脱位现象发生,在膝关节部能触及渗液感及摩擦音,还可发现膝关节内其他损伤的症状。

股四头肌角(Q 角)的测量对复发性髌骨脱位的评价具有重要意义。理论上是股四头肌的轴线和髌骨中心到髌腱中线的交角。临床上测量这个角度是从髂前上棘到胫骨结节的连线与髌骨-髌腱正中线的交角。

男性 Q 角正常是 8°~10°,女性是 15°±5°。Insall 等认为超过 20°为不正常。胫骨结节内移可使 Q 角减小,因此可利用移位胫骨结节来调整 Q 角的大小。另外还须摄双膝关节的正位片、侧位片和 30°位髌骨轴位 X 线照片,有利于显露髌骨和股骨滑车之间的半脱位倾向。

3. 手术治疗 手术方法分为软组织手术与胫骨结节移位手术两大类。软组织手术的目的是通过改变对髌骨两侧牵拉力的平衡,而胫骨结节移位则是力线的重排手术。但胫骨结节移位术要在胫骨近端骨骺完全停止生长后才能进行。选择手术方案的原则应根据术前对髌股对应关系的准确评价作出。软组织手术虽可纠正髌骨外侧倾斜或外侧移位,但不能真正改变髌骨的对线。因此,对于有明显 Q 角异常的病例,可能需要采取髌骨的重排手术。

(1)髌骨内侧紧缩术及外侧松解术:前内侧入路,向外侧掀开皮瓣,切开髌骨内/外侧支持带,外侧松解的范围应包括上、中、下三部分。对关节内无特殊病变的病例,可仅切开支持带和关节囊,不必切开滑膜进入关节腔,可减少对关节的干扰。内侧支持带紧缩缝合,外侧不予缝合。

(2)Campbell 髌骨内侧紧缩术:沿股四头肌、髌骨和髌腱的前内侧作一切口,长 12cm,分别向内、外侧牵开皮肤,至深部组织,显露关节囊。由胫骨近端前内侧起向上,在关节囊上切一条与切口等长、宽 13mm 的关节囊组织条,并在其远端切断,将关节囊游离向近端翻起。然后切开滑膜,检查膝关节各个部位,关节软骨面磨损者,用手术刀修平,如有游离体,将其摘除,缝合滑膜。内侧关节囊紧缩缝合。在髌骨上方用手术刀将股四头肌腱由额状面一侧刺破到对面,用止血钳将肌腱张开,随后将准备好的关节囊条束的游离端经股四头肌腱的通道自外侧切口拉出,再由股四头肌腱前面反折到内侧,在适当的紧张度情况下,将其缝合在内收肌腱止点处。分层缝合伤口。术后石膏托固定,2 周后去除石膏托。锻炼股四头肌,3~4 周可作伸屈活动,可开始负重但需扶拐。6~8 周可去拐充分活动。

(3)半髌腱移位术:作从髌骨下缘到胫骨结节下 2.5cm 的正中切口,纵形切开髌腱,分成两半,于胫骨结节处的外侧一半切断,将其从内侧一半的后方拉紧,与内侧软组织及缝匠肌止点拉紧缝合。

(4)胫骨结节移位手术:胫骨结节移位手术不同的作者曾经报道了不同的方法。

1)Hauser 手术:在较年轻的成人,当他们的股四头肌起外翻作用时,Hauser 或改良的Hauser 手术是合适的手术方法,特别在还未有明显退行性变化的病例。

A. 手术方法(改良 Hauser):膝关节前内侧切口,起于髌骨近侧,止于胫骨结节中线的远侧 13mm。游离髌腱内外侧,自胫骨结节髌腱附着处,切除一片正方形骨片,其边长13mm,然后切开髌骨外侧关节囊深达滑膜,解剖分离股四头肌肌腱外侧及股直肌外侧。切开滑膜,探查关节,特别是髌骨和股骨关节面。缝合滑膜,将髌腱向下向内移位,使髌骨位于股骨髁间的正常位置,并使伸膝装置与股骨长轴一致。注意避免髌腱移位太远,造成股四头肌紧张,否则可导致严重的髌骨软化症。髌骨向下移位的最合适水平是:当膝关节伸直和股四头肌放松时,髌骨下极位于胫骨棘尖端水平。选择一个新的位置作"H"形切开,向胫骨内外掀起筋膜和骨膜,将髌腱缝至该处,然后将股内侧肌止点移向外侧及远侧并缝合。把膝关节屈曲到90°,核实伸膝装置的排列,此时屈曲应不损坏髌腱和内侧肌之缝合部。如果发生缝线断裂,说明移植太远。如已确定韧带的附着点,用"U"形钉固定,用筋膜和骨膜瓣覆盖"U"形钉,并缝合之。

如果需要,可把与髌腱止点相连的胫骨结节骨片一起移位。

B. 术后治疗:长腿石膏固定,自腹股沟至足趾。术后4周开始轻微活动,作股四头肌锻炼,膝关节伸直位行走,术后6周去除石膏并开始允许膝关节自由活动。加强股四头肌和腘绳肌操练,有助于功能恢复。

2)Hughston 手术

A. 手术方法:屈膝位时作平行于髌骨的外侧切口,伸直膝关节拉开皮瓣,显露髌前囊,解剖内侧皮瓣,注意不要损伤髌前腱性组织。保持伸膝位,用测角仪测定 Q 角。如 Q 角为10°以内,髌腱不必移位,假使 Q 角异常,通常大于20°,则常须移位髌腱。

屈曲膝关节,松解髌骨外侧、髌腱外侧和股四头肌腱外侧的支持组织。应避免损伤髂胫束。一般松解到髌骨上端近侧3.5~5cm。外侧支持组织不应修补。反转内侧皮瓣,在髌骨内侧,切开关节囊,沿髌骨内侧缘和髌腱内侧解剖,直至髌腱在胫骨结节止点。彻底探查膝关节,摘除骨软骨游离体,若有指征时,摘除破裂的半月软骨,修复髌骨关节面的软骨软化部分。如果髌骨和股骨髁的软骨下骨暴露,可钻数个小孔,直达软骨下骨。用锐利的骨凿掀起一条胫骨,并连同髌腱止点,操作时最好把骨凿置于胫骨结节近端,髌腱深面,由近向远侧撬起胫骨结节。再剥离在结节内侧的胫骨内髁骨膜,内移胫骨结节。附着于扁平的骨面,用粗缝线固定胫骨结节在新的位置上。屈伸膝关节,估计新附着点是否适当,然后用"U"形钉固定。被动屈伸膝关节,确定髌骨是否在股骨滑车内,且无向外侧移位。假使髌骨滑动轨迹未纠正,拔出"U"形钉,重新选择位置固定胫骨结节。一般新的止点位置极少向内移位大于1cm。偶然需同时向近侧移位,但极少需要向远侧移位。再次屈伸膝关节,观察髌骨和股骨外髁的关系,髌骨外侧缘应与股骨外髁的外缘一致。假使股骨外髁关节面暴露,说明髌腱止点过分向内,应修改固定位置。如果髌骨向外倾斜,应纠正股内侧肌止点。屈曲膝关节,核实髌骨向远侧移位程度,髌骨下极此时至少距胫骨平台2~3cm。将股内侧肌下端缝回髌骨、屈伸膝关节,核实缝线张力。将股内侧肌缝到髌骨和股四头肌肌腱处,不一定缝合内侧支持组织。放松空气止血带,彻底止血。

B. 术后治疗:术后用后侧石膏或金属夹板固定5~7天,以后改用长腿石膏。术后第1天即可开始股四头肌操练,并可持拐行走。6周去除石膏。拐杖使用到患者有控制力量为止。

3)改良 Elmslie-Trillat 手术:Elmslie-Trillat 手术也是一种经典的胫骨结节移位手术。与其他手术有以下几点区别:近侧为外侧切口,远端为内侧切口,在髌骨远端两切口相连;Cox 改良切口为外侧切口;不常规切开滑膜;移位的胫骨结节远侧有骨膜骨桥相连,而且移植骨片用螺丝钉固定。

第五节 膝部韧带损伤和膝关节不稳定

膝关节韧带及其附属稳定结构的损伤是膝关节创伤中最常见的损伤形式。膝关节的稳定取决于许多因素,包括关节的力学状态、关节内稳定因素(半月板和交叉韧带)及关节外的稳定因素(关节囊、侧副韧带、肌肉与肌腱等附属结构)。正常膝关节的力学结构和稳定取决于所有这些部分功能的协调一致。由于胶原纤维的特性,当它被延伸7%~8%即开始断裂。韧带中胶原纤维破裂的比例,决定了它是功能性断裂或是形态学上的断裂。有时韧带纤维发生完全断裂后,仍然能够显示出大体形态的连续性。完全破裂伴连续性中断,常常伴有极大的关节移位。手术时目测韧带的完整性并不能客观反映韧带的功能情况,系因不能确实了解:韧带破坏的程度、韧带血液供应的损伤、韧带残余伸长程度或未来的功能情况。孤立性韧带完全破裂,而没有损伤到其他结构是极少见的,因为严重的关节移位必然产生韧带的完全撕裂,至少伴有某些其他支持结构的损伤。因此,韧带的损伤往往是复合性的损伤。

一、膝关节韧带的急性损伤

(一) 致伤机制

战士的训练、车祸尤其是摩托车意外事故、对抗性运动,例如足球、滑雪、体操和其他运动,产生突然的应力或遭受某个方向强大的暴力,是膝关节韧带损伤的普遍原因。产生膝关节周围韧带撕裂的致伤机制包括:

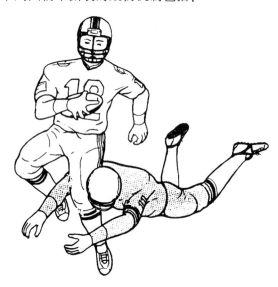

图 5-3-5-1 膝关节韧带受损机制示意图

1. 外展、屈曲以及股骨在胫骨上内旋 即当运动员负重的小腿遭受来自外侧伤力的撞击,使膝关节受到外展屈曲的暴力,膝关节内侧结构损伤。其严重性取决于外界暴力的大小(图 5-3-5-1)。

2. 内收、屈曲,股骨在胫骨上外旋 内收、屈曲和股骨在胫骨上外旋是不常见的,易产生外侧韧带的破裂,破裂的程度取决于外力的大小。

3. 过伸 伸直膝关节时,暴力直接作用于膝前面,使膝关节过伸,可损伤前交叉韧带。假如这个暴力异常强大并持续作用,后关节囊过度紧张并可发生破裂,后交叉韧带也可能撕裂。

4. 前后移位 前方暴力作用于股骨,可产生前交叉韧带的损伤,作用于胫骨,则容易造成后交叉韧带的损伤,撕裂程度取决于胫骨移位的程度。轻微扭伤引起的损害,其严重性可能不同,从没有韧带的破裂到单一韧带的完全破裂,或者韧带的复合损伤。

应该注意的是,关节稳定结构的撕裂常常是复合性的。当外展、屈曲及股骨在胫骨上内旋,可发生内侧支持结构、内侧副韧带、内侧关节囊韧带的损伤。遭遇强大的暴力时,前交叉韧带也可撕裂,内侧半月板可能被挤压在股骨髁和胫骨平台之间,产生半月板周围的撕裂和内侧结构的撕裂,出现所谓"膝关节损伤三联征"。相反,当内收、屈曲及股骨在胫骨上外旋,首先是外侧副韧带撕裂,但取决于创伤和移位力量的大小,随即发生关节囊韧带、弓状韧带复合体、肌、髂胫束、股二头肌的损伤。韧带结构的撕裂将导致关节的不稳定,而对膝关节的稳定性判断不仅涉及孤立性结构损伤,而且涉及复合结构的损伤。

(二) 分类

1968年美国运动医学委员会联合发表了《运动损伤标准化命名法》手册。指出扭伤指损伤只局限于韧带(附着到骨与骨之间的连接组织),而应力损伤是指肌肉或肌肉附着到骨组织上的腱性组织损伤。

根据其标准化命名的分类方法,扭伤可分为三种不同程度损伤:Ⅰ度韧带的扭伤,是限于极少韧带纤维的撕裂,伴有局部疼痛,无不稳定;Ⅱ度扭伤是指有较多的韧带纤维的撕裂,伴有较多的功能丧失和较明显的关节反应,但没有不稳定;Ⅲ度扭伤是韧带的完全破裂,伴有明显的不稳定。通常将Ⅰ、Ⅱ和Ⅲ度扭伤分别称为轻度、中度和重度,而Ⅲ度扭伤有明显的不稳定。

进一步分度将取决于应力试验时的不稳定程度。如关节面分离5mm,或少于5mm为不稳定(+);关节面分离在5~10mm者为不稳定(++);关节面分离10mm或者超过10mm为不稳定(+++)。此分类法对治疗方案的选择具有一定的指导意义。Ⅰ度扭伤仅是对症治疗,几天后即可恢复充分的活动;Ⅲ度扭伤是韧带的完全破裂,除非有特别的禁忌证,常需要手术修补,韧带修补的目的是恢复解剖结构和正常张力。Ⅲ度扭伤中,常规的手术结果远远胜过保守治疗的结果。Ⅱ度扭伤伴有中等度的局部损伤和关节反应,但没有明显的不稳定,可应用保守治疗,而且韧带需要保护。恢复各种活动必须推迟到急性期反应消退,并完全康复。最好的保护是应用长腿石膏固定应用膝关节支具,因为在韧带的愈合过程中,未成熟的胶原至少在6周内要保持最小的张力。

(三) 病史和临床表现

仔细询问病史和局部检查,通常能够明确膝关节韧带急性损伤的部位、分类和损伤的严重程度。损伤时膝关节的位置、负重情况,直接暴力或间接暴力,以及肢体损伤的部位等了解都是重要的。

损伤后应尽早进行全面、正确、系统的物理检查,以便减少因严重的肿胀、疼痛保护以及有关受累肌肉痉挛所带来的体检困难。两侧下肢应完全裸露,诊察肢体有无畸形,包括髌骨位置有无异常。关节血肿提示关节内结构的损伤,但关节无血肿并不表示关节韧带损伤不严重。关节周围软组织的出血斑对损伤的定位有帮助。当膝关节有显著紊乱时,股四头肌很快出现失用性萎缩。当韧带损伤时,膝关节侧副韧带和它们的附着部位常有局限性压痛。偶然经侧副韧带在胫骨部位上的止点撕裂,或外侧副韧带撕裂时,可摸到凹陷区域。

（四）关节稳定性的操作检查和评价

急性损伤后的操作检查应该在麻醉下进行。健侧肢体应先检查，以便对关节的正常松弛度有一定认识。

1. 外翻应力试验 病人仰卧位先检查健侧肢体，以便获得正常韧带张力程度，然后检查患侧，检查者将一手放置在膝关节外侧面，另一手放置在踝关节内侧，对膝关节施加外翻应力，而同时踝关节的手使小腿处于轻微的外旋位，注意膝关节屈曲30°位时的关节稳定性，将膝关节完全伸直并重复轻微的摇动，或者在外翻应力下伴有轻柔的摇摆运动。以评价关节的内侧稳定结构的损伤。

2. 内翻应力试验 与外翻应力试验的操作相同，所不同的是将手放在膝关节内侧，并施加内翻应力。完全伸直位和屈曲30°两个位置均应检查。以评价外侧结构的损伤程度。

不稳定的程度取决于撕裂的严重程度，以及膝关节在屈曲或伸直位时所受的应力。当侧副韧带撕裂时，膝关节伸直位试验，完整的交叉韧带和后关节囊紧张，易察觉轻微的外翻或内翻不稳定，当屈膝试验时，后关节囊与交叉韧带也松弛，将出现明显的不稳定。在膝伸直位，应力试验的明显阳性，显示出明显的内翻和外翻不稳定，这表明除了侧副韧带破裂外，还可能同时存在交叉韧带的破裂。

3. Lachman 试验 对于一个肿胀而疼痛的膝关节，Lachman 试验是非常有用的。病人仰卧检查台上，检查者在患侧；患肢轻度外旋，膝关节轻度屈曲，在完全伸直到15°屈曲之间，用一手稳定股骨，另一手放在胫骨近端的后面，而检查者拇指放在前面内侧关节缘，用手掌和四个手指直接向前用力提起胫骨，此时胫骨与股骨的关系可被拇指感觉到，若胫骨前移说明阳性。若从侧面观察时，髌骨下极、髌韧带和胫骨的近端有一个轻微凹陷。前交叉韧带破裂时，胫骨前移，髌韧带倾斜消失。

4. 抽屉试验 病人仰卧于检查台一侧，髋关节屈曲45°，屈膝90°，足放在台上，检查者坐于病人足背上以固定足，双手放在膝关节的后面，以观察腓肠肌是否完全松弛。轻柔的并重复将小腿的近侧部分前拉后推，注意胫骨在股骨上的移动。本试验要在3个位置进行：开始胫骨在中立位，以后在30°外旋位和内旋位试验；内旋30°位能使后交叉韧带足够的紧张而使阳性前交叉韧带试验消失。记录每个旋转位置的移位程度，并与正常膝关节比较。

与对侧膝关节比较，胫骨前移6～8mm 的前抽屉症提示前交叉韧带撕裂。前交叉韧带测试前，必须肯定胫骨不是因后交叉韧带松弛而引起的向后移位。对缺乏经验的检查者而言，后抽屉试验阳性被误认为是前抽屉试验阳性者并不少见，克服的方法是根据对侧胫骨结节的高度确定受伤一侧的胫骨相对于股骨的前（后）位移。注意韧带稳定测试时，胫骨平台有无异常旋转。

5. Slocum 试验 Slocum 旋转轴移试验是前抽屉试验的一种改良。用胫骨在股骨上的不同旋转位置进行前抽屉试验，来评价膝关节的旋转不稳定。在15°内旋位、30°外旋位及中立位进行试验观察，并记录胫骨在股骨上向前移位的程度。胫骨中立位前抽屉试验阳性，如将胫骨外旋30°，前抽屉试验增强，而当胫骨内旋15°时，位移程度减少，这表明膝关节前内旋转不稳定。相反，则表示膝前外侧旋转不稳定。

6. 其他操作检查 许多用于诊断韧带损伤和膝关节不稳的操作检查对某些特定的关节不稳的诊断能提供更多的帮助。

（五）影像学检查

常规及应力位 X 线片、关节造影、MR、CT 和 B 超都对诊断有所帮助。X 线摄片应视为常规，MR 能明确反映韧带损伤情况，有条件者可以作为诊断的补充。而其他检查的意义则相对较小。

1. X 线片检查 常规拍摄膝关节的标准前后位和侧位以及髌骨轴位 X 线片。如在麻醉下或疼痛较轻时可允许拍摄应力位 X 线片。儿童髁间隆起部位骨软骨的撕脱比交叉韧带破裂更常见；而成人，也可见到交叉韧带或侧副韧带止点的骨片撕脱。在急性损伤中，成人膝关节常规 X 线片经常是正常的。

2. MRI 检查 MRI 对交叉韧带撕裂具有几乎 100% 的敏感率。对交叉韧带部分撕裂的诊断则更显优越性。但在进行 MRI 检查时，为获得矢状位上完整的 ACL 影像，应将下肢外旋 15°~20°。

3. 其他 膝关节造影、CT、B 超等手段的诊断价值尚难以肯定。

（六）膝关节不稳定的分类

过去韧带损伤不稳定的分类是根据胫骨移位的方向分为内侧、外侧、后侧、前侧和旋转不稳定。这种分类过于简单化，没有涉及多方向的不稳定。膝关节损伤性韧带断裂，常造成复合多向不稳定，假如没有纠正，则不能恢复膝关节的正常功能。

每个不稳定的特别分类取决于应力试验时胫骨与股骨的移位关系。对于急性损伤病例，应在麻醉下检查，否则可能不正确，或不完全正确。分类对于慢性不稳定更有意义。下述膝关节不稳定分类是美国矫形运动医学会的研究和教学委员会提出的。这是一个解剖学分类，膝关节损伤不稳定的分类是来自韧带损伤的结果。它包括：

1. 单平面不稳定（直向不稳）

（1）单平面内侧不稳定：膝关节充分伸展，外翻应力试验时出现阳性。膝关节内侧张开，胫骨远离股骨而移动，提示内侧副韧带、内侧关节囊韧带、前交叉韧带、后斜韧带和后关节囊的内侧部破裂。此外还可能有后交叉韧带的破裂。但大多数学者认为，不能完全确定后交叉韧带一定发生破裂。屈曲外翻应力试验阳性，提示仅限于内侧间隔韧带的撕裂。膝屈曲位，经骨离开股骨移动；当完全伸直时不发生移动。不稳定的程度取决于内侧结构受累的严重性。屈膝 30°位，外展试验阳性，提示轻微的内侧不稳定，而个别人可能正常，要与对侧比较。

（2）单平面外侧不稳定：伸膝内翻应力试验时，出现膝关节外侧间隙张开，胫骨远离股骨而移动，提示外侧关节囊韧带、外侧副韧带、股二头肌腱、髂胫束、弓状韧带、前交叉韧带和常见的后交叉韧带破裂。这是一个重要的不稳定，接近严重的脱位。屈膝 30°位发现有单平面外侧不稳定，可能存在轻微的外侧复合结构的撕裂或者可能正常，检查时要与对侧进行比较。

（3）单平面后侧不稳定：测试后抽屉试验时，胫骨在股骨上向后移位。提示后交叉韧带，弓状韧带（部分或完全），斜韧带（部分或完全）破裂。Hughston 认为急性损伤出现后抽屉实验阴性时，不能证明后交叉韧带是完整的。急性损伤时，后抽屉试验阳性，Hughston 认为弓状韧带和腘斜韧带一样存在撕裂。最初仅看到单纯的后交叉韧带损伤，而且，超过这个时间,单平面后不稳定甚至可能发展到包括后内侧和后外侧角的不稳定。这些附加的部分,在治疗单平面后侧不稳定时,要仔细评价。

(4)单平面前侧不稳定:胫骨中立位测试前抽屉试验时,胫骨在股骨上向前移动,提示单平面前不稳定,断裂的结构包括前交叉韧带、外侧关节囊韧带(部分或完全)和内侧关节囊韧带(部分或完全)。当前交叉韧带破裂伴有内侧和外侧关节囊韧带即刻的或继而产生的牵伸时,胫骨中立位前抽屉试验也可呈现阳性。虽然实验研究证实部分的前交叉韧带破裂时,即能引出前抽屉征,但临床出现不稳定表明整个韧带的功能完全丧失。Hughston 认为胫骨在中立位,胫骨两髁同时向前半脱位,内侧和外侧关节囊的中 1/3 必定撕裂。这种类型的不稳定,当胫骨内旋时,试验变成阴性,这是因为,在内旋位时,后交叉韧带变得紧张,胫骨中立旋转位,前抽屉试验时,两髁相等的移位,而胫骨内旋,移位可减少,表明前内、前外旋转不稳定,并可用 Jerk 试验证实。

2. 旋转不稳定

(1)前内侧旋转不稳定:应力试验时,胫骨内侧平台向前向外旋转,关节内侧间隙张开。提示内侧关节囊韧带、内侧副韧带、腘斜韧带和前交叉韧带的破裂。

(2)前外侧旋转不稳定:屈膝 90°,前抽屉试验不明显或只是胫骨前移,胫骨外侧平台在股骨上向前旋转,可有过度的关节外侧间隙张开。膝关节屈曲,胫骨在股骨上过度的内旋,这表明外侧关节囊,部分弓状韧带复合体和前交叉韧带的部分或全部破裂。此不稳定在膝关节完全伸直时更易发现,应用特殊的试验(如 Slocum 前外侧旋转不稳定试验)在膝关节接近伸直时,胫骨外侧平台向前半脱位,表明前交叉韧带的破裂,并可累及外侧关节囊韧带。

(3)后外侧旋转不稳定:应力试验时,胫骨外侧平台在股骨上向后旋转,关节外侧间隙张开。表明腘肌腱、弓状韧带复合体(部分或完全)、外侧关节囊韧带的破裂,后交叉韧带过度牵引或后交叉韧带完整性的丧失。重要的是识别这种类型的不稳定,与后交叉韧带撕裂而造成的单平面后侧不稳定的区别。在后外侧旋转不稳定中,胫骨的后外侧角离开股骨的后侧,当进行外旋反屈试验,或反向旋转轴移试验时,关节的外侧间隙张开。

(4)后内侧旋转不稳定:应力试验下,胫骨内侧平台围绕股骨向后旋转,关节内侧间隙张开,表明内侧副韧带、内侧关节囊韧带、腘斜韧带、前交叉韧带和后关节囊的内侧部破裂,半膜肌牵伸或半膜肌止点严重损伤。过伸和外翻应力能够造成这些结构的撕裂,而当后交叉韧带仅仅中等度牵伸时,前交叉韧带即可撕裂,胫骨后内侧角在股骨上向后下陷,关节内侧间隙张开。

3. 复合不稳定

(1)前外侧-前内侧复合旋转不稳定:是常见的复合不稳定。胫骨中立位前抽屉试验显著阳性,胫骨两髁同时向前移位;当胫骨外旋时,移位明显增加;当胫骨内旋位试验时,移位程度减少。前外侧旋转不稳定试验阳性。内翻和外翻应力试验可显示不同程度不稳定。

(2)前外侧-后外侧复合旋转不稳定:外旋反屈试验,胫骨外侧平台向后旋转时,可显示前外侧-后外侧复合旋转不稳定。当前外侧旋转不稳定试验时,胫骨外侧平台在股骨上可有过度向前移位,膝外侧(内翻)不稳定表明膝关节外侧大部分结构以及前交叉韧带断裂。

(3)前内侧-后内侧复合旋转不稳定:当内侧和后内侧结构严重破裂,可出现前内侧-后内侧复合旋转不稳定,试验时出现膝关节内侧间隙张开以及胫骨向前旋转。如进一步的试验,胫骨向后旋转,关节的后内侧角下陷,所有内侧结构包括半膜肌肌腱复合结构、后交叉韧带和前交叉韧带的联合破裂。

（4）其他复合不稳定：韧带破裂所造成的大多数不稳定是单纯的或直向的类型，但往往是旋转不稳定的因素，或复合的旋转不稳定的结果。重要的是建立正确诊断，制定适当的手术方案。

（七）急性韧带损伤的处理原则

对急性韧带损伤的早期诊断和处理对提高疗效和避免晚期不稳的发生率至关重要。争取在无痛下进行应力检查，必要时进行急诊的 MRI 或关节镜检查，对早期明确诊断具有积极意义。而明确的诊断对治疗方案的选择尤其是决定是否一期手术修复是十分重要的。许多临床和实验研究证明，完全断裂后失去张力的韧带在损伤后如不早期处理，将很快发生胶原纤维的变性。并将因此失去修复的机会而不得不采取替代重建的手术。因此，对已经明确诊断的韧带断裂并且预计到保守治疗效果不好的病例，应争取早期手术。同时，对选择保守治疗的病例也同样应该强调早期的处理。

（八）非手术治疗

对于所有Ⅰ、Ⅱ度扭伤和某些Ⅲ度扭伤，可应用保守治疗。膝关节应力试验后，可初步判断损伤的程度，然后关节穿刺，再次检查，一旦紧张的、疼痛的关节血肿吸出后，应力试验变得更精确。假如可能的话，关节镜检查可进一步明确诊断。当选择非手术治疗时，肢体用长腿石膏固定，膝关节屈曲45°。一旦小腿能控制后即可拄拐散步，并允许用足尖着地负重。肢体屈曲位固定4~6周。应用膝关节支具，膝关节屈曲运动是允许的，而伸展限制至45°。及时进行股四头肌和腘绳肌等长性的功能操练，石膏拆除后，开始进行进一步的康复训练计划。但不允许病人恢复正常活动，特别是运动，除非关节运动范围恢复到正常，所有肌群的力量恢复到没有损伤肢体的90%。当病人运动恢复后，仍然应用弹力绷带保护3~4个月。这是愈合的韧带中恢复胶原纤维定向应力所需要的最少时间。此外，老年病人不指望恢复强有力的活动，均可采用非手术治疗方法。

（九）手术治疗

作为一般的原则，对急性期膝关节稳定结构撕裂的手术方案以修复手术为主，而对晚期的不稳定关节，则以重建为主。但对于急性病例的韧带结构严重的撕裂或是胶原纤维的完全失张力，如 ACL/PCL 的体部纤维完全性的撕裂，修补手术可能会导致修复的结构无法达到正常交叉韧带功能而导致手术失败。因此，即便是急性损伤，在某些情况下，仍然需要施行韧带的替代重建手术（韧带的替代重建手术参见膝关节慢性不稳的治疗）。

值得注意的是韧带修复手术应该是考虑到整个膝关节稳定的手术，而不应该仅仅局限于单纯某一个韧带的撕裂。因此，术前手术方案的确定包括切口的选择都要充分考虑到手术的可扩展性。

1. 急性内侧结构破裂的修复

（1）手术显露与探查：病人仰卧于手术台上，膝关节屈曲60°，髋关节外展外旋位。内侧正中切口，自内收肌结节上2cm 开始，轻微弧形向下通过内收肌结节，与髌骨和髌韧带内侧平行并相距3cm，沿胫骨前内侧向远端延伸，止于关节线下方约5cm 处。切开皮肤、皮下组织和浅筋膜,并将上述组织作为一层,由前方中线向后解剖,直至膝部后内角。必须广泛暴露手术野,识别和纠正所有病理状态。辨认隐神经的缝匠肌肌支,并加以保护,它通常由缝匠肌和股薄肌之间分出,供应整个小腿到踝部内侧的感觉。暴露膝后内侧区域的血肿,有助于识别损伤的主要部位。在直视下施行膝关节应力试验,观察有无韧带和髌骨的不稳定。从缝匠肌胫骨止点后方到后内侧角,沿缝匠肌前缘纵形切开内侧伸肌支持带。屈膝位,牵开缝匠肌和鹅足的其他结构,检查内侧副韧带胫骨止点,它位于缝匠肌前缘的深面和远侧。另一个方法:沿缝匠肌前缘纵形切开伸肌支持带,将鹅足止点从胫骨止点切断,将肌腱翻向近端,将膝后内侧角区域内内侧副韧带、斜韧带、半膜肌复合体完全暴露。暴露内侧副韧带和内侧关节囊结构,切开髌旁内侧关节囊,进入关节并彻底检查。系统检查髌骨关节面、股骨和胫骨关节面、内外侧半月板及前交叉韧带。当半月板实质内撕裂时,切除不可恢复的部分;若交叉韧带撕裂则给予修补。再次测试关节应力,更好的识别内侧韧带损伤的部位。当内侧副韧带从鹅足深面的胫骨部撕裂,将它牵向近端,暴露其下的中部内侧关节囊韧带。暴露后关节囊,找出腓肠肌内侧头和半膜肌之间的间隔,并切开半膜肌鞘。解剖出腓肠肌内侧头与后关节囊之间间隙。维持膝关节屈曲位,容易暴露后关节囊到内侧中线,在暴露操作过程中小心牵开血管。进一步暴露内侧关节囊韧带。内侧关节囊撕裂经常发生在近内髁起点部,向后内侧角呈"L"形或"Z"形撕裂。关节囊韧带深层的半月板股骨部撕裂,常使无症状的内侧半月板周围附着部分离,内侧半月板仍连接。较薄弱的内侧关节囊韧带的半月板胫骨部分的撕裂,常伴有半月板或其周围附着部的撕裂。关节囊韧带修补时,所有周围附着部撕裂均须修补。中部内侧关节囊韧带和腘韧带部分常出现不同程度撕裂,其撕裂范围必须确定。后内侧关节囊撕裂,常延伸到后内侧角周围,并累及后关节囊和胫骨的止点。

(2)修复方法:当发现后内侧关节囊中部撕裂,牵开腓肠肌内侧头,用不吸收缝线间断缝合,线结放置在关节外,屈膝90°。当后内侧关节囊自股骨附着部撕裂,从股骨髁上的前内侧部钻孔,出口在腓肠肌内侧头止点的后面。用缝线将后关节囊的上缘通过骨钻孔拉到它正常的止点,在前内侧骨上打结。当后关节囊在胫骨附着部撕裂,重新附着到胫骨后面新鲜的边缘。在胫骨髁的前内侧面钻3个平行的隧道,出口在后关节缘下方,原先缝合关节囊的缝线通过这些钻孔到胫骨的前面,其中央的洞通过两根缝线。钻孔前,胫骨后缘弄粗糙呈新鲜骨创面,使后关节囊容易重新附着到骨上。屈膝60°,用缝线将后关节囊的边缘附着到止点上,缝线在胫骨前面打结。

内侧关节囊复合体、斜韧带或半膜肌复合体撕裂的修补,主要取决于撕裂的类型。撕裂韧带的两端,用多根缝线间断缝合,再用褥式张力缝线加强缝合。当韧带附着在骨组织上的撕脱,可遗留一髁露骨面,用带齿垫的螺丝钉或用"U"形钉,将韧带固定在骨组织上。

如内侧副韧带、内侧关节囊韧带和腘斜韧带的股骨附着部的骨片撕脱,用"U"形钉或带齿垫的螺丝钉重新固定。用间断缝合修补垂直或斜形撕裂。接着修补内侧副韧带浅层。当股骨附着部撕裂,用"U"形钉、带齿垫的螺丝钉(或间断缝合)将它连接到内收肌结节。

当韧带的中间部分撕裂时,缝合相邻的两断端,并用张力缝线进行褥式缝合,以加强修补。

当胫骨止点撕脱时,将末端重新固定到关节线远端一侧,并通过胫骨上钻孔,间断缝合到骨上,或用"U"形钉固定,或掀起的骨瓣,将韧带放在骨瓣下,用"U"形钉可靠地固定。

当广泛撕裂和组织完全修补后,某些辅助措施可以提供加强或动力性支持。例如,将半膜肌腱缝合到后内侧角,以加强腘斜韧带。其他包括半膜肌腱缝到内侧副韧带后方,缝匠肌和股薄肌前移、股内侧肌前移等。

修复完成后,放松止血带,充分止血,逐层缝合,放置引流管,大腿内翻应力下石膏固定,膝关节屈曲 45°～60°,胫骨轻度内旋。

(3) 术后治疗:术后第一天起即指导病人进行股四头肌和腘绳肌操练。一般是完全固定 4 周,以后可使用膝关节支具,允许自由屈曲,限制 30°的最后伸直活动。维持 6～8 周。其后仍须用弹力绷带保护。直至术后 6 个月方可恢复较剧烈的运动。

2. 急性外侧结构撕裂的修复

(1) 手术显露和探查:病人仰卧位,保持膝关节近 90°屈曲,应用止血带,自髌上 2cm 处开始,作外侧正中切口,与髂胫束纤维方向一致,旁开髌骨、髌腱外侧 3cm,作与之平行的直切口。切口远端超过髂胫束止点的 Gerdy 结节,距关节线约 4cm。切开皮肤、皮下组织、深筋膜,暴露整个膝关节的外侧面,显露髌骨前正中到后外侧角,检查深层结构,有血肿提示病理改变显著的部位,识别股二头肌腱深面和围绕腓骨颈的腓总神经,小心保护。严重外侧间隔破裂病例,有可能发生腓总神经牵伸或撕裂。腓总神经的功能状态在术前要注意检查并加以记录。严重的外侧撕裂,股二头肌在腓骨的止点可能伴有小骨片的撕脱,髂胫束也可能撕裂。当广泛暴露完成后,检查髂胫束、股二头肌和腓总神经,膝关节应力试验可作为韧带和关节囊不稳定的定位,通常与出血区域相符合。在前外侧作一个平行于髌骨的关节囊切口,暴露关节的内部,注意检查外侧半月板和交叉韧带。膝关节在 4 字位(髋屈曲、外旋、足跟对着对侧膝关节)将允许关节充分内翻,完全看到外侧半月板和外侧间隔。如外侧半月板撕裂,可完全或部分切除半月板,尽可能保留其周围缘。如半月板周围能够缝合,可在完成外侧和后外侧暴露后进行修补。当髂径束和股二头肌是完整的,找出髂胫束后缘和股二头肌前缘之间的间隔。锐性分离并向前牵开髂胫束,向后牵开股二头肌和腓总神经,暴露外侧正中和后外侧关节囊结构。如髂胫束的后 1/3 在髁上的附着部松弛,或发现撕裂时,必须固定到胫骨前肌结节。在外侧结构撕裂时,后外侧角经常承受最严重的损伤。通过撕裂的后外侧关节囊,可暴露后间隔的内部。当关节囊撕裂不大时,彻底检查外侧半月板后角和后交叉韧带在胫骨的止点,可在外侧副韧带和腘肌之间垂直切开关节囊,注意腘肌腱从后面起点经关节囊的裂孔并附着到外侧副韧带的深面和前面,不要切断。外侧关节囊韧带是坚韧增厚的关节囊,刚好在外侧副韧带前面,在严重的外侧破裂中,可能伴有胫骨关节缘的骨片撕脱。小心用一探针轻柔地探查并牵拉腘肌腱,明确是否撕裂。在后外侧静力性韧带破裂中,它能避免损伤,因为它是动力性肌腱,能有某种程度的拉长。假如用探针牵拉时,发现肌腱结构虽然是完整的,但其张力是松弛的,提示在腘肌裂隙后下方肌肉肌腱连接部有撕裂。识别外侧副韧带并明确撕裂部位,包括股骨起点的撕裂,或韧带中部,或来自腓骨附着部的撕裂。如腓骨顶点部撕裂,即股二头肌腱、外侧副韧带腓骨的附着部、弓状韧带以及豆腓韧带,腓骨茎突附着部常常是合并在一起撕脱的。其明确腘肌是否撕裂,腘肌腱经半月板后外侧面冠状韧带的裂隙,伸延到外侧副韧带深面,止到外侧副韧带止点前面的股骨髁。

(2) 修复方法:用连续缝合法闭合前外侧关节囊切口中的滑膜组织,间断缝合关节囊和支持带。假如腘肌腱撕裂,应首先修补。假如股骨附着部的腘肌腱撕裂,往往同时伴有外侧副韧带自股骨上撕裂,将缝线通过股骨的钻孔,捆扎在股骨内上髁的骨桥上,使之重新附着到骨床上。假如腘肌腱本身撕裂,将两断端缝合。

外侧副韧带的修补方法取决于撕裂的平面,来自股骨或腓骨附着部的撕裂,可用缝线固定附着到骨上。外侧副韧带伴有撕脱的骨片通常较小,不可能用螺丝钉或"U"形钉固定。假如撕裂在韧带本身,将两断端用不吸收缝线缝合,并用 6～8cm 长的新鲜股二头肌腱的剥离条,其远端仍与腓骨附着部相连,以加强修补。剥离条的宽度超过外侧副韧带,缝合到外侧副韧带上,用缝线固定到韧带的股骨附着部。假如外侧正中关节囊韧带撕裂,可通过胫骨平台的钻孔,固定到胫骨内侧面的骨桥上。

后外侧关节囊的修补方法类似于后内侧关节囊。将后外侧关节囊牵到胫骨关节面下方,用缝线通过胫骨关节面下的钻孔,由前到后固定到胫骨上。固定前将胫骨后面附着部的骨面磨粗糙,或用凿作一新鲜骨创面,以保证后外侧关节囊的愈合。

如弓状韧带和豆腓韧带复合体从腓骨茎突附着部撕裂,用不吸收缝线缝合。如在上端撕裂,固定到腓肠肌外侧头深面的骨膜上。假如撕裂在韧带本身,在张力下应用多根不吸收缝线间断缝合。将后外侧角的外侧缘向前推进,并缝合到外侧正中关节囊的后缘,以及外侧副韧带的后缘。必须缝合后外侧角周围的弓状韧带复合体,以增加外侧间隔的张力。将腓肠肌外侧头的外侧缘尽可能牵向前面,缝合重建弓状韧带复合体,间断缝合髂胫束后缘和股二头肌之间的间隔。假如髂胫束和髌外侧支持带从胫骨前肌结节松弛,暴露近端反折部,用"U"形钉固定到胫骨的前外侧。如果髂胫束的后 1/3 部撕裂,或从外上髁近外侧肌间隔分离,可固定到骨床上。

当修补后不够牢固,可应用股二头肌腱、腓肠肌和髂胫束的移位以加强修补。放松止血带后,仔细止血,分层缝合切口,放置引流管。大腿石膏固定,屈膝 60°位固定。

(3) 术后处理:与内侧结构修复术相同。

3. 急性前交叉韧带撕裂的修复 除交叉韧带撕裂伴有骨片撕脱外,目前普遍认为,简单的初期修补的成功率较低。除非是伴有骨片的撕脱,用简单的缝合修补很少会成功。对 ACL 实质部分的严重损伤,具有重建手术指征。包括交叉韧带的重建和用适当的周围关节囊和侧副韧带修补来加强。

(1) 手术显露和探查:病人仰卧在手术台上,应用空气止血带,麻醉下检查膝关节,以确定预先没有发觉的韧带损伤,或在关节镜检查后再行修补。膝关节前内侧切口,通过内侧扩张部切开前内侧关节囊、滑膜,清除关节血肿并冲洗、检查胫骨和股骨髁的关节面、髌骨下关节面和髌上滑囊、外侧半月板,牵开脂肪垫,可看到前交叉韧带,它可能在 3 个位置中的 1 个部位有撕裂,即股骨止点的撕裂、韧带本身的撕裂和胫骨止点伴有胫骨髁间棘骨片的撕脱。而髁间棘的撕脱骨折是最好的修补指征。韧带很少从股骨止点上撕脱一块骨片,这说明前交叉韧带的胫骨止点比股骨止点更可靠的附着在骨上。因此,股骨附着部比胫骨附着部撕裂更多。许多前交叉韧带破裂是发生在韧带本身,因而导致修补技术上的困难,使修补效果不确切。修补韧带破裂的相近两端难以获得适当的张力,更重要的是由于韧带血供发生障碍,修补效果不肯定。中间部分的撕裂通常发生在近端,经韧带向后、向远端延伸,而近端残余部分多半是韧带的后外侧束;远端残余部分是前内侧束拉长的纤维。中央部撕裂通常采用重建手术(另述)。一旦前交叉韧带破裂在手术探查时得到证实,并识别了其他的关节内病理,膝关节前内侧切口应向近端和远侧延伸,后侧皮瓣向后剥离,检查内侧副韧带、内侧关节囊韧带有无出血,或组织间隙的损伤,如果怀疑有后内侧韧带的异常,应进一步检查膝关节后内侧角。当内侧半月板已经破裂,并需要切除时,可通过后内切口,将后角切断,切除半月板。并在修补时,使斜韧带和中部内侧关节囊结构紧张。尽量修补撕裂的半月板,半月板次全切除或保留半月板的边缘,也将具有一些稳定功能。假如需要广泛的内侧或外侧修补或重建,应首先修补前交叉韧带。沿股内侧肌外侧缘切开股四头肌肌腱,允许髌骨向外侧脱位,完全暴露并探查前交叉韧带和髁间凹。必要时切开韧带表面滑膜,确定韧带撕裂部位。根据 ACL 断裂的部位和性质确定修复方法。

（2）修复方法:如前交叉韧带是从胫骨止点上伴有骨片撕脱,可将骨块复位固定。骨片的固定方法,取决于骨片的大小,骨块较大时可用沉头螺丝钉固定。如骨片不太大时,可用不吸收缝线以 Bunnell 缝合法经骨隧道缝合固定。务必使交叉韧带基底部的骨片解剖复位,并恢复交叉韧带的张力。

前交叉韧带从股骨附着部撕裂,要重新附着到股骨髁间凹顶部的后方,而不是附着到髁间凹的前部。膝关节极度屈曲,清除股骨外髁后方内侧面部分的软组织,以显露韧带附着部位。韧带撕裂端贯穿多根缝线,通过股骨外髁钻 2 个平行的骨孔,当其他韧带修补完成后,膝屈曲45°～50°,缝线分成 2 组穿过骨隧道结扎在骨的外侧面。

当前交叉韧带实质部分的撕裂,必须决定韧带的修补是否可能及修复后的张力与强度。目前多数作者主张施行一期的重建手术而不施行韧带修补。传统的修复方法是在 ACL 的胫骨和股骨两端贯穿多根缝线,缝线经过韧带的胫骨部,通过股骨外髁的平行钻孔,缝线固定在股骨外上髁;另一情况是缝线通过韧带的股骨部,经胫骨骨近端的平行钻孔,和以前描述的在胫骨止点部位的撕脱一样缝合。这种修补方法能够使修补的韧带恢复接近正常的张力。避免两个断端的关节内直接缝合,因为直接缝合将不能恢复正常张力。

（3）急性前交叉韧带撕裂的加强手术:除 ACL 胫骨棘撕脱骨折以外,无论是股骨止点或体部的撕裂缝合强度均难以达到正常的 ACL 强度,因而有时需要在缝合后作 ACL 的加强手术,包括关节内加强和关节外加强手术。这也是更多的医生宁愿对急性 ACL 损伤的病例施行一期重建手术的原因。关节内加强通常采用自体的髂胫束移植或人工韧带加强;关节外加强手术则根据关节不稳的分类,采用鹅足移位、半腱肌腱移位等方式。

4. 后交叉韧带撕裂 后交叉韧带撕裂较前交叉韧带撕裂少见。后交叉韧带的撕裂常合并有内侧或外侧间隔的破裂,特别是后者。临床上,单纯的后交叉韧带撕裂是在跌倒时膝关节屈曲位引起,或者在摩托车意外中,屈曲膝关节的胫骨上端撞击造成。后交叉韧带急性撕裂的临床诊断是困难的,除非伴有胫骨后缘的骨块撕脱,其他类型的撕裂往往需要在麻醉下行关节镜检查或 MR 检查时才被发现。

对后交叉韧带撕裂是否需要修复或重建曾经存在争议。因为临床上可以看到后抽屉试验阳性的患者,未经手术治疗仍能保持良好的关节功能。但更多的证据表面,后交叉韧带的撕裂将造成关节的退变。因此,对于带有骨块撕脱或完全性的后交叉韧带撕裂应该积极修复或重建。与前交叉韧带一样,伴随胫骨后缘骨块撕脱的后交叉韧带损伤应该复位和固定,对韧带体部的完全撕裂则可采取重建替代手术而较少使用缝合修复手术。

手术方法:患者在麻醉下,重新评价膝关节的稳定性。切口的选择应该允许暴露关节的前面,并暴露后关节囊、交叉韧带后面的止点。

对未经关节镜诊断且不带有胫骨骨块的后交叉韧带撕裂的修复,尽量采用前内侧切口切开前内侧关节囊,暴露关节,此入路可以获得较系统的检查。当后交叉韧带股骨部撕裂时,首先清理撕脱端,用多根不吸收缝线缝合,清理股骨内髁附着部,用 7.5mm 钻头经皮质骨钻一个凹陷区域。在凹陷区内再用直径较小钻头,钻两个平行骨孔间隔至少1cm,韧带进入重新附着部,韧带撕裂端的缝线分别通过平行钻洞,缝线在持续张力下,膝关节作0°～90°屈曲运动观察在此活动范围内是否等长。必要时调整定位点,以获得交叉韧带的等长修复。

当胫骨后面有较大的撕脱骨片时,可直接采用后入路,从股骨髁分离腓肠肌的内侧头,允许充分暴露后关节囊和髁间窝后面,如骨片较大,将骨片复位后用松质骨螺丝钉固定。或用不吸收缝线通过平行钻孔到骨前下方固定。

对后交叉韧带本身的撕裂,其修补是困难的,预后也难以判断。因此我们通常采用自体游离的骨-髌腱-骨移植重建后交叉韧带而放弃缝合修复术。

二、膝关节创伤性慢性不稳定

(一) 病理机制

如果膝关节由于韧带、关节囊或其他稳定结构的急性创伤未获得及时有效的修复,或膝关节急性创伤时稳定结构损伤被忽略,或不适当的治疗或反复损伤,可以导致膝关节的晚期不稳定。事实上,由于膝关节急性外伤时的肿痛,和患者在物理检查时的不配合,往往导致韧带损伤的漏诊。另一方面,对某些急性膝关节韧带伤的病例采用石膏固定等保守治疗方法,经数月后,患者可能仍表现为关节的不稳定。因此,有相当比例的膝关节不稳定是在创伤后较长的时间后发现的。一般认为,创伤后经3个月或以上的时间仍表现为关节不稳定者,称之为创伤性膝关节慢性不稳定。而无外伤原因的关节松弛症或膝关节发育性问题导致的关节不稳定不属于此范畴。

(二) 诊断与分类

膝关节慢性不稳定的临床表现包括自觉关节松动,甚至关节"脱位感"、"打软腿"、不能奔跑、易跌倒、肌肉萎缩以及反复的关节肿痛等,但上述症状并不具备特征性。正确的诊断依赖于专科医生的物理检查。侧副韧带和交叉韧带损伤导致的慢性不稳定也可用诊断急性韧带撕裂的相同的应力试验进行诊断。慢性韧带损伤时应力测试更容易,诊断和分类更明确,因为此时已没有急性损伤的疼痛和保护反应。为了明确评价关节不稳定的类型和程度,前述各种操作检查方法和不稳定的分类方法同样适用于膝关节慢性不稳定。富有经验的专科医生的正确的物理检查是诊断慢性膝关节不稳定的关键,必要时可借助应力位 X 线片、特殊影像学检查如 MRI 以及关节镜技术帮助诊断。关节镜检查膝关节慢性不稳定,对评价关节面和半月板是有价值的,更重要的是,现代的关节镜技术已经允许在关节镜下或关节镜辅助下完成大多数的韧带重建手术包括完成与韧带损伤相关联的半月板与关节软骨损伤的外科处理。

对交叉韧带断裂引起的膝关节不稳定的定性诊断并不困难,但准确的定量诊断则有赖于某些特殊测量工具如 KT-1000 或 KT-2000 关节测量仪。借助仪器可以精确地测量关节的松弛程度,对于手术治疗方案的选择、评价术前情况和术后随访对照均有一定的价值。

对膝关节不稳定的临床诊断并不难以作出,但要明确损伤的结构则并非十分容易。这需要根据临床对膝关节不稳定的分类和程度进行符合逻辑的推理。导致不同类型膝关节不稳定的原因往往是综合因素。

（三）治疗原则

对创伤性慢性膝关节不稳定的治疗原则应该是通过保守或手术方法增加其关节稳定因素,包括肌力、关节内外结构等对维持膝关节功能的作用。

并非每一个不稳定的陈旧性韧带损伤病例都要进行韧带重建,当患者的膝关节仅存在操作检查的阳性而无明显的症状和体征时,表明其稳定结构的损伤较轻或控制膝关节的肌肉力量足以代偿韧带损伤导致的关节不稳定。对慢性不稳定病例的手术指征的掌握历来是有争议的。尤其是对后交叉韧带的损伤是否需要重建的观点也不一致。但近年来许多作者认为,尽管有相当比例的膝关节不稳定的患者在非手术治疗后膝关节功能基本正常,但客观的关节不稳定将导致关节的提前退变,因而在技术条件允许的情况下对韧带和膝关节稳定结构的重建持积极态度。其目的是重建关节的稳定性,恢复膝关节的正常生理和力学功能,从而避免进一步的关节退变。

对于多结构损伤导致的慢性不稳定的重建手术,应该分析其在造成关节不稳定中的作用和主次关系。并非所有的损伤结构都必须重建。如前交叉韧带完全断裂伴有前内侧不稳定,在施行了一个成功的 ACL 重建术后,其临床症状可能完全消失。但如果单纯施行前内侧重建,则患者仍将遗留前直向不稳定而出现临床症状。因此,治疗的重点应该放在导致关节不稳定的主要结构的重建上。对交叉韧带和侧副韧带损伤同时存在的情况下,优先重建交叉韧带,但在开放手术的前提下,应争取同时修复或重建其他已经松弛的稳定结构。

另一方面,由于膝关节稳定结构的复杂性,使得重建手术将不可避免地影响和干扰膝关节的正常结构,从而导致可能的并发症。因此,膝关节重建手术应争取用最简单、最有效和最少影响膝关节正常生理功能的方法完成。而近年来被膝关节外科和运动医学外科普遍接受的手术方式是以关节镜下手术为代表的微创外科手术。由于关节镜下 ACL、PCL 重建术及其他一些小切口的韧带重建术式的优良的随访结果,尤其是早期的功能恢复等优点,已经使其更多地替代了传统的复杂的开放式式。但是,当技术和设备条件不具备的情况下,开放的直视下手术比不精确的关节镜下手术可能取到更好的效果。

（四）非手术治疗

对于轻度的膝关节不稳定并且不伴有明显症状与体征的病例,往往仅是某些韧带或关节囊结构的部分撕裂导致的松弛而并非完全断裂。对于老年病例和较低运动量的病例,通过合适的保守治疗措施,可以使膝关节的基本功能得以恢复。其主要措施包括:股四头肌/腘绳肌的训练、理疗、膝关节支具和护膝的应用等。其中最重要的内容是股四头肌肌力的训练。强大的股四头肌将对膝关节的稳定起到重要作用。为交叉韧带损伤或侧副韧带损伤特别设计的带有膝关节活动铰链的膝关节支具对维护膝关节的稳定也是非常有效的。但除非患者愿意终身使用支具,否则,在肌力恢复后还不能保持膝关节稳定的病例仍然有手术指征。

（五）手术治疗的适应证和治疗原则

1. 手术适应证的选择 手术治疗膝关节不稳定的手段是膝关节稳定结构尤其是韧带

结构的重建手术。但确定是否进行重建手术和采用何种手术方案则需要对诸多因素进行综合分析后决定。这些因素包括:关节不稳定的类型和程度、关节面的条件、控制关节的肌肉力量、患者的运动要求、患者的年龄和全身健康状况以及手术的器械条件和技术条件等。

对长期的关节不稳定导致的重度创伤性骨关节炎病例,由于关节面已出现明显的退变,韧带重建手术已不能改善骨关节炎症状,此时可能需要施行人工关节置换术。

如果控制关节的肌肉如股四头肌、腘绳肌、腓肠肌没有足够的肌力,不应该考虑施行韧带的重建。而要经过几个月的肌力康复训练使肌肉的力量恢复,那时可能发现不再需要手术,因为通过良好的康复训练使膝关节获得了满意的动力性稳定,这种不稳定程度很可能是轻度的或中度的。

韧带损伤的特性和关节不稳定的程度,是决定手术重建与否的关键。侧副韧带损伤,伴有中度外翻或内翻不稳定,若反复出现内在紊乱症状,常须手术重建,而一个"单纯性"陈旧性交叉韧带损伤(并非完全断裂),可不产生症状,因为其他稳定因素如关节囊结构等可提供足够的功能稳定,甚至当一个主要稳定因素如前交叉韧带破裂,仍可提供维持膝关节基本功能的稳定。一个单纯交叉韧带的破裂,可能在长时间里膝关节维持临床稳定。显然,当其他韧带正常,肌肉能有效地控制关节。交叉韧带功能部分丧失,仍然有正常的功能。但是,当内侧副韧带和前交叉韧带同时存在陈旧性破裂,将造成前移、外翻和旋转不稳定,以及反复的膝关节损伤,通常需要重建前交叉韧带或同时重建侧副韧带。

因此,重建手术的适应证应是经过正规的康复训练仍然有明显临床症状和体征的膝关节慢性不稳定并且经仔细的评价可预见到术后的疗效的病例。对操作检查发现的关节不稳定或经 MRI、关节镜等手段明确的交叉韧带撕裂但不出现临床不稳定症状的病例,应根据患者的运动要求和术者的技术经验慎重选择。

2. 手术治疗原则 应该认识到重建手术是"功能性重建"而不是"解剖性重建"。尽管膝关节稳定性重建手术的术式十分繁杂,但至今还没有任何一种手术方法能充分恢复原来韧带的复杂结构和全面功能。因此,重建手术的目的是解决膝关节最主要的稳定功能,而并不是刻意追求恢复韧带的解剖结构。重建的韧带可能改善稳定性,但不等同于正常的韧带解剖结构。因此有许多重建式的设计体现了重建稳定功能而不是重建解剖的观点,如交叉韧带的动力重建、"越顶"或"兜底"法重建 ACL/PCL 等术式。膝关节韧带重建手术方案设计的关键是对膝关节解剖和生物力学的熟悉,包括关节的骨形态、静力性和动力性稳定因素之间的相互关系。膝关节不稳定的类型必须明确,否则手术将无法进行。诊断的疏忽或功能纠正的不足,常导致许多重建手术失败。缺乏对前外侧旋转不稳定和前内侧旋转不稳定共存的认识,而盲目施行鹅足成形术,将造成不稳定的进一步加剧。

重建手术从手术解剖上可分为关节内替代、关节外加强和关节内外的联合手术;按照重建的生物力学范畴可分为静力性重建和动力性重建;按照重建手术所使用的材料上可分为自体组织、异体组织和人工材料,以及自体组织和人工材料的复合应用。究竟选择何种方式重建关节的稳定性并无一定的答案。需要根据患者全面的和具备的情况以及手术者的经验进行合理的选择。

手术重建关节囊和侧副韧带结构的目的是恢复其适当的强度和张力。方法可用筋膜或肌腱转移、推进或折叠,以加强静力性稳定。交叉韧带的重建通常采用自体/异体腱性材料或人工材料移植,以及其他的替代手术。动力性交叉韧带重建可以提供关节的动力性稳定,改善临床症状,但通常并不能改变膝关节操作检查上的阳性结果。

（六）交叉韧带重建

1. 概述 交叉韧带损伤导致的膝关节慢性不稳定是临床上常见的类型。因此,有文献报道的交叉韧带的重建术式尤其是前交叉韧带重建术式非常多,可概括为三种类型,即:关节内替代手术、关节外加强手术、关节内外的联合手术。关节内手术是以各种移植物替代前交叉韧带,而关节外手术是通过加强前内侧或前外侧的制约力,以代偿交叉韧带的功能。关节内手术最常用的替代物是取之于伸肌装置、半腱肌腱和髂胫束,以及人工材料。对严重的不稳定,因为关节囊结构的松弛,在施行了关节内重建手术后,可能仍然需要关节外的加强手术。近年来,更多的医生主张对交叉韧带的功能不全进行静力性稳定重建而不做动力性稳定手术。关节内和关节外手术联合应用的选择取决于不稳定的类型和严重程度。关节镜下交叉韧带重建手术特别是应用骨-髌腱-骨或半腱肌重建术是近年来膝关节镜外科中发展最为迅速和最受到重视的手术方式之一。

自体组织包括带近远端骨块的髌腱中 1/3 即骨-髌腱-骨（bone patellar tendon bone graft, BPB）、半腱肌肌腱、阔筋膜等,由于 BPB 重建交叉韧带的良好随访结果,而为越来越多的关节镜医生所采用。其缺点是对自身结构的损伤和可能因此而导致的并发症。

异体组织移植由于不损伤患者的自身结构而日益受到重视,由于肌腱组织的抗原性很弱,异体骨-髌腱-骨及带一端骨块的异体跟腱移植重建交叉韧带正成为交叉韧带重建外科的热点,也有较大量的病例报道了其与自体组织移植相似的随访结果。但异体组织的处理和保存技术对使用异体韧带的临床安全性和保持韧带组织的有效张力是非常重要的环节,尽管组织库技术的方法繁杂,但多数作者相信经深低温冻干处理的异体韧带是最理想的选择,采用此技术可完全灭活 HIV 及各类肝炎病毒,并可有效地减低其抗原性;而且,对韧带的纤维张力无明显的影响。因而,异体韧带重建技术的推广还有赖于组织库技术的完善。

自 20 世纪 70 年代开始应用人工材料替代韧带肌腱以来,关于人工韧带的应用目前仍存在争议。其优点是无需切取自体组织,具有足够的强度、长度,且手术操作相对简单,术后康复时间短,可以得到早期稳定,其缺点是关节内组织反应和人工材料的应力疲劳甚至断裂。用于人工韧带的材料很多,从早期的碳纤维到目前使用较多的专门设计的高强度合成材料如特种涤纶纤维等,各种不同牌号的产品从强度及疲劳试验中的数据中都具有良好的性能指标,但其临床结果还有待于更长期随访结果的检验。目前使用的人工韧带中一类为假体型,即完全以人工材料替代韧带功能;另一类是支架型,将人工编织物与自体组织如阔筋膜复合移植,即早期为假体作用,而晚期通过人工韧带的支架诱导作用使自身纤维长入并获得足够的强度,从而达到生物学韧带功能重建的目的。

重建交叉韧带的手术和技术方法上可分为双隧道技术、单隧道技术、越顶和越底技术等。此外,对移植物的固定方法也很多,目前较多采用的是界面固定螺钉（膨胀螺钉或挤压螺钉）、微型关节内扣板和专门设计的特种骑缝钉。

2. 原则 在交叉韧带重建外科中,稳定性功能重建和交叉韧带等长重建是两个极其重要的基本概念。所谓功能重建是指重建交叉韧带的目的应着重于重建膝关节所失去的稳定性功能而并非要完全恢复交叉韧带的生理解剖。事实上,任何韧带替代性的手术方式都不可能真正恢复与正常交叉韧带相同的复杂的解剖结构。因此,韧带重建的目的应该是重建其失去的最重要的关节稳定功能。而不一定局限于恢复解剖,诸如越顶或越底技术都不是在交叉韧带的解剖附着点重建交叉韧带。由于胶原纤维的生物力学特点决定了任何游离移植的韧带在早期的张力应变能力较差,甚至在12~18个月内都不能达到正常韧带结构所具有的弹性,等长重建的意义就在于经等长点重建的交叉韧带在膝关节的全范围活动过程中其被拉伸的距离最小,从而保证了在重建韧带具有确实、牢固的固定的前提下,允许早期的关节活动以避免长时间的关节制动对膝关节造成的粘连、活动度丧失以及软骨退变等不良影响,使手术后康复时间大为缩短。

另一方面,交叉韧带损伤往往伴有关节内其他结构如半月板、关节囊、侧副韧带等的损伤,在进行交叉韧带重建的同时应充分考虑其相关因素并争取一并解决,才能获得理想的疗效。

3. 交叉韧带重建 当 ACL 功能缺失时,膝关节的不稳定可能导致明显的临床症状和体征。重建 ACL 是一种积极地改善膝关节功能的手术。关节镜外科医生相信,通过关节镜技术完成 ACL 重建,要比传统的切开手术方法具有更多的优点。但无论是关节镜下手术或是开放手术,都应该遵循上述同样的原则。尽管 ACL 重建的式式繁多,但近年来较为推崇的仍是关节镜下髌腱替代、半腱肌肌腱移植和人工韧带重建术(手术方法参见相关章节)。

4. 后交叉韧带重建 与 ACL 重建一样,PCL 重建仍然应该遵循交叉韧带重建的一般原则。由于 PCL 损伤远较 ACL 损伤少见,对 PCL 重建的研究与随访的文献数量也较少。对 PCL 断裂后造成的膝关节不稳定,是否进行 PCL 重建,曾经有不同的意见。但近年来,更多的作者认为因 PCL 断裂造成的关节不稳定即使是不伴有明显的临床症状,也应该进行重建手术,以避免长期关节失稳定造成骨关节炎的后果。关节镜下重建 PCL 并不十分普及,但随着关节镜技术和专业器械的发展,关节镜下重建 PCL 越来越多地被骨科医生和运动医学医生所接受。

5. 膝关节内侧稳定结构的重建 对膝关节不稳定的内侧重建需根据韧带或其他稳定结构的损伤情况和松弛程度施行重建内侧副韧带、修补半月板和关节囊结构、重建后斜韧带等手术。

(1)手术探查与评价:病人仰卧位,允许屈膝到90°,可进入关节的后面。自股骨内上髁上方4~5cm处开始,作内侧切口,弧形向下向前平行于股内侧肌下部纤维到髌骨内缘的中点,平行于髌腱,延伸到胫骨结节内侧。暴露深筋膜覆盖的内侧间隔,向前暴露髌骨、髌腱、胫骨结节内侧周围的肌肉肌腱结构。暴露覆盖在内侧副韧带和膝关节后内侧角上的伸肌支持带和深筋膜,应用外展应力试验和 Slocum 前内侧旋转试验来测试膝关节稳定性。在应力试验下决定是否需要加强修补手术。当膝关节在30°~45°屈曲时,在股骨外侧上方用力,检查髌骨的稳定性。当髌骨能够在股骨滑车上半脱位或脱位时,说明伸肌支持带和股内侧肌止点存在着松弛,可通过紧缩缝合处理。切开髌旁内侧关节囊,常规探查关节,检查内侧半月板是否撕裂或附着部撕裂。探查髌骨的关节面、股骨髁和胫骨平台,观察软骨或骨软骨是否有缺损。为了探查前或后交叉韧带是否松弛,用探针测试韧带的张力,当交叉韧带感觉到"柔软",而覆盖的滑膜是完整的,应小心切开滑膜并分离,观察是否发生交叉韧带的滑膜内破裂。Slocum 在重建内侧结构时强调常规切除内侧半月板,便于修补内侧和后关节囊,因为常有半月板附着部松弛或后部撕裂。但近年来多数作者均主张作半月板边缘的缝合而保留半月板,除非半月板的撕裂已无法修复。

从股内侧肌和缝匠肌之间切开深筋膜,暴露内侧关节囊的后部和半膜肌肌腱。在近股内侧肌的起始部牵开深筋膜瓣,显露内侧副韧带的股骨止点,明确内侧支持带结构的松弛情况和瘢痕组织,暴露膝关节后内侧角的半膜肌复合部,从内侧副韧带的后缘切开腱鞘,到肌肉纤维的近端,找出后关节囊和腓肠肌内侧头之间的间隙,牵开腓肠肌并与后关节分离,游离半膜肌膜鞘。此时,可对内侧结构包括鹅足、内侧副韧带、半膜肌复合体、关节囊、半月板进行充分的显露。

(2)内侧副韧带的重建:对严重的内侧间隔松弛病例,往往有内侧副韧带撕裂或功能不足。单纯地紧缩缝合内侧软组织是难以获得满意疗效的。可将内侧副韧带的股骨附着部和内侧正中关节囊韧带一起,连同骨片从股骨髁上凿下,向近侧推进,在原附着部的近侧凿出一个新鲜的骨创面,将韧带近端用"U"形钉固定到新骨床中,使内侧副韧带产生适当的张力。

当内侧副韧带的远端在鹅足部位撕裂,要恢复内侧韧带这部分的正常张力,用缝线或"U"形钉固定到内侧韧带下端新鲜骨面上去。当髌骨有向外侧半脱位倾向时,内侧支持带和前内侧关节囊必须修补,将股内侧肌向远端推进至髌骨的内侧面,必要时松解外侧支持带。

(3)前内侧重建:当前内侧关节囊松弛时,可采用 Elmslie-Trillat 胫骨结节移位术或半髌腱移位术。对慢性内侧韧带松弛尤其是伴有前内侧不稳定时,鹅足移位术是一个有效的辅助手术方法。鹅足是半腱肌和股薄肌在胫骨上的联合肌腱并与缝匠肌共同止于胫骨结节内侧(图 5-3-5-2)。这个手术可提供动力性稳定,加强内侧结构的重建。施行这一术式时,要求后关节囊和后交叉韧带必须完整且外侧结构必须正常。鹅足肌移植将增加后方和外侧的稳定性。在胫骨嵴缘,锐性切断和剥离远端

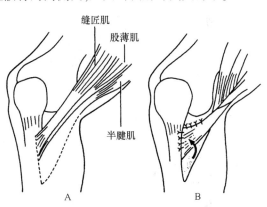

图 5-3-5-2 鹅足(半腱肌和股薄肌肌腱)
止点及移位术示意图(A、B)

90%的鹅足,分离鹅足附着部后缘的筋膜,直到游离鹅足的远端能够接近胫骨结节和髌腱内缘附近的粗隆,向后向远侧游离,屈膝90°,游离鹅足下缘向近端折叠,如此与上半部重叠,将鹅足游离部间断缝合到胫骨结节部骨膜和远侧。

(4)后内侧重建:当后内侧明显松弛时,可参照 O'Donoghue 的隧道缝合法重建后关节囊韧带。

6. 外侧稳定结构的重建 单纯的外侧松弛多数并不出现明显的临床关节不稳定,因而无需重建。但对于前外侧旋转不稳定、外侧旋转不稳定和前外侧与前内侧复合旋转不稳定等情况则要根据松弛的定位和程度,来决定是否需要手术处理。

(1)外侧副韧带重建:对于严重的外侧直向不稳定需要重建外侧副韧带、弓状韧带复合体及中1/3关节囊。方法与急性修复手术相似。首先修复和重建弓状韧带和关节囊。当外侧副韧带的连续性存在时,可以通过股骨止点上移或腓骨小头联合止点下移的方法紧缩外侧副韧带。当外侧副韧带的结构失去完整性时,可以采用股二头肌腱重建外侧副韧带。保留股二头肌肌腱的腓骨止点,切取10cm长、6mm宽的肌腱,将其近端固定于原外侧副韧带

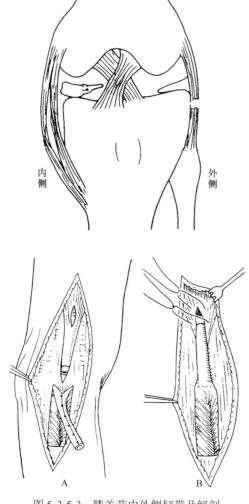

的股骨止点(图5-3-5-3)。

（2）后外侧重建:重建后外侧稳定的关键是重建腘肌腱、后外侧关节囊和外侧副韧带。沿髂胫束纤维作外侧纵向切口,从 Gerdy 结节中点近端延伸切口到股骨外髁,暴露外侧关节囊韧带的浅面显露腘肌腱、外侧副韧带和腓肠肌外侧头。在外侧副韧带前面、肌腱前 2cm 处做外侧关节囊切口。观察外旋和胫骨外侧平台向后半脱位程度。用骨凿在腘肌、外侧副韧带和腓肠肌外侧头的股骨髁附着处连同这块骨片上的组织一起凿下,并向上延伸骨槽,将复合体附着部的骨瓣向近端推进前,必须识别并缝合撕裂部分。撕裂和松弛的关节囊等结构重建完成以后,保持髋关节屈曲 45°,膝关节屈曲 90°,将足固定在手术台上,胫骨轻度内旋位,向前牵拉胫骨,推进弓状复合体骨瓣,固定到股骨外髁的植入的预定点,褥式缝合腓肠肌腱后侧切口和关节囊的后侧部分,关闭前外侧关节囊切口,如存在前外侧不稳定,向前方和远端推进外侧关节囊韧带,并缝合到胫骨。

以髂胫束或股二头肌腱的一部分重建外侧结构的手术,对外侧复合结构本身的缺损或连续性丧失的病例是首选的方法。保留髂胫束附着的 Gerdy 结节,切取一段 1cm 宽、15 ~ 20cm 长的髂胫束条从前向后通过胫骨外侧平台的隧道固定到膝关节的后外侧角,再转折后平行于腘肌腱,向上向前拉到腘肌腱在股骨止

图 5-3-5-3 膝关节内外侧韧带及解剖
重建示意图(A、B)

点的前方,用"U"形钉固定。

（3）前外侧重建:前外侧旋转不稳定通常主要由于前交叉韧带撕裂和外侧结构损伤而导致,而前外侧关节囊或侧副韧带损伤往往是次要因素。在重建了 ACL 的功能以后,能获得基本的膝关节稳定。在 ACL 重建后,为加强前外侧结构的稳定,许多手术可应用,包括髂胫束和股二头肌肌腱的向前下方的移位手术以控制胫骨前移位或内旋倾向。

第六节　髌骨骨折与伸膝装置损伤

伸膝装置由股四头肌、髌骨、髌腱构成。当股四头肌的突然的收缩力的峰值超出伸膝装置的某一薄弱部分的力学负荷极限时,将会导致伸膝装置的断裂,包括髌骨骨折。伸膝装置的断裂可以是不完全的断裂,即部分胶原纤维的微观撕裂,使伸膝装置的张力减小,长度增

加。直接的切割伤也同样可以造成股四头肌或髌腱的断裂。伸膝装置的断裂多数发生在以下 4 个部位(图 5-3-6-1、图 5-3-6-2)。

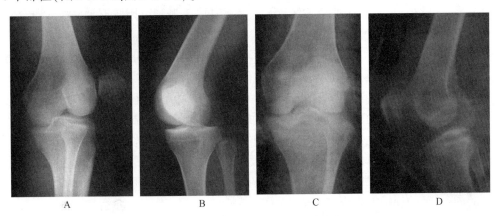

图 5-3-6-1 髌骨完全性脱位临床举例

A. 伤后正位 X 线片;B. 伤后侧位 X 线片;C. 复位后正位 X 线片;D. 复位后侧位 X 线片

(1)股四头肌腱在髌骨上极的附着处。
(2)经髌骨(髌骨骨折)。
(3)髌腱在髌骨下极的附着处。
(4)髌腱在胫骨结节的附着处。

由于伸膝装置的损伤通常是在膝关节突然的屈曲而股四头肌突然猛烈的收缩时造成,而此时髌骨恰是整个伸膝装置在股骨髁上的支点,因此,伸膝装置的损伤以髌骨骨折为多,而股四头肌腱与髌腱的断裂则相对少见。

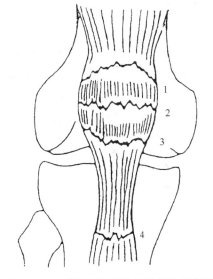

图 5-3-6-2 伸膝装置损伤好发部位示意图
1. 股四头肌腱在髌骨上极附着处;2. 经髌骨
(髌骨骨折);3. 髌腱在髌骨下极附着处;
4. 髌腱在胫骨结节附着处

一、髌骨骨折

(一)致伤机制

髌骨骨折是膝部最常见的骨折。髌骨位于膝前皮下,易受直接或间接暴力损伤。直接暴力如膝前着地的摔伤、膝部撞击伤等;间接暴力如股四头肌剧烈收缩在髌骨上的瞬时应力集中所造成的骨折并伴有内侧和外侧关节囊扩张部广泛撕裂。大多数因间接暴力而致的是横形骨折,直接暴力所致的为粉碎骨折。髌骨骨折的最大影响是膝关节伸膝装置失去连续性和髌股关节的动作不协调。

(二)分类

髌骨骨折分为无移位骨折或移位骨折,或再进一步分类为横形骨折(包括上极、下极骨折)、斜形骨折、垂直骨折和粉碎骨折,以横形骨折为多见。

（三）处理原则

如骨折无移位，关节面无严重破坏，内、外侧支持带无撕裂可用非手术治疗，骨片分离或关节面不整齐均须作手术治疗。一般认为骨片分离小于 3～4mm，关节面不一致少于 2～3mm 可接受非手术治疗。如果分离或关节面不一致较大就需作手术治疗。经长期随访，非手术治疗具有良好的疗效。髌骨骨折的治疗有各种不同的观点，特别是对髌骨切除术。因为髌骨切除后，股四头肌的作用范围，牵拉膝关节的旋转中心被缩短，需要较大的股四头肌收缩力来完成同样程度的膝关节伸直。髌骨的存在增加了膝关节旋转中心的范围，也增加了髌骨股四头肌的力学优势，使膝关节伸直作用更为有效。髌骨切除术的其他异议有：

（1）虽然膝部活动可能恢复相当快，但股四头肌的强度恢复较慢。

（2）髌骨切除后忽视锻炼，股四头肌明显萎缩可存在达几个月。

（3）膝关节的保护能力消失。

（4）髌骨切除处有病理性骨化存在。

Burton、Thomas 等指出应注意后一种并发症，较小的骨化临床表现可能不明显，但较大的可以发生疼痛和活动受限，严重的病例新骨形成足以使股四头肌肌腱的弹性消失及膝关节屈曲活动受阻；因为髌骨切除术的缺点，因此，对非粉碎的横形骨折可作解剖复位及内固定。如果髌骨近侧或远侧已呈粉碎，则切除小骨片，保留较大的骨片并重建伸膝装置。如粉碎较为广泛，关节面不可能重整，则不得不作髌骨全切除。许多医生的经验证明，即使是髌骨复位并不十分理想，但经适当的功能训练后，其关节功能仍能达到较好的水平，因此，保留髌骨应是髌骨骨折处理中的重要原则。

若关节面整复完成，可用各种方法做内固定，如环形钢丝结扎、骨片间钢丝结扎、螺丝钉或钢针或 AO 张力带钢丝技术。国内的记忆合金抓髌器技术经大量的临床病例证实在掌握合适的适应证和操作技术的基础上是十分有效的。骨科医师对内固定方法的选择可有所不同，但都希望有足够坚强的固定以能早期活动。髌骨骨折处理后的早期活动对预防关节粘连所致的关节活动度损失是至关重要的环节。

（四）非手术处理

经 X 线片证实髌骨骨折线无明显移位者，可以通过伸直位的长腿石膏固定使其自然愈合。此外，祖国医学对髌骨的正骨方法与工具对髌骨骨折的保守治疗也有较好的效果。但 X 线片随访以防止再移位是非常重要的。通常固定 6 周可获得较牢固的骨愈合。期间的股四头肌训练和去除固定后的 ROM 训练对功能恢复具有积极的作用。

（五）手术处理

若皮肤正常，手术可以在伤后 24 小时内进行。皮肤有挫伤或撕裂伤最好住院并立即手术。如皮肤挫伤伴有表浅感染，宜延迟 5～10 天后手术，以避免手术创口的感染。

髌骨骨折的常用手术径路通常是采用髌前横向弧形切口，长约 10cm，弧形尖端向远侧骨片，使有足够的显露以整复骨折，并能有利于修复破裂的股四头肌扩张部。如果皮肤有严重挫伤，应避开伤处。向近侧和远侧掀开皮瓣，显露整个髌骨前面、股四头肌联合肌腱和髌腱，如骨片有明显分离并有股四头肌扩张部撕裂，必须小心显露内侧和外侧，去除所有分离的小骨片,检查关节内部,注意是否有骨软骨骨折存在。冲洗关节腔,去除凝血块及小骨片,用巾钳或持骨钳将骨片作解剖复位,并采用合适的方法将骨片作内固定。

1. 张力带钢丝固定　AO 推荐应用髌骨骨折张力带钢丝固定的原则治疗横形髌骨骨折。其固定原理是以钢丝的适当位置,将造成骨片分离的分力或剪力转化成为经过骨折处的压缩力,可使骨折早期愈合及早期进行膝关节功能锻炼。通常用两根钢丝,一根作惯例的方法环扎,另一根贴近髌骨上极横行穿过股四头肌的止点,然后经过髌骨前面到髌腱,再横行穿过髌腱到髌骨前面即张力面,最后修复撕裂的关节囊。如此,膝关节早期屈曲活动可在骨折断面间产生压缩力,使髌骨关节面边缘压缩在一起(图 5-3-6-3)。或用钢丝 8 字形交叉于髌骨前面。粉碎骨折可再用拉力螺丝钉或克氏针作补充固定。

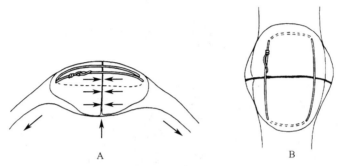

图 5-3-6-3　髌骨骨折张力带钛(钢)丝固定示意图
A. 侧方观;B. 前方观

2. 改良张力带　这是目前对横形骨折较多使用的方法。显露髌骨后,仔细清除骨折表面的凝血块和小骨片,检查支持带撕裂的范围和股骨滑车沟,冲洗关节腔。如果主要的近侧和远侧骨片较大则将骨片整复,特别要注意恢复光滑的关节面。将整复的骨片用巾钳牢固夹持,用 2 根 2.4mm 的克氏针自下而上穿过两端骨片钻孔,两枚克氏针应尽可能平行,连接上下两端骨片,并使克氏针的末端略为突出于髌骨和股四头肌腱附着处。将一根 18 号钢丝横行穿过股四头肌肌腱附着处,尽可能使骨片密合,深度须在克氏针突出处,然后经过已整复的髌骨前面,再将钢丝横行穿过下端骨片的髌腱附着处,深度也须在克氏针突出处,钢丝再返回到髌骨前面,将钢丝的两个末端拧紧(图 5-3-6-4)。必要时另外再用第 2 根 18 号钢丝作 8 字形结扎。将两枚克氏针的上端弯转并切断。克氏针截短后,再将其已弯曲的末端嵌入钢丝环扎处后面的髌骨上缘。间断缝合修复撕裂的支持带。术后不作外固定。2~3天后,允许患者扶腋拐行走。如果支持带没有受到广泛撕裂,5~7 天后膝关节可作轻柔的活动。如已作广泛的支持带重建,活动须延迟 2~3 周。

3. 钢丝(或肋骨缝线)**环形结扎固定**　钢丝或缝线环扎法是一种传统的髌骨骨折治疗方法。目前已被坚强的固定并使关节能早期活动的方法如张力带法等替代。钢丝穿过髌骨周围的软组织,不能取得坚强的固定,如果应用这个方法,须在 3~4 周后才能进行膝关节活动。但对于一些粉碎的髌骨无法以克氏针固定的情况下,钢丝环扎仍是可取的。

(1)手术方法:先在髌骨外上缘穿入 18 号不锈钢丝,于髌骨上极横行经过股四头肌膜。可用硬膜外针头在以上部位穿过,然后将 18 号钢丝穿入针芯内,再将针头从组织中退出,18 号钢丝就在针头径路上引出。再在两个骨片内侧缘的中部,相当于髌骨的前、后面之间,以

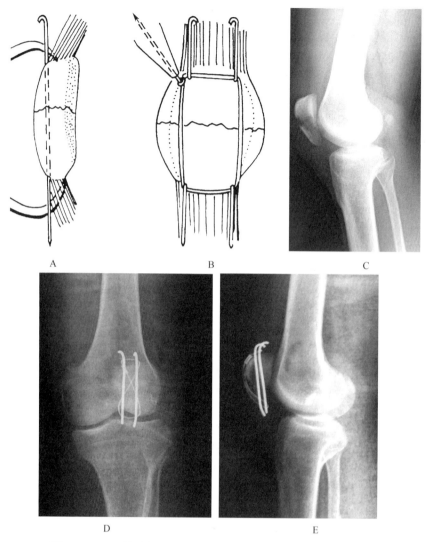

图 5-3-6-4　髌骨骨折克氏针+钛缆张力带固定示意图及临床举例

A、B. 示意图；C. 术前侧位片；D. 术后正位片；E. 术后侧位片

同样方法将钢丝内侧端穿过。接着将钢丝的内侧端由内向外沿着髌骨远端横行穿过髌腱，并再使钢丝沿着髌骨到髌骨外上缘，这样就可使髌骨缝合。如果钢丝只通过肌腱而不经过骨片，固定就不牢固，因为在张力下钢丝可使软组织切断，造成骨片分离，尤其是缝合位于后方基底处，更易造成前方分离（图 5-3-6-5）。将钢丝的位置处于髌骨前、后面之间的中心位可阻止骨片向前、后张开，相近的骨片可用巾钳或持骨钳将它们保持在正确位置，然后将钢丝收紧后再将两端拧紧。骨片整复后，要特别注意关节面的关系，并在关节囊缝合前直接观察和触诊。最后切断残余钢丝，将残端埋入股四头肌腱内。钢丝两端拧紧之前，先在钢丝插入处将其前面一部分拧紧，再把缝合后露在外面的钢丝两端拧紧，使钢丝两端都产生压力并通过骨折部位起固定作用。

（2）术后治疗：术后用石膏托固定，鼓励病人做股四头肌训练，几天后可使患者在床上作抬腿锻炼。10～14 天拆线，用石膏筒将膝关节置于伸直位。如果小腿肌肉有控制力，可允许患者用拐杖行走。横形骨折在 3 周拆除石膏，可作轻度活动锻炼。6 ~ 8 周肌肉力量恢复时即可不用腋杖。骨折愈合后在大多数情况下应拔除钢丝，否则它会逐渐断裂而致疼痛和取出困难。

4. 记忆合金聚髌器 记忆合金聚髌器利用记忆合金在常温下的记忆原理，设计了爪形髌骨固定装置。将髌骨整复后，将聚髌器置于冰水中使其软化，将其固定钩稍拉开并安装于髌骨前面，使其设计的钩状爪固定髌骨的上下极，待恢复体温后，记忆合金硬化并回复原状，从而获得牢固固定。

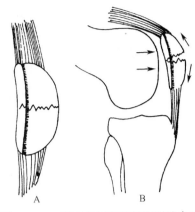

图 5-3-6-5 髌骨骨折基底部环形缝合后，在膝部伸屈活动时可因股骨髁形成的支点而易造成前方分离示意图（A、B）

5. 髌骨下极粉碎骨折的处理 髌骨下极撕脱是髌骨骨折中常见的类型。表现为髌骨远端小骨块的粉碎骨折，留下了较为正常的近侧骨片。这个骨片是伸膝装置的重要部分，应该保留。由于后期发生髌股关节炎的情况很多，因此要仔细地将髌腱缝合于骨片上，注意避免骨片翘起和尖锐的骨片边缘磨损股骨滑车沟。

手术方法：横形切口显露骨折，清除关节内的小骨片和软骨碎片，如果近侧骨片较大应将其保留，修整关节囊和肌腱的边缘，切除粉碎骨片，保留一小片髌骨远极的小骨片深埋于肌腱中以便于定位。修整近侧骨片的关节缘并用骨挫挫平。在近侧骨片的关节面正好位于关节软骨前面向近端钻两个孔，用一个针头穿过附着于髌腱上的小骨片远侧，引入 18 号钢丝，再将钢丝两端穿过已钻孔的近侧骨片，将钢丝拉紧，这样可使髌韧带内的小骨片翘起呈直角方向连接于相对的骨折面。如果缝合钢丝位于骨折处后面，髌腱可与骨片的关节缘基本相连，因此可阻止小骨片翘起，使它的粗糙面不会接触股骨。也可以粗缝线代替钢丝结扎。

偶尔也有髌骨近端粉碎骨折，留下远侧骨片大半，若这个骨片具有光滑的关节面亦应保留，并按已叙述过的方法处理，但应考虑到大部分髌骨下极没有关节软骨覆盖。如果残余的髌骨小于 1/2，应把残余髌骨完全切除，尽可能保留大部分髌骨和髌腱，清除关节内的骨片并冲洗清创，用 18 号不锈钢丝穿过髌骨边缘和髌腱缝合，并将内、外侧关节囊及股四头肌扩张部重叠缝合，钢丝收紧，将肌腱末端完全外翻于关节外面。缝紧时，钢丝能形成直径约 2cm 的环形，咬断拧紧后的钢丝残端并埋入股四头肌腱内，间断缝合关节囊，并将股四头肌腱和髌腱末端重叠缝合，将伸膝装置稍缩短，术后将膝关节保持伸直位，以维持伸膝装置张力。

二、股四头肌腱断裂

（一）致伤机制和诊断

股四头肌腱完全断裂并不十分常见。典型的致伤机制是在膝关节无准备的屈曲（如跪跌状态）时股四头肌突然强力的保护性收缩导致退变或薄弱的股四头肌腱断裂。因此，较多地发生于 40 岁以上的人群，断裂位置多在髌骨上缘附近。创伤后患者出现典型的伸膝障碍，髌上压痛、髌上囊积血以及股四头肌腱不连续而出现空虚。

（二）新鲜股四头肌腱断裂的处理

为获得满意的修复效果,应争取在损伤后48小时之内完成修补手术。一般可选择2种手术方案:腱对腱的缝合和腱对骨的缝合。由于断裂几乎总是发生在退行性改变的区域,手术修补要用筋膜条或其他方式加强。也可采用三角形倒转的舌状股四头肌腱膜瓣进行修补手术。

1. 腱对腱修复的手术方法　作前方纵形正中切口,长约20cm,显露断裂肌腱。清除血肿,伸直膝关节使两断端靠近,同时用巾钳将近侧断端向远侧牵引。肌腱断端修整后以10号丝线或高强度尼龙线缝合。从肌腱的近侧部分,自前方作一三角形瓣,厚2~3mm,每边长7.5cm,基底宽5cm,保留它的基部在近侧断端上。将此三角瓣的顶端翻转向远侧经过断裂处,于适当位置上缝合。为减少缝合部的张力,在肌腱和髌骨的两侧,自断端的近侧向远侧分别用抽出钢丝缝合法缝合,恰好在髌骨的远端平面,钢丝穿出皮肤固定。抽出的钢丝可以固定在皮肤外面的纽扣上。

2. 腱对骨修复的手术方法　暴露方法同上。清创后在髌骨上纵向钻出2个平行的细的骨隧道,以高强度的尼龙线将股四头肌腱断端缝合于髌骨上极。修复周围软组织。此法适合于远侧断端已无腱性组织残留的病例。

（三）陈旧性股四头肌腱断裂

股四头肌腱断裂数月或数年,修补比较困难。若两断端能够对合,则可按新鲜股四头肌结节断裂方式修补。但往往发现两断端之间存在较大缺损,需用阔筋膜修补。

股四头肌严重缩短,不能对合者,也可采用"V-Y"肌腱延长术。在股四头肌断端的近侧部分作一倒"V"形的筋膜瓣,从冠状面将此三角瓣前后剖开,前方瓣为全层厚度的1/3,后方瓣为2/3。将倒"V"形瓣向下牵引使股四头肌腱两断端对合,用丝线间断缝合。然后将前方瓣向远端翻转、缝合。再缝合后方瓣及"V"形顶端股四头肌腱的张开部。为减少缝合处的张力,用减张钢丝缝合法减张是有益的。

陈旧性股四头肌膝断裂的手术治疗结果不如急性损伤那样满意,虽然膝关节的稳定性恢复,活动度也有一定的恢复,但伸膝力量极少完全恢复。因此,强调术后的康复训练包括股四头肌的电脉冲刺激治疗等均有一定的意义。

三、髌腱断裂

髌腱断裂通常是髌骨下缘撕脱,也可见髌腱远端的胫骨结节撕脱。由于股四头肌的收缩,髌骨可以随股四头肌肌腱向上回缩3~6cm。因此,对髌腱断裂,应该强调早期修复。晚期由于髌腱失张力后挛缩和疤痕化,往往不得不施行重建手术。

（一）髌腱在髌骨下极的断裂

新鲜髌腱在髌骨上的撕裂的修补,方法与上面介绍的股四头肌腱断裂修补相同。

（二）胫骨结节撕脱

髌腱在胫骨结节上的撕脱可以是不带骨块的韧带撕脱,但更多的是胫骨结节的撕脱骨折。典型的体征是髌骨上移和胫骨结节"浮起"并有压痛。髌腱在胫骨结节的撕脱的手术处理较简单,以"U"形钉或螺钉固定胫骨结节并将髌腱缝合于胫骨结节上。根据固定的牢固情况确定术后的训练活动范围(图 5-3-6-6)。

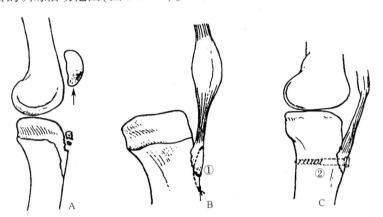

图 5-3-6-6 胫骨结节撕脱开放复位+螺钉内固定示意图(A～C)

(三) 陈旧性髌腱断裂的手术处理

1. 阔筋膜修补陈旧性髌腱断裂 陈旧性髌腱断裂手术修补之前,先行髌骨牵引。用一枚克氏针横行贯穿髌骨的近侧部分,不要误入关节腔。通过克氏针牵引,时间为 1～4 周,使股四头肌伸展至足够长度,以便手术修补。若皮肤针眼没有感染迹象,克氏针可保留到手术结束再取出。

(1) 手术方法:作膝前方"U"形切口,尽量避开克氏针,显露髌腱,切除所有瘢痕组织,游离髌腱并将其断端作适当修整。在髌骨中 1/3 横行钻直径 6mm 的骨隧道,不要误入关节腔。利用保留在髌骨上的克氏针或用巾钳把髌骨向下牵拉,缩小髌腱两断端之间的距离。然后从健侧大腿取 20cm 长之阔筋膜条,穿过髌骨横行的骨隧道。阔筋膜收紧后两端缝合到髌腱的远侧断端上。余下的筋膜条编织起来重建髌腱,修补缺损处,并将其游离端缝于新建的韧带上。在髌腱愈合之前,为减少缝合处的张力,用钢丝绕过髌骨上缘,钢丝两端固定在横贯胫骨结节的螺栓两侧。

(2) 术后治疗:使用上述减张方法,减张钢丝保留 8 周。一旦可能即开始股四头肌的操练。允许膝关节 30°以内活动。

2. 半腱肌重建髌腱 这是利用半腱肌代髌腱治疗陈旧性髌腱断裂。手术分两步进行:

(1) 手术前准备:游离髌骨和股四头肌腱。作膝关节前外侧小切口,直达关节,用锐利骨刀直接在髌骨下方,沿股骨前缘向内侧和近侧方向剥离松解粘连着的髌骨和股四头肌腱,关闭切口。经髌骨近侧部分横穿一克氏针,通过克氏针牵引之下,鼓励患者在对抗牵引下作股四头肌操练。牵引一直持续到股四头肌挛缩克服。X 线检查显示髌骨已下降到正常平面为止。

(2) 手术方法:在半腱肌的肌腱与肌腹交界处作一横行小切口,在该平面切断半腱肌腱。在半腱肌附着点作第 2 个小切口,将已切断的半腱肌从此切口中牵出。再从胫骨结节至髌骨上极作一前内侧切口。在髌骨的远端 1/3 平面钻一横行骨隧道,以穿越半腱肌肌腱。经胫骨结节钻第2个横行骨隧道。将半腱肌肌腱的游离端由内向外穿过胫骨结节骨隧道,再由外向内穿过髌骨隧道,牵向远端与半腱肌肌膜自身或缝匠肌、股薄肌止点相缝合。关闭切口。然后再把牵引弓放回克氏针上,利用牵引弓牵引,膝关节伸直位长腿管型石膏固定,克氏针封在石膏上,石膏干硬后去除牵引弓。6周去除石膏和克氏针,开始股四头肌操练。

为加强重建髌腱的强度,也可以采用半腱肌与股薄肌腱联合重建髌腱。此技术由Ecker等描述。方法与上述单纯半腱肌重建髌骨相似,只是在髌骨上建立第二个骨隧道,以穿过股薄肌腱。其减张方法是通过髌骨和胫骨结节的2个骨隧道以钢丝拉紧以达到减张目的。

第七节　胫骨平台骨折

胫骨平台骨折是膝关节创伤中最常见的骨折之一。膝关节遭受内/外翻暴力的撞击或坠落造成的压缩暴力等均可导致胫骨髁骨折。由于胫骨平台骨折是典型的关节内骨折,其处理与预后将对膝关节功能产生很大的影响。同时,胫骨平台骨折常常伴有关节软骨、膝关节韧带或半月板的损伤,遗漏诊断和处理不当都可能造成膝关节畸形、力线或稳定问题,导致关节功能的障碍。因而,对于胫骨平台骨折的诊断与处理是膝关节创伤外科中的重要课题。

一、胫骨平台骨折的分类及处理原则

胫骨平台骨折的分类方法很多。最简单的分类方法是将平台骨折分为无移位骨折、压缩骨折及劈裂-压缩骨折,即Roberts分类(图5-3-7-1)。更详细的分类方法较多被接受的是Hohl分类法。其将胫骨髁部骨折按照骨折部位和程度分为6种类型(图5-3-7-2),包括:

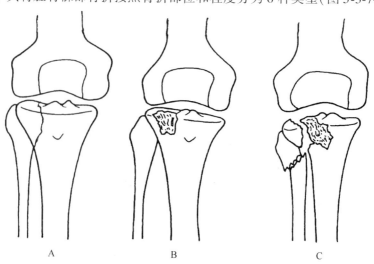

图5-3-7-1　胫骨平台骨折 Roberts 分型示意图
A. Ⅰ型;B. Ⅱ型;C. Ⅲ型

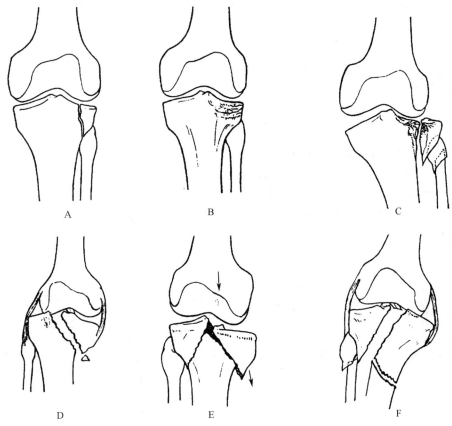

图 5-3-7-2 胫骨平台骨折 Hohl 分型示意图

A. Ⅰ型；B. Ⅱ型；C. Ⅲ型；D. Ⅳ型；E. Ⅴ型；F. Ⅵ型

（一）第Ⅰ型——单纯外侧平台劈裂骨折

典型的楔形非粉碎性骨片被劈裂，向外向下移位。这种骨折常见于较年轻的病人没有骨质疏松。如果有移位，可用2枚横向的松质骨螺丝钉固定。

（二）第Ⅱ型——外侧平台劈裂、塌陷骨折

平台外侧楔形劈裂骨折并伴有关节面塌陷，塌陷骨片进入关节线平面以下。这类骨折常见于老年人，如塌陷大于7~8mm或有不稳定，大多数需要作切开复位，抬高塌陷的平台，在下方进行骨移植，骨折用松质骨螺丝钉固定，外侧皮质用支持接骨板固定。

（三）第Ⅲ型——单纯中央塌陷骨折

此型为单纯中央塌陷骨折，其关节面被冲击进入平台，外侧皮质骨仍保持完整，常见于遭受垂直暴力者。如果塌陷严重或在应力下显示不稳，关节骨片应抬高，并作骨移植术，然后用外侧皮质支持接骨板作支撑。

（四）第Ⅳ型——内侧平台骨折

这类骨折可以是单纯楔形劈裂，也可为粉碎或塌陷骨折。胫骨棘通常也能受到影响，骨

折有成角内翻倾向,须作切开复位并用内侧支持接骨板和松质骨螺丝钉固定。

(五) 第 V 型——双髁骨折

两侧胫骨平台劈裂,其特征是胫骨骺端和骨干仍保持连续性。两髁部可用支持接骨板和松质骨螺丝钉固定。

(六) 第 VI 型——伴有干骺端和骨干分离的平台骨折

胫骨髁部的第 VI 型骨折是指胫骨近端楔形或斜形骨折并伴有一侧或两侧胫骨髁部和关节面骨折,干骺部和骨干分离标志着这是一种不稳定骨折,可采用牵引治疗。如果有双髁骨折,任何一侧均可作支持接骨板和松质骨螺丝钉固定。

但 AO 之分类可能更为合理,其将其分为三大类,九型,即:A. 关节外骨折;B. 部分关节骨折;C. 完全关节内骨折。详见图 5-3-7-3。

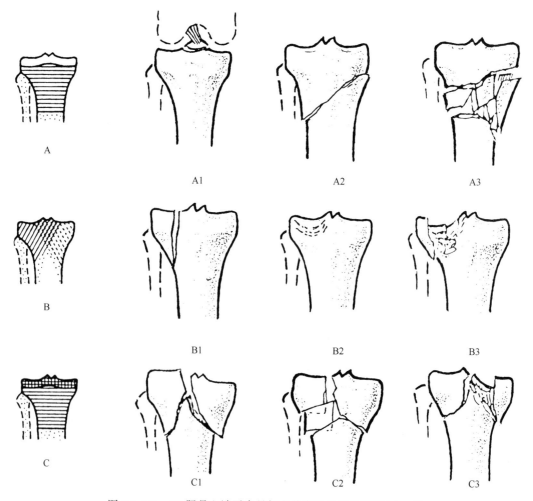

图 5-3-7-3　AO 胫骨上端平台骨折之分离及分型示意图(A~C)

二、胫骨平台骨折的治疗前评价

准确地判断关节面骨折塌陷的形状和程度是非常必要的。正位、侧位、两侧斜位 X 线摄片及断层摄片对这些骨折的评价是很需要的,关节面塌陷的形状和程度用断层摄片可以较好地显示。必要时通过 CT 扫描包括三维重建技术可以获得更确切的诊断信息。胫骨平台关节面通常向后倾斜 10°~15°,正位 X 线摄片时使射线球管向足部倾斜 10°~15°能较好地显示胫骨平台(图 5-3-7-4)。

要了解侧副韧带损伤的情况,可作应力下 X 线摄片。髁部骨折整复以后,韧带周围的局部反应和持续的不稳定即提示有损伤或撕裂。应力位摄片与正常膝关节作比较,可以检查韧带的完整性。不稳定常由韧带破裂、关节面塌陷或骨折片的移位所导

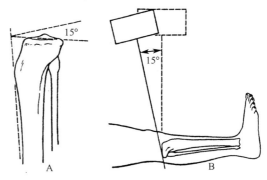

图 5-3-7-4 胫骨平台的后倾角和摄片
投射角示意图(A、B)

致。据目前报道,在胫骨平台骨折中有 10%~30% 伴有韧带损伤。不管何种损伤,关节受损的情况都可能比 X 线摄片所示为广泛。一个或两个交叉韧带附着的骨组织可能被撕脱,成为关节内游离骨片。半月板边缘可被撕裂,其一部或全部都可嵌入于粉碎骨片之间。因此,对平台骨折的诊断应包括完整而全面的检查。

三、胫骨平台骨折的处理

对胫骨平台骨折的处理的关键是恢复胫骨关节面和关节的稳定性。根据具体情况采用手术重建及坚强的内固定、闭合牵引下的手法整复和石膏固定等措施。仔细的术前评价和慎重地选择治疗方案,对胫骨平台骨折处理的预后将产生直接的影响。

(一) 非手术处理方法

对无明显移位的劈裂骨折或单纯外侧平台的轻微压缩骨折通过保守治疗可以获得良好的效果。处理步骤如下:

1. 复位前摄片 根据阅片结果决定是否需要麻醉下手法复位。

2. 复位 牵引下施加内翻应力可通过外侧副韧带的牵张力使轻度压缩的外侧平台复位,通常可在膝关节腔内局麻或腰麻下进行;必要时可施行经皮的撬拨复位及使用压缩器(图 5-3-7-5)。

3. 制动 平台骨折复位后避免纵向压缩力是至关重要的。使用长腿石膏或使用可调节的膝关节支具在限制全范围的 ROM 的条件下避免负重 6~8 周。

4. 康复训练 康复训练应该是从受伤后就开始的训练过程。包括股四头肌的训练和晚期的 ROM 训练。

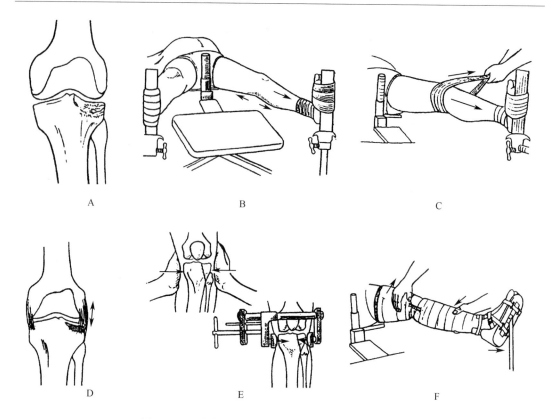

图 5-3-7-5　外侧胫骨平台轻度塌陷骨折复位法示意图

A. 外侧平台骨折；B. 双下肢外展状固定于铁马上；C. 患膝牵拉复位；D. 骨折复位后状态；

E. 用加压复位器加压复位；F. 立即用下肢石膏固定

（二）手术治疗方案

对无法通过保守治疗措施获得良好复位和固定的胫骨平台骨折，或伴有严重的韧带损伤的病例，应考虑手术治疗方案。手术时机一般应在受伤后的 12 小时内或延迟 5～7 天在水肿及软组织反应消失后进行。

1. 胫骨外侧平台骨折　胫骨外髁骨折通常由膝关节外翻而损伤，膝内侧的肌肉、韧带阻止胫骨髁和股骨髁分离，股骨外髁向下撞击于胫骨外髁负重关节面，关节面中央部塌陷进入海绵状的干骺端骨内，胫骨关节面外侧边缘向外裂开成一个或多个骨片，或纵行延伸入胫骨干骺部，形成一个较大的外侧骨片，从侧向观呈三角形，其基底部向远侧。通常此骨片由腓骨连接保持在关节平面，偶尔外髁骨折还可伴有腓骨颈部骨折。

（1）手术方法：切口起自髌骨上缘外侧 2.5cm，弧形向后外侧到胫骨结节外侧关节线远端大约 10cm 处，在腓骨头前面。将外侧部皮瓣和皮下组织一起翻开，直到腓骨头和整个外侧关节面被显露。在 Gerdy 结节相当于髂胫束的止点凿去一小片骨片，将髂胫束向近侧翻起，切开关节囊，如半月板没有损伤或仅有周围分离应予保留。切开半月板冠状韧带，充分显露髁部，将此韧带向股骨髁部翻转，用内翻应力显露外髁关节面。如半月板已撕裂，须作半月板切除或缝合术。为了显露外侧平台纵形骨折，在前外侧作一个倒"L"形切口，剥离伸肌起点。切口的水平部从胫骨结节向外侧延伸大约 2.5cm,其垂直部向远侧延伸 5~7.5cm 到胫骨嵴外侧,翻转外侧肌群直到显露骨折。拉开外侧骨片可看到胫骨嵴的中央部,外侧骨 片可像书页一样翻开,显露塌陷的关节面及中央塌陷的松质骨,在塌陷的骨片下插入骨膜剥 离器,慢慢地抬起关节面,再挤压松质骨使其复位。这样就形成一个大空腔,必须填入松质 骨。不同类型的植骨都可采用,全层髂骨移植具有横向皮质支持作用。用刮匙或骨膜剥离 器将移植骨紧密填塞,然后再使胫骨外髁骨片与关节面骨片互相咬合,关节面外侧缘必须整 复以能支持股骨髁部。骨片抬高整复后,用几枚小的克氏针作暂时性的固定。AO"T"形钢 板可用于胫骨髁部前外侧,其轮廓与髁部和近侧骨骺部相适合。若对合恰当,用合适长度的 松质骨螺丝钉将接骨板固定于髁部并与对侧皮质相接合。如果骨折是由 1~2 块大骨片伴 有少量粉碎或没有粉碎骨折和中央部塌陷所组成,可用松质骨螺丝钉、螺栓在骨片整复后作 固定。如外侧皮质骨脆弱及骨质疏松,使用垫圈可防止螺钉头或钉陷入骨组织以致失去固 定作用。使用具有拉力作用的螺钉非常重要,为使定位准确,使用 AO 中空螺钉固定是很好 的选择。螺钉的长度必须足够,以能与对侧裸部确实衔接。螺丝钉从外侧骨片的外侧进入, 方向和胫骨长轴相垂直,拧向后内侧。如果是广泛性的粉碎骨折或骨质疏松,应加用 T 形 支持接骨板,并用松质骨螺丝钉穿过,以保证取得坚强的固定。若半月板周围有分离,应小 心地与冠状韧带相缝合,然后将髂胫束复位,并用 U 形钉将它固定。如果骨折周围边缘有 轻度移位及髁部中央塌陷,则在关节面远侧大约 1.3cm 处的髁部皮质上开窗,然后在该处 插入一个小骨刀或骨膜剥离器,进入髁下的松质骨区,将塌陷的关节面撬到正常平面,再用 移植的松质骨填充缺损(图 5-3-7-6)。亦可采用骨栓将平台加压固定(图 5-3-7-7)。

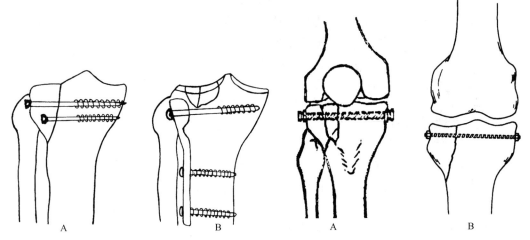

图 5-3-7-6 外侧胫骨平台骨折伴塌陷, 撬拨复位钢板螺钉内固定示意图(A、B)

图 5-3-7-7 胫骨平台骨折骨栓或骨栓钉 加压固定示意图

A. 用骨栓加压固定;B. 用骨栓钉加压固定

(2)术后处理:根据固定的稳定情况,必要时将膝关节置于屈曲 45°的石膏托或支具 中,3~4 天后,如创口愈合良好,可去除石膏托,作理疗和股四头肌操练,并逐步进行主动或 被动活动。患者可扶杖活动,但 3 个月内应避免完全负重。如果半月板周围已作广泛的缝 合,则须制动 3 周,然后再开始作功能锻炼。

2. 胫骨内侧平台骨折 胫骨内髁劈裂骨折如须切开复位、撬起髁部及内固定,方法同外侧平台骨折一样,对劈裂压缩骨折和内髁蹋陷骨折应撬起骨片,填充骨缺损处,并用 AO 钢板固定。接骨板可弯曲形成胫骨干骺部和内髁的弧度,在接骨板近侧部用松质骨螺丝钉固定,远侧部用皮质骨螺丝钉固定。

3. 胫骨髁部骨折手术中的韧带修复 胫骨髁部骨折伴有侧副韧带和交叉韧带损伤较单纯损伤为多见,如果不治疗会造成膝关节不稳定,即使髁部骨折愈合,也会遗留晚期的关节不稳。在胫骨平台骨折的病例中,以内侧副韧带损伤最为多见,常伴有无移位的胫骨外髁骨折或部分压缩的胫骨外髁骨折。应力位 X 线摄片对作出诊断非常重要。如果胫骨髁间嵴骨折并有移位,应该及时手术,作复位及内固定。内侧副韧带修复须另作切口。若韧带已修复,髁部骨折已固定,将膝关节用大腿石膏固定,屈膝 45°。术后用长腿石膏固定两周,直到拆线,再改用膝关节支具,允许膝关节屈曲,防止完全伸直。支具保持 6 周,以后再进行全范围的 ROM 功能锻炼。

4. 胫骨平台粉碎性骨折 胫骨近端粉碎骨折影响两侧髁部必须做手术整复。骨折通常呈 Y 形,伴有两侧髁部移位,骨折中间部可进入关节内髁间嵴区。

(1)手术方法:可选用前外侧切口,起自髌骨外上方 3cm 处,沿髌骨外侧及髌腱呈弧形向远侧,经过胫骨结节再向远侧延伸一定长度使足以显露近侧胫骨骨干,鉴别髌前滑囊间隙,在其下形成皮瓣并向内、外两侧翻开,显露整个髌腱及胫骨近端,再将髌腱连同胫骨结节骨片一起向近侧翻转,显露关节内侧和外侧两个间隔,整复关节面,用几枚克氏针作临时性固定,然后将 AO 的 T 形钢板置于胫骨干骺部内侧,接骨板的下端置于胫骨干内侧,接骨板要有足够长度,以能达到固定的目的。在 T 形接骨板近侧部用几枚松质骨螺丝钉固定,远侧部用皮质骨螺丝钉固定。必要时再以一个较小的 T 形接骨板置于外侧,去除作临时固定的克氏针。如果半月板被保留,可将其缝合于冠状韧带。将髌腱置回原处,并使连接在韧带上的骨片塞入胫骨结节,用螺丝钉或"U"形钉将其固定。对严重塌陷之高龄患者,亦可以骨水泥充填,另加牵拉螺钉(图 5-3-7-8)。间断缝合关节囊,缝合皮下组织及皮肤。

(2)术后处理:将肢体置于大腿石膏托,屈膝 30°,3 ~ 4 天后如创口愈合良好,将膝关节置于伸直位,可开始作轻度活动。3 周后如膝关节活动逐渐改善,可改用大腿支具,10 ~ 12 周后才可负重活动。

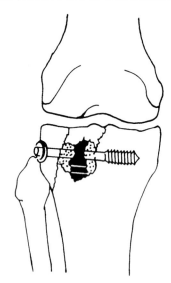

图 5-3-7-8 胫骨平台粉碎性骨折拉力螺钉固定示意图

5. 髌骨及髂骨移植重建胫骨平台关节面 1952 年 Wilson 和 Jacob 介绍了将髌骨切除用作胫骨平台关节面重建治疗胫骨外髁粉碎骨折,Jacob 报道了 13 例手术经验,其结果均满意,在一般情况下膝关节不痛、稳定、伸展完全、屈曲从 50°到正常。这个方法主要用于严重的髁部塌陷和粉碎骨折,但不能作为常规。

6. 人工膝关节置换术 对重度且难以手术整复的关节面粉碎骨折,可预计到其关节功能丧失的病例,可视为人工膝关节置换术的相对适应证。但应根据胫骨平台骨质的缺失程度选择合适类型的假体。

7. 关节镜下胫骨平台骨折的整复与固定　对于非粉碎型胫骨平台骨折,关节镜监视下的整复与固定手术可以获得理想的效果。因其创伤小、干扰轻、手术精确和良好的功能恢复受到关节镜专业医师的推崇。通常在常规关节镜入路下观察骨折面,通过挤压、撬拨及经辅助切口的抬高、植骨等操作使关节面复位,再经皮行克氏针固定,再以中空拉力螺钉沿克氏针固定骨块。

8. 胫骨平台骨折的经皮内固定　胫骨髁部骨折如能取得满意的闭合复位,经皮插入Knowles 钉或松质骨螺丝钉,可获得足够的固定和早期进行主动性锻炼。这个方法尤其适用于不能进行广泛的手术复位内固定者,特别是老年病人,或是局部皮肤条件不好不适宜作手术治疗者。患者经麻醉后 C 臂 X 线机控制下进行手法复位,如果取得整复,再在 X 线电视机控制下,于骨折髁部的皮下作两个小切口,插入 Knowls 钉或拉力螺丝钉,并使到达对侧皮质。

（李　国　严力生）

参 考 文 献

戴力扬,张文林,周志华,等 . 1996. 青少年半月板切除术的远期疗效 . 中国运动医学杂志,15(1):48-50.

吴海山,周维江,张中南 . 1995. 老年性退变膝关节镜手术治疗 . 中华老年医学杂志,14(4):234-236.

徐卫东,吴岳嵩,赵定麟,等 . 1998. 成纤维细胞生长因子对兔关节软骨损伤修复作用的初步探讨 . 中华风湿病学杂志,
　　2(3):150-151.

徐卫东,吴岳嵩,赵定麟,等,1999. 成纤维细胞生长因子对兔关节软骨损伤的修复作用 . 中国矫形外科杂志,6(2):
　　118-119.

徐卫东,吴岳嵩,赵定麟,等 . 1998. FGF 对兔关节软骨细胞基质胶原和蛋白多糖的影响 . 中国矫形外科杂志,5(6):
　　541-542.

Anand S, Hahnel JC, Giannoudis PV. 2008. Open patellar fractures:High energy injuries with a poor outcome? Injury,39(4):
　　480-484.

Aroen A, Loken S, Heir S, et al. 2004. Articular cartilage lesions in 993 consecutive knee arthroscopies. Am J Sports Med,32:
　　211-215.

Bachmann LM, Haberzeth S, Steurer J,et al. 2004. The accuracy of the Ottawa knee rule to rule out knee fractures:a systematic
　　review. Ann Intern Med,140:121-124.

Bansal P, Deehan DJ, Gregory RJ. 2002. Diagnosing the acutely locked knee. Injury,33:495-498.

Bax L, Staes F, Verhagen A. 2005. Does neuromuscular electrical stimulation strengthen the quadriceps femoris? A systematic re-
　　view of randomized controlled trials. Sports Med,35:191-212.

Brittberg M, Winalski CS. 2003. Evaluation of cartilage injuries and repair. J Bone Joint Surg Am,85-A Suppl 2:58-69.

Buckwalter JA, Mankin HJ, Grodzinsky AJ. 2005. Articular cartilage and osteoarthritis. Instr Course Lect,54:465-480.

E Strauss E. 2006. The evolution of locked plates J Bone Joint Surg Am,88(Suppl 4):189-200.

Farouk O, Krettek C, Miclau T, et al. 1999. The minimal invasive plate osteosynthesis:is percutaneous plating biologically superi-
　　or to the traditional technique. J Orthop Trauma,13:401-406.

Fortis AP, Milis Z, Kostopoulos V, et al. 2002. Experimental investigation of the tension band in fractures of the patella. Injury,
　　33(6):489-493.

Gardner MJ, Griffith MH, Lawrence BD,et al. 2005. Complete exposure of the articular surface for fixation of patellar fractures. J
　　Orthop Trauma,19(2):118-123.

Harris JD, Siston RA, Pan X,et al. 2010. Autologous chondrocyte implantation:A systematic review. J Bone Joint Surg Am,92:
　　2220-2233.

Henderson CE, Kuhl LL, Fitzpatrick DC, et al. 2011. Locking plates for distal femur fractures: is there a problem with fracture healing? J Orthop Trauma, 25 (Suppl 1): S8-14.

Henry SL. 2000. Supracondylar femur fractures treated percutaneously. Clin Orthop Relat Res, 375: 51-59.

Herrera DA, Kregor PJ, Cole PA, et al. 2008. Treatment of acute distal femur fractures above a total knee arthroplasty: systematic review of 415 cases (1981-2006). Acta Orthop, 79: 22-27.

Jeon IH, Oh CW, Kim SJ, et al. 2004. Minimally invasive percutaneous plating of distal femoral fractures using the dynamic condylar screw. J Trauma, 57: 1048-1052.

John J, Wagner WW, Kuiper JH. 2007. Tension-band wiring of transverse fractures of patella: The effect of site of wire twists and orientation of stainless steel wire loop. A biomechanical investigation. Int Orthop, 31 (5): 703-707.

Kayali C, Agus H, Turgut A. 2007. Successful results of minimally invasive surgery for comminuted supracondylar femoral fractures with LISS: comparative study of multiply injured and isolated femoral fractures. J Orthop Sci, 12: 458-465.

Kelly BT, Potter HG, Deng XH, et al. 2006. Meniscal allograft transplantation in the sheep knee: Evaluation of chondroprotective effects. Am J Sports Med, 34: 1464-1477.

Lujan, TJ, Henderson CE, Madey SM, et al. 2010. Locked plating of distal femur fractures leads to inconsistent and asymmetric callus formation. J Orthop Trauma, 24: 156-162.

Luna-Pizarro D, Amato D, Arellano F, et al. 2006. Comparison of a technique using a new percutaneous osteosynthesis device with conventional open surgery for displaced patella fractures in a randomized controlled trial. J Orthop Trauma, 20 (8): 529-535.

Markmiller M, Konrad G, Sudkamp N. 2004. Femur-LISS and distal femoral nail for fixation of distal femoral fractures: are there differences in outcome and complications? Clin Orthop Relat Res, 426: 252-257.

Matava MJ. 2007. Meniscal allograft transplantation: A systematic review. Clin Orthop Relat Res, 455: 142-157.

Muaidi QI, Nicholson LL, Refshauge KM, et al. 2007. Prognosis of conservatively managed anterior cruciate ligament injury: a systematic review. Sports Med, 37: 703-716.

Schandelmaier P, Partenheimer A, Koenemann B, et al. 2001. Distal femoral fractures and LISS stabilization. Injury, 32 (Suppl 3): 55-63.

Schutz M, Muller M, Regazzoni P, et al. 2005. Use of the Less Invasive Stabilization System (LISS in patients with distal femoral (AO33) fractures: a prospective multicenter study. Arch Orthop Trauma Surg, 125: 102-108.

Siliski JM, Mahring M, Hofer HP. 1989. Supracondylar-intercondylar fractures of the femur. Treatment by internal fixation. J Bone Joint Surg Am, 71: 95-104.

Sohn DH, Toth AP. 2008. Meniscus transplantation: Current concepts. J Knee Surg, 21: 163-172.

Syed AA, Agarwal M, Giannoudis PV, et al. 2004. Distal femoral fractures: long-term outcome following stabilization with the LISS. Injury, 35: 599-607.

Vallier HA, Hennessey TA, Sontich JK, et al. 2006. Failure of LCP condylar plate fixation in the distal part of the femur. A report of 6 cases. J Bone Joint Surg Am, 88: 846-853.

Verdonk PC, Verstraete KL, Almqvist KF, et al. 2006. Meniscal allograft transplantation: Long-term clinical results with radiological and magnetic resonance imaging correlations. Knee Surg Sports Traumatol Arthrosc, 14: 694-706.

Zlowodzki M, Bhandari M, Marek D, et al. 2006. Operative treatment of acute distal femur fractures: systematic review of 2 comparative studies and 45 case series (1989 to 2005). J Orthop Trauma, 20: 366-371.

第四章　胫腓骨骨干骨折

第一节　小腿应用解剖

一、概　　述

　　小腿主由两根长管骨——胫骨和腓骨组合而成(图5-4-1-1),两者之间有骨间膜。四周有较为丰富的肌肉组织。在肌肉与双骨之间有由筋膜组织构成的筋膜间室,内有血管、神经及肌腱等组织通过,并在症状学及诊治方面具有重要意义。此外,胫骨中下段血供易在骨折时受累而引起骨愈合延迟,应引起重视,并需采取相应的措施。

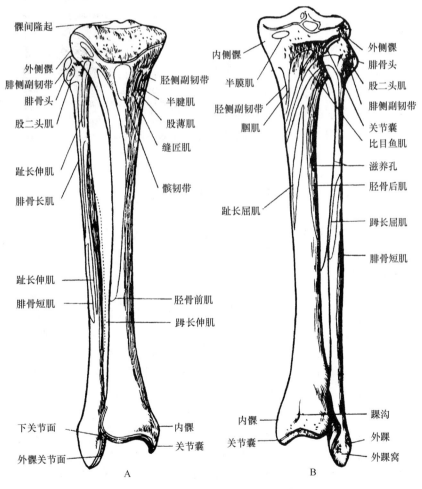

图5-4-1-1　胫腓骨的外形示意图

A. 前面观;B. 后面观

二、胫　　骨

胫骨是两根构成小腿骨中的主干骨。其上端为胫骨平台,与股骨下端及髌骨等形成膝关节,下端与腓骨小头一起参与踝关节的构成。胫骨体呈三棱柱形,分三缘及三面。前缘上部锐薄,中下部逐步钝圆,内外两面被前缘分隔。前缘(或称前嵴)的上端为胫骨结节。胫骨内侧面,胫骨结节及胫骨前嵴均位于皮下。胫骨中、下交界处较细弱,是骨折的好发部位。正常胫骨干并非完全平直,而是有一向前向外形成10°左右的生理弧度。

胫骨的营养血管,由胫骨干上1/3后外侧穿入,在致密骨内行一段距离后进入骨髓腔。胫骨干中、下段骨折时,营养血管易受伤,导致下骨折段供血不足,发生迟缓愈合或不愈合。腘动脉在进入比目鱼肌腱弓后,分胫前、胫后动脉,两者都贴近胫骨下行,胫骨上端骨折移位时易损伤血管,引起缺血性挛缩。

三、腓　　骨

腓骨也呈三棱柱形,腓骨上中段四周均有肌肉保护,虽不负重,但有支持胫骨的作用和增强踝关节的稳定性。骨折后移位不大,易愈合。腓骨头上端外侧有腓总神经绕过,如该处骨折,要注意腓总神经有无损伤。腓骨体有支持胫骨的作用,但无明显负重作用。其下端与胫骨下端一起参与构成踝关节,为踝关节的重要组成部分。一般认为,腓骨的上、中部切除后对小腿的负重无明显影响,但下端必须保留,以保持踝关节的稳定。腓骨的滋养血管多在腓骨中上1/3的后内侧及内侧,大多数只有一条。临床上常用带血管的腓骨作移植骨用。

四、骨　间　膜

骨间膜为胫腓骨间的连接,骨间膜纤维行走方向由胫骨向下外至腓骨,这种纤维行走方向可以防止腓骨因过多肌肉收缩牵引向下。踝关节背伸时,可以允许腓骨稍向上外移动,这样对踝关节的活动给予一定便利。

五、小腿筋膜间室(隙)

在横切面上,小腿由胫、腓骨、胫腓骨骨间膜、小腿深筋膜、小腿前外侧肌间隔及小腿后外侧肌间隔分为四个筋膜间室,即胫前筋膜间室、外侧筋膜间室、胫后浅筋膜间室与胫后深筋膜间室等四个筋膜间室组成(图5-4-1-2)。其中胫前筋膜间室最为重要,室内有胫骨前肌、𧿹长伸肌、趾长伸肌、第三腓骨肌、胫前动、静脉及腓神经等。该间室为一四面分别被骨和筋膜所包围的锥形近乎密闭腔室:前为小腿深筋膜,后为骨间膜及腓骨前面,内为胫骨嵴及其外侧面,外为小腿前肌间隔,顶为胫腓关节,下为小腿横韧带。当小腿外伤后,如骨折出血,形成的血肿,肌肉挫裂伤后肿胀,使间室内压力增高,但其周围组织不能相应扩大,类似颅骨腔及其内容物。当受到一定压力时,可造成血循环和神经机能障碍,严重者甚至发生缺血性坏死。在小腿骨折治疗中,尤其闭合性骨折的发生率较开放性者为高,必须注意防止。

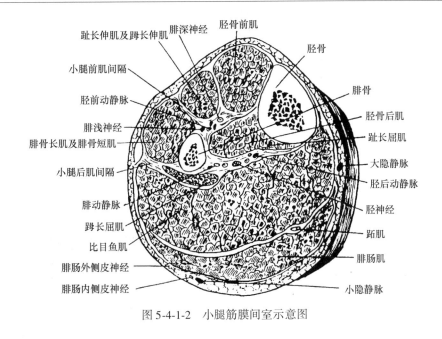

图 5-4-1-2　小腿筋膜间室示意图

六、肌肉组织

小腿共有十二块肌肉,分前侧群、外侧群和后侧群。前侧群包括四块肌肉:胫骨前肌、趾长伸肌、蹑长伸肌及第三腓骨肌。外侧群包括两块:腓骨长肌和腓骨短肌。后侧群分为深、浅两组六块肌肉:浅组为腓长肌、跖肌及比目鱼肌,深组为腘肌、趾长屈肌及蹑长屈肌。

七、血　　管

股动脉到达腘窝后移行于腘动脉。腘动脉进入比目鱼肌腱弓后,在腘肌的下缘,分为胫前、后动脉。胫前动脉由骨间膜近侧的裂孔进入胫前间隙,沿途进入胫前各肌肉并继续向下行走,经过小腿横韧带,在踝关节和两踝之间易名为足背动脉。胫后动脉由小腿后部下行,至内踝与跟结节内侧突的间,分为足底内、外侧两动脉以终。这两支血管因其行路贴近骨干,骨折时容易引起损伤。当胫骨上 1/3 骨折时,由于骨折远端向上向后移位,使腘动脉及其分叉处可能受压,可造成小腿严重缺血、坏死。此处血管的损伤,也可能造成小腿筋膜间室压力的增高,引起小腿筋膜间室综合征。

第二节　致伤机制、分型及诊断

胫腓骨不仅是长管状骨中最常发生骨折的部位,且以开放性多和并发症多而为大家所重视。约占全身骨折发生率的 13.7% ,其中以胫腓骨双骨折最多,胫骨骨折次之,单纯腓骨骨折最少。胫腓骨由于部位的关系,遭受直接暴力打击、压轧的机会较大,所以开放性骨折多见。

一、致 伤 机 制

（一）直接暴力

指外力直接撞击所致者，多见于交通事故、工矿事故、地震及战伤情况下。一般多属开放性及粉碎性骨折，在治疗上问题较多。暴力多来自小腿的前外侧。骨折线呈横断型、短斜形或粉碎型（图5-4-2-1）。两骨折线多在同一平面，骨折端多有重叠、成角、旋转移位。因胫骨位于皮下，如果暴力较大，可造成大面积皮肤剥脱，肌肉、骨折端裸露。如发生在胫骨中下1/3处骨折时，由于骨的滋养血管损伤，血运较差，加上覆盖少，以致感染率高。所以，该处骨折易发生骨的延迟愈合及不愈合。

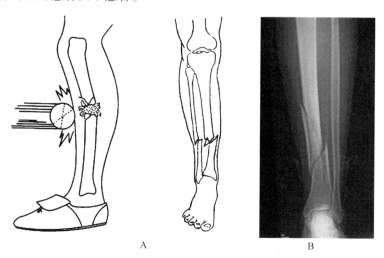

图5-4-2-1　直接暴力及所致胫腓骨骨折示意图及临床举例
A. 示意图；B. 来自小腿内侧的直接暴力，内侧骨片大多呈三角形

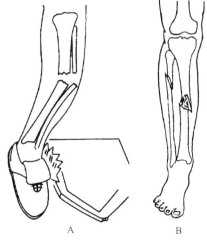

图5-4-2-2　间接暴力及所致胫腓骨
骨折示意图（A、B）

（二）间接暴力

主为扭曲暴力，多见于生活及运动伤，骨折多为螺旋形或斜形，以闭合性为常见（图5-4-2-2）。如从高处坠落、强力旋转扭伤或滑倒等所致的骨折，骨折线多呈长斜形或螺旋形。骨折移位，取决于外力作用的大小、方向，肌肉收缩和伤肢远端的重量等因素。

二、骨 折 分 型

一般依据骨折后局部是否稳定而分为以下两型：

（一）稳定型

指不伴有胫腓关节脱位的胫骨单骨折，或腓骨单骨折;在胫腓骨双骨折中,至少胫骨为横形或微斜形,表明骨折复位后,断面相对稳定者;胫骨或腓骨横形或单骨折伴有胫腓关节脱位者;以及 16 岁以下的幼、少年骨折,甚至胫腓骨双骨折,其骨折线呈斜形、螺旋型及粉碎型者,或伴有胫腓关节脱位的胫骨非横形骨折。儿童病例主因其肌力较弱,加之骨膜较厚,且大多保持一定联系,复位后不易再移位,因此在处理上与成年人有所差别(图 5-4-2-3)。

(二) 不稳定型

指胫腓骨双骨折,其骨折线呈斜形、螺旋型及粉碎型者,或伴有胫腓关节脱位的胫骨非横形骨折(图 5-4-2-4)。此型骨折为胫腓骨损伤治疗中的难点,其不仅暴力较重,且骨折情况多较复杂,尤其是粉碎性骨折,不仅治疗上难度较大,且易引起延迟愈合或不愈合,甚至假关节形成。从而直接影响愈后。

此外尚有依据有无创口分为开放性与闭合性;依据有无神经血管伤分为单纯型及复合型;以及按照骨折损伤程度分为轻度、中度和重度等,临床上均可酌情并用。Müller 的分类为 AO 内固定等器材的使用提供了依据。

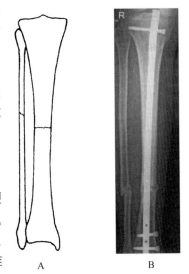

图 5-4-2-3　稳定型胫腓骨骨折
示意图及临床举例

A. 示意图;B. 临床举例:胫腓骨中下 1/3
横形骨折,为髓内钉最佳手术适应证

三、诊　　断

此种损伤的诊断多无困难,但必须注意有无神经血管的伴发伤,是否伴有肌间隔症候群,以及创口的详细情况和污染程度的估计等,均应全面加以考虑。

(一) 外伤史

胫腓骨骨折多为外伤所致,如撞伤、压伤、扭伤或高处坠落伤等,应全面加以了解,包括致伤机制等,以判定有无伴发小腿以外的损伤,并询问有关小腿以外的损伤,尤其应及早注意发现头颅胸腹伤。对小腿局部应了解有无被挤压或重物压砸情况,以判定小腿肌群受损情况,此对早期发现肌间隔症候群至关重要。

(二) 临床表现

1. 症状　胫骨的位置浅表,局部症状明显,包括伤肢疼痛并出现肿胀,局部有压痛并出现畸形等。一般情况下,诊断并不困难。在诊断骨折的同时,要重视软组织的损伤程度。胫腓骨骨折引起的局部和全身并发症较多,所产生的后果也往往比骨折本身更严重。尤应注意有无重要血管神经的损伤,当胫骨上端骨折时,特别要注意有无胫前动脉、胫后动脉以及腓总神经的损伤;并要注意小腿软组织的肿胀程度,有无剧烈疼痛,以判定有无小腿筋膜间隙综合征的可能。

2. 体征　小腿肢体的外形、长度、周径及整个小腿软组织的张力;小腿皮肤的皮温、颜

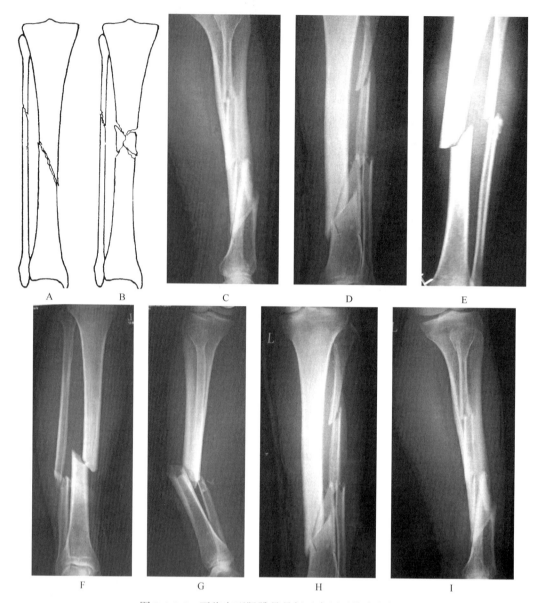

图 5-4-2-4　不稳定型胫腓骨骨折示意图及临床举例

A、B. 示意图；C～I. 临床举例

色；足背动脉的搏动；足趾的活动、有无疼痛等。此外，还要注意有无足下垂等。正常情况下，拇指内缘、内踝和髌骨内缘应在同一直线上，并与健肢对比，当胫腓骨折如发生移位，则此正常关系丧失。

对小儿骨折，由于胫骨骨膜较厚，骨折后仍能站立，卧位时膝关节也能活动，局部可能肿胀不明显，尽管临床体征不典型，但如小腿局部有明显压痛时，应常规拍摄正侧位 X 线片，以判定有无骨折，以防漏诊。

3. 特殊检查　疑及血管损伤时，可做下肢血管造影以明确诊断。有条件的医院可作数字减影血管造影术（digital subtraction angiography，DSA）检查，可清晰显示患肢血管状态；或是选用超声血管诊断仪进行检查,当小腿外伤性血管断裂或栓塞进行检测时,可在超声血管诊断仪示波器上出现无动脉搏动曲线,呈现一直线,笔描器上也呈现一直线,在流道型多普勒成像法中也不显象。超声血管诊断仪是一种较为简便的无创伤性检查,可在临床上逐步普及推广。

疑及腓总神经损伤时,应作肌电图或其他无损伤性电生理检查。

(三)影像学检查

小腿骨折要常规作小腿的正侧位 X 线摄片,如发现在胫骨下 1/3 有长斜形或螺旋形骨折或胫骨骨折有明显移位时,一定要注意腓骨上端有无骨折。为防止漏诊,一定要加拍全长的胫腓骨 X 线片,作者曾遇到数例由于此种原因所引起的胫腓骨双折后期病例,临床医师一定要注意此点。对单纯的小腿骨折,一般勿需 CT 或 MRI 检查。

第三节　闭合性胫腓骨骨干骨折的治疗

一、目的与要求

对闭合性小腿骨折的治疗目的主要是恢复小腿的承重机能,因此,除了需要恢复小腿的长度,对骨折断端的成角与旋转移位应同时予以完全纠正,以免影响日后膝、踝关节的负重功能和发生创伤性关节炎。对成年病例,应注意患肢的缩短不能超过 1cm,成角畸形的角度不宜超过 15°,上下两骨折端对位至少应在 2/3 以上。并根据骨折类型的不同而采取相应的治疗方法。与此同时,尚应遵循骨折总论中所提出的目的与要求。

二、稳　定　型

为使临床医师易于掌握,在治疗方法选择上一般按以下三种类型进行操作:

(一)胫骨或腓骨单骨折、不伴有胫腓关节脱位者

此种骨折由于另一根未骨折的骨骼起内固定作用,较为稳定;因此在治疗上可采用下肢石膏固定。视部位不同固定的时间不相同,胫骨上 1/3 时间较短,6～8 周即可;中下 1/3 处则较长,以防不愈合,一般多在 10 周以上。对有侧方移位者,可通过手法矫正。一般侧方移位均较轻;移位明显者,应仔细检查有无胫腓关节脱位。

(二)16 岁以下儿童骨折

大多系青枝骨折,亦有双侧完全骨折者,包括斜形及粉碎性骨折者;但其肌力较弱,周围骨膜较厚,将其复位后不易再移位。可于伤后早期麻醉下行手法复位,再以下肢石膏功能位固定。在石膏成形时,予以加压塑形,并注意小腿骨骼向外及向前的生理弯曲。视年龄及骨折情况不同,石膏固定时间为 4～8 周。

(三)胫骨呈横形或微斜形的胫腓骨双骨折或伴有胫腓关节脱位者

复位后,由于胫骨双侧断端嵌插呈稳定状,故早期麻醉下手技复位后可立即行下肢石膏固定。5～7 天肿胀消退后再次更换石膏,并注意向移位相反方向加压塑形及维持正常的小

腿曲度。于石膏固定期间应定期拍片观察,当发现有成角移位时(主要由于重力作用易向后成角),应及时行楔形切开矫正;此种情况大多发生于石膏固定后5~10天。

三、不稳定型

主指胫腓骨斜形、螺旋形或粉碎性双骨折,或合并有胫腓关节脱位的胫骨斜形、螺旋形及粉碎性单骨折者,其治疗方法较多,但归纳下来不外乎以下三类:

(一)非手术疗法

1. 概述 临床上多选用骨牵引复位及石膏进行制动,随着开放复位及内固定技术所引起的诸多并发症与后遗症等问题;近年来,此种已被大量临床病例证明有效的非手术疗法又被人们所注意。

2. 适应证 主要用于闭合性胫腓骨骨折,此外,对因骨折断端刺出的开放性骨折者亦可选用,包括清创术后的病例等。

3. 具体操作步骤

(1)骨牵引:麻醉下先行跟骨牵引术,在操作时应注意斯氏钉位置不可偏斜,以防因牵引力的不平衡而影响复位。

(2)手技复位:可在下肢螺旋牵引架上,利用骨牵引的同时行手法复位,并以小腿石膏托固定,维持对位。

(3)持续骨牵引:将患肢置于勃朗架上持续牵引3~4周,重量为体重的1/14,一周后测量肢体长度、或C臂X线透视、或拍片,如短缩移位已矫正,可将重量递减。一般病例牵引3周,开放性及粉碎性者则牵引4周,以使骨折断端纤维粘连。

(4)再次复位及更换下肢石膏:对位满意者可直接换下肢石膏固定,并再次塑形。有移位者,需在麻醉下再次手术复位,主要纠正侧方及成角移位,并换下肢石膏制动。术毕立即拍片,有成角或旋转移位者,24小时后将石膏切开矫正。

(5)拍片复查:2周后再次拍片,如有向后成角时,应酌情更换下肢石膏或作楔形切开(图5-4-3-1)。石膏持续固定8~12周,达临床愈合后,方可拆除。

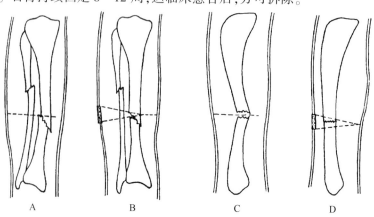

图5-4-3-1 小腿石膏楔形切开示意图

A. 正位楔形切开前;B. 同前,切开复位后;C. 侧位楔形切开前;D. 同前,楔形切开后

4. 功能锻炼　在石膏固定期间,应嘱患者作股四头肌静止运动及下肢抬高活动,每日3次,每次不少于50下,并不断活动未固定的足趾。拆石膏后应加强膝、踝关节的功能锻炼,以促使其功能恢复;必要时,可辅以理疗、水疗或蜡疗等。

前述疗效稳定,简便易行,且对关节功能影响不大。

在跟骨牵引过程中,亦可以夹板代替小腿石膏,有利于踝关节的功能活动;但需每日定期检查,并随时加以调整;否则易引起意外,应注意。

(二) 手术疗法

指切开复位以及内固定术。

1. 适应证　主要包括:

(1) 多段骨折:难以利用牵引达到复位目的。

(2) 手法复位失败者:多因骨折断端软组织嵌顿而难以达到理想对位目的。

(3) 合并血管神经损伤者:需行探查术,可同时施术将断端复位及内固定。

(4) 同侧肢体多处骨折者:为避免相互牵制及影响,以开放复位+内固定为多选。

(5) 开放性骨折:于清创术的同时证明创口局部干净、条件较好、感染机会少者,亦可酌情行内固定术。

2. 术式选择　主要有以下三类:

(1) 髓内钉固定:较为多用,包括 Ender 钉、V 形钉、矩形钉及交锁髓内钉(图 5-4-3-2)等均可选用。但在操作时应注意到胫骨本身的生理曲度,切勿反屈(此种错误在临床上常见)(图 5-4-3-3)。

(2) 钢丝结扎:因环状结扎易引起血供障碍,故仅用于长斜形或螺旋形骨折者;钢丝以新型钛丝为宜,由于其结扎后易松动,应有配套的锁定装置,目前基本不再应用。

(3) 微创治疗:与传统的治疗方法相比,锁定钢板内固定架的生物力学原则无需钢板与骨之间的摩擦力。由于螺钉与钢板之间存在角度稳定界面,放置钢板时可以完全不与骨发生接触,所以从生物力学角度它们被看做是内固定架(图 5-4-3-4,图 5-4-3-5)。但锁定钢板

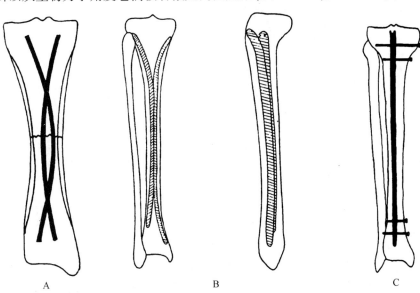

A　　　　　　　B　　　　　　　C

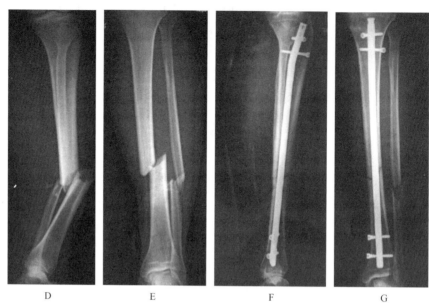

D　　　　　　　E　　　　　　　F　　　　　　　G

图 5-4-3-2　小腿骨折髓内定固定术式示意图及临床病例

A. Ender 钉内固定;B. 矩形钉内固定;C. 交锁髓内钉内固定; D、E. 术前 X 线正侧位片;

F、G. 术后 X 线正侧位片

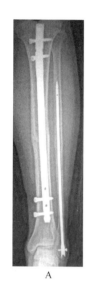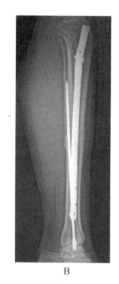

A　　　　　　B

图 5-4-3-3　力线欠佳者举例

A. 正位 X 线片显示生理曲度消失;B. 侧位 X 线片
不仅生理曲度消失,且有反屈征,患者诉步行时踝
关节痛感明显

实质上能被看做放置于皮下的外固定架,尽管前者的钢板-骨间隙更短而具有更大的稳定性。例如胫骨近端及胫骨远端钢板,钢板的设计使得在很多情况下钢板与骨之间的接触得以大幅减少,藉以保留骨膜血运以骨折端的灌注。越来越多的锁定钢板有外部支架手柄、持具以及钝头设计,从而便于医师在肌肉下或皮下放置钢板,以达到微创的目的。实践证明锁定钢板有诸多优势,但在临床操作过程中特别是复杂骨折或粉碎性骨折,一定要注意肢体力线和损伤骨的生理曲线的恢复,否则会导致患者的行走疼痛、步态的异常等一系列的临床问题(图 5-4-3-5,图 5-4-3-6)。

(4) 其他:尚可酌情选用长螺丝钉及骨搭钉等,视骨折块具体形态及对位情况而定。加压钢板曾风行一时,但其所暴露出来的问题已使大家兴趣锐减,以不用、少用为好。

3. 注意事项

(1) 尽量少破坏血供:胫腓骨血供较差,尤以中下 1/3 段,在施行开放复位及内固定过程中,应尽少地对周围骨膜或附着的肌肉剥离,以求更多地保留血供。

(2) 碎骨片不可随意摘除:特别是开放性损伤,应在预防感染情况下,尽可能多地保留碎骨片,尤其是与软组织相连者,应尽量保留,否则易因骨缺损而形成骨不连后果。

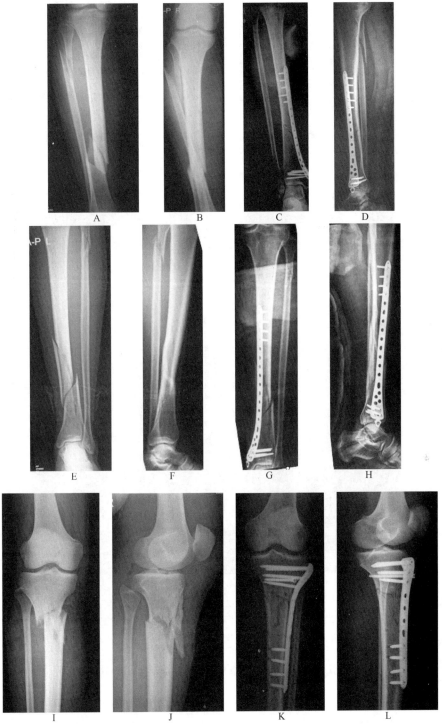

图 5-4-3-4　临床举例　旋转暴力所致胫腓骨不稳定型骨折微创钢板螺钉技术

例 1(A~D)　A、B. 胫腓骨骨折(胫骨位于中下 1/3,腓骨在上 1/3),术前 X 线正斜位片;C、D. 术后 X 线正侧位片,下肢力线恢复;例 2(E~H)　E、F. 胫腓骨双骨折术前 X 线正侧位片;G、H. 术后 X 线正侧位片,与健侧相比,双下肢力线对称;例 3(J~L)　I、J. 右胫骨上 1/3 粉碎性骨折;K、L. 钢板螺钉技术复位固定后 X 线正侧位片,显示复位良好

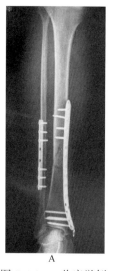
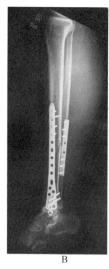

图 5-4-3-5　临床举例　胫腓骨双骨折,骨折线同一平面,开放复位及钢板螺钉内固定术
A. 术后正位 X 线片;B. 术后侧位 X 线片,双下肢力线对称

（3）附加必要的外固定:此不仅有利于创伤的修复,且对不确实的内固定也起到保证与保护作用。除非是坚强内固定,外固定一般多需持续到临床愈合阶段,切勿大意。

4. 关节及早进行功能活动　除股四头肌静力运动及直腿抬高锻炼外,如内固定较确实,可早日除去,或间断除去外固定(可改用石膏托等)进行关节活动。

（三）框架式外固定

前几年开展较多,但并发症明显高于前两种疗法,故适用范围多局限于伴有创面的开放性骨折,尤其是皮肤状态不佳需进一步处理者。此种方式有利于对创面的换药、观察及对皮肤缺损的修复等(图 5-4-3-7～图 5-4-3-9)。

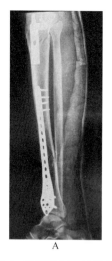
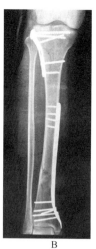
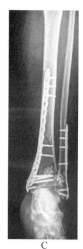
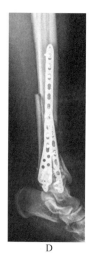

图 5-4-3-6　临床举例　钛板螺钉技术亦应重视肢体的生理曲线,否则将影响肢体的负重功能
例1(A、B)A. 平台及胫骨下 1/3 骨折,侧位 X 线片显示对位良好,力线佳;B. 正位 X 线片则显示力线不佳;
例2(C、D) C. 正位 X 线片显示骨折对位力线较直,骨缺损处填充 Osteoset;D. 侧位 X 线片则显示反屈征

四、开放性胫腓骨骨折的处理

开放性骨折时,尤其是自外向内的外源型,其伤口污染多较严重、伴有软组织损伤或缺损、骨折端外露甚至缺失,感染率和骨不连的发生率高。严重型的小腿开放性骨折,发生深部感染可达 33.33%,骨不连接者为 45.10%,二期截肢率达 27.45%。因此,处理开放性胫腓骨骨折时,软组织的处理十分重要。我们认为其基本处理方法是:通过清创术,将开放性骨折变成闭合性骨折,然后按闭合性骨折处理;但清创术一定要到位。在具体掌握上,应注意以下几点:

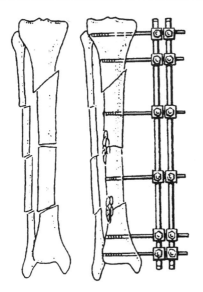

图 5-4-3-7 小腿多段骨折框架固定
示意图

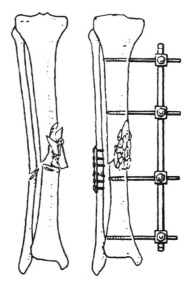

图 5-4-3-8 腓骨钢板螺钉技术+胫骨框架固定
示意图

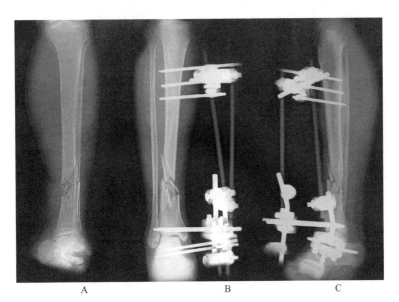

图 5-4-3-9 临床举例 胫腓骨下 1/3 粉碎性骨折
A. 术前 X 线侧位片；B、C. 框架外固定后 X 线正侧位片

(一) 严格清创术的基本原则与要求

由于胫腓骨表浅,污染多较明显,加之血供较差等而使感染率增高。因此更应遵照清创术的基本原则与操作程序进行,见本书有关章节。切忌简单行事,更不可单纯包扎处理。

(二) 创口闭合

应尽可能一期闭合创口,尤以胫前部。对局部皮肤缺损或张力较大者,尽可能利用减张切开、皮瓣转移、交叉皮瓣或皮瓣转移+植皮等措施来消灭骨端外露。对已超过 8 小时或污染严重者,则只好留待二期处理。

(三) 使用抗生素

自术前即开始使用,一般多为青霉素钠盐,每天 400 万～800 万单位分 2 次或 4 次肌内注射或静脉滴入;同时肌内注射链霉素 0.5g,每天 2 次。有感染可能者应加大用量,或使用第二代,甚至第三代抗生素。

许多抗生素可以和聚甲基丙烯酸甲酯(PMMA)混合而不丧失自身的灭菌作用。它们以一定比例侵入,足以在周围液体和组织中达到杀菌浓度。浸有抗生素的 PMMA 药珠在创伤组织中可以提供高浓度抗生素,而全身应用抗生素在边缘已血管化的软组织和骨内达不到这种浓度。

总的应尽全力避免骨折处感染的发生与发展。当然,最为重要的仍是合乎要求的清创术。

(四) 对内源性开放骨折亦应重视

自内向外的内源型小腿开放性骨折,在发生骨折断端由内向外戳出时的一刹那间,如果直接与泥土、污染河水等相接触,而后骨端又缩回皮下,外观上裂口不大,但其可引起与外源性损伤相类同的伤情。因此,遇到此类病例应将裂口扩大,并对骨端彻底清创后方可作进一步的处理。

第四节 小腿创伤的并发症和合并伤

小腿创伤后的并发症和合并伤包括:感染、小腿筋膜间隔综合征、骨折延迟愈合、不愈合、畸形愈合、皮肤的坏死和缺损、神经和血管的合并损伤。

此外,医源性并发症,如石膏固定引起的腓总神经受压麻痹,皮肤压迫坏死、肢体坏死、晚期关节僵直及爪状趾畸形等。内固定如髓内针固定可能造成骨折端分离、钉子弯曲、钉子断裂;钢板内固定体积过大造成软组织覆盖不良、钉子松动后骨折再移位。严重的创伤或不当的治疗,最后可造成截肢这一严重的并发症。

一、延 迟 愈 合

胫腓骨骨折正常愈合的时间为 20 周左右,如果超过这个时间,骨折断端仍无愈合的征象,可诊断为骨的延迟愈合。

在诊断胫腓骨骨折延迟愈合后,还需要对 X 线片进行分析,如果 X 线片仅仅是缺乏骨性愈合的迹象,要进行积极地治疗,加强患肢功能锻炼,在石膏固定下,进行患肢负重行走,以促进骨愈合。也有人主张可将腓骨骨折端截除 2.5cm 左右,以增加患肢负重时胫骨骨折端的纵向嵌插压力,促进骨痂生长。术后患肢用膝关节髌韧带负荷石膏负重,促使骨折愈合。如果骨折端已有间隙,自然愈合困难时,可作松质骨移植术。骨折位置不良者,要同时行矫正和内固定术。此外,对延迟愈合的病例,采用电刺激疗法、即通过电磁场脉冲或直流电,利用电流的不同频率及波形,改变骨折部电位差,亦可达到促进骨折愈合的目的。

二、不愈合(骨不连)

骨折不愈合与前者在时间上很难划一个界限。但是 X 线片上如果发现骨端有硬化、髓腔封闭、骨折端间隙形成和有杵臼状假关节等现象时,就可下骨折不愈合的诊断。除此以外,常有小腿成角畸形、异常活动、负重疼痛或不能持重等临床表现。

(一)原因

其原因较多,结合临床病例所见,我们发现以下各点为常见原因,并出现各种不利于骨折早期愈合的因素。如:

骨折过度粉碎——复位困难,血供中断,易不愈合。

骨折严重移位——损伤严重,复位困难。

开放伤——损伤严重,骨端被污染,易感染及不愈合。

皮肤缺损——骨外露,极易感染及影响骨愈合。

此外,处理不当,如过度牵引、外固定不确实或内固定应用不当,亦可造成不愈合。

(二)治疗方法

对小腿骨不连接者多需手术治疗,现将较为常用的手术简介如下:

1. 滑槽植骨术 为延续数十年的传统术式,由于本术式较为简便、易行,且疗效多较稳定,因此临床上仍在沿用中。但在病例选择上,应注意供骨区的骨质基本正常,尤其是在切取供骨的骨骼断面上,应包括密质骨与松质骨,如此方有利于植骨术的成功(图5-4-4-1)。

2. 髓内钉+植骨术 对于胫骨干缺损较多者,可试用本术式,既可获得骨干的稳定而有利于骨愈合,又因有植骨块而为骨融合提供材料,临床多取髂骨等将其植于髓内钉四周以促进其愈合。

3. 胫腓骨融合术 即在假关节的上方或下方将腓骨与胫骨植骨融合的(或用交叉骨片亦可)。术式亦较简单,成活率高,但肢体有可能短缩,操作时应注意(图5-4-4-2)。

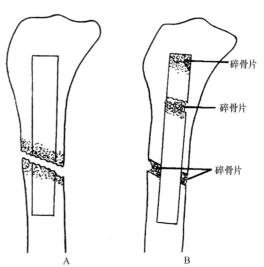

图 5-4-4-1 胫骨骨不连滑槽植骨术示意图
A. 术前状态及切骨范围;B. 术后显示骨片滑移方式

4. 皮肤、肌肉及骨瓣转移术 适用于伴有明显皮肤缺损(或张力过大)者,此法虽较复杂,但疗效较佳,成功率亦高。唯在皮瓣选择上难度较大,因为凡需要行此种手术者,其皮肤大多缺损较多,因此可供选择的肌皮瓣(含带瓣者)大多十分有限,且易失败。

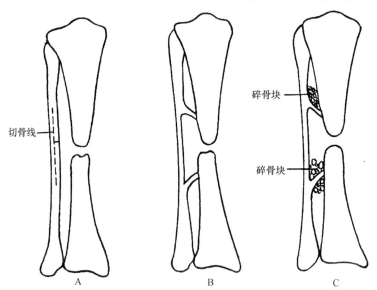

图 5-4-4-2 胫骨骨不连时腓骨带蒂植骨示意图

A. 术前;B. 腓骨桥接完成;C. 碎骨填充

三、畸 形 愈 合

骨折如处理不当,较易发生对位不佳,尤以旋转及成角畸形为多见,如超过 10°～15°(成人从严掌握,儿童及老年者可酌情放宽),则需手术矫正。而一般的侧方移位及不超过 2cm 的短缩移位一般勿需处理,后者可用垫高鞋跟的方式解决。但成角及旋转畸形由于引起膝关节及踝关节的咬合变异易造成损伤性关节炎,因此对后者应及早治疗。其处理要领如下:

(一)旋转畸形

旋转超过 10°者易引起膝、踝关节咬合变异而诱发创伤性关节炎,需及早手术。一般多采取截骨术矫正,以胫骨上端骨膜下杵臼截骨术为简便易行,且勿需附加内固定,可同时纠正成角畸形,局部愈合快(图 5-4-4-3、图 5-4-4-4)。亦有人习惯平面截骨者,此大多需要配合内固定技术。

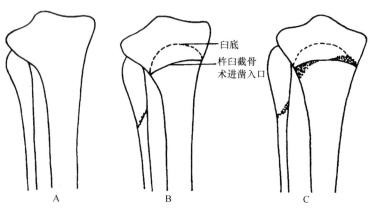

图 5-4-4-3 杵臼截骨术示意图

A. 术前;B. 截骨线;C. 矫正术后

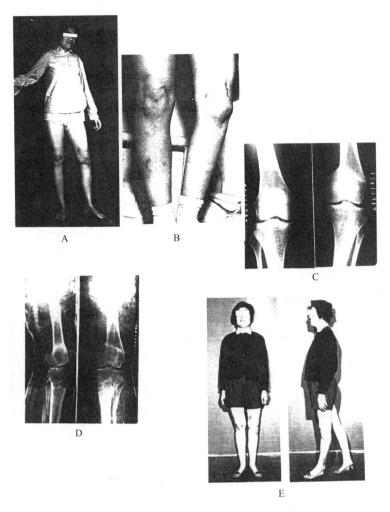

图 5-4-4-4 临床举例 下肢畸形矫正术

A. 术前,患者不能负重;B. 左膝呈外旋内翻状;C. X 线片所见,示左膝内翻,内侧胫股关节狭窄;

D. 胫骨上端杵臼截骨术后石膏固定 X 线片显示畸形已矫正;E. 术后关节外形及功能恢复正常

(二) 成角畸形

亦因与前者类同原因,凡成角畸形超过 5°~10°者均需及早矫正。如骨折部已骨性愈合,且位于胫腓骨的中下 1/3 处,则不必将其在该处凿开,而以选择胫腓骨近端或上 1/3 易于愈合处行杵臼截骨术为宜。据笔者多年的实践经验,疗效均较满意。亦可在胫骨下端施术。小腿骨骨折的畸形容易发现,便于及时纠正,因此发生率低。在某种情况下,例如严重粉碎性骨折、有软组织损伤严重以及合并感染的病例,则容易发生成角畸形愈合。但若在早期处理时加以注意,则完全可以防止。

(三) 内翻、外翻畸形

此种畸形如超过 5°者,应及时矫正。如果已有骨性愈合,则应以患肢功能是否受到影响或外观畸形是否明显影响外观等,来决定是否截骨矫形;不应单纯以 X 线表现作为手术依据,并应与患肢对比。

(四)旋转畸形

其中以内旋畸形的影响较大,一般内旋 5°以上,即可出现步态不正常。而外旋畸形影响较小,甚至大于 20°的畸形,亦可无明显影响。

四、小腿筋膜间隙(室)综合征

(一)概况

小腿部由胫骨、腓骨、骨间膜、肌间隔及深筋膜组成骨筋膜间隙,内有肌肉及血管神经通过。当局部骨折或肌肉等软组织损伤后,以致由于创伤局部的渗出、出血、血肿及反应性水肿等病理生理改变而使筋膜间隙内压力增高、血循环受阻,渐而出现血循障碍,并逐渐形成筋膜间隙综合征。其中以胫前间隙综合征的发生率最高,症状也最为典型。

除胫前筋膜间隙外,胫后三个间隙亦可发生综合征。其中以胫后深间隙综合征的发生率较胫后浅间隙及外侧间隙高,特点为后侧间隙高压时所引起的肢体疼痛、跖底麻木、足趾屈曲力减弱,被动伸趾时疼痛加剧,小腿三头肌远端内侧筋膜张力增加及局部压痛更加剧烈等。如未及时处理症状持续发展,由于动脉血供障碍,引起支配区的肌肉及神经的灌流量减少,尤其是神经组织对缺血最为敏感,最后导致小腿肌肉及神经组织的坏死,并造成间隙内肌群缺血性挛缩。其后果是在临床上呈现为爪形足。

(二)诊断

此种综合征的诊断主要依据以下特点:

1. 外伤情况 除了了解骨折受损情况外,应对软组织受累情况作全面了解,尤其是小腿是否被挤压或重物压砸等。

2. 临床表现 如前所述,主要表现为小腿明显肿胀,并呈进行性。早期由于主干动脉尚通畅,足背动脉搏动仍可摸及,但随着间隙内压升高而逐渐消失。神经缺血所引起的皮肤感觉障碍可最早出现,应注意包括小腿剧痛、皮肤过敏、感觉迟钝,甚至消失等均属其临床表现。

3. 压力测定 组织内压测定可显示肌间隙内压力可从正常的零度骤升到 10 ~ 20mmHg、甚至 30mmHg 以上(图 5-4-4-5)。此种压力表明需及早切开减压,否则将有可能出现不可逆转的改变。

4. 其他 MR 及神经电生理检查亦有助于判定。并应注意与小腿动脉及神经损伤相鉴别。当然,在某些情况下,两者又构成其发病因素之一,并可相互影响形成恶性循环。

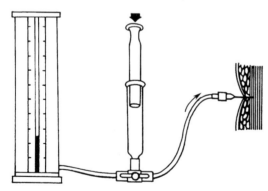

图 5-4-4-5 Whitessides 测定组织压法示意图

（三）手术

行小腿纵形切开，并切开深层筋膜，必要时也可将肌外膜切开，可以达到彻底减压目的。创口早期一般以敞开为宜，外加无菌敷料松散包扎，等局部水肿消退，压力恢复正常再对创口作进一步处理。

此外应予以全身用药一般用20%甘露醇250ml静脉快速滴注，每天2次，以减轻水肿。

五、神经血管损伤

有关小腿的神经与血管损伤，可参见本书相关章节。

（李 国 严力生）

参 考 文 献

刘大雄，张连生，张世民，等.1996.胫骨应力骨折中的应力集中与预防.中华骨科杂志,16(12):781.

王建华，吴岳嵩，王新伟，等.1999.解剖型矩形髓内钉的生物力学评价及临床应用初步报告.中国矫形外科杂志，11(6):816-819.

王新伟，吴岳嵩，康一凡，等.1999.矩形髓内钉内固定的相关X线解剖学研究.中国矫形外科杂志,6(10):738-740.

王新伟，吴岳嵩，王建华，等.1999.矩形髓内钉与Ender钉治疗胫腓骨骨折的临床应用及生物力学比较.中华创伤杂志，15(4):259-262.

王新伟，吴岳嵩，余强，等.1999.矩形髓内钉与Ender钉治疗胫腓骨骨折的临床应用比较.中国矫形外科杂志,6(11):822-825.

王新伟，吴岳嵩，赵杰，等.1999.矩形髓内钉治疗胫腓骨骨折的生物力学研究.骨与关节损伤杂志,14(6):384-387.

吴岳嵩.1997.全锁髓内钉的设计和临床应用.中华骨科杂志,18(4):249.

赵定麟，赵杰.2000.实用创伤骨科学及新进展.上海:上海科学技术文献出版社.

赵定麟.1993.实用创伤骨科学.上海:上海科学技术文献出版社.

赵定麟.1999.现代创伤外科学.北京:科学出版社.

Anglen JO, Blue JM. 1995. A comparison of reamed and undreamed nailing of the tibia. J Trauma, 39:351-355.

Bhandari M, Guyatt GH, Swiontkowski MF, et al. 2001. Treatment of open fractures of the shaft of the tibia. J Bone Joint Surg, 83B: 62-68.

Borg T, Larsson S, Lindsjo U. 2004. Percutaneous plating of distal tibia fractures: Preliminary results in 21 patients. Injury, 35: 608-614.

Clifford RP, Beauchamp CG, Kellam JF, et al. 1988. Plate fixation of open fractures of the tibia. J Bone Joint Surg Br, 70(4): 644-648.

Fernandes HJ, Sakaki MH, Silva Jdos S, et al. 2006. Comparative multicenter study of treatment of multi-fragmented tibial diaphyseal fractures with nonreamed interlocking nails and with bridging plates. Clinics, 61(4):333-338.

Francois J, Vandeputte G, Verheyden F, et al. 2004. Percutaneous plate fixation of fractures of the distal tibia. Acta Orthop Belg, 70:148-154.

Hiesterman TG, Shafiq BX, Cole PA. 2011. Intramedullary nailing of extra-articular proximal tibia fractures. J Am Acad Orthop Surg, 19(11):690-700.

Hooper GJ, Keddell RG, Penny ID. 1991. Conservative management or closed nailing for tibial shaft fractures: A randomised prospective trial. J Bone Joint Surg Br, 73(1):83-85.

Krettek C, Gerich T, Miclau T. 2001. A minimally invasive medial approach for proximal tibia fractures. Injury, 32:4-13.

Krettek C, Schandelmaier P, Tscherne H. 1995. Nonreamed interlocking nailing of closed tibial fractures with severe soft tissue injury. Clin Orthop,315:34-47.

Larsen LB,Madsen JE,Hoiness PR,et al. 2004. Should insertion of intramedullary nails for tibial fractures be with or without reaming? A prospective,randomized study with 3. 8 years follow-up. J Orthop Trauma,18:144-149.

Lindsey RW,Blair SR. 1996. Closed tibial shaft fractures:which ones benefit from surgical treatment? JAAOS,4:35.

Littenberg B,Weinstein LP,McCarren M, et al. 1998. Closed fractures of the tibial shaft. A met-analysis of three methods of treatment. J Bone Joint Surg,80A:174-183.

Madadi F,Vahid Farahmandi M,Eajazi A, et al. 2010. Epidemiology of adult tibial shaft fractures:A 7 year study in a major referral orthopaedic center in Iran. Med Sci Monit,16(5):217-221.

Maffulli N,Toms AD,McMurtie A, et al. 2004. Percutaneous plating of distal tibia fractures. Int Orthop,28:159-162.

OhCW,Kyung HS,Park IH, et al. 2003. Distal tibia metaphyseal fractures treated by percutaneous plate osteosynthesis. Clin Orthop,408:286-291.

Phisitkul P,McKinley TO,Nepola JV,et al. 2007. Complications of locking plate fixation in complex proximal tibia injuries. J Orthop Trauma,21(2):83-91.

Redfern DJ,Syed SU,Davies SJ. 2004. Fractures of the distal tibia:minimally invasive plate osteosynthesis. Injury,35:615-620.

Rohde C,Greives MR,Cetrulo C, et al. 2007. Gustilo grade ⅢB tibial fractures requiring microvascular free flaps:external fixation versus intramedullary rod fixation. Ann Plast Surg, 59(1):14-17.

Safran O,Liebergall M,Segal D,Mosheiff R. 2001. Proximal tibial fractures,should we nail them? AM-J-Orthop,30(9):681-684.

Sarmiento A,Sharpe FE,Ebramzadeh E,et al. 1995. Factors influencing outcome of closed tibial fractures treated with functional bracing. Clin Orthop,315:8-25.

Siebert CH,Lehrbass,Rinke F,Hansin M. 1997. Compression plating of tibial fractures following primary external fixation. Arch-Orthop-Trauma-Surg,116:390-395.

Toivanen JA,Vaisto O,Kannus P,et al. 2002. Anterior knee pain after intramedullary nailing of fractures of the tibial shaft:a prospective,randomized study comparing two different nail-insertion techniques. J Bone Joint Surg,84A:580-585.

Tu YK,Lin CH,Su JI, et al. 1995. Unreamed interlocking nail versus external fixator for open type Ⅲ tibia fractures. J-Trauma, 39(2):361-367.

Yuesong W. 1993. The treatment of tibial and fibular fractures with Rectangle -shaped intramedullary nail. Contemporary Orthopaedics,26:279-288.

第五章 踝关节与足部损伤

第一节 踝关节损伤的检查和诊断

踝关节损伤后,物理检查很重要。伤后踝关节很快出现肿胀、外形异常、皮下瘀血、瘀斑,甚至出现水疱。损伤部位压痛甚明显,有时可扪及骨折线,或在触摸损伤部位时闻及骨擦音。损伤关节背屈跖屈活动时,因肌痉挛可使其受限。在临床检查的基础上,进一步 X 线摄片检查对每例踝关节损伤都是必不可少的。X 线片能提供正确的骨折部位和类型,有助于决定相应的治疗措施。但在评价 X 线片结果时,须尊重临床发现、损伤机制。务必根据损伤病史及物理学检查作综合分析。如从 X 线片上发现与临床资料不一致时,应摄特殊位 X 线片,或作应力摄片。

一、常 规 摄 片

(一) 标准前后位片(正位摄片)

1. 方法 踝关节置90°(足与小腿垂直),足外侧缘或第五跖骨与摄片台垂直,下肢不能向外旋转。

2. 特征 此 X 线片能清楚地显示距骨滑车面和胫骨远端关节面。观察两者的关节面是否平行。距骨关节面有否倾斜。如果倾斜大于5°,即表示踝关节韧带损伤或松弛,同时注意内踝与距骨内侧面的间隙有否改变。间隙扩大可能是三角韧带撕裂的线索。外踝比内踝长 1cm,胫骨远端与腓骨远端在胫腓下关节重叠,距骨亦与外踝重叠。胫骨前结节和腓骨重叠不应小于 8mm,如果小于 8mm,则表示胫腓下联合分离(图 5-5-1-1)。

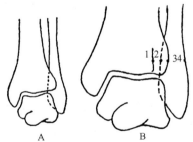

图 5-5-1-1　正常踝关节示意图

1、2. 胫腓下联合间隙正常小于 3mm;

3、4. 胫骨前结节应大于 8mm

(二) 侧位摄片

1. 方法 摄片时内踝或外踝对着片盒。摄片时应包括踝关节、跟骨和足中部。X 线片中心线应垂直于内踝。踝关节保持90°,不能有任何内旋或外旋,否则影响对距胫关节的观察。

2. 特征 主要观察:胫骨远端关节面及距骨滑车面是平行。距骨如有向前移位,可能是距腓前韧带损伤。胫骨前唇或后唇有无骨折。有时外踝螺旋形骨折,因重叠,可在正位片上显示不清,而侧位片可见到外踝自后上方向前下方斜行骨折线,且有向后、向上移位(图 5-5-1-2),此乃旋后外旋型骨折的特征。胫骨和腓骨不显重叠,或重叠明显减少,腓骨在胫骨后侧,即是腓骨向后脱位,又称 Bosworth 损伤,此种损伤常易漏诊(图 5-5-1-3)。

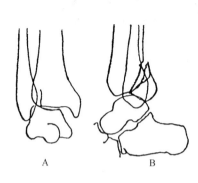

图 5-5-1-2　旋后外旋骨折示意图

A. 正位未见外踝骨折；B. 侧位示外踝骨折，

并向上移位

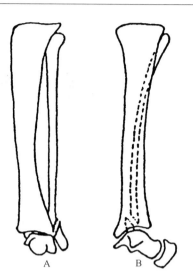

图 5-5-1-3　腓骨向后脱位

（Bosworth 骨折）示意图（A、B）

二、特殊位摄片

（一）踝穴摄片

1. 方法　摄片时病人仰卧位，足跟与片盒接触，踝关节置于零位，足及小腿内旋20°，至内外踝于同一平面，正常外踝偏于内踝后侧，此时第四跖骨轴线与底片成垂直，球管中心对准内踝尖端近侧1cm，外踝尖端近侧2cm。在踝关节正位片和踝穴摄片，正常外踝呈现约15°外翻，因而在踝关节平面，外踝呈向内的凸型，而凹面向外。内踝关节面则向内下倾斜。内踝关节面与胫骨长轴的关系有一定内翻角。

2. 特征　能清楚地显示距骨与外踝的间的关节间隙，且能更清楚地显示胫腓下联合。如在标准前后位片和踝穴摄片，仔细地阅片，发现胫腓下联合有小骨片，代表胫腓下联合前韧带损伤，称为 Tillaux 骨折。

（二）斜位摄片

踝关节横形和斜形骨折线，以及骨折后骨片的位置，一般在前后位及踝穴片可以显示。但是斜位摄片最清楚。

1. 方法　摄斜位片时，病人仰卧位，下肢及足内旋或外旋45°。内旋位比外旋位摄片有用。踝关节置零度位，球管中心对准踝关节中点。

2. 特征　主要显示踝穴，特别是胫腓下联合，距骨、腓骨远端，尤其是外踝。如在斜位片包括跟骨及距骨，能清楚地看到距骨颈、后距下关节及载距突。

（三）内旋30°斜位摄片

最适宜观察踝关节外侧间隙和胫腓联合。特别有利于揭示距骨向外半脱位，当旋后外旋损伤，有单独的腓骨骨折时，由于远端骨片向外、向后、向上移位。踝关节外侧间隙扩大，能更清楚地观察胫骨远端和距骨外侧关节面,同时造成内侧间隙增宽,可以误认为三角韧带撕裂。

（四）外旋45°～55°摄片

有助于辨别一些难以诊断的骨折,如胫骨远端关节面骨折、胫骨后唇以及胫腓联合前部分损伤。此位置摄片补充了常规前后位及踝穴摄片的不足,特别前胫腓韧带损伤、伴骨片撕脱时,往往在踝关节外旋位摄片时,才能显示。

三、应力位摄片

指踝关节在内翻或外翻应力下摄片。此项检查非常重要,可以揭示在一般X线片上的假阴性。摄片时应在受伤部位注射普鲁卡因（procaine）或赛洛卡因（xylocaine）止痛,必要时与健侧对比（图5-5-1-4）。

（一）外翻应力位摄片

正常踝关节,在外翻或内翻应力,距骨倾斜度极小,一般小于5°,大于5°视为异常。胫骨内踝关节面与距骨间隙大于3mm亦为不正常表现。如果外翻应力位摄片距骨倾斜大于10°,则认为三角韧带损伤。距骨倾斜同时伴有距骨向外移位,说明伴胫腓下联合分离。

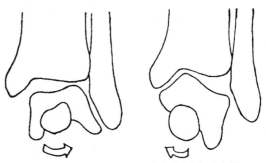

图5-5-1-4　外翻或内翻应力位摄片示意图

（二）内翻应力摄片

目的是检查踝关节外侧韧带有无损伤。距骨在踝穴内正常倾斜不超过5°。距骨倾斜若超过5°,即提示踝关节外侧韧带损伤。如果距骨倾斜达到15°,提示外侧韧带完全断裂。

（三）抽屉试验

即在向前的应力位下摄片（图5-5-1-5）。主要检查距腓前韧带损伤与否。摄片时医师一手把胫骨推向后方,另一手握住跟骨将距骨拉向前,通常距骨滑车关节面最高点与胫骨远端关节面最凹处间距约3mm。当距腓前韧带断裂时,在向前应力下距骨向前移。距骨滑车在踝穴中向前移位,滑车的隆起部位抵触胫骨前唇。致使距骨滑车面最高点与胫骨关节面间垂直距离超过3mm,且关节面不平行。同时距骨向前移位亦超过正常的3mm,如距骨向前移位超过6mm,即可确诊距腓前韧带断裂。当三角韧带及外侧韧带同时损伤时,在应力下距骨以直线式向前移位。如单纯外侧韧带断裂,仅距骨外侧部分向前移位,由于内侧三角韧带限制的缘故,造成距骨前外旋转活动不稳定。

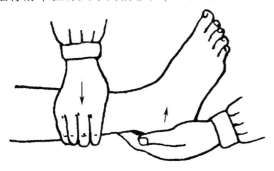

图5-5-1-5　抽屉试验（前应力位摄片）示意图

四、关 节 造 影

踝关节造影在诊断踝关节韧带损伤中颇有价值,特别当平片及应力位摄片不能确诊,而临床症状又怀疑有关节韧带损伤时,造影是有效的辅助诊断手段。

(一) 指征

(1) 急性踝关节韧带损伤。

(2) 陈旧性韧带损伤,踝关节不稳定者。

(3) 关节内游离体和关节面缺损者。

(4) 关节存在交锁症状。

(二) 方法

造影前常规作踝关节正位、侧位和斜位摄片及碘过敏试验,造影时按手术常规消毒准备。操作时,一般使用较粗针头(18~22号),以利于抽吸关节内积液。如新近损伤者,应抽出积血和血凝块。进针部位应避开损伤部位。如怀疑踝关节内侧角病损,造影针头以外侧插入。若怀疑有外侧病变,应由内侧导入针头。如选择踝关节前内进针,可从胫前肌和趾长伸肌腱间隙进针,相当于内踝最突出的平面。当然要注意保护足背动脉。抽去渗出液,经灌洗排尽血液及血凝块。正常踝关节容量不超过6ml,关节长期积液或反复肿胀者,关节腔可扩大。造影剂应慢慢地注入,逐步扩张关节腔。如果造影剂自裂口内迅速漏出,就不能揭示伴随的其他损伤。注射力过大或过快,可导致脆弱的或软弱的组织破裂,甚至造成正常组织破裂。

(三) 结果解释

当胫腓下联合前韧带破裂,造影剂充填在胫腓下联合,并超过正常宽度4mm及高度10mm。当造影剂向前、向上越过胫腓下联合达到骨间隙,说明胫腓下联合分离。如造影剂在胫腓下联合前,并在踝关节筋膜下,证明是胫腓下联合韧带断裂。但必须注意踝关节外侧韧带断裂时,溢出的造影剂,也可流到胫骨前及胫腓下联合前方。然后其造影剂不会进入胫腓下联合。造影剂漏到关节前筋膜下和外踝下,提示距腓前韧带损伤。如造影剂进入腓骨肌腱鞘,则可怀疑跟腓韧带撕裂。三角韧带很少发生孤立性损伤。若一旦损伤后,可见造影剂在胫骨内下方及内侧,在正位片最清楚。

踝关节损伤的造影检查,可有假阴性,因为裂口被血凝块或纤维组织阻塞。也可以有假阳性,这由注射时压力过大,损伤软组织所致。

第二节 踝关节损伤分类

一、按伤力分类

此为按 Ashhurst 分类。

(一) 外旋骨折(图 5-5-2-1)

Ⅰ度 腓骨下端斜形或螺旋形骨折,骨折线经胫腓下关节,骨折仅轻度移位或无移位。

当然可以是胫腓下联合前韧带损伤,而无骨折,或者胫腓下联合前韧带损伤伴腓骨近端螺旋形骨折。

Ⅱ度　腓骨斜形骨折或螺旋形骨折,伴内踝骨折,或代之以内侧三角韧带断裂。偶尔伴胫骨后唇下骨片撕脱。

Ⅲ度　除Ⅱ度损伤外,以胫骨下端骨折代替内踝骨折,骨折片向前移位,并有向外旋转。

（二）外展骨折（图5-5-2-2）

Ⅰ度　内踝骨折,由距骨外展时,外力作用三角韧带引起。

Ⅱ度　内踝骨折,伴腓骨骨折。骨折线近乎横形,如腓骨骨折在胫腓下联合下,则无胫腓下联合分离。如骨折线在胫腓下联合上,则伴胫腓下联合分离,即一般称为"Potts骨折"。

Ⅲ度　外踝骨折,伴胫骨远端骨折。骨折线向内上倾斜。

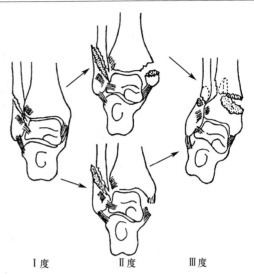

Ⅰ度　　　　Ⅱ度　　　　Ⅲ度

图5-5-2-1　外旋型骨折 Ashhurst 分类
示意图

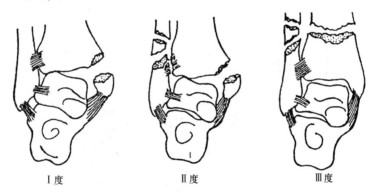

Ⅰ度　　　　　Ⅱ度　　　　　Ⅲ度

图5-5-2-2　外展型骨折 Ashhurst 分类示意图

（三）垂直压缩骨折（图5-5-2-3）

Ⅰ度　胫骨远端负重面骨折。
Ⅱ度　胫骨远端关节面粉碎骨折。
Ⅲ度　胫骨远端"Y"形或"T"形骨折。

二、按伤力及损伤时足的位置分类

此为 Lauge-Hansen 在尸体上作了实验后提出来的。经作者略加修改,介绍如下。

（一）旋后（内翻）内收损伤（简称 SA,图5-5-2-4）

损伤时,足呈跖屈内收内翻位。内翻的距骨,使踝关节外侧韧带紧张。

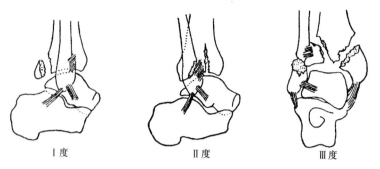

图 5-5-2-3 垂直压缩型骨折 Ashhurst 分类示意图

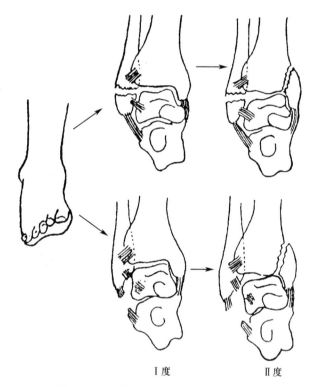

图 5-5-2-4 旋后(内翻)内收骨折示意图

Ⅰ度 外踝撕脱骨折,或外侧韧带损伤。

Ⅱ度 外踝骨折或外侧韧带撕裂,附加内踝骨折。由于内踝受内翻的距骨挤压作用,骨折线倾向垂直。

（二）旋后(内翻)外旋(简称 SE)

损伤时患足呈跖屈内收内翻位,距骨外旋,胫骨内旋(图 5-5-2-5)。因此在损伤初期三角韧带松弛,当距骨伤力外旋,腓骨受到向外后推挤的伤力,胫腓下联合前韧带及三角韧带紧张。分为四度。

Ⅰ度 胫腓下联合前韧带撕裂,或韧带附着点撕脱骨折,或同时有骨间韧带损伤。

Ⅱ度　Ⅰ度损伤的基础上再附加腓骨螺旋形骨折,骨折线自后上方斜向前下方。

Ⅲ度　在Ⅱ度损伤的基础上再附加胫腓下联合后韧带撕裂,或韧带在腓骨后结节附着点撕脱,或在胫骨附着点有撕脱骨折。

Ⅳ度　在Ⅲ度损伤的基础上附加内踝撕脱骨折或三角韧带撕裂。因为距骨的旋转,增加了三角韧带所受张力。

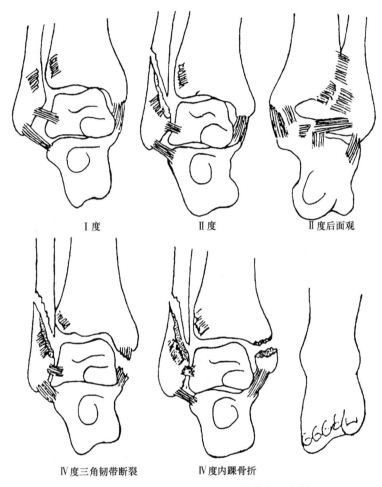

Ⅰ度　　　　　　　　Ⅱ度　　　　　　　　Ⅱ度后面观

Ⅳ度三角韧带断裂　　　　　Ⅳ度内踝骨折

图 5-5-2-5　旋后(内翻)外旋损伤分度示意图

（三）旋前(外翻)外旋损伤(简称 PE)

伤足处于旋前位背屈外展(外翻),而距骨外旋,因此三角韧带首先被拉紧(图 5-5-2-6)。

Ⅰ度　内踝撕脱骨折或三角韧带断裂。

Ⅱ度　内踝损伤外,胫腓下联合前韧带和骨间韧带或韧带附着点撕脱骨折。

Ⅲ度　除Ⅱ度损伤外,还伴有腓骨干螺旋形骨折。骨折线从前上方斜向后下方,即与旋后(内翻)外旋骨折相反(图 5-5-2-7)。

Ⅳ度　除Ⅲ度损伤外,还伴有胫腓下联合后韧带撕裂,或韧带附着点骨片撕脱。

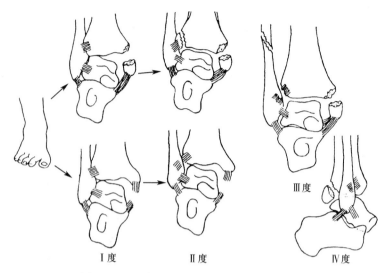

图 5-5-2-6 旋前(外翻)外旋骨折分度示意图

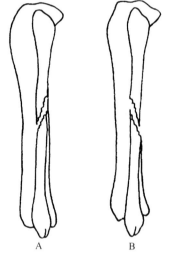

图 5-5-2-7 腓骨螺旋形骨折示意图

A. 内翻外旋型;B. 旋前(外翻)外旋型

（四）旋前(外翻)外展损伤(简称 PA)

伤足处于旋前位,而距骨是外展,三角韧带首当其冲(图 5-5-2-8)。

Ⅰ度　内踝撕脱骨折或三角韧带断裂,类同于旋前外旋Ⅰ度损伤。

Ⅱ度　Ⅰ度损伤外伴有胫腓下联合前、后韧带撕裂,或韧带附着点骨片撕脱,骨间韧带、骨间膜撕裂。

Ⅲ度　除Ⅱ度损伤外,伴有腓骨干短斜形骨折。主要骨折线基本呈横形,常伴有三角形小骨片。

（五）旋前(外翻)背屈损伤

由足处于外翻位同时踝关节背屈伤力所致(图 5-5-2-9)。

Ⅰ度　胫骨内踝骨折。

Ⅱ度　Ⅰ度损伤外还伴有胫骨前唇骨折。

Ⅲ度　Ⅱ度损伤附加腓骨骨折。

Ⅳ度　胫骨远端粉碎骨折,骨折线进入踝关节关节腔。

三、Danis-Weber 分类

按外踝骨折部位与胫腓下联合关系作为分类准则(图 5-5-2-10)。

A 型　外踝骨折线在踝关节和胫腓下联合以下,胫腓下联合和三角韧带未损伤。如附有内踝骨折,骨折线几乎呈垂直。Weber 认为是由距骨内翻伤力所致。

B 型 外踝在胫腓下联合平面骨折,可伴有内踝骨折或三角韧带损伤。由距骨的外旋伤力所致。

C 型 腓骨在胫腓下联合近侧骨折,伴胫腓下联合损伤,内侧伴有三角韧带损伤或内踝骨折。

四、按人名命名的踝关节骨折分类

(一) Pott 骨折

腓骨近乎横形骨折,伴三角韧带损伤,距骨向外脱位。Pott 认为足受到外展伤力,但他未提胫腓下联合韧带损伤。

(二) Dupuytren 骨折

高位 Dupuytren 骨折,指胫腓骨在胫腓下联合近侧骨折(相当于外踝近侧 6cm),伴胫腓下联合韧带撕裂,骨间膜撕裂;内踝或三角韧带断裂,同时距骨在踝穴内向外脱位。此损伤是由于受到外展暴力的结果。低位 Dupuytren 骨折,指腓骨在胫腓下联合处骨折,伴胫腓下联合前韧带撕裂,踝关节内侧存在内踝骨折或三角韧带撕裂,此类因外旋暴力造成。

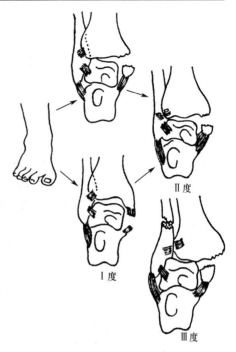

图 5-5-2-8 旋前(外翻)外展损伤分度示意图

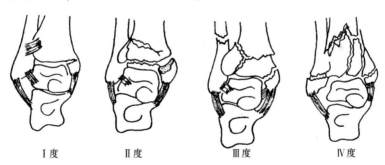

图 5-5-2-9 旋后(内翻)背屈损伤分度示意图

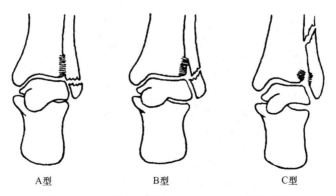

图 5-5-2-10 踝关节损伤 Danis-Weber 分类示意图

（三）Maisonneuve 骨折

远侧胫腓韧带完整，外旋引起腓骨远端斜形骨折。如胫腓下联合前韧带断裂，外旋伤力可引起近端腓骨骨折。骨折位于腓骨近端或解剖颈，骨折线呈螺旋形。

（四）Wagstaffe(Lefort)骨折

指外踝前缘的垂直骨折，认为是胫腓下联合前韧带或距腓前韧带在腓骨附着点的撕脱骨折，可以分成三种不同类型（图5-5-2-11）。

Ⅰ型　胫腓下联合前韧带和距腓前韧带附着点骨片撕脱骨折。

Ⅱ型　腓骨于胫腓下联合前韧带附着点以下斜形骨折，伴韧带附着点骨折 Wagstaffe 认为由距骨撞击产生。

Ⅲ型　胫腓下联合前韧带造成胫骨前结节撕脱骨折，腓骨亦骨折，如上述Ⅱ型。

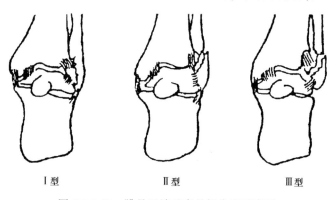

Ⅰ型　　　　　Ⅱ型　　　　　Ⅲ型

图5-5-2-11　腓骨远端垂直骨折类型示意图

（五）Tillaux 骨折

指胫腓下联合前后韧带撕脱胫骨附着点骨折。常在踝穴片显示，或在摄踝关节内旋45°正位片中显示（图5-5-2-12）。

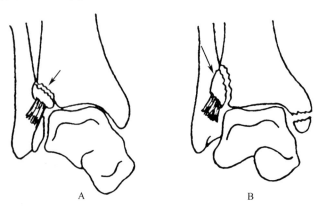

A　　　　　　　　　B

图5-5-2-12　胫骨前结节骨折不同角度摄片结果示意图

A. 踝关节内旋45°摄片；B. 踝穴位片

（六）Cotton 骨折

Frederic J Cotton 在 1915 年称发现新的踝关节骨折类型。胫骨后唇骨折为其特征,同时伴内外踝骨折,患足向后脱位。以后在 1932 年 Hendersen 称此为三踝骨折。实际上指胫骨远端关节面后缘的骨折,伴距骨向后脱位（图 5-5-2-13）。

（七）Bosworth 骨折

指踝关节骨折脱位,腓骨近端骨折片向后移位交锁于胫骨后面,闭合复位常遭失败（图 5-5-1-3）。

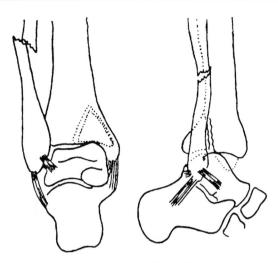

图 5-5-2-13　胫骨后唇骨折,关节面大于 1/3,
距骨易向后脱位示意图

第三节　踝关节骨折脱位

一、旋后（内翻）内收损伤

（一）内踝损伤类型

1. 内翻内收损伤　距骨向内移位,内踝产生典型的垂直和向内上的斜形骨折,伴距骨向内半脱位（图 5-5-3-1）。

2. 距骨内翻旋转半脱位　内侧产生撕脱性损伤,内踝撕脱骨折或三角韧带撕裂,替代内踝斜形或垂直骨折,距骨不产生向内半脱位。

（二）诊断

旋后（内翻）内收型骨折,诊断的关键是外踝典型的横形骨折,骨折线在关节面或以下,而内踝骨折线为斜形或垂直形。如外踝孤立性骨折,则距骨无移位和半脱位,或极少移位。

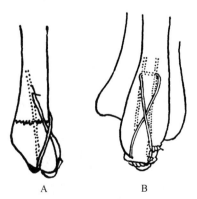

图 5-5-3-1　外踝骨折张力带固定
正侧位观示意图
A. 正位观;B. 侧位观

（三）治疗

1. 闭合复位　在麻醉下进行,膝关节屈曲 90°,放松腓肠肌,胫骨远端向内推挤,另一手握住后侧足跟,把足向前拉,并外展,背屈踝关节到 90°,小腿石膏固定。因有时外踝骨折可伴有胫腓下联合前韧带及后韧带断裂。石膏固定踝关节,背屈不应超过 90°,不然踝穴会增宽。

2. 手术治疗　闭合复位不满意者,应切开复位内固定。

（1）外踝撕脱骨折手术

1）"8"字形张力带钢丝内固定:外踝横形骨折适宜张力带钢丝固定。先在骨折线近侧1cm处,由前向后钻孔,将外踝复位,平行穿入两根克氏针,克氏针自外踝尖端经骨折线进入近端腓骨髓腔。用另一根钢丝穿过腓骨的孔,钢丝两端在骨折线的外侧面交叉,再绕经外踝尖端的克氏针,然后在腓骨后面,两钢丝端扭紧固定。克氏针尖端弯成"L"形（图5-5-3-1）。

2）髓内固定:可以用三角针或Rush杆或螺丝钉作髓内固定,主要维持骨折对线,但不能克服旋转及缩短。术中注意外踝具有向外倾斜的弧度,平均为15°。

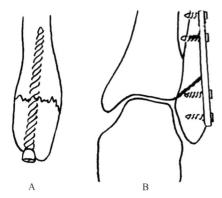

图5-5-3-2 外踝单枚螺丝钉固定(A)及腓骨和
外踝钛板螺钉内固定(B)示意图

3）纵向螺丝钉固定:直视下将骨折复位,自外踝尖端向外面钻孔,经骨折线后,由腓骨近端向内穿出,螺丝钉长5~8cm。螺丝钉末端固定于腓骨的皮质骨,骨折片间有一定压力,但抗旋转作用小（图5-5-3-2A）。

4）钢板螺丝钉固定:多数用于骨干骨折,可使用半管状钢板或普通钢板螺丝钉固定。远端螺丝钉应避免穿透关节面,在外踝部位螺丝钉宜用粗螺纹钉（图5-5-3-2B）。

（2）内踝固定（图5-5-3-3）

1）粗纹螺丝钉固定:内踝骨折片较大时,用2~3枚粗纹螺丝钉固定。如固定垂直形和斜形骨折,使用加压螺丝钉固定,防止骨片向近端移位,手术中小心从事。笔者主张一枚螺丝钉垂直于骨折面,到对侧皮质,另一枚螺丝钉在内踝尖端骨片斜向外上固定。

2）"8"字形张力带钢丝固定:适用于内踝横形撕脱骨折,不宜用斜形或垂直形的内踝骨折。内踝横形骨折也可用螺丝钉固定。

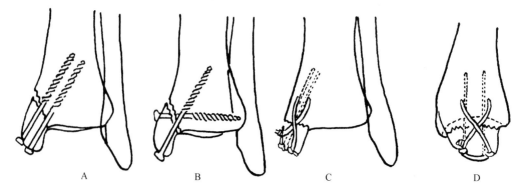

图5-5-3-3 内踝骨折螺钉固定术及其他术式示意图

A、B.两枚螺钉固定;C、D."8"字形张力带固定

二、旋后(内翻)外旋损伤

(一)分类

1. Ⅰ度　当足处在内翻位时,三角韧带松弛,距骨则外旋推挤外踝,迫使腓骨外旋,至胫腓下联合前韧带撕裂(Ⅰ度)。胫腓下联合前部分增宽2~3mm。若伤力停止,腓骨可自行恢复到正常位置。胫骨前结节撕脱在15%,腓骨前附着点撕脱占20%,韧带断裂占65%。

2. Ⅱ度　如伤力继续作用,因有坚强的骨间韧带和胫腓下关节后韧带的抵抗,外踝即产生螺旋形骨折或斜形骨折(图5-5-2-5)。骨折线非常特殊,起自胫腓下联合前韧带附着点或其上面,然后向后向上延伸至不同距离。腓骨远端借助外侧韧带仍与距骨相连,借助胫腓下联合后韧带与胫骨相连,而腓骨近端仍有完整的骨间膜和骨间韧带,因此保持解剖位置。

3. Ⅲ度　外旋伤力如仍继续,外踝不仅外旋,而且同时向外向后及近侧移位。此时胫腓下联合遭牵拉,产生胫腓下联合后韧带撕裂或胫骨后唇骨折,即Ⅲ度损伤。胫骨后唇骨折片及胫腓下联合后韧带牢固地与腓骨相连。骨折片一般很小,但也可能很大,甚至可累及胫骨远端关节面。

4. Ⅳ度　此时,常伴有一定程度的前关节囊或前内关节囊撕裂,如伤力继续作用,则三角韧带紧张。紧张的三角韧带牵拉内踝,使其旋转和受半脱位距骨的后内部分撞击,产生内踝骨折,亦可以是三角韧带损伤。由于三角韧带浅层起自内踝前丘部,深层起自内踝后丘部,两部分组织可能分别损伤,因此内翻外旋Ⅳ度损伤可以有几种类别:

(1)三角韧带深层断裂,或内踝基底部骨折。

(2)前丘部骨折和三角韧带深层断裂。三角韧带可在起点、止点,或韧带本身的断裂。

(二)治疗

1. 闭合复位　应于伤后立即复位。复位可在麻醉下进行。膝关节屈曲90°,放松小腿三头肌,按骨折移位相反方向使用外力。首先将患足内翻外旋,解脱骨折面嵌插,患足跖屈位牵引,恢复腓骨长度。再将足牵向前方,纠正距骨向后移位及胫骨后唇的移位。另一助手同时将外踝推向前,然后患足内旋纠正距骨及外踝外旋,并有助手向内推挤外踝。最后患足置90°,并内旋位,石膏固定。足后部置于内翻位。

2. 切开复位内固定

(1)首先固定外踝:在治疗Ⅳ度内翻外旋损伤中,先修复外侧损伤,然后治疗内侧的内踝或三角韧带损伤。将外踝解剖复位并牢固地固定,往往内踝也随之被整复。当然在外踝固定前、内踝骨折端应同时暴露,清除嵌入的软组织及关节内碎骨片。

(2)三角韧带治疗:内踝与距骨间隙增宽,常表示软组织被嵌顿在其间,应切开复位,如有外踝骨折并需切开复位内固定,应探查和修补三角韧带。在作任何内固定或修复前,应先暴露内外侧组织,不应一侧手术完成后,再暴露另一侧。如内踝近基底部骨折,注意清除软组织碎片,清除嵌入骨折端的间的软组织。如系三角韧带损伤,为了手术方便及显露清楚,先将缝线穿过韧带深层,暂不打结扎紧,待外踝骨折牢固地固定后,距骨也已复位了,这才将三角韧带深层缝线扎紧。如三角韧带自内踝丘部撕裂,则在内踝钻孔后,修补韧带将缝线穿过内踝孔道。而当三角韧带在距骨附着点撕裂,缝线可穿过距骨的孔道结扎固定(图5-5-3-4)。

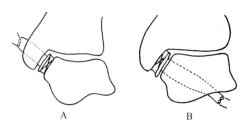

图 5-5-3-4 三角韧带深层修补示意图

A. 内踝附着点撕裂修补；B. 距骨附着点撕裂修补

（3）胫腓下联合治疗选择：在内翻外旋损伤中，如胫腓下联合韧带未完全断裂，因在近端腓骨与胫骨的间有骨间韧带及骨间膜连接，固定重建腓骨的连续性后，胫腓骨即恢复正常解剖关系。因而没必要常规地固定胫腓下关节，但偶尔在手术时，因广泛剥离腓骨近端，将导致明显的胫腓下联合不稳定，或某些病例的腓骨骨折较高，伴胫腓下联合损伤。在腓骨固定后，胫腓下联合稳定性必须作一试验，其方法是用巾钳夹住外踝向外牵拉，外踝有过度移动，表示胫腓下联合分离，且不稳定，因而必须固定胫腓下联合。

（4）胫腓下联合后韧带损伤的病例：多数胫骨后唇发生撕脱骨折。胫骨后唇骨片与距骨仅有关节囊相连，而腓骨与胫骨后唇有胫腓下联合后韧带牢固地连接。腓骨外踝良好的复位，胫骨后唇也随之自动复位。但如果后唇骨片大于关节面的 1/3，经闭合复位又失败者，则必须切开整复并作内固定，手术时要在腓骨固定前先固定胫骨后唇。

（5）腓骨远端长螺旋形骨折的治疗

1）骨片间压缩固定：骨折线长度是骨直径的两倍时，可以单用螺丝钉固定，一般使用 2～3 枚粗纹螺丝钉，收紧螺丝钉时，骨折片间能产生压力。若采用皮质骨螺丝钉固定时，用螺丝钉远端仍能抓住另一骨折片，在两骨折片间同样可产生压缩力。固定时螺丝钉与骨折面垂直，可以产生最大的骨折间压力，但纵向稳定性不足，骨折片可纵向移位，因此可用另一枚螺丝钉垂直于骨片的长轴，以抵消骨片间纵向移位。如要用一枚螺丝钉固定，在骨片间保持压力的同时，又要防止骨片纵向移位，则螺丝钉固定的方向，应在垂直骨折面与垂直长轴的两个方向之间（图 5-5-3-5）。

2）骨折片间压缩和非压缩钢板：如果术后不用外固定，在按骨片间压缩固定方法用螺丝钉固定后，附加 5～6 孔的非压缩钢板，此钢板起支持作用，消除骨片间扭转应力，保护骨片间的固定。此钢板称为中和钢板，也可用 1/3 管型钢板固定。

3）钢丝固定：指钢丝环扎固定。暴露到骨折端足以复位。钢丝在骨膜外穿过，于骨折线的范围将腓骨扎紧（图 5-5-3-6）。但骨折线长度至少是该骨直径的两倍，才能应用钢丝环扎。钢丝环扎可用 1～3 根。此方法固定强度大于螺丝钉固定，且手术时软组织解剖少，钢丝环扎同时可和髓内针固定联合应用。

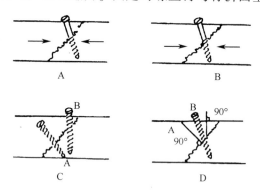

图 5-5-3-5 骨折螺钉内固定示意图

A. 粗纹螺钉固定，骨片间产生压力；B. 皮质螺钉固定，螺帽侧骨孔皮质孔大于螺钉直径；C. 螺钉 A 垂直骨折线，螺钉 B 垂直骨片长轴；D. 螺钉方向，应在垂直骨折线与长轴方向之间

（6）内踝骨折固定

1）粗螺纹螺丝钉固定：直视下复位，特别要注意在关节内侧角。用巾钳暂时固定后自内踝尖向骨折线钻孔，螺丝钉也不必穿过胫骨对侧皮质。但是若胫骨骨质疏松时，应固定到对侧皮质。为了使断端间产生压力，为了防止内踝旋转，可采用两枚平行螺丝钉固定（图 5-5-3-7）。

假使骨片较小,则可用一枚粗螺纹钉,另一枚用较细的螺丝钉或克氏钢针。螺丝钉的方向非常重要,切忌进入关节腔或螺丝钉穿出胫骨后面骨皮质损伤胫后血管神经。

　　2)"8"字形张力带固定:如果内踝骨折片较小或者骨折部骨质疏松,则用两根平行克氏针维持骨片复位。在距离骨折线近侧1cm的胫骨钻孔,其直径为2mm,钢丝穿过该孔,两端在骨折线外面及内踝表面交叉,然后绕过克氏针深面,将两端钢丝扭紧,使两骨片间产生压缩力(图5-5-3-3)。

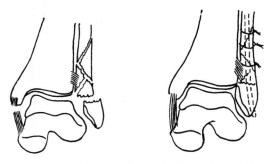

图5-5-3-6　内翻外旋骨折Ⅳ度,距骨向后外脱位,切开复位、钛缆环扎固定腓骨远端,可与髓内钉并用示意图

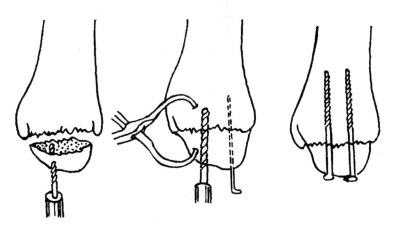

图5-5-3-7　内踝骨折螺钉内固定示意图

三、旋前(外翻)外旋损伤

(一)分类

1. Ⅰ度　足在外翻(旋前)位置,三角韧带处于紧张状态,同时因距骨外旋,三角韧带遭受牵拉的力更增加,导致三角韧带撕裂或内踝撕脱骨折(Ⅰ度)。

2. Ⅱ度　伤力继续作用,则同时可引起胫腓下联合的前韧带、骨间膜和骨间韧带撕裂,胫腓骨下端分离(图5-5-3-8)。损伤时腓骨向外移位。若伤力到此停止作用,腓骨即能回复到正常解剖位。

3. Ⅲ度　如果伤力仍继续,则距骨可进一步外旋,腓骨按其纵轴旋转,腓骨在胫腓下联合近侧产生螺旋形骨折(Ⅲ度),骨折发生在距外踝尖端8～9cm处,骨间膜也向上撕裂至该处。腓骨和距骨向后移位,因此骨折的腓骨呈向前成角畸形。

4. Ⅳ度　持续的伤力,使足继续外旋和向外移位,距骨撞击胫骨后外角,同时胫腓下关节后韧带受到牵拉,张力可增加,直到胫腓下关节后韧带撕裂或胫骨后唇骨折。

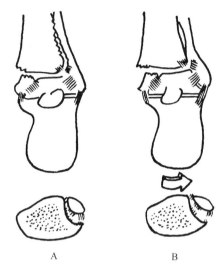

图 5-5-3-8　Ⅱ度旋前(外翻)外旋损伤
示意图

A. 旋前外旋损伤;B. 旋前外展损伤,
胫腓下联合前后韧带均撕裂

(二) 诊断时注意点

临床上如何区别旋前外旋损伤及旋前外展损伤? 外翻(旋前)外旋损伤为胫腓下联合前韧带及骨间膜撕裂,占踝关节损伤的 7% ~ 19% ;而外翻(旋前)外展损伤则伴有胫腓下联合后韧带损伤(图 5-5-3-8)。

1. Ⅰ 度损伤　占 20% 。当表现有内踝横形骨折或撕脱骨折时,通过踝关节 X 线正侧位片可以发现,若仅有三角韧带撕裂时,常常难以诊断,临床上仅表现为踝关节肿胀。

2. Ⅱ 度损伤　占外翻外旋损伤中的 60% 。在Ⅱ度损伤的病例中,当伤力停止作用后,外踝及距骨即恢复到原位,X 线片上不能显示Ⅱ度损伤,因此在临床上胫腓下联合肿胀存在时,需在外翻应力下摄片,即可显示踝关节内侧间隙增宽和胫腓下联合分离。

3. Ⅲ 度损伤　占 20% ~ 25% 。腓骨有螺旋形或斜形骨折,骨折线多在胫腓下联合的近侧,当腓骨较近侧骨折伴有内踝损伤,应怀疑是Ⅲ度外翻外旋损伤。因此当发现有内踝损伤时,要检查整个小腿。

4. Ⅳ 度损伤　占 14% ,有些病例的 X 线片上移位不明显,诊断的关键是胫骨后唇骨折。如果外翻外旋型骨折伴有胫骨后唇骨折,即是Ⅳ度损伤。表示踝关节极度不稳定。临床上对踝关节损伤严重性往往估计过低,因此对单纯腓骨骨折,应仔细检查踝关节内侧及胫腓下联合,怀疑有三角韧带及胫腓下联合损伤者,应作应力摄片,如果踝穴增宽,胫腓下联合分离,即表示踝关节严重损伤,踝关节不稳定。

(三) 治疗

1. 闭合复位　麻醉下膝关节屈曲 90°,以便腓肠肌松弛。方法类似内翻外旋型损伤的治疗,只是旋转方向不同,首先使足外翻,分离骨折面,跖屈纵向牵引,恢复腓骨长度和胫骨后唇向近侧移位,然后患足牵向前,纠正距骨向后半脱位,纠正外踝和胫骨后唇移位。内旋患足,纠正距骨和腓骨的外旋,最后将患足内翻背屈,石膏固定。患足后部分也应在内翻位,防止距骨向外移位和倾斜。短斜形骨折比长斜形骨折复位容易,维持复位也相对容易。复位后为了防止石膏固定后小腿的旋转,石膏应微屈并超过膝关节,三周后更换小腿石膏。

2. 切开复位和内固定

(1) 治疗前:要区别是旋前外旋型还是旋后外旋型损伤,在旋前外旋型损伤做手术时应同时显露踝关节的内、外侧,在内侧的内踝骨折部位,清除嵌入间隙内的软组织,如三角韧带断裂,应将缝线贯穿两端,但暂不能结扎拉紧,待外侧固定后,再拉紧内侧缝线并结扎(图 5-5-3-4)。对内踝骨折,也可以先处理外侧的骨折,并固定后再选用妥当的方法作内踝固定。

(2) 外踝或腓骨的治疗:这是治疗踝关节损伤中的关键部位。短斜形骨折可用髓内钉固定。外踝有向外呈15°的弧度,故不能用逆行插钉方法,应先在外踝外侧钻一呈15°的通道,将固定腓骨的髓内钉远端弯成约15°的弧度,然后插入腓骨远端,至髓内针尖端触及腓骨对侧皮质后,旋转髓内针避开对侧皮质,继续插入髓内针直至跨过骨折面。长斜形骨折可用2~3枚螺丝钉固定,或用钢丝环扎固定(图5-5-3-6)。短斜形骨折也可用钢板螺丝钉固定。

(3)胫腓下联合分离的治疗

1)腓骨远端1/2处骨折,经正确复位和牢固地固定后,胫腓下联合即能正确地复位。

2)在腓骨固定及胫腓下联合复位后,应在直视下试验胫腓下联合的稳定性,如不稳定,应考虑作胫腓下关节固定术。

3)当骨折在腓骨近1/2时,因胫腓下联合韧带、骨间韧带及骨间膜广泛损伤,腓骨即使固定后,胫腓下联合仍极不稳定。在Ⅳ度的外翻外旋损伤中,胫腓下联合韧带完全撕裂,腓骨固定后,有时胫腓下联合仍存在明显活动,常要考虑用螺丝钉固定胫腓下联合。且不应早期活动,以防止螺丝钉断裂。

4)内踝骨折,切开复位后内固定方法同内翻外旋骨折,一般使用粗螺丝钉固定,骨片较小或骨质疏松用"8"字形张力带钢丝固定(图5-5-2-3)。

四、旋前(外翻)外展损伤

(一)分类

Ⅰ度 当足外翻时三角韧带紧张,继之造成三角韧带撕裂或内踝撕脱骨折,即为Ⅰ度损伤(图5-5-3-8)。

Ⅱ度 如伤力继续外展,距骨可向外推挤腓骨,胫腓下联合前韧带及后韧带撕裂即为Ⅱ度损伤(图5-5-3-8)。

Ⅲ度 如果外展伤力仍起作用,腓骨骨折,骨折线在踝关节近侧0.5~1cm处,骨折线呈斜形或短斜形,外侧伴有一块三角形骨片(图5-5-3-9)。由于骨间韧带及骨间膜完整,近端腓骨与胫骨保持正常解剖关系。

(二)诊断注意点

1. 外翻外展型损伤 占踝关节损伤的5%~21%。Ⅱ度损伤的外翻外展损伤与外翻外旋Ⅱ度损伤程度不尽相同。前者胫腓下联合前韧带及后韧带均损伤,而后者仅为胫腓下联合前韧带损伤,骨间韧带和部分骨间膜损伤(图5-5-3-8)。但是在临床上,此两损伤类型的Ⅱ度损伤难以区别。

2. Ⅲ度外翻外展损伤 主要特征是外踝具有横形骨折线,腓骨外侧皮质粉碎,有三角形小骨片,骨折线可以恰巧在胫腓骨关节平面或在其近侧或在胫腓下联合的近侧。

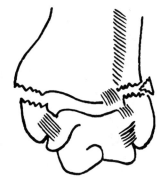

图5-5-3-9 外翻外展型损伤Ⅲ度,骨折线外侧有一块三角形骨片示意图

3. 腓骨骨折部位与胫腓下联合的关系 很重要,代表胫腓下联合损伤范围。今将腓骨按骨折平面分四类。

（1）外踝骨折位于胫骨关节面：当腓骨骨折在胫骨关节面或在其上（图 5-5-3-10），可推测骨间膜完整，或大部分骨间膜完整，因此胫腓下联合未完全破裂。治疗时应使外踝完全复位，为胫腓下联合前韧带和后韧带愈合创造条件。

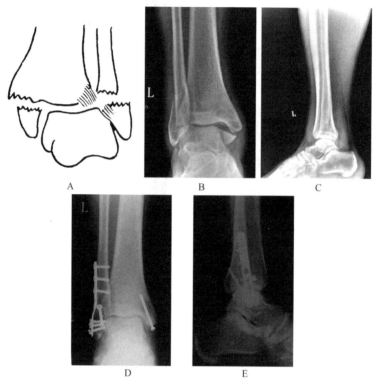

图 5-5-3-10　临床举例　骨折位于胫骨关节平面示意图
A. 示意图；B、C. 骨折 X 线正侧位片；D、E. 内固定术后正侧位片

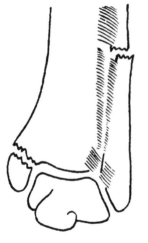

图 5-5-3-11　旋前外展骨折示意图
胫腓下联合前和后韧带及骨间韧带，部分
骨间膜破裂示意图（自马敏）

（2）腓骨骨折：发生在胫腓下联合近侧 6cm 或更近的腓骨，骨间韧带及部分骨间膜破坏，胫腓下联合可分离（图 5-5-3-11）。因此当腓骨骨折满意固定后，胫腓骨之间，仅有近侧骨间膜维持，胫腓下联合仍有明显活动。如腓骨复位固定后，仍不能保持胫腓下联合复位，则需要暂时用螺丝钉横形固定胫腓下联合。

（3）腓骨骨折位于上述两类之间：外翻外展骨折在踝关节平面与近侧 6cm 之间，胫腓下联合因骨折平面高低而损伤程度不同，一般在手术时才能明确。腓骨固定后，如不能确定胫腓下联合的稳定性，可用巾钳向外牵拉外踝来测定。在这类病人，不一定要固定胫腓下联合，其固定指征视腓骨骨折平面而定。

（4）外旋和外展联合伤力造成的损伤：如果伤

足外旋同时外展,产生下部骨折发生在胫腓下韧带近侧,联合损伤的病理类似外翻外旋损伤Ⅳ度,因此时韧带完全撕裂。

（三）治疗

复位时,与骨折移位相反方向使用压力,术者一手将胫骨远端推向外,另一手将患足推向内,同时使足跟内翻,小腿石膏固定。但复位常失败,故应考虑手术复位。根据腓骨骨折情况,选用钢板螺丝钉,或半管型钢板螺丝钉,或髓内钉,或螺丝钉等。内踝骨折一般使用粗纹螺丝钉固定或"8"字形张力带钢丝固定。胫腓下联合是否固定,取决于腓骨固定后,胫腓下联合的稳定性。

第四节 胫骨远端关节面骨折
一、胫骨后唇骨折

（一）概述

可以发生在任何类型的踝关节损伤,极少单独发生。胫骨后唇如有较大的骨片,则损害关节负重面,影响踝关节稳定性。

（二）诊断注意点

后唇骨折,常同时伴有踝关节的其他损伤,仅仅 0.8% ~ 2.5% 是单纯的后唇骨折（图 5-5-4-1）。如果诊断胫骨后唇骨折而未发现内踝或外踝损伤,应注意伴随的软组织损伤,例如胫腓下联合前韧带撕裂及三角韧带损伤,并检查腓骨近端是否有骨折。

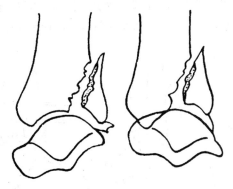

图 5-5-4-1 胫骨后唇骨折移位,踝关节背屈时距骨向后移位（右）示意图

（三）治疗

未涉及关节负重面、不影响关节稳定性时,一般在腓骨骨折复位时,胫骨后唇小骨片随之同时复位。因而对该种类型的后唇骨折的治疗,取决于其他组织的创伤。但累及关节面者,骨折片向上移位,骨片包括胫骨关节面25% ~ 35% 时,应作切开复位并内固定。

1. 手术进路 若腓骨无骨折时,可作后外侧纵行切口,长约10cm（图 5-5-4-2）。

2. 骨折复位及固定 注意不可剥离骨片的韧带附着点,借用骨膜剥离器使骨片复位。先插入两枚克氏针作暂时固定,并透视或摄片确定骨片复位后,再用两枚螺丝钉固定（图 5-5-4-3）。因胫骨后唇甚易碎裂,在旋螺丝钉时应用缓慢动作旋紧,或在螺丝钉固定部位放置垫圈,以增加固定作用。

3. 伴腓骨干骨折时胫骨后唇的手术治疗

（1）如果伴有腓骨干骨折,经后路暴露腓骨,分离远端腓骨片后,先将后唇骨折片复位及固定,然后作腓骨复位,并用1/3 管型钢板及皮质骨螺丝钉固定,必要时稳定胫腓下联合。

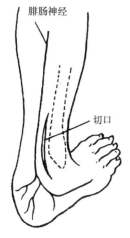

图 5-5-4-2 胫骨后唇骨折
手术入路示意图

（2）有时腓骨严重粉碎骨折，且位于胫腓下联合处，其后胫腓下联合会自行融合。为此，手术时去除胫骨的腓骨切迹的皮质，将腓骨置于其内，并用螺丝钉固定胫腓下联合。

二、胫骨前唇骨折

（一）概况

胫骨前唇很少产生撕脱骨折，而常见是压缩损伤，骨片被挤入近端骨质。偶然胫骨前唇在其额状面产生剪切骨折。前唇骨折片有时很大，可包括内踝和部分胫骨关节面，常被距骨推向前上，并可伴内踝骨折。

（二）治疗

复位时要患足跖屈。但因前关节囊附着点甚薄弱，不能将移位的骨片拉向下，故需切开复位内固定。可经前内侧切口，直视下复位，用"U"钉或骨折片间以加压螺丝钉（粗纹螺丝钉）固定（图 5-5-4-4）。胫骨前唇粉碎骨折比单纯前唇骨折多见，且常包含相当部分负重面，最确切的方法是闭合复位，双钉及石膏固定，即在胫骨近端和跟骨各穿入斯氏钉，牵引复位后立即石膏固定，将两根斯氏钉包在石膏筒内（图 5-5-4-5），一般固定 6 周，拔除斯氏钉，改用小腿石膏固定，继续维持 4 周。

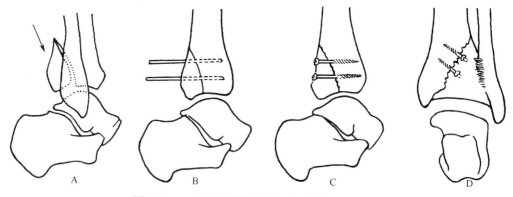

图 5-5-4-3 胫骨后唇骨折螺钉内固定实施示意图
A. 骨折复位；B. 克氏针固定；C. 螺钉固定；D. 骨折片后侧观

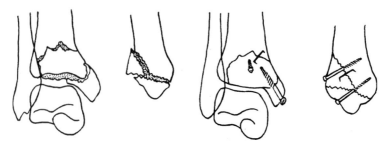

图 5-5-4-4 胫骨前唇骨折螺钉内固定实施示意图

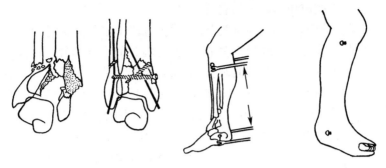

图 5-5-4-5　胫骨远端爆裂骨折切开复位内固定+外固定示意图

三、爆裂骨折(垂直压缩骨折)

(一) 概况

高速纵向压力,造成胫骨下关节面粉碎骨折,及胫骨远端粉碎骨折,骨折片向四周爆裂。但该处四周仅由皮肤包围,不能提供骨片向四周移位的空间,皮肤必然受到巨大张力,形成水疱,甚至皮肤破裂,骨片尖端可刺破皮肤。虽然是由内向外的开放骨折,不同于由外向内伤力造成的开放骨折,但决不能忽视感染的危险性。在许多病例远端腓骨遭受弯曲或扭转伤力而骨折,且明显移位,肢体缩短。

(二) 治疗

按损伤后皮肤条件、骨折范围和其他部位损伤,选择下列不同方法中的一种方法。

(1) 闭合复位后石膏固定。

(2) 切开复位内固定。

(3) 经皮穿针固定。

(4) 骨骼牵引(即跟骨牵引)。

(5) 双针结合石膏固定。

(6) 外固定支架。

(7) 用针穿过跟骨、踝关节及胫骨的内固定方法。

治疗时需注意以下几点:

(1) 如果局部无水疱、无破损、闭合复位又失败,骨片虽属粉碎,但尚能用螺丝钉固定者,应切开复位并内固定。要注意恢复胫骨负重面的解剖关系,并用多根克氏针固定,以维持复位。在术中需经 X 线片检查,观察复位情况。若复位满意,碎骨片间的空隙,可用髂骨松质骨填塞,并用螺丝钉固定。伤口内置硅胶管作持续吸引,最后石膏固定,全身应用广谱抗生素。

(2) 如果皮肤挫伤、破损、水疱或裂口存在首先应严格清创,修剪皮肤后缝合,并立即在静脉内使用抗生素。此时,可在跟骨及胫骨近端穿入斯氏钉,安放纠正器。然后牵开骨折端,使骨折面复位。摄片检查,若复位满意即可用大腿石膏固定,两根斯氏钉固定在石膏内。6 周去除斯氏钉,改用小腿石膏固定。并继续固定 4 周。此方法也适用于无明显皮肤损伤,但骨片粉碎严重,又不能应用内固定的病例。

(3)在诊断爆裂骨折时,必须注意关节以上的骨折(即胫骨远端骨片)。主要骨折线位于关节面近侧,但骨折线可累及胫骨下关节面,也可因关节面近端骨折片移位,虽然骨折未侵及胫骨关节面,仍可发生胫骨关节面倾斜,从而影响踝关节。胫骨远端骨折,通常伴腓骨骨折,故肢体常有缩短畸形。治疗时,首先应恢复腓骨长度,并作切开复位内固定。如系开放性骨折,或严重粉碎性骨折,则可用外固定支架治疗,以维持胫骨长度及距胫关节面水平。此方法便于术后换药,又能保持骨折固定。6周后改用大腿石膏固定,直至骨折愈合。

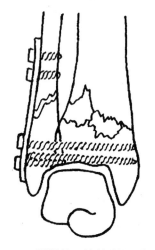

图 5-5-4-6　胫腓骨远端粉碎性骨折切开复位钛板螺钉内固定示意图

(4)有些胫骨远端骨折或爆裂骨折,虽经积极治疗,仍不能保持关节面的整齐,则会产生损伤性关节炎,导致后期疼痛,则可作踝关节融合术,这对下肢功能影响并不大。

(5)有些胫腓骨远端粉碎性开放性骨折,极度不稳定,经清创后尚能勉强缝合皮肤。由于骨折呈粉碎状,踝关节面又倾斜,不宜用钢板螺丝钉固定胫骨,但可采用钢板在腓骨上固定,对胫骨则可用一枚螺丝钉固定远侧胫腓骨,保持胫骨远端关节面水平位,然后用钢板和两枚螺丝钉固定腓骨近侧,钢板远端再用一枚螺丝钉同时固定钢板、腓骨及胫骨(图 5-5-4-6)。这样腓骨的近侧远端均有两枚螺丝钉固定,而胫腓骨远端间也有两枚螺丝钉固定,因此能较好地固定胫腓骨。最后石膏固定,即使剖开石膏更换伤口敷料,也不至于发生骨折移位。

第五节　三角韧带及外侧韧带损伤

一、三角韧带损伤

(一)损伤机制

常见于旋前外展或旋前外旋型损伤。在该两类型的Ⅰ度,即可能有三角韧带损伤。此种损伤往往伴有腓骨骨折或胫腓下联合损伤。故三角韧带损伤必是上述两种类型的Ⅱ度以上损伤组成部分。在旋后外旋损伤中,也可有三角韧带损伤(参见本章第三节)。在此类型损伤中,先产生胫腓下联合前韧带损伤,其后腓骨骨折,再次是胫腓下联合后韧带撕裂,最后是三角韧带损伤。因此在 X 线片上显示外踝在胫腓下联合附近的螺旋形骨折时,即应怀疑有三角韧带损伤。但必须指出,踝关节外侧韧带断裂,即胫腓前韧带及跟腓韧带断裂后,如果伤力继续,距骨发生极度倾斜时,可以损伤三角韧带(图 5-5-5-1),临床上经常误诊、漏诊。

(二)临床表现

踝关节内侧有明显肿胀,其中心在内踝尖端,而在肿胀的下方跟骨内侧,有明显的凹陷。压痛位于内踝尖端或其下,但因单纯的三角韧带损伤非常少,故三角韧带损伤者常伴有并发其他损伤的体征。常规正位侧位片及踝穴摄片,注意距骨向外移位,内侧间隙增宽。如距骨明显向外移位,踝关节内侧间隙大于3mm,可能三角韧带断裂,如果内侧间隙大于4mm,可确定三角韧带断裂。

(三)治疗方法

对三角韧带断裂,作者主张对骨折者经闭合复位满意的,且踝关节内侧间隙恢复正常的病例,可以用石膏固定。但若腓骨或外踝需手术者,可同时修补三角韧带。手术时先内、外侧分别作切口,显露损伤组织,但要先将缝线贯穿好三角韧带两断端,暂不打结扎紧。注意:三角韧带可以从内踝撕裂,也可以从距骨上撕脱,或韧带本身断裂。修补时内踝或距骨钻孔,缝线穿过骨隧道,以便修复韧带(图5-5-3-4)。然后经外侧切口固定腓骨或外踝,根据骨折类型选用不同内固定,最后再结扎修复三角韧带的缝线。如固定

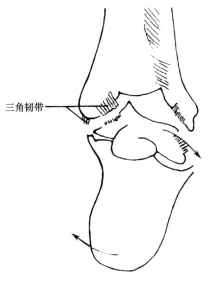

三角韧带

图5-5-5-1　距骨极度倾斜(外旋并向外脱位)致三角韧带撕裂示意图

腓骨后再缝三角韧带,因距骨已复位,缝合相当困难,相反先穿好内侧韧带两断端缝线,则操作容易。因距骨尚未复位,操作区域较大,当然在外踝未固定前不宜结扎缝线,不然容易撕脱,亦不能收紧韧带断端。

在治疗内踝前丘部骨折,伴距骨移位病例,要注意伴有三角韧带深层断裂。应在螺丝钉固定内踝前丘部时,同时修补三角韧带深层。

二、外侧韧带损伤

(一)损伤机制

由于距骨内收、内旋,或同时伴有跖屈造成的损伤机制。已被拉紧的距腓前韧带,损伤后,如伤力继续,则造成跟腓韧带断裂。通常外侧跟距韧带及相邻的距下关节囊亦破裂,并可促成外侧韧带撕裂。内翻和跖屈是踝关节外侧韧带损伤的主要原因,跟骨内翻畸形更易产生。笔者发现在习惯使用右手的人,右踝关节的肌力强于左侧,反之亦然,因右力者众多,故左踝关节外侧韧带扭伤居多数。

(二)诊断

1. 内翻应力拍片　检查者一手握住患足的小腿远端,另一手使足跖屈内翻位,摄正位片。在胫骨远端关节面及距骨体上关节面分别划条线,两线相交处形成的角度,即距骨倾斜度,此角称距骨倾斜角(talar tilt angle)。在麻醉下,内翻应力试验更可靠。必须注意有些病人的生理性距骨倾斜角比较大,儿童一般大于成人,习惯使用右手的人,左踝关节生理性距骨倾斜度大于右踝。患侧距骨倾斜角大于对侧9°时,才有诊断价值。健侧踝关节内翻应力试验,腓骨产生外旋。正位X线片见外踝有泪滴状阴影。在外侧韧带断裂的人,外踝无泪滴状阴影存在(图5-5-5-2)。

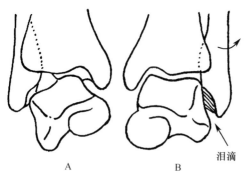

图 5-5-5-2　内翻应力试验示意图
A. 外侧韧带撕裂;B. 外踝旋转,且有泪滴状阴影

2. 矢状应力试验或前抽屉试验　距腓前韧带撕裂后,造成踝关节前后不稳定,距骨向前移位。正常作矢状应力试验时,也有一定生理活动范围。在作检查时不用麻醉,偶尔局部注射 0.5% 普鲁卡因,或关节腔注射普鲁卡因。应嘱伤员屈曲膝关节 45°,放松腓肠肌,以利跟骨距骨向前移动。术者一手将病人的胫骨推向后,另一手将跟骨向前拉。在距腓前韧带断裂的患者,术者可感到患足及距骨向前移动。阳性矢状应力试验仅能确诊距腓前韧带损伤,而不能确定跟腓韧带是否损伤。

3. 关节造影　关节造影在伤后应尽早进行,以免血凝块堵塞关节囊裂口。一般使用 19 号针头,进针处可在胫前肌外侧,穿透关节囊后注射少量利多卡因,然后注入造影剂 5cm。在正常踝关节注射造影剂时,就感到抵抗力,尤其在最后几毫升时,而韧带断裂者无此感觉,即可注射较多造影剂。拔出针头,反复跖屈背伸踝关节,以便于造影剂扩散。随后正侧位摄片。6%~10% 的踝关节可与距下关节交通,或与姆屈长肌腱交通。造影剂进入上述组织内无诊断意义。当距腓前韧带断裂时,伴关节囊破裂者,造影剂进入筋膜下。X 线片上显示造影剂扩散到腓骨远端周围。表示有跟腓韧带断裂。内翻应力试验、矢状应力试验结合关节造影,有助于正确诊断踝关节韧带损伤,特别有助于诊断陈旧性损伤。

4. 腓骨肌腱鞘造影　跟腓韧带损伤者,腓骨肌腱鞘内层常有纵行劈裂,可裂缝较小。踝关节造影时,其造影剂不能经裂缝孔进入腓骨肌腱鞘。而当造影剂注入腓骨肌腱时,造影剂可经内侧壁的裂孔漏出,并可进入踝关节。如造影剂保持在肌腱鞘内,即认为阴性,无跟腓韧带损伤。

（三）分类

著者按外侧韧带损伤部位和程度分类如下:
Ⅰ度　轻度损伤,距腓前韧带部分纤维撕裂,韧带仍连续。
Ⅱ度　该韧带有较多纤维撕裂,但韧带仍连续。
Ⅲ度　严重损伤,韧带完全断裂。
Ⅳ度　最严重损伤,是距腓前韧带和跟腓韧带、距腓后韧带完全断裂。

（四）治疗

1. 石膏固定　距腓前韧带与关节囊相连,血供丰富,且关节囊部分破裂,置患足与伤力相反位置,撕裂组织可靠近,小腿石膏固定,距腓前韧带可愈合。如伴有跟腓韧带断裂,应将踝关节固定于 90° 位,又有轻度外翻,固定时间要延长。拆除石膏后,应用弹力绷带包扎,直至肿胀消退。此后患足鞋跟外侧填高。

2. 手术治疗　笔者认为,对年轻的运动员,新鲜的距腓前韧带和跟腓韧带损伤应立即手术修补,手术越早越好。如果延迟,断裂的韧带已收缩,且周围组织粘连,又要修剪韧带断端,以致缝合困难。有软骨碎片者应摘除。

（1）距腓韧带断裂部位,常位于距骨体外侧的骨隆起部,甚易修补缝合。

（2）跟腓韧带可从外踝附着点撕脱,或附有外踝尖端发生撕脱骨折,可将韧带断端固定于外踝,并作"8"字形缝合。有时在距下关节处断裂,远端韧带隐藏在腓骨肌腱下,术者必须切开支持带,并牵开腓骨肌腱缝合韧带。一般采用弧形切口,并避免损伤趾伸短肌的运动支神经及腓肠神经感觉支。

（3）陈旧性外侧韧带损伤,对反复扭伤,距骨倾斜,在矢状向不稳者需重建韧带。用游离的筋膜条或游离肌腱,一端仍保持附着点的肌腱,也可用劈开一半的腓骨短肌腱作肌腱固定术。

（4）用跖肌腱重建距腓前韧带及跟腓韧带。笔者认为腓骨肌是重要的足外翻肌,牺牲了不免可惜。不如采用跖肌腱最好,因跖肌腱细长,呈圆形,非常牢固,长度足够。手术时先在小腿中部腓肠肌内侧作一小切口,找到跖肌腱并切断,然后在跟骨结节处作纵行切口将肌腱抽出,再在跟骨钻孔道,自跟骨内侧至跟骨外侧壁的隆起,相当跟腓韧带附着点。跖肌腱经此孔道穿至跟骨外侧。把腓骨肌腱牵向前,再在外踝钻一水平孔,此时把腓骨肌腱牵向后下。在距骨颈外侧钻垂直孔,跖肌腱末端缝至跟骨外侧。后期已产生创伤性关节炎者,宜作踝关节融合术。

第六节　胫腓下联合分离

一、胫腓下联合前部分离

（一）损伤机制

胫腓下联合前部分离,为外旋伤力所致。距骨体的前部分推挤外踝,使其向外向后扭转,常见胫骨前结节撕脱。但多数病例为胫腓前韧带本身撕裂。以后是韧带后方的滑膜盲管被撕裂及骨间韧带部分纤维断裂,腓骨在外旋时,胫腓后韧带也承受应力,可发生胫骨后唇撕脱骨折,此点被学者认为是外旋损伤的特征,并暗示前胫腓联合亦分离。撕脱骨片很小,极少超过关节面的1/4(图5-5-6-1)。

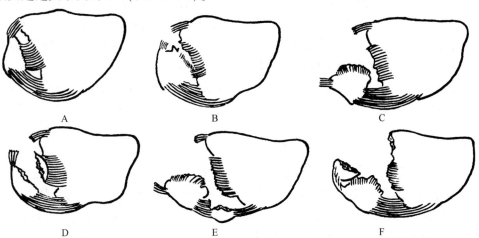

图5-5-6-1　胫腓下联合前方损伤,不同程度解剖改变示意图

A. 正常韧带;B. 胫腓前韧带、滑膜盲管及部分骨间韧带撕裂;C. 骨间韧带完全撕裂;

D. 近端腓骨与骨间韧带相连;E. 胫骨后缘撕脱;F. 胫骨前结节撕脱

外旋伤力大小不同,胫腓联合自前向后的破裂深度亦各异,如伤力持续,必然腓骨发生螺旋形骨折,其骨折平面各不相同,极少数可出现解剖颈骨折(称 Maisonneuve 骨折)。多数为腓骨远端骨折,有人称之为经胫腓联合腓骨斜形或螺旋形骨折(图 5-5-6-2)。此类病例可有三角韧带浅层的前部撕裂,或内踝前丘部骨折,或内踝骨折,或三角韧带深层和浅层都断裂。

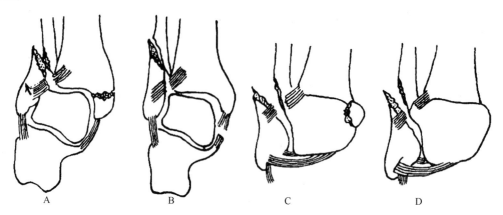

图 5-5-6-2　胫腓下联合前部韧带损伤示意图
A. 腓骨螺旋骨折;B. 前图跖面观;C. 三角韧带同时撕裂;D. 前图跖面观

(二) 诊断

据以上分析,在诊断胫腓前联合分离时可伴随以下骨折:腓骨颈骨折;经胫腓联合骨折;胫骨前结节撕脱骨折;胫骨后唇撕脱骨折;内踝前丘部骨折伴踝关节内侧间隙增宽。

小腿内旋位,踝关节摄片如果踝关节及小腿内旋 30°～40°时,在踝关节正位片上,外踝呈现凹陷,说明腓骨处于外旋位,应该检查腓骨,排除腓骨骨折。此外可作患足跖屈位时踝关节侧位摄片,如发现踝关节前部间隙不平行且增宽,应怀疑胫腓下联合前韧带撕裂。

踝穴片是诊断胫腓下联合分离的重要手段。正常腓骨与胫骨前结节的重叠阴影 B～C 应不小于 8mm,或不小于腓骨宽度的 1/3。正常胫腓骨联合间隙 A～B 应不超过 3mm。如摄片时足外旋,此间隙缩小,足内旋时间隙清晰可见。摄踝穴位片,踝关节内侧间隙最清楚,并有增宽。说明胫腓联合前部撕裂及内侧三角韧带损伤。

踝关节侧位片:在应力下胫骨向前拉,患足向后推,胫骨向前移而距骨腓骨向后外移。因此在侧位片显示踝关节前间隙增宽。

(三) 治疗

1. 非手术治疗　若是单纯胫腓联合韧带损伤,只需闭合复位和小腿石膏固定 6 周。胫骨后唇撕脱骨折,骨折片不超过 1/4 关节面,且对关节无影响者,也可用石膏固定。在伴腓骨骨折的病例如能复位,仍可用石膏固定。骨折复位不满意者,即应作腓骨切开复位及内固定,腓骨牢固地固定后,用小腿石膏固定 6 周。

2. 手术治疗　在伴有胫腓下联合分离的腓骨骨折者,腓骨的复位治疗甚重要。要根据不同骨折类型,采用相应方法。

（1）如腓骨远端螺旋形骨折，则用两枚螺丝钉固定，螺丝钉应从后外方向前内方，从远端向近端。

（2）腓骨下段横形或短斜形骨折，可采用髓内钉固定，以确保腓骨稳定，保持胫腓下联合复位。为了避免螺丝钉断裂和保护踝关节及腓骨生理功能，笔者主张术后8周取出胫腓下关节处的螺丝钉。

胫腓下联合分离，一般不作内固定，但在下列情况下应固定胫腓下联合：腓骨高位骨折单纯固定腓骨不能保持下联合复位，外踝固定后或修补三角韧带并固定外踝后仍不能维持下联合稳定者。

胫腓下联合可用螺丝钉固定，也可用"U"形钉固定。在胫腓下联合前作6cm长切口，内旋腓骨复位，然后用1~2枚胫腓联合"U"形钉，短臂插入腓骨，长臂插入胫骨，"U"形钉应与胫腓前韧带平行。

伴有三角韧带撕裂者可以闭合复位并用石膏固定8周。固定期必须经常随访，一旦发现内侧间隙增宽，即应手术治疗。

二、胫腓下联合完全分离

（一）概述

较常见。使四条韧带均遭破坏，骨间膜也同时损伤，骨间膜损伤范围直至腓骨骨折的平面，胫腓下联合完全分离是一种复杂的损伤，包括：胫腓联合近端高位的腓骨骨折；胫腓联合近侧骨间膜破裂，直至骨折平面；四条韧带完全断裂以及内踝撕脱骨折或三角韧带断裂（图5-5-6-3）。

（二）损伤机制

胫腓下联合分离，由于外展或外旋暴力所造成，有时是两种暴力联合在一起所引起的。在以外展伤力为主的病例，胫腓联合的韧带均断裂，并伴随骨间膜破裂，伤力使距骨及腓骨远端向外，腓骨产生横形、短斜形骨折或呈蝶形骨折；以外旋伤力为主的损伤，腓骨产生螺旋形或长斜形骨折，胫腓联合韧带也同时损伤。

（三）治疗

多数情况需手术切开复位内固定。腓骨干骨折需正确复位及坚强固定，恢复腓骨长度，确保胫腓下联合的解剖关系。横形、短斜形的骨折，可用髓内钉固定。横形、短斜形及粉碎性骨折也可用半管型钢板螺丝钉固定，或1/3管型钢板螺丝钉固定。长斜形或螺旋形腓骨骨折，可用钢丝环扎，或结合小螺丝钉固定。在螺丝钉固定胫腓下联合时，踝关节应置于90°位。三角韧带撕裂伤需同时进行修复。经三角韧带修补和腓骨牢

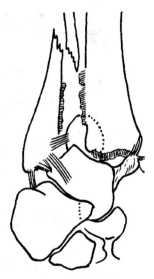

图5-5-6-3　胫腓下联合完全分离，骨间膜及胫腓联合四条韧带撕裂，可伴内踝撕脱骨折示意图

固地固定的踝关节,也可不固定胫腓下联合。若骨折固定后不稳定,腓骨处于外旋位,此时应固定胫腓下联合。

三、儿童胫腓骨分离

因儿童的胫腓骨远端骨骺尚未融合,当发生损伤时,其胫腓下联合分离与成人必然不同。胫骨远端生长软骨板与腓骨的骺板不在同一平面(图 5-5-6-4)。腓骨远端骨骺板在胫骨关节面平面,而胫骨远端生长骺板在关节近侧。两骺板的距离因人而异,因年龄而不同,甚至两侧亦不尽相同。骨骺损伤最常见于 10 ~ 14 岁的儿童。胫骨远端骨骺板的内侧部分厚达 10mm,外侧约 8mm。当损伤后胫骨远端骨骺板向外移位,腓骨干骺端受到推挤应力,引起腓骨干骨折,胫腓间的骨间膜破裂,撕裂范围在腓骨的骨折平面。然后腓骨远端与胫骨骨骺仍保持紧密的解剖关系,胫腓下联合的韧带完整无损(图 5-5-6-5)。而在成人是胫腓下联合的韧带首先撕裂。在儿童胫腓骨远端骨骺一起向外移位,故胫腓下联合无分离。此类损伤常见于 Salter-Harris Ⅰ 型骨骺损伤及胫骨远端三平面损伤(见骨骺损伤)。治疗比较容易,通常麻醉下闭合复位,石膏固定 6 ~ 8 周。

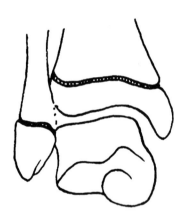

图 5-5-6-4　儿童胫骨和腓骨远端骨骺线
不在同一平面,腓骨骨骺线与踝关节面
平行示意图

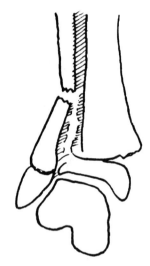

图 5-5-6-5　儿童胫腓联合损伤、骨间膜破裂,
而胫腓下联合可能完整无损示意图

第七节　踝关节损伤的一些特殊问题

有一些踝关节损伤,如按常规治疗常以失败告终。因此有必要对这些特别问题加以介绍,以求重视。

一、腓骨骨折移位交锁

1947 年 Bosworth 首先报道,故又称 Bosworth 骨折(图 5-5-7-1),因少见,易误诊。

（一）损伤机制

其属内翻外旋骨折。首先造成胫腓下联合韧带破裂,腓骨向后内移位,继而腓骨远端骨折,近骨折段的远端交锁于踝穴后缘上 1cm 范围内。因胫骨后外侧有骨性隆起,称为外侧嵴,自踝穴延伸至近侧1cm,损伤时腓骨近端处在此嵴的后内面。由于骨间膜的张力和踝关节外侧韧带的张力,腓骨近端骨片乃牢牢交锁于移位区域。而超过踝穴 1cm 以上的胫骨后缘为光滑的斜面,如果骨折发生在此平面,腓骨近端骨折片不可能交锁,因往往自动复位。

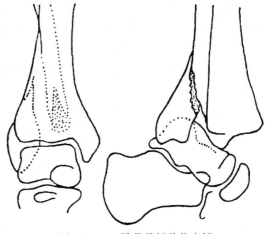

图 5-5-7-1 腓骨骨折移位交锁
（Bosworth）骨折示意图

（二）诊断

诊断主要依据:

1. 临床表现 包括踝关节肿、压痛及骨折症状,患足处于外旋 90°状。

2. X 线片

（1）典型的内翻旋后外旋骨折:外踝螺旋形骨折,侧位骨折线自后上方斜向前下方。骨折线延及距踝穴 1cm 内,常伴有内踝撕脱骨折或三角韧带断裂;也可有胫骨后唇骨折;也可有伴距骨向外向后脱位。

（2）踝穴位摄片:在踝关节侧位片,外踝偏胫骨最后侧,而在踝关节正位片,腓骨又偏向胫侧。

（3）胫腓骨特殊摄片:凡疑诊 Bosworth 骨折或要排除此类损伤,应摄包括膝关节、胫腓骨及踝关节的正侧位片,即可显示 Bosworth 骨折的特征。膝关节正位时踝关节似侧位,相反膝关节侧位时踝关节如同正位。

（三）分类

1. Ⅰ 型 典型的 Bosworth 骨折。是内翻外旋损伤,外踝骨折线在胫腓下联合附近,按其损伤程度的不同,可分为几种亚型。

（1）单纯的腓骨骨折移位交锁:患足外旋损伤时,先有胫腓下关节前韧带损伤,骨间膜损伤,以后是胫腓下关节后韧带损伤,远侧骨间膜破裂,在伤力作用下腓骨向后脱位,伤力继续则产生腓骨骨折,近端骨片由于骨间膜紧张及软组织张力,被交锁于胫骨后外侧,即为Bosworth 骨折。此时内踝及三角韧带并未损伤。

（2）伴内侧损伤的 Bosworth 骨折:由于伤力继续所致,此种即为内翻外旋骨折Ⅳ度。

2. Ⅱ 型 不典型 Bosworth 骨折:腓骨骨折线在上 1/3 段。此乃因腓骨后脱位时,骨间膜撕裂范围广泛,此时腓骨的远端骨折片交锁于胫骨后。

（四）治疗

1. Ⅰ 型 手法复位时应将踝关节向后推并内旋,另一手将腓骨近侧骨片向前外推挤,使近侧骨片解锁。然后按常规使外踝及距骨复位。闭合复位失败,应切开复位,先将交锁于胫骨的腓骨近端骨片解脱出来,即可见腓骨回至胫骨外侧,直视下复位,外踝或腓骨用螺丝钉或钢板螺丝钉固定。如内踝骨折也需螺丝钉内固定,胫腓下联合是否需要固定,取决于复位后胫腓联合是否分离,还取决于内外踝骨折固定后的稳定性。当内踝及外踝或腓骨复位满意,且固定坚强,则胫腓下联合自动复位,不必用螺丝钉固定胫腓下联合。当然,如不符合上述要求时,则应固定胫腓下联合。

2. Ⅱ型 因远端骨折片交锁于胫骨后内,闭合复位极易成功,一般不必切开复位。但是如果复位后胫腓下联合分离,或内踝复位不满意,仍应切开复位并作内固定。

二、腓骨撕脱骨折

(一) 分 型

Ⅰ型 撕脱骨片,有距腓前韧带和胫腓下联合前韧带附着。

Ⅱ型 外踝的胫腓前韧带撕脱骨折,伴外踝斜形骨折,外踝远端有距腓前韧带及跟腓韧带附着,小骨片有胫腓下联合前韧带附着。

Ⅲ型 胫骨前结节骨折,胫腓前韧带附着点撕脱骨折。伤力继续产生外踝斜形骨折,距骨撞击腓骨近端骨折片的远端,进而产生腓骨前小骨片骨折。

(二) 治 疗

一般石膏固定 6 周即可。

三、腓骨近端骨折

此种骨折为踝关节外旋伤力所致,首先胫腓下联合前部分韧带损伤,或胫腓下联合完全破坏,伴骨间膜损伤,伤力继续,则产生腓骨近端骨折。伤力不停止,进而产生踝关节内侧损伤。此类骨折很不稳定,腓骨常需切开复位内固定。由于骨间膜广泛损伤,腓骨内固定不能保持胫腓下联合的稳定性,故常需用螺丝钉或"U"形钉固定胫腓下联合。当然术后 8 周必须拔除胫腓下联合内固定。也可以不顾腓骨骨折,而固定内踝、并用"U"形钉纠正在胫腓下联合处的腓骨外旋,用螺丝钉固定撕脱的胫骨前结节。

四、双踝骨折

内外踝横形骨折:在胫腓联合以下骨折。横向剪切伤造成。骨折线在内外踝的基底部,非常不稳定。由于内外踝与距骨一起向外移动,故踝穴大小如旧。先固定内踝;此时距骨及外踝仍可外移,便于检查内踝关节面是否整齐。以后将距骨复位,外踝用粗纹螺丝钉固定,或皮质骨螺丝钉固定到近端腓骨内侧皮质(图 5-5-7-2)。

(一) 齐胫腓联合的腓骨骨折

未侵及胫腓联合,而内踝为撕脱骨折。由外展伤力造成,腓骨骨折线成短斜形,或者有部分骨折线横形经胫腓联合旁。骨折线未累及胫腓联合,意味着胫腓联合未遭矢状破裂。同样先固定内踝,利用距骨外移,检查内踝关节面。外踝用两枚螺丝钉固定(图 5-5-7-3),或髓内钉固定。

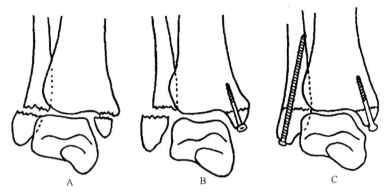

图 5-5-7-2　双踝在胫腓下联合平面下方骨折内固定示意图

A. 双踝向外移位,踝穴正常;B. 固定内踝后、距骨向外移位,观察内踝关节面;C. 内外踝固定

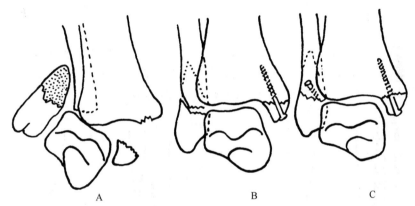

图 5-5-7-3　外踝在胫腓联合平面骨折内固定示意图

A. 图示外踝骨折线;B. 先固定内踝后,利用距骨向外移位,检查内踝关节面;
C. 外踝用螺丝钉固定

(二) 内踝撕脱骨折

腓骨骨折线经过胫腓联合,由外旋损伤所致。此时伴胫腓联合前部韧带断裂,即胫腓下联合前部分离。外踝可用两枚皮质骨螺丝钉固定,或用钢丝环扎;或骨片间钢丝固定;或者钢丝和螺丝钉合并固定。内踝用螺丝钉固定。如果腓骨外旋未纠正,而胫腓下联合分离,则可用"U"形钉或螺丝钉固定胫腓下联合(图5-5-7-4)。但应在8周后拔除胫腓下联合的内固定。

(三) 内踝撕脱骨折

腓骨骨折在胫腓联合近端,腓骨近端骨折称 Maisonneuve 骨折,前已叙述。另一类腓骨中下部骨折,是间接暴力所致。应该正确复位,恢复腓骨的长度,有许多固定方法。使用6孔半管型或1/3管型钢板螺丝钉固定最合适。这类损伤均存在胫腓下联合完全分离。内外踝固定后,要检查胫腓下联合的稳定性,不稳定者采用"U"形钉固定或螺丝钉固定(图5-5-7-5)。

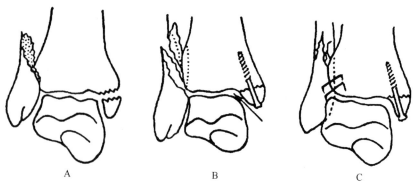

图 5-5-7-4　经过(齐)胫腓联合平面外踝骨折内固定示意图

A. 外踝骨折经过胫腓联合平面；B. 先固定内踝后，检查内踝关节面；

C. 内踝螺丝钉固定，外踝"U"形钉和钢丝固定

（四）外踝撕脱骨折

内踝受挤压损伤，由内翻(旋后内收)暴力造成。内踝骨折线较垂直，胫腓下联合未损伤。由于内踝先用两枚平行克氏针固定，然后逐根更换螺丝钉固定，两枚螺丝钉平行，检查胫骨远端关节面。外踝可用螺丝钉，或张力带缝合(图 5-5-7-6)。

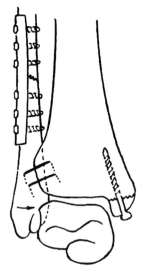

图 5-5-7-5　双踝骨折时螺钉、钛板及"U"形钉固定技术示意图

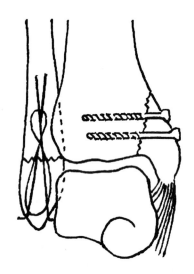

图 5-5-7-6　双踝骨折时螺钉+内踝克氏针张力带固定技术示意图

五、三踝骨折

凡是双踝骨折的外踝损伤中，几乎常伴有胫骨后唇骨折，如果是由纵向压缩力造成，则胫骨后唇的骨折片往往超过关节面的 25%。此时胫骨后唇应手术切开复位及内固定，且先于内外踝固定之前。因胫骨后唇骨折在胫骨的后外面，因此可利用外踝后侧手术切口，在直视下先用两枚克氏针固定，其后逐根更换螺丝钉，然后固定内踝。检查关节面是否平整，最

后固定腓骨或外踝。是否要固定胫腓下联合,取决于胫腓联合的稳定性(图5-5-7-7)。

六、外踝或腓骨功能不全

外踝及腓骨的生理功能以前已有介绍,外踝不仅参与踝关节的结构,并对踝关节的稳定性有密切的关系,且具有负重功能。如破坏此功能,严重者可导致踝关节损伤性关节炎。故在踝关节严重损伤的病理,如未能注意外踝及腓骨的生理功能,有可能造成其功能不全或功能损害(图5-5-7-8)。常见有以下病损:

(1)外踝极度外旋,外踝对距骨的关节面转向前。外踝关节面不再支持距骨关节面,失去负重功能。

(2)胫腓下联合分离,外踝向外移位,踝穴扩大,踝关节不稳定。

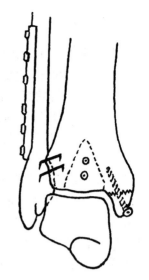

图 5-5-7-7 三踝骨折内固定
示意图

(3)腓骨及距骨后脱位。

(4)骨折畸形愈合,腓骨缩短,外踝也丧失负重功能,踝关节不稳定。其中第1~3点与胫腓下联合分离有关。其治疗方法有两个:①胫腓下关节融合术。②用肌腱修复胫腓下联合。

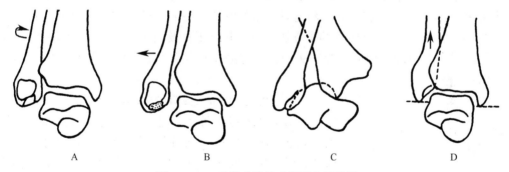

图 5-5-7-8 外踝或腓骨功能不全示意图
A. 外踝外旋,关节面向前;B. 外踝向外移位;C. 外踝向后移位;D. 腓骨缩短,外踝向近侧移位

第八节 踝关节陈旧性骨折治疗

踝关节骨折脱位,超过3周以上,属于陈旧性损伤。因此时已失去了闭合复位的最佳时间,手术切开复位是唯一可行的途径。

一、陈旧性踝关节骨折或骨折脱位

(一) 手术指征

损伤超过3周,但关节软骨无明显破坏者,均可作切开复位。

(二) 手术方法

1. 双踝骨折 可采用内侧和外侧切口,分离骨折线及切除骨断端间的瘢痕组织,同时需清除踝关节内的瘢痕组织,此时即能直视下复位。首先固定外踝,距骨及内踝移位也往往随之纠正。外踝及内踝分别用螺丝钉固定。当然也可用张力带钢丝固定。

2. 陈旧性三踝骨折(内翻外旋骨折) 关键在于恢复胫腓联合的解剖关系,外踝也必须尽力解剖复位。对伴有胫骨后唇骨折者,宜采取后外侧手术进路。此切口特别适宜用于胫骨后唇的后外部分骨折。如伴内踝骨折,另作不同的切口,术中:暴露内踝、胫骨后唇骨片及外踝骨片后,切除各骨折断间及胫腓下联合间瘢痕组织,清楚地显示胫骨的腓骨切迹。切除距骨体与胫骨下关节面间的瘢痕,以便恢复容纳距骨体的踝穴。在新鲜三踝骨折中,首先固定胫骨后唇骨折。在陈旧性损伤,胫骨后唇骨片,其胫腓后韧带与外踝相连,外踝未复位前,胫骨后唇无从复位。先将外踝置于胫骨的腓骨切迹内,用钢板螺丝钉先固定腓骨,由于腓骨受周围挛缩软组织的牵拉,此时胫腓下联合必须仍分离。因此用螺丝钉固定胫腓下联合成为陈旧性踝关节脱位手术中的重要步骤。用两枚螺丝钉固定胫腓下联合,再复位固定胫骨后唇就比较容易。胫骨后唇骨片与距骨间存在瘢痕,妨碍骨片复位,常需将瘢痕切除。

3. 外翻外旋型陈旧性损伤 内侧为内踝骨折或三角韧带断裂,外侧为腓骨中下 1/3 骨折,胫腓下联合分离,腓骨骨折线以下骨间膜破裂。

经内侧和外侧进路,在内侧暴露内踝骨折,外侧暴露腓骨干及胫腓联合。切除骨端和瘢痕,显露胫骨远端的腓骨切迹,然后将腓骨用钢板螺丝钉固定,胫腓下联合亦用螺丝钉固定,即将外踝及腓骨远端固定于胫骨的腓骨切迹内。此时距骨及内踝即已复位,内踝即可用螺丝钉固定。固定内踝时,踝关节置于90°位,固定胫腓下联合时,踝背屈 20°位,防止下联合狭窄及踝穴缩小。

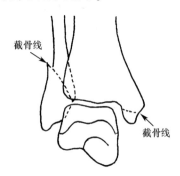

图 5-5-8-1 内外踝畸形愈合时
截骨术切线示意图

若内踝无骨折,而踝关节内侧间隙增宽大于 3mm,则在作钢板螺丝钉固定腓骨及胫腓下联合前,要先切除内踝与距骨关节面间的瘢痕,不然距骨难以复位。同时探查三角韧带深层。如发现三角韧带断裂,应先缝合三角韧带,但陈旧性损伤病例,其三角韧带的断端常挛缩,通常不能直接修补,需要用胫后肌腱替代。

4. 内踝及外踝骨折畸形愈合 视畸形不同,可行外踝斜形截骨(图 5-5-8-1),纠正外踝与距骨向外脱位。用两枚克氏针暂行固定胫骨和腓骨。切除距骨与内踝间瘢痕,酌情内踝截骨,同时修补三角韧带。然后固定内踝及外踝。如果胫腓下联合不稳定,则螺丝钉经外踝穿过胫腓下联合至胫骨,以固定胫腓联合。

5. 内踝骨折不连接 如果内踝假关节伴有疼痛和压痛,则需手术治疗。在伴有外踝骨折时,则应先固定外踝。如果内踝骨折骨片较大,可以修整两骨面,去除硬化骨,螺丝钉固定即可。植骨有利于内踝的愈合。考虑到内踝部位皮肤及软组织紧张,植骨片绝对不应置于骨折的表面,而用骨栓植入骨皮质深面。

二、踝关节融合术

（一）腓骨截骨融合术

采用经腓骨切口。切除胫骨及距骨软骨，切除胫骨外侧皮质骨及距骨外侧面，切除腓骨远端的内侧面，然后切取腓骨置于踝关节外侧，胫腓骨间两枚螺丝钉固定，外踝与距骨用一枚螺丝钉固定。

（二）腓骨截骨加压融合术

位于胫腓下联合前纵行切口，切开皮下组织及深筋膜，游离腓浅神经的外侧支。切断并结扎腓动脉穿支。距外踝尖端 6cm 处切断腓骨。游离腓骨软组织附着，自近侧向远侧，腓骨远端内侧皮质及外踝关节面切除，切除胫骨远端关节面，切除距骨的关节面，用粗纹螺丝钉固定胫距关节。然后切除距骨外侧关节面及胫骨的腓骨切迹，远端腓骨复位后用螺丝钉固定胫腓骨，另一枚螺丝钉固定外踝及距骨，此融合术方法简便，融合接触面广，骨片间有一定压力，有利骨愈合。

（三）前滑槽植骨踝关节融合术

采用踝关节前路，暴露关节囊，进入踝关节。自胫骨远端前面，截取 2cm×6cm 长方形骨片。切除胫距骨间软骨，同时纠正踝关节畸形，用粗克氏钢针或斯氏钉暂时固定踝关节，然后于距骨颈及体部位开槽，以接纳胫骨骨块。将胫骨片下端插入距骨槽内，近端骨片嵌于胫骨槽内。骨块与胫骨和距骨分别用螺丝钉固定。自胫骨槽内取松质骨，填塞在踝关节前间隙，缝合伤口，石膏固定。

踝关节融合术常用术式见图 5-5-8-2。

三、踝关节成形术

（一）手术指征

（1）踝关节骨关节炎关节周围韧带完整，距骨无明显内翻或外翻畸形。
（2）类风湿踝关节炎未长期用激素，无明显骨破坏。

（二）禁忌证

（1）踝关节损伤性关节炎伴韧带损伤，距骨有 20°以上内外翻畸形，解剖结构破坏，近期感染等。
（2）类风湿踝关节炎，经长期激素治疗，明显骨破坏。
（3）踝关节融合失败者。
（4）距骨无菌性坏死。

（三）踝关节手术效果评定标准

（1）轻度或无疼痛。
（2）假体无移动及位置不良。
（3）不需要进一步手术。

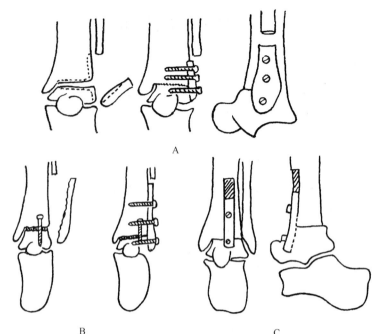

图 5-5-8-2 踝关节融合术常用术式举例示意图

A. 腓骨截骨融合术；B. 腓骨截骨加压融合术；C. 前方滑槽植骨踝关节融合术

（四）踝关节成形术后步态改变

（1）术后踝关节活动范围可在正常限度内，但是在步行周期中的某些阶段活动模式异常。正常人足着地时，仅足跟先着地，踝关节处中和位。当该足负重结束，足趾离地时，踝关节由背屈转为明显跖屈位。而踝关节假体置换后，行走开始时整个足着地，即足跟及足趾与地面接触踝，关节处在最大被动的跖屈位，而足趾离地时，踝关节无跖屈或轻度跖屈，因此缺乏推进力。步态的改变与关节稳定性、踝关节及足部的疼痛或僵硬无关，也与跗中关节疼痛无关。

（2）文献报道认为步态的改变是由于关节囊内接受本体感受的神经遭到破坏。如同小腿三头肌瘫痪，造成踝关节不稳，影响病人步行速度、步距及行走节律。小腿肌力减退后，病人采取两个代偿机制。

1）对侧踝关节采用不同于正常的踝关节活动模式，而类似置换术侧踝关节活动。

2）第二个代偿机制是近侧肌肉发挥更大作用，肌电图示点臀大肌、股四头肌和腘绳肌的肌电活动延长。

由于小腿三头肌肌力减退，行走时缺乏推进力，而依赖腘绳肌的收缩屈曲膝关节，便于足趾离地。导致肢体的向前能力减退，步距、节律和速度等的减退。因此如果近侧关节不能很好代偿的病人，踝关节置换术不能取得满意结果。踝关节异常活动模式可引起后期假体松动。随时间延长，并发症也增加。因此踝关节置换术，目前很少有指征，一般主张作踝关节融合术。

第九节　足部损伤概述及距骨骨折脱位

一、概　　述

随着高层建筑的增多,足部骨折的发生率逐年增高,并与手部相似,占全身骨折的10%左右,其中以距骨、趾骨及跟骨为多见,三者相加达足部骨折的90%以上。足部的重要性在于它为人体站立及行走提供必要的接触面;在各种复杂的地面情况下,通过足部肌肉及26个骨骼之间的协调完成步行、跳跃和跑步等各种动作,以及单足站立和双足站立的平衡与稳定。现将临床上常见的足部损伤,由近及远按节分述于后。本节主要阐述距骨骨折脱位。

二、距骨骨折脱位

全身诸骨骼中距骨是唯一一块无肌肉起止的骨骼,仅由滑膜、关节囊和韧带相连,因此血供较差,不愈合及无菌性坏死者多见。此种损伤的发生率在足部骨折中约占1%,虽十分少见,但所引起的问题较多,属临床上为大家所重视的难题之一。

(一) 解剖特点及致伤机制

1. 距骨的解剖特点　距骨分为头部、颈部及体部;头部与舟骨构成距舟关节,后方为较窄的距骨颈;距骨体位于后方,不仅体积最大,上方以滑车状与胫骨下端构成踝关节,此处为力量传导最为集中的部位,易引起损伤。

距骨表面有60%左右部位为软骨面所覆盖,上关节面边缘部分亦有软骨延续,距骨可在"榫眼"内向前后滑动的同时,亦可向左右倾斜及旋转活动。

距骨体的后方有一突起的后结节,如在发育中未与体部融合时,则形成游离的三角形骨块,周边部光滑,常可见于X线片上,易与撕脱骨折相混淆。

距骨无肌肉附着,但与关节囊及滑膜相连,并有血管伴随进入,如在外伤时发生撕裂,则易因血供中断而引起缺血性坏死。

2. 致伤机制及分型　大多系由高处坠下时的压缩或挤压暴力所致;尤以足背伸时更易引起。此时以距骨颈部骨折为多发,次为距骨体骨折。足处于中间位时,多导致距骨体骨折,而足跖曲时则距骨后突骨折多见。类同的暴力尚可引起距骨的脱位。距骨骨折一般分为以下五型:

(1) 距骨头骨折:多呈粉碎状,较少见(图5-5-9-1)。

(2) 距骨颈骨折:较多发,视骨折情况不同又可分为两型(图5-5-9-2)。

1) 单纯距骨颈骨折,不伴有脱位征者。

2) 伴距骨体后脱位的距骨颈骨折,此型较复杂,后期问题亦多。

(3) 距骨体骨折:亦可分为三型(图5-5-9-3)。

1) 无移位的距骨体骨折。

2) 有移位的距骨体骨折。

3）粉碎性距骨体骨折。

（4）距骨后突骨折：易与三角骨块相混淆（图5-5-9-4）。

（5）距骨软骨骨折：多为较轻的暴力所致，尤以扭曲情况下受到撞击暴力时易发生。

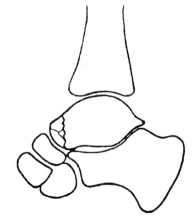

图 5-5-9-1　距骨头骨折示意图

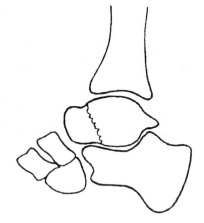

图 5-5-9-2　距骨颈骨折示意图

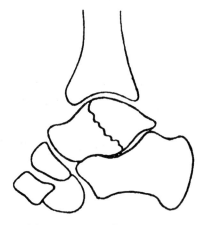

图 5-5-9-3　距骨体骨折示意图

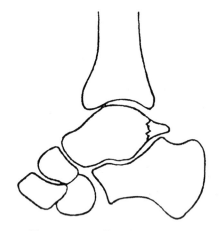

图 5-5-9-4　距骨后突骨折示意图

（二）距骨骨折的诊断

一般多无困难，可依据患者的外伤史、临床症状及 X 线片（正位、侧位及斜位）加以确诊。其主要临床症状表现为踝关节的肿胀、疼痛及活动受限，压痛点多局限于踝关节下方，且与骨折分型的部位与骨折线的走行相一致。除距骨后突骨折者外，下肢负重功能多有障碍。

（三）距骨骨折的治疗

应根据骨折的类型及具体情况不同，酌情采取相应的治疗措施。

1. 无移位的骨折　一般选用小腿石膏功能位固定 6～10 周。于固定期间，如局部肿胀消退致石膏松动，可更换石膏。

2. 可复位的骨折　原则上是在手技复位后以小腿石膏制动,并按以下不同骨折类型处理。

(1)距骨颈骨折:牵引下将足跖屈,并稍许内翻,再向后推进以使骨折复位。但跖屈位不宜超过120°,以小腿石膏固定2~3周,换功能位小腿石膏继续制动6~8周。

(2)伴有距骨体后脱位的距骨颈骨折:徒手牵引下(必要时跟骨斯氏钉牵引),使足部仰伸及外翻,以使胫距间隙增宽及松解跟骨载距突与距骨之间的交锁,从而有利于距骨体的还纳。与此同时术者用拇指将距骨向前推移,当感到已还纳原位后,即逐渐将足跖屈,并在此位置上行小腿或大腿石膏(后者用于移位明显者,膝关节亦维持于微屈位)固定,3~4周后更换功能位石膏,再持续6~8周。

(3)轻度距骨体压缩性骨折:持续牵引3~5分钟,而后以小腿石膏功能位固定的。

3. 无法闭合复位的骨折　指手技复位失败及粉碎性骨折等多需开放复位,并酌情行内固定术(图5-5-9-5,图5-5-9-6)。其术式分为:

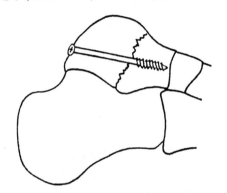 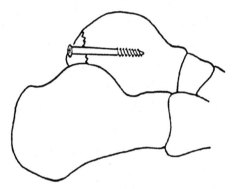

图5-5-9-5　距骨体骨折螺钉内固定示意图　　图5-5-9-6　距骨后突骨折螺钉内固定示意图

(1)单纯开放复位术:对因关节囊等软组织嵌挟所致者,可利用长螺丝钉、克氏针等予以固定。内固定物尾部应避开关节面,或将其埋于软骨下方。

(2)关节融合术:新鲜骨折亦可选用。

手术适应证:凡估计骨折损伤严重、局部已失去血供、易引起距骨尤其距骨体部无菌性坏死者,应考虑及早融合。在临床上常见的类型有:

1)距骨体粉碎性骨折:此种类型不仅易引起距骨体的缺血性坏死,且更易造成创伤性关节炎,因此可于早期行融合术。

2)开放性骨折者:如发现周围韧带及关节囊大部或全部撕裂者,提示无菌性坏死几率高,亦应行融合术。

3)手法复位失败者:多系错位严重的骨折,此时软组织的损伤也多较严重,易引起距骨的缺血性坏死。

(3)术式选择:目前常用的术式包括以下几种。

1)Blair手术:即将距骨体切除,而后使胫骨下端与残留的距骨颈及前方的骨头部一并融合,并取松质骨(多为髂骨)置于原距骨体处。再用克氏针自足跟部向上插至胫骨内固定。术毕以下肢石膏制动12周左右,待其骨性融合后开始负重(多在4个月左右)。

2)胫跟融合术:即将距骨体取出后,使胫骨下端直接插嵌于跟骨上方,此为较古老的手术,由于导致缩短了肢体的长度及使踝关节完全骨性融合等后果,已不再受人欢迎。

3)跟距关节融合术:即于早期就将跟骨与骨折的距骨体融合,以便于通过跟骨向距骨增加血供来源而改善距骨的供血状态,从而降低距骨头的无菌性坏死率。适用于复位满意而血供较差的距骨体及距骨颈骨折者。

4. 陈旧性距骨骨折的治疗　凡超过 3 周者,原则上行开放复位+内固定术,或采取关节融合术。后者适用于移位明显的骨折。

(四) 距骨脱位

距骨脱位在临床上并不罕见,因易引起无菌性坏死,因而成为临床上的难题之一。距骨脱位分为距骨全脱位及距骨周围脱位两种类型,前者指距骨完全脱离周围关节而单独滑出。后者则指在胫距关系正常情况下出现距舟或距跟关节的咬合变位。

1. 距骨全脱位

(1) 致伤机制:除开放性损伤外,大多数病例发生于足部高度内旋及内收位,以致距骨内侧承受强大的压应力,并将其挤向外侧;此时距下关节的骨间韧带首先断裂,随之跗骨与距骨分离,并向内位移。渐而距骨脱离胫距关节及跟距关节等而从踝穴中游离至踝关节前外方皮下;如压力继续增大,亦可穿过皮肤至体外。

(2) 诊断:根据外伤史、临床表现及 X 线片所见进行诊断。

(3) 治疗:视具体情况不同而酌情处理,基本原则如下。

1)早期病例:应按急诊立即闭合复位。麻醉后先行徒手或跟骨牵引数分钟,将足部充分内翻及跖屈,以使踝关节外侧间隙加宽。之后术者用手将脱出的距骨送回原位,并逐渐将足置于功能位,再以小腿石膏外翻位固定。2 周后,将小腿石膏改为功能位继续固定 6 ~ 8 周。拆除石膏后可早期活动,但下地负重至少要在伤后 4 个月以后,以免增加距骨的无菌性坏死率。

2)晚期病例:如果距骨已无菌性坏死,则可将其切除后行胫跟关节融合术,或人工距骨置入术。如距骨尚未形成坏死,应予以开放复位,并以克氏针将距跟关节固定的,2 ~ 3 周后拔除克氏针继续石膏固定 3 个月。

3)开放性脱位:清创后将距骨放归原处,并注意切勿伤及血供。

(4) 预后:此种极为少见的损伤由于易引起距骨无菌性坏死,故后期问题较多,以致严重影响足部的负重及活动。

2. 距骨周围脱位　较前者多见,主要表现为距下关节脱位,即胫距关节保持正常,而距骨以下的跟骨或舟骨,以及以远诸骨与关节可同时向内侧或外侧脱位,其中以向内脱位者居多。

(1) 致伤机制:由足的强烈内翻或外翻所致,以高处坠下及交通事故为多见。

(2) 诊断:依据病史、临床所见及 X 线片等均无困难。

(3) 治疗:原则上采用手法复位,麻醉后利用徒手牵引,并按脱位的方向不同予以加压,一般多无困难。复位后以小腿石膏固定 6 ~ 8 周。如距骨头或距骨颈被踝背侧支持带等软组织嵌顿致使复位困难时,可行切开复位。术中对距、舟骨处的软组织应尽量少剥离,以免影响血供而造成不良后果。

(4) 预后:多数病例预后较好,个别病例有可能因距下关节损伤性关节炎而需行关节融合术。

（五）距骨骨折、脱位并发症的治疗

1. 距骨缺血性坏死　由于距骨的血供特点，此种并发症较为多见，尤以距骨全脱位者发生率更高，应重视。

（1）早期：以非手术疗法为主，可采取避免负重，局部制动及活血药物治疗，必要时亦可采取距骨钻孔术以求导入血供。

（2）后期：需将坏死骨部分或全部切除，而后植入人工距骨，或行 Blair 手术，或胫跟融合术。

2. 创伤性关节炎　亦较为常见，尤以复位不佳者。亦可继发于距骨缺血性坏死之后。

（1）早期：减少或不负重，踝关节可使用锌氧膏或护踝制动。

（2）后期：多需关节融合术，酌情施以跟距关节或三关节或四关节融合术；后者尽可能少用，或作为最后一次的手术选择。

3. 距骨假关节形成　多见于距骨体骨折，此时如胫距关节正常或近于正常，可行跟距关节或三关节融合术。如胫距关节有咬合变异或伴有损伤性关节炎时，则需行四关节融合术。

第十节　跟 骨 骨 折

跟骨骨折在临床上较为多见，约占全身骨折的 1.5%。不仅从事高空作业的青壮年多见，随着人口老龄化，老年者亦非少见，此与骨质疏松有关。跟骨骨折后主要波及跟距关节，当其咬合变异，并由此而引起负重力线异常，则是构成创伤性距下关节炎的病理解剖学基础。其发生率不仅取决于损伤的程度，且与治疗方法的选择及个体差别等关系甚为密切，因此选择最佳治疗方案，对跟骨骨折患者的康复及并发症的防治具有直接作用。

一、解剖及致伤机制

（一）跟骨的解剖特点

跟骨呈不规则的长方形，为人体最大的跗骨。前方为跟骰关节面，上方为跟距关节面，后方系跟腱附着的跟骨结节。其内侧面呈中凹状，与一宽厚的突起相连，此即载距突，系跖腱膜和足底小肌肉的起点。于跟骨中偏后有向上隆起的跟骨角（Böhler 角），大约 38°（图 5-5-10-1）。其下方骨较疏松，当骨折时易被压缩、断裂而导致此角角度减小，甚至为负角；此不仅易引起跟距关节炎，且使跟腱松弛而影响小腿的肌力及步态。

跟骨对足部的整体功能具有重要作用，其不仅承受来自距骨传导的载荷；且因其突向踝关节的后方，从而为小腿三头肌延长力臂，以满足人体向前推进的需要。同时它亦为足弓构成的主要成分，使足部富有弹性，以缓解震荡。因此，当跟骨发生骨折后，应充分恢复其本身的正常位置和距下关节的关系，以免影响上述功能。

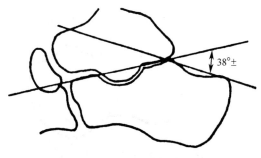

图 5-5-10-1　跟骨 Böhler 角示意图

（二）致伤机制

主要有以下三种方式：

1. 垂直压力 约有80%的病例系因自高处跌下或滑下所致。视坠落时足部的位置不同，其作用力的方向亦不一致，并显示不同的骨折类型，但基本上以压缩性骨折为主。此外尚依据作用力的强度及持续时间不同，其压缩的程度呈不一致性改变。

2. 直接撞击 为跟骨后结节处骨折，其多系外力直接撞击所致。

3. 肌肉拉力 腓肠肌突然收缩可促使跟腱将跟骨结节撕脱，如足内翻应力过猛则引起跟骨前结节撕脱；而外翻应力则造成载距突骨折或跟骨结节的纵向骨折，但后者罕见。

二、诊断及分型

（一）诊断

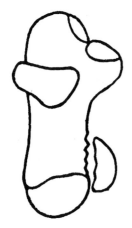

跟骨骨折的诊断一般多无困难，除依据外伤史及临床症状外，主要从X线片（正位、侧位及轴线位）加以确诊，并依此进行分型。仅个别病例需CT扫描或MRI检查。

（二）分型

一般分为以下两型：

1. 关节外型 指不波及跟距关节的骨折，包括：

（1）跟骨（后）结节骨折（图5-5-10-2）：又有纵形骨折、横形骨折及撕脱性骨折之分。

（2）跟骨前结节骨折（图5-5-10-3）。

图 5-5-10-2 跟骨后结节骨折
示意图

（3）载距突骨折（图5-5-10-4）。

（4）结节前方近跟距关节的骨折。

2. 关节型骨折 视其形态及受损程度等又可分为以下四型（图5-5-10-5）：

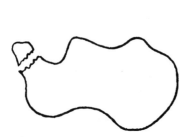

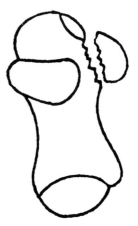

图 5-5-10-3 跟骨前结节骨折示意图　　　　　图 5-5-10-4 跟骨载距突骨折示意图

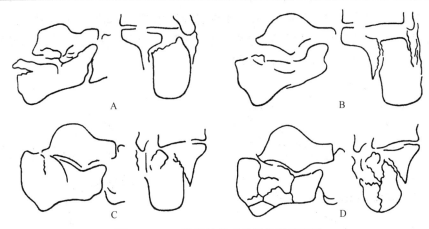

图 5-5-10-5　跟骨关节型骨折分类示意图
A. 舌型；B. 压缩型；C. 残株型；D. 粉碎型

（1）舌型（tongue type）骨折：多系垂直暴力所致。

（2）压缩型（depression type）骨折：亦因纵向垂直外力所引起。

（3）残株型（stump type）骨折：即波及距骰及跟距关节的纵（斜）向骨折。

（4）粉碎型（crush type）骨折：多由强烈的压缩暴力所致。

三、治　　疗

不波及跟距关节和跟骰关节的骨折在治疗上较易处理，但波及关节面，尤其是 Böhler 角明显减少及压缩严重者，不仅治疗难度较大且治疗意见亦不一致。当前主要有两种观点，一是通过一切手段，包括开放复位+植骨术以争取尽可能地恢复跟骨的原解剖结构，尤其是关节面的外形与咬合角度（包括将塌陷的关节面撬起，关节下植骨等），虽较一般病例疗效为佳，但操作复杂。反对者认为与其早期开放复位+植骨，不如后期出现创伤性关节炎时再行跟距关节融合术。还有一种观点是强调功能锻炼，即对骨折的复位要求不严，而是主张早期功能活动，包括足跟前方放置弹性垫后即早日下地负重等功能锻炼等，亦能普遍获得中等水平的疗效。究竟采用何种疗法，尚需依据患者的具体情况而定。一般将其分为以下三种类型进行处理：

（一）不波及关节面的骨折

1. 无移位者　以小腿石膏固定 4 周左右，临床愈合后拆除石膏进行功能锻炼，但下地负重不宜过早。

2. 有移位者　分为以下两种情况处理：

（1）一般移位：包括跟骨纵形骨折，跟骨结节撕脱及载距突骨折等，均应在麻醉下先行手技复位，而后行小腿固定 4~6 周。因跟腱撕脱所致者，应先行跖屈、屈膝的下肢石膏固定 3 周，而后再换小腿石膏。

（2）难以复位或难以固定者：可采取以下方式：

1）手技复位+石膏固定：对跟骨后结节骨折、跟骨后方接近跟距关节骨折及载距突骨折等均可在麻醉下先施以手技复位，多可获得理想的复位，而后用小腿石膏固定于功能位 4~6 周，8 周后下地负重。

2）开放复位+内固定术：对移位明显、手法复位失败者，例如后结节撕脱骨折片移位超过1cm者，跟骨后方的鸟嘴状骨折等，均可通过开放复位+钢丝，或螺丝钉，或骨搭钉等内固定。术后以小腿石膏保护（图5-5-10-6、图5-5-10-7）。

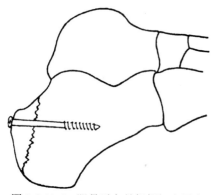 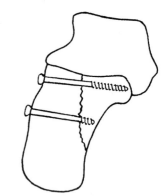

图5-5-10-6　跟骨后方骨折螺钉内固定　　　图5-5-10-7　跟骨纵形骨折双螺钉内固定
　　　　　　　示意图　　　　　　　　　　　　　　　　　示意图

（二）波及关节面的骨折

分下面不同情况进行处理。

1. Böhler 角变小的横形骨折　可用斯氏钉自跟骨结节插入达骨折线处，而后将斯氏钉向下方压之以使骨折复位；并将斯氏钉向深部打入，使其穿过骨折线抵达跟骨前方直至距跟骰关节面0.5cm处。全部操作过程宜在C-臂X光机透视下进行（或拍片）。然后小腿石膏固定4~6周，斯氏钉可于3周后拔除（图5-5-10-8）。

2. 跟距关节塌陷的骨折　视患者年龄及全身状态不同而采取相应措施。

（1）青壮年者：可行开放复位+植骨术，以求恢复关节面的角度及跟骨的大致形态。术中注意从跟骨的两则对跟骨同时加压以纠正骨块的侧方移位。

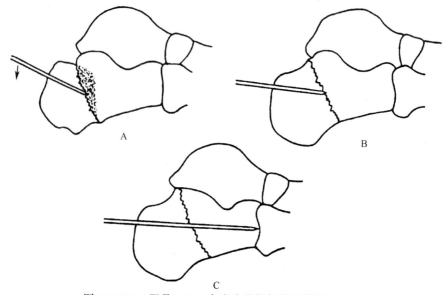

图5-5-10-8　跟骨 Böhler 角变小骨折复位示意图（A~C）

（2）老年患者：对60岁以上或身体条件不宜施术者，应以恢复功能为主。可用弹性绷带加压包扎，然后按足弓的形态进行功能锻炼。一般是让足底在直径10~15cm的圆木棍上滑动，以促进足的纵弓及Böhler角的恢复。

3. 粉碎性骨折 亦根据年龄及具体情况而酌情掌握。

（1）青壮年者：腰麻或硬膜外麻醉后，按下述步骤予以复位及固定。

1）跟骨结节处斯氏钉打入：一般在透视下进行。

2）牵引及手法复位：在将跟骨结节斯氏钉向下牵引的同时，亦将足趾跖屈位，足心向上加压，以达到恢复Böhler角的目的。

3）挤压跟骨两侧：用跟骨复位器自跟骨的两侧迅速加压，持续时间不超过1秒钟，而后立即放松（加压标准以健侧宽度为准）。

4）斯氏钉固定：复位满意者，另取斯氏钉1~2根，从跟骨结节后方，沿跟骨长轴打入并穿过骨折线，达到固定目的。

5）石膏：术毕以小腿石膏固定，并再次对跟骨内、外两侧加压塑形，之后即拔除跟骨结节斯氏钉；2~3周后再拔除跟骨纵向斯氏钉。石膏制动4~6周后开始功能活动，下地负重应在伤后10~12周以后开始。

（2）60岁以上者：麻醉下用跟骨复位器复位后，按塌陷性骨折者处理，以关节功能恢复为主。

（三）跟骨骨折并发症的处理

1. 跟距关节创伤性关节炎 发生率甚高，约占20%，多系波及距骨面的塌陷性或粉碎性骨折者。

（1）轻者：以非手术疗法为主，包括理疗、药物及弹性绷带固定等，亦可采用跟骨钻孔减压术，均有疗效。

（2）重者：指影响工作生活者，可行跟距关节融合术，最为简易的术式是局部旋转植骨术（图5-5-10-9）。

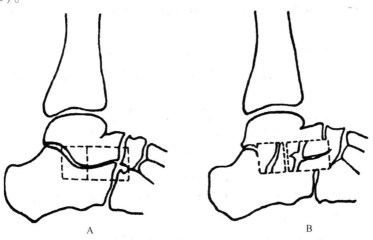

图5-5-10-9 旋转植骨示意图

跟距、距舟和跟骰三关节旋转植骨融合术

A. 切骨；B. 旋转变位植入

2. 足跟增宽 因影响穿鞋而求医居多,一般让其放松鞋的宽度,对有骨质明显增生或骨刺形成者,可将其切除的。

3. 足底痛 由外伤后跟骨内组织压力增高所致。严重者可通过足跟外侧多方向钻孔减压,疗效颇佳,且操作简便,勿需切开。

4. 腓骨肌腱粘连(炎) 常可遇到,轻者可行理疗,重者则需行腓骨肌腱松解术。

5. 平底足 主要由 Böhler 角变小所致,以功能锻炼为主,严重者可行跟骨体楔形截骨矫正术。

第十一节　足舟骨、楔骨、骰骨骨折及中跗、跖跗关节脱位

由足舟骨、楔骨和骰骨所参与构成的中跗关节,又称跗横关节,易因外伤而引起脱位。上述骨骼单纯骨折者虽非多发,但亦非罕见,在全身骨折中约占 0.3% 左右,仍应引起注意。

一、足舟骨、楔骨及骰骨骨折

(一)足舟骨骨折

1. 解剖特点及致伤机制 位于跟骨前方的舟骨与距骨头相咬合,因形如舟状故名。其将来自距骨的力量再传递至前方的三块楔骨,除因直接撞击暴力可引起骨折外,间接的传导暴力同样可造成舟骨的损伤。胫后肌的猛烈收缩,则引起内侧撕脱性骨折。

2. 诊断与分型 按骨折诊断的一般原则均无困难。根据骨折的部位不同,一般分为以下三型:

(1)舟骨体骨折:多由直接暴力或挤压应力所致,视外力的强度及作用方向不同而可出现不同形态的骨折类型,包括裂缝、压缩、粉碎或开放性等。

(2)舟骨结节撕脱骨折:胫后肌骤然收缩所致,骨折线呈齿状,显示骨小梁断裂征。此不同于舟跗骨,后者为先天发育性,边缘光滑呈关节状,一般易于鉴别。

(3)舟骨背侧缘撕脱骨折:因足部强力跖屈扭伤时被距舟关节囊撕脱所致,一般骨片较小,且移位不大。

3. 治疗 按不同类型进行处理。

(1)无移位者:以小腿石膏固定 6 周左右,未愈合者可适当延长。拆石膏后加强功能锻炼。

(2)有移位、但可达到满意对位者:复位后仍按前法处理。

(3)严重移位者:包括复位失败者,均需开放复位+内固定术(图 5-5-11-1),并辅以小腿石膏制动。

1)舟骨体骨折:复位后可行克氏针交叉固定。

2)舟骨结节撕脱:骨片较小者,可用 10 号线连用胫后肌附着处一并缝合的,对较大的骨片可用小螺丝钉或克氏针固定。

3)舟骨背侧缘撕脱骨折:开放复位后固定困难者,可将其切除。

(4)陈旧性损伤:基本原则与距骨骨折相类同,伴有损伤性关节炎或缺血性坏死者,可酌情行关节融合术。在操作时尽可能地保留距舟关节,而融合舟楔关节(图 5-5-11-2)。

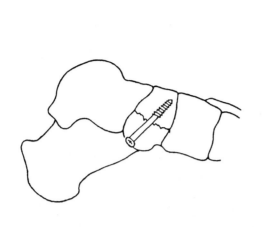
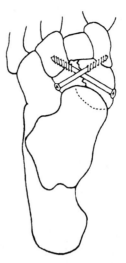

图 5-5-11-1 足舟状骨骨折螺钉　　图 5-5-11-2 足舟楔关节融合术
　　　　内固定示意图　　　　　　　　　　示意图

（二）楔骨及骰骨骨折

1. 致伤机制　骰骨多于足部扭伤时因间接暴力所致,而楔状骨则以外力直接撞击为多见,亦可与舟、距及跟骨同时发生。后者多为粉碎型者。

2. 诊断　根据外伤史、临床特点及 X 线片所见(必要时加拍斜位),一般均无困难。骨折线在 X 线片上不明显者,应以临床诊断为主,3 周后可重复拍片确认,此时骨折线处骨质吸收,易于判定。

3. 治疗　基本原则与前者相似,无移位及不影响关节活动的移位以非手术疗法为主,仅个别病例波及中跗关节者,可考虑开放复位及内固定术。

二、中跗及跖跗关节脱位

（一）中跗关节脱位

中跗关节,又称跗横关节,系指由距-舟、跟-骰联合构成的"S"形关节,其是前足与后足调节的枢纽。因舟骨又处于足纵弓的关键位置,因此其损伤不容忽视。但其结构稳定,极少发生脱位;但遇有强大外力时,多与骨折同时发生,单独脱位者少见。

1. 致伤机制　除被强烈外力挤压外,多系来自足前部的扭转暴力所致,以距舟和跟骰关节脱位为多见。

2. 诊断　根据外伤史、足背部畸形及 X 线片所见,诊断多无困难,但应注意足背动脉是否受波及。

3. 治疗　早期病例以手法复位较为简便易行,然后小腿石膏固定 6~8 周。因软组织嵌顿致使手法复位失败者,可行开放复位,并用克氏针交叉固定(3 周左右拔除)。陈旧性病例如有疼痛,则多需行关节融合术。

(二) 跗跖关节脱位

跗跖关节脱位较多见,尤以Ⅱ~Ⅴ跖骨一并向外、向背脱位居多,易伴有骨折,亦称之为Lisfranc骨折脱位,或称为分离性脱位(图5-5-11-3)。但亦有5个跗跖关节同时向外及背侧脱位或向外、跖侧脱位者,称为同向性脱位(图5-5-11-4)。临床上也有一个或两个跗跖关节脱位的病例。

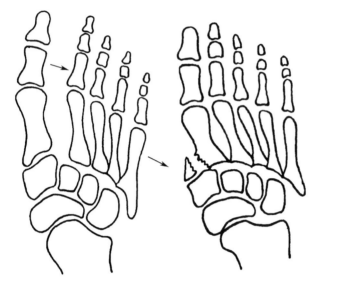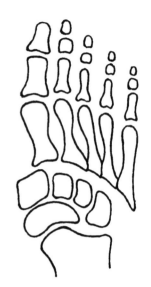

图5-5-11-3　Lisfranc骨折脱位　　　　　　　　图5-5-11-4　同向性脱位
示意图　　　　　　　　　　　　　　　　　　示意图

1. 致伤机制　多因直接辗压或高处跌下所致,也可见于交通事故中。

2. 诊断　诊断较容易,但如对该处解剖不熟悉,又不注意检查病人,不仔细观察X线片,则早期易漏诊。此外尚应注意有无足背动脉伴发伤,尤其因直接暴力致伤者。

3. 治疗

(1) 新鲜病例:尽早在麻醉下行手技复位,并以小腿石膏固定;注意对足弓的塑形,以免继发扁平足。如系不稳定性者,则需辅以足趾或跖骨头牵引术。

(2) 迟来病例:指伤后7~20天来诊者,仍应试以手法复位(麻醉下先行推拿及按摩、牵引,最后施以复位手法),并按前法石膏固定及足弓塑形。手技复位失败者,予以持续牵引复位。个别病例仍需手术疗法。

(3) 晚期病例:大多需行开放复位及内固定术,内固定多选择螺钉或克氏针交叉固定(图5-5-11-5),并注意对韧带的修补。但其中有半数以上病例已形成损伤性关节炎或畸形愈合,从而影响足部的负重及活动。对此组病例需酌情处理,包括内侧骨性肿块切除术(主要切除形成突起的跗骨)、跗跖关节切除术(损伤性关节炎者)及足弓再造术(因此种损伤造成纵弓塌陷者)等。

4. 预后　早期病例预后较好,但迟来病例及晚期病例,其中约1/3患者在2~3年以内有疼痛、行走不便等后遗症。

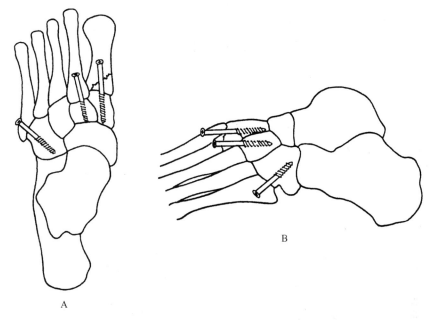

图 5-5-11-5 跖跗关节脱位螺钉内固定示意图
A. 正位观;B. 侧位观

第十二节 跖骨、趾骨和籽骨骨折及跖趾、趾间关节脱位

跖骨与趾骨骨折在临床上十分多见,约占全身骨折的7%,其中2/3 为趾骨骨折,1/3 为跖骨骨折,籽骨骨折则极为少见。

一、跖骨、趾骨及籽骨骨折

(一)跖骨骨折

1. 解剖特点与致伤机制 跖骨居跗骨与趾骨之间,1~3 跖骨与跟、距、舟及楔骨组成足的内纵弓,4、5 跖骨、跟骨和骰骨构成外侧纵弓。5 个跖骨和楔骨在外形上显示背侧宽、腹侧窄,相互连接在一起组成了足的横弓(形似拱桥状)。诸骨之间相互有坚强的韧带连接,以维持足的形态和诸足弓的生理功能。基于这一特点,在对跖骨损伤的处理中,必须注意对足弓的维持与恢复。

造成跖骨骨折的暴力可为扭伤或传导而来的间接外力,但更多的病例系由重物的直接打击或撞击所致。因此,除第一跖骨外,少有单发,且其中不少病例与脱位伴发。

2. 诊断与分型 跖骨骨折的诊断一般均较容易,其外伤史多较明确,且该骨骼表浅,易于检查,加之 X 线片显示一般较清晰;但跖骨基底部裂缝骨折,可因 X 线投照角度不当而难以辨认,此时应以临床诊断为主。

视骨折的部位不同一般将其分为:

(1)跖骨头骨折:多因直接暴力所致,前方关节面亦同时受累,临床上较为少见。

（2）跖骨颈骨折：较前者为多，骨折后头部易向跖侧移位，需复位处理。

（3）跖骨干骨折：亦多因外力撞击或挤压所致，多见，常多根跖骨同时发生。

（4）跖骨基底部骨折：可因直接暴力或足部扭伤所致，尤其是第五跖骨基底部骨折，90% 以上是由足内翻损伤时被腓骨短肌牵拉所引起，此时应注意与骨骺（儿童患者）及籽骨相鉴别（图 5-5-12-1）。

（5）跖骨行军骨折：又称为行军疲劳骨折，多见于第二及第三跖骨骨干处，以长途行军的军人为多见，故多称为行军骨折（图 5-5-12-2）。由于重复的、超负荷的压应力作用于足的纵弓处形成骨折。第二及第三跖骨受力最大，而其骨骼强度却又不如第一跖骨坚韧，因此易在此处出现骨折。临床主要表现为局部痛、压痛、疲劳无力感及使继续行军受限等症状；X 线片早期难以显示，2 ~ 3 周后方出现骨折线，后期则有骨膜增生反应改变。

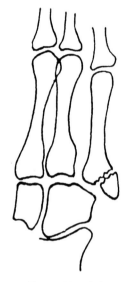 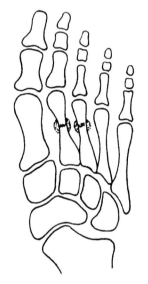

图 5-5-12-1　第五跖骨基底部骨折示意图　　　图 5-5-12-2　行军骨折示意图

3. 治疗　根据骨折有无移位及复位情况，而酌情选择相应的治疗措施。

（1）无移位及可获得满意复位者：伤后或复位后患肢以小腿石膏或短靴石膏固定 4~6 周。

（2）有移位的骨折。

1）跖骨头跖曲移位：可行开放复位，如局部嵌插稳定时，仅辅以石膏外固定；对合后仍不稳定者，则需用克氏针交叉固定，7 ~ 10 天后拔除，再换小腿石膏制动。

2）跖骨干骨折：一般移位勿需手术，严重错位，尤其是影响足弓者则需切开复位，然后视骨折线形态选用钢丝、克氏针或螺丝钉固定的。

3）第五跖骨基底部骨折：仅极个别患者需行切开复位+内固定术（小螺丝钉或克氏针等），术后仍需辅以石膏制动。

4）行军骨折：症状较轻者可行弹性绷带固定及适当休息 3 ~ 4 周，骨折线明显者则需石膏固定。

（二）趾骨骨折

1. 概况 较之跖骨骨折更为频发，多为重物砸伤或车辆挤压等，尤以跗趾为多见，且易与甲床损伤并存。

2. 诊断与治疗 趾骨骨折的诊断均无困难，在治疗上亦较简单，予以夹板制动 3～4 周即可，或将其与健趾一并固定的，一般畸形愈合对足趾的功能亦多无影响。甲床破裂如为闭合性，可用消毒针头将甲下血肿内积血放出及引流；开放性者则需将趾甲拔除，应与清创术同时进行。

（三）籽骨骨折

1. 概况 籽骨骨折相对较为少见，多由直接暴力所致，其中胫侧籽骨的频发率高于第一跖骨头跖侧籽骨。

2. 诊断 主要依据为跖骨头处肿、痛及活动受限等症状，X 线片可清晰显示。但应注意与表面光滑的双籽骨相区别。

3. 治疗 主要应以避免负重、让其自然愈合为主，如剧痛、影响生活及工作的后期病例，也可将该籽骨切除。

二、跖趾及趾间关节脱位

（一）跖趾关节脱位

临床上较为少见，多因直接暴力或自高处跳下时所致，故以第一跖趾关节为多发。因其浅在，易于诊断。治疗以手法复位为主，不伴有骨折者容易还纳，以石膏短靴制动 4 周左右。陈旧性者则多需开放复位+外固定；但复位后不稳定者则需用克氏针交叉固定，并早日拔除改用外固定。

（二）趾间关节脱位

多属开放性损伤，以跗趾及小趾为多见，可在清创的同时将其复位。如系闭合性损伤，局麻下牵引复位，并以铁丝夹板固定，或采用与邻趾一并固定的方式。对不稳定者，亦可用克氏针内固定。

（李 国 严力生）

参 考 文 献

李杰,郑怀仁,刘锴,等.2008.腓肠神经营养血管逆行皮瓣修复足踝部软组织缺损.中国修复重建外科杂志,22(1):115-116.

赵定麟.1999.实用创伤骨科学.上海:上海科学技术出版社.

赵定麟.1999.骨科新理论与新技术.上海:上海科技教育出版社.

赵定麟.1999.四肢脊柱创伤.吉林:吉林科技出版社.

Barbieri R,Schenk R,Koval K,et al.1996. Hybrid external fixation in the treatment of tibial plafond fractures, Clin Orthop 332:16.

Coughlin MJ, Mann RA, Saltzman CL. 2008. Surgery of the foot and ankle. 8th ed. Philadelphia: Mosby Elsevier, 2093-2180.

Haraguchi N, Armiger RS. 2009. A new interpretation of the mechanism of ankle fracture. J Bone Joint Surg(Am), 91(4): 821-829.

Jackson G, Sinclair V, Mclaughlin C, et al. 2010. Functional early weight-bearing rehabilitation of Achilles tendon rupture. The influence onre-rupture rates and outcome scores. J Bone Joint Surg(Br), 92-B(Supp 1): 244.

Kaar S, Femino J, Morag Y. 2007. Lisfranc joint displacement following se-quential ligament sectioning. J Bone Joint Surg(Am), 89 (10): 2225-2232.

Leontaritis N, Hinojosa L, Panchbhavi VK. 2009. Arthroscopically detectedintra-articular lesions associated with acute ankle fractures. J BoneJoint Surg(Am), 91(2): 333-339.

Lindvall E, Haidukewych G, DiPasquale T, et al. 2004. Open reduction andstable fixation of isolated, displaced talar neck and body fractures. JBone Joint Surg(Am), 86-A(10): 2229-2234.

Pajala A, Kangas J, Siira P, et al. 2009. Augmented compared with non-augmented surgical repair of a fresh total Achilles tendon rupture. Aprospective randomized study. J Bone Joint Surg(Am), 91(5): 1092-1100.

Poeze M, Verbruggen JP, Brink PR. 2008. The relationship between the out-come of operatively treated calcaneal fractures and institutional frac-ture load. A systematic review of the literature. J Bone Joint Surg(Am), 90(5): 1013-1021.

Radnay CS, Clare MP, Sanders RW. 2009. Subtalar fusion after displacedintra-articular calcaneal fractures: does initial operative treatment mat-ter? J Bone Joint Surg(Am), 91(3): 541-546.

Raikin SM, Elias I, Dheer S, et al. 2009. Prediction of midfoot instability inthe subtle Lisfranc injury. Comparison of magnetic resonance imag-ing with intraoperative findings. J Bone Joint Surg(Am), 91(4): 892-899.

Reuss BL, Cole JD. 2007. Effect of delayed treatment on open tibial shaftfractures. Am J Orthop(Belle Mead NJ), 36(4): 215-220.

Schepers T, van Lieshout EM, Ginai AZ, et al. 2009. Calcaneal fracture classi-fication: a comparative study. J Foot Ankle Surg, 48 (2): 156-162.

Smerek JP, Kadakia A, Belkoff SM, et al. 2008. Percutaneous screw configu-ration versus perimeter plating of calcaneus fractures: a cadaver study. Foot Ankle Int, 29(9): 931-935.

SooHoo NF, Krenek L, Eagan MJ, et al. 2009. Complication rates followingopen reduction and internal fixation of ankle fractures. J Bone JointSurg(Am), 91(5): 1042-1049.

Spencer J, Smith A, Woods D. 2004. The effect of time delay on infectionin open long bone fractures: a 5-year prospective audit from a districtgeneral hospital. Ann R Coll Surg Engl, 86(2): 108-112.

Suchak AA, Bostick GP, Beaupré LA, et al. 2008. The influence of earlyweight-bearing compared with non-weight-bearing after sur-gicalrepair of the Achilles tendon. J Bone Joint Surg(Am), 90(9): 1876-1883.

Weber M, Lehmann O, Sagesser D, et al. 2008. Limited open reduction andinternal fixation of displaced intra-articular fractures of the calcaneum. J Bone Joint Surg(Br), 90(12): 1608-1616.

Wyrsch B, McFerran MA, McAndrew M, et al. 1996. Operative treatment of fractures of the tibial plafond. J Bone Joint Surg, 78-A: 1646.

Xenos JS, Hopkinson WJ, Mulligan ME, et al. 1995. The tibiofibular syndesmosis, J Bone Joint Surg, 77-A: 847.

第六篇 骨盆创伤

第一章 骨盆骨折

　　骨盆骨折属于高能量损伤中较严重的类型,在我国占骨折的0.3%~6%,在北美的创伤中心约占10%,多为强大的外力所致。由于骨结构坚固以及骨盆内含有脏器、血管与神经等重要结构,因此骨盆骨折的发生率较低而病死率较高。未合并软组织或内脏器官损伤的骨盆骨折的病死率为10.8%,复杂的骨盆创伤病死率为31.1%。

　　骨盆骨折多为直接暴力撞击、挤压骨盆或从高处坠落冲撞所致,见于自行车、摩托车、汽车的撞击伤,高空坠落伤,地震灾害的挤压伤等。运动时突然用力过猛,起于骨盆的肌肉突然猛烈收缩,亦可造成其起点处的骨盆撕脱骨折。低能量损伤所致的骨折大多不破坏环的稳定,治疗上相对容易。但是,中、高能量损伤,特别是机动车交通伤多不仅限于盆骨,在骨盆环受到破坏的同时常合并广泛的软组织伤、盆内脏器伤或其他骨骼及内脏伤。因此,骨盆骨折常为多发伤中的一个损伤。多发伤中有骨盆骨折者为20%,机动车创伤有骨盆骨折者为25%~84.5%。骨盆骨折是机动车事故死亡的三大原因之一,仅次于颅脑伤和胸部损伤。损伤后的早期死亡主要是由于大量出血、休克、多器官衰竭与感染等。当然,大部分骨盆骨折的患者只有轻微损伤,对于严重骨盆骨折的患者采取有选择性的影像检查方法显得至关重要,为进一步的诊治赢得宝贵的时间。在严重的骨盆创伤的救治中,防止危及生命的出血和及时诊断治疗合并伤,是降低病死率的关键。

第一节 骨盆应用解剖

　　骨盆介于脊柱与双下肢之间,除承接脊柱所承受的应力及将其分散和传导至双下肢外,同时具有保护盆内脏器、血管与神经等重要结构的功能。了解骨盆应用解剖,有助于对骨盆损伤进行诊断与治疗。

一、骨盆的结构与生物力学

(一)骨盆的结构

　　骨盆是一个完整的闭合骨环,由骶尾骨和两侧的髋骨组成,借助坚强有力的韧带将诸盆骨连接成为一个整体。髋骨包括髂骨、坐骨与耻骨,3块骨初为软骨连接,16岁左右形成骨性连接,3块骨融合处的外侧即髋臼,后者与股骨头构成髋关节。骶骨位于骨盆的后正中部,上3个骶椎两侧的耳状关节面和两侧髋骨的耳状关节面连接构成骶髂关节(图6-1-1-1)。骶髂

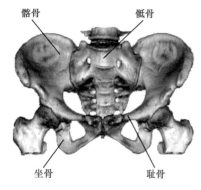

髂骨　　　　骶骨

坐骨　　　　耻骨

图 6-1-1-1　骨盆的骨性结构
（CT 三维重建）

关节属真正的滑膜关节,但一般只能作上下的微动。关节周围主要的韧带有骶髂前韧带、骶髂后韧带、骶髂间韧带及骶结节韧带等(图 6-1-1-2)。两侧的耻骨体在骨盆前正中线连接形成耻骨联合,关节面覆以透明软骨,其间的纤维软骨盘具有真正的连接作用。关节周围还有前、后、上、下 4 条韧带以助耻骨体的连接。正常的耻骨联合间距为 0.1~0.6cm,平均为 0.5cm。

骨盆骨主要由血供丰富的骨松质构成,骨折后断端极易渗血,其出血量与骨折部位及严重程度成正相关。

（二）骨盆的生物力学

骨盆是躯干和下肢的桥梁,躯干重力是通过骨性骨盆结构向下肢传递的(图 6-1-1-3)。以髋臼为界,可将骨盆环分为前后两部分。骨盆后部是承重的主要部分,故称承重弓或主弓。骨盆承接和向下传递躯干重力是通过两个承重弓来完成的,骨盆传递应力部位的骨小梁呈弧形排列,主要集中于骶骨翼、弓状线、髋臼上部及坐骨结节。立位时躯干重力是通过两侧骶髂关节、髂骨后部及髋臼至股骨,该承重弓称为骶股弓。坐位时重力经髂骨后部及坐骨上支抵坐骨结节,称为骶坐弓。

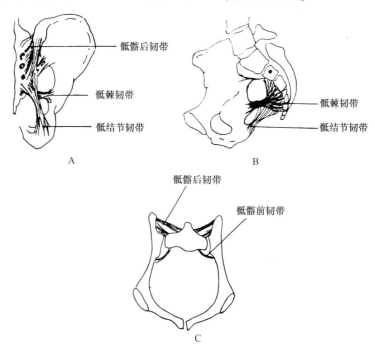

骶髂后韧带

骶棘韧带

骶结节韧带

A

骶棘韧带

骶结节韧带

B

骶髂后韧带

骶髂前韧带

C

图 6-1-1-2　骶髂关节周围主要韧带示意图
A. 前面观;B. 侧面观;C. 上面观

骨盆前部由两侧耻骨上、下支与耻骨联合构成的弓形结构称为联结弓(或称副弓)。联结弓有两个,一个经耻骨体及其水平支连接骶股弓,另一个经耻骨体及其下支与坐骨支连接骶坐弓。副弓的力学作用是稳定和加强主弓(图 6-1-1-4)。

骨盆骨骼在力线经过的部位,骨质增厚,骨小梁亦按应力线排列。主弓骨质粗厚坚实,副弓则较薄弱。因此,骨盆受损时副弓常先折断,而主弓骨折时副弓常多同时骨折。承重弓骨折将破坏骨盆环的稳定性,影响承重功能。有关骨盆环稳定性结构的认识,是对这类损伤评估和治疗的基础。

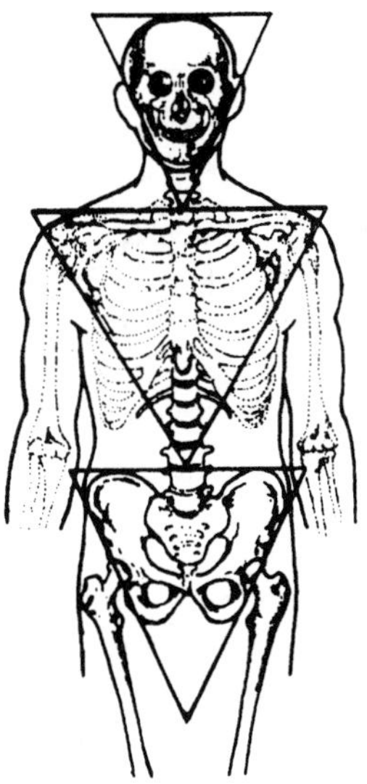

二、盆　腔

(一) 盆腔脏器

盆腔是指小骨盆上下口之间的腔隙。前壁为耻骨联合及耻骨支部分,后壁为骶尾骨与髂肌及腰大肌,侧壁为髋臼、坐骨上支与闭孔内肌及梨状肌。就腹膜、盆筋膜及内容脏器的连续性而言,盆腔可分为盆腹膜腔、盆腹膜下腔及盆皮下腔。

1. 盆腹膜腔　这是腹膜腔的延续部,相当于大盆腔部位,其内有进入盆腔的小肠与结肠及腹膜内直肠。

图 6-1-1-3　骨盆区处于人体 3 个倒三角力学结构最下一个,具有承接、传递和分散功能示意图

2. 盆腹膜下腔　此腔大体上相当于小盆腔,其上界为腹膜,下面为盆筋膜。腔内有膀胱、直肠的腹膜外部分、输尿管的盆部,男性有前列腺、输精管盆部与输精管壶腹,女性还有子宫颈与阴道的上部。腹膜下腔内还有血管、神经、淋巴管及淋巴结。

3. 盆皮下腔　此腔位于盆筋膜和会阴部皮肤之间,前为尿生殖器官,后为直肠末端。

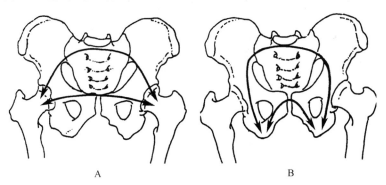

A　　　　　　　　　　　B

图 6-1-1-4　骨盆承重弓示意图

A. 骶股弓与联结弓(站立位);B. 骶坐弓与联结弓(坐位时)

(二) 盆腔内血管

盆腔内血管主要为髂内动、静脉及其分支。髂内动脉在髂骶关节部从髂总动脉分出后,在坐骨大孔上缘分支供给盆腔脏器、盆壁及外生殖器。壁动脉支贴盆壁而行,主要有髂腰动脉、骶外侧动脉、臀上与臀下动脉及阴部内动脉。脏动脉支较小,其分支有膀胱上、下动脉和直肠动脉,在女性另有子宫与阴道动脉。此外,还有直接来自腹主动脉的骶中动脉,以及来自肠系膜下动脉和痔上动脉。贴盆壁而行的血管,在前、后和两侧相互吻合成环,并和腹主动脉、髂外动脉及股动脉的分支相连通,形成丰富的侧支循环(图 6-1-1-5)。

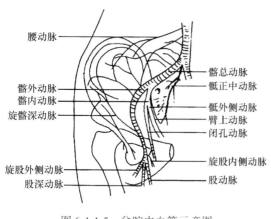

腰动脉

髂总动脉
骶正中动脉

髂外动脉
髂内动脉
旋髂深动脉

骶外侧动脉
臀上动脉
闭孔动脉

旋股外侧动脉
股深动脉

旋股内侧动脉
股动脉

图 6-1-1-5　盆腔内血管示意图

盆腔内还有和动脉伴行的静脉及异常丰富的静脉丛,后者的面积为动脉的 10 ~ 15 倍,且相互连通。由于盆腔内外有密布的血管,而动脉支及静脉丛又多围绕盆腔内壁,骨盆骨折时极易损伤邻近的血管引起大量出血,除形成盆腔血肿外,出血量大者还将沿腹膜后间隙向上扩展,形成巨大的腹膜后血肿,引起腹膜刺激症状及低血容量性休克。

（三）盆腔内神经

盆腹下腔的神经非常丰富,主要为骶神经丛和自主神经系统的骶支。骶丛为腰骶干(由 L_4 神经下部和 L_5 神经组成)和骶$_{1-3}$ 前支与骶$_4$ 前支的一半构成,贴于骨盆后壁,分支有坐骨神经、阴部神经、臀上、下神经等。坐骨神经由坐骨大孔出盆。阴部神经由梨状肌下缘出盆,并由坐骨小孔回到盆内进入坐骨直肠窝。上述神经在盆内的移动性小,骨盆骨折移位时可因牵拉致伤,骶骨骨折与骶髂关节损伤合并神经损伤的发生率特别高。盆内脏器由盆内脏神经支配。

第二节　骨盆骨折的分类与诊断

一、骨盆骨折的分类

由于骨盆环骨折的解剖学复杂性,以及骨折的严重程度不一,为判断伤情和指导治疗,大多根据骨折的位置、稳定性或是否涉及骨盆后环的承重部分、损伤机制和暴力方向以及是否为开放性进行分类,分类方法较多。目前比较常用的方法有 Tile、Young、Burgess 和 Letournel 等的分类方法。Tile 将骨盆损伤分为稳定、旋转不稳定和垂直不稳定性损伤 3 型,并进一步分成亚型。Young 和 Burgess 根据损伤机制,即外力作用于骨盆上的方向,将骨盆损伤分为前后挤压伤、侧方挤压伤、垂直剪切伤和联合损伤。Letournel 根据损伤部位,将骨盆损伤分为前环和后环损伤。各种分类方法各有优势,根据不同方法对骨盆损伤进行分类,有助于临床医生制订正确的治疗方案和判断预后。Tile 和 Letournel 的分类方法反映了骨盆的稳定性和损伤部位,有助于医生决定是否进行固定。Young 和 Burgess 分类与补液联系在一起,并与实质性脏器、骨骼损伤联系在一起,有助于判断补液量、是否对不稳定骨盆环紧急固定等。

（一）按骨折部位与数量分类

1. 骨盆边缘撕脱性骨折　发生于肌肉猛烈收缩而造成骨盆边缘肌附着点撕脱性骨折,骨盆环不受影响。

2. 骶尾骨骨折　①骶骨骨折:可以分成 3 个区,Ⅰ区在骶骨翼部;Ⅱ区在骶骨孔处;Ⅲ区在正中骶管区。Ⅱ区与Ⅲ区损伤分别会引起骶神经根与马尾神经终端的损伤。②尾骨骨折:往往连带骶骨末端一起骨折,一般移位不明显。

3. 骨盆环单处骨折　此类骨折一般不会引起骨盆环的变形,包括:①髂骨骨折;②闭孔处骨折;③轻度耻骨联合分离;④轻度骶髂关节分离。

4. 骨盆环双处骨折　此类骨折为较大暴力(如交通事故)所致,导致骨盆变形,骨盆环失去稳定性。包括:①双侧耻骨上、下支骨折;②一侧耻骨上、下支骨折合并耻骨联合分离;③耻骨上、下支骨折合并骶髂关节脱位;④耻骨上、下支骨折合并髂骨骨折;⑤髂骨骨折合并骶髂关节脱位;⑥耻骨联合分离合并骶髂关节脱位。

（二）按损伤暴力的方向分类（Young 分类）

1. 暴力来自侧方的骨折（LC 骨折）　侧方的挤压力量可以使骨盆的前后部结构及骨盆底部韧带发生一系列损伤。此类骨折包括①LC-Ⅰ型:耻骨支横形骨折,同侧骶骨翼部压缩性骨折;②LC-Ⅱ型:耻骨支横形骨折,同侧骶骨翼部压缩性骨折及髂骨骨折;③LC-Ⅲ型:耻骨支横形骨折,同侧髂骨翼部压缩性骨折;髂骨骨折,对侧耻骨骨折,骶结节和骶棘韧带断裂以及对侧骶髂关节轻度分离。

2. 暴力来自前方（APC 骨折）　可分为三型。①APC-Ⅰ型:耻骨联合分离;②APC-Ⅱ型:耻骨联合分离,骶结节和骶棘韧带断裂,骶髂关节间隙增宽,前方韧带已断,后方韧带仍保持完整;③APC-Ⅲ型:耻骨联合分离,骶结节和骶棘韧带断裂,骶髂关节前、后方韧带都断裂,骶髂关节分离,但半侧骨盆很少向上移位。

3. 暴力来自垂直方向的剪力（VS 骨折）　此类骨折通常暴力较大,在前方可发生耻骨联合分离或耻骨支垂直性骨折,骶结节和骶棘韧带均断裂,骶髂关节完全性脱位,半侧骨盆可向前上方或后上方移位。

4. 暴力来自混合方向（CM 骨折）　此类骨折通常为混合性骨折,如 LC/VS 或 LC/APC。各类骨折中以Ⅲ型骨折与 VS 骨折最为严重。

（三）按骨盆环的稳定性分类（Tile 分类）

可分为 A、B、C 三型,每型又分为若干亚型。

Tile 认为,作用在骨盆上的暴力分为外旋暴力,内旋暴力和垂直剪切力 3 种。外旋暴力常由于外力作用于髂后上棘或作用于单髋或双髋上的强力外旋力所造成,并引起"开书型"损伤。内旋暴力或侧方挤压力可由暴力直接作用在髂骨上而造成半骨盆向内旋转或所谓"桶柄式"骨折。垂直剪力为纵向暴力,可造成骨盆的纵向明显移位和广泛重要韧带的破坏。外旋力造成的"开书型"损伤在外旋位是不稳定的,而内旋力或侧方挤压伤所造成的"桶柄式"损伤在内旋位是不稳定的,但两者在垂直平面上是稳定的,除非混合有剪式应力将后侧韧带撕裂。如骶髂后复合结构同时撕裂,则垂直亦不稳定。根据损伤机制及骨盆环稳定性,Tile 将 Pannal 等人的分类改良,按 A、B、C 三型分类法将骨折分为稳定、旋转不稳定和旋转与纵向均不稳定三型,是目前被广为认可的骨盆骨折分类法（表6-1-2-1）。

据 Tile 统计资料显示,稳定型占54%,不稳定型占46%（B 与 C 型）。Gansslen 等(1996年)报道 2551 例骨盆环骨折,A 型占54.8%,其中95.3%为非手术治疗;B 型为24.7%,非手术治疗者占64.8%;C 型为20.5%,其中非手术治疗者占53.3%。2551 例中同时至少有 2 个附加部位损伤者占61.7%,骨盆损伤常仅为多发伤中的一个损伤。

表 6-1-2-1　Tile 骨盆骨折分类法

类型	表现
A	稳定
A1	不累及骨盆环的骨盆骨折
A2	骨盆环轻微移位的骨盆骨折:耻骨坐骨支骨折
A3	骶尾骨骨折
B	旋转不稳定
B1	"开书型"外旋损伤,后方结构完整
B2	侧方压缩(同侧)性骨折
B3	侧方压缩(对侧)性骨折
C	旋转垂直不稳定,骨盆底破裂
C1	单侧垂直不稳定性骨折
C2	双侧垂直不稳定性骨折
C3	C2 型伴有髋臼骨折

二、骨盆骨折的诊断

骨盆骨折多系高能量外力所致,常并发低血容量性休克和脏器伤。临床检查首先要对患者全身情况作出判断,尤其要注意有无威胁生命的出血和呼吸及神志状态;其次要确定骨盆有无骨折和骨盆环是否稳定,同时必须明确有无合并伤。

(一) 概述

一般认为根据病史,体格检查和骨盆正位 X 线片,大多可明确有无骨盆骨折。询问外伤史时应了解外力性质、方向及外力大小,以便于估计伤势轻重,判断骨折部位与骨折类型。骨盆环连续性未受损害的骨盆边缘骨折,主要表现是局部疼痛与压痛,骨盆挤压与分离试验阴性,骨盆环单处骨折者为阳性。骨盆环前后联合骨折或骨折脱位,则骨盆不稳定并多有骨盆变形,疼痛也广泛。在急诊室初诊时,下列因素应作为骨盆骨折的危险因素:①机动车伤,高能量外力撞击,砸压骨盆部位;②被覆骨盆部位的皮肤和软组织有受力痕迹或创口;③骨盆周围肿胀,有皮下出血或血肿;④骨盆挤压、分离试验或伸膝屈髋试验阳性。

不稳定骨盆骨折者有下列表现:

(1) 下肢不等长或有明显的旋转畸形。

(2) 两侧的脐-髂前上棘间距不等。

(3) 耻骨联合间隙显著变宽或变形。

(4) 伤侧髂后上棘较健侧明显向后凸起。

(5) 骨盆有明显可见的变形。

对疑有骨盆骨折而血流动力学不稳定的患者,检查要轻柔,外伤史和视诊是最基本的。骨盆分离、挤压及伸屈髋关节检查应尽量避免,以免加重出血和疼痛。

(二) 放射学检查

1. 骨盆前后位 X 线片　患者俯卧位,骨盆保持于耻骨联合和左、右髂前上棘 3 点位于同一平面,双下肢轻度内旋 15°~20°。双侧髂前上棘下方 2cm 处两点连线与正中矢状面的交点即为垂直拍摄焦点(图 6-1-2-1)。X 线片检查一般可明确骨折部位、骨折类型及其移位情况,亦常能提示可能发生的并发症。全骨盆前后位 X 线片可显示骨盆全貌,对疑有骨盆骨折者应常规拍摄全骨盆前后位 X 线片,以防漏诊。对骨盆前后位 X 线片上显示有骨盆环骨折者,为明确了解骨折移位情况,还应再摄骨盆入口位和出口位片。

2. 骨盆入口位片　患者仰卧位,X 线由颅侧向尾侧与暗盒呈 40°,在髂前上棘上方 2cm 高处从正中矢状面入射,此投照位垂直于骨盆的入口(图 6-1-2-2)。入口位可显示骨盆环的完整性,半骨盆前后方向移位情况:骶髂关节骨折脱位,骶髂关节上端双侧关节间隙的对比,

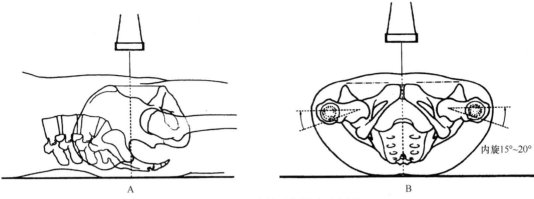

图 6-1-2-1　骨盆前后位摄片示意图

骶髂关节间隙有无骨碎片,骶骨骨折是否侵犯椎管,髂骨侧有无骨折,髂骨后方向内、向外旋转变化的程度,耻骨支粉碎骨折向骨盆内移位的程度。不稳定征象有:骶臀线不连续,坐骨结节撕脱、骶髂关节骨折和脱位。

3. 骨盆出口位片　患者仰卧位,X 线由尾侧向颅侧倾斜与暗盒成 40°,在耻骨联合上方从正中矢状面入射(图 6-1-2-2)。出口位显示骶骨及耻骨支,半骨盆垂直方向移位情况,骨盆前部结构的裂缝骨折、后部的骶骨骨折和髂骨骨折均可清晰显示。与其他投照体位相比,可以更好地显示骨盆后部的向上移位以及骨盆前部的向上或向下移位。

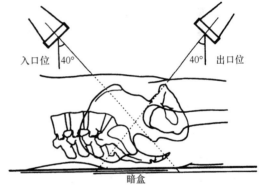

图 6-1-2-2　骨盆出、入口位摄片示意图

4. CT 平扫及三维重建　CT 平扫及三维重建对骨盆骨折目前已属常规,它可在多个平面上清晰显示骶髂关节及其周围骨折或髋臼骨折移位情况,还能更加清楚地了解盆腔脏器的损伤情况。骨盆三维重建 CT 扫描或螺旋 CT 更能从整体显示骨盆损伤后的全貌,对指导骨折治疗颇有帮助。但应铭记,对血流动力学不稳定和多发伤患者,前后位全骨盆 X 线片是最基本和最重要的放射学检查,切记不能为了检查全面而错失了救治的时机,而要根据患者的当时病情有选择性做些必要、便捷的检查。

(三) 合并伤

骨盆骨折的合并伤发生率较高,而且常比骨折本身更为重要,应及时进行全面而仔细的检查并作出正确诊断。常见的合并伤如下。

1. 中枢神经系统损伤　此种创伤常以颅脑或脊髓伤的症状与体征为主要临床表现。诊断主要是根据不同程度的意识障碍或脊髓损伤的表现,以及 X 线检查包括 CT 扫描检查迅速进行诊断。应注意的是,颅脑伤患者常不能详述受伤史,或因自觉症状与骨盆骨折体征不明显,而将骨盆骨折漏诊,要注意检查骨盆部。

2. 腹内脏器伤　造成骨盆骨折的坠落伤、挤压及交通事故伤常伴有腹内脏器伤及脊柱骨折。腹内脏器损伤出血或消化道内容物外溢,可刺激腹膜引起疼痛及出血性休克。腹痛是腹部创伤的主要症状,但骨盆或脊柱骨折可造成腹膜后血肿而出现腹痛、腹胀、压痛、肠蠕动减弱等腹膜刺激症状,有时易与腹内脏器损伤出血相混淆,需仔细鉴别。两者主要鉴别点是:腹膜后血肿引起的腹膜刺激征较轻,且多为偏侧性;实质性脏器的浊音存在,无移动性浊音;腹腔穿刺阴性或为少量淡红血水,腹腔灌洗的回流液中红细胞计数远小于 $1.0×10^{12}/L$;腹部 X 线片示腰大肌阴影模糊。腹腔内出血或脏器损伤的临床表现基本上与上述表现相反。B 超检查对腹腔内出血、实质性脏器破裂的诊断有相当高的准确性,有助于对腹内脏器伤快速作出诊断。

3. 尿道及膀胱伤 骨盆骨折合并尿道或膀胱伤尤为多见。后尿道损伤(膜部)时,血液和尿液多限于耻骨后及膀胱周围,会阴部的"骑跨伤"易造成前尿道的球部伤,外渗的尿液及血液主要限于会阴部。根据排尿困难和尿道口有血液,会阴部有血肿及尿外渗现象,不难对尿道损伤作出诊断。膀胱伤可根据膀胱注水试验明确诊断膀胱是腹膜内型或腹膜外型破裂。

4. 直肠伤 合并直肠损伤的患者,骨盆骨折一般都相当严重,且有休克。患者常有里急后重感。肛门流血是直肠肛管伤的重要标志。直肠指检可了解直肠有无压痛、肿胀或移动骨片。直肠破裂时或可扪及破裂口。指套染有血迹可判定有直肠伤的存在;如尿液从肛门排出,则可确诊同时合并膀胱伤。

伴有软组织和内脏器官损伤的复杂骨盆骨折,伤情复杂而严重,早期病死率可高达31% 。快速而准确的诊断是有效救治的关键。

第三节　骨盆骨折的治疗

一、治疗原则

骨盆骨折类型的严重程度不一,治疗方法的选择主要取决于骨盆环是否稳定和有无内脏合并伤。治疗原则首先是防治威胁生命的大量出血与内脏器官损伤,但也要对不稳定的骨盆骨折进行早期复位和持续固定,以利于控制骨折的大出血,减轻疼痛和减少脂肪栓塞综合征(FES)、弥散性血管内凝血(DIC)、急性呼吸窘迫综合征(ARDS)等严重并发症。骨盆承重结构的恢复,亦有助于获得尽可能好的功能效果。院前急救是抢救患者的第一黄金时刻,针对发生在血流动力学不稳定的骨盆骨折患者,早期抢救及维持血流动力学的稳定至关重要。抢救的关键是迅速稳定骨盆骨折并有效缩小骨盆容积。通常简单有效的方法是使用骨盆带,适用于现场处置、转运及急诊抢救。

由于严重的骨盆不稳定骨折常是多发性损伤,为保证优先处理危及生命的合并伤及并发症,McMurtry 提出一个 A-F 处理顺序方案,其内容如下。

A(airway,气道)　通畅呼吸道,给氧。注意胸部伤,气管插管,闭式引流等。

B(bleeding,出血)　控制外出血,输血输液,包括输注血小板和监测凝血指标。

C(CNS,中枢神经系统)　颅脑损伤的处理。

D(digestive,消化系统)　腹内脏器损伤的处理。

E(excretory,排泄)　尿道、膀胱的处理。

F(fracture,骨折)　其他部位骨折的处理。

此方案的特点是从患者的整体治疗出发,首先抢救威胁患者生命的损伤,保持呼吸道通畅和防治大量出血,恢复血流动力学稳定。根据近年来的进展,骨折早期固定可减少 FES、

DIC、ARDS 等严重并发症,因此应在 B 中增加骨盆不稳定骨折复位和固定,包括用外固定器固定骨盆前环,或用 Ganz 抗休克 C 型骨盆钳固定。

二、各型骨盆骨折的治疗

(一) 骨盆环稳定或基本稳定的骨折(A 型)

1. 骨盆边缘撕脱骨折 这类骨折多因肌肉突然猛烈收缩、将其起点处的骨质撕脱所造成,骨折发生在骨盆边缘,未累及骨盆环,如缝匠肌撕脱髂前上棘,腹直肌撕脱髂前下棘,以及腘绳肌撕脱坐骨结节等。局部有疼痛、肿胀及压痛,进行与肌肉作用相反动作时疼痛加重。骨折片可有轻度移位(图 6-1-3-1)。

这类骨折不论有无移位,一般不需特殊治疗,骨折愈合后对功能影响不大。治疗只需对症处理、卧床休息,使骨折免受肌肉收缩牵拉,如髂前上棘或髂前下棘撕脱骨折卧床期间,用一软枕将膝垫高,保持适当的屈髋位以减轻疼痛,待疼痛消失后即可下地负重活动。坐骨结节撕脱骨折,卧床休息时应置大腿于伸直、外旋位。

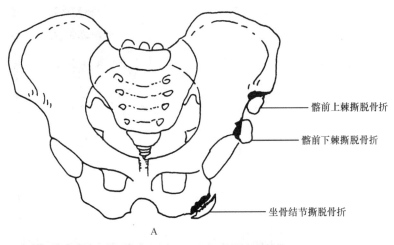

髂前上棘撕脱骨折

髂前下棘撕脱骨折

坐骨结节撕脱骨折

A

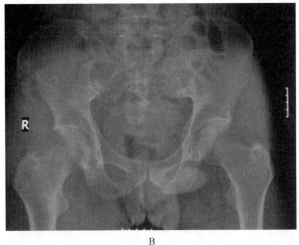

B

图 6-1-3-1 骨盆边缘撕脱骨折示意图(A)及 X 线正位片(B)

2. 髂骨翼骨折 多为直接暴力所致,骨折发生在骨盆边缘,未破坏骨盆环的边缘与完整性。由于骨折部的内侧与外侧有骨膜及厚实的肌肉覆盖保护,骨折大多无明显的移位。如软组织损伤严重,骨折块移位显著,可伴有较大的血肿,伤侧腹壁强直与压痛。

单纯髂骨翼骨折无需复位与固定,只需卧床休息 3～4 周,疼痛消失后即可下地活动。如骨折块大且有严重移位,为保证骨折顺利愈合和早期下地活动,则须考虑切开复位,用 3.5mm 的拉力螺钉或 3.5mm 的重建钢板内固定(图 6-1-3-2)。

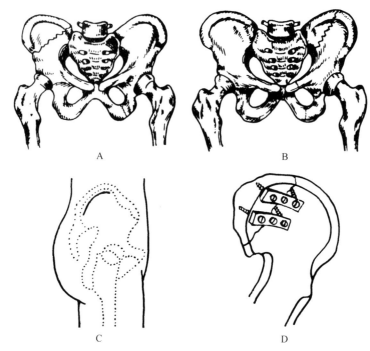

图 6-1-3-2　髂骨翼骨折及手术疗法示意图

A、B. 髂骨翼骨折;C. 切口;D. 复位后钛板螺钉内固定

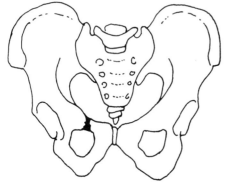

图 6-1-3-3　单一的耻骨支水平骨折(示意图)

3. 单一的耻骨水平支或下支骨折 一侧或两侧单一的耻骨支骨折,多由侧方挤压所致。骨折端常有轻度移位,但不影响骨盆环的稳定性与负重功能。局部有肿胀与压痛,伤侧髋关节外展与过伸时可使疼痛加剧,骨盆分离及挤压试验阳性(图 6-1-3-3)。

由于单一的耻骨支或坐骨支骨折无损于骨盆环的完整与稳定,一般卧床休息 2～3 周即可下地活动。卧床时在膝下置一软枕,保持髋关节于屈曲位以减轻疼痛。

4. 骶椎$_{2,3}$以下的横断骨折 多由于后仰坐倒时直接撞击所致。骨折发生在两骶髂关节下缘联线以下,多呈横行裂隙或向前轻度移位,严重移位少见。临床表现为骶部疼痛,局部微肿和明显压痛,患者多不能坐立。合并神经损伤者有马鞍区感觉障碍或大小便失常,侧位 X 线片可显示骶骨横断骨折,CT 平扫及三维重建尤为重要(图 6-1-3-4)。

无移位或移位轻微者,只需卧床休息,避免压碰,疼痛于数周后即可消退。完全错位者,从肛门用手指向后推压多难以复位,且有损伤直肠的危险,可考虑切开复位。

5. 单侧耻骨上、下支骨折 多由侧方挤压损伤所致。骨折未累及承重弓(主弓),对骨盆环的稳定性无明显影响,骨折移位不严重。临床表现主要骨折局部明显疼痛与肿胀,患者多不能站立与行走,髋关节活动受限。骨盆挤压与分离试验阳性。X 线片可确定诊断(图 6-1-3-5)。

因骨折多无明显移位,骨盆后环仍保持完整,骨折愈合后对负重功能无影响,故只需对症治疗、卧床休息,保持髋关节适当屈曲,疼痛消失后即可下地活动。

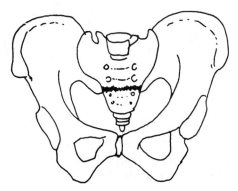

图 6-1-3-4 骶椎$_{2,3}$ 以下的横断骨折示意图

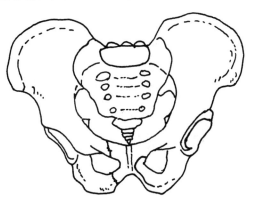

图 6-1-3-5 单侧耻骨上、下支骨折示意图

6. 耻骨联合轻度分离 孤立的耻骨联合分离少见。轻度分离是指其间隙小于 2cm,如分离间隙大于 2.5cm,则应考虑因骨盆外旋而有造成后环部结构损伤的可能性,如骶髂关节前部韧带损伤,因此要仔细检查有无骶髂关节损伤,以免漏诊造成永久性疼痛。耻骨联合分离引起的疼痛较集中在耻骨联合处,用手指可触及有不甚明显的沟隙。骨盆分离试验阳性。X 线片可以显示耻骨联合间隙增宽(图 6-1-3-6)。

治疗是用手法挤压两侧骨盆,使耻骨联

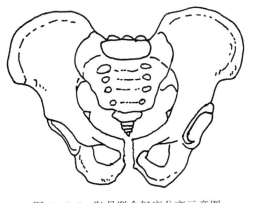

图 6-1-3-6 耻骨联合轻度分离示意图

合对合后用骨盆束带固定,可减轻疼痛和使患者感觉舒服。卧床休息 4~6 周。一般来说,即便复位不完全,亦很少遗留永久性功能障碍。合并有尿道或膀胱伤的患者,手术后用骨外固定器行骨盆前环外固定,有利于术后护理和早期下地活动。

7. 骶髂关节半脱位 此种损伤虽属骨盆环一处损伤,但损伤位于骨盆承重弓主要的承重部位,如未完全整复脱位,恢复骶髂关节的稳定,则将后遗永久性腰背痛与无力。骶髂关节半脱位者有局部疼痛和肿胀,坐、立及翻身活动加剧疼痛。骨盆分离、挤压试验及"4"字试验均为阳性。X 线片上可见伤侧髂骨向上、向后移位比健侧更接近中线,与骶骨有阴影重叠。

传统疗法是手法复位和用双侧石膏裤固定 3 个月。为减少长期卧床的许多并发症,有的作者主张手法整复半脱位后,经皮穿放加压螺钉固定骶髂关节。对有持续疼痛的陈旧性半脱位,宜行骶髂关节融合术。

8. 双侧耻骨上、下支骨折　多由于侧方挤压所致。此种损伤虽有骨盆前环两处断裂,但骨盆后侧仍保持完整,骨折移位不大,对盆环的稳定性及承重功能无大的影响。耻骨骨折移位常造成后尿道损伤,表现为排尿困难或尿潴留,尿道口流血或有血迹。双侧耻骨上、下支骨折的局部症状较单侧骨折者重(图 6-1-3-7)。

治疗与单侧耻骨上、下支骨折相同,卧床休息即可。卧床期间,膝下垫一软枕,保持髋关节适当屈曲以减轻疼痛。未并发尿道或膀胱损伤者,一般不需行骨盆外固定治疗。

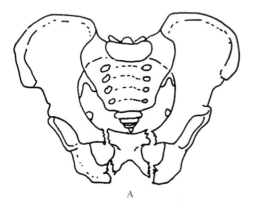
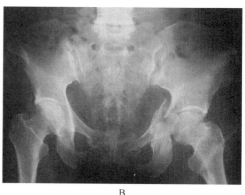

图 6-1-3-7　双侧耻骨上、下支骨折示意图(A)及 X 线正位片(伴髋臼骨折)(B)

(二)骨盆环旋转不稳定纵向稳定骨折(B 型)

这类骨折是由于较大的暴力从前后方向或从侧方挤压骨折所致。这种外力不仅造成骨盆前环部骨折或耻骨分离,伤侧骨盆同时绕纵轴旋转而使骶髂关节受到损伤,使骨盆发生旋转不稳定,骨盆变形,且有较高的并发症发生率。根据外力作用方向的不同,可将旋转不稳定的骨盆环骨折分为以下两型。

1. 分离型　此型又称"开书"型或外旋型,多由于骨盆遭受来自前后方向挤压所致。外力先作用于髂骨翼,致使耻骨支、坐骨支骨折或耻骨联合分离。如外力继续作用,髂骨翼乃向外翻外旋,犹如打开书本一样,结果使一侧或两侧(多为伤侧)骶髂间韧带及骨间韧带撕裂或完全断裂,骶骨翼后侧部骨质压缩,骨盆前后位 X 线片显示骶髂关节间隙增宽,髂骨翼变宽,闭孔变小及骨盆前部骨折端分离(图 6-1-3-8)。

2. 压缩型(内旋型)**骨折**　当骨盆受到侧方冲挤时,同样由于骨盆前环较后环薄弱而先骨折,骨折端重叠移位。若挤压力继续作用,使受力的髂骨翼内翻内旋,致使骶髂后韧带部分撕裂,骨间韧带损伤及骶骨翼前部骨质压缩,结果使骶髂关节稳定性降低。骨盆前后位 X 线片显示骶髂关节间隙后面变宽和前侧压缩,伤侧髂骨翼变窄,闭孔变大和骨折端重叠移位(图 6-1-3-9)。

骨盆骨折旋转不稳定型常合并有盆内大出血与内脏损伤,伤势较重。治疗首先是稳定血流动力学和处理内脏合并伤,但同时要尽快将骨折复位与固定,因为这是控制出血的必要

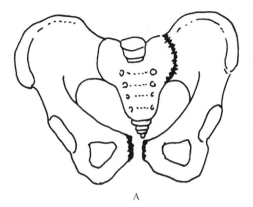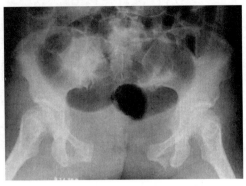

图 6-1-3-8　骨盆骨折分离型示意图(A)及 X 线正位片(B)

措施。持续稳定的固定,能防止骨折端活动导致已凝固的血块脱落和再出血。骨盆旋转不稳定骨折(纵向稳定)特别适于用骨外固定器行骨外固定,有控制骨断端出血、迅速减轻疼痛和便于护理的优点,并可作为最终的确定性治疗。

　　目前使用的骨外固定器虽有多种类型,但在骨盆骨折使用的方法基本相同。常用的外固定器为 Hoffmann 式与钉棒式(图 6-1-3-10、图 6-1-3-11),由针、针夹和连接杆三部分组成。

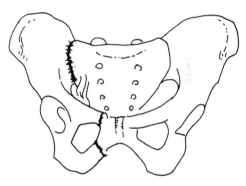

图 6-1-3-9　骨盆骨折压缩型示意图

其方法是在髂前上棘后方 2cm 处,在每侧髂嵴皮肤作出 2 ~ 3 个标记,其间距为 2 ~ 3cm。局部麻醉后,依次在标记处经皮在髂骨内外板之间拧入固定针。进针角度保持与躯干矢状面构成 15° ~ 20° 角。采用直径 5mm 螺纹针者钻入深度为 5cm,若用 2.5mm 或 3mm 骨圆针,进针深度为 7cm。进针要有明确的阻力感,以放置后无晃动和不易拔出为标准。用针夹分别将针尾固定,再连接于连接杆上组装成骨外固定。通过横杆伸缩进行加压(分离型)或撑开(压缩型),纠正骨盆的分离外旋或内翻内旋畸形。X 线片证实复位满意后,拧紧各固定夹以保持骨外固定的固定作用。术后可在床上活动,4 周后鼓励下床扶拐活动,注意检查各固定夹是否紧固。根据骨折类型(稳定性),于术后 8 ~ 12 周拆除外固定。

(三) 骨盆环旋转与纵向均不稳定的骨折(C 型)

　　骨盆遭受前后方向或侧方挤压时,不仅可造成 B 型损伤,如外翻外旋或内翻内旋的外力继续作用,则发生骶髂关节脱位或关节附近骶骨或髂骨骨折(C 型)。从高

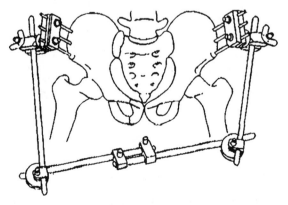

图 6-1-3-10　Hoffmann 式骨盆骨折外固定器示意图

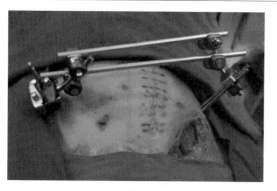

图 6-1-3-11　钉棒系统骨盆骨折外固定器

处坠落单足着地,身体向下的重力和足落地时向上的反作用力汇合于骨盆,这种巨大的剪力同样可造成骨盆前后环完全断裂(垂直剪力型)。骨盆前环断裂可为耻骨上、下支骨折或耻骨联合分离,后环断裂可为骶髂关节脱位,关节附近的骶骨或髂骨骨折(图 6-1-3-12)。

如骨性结构损伤不严重,但存在坐骨棘撕脱骨折(骶结节韧带)、骶骨会阴游离缘撕脱骨折(骶棘韧带)或第 5 腰椎横突撕脱骨折(髂腰韧带),常提示可能有严重的骨盆不稳定。

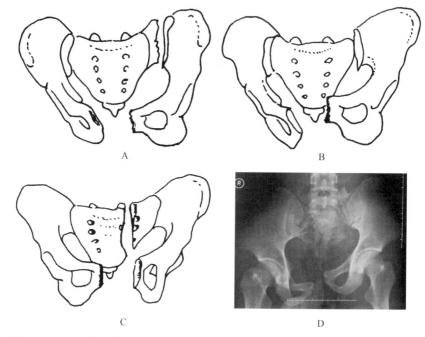

图 6-1-3-12　骨盆环旋转与纵向均不稳定的骨折示意图(A~C)及 X 线正位片(D)

　　骨盆前后环完全断裂,骨折极不稳定,骨盆有明显变形,伤侧半个骨盆连同下肢常向上移位,髂骨嵴升高,下肢短缩,骨盆部及会阴部可出现瘀斑或血肿等。患者的全身情况多很严重,常合并大量出血、内脏损伤或其他部位骨折等,致伤势严重而复杂。为快速而准确地诊断和及时进行救治,要放宽各项检查指征,直接用确诊率高的先进的诊断方法。骨盆前后位 X 线片可初步判定骨盆环是否稳定,对疑有其他部位骨骼损伤时应同时摄片检查,以避免重复分次摄片而延误诊断时机。颅脑伤可直接用 CT 扫描,腹内损伤宜选用 B 超或腹腔灌洗等常规方法进行检查和诊断。

　　由于骨盆不稳定骨折常多有其他部位损伤存在,其治疗在原则上应按 McMurtry 制订的 ABCDEF 方案顺序进行。在治疗威胁患者生命的损伤后,应尽快恢复骨盆环承重结构的稳定性。如何有效维持骨盆环骨折的稳定,是选择固定方法的基础。在有大量出血和患者全身情况尚不稳定而难以承受内固定手术时,可在手术治疗脏器损伤的同时对有移位的耻骨联合行内固定,或应用外固定装置。这虽不能达到完全整复固定后环的骨折脱位,但可减少不稳定骨盆骨折断端的活动,有益于控制出血和预防严重并发症。为救治血流动力学不稳定的严重骨盆骨折患者,Ganz抗休克骨盆钳对固定骨盆后环和控制出血更为简捷有效。

Ganz骨盆C形钳(图6-1-3-13)的构件包括1根方形横杆和套接于横杆的2根侧方支柱(臂),后者能在横杆上平行滑动,根据骨盆宽度调整其间距。侧柱下端有的开口供安置有斯氏钉的螺纹管。骨盆C形钳可在急诊室或放射检查台上于局麻下安放。患者取仰卧位,在髂前与髂后上棘之间划一连线,于股骨纵轴线交点处用尖刀片戳一小口,将钉端锤达髂骨翼,此时牵伸下肢将骨折复位,然后拧放螺纹管向后骨盆环加压和牢固固定。钉的位置亦可放在髋臼上部,其目的是使骨盆前后环受到一致的加压固定。骨盆C形钳可绕轴向下或向上旋转,以便显露腹部或股部。骨盆C形钳可留置3~7天,待患者情况稳定及行骶髂关节内固定时去除。目前对骨盆骨折切开复位内固定的适应证尚无一致认识,但对不稳定骨盆骨折,主张早期应用手术固定者日渐增多。恢复骨盆环的解剖和稳定,可明显降低如腰背痛、步态异常、下肢不等长、脊柱侧弯、坐位困难等后遗症。由于骨盆骨折形式多种多样,患者全身伤情不同,以及术者对内固定方法的选择不同,因而内固定方法也较多。对于旋转与纵向

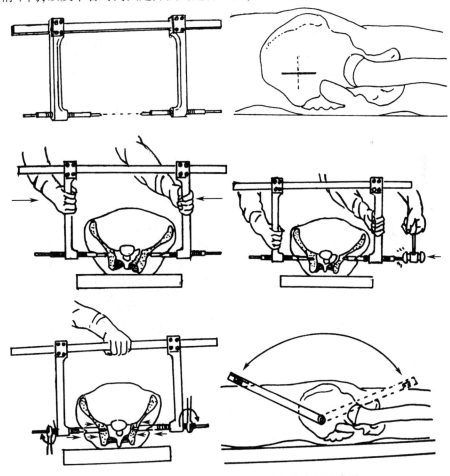

图6-1-3-13　Ganz骨盆C形钳及其操作步骤示意图

均不稳定的骨盆骨折,固定骶髂关节脱位可用前入路盆内钢板或骶髂螺钉,后入路骶骨棒或拉力螺钉或中空骨松质螺钉经皮穿入固定(图 6-1-3-14)等方法。不稳定骨盆骨折手术最适当的时间是在伤后早期,但必须是在患者得到充分复苏和全身情况稳定的条件下施行。为增加骨盆后侧内固定的稳定性,骨盆前环骨折或耻骨联合分离>2.5cm 者,可考虑同时使用钢板内固定或骨外固定(图 6-1-3-15)。髂骨翼骨折可酌情用拉力螺钉或钢板重建髂骨的稳定性。

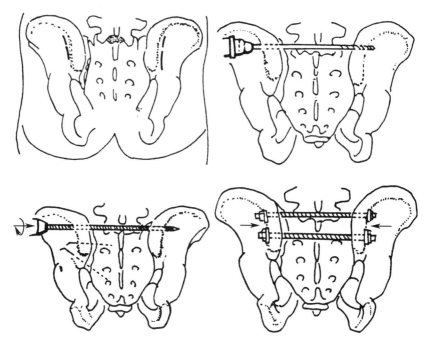

图 6-1-3-14　骨盆后侧骶骨棒固定示意图

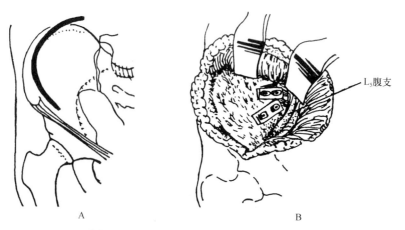

L₅腹支

A　　　　　　　　　　B

图 6-1-3-15　骶髂关节前侧钛板固定示意图

A. 切口;B. 钛板固定

第四节　骨盆骨折合并伤的处理
一、大出血与休克的治疗与预防

（一）概述

骨盆的血供主要来自髂内动脉分支。髂内动脉可以分为前干和后干,后干分支有髂外侧动脉、髂腰动脉、臀上动脉、臀下动脉及阴部内动脉等;前干分支有脐动脉、膀胱下动脉、直肠下动脉、输精管动脉(或卵巢子宫动脉)、闭孔动脉等。盆腔动脉可有广泛侧支循环,组成吻合环。此外,骨盆大部分由骨松质构成,不仅有许多血管紧贴骨表面,还有丰富的静脉(为动脉面积的 10～15 倍),静脉之间也相互吻合成丛。骨盆骨折伤及这些血管时,即可发生致命性大出血。大出血主要源自:①骨折端骨松质;②骨折周围软组织中微小动、静脉;③骨盆中小动、静脉(髂内分支);④大的动、静脉(髂总,髂内,髂外动、静脉);⑤骨盆静脉丛。尽管骨盆骨折患者出血有 85% 源自静脉源性出血,但休克患者动脉源性出血更为常见。大量出血与休克是骨盆不稳定骨折最常见和最严重的并发症,也是造成骨盆骨折死亡的重要原因。盆壁的血管与骨盆环的关系密切,不同部位的骨折可累及特定的血管而引起出血,如位于骨盆后壁的血管襻,易因骶髂关节骨折脱位引起大出血。骨盆骨折的大量出血除形成盆腔血肿外,可在腹膜后间隙向上扩散形成巨大的腹膜后血肿。防治骨盆骨折大量出血与休克的措施包括两方面,一是补充和增加血容量,二是控制出血。

（二）大量输血输液

对于严重休克患者,首先是快速补充血容量,以维持有效血液循环的稳定血压。用粗针头建立两条上肢静脉通道,在最初 1～2 小时快速输入 2000～3000ml 平衡液、右旋糖酐-40 及葡萄糖液。静脉推注 7.5% 高渗盐水 400ml 的抗休克作用优于等渗溶液。但也要大量补充全血,以维持血细胞比容在 35%～45% 为宜。在得到交叉配血之前给予 2U O 阴性细胞。输注晶体液超过 5000ml 时,应参照凝血检查给予 2～3U 新鲜冻干血浆和 7～8U 血小板,并监测血氧饱和度。一般认为腹膜后腔隙容纳 4000ml 血液所产生的压力,才能对盆腔内小血管的出血起到填塞止血作用。后腹膜完整者,若补充了足够的血液和液体,有 2/3 患者可以获得血流动力学的稳定。

（三）应用压力裤套或抗休克裤

其抗休克机制在于缩小血管裂口,固定骨盆,减少失血量,同时可将下肢血液转移供应生命器官。抗休克裤曾在 20 世纪 70 年代作为骨盆骨折大出血急救室首选的临时措施,虽有一定的抗休克作用,但终因可能导致压疮、呼吸受限和下肢骨室筋膜综合征等并发症,且不能用于伴有高血压、颅脑外伤、胸部外伤及严重肺部疾患患者而被骨盆带和床单法等紧急稳定骨折的措施所取代。骨盆带使用时,应于髂窝加棉垫后加压包扎,利用骶髂关节后侧张力带"关书样"作用,使骨盆逐渐复位固定。无论骨盆骨折为哪一型,于髂窝处放置棉垫后用骨盆带包扎固定均能起到一定的止血效果,为抢救休克和对伴发损伤进一步治疗赢得时间和机会。骨盆床单加压包裹措施简便易行,可避免患者活动引起的骨折移位,有效减少骨盆容积,为急救和运送骨盆骨折患者提供了一个稳定、无创的临时固定方法。其弊端在于皮肤压迫和骨折端受压后容易矫枉过正,因此需要定时松解,观察皮肤血供。

(四) 骨外固定

对于紧急情况和晚期结局都有益处。骨盆骨折使用外固定法固定不稳定骨折,其作用是可迅速稳定骨折端,防止已凝固的血块移动和再出血,减少失血和减轻疼痛而利于复苏,对旋转不稳定但纵向稳定的骨盆骨折可作为最终的治疗手段,但固定的作用主要在骨盆前部,对同时有纵向不稳定者需附加骨牵引。为稳定骨盆后部的骨折,可应用 Ganz 抗休克骨盆钳直接对骶髂关节横向加压固定。其后便可迅速采取进一步的诊断检查和治疗。Meigham(1988 年)指出,骨外固定是急诊处理严重骨盆骨折时最为恰当的措施。

(五) 骨盆填塞

一项多中心研究提示,对血流动力学不稳定的骨盆骨折大出血患者进行剖腹探查,发生致死性出血的风险较高,不宜采用。骨盆填塞术作为可选择的治疗方法之一,在欧洲创伤中心成功应用已有 10 余年,近年在北美地区也逐渐开展了后腹膜填塞术。目前认为骨盆填塞对于静脉源性出血的治疗效果更为显著。通过对盆腔内部直接加压,配合外固定支架固定骨盆环的作用,可加强容积压迫效应,达到止血目的。当然,对于骨盆填塞术的选择一定要非常慎重,其填塞压迫效应的腹膜后间隙一旦打开,极大的出血量将带来很大的麻烦。因此,应根据患者个体情况选择最恰当、最安全的治疗方式,骨盆填塞术后需要再次评估患者血流动力学状态。

(六) 手术止血

骨盆骨折的出血主要来自骨折端和盆内静脉,来自盆内动脉者不足 20%。通常在补充足够量的血流及液体和及时将骨折固定后,血流动力学即能稳定。如输血、输液达 3000ml 以上,又无腹内脏器损伤或其他部位的出血而仍不能稳定血压时,有人主张施行剖腹探查术,主要是对骨盆骨折合并不能控制的大出血行髂内动脉结扎,以控制来源广泛的出血。但目前对这一手术的价值仍有争议,因单侧髂内动脉结扎止血的效果不确实,一侧的血液循环和对侧有丰富的交通,而手术破坏了腹膜后血肿的填塞止血作用,并增加了创伤出血。结扎双侧髂内动脉止血的效果较好,但有文献报道称整个髂内动脉结扎可能产生一些严重并发症,如臀部坏死,坐骨神经与股神经麻痹,膀胱壁坏死等。总之,结扎髂内动脉止血是一有争议的手术,应慎重。

(七) 血管造影动脉内栓塞止血

动脉损伤的发生率为 10%~20%,需要专业人员操作,对于血流动力学不稳定的患者(失血>2L)要延迟操作。本法是在经大量输血、输液和行骨盆外固定后仍继续出血不止,病情不见好转时施行。其方法是在局麻下经股动脉穿刺插管,用 X 线电视监控,于髂总动脉分叉处造影以显示血管,根据造影剂血管外溢观察对出血部位作出诊断,然后再对分支动脉做选择性造影和动脉栓塞术。栓塞物质有自身血凝块、明胶海绵、钢丝圈等。对骨盆骨折的大出血不宜选用永久性栓塞剂,以选用明胶海绵为好,因明胶海绵是一种暂时性栓塞物质,被栓塞的血管一般可在 1~3 周再通。明胶海绵剪切成颗粒状,其大小应大于所栓塞动脉,加入少量造影剂混匀后注入。观察到造影剂血管外溢现象消失,表示达到止血目的。但动脉内栓塞止血亦可由于缺血引起某些并发症,术后应密切观察。

二、脏器损伤的处理原则

(一) 尿道及膀胱损伤

当疑有尿道大损伤时,应尽早放入留置尿管,防止自动排尿,以避免尿外渗和蜂窝织炎的发生。如尿管不能插入,则应及早行尿道修复或早期膀胱造瘘,后者简化了早期处理,对危重患者尤为适宜。行耻骨上膀胱造口术时,膀胱前间隙放置引流。

膀胱破裂的诊断一经确定,应紧急手术探查修补,难以缝合时,可行耻骨上膀胱造瘘及膀胱前间隙引流。膀胱腹膜内破裂者需打开腹腔,吸净腹腔内的尿液及血液后缝合破裂口,可同时行耻骨上膀胱造口。腹腔内不放置引流,可将引流放在膀胱造口处。

(二) 直肠损伤

骨盆骨折合并直肠损伤虽不多见,但可导致严重感染,后果严重。直肠损伤无论在腹膜内或腹膜外,皆应尽早手术,清除污染,修整创缘后双层横向缝合裂口,并常规施行近端结肠造口术,使粪流改道。这是减少感染死亡的重要措施。骶骨前充分引流和彻底清除造口远侧肠腔内粪块,可更有效地预防伤口感染。对严重的肛管伤也应用结肠造口术,改变粪流方向,有利于伤口愈合。

(三) 神经损伤

在所有的骨盆骨折中,合并神经损伤的发生率为 3.5%~11%。神经创伤的发生率和骨折的部位及其严重程度有关。骶骨骨折和骶髂关节脱位合并神经损伤的发生率特别高,包括腰神经撕裂,臀上神经、坐骨神经、闭孔神经及阴部神经损伤均有报道。骶丛神经(骶 1、2、3、4 神经根)损伤有可能造成排尿困难及性功能障碍。最常见的损伤性质为挫伤或牵拉伤,常有多个神经根受损。神经受损程度不一,从暂时性的麻痹到运动和感觉完全丧失,常和骨折脱位的严重程度有关。但神经损伤在早期常被骨折及软组织损伤所掩盖,到病情稳定后始受到注意。因此,患者在复苏和病情稳定后,均应进行仔细的神经学检查。

骨盆骨折并发的神经损伤,一般采用非手术治疗方法,不主张手术探查,但要尽早将骨折充分复位和固定,以解除骨折或脱位对神经的牵拉和压迫。

三、开放性骨盆骨折的处理特点

开放性骨盆骨折是指骨折端和直肠、阴道、会阴部或其他皮肤撕裂伤口有直接交通,或骨折端与为原发伤治疗放置的引流或填塞物之间有持久的连通。由于伤口开放,出血量远比闭合性骨盆骨折大,且更难控制,常合并严重的失血性休克。伤口受到粪便、尿液污染,严重感染发生率很高,增加了病死率和致残率。文献报道开放性骨盆骨折的病死率为 30%~50%。

伤口有大量出血的开放性骨盆骨折,诊断并不困难,但直肠或阴道的小裂伤易被忽视。

因此,对骨盆骨折患者必须常规检查直肠及阴道,以防漏诊。减少病死率和致残率的关键在于控制出血,改变粪便流出方向和尽可能修复阴道裂伤。结肠造瘘时要彻底冲洗远端,骶骨前充分引流。尽早开始应用高效广谱抗生素,可根据肠道及泌尿系统细菌特点,应用针对革兰阴性杆菌为主的抗生素,并在治疗中根据细菌的药敏试验及时加以调整。骨盆环骨折必须迅速予以固定。骨盆外固定或结合下肢骨牵引可控制出血,同样可便于进一步处理头、胸和腹内损伤。骨外固定也可结合有限的内固定。对无法控制的出血和需切除坏死组织的患者,特别是软组织严重挫压伤的患者,有些学者建议进行彻底清创或截肢,甚至采用半骨盆切除术以挽救患者生命。

(李国风　李　德)

参 考 文 献

高梁斌,李健,张亮,等.2005.骨盆粉碎性骨折伴休克及神经损伤的手术治疗.中国骨与关节损伤杂志.20(4):237-239.

李绍光,刘智,李京生,等.2011.经皮骶髂螺钉固定治疗垂直不稳定型骨盆骨折.中国骨伤,24(2):116-118.

王正国.2007.创伤学基础与临床.武汉:湖北科学技术出版社.

吴新宝.2010.不稳定骨盆骨折的治疗.中华创伤杂志,26(9):577-580.

张前法,付有伟,赵卫东,等.2009.骨盆后环骨折脱位不同内固定的生物力学研究.中国修复重建外科杂志,23(12):1466-1468.

张英泽,潘进社,张奉琪,等.2006.骨盆骨折动脉损伤的影像学研究及临床治疗.中华创伤杂志,22(10).749-752.

赵定麟.1999.现代创伤外科学.北京:科学出版社.

赵定麟.2012.现代骨科手术学.上海:上海世界图书出版公司.

郑强,潘志军,陈王震.2005.有限内固定结合骨盆外固定支架治疗不稳定骨盆骨折.中华外科杂志,43(8):548-549.

周东生,穆卫东,王鲁博,等.2007.暂时性腹主动脉阻断术在骨盆骨折大出血急救中的应用.中华创伤骨科杂志,9(10):912-914.

Eastridge BJ,Starr A,Minei JP,et al. 2002. The importance of fracture pattern in guiding therapeutic decision-making in patients with hemorrhagic shock and pelvic ring disruptions. J Trauma,53(3):446-450.

Hak DJ,Smith WR,Suzuki T. 2009. Management of hemorrhage in life-threatening pelvic fracture. J Am Acad Orthop Surg,17(7):447-457.

Lee C,Porter K. 2007. The prehospital management of pelvic fractures. Emerg Med J,24(2):130-133.

Magnussen RA,Tressler MA,Obremskey WT,et al. 2007. Predicting blood loss in isolated pelvic and acetabular high-energy trauma. J Orthop Trauma,21(9):603-607.

Olson SA,Burgess A. 2005. Classification and initial management of patients with unstable pelvic ring injuries. Instr Course Lect,54:383-393.

Poka A,Libby EP. 1996. Indications and techniques for external fixation of the pelvis. Clin Orthop Relat Res,329:54-59.

Scaglione M,Parchi P,Digrandi G,et al. 2010. External fixation in pelvic fractures. Musculoskelet Surg,94(2):63-70.

Scopp JM,Moorman CT. 2002. Acute athletic trauma to the hip and pelvis. Orthop Clin North Am,33(3):555-563.

Williams-Johnson J,Williams E,Watson H. 2010. Management and treatment of pelvic and hip injuries. Emerg Med Clin North Am,28(4):841-859.

Wolinsky PR. 1997. Assessment and management of pelvic fracture in the hemodynamically unstable patient. orthop Clin North Am,28(3):321-329.

第七篇 脊柱脊髓创伤

第一章 脊柱的大体解剖与生理特点

第一节 脊柱的大体解剖

脊柱由 33 个椎节组成,包括颈椎(7 节)、胸椎(12 节)、腰椎(5 节)、骶椎(5 节)和尾椎(4 节)。由于后两者大多呈融合状,故参与活动的椎节仅 26 个。此 26 节借助于周围丰富的肌群、韧带与关节囊使之组成一个活动自如,并且有强大支撑力的链条状结构(图 7-1-1-1)。其主要功能是保护脊髓,维持人体活动及将头颈与躯干的负荷力传导至骨盆(再向下达双足部)。椎骨的解剖部位不同,其结构差异较大。

一、颈　椎

颈椎在诸椎节中,其属体积最小,但活动却最为灵活,且形态各异,在仅有的 7 节椎骨中,却有以下 4 种形态结构。

(一)普通颈椎

所谓普通颈椎,是指第 3、4、5、6 颈椎而言,其形态大致相似,每节椎骨均由椎体、椎弓和突起等 3 部所组成。

1. 椎体　颈椎椎体的横径大于矢状径,在干燥骨上,矢状径平均为 16mm 左右,横径则可达 23mm。其中男性略大于女性,下位椎骨较上节为大。

(1)钩椎关节:从正面观,椎体上面中部微凹,两侧偏后呈隆起状,似元宝形,称为钩突。钩突起自椎体前外侧交界处,沿椎体侧方向后陡然突起,并延伸达椎体后缘中外 1/3 交界处变平,因其似钩状,故名钩突。其与相对应

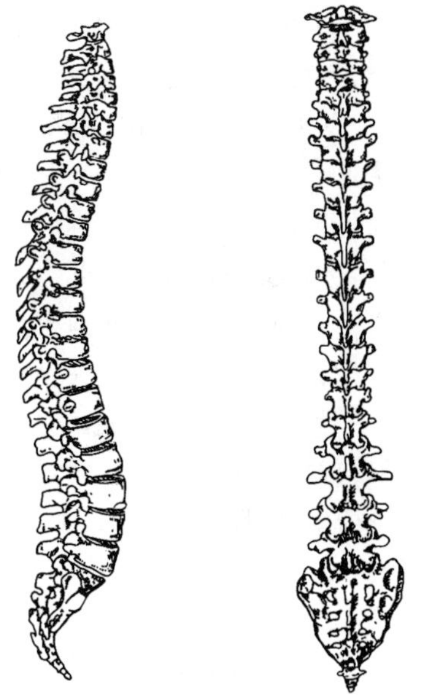

图 7-1-1-1　脊柱之解剖示意图
A. 侧方观;B. 后方观

的上一椎体下面的斜坡处相咬合而构成钩椎关节,因最早为德国解剖学家 Luschka 所发现,故又名 Luschka 关节。

钩椎关节的内侧为致密的椎间盘纤维环及隆起的钩突,从而阻止与减少了髓核自椎体侧后方突起或脱出的机会。其前方偏内为较坚韧的前纵韧带,偏外为血管丰富的颈长肌,后内缘与坚厚的后纵韧带相延续,后外侧有冠状韧带(或称钩椎韧带)附着,以增强关节的稳定性。

钩椎关节属滑膜关节,其表层有软骨覆盖,周围有关节囊包绕其随着年龄的增长而出现退行性变。该关节参与颈椎的活动,并限制椎体向侧方移动而增强椎体间的稳定性。

(2)椎体下面及后面:椎体的下面前缘呈唇状突向前下方,因此椎体的前后径,下方大于上方,且使椎间盘的平面前方略低。此与颈椎前路手术关系密切。

椎体的后方较为平坦,中央部有数个小孔通过静脉。这些静脉参与构成椎内静脉丛,在手术时伤及此处,则易引起难以控制的出血。

2. 椎弓 位于椎节后方,自椎体侧后方发出,呈弓状,故名椎弓。其由两侧一对椎弓根和一对椎板所组成,现分述于后。

(1)椎弓根:与椎体的外后缘呈45°相连接,短而细,上下缘各有一较狭窄的凹陷,分别称为颈椎椎骨上切迹和颈椎椎骨下切迹。在相邻两个颈椎上、下切迹之间形成椎间孔,有脊神经和伴行血管通过。由于椎弓根短而使椎间孔较为狭窄,易因各种因素而遭受挤压。

(2)椎弓板:是椎弓根向后延伸部分,呈板状,故又称椎板。其在椎体后缘与两侧椎弓根合拢构成椎管。侧面观呈斜坡状,上缘靠近前方使椎管与神经根管入口处的矢状径略小;而下方则远离椎管而使椎管与神经根管的矢径略大。于下缘前面有弓间韧带或称黄韧带附着,并向下延伸止于下一椎节椎弓板的上缘。于两节椎弓根之间构成椎管后壁,当其肥厚或松弛时,可突向椎管而压迫脊髓,尤以后伸时为明显。

3. 骨性突起 颈椎有横突、上下关节突和棘突三种骨性突起。

(1)横突:起自椎体侧后方与椎弓根,短而宽。中央部有圆形横突孔,通过椎动脉与椎静脉,个别人亦可能有两孔。横突孔的横径较前后径对椎动脉受压更为重要,因此在减压时,应以扩大横径为主。紧贴横突孔的后方有一自内上向下走行的斜行深沟,即脊神经沟,有手术时,切勿超过前结节,否则易误伤脊神经根和伴行的血管。第6颈椎前结节较为隆起、粗大,正好位于颈总动脉后方,故又称颈动脉结节,用于头颈部出血时压迫止血。横突的根部较钩突紧密相连,因此当该处因退行性变或外伤而出现增生、肥大或钩椎关节松动与肿胀时,则可直接刺激与压迫椎动脉和(或)脊神经根。

(2)关节突:分为上关节突和下关节突,左右各一,呈短柱状,发自椎弓根与椎板交界处。关节面呈卵圆形,表面光滑,与椎体纵轴呈45°,因之易受外力作用而引起脱位,此关节属滑膜关节,表面有软骨面,周围为较松弛的关节囊。其前方直接与脊神经根相贴,因此当该处增生、肿胀或松动时,则易压迫脊神经根。在其周围有丰富的肌群附着,以增加其稳定性。

(3)棘突:居于椎弓的正中,呈矢状位。$C_{3\sim5}$多呈分叉状,突向侧、下、后方,以增加与项韧带和肌肉的附着面积,对颈部的仰伸和旋转运动起杠杆作用。

(二)特殊颈椎

1. 寰椎 即第1颈椎,呈不规则环形,故亦可称为环椎。它是由一对侧块、一对横突和前后两弓组成;上方与枕骨相连,下方则与枢椎构成关节。

(1)前弓:短而稍平,呈板状与侧块前方相连接。前方正中的隆突称为前结节,有颈前肌与前纵韧带附着。后方正中有圆形的齿突关节面,与枢椎的齿突构成寰齿前关节。在前弓的上下两缘分别有寰枕前膜和前纵韧带附着。

(2)后弓:长而曲度较大,呈不规则的圆棍状与侧块后方相连。后面正中部为粗糙的后结节,与普通颈椎的棘突相似,有项韧带和头后小肌附着,限制头部过度后伸。后弓上方偏前各有一斜形深沟通向横突孔,因有椎动脉出第1颈椎横突孔后沿此沟走行,故又名椎动脉沟,此沟尚有枕下神经通过。当手术切除第1颈椎后弓减压或穿绕钢丝内固定时,切勿涉及此沟,以免误伤椎动脉而造成无法控制的大出血。后弓上缘有寰枕后膜附着,椎动脉穿过此膜进入颅腔。后弓下面靠近侧块处亦有一较浅的沟槽,与枢椎椎弓根上缘的浅沟相吻合而形成椎间孔,有第2颈脊神经通过。

(3) 侧块:位于寰椎的两侧,相当于一般颈椎的椎弓根与上下关节突,为一对肥厚而坚硬的骨块。从上面观有两个肾形凹陷的关节面,朝向内、上、后方向,称上关节凹,与枕骨髁构成寰枕关节。在关节中部有一稍微狭窄的切迹将其分为前后两部。于侧块的内侧面为一粗糙结节,系寰椎横韧带附着部。在此结节上尚有一小结节,参与寰枢关节的运动。侧块的前方有头直前肌附着。从下面观,为一对圆形微凹的下关节面,与枢椎的上关节面构成寰枢外侧关节。于上、下关节面的周围分别有寰枕关节囊与寰枢关节囊包绕。

(4) 横突:侧块的两端为一三角形的横突,尖端向外,表面粗糙,稍厚,而无分叉,有肌肉与韧带附着,对头颈部的旋转活动起平衡作用。横突孔位于横突基底部偏外,较大,有椎动脉和椎静脉从中穿行。

前后弓较细,尤其与侧块连接处,易遭受暴力而引起该处骨折与脱位。

2. 枢椎　即第2颈椎。椎体上方有柱状突起,称"齿突",具有"枢"之作用,故名枢椎。除齿突外,枢椎外形与普通颈椎相似。

(1) 椎体:较普通颈椎为小,于齿突两旁各有一朝上的圆形上关节面,与寰椎的下关节面构成寰枢外侧关节。椎体前方中部之两侧微凹,为颈长肌附着部。

(2) 齿突:长1.5cm左右,呈乳突状,顶部稍粗而根部较细。其前后分别有椭圆形前关节面和后关节面,前者与寰椎前弓后面的齿突关节面构成寰齿前关节,后者则与寰椎横韧带构成寰齿后关节。齿突的顶端称为齿突尖,上有齿突韧带,两侧则有翼状韧带附着。因齿突根部较细,在外伤时易骨折而导致危及生命的高位截瘫。但应注意个别人为先天性分离,此时齿突称为"齿突游离小骨"。

(3) 椎弓根:短而粗,其上方有一浅沟,与寰椎下面之浅沟形成椎间孔。其下方有面向前下方的下关节突,与第3颈椎的上关节突构成关节。在关节的前方为枢椎下切迹与第3颈椎上切迹构成的椎间孔,有第3脊神经经此穿出。

(4) 横突:较短小,前结节缺如,故不分叉亦无沟槽。横突孔由内下斜向外上方走行。椎弓板呈棱柱状,较厚,其下切迹深,故椎间孔较大。

(5) 棘突:粗而大,呈分叉状,下方有纵行深沟。临床上,尤其在术中,多以此作为椎节定位标志。

3. 寰枢关节间的韧带

(1) 前寰枢膜:起自寰椎前弓前方和下缘,止于枢椎椎体前方,位于两侧的寰枢关节之间,其中部与前纵韧带移行,故长而坚韧。

(2) 后寰枢膜:位于寰椎后弓下缘与枢椎椎弓上缘之间,宽而薄,中部略厚,两侧有第2颈神经穿过。

(3) 寰椎横韧带:起附于寰椎左右两侧块内侧面,肥厚而坚韧,将寰椎的椎孔隔成前、后两部。前部较小,容有齿突,并与此韧带前面中部略凹的由纤维软骨构成的关节面构成寰齿后关节。其后部较大,容纳脊髓及其被膜。自此韧带中部向上下各发出一束纵行纤维,形成十字状,故名寰椎十字韧带。其上缘抵于枕大孔前缘,下缘止于枢椎椎体后面。此十字韧带虽十分坚强,但强烈暴力或其他病变仍可使其断裂或病变,以致引起寰枢关节脱位而压迫脊髓。

4. 枢椎与枕骨间的韧带

(1)覆膜:起自枕骨底部的斜坡,在齿突及其周围韧带的后方向下移行于后纵韧带,前面连接寰椎十字韧带,外侧附于寰枢外侧关节囊。

(2)翼状韧带:起自齿突尖的两侧,左右各一条,为坚韧之圆索状,斜向外上方,止于枕骨髁内侧面的粗糙部,并分别和寰齿前关节囊、后关节囊以及寰枕关节融合。此韧带主要功能是限制头部过度前屈和旋转。

(3)齿突尖韧带:呈细索状,居中,位于齿突尖和枕大孔前缘,并分别与寰枕前膜及寰椎十字韧带的上脚相融合,仰头时此韧带紧张,俯首则松弛。

5. 隆椎 即第 7 颈椎,因隆突于颈项部,故名。其大小与外形均介于普通颈椎与胸椎之间。但其棘突长而粗大,但前结节较小或缺如,如横突过长,或有肋骨出现(称为颈肋),则可引起胸腔出口狭窄征候群。横突孔较小,且畸形较多,其中仅有椎静脉通过(图 7-1-1-2)。

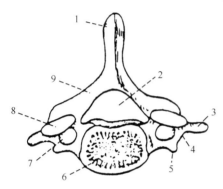

图 7-1-1-2 隆椎示意图

1. 棘突;2. 椎孔;3. 后结节;4. 脊神经沟;5. 前结节;6. 椎体;7. 横突孔;8. 上关节面;9. 椎板

二、胸 椎

胸椎之体积大小介于颈椎与腰椎之间,外形与颈椎的隆椎相似。其特点是:每节各有一对肋骨。双侧关节面角度大于颈椎,约 60°状,在胸椎上关节突关节面主要向后略向上,下关节突关节面主要向前略向下,胸椎关节突关节面与水平面几乎垂直,故不易发生脱位。棘突较长。另于胸椎椎体两侧各有一个与肋骨头构成的胸肋关节凹。其椎管矢状径较颈椎为小(图 7-1-1-3)。$T_{1\sim10}$ 与肋骨及胸骨相连,构成完整的胸廓,具有坚强的稳定性,一般轻度的暴力,常有胸廓对暴力的吸收而缓解,因而胸椎遭受损伤的机会相对较少,一旦出现临床所见的骨折,常为严重暴力所致。

1. 椎体 其体积介于颈椎与腰椎之间,前缘高度略小于后缘,两者之比值为 0.88 ~ 0.97,从而形成了胸段脊柱的生理后凹。椎体矢状径大于横径,在其后部左右各有一肋凹和相对应的肋骨头构成肋头关节。

2. 椎弓根、椎板及椎孔 椎弓根及椎板均较短而较腰椎为扁薄,其形成之椎孔呈圆形,较狭小,故外伤时易引起脊髓损伤,且在此处施术时,尤其是内固定术,易引起误伤。

3. 棘突 较长,起自椎弓中部,呈细条状伸向后下方。

4. 关节突 其呈冠状位,上关节突朝向后外,下关节突则朝向前内。其关节面与冠状面成 20°角,与横断面成 60°角,因此其稳定性较之颈椎为佳。

5. 横突 较短,左右各一,于两侧横突各有一横突肋凹,与肋骨结节构成关节,从而加强了胸段的稳定性。

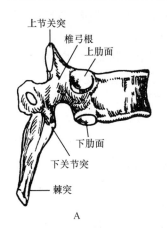
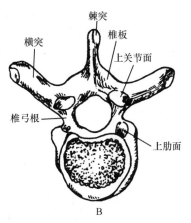
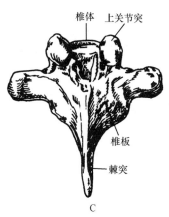

图 7-1-1-3 胸椎椎体外观示意图

A. 侧方观;B. 上方观;C. 后方观

三、腰　椎

腰椎承受和传递着身体上半部的全部负荷,腰椎体积大,椎体承受其负荷的 80% 以上,而后部结构承重不足 20%,故腰椎椎体在承重方面具有重要意义,腰椎椎体四周薄壳皮质骨及上下终板构成的硬壁,和其中充填的致密三维工字形的松质骨,其复杂的几何结构和生物力学构筑满足了椎体承重功能。且具有以下特点。

1. 椎体　腰椎的椎体为脊柱上最大的椎体,尤以第 4 及第 3 腰椎为甚,下方椎节的矢径及横径均大于上部椎体之矢径及横径。整个椎体是横径大于矢径,形成肾形。椎体前缘高度由上而下递增,而后缘则递减,如此形成腰椎的生理前凸。

2. 椎弓根、椎板及椎孔

(1)椎弓根:较之胸椎明显为粗,其上下方均有切迹为腰脊神经根通过。自 L_1 开始,由上下切迹所组成的椎间孔逐渐减小,而神经根却愈下愈粗,因之构成该处神经根易受嵌压的解剖学基础(图 7-1-1-4)。

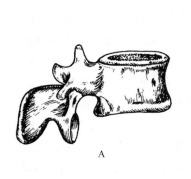
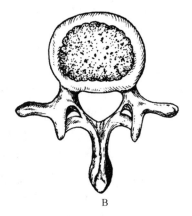

图 7-1-1-4 腰椎外观示意图

A. 侧方观;B. 上方观

（2）椎板：较胸椎明显为厚，一般为 6~7mm，超过 8mm 者应视为增厚，为构成椎管狭窄的原因之一。两侧椎板所构成的夹角如小于 90°，亦可引起椎管狭窄。

（3）椎孔：在上段呈卵圆形或三角形，下方则呈三叶草形或草帽形；因之此处易引起马尾或神经根受压。椎间孔愈向下愈小，而脊神经却相反，愈下方愈粗，因之易受累。

3. 关节突　呈矢状位，其上关节突面朝向后内，下关节突则朝向前外。其与横断面成 90°，与冠状面约 45°。因此该处关节伸屈活动自如，侧屈次之，而其他活动则明显受限。关节突发育畸形及内聚在临床上比想象的为多，易引起椎管和（或）根管狭窄。腰椎上关节突关节面主要向中线略向后，下关节突关节面主要向外略向前，腰椎关节突的排列是一内一外，即一左一右，上关节突在外，下关节突在内，因此，腰椎关节突不易发生单纯脱位和绞锁，而脱位时常合并一侧关节突骨折。椎弓根峡部是脊椎前、后部结构及上、下小关节的接合部，是不同条件下力学的集中点，该部位对脊柱骨折的手术治疗，特别是椎弓根钉固定的应用有重要价值。

腰椎的运动轨迹交叉于椎节后方体外（图 7-1-1-5）。因此，只要腰椎小关节少许活动，即可引起椎体间关节的大幅度运动，以致椎体间关节较之后方小关节易于出现劳损、退行性变和损伤性关节炎。

4. 横突　厚薄不一，个别人薄如纸状，亦有粗长者，一般以腰 3 横突为大。横突根部后下方为上下关节突之间的峡部，此处易因应力作用而引起断裂。

5. 棘突　呈水平位，略下斜突向后方，侧方观呈长方形，尾部有一向下之钩状突起。

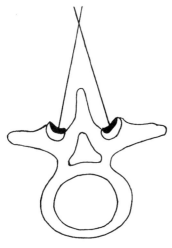
图 7-1-1-5　腰椎小关节旋转运动时之轨迹中心交叉点示意图

四、骶 尾 椎

1. 骶椎　骶骨原系 5 节骶椎，成年后融合成一三角形块状结构（图 7-1-1-6），其底部在上方，尖端朝下。远端与尾椎相连，近端为一与第 5 腰椎下方相咬合形成腰骶关节。其左右与髂骨的耳状面以及周围的韧带构成骶髂关节。

椎体构成骶骨中嵴（柱），骶骨远端与尾椎相连，近端为一与腰椎外形相似的关节面与第 5 腰椎下方相咬合形成腰骶关节。其左右呈耳状（面），与髂骨的耳状面以及周围的韧带组织等构成骶髂关节。

骶骨的前方为较为平滑的凹状面，后方则呈嵴状。中央为由棘突相连的骶正中嵴，其两侧则为关节突相互融合构成的骶中间嵴。于骶中间嵴的外侧各有 4 个骶后孔，通过骶神经后支。骶后孔的外侧则为骶外侧嵴。骶骨上下的中心各有一孔状间隙，与腰椎椎管相延续；上方称之腰骶间隙，下方则为骶尾间隙。相通的骶前孔和骶后孔是骶骨的薄弱部位；无论骶骨发生纵行或横行骨折，骨折线大多经由骶骨孔而易合并骶神经根损伤。由于骶骨缺乏骨性支持，仅通过骶 1~2 侧块的耳形关节面和髂骨连接，骶髂关节的稳定性主要依靠骶髂韧带维持；因此，骶髂关节脱位后，虽经复位，也难以保持其位置不变。骶骨参与骨盆环的组成，因此，亦可将骶骨骨折或脱位均视为骨盆损伤的一部分。

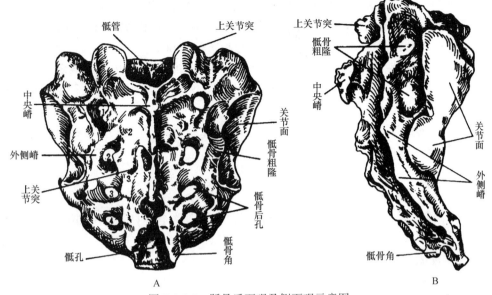

图 7-1-1-6 骶骨后面观及侧面观示意图

A. 后面观；B. 侧面观

2. 尾椎 尾椎由 4~5 节组成，呈上宽下尖之三角形块状。此骨变异较多，其前弯之曲度亦差别较大，以致外伤后的诊断意见不一。人体尾骨的功能主要是给肛提肌提供附着点及维持臀部外形，别无其他重要功能。此骨变异较多，以致外伤后容易误诊。

五、椎骨间的连接

椎骨间的连接，主要通过以下结构。

（一）椎间盘

椎间盘由纤维软骨组成，包括外周的纤维环及中心部的髓核；其是连接于上下两个椎体之间的主要结构，两者特点如下（图 7-1-1-7）。

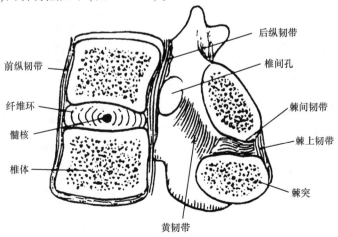

图 7-1-1-7 脊柱椎节之间的连接矢状面观示意图

1. 纤维环　为周边部的纤维软骨组织,质地坚韧而富有弹性,将上下两个椎体紧密连接。在横切面及中部冠状切面上,呈同心圆排列,于切线位观察,则呈正反交错的斜形(约30°)走行。此种结构对椎间关节的弹性、扭曲与旋转等有利。

2. 髓核　位于椎节中央,呈白色,为富有水分、类似黏蛋白物,内含有软骨细胞与成纤维细胞。幼年时其含水量高达80%以上,随着年龄的增长而水分递减,此种水分使髓核犹如一个水囊,可调节椎间盘内压力。

3. 椎间盘的生理功能　除连接椎体外,由于其富有弹性,可减轻和缓冲外力对脊柱与颅脑的震荡,并参与颈椎的活动及增加运动幅度。

(二) 韧带组织

除各椎段所特有的韧带(如枕颈间,骶尾部等)外,整个脊柱上之韧带包括以下两大部分。

1. 连接椎体之间的韧带　主要有:

(1) 前纵韧带:它为人体中最长而又坚韧的韧带。起于枕骨的咽结节,经诸椎体前面抵于第1或第2骶椎前面。共分为3层,深层纤维跨越椎间盘,将上下椎体缘和椎间盘紧密地连接在一起,中层跨越2~3个椎体;而浅层纤维则可跨越3~5个椎体。其作用主要是限制脊椎过度后伸。

(2) 后纵韧带:起自第2颈椎(部分纤维上延移行于覆膜),沿诸椎体后面抵于椎管。其颈部较宽,尤以椎间盘处稍厚而坚韧。向下逐渐狭窄呈细长状。其深层纤维连接于两个椎体之间,而浅层纤维可跨越3~4个椎体。此韧带在椎体处连接较松,其中部常有裂隙并有椎体的静脉穿过。

2. 连接椎弓根之间的韧带　椎弓间之连接除包括由各椎体上、下关节突所构成的关节突关节外,尚包括以下韧带:

(1) 项韧带:为颈项部强而有力的韧带,主要维持头颈部的直立体位(图7-1-1-8、图7-1-1-9)。

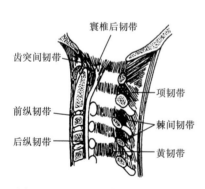

图 7-1-1-8　上颈椎与颅骨之连接及
项韧带部位矢状面观示意图

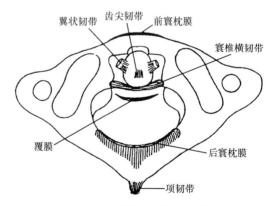

图 7-1-1-9　上颈椎与颅骨之连接及项
韧带部位横断面观示意图

（2）棘上韧带和横突间韧带：此两者在颈部不发达，主要见于下段脊柱，其作用是限制脊柱过度前屈（图7-1-1-10）。

（3）棘间韧带：因连于两个棘突之间，故名。自棘突根部至尖端部呈薄片状，前方与黄韧带愈合，后方移行于棘上韧带或项韧带。

（4）黄韧带：或称弓间韧带，为黄色弹性纤维组织构成。活体呈黄色外观，外形为扁平状，位于上下椎板之间。上方起自上位脊椎椎弓板下缘的前面，下缘止于下位椎弓板上缘和其后面，十分坚韧。此韧带的作用主要是限制脊椎过度前屈及参与维持骨的正常对位。

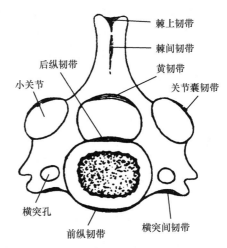

图 7-1-1-10　腰椎椎节间之棘上、棘间及横突间韧带横断面观示意图

第二节　脊柱的主要肌群附着及生理功能

脊柱的骨骼与肌群是维持体形、保持身体的运动与平衡、重量传递及保护脊髓、内脏等功能的解剖学基础。现从以下几个方面阐述。

一、附着至脊柱的主要肌群

附着至脊柱的肌肉主要有以下两组。

（一）背侧肌群

该组肌主要位于项、背部，并分为浅层和深层；另有附于骨盆后方的臀肌和大腿后肌群。

1. 浅层肌群　起自棘突，止于上肢带骨骼、肱骨上端和肋骨，主要功能是维持上肢和肋骨活动，其中某些肌肉作用于脊柱。

（1）斜方肌：位于项部和背上部，在脊柱上的作用是使头颈后伸。

（2）背阔肌：位于背下部，其作用与前者相似。

以上两肌的深层，在项部有肩胛提肌（向同侧屈颈），胸部有菱形肌和上后锯肌，腰部有下后锯肌。

2. 深层肌群　为使脊柱仰伸的肌群，其纵列于棘突和肋角间，分为长肌和短肌两组。

（1）长肌：有夹肌和骶棘肌。夹肌又分为头夹肌和颈夹肌，它们自项韧带和上位胸椎棘突向外上方斜行，止于枕骨和颈椎横突，使颈后伸和侧屈，并向对侧转头。骶棘肌起自骶骨和髂嵴，向上分多数肌齿，走行中止于椎骨和肋骨，最上可达颅骨。全肌分为三组，外侧为髂肋肌（分为腰、胸、颈三部），中间为最长肌（分胸、颈、头三部），内侧为棘肌（分胸、颈、头三部）。两侧骶棘肌收缩，使脊柱挺伸、仰头；一侧骶棘肌收缩，使脊柱侧屈。

（2）短肌：又称横突棘肌，位于骶棘肌深层。它们起自横突，向内上止于棘突，自浅入深有半棘肌（头、颈、胸半棘肌）、多裂肌和回旋肌。一侧肌肉收缩，脊柱向对侧旋转；两侧肌肉收缩，脊柱挺伸。此外，短肌还有各相邻椎骨突起之间的横突间肌及棘间肌，它们参与脊柱的侧屈和伸展运动。

此外，在枕部的最深层有枕下肌，即头上、下斜肌及头后大、小直肌，其作用是使头旋转和后伸。头后大直肌和头上、下斜肌围成枕三角，在其深部有寰椎后弓、枕段椎动脉（V_3）和第一颈神经根（其后支为枕下神经），枕大神经又从头下斜肌的下方穿出。当枕下肌痉挛时，则可刺激或压迫枕下神经、枕大神经和椎动脉，引起枕部疼痛和椎动脉供血不足。

3. 臀肌和大腿后肌群　其功能主要是使骨盆后仰。

（二）前外侧肌组

在颈段，浅层有胸锁乳突肌共参与屈颈、仰头和向对侧转头等活动。深部肌群位于颈椎的侧方和前方，如头长肌和颈长肌，其主要作用为使头、颈的前屈。在颈部两侧为前、中、后斜角肌，从颈椎横突附至第一、第二肋骨，使颈前屈和侧屈。此外，还有自寰椎至颅底之间的头前直肌和头外侧直肌。在胸腰段则有腹直肌、腹外斜肌、腹内斜肌和腹横肌。其除了保护腹腔脏器及调节腹压外，尚能使脊柱前屈、侧屈和旋转。位于腹后壁的是腰方肌，可使脊柱侧屈。另有腰大肌和髂肌（髂腰肌），分别起自腰椎的椎体、横突和髂骨窝部，两组肌群向下外走行，止于股骨小粗隆，使脊柱和骨盆前屈。

二、脊柱的运动功能

相邻的两个椎骨及其之间的椎间盘构成一个运动节（节段），其是脊柱的功能单位。在正常情况下，每个节段连接相对稳固、运动范围较小，大多是几个运动节段联合起来共同参与活动。其运动总合则使整个脊柱有较大幅度的活动范围，包括前屈、后伸、侧屈和旋转等。脊柱运动是在神经和肌肉的协调作用下完成的，主动肌发动和完成运动，拮抗肌则起控制和修正作用。

由于各个椎骨和椎骨间连接的形态、结构和部位不同，使脊柱各部运动的种类和范围有所差异。在胸段，由脊柱和肋骨组成的胸腔可限制胸椎的运动；而倾斜位的骨盆因在髋关节上方活动，则增大躯干运动的幅度。

脊柱的运动范围，其个体差异较大，视性别、年龄及职业等不同，运动范围也有差别；从幼年到老年，其运动范围减少50%以上。

颈部脊柱的运动范围较大，有前屈、后伸、侧屈和旋转。前屈可达45°，后伸可达75°，前后共成120°；侧屈左右共成67°；旋转左右共144°。腰部屈伸范围较大，主要在下腰部，前屈为50°，后伸为30°，共80°；侧屈左右共40°。旋转幅度甚小，左右共16°，总体来看，屈伸幅度以颈部最大，腰部次之，胸部最小；侧屈和旋转都以颈部最大，侧屈在胸腰部基本相等。旋转以腰部最小。

脊柱的前屈幅度可达128°左右，开始的50°~60°发生在腰部，主要是下腰部，是腹肌和腰大肌脊柱部分的收缩之故；上身重量促使脊柱进一步弯曲。随着脊柱的前屈，骶脊肌的肌力也逐渐增大，以求控制脊柱弯曲的程度。当脊柱完全弯下，骶脊肌不再起作用，而是由被拉紧脊柱后部的韧带保持平衡。如增大躯干前屈幅度则靠髂腰肌收缩，使骨盆在髋关节上方前倾。整个脊柱后伸可达125°左右。主要是背部骶脊肌的作用,腹肌参与对后伸活动的控制和修正。脊柱的侧屈,两侧共达145°左右。脊柱旋转可达230°,背肌一侧收缩使脊柱屈向同侧,对侧背肌起校正作用。脊柱旋转总是伴有侧屈。胸腰部的旋转幅度以胸、腰段交界处最大;旋转是两侧背、腹肌协调活动的结果,骨盆的运动可进一步增加脊柱的旋转活动。

三、脊柱的负载作用

脊柱通过骨盆及双侧下肢,对人体上半身承受载荷作用,此种涉及头、胸、腹及脊柱的支撑力主要是通过人体的三个倒三角来完成,即:

1. 上三角　指以头顶水平切线为底边,通过头颅两侧形成夹角,致使头颈部的负荷(自身重量及各种运动等的负荷等)集中于下颈段;在一般情况下,以颈5~6所受的压应力最大(图7-1-2-1)。

2. 下三角　指以双侧髂嵴水平线为底边,并通过骨盆及髋部两侧将头颈、躯干及盆腔的负荷沿身体中部使力量向下传递的倒三角形力学结构。

3. 中三角　介于前者之间,是以双侧肩峰为底边,沿胸腹两侧将头、颈、躯干之负荷集中至腰骶椎的倒三角形力学结构。

以上三个倒三角形结构,从所承受负荷力强度来看,当然以下三角为最大;但实际上,由于此种作用力通过腰骶部,以双下肢所分别承受的分力形式而将其分散,以致下肢诸骨关节结构平均所承受的负荷不仅相对减少,而且为多关节所承担。而上三角与中三角由于负荷力集中到脊柱上某一椎节,因此从单一骨关节来讲,较下三角明显为大;临床上显示$C_{5~6}$和$L_5~S_1$最早出现退变即证实这一点,尤其是腰骶段更为明显。

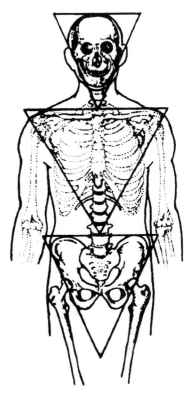

图7-1-2-1　人体倒三角力学
结构示意图

四、脊柱对脊髓和内脏的保护功能

无论是静止或运动状态,脊柱通过其骨性结构及各种韧带、硬膜等结构对娇嫩的脊髓起着保护作用,除非十分强大的外力或脊柱本身病变,一般不易伤及脊髓。另一方面,脊柱前方的胸、腹及骨盆等部位的内脏亦受到保护与支撑,遮挡了来自后方的暴力;尤其是在胸部,其与肋骨组成的框架结构,使心脏、肺及纵隔等重要组织和器官得到充分保护,这也是人类生存与延续至今的解剖学基础。

五、脊柱是维持人体体形的支柱

作为人体大梁和支撑物的脊柱,其天生的生理弯曲构成了人体曲线美的基本条件,一旦此种生理弯曲改变,即便是其中的一小段,则必然使这种完美的人体造型遭到破坏,同时影响到人体的生理功能及形象,包括步态及姿势等。

第三节　脊髓的解剖和生理特点
一、脊髓概况

脊髓的外观为扁圆形柱状,全长 40~50cm,重 26~30g。上方在枕大孔处与延髓相延续,下方呈圆锥形,尖端伸出一细长的索状物,称为终丝。在颈髓与腰髓处各有一膨大区,上方颈膨大位于 $C_4 \sim T_1$ 节段,腰膨大则位于 $T_{10} \sim L_1$ 处(图 7-1-3-1)。于胎儿是脊髓与椎骨长度相差较小,胎生后脊髓末端相当于第 1 腰椎下缘或第 2 腰椎上缘(表 7-1-3-1)。

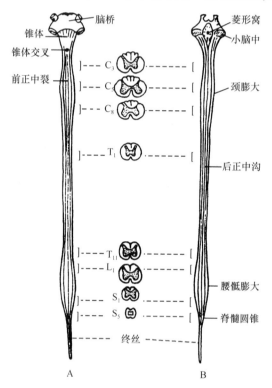

图 7-1-3-1　脊髓的外形及各个节段横断面示意图
A. 前方观;B. 后方观

表 7-1-3-1　棘突、椎体与脊髓节段的关系

棘突	椎体	脊髓
C_4	C_4	C_5
C_6	C_6	C_8
T_1	T_1	T_2
T_6	T_7	T_8
T_9	T_{10}	T_{12}
T_{12}	L_1	$L_4 \sim S_1$
L_1	L_2	$S_{2\sim5}$

二、脊髓的解剖

(一) 脊髓的被膜

脊髓的被膜共分3层:

1. 软脊膜　紧包于脊髓表面,富有血管,故又称血管膜。于脊髓的两侧,软脊膜形成多个三角形突起,其尖端穿越蛛网膜附在硬脊膜内面,称为齿状韧带,对脊髓有固定作用,以防止其左右摆动(图7-1-3-2)。

2. 蛛网膜　紧贴硬脊膜内壁,内方为充满脑脊液的脊髓蛛网膜下腔,在此下腔后方正中部有蛛网膜背侧隔,对脊髓起固定作用。

3. 硬脊膜　位于外层,其上方与硬脑膜相连,下方在第2骶椎处形成盲端。硬脊膜和椎管之间有一空隙,称硬膜外间隙,正常情况下为脂肪组织充填,其中有椎间孔动脉分支和丰富的椎内静脉丛,后者为薄壁静脉。硬脊膜外膜脂肪较疏松,易于分离,当椎管狭小时则缺如。在椎管前方,

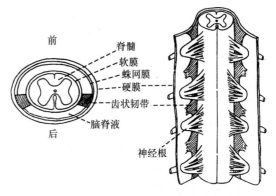

图7-1-3-2　脊髓与各层被膜之间的关系示意图

此脂肪组织呈网状结构,中间有丰富的颈内静脉及其分支。并与后纵韧带紧密相连,故当手术波及此处时应小心分离,以免破裂引起大出血,此时可垫以明胶海绵使其停止出血。

(二) 脊髓的沟裂

沟裂共有5种8条。

1. 前正中裂　位于脊髓前方正中,深达脊髓前后径的前1/3处,裂中有脊髓前血管及其分支。

2. 后正中沟　此沟较前者为浅,但底部有正中隔伸入脊髓两侧背索间,将其均等地分为左右两侧。

3. 前外侧沟　位于脊髓前外侧,左右各一条,脊神经前根沿此纵线排列,并穿出脊髓。

4. 后外侧沟　此沟与前者相对应,也左右各一条,有脊神经后根丝进入脊髓。

5. 后旁正中沟　此沟为颈髓与胸髓所特有,位于后正中沟与外侧沟之间,左右各一。

(三) 脊髓的内部结构

在脊髓的横切面上可见中央部的灰质和其周围的白质,两者在颈段均较发达,尤以白质为甚(图7-1-3-3)。

1. 灰质　外观呈 H 形,灰质主要由神经细胞和部分胶质细胞构成,于中心部有中央管居中。在中央管前后的横行灰质称为灰质连合,并有前后之分。灰质连合的侧前方延伸部称前角或前柱;而侧后方延伸部则称后角或后柱。在颈髓缺乏前后角之间向外突出的灰质,即侧角,或称侧柱。

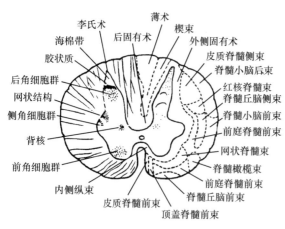

图 7-1-3-3 脊髓的内部结构示意图

（1）前角：短而粗，为运动细胞组成，在颈段脊髓尤为发达。横切面上运动细胞呈排列分界清楚的细胞群，而纵切面上则为长短不等的细胞柱，分别支配所属肌肉。于颈膨大处细胞群最多，腰膨大处次之，均按躯体定为排位，一般可分为以下各组：

1）内侧细胞群：其前内侧组（$C_1 \sim S_5$）支配躯干腹面的浅肌（如背阔肌、腹外斜肌等），而后内侧组（$C_3 \sim S_5$）则支配躯干的深肌（如前锯肌、后锯肌、腹横肌和腹内斜肌等）。

2）外侧细胞群：前外侧组（$C_{4\sim8}$，$L_2 \sim S_1$）支配手足的伸肌，而后外侧组（$C_2 \sim T_1$、$L_2 \sim S_3$）则支配手足的屈肌及其他小肌。

3）中间细胞群：位于颈 3~7 节段，主要支配膈肌，故称之为膈核。同时有副神经位于颈 6~7 前角腹侧。

（2）后角：除背核、后角固有核及后角边缘核外，后角细胞一般较小，常呈多极，属于传导感觉冲动的中间神经元，与运动反射的调节及各节间联系有关。

（3）侧角：位于胸髓，在颈段则无。

此外，在颈膨大处其内侧还有前后两组，前组支配附着于肱骨和肩胛骨处的伸肌群，前后组则支配上述屈肌群。

2. 白质 白质是由密集的有髓纤维组成，以前、后外侧沟为界，一般将其分为前索、侧索和后索。

（1）前索：指前正中裂与前外侧沟之间。由以下四种传导束组成：

1）皮质脊髓束：位于前内侧，由未交叉的锥体束纤维组成。在其下行过程中不断越过前连合支配对侧前角内的运动神经细胞，此种交叉在胸髓段以前即完成，故下方无此束。

2）顶盖脊髓前束：位于前者外侧，大部纤维起自四叠体上丘的深层细胞，在内侧纵束的前方形成交叉，大部纤维终止于上 4 个颈节，少部纤维达颈髓下段。此束主要功能是参与视觉及听觉的姿势反射运动。

3）内侧纵束：位于前者后方，主要为下行纤维。起自前庭内侧核，网状结构、上丘、中介核、连合核等，大部止于上部颈髓，小部下行达腰段，参与头颈肌的共济和姿势反射。

4）前庭脊髓束：起于前庭外侧核，其纤维大部终止于颈、腰髓，其作用参与身体平衡反射。

两侧前索以白质前连合相互连接。

（2）侧索：位于前、后外侧之间，此两者之间并无明显界限，可合称为前外侧索。主要有以下六种传导束：

1）脊髓小脑前束：起自腹侧海绵质之神经细胞，其轴突经前白质连合至对侧或同侧上行，经小脑上脚至小脑蚓，为共济运动反射的传入纤维。

2）脊髓小脑后束：在前者之后方，起自背核，传导来自同侧关节、肌腱及肌肉的传入冲动，轴突向上经小脑下脚至小脑蚓及简单小叶，作用同前。

3）脊髓丘脑束:分为前束和侧束两组,为温度觉、痛觉和粗触觉的传导束,均经过前白质连合上行达丘脑。

4）皮质脊髓侧束:为来自对侧大脑皮质下行的随意运动纤维,位于后前方。其纤维排列由内向外依次为颈、上肢、躯干和下肢,此束内常伴有部分同侧来自大脑皮质下行的纤维(支配同侧肌肉),故如受累时可导致同侧轻瘫。

5）红核脊髓束:位于前者前外侧,起自中脑红核,经被盖腹交叉至对侧,向下终止于脊髓前柱,起姿势调节作用。

6）网状脊髓束:起自脑干网状结构,终止于脊髓前柱和侧柱,有调节随意运动及某些反射作用。

(3)后索:指后外侧沟和后正中沟之间。由上行纤维组成,主要有内侧的薄束与外侧的楔束,传导躯体同侧的本体感觉和精细触觉。

在灰质连合的前方,有横行纤维构成白质前连合。在灰质连合的后方亦有一狭条白质,称为白质后连合。白质中的神经纤维视其传导道路有不同的走向,又可分为上行束、下行束。

1）上行束:为脊髓向脑部传达的纤维,如脊髓丘脑束,脊髓小脑束、薄束、楔束等。

2）下行束:为从脑传向脊髓的通路,如皮质脊髓束、红核脊髓束、顶盖脊髓束等。

3）节间束:为节间的联系纤维,多集中于紧贴灰质的外面,构成一薄层,称为固有束。

（四）脊神经

位于脊髓两侧的脊神经,左右成对,在颈髓段有 8 对(颈 1 后根可缺如,或发育不良),胸段为 12 对,腰段为 5 对及骶尾段等(图 7-1-3-4)。

1. 脊神经根

(1)组成:系由前根和后根组成。在椎管内自脊髓侧方向椎间孔走行,当其穿过诸层脊膜时,各层脊膜分别包绕其外面,并于软脊膜与蛛网膜之间保留与蛛网膜下腔相通的间隙。于脊神经节(在椎间孔内)外方形成脊神经,该神经又分为:

1）腹侧根(又称前根):其纤维来自脊髓的前角细胞,分布于横纹肌,起运动作用。

2）背侧根(又称后根):沿脊髓的后外侧沟排列成行。其较前根为粗(第 1 颈神经除外,且有 20% 者缺如),主要为感觉性的传入纤维。在其与前根汇合前,有一纺锤形膨大,长 4 ~ 6mm,此即为脊神经

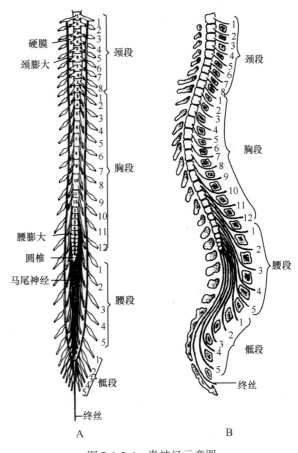

图 7-1-3-4　脊神经示意图

A. 后面观;B. 侧面观

节。各后根之间均有交通支相连,以颈段最为丰富,腰骶部次之,胸段较少。

前、后根汇合成脊神经,向椎间孔延伸,其在颈部较短。第 1 颈神经穿行于枕骨与寰椎后弓之间,经椎动脉沟在椎动脉下方穿出。第 2～第 7 颈神经则经相对应的椎骨上方的椎间孔穿出。第 8 颈神经则由颈 7 与胸 1 之间的椎间孔穿出。脊神经节位于椎间管外,胸腰段大致相似,唯骶尾的脊神经节位于椎间管内。

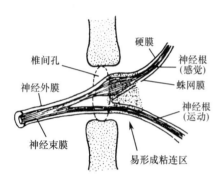

图 7-1-3-5　脊神经根与各层被膜之关系
及易引起蛛网膜粘连之部位示意图

（2）包膜:脊神经根的包膜与脊髓的诸层被膜相延续。当前根和后根穿经软脊膜和蛛网膜时,两层脊膜呈鞘状包裹诸根的四周,蛛网膜下腔亦显于两鞘之间。自此前、后两根再各自穿经硬脊膜,并分别被此膜构成的鞘所包围,其间有一裂隙,称为根间隙(脊膜束)。再向下延伸,穿过脊神经节,两根合成一干,硬脊膜亦合成一鞘,其下方即构成脊神经的被膜(图 7-1-3-5)。

（3）生理解剖特点

1）对脊髓的固定作用:因其根短,且呈近水平状走行,故可牵制脊髓不致过分活动而起固定作用。

2）易受刺激或压迫:其内前方为椎体间关节,颈段则主要是钩椎关节,后方有小关节。在此骨性管道中易因三者的松动而移动及骨增生而遭受刺激或压迫。尤其是颈段钩椎关节及腰椎椎体间关节处的退变及骨刺形成较早,易先受累。

3）易形成粘连:由于该处易受刺激或压迫,同时也最早出现创伤性炎性反应,以致纤维蛋白渗出而形成粘连。它是激发性粘连性蛛网膜炎开始最早的部位,并由此向椎管方向蔓延。鉴于这一情况,对其病变应及早诊治。

2. 脊神经　指出椎间孔后至发生分支之前,其分为以下 3 支:

（1）脊膜支及窦-椎神经:脊膜支为脊神经的第 1 分支,最细,逆方向经椎间孔返回椎管,故称为脊脑膜返回神经支。它又分为较粗的升支和较细的降支,两者相互吻合构成脊膜前丛和脊膜后丛。上方进入颅内,下方各髓段呈相延续状。脊膜支内除有来自脊神经节的感觉纤维,且有细支与相邻近的交感神经节相连,两者合称为窦椎神经。其神经纤维返回进入椎管。其中除含有血管运动纤维外,尚有来自后根的无髓纤维也参与。其分支布于椎管内各组织,包括脊髓本身的血管、硬脊膜、钩椎关节(颈段)及后纵韧带等处。每一窦椎神经分布至 2～3 个椎节,其主干多呈上行分布,少有下行者(图 7-1-3-6)。

（2）后支:有内侧支与外侧支之分,此种以感觉为主的神经纤维主要分布至邻近皮肤。

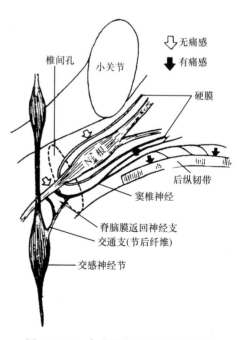

图 7-1-3-6　脊膜支与窦椎神经示意图

（3）前支：主要分布至邻近之肌肉（群），或参与组成神经丛（颈丛、臂丛、腰丛、骶丛等）。

三、脊髓的生理功能

（一）感觉的传导

主要由以下四类：

1. 浅感觉　指轻触觉、感觉和温度觉。

2. 深感觉　又称本体觉，包括运动觉、位置觉、压觉和震动觉。

3. 内脏觉　指胃肠、膀胱等脏器的痛、胀感觉。

4. 复合感觉　又称立体感觉或辨形感觉，即闭目后能察知物体大小、形态、质量等，由深浅感觉复合而成。

（二）运动的传导

人体肌肉均由脊髓前角大运动细胞所支配，每个细胞的轴突与其所支配肌肉纤维合成一个运动单位。此细胞一旦破坏则引起截瘫。

（三）营养作用

前角细胞对所支配的肌肉及骨关节具有营养作用。如该细胞破坏则可出现肌萎缩及骨质疏松等现象。

（四）支配内脏活动

其主要通过 $T_1 \sim L_1$ 的脊髓交感神经与副交感神经对血管的舒缩、腺体的分泌和立毛肌的收缩发挥作用。

（五）反射活动

包括伸反射和屈反射，其与脊髓的定位关系密切，结合临床意义较大。

1. 伸反射　又称牵张反射。其反射弧位于脊髓内，并受皮质脊髓束影响。前者破坏反射消失，后者受阻则由于肌张力增高而反射亢进。以此有助于诊断。

2. 屈反射　属于防御反射性质，即当肢体或内脏受到刺激后迅速出现收缩。

四、脊髓的血供

供应脊髓的血循环主要来源于以下动脉血管，以及经相同部位的静脉回流。

（一）动脉系统

1. 脊髓前动脉　位于脊髓前正中裂迂曲下行，上方与双侧椎动脉所形成的基底动脉环相连（图 7-1-3-7），供应脊髓全长。在颈段该血管较粗，约为 $250\mu m$，其分支有沟动脉和软脊膜动脉。主要向脊髓的前 2/3 部供血。

临床实践发现沟动脉一旦受压，则可引起类似髓内肿瘤样症状的病例。因此对该动脉需引起重视。该动脉支在前正中裂沟入颅，分布于两侧脊髓实质，脊髓全长不足 200 条；在

12cm 长的颈段约 80 支,口径约 $200\mu m$。

2. 脊髓后动脉 自椎动脉内侧壁或小脑后动脉发出,绕延髓下行,并有细小的分支布于薄束、楔束及其核和绳状体尾背侧部。该动脉左右各一支沿脊神经后根内侧下行,并在各节段和后根动脉相吻合。该血管主要供应脊髓的后 1/3 部(图 7-1-3-8)。

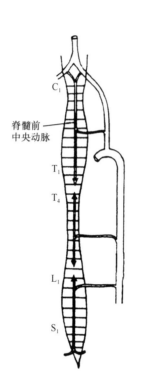

图 7-1-3-7　脊髓前中央动脉
之血供范围示意图

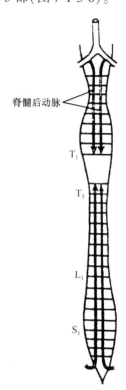

图 7-1-3-8　脊髓后动脉之血
供范围示意图

3. 动脉冠 又称冠状动脉环,系脊髓前、后动脉和根软膜动脉的分支在脊髓表面相互吻合的软脊膜丛。其在颈膨大、腰骶膨大处较为密集,而胸段则稀疏。由动脉冠发出之分支沿软脊膜呈反射状进入脊髓实质,其与脊髓表面呈垂直状。主要供应脊髓前束和侧束的周边部分(图 7-1-3-9)。

4. 根动脉 其直接来自椎管外的动脉干,该动脉干分为以下四段:

(1)颈段:主要来自椎动脉第 2 段和甲状肋颈干的升支。其沿脊神经根进入椎管,并有前、后根动脉之分,两者分别与脊髓前动脉和脊髓后动脉吻合,并参与构成脊髓的动脉冠。一般根动脉均较细小或缺如,以 C_6 或 C_8 处较多见,且粗大,通过吻合支同时供应相邻节段的脊髓(图 7-1-3-10)。

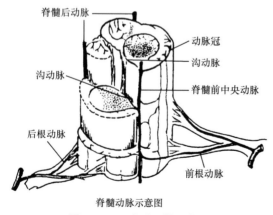

脊髓动脉示意图

图 7-1-3-9　脊髓血供示意图

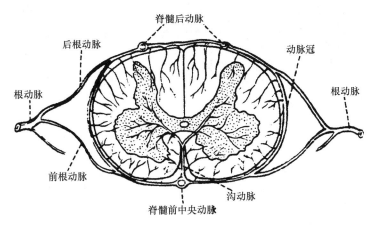

图 7-1-3-10　脊髓动脉冠与周邻血管关系示意图

（2）胸段：其多起自第 7（或第 8 等）肋间动脉，进入椎管后分为前后根动脉参与对脊髓的血供。其供血范围向上达下颈髓，因此，如此动脉受阻，则可出现颈髓症状；向下达下胸髓，此血管可缺如，而被后者取代供血。

（3）腰段：多自上方腰动脉和（或）髂外动脉发出、沿腰脊神经进入椎管后，即参与构成脊髓下段的脊髓前中央动脉。上方达第 7 胸髓，下方至骶 3，主要供应该段脊髓前方 2/3 的血供。

（4）下部附加根动脉：其起自髂内动脉第 1 分支——髂腰动脉腰支，故又称之为下部附加根动脉，其主要构成 $S_{3,4}$ 以下脊髓的血供。

从脊髓的横断面看，脊髓前动脉和前根动脉分布于脊髓前角、白质前索、前连合及侧索的深部，其中由脊髓前动脉所发出的沟动脉，不仅数量多，且从前正中裂发出左右各一支交替进入脊髓，越过白质前连合，分布至脊髓的前柱、侧柱、前索、后柱的基底部和侧索深部（包含皮质脊髓侧束）。如果脊髓前动脉栓塞，则出现双侧瘫痪和部分痛温觉消失，甚至大小便失禁。脊髓后动脉、后根动脉和冠动脉，分布于灰质后角的表浅部分。

（二）静脉系统

脊髓全长的静脉与动脉大致相似。脊髓后方有数支后根静脉，在后正中沟处形成纵行的脊髓后正中静脉延续脊髓全长。两侧各有一较小的脊髓外后静脉与之伴行，此组静脉主要收集后索和后角的静脉血。脊髓前静脉通过沟静脉收集沟缘白质和前角内侧部的血液构成一条脊髓前正中静脉，亦有一对脊髓外前静脉伴行。各纵行静脉干由静脉冠连接形成软脊膜静脉丛，其本身收集来自前角外侧部、侧角、前索和侧索的静脉血。对静脉系统的深入了解，将有助于防止及减少椎管手术中的失血量。

（杨海松　曹新峰）

参考文献

赵定麟,李增春,刘大雄,等.2008.骨科临床诊疗手册.上海,北京:世界图书出版公司.

赵定麟,王义生.2008.疑难骨科学.北京:科学技术文献出版社.

赵定麟,赵杰,王义生.2007. 骨与关节损伤. 北京:科学出版社.

赵定麟. 2006. 现代脊柱外科学. 上海:上海世界图书出版社公司.

赵定麟.2004. 现代骨科学. 北京:科学出版社.

赵定麟.2012. 现代骨科手术学. 上海:世界图书出版公司.

Cobo EP,Mesquida ME,Fanegas EP,et al. 2010. What factors have influence on persistence of neck pain after a whiplash? Spine (Phila Pa 1976),35(9):E338-343.

Hendershot TL,Leclercq TA,Chirico P. 2010. Slit fracture through two adjacent cervical vertebrae:case report and review of the literature. W V Med J,106(1):25-28.

Kasch H,Stengaard-Pedersen K,Arendt-Nielsen L,et al. 2001. Headache,neck pain,and neck mobility after acute whiplash injury:a prospective study. Spine (Phila Pa 1976),26(11):1246-1251.

Pedram H,Reza ZM,Reza RM. 2010. Spinal fractures resulting from traumatic injuries. ,Chin J Traumatol,13(1):3-9.

Silva CT,Doria AS,Traubici J. 2010. Do additional views improve the diagnostic performance of cervical spine radiography in pediatric trauma? AJR Am J Roentgenol,194(2):500-508.

第二章 脊柱脊髓损伤病人的检查

第一节 脊柱脊髓损伤病人的临床检查

脊柱损伤病人日益增多，视受损机制不同,分型亦不相同,因此在诊断上亦有一定难度。但实际上，只要能掌握局部的病理解剖特点，在全面收集外伤史、症状和体征所见的前提下，加以综合分析判断，对大多数病例不难取得正确诊断。在此基础上,治疗问题也易于解决。对某些临床诊断确有困难者,可借助于 CT、MRI、CTM 等影像学检查手段。

一、病 史

对每例脊柱伤者,均应按常规详细了解,包括既往史、家族史及其他相关的病史等。

（一）一般情况

指患者的年龄、性别、职业及籍贯等概况,均应详细加以了解。

（二）外伤史

对因外伤后出现脊柱症状及体征者,均应全面加以了解,即使是多年以前发生的急性或慢性外伤,也要注意遭受外伤瞬间的详细情况。

1. 外伤机制 包括外伤发生的场所、机体的状态和姿势,外力作用的方向、速度和作用点,伤后人体的演变过程及体位的改变等均应详细了解。

2. 外伤后的早期改变 指伤后立即出现的症状,此不仅与诊断,且与治疗方法的选择及预后判定均有着密切关系。

3. 伤后的初期处理 包括现场急救、输送途中的医疗监护和脊柱的体位,以及在运送过程中有无不合要求的搬动及其他不当的措施等。

4. 伤后治疗及症状改变 应详细了解其在各转运站或当地医疗机构等所采用的各种治疗措施(包括手术疗法)及其疗效和并发症等。

（三）病程的演变

外伤早期病例易于了解,对病程长者亦应全面加以询问,了解该患者伤病的全貌,以便于作出正确诊断及选择合理的治疗措施。

二、体 格 检 查

因脊柱与脊髓及脊神经根关系密切,在外伤时易同时受累。因此,在体检时应将其包括在内。

1. 视诊

（1）步态：是判定神经系统及肌肉功能的重要方法之一，有助于对脊柱损伤诊断与鉴别诊断。因急性外伤病例大多无法站立，更难以步行，临床上一般不作检查；但对陈旧性损伤者则仍需观察其步态。

1）痉挛步态：主要因痉挛性瘫痪所致，单侧轻瘫者，患肢可因挛缩而显得较长，且伴屈曲困难，故步行时需要将骨盆提起，下肢向外作半圆形旋转动作。双下肢痉挛者除上述情况外，尚伴有股内肌收缩而呈交叉样，形成"剪刀型"步态；此主要见于脊髓受损早期病例。

2）共济失调步态：患者步行时两腿呈分开状之"调低步态"；严重者似醉汉，易于判定。主要见于小脑受伤者。

3）垂足步态：当损伤波及腓总神经时，由于足下垂而形成拖足行走样外观；或是将患肢的膝部提得较高，之后足尖再着地行走。此更多见于下腰椎及腓总神经本身病变者。

（2）姿势：对疼痛剧烈或病情严重者多无法站立，此时应注意观察其卧姿（或坐姿）。某些伤患有其特有之卧（坐）姿，例如：

1）脊椎损伤者：多呈保护性体位，伤者喜平卧于硬板床上，而骶尾部伤者，则一侧臀部依椅而坐。

2）脊柱有急性炎症者：亦采取与前者相似之保护性体位，不敢翻身活动。

3）髂腰肌有刺激症者：患者多取屈膝屈髋位，并拒绝将双腿伸直。

4）坐骨神经出口狭窄症者：下肢多取外旋位站立，卧位则喜侧睡，以降低坐骨神经在盆腔出口处的压力。

（3）局部状态：除一般观察外，尚应注意以下情况：

1）有无伤痕：即于头颈、胸背及腰部有无挫伤、裂伤、皮下瘀血及其他伤痕。

2）脊椎后方正中有无隆起及压痛：异常者多见于椎节骨折脱位受损之病例。

2. 触诊 压痛对判定病变的位置及性质具有重要作用，当检查者用手指按压患者某部位产生疼痛，压痛点常提示某部位有病变，外伤骨折，在骨折线上有压痛点。

感觉异常的检查，对脊髓及神经根的损害可以反映出来，触觉、痛觉、冷热觉要仔细检查并描画出异常的区域，有时患者诉说某区域有皮肤过敏，摸之有触电感疼痛，但仔细检查常发现有痛觉减退或触觉减退，感觉异常呈带状者，常符合神经根分布区，按此区域可以定出哪一支神经根或那一节段的脊髓受到压迫损害。

叩诊槌常用来检查腱反射，是亢进或迟钝还是正常，要能分辨出来，可以区别是上神经元还是下神经元损害。神经干叩击征（Tinel 征），是叩击已损伤神经的近端时其末端出现痛。随时日推移，末端痛会逐渐向远端推移，表示神经再生现象。

测量也是骨科常用的检查方法。测量肢体的长度要先在肢体上定出骨性标志，然后测量其距离，一般作双侧对比。肢体周径的测量，双侧对比时也要定出相对称的部位测量。关节活动的测量，可用量角器直接测量，也可以双侧对比，以查出患侧功能损害程度。

三、神经肌肉系统检查

由于脊柱外科各种伤患均涉及全身的神经及骨骼肌肉系统，因此每位骨科医师均应对其有一全面了解。

（一）神经系统检查

1. 感觉障碍　应自上而下地按顺序进行,包括头颈、上肢、躯干和双下肢,根据病变的部位不同,在检查中应有所侧重。

（1）准确定位:其不仅有助于皮神经支与脊神经的鉴别,且也是区分根性、干性及丛性受损的主要依据。

（2）准确判定其程度:检查者可用针尖在正常与异常感觉交界处来回划动,以使患者分辨出正常、感觉迟钝、过敏与消失等。

（3）左右对比:对躯干及上下肢的感觉障碍除应准确判定其性质及分界线外,尚应左右加以对比,以判断脊髓受累两侧平面是否一致及其程度有无差异。

（4）其他感觉:除痛觉外,尚应酌情检查其温觉、触觉及深感觉等,后者包括位置觉及深压感觉。

2. 运动障碍　酌情对全身或部分肌肉的肌张力、肌力、步态、姿势、肢体运动及有无肌萎缩等有步骤地进行检查。

（1）肌张力:即当肌肉松弛时在被动活动中所遇到的阻力。一般应在温暖的房间中进行,并嘱患者切勿紧张,肌肉尽量放松。在颈椎病范围内常作的检查有以下两种:

1）肢体下坠试验:患者仰卧、闭目,检查者举起一个肢体后突然放开,肌张力高时坠速缓慢,减退者则快,左右对比之。

2）上肢伸举试验:患者闭目,双臂平伸。有椎体束张力痉挛或小脑舞蹈症者,前臂渐趋内旋;有椎外强直者,患肢向中线偏移;有小脑疾患者则向外偏斜;轻瘫者,患肢逐渐下沉;严重深感觉障碍者则手指呈不自主蠕动。

（2）肌力:即病人在主动动作时所表现的肌肉收缩力,其测定评级标准如下:

0级　肌肉毫无收缩。

Ⅰ级　仅可触及轻微收缩,不产生动作。

Ⅱ级　肌肉有收缩,关节可活动,但不能对抗肢体重力。

Ⅲ级　能在与地引力相反方向动作,但不能对抗阻力。

Ⅳ级　能对抗一般阻力,但力量较弱。

Ⅴ级　肌力正常。全身骨骼肌甚多,并非每块肌肉均需检查。

3. 反射

（1）深反射:指通过叩击肌腱或骨膜等较深在组织引起肌肉牵伸反射者。常用的有:

1）肱二头肌反射:反射中枢位于 $C_{5,6}$ 段,由肌皮神经传导,主要在 C_5 病变时出现异常。

2）肱三头肌反射:反射中枢位于 $C_{7,8}$ 段,通过桡神经传导,以 C_7 受累时为明显。

3）肱桡肌反射:反射中枢位于 $C_{5,6}$ 节段,但与下颈髓诸节均有关联;通过桡神经传导,以 C_6 病变时反射异常最为明显。

4）膝反射:反射中枢在 L_{2-4} 段,由股神经传导。

5）踝反射:反射中枢位于 $S_{1,2}$ 段,由胫神经传导。

（2）浅反射:指通过刺激皮肤或黏膜引起的反射。浅反射减弱或消失者提示病变位于上神经元。临床上常用的有:

1）腹壁反射:反射中枢位于 T_{7-12} 段,通过肋间神经传导,经产妇及肥胖者在正常情况下也可能引不出。

2）提睾反射:反射中枢在 $L_{1,2}$ 段,经髂腹沟神经和生殖股神经传导,老年者可引不出。

3）跖反射:又称足底反射,其反射中枢位于 $S_{1,2}$ 段,由胫神经传导。

4）肛门反射:反射中枢位于 S_5 处,阴部神经传导。

（3）病理反射:指由于上神经元受损后使节段性反射亢进,甚至原来已被抑制的反射再现。常用的有:

1）Hoffmann 征:又称弹指征。患者腕部略伸,手指自然微屈。检查者以左手托住患者腕部,用右手指挟住其中指,快速地用拇指向掌侧弹拨其指甲,以使其中指远端指节屈曲。阳性者,患者拇指与其他手指同时向掌侧屈曲(拇指尚有内收动作)。因少数正常人可出现阳性,故明显阳性或双侧不对称时方具有临床意义。

2）掌颏反射:其意义同前,少数 Hoffmann 征阴性者,本征可能出现阳性而具有诊断意义。检查者一手持住患手,使其呈自然伸展状,另手用棉签的尾端自手掌中部斜向虎口处划动,与此同时观察同侧下颌部颏肌。阳性者可见该肌有收缩动作。

3）Babinski 征:俗称划足底征或跖反射伸直反应,检查方法同跖反射。阳性者蹞趾向背侧方向伸展,并伴有其他足趾外展如扇状及踝部背屈。阳性者表明上运动神经元病变。但在以下情况亦可呈现阳性:大脑智能发育不全;2 岁以下婴儿;深睡或昏迷;中毒、全身严重感染及足趾屈肌腱瘫痪者等。个别正常人亦可能出现阳性,因此需综合加以评定。

4）Oppenheim 征:又名压胫征。检查者用拇指和食指背侧在胫骨前、内侧处由上而下划过,阳性者为蹞趾背屈。

5）Chaddock 征:又称足边征。用木签等划外踝下部和足背外侧皮肤,阳性者同前。

6）Rossolimo 征:又称弹趾(指)征。检查者用手指将病人诸趾(或指)尖一齐向上弹拨。阳性者可为足趾跖屈或趾末节屈曲。

7）Gordon 征:又称腓肠肌挤压征。阳性者当捏压腓肠肌肌腹时,出现蹞趾背屈反应。

以上 3 大类反射虽有利于诊断及鉴别诊断,但在具体病人选用时应酌情选择之,并非每例均需全部进行。

4. 其他检查

（1）自主神经检查:用于涉及椎动脉及交感神经伤患需鉴别的疾患。主要是观察皮肤的色泽、粗糙程度、汗液分泌情况、有无营养性溃疡、脱屑以及括约肌功能情况和性功能状态等。并可做皮肤划纹试验观察皮肤的血管反射。

（2）Horner 综合征:亦属于自主神经检查的一种,指患侧眼裂变狭、眼球内陷、瞳孔缩小、两侧面部和汗腺分泌不对称等。此乃由于 C_8 和 T_1 脊髓或下颈椎旁星状神经节的交感神经纤维受刺激所致。此可见于颈椎外伤、颈椎病、肿瘤或前斜角肌征候群。

（3）颅神经检查:酌情对 12 对颅神经全部或部分加以测试,多用于对严重病例的鉴别诊断。

（4）视力测定:主要用于受伤波及椎动脉的患者。

（5）共济失调之判定

1）指鼻试验:令患者上肢外展,先在睁眼状态,此后再改为闭眼状态,让患者用自己的食指快速指向并触及鼻尖,左右分别测之。以闭目时为准,找不到鼻尖者为阳性,表明其共济运动障碍。

2）闭目站立试验:又名 Romberg 征,即让患者站立后双目闭合,阳性者其不能站立。此时如将患者双上肢平举也会上下摆动。多见于脊髓痨、多发性周围神经炎及小脑病变者。

3）跟膝胫试验：即让患者足跟置于对侧膝部、沿胫骨前方向足面处滑动，如出现摇摆不稳为阳性，见于小脑及后索病变者。

（二）全身主要肌肉肌力检查

全身肌肉数百条之巨，并非每个病例均需全面检查，在临床上仅选其中临床意义较大者进行。现举例如下。对手部肌力最好使用握力计测定，既较精确，又便于治疗前后的对比观察。

1. 胸锁乳突肌　为 $C_{2,3}$ 颈脊神经支配，因其表浅易于检查。如有受累则应多考虑颈椎以外疾患，例如脊髓侧索硬化症、高位颈段肿瘤等。

2. 斜方肌　为 $C_{3,4}$ 脊神经支配，其意义同前。检查时可嘱患者向上提肩，检查者给予阻力并以此判定其肌力。

3. 膈肌　由 $C_{3\sim5}$ 脊神经支配。检查时嘱患者仰卧于床上做深呼吸，检查者触摸腹壁的紧张度，并以此判定其肌力。

4. 三角肌　由 C_5 脊神经(腋神经)所支配。分为 3 部：前部收缩时提臂向前，中部收缩时则使臂外展至水平位，后部收缩时引臂向后。检查时可依此予以阻力判定之。

5. 肱二头肌　为发自 $C_{5,6}$ 的肌皮神经所支配，具有使前臂屈曲和旋后的作用。测定时可让患者前臂旋后、屈肘，再于腕部予以对抗阻力。

6. 肱三头肌　为来自 $C_{7,8}$ 的桡神经支配，起伸臂作用。测定时检查者托住患者上臂以消除前臂重力的影响，此后嘱患者在对抗阻力情况下伸直前臂即可触及该肌的收缩。

7. 鱼际肌及小鱼际肌　前者由 $C_{6,7}$ 发出的正中神经支配。主要观察有无萎缩及其肌力大小。小鱼际肌则为 $C_8\sim T_1$ 发出的尺神经所支配。

8. 骨间肌　由 C_7 及 T_1 发出的尺神经分支支配。其有掌侧与背侧骨间肌之分。

9. 骶棘肌　此肌起自骶骨背面和髂骨嵴，延伸至后枕部，分为：

（1）髂肋肌：由颈部、胸部和腰部 3 部分组成，神经支配来自 $C_{3\sim7}$，$T_{1\sim12}$ 和 L_1 的后支。

（2）背长肌：由头部、颈部、胸部和腰部 4 部分所组成，其神经支配来自 $C_{1\sim7}$，$T_{1\sim12}$，$L_{1\sim5}$ 和 $S_{1\sim2}$。

（3）棘肌：亦分为头半棘肌、颈半棘肌和背半棘肌，其神经支配来自 $C_{3\sim7}$，$T_{1\sim12}$。

以上三组肌群参与脊柱的活动，与半棘肌、多裂肌、棘突间肌及横突间肌等构成维持脊柱稳定的主要组成部分。肌力测试方法如下：患者俯卧，双上肢置于身体两侧，之后让患者挺胸伸背即可触及该组肌群。

10. 腹前肌群　由腹外斜肌、腹内斜肌、腹横肌、腹直肌等多组肌肉组成，主要由 $T_{6\sim12}$ 肋间神经所支配，其参与脊柱的屈曲。检查时让患者平卧，检查者压住两侧大腿使患者在无支撑情况下坐起；可观察及触摸腹肌并注意脐孔位置。当上部腹肌麻痹时脐孔下移，下部腹肌麻痹时上移，一侧麻痹时则向健侧移。

11. 髂腰肌　由 $L_{2\sim4}$ 发出的股神经所支配，分为髂肌与腰大肌两组；主要作用：当下肢固定时可使脊柱前屈，并有使大腿外旋的功能。测试方法：在患者仰卧位(或坐位)时嘱患者髋关节屈曲，检查者给予阻力，或者采取让患者自仰卧位坐起来。

12. 肌四头肌　为下肢最强大的肌组，由股直肌、股内侧肌、股外侧肌和股中间肌所组成；神经支配来自 $L_{2\sim4}$ 的股神经，其主要作用为伸膝。检查时可让患者仰卧、下肢伸直状，检查者用力使其屈曲;或患者坐姿,让其伸直,并给予压力。

13. 股内收肌 由 $L_{2\sim5}$ 分出的闭孔神经及坐骨神经支配,主司股部内收。检查方法如下:患者仰卧,双下肢伸直及维持并拢状;检查者分别用左右手使其分开之。或让病人侧卧,先抬起上方下肢,再让下方肢体内收使之靠近上腿;检查者托住上腿,并给下腿以阻力。

14. 臀中肌和臀小肌 由 $L_4\sim S_1$ 发出的臀上神经所支配,主司大腿的外旋。检测方法如下:患者仰卧位,下肢伸直,使其分开双膝,检查者给予阻力;或是让病人侧卧,使大腿外展,检查者给以阻力。

15. 臀大肌 系 $L_5\sim S_2$ 发出的臀下神经所支配,司髋关节后伸活动。检测方法如下:患者俯卧、小腿屈曲,让其提起大腿,检查者给予阻力,并触摸收缩的肌肉。

16. 股二头肌、半腱肌和半膜肌 由 $L_4\sim S_2$ 发出的胫神经所支配,使膝部屈曲。测试时嘱患者俯卧,让其维持膝部屈曲状态;检查者手握踝部并向足部方向拉其小腿。

17. 胫前肌 由 $L_{4\sim5}$ 发出的腓深神经支配,主司足部背屈。检测方法:嘱患者足背伸、内收,并提举足内侧缘;检查者在足背处给予阻力,并用另手触摸收缩的肌肉。

18. 伸踇长肌 由 $L_4\sim S_1$ 的腓深神经支配,主司踇趾伸直和足部背屈。检测时将足部固定于中间位,嘱患者伸直踇趾;检查者对此动作给予阻力,并触摸紧张的肌腱。

19. 伸趾长肌 与前一肌组发自同一神经,主要功能为足趾伸直及足部背屈。肌力测试方法:嘱患者伸直第 2 至第 5 趾的近侧端趾节,检查者给予阻力,并触摸紧张的肌腱。

20. 腓肠肌与比目鱼肌 两者均起自 $L_5\sim S_2$ 的胫神经,主要功能是使足部跖屈,其肌力测试如下:

(1)腓肠肌:嘱患者俯卧,膝关节屈曲到 15°,检查者对此动作给予阻力,或是让病人仰卧,嘱其屈足,检查者对此动作给予阻力,并触摸收缩的肌肉。

(2)比目鱼肌:俯卧位,膝关节屈曲至 90°时再使足跖屈,检查者再给予阻力,并触摸收缩的肌肉和紧张的肌腱。

21. 屈踇长肌 亦为胫神经支配,司踇趾跖屈活动。肌力测定时嘱病人末节屈曲,检查者对此动作给予阻力,并保持近侧趾节伸直。

22. 屈趾长肌 由胫神经支配,司第 2 至第 5 末节屈曲。检测时,嘱患者第 2 至第 5 趾末节屈曲,检查者给予阻力,并保持近侧指节伸直。

23. 胫后肌 为胫神经支配,司足部内翻。其肌力检测是:足部跖屈位,内旋足部,检查者在足的内缘加以阻力。

24. 腓骨肌群 由来自 $L_4\sim S_1$ 的腓浅及腓深神经所支配。肌力检查时,使足跖屈,再外旋,检查者在足的外侧缘加以阻力。

第二节 脊柱损伤病人的 X 线片检查

一、临床意义

(1)在目前情况下,脊柱 X 线片检查应视为脊柱伤患的常规检查,其临床意义较之 CT 及 MRI 更为重要。因此,切不可无常规平片而直接进行 CT 或 MRI 检查。

(2)明确外伤的部位、范围、程度及分型。

（3）为治疗前与治疗后（含手术）疗效对比的客观手段之一，并有助于预后的判定。

（4）阴性结果亦有助于诊断及鉴别诊断。

二、摄 影 方 法

（一）准备

视摄片部位不同进行相应的准备工作，对颈椎及胸段伤病患者按一般 X 线摄片要求将投射部裸露，女性患者可留内衣，但应除去耳环、项链与挂件等金属饰物。对腰椎患者则应予以清洁灌肠，因下腰部周径较大，常难以获得清晰的影像，尤其是盆腔内有大量肠内容物淤积时，不仅无法判定，且可出现假象而延误诊断。

（二）体位

可酌情采取平卧位或站立位摄片，一般病例仅摄正（前后）位及侧位片即可；疑有椎弓根、小关节、椎板、棘突及横突骨折者，则需摄左右斜位片。对疑有颈椎或腰椎不稳者，则需拍摄侧位自然前屈及仰伸片，腰椎亦可酌情摄正位左右侧弯片。对下颈段摄侧位片时，可让其双手各提 5～10kg 重的哑铃，以使双侧肩胛带下降而显示出下段颈椎，但急诊病例除外。对肥胖者，上胸椎摄侧位片时，可将上肢上举过头（即穿胸位）摄片。

三、平片的一般观察与描述

视受损部位不同，对摄片的部位、清晰度及范围提出相应的要求。常规的脊椎正侧位片，在正位上，应以伤节为中心，上下包括 2～3 个椎节；两侧应达相关的软组织处，双侧腰骶部应达骶髂关节外方 1～2cm 处。侧位片上下范围同前；前后侧应以可见到椎骨前、后缘以外 2～3cm 为宜。并注意勿将日期、X 线号码及摄片医院等铅字置于影像范围之内而影响对损伤椎节的判定。一张良好的 X 线片对骨组织要求显示骨小梁，对软组织应能看清椎旁主要肌群，如颈椎前方筋膜、胸椎椎旁筋膜及腰部的腰大肌及闭孔内肌阴影。在读片时应注意以下几点。

（一）椎体的形态

无论是颈椎、胸椎或腰椎，椎体在正位及侧位片上均呈长（扁）方形，同一节段，也大致相似。如发现有碎裂、压缩、楔形变、部分缺如、矢状径或横径过大及其他不规则性变异，均应与相邻椎节对比，以确定其形态变异的原因。

（二）有无骨折线或骨小梁断裂征

一张合乎要求的平片，均应显示椎骨的骨小梁结构。线状及粉碎状断裂，表明骨折；侵蚀性病变则引起骨小梁缺损及破坏征；骨小梁呈囊状重新排列、中央呈空腔状者，表明为慢性病变。

（三）椎节的列线

侧方观,椎体的前缘、后缘及棘突的后缘均处在一条相延续的 S 形抛物线上。如列线在椎节处中断,谓之脱位;在椎骨处中断,则多属骨折。

（四）弥漫性改变

观察整个脊柱有无广泛性脱钙、增生、肥大、韧带钙(骨)化、椎节松动及其他异常改变等。

（五）局限性病灶

包括椎体中部、椎节间及椎骨的附件等均应仔细观察有无破坏性或增生性病灶,并观测其范围、形态及与椎管的关系等。

（六）各段椎节的数量

指各椎节段椎体有无增减,偶见于胸、腰、骶段,以致形成腰椎骶化、骶椎腰化或胸椎腰化等。

四、脊柱各个部位的观察与描述

除上述各项一般性观察内容外,各个解剖节段均有相应的要求。

（一）颈椎

1. 正位片 应注意颈椎中线及椎体边缘连线是否垂直,有无变形及中断;各椎体及椎间关节有无碎裂、变形及狭窄;双侧钩突有无增生及其他异常;椎间隙有无变狭窄及其狭窄的程度;棘突是否居中,排列有无异常或侧弯;第 7 颈椎双侧横突是否过长,有无颈肋形成;各椎体有无先天融合、半椎体等畸形。摄开口位时尚应注意环枢关节之咬合、对位,边缘骨质有无增生及偏斜。并注意观察齿状突有无骨折、变位或缺如(图 7-2-2-1)。

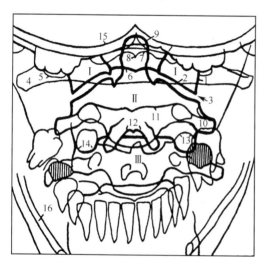

图 7-2-2-1 上颈椎正位平片投影图

1. 寰椎侧块;2. 寰椎下关节面;3. 寰枢关节;4. 寰椎横肋突与横突孔;5. 枕骨髁;6. 寰椎前弓;7. 寰椎后弓上缘;8. 寰椎后结节;9. 枢椎齿突;10. 枢椎横肋突;11. 枢椎弓上缘;12. 枢椎棘突;13. 第三颈椎上关节突;14. 枢椎下关节突;15. 后脑颅窝;16. 下颌管

2. 自然侧位片 指让患者采取自然体位摄侧位片。主要观察:

（1）颈椎曲线之改变:可出现生理前凸消失或向后方隆凸。此多见于颈椎各种伤患,尤以急性期。同时应注意由于椎体间关节松动所致的椎体间变位。

（2）椎体前阴影:在正常情况下,椎体前缘与咽喉及食道后壁之间形成的椎体前间隙于侧位片上清晰可见。在 $C_{4,5}$ 以上椎体前阴影矢状径不超过 4mm,颈 5 以下则不超过 13mm。但当患者发生颈椎骨折、脱位或前纵韧带损伤时,此阴影则明显增宽。尤其是某些颈椎骨骼上无异常所见的过伸性损伤,该阴影增宽有助于诊断(图 7-2-2-2)。

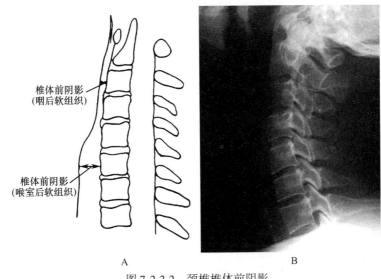

图 7-2-2-2 颈椎椎体前阴影
A. 示意图;B. X 线所见

(3)骨关节畸形:以椎体先天性融合为多见,并注意枕颈部异常所见。该处如有畸形,则易引起上颈椎不稳及加重颈椎伤病的症状。

(4)椎间隙改变:在正常情况下,椎体前缘椎间隙间距平均为(3.8±0.5)mm,后缘间距为(1.9±0.28)mm。于外伤病例或是髓核退变早期,由于韧带松动可显示椎间隙前方反而增宽。但后期变狭窄,并随着病变的进展而日益明显。椎间隙愈窄,根管也随之狭窄。

(5)骨赘:椎间隙前后缘处均可出现骨赘,一般以 $C_{5,6}$、$C_{4,5}$ 和 $C_{6,7}$ 为多发。在椎骨处于同一矢径情况下,骨赘的大小与病情轻重呈正比。骨赘的形态各异,但以唇状为多。注意与后纵韧带钙化相区别,两者亦可相延续。在外伤情况下,骨赘是加剧损伤程度的主要因素之一。

(6)测量椎体与椎管矢状径 分别测量椎体与椎管的矢状径,并判定有无椎管狭窄,因其与颈椎伤病的临床表现关系密切。

1)椎体矢状径:自椎体前缘中点至椎体后缘连线的垂直线,其数据视椎节不同而异,正常人在 $C_{4\sim7}$ 段为 18～22mm。

2)椎管矢状径:为椎体后缘中点到椎板连线中点的最短距离。正常人 $C_{4\sim7}$ 为 15～18mm;而 $C_{1\sim3}$ 明显为宽,为 17～22mm(图 7-2-2-3)。

3)计算两者比值:判定椎管狭窄与否可采用绝对值法,即小于 10mm 者为绝对狭窄,10.1～12mm 者为相对狭窄,12.1～14mm 为临界椎管,大于 14mm 属正常范围。但由于人体身材之差异和 X 线片放大系数不一而欠理想,故亦可采取比值法,公式如下:

$$椎管比值 = \frac{椎管矢状径(mm)}{椎体矢状径(mm)}$$

两者正常之比值应在 0.75 以上,低于 0.75 者则为椎管狭窄。

(7)其他:除上述外,尚应注意项韧带和后纵韧带有无钙化及其钙化特点,椎体有无特发性、弥漫性骨质肥大症改变等。

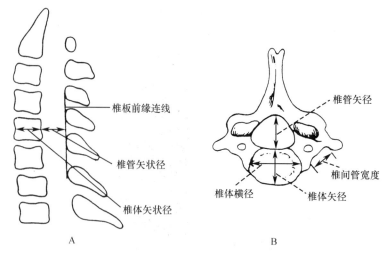

图 7-2-2-3　颈椎椎体与椎管矢状径测量标准
A. 侧位观；B. 水平位观

3. 动力性侧位片　应提倡以此种侧位片来取代前者，但严重颈椎外伤者除外。此片具有以下特点：

（1）可观测颈椎的活动情况与活动度：在颈部外伤，由于局部肌肉痉挛，患节活动度明显降低，此有助于临床诊断。

（2）有利于对椎节不稳的判定：如前所述，颈椎的屈伸活动是上一椎体的下面在下一椎体上面前后滑动，并受前纵韧带、椎间盘及后纵韧带制约而呈均匀协调一致的运动。但如因局部外伤、炎症或椎间盘变性造成椎间隙松动时，则当颈椎前屈时可使上一椎体的前下缘超过下一椎体的前上缘；而仰伸时则出现相反结果（图 7-2-2-4），此种现象称之为"梯形变"或"假性半脱位"等。一般向前滑动者为多，向后滑动者少。出现此种现象的椎节则表明该节不稳，并可因此而引起症状。但随着病变的进展，当椎体边缘骨质增生（包括骨痂形成）及韧带硬化达一定程度时，则此种不稳现象反而消失。因此，椎体间关节的梯形变主要用于对早期病变的判定。

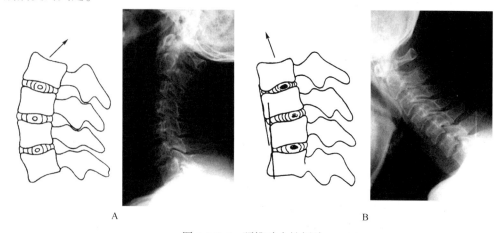

图 7-2-2-4　颈椎动力性摄片
A. 自然仰伸位示意图及侧位 X 线片，显示诸椎节状态正常；B. 颈椎前屈位出现台阶样改变，表明该椎节不稳

（3）有利于对上颈椎不稳的判定：以往在临床上对上颈椎不稳认识不够，尤其是外伤性病例，在动力性侧位片上可明显地显示出环椎的异常活动，必要时可加摄开口位则更有利于确诊。

4. 斜位片 左右分别拍摄，主要用于观测椎间孔的矢径、高度及钩椎关节的增生情况。正常人 $C_{4 \sim 7}$ 椎间孔的矢径平均为 (1.5 ± 1.0) mm。

（二）腰骶椎

大体上与颈椎相似，但因其部位不同，在读片时亦有其相应的要求。

1. 正位片 显示各个组织在 X 线片上的投影，一般易于判定。

（1）椎体：呈长方形，横径较垂直径略大，轮廓清晰，左右两侧略向内凹；其上下缘平行，边缘显示双线致密阴影，上下缘与侧缘交线处呈钝圆形。

（2）椎间隙：位于上下两椎体之间，其影像密度较骨质为低；左、右两侧宽度对称，其宽度视年龄、椎节不同而略有差异。由于腰椎的生理弯曲之故，$L_{3,4}$ 椎间隙略宽；而 $L_5 \sim S_1$ 则由于易出现退变及上部腰椎的前凸而多显示明显狭窄，甚至完全不显示。

（3）椎弓根、椎板、棘突、横突及小关节：双侧椎弓根的投影位于椎体的外上方，呈椭圆形，其内侧缘多较清晰，而外侧缘模糊，两侧内缘间距即为椎管管腔的横径。椎板及棘突的轮廓均较清楚，于两侧椎板上下缘的中部，有一似水滴状卵圆形阴影，即为棘突，在正常情况下可略偏离中线。于上下两椎弓根之间，即为小关节，上关节突由椎弓根向上伸出，而下关节突则由上一椎弓根向下突出；两关节突咬合处可见两条密度增加的阴影。中间为密度减低的关节间隙。在椎弓根水平面向两侧呈扁平状伸出的影像即为横突，其形态、大小不一；L_3 之横突略大于其他椎节，L_5 则多呈不规则状，甚至与骶椎融合或构成假关节。

（4）骶骨：呈一尖端向下的三角形阴影，上方多与 L_5 椎体下缘相重叠，且形态大体相似。骶骨上端的两侧呈耳状；与髂骨相对应之耳状面构成骶髂关节。骶骨中央为一不规则状的致密阴影，即中央嵴；其两侧为成对的卵圆形骶孔，此孔的上缘多较清楚，下缘较淡。

（5）腰大肌：于腰椎的两侧可见一较淡的三角形阴影，此即腰大肌阴影。在正常情况下双侧呈对称状，遇有炎症（脊柱结核等）则阴影增大，并多呈不对称状。

2. 侧位片

（1）椎体：呈长方形，横径大于上下径，前后缘高度相似；唯 L_1 前缘略大于后缘，呈楔形；四边构成的四角呈直角状，前方上下角略圆。

（2）椎间隙：较正位片清晰可见，因腰椎的生理前凸而使椎间隙前方较宽，尤以下方椎节为最长，并随年龄的老化而逐渐变窄。

（3）椎弓根、椎板、棘突、横突及小关节：椎弓根及棘突的投影清晰可见，而椎板、横突及小关节由于相互重叠以致密度增高使其轮廓模糊不清。于上、下椎弓根之间所构成的椎间孔甚为清晰，显示边缘光滑、密度增加的卵圆形圆孔。

3. 斜位片 主要用于判定腰骶段病变，尤其是对椎弓根及小关节（上关节突与下关节突）及双侧骶髂关节的判定具有重要的诊断意义（图 7-2-2-5）。

4. 动力性侧位片 由于下腰椎不稳症的病例日渐增多，尤其是外伤后者；因此对其确诊除根据病史及临床学特点外，在客观上应以动力性侧位片上所显示的前后位移（或正位动力片上的左右位移，但不如侧位片清晰）作为诊断依据。

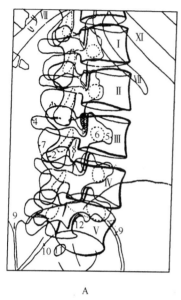
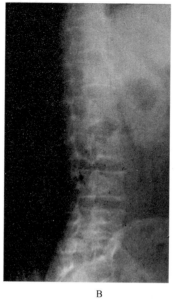
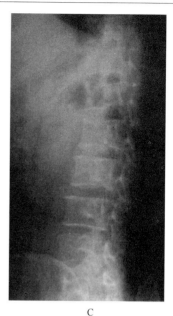

A　　　　　　　　　　B　　　　　　　　　　C

图 7-2-2-5　腰椎斜位观片

A. X 线片投影;B、C. X 线片

1. 上关节突;2. 下关节突;3. 平行线部:椎间关节切线位;4. 肋突(远离胶片侧);5. 肋突(近胶片侧);
6. 椎弓根(近胶片侧);7. 棘突;8. 椎间孔;9. 骶髂关节;10. 骶管;11. 骶骨孔;12. 第一骶椎上关节突

(三) 胸椎

介于颈椎与腰椎之间的胸椎段,其 X 线片特点亦与两者相似。构成颈胸段的上胸椎,与颈椎接近;下胸椎则与腰椎大致类同,唯胸椎有肋骨及胸骨所构成的胸廓,使其无法获得动力性摄片。当然,由于后者而使胸椎的稳定性明显优于颈椎及腰椎。此外,正侧位片上应注意以下特点。

1. 正位片　观察正中及两侧各条列线是否垂直、有无断裂及变形,左右椎旁阴影是否增宽及膨隆,各椎节有无侧凸及旋转性位移,椎体有无畸形(此在胸椎较为多发)等。

2. 侧位片　上胸段因重影较多,难以获得清晰的 X 线片,在读片时应注意。

(四) 骶尾椎

骶尾椎呈上宽下尖的弓形,上缘与水平线呈 30°~40°的交角,即腰骶角;于站立位摄片可增加 5°~10°,以致骶骨下方向后方隆凸。在骶椎椎体之间由残留的椎间盘分开。骶椎的末端有数节尾椎相连。

因侧位片对腰骶椎的显示较好,因此在诊断上较正位片更为重要。但对无移位的骨折应注意观察。

第三节　脊柱的特殊摄影

所谓特殊摄影,主要指除常规 X 线摄片以外的摄影检查,包括体层摄影(或断层摄影)、电子计算机体层摄影(CT)及磁共振成像(MRI)等。

一、体层摄影

（一）临床目的

1. 易于发现骨折　由于椎骨的解剖特点,在一般 X 线片上不易发现的骨折,断层片上则有可能被发现,尤其是对骨折片移位的观察。

2. 观察深部变化　因椎旁软组织较多(尤以胸腰段),深部的病变,特别是小于 1cm 的病灶较一般平片易于发现。

3. 观察小关节改变　一般平片不易发现,而体层片因可避免相互重叠而易于观察。

（二）操作方法

按操作程序进行,可根据病情采用矢状位或冠状位。一般以患处为中心,要间隔 0.2 ~ 0.5cm 摄一张,共 4 ~ 8 张。

（三）读片

与一般平片相似。先将所摄诸片按矢状位或冠状位依所摄片顺序阅读,并与平片对比以发现病变。

二、电子计算机体层摄影（CT）

由 Hounsfield 研制设计的电子计算机体层摄影(computerized tomography),现已广泛应用于临床。其原理是通过多个或单个 X 线束带源,对受检部位进行体层扫描摄影。根据其穿透人体各种组织后的 X 线强度不同,再经过转换装置和电子计算机处理而呈现出特殊的体层图像,并可根据需要而获取人体的三维图像。

（一）临床意义

（1）可以较明确地获取椎体、椎管及根管等组织的直径与横径等有关数据。

（2）可判定椎管内有无占位性损伤病变以及其范围与性质。

（3）可观察骨折块(片)的移位情况,尤其是椎体后缘及椎板骨折片的移位较 X 线片及 MR 有绝对的优越性。

（4）配合使用造影剂并可观察骨赘与韧带钙化的情况。不仅影像更为清晰,且可观察椎管各组织的全貌。

（二）方式

1. 单纯 CT　使用较多。

2. CT 加脊髓造影　为观察或怀疑椎管内病变时,多选用刺激性较小的 Omnipaque 非离子碘造影剂少许,即可获得十分清晰的图像。

3. CT 加 MRI　多用于对椎管内病变的判定,较之前者更为清晰而副作用最小。

（三）读片时注意点

1. 必须以临床为主　尽管 CT 有许多优点,但不能代替临床检查。从总体上讲,临床检查较 CT 检查更为重要。因此,当 CT 片与临床检查的结果矛盾时,仍应以临床为主。

2. 防止"断面观" CT 仅仅代表一个体层的断面,两个断面之间的病变则易被遗漏,除非采取交叉式断切。此种检查虽为三维式,但实际使用时多仅一维,在判断时应注意。

3. 注意倾斜所引起的假象 由于脊柱本身的正常曲度与病理畸形,当对其横切时如果不是与椎体方向完全平行,则可在同一张 CT 片上显示上一椎体的左(或右)侧下缘与下一椎体右(或左)侧上缘(或是两个椎节的前后缘等),以致中央出现一个裂隙而易被误诊为"骨折"、"畸形"等。由于同一原理,CT 所显示的椎管矢状径,一般均小于实际大小;且脊柱曲度愈大,差距也愈大。

三、磁共振成像

全名为核磁共振显像系统(nuclear magnetic resonance imaging system ,NMR),简称为 MRI。其对 CT 扫描和超声检查系统既是一个补充。

(一) 机 制

CT 是应用 X 线穿过各组织后的不同衰减度所造成的密度差,以判定其属于正常或异常。而 MRI 则是利用核磁共振的原理,测定各组织中运动质子的密度差加以判定,较前者更为先进,且图像十分清晰,甚至被誉为活的解剖图谱。

(二) 临床应用

目前处于不断深化、不断进展的新阶段,并已将超导技术用于这一新的领域,当前较为成熟的有以下几项。

1. 对脊柱及四肢软组织伤患的诊断 根据各种组织之间的 T_2 / T_1 比值差异不同而可较清晰地显示出病变的部位、形态及范围等,尤其对新生物的判定,对软组织外伤病例的诊断较为精确,CT 则无法完成。

2. 对内脏器官早期缺血性坏死的判定 无论是动物实验或临床均能显示脑、心、肾、肝等脏器出现缺血性坏死,一般于 2 小时左右即可被检出。而 CT 扫描则需在 12 小时以后。此不仅有利于获得早期诊断,更为重要的是可以争取到治疗的最早时机。

3. 对病变性质的判定 除根据 T_2 与 T_1 的比值来判定病变的性质外,T_1 值本身亦具有重要的临床意义。在炎症及肿瘤情况下,T_1 值则升高。

(三) MRI 对脊椎伤病诊断的临床意义

有人对 MRI 提出一个新的概念:在传统观念上,各种疾病均是以病理学术语考虑问题的,而 MRI 则可以进一步采用化学和生理学术语来考虑问题了。因为,化学和生理学的变化先于病理学改变,如此当然有利于对患者的早期诊断。

MRI 较之 CT 更易获得脊柱的三维结构,因此,可以同时从矢状面、冠状面及横断面观察椎管内外的解剖状态有无变异,诸如判定椎管的矢径、椎体后缘的骨折、血肿、骨质增生、髓核的突出与脱出,以及局部有无炎症或肿瘤等;犹如一副"活的解剖图谱"。更有意义的是此种检查可以早期发现脊髓组织本身的病理及生化改变,这主要是由于灰质中的氢几乎都存在水中,而在白质内却有相当数量的氢包含在脂质内;根据此种差异,当脊髓本身发生病变时很容易被 MRI 检查出来,此非其他任何诊断技术所能够取代。因此,这一新技术的出现大大提高了脊椎伤病的诊断技术,同时也为鉴别诊断和各种疗法(包含手术疗法)的疗效判定提供了客观依据。但对手术后早期病例的判定必须结合临床效果。由于手术后局部的创伤及水肿反应,氢离子增多,常显示病变范围增大、致压物加剧的假象,甚至会出现"手术创伤致病变加重"的读片报告,此点必须引起重视。

四、其他影像学检查

除 X 线片、CT 及 MRI 外,在临床上常用的还有脊髓造影(包括脑脊液检查)、椎间盘造影、血管造影、硬膜外及脊神经根造影、脊髓内镜数字减影等影像学检查,以及肌电图、脑血流图等可用于诊断及鉴别诊断。但在外伤之病例,因情况较紧急,因此在正常情况下少有采用者。

对脊髓损伤时是否需采用脊髓造影进行病情判定的重要依据,目前尚无一致意见。大多数学者认为 MRI,尤其是发展后的 MRI 技术完全可以取代侵入性的脊髓造影,但亦有学者认为目前尚不成熟,需若干年以后,并提出脊髓造影的指征:

(1) 脊髓受损症状进展迅速,或突然出现恶化或其他意外。

(2) 脊髓损伤与骨、韧带损伤的 X 线表现不一致。

(3) 创伤后早期,在脊髓损伤的改善过程中突然停止不前者。

(4) 脊髓损伤的临床检查所见与体感诱发电位的表现不一致。

(5) 当不完全性脊髓损伤的病人决定作后路减压及内固定者。

经验表明,按上述指征进行脊髓造影(不管住院后还是手术前),都成功发现了其他预料之外的病变。因此,他们认为 MRI 现在还不能替代脊髓造影,尤其是在显示致压物的定位方面,包括外伤性血肿及肿瘤等伤患。但随着技术的改进,将来有可能替代。反之,在临床上,大多数学者持相反的观点。

(刘士远　杨海松　曹新峰　郭群峰)

参 考 文 献

赵定麟,李增春,刘大雄等. 2008. 骨科临床诊疗手册. 上海,北京:世界图书出版公司.

赵定麟,王义生. 2008. 疑难骨科学. 北京:科学技术文献出版社.

赵定麟,赵杰,王义生. 2007. 骨与关节损伤. 北京:科学出版社.

赵定麟. 2004. 现代骨科学. 北京:科学出版社.

赵定麟. 2006. 现代脊柱外科学. 上海:世界图书出版公司.

赵定麟. 2012. 现代骨科手术学. 上海:世界图书出版公司.

Bracken MB,Holford TR. 1993. Effects of timing of methylprednisolone or naloxone administration on recovery of segmented and long-tract neurological function in NACSI Ⅱ. J Neurosurg,79:500-507.

Brightman RP,Miller CA,Rea GL,et al. 1992. Magnetic resonance imaging of trauma to the thoracic and lumbar spine:the importance of the posterior longitudinal ligament. Spine,17:541-550.

Nunez DB Jr. 1998. Helical CT for the Evaluation of Cervical Vertebral Injuries. Semin Musculoskelet Radiol,2(1):19-26.

第三章 脊柱伤致伤机制、分类、诊断及损伤判定

第一节 颈椎骨折脱位致伤机制、分类

一、寰椎骨折

寰椎损伤的机制为轴向压缩-后伸，其并非一种模式。其中大多系来自头顶部纵(轴)向挤压暴力所引起的，除高处重物坠落引起外，高台跳水时头顶直接撞击池底为其另一多发原因，且后者易当场死亡。此类伤者多伴有脑外伤。由于受伤时垂直暴力通过枕骨髁向下传导，使两侧寰椎侧块多呈分离状，因之其骨折线一般好发于结构薄弱的前后弓与侧块的衔接处，视 C_1 侧块移位的程度不同，其对椎节的稳定性影响也不同，当侧块向两侧方移位大于 7mm 时，表明横韧带断裂(图 7-3-1-1)，并加重了 C_1、C_2 间不稳定和 C_1 向前的移位，间距愈大稳定性愈差，尤其是当头颈处于仰伸位时，骨折块多向四周移位，致使该处椎管扩大，故少有神经症状者。当头颈处于屈曲状态时，则易引起寰椎前弓粉碎性骨折。由于致伤物先作用于头顶部，因而齿状突及其后方的寰椎横韧带亦易伴有损伤。如横韧带完全断裂，齿状突后移并压迫脊髓，可立即引起死亡或出现四肢瘫痪后果。

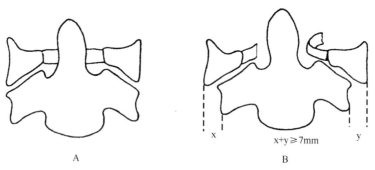

图 7-3-1-1 侧块间距

A. 正常；B. 骨折致横韧带断裂，侧块向两侧方移位大于 7mm 时，表明横韧带已断裂

环形的寰椎遭受轴向压缩和头部向后、下转伸，经枕骨髁作用于 C_1 侧块、并引起 C_1 骨环爆裂(散)骨折。C_1 之前弓与后弓双侧骨折，以致侧块被挤压而向四周分离(图 7-3-1-2)，又名 Jefferson 骨折，如处理不当可发生严重意外，应注意。

二、单纯性寰枢椎脱位

单纯性寰枢椎脱位属于旋转半脱位，第一颈椎的侧块在第二颈椎侧块上方发生位移；从动态上观察，表现为 C_1 围绕 C_2 的齿状突呈分离旋转半脱位。在临床上大多无明显症状，因

而易被忽视而漏诊。

致伤机制如下。

1. 外伤型　凡作用于头颈后部的外力均有可能致寰椎横韧带断裂而引起寰椎向前滑出的前脱位(且多伴有侧向及旋转),包括重手法推拿时用力过猛,其中以屈曲型损伤为多见。如其移位程度超过椎管的有效间隙时,则可造成高位颈髓损伤,严重者多死于现场或搬运途中。一般来说,横韧带断裂所引起寰椎脱位时的颈髓损伤,较之齿状突骨折者为重,死亡率高。

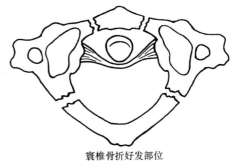

寰椎骨折好发部位

图 7-3-1-2　寰椎骨折好发部位示意图

2. 病理性　亦非少见,尤以儿童,主因咽后部慢性炎症造成局部肌肉、韧带及关节囊的水肿、松弛及局部骨质脱钙而引起横韧带的松动、撕脱,并逐渐引起寰椎向前脱位。因其发生过程缓慢,神经症状一般较轻;但如附加外伤因素,则易招致意外。侵及颈段的类风湿关节炎患者亦有 20% 左右病例可能出现此种后果。此外,由于齿状突的畸形亦易引起寰枢脱位,在同样外伤情况下,这些病例更易引起脱位。

三、伴齿状突骨折的寰枢椎脱位

从齿状突的解剖来看,其上方有附着至枕骨大粗隆前缘的齿突尖韧带,两侧有附着枕骨髁内侧缘的翼状韧带;此组韧带与寰椎横韧带相协调维持了枕颈及寰枢关节间的稳定与活动。但如果头颈向前极度屈曲或向后极度仰伸或向左右剧烈旋转时,由于此组韧带处于高度紧张状态而可引起齿状突骨折;并随着暴力的惯性作用,以致继发寰枢关节脱位。其中以头颈向前屈曲所致的前脱位为多见;后脱位则相对为少,但随着高速公路的发展、车速的提高和行驶车辆的日益剧增,这种损伤将日益增多。

齿状突骨折后,由于其与寰椎同时向前移位,使齿状突上端后缘至寰椎后弓前缘的距离仍保持原状,但下端则减少,因此,与后脱位相比,其对颈髓致压的机会相对为少,加之寰椎内径较宽大,使脊髓有退让余地之故。

如齿状突发育不全,包括齿状突缺损、愈合不良及假关节形成等,则更易发生损伤。齿状突骨骺闭合时间一般是在 7~8 岁,在此之前亦易引起此种损伤,即齿状突骨骺分离。

四、枢椎齿状突骨折

齿状突骨折为头颈遭受不同方向的外力所引起,其中因头颈部暴力性屈曲(多见)、仰伸及旋转所引起的枢椎齿状突骨折多伴有寰枢关节脱位,在此过程中由于暴力突然中止所引起的单纯性齿状突骨折则相对少见,约占颈椎骨折总数的 8% 。

单纯性齿状突骨折一般可分为以下三型(图 7-3-1-3)。

(一) Ⅰ 型

Ⅰ型齿突尖部骨折并不常见,其可能是翼状韧带撕脱的结果。因为齿突尖韧带与两个斜行的翼状韧带附着于齿突的尖部,这一部位的骨折大多是稳定的。骨折线多呈斜形撕裂

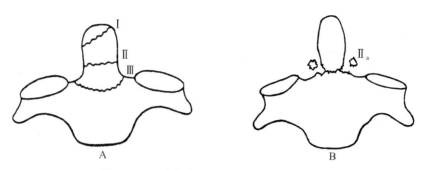

图 7-3-1-3　齿状突骨折之分型示意图(A、B)

状,其发生率约为 5% ,其稳定性可从伸屈动力性侧位 X 线片上得到证实;由于本型大多无移位,因而并发症少,预后较佳。

(二) Ⅱ型

为齿状突腰部骨折,多见,占本型骨折中的 70% 左右,大多因头部侧屈暴力所致,此型骨折亦可因后伸力所致,而仰伸暴力甚少;因该处血供不佳,愈合率约为本型之 1/4 ,因此需要手术的比例较高。

(三) Ⅲ型

骨折线位于齿状突基底部的Ⅲ型骨折,其发生率约为 25% ;主要为头颈部遭受屈曲暴力所致;骨折线常延及枢椎椎体上部骨质及寰枢关节。但此处骨折较为稳定,如无愈合不良,预后一般较好。

五、绞刑架(Hangman)骨折或外伤性枢椎椎弓骨折

所谓绞刑架骨折系指发生于第二颈椎椎弓峡部的骨折,既往多见于被施绞刑者,故又名绞刑架骨折。此种损伤在临床上时可遇见。

此型骨折之暴力方向多来自下颌部,以致引起颈椎仰伸、颅骨可因直接撞击第一颈椎后弓,并传递至第二颈椎后弓而在第二颈椎椎弓根部形成强大的剪应力,当其超过局部骨质承载负荷时,则引起该处骨折。此时如果仰伸暴力继续作用下去,将会相继造成 $C_{2,3}$ 椎节前纵韧带断裂、椎间隙前方分离,以致寰椎压应力增加并可出现骨折,最终引起高位颈髓损伤并波及生命中枢而迅速死亡;此乃绞刑所引起的全过程。当然,套于颈部的绳索造成的窒息及颈动脉窦反射,是其死亡的另一主要原因。目前,此种骨折主要见于高速公路上的交通事故(急刹车时的颈部过伸)(图 7-3-1-4)及高台跳水意外。其发生机制与绞刑者所不同的是:前者在致伤过程中除头颈部的仰伸暴力外,尚伴有椎节后方的压缩暴力,而后者则为分离暴力。

本型骨折的分型,当前仍沿用 Levine & Edwards 于 1985 年所提出的以下三型。

(一) Ⅰ型(度)

系双侧椎弓根骨折,骨折线位于关节突关节之前方,主要引起第二颈椎椎体与后方的关

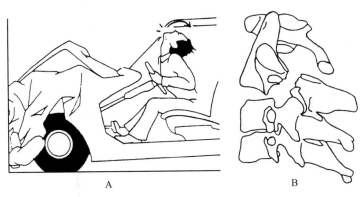

图 7-3-1-4　Hangman 骨折发生机制及骨折部位示意图
A. 发生机制；B. 骨折部位

节突、椎板与棘突之间的分离；二者间距约 2mm（1～3mm）（图 7-3-1-5）。此对椎管内的脊髓组织一般不形成压力，因而少有同时伴发脊髓损伤者。

（二）Ⅱ型（度）

为在前者基础上暴力进一步加大，不仅骨折分离，且多伴有成角畸形；前纵韧带或后纵韧带、或是两者同时断裂；C_2 椎体后下缘可被后纵韧带撕脱出现撕脱性骨折（图 7-3-1-6），且骨折端分离程度较前者为大，一般超过 3mm，或成角大于 11°。

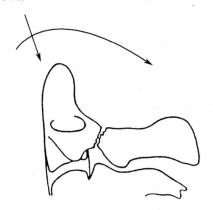

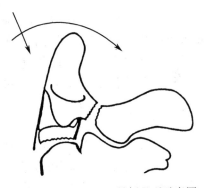

图 7-3-1-5　Hangman 骨折Ⅰ型示意图　　　图 7-3-1-6　Hangman 骨折Ⅱ型示意图

（三）Ⅲ型（度）

较Ⅱ型损伤为重，不仅前纵韧带和后纵韧带可同时断裂，且双侧关节突前方骨折的错位程度更为明显，甚至呈现椎节脱位状（图 7-3-1-7）。此时，一般伴有椎间盘及纤维环断裂，并在 C_2 有三个部位受损：椎弓根或椎板骨折；双侧关节突半脱位或脱位；前纵韧带及后纵韧带断裂，致使 C_2 椎体半脱位或脱位。

六、下颈椎损伤

由于下颈椎较长，且突出于躯干之上而易遭受外伤，其中大多伴有脊髓或脊神经根损

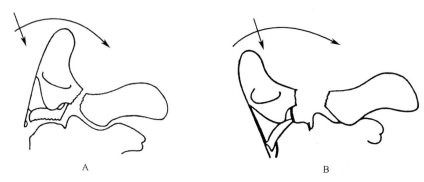

图 7-3-1-7　Hangman 骨折Ⅲ型示意图（A、B）

伤。神经损伤发生率高低除与伤情相关外，亦与初期处理是否正确、及时关系密切。临床病例观察表明：有多种因素可以造成下颈部骨关节、周围软组织及椎管内神经损伤，其中仍以交通事故（约占 38%）、高处坠落（占 26%）及运动伤（占 14%，其中 80% 为潜泳伤）为多发。视受损的机制不同，损伤类型也不一致，并与诊断及治疗关系密切，应加以重视。此外，由于颈椎在脊柱上是唯一具有四个活动度的关节：即屈曲、仰伸、侧屈与旋转。一旦发生高载荷作用的意外，并通过关节时，则易引起超限的活动范围。屈曲外力常引起神经损伤。由于关节突关节的解剖排列特点，屈曲暴力较垂直压缩、侧屈、旋转以及多数过伸力更容易引起一侧或双侧关节半脱位或脱位；如有两种以上的力同时出现，则常常引起严重的脊髓损伤。

（一）直接暴力

多为与颈椎纵轴呈垂直状，或近于垂直状的暴力直接作用于颈段，轻者引起软组织挫伤；稍重者可因椎节本身及周围韧带损伤而出现外伤性椎节不稳症；严重的撞击则可造成颈椎脱位、骨折，以致脊髓损伤。此种直接暴力除日常生活工作时低头状态下高处落物击伤外，更多是见于交通事故（车祸居多）、斗殴及地震（以夜间发生率最高）等灾害中。

（二）间接暴力

指作用于头颈及足臀部的暴力纵向传导至脊柱的某一节段，由于压应力的作用而引起骨折（或伴有脱位），并可因暴力的方向不同而分为以下五种类型。

1. 屈曲压缩暴力　当颈部处于屈曲位时遭受来自头颈上方的暴力，则易引起椎体的楔形压缩性改变，亦可合并脱位及小关节交锁，此在颈椎较为多见。

2. 垂直压缩暴力　指椎节遭受与脊柱相平行的纵向暴力所引起的损伤。此时所引起的损伤以椎体压缩及炸（爆）裂性骨折为多见，亦可伴有附件骨折。

3. 仰伸牵拉暴力　指颈椎处于仰伸状遭受来自纵向外力以致引起前纵韧带及后方椎板与小关节损伤，并易出现脊髓过伸性损伤（或脊髓中央管症候群）。

4. 侧向压缩暴力　当颈椎侧弯向左侧或右侧时遭受纵向传导暴力，则椎体侧方可呈现压缩性改变，少数严重者可伴有小关节损伤。

5. 旋转压缩暴力　当头颈旋转活动时遭受纵向传导暴力时，则可引起前面数种损伤并发。

（三）肌肉拉力

除肌肉本身可引起程度不同的撕裂性损伤外,尚可引起棘突及其他肌肉附着点的撕裂性骨折。但此种损伤在颈椎较为少见。

（四）下颈椎损伤的分类

视颈部损伤的具体情况不同,各家分类意见不一。例如:依据伤后椎节是否稳定可分为稳定型与非稳定型骨折;视致伤机制不同可分为屈曲型、伸展型、垂直压缩型和直接暴力型等骨折;根据有无脊髓损伤又可分为单纯性颈椎损伤和合并有脊髓伤的颈椎骨折脱位等两型。上述之分型虽各有其特点,但与脊柱损伤时的病理解剖特点结合并不密切。因此,我们建议依据外伤后脊柱的病理改变不同而分为以下两大类型。

1. 部分损伤　指脊柱本身的连续性尚未遭受完全破坏者,在临床上又可根据脊柱的稳定性是否受累而分为:

（1）稳定型:指脊柱的稳定性完整者。包括:

1）横突骨折:主要由附着于其上的肌群突然收缩所致,在颈椎少见。

2）棘突骨折:与前者相似,多见于下颈椎。

3）椎体轻度、单纯性压缩骨折:指椎体前方有不超过前缘 1/4 的压缩性改变,而椎体后缘完整者;此种损伤在椎节纵轴上一般形成小于 18° 的成角变形。

4）急性外伤性颈椎间盘症:近年来发现在外伤情况颈椎椎间盘可突然破裂引起髓核后突而出现神经症状,以 $C_{3,4}$ 为多发,但亦可与颈椎椎节脱位伴发,此类病例其受累椎节较低。

（2）不稳定型:指椎节的稳定性虽已受波及,但脊柱的连续性尚未完全中断者,包括以下四种情况:

1）椎体压缩性骨折:多见于下颈椎,主要因为颈椎前屈时遭受传导暴力所致,除椎体压缩（楔形）性变外,椎间盘亦多有受累,表现为髓核的突出、脱出或整个纤维环破裂。其中部分病例可伴有脊髓硬膜囊受压性改变,以致出现瘫痪,多为不全性者。由于椎体前方压缩,后方的小关节则势必出现程度不一的咬合变异而形成半脱位样改变,以致破坏了椎节的稳定性;此时其所形成的成角畸形可达 40° 左右。

2）椎体炸（爆）裂性（粉碎性）骨折:系垂直纵向暴力所致。当椎体爆裂时,由于前方及侧方均有坚强的前纵韧带阻挡,因此,碎裂的椎体骨折片易向较为空虚的后方椎管方向发生位移,以致易引起脊髓损伤;其发生率明显高于前者。在椎体碎裂的同时,由于椎体的高度迅速缩小,以致上下椎节立即出现松动及位移,从而加剧了椎节的不稳。如暴力持续下去,则出现脊柱完全性损伤。

3）小关节突骨折:以下颈椎为多见,大多在头颈处于前屈状时突然遭受伴有水平向或斜向暴力所致。如暴力持续下去,则引起关节脱位（交锁）,此属脊柱完全性损伤,多合并脊髓受压或刺激症状。

4）轻型过伸性损伤:指作用力较轻,仅仅引起前纵韧带撕裂、部分椎节分离松弛者。此时椎节虽不稳定,但未造成颈椎椎节的连续性中断者;一般多伴有较轻的脊髓症状。

2. 完全损伤　指颈椎椎节之间的连续性完全中断者。多因强大的暴力所致,或暴力的持续时间较长,以致先发生脊柱不完全性损伤,并随着暴力的持续而使受损椎节的位移及破裂范围逐渐增大,最后使椎节的骨骼、韧带及椎管内的脊髓组织等完全受累,此时表现为:小关节松动、位移或呈交锁状,以致颈椎的连续性中断。此种损伤的病理改变视受累时椎节的体位不同、损伤机制的差异,以及暴力的持续时间不同等而轻重不一。轻者,仅表现为椎节的脱位(多伴有脊髓损伤,个别不伴有脊髓损伤者称之为"幸运损伤",罕见;重者不仅椎节局部呈现毁灭性破坏,且易合并其他损伤,以致患者全身情况危笃。颈椎完全性损伤分为以下几类:

(1)幸运骨折脱位:指椎节受损严重,椎管前后径(或左右径)已出现明显错位(多在1/3左右),小关节亦可呈交锁状,但临床上却无脊髓受压,或仅仅十分轻微的症状。此主要因为患者椎管矢状径较宽,椎管内有限间隙容量较大之故。尽管在临床上十分少见,但对该患者来说真是不幸中的大幸。在治疗上务必小心,切忌无把握的手术操作,以防引起意外;因此时的脊髓已处于损伤前的临界状态,椎节稍许的异常位移,即可出现严重后果。

(2)脱位合并截瘫:指椎节脱位(包括小关节交锁或骨折)合并脊髓受压引起不全性或完全性瘫痪者。除损伤严重者易发生外,椎管矢状径狭窄者更易引起。脊髓受损的程度与椎管矢状径大小呈反比,而与椎节移位的程度呈正比;脊髓组织可从轻度受压至完全断裂。

(3)椎体压缩性骨折伴脊髓损伤:如压缩性骨折致使椎体前缘不足原有高度1/4时,甚至造成后方小关节脱位而招致脊髓受压,以致引起平面以下的瘫痪。另一方面,在椎体压缩的情况下由于硬膜囊、脊髓及神经根亦被牵拉(拉长)、并处于高张力状态,尤其是脊髓表面的血管支血供受阻,从而易诱发或加剧脊髓损伤的程度。

(4)椎体爆裂性骨折、脱位合并脊髓损伤:强烈的过屈和(或)垂直暴力除易引起颅脑损伤外,亦可引起椎体炸裂性骨折,且程度严重,以致伴有后方小关脱位而在椎体后缘骨片向椎管方向位移的同时伴椎节的脱位,从而加剧了脊髓损伤的程度。在临床上,此种类型多系完全性瘫痪;如受损椎节位置较高,易因呼吸功能障碍而在现场或搬运途中死亡。

(5)重型过伸性损伤:指在轻型过伸性损伤基础上,外力持续作用于头颈或面颊部时,以致椎节的后部、椎板,甚至棘突均受波及而使该段颈椎的连续性完全中断。此时脊髓受损程度亦多较严重。

第二节　胸、腰椎脊柱脊髓损伤的致伤机制、分类

一、胸、腰椎损伤的致伤机制

脊柱各节段的运动功能不同,骶椎根本无活动,胸椎活动度小,颈、腰椎活动度大,绝大多数骨折脱位多发生在脊柱活动度大,或活动度大与活动度小的交界部位。故上颈椎(枕颈交界)、颈胸交界、胸腰段和$L_{4,5}$等部位所发生的脊柱骨折脱位占其总数的90%。暴力的性质也可影响脊柱受损的部位。患者由高处坠下或滑倒向后坐地,其冲击力主要由下向上传递到脊柱,故骨折脱位多发生在腰椎上部或胸椎下部。重物由高处落下,砸在患者头部、肩部或背部,其暴力传递由上向下,故骨折、脱位多发生在颈椎或上胸椎。暴力的作用方向及其与脊柱所形成的角度可影响脊柱骨折、脱位的病理改变。根据力学原理,作用的外力均可分解为两个分力,一为由上向下或由下向上的垂直分力,其作用可使脊柱屈曲,对椎体有

压缩作用;另为由前向后或由后向前的水平分力,其作用可使脊柱前后脱位。如作用的外力与脊柱形成的角度越小,其垂直分力则越大,所致的脊柱损伤以椎体压缩为主。反之,暴力与脊柱形成的角度越大,其垂直分力越小,而其水平分力越大所致的脊柱损伤可能以脱位为明显。但在实际致伤过程中作用外力比较复杂,往往非单一外力,而是两个或多种损伤机制所致,如跌落着地时,地面倾斜度,患者脊柱所处的扭转或倾斜程度等不同,以致形成了脊柱骨折、脱位的多样性。

二、暴力分型

依据暴力对脊柱作用主要方向和损伤机制,将暴力分为以下类型。

(一)屈曲暴力

暴力使脊柱产生极度屈曲,使脊柱前部承受压应力,而脊柱后部承受张应力,在暴力作用的瞬间,椎体前缘承受的压应力远大于后部韧带复合结构所承受的张应力,故主要产生椎体前缘压缩骨折。

(二)压缩暴力

即暴力使脊柱产生轴向压缩应力的作用下,椎体发生爆裂样骨折,骨折块可向前后左右散裂,若骨折块向后突出进入椎管,可造成不同程度的脊髓神经损伤。

(三)侧屈暴力

该暴力对脊柱损伤的机制与屈曲暴力相似,只是作用力的方向不同,前者是屈曲,后者是侧屈,而受累后的病理改变各不相同。

(四)分离暴力

可分为屈曲分离暴力和伸展分离暴力,前者可造成脊柱后部结构承受过大的张力而撕裂,后者可造成脊柱前部张力性损伤。

(五)旋转暴力

可使损伤脊柱发生旋转,而产生骨折脱位,如同时伴有压缩或分离性损伤,则必然造成脊椎骨折的多样性改变。

(六)平移暴力

若暴力很大,可造成脊柱骨折脱位,并伴有严重脊髓神经受损及脊柱稳定结构破坏。

三、胸、腰椎损伤的分类

由于脊柱解剖结构及受伤机制的复杂性,使脊柱损伤的分类目前尚无统一的方法,过去多种不同的单一分类方法,各有其不同的侧重点,有的分类方法基于损伤的机制;有的基于脊髓损伤的程度;有的基于影像学表现;有的基于脊柱损伤后稳定性的改变。但单一的分类方法很难全面地反映脊柱损伤后客观表现,故近年来更多的作者主张胸腰椎损伤进行综合分类。自20世纪80年代初,Denis等三柱结构学说被广泛接受与应用。以此为基础,结合外伤机制及椎管情况进行综合分类可能更具有临床指导意义。

Denis将脊柱理解成三条纵行的柱状结构(图7-3-2-1),即:①前柱,包括脊柱前纵韧带、椎体及椎间盘的前1/2部分。②中柱,由椎体及椎间盘后1/2和后纵韧带组成。③后柱,由椎弓、椎板、附件及黄韧带、棘间、棘上韧带组成。根据损伤累及的范围分为前、中、后柱损伤。

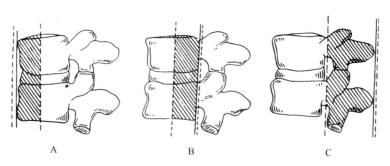

图7-3-2-1　Denis脊柱三柱模型示意图
A. 前柱;B. 中柱;C. 后柱

(一)按脊柱损伤机制分类

过去脊柱损伤机制分类中分型繁多,但分型越细,其实用意义越差。作者建议将胸腰椎损伤机制分类概括为四型。

1. 屈曲压缩型骨折　此型损伤主要是屈曲压缩暴力所致,根据压缩的方向可分为屈曲压缩和侧向压缩,前者多见,后者少见,前者表现为脊柱的前柱承受压应力,致椎体前部高度压缩,若压缩小于原椎体高度的50%,前纵韧带大多完整,X线片显示椎体后侧皮质完整,其高度不变,椎弓根间距正常,棘突无分离。后柱承受张应力,后柱的棘上、棘间韧带在张力较大时可断裂,棘突有分离。中柱作为支点或枢纽,而未受累或少受累。该型骨折常见于胸椎,大部属稳定型,很少有神经或脊髓损伤。Denis将该类骨折分为四型(图7-3-2-2)。

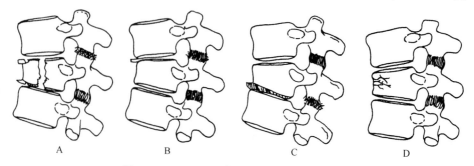

图7-3-2-2　Denis屈曲压缩性骨折分类示意图
A. 上、下终板破坏;B. 上终板破坏;C. 下终板破坏;D. 上、下终板均完整

2. 爆裂型骨折　在CT扫描应用前,常将此型骨折归属于压缩型骨折。该型损伤的特点是脊柱中柱受累,在轴向应力或压缩暴力伴屈曲力的作用下,使椎体呈爆裂样裂开,椎体

后侧骨折片常连同其椎间盘组织突入椎管,引起椎管狭窄,致脊髓或马尾神经损伤,该型骨折在普通正、侧位 X 线片,可见椎体前高、后高及侧高均有不同程度的减小,椎间盘高度可能减小或不变,两椎弓根间距增宽,CT 扫描对此类损伤诊断价值最大。该型骨折在外科治疗占有重要位置。Denis 根据暴力垂直程度及损伤部位不同,将爆裂骨折分为五个亚型:

(1) A 型:指在严重的完全纵向垂直暴力下,所致的上、下终板均呈破裂样的骨折。该型骨折一般不引起后凸成角,多见于下腰椎(图 7-3-2-3)。

(2) B 型:为不完全纵向垂直或略带前屈暴力所致的上终板损伤,该型损伤可导致脊柱急性或晚期向后成角,为胸腰椎爆裂骨折中最常见的一型(图 7-3-2-4)。

(3) C 型:为下终板损伤,作用机制与 B 型相似,但比 B 型少见(图 7-3-2-5)。

(4) D 型:是轴向应力伴有旋转暴力所致,多见于腰椎。该型极不稳定,可造成骨折脱位,但与屈曲旋转型骨折脱位不同之处,在于该型椎体多为粉碎骨折,椎弓根间距增宽,椎体后壁可突入椎管,椎板可有纵向骨折(图 7-3-2-6)。

(5) E 型:为轴向应力伴有侧向屈曲,该型除椎弓根间距增宽外,压缩侧可有骨块挤入椎管(图 7-3-2-7)。

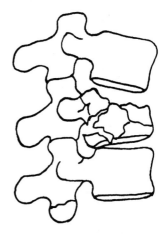

图 7-3-2-3　Denis 爆裂型骨折 A 型:
上下终板均破坏示意图

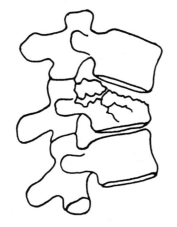

图 7-3-2-4　Denis 爆裂型骨折 B 型:
上终板破裂示意图

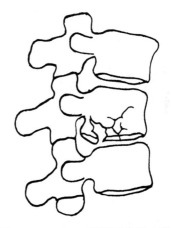

图 7-3-2-5　Denis 爆裂型骨折 C 型:
下终板破裂示意图

3. 安全带型损伤　此型常为屈曲分离暴力所致,即后柱、中柱承受牵张性剪力,前柱承受轴向前屈暴力。顾名思义该型损伤常见于车祸,高速行驶的机动车发生车祸时,由于安全带的作用,下肢和躯干下部保持不动,而由于高速行驶的惯性作用,安全带以上的躯干上部仍高速前移,造成安全带上方附近脊椎后部承受过大的张力,使棘上、棘间、黄韧带甚至后纵韧带断裂、向前经椎间盘或经椎体产生横向切片样裂开,由于脊柱前柱呈轴向前屈,可使前柱发生压缩,也可呈绞链作用不受损伤。该型轻度损伤属稳定型,一般无椎管狭窄。严重者椎体可呈切片样裂开,椎弓根断裂,若伴有平移暴力可产生水平移位,骨折不稳定,脊髓损伤也较严重(图 7-3-2-8)。

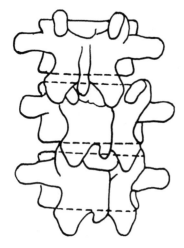

图 7-3-2-6　Denis 爆裂型骨折 D 型:
粉碎性骨折椎弓根间距增宽示意图

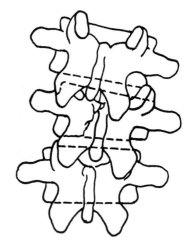

图 7-3-2-7　Denis 爆裂型骨折 E 型:粉碎性骨折椎弓根
间距增宽,同时压缩侧有骨块突入椎管示意图

4. 骨折脱位型　骨折脱位型损伤少有单一外力,往往为多种外力同时作用,是严重暴力所致,损伤机制比较复杂,可由屈曲、剪力、牵张或旋转等复合暴力造成,故过去依据暴力不同,将骨折脱位分为屈曲旋转型、剪力型或牵张型等。该型损伤均累及三柱,造成不同程度的脊髓或神经损伤(图 7-3-2-9)。

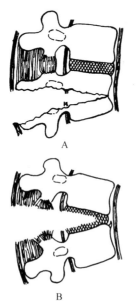

图 7-3-2-8　安全带型损伤示意图
A. 经棘上、棘间韧带及椎间盘损伤;
B. 经椎体横向切片样裂开

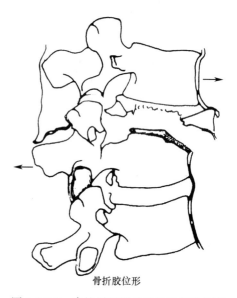

骨折胶位形

图 7-3-2-9　脊柱爆裂型骨折的骨折脱位型
示意图

（二）根据椎管狭窄或受堵程度分类

Wolter 将椎管经 CT 扫描的横断面分成三等分，并用 0,1,2,3 表示其狭窄及受堵的指数（图 7-3-2-10）。

（1）椎管无狭窄或无受堵者指数为 0。

（2）椎管受压或狭窄占椎管横断面的 1/3 者，指数为 1。

（3）椎管受压或狭窄占横断面 2/3 者，指数为 2。

（4）椎管完全受压或完全受堵为 3。

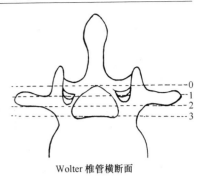

Wolter 椎管横断面

图 7-3-2-10　CT 扫描分度指数示意图

（三）作者推荐的综合分类法

上述三种分类中，单纯外伤机制分类不能完全反映脊柱受累范围，Denis 三柱结构分类可表达脊柱受累范围及稳定性，但不能反映椎管受累情况。因此，将前三者：即将外伤机制分类、累及范围及椎管受堵情况分类融合一体，进行综合分类，对制订治疗方案和预后判断更具有临床指导意义。其方法为：将单纯压缩骨折以"C"代表，爆裂骨折以"B"代表，安全带型损伤以"S"代表，骨折脱位以"F"代表；前、中、后柱分别以 a,m,p 代表；0,1,2,3 为椎管受堵指数。例如：患者男性，36 岁，车祸，经 X 线检查显示 $T_{12}L_1$ 骨折脱位，CT 扫描显示椎管有 1/3 受压，骨折累及三柱，其综合分类以符号代表，则为 Fa. m. p. 1（T_{12}、L_1）。

该综合分类的优点：它使胸腰椎骨折分类与诊断得到统一，减少了描述骨折名称的混乱；既包括了骨折类型、受累范围，也反映了椎管情况，因而更具有指导临床的实用意义；该分类易于理解和掌握，使放射科和骨科医师之间有了共同语言。

（四）载荷分享分类

这是一种基于损伤严重程度评分的分类系统。McCormack 等在研究短节段椎弓根钉固定失败原因的基础上，提出了载荷分享分类（load sharing classification, LSC）（表 7-3-2-1）。根据影像学资料从椎体粉碎程度、骨折片移位程度及后凸畸形矫正程度这 3 个方面进行评分，每项按严重程度行 3 分制评分，3 项得分之和为 LSC 总评分，评分越高表示骨折越不稳定。最低为 3 分，最高为 9 分。3~6 分可单独行后路手术，≥7 分行单独前路手术。此评分系统的可靠程度较高。

表 7-3-2-1　载荷分享分类评分

分数	1 分	2 分	3 分
矢状位坍陷率（%）	30%	>30%	60%
位移（mm）	1mm	2mm	>2mm
成角（度）	3°	9°	10°
总计	3 分	6 分	9 分

该分类方法首次量化了损伤的严重程度，但也仅仅考虑了椎体骨折的情况，而忽视了软组织及神经损伤对脊柱稳定性的作用。

（五）胸腰椎骨折 AO 形态学分型及损伤程度判定

1. 形态学分形

A 型：压缩性损伤，以椎体受累为主，不伴有间盘及韧带组织损伤。

A0 型　细微的、非结构性骨折。例如：横突、棘突骨折。

A1 型　椎体楔形压缩性骨折，仅累及单侧终板。

A2 型　椎体劈裂型骨折，累及上、下终板。

A3 型　椎体部分爆裂性骨折。骨折涉及椎体后壁且仅有单一终板受累，常伴有椎板的垂直型骨折。

A4 型　椎体完全爆裂性骨折。

B 型：以前纵韧带、后纵韧带复合体为主的脊柱连接、稳定结构的损伤。

B1 型　骨性结构的水平状骨折，伴有后方张力带损伤。例如：典型的 chance 骨折。

B2 型　A 型骨折伴明显的后部连接结构损伤。例如：关节突、后纵韧带。

B3 型　累及椎间盘或和椎体的水平骨折，导致脊柱过伸，并伴有后方小关节绞索。

C 型：　骨折伴有任意方向的骨折端移位。

2. 神经功能评价分级

（1）无神经损伤。

（2）一过性神经损伤。

（3）放射性症状。

（4）不完全脊髓损伤或任何程度的马尾神经损伤。

（5）完全性脊髓损伤。

（6）由于神志不清，无法评价。

四、脊柱骨折后稳定程度的判定

（一）依骨折稳定程度之分类

根据脊柱骨折后脊柱的稳定性可分为：稳定型骨折与非稳定型骨折。但更重要的是如何判定其稳定性，因它对脊柱骨折的治疗方式和方法的选择具有重要意义。

1. 稳定型骨折　该型骨折较为单纯，常不合并附件骨折或韧带撕裂，脊柱排列无改变。如上述的单纯压缩型骨折，轻度的安全带型骨折或轻度爆裂骨折等，即骨折发生后，无论是搬运或脊柱活动无移位趋向者，故稳定性骨折一般均可采用保守治疗。

2. 不稳定型骨折　脊柱遭受严重暴力后，除椎体骨折外，常伴有附件骨折和韧带断裂等联合损伤。由于脊柱稳定因素大部受到破坏，在搬运中或脊柱活动时，可发生骨折移位或脊髓神经损伤，如骨折脱位、爆裂骨折等。因而，不稳定型骨折，常需要整复固定进行脊柱稳定性重建。

（二）决定脊柱骨折稳定性的因素

脊柱骨折后的稳定性取决于：

（1）骨折后椎体是否完整。

（2）后部结构是否受损。

（3）脊椎排列是否有改变。

以上三个因素中有两个因素受累被视为不稳定型骨折。Denis 认为含有椎体后壁的中柱骨折对脊椎骨折的不稳定及脊髓损伤有较大的意义。一般认为三柱结构中有两柱或两柱以上的结构受累判定为不稳定。

（三）不稳定型脊柱骨折的分度

脊椎骨折不稳定可分为三度。

1. Ⅰ度 为机械性不稳定。如脊柱前柱与后柱受累,若处理不当脊柱可逐渐发生后凸畸形。

2. Ⅱ度 为神经性不稳定。如前、中柱受累的爆裂骨折,若处理不当,椎体可进一步塌陷椎管狭窄,使原无神经症状者发生神经损害。

3. Ⅲ度 为兼有机械性及神经性不稳定,常为三柱受累,如骨折脱位。

第三节　胸、腰段脊髓神经损伤的分类

一、脊髓神经致伤的因素

根据病理学研究,脊髓神经损伤主要由伤椎骨折片或部分椎间盘突入椎管压迫脊髓神经所致,而实际在骨折形成时,对脊髓神经损伤的致伤因素有两种:一种是在受伤瞬间,骨折移位对神经组织的撞击、牵拉造成脊髓神经的挫伤或牵拉伤;另一种是骨折片或椎间盘组织对神经组织的持续压迫。前者是骨折时已形成的不可逆性损伤,因而手术减压对这类损伤的脊髓神经恢复无确切的帮助。而后者是持续压迫,需要尽早解除。试验研究表明:在骨折形成中脊髓所受的瞬间动态损伤远比静态压迫损伤为大。而临床上影像学检查显示的均为静态下的椎管改变,故它不能完全反映脊髓神经受损的程度。尽管如此,椎管受压,外力继续作用于脊髓神经,是阻碍神经功能恢复的一个重要因素。

椎管受累情况与神经损伤有着密切的关系,一般认为:椎管受压越重,骨折部位越高,发生神经损伤的可能性越大,在下胸段椎管受压面积大于 40%,腰段大于 50% 则有显著神经受损的危险。但由于上述脊柱骨折对脊髓动态受损率远高于静态值,因而椎管受损范围及程度与受损后的神经功能分级并不完全匹配,如临床上严重爆裂骨折或严重骨折脱位,而无神经症状或少神经症状者并非罕见。另外,神经受损与骨折类型相关,如脊柱骨折后原始后凸成角小于 15°,神经功能恢复一般较好,如后凸成角大于 15°,神经组织撞击于脊椎后部结构,神经恢复较差。同样道理,合并有后部结构损伤的胸腰椎爆裂骨折对脊髓神经的撞击伤,远比后部结构无损伤的爆裂骨折对脊髓损伤为小,实验研究也表明:合并有后部结构损伤的爆裂骨折所测得的椎管内压力,明显低于无后部结构损伤爆裂骨折的椎管内压力,因而脊髓神经损伤也较轻,预后也较好。

二、脊髓神经损伤的分类

（一）按脊髓神经损伤的解剖部位分类

1. 颈段受损 C_5 水平以上的脊髓横断性损伤,会因呼吸不能(膈神经和肋间神经麻痪)而死亡。$C_5 \sim T_1$ 脊髓节的横断性损伤,出现四肢瘫,上肢瘫痪程度因损伤位置而定:C_5 节的损害,上肢完全瘫痪;C_6 节的损害上臂处于外展和外旋位,并带有肘屈和前臂旋前,这是由于供应三角肌、菱形肌、肱二头肌和肱肌的 C_5 脊神经未受损害的缘故。颈脊髓损伤节段愈向下,供应上肢的神经损害愈少。

2. 胸段受损 胸段 T_1 脊髓节的横断性损害,手肌(小肌肉)瘫痪,并伴有 T_1 交感神经睫状脊髓中枢横断的症状,即霍纳综合征,其表现为眼球内陷、瞳孔缩小和眼睑下垂,伴有面部干燥无汗。但第二肋间隙水平以上的颈、胸部皮肤感觉仍保存,因为这部分皮肤由锁骨上神经($C_2 \sim C_4$)供应。胸脊髓的横断性损伤,损伤平面以下的躯干和下肢瘫痪。

3. 腰骶段受损 骶脊髓的横断性损害,导致膀胱、直肠功能障碍,会阴部、臀部等处的皮肤感觉呈马鞍形缺损,若腰神经同时受累,则出现双下肢瘫痪。

4. 圆锥损伤 单纯圆锥损伤,其损伤区为 $S_{2\sim5}$ 节段,可有骨盆肌的麻痹;鞍区、会阴部感觉障碍;膀胱直肠功能失控;肛门反射及球海绵体反射阴性者,则为完全性圆锥损伤;否则为不完全性圆锥损伤。圆锥损伤者其步态基本正常。

5. 马尾神经损伤 为椎管内的腰骶神经根受损,大腿、小腿足部及会阴部、鞍区皮肤感觉减退或消失,两侧的皮肤感觉对称或不对称。股四头肌以下的肌肉及括约肌减弱或消失,患者行走正常或摇摆步态。

在临床上所见到的脊髓损伤可为单纯的脊髓、圆锥,或马尾损伤,也可为脊髓圆锥损伤或圆锥马尾损伤。

(二) 按脊髓损伤的程度分类

1. 脊髓震荡 脊髓震荡是脊髓轻微损伤后出现的一种暂时性功能抑制(其具体机制尚不十分清楚),伤后表现为不全瘫,且恢复较迅速、完全,在病理上无实质性改变。故脊髓震荡是一回顾性诊断。

2. 不完全性脊髓损伤 脊髓连续性完好,脊髓损伤平面以下为程度不同的部分功能丧失,呈不完全性截瘫。此外,尚有以下 4 种不全瘫的类型。

(1) 脊髓半侧损伤(brown-sequard syndrome):损伤平面以下伤侧肢体本体感觉和运动丧失,对侧肢体痛、温觉丧失。

(2) 前脊髓损伤(syndrome of anterior spinal cod injury):损伤后不同程度的运动和痛、温觉丧失,而本体觉存在。

(3) 后脊髓损伤(syndrome of postrior spinal cord injury):损伤平面以下出现深感觉障碍,很少有锥体束体征。

(4) 中央型脊髓损伤(syndrome of central spinal cord injury):该型多见于颈段,上肢运动功能障碍明显重于下肢。

3. 完全性脊髓损伤 可以是脊髓横断,也可是损伤部位解剖学上连续,但其损伤平面以下运动、感觉、反射及括约肌功能完全障碍,即包括肛门皮肤黏膜交界处的感觉及肛门深感觉与肛门指检时肛门括约肌自主收缩消失。但在损伤急性期伴有脊髓休克期,脊髓损伤程度难以辨明,脊髓休克的存在,既可预示脊髓功能永久性丧失,也可能是脊髓功能暂时丧失。脊髓休克结束后脊髓功能可有不同的预后。临床上常将以下三个原始反射中之一的出现作为脊髓休克结束的标志。

（1）球海绵体反射出现：即检查者用手指轻轻捏挤阴茎或阴蒂时，另一手戴手套的食指置于肛门内能同时感到肛门括约肌有收缩。

（2）肛门反射出现：即针刺肛门周围皮肤与黏膜交界处，有肛门括约肌收缩。

（3）足底反射出现：即针刺足底时，跗指伸屈。

在脊髓损伤早期应反复地仔细观察患者，脊髓休克结束后，足趾是否有微动，刺激足底时足趾有无缓慢地伸屈，足趾有无残留的位置觉，有无微弱的肛门反射，是否存在有球海绵体反射等特别是鞍区是否有感觉，肛门指诊括约肌是否有收缩。以上任何一项存在，均认为是不完全性瘫痪。

三、脊髓损伤的神经功能分级

ASIA 脊髓损伤分级：制定脊髓损伤的神经功能分类，对判断脊髓损伤程度、评估疗效、对临床和科研工作者进行正确的交流都具有十分重要意义。目前被公认和被广泛采用的为美国脊髓损伤学会（ASIA）根据 Frankel 分级经过多次修订的分级。

1. A 级　完全性损害，在脊髓损伤平面以下，包括骶段（$S_4 \sim S_5$）无任何感觉和运动的功能保留。

2. B 级　不完全性损害。在损伤神经平面以下包括骶段（$S_4 \sim S_5$）存在感觉功能，但无运动功能。

3. C 级　不完全性损害，在损伤神经平面以下存在感觉和运动功能，但大部关键肌的肌力在 3 级以下。

4. D 级　不完全性损害，损伤平面以下存在感觉和运动功能，且大部关键肌的肌力等于或大于 3 级。

5. E 级　感觉和运动功能正常。

四、下位脊髓、圆锥及马尾神经损伤的临床表现

在临床上，由于 $T_{12} \sim L_2$ 处骨折多发，因此波及此段神经损伤视平面高低不同而有所差异（表 7-3-3-1）。

表 7-3-3-1　胸腰段脊髓、圆锥和马尾损伤的神经症状

症状	胸腰段脊髓（圆锥上脊髓）	圆锥	马尾神经根
运动障碍	损伤平面以下痉挛瘫痪 损伤平面弛缓性瘫痪	神经根、固有肌对称丧失弛缓性 瘫痪会阴部肌肉对称丧失	非对称性，经根性分布区 可能对称性弛缓性瘫痪
感觉障碍	损伤平面以下	$S_{3 \sim 5}$ 分布区	鞍区或根性分布区膀胱感觉丧失
两便改变	肛门括约肌收缩 逼尿肌与括约肌协同失调性痉挛	肛门括约肌无收缩 充溢性尿失禁 弛缓性膀胱	肛门括约肌松弛 充溢性尿失禁 弛缓性膀胱
性功能	高位损伤，所有功能均正常，低位伤 可无心源性勃起、排精及生育	反射性勃起丧失 心源性勃起丧失 无排精或射精 无生育无性高潮	反射性勃起丧失 心源性勃起存在 可能排精、射精及生育 可能出现性高潮

续表

症状	胸腰段脊髓(圆锥上脊髓)	圆锥	马尾神经根
反射改变	呈现亢进;球海绵体(+);肛门收缩(+);踝反射(+)	无肛门收缩 无球海绵体反射	受损根分区以下无深反射或生理反射
病理反射	损伤在 L_5 以上,Babinski 征+	无病理反射	无病理反射

表 7-3-3-1 可以较清晰地表明不同脊柱水平骨折脱位,可引起不同脊髓节段损伤,以致表现出不同之临床症状。当然脊髓损伤亦有可能不在一个平面或是受损断面不同而有所差异。

(卢旭华　王海滨　郭　翔　赵定麟)

参 考 文 献

田海军,陈德玉,卢旭华,等.2008. 腰椎融合手术方式的比较研究. 脊柱外科杂志,6(2):1.

袁文.2006. 胸腰椎骨折外科治疗相关问题探讨. 中华创伤杂志,22(1):1.

赵定麟,李增春,刘大雄,等.2008. 骨科临床诊疗手册. 上海,北京:世界图书出版公司.

赵定麟,王义生.2008. 疑难骨科学. 北京:科学技术文献出版社.

赵定麟,赵杰,王义生.2007. 骨与关节损伤. 北京:科学出版社.

赵定麟.2004. 现代骨科学. 北京:科学出版社.

赵定麟.2008. 脊柱脊髓损伤研究的现状. 中华创伤杂志,24(10):1.

赵定麟.2012. 现代骨科手术学. 上海:世界图书出版公司.

Chen ZQ,Xie JT,Gu XM. 2010. Posterior short-segment pedicle screw fixation combined with vertebroplasty for the treatment of thoracolumbar burst fractures Zhongguo Gu Shang,23(2):102-106.

Da-Di Jin. 2007. Thoracolumbar fracture management:anterior approach. SICOT Shanghai Congress.

De-Qiang Chen. 2007. "sky"vertebroplasty for the therapy of vertebral compression fracture. SICOT Shanghai Congress.

Fu CG,Liu GH,Song ZC. 2009. Damage control orthopaedics of thoracolumbar burst fracture complicated with severe polytrauma Zhongguo Gu Shang,22(7):499-500.

Gu YJ,Hu Y,Xu RM,et al. 2009. Surgical treatment and classification of multiple-level noncontignous thoracolumbar fractures Zhongguo Gu Shang,22(11):838-840.

Hua-Zi Xu,Chi Li,Xiang-Yang Wang,et al. 2007. Percutaneous versus open pedicle screw fixation in the treatment of thoracolumbar fractures:a comparison of the paraspinal muscle change. SICOT Shanghai Congress.

Jing-Tang Wang,Xiao-Wei Zhang,Xin-You Li,et al. 2007. Surgical treatment of thoracolumbar fractures with spinal cord injure using af fixation system. SICOT Shanghai Congress.

Lin H,Hou C,Zhen X. 2008. Bypassing spinal cord injury:surgical reconstruction of afferent and efferent pathways to the urinary bladder after conus medullaris injury in a rat model. J Reconstr Microsurg,24(8):575-581.

Lin H,Hou C,Zhen X,et al. 2009. Clinical study of reconstructed bladder innervation below the level of spinal cord injury to produce urination by Achilles tendon to bladder reflex contractions. J Neurosurg Spine,10:452-457.

Lin H,Hou C,Zhong G,et al. 2008. Reconstruction of reflex pathways to the atonic bladder after conus medullaris injury:Preliminary clinical results. Microsurgery,28(6):429-435.

第四章　脊柱与脊髓伤的病理解剖特点及临床特点和治疗原则

第一节　脊柱与脊髓伤病理解剖特点

一、脊柱损伤的好发部位

在脊柱骨折脱位中,任何椎节均可发生,但有 60%~70% 的病例好发于 T_{10}~L_2 段。T_{12}~L_1 段更为高发,约占其中的 80% ,$C_{4~6}$ 椎节及 $C_{1~2}$ 为次多发区,占 20%~25% ,其余病例散见于其他椎节。

二、脊髓损伤的伴发率

脊髓伤在脊柱骨折脱位中的发生率约占 17% ,其中以颈段发生率最高,胸段及腰段次之。$C_{1~2}$ 及枕颈伤易引起死亡,且多发生在致伤现场的当时。从暴力的方式观察,直接暴力所致者最高,尤其是火器贯穿伤,几乎是百分之百,其次为过伸性损伤者。如从骨折类型判定,则以椎体爆裂性骨折多见,当然伴有脱位的骨折合并脊髓损伤的发生率更高。临床上亦可遇到椎骨损伤严重,却无明显脊髓受损症状的所谓"幸运型脊柱骨折"的病例,此主要是由于椎管较宽大之故。

三、各型骨折的病理解剖特点

(一) 伸展型骨折

主要表现为关节突骨折或椎板骨折后向椎管方向塌陷性改变,对硬膜囊形成压迫。轻者感觉障碍,重者可引起截瘫。伴有椎体间关节自前方分离或椎体中部分裂者较为少见。前纵韧带可完全断裂,但临床上并不多见。棘突骨折并向前方塌陷偶可发现,多系直接作用于棘突上的暴力所致,此时多伴有软组织挫伤。关节突跳跃征常见于颈椎,其次为胸椎,在腰椎节段十分罕见。

(二) 椎体压缩性骨折

最为多见。当椎体前缘压缩超过垂直径 1/2 时,该节段出现一个约 18°成角畸形;压缩 2/3 时,达 25°左右;椎体前缘完全压缩,则成角可达 40°。因此,被压缩的椎体数量愈多,程度愈重,则角度愈大,并出现以下后果:

1. 椎管矢状径减少　其减少程度与畸形的角度大小成正比,并易对椎管内的脊髓组织及其伴行血管等引起压迫而出现脊髓受累症状,尤其是后方小关节松动伴有严重椎节不稳者。

2. 椎管延长 由于成角畸形,其后方椎间小关节的关节囊因呈展开状而使椎管后壁拉长,以致椎管内组织,特别是后方的黄韧带、硬膜囊壁及血管均处于紧张状态,易引起损伤,并波及脊髓,尤其是当节段长度超过 10% 时。

3. 引起椎节不稳 压缩愈多,其稳定性愈差。除因小关节处于半脱位状态及前纵韧带松弛失去原有的制动作用外,椎体的短缩及成角畸形本身就已经改变了脊柱的正常负荷力线,易引起椎节失稳。

(三) 椎体爆裂型骨折

此种类型骨折椎体后缘骨片最易进入椎管,且在 X 线片上又不易被发现。常可出现以下后果:

1. 脊髓受压 压缩碎裂的椎体后方骨块或爆裂型骨折的骨片之所以不易向前方移位,主要是由于前纵韧带坚强,且受屈曲体位的影响。而后方恰巧是压力较低的椎管,以致椎体骨片易突向椎管而成为临床上较为常见的脊髓前方致压物,并构成后期阻碍脊髓功能进一步恢复的病理解剖学基础。

2. 易漏诊 突向椎管方向的骨块(片)因受多种组织的遮挡而不易在 X 线片上发现,尤其是在胸椎段,以致易漏诊而失去早期手术治疗的机会。因此,对伤者在病情允许的情况下,尽量早作 CT 检查或断层摄影。

3. 难以还纳 后纵韧带在损伤时,如果其尚未失去纵向联系,碎裂之骨块(片)仍附着后纵韧带前方者,通过牵引可使骨块还纳;但在损伤时,如果后纵韧带完全断裂,此时椎体后方的骨块多呈游离而失去联系,即使通过牵引使椎体骨折获得复位,而该骨片也难以还纳原位。

(四) 椎节脱位

除颈椎可单独发生外,胸腰段者大多与各型骨折伴发,尤以屈曲型多见。由于上节段椎体下缘在下椎节椎体上缘向前滑动,使椎管内形成一骨性之阶梯样致压物,可引起对脊髓或马尾神经的刺激或压迫,构成早期脊髓损伤的主要原因。同时,其也是妨碍脊髓功能完全恢复的重要因素之一。

(五) 侧屈型损伤

其病理改变与屈曲型大体相似,主要表现为一侧椎体的侧方压缩,多见于胸腰段。脊髓受损程度,在同样暴力情况下较之前屈型为轻。

(六) 其他类型

包括目前发现较为多见的急性椎间盘脱出(尤多见于颈椎),单纯棘突骨折、横突骨折等,病变大多较局限,受损程度亦轻。通过椎体中部至后方椎板的水平分裂骨折(chance fracture)等,近年来在临床上亦不少见。

此外,除上述各型骨折处,脊柱的不同解剖段,如颈椎、胸椎和腰骶椎等尚有各自独特的骨折类型将在下面各章中加以阐述。

四、脊髓损伤的病理改变分型

由于脊髓组织十分娇嫩,任何撞击、牵拉、挤压及其他外力作用后,均可引起比想象更为严重的损伤,其病理改变主要表现为脊髓震荡、脊髓实质损伤及脊髓受压三种状态,但在临床上常将其分为以下五种类型:

(一) 震荡

震荡是最轻的一种损伤,其与脑震荡相似,主要是传导暴力通过脊柱再传到脊髓,并出现数分钟至数小时的短暂性功能丧失。其在临床上较为多见。此型在恢复时,一般先从下肢开始,于组织形态上无可见的病理改变,因此其生理功能紊乱多可获得恢复,属可逆性。

(二) 脊髓出血或血肿

指脊髓实质内出血,血管畸形者更易发生。其程度可从细微的点状出血到血肿形成不等。少量小出血者,血肿吸收后其脊髓功能有可能得到部分或大部分恢复,严重的血肿易因瘢痕形成预后不佳。

(三) 脊髓挫伤

其程度亦有较大差别,从十分轻微的脊髓水肿、点状或片状出血到脊髓广泛挫裂(软化和坏死),并随着时间的延长,由于神经胶质和纤维组织增生等改变,继之瘢痕形成、脊髓萎缩以致引起不可逆性后果。

(四) 脊髓受压

由于髓外组织,包括骨折片、脱出之髓核、内陷的韧带、血肿及后期的骨痂、骨刺、粘连性束带、瘢痕等以及体外的异物(弹片、内固定物及植骨片等)对脊髓组织的直接压迫。此种压迫可引起局部的缺血、缺氧、水肿及淤血等,从而改变且加重脊髓的受损程度。

(五) 断裂

除火器伤外,如脊柱脱位超过一定限度,脊髓则出现部分或完全断裂,以致引起脊髓传导功能的大部或全部丧失。外形上看,硬膜囊大多保持完整;但骨折脱位十分明显的严重型,硬膜囊亦可同时断裂。

(六) 脊髓休克

与脊髓震荡不同,脊髓休克不是暴力直接作用于脊髓所致。其临床表现为损伤椎节以下肌张力降低,肢体呈弛缓性瘫痪,感觉及骨骼肌反射消失,引不出病理反射,大便失禁及小便潴溜等。此种表现实质上是损伤断面以下脊髓失去高级中枢控制的结果。一般持续2～4周,合并感染者延长。当脊髓休克消失后,视脊髓损伤程度的不同而恢复有所差异,横断性脊髓损伤则运动、感觉及浅反射不恢复,反射亢进,并有病理反射出现。不完全性损伤,则可获得大部分或部分稍许恢复。

以上为脊髓损伤之类型,但脊髓内之病理改变则视伤后时间的长短而不同。对脊髓实质性损伤一般可分为早、中、晚三期。早期指伤后 2 周以内,主要表现为脊髓的自溶过程,并于伤后 48 小时内达到高峰。中期为伤后 2 周至 2 年以上,主要表现为急性过程的消退及修复过程;由于成纤维组织的生长速度快于脊髓组织,而使断裂的脊髓难以再通。后期主要表现为脊髓组织的变性改变,其变化时间较长,一般从伤后 2 ~ 4 年开始,持续可达 10 年以上,其中微循环改变起着重要作用。

第二节　脊柱脊髓损伤的临床特点、诊断与处理原则

一、脊柱脊髓损伤的临床特点

视脊柱损伤部位、程度、范围、时间及个体特异性不同,临床症状与体征差别较大。现就其共性症状分述之:

（一）一般特点

1. 疼痛　具有骨折病人所特有的剧烈疼痛,除昏迷或重度休克病例者外,几乎每个病例均出现,尤其在搬动躯干时为甚,常感无法忍受。

2. 压痛、叩痛及传导痛　骨折局部均有明显的压痛及叩痛(后者一般不作检查以免增加患者痛苦),并与骨折的部位相一致。单纯椎体骨折者,压痛较深在,其主要通过棘突传导。椎板及棘突骨折,压痛较浅表。除单纯棘突、横突骨折外,一般均有间接叩痛,疼痛部位与损伤部位相一致。

3. 活动受限　无论何型骨折,脊柱均出现明显的活动受限。在检查时,切忌让患者坐起或使身体扭曲,以防使椎管变形而引起或加重脊髓及脊神经根受损;亦不应让患者做各个方向的活动(包括主动与被动),以免加剧骨折移位及引起副损伤,甚至造成截瘫。

（二）神经症状

神经症状指脊髓、马尾或神经根受累症状。

1. 高位颈髓伤　指 C_{1-2} 或枕颈段骨折脱位所引起的颈髓损伤,如该处的生命中枢直接受到压迫并超过其代偿限度时,患者多立即死亡。所幸该处椎管矢径较大,仍有一定数量的存活者。但也可引起四肢瘫痪及因并发症而发生意外。

2. 下位颈髓伤　指 C_3 以下部位的颈髓伤。严重者,不仅四肢瘫痪,且胸部呼吸肌多受累而仅保留腹式呼吸。完全性瘫痪者,损伤平面以下呈痉挛性瘫痪。

3. 胸段或腰段脊髓伤　以完全性损伤多见,尤以胸段。平面以下感觉、运动及膀胱直肠功能均出现障碍。

4. 马尾伤　视受损的范围不同其症状差异较大,除下肢运动及感觉有程度不同的障碍外,直肠膀胱功能亦可波及。

5. 根性损害　多与脊髓症状同时出现。常因神经根受压而引起剧烈疼痛,尤以完全性脊髓伤者多见,且常常成为该类患者要求手术的主要原因之一。

（三）脊髓损伤平面的临床判定

脊髓损伤平面一般与骨折平面相一致，但其顺序数按照成人脊髓末端止于第一腰椎下端的解剖特点，脊髓损伤时其椎节平面应该是：颈椎+1，上胸椎+2，下胸椎+3，圆锥位于胸12与腰1之间处。此外，临床上尚可根据受累肌肉的部位来推断脊髓神经根受损平面，见表7-4-2-1。

（四）其他症状

根据骨折脱位的部位、损伤程度、脊髓受累情况及其他多种因素不同，尚可出现某些其他症状与体征，其中包括：

1. 肌肉痉挛 指受损椎节椎旁肌肉的防御性挛缩。实质上，它对骨折的椎节起固定与制动作用。

2. 腹肌痉挛或假性急腹症 常见于胸腰段骨折。主要原因是由于椎体骨折所致的腹膜后血肿刺激局部神经丛，造成反射性腹肌紧张或痉挛。个别病例甚至可出现酷似急腹症样的症状与体征以致易被误诊而行手术探查，最后在术中才发现系由腹膜后血肿所致。

3. 发热反应 多见于高位脊髓伤者。主要因全身的散热反应失调所致，亦与中枢反射、代谢产物的刺激及炎性反应等有关。

4. 急性尿潴留 除脊髓伤外，单纯胸腰段骨折亦可发生。后者主要由腹膜后出血反射性反应所致。

5. 全身反应 除全身创伤性反应外，其他如休克、创伤性炎症反应及其他各种并发症等均有可能发生，应全面观察。

表7-4-2-1 脊神经根支配的主要肌肉

脊神经根节段	所支配的主要肌肉
C_5	三角肌（$C_{5,6}$）
C_6	肱二头肌（$C_{6,7}$）
C_7	肱三头肌（$C_{7,8}$）
C_8	手内在肌及伸屈肌群
$T_{1～12}$	按节段分布躯干诸肌（略）
L_1	提睾肌（L_1）
L_2	髂腰肌（$L_{2,3}$）股四头肌（$L_{2～4}$）
L_3	股四头肌（$L_{2～4}$）
L_4	胫前肌（$L_4～S_1$）
L_5	伸踇长肌（$L_4～S_1$）
S_1	腓肠肌（$L_4～S_2$）
S_2	括约肌及屈趾肌（$S_{2～3}$）

二、脊柱脊髓损伤的诊断

在当前设备条件下，对任何类型的脊柱骨折的诊断应多无困难。由于磁共振的出现，使脊髓损伤与脊髓休克的鉴别亦有可能获得解决。但无论如何，临床诊断仍应放在首位。因此，对每位受伤者均要求按正规的临床检查顺序进行检查，在获取初步印象后再去作更进一步的特殊检查，这样更有利于诊断的准确性和及时性。

（一）临床检查

对伤后早期来诊者，应依序快速作出以下判定：

1. 外伤史 应扼要、简单询问患者或陪送者有关患者致伤机制、着地部位及伤后情况等，对全身情况不清者应边检查边收集病史。

2. 意识情况 意识不清者表示颅脑多合并损伤，且危及生命，应优先处理，同时迅速检查双眼瞳孔及对光反应，并注意双耳及鼻孔有无脑脊液样物及鲜血流出。

3. 心肺功能 检查有无胸部合并伤。对膈肌麻痹者，有可能系 C_4 以上损伤所致；血压升高者多伴有颅脑伤;血压过低者,则多合并有内脏、骨盆及严重的四肢伤,应迅速找出原因。

4. 脊柱局部 包括局部压痛、双侧骶棘肌紧张度、棘突向后方突出的部位及程度,以及传导叩痛等均易于发现及确定诊断。检查时切忌将患者任意翻动,以防加重损伤程度。

5. 感觉与运动 应对上肢、躯干及下肢的感觉、主动运动作一全面检查,以推断有无脊髓受损、受损平面及受损的程度等,对每例患者均不应遗漏。

6. 会阴部和足趾的感觉、运动及反射 对脊髓受累者,尤其是严重型病例,均应对肛门周围的感觉及缩肛反射、足趾的感觉与运动等作出判定。即使有少许功能残留,而肢体的感觉运动基本消失者,也仍属不全性脊髓损伤。因此,对脊髓受损程度的判定及与完全性损伤的鉴别至关重要,切勿忽视。

（二）影像学检查

原则上以 X 线片辅以 CT 或 MRI。

三、脊柱损伤的定位诊断

对每例脊柱损伤均应进行受损椎节的定位,尤应注意对脊髓受累节段的判定。

（一）椎骨的一般定位

当对患者完成临床检查后,依据椎骨的特点及其体表标志,一般不难作出对受累椎节的定位。个别困难者可依据常规 X 线片或其他影像学检查。

（二）脊髓受累节段的定位

椎骨有外伤存在,与脊髓受累节段多相一致。但如波及脊髓的大根动脉时,则脊髓受累的实际节段明显高于受伤平面。因此,临床判定脊髓受累平面时,切忌仅凭 X 线片来决定,以防片面。现将脊髓受累不同平面的主要症状特点分述于后:

1. 上颈髓损伤 上颈段主指 $C_{1,2}$ 节段者,为便于表达,现将颈髓分为 $C_{1\sim4}$ 及 $C_{5\sim8}$ 上下两段。$C_{1\sim4}$ 之间受损时,病情多较危重,且死亡率高,约半数死于现场或搬运途中。其主要表现为:

（1）呼吸障碍:多较明显,尤以损伤在最高位时,常死于现场。视膈神经受损的程度不同而表现为呃逆、呕吐、呼吸困难或呼吸肌完全麻痹等。

（2）运动障碍:指头、颈及提肩胛等运动受限,视脊髓受损程度不同而出现轻重不一的四肢瘫痪,肌张力多明显增高。

（3）感觉障碍:受损平面可出现根性痛,多表现在枕部、颈后部或肩部。在受损平面以下出现部分或完全性感觉异常,甚至消失。

（4）反射:深反射亢进;浅反射,如腹壁反射、提睾反射或肛门反射多受波及,并可有病理反射出现,如 Hoffmann 征、Babinski 征及掌颌反射等均有临床意义。

2. 下颈髓损伤 指 $C_{5\sim8}$ 段颈髓受累,在临床上较为多见,且病情较严重。其主要表现如下:

（1）呼吸障碍：较轻，因胸部肋间肌受累而膈神经正常之故。

（2）运动障碍：主要范围为肩部以下的躯干及四肢。受累局部呈下神经元性瘫痪，而其下方则为上神经元性。前臂及手部肌肉多呈萎缩状。

（3）感觉障碍：根性痛多见于上臂以下部位，其远端视脊髓受累程度不同而表现为感觉异常或完全消失。

（4）反射：肱二头肌、肱三头肌及桡反射多受波及而出现异常。

3. 胸髓损伤　亦非少见，视其节段不同而表现受累范围不同的运动及感觉障碍。在通常情况下，受累范围介于前者及后者之间。

4. 胸腰段或腰膨大部损伤　主要表现为腰髓膨大部或稍上方处的脊髓受累，临床表现如下：

（1）运动障碍：髋部以下多呈周围性瘫痪征，视脊髓损伤程度而表现为完全性或不全性瘫痪，轻者肌力减弱影响步态，重者双下肢呈软瘫状。

（2）感觉障碍：指臀、髋部以下温觉、痛觉等浅感觉障碍，脊髓完全性损伤者，则双下肢感觉丧失。

（3）排尿障碍：因该节段位于排尿中枢以上，因此表现为中枢性排尿障碍，即呈间歇性尿失禁。膀胱在尿潴留情况下出现不随意反射性排尿，此与周围性排尿障碍有所差异。

5. 圆锥部脊髓损伤　该处位于脊髓之末端，呈锥状，故名。由于 $T_{12} \sim L_1$ 处易引起骨折，故此处脊髓损伤临床上十分多见，在损伤时主要表现如下：

（1）运动：多无影响。

（2）感觉障碍：表现为马鞍区的麻木、过敏及感觉迟钝或消失。

（3）排尿障碍：因系排尿中枢处，如脊髓完全损伤，则因尿液无法在膀胱内滞留而出现小便失禁。如系不完全性损伤，括约肌尚保留部分作用，当膀胱充盈时出现尿液滴出现象，但在空虚时则无尿液滴出。

6. 马尾受损　见于上腰椎骨折，临床上亦多见。其主要表现如下：

（1）运动障碍：指下肢周围性软瘫征，其程度视神经受累状况差异较大，从肌力减弱到该支配肌肉的完全瘫痪。

（2）感觉障碍：其范围及程度亦与运动障碍一致，除感觉异常外，且常伴有难以忍受的根性痛。

（3）排尿障碍：亦属周围性排尿障碍。

四、脊髓损伤程度的判定

（一）一般判定的标准

各家意见不一，国内曾按伤者的运动、感觉及两便功能，依据属部分障碍或完全障碍的程度，分为 6 级制。此种分法虽简单易行，但难以确切反映出患者的致伤程度，有待进一步改进与完善。国外多采用 Frank 分类标准，共分五级，即：

A 级　受损平面以下无感觉及运动功能；

B 级　受损平面以下有感觉，但无运动功能；

C 级　有肌肉运动，但无功能；

D 级　存在有用的运动功能,但不能对抗阻力;

E 级　运动与感觉基本正常。

亦有人主张将其分为:脊髓完全性损伤,Brown-Sequard 症候群,急性脊髓前部损伤及急性颈髓中央症候群等四大类。

(二) 完全性与不完全性脊髓损伤的鉴别

一般多无困难,见表7-4-2-2:

表 7-4-2-2　不完全性与完全性脊髓损伤鉴别

项目	不完全性	完全性
运动障碍	不完全、不对称	完全、对称
感觉障碍	可保留部分感觉	完全丧失
括约肌障碍	较轻	完全
脊髓休克期	短、不超过 1 周	多在 3 周以上
反射障碍	不对称、不完全	完全、对称
病理反射	可有可无	多有

(三) 对严重的不完全性脊髓损伤与脊髓横断性损伤的鉴别

该鉴别在临床上为一大难题,磁共振、脊髓造影等特殊检查亦难以区分。笔者建议在临床检查时,以下几点可能有助于两者鉴别。

1. 足趾有自主性微动者　表明属不完全性脊髓伤。

2. 马鞍区有感觉者　属不完全性脊髓伤。

3. 缩肛反射存在者　急性期时多系不完全性脊髓伤。

4. 有尿道球海绵体反射者　多属不完全性脊髓伤。

5. 足趾残留位置感觉者　系不完全性脊髓伤。

6. 刺激足底、足趾有缓慢屈伸者　多系脊髓完全性损伤。

五、脊柱脊髓伤的院前急救及治疗原则

对脊髓伤的治疗仍应遵循骨折的基本原则实施,即急救、复位、固定及功能锻炼这一顺序。开放性脊柱脊髓应首先将其变成闭合性骨折,再按上述原则处理;对有严重合并伤及合并症者,应视危及生命的程度,择严重者而优先处理。

(一) 院前急救

如任何骨折的急救一样,脊柱骨折者的院前急救必须及时,措施得当,急救顺序正确。这对治疗后果有着至关重要的影响。因此,必须重视对现场急救人员的平时训练及素质培养。

1. 现场处理　除合并有窒息、大出血等情况需紧急采取相应措施外,一般情况下主要判定损伤部位、有无瘫痪、维持呼吸道通畅及予以固定。

(1) 受损部位:可根据患者主诉及对脊柱由上而下的快速检查决定。在检查时,切勿让患者坐起或使脊柱前屈,仅就地左右翻动即可。

(2) 有无瘫痪:主要依据患者伤后双侧上、下肢的感觉、运动及有无大小便失禁等检查结果判定之。

(3) 临时固定:最好选用制式急救器材,如用于颈椎损伤的充气式颈围、制式固定担架(指配备于救护车上的担架,质硬,适用于脊柱骨折等)或其他设计成品。无专门器材时,应选择硬质担架或门板、床板等能保持胸腰部稳定的材料将脊柱予以临时固定。在将伤者搬向担架上时,应采取 3~4 人平托法,切忌两人或一人抱起状的错误搬法;后者可引起或加重脊髓损伤。

2. 快速后送　视患者的伤情及附近医院情况,迅速将患者送到有进一步治疗能力的综合性或专科医院。途中应密切观察病情,出现生命体征危象者应及时抢救。对颈椎损伤者应尽可能在利用充气式颈围、一般颈围、沙袋或在一般牵引带的牵引下后送。切忌因脊柱的过屈、过伸或旋转等异常活动而引起或加重脊髓损伤。在输送过程中,应尽量让患者之躯干随救护车的起伏而同步运动。

3. 急诊室快速检查　患者抵达急诊室后,在除外其他更严重的颅脑、胸腹伤外,就脊柱而言,尤应注意呼吸、膀胱充盈状态、双下肢感觉、膝跳反射及足踝部肌力等。X 线摄片时,应保持患者的平卧位,切忌过多翻动。

(二) 脊柱脊髓伤的治疗原则

对各种脊柱损伤的治疗均应遵循以下原则:

1. 单纯性脊柱骨折脱位　按骨折脱位的一般原则予以复位、固定及功能活动。并注意避免引起脊髓损伤。

2. 伴有脊髓损伤的脊柱骨折脱位　首先应以有利于脊髓功能的恢复与重建作为基本着眼点来进行处理。

3. 脊髓损伤的治疗原则

(1) 脊髓周围有致压物者:应通过手法或手术消除对脊髓的致压物。

(2) 对脊髓休克:以非手术疗法为主,密切观察病情变化,切忌随意施术。

(3) 脊髓完全横断者:减压术虽无效,但对不稳定型骨折脱位者可在减压、消除局部坏死组织及减轻继发性损伤之同时,对受损椎节局部作内固定,将能获得早期翻身活动的机会,从而减少局部的再损伤。

(4) 损伤早期应予以脱水疗法:包括地塞米松及高渗葡萄糖静注等。但应注意胃肠道应激性溃疡等并发症。

(5) 积极预防各种并发症:其中尤应注意呼吸道和尿道感染、褥疮及静脉血栓形成等并发症。

(6) 对颈髓伤者:应注意保持呼吸道通畅,颈 5 以上损伤原则上均应作气管切开,其他椎节酌情处理。

(7) 全身支持疗法:对高位脊髓伤者尤为重要。

（8）四肢的功能活动与功能重建：应采取积极态度及有效的措施。

（9）其他非手术疗法：包括低温疗法,高压氧及各种促神经生长药物等均可酌情选用,但不可代替手术疗法。

（卢旭华　曹新峰　赵定麟）

参 考 文 献

赵定麟,李增春,刘大雄,等.2008.骨科临床诊疗手册.上海,北京:世界图书出版公司.

赵定麟,王义生.2008.疑难骨科学.北京:科学技术文献出版社.

赵定麟,赵杰,王义生.2007.骨与关节损伤.北京:科学出版社.

赵定麟.2004.现代骨科学.北京:科学出版社.

赵定麟.2012.现代骨科手术学.上海:世界图书出版公司.

Aebi M. 2010. Surgical treatment of upper,middle and lower cervical injuries and non-unions by anterior procedures. Eur Spine J, 19 Suppl 1:S33-39.

Bransford RJ,Stevens DW,Uyeji S,et al. 2009. Halo vest treatment of cervical spine injuries:a success and survivorship analysis. Spine (Phila Pa 1976),1;34(15):1561-1566.

Feng-Dong Zhao,Jian Chen,Xian-Jun Ding,et al. 2007. The distribution of modic changes of cervical endplate in patients suffering neck pain and its related factors. SICOT Shanghai Congress.

Harris MB,Reichmann WM,Bono CM,et al. 2010. Mortality in elderly patients after cervical spine fractures. J Bone Joint Surg Am,92(3):567-574.

Kim HJ,Lee KY,Kim WC. 2009. Treatment outcome of cervical tear drop fracture. Asian Spine J,3(2):73-79.

Wei-Dong Wang,Xian-Jun Ren,Fang-Rui Mei. 2007. Classification of traumatic cervical disc herniation by clinical feature and treatment. SICOT Shanghai Congress.

第五章　颈椎骨折脱位的诊断和治疗

第一节　上颈椎骨折脱位的诊断和治疗

上颈椎为寰椎与枢椎,两者在解剖与生理功能上不同于普通颈椎,寰椎即第一颈椎,呈不规则环形,它由一对侧块、一对横突和前后两弓组成。上方通过寰枕筋膜与枕骨相连,下方藉寰枢筋膜与枢椎相连,并构成关节。枢椎即第二颈椎。椎体上方有柱状突起,称"齿突",使椎体具有"枢"之作用,故名枢椎。除齿突外,枢椎外形与普通颈椎相似。

一、寰椎骨折

（一）临床表现

1. 颈痛　较为局限,可通过枕大神经向后枕部放射,活动及加压时加剧,而在休息及牵引下则减轻。

2. 压痛　于枕颈部均有明显的压痛,颈后肌组亦多呈痉挛状。

3. 活动受限　因疼痛而使头颈部活动明显受限,尤以旋转动作为甚。

4. 枕大神经症状　约半数病例可有枕大神经放射痛及沿该神经的压痛,此主要是由于局部外伤性反应及血肿压迫与刺激所致。

5. 脊髓症状　在经过现场处理及分类送至医院治疗的患者中,10%～15%伴有完全性脊髓损伤,不完全性脊髓伤占15%～20%;60%～70%可无脊髓症状,但常伴有颈椎不稳现象,患者喜双手托头。

（二）诊断

1. 外伤史　除直接从询问中获取外伤史外,对昏迷的病例尚可从头颈部有无皮肤挫裂伤或头部皮下血肿及颅脑损伤的特点等推断。

2. 临床特点　除脊髓受损症状外,主要是后方枕颈处的颈椎局部症状。

3. 影像学检查

（1）X线片:应包括正位、侧位及开口位,于侧位片上可显示寰椎前后径增宽;开口位亦可发现寰椎左右增宽,且与齿状突距离双侧常呈不对称状(图7-5-1-1)。如双侧侧方移位总和超过7mm者,则表示寰椎横韧带断裂,易引起意外,应注意(图7-5-1-2)。

（2）CT检查:可清晰地显示骨折线的数量、走向及骨块位移等情况(图7-5-1-3、图7-5-1-4)。

（3）MR检查:对骨折的观察不如前者清晰,主要用于伴有脊髓症状者,并有利于对寰椎横韧带断裂的判定(图7-5-1-4)。

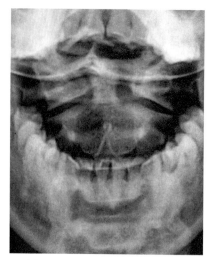

图 7-5-1-1　开口位 X 线正位片，
显示侧方间距不对称状

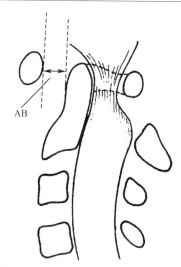

图 7-5-1-2　寰齿间距(AB)大于 4mm
提示寰枢椎脱位示意图

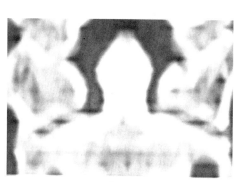

A

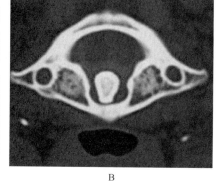

B

图 7-5-1-3　CT 扫描显示侧方间距变异
A. 冠状位；B. 横断面

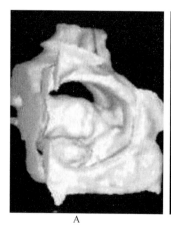

A

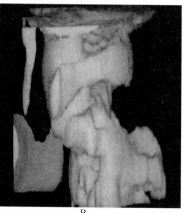

B

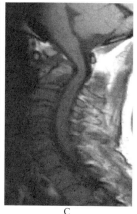

C

图 7-5-1-4　寰枢椎脱位 CT 三维重建及 MR 所见
A. 横断面重建图显示寰椎间距不等，寰齿间距增大；B. 侧方重建图；C. MR 矢状位显示移位程度及脊髓受压情况

（三）治疗

一旦拟诊寰椎骨折,应先将头颈部制动,并力求在牵引下对其进行各种检查与处置。对诊断明确者,可按以下两型选择相应之治疗措施。

1. 单纯型　指不伴有颅脑损伤及脊髓神经症状者,一般用 Glisson 带,以维持重量(1.5 ~ 2.0kg)牵引 5 ~ 10 天,再以头-颈-胸石膏固定 10 ~ 12 周。

2. 复杂型

（1）伴有脊髓神经症状者:需采用颅骨牵引,观察神经症状的恢复情况,并注意保持呼吸道通畅。对此类病例一般均需行气管切开,待病情稳定、神经症状基本消失后再按前法治疗;卧床牵引时间一般不少于 3 周。

（2）伴有颅脑等其他损伤者:优先处理危及生命等更为严重的损伤,但应注意对颈部的制动与固定,以防听之任之而引起意外。

（3）对手术疗法应慎重:此种损伤早期阶段一般不应采取手术疗法,以防由于过多的搬动而引起或加重颈髓损伤。但对晚期病例,尤其是当神经症状恢复到一定程度,可行减压+枕颈融合术。

（四）预后

单纯型者预后均较好,仅个别病例可继发枕大神经痛而需作进一步治疗。伴有颅脑等并发伤者,易漏诊而影响及时治疗,常有后遗症。伴有脊髓完全性损伤者,多于伤后早期死亡;而不全性损伤者,恢复率较高。

二、枢椎齿状突骨折

（一）临床表现

与前者轻型病例的临床症状及体征基本相似,以颈部疼痛、局部压痛、活动受限(尤其是旋颈活动)及双手托头被迫体位等为主。应注意有无伴发脑震荡及其他损伤。不伴有寰枢脱位的病例,一般无颈髓受压症状;但在搬动及诊治过程中,如操作不当也可能引起不良后果,应注意。

（二）分型

单纯性齿状突骨折一般分为以下三型或四型(图7-5-1-5):

Ⅰ型　本型齿突尖部骨折并不常见,其可能是翼状韧带撕脱的结果。因为齿突尖韧带与两个斜行的翼状韧带附着于齿突的尖部,这一部位的骨折大多是稳定的。骨折线多呈斜形撕裂状,其发生率约为 5%,其稳定性可从伸屈动力性侧位 X 线片上得到证实;由于本型大多无移位,因而并发症少,预后较佳。

Ⅱ型　为齿状突腰部骨折,多见,占本型骨折中的 70% 左右,大多因头部侧屈暴力所致,此型骨折亦可因后伸力所致,而仰伸暴力甚少;因该处血供不佳,愈合率约为本型 1/4 左右,因此需要手术的比例较高。

Ⅱa型　即Ⅱ型骨折线处呈粉碎状,又称Ⅱ型的亚型。此型稳定性差,治疗上难度较大,预后欠理想。

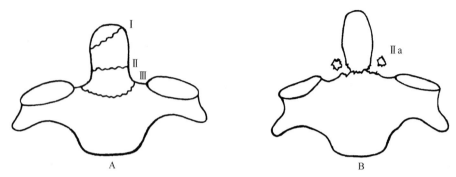

图 7-5-1-5　齿状突骨折之分型示意图

A. Ⅰ、Ⅱ、Ⅲ型；B. Ⅱa型

Ⅲ型　骨折线位于齿状突基底部,其发生率约为25%;主要为头颈部遭受屈曲暴力所致;骨折线常延及枢椎椎体上部骨质及寰枢关节。此型骨折较为稳定,如无愈合不良,预后一般较好。

但在临床上可遇到伴有相邻部位或椎节的其他损伤,应注意观察,以防漏诊、误治。

(三) 诊断与鉴别诊断

1. 诊断　主要根据:

(1) 外伤史:应详细询问。

(2) 临床表现:主要是颈部症状,并注意头颈被迫体位。

(3) 影像学检查:对确诊及分型具有重要作用。常规的 X 线片及断层摄影可获得清晰的图像(开口位尤为重要);CT 及 MRI 检查不仅有助于显示骨折线,且对寰椎横韧带的状态便于观察(图 7-5-1-4)。读片时应注意骨折移位程度,位移超过 5mm 者,愈合多延迟。此外,尚可依据颈咽间隙增宽(即咽后壁与第三颈椎椎体之间的距离,正常为 4mm 以内)(图 7-5-1-2)。

根据 X 线片、CT 扫描及 MRI 等影像学检查,诊断上多无困难。

2. 齿状突不连　齿突不连在临床上并非少见,其为齿状突骨折最易发生的并发症。尤好发于骨折线通过齿突腰部的Ⅱ型骨折,主要由于该型骨折易发生错位,主因齿突尖韧带与翼状韧带的牵拉使骨折分离所致。也可因后方的横韧带的推挤而位移。此外,附着于齿状突腰部的组织,还有来自前方的两个副韧带,其另一端附于 C_1 侧块。结果,当齿突骨折发生在齿突基部时,这些韧带可使骨折的头端与 C_2 椎体端之间呈现分离状态。另外,$C_1 \sim C_2$ 关节的伸屈旋转活动传至骨折部位也是不连的一个因素。

(四) 治疗

1. 非手术疗法

(1) 适应证:对Ⅰ型、Ⅲ型及Ⅱ型中的无移位者,一般均可选用非手术疗法,不仅较为安全,且疗效稳定,方法简便。

(2) 具体操作:入院后即采用格氏带或颅骨牵引,重量以 1.5～2kg 为宜,切勿过重,以防引起愈合延迟。牵引 1～2 周时,床边摄片观察骨折线对位情况。持续牵引 3～6 周后,可更换头-颈-胸石膏或 Halo 装置,而后逐渐起床活动。

2. 手术疗法　约占 1/3 的病例需要手术治疗。

(1)适应证:主要用于伴有移位的Ⅱ型骨折或假关节形成及骨折愈合延迟的第Ⅲ型者,前者占绝大多数。

(2)具体操作:可采用经口腔或经颈部的前路术式;对新鲜骨折者,多选择细长螺钉内固定(一根或两根)(图7-5-1-6)。陈旧性骨折不愈合者,可行寰枢椎融合术,前路或后路均可,也可通过侧前方入路进行。

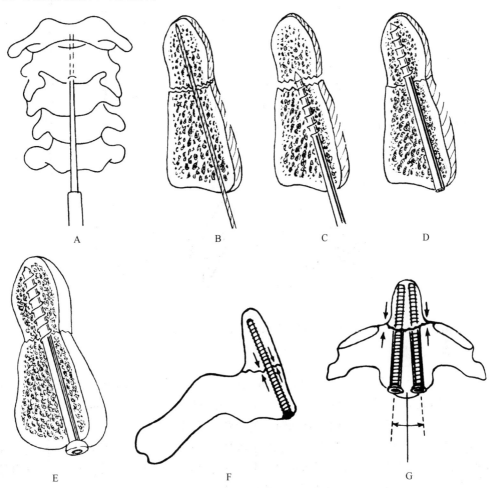

图 7-5-1-6　齿突螺钉内固定示意图

A. 沿枢椎前下方钻孔(正位观);B. 同前,侧位观;C. 丝锥攻至骨折线处;D. 攻丝螺纹越过骨折线达齿突尖;
E. 旋紧加压(张力)螺钉,完成固定;F. 双侧螺钉侧面观;G. 同前,正面观

三、绞刑架(Hangman)骨折或外伤性枢椎椎弓骨折

(一)临床表现

与一般颈椎骨折脱位的临床表现基本相似,包括颈部疼痛、压痛、活动受限、吞咽不便、头颈不稳需用双手托扶,以及颈肌痉挛等。除约有 15% 的病例伴颈髓完全性(多见)或不全

性损伤外,大多数病例无脊髓刺激或受压症状。从临床的角度来看,一般是根据椎节的稳定与否将其分为稳定型及不稳定型。Ⅰ型属于稳定型,Ⅲ型为不稳定型,Ⅱ型中除少数韧带损伤较轻者外,一般亦多属不稳定型一组。

（二）分型

本型骨折仍沿用 Levine & Edwards(1985)所提出分为以下三型(图 7-5-1-7):

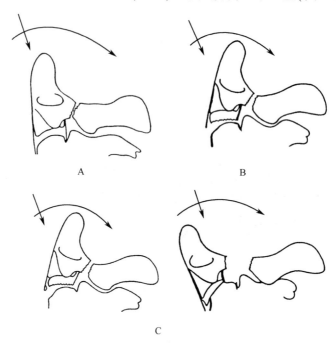

图 7-5-1-7　Hangman 骨折之分型示意图
A. Ⅰ型;B. Ⅱ型;C. Ⅲ型

1. Ⅰ型(度)　系双侧椎弓根骨折,骨折线位于关节突关节的前方,主要引起第二颈椎椎体与后方的关节突、椎板与棘突之间的分离;二者间距约 2mm(1~3mm)。此对椎管内的脊髓组织一般不形成压力,因而少有同时伴发脊髓损伤者。

2. Ⅱ型(度)　为在前者基础上暴力进一步加大,不仅骨折呈分离状,且多伴有成角畸形;前纵韧带或后纵韧带,或是二者同时断裂;C_2 椎体后下缘可因后纵韧带撕脱出现撕脱性骨折。且骨折端分离程度较前者为大,一般超过 3mm,或成角大于 11°。

3. Ⅲ型(度)　较Ⅱ型损伤为重,不仅前纵韧带和后纵韧带可同时断裂,且双侧关节突前方骨折的错位程度更为明显,甚至呈现椎节脱位状。此时,一般伴有椎间盘及纤维环断裂,并在 C_2 有三个部位受损,即椎弓根或椎板骨折;双侧关节突半脱位或脱位及前纵韧带及后纵韧带断裂,致使 C_2 椎体半脱位或脱位。

（三）诊断

1. 外伤史　多为是来自下颌部朝后上方向的暴力,并可从局部皮肤擦、挫伤等情况推断之。

2. 临床表现 以颈部症状为主,有头颈分离感,患者喜用手托头;并注意约有 15% 的病例可以有脊髓症状。

3. 影像学检查 于 X 线侧位及斜位片上可获得清晰的影像,其常见的类型所示见图 7-5-1-8。对骨折线显示不清的无移位者,可加摄体层片或 CT 片。伴有脊髓神经症状者的病例,则应行 MRI 检查。影像上显示骨折线在 3mm 以内且无成角变形者,多属稳定型;超过 3mm 且伴有向前或向后成角变形者,则为不稳定型。严重者,此时亦可出现成角畸形。

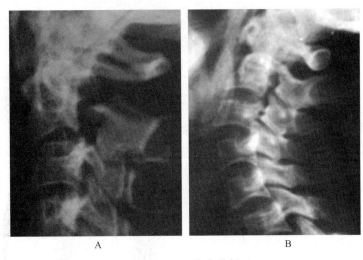

图 7-5-1-8 临床举例

A. Hangman 骨折时骨折线的走行及半脱位状态;B. $C_{2,3}$ 双折

（四）治疗

1. 一般病例 指骨折无明显移位或易于复位者(多属稳定的 I 型),可卧床牵引 2~3 周后行头-颈-胸石膏固定 6~10 周。牵引时头颈应取前屈位(图 7-5-1-9);但对已形成前屈成角者,则应先行水平位牵引,而后略加仰伸。亦可选用头环支具固定。

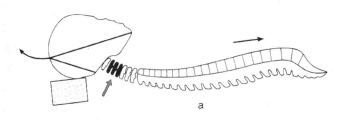

图 7-5-1-9 上颈椎损伤时多取前屈位示意图

2. 骨折移位明显者 先行复位,而多取后路直视下开放复位,并行后路椎弓根钉内固定术(图 7-5-1-10)。亦可先行颈前路开放复位及 $C_{2~3}$ 椎体间植骨融合术,其术式包括:颈椎钢板螺钉固定术及植骨融合术等(图 7-5-1-11、图 7-5-1-12)。术后视内固定物制动效果不同而采取颈后路椎板夹固定术($C_{1~3}$)或其他相应的保护措施;但植骨术后,仍需颌-胸石膏保护 6~8 周。

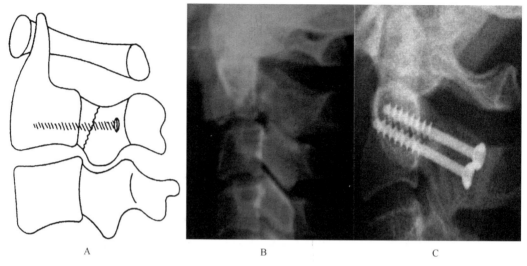

图 7-5-1-10　临床举例　C$_2$ 椎弓根后路骨折内固定术示意图

A. 示意图;B、C. 术前及术后 X 线侧位片

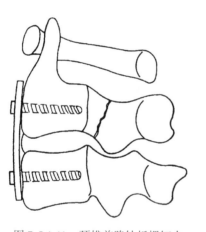

图 7-5-1-11　颈椎前路钛板螺钉内
固定术示意图

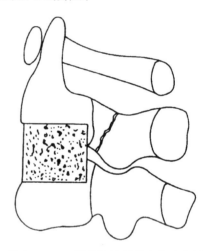

图 7-5-1-12　髂骨块植骨融合术示意图

（五）预后

除伴有脊髓损伤者外,一般预后均较好,少有后遗症者。

四、单纯性寰枢椎脱位及伴有齿状突骨折的寰枢椎脱位

（一）临床表现

视移位程度及致伤机制不同,临床症状悬殊甚大,轻者毫无异常主诉,重者可造成完全性瘫痪,应注意观察及鉴别。其临床特点如下:

1. 重型死亡率高　外伤性者,如暴力较强,作用迅猛,易因颈髓高位损伤而死于现场或

运送途中。即使不全性脊髓损伤者,亦易死于各种并发症,应注意及早防治,尤应注意在运送途中对头颈部的固定与制动。

2. 颈部不稳感　即患者自觉头颈部有被一分为二、如折断似的不稳感,以致不敢坐起或站立(自发性者则较轻)。平时喜用双手托住头部。

3. 颈痛、斜颈、肌肉痉挛及活动受限　外伤性者多较剧烈,尤以伤后数天以内头颈部呈歪斜状,并拒绝头颈部任何方位的活动,严重者开口亦感困难。而病理性者一般较轻,颈部活动受限亦多不明显。

4. 被迫体位　如双侧关节均有脱位时,头颈呈向前倾斜体位;如系一侧性关节脱位,则头向健侧旋转并向患侧倾斜。此种体位加重了活动受限的程度,包括张口困难等动作。

5. 其他　如后枕部压痛、吞咽困难及发音失常或带有鼻音等;脊髓神经受累时,则出现相应的定位症状及体征。

（二）诊断

主要依据以下三点:

1. 外伤史及病史　如前所述,除头颈部外伤外,对儿童病例主要应了解咽喉部有无慢性炎症等病史。

2. 临床表现　如前所述,以头颈部不稳为主,并应常规检查有无神经损伤症状及其程度。

3. 影像学检查

（1）X 线片:除以 $C_{1,2}$ 为中心的正侧位片外,尚应摄开口位片(摄片时可让患者不停地作下颌开闭动作,即张口和闭口,如此可获得较为清晰的开口位片),以观察颈椎椎体前阴影是否增宽和关节脱位的程度和方向,并在读片的同时加以测量,以便于诊断及今后的对比观察。在正常情况下,寰齿关节间隙为 2~3mm(儿童相似)。超过4mm 者则疑为寰椎横韧带断裂,超过 7mm 者可能尚伴有翼状韧带、齿尖韧带及副韧带断裂(图 7-5-1-2)。必要时可加拍左右各 15°的斜位开口位片,并加以对比观察。

（2）CT 及 MRI 检查:普通 CT、CT 三维重建和矢状面 MRI 检查将有助于对此种损伤的诊断,以及对脊髓受累情况的判定(图 7-5-1-3、图 7-5-1-4)。

（三）治疗

1. 基本原则

（1）按危重病例处理:无论是否伴有脊髓损伤,均按危重病人处理,包括各项急救措施的准备(气管切开包或急诊气管插管的技术及物品的准备,以及心肺功能的监护等),同时向院方及家属发出病危通知。

（2）非手术疗法为主:由于该处椎管矢状径最大,脊髓仅占据矢径的1/3,因此只要将头颅采用 Crutchfied 牵引弓或 Glisson 牵引带使颈椎处于牵引状态,其椎管形态易于复原(或部分复原),因此需急诊手术减压者相对为少。

伴齿状突骨折的寰枢椎后脱位,是属于颈椎过伸性损伤的一种。应先试以非手术疗法,即在颅骨牵引下先使齿状突复位,而后在略向前屈状态下轻重量持续牵引4~6周,再改用头-颈-胸石膏(前屈位)固定2~3个月。

（3）严格制动:因该处椎节多处于不稳状态,异常及过度的活动易引起颈髓受压,因此务必保持局部的稳定。但在牵引下应让病人作正常的定期翻身活动,以防引起后枕部及骶髂部等处压疮。

2. 非手术疗法

（1）牵引与颈部制动:常用的方式为颅骨骨牵引及 Glisson 带牵引,后者主要用于小儿病例。此外亦可采用 Halo 牵引及头-颈-胸石膏,石膏固定适用于后期病例。

（2）保持呼吸道通畅:尤其是脊髓有受压或刺激症状者,应及早行气管切开术。

（3）脊髓脱水疗法:凡有脊髓刺激或受压症状者,均应予以脱水疗法。除限制钠盐及钾盐外,伤后当天即开始投予地塞米松 10～20mg/d,分两次静滴。3 天后递减,5～7 天后停止;同时可用 50% 葡萄糖液 40～60ml 静脉滴注,1/6 小时;两次间隔切勿超过 8 小时,以防引起反跳而加剧脊髓水肿反应。静脉滴注的液体以 10% 葡萄糖液为佳,并注意限制含钾、钠高的饮食、水果及饮料。

（4）预防并发症:长期卧床情况下,易引起压疮、栓塞性静脉炎、坠积性肺炎及尿路感染等并发症,应注意预防。一般病例均应投予预防量抗生素(以广谱的青霉素及链霉素为多用)。

（5）功能锻炼:在治疗全过程中,均应鼓励患者做以四肢为主的功能锻炼。

3. 手术疗法

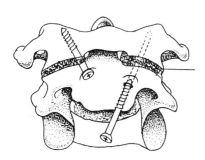

图 7-5-1-13　双侧椎间关节植骨融合及螺钉内固定示意图

固定方式:对轻度移位、复位后对位稳定,或无移位的齿状突骨折者可采用颅骨牵引的方式,待局部纤维愈合后(4～6 周),再以头-颈-胸石膏固定 6～8 周。对移位明显、复位后仍不稳定及陈旧性者,多需采用开放复位及内固定术。除传统的后路融合术外,当前多主张自颈前路暴露 $C_{1,2}$ 椎节、行齿状突骨折复位加螺丝钉 1～2 枚内固定术(图 7-5-1-6),或行双侧寰枢椎间关节植骨融合术(图 7-5-1-13),但齿状突螺钉内固定时,由于齿状突较细小,如操作不当,或是术后遇有头顶部外伤或平地跌倒等,易引起齿状突粉碎骨折或螺钉断裂,以致导致手术失败,应注意避免(图 7-5-1-14)。

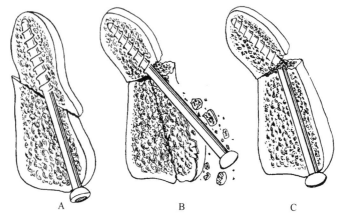

图 7-5-1-14　操作不当或受到外力时,可因齿突内螺钉折断而致失败示意图

A. 骨折线呈斜形时,加压会使骨折移位加剧;B. 螺钉角度不合适时,有可能使齿突再骨折;

C. 螺钉的螺纹未完全穿越骨折线易引起螺钉断裂

由于齿状突的血供特殊,其愈合时间较长,除小儿骨骺分离可在 6~8 周内愈合外,一般病例多需 3~4 个月。因此,对其制动时间不宜过短,以防不愈合。如一旦出现此种后果,可行前路或后路植骨融合术。

急性期施术应持慎重态度,主要是由于颈髓受压征在早期多可通过牵引等而获得矫正;在此处手术十分危险,不仅术中易引起意外,在搬运过程中稍有疏忽即可出现严重后果。临床上可供选择的术式主要有:

(1) 单纯性寰椎复位加内固定术:即从后路暴露术野,将寰椎向后方牵出,并用中粗之钢丝(最好是钛丝)将其固定至 C_2 及 C_3 的棘突上。钢丝采取穿过棘突根部的方式更为理想,并酌情于 C_1、C_2 之间放置植骨块(图 7-5-1-15、图 7-5-1-16)。但此种方法易失败,主因钢丝固定力度欠佳,且易断裂或引起骨折而失败。

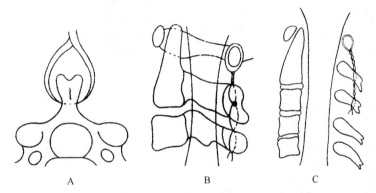

图 7-5-1-15　单纯性寰椎复位钛缆(或钢丝)固定示意图
A. 棘突穿孔;B. 用钛缆或钢丝将寰椎固定至下方棘突(穿孔)处、扎紧;
C. 如棘突分叉较大,亦可直接用钛缆结扎

(2) 后路椎弓根螺钉固定融合术:为近年来新开展的术式,寰椎置钉时螺钉既可经由寰椎后弓和后弓峡部(相当于椎弓根部)至寰椎侧块内,亦可经寰椎后弓下缘与寰椎侧块后缘的移行处直接沿寰椎侧块纵轴置入,螺钉长度一般为 24mm 左右,螺钉应内斜 0°~5°,上斜 5°,避免损伤椎动脉第三段及伴行静脉。枢椎置钉选择椎弓根方向置入,长度为 28mm 左右。应强调的是寰枢椎钉棒系统术中复位作用有限,术前必须进行有效的颅骨牵引,达到良好复位(图 7-5-1-17)。

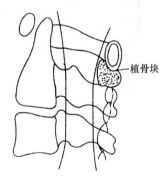

植骨块

图 7-5-1-16　钛缆(钢丝)固定后可在 C_1 和 C_2 之间放置植骨块示意图

(四) 预后

不伴有脊髓受压症状及早期病例经治疗后神经症状恢复者,预后一般较好。而脱位明显、陈旧性(3 周以上)及伴有明显脊髓受压症状者,预后则较差。自发性脱位如治疗及时,预后亦多较佳。

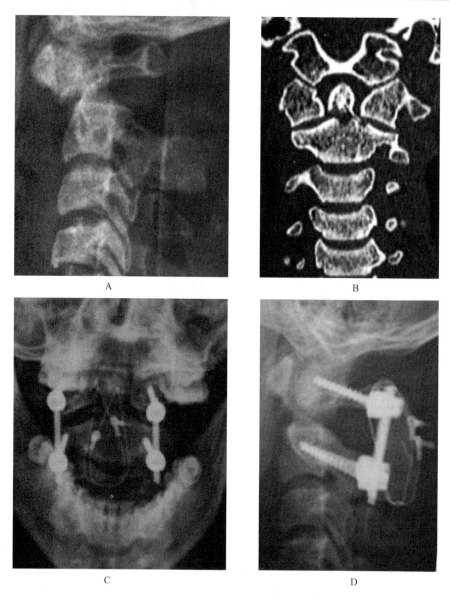

图 7-5-1-17　寰枢椎椎弓根钉棒固定系统治疗病例
A. 术前 X 线侧位片；B. 术前 CT 重建；C. 术后 X 线正位片；D. 术后 X 线侧位片

第二节　下颈椎骨折脱位的诊断和治疗

自 C_3 至 C_7 的下颈椎骨折脱位包括多种损伤：颈椎椎体楔形压缩性骨折、椎体炸（爆）裂性骨折、颈椎半脱位、颈椎单侧或双侧小关节脱位、颈椎后脱位及颈椎骨折脱位等。其中任何一种损伤均有可能伴发颈髓或脊神经根损伤。一般情况下，其与损伤程度呈正比，但也出现明显骨折脱位却无脊髓受损症状者。相反，也有未发现骨折脱位而出现神经症状的病例。现将各种损伤分述如下。

一、颈椎椎体楔形压缩性骨折

临床上多见,症状轻,暴力主要波及椎节前柱,因此其多属稳定型。也可能有少数伴有后方小关节脱位及椎节不稳定的病例(多伴有脊髓损伤)(图7-5-2-1),在处理上应注意。

(一) 致伤机制

主要由纵向前屈压缩暴力所致,视椎体前缘压缩程度不同,所引起的局部病理解剖改变也不一样。轻型者少有继发性改变,60%~70%的病例属于本型。此外,少数椎体严重压缩者,由于棘突间隙呈楔形增宽及椎体的楔形压缩可引起明显的椎节不稳定征,甚至继发椎节后方小关节咬合变异(半脱位)及脊髓受牵拉,并可出现脊髓前中央动脉症候群;此时已从单纯的前柱而波及中柱及后柱,属三柱损伤。多见于 $C_{5,6}$ 椎节,其次是 C_4 及 C_7 节段。

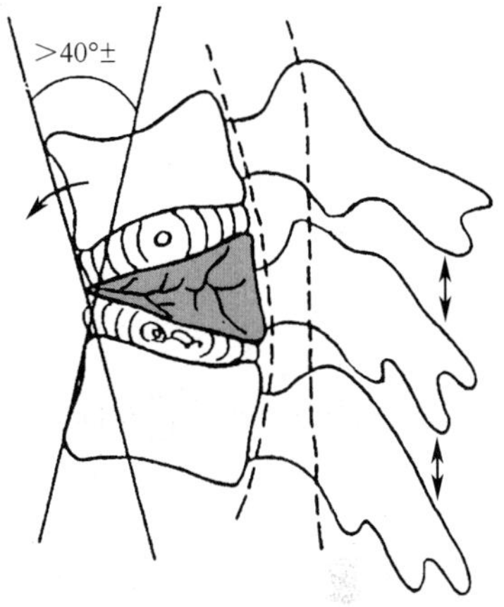

图 7-5-2-1　颈椎椎体严重楔形压缩,可致椎节后方小关节咬合变异,甚至半脱位,并易伤及脊髓示意图

(二) 临床表现

除颈椎损伤一般症状外,主要为屈颈被迫体位,抬头困难;并于后方小关节处伴有压痛。如压缩严重或椎管狭窄或颈椎椎节已有明显退行性变时,则可出现严重脊髓或脊神经根受累症状,应认真检查,以确定病情的程度。

(三) 诊断

1. 外伤史　主要为屈曲纵向暴力所致;侧方楔形压缩者,多因颈椎处于侧弯状态之故。

2. 临床表现　如前所述,轻者以颈部症状为主,重者则因颈椎椎节不稳而出现一系列症状。此时应按神经系统检查要求详细检查以确认是否伴有脊髓受累症状。

3. 影像学检查　依据 X 线正位及侧位片多可确定诊断。在常规 X 线片上所显示的棘突间隙呈楔形增宽,椎体亦呈楔形状,并于椎体下方可有三角形骨块。其中楔形变严重者,多伴有程度不同的脊髓症状。对此组病例应选用 MRI 或 CT 检查。晚期病例亦可选择脊髓造影(伤后早期不宜选用,但可酌情行 CTM 检查)。

(四) 治疗

视损伤程度不同而有所区别。对大多数属于前柱受累的轻型病例治疗较为简单。但少数严重型者,由于为三柱同时受累,在决定治疗方法选择,包括手术疗法等均需全面考虑。

1. 单纯稳定型　一般稳定型压缩性骨折是指椎体前缘纵向压缩小于 1/3 者(25%~30%),位移小于 3mm 及成角小于 10°者。此种损伤少有累及中柱及后柱者,因此归属稳定型。

早期病例,应采用卧床牵引 2~3 周,而后行头-颈-胸石膏固定 4~6 周。牵引重量一般为 1.5~2kg;牵引力线早期呈平行状,1~2 天后改为略向后方仰伸,以有利于压缩性骨折的复位(图7-5-2-2)。

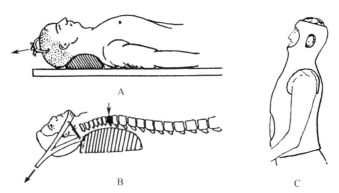

图 7-5-2-2　下颈椎压缩性骨折时的牵引体位及头颈胸石膏示意图
A. 水平位牵引；B. 仰伸位牵引；C. 头颈胸石膏

2. 合并椎节不稳及脊髓损伤者　先行颅骨牵引,如神经症状恢复,按前法处理。如症状加剧,或部分改善后脊髓受压症状即停滞不前不再恢复,且于椎体后缘显示有骨性致压物者,可从前路施术切除骨性致压物(多为椎体后缘之一部或大部),并行植骨融合或内固定术。近年来,大多数骨科临床医师都主张采用颈椎前路锁定钢板、人工椎体或界面固定术(图7-5-2-3)。

对需同时后路减压或行椎管探查者,亦可选择后路术式。

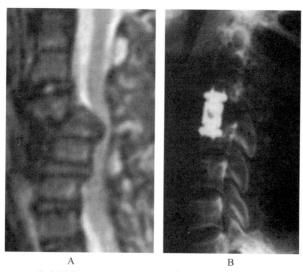

图 7-5-2-3　临床举例　$C_{4\sim5}$ 骨折脱位开放复位后以钛合金中空可调式
人工椎体撑开,恢复椎节高度
A. 术前 MR 检查所见；B. 同一病例,开放复位、减压及人工椎体植入术后 X 线侧位平片所见

(五) 预后

本型骨折预后大多良好,但伴有脊髓损伤则依据神经症状轻重不同而有所差异。

二、椎体炸(爆)裂性骨折

椎体炸裂性骨折又称之爆裂性骨折,或称之垂直型压缩性骨折。其较前者少见,多属不稳定型,因骨折片易侵入椎管,故截瘫发生率高,应引起注意。

（一）致伤机制

由纵向垂直压缩暴力所致,因此多发生于施工现场及坑道作业时。好发于 $C_{5,6}$ 椎体,其次为 $C_{4,7}$ 椎体。此时后纵韧带多同时受损,以致骨折片常突至椎管而伤及脊髓或脊神经根。同时伴有强烈前屈者,其损伤更为严重（图7-5-2-4）。部分病例椎弓同时受累并表现粉碎骨折状,由于前、中、后三柱连续性丧失,而明显不稳定。

1. 前柱受累　椎体骨折、纤维环纤维及前纵韧带断裂。

2. 中柱缺失　椎体后部骨折,后部纤维环破裂及后纵韧带断裂。

3. 后柱断裂　后部结构双侧骨折。

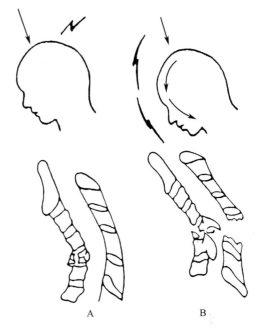

图7-5-2-4　椎体爆裂性骨折致伤机制示意图
A. 以垂直暴力为主者伤情相对较轻;B. 垂直+前屈暴力所致损伤较前者严重

（二）临床表现

除一般颈椎外伤症状外,其主要特征如下:

1. 伤情较重　由于造成此种损伤的暴力较重,且直接作用于头顶部,因此颈椎受累严重,易合并有颅脑伤,并应注意寰枢椎有无伴发伤。

2. 瘫痪发生率高　由于爆裂的骨片易向空虚的椎管方向位移而造成脊髓损伤,因此,其瘫痪发生率多在70%左右,有时可高达90%以上,应注意。

3. 颈部及上肢症状明显　由于椎体爆裂后后方的小关节也随之变位,从而造成颈椎椎节的严重不稳,以致脊神经根受压或受刺激而引起上肢及颈椎局部症状,且较一般损伤为重。

（三）诊断

1. 外伤史　主要由纵向垂直暴力所致。

2. 临床表现　如前所述,其伤情一般较重,应全面检查。

3. 影像学检查　除常规正侧位X线片可显示骨折及骨折片移位外,体层片、CT或MRI更有利于对损伤范围、骨折类型、骨折片移位方向、程度及对脊髓的影响等进行判定。个别病例可行MRA检查,以明确椎动脉之状态。

（四）治疗

除一般性急救及治疗措施外,应依据以下伤情进行处理。由于其属于不稳定型骨折,在前柱和中柱遭受破坏的情况下,后柱亦易同时受累。因此既往认为后路固定融合的认识已受到挑战。因为后路手术并不易获得有效的减压和固定而使治疗失败,多需附加另外的手术。因此,目前大多数学者主张采取前路减压、融合及钢板螺钉固定术。实际上,这种带有垂直的暴力所致的严重不稳型骨折更需要前路减压及固定术,而不是后路固定。后路固定失败的原因主要是:椎体前方骨折使前纵韧带及纤维环前部纤维与椎间盘断离(前柱);椎体向后移位易引起后部纤维环及后纵韧带破裂(中柱);如同时伴有双侧关节突关节松动、位移,或是椎弓根或双侧椎板骨折,后部稳定性则几乎完全丧失(后柱)。

反之,当颈椎出现这种 Denis 三柱损伤时,应当采用前路手术。后路固定仅作为加强,可靠的固定还是前路三个节段的钢板螺钉或是人工椎体植入,骨质缺损少者,也可选用 Cage 植入内固定术。此种手术可以从前方切除损伤的椎间盘,并完成椎体间植骨。术后支具固定 3 ~ 4 周。一般 3 个月可融合。此时,应拍摄屈伸位 X 线片以证实融合的可信性。

1. 无脊髓损伤者 宜选用颅骨持续牵引 3 ~ 5 周,而后更换头-颈-胸石膏固定 4 ~ 6 周。亦可采用 Halo 支具进行牵引与固定;为早日重返社会,也可选择手术疗法。

2. 伴不全性脊髓损伤者 在综合疗法(脱水、保持呼吸道通畅等)实施下,先行牵引疗法;如神经症状明显减退或消失,按前法处理;如加重、无改善或恢复到一定程度即停滞不前时,应采取前路手术切骨减压术,并辅以植骨融合或内固定术(图 7-5-2-5)。在手术操作时务必小心,切勿使骨片进一步向椎管内移位,以防由不全性瘫痪转变成完全性瘫痪。

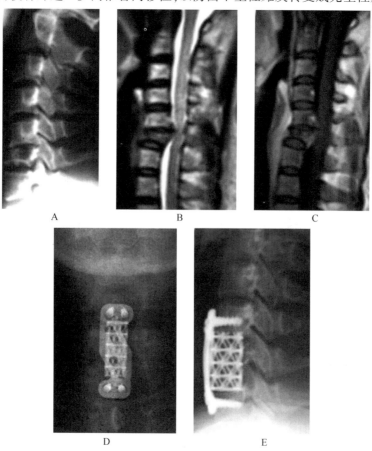

图 7-5-2-5 临床举例 C_6 椎体爆裂性骨折致不全瘫

A. 术前 X 线侧位片;B、C. 术前 MR 所见;D、E. 前路椎体次全切除+钛网植骨+
钛板固定术后 X 线正侧位片

3. 伴完全性脊髓损伤者　其多属颈椎完全性损伤,若无更为严重的并发伤,应待病情稳定后及早施手术(前路为佳),切除碎骨片、减压及固定术,并恢复颈椎的稳定,以有利于患者的早期活动、护理及康复。

4. 晚期病例　对椎节失稳者,宜行椎节融合术;其中伴有不全性脊髓伤的患者,多需行前路切骨减压及撑开植骨融合术(图7-5-2-6)。对完全性瘫痪病例,主要是通过根性减压及上肢手术重建手腕部功能。

此外尚应注意防治并发症,除一般并发症外,主要是肺部坠积性肺炎及压疮等,应及早加以防治。

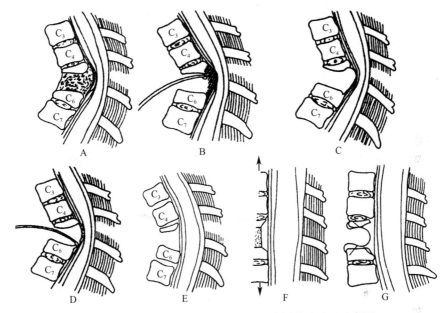

图7-5-2-6　下颈椎椎体爆裂骨折晚期病例前路减压示意图

A. 凿骨开窗及减压范围;B. 切除骨性致压物前方的骨质与椎间盘;C. 已将骨性致压物前方的骨质与椎间盘切除完毕;D. 在骨性致压物薄壁上开窗后再分段全部切除;E. 彻底减压后,后纵韧带立即向前方膨出;F. 在牵引下将骨块(或钛网+钛板)植入,矫正成角畸形;G. 对椎节压缩明显者也可选用颈椎椎体间人工关节

(五) 预后

其预后较前者明显为差,尤以颈椎椎管狭窄合并严重脊髓损伤的病例,多难以获得完全恢复。脊髓横断性损伤者,主要是预防并发症、重建上肢功能及康复疗法。

三、颈椎前方半脱位

此种不稳定型损伤实质上是在头颈过屈情况下,引起双侧小关节囊及棘间韧带断裂,上一椎体下方小关节在下一椎体上方小关节面上向前活动,但又未完全交锁,故称之为半脱位,亦可称之为颈椎前方半脱位,以便与后面所述的后脱位相区别。其多见于头屈位高台跳水及作用于后枕部的其他暴力等。

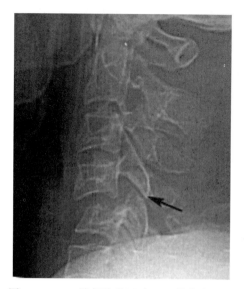

图 7-5-2-7 X线侧位片显示 $C_{4～5}$ 椎节半脱位（箭头所指处）伴椎体楔形变，其后方小关节已分离、移位，但尚未完全绞锁

此种损伤临床上不易诊断，因其不稳定，可随着头颈的仰伸而立即复位，以致被误诊为颈部扭伤等。除可根据外伤史、双侧小关节及棘间韧带处压痛和颈椎前屈受限外，MRI 可显示小关节受损的肿胀、出血及渗出等特征。图 7-5-2-7 为其典型的 X 线片所见。

此种损伤的临床症状及预后差别甚大，可以从颈后部局限性疼痛到完全瘫痪（后者多见于椎管严重狭窄病例），因此在治疗上应酌情采取相应的措施。对无神经症状者，采用仰颈位颌-胸石膏即可，个别病例亦可选择手术方式将受累椎节融合，以求早日恢复工作（多用 Cage 融合技术）。切忌采用手法操作，以防引起严重后果。合并脊髓损伤者，应酌情施以减压及内固定术。对后期不伴有脊髓症状之病例，可按颈椎不稳症处理；实际上其属于外伤性不稳症一类。

四、颈椎单侧及双侧小关节脱位

无论有或无骨折的关节突脱位均属严重损伤，由于其引起椎管骨纤维管道变形，势必构成对其中神经组织的压迫。脊髓受累引起瘫痪的发生率均超过 70%，亦有 90% 的报道，尤以双侧关节同时脱位的病例。因此，对此组病例必须高度重视。

（一）致伤机制

在颈椎轻度屈曲情况下遭受来自后方的暴力易引起双侧颈椎小关节交锁（跳跃），其属于完全性损伤；而屈曲加旋转时则引起一侧性小关节脱位，此在临床上相对少见，亦属不稳定型损伤。视关节脱位后暴力是否继续对脊髓神经产生程度不同的损伤，椎管宽大者也可能不受累，此即所谓的"幸运关节脱位"。关节脱位好发于 $C_{4～5}$ 及 $C_{5～6}$。其病理解剖所见除关节脱位（交锁）外，关节周围的韧带及其他软组织也同时受累。其中尤以关节囊韧带损伤最重，大部或全部断裂，而前纵韧带及后纵韧带次之，棘间及棘上韧带等也可有程度不同的损伤。脊髓受损的发生率约在 80%，双侧脱位发生率比单侧者高 8 个百分点。前者 55% 为完全性颈髓损伤，后者有 40% 的病例。

（二）临床表现

1. 被迫体位 由于小关节交锁，患者自感头颈被"折断"而呈被迫前屈位，需双手托头，并有弹力性固定征。一侧交锁者则头颈转向对侧伴前屈状体位（可从颏部中线偏向健侧判定之）。

2. 颈部剧痛 由于关节处于脱位状态，局部拉应力及张应力骤升，以致引起难以忍受的疼痛。单侧者表现为一侧为重,另侧因关节咬合变异也多有症状。

3. 颈肌痉挛　多较明显,除因关节脱位所致外,与其本身在外伤时肌纤维同时遭受撕裂也有直接关系。单侧者多表现为患侧颈旁肌痉挛,或是颈肌痉挛的程度重于健侧。

4. 其他　包括颈部损伤的各种一般症状与体征,均易于发现。合并脊髓和(或)脊髓神经根损伤者,应注意定位及程度判定,并应保持颈部的稳定。

（三）诊断

1. 外伤史　了解有无促使颈椎强行前屈的暴力,在受伤瞬间头颈部有无旋转及其方向。

2. 临床表现　如前所述,以颈部剧痛、椎旁肌痉挛及被迫体位为主。

3. 影像学检查　X线片(正位、侧位及斜位)、体层摄影及 CT 检查等均易于显示小关节脱位征,判定单侧或双侧也无困难(图 7-5-2-8)。伴有脊髓损伤者需作 MR 检查,以明确脊髓受损情况(图 7-5-2-9)。

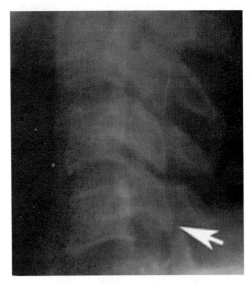

图 7-5-2-8　X 线侧位片显示 $C_{5\sim6}$ 椎节脱位,双侧小关节已绞锁,椎节呈完全分离状

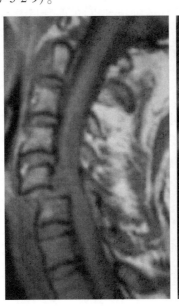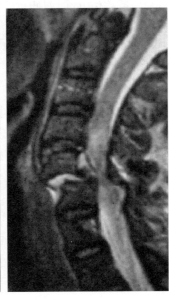

图 7-5-2-9　临床举例　急性外伤性 $C_{5\sim6}$ 错位+$C_{5\sim6}$ 椎间盘突出+小关节交锁等致颈椎完全性损伤,伴脊髓损伤 MR 侧位观(T_1 及 T_2 加权像)

（四）治疗

为及早获得满意复位,应尽可能利用颅骨牵引,按脱位机制,先在略微前屈状态下持续

牵引,并通过床边透视或摄片确定交锁的小关节是否已解除。当发现已经还纳时,则应将牵引改为仰伸位,以维持重量(1.5 ~ 2kg)持续牵引 3 ~ 4 周;而后更换头-颈-胸石膏再固定 3 ~ 4 周(或采取手术内固定方式)。

如伴随脊髓损伤原则上行后路切开复位、减压、椎管探查及内固定术。内固定以椎板夹疗效为佳。无论是单侧关节或双侧关节脱位,复位后均可用其固定。

五、颈椎骨折伴脱位

指椎体骨折与椎节脱位同时发生者,此种典型的完全性损伤在临床上并非少见,且多伴有脊髓损伤,好发于 $C_{4 \sim 5}$、$C_{5 \sim 6}$ 及 $C_{6 \sim 7}$ 三个椎节段,为颈椎损伤中的严重型。

(一)致伤机制

常见于以下三种情况:

1. 屈曲压缩暴力 即在引起椎体压缩性骨折的同时,后方小关节也出现脱位。当轴向屈曲与压缩相结合的载荷暴力作用于颈椎可导致颈椎多处结构损伤,主要表现为:

(1)椎体垂直劈裂(正位 X 线骨折):可能为轴向载荷作用于双侧 Luschka 关节所引起的骨折。

(2)椎体前下缘撕脱骨折:主由屈曲暴力所致,此时椎体向后移位。

(3)椎体压缩及前移:即骨折的椎体在下位椎体之上向后移位。

(4)椎体压缩及向后移位:此时双侧椎弓根或椎板骨折;单侧骨折者不及 3% ~ 5%。

以上四种骨折是颈椎损伤中最不稳定的。其中椎体向后移位者表明三柱损伤,有椎间盘、椎间韧带及前、后纵韧带的断裂。后部结构外观上似正常,但并不可靠。

此种损伤可导致颈椎明显不稳定,几乎无例外地发生完全性脊髓损伤。此种屈曲-压缩损伤多由跳水或潜泳所致。

2. 后伸压缩暴力 与前者相反,其是后伸状态下的压缩损伤。在此情况下,有可能发生多节段双侧椎板骨折,而且常常为连续的多节椎板骨折,引起"创伤性椎板切除"。由于其向后位移,因而极少出现脊髓损伤。此时,如有前柱断裂及椎间分离(多见于老年人,常在坠落伤后,$C_{6 \sim 7}$ 损伤)。

3. 垂直性暴力 在引起椎体炸(爆)裂性骨折的同时,由于椎体高度的迅速丢失,小关节出现半脱位或交锁征。

4. 垂直+屈曲暴力 在随着椎体楔形变的加剧,后方小关节也随之变位,并可由半脱位发展到全脱位。

本组病例的伤情多较严重,其病理解剖亦较为复杂,且每个病例均有差异,需逐例分析、观察。

(二)临床表现

1. 颈椎损伤之一般症状 多较严重。

2. 脊髓损伤 除个别椎管矢状径较宽的幸运损伤外,一般均有程度不同的瘫痪征,且完全性脊髓损伤的比例较高。

3. 并发症多 因伤情严重,常因呼吸肌麻痹等而引起呼吸困难,并继发坠积性肺炎;也易发生压疮等,应注意检查。

(三)诊断

1. 外伤史 多系由强烈外伤所致。

2. 临床表现 如前所述,其症状多较复杂危重,应全面检查。

3. 影像学检查 骨折及脱位的判定主要依据 X 线片及 CT 扫描,但对软组织损伤情况及脊髓状态的判定,仍以 MRI 为清晰,应设法及早进行。

(四)治疗

除一般非手术疗法及脱水疗法外,尚应注意:

1. 保持呼吸道通畅 呼吸道的通畅具有重要意义,尤其是 C_5 椎节以上完全性脊髓损伤者更应注意,宜及早行气管切开。

2. 恢复椎管形态及椎节稳定 通过非手术或手术方式首先恢复椎管的列线,如此方可消除对脊髓的压迫。与此同时尚应设法保证受损椎节的稳定,以防引起或加重脊髓损伤。除牵引疗法使颈椎制动外,可酌情采取前路或后路手术疗法。

3. 切除椎管内致压物 凡经 CT 或 MRI 等检查已明确位于椎管内的致压物应设法及早切除;并同时行内固定术。一般多选择颈前路。个别病情严重者,亦需同时予以颈后路固定术。对全身情况不佳者则可暂缓施术。

4. 促进脊髓功能的恢复 在减压的基础上,尽快地消除脊髓水肿及创伤反应,给神经营养剂及改善血循环药物。对脊髓完全性损伤者,应着眼于手部功能的恢复与重建,包括根性减压(伤者必须有腕部功能保存)及肌腱转移性手术等。

5. 后期病例 对不全性瘫痪者,主要是切除妨碍脊髓功能进一步恢复的致压物及功能重建;而对完全性脊髓损伤者则以椎节稳定、预防并发症及康复为主。

(五)预后

此型骨折脱位为下颈椎损伤中最严重者,因脊髓损伤的发生率高,且较严重,因此预后也差。但对不伴有脊髓损伤的"幸运性损伤"者例外。

第三节 颈椎过伸性损伤

此种病例又可称为"挥鞭性损伤",近年来由于高速公路的出现及车速的不断提高,此类损伤日渐增多,临床经验不足者易将其漏诊、误诊,应引起重视。伤情较重者大多残留后遗症,尤其是对手部功能的影响较大。其主要病理解剖改变位于脊髓中央管处,故又名"脊髓中央管症候群"。

一、致伤机制

其发生机制大多见于高速行驶的车辆急刹车或撞车时。此时,由于惯性力的作用,面、颌、额等部遭受来自正前方的撞击(多为挡风玻璃或前方座椅的靠背),而使头颈向后过度仰伸(图7-5-3-1);瞬间,头颈又向前屈,因此,也易引起屈曲性损伤(图7-5-3-2)。此外,来自前方的其他暴力,仰颈位自高处跌下,以及颈部被向上向后方向的暴力牵拉等均可产生同样后果(图7-5-3-3)。

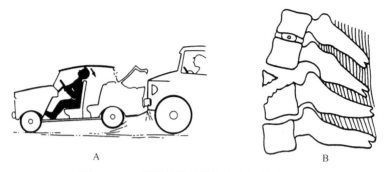

图7-5-3-1 颈部过伸性损伤发生机制示意图

A. 常见的致伤情形之一;B. X线侧位片所见

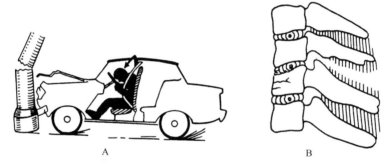

图7-5-3-2 颈部稍许仰伸后,随之屈曲,此时则引发屈曲压缩性损伤示意图

A. 致伤机制;B. X线侧位片

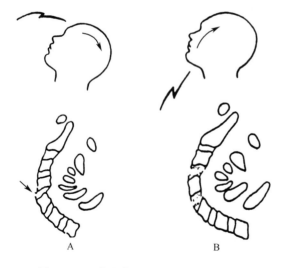

图7-5-3-3 外力作用于额部或下颌部导致
颈椎过伸性损伤示意图

A. 前纵韧带断裂;B. 可伴有椎间隙撕裂伤

在正常颈椎仰伸时,椎管内之脊髓及硬膜囊呈折叠样(手风琴式)被压缩变短;但如果前纵韧带断裂、椎间隙分离,则可使脊髓反被拉长。此时的硬膜囊具有一定的制约作用,在此情况下,如该伤者颈椎椎管较狭窄,则易使脊髓嵌夹于突然前凸、内陷的黄韧带与前方的骨性管壁之中;尤其是于椎管前方有髓核后突或骨刺形成的前提下,此种对冲性压力,最后易集中到脊髓中央管处,以致引起该处周围的充血、水肿或出血。如中央管周围受损程度较轻,则大部分病理过程有可能完全逆转痊愈;但如果脊髓实质损伤范围较大,伤情重,一般难以完全恢复,且易残留后遗症。

二、临床表现

(一) 颈部症状

除颈后部疼痛外,因前纵韧带的受累,也多伴有颈前部的疼痛,颈部活动明显受限,尤以仰伸(切勿重复检查),于颈部周围有明显的压痛。

(二) 脊髓受损症状

因病理改变位于中央管周围,愈靠近中央管处病变愈严重,因此锥体束深部最先受累。临床上表现为上肢瘫痪症状重于下肢,手部功能障碍重于肩肘部。感觉功能受累,临床上表现为温觉与痛觉消失,而位置觉及深感觉存在,此种现象称之为感觉分离。严重者可伴有大便失禁及小便潴留等。

三、诊断与鉴别诊断

(一) 诊断

主要依据以下三点:

1. 外伤史　其发生情况如前所述,多系来自面颌方向的暴力。如患者对事故当时情况记不清,可从患者面颌部有无表皮及皮下损伤判定之。

2. 临床表现　主要是上肢重于下肢的四肢瘫、感觉分离及颈部症状。

3. 影像学特点

(1) X线片:外伤后早期X线侧位片对临床诊断的意义最大,应争取获得一张清晰的平片。典型病例在X线片上主要显示:

1) 椎前阴影增宽:损伤平面较高时,主要表现为咽后软组织阴影增宽(正常在4mm以内),而损伤平面在C_{4-5}椎节以下时,则喉室后阴影明显增宽(正常不超过13mm)(图7-5-3-4)。

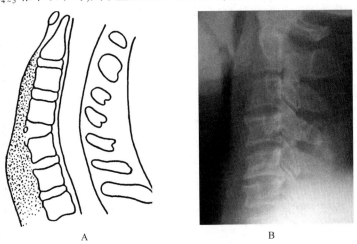

A　　　　　　　　　　　B

图7-5-3-4　颈椎过伸性损伤所致椎前软组织阴影增宽示意图及临床病例

A. 示意图;B. 临床病例,该病例伴有C_3椎体前下缘骨折

2）椎间隙增宽:受损椎节椎间隙前缘之高度多显示较其他椎节为宽,且在受损椎节前上缘可有小骨片撕下(占 15%～20%)。

3）其他特点:大多数病例显示椎管矢状径小于正常值,约半数病例可伴有椎体后缘骨刺形成。

（2）MRI 检查:对椎间盘突出及脊髓受累程度的判定意义较大,每个病例均应视为常规进行。

（3）其他:CT 检查对骨骼损伤及髓核脱出的判定也有一定作用,可酌情选用;并注意有无椎板或其他部位骨折征。脊髓造影于急性期不宜选用。

（二）鉴别诊断

1. 脊髓前中央动脉症候群　因两者可在完全相类似的外伤情况下,例如在急刹车时发生,也均出现瘫痪,因而易混淆。对其鉴别见表 7-5-3-1。

表 7-5-3-1　颈椎过伸性损伤与脊髓前中央动脉症候群鉴别诊断

项目	颈椎过伸性损伤	脊髓前中央动脉症候群
外伤机制	脊髓中央管周围损伤	脊髓前中央动脉受阻
瘫痪特点	上肢瘫痪重于下肢	下肢瘫痪重于上肢
感觉障碍	感觉分离	较轻、一般无感觉分离
椎前阴影	明显增宽	一般正常
骨刺形成	可有、一般较轻	均较明显

2. 脊髓空洞症　其病理解剖改变部位两者相似,症状类同,故易混淆。但本病一般无外伤史,且 X 线片上椎体前阴影无增宽征,而 MRI 检查时显示脊髓中央有空洞形成。

3. 急性椎间盘脱出症　因本病发生突然,见于外伤后,且伴有脊髓症状,故需鉴别。但髓核脱出时其外伤并不一定严重,甚至一般的咳嗽即可引起;脊髓受累以锥体束为主,少有感觉分离现象,MRI 检查有确诊意义。

4. 其他　尚应注意与颈椎管狭窄症、脊髓型颈椎病及其他伤患鉴别。

四、治　疗

（一）急性期治疗

以非手术疗法为主,除一般治疗措施外,要求注意以下 4 点:

1. 颈部的制动与固定　应及早采用颅骨或 Glisson 带行持续牵引;牵引力线略向前屈,一般为 5°～10°,切勿仰伸。牵引重量不宜过重,1.0～1.5kg 即可。

2. 保持呼吸道通畅　尤其是对损伤平面较高者,应酌情吸入氧气或气管切开。

3. 脊髓脱水疗法　按前述之方法及要求进行,在临床上多以地塞米松及高渗葡萄糖液为主。

4. 预防并发症及肢体功能锻炼　应注意预防坠积性肺炎、尿路结石及压疮等并发症,加强以手部为主的双上肢功能锻炼与康复。

（二）手术疗法

不宜在早期进行,除非有明确的骨性致压物者;一般选择伤后 3 周左右,此时创伤反应已减退,且病情大多稳定。

1. 手术适应证

（1）椎管明显狭窄者:此组病例中约80%的患者伴有椎管狭窄,但矢状径小于 10mm 者并不多见。对这类病例如不及时减压,则势必影响脊髓功能的进一步恢复。

（2）椎管内有致压物:此种情况较少发生,偶见于合并伤者。如证实有骨片或髓核已陷入椎管、并对脊髓形成压迫时,则需行手术切除。

（3）伴有黄韧带肥厚并内陷者:此种情况可从 CT 或 MRI 检查中确定;如证实其已压迫脊髓时,则应将其切除,以促进脊髓功能的恢复。

2. 术式选择　可分为前路及后路两种减压术式。椎管狭窄及黄韧带病变者应行颈椎后路减压并扩大椎管矢径。而对椎管内有骨性致压物者,应视致压骨所在位置而决定前路或后路切除之。伴有椎体后缘骨刺形成者,则需选择前路术式;在切除致压骨,恢复椎节高度与椎管列线的同时,可选用颈椎前路锁定钢板或 Cage 内固定。对确认黄韧带内陷的病例,可在颈后路切除减压术后选用侧块螺钉、椎弓根钉或颈后路钢板固定。

3. 手术注意事项

（1）术中切勿仰伸:包括麻醉及施术过程中均不应使颈椎过伸,以防加重病情。

（2）避免牵拉硬膜囊:尤以后路施术时,对硬膜囊切勿牵拉,以防处于恢复阶段的脊髓再次损伤。

（3）冰水降温保护脊髓:术中,包括颈椎前路及后路减压术时,可用 5～10℃冰冷的等渗氯化钠注射液冲洗术野,以达到局部降温,起保护脊髓的作用。

（三）后期病例

指伤后 3 周～3 个月来诊者,主要是对颈椎的保护、制动及一般疗法,有手术适应证者,仍需施术切除致压物及扩大椎管矢状径。

（四）晚期病例

指伤后 3 个月以上之病例。除有致压物或椎管明显狭窄需行手术疗法外,一般以肢体(尤以手部)的功能重建及康复为主。

五、预　　后

一般病例的脊髓神经功能大部分可恢复,尤以轻症者更为满意,康复后可不留后遗症。但中央管周围损伤较为严重的病例则手部功能难以完全恢复。伴有其他损伤、椎管内有骨块残留、椎管矢状径小于 10mm 及延误治疗者,预后大多欠理想。

（卢旭华）

参 考 文 献

陈强,侯铁胜,赵杰,等.2006.颈髓挥鞭样损伤的前路手术治疗.中华创伤杂志,22(4):249-252.

陈志明，赵杰，连小峰，等．2006. 颈椎过伸性损伤的手术治疗．中国脊柱脊髓杂志，16(2)：121-124.

李明豹，卢旭华，吴强．2009. 颈椎过伸致颈髓损伤的前路治疗效果分析．中国实用医药，4(27)：87-89.

李新锋，刘祖德，戴力扬，等．2010. 不同载荷条件下颈脊髓过伸损伤的应力分布特征．中华创伤骨科杂志，12(5)：459-462.

连小峰．2007. 组织工程技术治疗脊髓损伤的研究进展．中华外科杂志，45(6)：390-392.

刘忠汉，于彬．2009. 脊髓损伤再生的研究进展．中华创伤杂志，25(3)：285-288.

唐勇，王新伟，袁文．2007. 挥鞭样损伤及其治疗的研究进展．中华外科杂志，45(6)：393-395.

陶春生，倪斌，王明飞．2008. 外伤性高位脊髓损伤的治疗策略与临床评价．中华外科杂志，46(2)：146-147.

王新伟，袁文，陈德玉，等．2005. 复杂性下颈椎损伤的手术方案选择．中国骨与关节损伤杂志，20(9)：577-579.

西永明，贾连顺，周许辉，等．2007. 颈椎过伸性脊髓损伤保守和手术治疗疗效分析．中华创伤骨科杂志，9(11)：1023-1025.

叶添文，贾连顺，陈雄生，等．2006. 颈椎间盘与纵韧带损伤的诊断及治疗．中华外科杂志，44(12)：819-821.

赵定麟，李增春，刘大雄，等．2008. 骨科临床诊疗手册．上海，北京：世界图书出版公司．

赵定麟，王义生．2008. 疑难骨科学．北京：科学技术文献出版社．

赵定麟，赵杰，王义生．2007. 骨与关节损伤．北京：科学出版社．

赵定麟．2006. 现代脊柱外科学．上海：上海世界图书出版社公司．

赵定麟．2004. 现代骨科学．北京：科学出版社．

赵定麟．2012. 现代骨科手术学．上海，世界图书出版公司．

赵卫东，林研，李立均等．2008. 88例颈椎过伸性损伤手术疗效分析．中华创伤杂志，24(8)．

Aebi M. 2010. Surgical treatment of upper, middle and lower cervical injuries and non-unions by anterior procedures. Eur Spine J, 19 Suppl 1: S33-39.

Birnbaum K, Maus U, Tacke J. 2010. Functional cervical MRI within the scope of whiplash injuries: presentation of a new motion device for the cervical spine. Surg Radiol Anat, 32(2): 181-188.

Bransford RJ, Stevens DW, Uyeji S, et al. 2009. Halo vest treatment of cervical spine injuries: a success and survivorship analysis. Spine (Phila Pa 1976), 34(15): 1561-1566.

Cobo EP, Mesquida ME, Fanegas EP, et al. 2010. What factors have influence on persistence of neck pain after a whiplash? Spine (Phila Pa 1976), 35(9): E338-343.

Feng-Dong Zhao, Jian Chen, Xian-Jun Ding, et al. 2007. The distribution of modic changes of cervical endplate in patients suffering neck pain and its related factors. SICOT Shanghai Congress.

Harris MB, Reichmann WM, Bono CM, et al. 2010. Mortality in elderly patients after cervical spine fractures. J Bone Joint Surg Am, 92(3): 567-574.

Hendershot TL, Leclercq TA, Chirico P. 2010. Slit fracture through two adjacent cervical vertebrae: case report and review of the literature. W V Med J, 106(1): 25-28.

Kasch H, Stengaard-Pedersen K, Arendt-Nielsen L, et al. 2001. Headache, neck pain, and neck mobility after acute whiplash injury: a prospective study. Spine (Phila Pa 1976), 26(11): 1246-1251.

Kim HJ, Lee KY, Kim WC. 2009. Treatment outcome of cervical tear drop fracture. Asian Spine J, 3(2): 73-79.

Molinari R, Molinari WJ. 2010. Cervical fracture with transient tetraplegia in a youth football player: case report and review of the literature. J Spinal Cord Med, 33(2): 163-167.

Pedram H, Reza ZM, Reza RM. 2010. Spinal fractures resulting from traumatic injuries. Chin J Traumatol, 13(1): 3-9.

Silva CT, Doria AS, Traubici J. 2010. Do additional views improve the diagnostic performance of cervical spine radiography in pediatric trauma? AJR Am J Roentgenol, 194(2): 500-508.

Wei-Dong Wang, Xian-Jun Ren, Fang-Rui Mei. 2007. Classification of traumatic cervical disc herniation by clinical feature and treatment. SICOT Shanghai Congress.

Zhou F, Zou J, Gan M, Zhu R, et al. 2010. Management of fracture-dislocation of the lower cervical spine with the cervical pedicle screw system. Ann R Coll Surg Engl.

第六章　胸腰椎损伤的诊断与治疗

第一节　胸腰椎的稳定与三柱概念及损伤后处理原则

一、概　　述

人体的胸腰椎是脊柱节段中最长、活动多及负载重的部位,且体积及与外力接触的面积最大,因此也最容易遭受暴力损伤。但从脊柱整体生理功能来看,椎节的稳定性较之其活动性更为重要。因此,从分类上来讲,以脊柱是否稳定作为着眼点是每位骨科医师都必须认识的问题。

从生理学上来看,脊柱的稳定性与脊柱的解剖结构及组织学特点直接相关。从二柱概念到三柱概念,均表明波及椎管相邻部位的损伤,尤其是前柱及中柱是否稳定将直接影响椎节的稳定性,因此从病理解剖与病理生理的角度来看,均应以脊柱的稳定性为基本着眼点。

二、脊柱的三柱概念

1. Denis 三柱概念　最早的三柱理论是由 Denis 于 1983 年提出的。其通过影像学检查,主要是对 400 多例胸腰椎损伤的 CT 扫描建议将椎节区分为前、中、后三柱,并强调中柱的受损类型及位移方向与程度将决定脊髓损伤的严重性(图 7-6-1-1)。

（1）前柱:指椎体的前 1/2 部,前纵韧带及椎间盘的前 1/2。此柱受损,主要表现为压缩性骨折,而不影响脊柱的稳定性。

（2）中柱:主指椎体及椎间盘的后半部及后纵韧带。波及此柱损伤的主要为椎体爆(炸)裂性骨折,以至引起椎节的失稳和波及后方脊髓的损伤。

（3）后柱:包括椎弓、椎间小关节、黄韧带、棘间韧带及棘上韧带。

以上三柱,按照 Denis 的观点,中柱的完整是判定椎节稳定与否的主要标准。但事实上,少数不伴有后柱损伤的椎体爆裂性骨折并不一定引起椎节的完全失稳。因此,次年(1984 年)Ferguson 又对其加以补充修正,主要是将前柱中柱的分界线定在椎体的中后 1/3 处,而非原来的 1/2(图 7-6-1-2)。

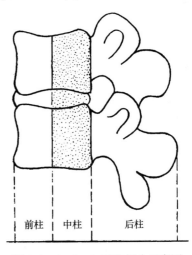

图 7-6-1-1　Denis 三柱概念示意图

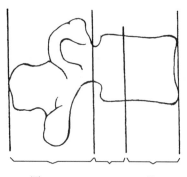

图 7-6-1-2　Ferguson 三柱
概念示意图

2. Roy-Comille 的三柱概念　鉴于 Denis 的三柱区分有其不足之处,主要是对三柱的划分与临床上所见损伤机制及病理解剖改变有所不同,按 Roy-Camille、Saillamt 的三柱概念是将中柱扩大,此既适用于胸椎和腰椎,而且也将颈椎包括在内,将椎节三柱概念区分为前、中、后三部,也强调中柱损伤即属不稳定型。

（1）前柱:指椎体及椎间盘前方 2/3 的解剖区,包括前纵韧带。

（2）中柱:除椎体及椎间盘的后 1/3 和后纵韧带外,尚包括椎弓根及两侧关节突。实际上是以椎管为中心的骨与韧带结构。

（3）后柱:主指两侧关节突后方的椎弓,包括椎板、棘突、黄韧带、棘间韧带和棘上韧带。

脊柱的三柱概念仍有不足之处,主要是由于损伤机制十分复杂,所造成的损伤类型也千奇百怪。但不管如何,波及中柱的损伤,原则上都应将其视为不稳定型,尽管有个别例外,这是每位骨科临床医师都必须牢记的。

三、胸腰椎骨折的特点与治疗分类

（一）特点

1. 受损部位较为集中　胸腰椎骨折与颈段相似,其骨折脱位的高发区大多集中在活动度大、胸椎后凸与腰椎前凸的转折点,又是胸腰椎交接处的 $T_{11} \sim L_2$,尤其是 $T_{12} \sim L_1$ 更为集中。而上方 $T_{1 \sim 10}$ 和下方的 $L_3 \sim$ 骶段的发生率十分低。

2. 分类较复杂　主要由于暴力不同所引起的损伤类型较多,加之对脊柱三柱的影响不同,脊髓和(或)脊神经根受累程度的差异,而使分类意见不一。

3. 并发伤多　能够引起胸腰椎骨折的暴力大多强度大、速度快、质量重,因此易伴有颅脑或胸部损伤,在诊断时应注意,尤其对高龄、幼儿及神志不清者要注意检查,以防漏诊或误诊。

4. 胸椎骨折并发脊髓损伤的发生率高　由于胸椎椎管矢状径小,因而胸椎椎节一旦发生骨折或脱位,其脊髓受损率可达 50% 以上,尤以椎体爆裂性骨折。但所幸是 $T_{1 \sim 10}$ 节段受伤率较低。

（二）临床治疗分类

脊柱的三柱理论已为大多数临床医师所接受,在三柱中如果有两柱受累,椎节的稳定性即受到影响。因此仍应以脊柱的三柱理论为依据将其分为:

1. 稳定型损伤　即三柱中有前中或中后两柱完整者。

2. 不稳型损伤　指三柱中有两柱以上遭受破坏者。但亦有人主张单纯中柱受累者,亦应将其视为不稳定型者;此当然是从强调中柱的重要性出发,但事实上,除非是火器伤,一般中柱受累,其前柱或后柱必然要有一柱伴发,否则,从致伤机制来看是难以成立的。

四、处 理 原 则

在当前情况下,如何对胸腰椎骨折予以满意的处理,至今仍是脊柱外科医师所面临的难题。近年来随着交通事故、工农业损伤,以及恶性肿瘤等患者的增多,复杂脊柱损伤及病变的发生率也不断增加。如何使这些病例获得满意的处理及使脊柱达到无痛性稳定将是我们亟需解决的难题。

脊柱不稳可以表现为骨关节性不稳、神经不稳或两者兼有。对每种类型的不稳均需明确诊断。因此,胸腰椎骨折的诊断和处理较为棘手。临床医师必须确定脊柱是否能承受生理载荷和应力。如果不能,则必须重建脊柱骨性稳定,并恢复椎管形态与结构。因此,对脊柱骨折治疗目的是力争达到脊柱持久无痛性稳定。对脊柱稳定性生物力学的深化研究和使脊柱固定方法得以革新,将为骨科医师实现治疗目的奠定了基础。尽管前述的保守治疗具有一定意义,但脊柱解剖的恢复和融合不仅可缩短住院日,防止畸形,且可减少伤残率。

前述之脊柱骨折分类方法和 Denis 三柱理论将为外科手术疗法的生物力学特征确立治疗标准。

第二节　胸腰椎骨折的保守治疗

临床统计表明,胸腰椎稳定型骨折较之不稳定型骨折各型较为多见,尤其随着老龄化社会的出现,伴有骨质疏松症的椎体压缩性骨折发生率日益增多。但脊髓损伤伴发率却相对为低。此种类型骨折在临床上常见的有以下三种类型。

一、胸腰椎椎体单纯性、楔形压缩性骨折

为临床上最为多见的类型,多由高处落下臀部或足跟部着地所致,故易伴发跟骨或胫腓骨骨折。此类骨折好发于 $T_{11} \sim L_2$,尤多见于 $T_{12} \sim L_1$。此外骨质疏松者轻度外伤也可引起,以更年期女性多发,大多发生于平地跌倒之后,其部位常在第一腰椎以下,可能与负载强度大有关。破伤风或其他原因引起躯干肌群痉挛收缩者,亦可引起。

对一般病例原则上以非手术疗法为主,包括:卧木板床,腰下垫软枕,或悬吊牵引以促使骨折复位,并在牵引下行功能疗法(图 7-6-2-1)。5 ~ 7 天后,骨折位于上腰椎者在悬吊状态下上石膏背心(图 7-6-2-2)然后按常规进行腰背肌锻炼(图 7-6-2-3)。骨折在下腰段,可用腰围固定 8 ~ 10 周,并按常规进行腰背肌锻炼。对超过 60 岁以上,尤其是伴有肺部功能不全及合并复合伤不适宜于石膏固定者,应在床上进行腰背肌锻炼(图 7-6-2-4),并于骨折椎节处垫一软枕,以达到使其慢性复位目的。亦可选用预制式钢架简易石膏背心代替全石膏背心。对陈旧性损伤、骨折未行复位者,以功能锻炼及理疗为主,仅个别病人因后方小关节损伤性关节炎需行融合术治疗。

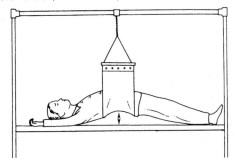

图 7-6-2-1　床上牵引下功能锻炼示意图

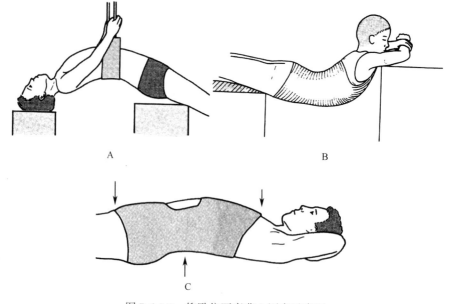

图 7-6-2-2　仰卧位石膏背心固定示意图
A. 悬吊下状态；B. 高低台状态；C. 石膏背心固定

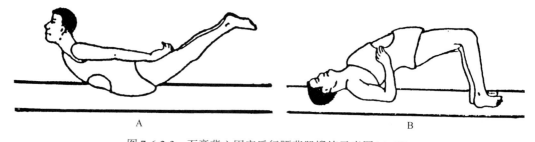

图 7-6-2-3　石膏背心固定后行腰背肌锻炼示意图(A、B)

二、不稳定型胸腰椎骨折脱位

本型骨折在临床上虽较前者相对少见，但病情严重，且治疗较复杂，各型之间差异较大，易并发神经损伤，应引起重视。

三、椎体严重楔形变伴有小关节半脱位

此型又名屈曲(旋转)型骨折脱位，亦为临床上较为严重之类型，易伴有脊髓损伤，但较前者为轻。但本型发生率较低，在屈曲暴力所致之楔形骨折病例中，占 7%～9% 。

治疗基本原则与前者一致。应尽早卧木床板、悬吊牵引及功能锻炼，3～5 天后局麻下悬吊复位，拍片认为对位满意时，行石膏背心或石膏腰围固定。石膏固定 10～12 周，并加强腰背肌锻炼。对椎节明显不稳之病例，亦可在伤后 3～5 天行开放复位内固定术，全脱位者以后路手术为主，多选用椎弓根技术；半脱位者，特别是伴有脊髓致压性改变者，亦可行前路手术；对青壮年体力活动量大者，亦可前后路同时施术。

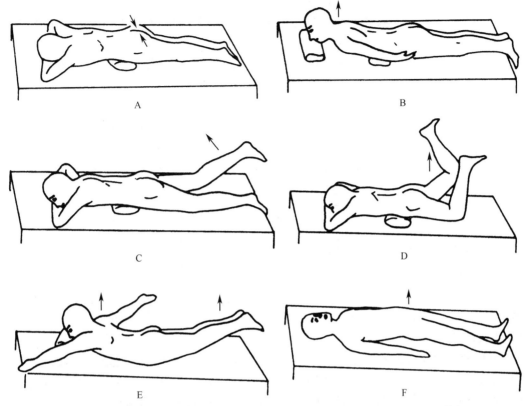

图 7-6-2-4　稳定型胸腰椎骨折不上石膏背心时进行腰背肌功能锻炼示意图（Bohler 体操，A～F）

第三节　合并脊髓损伤的胸腰椎骨折治疗原则

一、基本治疗原则

1. 尽早处理　对每例脊髓受损者均应尽早处理，以伤后不超过 6 小时以内施术最为理想；如此则可减轻脊髓的继发性损害；但在临床上，此种病例甚为罕见，大多在 12 小时以后抵达。

2. 减压彻底、稳妥固定

3. 恢复椎管形态

4. 预防并发症　无论是早期或晚期，均应设法积极预防由于脊髓受损而易发生的各种并发症，其中多见的有坠积性肺炎、压疮、血栓性静脉炎、深部血栓形成、尿路感染、膀胱结石、骨化性肌炎及关节畸形等。

二、脊髓完全性损伤

预后不佳，目前尚无有效措施使脊髓获得有效的恢复。其处理要求如下：

1. 施行减压术

2. 截瘫常规护理　较之手术更为重要,包括定期翻身,每次间隔不得超过 2 小时,骨突出部按摩、关节被动活动及两便处理等。

3. 小便　应采取定期插导尿管排尿,并训练自动排尿。目前均反对导尿管持续引流,以减少尿路感染及膀胱结石的发生率。

4. 晚期病例　指伤后 3 个月后来诊者,原则上以保守疗法为主。由于脊髓的再生问题至今尚未解决,近二十年来,国内外曾开展过肋间神经-脊髓吻合术、肋间神经-脊神经吻合术、大网膜移植术及胎儿脑组织移植术等均未获得临床有效结果。因此,除非剧烈根性痛,需松解术者外,一般无必要行椎管内手术。应积极开展康复疗法,预防并发症。

三、脊髓不全性损伤

视脊髓损伤的程度不同,在处理上亦差异较大。

1. 影像学检查　判定椎管内骨性致压物的部位、大小、与脊髓或脊神经根之关系等。对此种病例,一般需选用多种影像学技术进行全方位的检查,包括 X 线片、CT 扫描及 MRI 技术,并酌情辅加 CTM、MRS(脊髓磁共振)及血管数字减影技术等,以便决定有无手术适应证及术式的选择等。

2. 以非手术疗法为主　尤其是受伤椎节较为稳定且以脊髓刺激症状为主者。具体操作与无脊髓损伤者相似。但不宜选择悬吊牵引,以防加重损伤及引起意外;对一般病例,仅平卧硬板床即可,给予预防脊髓水肿的药物及脱水剂,并预防其他并发症等。

3. 对椎节严重不稳者　根据病情特点尽量及早行减压、椎管重建及椎节稳定术,并选用相应之内固定技术。病人在获得确实内固定之前应嘱其绝对卧床休息,切勿随意活动而加重病情或引起意外。

4. 晚期病例　由于椎节的骨折脱位大多已形成骨性愈合连接,患节较为稳定,此时应以功能锻炼及康复为主。但如果该患者脊髓症状恢复到一定程度停滞不前,不再继续恢复,经 CT 扫描或核磁共振检查证明椎管内有骨性致压物者,则应行减压术。其中致压物 90% 以上位于椎管前方椎节处,故多需行胸腰椎椎管次全环状减压术。

第四节　胸腰椎骨折脱位的手术疗法

一、胸腰椎损伤的前路手术

(一) 麻醉

一般均选择气管插管控制下的全身麻醉。

(二) 体位

多取侧卧位或半侧(仰)卧位,并将床桥升高,可以获得良好的显露;术毕再将床桥摇平,以求降低切口缝合时之张应力。

（三）切口

根据病情不同及术式差异而选择相应之切口入路,常用的有:

1. 经胸外后侧切口　患者取侧卧位,视施术椎节水平阶段高低选择相应的肋间隙(图7-6-4-1),或沿肋骨走行自胸椎棘突侧方至前腋前线(或锁骨中线)切开皮肤及皮下组织,如系上胸椎则应先切断背阔肌和前锯肌而达胸壁处。显露肋骨及肋间组织,之后沿肋骨走行、于肋骨中线处切开肋骨骨膜,并用肋骨骨膜剥离器边分离、从前方紧贴骨膜逐渐剥离肋骨后方的骨膜,使之呈游离状,再用肋骨剪将其自两端剪断。而后将肋骨床先剪一小口,使肺萎缩后切开全部肋骨床,垫以沙垫后,再用肋骨牵开器将肋间隙撑开,显露椎体前方。本操作亦可不切除肋骨,而于肋间隙中线纵形切开肋间肌及壁层胸膜,使肺萎缩后,术者再将食指和中指伸入胸腔内全层剪开肋间组织,但应避开肋间神经和血管,其位于肋骨下缘、外肋间肌和内肋间肌之间。

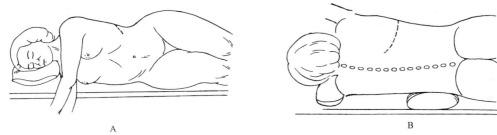

图7-6-4-1　经胸入路后外侧切口示意图
A. 前面观;B. 后面观

2. 胸腹联合切口　一般在气管插管全麻下施术,患者取侧卧位,大多沿11肋骨进入胸腔及腹膜后处,膈肌亦同时剪开(图7-6-4-2、图7-6-4-3)。如沿第12肋施术,也可不通过胸腔,而在胸膜外施术。

3. 前路经腹膜外手术入路　仰卧位,腰部略垫高;可通过升高床桥来完成,术毕(缝合切口前)再将床桥摇平,以减少缝合张力(图7-6-4-4)。

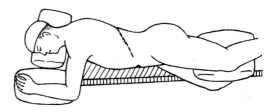

图7-6-4-2　胸腹联合切口常用体位示意图

根据病情及施术者习惯不同可酌情选择以下切口中的一种。

(1)前正中旁切口:主要用于体形较瘦者。按常规消毒、铺单后,沿腹直肌鞘外缘(为避开下腹部大血管,多自左侧进入,但病变在右侧者仍以右侧进入为妥)切开皮肤、皮下,并用治疗巾缝合保护术野后,沿腹直肌鞘外侧缘内侧0.5~1.0cm处先纵形切开腹直肌前鞘,之后将腹直肌推向内侧,暴露腹直肌后鞘,并将其纵行切开即达腹膜外。

(2)斜形切口:系常规之下腹部麦氏手术切口,视施术椎节部位不同而使切口偏向上方或下方。切开皮肤和皮下组织,并用治疗巾缝合保护切口,剪开腹外斜肌鞘膜及分离肌纤维后,用直血管钳头部穿过手术野中部的腹内斜肌及腹横肌,并与助手相交替将肌肉向两侧分开达腹膜外方(切勿过深)。当可深入手指时,术者一手持刀柄,另手用手指(食指和中指)将腹内斜肌及腹横肌深部两块肌肉向患者头侧分离,术者与助手各持一中弯血管钳在距裂口1.5cm处将该组肌肉对称钳夹、切断并结扎缝合之。如此反复多次达切口长度而终止。之后用手指将腹膜及内脏推向对侧。

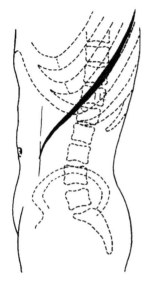

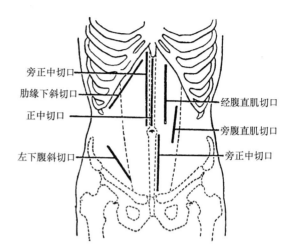

旁正中切口
肋缘下斜切口
正中切口
左下腹斜切口

经腹直肌切口
旁腹直肌切口
旁正中切口

图 7-6-4-3　胸腹联合切口示意图　　　　图 7-6-4-4　常用的经腹手术切口示意图

下腰椎的定位一般多无困难,主要根据腰骶角这一较为明确的解剖特点。为避免错误,术中尚应摄片或在 C 臂 X 线透视下定位。

（四）前路手术常用术式

1. 切骨减压+植骨及钢板固定技术　为近数年来最为多用的术式,唯在钢板及植入物（支撑物）选择上有所不同,后者除传统的自体髂骨块外,近年来各种骨替代物的出现,钛网的应用,或将人工椎体合用以求增加其强度和提高疗效。

通过胸腹联合切口（或腹部切口）显露伤(病)椎椎体及上下一共 3 个椎节(或超过 3 个椎节,视病情而定)。如系胸腹联合切口,尽量不要伤及膈肌及胸壁,并注意处理横向走行的腰部血管。而后于骨膜下将同侧椎弓根及横突切除,以求显露硬膜囊的侧前方,并观察脊髓受压情况。将致压骨块小心取出,彻底减压。

在维持椎节正常高度,或用椎节撑开器将其撑开情况下,逐小块逐小块将椎管前方的骨质切除。如前柱尚完整,可将其保留,仅切除椎体后 1/3 骨质即可。为防止伤及或加重脊髓受损程度,紧贴脊髓的椎体后缘骨皮质应最后切除,在操作时多选用杠杆力学原理用刮匙将其撬出,对已破碎之骨片,则用髓核钳将其夹出。

2. 闭合切口　依序缝合切开诸层,开胸者应放置闭式引流,经腹切口者需留置烟卷引流条或负压吸引。

3. 术后处理　酌情按胸部或腹部手术后常规处理。

二、胸腰椎损伤的后路手术

后入路为骨科传统术式,也是骨科医师乐意采用的手术入路,但对外伤病例,因致压物大多位于椎管前方,因此在选择上应全面考虑。

（一）麻醉

局麻、硬膜外或全身麻醉均可，一般减压性手术局麻即可，但需牵引复位者，则需选用能使肌肉放松的椎管内阻滞或全身麻醉。

（二）体位

俯卧位为多选，于胸腹下方两侧可放置条状或 U 形棉卷以免胸腹部受压（图 7-6-4-5 ～图 7-6-4-7）；各个医院均可采用此种体位，简单易行，勿需特殊工具。

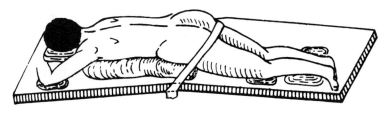

图 7-6-4-5　胸腰椎手术后俯卧位体位示意图

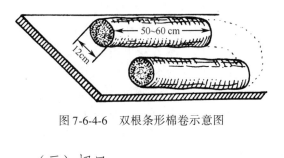

图 7-6-4-6　双根条形棉卷示意图

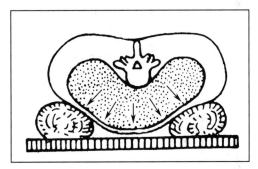

图 7-6-4-7　棉卷放置部位及其受力作用示意图

（三）切口

以后背正中切口为多用，如行小关节内侧入路时亦可作正中旁切口。

（四）暴露椎节

切开皮肤、皮下组织后，用锐性梳式拉钩迅速将切口牵开，在显露局部组织的同时，也具有良好的止血作用。之后根据手术要求，锐性及钝性剥离两侧骶棘肌，以求充分暴露施术椎节需进行暴露的解剖部位（图 7-6-4-8）。

（五）后路常用术式

1. 椎板切除减压及椎管和硬膜囊切开探查术

（1）常规椎板切除减压：从双侧开窗处按预定范围向两侧切除椎板及黄韧带以暴露硬膜囊。每次切骨前，先用神经剥离子进行松解分离，以防误伤。对伴有椎管狭窄者，可采用尖头四关节尖嘴咬骨钳。冲击式咬骨钳易因其头部在进入椎管内占有一定空间而引起对脊

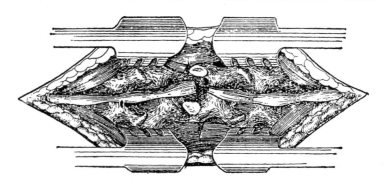

图 7-6-4-8　切开皮肤皮下诸层后，用脊椎自动拉钩或锐性梳式拉钩迅速牵开两侧椎旁肌，
显露棘突、椎板和小关节，并仔细检查局部损伤情况示意图

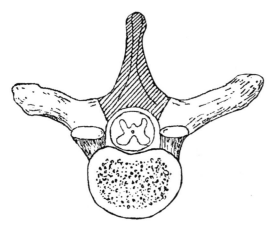

图 7-6-4-9　常规胸腰椎椎板切除术切骨范围示意图

髓的压迫，应加注意。亦可选用微型电钻或气钻，切开椎板，但操作时要细心、耐心，切勿失手误伤。一般脊髓损伤减压术仅切除双侧椎板即可（图 7-6-4-9、图 7-6-4-10）。但对受压范围广泛、并波及神经根者，则需行扩大减压术（图 7-6-4-11）。

（2）椎管内与硬膜囊切开探查术：对完全性脊髓损伤或怀疑椎管内有异物存留者，可在前者基础上切开硬膜行椎管内探查术。首先，术者双手用消毒盐水冲洗干净后，再取冰盐水冲洗术野，并将脑棉放置于施行切开探查的硬膜囊处加以保护，仅再用尖刀先切开硬膜（避开血管支），通过透明的蛛网膜视察蛛网膜下腔有无病变及异常（图 7-6-4-12）。之后用细针细线缝合两侧硬膜作定点牵引（各 1～4 针）。接着将蛛网膜切一小口，用一干净之小棉片放置硬膜囊内，再向上、向下剪开硬膜及蛛网膜，长 2～3cm（图 7-6-4-13）。溢出的脑脊液将其吸引，但吸引器头切勿进入硬膜囊内，以防误伤。周围渗血也不可流至硬膜囊内，以防引起继发性蛛网膜下腔粘连。之后酌情处理局部病变。有异物者应将其取出；对液化之脊髓组织可通过脑棉上方吸引或用脑棉粘出；凝血块应取出；对有束带状的粘连物，可用脑膜剪切断，但不宜过多牵拉。对两侧之齿状韧带张力过大者，可用尖刀切断。在操作过程中，对脊髓本身不宜牵拉，切忌误伤脊髓本身及其血管。最后缝合硬膜囊，一般 2 针间隔 1.5～2mm，距切口边缘约 1mm（图 7-6-4-14）。硬膜囊外放置明胶海绵或可防粘连的生物膜一小块保护，具有止血作用。

2. 不稳定型胸腰椎骨折脱位椎弓根内固定技术　较为严重的胸腰椎骨折脱位时，由于三柱均发生损伤，且后柱常常完全撕裂，脊柱大多明显不稳。

临床上最常见的脊柱损伤是单纯屈曲损伤。脊柱运动瞬间中心改变可发生多种类型的损伤，包括在高速公路上发生伴有骨或韧带撕裂的 Chance 骨折脱位至前柱压缩伴后方脱位的屈曲型损伤。当然，脊柱也可发生旋转损伤。冠状面上的剪切力量可产生 Slicing 型骨折，其是胸腰椎骨折中最不稳定的骨折类型。

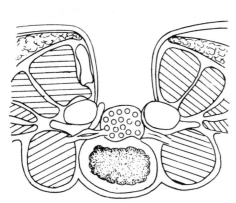

图 7-6-4-10　双侧椎板已切除，
水平位观示意图

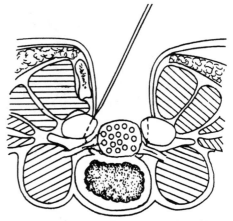

图 7-6-4-11　在前者基础上，凿除小关节
内侧壁呈扩大减压状态示意图

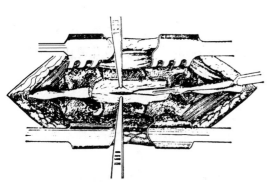

图 7-6-4-12　切开硬膜示意图

决定进行硬膜腔探查后，用有齿胸膜镊或脑膜钩提起
硬膜，以尖刀纵行切开一个小口，随即用盐水棉片充
填、保护蛛网膜，边塞入棉片边剪开硬膜；通过蛛网膜
观察蛛网膜下腔有无异常，操作时切勿损伤脊髓

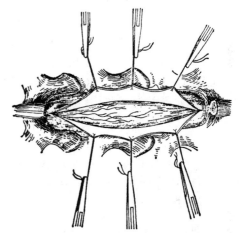

图 7-6-4-13　蛛网膜下腔探查示意图

对蛛网膜下腔有异常者，则剪开蛛网膜；之后在硬脊
膜两边每隔 1.5cm 各缝一针牵引线，充分显露脊髓
和脊神经根，仔细清除积血、异物和脊髓挫、裂伤后的
坏死部分。一般出血可用盐水棉片敷压止血，必要时
用明胶海绵止血，出血停止后取出；对搏动性出血，也
可用银夹止血，禁用电凝

3. 胸腰椎爆裂型骨折的治疗　爆裂型骨折的发生与高能创伤有关，多见于车祸和坠落伤。$T_{10} \sim L_2$ 节段，尤其是 T_{12}、L_1 和 L_2 最易受累。椎体后壁破坏是鉴别爆裂型骨折与压缩型骨折的标准。Denis 等人强调当椎体的后壁和后部纤维环等结构，即包括后纵韧带（PLL）的中柱一旦遭受破坏，则可造成前屈状态下的不稳定。并把此种累及前柱和中柱的骨折定名为爆裂型骨折。他描述了爆裂型骨折有以下 5 种形态：

（1）椎体的两个终板均有骨折。

（2）椎体上终板骨折。

（3）椎体下终板骨折。

（4）伴有旋转的椎体爆裂。

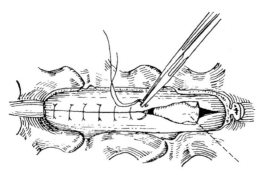

图 7-6-4-14　闭合硬膜示意图

用冰冷盐水轻轻冲洗后,用 5-0～9-0 丝线间断缝合硬膜,为避免损伤脊髓,应于缝合前在硬膜下垫以盐水棉片,边缝边向外抽出

（5）伴有侧屈的椎体爆裂。

前两种类型占所有爆裂型骨折的 63%。此外,McAfee 指出:中柱的骨-韧带复合体是关键性结构,当这个结构因挤压遭到破坏而后部结构保持完整时,这种损伤是稳定的;当伴有后柱破坏时,则属于不稳定。

与此同时,Ferguson 和 Allen 发现在屈曲压缩损伤时,可致使中柱结构发生爆裂,此时如果椎体后壁张力线破坏,则可引起椎体的后上缘被挤入椎管,此也许与液压爆裂有关。当前爆裂型骨折的分类仍依据静态的 X 线片,而静态的 X 线片并不能提供一个完整的动态图像;因此目前对爆裂型骨折的分类方案仍有其局限性。在对此种损伤评价时,必须同时注意韧带和后柱状态。此外,纤维环和后纵韧带在维持脊柱的稳定性方面亦具有极其重要的意义。Schmorl 提出"运动节段（motor segment）"的概念,其由椎间盘、后纵韧带、小关节囊及其韧带、黄韧带和棘间韧带等所组成。运动节段的活动构成了脊柱运动的基础。

随着 CT 扫描的应用,对爆裂型骨折的认识有了明显提高。Frankel 依据普通 X 线片的研究,在 394 例脊椎骨折中仅有 1.7% 是爆裂型损伤。而 Denis 用 CT 扫描发现在严重脊椎骨折中有 14% 为爆裂型骨折。其中有 30%～60% 的病例累及神经;如果损伤位于胸腰段,约 50% 有神经损伤。

由于外科手术治疗可以明显提高疗效。因此,目前爆裂型骨折的手术指征较宽。世界各国,包括美国和欧洲大陆等,大多主张手术治疗,国内目前亦多持类同观点;但在英国和澳大利亚则强调保守治疗。

目前,大多数学者认为:凡在 CT 上显示椎管已严重阻塞及伴有神经损伤症状者,即手术适应证。作者认为:在不稳定性骨折中,即使没有明显的神经学症状,为防止因椎节不稳引起继发性病变,也应选择手术疗法。

手术的优点主要是:可以缩短住院日、最大限度改善神经功能、易于术后护理和防止畸形等。手术治疗目的主要是针对不稳定型骨折的矫正和固定,或是对神经组织减压,或两者兼有之。

爆裂型骨折本身是不稳定的,脊柱前方的力学结构遭到破坏及不稳定之结果将会导致畸形的进一步发展。此外,还必须考虑到软组织受累情况。当存在棘间韧带或小关节囊破坏时,也会导致这一"控制"机制的失控。

稳定的两个阶段:

（1）早期稳定:来自于有效的内固定。

（2）后期稳定:来自良好的骨性融合。

内固定方法很多（图 7-6-4-15）,但其目的均相一致,即最大限度地增加神经恢复的可能。其措施包括:保护神经组织免受异常活动;减少畸形;恢复相应的三维空间结构;恢复相应的生物力学状态;对骨折节段进行力学支持直到骨折愈合;尽量减少融合长度（尤其在腰椎）;防止矫正的后期丢失。

恢复和保持脊柱原有的解剖列线是实现这一目的的最好方法。

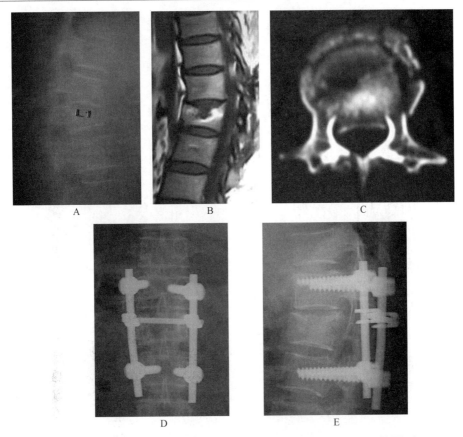

图 7-6-4-15　临床举例　L_1 爆裂性骨折行后路椎弓根钉撑开复位内固定术

A. 术前 X 线侧位片；B、C. MR 矢状位及水平位所见；D、E. 后路 $T_{12} \sim L_2$ 椎弓根钉置入、撑开、

固定后 X 线正侧位片，显示复位满意

4. 胸腰段脊柱骨折伴脊髓损伤晚期病例的次环状减压术　临床上十分多见的胸腰椎骨折易同时伴有脊髓损伤，尤其是爆裂型骨折、严重的椎体压缩型骨折及骨折脱位的病例等。其中某些患者由于种种原因在早期失去治疗时机，或是治疗不当等，以至于伤后晚期来诊。作者发现，其中不少病例，特别是不全性脊髓损伤者，多于椎管前方有骨性致压物残留，并构成脊髓功能进一步恢复的障碍。用于此种病例的"次全环状椎管减压术"（图 7-6-4-16 ~ 图 7-6-4-33）具有减压彻底、损伤小和对脊椎稳定性影响少的特点。主要用于胸腰椎骨折脱位合并不全性截瘫，当其神经功能恢复到一定程度即停滞不前，于 X 线片、CT 片或 MRI 片上显示椎管前方或侧前方有骨性致压物者。此外，对胸腰椎骨折合并完全性瘫痪伴有根性疼痛剧烈者，亦可酌情选用。

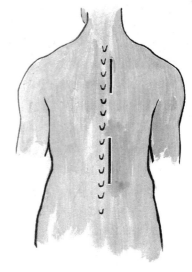

图 7-6-4-16　后路正中旁
切口示意图

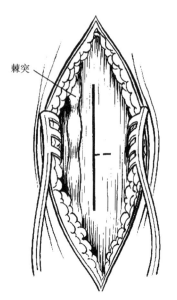

图 7-6-4-17　显露、切开骶棘肌筋膜，
必要时中间横形切开示意图

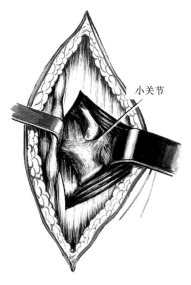

图 7-6-4-18　分离椎旁肌后显露
一侧小关节示意图

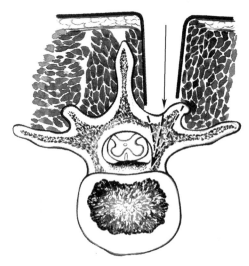

图 7-6-4-19　楔形切骨范围
（横断面观）示意图

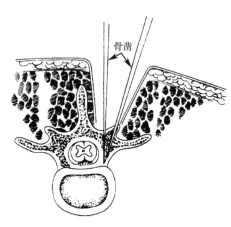

图 7-6-4-20　于小关节内侧楔形切骨
范围、深度与角度示意图

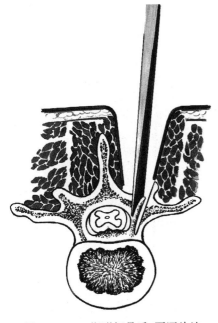

图 7-6-4-21　楔形切骨后,再逐片地
切除椎管侧壁骨质示意图

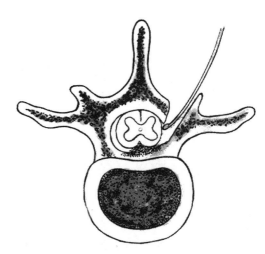

图 7-6-4-22　用小刮匙扩大
侧壁开口示意图

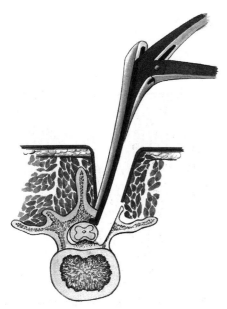

图 7-6-4-23　选用不同角度薄型椎板咬骨钳,
或用各种角度刮匙切除椎骨侧方骨质示意图

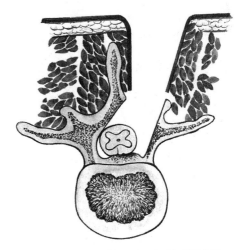

图 7-6-4-24　椎管后壁已切骨减压完毕
(横断面观)示意图

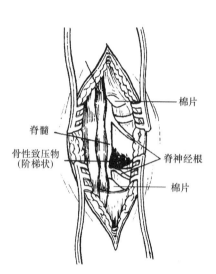

图 7-6-4-25　椎管侧壁及后壁已切骨减压完毕
（后面观），于上、下神经根处用脑棉片加以保护示意图

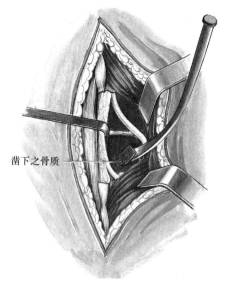

图 7-6-4-26　轻轻牵开硬膜囊，用弧形凿
切除椎管前方致压骨，后面观示意图

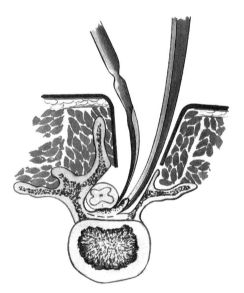

图 7-6-4-27　牵开硬膜囊，用弧形凿切除
椎管前方致压骨，横断面观示意图

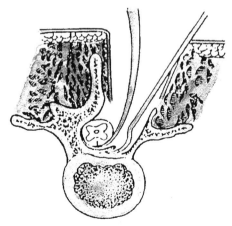

图 7-6-4-28　用梯形铲或梯形凿切除椎管
前方残留的骨性致压物示意图

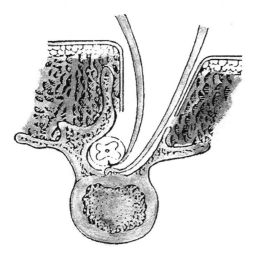

图 7-6-4-29　用反弓状刮匙刮除椎管
前方残余致压物示意图

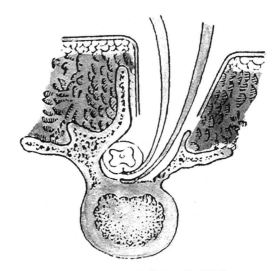

图 7-6-4-30　用椎管锉刀锉平椎管
前壁示意图

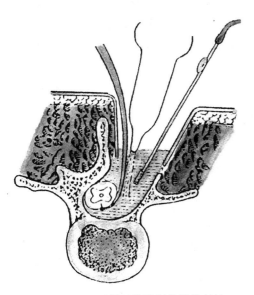

图 7-6-4-31　用低温等渗氯化钠注射液
冲洗术野,清除凝血块、小骨块等示意图

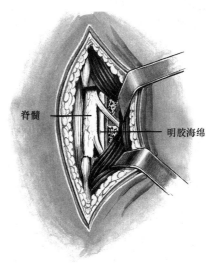

图 7-6-4-32　手术完毕,先在椎管前方垫以
明胶海绵起止血和保护作用,后面观示意图

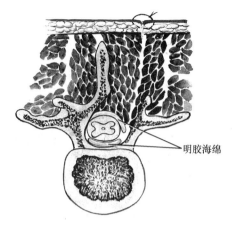

明胶海绵

图7-6-4-33　硬膜囊减压处上下各垫以
明胶海绵保护、止血、横断面观

暴露范围视病情而定,一般为2~3个椎间隙,以充分暴露椎板外侧至小关节部骨质。为了避免误伤脊髓,选用平凿或弯凿,先在横突根部与小关节内侧缘之间处进凿,稍向内斜,达1~1.2cm深度后将凿拔出,再在稍内方进凿1~1.2cm,使凿刃在深部相交,取出凿下的骨片。此时该处被凿下之骨质呈"V"形,当椎管壁凿穿或接近凿穿时,改用小刮匙开窗及扩大以明确椎管的部位,并用神经剥离子在椎管壁与硬膜之间进行松解。对椎弓根底部上、下两端的脊神经根应加以保护,切忌误伤(包括根动脉)。

暴露出硬膜囊。不断用神经剥离子向四周分离,并将椎管后方与侧方骨质逐块咬除,用神经剥离子顺椎管前壁纵向滑动,以仔细检查与判定有无骨性后突(骨性台阶)及其范围与程度。一般多为一个椎体或一个椎间隙,两个椎体以上者较少。于病变上、下正常椎管处的椎体后缘与硬膜之间放置棉片,起分界及保护作用。然后用弯凿及梯形铲迅速而准确地将椎管前方多余的骨质凿除。此步操作需谨慎仔细,进凿应顺椎管前壁的弧度;其上、下范围视病变而定。对范围较宽者,可2个或3个弯凿同时并进。深度达椎管对侧后将骨凿轻轻撬起,使凿下之骨片在根部折断取出;再用反弓状刮匙除去残留的骨片及软骨样组织(或椎间盘等),并用椎管挫刀挫平。最后用冰冷的等渗氯化钠注射液反复冲洗局部,清除杂物及血块。如伴有粘连性蛛网膜炎,则酌情进行粘连松解术,并辅以其他疗法。

(卢旭华)

参 考 文 献

陈华江,倪斌,袁文,等.2008.颈胸段严重骨折及脱位的前路外科治疗.中华创伤杂志,24(3):212-215.

陈宇,陈德玉,杨立利,等.2008.前路减压Synex人工椎体重建治疗陈旧性胸腰椎骨折.脊柱外科杂志,6(1):15-18.

戴力扬.2007.胸腰椎骨折的治疗原则.中华创伤杂志,23(9):643-645.

田海军,陈德玉,卢旭华,等.2008.腰椎融合手术方式的比较研究.脊柱外科杂志,6(2):122-126.

王玉,邱勇,王斌,等.2009.影响腰椎滑脱手术复位的影像学预测因素及其临床意义.中华外科杂志,47(4):289-292.

徐海栋,孙建忠,侯铁胜,等.2009.后路内固定复位术和椎体后凸成形术治疗中老年稳定型胸腰段骨折的比较研究.中国矫形外科杂志,17(12):949-950.

杨维权,刘大雄,孙荣华.2006.胸腰段脊柱骨折的手术适应证和术式选择.中国骨与关节损伤杂志,21(12):948-950.

袁文.2006.胸腰椎骨折外科治疗相关问题探讨.中华创伤杂志,22(1):8-10.

赵定麟,李增春,刘大雄,等.2008.骨科临床诊疗手册.上海,北京:世界图书出版公司.

赵定麟,王义生.2008.疑难骨科学.北京:科学技术文献出版社.

赵定麟,赵杰,王义生.2007.骨与关节损伤.北京:科学出版社.

赵定麟.2004.现代骨科学.北京:科学出版社.

赵定麟.2008.脊柱脊髓损伤研究的现状.中华创伤杂志,24(10).

赵定麟.2012.现代骨科手术学.上海:世界图书出版公司.

Arhinful E,Rosenthal A.2009.Comminuted lumbar vertebral fracture with spinal cord compromise in an adolescent female after a minor fall. Pediatr Emerg Care,25(11):764-768.

Bailey CS,Dvorak MF,Thomas KC,B. 2009. Comparison of thoracolumbosacral orthosis and no orthosis for the treatment of thoraco-
lumbar burst fractures: interim analysis of a multicenter randomized clinical equivalence trial. J Neurosurg Spine,11(3):
295-303.

Castellon AT, Meves R, Avanzi O. 2009. Intraoperative neurophysiologic spinal cord monitoring in thoracolumbar burst frac-
tures. Spine (Phila Pa 1976),34(24):2662-2668.

Chen ZQ,Xie JT,Gu XM. 2010. Posterior short-segment pedicle screw fixation combined with vertebroplasty for the treatment of
thoracolumbar burst fractures. Zhongguo Gu Shang,23(2):102-106.

Da-Di Jin. 2007. Thoracolumbar fracture management: anterior approach. SICOT Shanghai Congress.

De-Qiang Chen. 2007. "sky" vertebroplasty for the therapy of vertebral compression fracture. SICOT Shanghai Congress.

Fu CG,Liu GH,Song ZC. 2009. Damage control orthopaedics of thoracolumbar burst fracture complicated with severe polytrauma.
Zhongguo Gu Shang, 22(7):499-500.

Gu YJ,Hu Y,Xu RM,et al. 2009. Surgical treatment and classification of multiple-level noncontignous thoracolumbar fractures.
Zhongguo Gu Shang,22(11):838-840.

Hua-Zi Xu,Chi Li,Xiang-Yang Wang,et al. 2007. Percutaneous versus open pedicle screw fixation in the treatment of thoracolum-
bar fractures: a comparison of the paraspinal muscle change. SICOT Shanghai Congress.

Jing-Tang Wang,Xiao-Wei Zhang,Xin-You Li,et al. 2007. Surgical treatment of thoracolumbar fractures with spinal cord injure
using af fixation system. SICOT Shanghai Congress.

Lin H,Hou C,Zhen X. 2008. Bypassing spinal cord injury: surgical reconstruction of afferent and efferent pathways to the urinary
bladder after conus medullaris injury in a rat model. J Reconstr Microsurg,24(8):575-581.

Lin H,Hou C,Zhen X,et al. 2009. Clinical study of reconstructed bladder innervation below the level of spinal cord injury to pro-
duce urination by Achilles tendon to bladder reflex contractions. J Neurosurg Spine,10:452-457.

Lin H,Hou C,Zhong G,et al. 2008. Reconstruction of reflex pathways to the atonic bladder after conus medullaris injury: Prelimi-
nary clinical results. Microsurgery,28(6):429-435.

Luo J,Daines L,Charalambous A. 2009. Vertebroplasty: only small cement volumes are required to normalize stress distributions on
the vertebral bodies. Spine (Phila Pa 1976),34(26):2865-2873.

Ma L,Liu H,Gong Q,Li T. 2009. Correlation between vertebral screw inserting angle and post-operative spinal lateral angulation in
surgery via anterior approach for thoracolumbar fractures. Zhongguo Xiu Fu Chong Jian Wai Ke Za Zhi,23(11):1329-1333.

Nouda S,Tomita S,Kin A. 2009. Adjacent vertebral body fracture. following vertebroplasty with polymethylmethacrylate or calcium
phosphate cement: biomechanical evaluation of the cadaveric spine. Spine (Phila Pa 1976),34(24):2613-2618.

Park WM,Park YS,Kim K,et al. 2009. Biomechanical comparison of instrumentation techniques in treatment of thoracolumbar
burst fractures: a finite element analysis. J Orthop Sci,14(4):443-449 .

Peng J,Xu J. 2009. Research progress in surgical treatment of thoracolumbar fracture. Zhongguo Xiu Fu Chong Jian Wai Ke Za
Zhi,23(12):1506-1509.

Qi XC, Miao CB. 2009. Treatment of thoracolumbar fracture through posterior approach with screw-rod system. Zhongguo Gu
Shang,22(7):501-502.

Sola S,Hebecker R,Mann S,et al. 2007. Intervertebral fusion and vertebral body replacement with peek cages in spinal fractures.
SICOT Shanghai Congress.

Sundararaj GD, Venkatesh K, Babu PN. 2009. Extended posterior circumferential approach to thoracic and thoracolumbar
spine. Oper Orthop Traumatol,21(3):323-334.

Van Herck B,Leirs G,Van Loon J. 2009. Transpedicular bone grafting as a supplement to posterior pedicle screw instrumentation in
thoracolumbar burst fractures. Acta Orthop Belg,75(6):815-821.

Wei-Zhou,Jun-Tan,Li-Jun Li. 2007. Ballon kyphoplasty: a new method of treatment for traumatic fractures of the thoracolumbar
junction. SICOT Shanghai Congress.

Xin-Wen Meng,Bin-Ang Wang,Qing-Hai Fu,et al. 2007. treatment using af internal fixation and percutaneous reduction by lever-
age and artificial bone graft for fresh thoracic and lumbar vertebrae fractures. SICOT Shanghai Congress.

Yang J, Huang K, Yang Z. 2010. Comparative study on indirect decompression versus open decompression to vertebral canal in treating thoracolumbar burst fractures without neurologic deficit. Zhongguo Xiu Fu Chong Jian Wai Ke Za Zhi, 24(1):32-36.

Yong Kuang, Zhong-Xiang Yu, Yue-Wen Chang, et al. 2007. Clinical application of percutaneous vertebroplasty and kyphoplasty in the treatment of thoracolumbar compression fractures. SICOT Shanghai Congress.

Yong-Jun Wen, Feng Wang, Chuan-Dao Shi. 2007. Analyse loss of vertebral body height after dick screw fixation. SICOT Shanghai Congress.

Yun-Sheng Teng, Yong-Ming Guo, Zhao Zhang, et al. 2007. Pedicle screw fixation and posterolateral fusion for unstable thoracolunbar fractures. SICOT Shanghai Congress.

Zhan-Chun Li, Zu-De Liu, Guang-Yu Hu. 2007. Study of surgical treatment in multi-level non-continuous spinal fractures. SICOT Shanghai Congress.

第七章 骶尾部损伤

骶尾部损伤在日常生活中并不少见,尤以女性为多。这与骶骨的后凸等解剖特点有关,骨折后常对工作及日常生活带来影响;在诊断上较易漏诊或误诊,应注意。

第一节 骶尾部的大体解剖

骶骨原系5节骶椎,成年后融合成一三角形块状结构,其底部在上方,尖端朝下。椎体构成骶骨中嵴(柱);骶骨远端与尾椎相连,近端为一与腰椎外形相似的关节面与第5腰椎下方相咬合形成腰骶关节。其左右呈耳状(面),与髂骨的耳状面以及周围的韧带组织等构成骶髂关节。

骶骨的前方为较为平滑的凹状面,后方则呈嵴状。中央为由棘突相连的骶正中嵴,其两侧则为关节突相互融合构成的骶中间嵴。于骶中间嵴的外侧各有4个骶后孔通过骶神经后支。骶后孔的外侧则为骶外侧嵴。骶骨上下的中心各有一孔状间隙,与腰椎椎管相延续;上方称之腰骶间隙,下方则为骶尾间隙。相通的骶前孔和骶后孔是骶骨的薄弱部位;无论骶骨发生纵行或横行骨折,骨折线大多经由骶骨孔而易合并骶神经根损伤。由于骶骨缺乏骨性支持,仅通过$S_{1~2}$侧块的耳形关节面和髂骨连接,骶髂关节的稳定性主要依靠骶髂韧带维持;因此,骶髂关节脱位后,虽经复位,也难以保持其位置不变。骶骨参与骨盆环的组成,因此,亦可将骶骨骨折或脱位均视为骨盆损伤的一部分。

尾椎由4~5节组成,呈上宽下尖的三角形块状。此骨变异较多,其前弯的曲度也差别较大,以致外伤后的诊断意见不一。人体尾骨的功能主要是给肛提肌提供附着点及维持臀部外形,别无其他重要功能。

第二节 骶骨骨折

骶骨骨折可单独发生,也可与骨盆损伤同时出现;前者较少见,而后者在骨盆骨折中占30%~40%,因此,其绝对发生率远较单发者为高,且以男性多见;在治疗上亦较复杂,需与骨盆骨折的治疗一并考虑。

一、致 伤 机 制

与骨盆骨折伴发的骶骨骨折其发生机制与骨盆骨折相一致,多因骨盆前后向同时受挤压所致,请参阅骨盆骨折章节。此处仅对单发的骶骨骨折加以讨论。

1. 直接暴力 以从高处跌下、滑下或滚下时骶部着地为多见;其次为被重物击中,或是车辆等直接撞击局部所致。

2. 间接暴力 以从下方(骶尾椎远端)向上传导暴力较多见,而从上向下传导则机会甚少。也可因韧带牵拉引起撕脱性骨折。

在多见的合并损伤中,多系骨盆骨折时所致,大多由直接暴力引起;而骶骨骨折的并发伤主要涉及直肠肛门。

二、类型及特点

一般分为以下四型(图 7-7-2-1 ~ 图 7-7-2-4)。

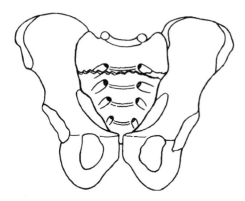

图 7-7-2-1 骶骨横行骨折示意图

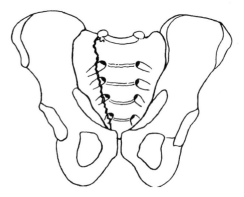

图 7-7-2-2 骶骨纵行骨折示意图

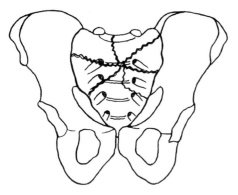

图 7-7-7-3 骶骨粉碎性骨折示意图

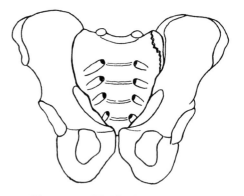

图 7-7-2-4 骶骨撕脱性骨折示意图

(一) 横行骨折

可见于骶骨的各个平面,但以中下段为多见,此处恰巧是骶髂关节的下缘(相当于 $S_{4\sim5}$ 处)。当患者仰面摔倒时,骶椎着地,以致骶骨的下方易因直接撞击暴力而折断。其中多系裂缝骨折,裂缝长短不一,多由一侧延伸至中部,也可贯穿整个骶骨,少有错位者;但如果暴力过猛,则可引起骶椎上部随腰椎而向前位移,或是下部骨折片向前位移。并因骶管狭窄可引起骶神经损伤,以致出现马鞍区症状;如果 $S_{2,3}$ 神经受累时,则大小便功能可能出现障碍。有时远端骨折片也可受到肛提肌作用而向前移位,同样可引起骶神经症状。本病最严重的并发症是直肠破裂、脑脊液漏及腹膜后血肿等。对横行骨折判定除 CT 扫描外,一般 X 线片也可显示,尤以侧位片较为清晰;此时应注意观察骶骨前缘形态,正常骶骨前缘光滑、平整、锐利,而在骨折时则出现前缘皮质中断或折褶,凸凹不平及重叠等异常。

（二）纵行骨折

较前者少见,均为强烈暴力所致,因之多与骨盆骨折同时发生,或是出现一侧性骶髂关节分离。一般情况下骨折线好发于侧方骶孔处,因该处解剖结构较薄弱,其移位方向及程度与整个骨盆骨折相一致,因此,亦可将其视为骨盆骨折的一部分。而单独发生者则较少见。该处有骶神经支穿出,故神经症状较多见。其局部及肢体症状视整个骨盆骨折状态而轻重不一,严重者伤侧半个骨盆及同侧下肢向上位移,并可能出现膀胱直肠症状和腹膜后血肿。

（三）粉碎性骨折

多系直接暴力作用于局部而引起星状或不规则状的粉碎型骨折,移位多不明显,临床上如不注意检查,则易漏诊,并应注意观察 X 线片。

（四）撕脱性骨折

即由于骶结节韧带所致的骶骨侧下缘附着点处撕脱性骨折。也易漏诊,应注意。

另外,Denis 依据骨折部位的不同,将骶骨骨折分为三区(图 7-7-2-5):

1. Ⅰ区骨折　骨折线位于骶骨翼内,骶孔及骶管未受累。

2. Ⅱ区骨折　骨折累及一个或多个骶孔但骶管未受累。

3. Ⅲ区骨折　骨折累及骶管,骨折线多呈横形。

一般来讲,Ⅰ区骨折较少有神经损伤,Ⅱ区骨折中骨折有移位时,可有神经根损伤,多数发生于Ⅲ区的骨折则常伴有严重的神经功能障碍。

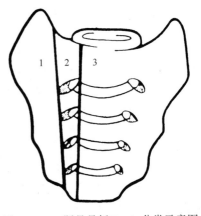

图 7-7-2-5　骶骨骨折 Denis 分类示意图
1. Ⅰ区骨折:骨折位于骶骨翼;2. Ⅱ区骨折:骨折累及骶孔;3. Ⅲ区骨折:骨折累及骶管

三、临床表现及诊断

视受损程度不同,症状差别较大,检查时应注意以下几点:

（一）疼痛

外伤后主诉骶骨处持续性疼痛者,应详细检查。清晰地条状压痛大多因骨折所致,并可沿压痛的走向来判定骨折线;传导叩痛较腰椎骨折为轻,尤其是在站立位检查时。

（二）惧坐

坐位时重力直接作用于骶尾处而引起疼痛,因此患者来就诊时喜取站位,或是一侧臀部就坐。

（三）皮下瘀血

因骶骨浅在,深部损伤易显露于皮下,因此在体检时可发现骨折处之血肿、皮下瘀血或

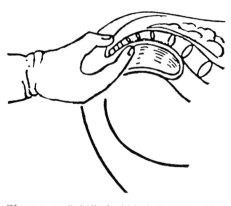

图 7-7-2-6　肛门指诊，判定有无骨折示意图

皮肤挫伤、擦伤等。

（四）肛诊

肛诊时可根据压痛部位、骨折处移位及有无出血，以推测骨折线走行、有无明显错位及是否为开放性骨折等(图 7-7-2-6)。

（五）马鞍区感觉障碍

波及骶孔的骨折可刺激骶神经支而出现马鞍区过敏、刺痛、麻木及感觉减退等各种异常现象。

（六）诊断

同时拍摄正位及侧位片，疑及骶髂关节受累者，应加拍斜位片。除观察骨折线外，且需以此进行分型及决定治疗。该处肠内容物较多，拍片前应常规清洁灌肠。

CT 扫描较 X 线片更为清晰，尤其判定骨折线及其移位方向较为理想；而对周围软组织的观察，则以 MRI 为清晰。

四、治　疗

1. 无移位者　卧木板床休息 3～4 周后上石膏短裤起床活动；坐位时，应垫以气垫或海绵等保护局部、缓解压力。

2. 轻度移位者　局麻后通过肛门指诊将其逐渐复位，2～3 天后再重复 1 次，以维持对位。

3. 重度移位　局麻后通过肛门指诊先施以手法复位，无法还纳，或不能维持对位者，可酌情行开放复位及内固定术。

4. 合并骨盆骨折者　应以骨盆骨折为主进行治疗，包括卧床（蛙式卧位），双下肢胫骨结节牵引疗法、开放复位及内固定术等。

5. 骶神经受压者　可先行局部封闭疗法，无效时，则需行手术减压。

第三节　尾骨骨折与脱位

尾骨骨折与脱位较前者明显多见，尤以女性为多，常见于生活及运动意外时。

一、致 伤 机 制

多系跌倒后臀部着地受地面突出物的反作用力直接撞击所致(图 7-7-3-1、图 7-7-3-2)。由于尾骨肌的收缩，加之外力作用方向多来自后下方，易使骨折远端向前上方移位，以致在 X 线片上尾骨多显示向前弯曲的钩状。但尾椎之解剖变异较大，骶尾骨所形成的骶尾角可以从直立位置到 90°以上，差距甚大。因此，在判定时需慎重，必须结合临床检查及了解详细的病史。

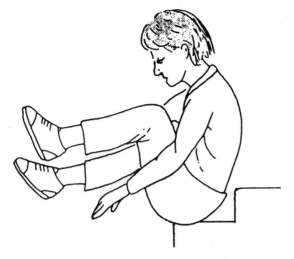
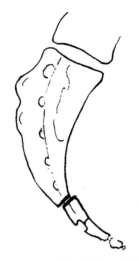

图 7-7-3-1　尾骨骨折受伤机制示意图　　　　图 7-7-3-2　骶尾骨脱位示意图

二、分　类

一般将其分为以下两类:

(一) 尾骨骨折

单纯性尾骨骨折者少见,大多伴有脱位,此时骨折块可呈撕裂状,下方的骨折块易向前移位。

(二) 尾骶关节脱位

较多见。由于部分女性的尾椎先天发育时即呈钩状,似半脱位,在判定是否属于新鲜损伤需以临床症状为主加以判定,尤其是涉及民事或刑事纠纷时更为必要,早期肛门指诊有助于鉴别。

三、临床表现

(一) 尾部痛

疼痛程度一般多可忍受,并伴有明显的直接或间接压痛,严重者可影响大便通过。患者常因尾部疼痛而不喜欢坐姿,甚至拒坐,愿侧身卧床休息。

(二) 局部瘀血

伤后早期多不明显,仅见于暴力直接作用于局部者;但伤后数日反而清楚可见。

(三) 肛门指诊

除直接压痛外,触及尾椎末端时,可出现剧烈的间接压痛及张力性疼痛,此对诊断帮助较大,尤其是伤后早期,并以此判定是否新鲜骨折。

四、诊　断

（一）外伤史

应注意询问,尤其是初次来诊者,特别是涉及纠纷事故时。

（二）临床表现

如前所述,以局部症状为主;并应常规进行肛门指诊检查,此既可明确诊断又可判定有无直肠伴发伤。

（三）X 线片

正、侧位均需拍片,以判定损伤的情况及程度。X 线片有畸形、变位而无临床症状者,此多系先天畸形或陈旧性损伤,一般勿需诊断。

五、治　疗

（一）非手术疗法

1. 急性期　卧床休息 3～5 天后逐渐下床活动,坐位时垫以充气物或海绵垫。有移位者,局麻下通过肛门指诊行手法复位(采取上下滑动、加压,以使远折端还纳原位);3 天后再重复 1 次。由于肛周的肛提肌牵拉作用常难以获得理想复位。

2. 慢性期　可行理疗、坐浴等疗法,并注意局部勿多受压。病重者,可行骶管封闭疗法,每周 1 次,3～4 次为 1 个疗程。症状顽固者,可酌情行尾骨切除术。

（二）手术疗法

主要为尾骨切除术:

1. 手术病例选择　主要是尾骨损伤后长期疼痛且无法缓解者的病例。其具体原因多不明确,可能是由瘢痕组织压迫尾神经所致;术前应除外骶骨肿瘤、炎症及腰椎间盘突出等。

2. 术前准备　于术前 1～2 天行清洁灌肠,手术当晨排空大便,并口服预防胃肠道感染的抗生素。

3. 手术步骤

（1）体位:患者取膝胸位、侧卧位或俯卧位,并用 2～3 个枕头垫高骨盆(图 7-7-3-3)。

（2）麻醉:多选用硬膜外麻醉或全麻。

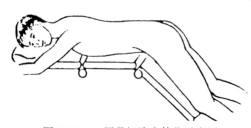

图 7-7-3-3　尾骨切除术体位示意图

（3）切口:以骶尾关节为中心作纵形或 S 形切口,长约 5cm(图 7-7-3-4)。

（4）显露术野牵开尾骨:先显露骶尾关节,切开关节囊,将尾骨牵向后下方(图 7-7-3-5)。

（5）切除尾骨:由尾骨上端向尾骨尖解剖,用锐刀紧贴尾骨两侧切下附着于其上的肛提肌,完整切除尾骨(图 7-7-3-6、图 7-7-3-7)。

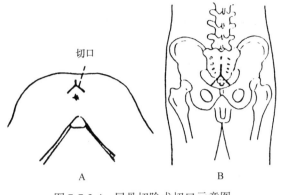

图 7-7-3-4　尾骨切除术切口示意图

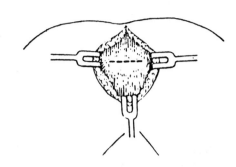

图 7-7-3-5　尾骨切除术显示
骶尾韧带示意图

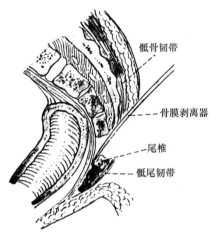

图 7-7-3-6　尾骨切除术时于骨
膜下切除尾骨示意图

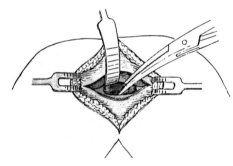

图 7-7-3-7　尾骨切除术时用带齿长柄钳
取出尾骨示意图

（6）缝合肌组：清理术野后依序将肛提肌缝合，并分层缝合切口。

4. 术后处理　按肛肠外科手术术后常规处理，主要是防止伤口污染及感染，并注意控制饮食。

六、预　　后

除尾部残留病者外，大多预后较好；但开放性伴有感染或肛提肌受损者，则影响预后。

第四节　骶髂关节扭伤或半脱位

一、应用解剖及概述

骶髂关节系由骶骨与髂骨的耳状面组合而成，其关节面凹凸不平，两者之间结合十分紧密。骶髂关节的关节囊呈紧张状，骶髂关节前、后及两骨之间有骶髂前韧带、骶髂后韧带、骶结节韧带与骶棘韧带等，且此组韧带坚强，因而几乎不能活动。骶髂关节在构造上属于滑膜关节,仅有微小的活动,此在妊娠和分娩时起重要作用。

骶髂关节扭伤是因外力作用而使该关节周围韧带被牵拉而引起的损伤,由于韧带松动而可引起关节位移,并出现程度不同的疼痛,此种情况在临床上称为骶髂关节半脱位。本症多呈急性发作状,症状严重者常无法站立,甚至卧床不敢移动。少数也可转为慢性病程,迁延可达数月之久。

二、致 病 机 制

发病原因大多与急性扭伤或长时间在不良体位下劳动有关。当人体直立时,重力中线经骶髂关节前方对其产生一定扭力;当前屈弯腰时,脊柱则前倾,骨盆因腘绳肌牵拉固定或后旋,易造成骶髂关节扭伤或劳损。此外,妊娠期可因黄体酮的分泌使韧带松弛及体重增加,致使骨盆向前下方倾斜而引起。此外,医源性损伤的原因主要是在对髂后部取骨做植骨手术时,如范围过大,可因破坏了髂腰韧带而引起骶髂关节不稳。

三、临 床 表 现

患者大多见于剧烈体育活动、外伤或久坐后。少数病人可无明显外伤史。

急性发作期,于下腰部一侧可出现疼痛,大多较为严重,可放射至臀部或腹股沟区;但一般不会放射到坐骨神经的小腿分布区。患者常取侧卧位或俯卧位;翻身时疼痛加剧,拒绝站立,或是下肢取屈曲姿势。步行时,患侧常呈臀沟下垂状跛行步态。

体格检查时,骶髂关节处可有局限性压痛,直腿抬高患侧受限,并有骶部疼痛。骨盆分离试验、"4"字试验、对抗性髋外展试验及俯卧提腿试验(Yeomen)等均为阳性,其他凡可促使髂骨旋转的活动均可引起患肢疼痛,但无神经根性放射痛。

X线检查早期常无特异性改变,但后期可出现骶髂关节炎征。

四、诊　　断

本病的诊断主要依靠病史、症状、体征作出,X线片检查可排除其他疾病。但应注意,骶髂关节处疼痛也可因腰椎间盘突出、腰骶关节本身的炎症、退变及增生而表现相似的症状。因此,本病应与腰骶髂关节炎等疾患相鉴别。

五、治　　疗

(一) 非手术疗法

采取一般保守方法,如卧硬板床休息、理疗、局部按摩、膏药外敷及局部封闭等方法,症状多数可缓解。对同时伴有腰椎或腰骶关节退变或椎间盘突出者,需加以相应处理。

1. 局部封闭　一般用 1% Novocain 10 ~ 20ml(可酌情加入 1.5 ~ 2ml 醋酸氢化可的松)。操作者手持长针头注射针管,在压痛最重处注射于骶髂后韧带及骶棘肌附着压痛范围内。注射针头应深达骨膜下,并可沿髂骨内面深入骶髂关节。注射后数分钟,疼痛大多消失。一般每周注射一次,3 ~ 4 次为一疗程,但不宜多用。同时可用弹性骨盆带作为骨盆制动。加强腹肌、背肌和臀肌锻炼。避免弯腰、举重物等活动。对有骶髂关节退行性变的病人及分娩后的产妇,应特别注意。

2. 手法按摩　患者俯卧,助手固定骨盆,手术者按正规之按摩手法由轻至重,由点及面对骶髂关节局部及周边肌肉韧带进行手术按摩。在操作过程中,患者在感到舒服的同时,也可有骶髂关节复位感。

(二) 手术治疗

对反复发作症状严重者,可经后暴露行骶髂关节融合术。

（卢旭华）

参 考 文 献

赵定麟,李增春,刘大雄,等.2008.骨科临床诊疗手册.上海,北京:世界图书出版公司.

赵定麟,王义生.2008.疑难骨科学.北京:科学技术文献出版社.

赵定麟,赵杰,王义生.2007.骨与关节损伤.北京:科学出版社.

赵定麟.2004.现代骨科学.北京:科学出版社.

赵定麟.2012.现代骨科手术学.上海:世界图书出版公司.

Baskin KM,Cahill AM,Kaye RD,et al.2004.Closed reduction with CT-guided screw fixation for unstable sacroiliac joint fracture-dislocation.Pediatr Radiol,34(12):963-969.

Boury J,Hoogmartens M.1991.Bilateral fracture-dislocation of the sacrum.Acta Orthop Belg,57(3):320-322.

Hak DJ,Baran S,Stahel P.2009.Sacral fractures:current strategies in diagnosis and management.Orthopedics,32(10):1.

Jian Wang,Yue Zhou,Tong-Wei Chu,et al.2007.Computed tomography-guided percutaneous screws fixation of sacroiliac joint fracture-dislocation.SICOT Shanghai Congress.

Jian Wang,Yue Zhou,Tong-Wei Chu.2007.Computed tomography-guided percutaneous screws fixation of sacroiliac joint fracture-dislocation.SICOT Shanghai Congress.

Mirghasemi A,Mohamadi A,Ara AM.2009.Completely displaced S-1/S-2 growth plate fracture in an adolescent:case report and review of literature.J Orthop Trauma,23(10):734-738.

Sener M,Karapinar H,Kazimoglu C,et al.2008.Fracture dislocation of sacroiliac joint associated with triradiate cartilage injury in a child:a case report.J Pediatr Orthop B,17(2):65-68.

Silva JC,Braga EF.1993.Bilateral sacroiliac fracture-dislocation.Injury,24(3):199-201.

Stevens KJ,Preston BJ,Hahn DM.1997.Bilateral fracture dislocation of the sacroiliac joint.Skeletal Radiol,26(9):556-558.

Toth L,Balogh Z.2010.Isolated unilateral sacroiliac dislocation without anterior pelvic ring disruption.J Trauma,68(3):E83-86.

第八章 椎旁肌肉韧带的急性损伤

在脊柱诸节段周围不仅有强大的肌群附着,且韧带甚多,除坚韧的前纵韧带、后纵韧带及黄韧带外,尚有横突间韧带及关节囊周围的关节囊韧带等。诸韧带及周围肌群均有可能引起损伤。现选择临床上最为多见的,诸如颈部扭伤(落枕)、急性腰部扭伤、腰肌劳损、棘上韧带损伤和棘间韧带等损伤加以阐述。

第一节　急性颈部软组织损伤

颈部扭伤俗称"落枕",临床上十分多见,且易与颈型颈椎病相混淆,以致在治疗上难以收效。

一、致 伤 机 制

此种损伤除在日常生活、运动及工作中因突然旋颈引起外,多发现于早晨起床时,或其他暴力等。主要有以下四类:

(一)急性扭伤

指在日常生活工作中,颈部突然向某一方向转动或屈伸时引起颈部软组织的撕裂、扭曲或变位而出现一系列病理改变,一般以椎旁肌肉附着点处为多发。在运动场上,如准备不充分即行颈部运动或体操等动作,也可引起。

(二)高张力体位

夜晚睡觉或某种特殊工作,使头颈部某组肌肉长时间地持续处于紧张状态,以致该组肌群的肌纤维受损,并引起局部水肿、渗出,甚至肌纤维撕裂。

(三)直接暴力

即外力直接作用于颈部引起其下方各层软组织损伤,一般以肌肉挫伤为多见。锐性外力可引起开放性损伤,因颈部血管丰富,失血量较多,如处理不及时也可引起休克或死亡。

(四)医源性损伤

对颈椎推拿或推搬操作时,如手法过重,也可引起此种不良后果。其中轻者仅仅出现软组织扭伤或挫伤;重者则可引起骨关节韧带受损,甚至脊髓损伤,其中高位者可引起死亡。

二、分类与诊断

颈部急性软组织损伤主要分为以下三类,现分述之。

（一）颈部扭伤

十分多见,好发于晨起时,多因枕头位置不当所致,故又称为"落枕";亦可见于在无准备情况下突然转动颈部,因用力过猛而引起肌肉附着点处的撕裂。对其诊断主要依据:

1. 病史与症状

（1）病史:包括外伤史及晨起后发病史等。

（2）临床症状特点

1）颈痛:较明显,尤以早期。

2）活动受限:因软组织损伤所引起的疼痛而使颈椎活动明显受限,尤其是向健侧弯曲时为甚(弯向患侧可减轻)。

3）压痛:多较局限,以棘突旁及肩胛内上角处为明显。

2. 局部封闭试验　用1% Novocain 5~10ml作局部封闭后疼痛消失或明显减轻者,则为阳性,表明系局部扭伤所致;反之,则多因椎管内病变引起。

3. 牵拉试验　检查者双手分别持于下颌及后枕部向上牵拉患者颈椎,如诉疼痛,则为阳性,表明局部肌肉或韧带扭伤。如诉舒适感,则说明多系颈椎间盘突出症病变或颈椎不稳定所致。

4. 影像学检查　常规X线片检查,除颈椎生理弯曲受影响消失外,大多无其他特殊所见。一般勿需CT扫描或MRI检查。

（二）棘上及棘间韧带损伤

由于头颈部本身的重量较轻,加之局部的解剖生理特点,于颈部少有棘上韧带及棘间韧带单独损伤者。对其诊断一般多无困难,主要依据两个棘突之间疼痛、压痛及前屈受限等症状;也可选用封闭试验或头颈牵拉试验等。必须注意除外颈椎间盘脱出症及小关节损伤(包括脱位)等疾患。

（三）开放性损伤

颈椎开放性损伤虽不多见,但大多发生于斗殴及各种意外场合,因之伤情多较复杂、严重。加之局部出血较多,应及时诊断,并判定伤情的范围及深度;尤应注意有无伤及脊髓、肺尖、大血管、气管、食管及其他重要组织,并决定何者危及生命而优先处理。因早期未能及时诊断及处理而引起意外者,临床上并非罕见。

三、治　疗

对颈部软组织损伤的治疗主要强调以下几点:

（一）局部制动

任何外伤局部的固定与制动是其康复的基本条件。颈部扭伤后无论是从减轻创伤反应,或是为了有利于损伤处的修复,均应将颈部加以制动。一般病例可选用颈围或卧床休息,严重者则需用颌-胸石膏。

（二）消除疼痛

颈部制动的本身即可使疼痛得以缓解；此外，除止痛药物外，尚可采用局部封闭疗法。多选用 1% Novocain 10～15ml 对痛点进行封闭，每 3～4 天重复一次，4 次为一疗程，具有解痉止痛的疗效。

（三）手术疗法

一般病例勿需施术，但对开放性损伤及诊断明确的棘间韧带断裂者，则需酌情选用相应之术式：

1. 开放性损伤 单纯性者主要是清创缝合术，伴有附近脏器或血管神经等重要组织损伤者，则需慎重对待，并依据具体情况酌情处理，其中尤应注意肺尖或大血管受伤者，应在抢救状态下送手术室处理，以求减少意外的发生率。

2. 棘间及棘上韧带断裂 不完全性断裂以仰颈位颌-胸石膏固定即可，完全性者可酌情行韧带修补术，尤其是伴有其他损伤者。

（四）其他疗法

1. 冷敷或热敷 早期为减轻局部的创伤反应，一般多采用冷敷，尤以夏天；对后期病例，则选用热敷，以促进创伤性炎症消退。

2. 理疗 可酌情选用各种离子透入疗法及超短波等。

3. 针灸 阿是穴具有暂时性止痛效果，可同时配合合谷、曲池及足三里穴等。

4. 风寒砂外用 对后期病例具有一定疗效，可选用之。但使用时应注意勿引起局部烫伤。

四、预　　后

除伴有重要脏器损伤的开放性损伤外，其他病例预后均佳，少有后遗症残留者。

第二节　急性腰背部扭伤

一、概　　述

急性腰背部扭伤，在临床上较为多见，尤以体力劳动者或偶然参加运动或劳动、而在事先又未作体力活动准备者发生尤多，此种情况则多见于常年坐办公室者。

本病的发生虽可见于各行各业，但 60% 以上为重体力劳动及运动员等活动量较大的患者，偶然干重活的脑力劳动者也易发生。本病病变的范围包括下背部至骶髂部的肌筋膜组织，即胸腰段及腰骶部两个解剖区。但在临床上由于其表现及治疗原则基本相似，故将其一并阐述之。

二、致伤机制

（一）发病机制

脊柱为承重支柱的结构，在胸椎，有肋骨与胸骨所构成的胸廓在其两侧及前方起保护作用;因此,胸椎不易发生扭伤。而在腰椎由于无其他骨骼支架支撑,前方为松弛的腹腔,腰椎的稳定性主要依靠韧带与肌肉。假如肩负重物,由于路滑、跳跃或跨沟等突发因素使身体失去平衡,沉重物体通过脊柱的杠杆作用产生强大的拉力或压力,使腰椎所附着的韧带、筋膜、肌肉、关节囊遭受损伤。通常是在韧带、筋膜附着的骨骼处引起撕裂伤;此时,大部或一部分纤维断裂,局部有出血、水肿及渗出等病理改变。

另一方面,从生物力学的观点观察,腰背部的任何活动均受力学关系的制约与协调,在保持腰背部内、外平衡的同时完成各种动作。例如在提携重物时,如果物体的重量、提物方式及用力程序均相适应,则易于完成。反之物体重量过大,或体积过大、提物时距中线过远、未采用膝关节先屈曲的方式等,则不仅增加胸腰段及腰椎的负荷,且椎旁肌也易扭伤。

(二) 临床上常见的具体原因

1. 无准备活动　无论是体力劳动或各项竞技活动,如果在正式开始前能对脊柱及四肢进行由慢到快、由小幅度到大幅度的准备活动,则不易发生损伤(包括腰背部扭伤)。反之,无准备活动情况下突然开始加重脊柱负载量,则甚易引起扭伤及韧带撕裂、严重者甚至骨折(以横突骨折多见),特别是平日无暇体力劳动及体育锻炼者。

2. 姿势不当　各项运动均有其十分科学的训练程序,从而可大大降低腰部损伤的发生率。但日常劳动,尤其是平日难得有机会进行重体力劳动的家庭妇女或脑力劳动者,当遇到一较重物体需搬动时,往往不习惯先将身体向前靠拢、屈膝、屈髋,再双手持物,并在抬起(举)之同时,膝及髋关节逐渐伸直这一正常步骤,以致用力不当,而将腰背部扭伤。

三、临 床 表 现

本病的临床表现主要有以下几点:

(一) 被迫体位

最为多见,且程度轻重不一,其中严重者可卧床不起,一般腰背部扭伤的病例虽可起床下地活动,但由于患侧肌纤维痉挛而使患者胸腰段及腰椎前凸消失,并呈现向患侧屈曲状的被迫体位。这实际上是机体的防卫性反射,以保护患侧肌群免受拉应力的继续作用。

(二) 疼痛

由于大部为突然损伤,因此患者自觉局部疼痛多十分剧烈,并随着局部活动、振动而加剧,平卧后则可减轻。其痛点均较固定,并与肌肉撕裂的部位相一致,以髂后上棘及胸腰段棘突旁为多见,也可见于椎旁横突处。压痛明显、局限,有时可向大腿后部放射,并随腹压增加而加剧。传导叩痛多为阴性,并与下肢抬举(卧床检查时)无明显关系。局封后疼痛可缓解。

(三) 活动受限

由于腰背部活动可使损伤组织的拉应力增加及疼痛加剧而明显受限,尤其是向健侧的侧弯、旋转及前屈为甚。向患侧弯曲,由于可使损伤组织放松,故仍可作小范围活动。

（四）肌肉痉挛

受损肌肉由于疼痛及其他各种病理因素而反射地引起痉挛,用手触摸,呈条索状,一般较明显。处于痉挛状态下的肌肉,由于肌肉纤维频繁地收缩,而使其代谢产物增加,从而可使疼痛加剧,并再度促使肌肉痉挛,以致形成恶性循环,应设法将其阻断。

（五）其他

除注意各阳性体征与症状外,因本病易与腰椎间盘突出症等相混淆(表7-8-2-1),因此尚应注意本症不易出现的阴性体征,例如屈颈试验、下肢直腿抬高试验、坐骨神经放射痛、下肢反射异常等,均应进行检查。

表 7-8-2-1　腰背肌扭伤与腰椎间盘突出症鉴别诊断

鉴别要点	腰背肌扭伤	腰椎间盘突出症
外伤史	明确	可有或无明显外伤史
压痛点	固定、明显	不固定,椎旁处较多
屈颈实验	阴性	阳性
直腿抬高实验	阴性或弱阳性	阳性
腰背肌痉挛	有	多无
痛点封闭	有效	多无效
传导叩痛	多无	明显

四、治　疗

（一）腰背部制动

局部制动是任何创伤组织修复的基本条件。腰背部肌腹或附着点处的撕裂范围一般较大,因此局部更需要制动,以有利于损伤组织获得正常愈合。否则,过多的活动,不仅延长病程、且易转入慢性腰痛(腰部慢性纤维织炎)而使治疗复杂化。

严重损伤者,应嘱其绝对卧床休息2~3周,原则上不应少于7~10天,而后行石膏腰围(下背部扭伤石膏范围应上移)固定3~4周,并在不增加患侧拉力情况下适当活动。中度扭伤者除可采用卧床休息外也可选用石膏制动的方式,这对需坚持工作而难以卧床休息的患者更容易接受。石膏固定一般持续3~4周。

对病情较轻者,休息数天后,再带一般腰围或胸背支架或简易腰围起床活动即可。

手法推拿及各种促使腰部活动的疗法,对早期及损伤严重者不适用,以免延长病程或转入慢性。

（二）活血化瘀

各种促进局部血循环及清除创伤代谢产物瘀积的疗法均有一定疗效。临床上常用的有:

1. 理疗 可根据病情选用超声波、高频、离子透入、电动按摩及红外线照射等。

2. 药物 可口服复方丹参片、云南白药、活络丹、三七粉及红花等。也可选用各种药物外敷,包括各种跌打损伤膏药,坎离砂(风寒砂)及药酒等,上述诸药均具有一定作用。

3. 针灸 以灸阿是穴方便易行,且有一定疗效。此外,尚可选用肾俞、殷门、承山、足三里及合谷穴等。

4. 局部按摩 以轻手法为宜,重手法者可加重损伤,不宜选用;此种疗法主要用于后期病例。

5. 硬膜外药物注射 于腰骶段硬膜外注入少量皮质激素和适量麻醉剂,也可改善受损局部肌肉组织痉挛状态,而有利于改善血循环。但实施时应注意安全,原则上由麻醉师操作;对椎管内有病变者,不宜采用。

(三)封闭疗法

对急性扭伤,疼痛剧烈伴有肌肉痉挛者,可采用 0.5% Novocain 20ml 于痛点处行封闭。其深度视个体胖瘦、压痛点深浅及解剖特点而定,切勿过深,并按常规于推药前先行回抽,证明无血液回流时方可注射。每间隔 1~2 天 1 次,4~5 次为 1 个疗程。一般勿需另加其他药物。

(四)康复期功能锻炼

3~4 周后损伤处即逐渐愈合,可开始腰背肌功能锻炼,以求及早恢复肌力。早期锻炼不宜过多,先从静止状态下肌肉自主收缩开始,无明显疼痛后再增加活动量。

(五)对症处理

视病情需要可给予止痛、镇静及安眠药物等治疗。

第三节 腰(骶)部棘上韧带与棘间韧带损伤

一、棘上韧带损伤

(一)概述

自枕外粗隆至腰部,棘突后方均有棘上韧带相连,其纤维长,在第一节中已提及其在颈部解剖特点,一般表现为较粗厚的项韧带,对枕颈部的稳定起重要作用。在胸段棘上韧带较薄弱;而腰部的棘上韧带也较强壮;但于 $L_5 \sim S_1$ 处常缺如或较为薄弱,以致易引起其深部的棘间韧带损伤。

(二)致伤机制

多因突然使脊柱向前屈曲的暴力所致;因此,好发生于重体力劳动时或竞争激烈的运动场上。断裂时患者可自觉有一突然响声,随之腰部似"折断"状而失去支撑感,好发于下腰部。

（三）临床表现

主要表现为以下三大症状：

1. 疼痛 于断裂的局部多有剧烈疼痛，尤以前屈时更甚；后仰时则可减轻，故患者喜采取"仰首挺腹"样姿势。

2. 活动受限 腰部活动明显受限，尤以前侧弯及旋转受限的范围更为明显；但后期可减轻。

3. 压痛 于断裂的棘间韧带处有明显压痛；对体瘦患者检查时，如触及断裂棘间隙处，可发现有凹陷感。

（四）诊断

主要根据以下特点：

1. 外伤史 多于前屈状态下损伤或腰部强力旋转时。

2. 临床特点 见前，以三大症状为主。

3. 封闭试验 用 1% 普鲁卡因 5~15ml 对痛点行封闭后，上述症状迅速消失者为阳性，但麻醉有效期过后又复现。

4. X 线片 除腰部生理弯曲消失外，别无特殊所见。

5. 核磁共振成像（MRI） 可清晰地显示韧带断裂的部位及程度。

（五）治疗

1. 轻者 可卧木板床休息 3~5 天后，仰伸位用石膏腰围、背心固定 6~8 周，同时进行腰背肌锻炼。

2. 重者 可行手术探查及修补术，拆线后行石膏腰围固定 6~8 周，并逐渐下床活动。后期注意腰背肌功能锻炼。

二、棘间韧带损伤

（一）概述

棘间韧带位于上下相邻两个棘突之间。其纤维较短而弱，易受损。自颈至腰骶部，该韧带位于棘上韧带深部，前方与黄韧带相连以维持棘突间的平衡。于 L_5 ~ S_1 棘间因棘上韧带缺如，加之该处所受多种应力较集中，因此最易断裂。

（二）致伤机制

与前者相似，主要为屈曲暴力所致，且外力强度更为剧烈；损伤发生在 L_4 以上时，多与棘上韧带同时断裂。

（三）临床表现

亦与前者基本相似，唯其好发部位多在 L_5 ~ S_1 段，其压痛点均在上下棘突之间正中处，且较深在。

（四）诊断

除根据外伤史、临床症状与体征特点、封闭试验及影像 X 线片等进行诊断外,尚应注意以下两点:

1. 单纯棘间韧带断裂 主要见于 $L_5 \sim S_1$ 节段。

2. 痛点封闭后拍片 在前屈状态下摄腰椎侧位片时可显示棘突间的间隙增宽,尤以两组韧带同时断裂者间隙更宽。无麻醉情况下不应作此检查,以防加剧患者痛苦。

3. MRI 检查 可有阳性所见。

（五）治疗

1. 单纯棘间韧带断裂 原则上按前述非手术疗法治疗。

2. 合并棘上韧带断裂 多需手术缝合,必要时可切取阔筋膜修补。陈旧性者如合并腰椎不稳时,也可行脊柱融合术(指患节)。

3. 腰肌功能锻炼 各种疗法均应强调腰肌锻炼,这是功能恢复的基本要求。

第四节 其他脊柱韧带损伤

一、前纵韧带断（撕）裂

（一）概述

前纵韧带位于椎节前方,其紧贴椎体及纤维环前面,贯穿脊柱全长,该韧带宽而厚,且十分坚强,可承受 180kg 拉力。因此,除非强大暴力,一般情况下很难单独致伤。在临床上,前纵韧带断裂大多为脊柱骨折脱位时的并发伤,该韧带一旦断裂,必然引起椎节失稳。

（二）致伤机制

前纵韧带损伤多见于以下情况:

1. 伸展暴力 在脊柱损伤时,当有强大暴力使脊柱过度仰伸时,首先引起前纵韧带的断裂,并至椎体或纤维环而将其一齐拉断,此在临床上最为多见。

2. 前后向的剪力 造成脊柱骨折脱位的同时,于受累平面椎节处的前纵韧带亦随之断裂,也较多见,尤其是颈椎椎节。

3. 屈曲暴力 在强屈情况下,主要是椎体前缘及侧方粉碎型骨折,与此同时亦可并发前纵韧带断裂,但较少见。

（三）诊断

单纯性前纵韧带损伤较难以诊断,主要依据 X 线片显示椎体前方阴影增宽,表示该韧带有损伤性出血之故。局部疼痛、仰伸受限及颈椎伴有骨折脱位的病例易于诊断。

（四）治疗

仅有前纵韧带断裂而后纵韧带完整者,椎节属相对稳定性损伤。如两者同时断裂,则为不稳定型椎节损伤,因此,在治疗上应与脊柱骨折脱位同时复位。后期大多形成骨赘或骨桥取代前纵韧带,并不影响脊柱的稳定性。对不稳定的颈椎损伤,应酌情行前路植骨融合术,以利病人早期活动和防止加重脱位。

二、后纵韧带断裂

(一)概述

从解剖学上观察,后纵韧带紧贴椎体,位于纤维环后缘,并贯穿椎管全长,构成椎管前壁一部分。该韧带较前者为窄,于椎间盘附着处呈齿状增宽。

(二)致伤机制

主要由于各种较强之暴力所致,一般单纯椎体屈曲及压缩性骨折很难造成后纵韧带损伤,只有在脊椎骨折合并脱位时方可合并后纵韧带断裂。因此,凡能引起此韧带断裂之损伤,均属于不稳定型椎节损伤,应高度重视,并作进一步检查。

(三)诊断

除较严重临床症状外,于 X 线检查时见椎间隙明显增宽及椎节水平位移,或是后侧间隙加大等,此均说明后纵韧带已经断裂。临床上多合并脊髓或马尾损伤,且易伴有椎间盘突出症。此时应酌情行 MRI 或 CT 检查。

(四)治疗

主要是对椎节整体损伤的治疗。其中脊柱骨折脱位明显者,尽管合并后纵韧带损伤,不一定需要作特殊处理,服从于脊柱骨折脱位治疗即可。

三、黄韧带损伤

(一)概述

黄韧带位于椎节后方椎板之间,其从上位椎板前下缘至下位椎板上缘后方,为黄色且富有弹性之韧带,故称为黄韧带。它坚强宽厚,富有弹性,具有类似肌肉的功能。在躯干前屈及恢复直立时,其能协助并保证椎管内腔的稳定性。从对脊髓的关系来看,其重要性超过棘上、棘间、横突间诸韧带。因此,在临床上,黄韧带一旦损伤,则易合并脊髓、马尾或神经根受压症状。

(二)致伤机制

其致伤机制与脊柱外伤一致,根据暴力大小和方向不同,其所造成的病理变化也不相同,可分为黄韧带断裂、撕裂及挫伤等 3 种。

(三)诊断

在临床上所见黄韧带断裂,多合并有脊椎脱位,虽然也有 X 线检查未见异常的所谓一过性脱位者,在行脊髓探查时,发现黄韧带断裂,甚至有断裂后卷曲明显压迫脊髓者。因此术前诊断往往十分困难。在脊柱极度屈曲或急骤旋转时,如未造成脊椎脱位,从理论上讲,黄韧带纤维受到强力牵拉可发生水肿充血,此即黄韧带挫伤,但在临床上难以确诊。而挫伤的晚期则可形成黄韧带肥厚。此大多见于 $L_3 \sim S_1$ 水平。黄韧带肥厚超过 4.0mm,即具有诊断意义。临床表现酷似椎间盘突出症,此属于广义的椎管狭窄症。确诊可根据 CT、MRI 或脊髓造影。

(四)治疗

对黄韧带断裂的治疗应服从脊柱骨折脱位的治疗。要求:对黄韧带肥厚且诊断明确者,轻者可理疗、体疗及按摩等,重者则可行黄韧带切除术,以求对神经根减压松解。

(卢旭华　赵定麟)

参 考 文 献

赵定麟,李增春,刘大雄,等.2008.骨科临床诊疗手册.上海,北京:世界图书出版公司.

赵定麟,王义生.2008.疑难骨科学.北京:科学技术文献出版社.

赵定麟,赵杰,王义生.2007.骨与关节损伤.北京:科学出版社.

赵定麟.2004.现代骨科学.北京:科学出版社.

赵定麟.2012.现代骨科手术学.上海:世界图书出版公司.

Baskin KM,Cahill AM,Kaye RD,et al.2004.Closed reduction with CT-guided screw fixation for unstable sacroiliac joint fracture-dislocation.Pediatr Radiol,34(12):963-969.

Boury J,Hoogmartens M.1991.Bilateral fracture-dislocation of the sacrum.Acta Orthop Belg,57(3):320-322.

Hak DJ,Baran S,Stahel P.2009.Sacral fractures:current strategies in diagnosis and management.Orthopedics,32(10):1.

Jian Wang,Yue Zhou,Tong-Wei Chu,et al.2007.Computed tomography-guided percutaneous screws fixation of sacroiliac joint fracture-dislocation.SICOT Shanghai Congress.

第八篇 周围神经血管损伤及肢体离断

第一章 臂丛神经损伤

第一节 臂丛损伤的应用解剖、致伤机制及病理类型

一、臂丛神经的应用解剖

（一）臂丛的组成

臂丛由第 5、6、7、8 颈神经及第 1 胸神经前支所组成。由 C_5 与 C_6 组成上干，C_7 独立形成中干，C_8、T_1 组成下干，其位于第 1 肋骨表面。每干平均长度为 1cm，分前后股，各股均位于锁骨平面，每股平均长度为 1cm。由上干与中干前股组成外侧束，下干前股组成内侧束，三个干的后股组成后侧束，束的长度平均为 3cm。各束在喙突平面分成上肢的主要神经支，外侧束分为肌神经与正中神经外侧根，后束分为桡神经与腋神经，内侧束分为尺神经与正中神经内侧根。正中神经内外侧两个根分别行在腋动脉内、外侧 2~3cm 后，在腋动脉前方组成正中神经主干（图 8-1-1-1）。

（二）臂丛的分支

1. 根的分支

（1）C_5 神经根分支：肩胛背神经，分支部位较高，支配提肩胛肌。临床意义：由于提肩胛肌尚受 $C_{3,4}$ 神经根支配，因此 C_5 神经根自椎孔处断伤也不影响提肩胛肌功能。膈神经支：膈神经主要由颈丛（$C_{2~4}$）发出，C_5 神经根常发出细支组成膈神经。

（2）$C_{5~7}$ 神经根分支：此 3 个根距椎间孔 1cm 附近均发出细支行在斜角肌深面，组成胸长神经，沿胸廓表面下行支配前锯肌。临床意义：一般认为 $C_{5~7}$ 神经根自椎孔断裂，会产生胸长神经损伤，前锯肌麻痹；由于肩胛骨下角失去支持稳定力量，而出现翼状肩胛，因而不少学者提出以翼状肩胛的出现，作为神经根椎间孔处断裂的诊断依据。

（3）$C_{5~8}$ 神经根分支：斜角肌肌支及颈长肌肌支，由 $C_{5~8}$ 神经根出椎间孔后 1~2cm 处发出支配临近的肌肉。由于颈椎间盘突出压迫或刺激这些肌支可引起斜角肌痉挛，致斜角肌间隙狭窄及第 1 肋抬高，故颈椎病的患者临床可同时出现臂丛神经血管受压的症状。

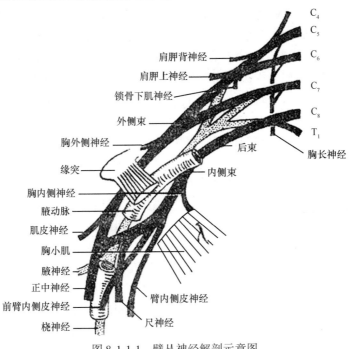

图 8-1-1-1 臂丛神经解剖示意图

2. 干的分支

（1）肩胛上神经：是上干的分支，其纤维主要来自 C_5，支配冈上下肌。临床意义：冈上下肌有无萎缩，可作为鉴别 $C_{5,6}$ 根与上干损伤的重要定位依据。即冈上、下肌正常者为干以下损伤，而冈上、下肌肌萎缩者为根性损伤。

（2）锁骨下肌支：常由上干的前股发出。临床意义：胸廓出口综合征手术时，应将此神经支切断，使该肌萎缩有利于肋锁间隙的增宽。

3. 束的分支

（1）外侧束：在其起始部（相当于锁骨中点）发出胸前外侧神经，主要由 $C_{5,6}$ 纤维组成，在锁骨中点处该神经与胸前动静脉一起进入胸大肌，支配胸大肌锁骨部。

（2）内侧束：在其起始部及中点发出 2~3 支胸前内侧神经，主要由 $C_{7,8}$ 和 T_1 纤维组成，前行于腋动静脉之间，经胸小肌进入胸大肌胸肋部，常发出 1~2 细支与胸前外侧神经交通。其临床意义如下：

1）检查胸大肌应注意区分两部。锁骨部检查：上臂前屈位后再作内收动作，反映 $C_{5,6}$ 神经根及上干状况；胸肋部检查方法：臂外展位再作内收动作，反映 $C_{7,8}$ 和 T_1 神经根及下干状况。

2）胸大肌萎缩与否是鉴别锁骨上下臂丛神经损伤的重要依据，一旦胸大肌出现萎缩即表示臂丛损伤平面在束以上。若锁骨部胸大肌萎缩，表示上干或 $C_{5,6}$ 根损伤；胸肋部胸大肌萎缩，表示下干或 $C_8 T_1$ 损伤，应在锁骨上探查臂丛；胸大肌正常者表示臂丛损伤部位在束支部，应在锁骨下探查臂丛。

（3）后束：在其近端及中点分别依次发出上肩胛下神经支配肩胛下肌，胸背神经支配背阔肌，下肩胛下神经支配肩胛下肌和大圆肌。临床意义：

1）背阔肌有无萎缩是鉴别臂丛锁骨上下损伤的又一重要依据，当背阔肌健存则提示臂丛在锁骨下损伤。

2）检查者应注意将大圆肌与背阔肌分别检查,前者在肩胛骨下角上扪及肩内收动作,该肌受 $C_{5,6}$ 神经根纤维支配,后者在肩胛骨下角下扪内收动作。该肌受 $C_{7,8}$ 神经根纤维支配。当背阔肌健存,而大圆肌萎缩时,说明损伤部分在上干;当背阔肌萎缩而大圆肌存在时,说明损伤在中干;当背阔肌与大圆肌同时萎缩时,说明上中干同时损伤或后束损伤。

（4）臂丛损伤类型:常表现为 $C_{5,6}$ 或上干损伤、C_8T_1 或下干损伤及全臂丛损伤三种类型,很少表现为单独中干型或 C_7 损伤,往往中干合并于上干或下干损伤。在各类损伤中是否合并中干损伤,主要依据是检查背阔肌有无萎缩。有背阔肌萎缩者表示合并有中干损伤。

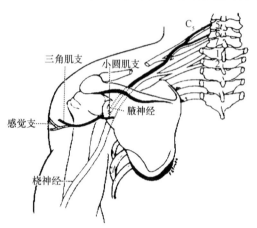

图 8-1-1-2　腋神经解剖标本图

4. 臂丛终末支

（1）腋神经:相当于喙突水平从后束上缘发出,是后束中较小的一个终支。由 C_5 神经纤维组成,经上干后支进入后束上缘。该神经在腋动脉后方、肩胛下肌前下行,经四边孔后发出分支支配小圆肌,并经三角肌后缘分出皮支与肌支进入三角肌,支配该肌及支配肩外侧皮肤,由于腋神经在上臂外伤时受到四边孔肌肉的钳夹,常常为双重损伤,故神经修复术后预后较差(图 8-1-1-2)。

（2）桡神经:从后束发出,由 $C_{5\sim8}T_1$ 神经纤维组成,是后束的延续,行于腋动脉之后,肩胛下肌、大圆肌、背阔肌之前,在背阔肌下缘自腋部沿桡神经沟进入上臂。在上肢带肌肉中,仅胸大肌与肱三头肌由臂丛全部神经根纤维支配,若肱三头肌功能完全丧失时,常提示两种情况:一种是全臂丛神经损伤;另一种是桡神经在腋部肱三头肌分支以上部分完全性损伤。两种情况的鉴别主要依据臂丛是否残存其他神经功能(图 8-1-1-3)。

（3）肌皮神经:从外侧束发出,由 $C_{5,6}$ 神经根纤维组成,沿上干前支进入外侧束,是外侧束外侧的终末支,在喙突下邻近喙肱肌,发出该肌肌支后,由肱二头肌内侧进入该肌(图 8-1-1-4)。

（4）正中神经(外侧根):从外侧束发出,由 $C_{5\sim7}$ 神经根纤维组成,沿上干及中干前支进入外侧束,是外侧束内侧的终末支,下行 $2\sim3cm$ 后,在腋动脉前面与正中神经外侧根联合组成正中神经主干。正中神经内侧根神经纤维主要支配掌长肌、全部屈指肌、鱼际肌群(三块半肌肉)、桡侧两块蚓状肌,并与少量感觉纤维共同支配手部感觉,故可把正中神经内侧根称为运动根。临床意义:在重建手术时,若重建手部感觉功能应以外侧根为主,若重建运动功能应以内侧根为主(图 8-1-1-5、图 8-1-1-6)。

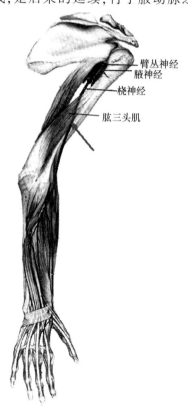

图 8-1-1-3　桡神经解剖标本图

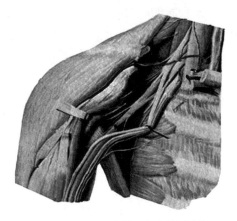

图 8-1-1-4 肌皮神经解剖标本图

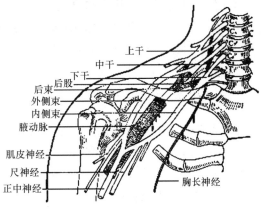

图 8-1-1-5 正中神经解剖示意图

（5）尺神经：从内侧束发出，由 C_8T_1 神经根纤维组成，循肱动脉内侧下降，支配尺侧屈腕肌（其神经纤维由 C_7 经外侧束、正中神经外侧根而进入尺神经）、屈指深肌尺侧半及小鱼际肌群、全部骨间肌、尺侧两块蚓状肌、拇内收肌及拇短屈肌尺侧半（图 8-1-1-7）。

（6）臂内侧皮神经：从内侧束发出，由 C_8T_1 神经纤维组成，循腋动脉、肱动脉内侧下降，支配臂内侧皮肤感觉。由于臂内侧皮肤尚接受来自 T_2 的肋臂神经支配，故即使臂丛完全损伤，臂内侧皮肤感觉仍然存在。

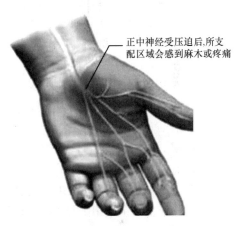

图 8-1-1-6 正中神经在手部分区示意图

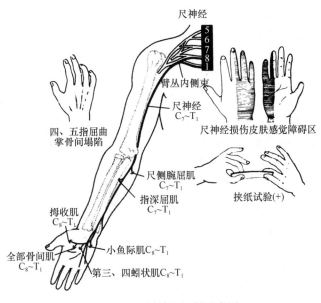

图 8-1-1-7 尺神经解剖示意图

（7）前臂内侧皮神经:从内侧束发出,由 C_8T_1 神经纤维组成,随腋动脉内侧下降,支配前臂内侧皮肤感觉。由于该神经支配区无其他神经代偿,在神经通道上又无骨纤维结构,一旦该神经支配区感觉异常,常提示其起始部 C_8T_1 神经纤维在第 1 肋处受压,有较重要的定位作用。

（三）臂丛神经根的功能支配

1. C_5 神经根　主要组成肌皮神经,支配肱二头肌,部分纤维参与下述神经组成:

（1）腋神经:支配小圆肌、三角肌。

（2）桡神经:支配肱三头肌长头、旋后肌、桡侧伸腕长肌。

（3）正中神经:支配桡侧屈腕肌。

（4）胸前外侧神经:支配胸大肌锁骨头。

2. C_6 神经根　主要组成肌皮神经,支配肱二头肌。

（1）部分纤维参与下述神经组成:

1）腋神经:支配小圆肌、三角肌。

2）桡神经:支配肱三头肌长头、旋后肌、桡侧伸腕长肌。

3）正中神经:支配桡侧屈腕肌。

4）胸前外侧神经:支配胸大肌锁骨头。

（2）临床意义

1）单根 C_5 神经根损伤,临床除肱二头肌肌力减弱外,上肢活动无明显影响。

2）一旦 C_6 同时断伤或上干损伤,则腋神经与肌皮神经主要功能丧失,临床表现为三角肌麻痹,肩关节不能外展,肱二头肌及肱桡肌麻痹时关节不能屈曲。

3. C_7 神经根　主要组成桡神经,支配肱三头肌内侧头、桡侧腕短伸肌、指总伸肌。

（1）部分纤维参与下述神经组成:

1）肌皮神经:支配肱肌。

2）正中神经:支配指浅屈肌群。

3）尺神经:支配尺侧腕屈肌。

4）胸长神经:由 $C_{5\sim7}$ 组成,支配前锯肌。

（2）临床意义

1）单纯 C_7 神经断伤不出现上肢功能障碍,因桡神经支配肌均可由其他神经代偿。

2）$C_{5\sim7}$ 神经同时断伤,临床表现与 $C_{5、6}$ 联合损伤基本相似。而 C_7 仍为 C_8 神经根所代偿。反之,当 C_8T_1 联合损伤时,临床表现也仅为 C_8T_1,其时 C_7 为 C_6 所代偿。因此,在臂丛损伤病例中,一旦临床出现 C_7 麻痹症状,常提示 4 个神经根以上同时损伤。

3）尺侧腕屈肌支由 C_7 支配,尺神经纤维主要来自 C_8T_1,并合成下干,在第 1 肋骨表面通过,最终这些纤维支配手内部肌(鱼际肌、小鱼际肌、骨间肌、蚓状肌),而指深屈尺侧半和尺侧腕屈肌的尺神经纤维主要来自 C_7。

上述 4 种途径都在下干以后进入尺神经,因此在胸廓出口综合征,下干在第 1 肋受压时,只影响手内部肌,而不影响指深屈肌尺侧半和尺侧腕屈肌,这是与肘管综合征的重要区别。

4. C_8 神经根　主要组成正中神经,支配指深屈肌。

（1）其他纤维参与下述神经组成:

1）桡神经：支配肱三头肌内侧头、尺侧腕伸肌、指总伸肌、拇长短伸肌、拇长展肌。

2）尺神经：支配指深屈肌。

3）胸背神经：由 $C_{6\sim8}$ 组成,支配背阔肌。

（2）临床意义

1）C_8 单独损伤,临床表现:指深屈肌活动减弱,其他功能无明显改变。

2）当 $C_{5\sim8}$ 同时损伤,除上干损伤症状(肩关节不能上举与外展,肘关节不能屈曲)外,还出现中干损伤表现,即腕下垂,伸拇、伸指均不能。

5. T_1 神经根　主要组成尺神经纤维,支配手内部肌即鱼际、小鱼际、骨间肌和蚓状肌。

（1）其他纤维参与下述神经组成:

1）正中神经：主要支配掌长肌、拇长屈肌、旋前方肌。

2）桡神经：少数支配示、小指伸肌。

3）臂及前臂内侧皮神经。

4）胸前内侧神经：与 $C_{7,8}$ 合成,支配胸大肌胸肋部。

（2）临床意义

1）单独 T_1 神经断伤,主要影响手内部功能,但由于被 C_8 神经根所代偿,临床上功能障碍不明显。

2）T_1C_8 联合损伤或下干损伤时主要表现为手内部肌及屈指功能障碍。

3）$C_{7,8}$ 和 T_1 联合损伤时,临床表现与 T_1C_8 两根联合损伤相似,因 C_7 损伤可被邻近 C_6 所代偿。

（3）前臂内侧皮神经：主要由 T_1 纤维组成,走行在下干底面,在第1肋骨的表面通过。一旦前臂内侧皮神经支配区感觉障碍(除切伤外),首先应考虑在第1肋骨处受压,这是诊断臂丛神经血管受压症的重要依据。

二、臂丛神经损伤的发病机制及病理类型

（一）发病机制

臂丛神经损伤由直接暴力所致者,如压砸、切割、枪弹、手术误伤等发病机制易于理解。臂丛神经损伤由间接暴力所致者,常有两种损伤机制:一类为对撞性损伤,如车祸时高速运动中的头或肩部被撞击;石块爆炸后的重物由高处跌下而撞击头或肩部;塌方时,重物压伤颈肩部,以及胎儿难产分娩时,暴力使婴儿头与肩部分离。当这些组织的抗张强度被超越,则臂丛神经失去保护,从而受到牵拉造成自椎管内丝状结构至椎孔外神经根撕脱、神经断裂或神经轴索断裂。这种力最常引起臂丛神经上干损伤。若暴力较重或持续时间较长尚可累及中干,严重时,可累及整个臂丛神经。另一类为水平向肢体持续性牵拉伤,如患肢被皮带或运输带卷入,由于 $C_{5\sim7}$ 神经根在椎间孔处常被纤维组织及筋膜的加固,而 C_8T_1 缺乏这种加固常造成臂神经下干根性撕脱性损伤;若暴力严重或持续存在,则造成中干或全臂丛根性撕脱损伤。当上臂在身体侧方,暴力持续向下牵引时,肢体又同时内旋致使腋神经和桡神经张力增加易发生撕裂。当上臂外展90°,再外旋时皮神经受到牵拉易发生撕裂。总之,随着肢体位置、暴力方向,持续时间的不同会造成不同部位(包括节前节后)的神经撕脱断裂或

挫压伤。虽然 $C_{5,6}$ 神经根在椎孔被纤维组织及筋膜加固,引起撕脱的机会减少,一旦暴力严重,不仅将椎孔处加固的纤维组织拉断,并且最终将节前丝状结构拉断,则造成节后合并节前的双重损伤。除了上述直接暴力与间接暴力外,临床较常见为混合暴力所致,如在肩关节脱位或骨折中,臂丛神经不仅受到牵拉,而且受到脱位的肱骨头或骨折片的直接压迫或损伤。

（二）病理类型

Seddon-Sunderland 对周围神经损伤后的病理进行分类,对临床有指导意义。臂丛神经损伤其病理类型与损伤程度及性质关系密切,正确的判断病理类型对治疗方法的选择及预后的估计有重要意义。我们根据臂丛损伤的病理特点分成五类:

1. 臂丛神经震荡伤 或称臂丛休克,一般发生在轻度撞击伤或牵拉伤的早期,出现整个上肢感觉与运动功能障碍,通常在 3 天后逐渐恢复,持续时间一般不超过 3 周,若进行电生理检查各项数据均在正常范围内。

2. 臂丛神经传导功能失调 这类病例临床特点是病程较长(超过 3 周以上),一般为轻度损害。这类病理改变的机制目前尚不明了,可能与下列因素有关:

（1）神经元持续处于休克状态。

（2）神经触突的传导功能失调。

（3）神经纤维内的微循环障碍或内环境失调。手术探查可见神经外观完全正常,臂丛神经但经鞘膜切开及电刺激后,术后感觉与运动功能迅速恢复,预后较好。

3. 臂丛神经受压脱髓鞘损伤 由臂丛神经的周围组织损伤所致,如锁骨或第 1 肋骨骨折后,骨折断端的压迫或增生骨痂的压迫,颈部斜角肌、锁骨下肌、腋部胸小肌先天性束带或外伤后,肌腹挛缩或肥大性改变锁骨下动静脉损伤后血肿形成均可引起对臂丛神经的压迫,致使臂丛神经产生脱髓鞘(华氏变性)。电生理检查提示神经传导功能障碍。手术探查可见神经受压处鞘膜增厚直径变细,近端有神经瘤,远端神经变性,严重者受压部分仅为鞘膜相连,轴索断裂。一旦压迫解除,轴浆流重新进入变性的髓鞘空管内,则可以重新形成髓鞘而恢复神经传导功能。神经再生速度一般为 1～2mm/d。

4. 臂丛神经断裂伤 臂丛神经由于直接压砸、刀割、枪弹或牵拉,而致臂丛神经自椎孔外神经根至束部以下神经主干断裂,一般在断裂部位形成神经瘤。根据断裂程度又可分为部分断伤或完全性断伤,前者尚残留部分功能,后者功能完全丧失,肌电检查断裂神经的传导功能完全丧失。手术探查可见神经连续性中断,断裂处有神经存在,完全断裂者的两断端一般相距 1～2cm,神经瘤切除后相距更大,直接修补多有困难需作神经移植,若损伤部位离终器较近(如肩、肘关节),手术后预后尚好,若离终器较远(如腕、手),手术后预后较差。

5. 臂丛神经根性撕脱伤 颈神经根在脊髓部位的丝状结构断裂,又称节前损伤,是臂丛神经损伤中最为严重者。由于丝状结构断后在脊髓表面不留痕迹,无法进行直接修补,均需作神经移位术。电生理检查发现由于感觉的脊神经节在丝状结构的远端,感觉神经纤维仍然能从脊神经节中的神经元获得轴浆流,因而感觉神经活动存在,而头额部位的体感诱发电位(SEP)由于后根丝状结构的断裂而消失。手术探查时可在椎间孔附近表现撕脱拉出的脊神经节或相连的前后根,有时在椎孔处臂丛各神经根外观完全正常,臂丛神经在椎间孔内断裂,由于移位的神经纤维含量有限,再生途径过长、终器又远,因而预后较差。

第二节　臂丛神经的损伤类型与诊断

一、臂丛神经损伤的类型

（一）臂丛神经根损伤

从理论上分析,单一神经根损伤乃至断裂可不发生临床症状及体征,这是因为臂丛的每一神经根都非独立组成上肢的周围神经,因此只有相邻两神经根同时损伤时才可见临床症状与体征,我们把这种现象称单根代偿现象与双根组合现象。为了叙述方便,将臂丛神经根分为上臂丛及下臂丛。上臂丛包括 $C_{5\sim7}$ 神经根,下臂丛包括 C_8 神经根与 T_1 神经根。

1. 上臂丛神经损伤　上臂丛($C_{5\sim7}$)神经根受伤时,腋神经,肌皮神经,肩胛上、下神经,以及肩胛背神经发生麻痹,桡神经与正中神经发生部分麻痹。因此,下述肌肉如三角肌、肱二头肌、肱肌、大小圆肌、冈上下肌、胸大肌锁骨头、桡侧腕屈肌、旋前圆肌、肱桡肌、旋后肌出现瘫痪,以及上述神经支配的某些肌肉如背阔肌、伸指总肌有部分瘫痪现象。

在临床上的主要表现为肩关节不能外展与上举,肘关节不能屈曲而能伸,腕关节虽能屈伸但肌力减弱。上肢伸面感觉大部缺失,拇指感觉有减退,2~5 手指,手部及前臂内侧感觉完全正常,检查时可发现肩部肌肉萎缩以三角肌为显著,上臂肌肉萎缩以肱二头肌为著。另外,前臂旋转也有障碍,手指活动尚属正常。

上述症状与臂丛上干($C_{5,6}$)损伤类同,是否合并 C_7 损伤,主要检查背阔肌及伸指总肌有无麻痹现象。如果有斜方肌萎缩,耸肩活动受限,以及肩胛提肌与菱形肌出现麻痹时,即表示上臂丛神经根在近椎间孔处断伤或节前撕脱伤。

2. 下臂丛神经根损伤　下臂丛(C_8T_1)神经根受伤时,尺神经、前臂及臂内侧皮神经、正中神经内侧根出现麻痹,正中神经外侧根与桡神经出现部分麻痹。因此,下述肌肉如尺侧腕屈肌、1~5 指屈肌、鱼际肌群、小鱼际肌群、全部蚓状肌与骨间肌出现瘫痪,而肱三头肌与指伸肌出现部分麻痹现象。

临床的主要表现为手的功能丧失或发生严重障碍,肩、肘、腕关节活动尚好,患侧常出现 Horner 征。检查时可发现手内部肌全部萎缩,其中以骨间肌为显著,有爪形手及猿手畸形,手指不能屈伸或有严重障碍,但掌指关节存在伸直动作(伸指总肌的功能),拇指不能掌侧外展。前臂及手部尺侧皮肤感觉缺失,臂内侧皮肤感觉也可能缺失。

上述症状与臂丛下干及内侧束损伤类同,如果有 Horner 征出现,证明 T_1 交感神经已断伤,此常提示 C_8T_1 近椎间孔处断伤,或节前损伤。临床上除 C_8T_1 神经联合断伤外,有时也可合并 C_7 神经根同时断伤,这时的临床症状及体征与单纯 C_8T_1 神经根伤相类似,但仔细检查可发现背阔肌有麻痹或肌力减退,伸指总肌也有肌力减退的表现,感觉障碍平面可向桡侧扩大。

（二）臂丛神经干损伤

1. 臂丛神经上干损伤　$C_{5,6}$ 神经联合构成臂丛神经上干。当上干受伤时,腋神经、肌皮神经与肩胛上神经即出现麻痹,桡神经与正中神经出现部分麻痹,其临床症状与体征与上臂丛损伤相似。

2. 臂丛神经中干损伤 臂丛神经中干由 C_7 神经单独构成,其独立损伤临床上极少见,单独损伤除短暂时期内(一般为 2 周)对伸肌群肌力有影响外,无明显临床症状与体征。

3. 臂丛神经下干损伤 C_8 神经与 T_1 神经联合构成下干。当其受伤时,尺神经、正中神经内侧根、臂内侧皮神经与前臂内侧皮神经即发生麻痹,正中神经外侧根与桡神经发生部分麻痹。其临床症状及体征与下臂丛损伤类同。手的功能(屈伸与内收外展)全部丧失,不能执捏任何物件。

（三）臂丛神经束损伤

臂丛神经束受伤后所产生的体征十分规则,根据臂丛结构,即可明确诊断。

1. 臂丛神经外侧束损伤 臂丛神经外侧束受伤后,肌皮神经、正中神经外侧根与胸前(外侧)神经发生麻痹,因此,下述主要肌肉如肱二头肌、桡侧腕屈肌、旋前圆肌与胸大肌(锁骨部)出现瘫痪。

临床主要表现为肘关节不能屈,或能屈(肱桡肌代偿),但肱二头肌麻痹;前臂能旋转(旋前方肌的功能),但旋前圆肌麻痹;腕关节能屈(尺侧屈腕肌及掌长肌功能),但桡侧腕屈肌麻痹。前臂桡侧缘感觉缺失。肩关节与手部诸关节的活动尚属正常。

2. 臂丛神经内侧束损伤 臂丛神经内侧束受伤后,尺神经、正中神经内侧根与胸前(内侧)神经发生麻痹,它们所支配的肌肉除正中神经支配的桡侧腕屈肌与旋前圆肌外均出现瘫痪。

临床主要表现为由于手内部肌与指屈肌全部麻痹,致手指不能屈伸(掌指关节能伸直),拇指不能掌侧外展,不能对掌、对指,故手无功能。感觉缺失主要限于上肢内侧及手部尺侧。检查时可发现,手内部肌与前臂屈肌明显萎缩,手呈扁平手和爪形手畸形。肩、肘关节功能正常。内侧束损伤需与 C_8T_1 神经根或下干损伤鉴别,后者有 Horner 征,胸大肌(胸肋部)、肱三头肌、腕伸肌与指总伸肌部分瘫痪,前者则无此现象。

3. 臂丛神经后束损伤 臂丛神经后束受伤后,下述神经及其支配的主要肌肉如肩胛下神经支配的肩胛下肌和大圆肌;胸背神经支配的背阔肌;腋神经支配的三角肌和小圆肌;桡神经支配的上臂与前臂背面的伸肌群发生瘫痪。

临床主要表现为肩关节不能外展;上臂不能旋内;肘与腕关节不能背伸;掌指关节不能伸直;拇指不能伸直和桡侧外展;肩外侧、前臂背面和手背桡侧半的感觉障碍或丧失。检查时可发现三角肌、背阔肌、肱三头肌与前臂伸肌群萎缩,无收缩功能,其他的关节活动正常。

（四）全臂丛神经损伤

全臂丛神经损伤,早期时,整个上肢呈缓慢性麻痹,各关节不能主动运动,但被动运动正常。由于斜方肌功能存在,耸肩运动依然存在。上肢感觉除臂内侧尚有部分区域存在外,其余全部丧失。上臂内侧皮肤感觉由臂内侧皮神经与肋间臂神经共同分布,后者来自第 2 肋间神经,故在全臂丛神经损伤时臂内侧皮肤感觉依然存在。上肢腱反射全部消失,温度略低,肢体远端肿胀,并出现 Horner 征。在晚期,上肢肌肉显著萎缩,各关节常因关节囊挛缩而致被动运动受限,尤以肩关节与指关节严重。

二、臂丛神经损伤的诊断

(一) 临床诊断

在对患肢每个关节、每根神经、每块肌肉进行全面检查,得出正确判断后,进行下述综合分析:

1. 有无臂丛神经损伤　有下列情况之一,应考虑臂丛神经损伤的存在。

(1) 上肢五大神经(腋、肌皮、正中、桡、尺)中任何两组的联合损伤(非同一平面的切割伤)。

(2) 手部三大神经(正中、桡、尺)中任何一根合并肩关节或肘关节功能障碍(被动活动正常)。

(3) 手部三大神经(正中、桡、尺)中任何一根合并前臂内侧皮神经损伤(非切割伤)。

2. 确定臂丛损伤的部位

(1) 目的:便于手术切口及进路的选择。

(2) 方法:临床应检查胸大肌锁骨部代表 $C_{5,6}$ 神经根、胸肋部代表 C_8T_1 神经根及背阔肌代表 C_7 神经根的功能。

当胸大肌锁骨部存在(检查方法:肩关节处前屈45°位上臂作抗阻力内收),则表示臂丛外侧束起始部发出的胸前外侧神经功能良好,臂丛损伤的部位应在外侧束以下(即锁骨下部)。

当背阔肌存在(检查方法:肩关节处外展位,上臂作抗阻力内收,检查者用手扣及肩胛骨下角以下部位有无肌肉收缩活动。肩胛骨下角以上的肌肉收缩常被大圆肌内收功能所干扰),则表示后侧束中段发出的胸背神经功能良好,若有臂丛损伤,其部位应在后侧束以下(即锁骨下部)。背阔肌萎缩提示中干损伤或 C_7 神经根损伤。

3. 臂丛神经根干束支的定位诊断　在术前对臂丛损伤部位,除了区分锁骨上下损伤外,应进一步明确锁骨上的根或干损伤,以及锁骨下的束或支损伤。具体方法应将临床检查所得的阳性体征,按上肢五大神经分类后进行组合诊断。具体方法如下:

(1) 腋神经损伤(临床表现为三角肌萎缩,肩关节外展受限):单纯腋神经损伤其损伤平面在支以下;腋神经合并桡神经损伤,其损伤平面在后侧束;腋神经合并肌皮神经损伤其损伤平面在上干;腋神经合并正中神经损伤其损伤平面在 C_5 根部。

(2) 肌皮神经损伤(临床表现为肱二头肌萎缩,肘关节屈曲受限):单纯肌皮神经损伤,其损伤平面在支以下;肌皮神经合并腋神经损伤,其损伤平面在上干;肌皮神经合并正中神经损伤,其损伤平面在外侧束;肌皮神经合并桡神经损伤,其损伤平面在颈神经根。

(3) 桡神经损伤(临床表现为肱三头肌、肱桡肌及伸腕、伸拇、伸指肌萎缩及功能受限):单纯桡神经损伤其损伤平面在支以下;桡神经合并腋神经损伤,其损伤平面在后侧束。桡神经合并肌皮神经损伤,其损伤平面在 C_6 神经根。桡神经合并正中神经损伤,其损伤平面在 C_7 神经根。

(4) 正中神经损伤(临床表现为屈腕及屈指肌、大鱼际肌萎缩,拇指及手指屈曲及拇指对掌功能受限,1~3指感觉障碍):单纯正中神经损伤,损伤平面在支以下;正中神经合并皮神经损伤,损伤平面在外侧束。正中神经合并桡神经损伤,损伤平面在 C_5 神经根;正中神经合并尺神经损伤,损伤平面在下干或内侧束。

(5)尺神经损伤(临床表现为尺侧屈腕肌萎缩,小鱼际肌、手内部肌包括骨间肌、蚓状肌及拇内收肌萎缩,手指内收外展受限,指间关节伸直受限,手精细功能受限,4~5指感觉障碍):单纯尺神经损伤,损伤平面在支以下;尺神经合并正中神经损伤,损伤平面在下干或内侧束;尺神经合并桡神经损伤,损伤平面在 T_1 神经根。

4. 臂丛神经根部损伤时节前与节后损伤的鉴别诊断　臂丛神经根性损伤主要分两大类:一类为椎间孔内的节前损伤;另一类为椎间孔外的节后损伤。节后损伤的性质与一般周围神经相同应区分为神经震荡、神经受压、神经部分断伤与完全断伤。区分方法依据受伤性质、日期、主要功能丧失程度及肌电、神经传导速度的不同变化而确定。治疗方法依据不同病理状态而定,可保守观察治疗或进行手术治疗(包括减压缝接及移植)。节前损伤均在椎管内前后根丝状结构处断裂,不仅没有自行愈合的能力,也没有通过外科手术修复的可能。因此,一旦诊断确定,应争取及早进行神经移位术,故在临床上,节前节后的鉴别诊断有较大的重要意义。

(二) 电生理诊断

电生理诊断对臂丛损伤的范围、部位、性质与程度均有重要价值,其检查方法有:

1. 肢体和肩胛带肌群的肌电图(EMG)及神经传导(NCV)　所测肌肉的失神经肌电(静止期的纤颤波、重收缩期无动作电位)提出神经损伤的存在,而神经传导速度的测定对损伤程度的判断有参考价值。一般来说,无法测出神经传导速度提示神经完全断伤,神经传导速度减慢在 50% 以上为神经大部损伤,运动神经传导速度减慢在 50% 以下提示部分损伤,神经传导速度在 30% 以下提示粘连压迫,神经传导速度正常提示为功能性障碍或运动神经元性病变。上述肌电检查,每隔 1~3 个月重复 1 次,常可在临床上恢复之前,肌电图上即可显示。故可作为监察臂丛损伤神经再生与功能恢复的重要手段。

2. 颈部椎旁肌群的肌电检查　由于颈部椎旁肌群的神经支配在颈脊神经根离开椎间孔出口后,立即发生(称后支,而脊神经的前支分别组成颈丛与臂丛),因此这些肌肉检查一旦出现异常,常提示为椎孔内节前损伤。但不少节前损伤的病例,相应节段的颈后肌群检查无明显异常,这是因为颈后肌群常受不同部位的神经共同支配,如颈后肌群的最浅层为斜方肌,由副神经共同支配;第二层为颈长肌和提肩胛肌,由颈丛支配;第三层的颈棘肌也由颈丛共同支配。只是最深层的横棘肌和横突间棘肌才由相应平面的脊神经根后支支配,但由于它们部位深,体积小,检测较困难,故临床使用价值受到限制。

3. 感觉神经活动电位(SNAP)和体感诱发电位(SEP)测定　由于第一级神经元位于后根丝状结构远端的脊神经节内,当丝状结构断裂(节前损伤),则脊神经节内的感觉神经元仍然与周围的感觉神经纤维保持连续性,不断地为神经纤维提供轴浆流,保持周围感觉神经纤维髓鞘的正常结构与功能,因而仍然可以通过电生理仪器测到 SNAP,但联接脊髓的通路(丝状结构)被中断,故这些感觉冲动不能传到大脑皮层,因而不能在头皮处应用电生理仪器测到大脑皮层的 SEP。

（三）臂丛神经节前与节后损伤的鉴别要点

在臂丛神经损伤的诊断中最重要也是最困难的是区别损伤部位是在节前或节后,对节前损伤的唯一方法是尽早神经移位,而对节后损伤除证实为完全性断伤外,均应有3个月左右的保守治疗观察期,过早与过晚都不利于神经的再生。

第三节　臂丛神经损伤的治疗

一、一般治疗

对常见的牵拉性臂丛损伤,早期以保守治疗为主,即应用神经营养药物(维生素 B_1、维生素 B_6、地巴唑、神经节苷脂等),对损伤部进行理疗,如电刺激疗法、超短波、红外线、磁疗等,患肢进行功能锻炼,防治关节囊挛缩,并可配合针灸、按摩、推拿,有利于神经震荡的消除,神经粘连的松解及关节松弛。观察时期一般在3个月左右。在观察期间由于痛温觉减退消失易受进一步损伤(如碰伤或烫伤),在失神经支配的皮肤损伤后修复较困难,因此必须保护失神经支配的皮肤,可穿戴防护手套,训练用健手试探接触物体温度的习惯,经常涂用油脂性护肤霜。

虽然臂丛损伤患者较少发生严重的疼痛,但一旦发生疼痛,治疗也较困难,这种疼痛一般呈灼性痛,在枪弹伤及部分根性撕脱伤患者中较多见。取出神经中弹片,切断部分损伤的神经及神经瘤,重接神经是缓解这类疼痛的主要方法,臂丛神经封闭、颈交感神经节封闭及手术切除,以及针灸、各类止痛药物的应用仅短暂缓解疼痛。

臂丛损伤的患者肢体肌肉失去运动功能后,也失去对肢体静脉的挤压回流作用,特别是肢体处于下垂位和关节极度屈曲位及腋部有瘢痕挛缩,加重肢体静脉回流障碍,因此用三角巾悬吊肢体,经常性进行肌肉被动活动及改变关节位置,解除腋部瘢痕挛缩(理疗或手术方法),是防治肢体肿胀的主要方法。

树立信心对臂损伤患者来说至关重要,大多数臂丛损伤后,患者一侧肢体丧失功能,不仅丧失了劳动、工作、学习的能力,而且日常生活自理也十分困难,这对一个正充满青春活力、追求理想的年轻患者是极其痛苦的,往往丧失了生活的信心。因此,作为一名医务工作者应该给这类患者以高度的同情心,在精神上鼓励他们战胜病痛的决心;以高度的责任心帮助他们战胜病痛建立信心;以高度的进取心去解决臂丛损伤后手功能恢复的世界难题,使他们重返劳动岗位,真正成为社会大家庭中幸福的成员。

二、手术治疗

（一）手术指证

（1）臂丛神经开放性损伤、切割伤、枪弹伤、手术伤及药物性损伤,应早期探查手术修复。

（2）臂丛神经对撞伤、牵位伤、压砸伤,如已明确为节前损伤者应及早手术,对闭合性节后损伤者,可先经保守治疗3个月。在下述情况下可考虑手术探查:

1）保守治疗后功能无明显恢复者。

2）呈跳跃式功能恢复者如肩关节功能未恢复,而肘关节功能先恢复者。

3）功能恢复过程中,中断 3 个月无任何进展者。

（3）产伤者,如出生后 3 个月至半年内无明显功能恢复或功能仅部分恢复,即可进行。

（二）术前准备

除一般术前常规检查外,臂丛损伤患者尚应作如下特殊检查以利手术方法的选择及并发症的防治。

1. X 线胸透与胸片了解膈肌活动及抬高情况　膈神经是臂丛根性撕脱伤手术治疗中最有效的移位神经,移位后效果与膈神经功能状态有直接关系,严重臂丛损伤常伴有膈神经损伤,因此术前应有正确判断,并观察肋骨、肋间隙情况。

2. 肺功能测定　对选择多组神经移位病例,术前应了解肺功能状态,对选择手术方式有重要意义。膈神经移位后早期均有不同程度的肺功能影响,这些影响虽不产生临床症状,但对肺功能已有损害者,特别需同时进行多根肋间神经移位者,更应谨慎。

3. 斜方肌功能状态的测定　斜方肌由副神经支配,副神经也是临床常用的移位神经,其功能状态可通过如下方法测定:

（1）耸肩功能:观察患者耸肩时肩部的抬高水平,及斜方肌与肩胛提肌的双重收缩是否出现皱纹。

（2）电生理检查:有否失神经电位。

（三）手术方法

1. 臂丛探查术

（1）麻醉:全麻。

（2）体位:仰卧、头斜向健侧,患侧肩部抬高,患肢外展或置于胸腹部。

（3）皮肤消毒范围:以患侧颈、肩、胸、臂为主。皮肤切口从胸锁乳突肌后缘中点开始,沿该肌后缘垂直向下,再在锁骨上缘横行向外达锁骨中点。过锁骨中点后,沿胸大肌与三角肌间隙下行,过腋前皱襞后横行向内,至臂内侧后再沿肱二头肌内侧向下。根据损伤部位,在此皮肤切口设计线上选定长度。

2. 探查部位与方法

（1）锁骨上臂丛神经探查术:臂丛神经根和神经干位于锁骨上区。采用颈、锁皮肤切口,其长度自起点向下达锁骨中点即可。切开皮肤及颈阔肌,即遇颈外静脉,可将其切断或牵开。在术野中(锁骨上方)可找到肩胛舌骨肌将其牵开或切断,肌肉断端各缝一牵引线,有利于切口暴露,并防肌肉缩回再缝接时不易找到。再沿皮肤切口方向用电刀剖开组织和脂肪层,在这些软组织中有颈横动、静脉,需作细致分离足够长度后,结扎加缝扎处理。臂丛神经根和神经干位于上述软组织和脂肪层的深部,此时可先找到前斜角肌,并将其向内上牵开或切断,臂丛神经根即能全部充分显露。膈神经在前斜角肌表面,由外向内通过,在切断前斜角肌前,应先将其保护。沿各神经根向远端解剖,即能找到各神经干;向近端解剖,可达椎间孔附近。锁骨下动脉在术野下内方常被下干遮盖(图 8-1-3-1)。

（2）锁骨下臂丛神经探查术:臂丛神经束部和上肢神经起端位于锁骨下和腋窝内,欲将其暴露,需将胸大肌和胸小肌切断或牵开。采用胸臂皮肤切口,其长度上至锁骨中点,下至臂上端。切开皮肤及皮下组织,沿胸大肌外侧缘向外解剖分离覆于其上的脂肪组织,即可找到胸大肌与三角肌分界线而不损伤位于其间的头静脉。头静脉在此两肌之间,位置较浅。将头静脉和三角肌之间的分支结扎后,头静脉和胸大肌一起牵向内侧。再沿胸大肌下缘横行剪开腋筋膜,用手指沿胸大肌深面进行分离。此时术野深部所见即为锁胸筋膜和胸小肌及覆盖于臂丛神经表面的脂肪层。若需要可将胸小肌自

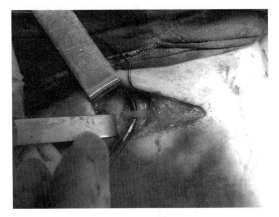

图 8-1-3-1　神经探查术术中

喙突处切断后,用粗丝线缝后牵引以利暴露。为了充分暴露锁骨下臂丛,可沿锁骨剥离胸大肌起点直达胸锁关节处,在锁骨中点处注意保护胸前外侧神经及血管。并将锁骨下肌在中点处切断,以扩大锁骨下间隙,以显露臂丛神经的支束部、上肢神经的近端,以及锁骨下的腋部血管。

(3)锁骨部臂丛神经探查术:臂丛神经的支部位于锁骨后面。可采用锁、胸皮肤切口,其长度以锁骨为中心,上、下各长约7cm。切开皮肤及皮下组织沿锁骨方向向两侧分离。将锁骨周围软组织分离后,沿锁骨切开骨膜,作骨膜下分离。用线锯将锁骨锯断或截除一段。切断骨膜和锁骨下肌,此时可遇到一小静脉和小动脉,需先将其切断和结扎。在锁骨内侧断段的下方有锁骨下动脉和静脉,将动脉向内牵开,可见臂丛神经的下干。这些组织必须严防损伤。锁骨锯断或截除后,臂丛神经的支部即能充分显露,此时可沿臂丛神经干向下解剖,或沿臂丛神经束部向上解剖。锯断的锁骨需用钢丝固定,截除的锁骨是否复回无重要意义,一般不予复回。

3. 手术处理　根据手术中发现处理原则如下:

(1)臂丛神经连续性存在:而神经被周围组织粘连压迫者应去除粘连压迫因素,如瘢痕化的斜角肌,血肿机化组织、增生的骨膜、骨痂及滑膜肌肉组织应予切除或松解。由于长期压迫致使神经组织内水肿及组织液渗出而形成神经内瘢痕,因此不仅作神经外减压,尚应在手术放大镜或手术显微镜下进行神经鞘切开神经内松解,使神经束充分显露后减压,神经内松解一定要严格止血,双极电凝器是必备的止血器械,否则将造成神经组织更大的创伤。松解彻底程度的判断,有时可通过神经减压前后神经损伤部位,近远端电刺激反应及电活动波进行判断。手术结束时应在神经周围放置醋酸氢化可的松5ml,或在增厚的鞘膜内注射确炎舒松2~3ml。

(2)臂丛神经断裂或神经瘤巨大:应将近远两个断端充分显露,并将断端瘢痕组织及神经瘤切除,使神经断面有神经束乳头清楚可见,两断端在无张力情况下可行鞘膜缝合,臂丛处神经束大部为混合束,因此无束膜缝合的必要、对于不能直接缝合的神经缺损,应采用多股神经移植术,移植材料可选用颈丛感觉支、臂或前臂内侧皮神经、腓肠神经。

(3)椎间孔部神经根断裂:由于神经根近端变性严重,神经断面无明显束乳突,加上神

经损伤部位接近神经元,常造成神经元不可逆损害。因此,对这类病变需进行神经移位术,其疗效较原位缝接或移植为佳,常用于神经移位的神经有膈神经、副神经、颈丛运动支、肋间神经,详细方法见下述。

(4) 术后处理:臂丛松解减压术后上肢固定3天,神经修复后固定4周,应用神经营养药物。拆除石膏后,患肢应进行功能锻炼,防治关节囊挛缩,神经缝合处进行理疗,防治神经缝合处瘢痕粘连压迫,并应用电刺激疗法刺激神经再生。每3个月进行肌电图检查,以了解神经再生情况。

三、臂丛神经根性撕脱损伤的显微外科治疗

(一) 术中臂丛根性撕脱伤的判断

臂丛根性撕脱伤的诊断在术前主要依据临床表现 $C_{5,6}$ 神经根性撕脱,临床表现为斜方肌萎缩明显,耸肩功能严重受限。C_8T_1 神经根性撕脱,临床表现为 Horner 征及肌电测定(SEP 消失而 SNAP 存在)。但临床及肌电诊断中均存在着假阳性与假阴性,占10% ~ 15% 病例,故术中仍然需作仔细探查,以明确诊断。术中根性撕脱伤的表现有如下类型:

(1) 斜角肌间隙内直到椎孔无神经组织,可见由瘢痕组织代替。

(2) 锁骨上窝处有巨大神经呈团缩状。

(3) 神经根虽有连续性,但椎孔处神经根呈单辫形、双辫形或倒钩形。

(4) 神经根形态完全正常,无论质地、粗细、表面情况均无异常发现,对这类病例无肌电诊断的帮助有时很容易误诊为神经震荡、失功能或轴束中断,通常仅作神经松解而结束手术,术后无任何功能恢复。这类根性撕脱的解剖学基础是神经根在椎孔内丝状结构处断裂,而神经根、脊神经节仍残留在椎孔内造成手术时判断错误。对这类损伤术中进行 SEP 及 SNAP 检查最有价值。

(二) 神经移位手术方式的选择

1. 臂丛神经 $C_{5,6}$ 根性撕脱伤移位方式 膈神经移位于肌皮神经或上干前股,副神经移位于肩胛上神经,颈丛运动支移位于上干后股或腋神经(常需作神经移植)。

2. 臂丛神经 $C_{5\sim7}$ 根性撕脱移位方式 膈神经移位于上干前股或肌皮神经,副神经移位于肩胛上神经,颈丛运动支移位于上干后股或腋神经,肋间神经移位于胸背神经或桡神经。

3. 臂丛神经 C_8T_1 根性撕脱伤移位方式 膈神经移位于正中神经内侧根,第3~6肋间神经感觉支移位于正中神经外侧根,运动支移位于尺神经,颈丛运动支、副神经移位于前臂内侧皮神经。

4. 臂丛神经 $C_{7,8}T_1$ 根性撕脱伤移位方式 膈神经移位于正中神经内侧头,颈丛运动支、副神经移位于前臂内侧皮神经,第3~6肋间神经感觉支移位于正中神经外侧根,运动支移位于尺神经,第7、8肋间神经移位于胸背神经。

5. 全臂丛神经根性撕脱伤移位方式 膈神经移位于肌皮神经,副神经移位于肩胛上神经,颈丛运动支移位于腋神经,第3~6肋间神经移位于正中神经(感觉支—外侧头、运动支—内侧头),第7、8肋间神经移位于胸背神经或桡神经,健侧 C_7 神经根移位于患侧尺神

(远端)为Ⅰ期,Ⅱ期将尺神经(近端)移位于所需要重建的神经。膈、副、颈丛运动支若有损伤,均可用肋间神经或健侧 C_7 神经根替代。

(三) 各种神经移位的手术方法

1. 膈神经移位术 经动物实验证实,膈神经优于副神经、肋间神经的移位,其原因可能与膈神经有日夜不息的高频率大振幅的自发性电活动,含有较多粗大运动神经纤维有关。无论临床与实验均证实切断一侧膈神经不造成呼吸功能的障碍,是一种安全有效的臂丛损伤的重建方法。

(1) 应用解剖:膈神经为颈丛神经中最粗大的运动支,由 $C_{2～4}$ 神经根组成,C_5 神经根常有神经纤维参加。膈神经行走在前斜角肌表面,由外上斜向内下于第一肋平面,在锁骨下静脉内侧进入纵隔,有 25%～50% 的正常人有副膈神经存在,走在前斜角肌内或后侧,常在纵隔内与膈神经主干合并。

(2) 手术指征

1) 臂丛神经根性撕脱损伤或近椎孔节后损伤,病程在 2 年以内无法进行神经移植或修补者。

2) 肌肉萎缩不十分严重,临床检查时尚可扪及萎缩肌腹者。

3) 膈神经功能健全者。

(3) 手术方法

1) 臂丛神经损伤性质的确定:通过锁骨上探查切口,证实臂丛神经损伤为节前损伤或近椎孔处的节后损伤无法进行一般神经手术者。

2) 膈神经的游离:在锁骨上切口内于前斜角肌表面即可分离出膈神经,观察膈神经有无瘢痕粘连及神经变性,以血管钳拨膈神经可见膈肌活动,并可用神经刺激器观察膈肌活动情况。证实膈神经功能良好后,向颈根部充分游离膈神经直达斜角肌肋骨止点处,用 2% 普鲁卡因封闭后,直视下切断膈神经。

3) 肌皮神经的寻找及残端的处理:①在锁骨上切口内,自臂丛神经团缩在锁骨上的神经瘤中,细致解剖寻找上干的前支,一般由 C_6 神经根参加到上干前支的神经束为肌皮神经的主要神经束。②若锁骨上切口神经瘤巨大或位置较深解剖有困难时,可作锁骨下切口,自臂丛外侧束肌皮神经发出处逆行向近端,从外侧束内进行束间分离,游离出肌皮神经束,直达神经瘤处。残端的处理:分离出肌皮神经残端以便与膈神经吻合。

2. 副神经移位术 肩胛上神经是副神经移位的最佳选择,因为肩胛上神经支配的冈上下肌是肩关节外展的"启动肌",又是上举的"主要肌"与上臂外旋的"关键肌"。大量临床资料证明,副神经移位后对肩部功能无明显影响。

(1) 应用解剖:副神经纤维由脑与脊髓两部分组成,脑神经纤维来自延髓副神经核,其纤维于延髓下橄榄体后外侧沟出脑。颈脊髓前角细胞发出副神经脊髓神经纤维,在脊髓前后根之间上行人枕骨大孔后,与脑部神经纤维合并组成副神经,经颈静脉孔出颅,在颈内动静脉之间及在胸锁乳突肌深面下行,在该肌中点穿出向后外方潜入斜方肌深面支配该肌。副神经移位后斜方肌尚可由颈丛运动支支配,而不产生肌肉萎缩及功能障碍。

(2) 手术指征

1) 臂丛神经根性撕脱伤病程在 2 年以内。

2）受区神经所支配的肌肉萎缩不严重者。

3）副神经无损伤征象:临床检查斜方肌无明显萎缩。

（3）手术方法

1）麻醉:全麻。

2）体位:肩下垫枕,颈后伸,头转向健侧。

3）切口:乳突下 2cm 处起,沿胸锁乳突肌后缘至锁骨,沿锁骨上一横指作平行切口到锁骨中点。由该点沿胸大肌三角肌间隙至腋部,必要时"Z"形通过腋部延伸到上臂内侧。

4）臂丛神经的显露、损伤性质的判断:通过锁骨上切口显露臂丛,证实为臂丛根性撕脱伤后采用神经移位手术。

5）副神经的显露:顺行显露法,在胸锁乳突肌中点上 1～2cm,深层 1cm 即可发现副神经,并可电刺激该支出现耸肩活动。沿该支向远端游离,直达斜方肌肌腹。逆行显露法,在锁骨外侧端斜方肌附着处上 2cm,深层 2cm 处可见副神经进入肌肉点,同样用电刺激后有耸肩活动,再沿该支向近端游离直达胸锁乳突肌中点。

6）受区神经的选择:在 $C_{5,6}$ 节前损伤病例中一般将副神经移位于腋神经或桡神经。

7）神经缝接方法:副神经与肩胛上神经可直接束膜缝合,副神经与正中神经、腋神经、桡神经或前臂内侧皮神经一般均需作神经移植(可选用腓肠神经、颈丛运动支、臂内侧皮神经等)。

8）术后处理:与膈神经相同。

3. 颈丛神经移位术 颈丛神经移位有如下优点:

①提供运动、感觉纤维近 7500 根,且两种纤维相互独立。②运动神经是随意神经。③与肋间神经相比,纤维多,质量好。手术时间短,出血少。

（1）应用解剖:颈丛由 $C_{1～4}$ 神经的前支所组成,在胸锁乳突肌的深面,颈部深层肌的浅面,颈丛在胸锁乳突肌中点附近发出 4 支皮神经,其中枕小神经与耳大神经两支经该肌中点的前缘折向耳部及枕部,颈皮神经及锁骨上神经两支行走在颈外侧三角及锁骨上窝脂肪间,支配相应的皮肤。颈丛在发出皮支的同时向深面发出运动支。其中最粗大的运动支即为膈神经,行走在前斜角肌表层。在中、后斜角肌间有斜方肌支,较细。在后斜角肌与提肩胛肌间有提肩胛支,较粗大。在该支后方为菱形肌支,较细,常缺如。胸锁乳突肌支及颈前肌群支很细,常缺如,有时随皮支行走后再进入肌腹。颈丛发出的皮支既粗又长,长度可达 5～10cm。颈丛发出的运动支既细又短(除膈神经外),长度仅 2～3cm。故用颈丛运动支治疗臂丛神经根性撕脱伤常需移植神经与受区神经桥接。

（2）手术指征:一般需将肋间神经游离到腋前线,但不宜过前,因运动纤维越前越少。当肋间神经外侧皮支不易被找到时,可在肋缘下寻找腱性部分的肋间外肌,沿肋间外肌腱性附着部分分离肌肉,即为肋间内肌,再劈分肋间内肌则位于肋缘下的肋间神经即可找到。根据需要可游离 2～6 根肋间神经。

1）受区神经的选择: $C_{5,6}$ 根性撕脱伤时一般不选用肋间神经,以颈部三组神经(膈神经、副神经、颈丛运动支)移位即可。当颈部移位神经也遭受损伤时,则肋间神经移位于肌皮神经是理想的手术方法。当 $C_{5,6}$ 合并 C_7 同时撕脱伤时,胸背神经也无功能,则可将 2 根肋间神经移位于胸背神经。当 C_8T_1 撕脱伤后,通常利用第 3～6 肋间神经 4 根外侧皮支修复正中神经外侧根,4 根肋间神经主干修复正中神经内侧根。当 C_8T_1 合并 C_7 根性撕脱伤时,可同时再增加2根肋间神经移位于胸背神经或前臂内侧皮神经。当全臂丛根性撕脱伤时,可用4根肋间神经移位于正中神经(感觉支移位于外侧根、运动支移位于内侧根),再用2根肋间神经移位于胸背神经。

2)神经缝合方法:为了满足肋间神经与受区神经的直接缝合,可适当增加肋间神经游离的长度,但也不宜游离到肋前部,因运动纤维在肋前部分数量较少。同时可适当延长受区神经的长度(尽量在近心处切断),最终肋间神经与受区神经在腋部无张力条件下,于手术显微镜下用9-0/10-0尼龙单丝进行束膜缝合,每根2针。若受区神经无法延长,或长段病变需切除,无法与肋间神经进行直接缝合者,可切取腓肠神经移植或牺牲肋间神经感觉支作为移植神经。

3)术后处理:同膈神经移位术。

4. 健侧颈神经移位术

(1)应用解剖:臂丛颈神经根的长度及含神经纤维数量,许多学者进行了研究由于C_7神经根在臂丛中位置居中,并独立形成中干,上肢5根主要神经中(即腋、肌皮、桡、正中、尺)任何一根都不是由C_7单一形成,故切断颈,神经根或中干将不影响上肢功能。

(2)手术指征:

1)臂丛根性撕脱伤患者患侧颈部、胸部外伤严重,膈神经、副神经、颈丛运动支及肋间神经无法利用。

2)臂丛根性撕脱伤患者已进行多组神经移位(膈神经、副神经、肋间神经、颈丛运动支),术后经2年以上随访无任何功能恢复。

3)臂丛根性撕脱伤患者在进行患侧的多组神经移位同时,加做患侧尺神经带蒂与健侧C_7的神经根缝接,一旦上述多组神经移位,任何一组失败则利用已有神经再生的尺神经进行重新移位,重建患肢功能。

(3)手术方法

1)健侧颈神经根的切取:切取方法为作健侧颈部锁骨上臂丛探查切口(自胸锁乳突肌中点起沿其后缘达锁骨上一横指,平行锁骨达中点),在切口中保留颈外静脉1.5~2.5mm的小分支以备用,充分游离颈横动静脉以备用,充分暴露臂丛神经根。其切取部位:①C_7神经根合成总干部切断。②于中干发出后股部切断。③于中干发出前股部切断。

2)健侧神经根移位的桥接:将健侧神经根桥接到患侧臂丛处的方法有4种。①在健侧神经根与患侧受区神经间作游离腓肠神经移植。健侧C_7腓肠神经20cm患侧受区神经。②健侧神经根与患侧受区神经间作带小隐静脉动脉化游离腓肠神经移植。③将患侧尺神经自腕部平面切断(包括主干及手背支)连同尺动脉及伴行静脉一起游离,在肘部切断尺动静脉近端并结扎,继续向腋部游离尺神经,直达尺侧上副动脉进入尺神经主干的远端处,一般在腋下带尺动静脉的尺神经远端,通过胸前皮下隧道到达健侧颈部切口,尺神经与C_7神经断端吻合,尺动脉与颈横动脉吻合,尺静脉与颈横静脉或颈外静脉分支吻合(图8-1-3-2、图8-1-3-3)。④本法与上法相似,只是不带尺动静脉。健侧C_7神经-患侧尺神经(带尺侧上副血管蒂)。

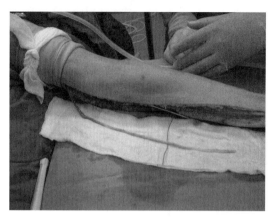

图 8-1-3-2　临床举例　尺神经切取

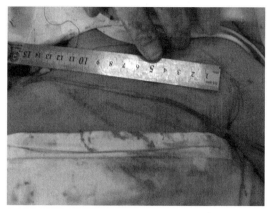

图 8-1-3-3　临床举例　尺神经移位术

3）尺神经第二期移位方法：健侧颈神经与患侧尺神经吻合后，健侧再生神经沿患侧尺神经向患侧方向生长，待临床与肌电证实神经再生达到患侧腋部则应考虑第二期移位。神经再生的判断方法：①沿尺神经移位行径进行 Tinel 叩击。②在尺神经行径中作 SEP 测定。一般第二期手术在第一期术后 8 ~ 12 个月进行与神经生长速度每天 1mm 一致。

（孙贵新　杨明杰）

第二章 周围神经损伤

第一节 周围神经损伤概述、电生理及神经缺损的处理

一、概　　述

近50年来,由于有关周围神经损伤的基础研究不断深入,使得临床医师在周围神经修复的工作经历了不断改进、提高的逐步丰富的过程。早期修复是利用神经外在标志避免不良旋转的情况下行神经干与干之间神经外膜缝合,使断裂的残端得以接合,在有长距离神经缺损的病例,利用屈曲近侧关节并对两侧神经残端广泛松解和再行缝接术。研究结果表明,神经干端-端吻合恢复效果与缺损长度有关,如果缺损长度超过一定范围,其效果就差。

神经缝合技术也不断在实践中得到改进,从最初的神经干的外膜缝合到束膜缝合,然后是在显微镜下的无创伤缝合。而考虑到缝线会引起成纤维细胞增生和导致压迫,瘢痕和轴突组织的生长方向紊乱,故又出现了利用激光焊接神经的方法,因为它无异物留存在吻合部位,焊接可以形成环形圈,既不留缝线又可在凝结小血管的同时吻合神经。但激光缝合的神经缺乏抗张能力,而能量更高的激光虽可增加抗张能力,却存在它的热效应损伤外膜下脆弱的轴突的严重危险。与此同时用黏合方法修复神经也正在逐步得到不少人的肯定。最近实验表明,使用低温修剪神经,并在复温前用纤维素胶涂覆神经,此方法比单纯显微缝合轴突的排列更整齐。此法通过冷冻断端减少了轴突的排列紊乱。另外,还发现纤维素胶允许分子弥散,有可能用以加入促进神经再生的成分。

神经缺损不能依靠端-端吻合解决,除了用电缆状移植物、带蒂神经干移植,1974年Strange首次用带血管蒂神经移植修复长段神经,并使即刻重获血供成为现实。改善神经损伤部位的血供,从而保证手术进行中神经移植物和吻合部位快速重获血供,已成为周围神经外科中的重大进步,改善了神经毁损患者的预后。

当前基因改造和克隆技术已日趋兴旺。组织工程学和生命科学的基本原理应用于一代生物替代物,目的是为了创造、保存和恢复缺失脏器的功能。神经移植中存在的不足之处有可能在将来由神经纤维的基因克隆技术得到弥补,如辅以神经营养因子,很快就有可能通过基因工程从头开始完全再生受损的神经,从而不必修补神经。摆脱了遗传学问题的困扰后,常规的神经修复或许可以获得完美的功能恢复。

二、周围神经损伤的电生理

周围神经损伤在临床上常分为神经失用、轴突断伤和神经断伤三类。

(一) 神经损伤的肌电图改变

周围神经损伤后,肌纤维由于失神经支配而出现肌膜兴奋性增高,肌电图的特征为出现

插入电位延长、纤颤波和正尖波,但此种改变常在 2~3 周后出现。神经肌电图在神经完全性损伤 5~7 天内,损伤远端的神经干仍有传导功能,以后神经变性致传导性丧失。综合肌电图、神经电图的资料,神经损伤的肌电图有以下不同情况:

1. 正常肌电图 放松时无自发电活动(主要指纤颤电位和正相尖波,下同)。轻收缩出现正常运动单位。最大收缩时运动单位数量不减少,NCV 正常,提示无神经损害。

2. 神经功能障碍 神经损伤 2~3 周后,放松时无自发电位,随意收缩时无任何运动单位或只出现少量运动单位,但远端刺激神经干可得正常波幅的诱发电位,在损伤近端刺激无诱发电位或波幅明显减小,提示功能障碍,相当于神经失用症。

3. 部分去神经支配 神经损伤 2~3 周后,放松时出现自发电活动,轻收缩时出现各种形式的运动单位电位(包括新生电位、复合电位及再生电位等)。重收缩可能出现运动单位数量减少,提示轴突损伤或神经损伤后出现神经再生。如不存在双重神经支配,则可排除神经断裂。

4. 完全去神经支配 神经损伤 2~3 周后,放松时出现自发电活动,随意收缩时无任何运动单位电位,刺激远端神经干无诱发电位,指示轴突或神经断裂,如随访无新生电位也无诱发电位,则属神经断裂。

(二) 神经新近损伤的电生理诊断

神经肌电图诊断新近损伤的神经有一定难度和复杂性。为了更好地了解其变化过程,现就损伤即刻、损伤后 10 天、损伤后 20 天的神经肌电图改变分别进行讨论。

1. 损伤即刻 即使神经断伤,但因神经尚未变性,纤颤电位还未及出现,故不能依之判定神经是否断伤。因此,肌电图上更为重要的是观察运动单位电位是否存在。如有运动单位,至少可排除神经断伤,如无运动单位则可能是神经失用、轴索断伤或神经断伤,但不能对三者进行鉴别。尚需注意对各种情况判定,以免误诊。

2. 损伤后 10 天 如神经纤维变性,肌电图上可能出现插入电位延长,但一般尚无纤颤波。此期神经电图具有重要诊断价值。轴索、神经断伤时,神经变性失去传导功能,在神经远段和近端刺激均不能诱发 EMAP 或 NAP;如神经失用,则远段仍保持传导功能,但在近段刺激无 EMAP。如近、远段刺激均可诱发 EMAP 却无自主运动单位电位,则可能是患者不合作或有上运动神经元的损害。

3. 损伤后 20 天 由于神经变性后肌纤维膜兴奋性增高而在 EMG 上出现纤颤电位,其出现时间的早晚和损伤部位与肌肉的距离有关,近者早出现。神经电图与 10 天前基本相同,可结合 EMG 发现对损伤的部位和程度作出诊断。

应注意纤颤电位的出现与温度有关,神经损伤常致肢体温度下降而观察不到纤颤电位,故检测时应注意肢体的保暖(必要时以红外线升温),才能取得可靠结果。

(三) 周围神经损伤后神经再生的肌电图

周围神经损伤后神经再生的肌电图可表现为自发活动的减少,并出现以下 3 种运动单位电位。

1. 新生电位 神经再生早期随意收缩时出现的短时限、低电压多相电位(短棘波相),它是神经再生的早期指征,可早于临床肌力恢复 8~16 周。

2. 复合电位　神经再生过程中,新生的神经轴突所支配的肌纤维数量逐渐增多而出现时限长、电压高的多相电位。

3. 再生电位　是高电压、宽时限的巨大电位。

上述电位反映了神经再生的不同阶段、神经再生的是否成功,取决于向正常运动电位转变的速度和数量,如长期持续停留于新生电位或复合电位则预后差。

三、神经缺损的处理

神经缺损几乎存在于每一个周围神经伤断中,不管它是新鲜还是陈旧损伤,因为神经连续的中断,其两端断端均有不同程度的回缩,从新鲜切断伤数毫米到陈旧伤的数厘米。视原因不同其缺损可以更大,甚至遗留巨大的缺损。此外,有的神经断端已形成外伤性神经瘤或连接性神经瘤。在作二期修复时须先切除这种神经瘤,必然残留较长的神经缺损。相反,有时神经虽仍保持其连续性,但损伤的性质不同,例如,电灼伤、注射伤、缺血性损伤及牵拉伤等同样可以存在神经长段破坏,修复时需先切除,则存在长段缺损。另外,周围神经缺损可以发生在不同的平面,高位的如在神经根从脊髓神经的发出处直至末梢的指神经缺损。如何考虑闭合各部位的神经缺损,其方法亦各不相同。不管其导致缺损的病因是什么,在哪一个平面,治疗的目的,始终是在想方设法在消除张力的情况下桥接神经缺损,以恢复损伤神经的功能连接。

闭合缺损的方法:选择哪种方法闭合缺损的神经应考虑:缺损的范围、部位、机制及合并损伤,以及伤前肢体情况、医生对神经弹性与张力的理解等重要因素。

先经过仔细的临床检查,包括运动的、知觉的丧失测定,损伤神经的手术显露是确定神经损伤的部位与大小的第一步。在术中确定神经缺损的长度,包括神经瘤作必要的切除后,各神经束断面可见所残留的缺损。原则上克服神经缺损的措施可分两大类,即增加神经的相对长度与缩短神经间所经过的距离。前者包括:神经牵伸、神经游离、带蒂神经移植与游离神经移植。后者包括:关节的定位、神经改道、骨骼缩短(特别是存在骨折或骨不连者)、松解或切除有制约的软组织。这些方法需根据病理、病情、部位与术者技术水平选择某种或数种方法组合应用。选定最佳手术方案,先易后难,神经游离移植则在本章其他节中详述。最理想的缺损闭合当然是断端修整后能直接缝合。实际上这只在很少缺损的新鲜损伤才有可能。

(一) 神经牵伸

由于周围神经存在一定的不规则途径,自然的肢形起伏与一些正常的弹性,所以当牵伸后可以获得一定长度,然而其获得是很有限的,只适用于数毫米的小缺损的闭合。

(二) 神经游离

神经游离可能是获得长度最常用的方法。几乎每一个神经修复手术中都运用此操作。由于周围神经自然途径中存在一定的松弛度,故有利于获得此长度。神经游离应在手术显微镜放大下进行,除必要的神经外膜解剖外有时还包括神经内的松解。有的肌肉分支在外膜切开后有较长的一段自成一索,则神经束间分离较易获得长度。神经断裂位于肌肉分支的远侧者游离后容易向远侧牵伸以克服缺损的长度,反之如断裂位于肌肉分支近侧则不易向近侧牵伸。为获得长度有时不得不切断部分肌支或关节支。这就要根据医生的判断与分支的重要性来决定去留。周围神经的营养血管是从邻近的伴行血管发出分支通过神经系膜进入神经,在外膜下变为纵向的神经营养动脉。粗大的神经有常见的动脉,如坐骨神经动脉与正中神经动脉。所以,在游离神经时要特别注意保护这些神经外或神经内的营养血管。本法只适用于较短的神经缺损,不致危及神经内纵向血供。

(三) 关节的位置

将关节放在一定的位置往往有利于缺损的克服。轻度的关节屈曲与神经游离合用可以减少神经分离解剖与由此引起的血供影响。但是关节决不能制动于极度屈曲或伸展位,不然即使在手术时勉强缝合,术后伸展关节时还是要有撕开、出血及瘢痕形成,不可能有良好的神经轴突再生。肘与膝关节的屈度不可大于90°,腕关节不应大于40°,踝关节不宜大于10°。不然就不应采用本法。采用关节屈曲以克服缺损的长度也是有限的,在屈腕时约为2cm,加上屈肘合计5～6cm。超过此限必然影响修复的最后疗效。同样如作用力的时间延长,则神经抗张力弹性较易适应。所以,一定限度的关节屈位神经缝合后3～4周,断端已有愈合,关节还不允许一下伸直,而要在较长的一段时间中逐渐进行。一般其伸展的度数每周不能超过10°。

(四) 神经改道

肘部的尺神经位于关节的伸侧,而该关节只有屈曲动作;若将尺神经从伸侧改道前置至屈侧再加上适当地弯曲肘关节,就可克服一定长度的尺神经缺损。神经还可以从肌肉中改道,例如,将正中神经前置至旋前圆肌的浅侧;从骨骼上改道,如把桡神经从屈指浅肌的内外侧头间的腱弓下前移至肱骨的前方;以及尺神经的肌支从韧带组织改道内移腕管中而获得一定长度。

(五) 骨缩短或切除

有的神经断裂常并发长骨干骨折,在作内固定前适当切除骨折断端可以相对缩短神经缺损,尤以骨端并发骨不连必须施行骨端的修整,或在断肢再植中清创时常需切除骨端,再行内固定,才能使各神经在无张力下缝合。缩短长度应根据伤情而定,一般不宜超过5cm。

(六) 软组织松解

例如正中神经途经腕横韧带与旋前圆肌的两个肌起头之间,如果将这些横跨其上的韧带肌肉切断松解则神经可以更松弛,有利牵伸对合。

标准的神经束膜缝合应在手术显微镜放大10倍下进行。首先细心地切除神经修切后断端的外膜,长8～10mm,以观察神经内部解剖,绘制出神经远侧与近侧端断面的草图,这个在手术中画出的草图可作为各神经束对合的地图。绘制时,应把显微镜调至最高倍率使断面内各束结构看得更清楚。较大的神经束或形成束组的细神经束的近侧与远侧断端分出备用。一般以10-0尼龙含直针的无创伤缝线穿过远、近侧神经束的束膜。缝线穿过后以很少的张力进行结扎,使神经束两断端达到良好的对线。如果神经束向一侧突出对合不够理想,则可在其对侧的束膜上加缝一针。其余各束或束组依次同法处理。然而一般如缝合一针已能良好对合,决不增缝第二针。例如,腕部的混合神经,正中或尺神经的整齐切断伤,可以行一期束膜缝合者,当完成外膜切除后,先将每条运动束作束膜缝合,在该平面的运动束,可采用电刺激或向远侧解剖予以鉴别。其余的感觉束则用一、两针束膜缝合对接,缝线结宜留在神经束的外周。以减轻修复中央部残留缝线的异物反应。理想的效果要求所有近端神经束与其相应远侧束成功地对接。当然神经束数量少的神经束膜缝合技术比较简单。对于神经束多的神经企图以一、两针束膜缝合来对接那是不可能的。如腕部的正中神经约有 30 条神经束组成,这就需要外科医生有良好的显微外科技术,足够的耐心与细心才能完成。此外还应考虑:①广泛地进行神经束间的解剖可以导致明显的纤维化;②大量缝合线作结所致的异物反应可产生更多的神经内瘢痕组织;③为数众多的神经束,定向紊乱,引起各神经束的准确对位困难。

　　以上因素只有通过实验研究与临床上长期随访找出较好的方法才能克服。

　　总之,各种周围神经缝合方法的优缺点已陈述如上。神经外膜缝合不侵入神经内组织,所以减少神经内瘢痕形成。然而外膜缝合不易使各种神经束准确对合,从而导致轴突的错向生长。束膜缝合技术可使各种神经束良好对接,然而可能导致较多的神经内瘢痕形成。所以,进一步研究应是找到一种方法即最少瘢痕生长与获得准确的神经束对接。

第二节　神经外膜及束膜的修复

一、神经外膜的修复

　　神经外膜缝合是周围神经修复中被多数外科医生最常用的传统方法,其主要优点是:操作简单;手术时间短;只需低倍放大;不侵犯神经内部的组织;作为缝线的异物只位于包绕神经外周的结缔组织,即神经外膜中;可在神经损伤早期或晚期手术中应用;技术要求较低,易于掌握;尤以近心侧的神经运动与感觉纤维交混在一起尚未分出功能束,则只需外膜缝合。

　　然而外膜缝合也有一定缺点:如因方法较简单以致降低技术要求,使一些未经正规训练的医生也勇于处理周围神经损伤,未能达到神经束的准确对合;对神经内部结构的方向控制差;外膜虽对合,但轴索尚有可能回缩,仍有间隙,导致瘢痕形成影响愈合;外膜缝合虽有以上不足,但在临床还是应用较多。

　　标准的外膜缝合应包括以下各步骤:在止血带控制下经充分显露,如无其他合并损伤宜在手术显微镜下,仔细观察神经断端,是否存在挫裂、撕碎、血肿,直至能看清神经切面的内部结构,神经束断端形态粒可见,才适合早期缝合。在急性创伤,如神经为整齐切断则断端不需作特殊处理,然而多数病人宜在放大 10 倍下观察,并作必要的修整。在游离神经断端前,必须作两个标记缝线,一般采用黑细丝线或 6-0 ~ 8-0 黑尼龙线,在邻近神经断端 10mm 的远近侧相应部位的外膜上缝制,作为定向标记,但不损伤其中的营养血管。这样可以在神经游离后再对合时不致有轴向扭转。待神经缝合完成后拆除此标记缝线,继之少量游离神经断端,这样可使两端舒服地相互对合。一般整齐的神经切断伤与血管一样均有回缩,往往留下 10 ~ 15mm 的间隙,为克服此缺损常需提起神经断端沿纵轴用显微镊分离其系膜;如需进一步分离则可用一条橡皮引流片,穿过神经系膜的孔隙,手术者用止血钳夹住此引流片环,拎起,以便于进一步游离,这样不致伤及神经的营养血管及其分支。

　　一旦神经断端能在无张力下对合,则加大显微镜放大倍率至 16 倍,用 8-0 ~ 10-0 尼龙线缝合切缘的外膜。最先缝合的两针可称之为标志缝线,要求最高,因为它们是以后各针的索引。所以,在缝合第一针前,手术者必须应用一切标志如表面外观、外膜中纵向的血管、神经束断面形状、神经系膜与分支的方向,使远近侧断端能达到镜面对合,没有丝毫扭转。第一针一般先缝在与手术者相对的神经的侧方正中,第二针缝在其相对的相隔180°的外膜上。缝线尾不要剪去,留作牵引以便相反方向牵拉该二缝针,即能反转神经,缝合其后壁各针。有时由于神经缺损间隙较大,即使是正齐横切也难以对合,宜用较粗的缝线缝合最初二针,待其余各针缝好后再拆去粗线,代之以10-0尼龙线。

神经外膜的缝合针数根据神经粗细而定,如前臂的正中神经或尺神经在二针标志缝线间再加缝三、四针即可。重要的是缝合结扎没有扭曲或高低不平,或外膜缝合口处有神经束的断端突出外露。前者应拆去重缝,后者应加缝一针,务必达到完美对合而无轴突外露为准。

神经修复完成后,应将原神经游离前缝在邻近神经断端10mm外膜上的标记缝线拆除。放松空气止血带,对缝合口与创面上出血点仔细止血。以后缝合各层切口,并用石膏托作患肢制动性的包扎。

外膜缝合的最大缺点是神经束很难达到准确对合。即使外观很完美的外膜缝合,研究证实其中的神经束仍难避免有间隙、重叠、扭曲或叉开等现象而影响神经愈合与再生,这就要依靠神经束的修复。

二、神经束膜的修复

根据周围神经的显微外科解剖学,周围神经的最外面为神经外膜是一层比较疏松的结缔组织,包裹为数不等的大小神经束或神经束组,以及周围神经的营养血管。而每一条神经束由束膜包裹,束膜是由周围神经中最坚强的纤维组织构成,这层膜包裹着其中的神经内膜管与管中的神经纤维。神经束膜不单对神经内膜与纤维起到机械性支撑作用,并有维持周围神经内压、神经内环境及其代谢能力的作用。

早在1917年,Langley与Hashimoto已进行神经束缝合。虽然他们强调这种方法的优越性,然而尚未能在临床上推广应用。其原因是神经束缝合尚有3个主要缺点:①手术时间延长;②神经缝合处可能有纤维组织增生;③由于神经束的分离与解剖有可能损伤血液循环,影响血供而延缓神经纤维的再生。

约40年以后,经Sunderland对神经内局部解剖的研究,认识到神经束的缝合方法最符合局部解剖分布原理,所以确知它在周围神经修复中的价值。然而当时尚未研制出良好的显微外科器械与缝线,以致不能实现这种精致而复杂的修复。

直至1964年,Smith与Kurze分别报道应用手术显微镜进行周围神经手术,才使神经束的手术操作得以较广泛地开展。神经显微外科的发展和临床上应用神经束缝合技术是密切关联的。尽管有人怀疑显微外科技术是否优于传统的神经修复方法,然而多数学者通过实验与临床对比,神经束缝合较传统神经外膜缝合有一定的优越性。近年来,通过电镜与电生理观察,神经束膜缝合后的远侧神经较传统外膜缝合者有较好的再生。其结论是,神经束膜缝合后其吻合部远侧的神经纤维呈现的髓鞘化明显较高,远近侧的束膜管对合较好。

（一）神经束的定向

神经束缝合最困难的是每个近侧神经束与其相应的远侧神经束的准确对接。目前常用的导向标准是神经束断面的粗细、形状。在手术显微镜下,医生可以较清晰地看到神经断端切面、神经内部结构的形态,有时还可借助涂上稀释的亚甲蓝溶液来观察有较强反差的神经束端。手术时一般都采用空气止血带,以避免解剖分离时的渗血污染手术野,使术者能更清晰分辨神经断端的内部结构。1968年,对于新鲜的神经Hakstian应用类似针麻仪的刺激器将电流刺激分离出的神经束,运动束的远侧端刺激后其支配的肌肉有收缩,同时在局麻患者清醒下刺激感觉束的近侧端,有疼痛增加,相反刺激运动束的近侧或感觉束的远侧则没有反应,用以鉴别神经断端的功能束。也有应用组织化学方法,如Karnovsky等发现运动神经纤维中乙酰胆碱酯酶的含量与活性强于感觉纤维。通过切片,组织化学染色,虽然交感与运动神经纤维有棕褐色深染,感觉纤维则不着色能清楚鉴别。但这种方法需时太长,往往需数小时,手术医生不能开着创口久等,必须进行第二次手术,而且这种方法只适应于新鲜的神经创伤,陈旧者神经断裂的远侧出现华氏变性,则影响染色效果缺乏鉴别意义。由于上述诸多限制与缺点,乙酰胆碱酯酶组织化学法尚难在临床应用中推广。

近年来,应用电生理与组织化学方法在鉴别神经功能束的实验研究方面已有较快的进展,然而在多数神经创伤的临床医生看来尚不够简便实用。而手术显微镜在一般医院已经普及,所以可以说显微外科技术仍是目前唯一较实用的方法,通过放大,使神经内局部解剖,运动与感觉神经束的大小、部位与组成能够较好的对合。

神经内局部解剖知识对是否选用神经束缝合也有重要意义。一般神经越到远侧,即越接近终末器官,其中的功能束分得越清楚,就越应该采用神经束缝合,使相应的运动束与感觉束分别得到准确对合,才能获得良好的功能恢复。相反越是近侧,即周围神经越靠近脊髓如神经根、臂丛神经或腰骶丛,其运动神经纤维与感觉神经纤维的排列不按神经束分布,即在一个束中运动与感觉纤维相互交杂在一起,这样按束缝合就没有必要。所以,神经束膜缝合在周围神经的远侧断裂中指征更强,能发挥其优越性。这类神经损伤也是临床上较为常见的病变。

(二)神经束缝合技术

各种显微外科方法用来改善神经束的对接。其一致目的是引导近侧传出的运动神经束到达其相应的远侧束,使其轴突能顺利地再生至肌肉,和远侧的感觉束与其合适的近侧束连接,使皮肤的感觉信号获得上传。

1. 束间与束间的导向缝合　本法的特点是远近侧神经残端修剪整齐后不需切除外膜,神经内部也不作外科解剖或分出神经束与束组,缝线穿过外膜与神经束之间疏松结缔组织,缝线结扎后可以减少缝合口的张力,并使远近侧相应的神经束对合,不致扭转,但缝线不穿过束膜,实际上只作外膜修复。

2. 神经束间导向与束膜联合缝法　本法的外膜边缘修去1~2mm,使神经束突出于切断面。以后在神经束间导向缝合的基础上,再应用10-0尼龙线加缝2~3针,穿过外膜与束膜的联合缝线。这样可使数条神经束远近侧断端对合并固定在一起,也可避免邻近的神经束发生移位。这种方法神经内基本不解剖,所用的缝针数少,手术时间较短,远近侧神经束断端对合有一定保证,又可以减轻术后吻合口瘢痕增生,是比较实用、简便与高效的方法,为作者所采用的方法。

3. 神经束间导向缝合　在神经断端修整后,将外膜修去1~2mm,分离出各神经束与其周围的结缔组织,在神经束间导向外膜缝合的基础上,将各条相应的远近侧神经束用一条10-0尼龙线贯穿束膜对合。尼龙线的一端留在皮外用消毒黏胶带固定,待皮肤切口愈合拆线时一并将尼龙线抽去。其优点是此法神经束内或束膜上不留任何缝线,可以减少因缝线而产生的瘢痕。外科医生也普遍认为最好的缝合是没有缝线。

4. 神经束膜缝合　束膜是神经缝合起决定因素的组织,神经缝合处再生中,结缔组织增生的主要来源为神经外膜,所以神经外膜应予以切除一些,以减少瘢痕形成。瘢痕形成的程度与缝合时张力的大小直接有关。标准的神经束膜缝合应在手术显微镜放大 10 倍下进行。首先细心地切除神经修切后断端的外膜,长 8~10mm,以观察神经内部解剖,绘制出神经远侧与近侧端断面的草图,这个在手术中画出的草图可作为各神经束对合的地图。绘制时,应把显微镜调至最高倍率使断面内各束结构看得更清楚。较大的神经束或形成束组的细神经束的近侧与远侧断端分出备用。一般以 10-0 尼龙含直针的无创伤缝线穿过远、近侧神经束的束膜。注意,操作时尽可能不要损伤神经束的内容。缝线穿过后以很少的张力进行结扎,使神经束两断端达到良好的对线。如果神经束向一侧突出对合不够理想,则可在其对侧的束膜上加缝一针。其余各束或束组依次同法处理。然而一般如缝合一针已能良好对合,决不增缝第二针。理想的效果要求所有近端神经束与其相应远侧束成功地对接。当然神经束数量少的神经束膜缝合技术比较简单。对于神经束多的神经企图以一、二针束膜缝合来对接那是不可能的。如腕部的正中神经约由 30 条神经束组成,这就需要外科医生有良好的显微外科技术、足够的耐心与细心才能完成。此外还应考虑:①广泛地进行神经束间的解剖可以导致明显的纤维化;②大量缝合线作结所致的异物反应可产生更多的神经内瘢痕组织;③为数众多的神经束,定向紊乱,引起各神经束的准确对位困难。

以上因素只有通过实验研究与临床上长期随访找出较好的方法才能克服。总之,各种周围神经缝合方法的优缺点已陈述如上。神经外膜缝合不侵入神经内组织,所以减少神经内瘢痕形成。然而外膜缝合不易使各种神经束准确对合,从而导致轴突的错向生长。束膜缝合技术可使各种神经束良好对接,然而可能导致较多的神经内瘢痕形成。所以,进一步研究应是找到一种方法即最少瘢痕生长与获得准确的神经束对接。

三、缝合部的张力

Hubs(1895 年)认为所有周围神经断裂后,神经向远侧再生的后果依赖于轴突向下生长与断端间组织形成之间的对抗。百余年来这个论点实际上并没有改变。

神经不同于肌腱,其支持结缔组织有很强反应。损伤后其细胞分裂合并成胶原,即周围神经结缔组织对创伤有很强的内源性的增生能力,并不依靠外来因素,并且有良好的内在血循环足以营养神经与非神经组织,并能支持供应其新陈代谢的需要。

神经缝合口的张力会诱发结缔组织增生,继之形成瘢痕,这是阻碍轴突成功再生的最重要因素。以往认为手术创伤与缝线也是引起结缔组织增生的部分原因。然而现在由于外科技术与很细的显微缝合材料的应用,这种外科手术所致的损害已降到最低。实验证实,缝合口的张力或牵伸能引起广泛的神经纤维变性,神经内纤维化,血供受阻以及发生不同程度的神经结缔组织断裂,导致梭状神经瘤,即使神经纤维能长过这种病灶,其直径往往很细,缺乏良好的髓鞘,从而影响功能恢复。如果应用较粗的缝线,以克服缝合口的张力,则缝合线材料的本身与张力可导致混合的广泛的纤维组织形成,使神经纤维断端形成瘢痕。当瘢痕逐渐成熟,便引起收缩,对已长过缝合口的神经纤维还会产生继发性压迫损害轴突的髓鞘化与成熟,影响功能恢复。

(一) 减少缝合口张力的措施

曾有一些措施用以减少神经缝合口的张力,如神经的游离、神经的改道、屈曲肢体的关节,待神经愈合后逐渐分期地伸展肢体。然而后者只能暂时使张力减小。不论实验或临床都证明,当手术时屈曲肢体临近神经断裂的关节,虽能达到无张力下缝合。然而手术后,当肢体逐渐伸直时,仍会引起缝合神经的牵拉伤,实验发现:①当神经端尚无瘢痕形成,去除石膏固定则神经端分离;②近侧断端有变性与严重胶原纤维形成;③远侧断端明显水肿,纤维化,小血管破裂;④如牵拉严重神经束内含破裂;⑤广泛的神经束内纤维化与水肿,导致神经正常结构破裂。

本实验说明神经虽然缝合但手术后牵拉神经并不能延伸或被拉长。反之,其应力导致神经不断损害结缔组织,增生纤维水肿,神经破裂,最后变成一条纤维束带。Seddon 等经过随访观察认为神经缺损的极限是长度如达 2.5cm,则功能康复很差。同样,关节屈曲如超过90°,则术后疗效必差。

(二) 张力缝线

1882 年 Mikulicz 采用牵拉缝线,先将临近神经远近侧端的外膜与周围组织缝吊在一起,使其两端尽可能靠近,从而在神经缝合时没有张力。此法较简单,被不少外科医生采用。然而此法在修复神经时,并不是没有危险的。实验证明,张力缝线同样会引起神经内损害,即神经束的损伤、神经内机化,以及发生神经二期的扭转畸形。有的认为应用神经张力缝线后,对最后的功能康复并无什么帮助。作者选用张力缝线则有以下几条标准:首先是张力缝线只缝吊少段外膜组织,并在手术显微镜放大下细心地操作,避免缝住神经的纵行营养血管或神经束。张力缝线不能用以克服较长的神经缺损,因为它可以产生神经内含的纵向应力,引起出血与机化。如果应用一针 8-0 的缝线不能使未作任何游离的神经端对合,则应考虑神经移植,而不是用更粗的张力缝线硬拉在一起。例如,一个整齐的神经切割伤,如能用一两针 8-0 外膜缝线将神经断端对合靠近则是合适的指征;如必须用粗线才能拉在一起则必然导致异物反应与神经内瘢痕形成。

所以,这种缝线更确切的名称应是对合缝线,实际也不是对抗张力大的缝合。我们只用于两种情况:①当二期神经修复时:在神经良好显露后,将两侧的切断端缝吊在一起便于以后各针的缝合;②在作束膜缝合时:对无神经缺损的整齐切断伤,先作 2~3 针对合缝线,有时断端的外膜已切除,外膜的对合缝线不要扎紧,只要松松地将各神经束对合在一起消除纵向应力作结扎,以后作各神经束或束组的束膜缝合。

第三节　神经移植的适应证

一、移植神经的存活

当今神经移植可分为带血液循环的与不带血液循环的游离神经移植两大类。而前者又分为带血管蒂的神经移植与吻合血管的游离神经移植:带血管蒂的如 Strange 用带血管的尺神经干修复长段缺损的正中神经,本法适用于正中神经与尺神经同时断裂缺损,可利用功能较次要的尺神经以修复功能更重要的正中神经缺损。其要点如下:①适用于长段的正中神经与尺神经同时缺损;②切断断端的神经瘤后,将两神经近侧端缝合在一起,并按所需移植的长度选择合适的尺神经近侧部平面在外膜下切断尺神经,注意保护尺神经的纵向营养血管完整,6 周后,待正中神经跨过缝线接口长入近尺神经;③切断正中神经远侧断端的神经瘤,将尺神经近侧段翻下缝接在正中神经的缺损处。

二、对侧带血管蒂的尺神经干移植法

适用于长段正中神经缺损,而病人对侧的环、小指已缺如,整条尺神经可以用作移植物。操作如下:

(1)左前臂正中神经长段缺损,在切断神经瘤后,将带血管的右前臂尺神经远侧切断游离一段,与正中神经的近侧相对接。按所需移植足够长度的平面,在尺神经近段外膜下切断各神经束,不损伤血供切口缝合。手术后用石膏托将两前臂与肘部固定在一起 6 周。

(2)尺神经移植段的远侧与切除神经瘤后的正中神经的远侧断端缝合,手术完成。

三、带血管蒂的桡神经浅支移植

适用于上臂下段与肘部的长达十余厘米的桡神经或正中神经缺损。这种缺损常由外伤或医源性创伤所致,而尺、桡动脉完好。从上肢前外侧切口进入,分离出伴有桡动、静脉的桡浅神经,在靠近腕部的远侧切断,同一平面结扎切断血管,将神经翻转缝合于缺损的断端间。带血管蒂的桡浅神经可以修复长段桡神经缺损,操作如下:

(1)上臂下部与肘部的桡神经缺损 18cm。

(2)显露桡浅神经与其伴行的桡动、静脉。在近腕部切断桡浅神经,同一平面结扎切断桡动静脉。在近侧分别切断桡浅神经(即后骨间神经),保留桡动、静脉血管蒂。

(3)将桡浅神经向近侧翻转,其远侧切口断端与近侧桡神经运动部分(即外后侧的 2/3 部)行外膜与束膜的对端缝合,将原桡浅神经的近侧切断端与桡深神经的断端行外膜与束膜的联合缝法。这样带桡动、静脉血管蒂的桡浅神经即移植于桡神经运动部分的缺损断端之间,该长段桡浅神经血供丰富。术后 8 个月伸指功能恢复,10 个月拇长伸肌功能恢复。

四、吻合血管的游离神经移植

在臂丛神经的断裂缺损或桡神经、正中神经断裂长段缺损,如尺神经为根性的节前断裂,可以考虑利用不能恢复的尺神经与尺动、静脉行吻合血管的整条尺神经游离移植。

(1)臂丛神经断裂长段缺损,而 $C_{5,6}$ 为节前根性撕裂,功能很难恢复。

(2)切取带尺动、静脉的尺神经作吻合血管的游离移植。尺动脉与颈部的颈横动脉吻合,尺静脉与颈外静脉吻合。将尺神经移植于缺损处,切断尺神经一般缝合于上干与外侧索之间,另一段尺神经移植缝合于中干与桡神经或后索的断端之间。移植吻合的尺动、静脉则仍保持完好无损,以保证两段移植的尺神经均有丰富的血液供给。

五、吻合血管的腓肠神经移植

腓肠神经位于小腿后侧正中部偏外侧皮下，细而长，一般在腘窝部由胫神经分出的腓肠内侧皮神经与由腓总神经分出的腓肠外侧皮神经下行至小腿中 1/3 或下 1/3 合并而成腓肠神经。也有少数为两条不合并；或只有单条独立存在，在小腿上 1/3 处该腓肠神经均位于深筋膜的深面，在中 1/3 才穿至皮下。然而该神经始终位于小隐静脉外侧，小腿后侧的皮下组织包括该神经的动脉血供侧分别来自内侧胫后动脉与外侧腓动脉的节段性分布的皮肤穿支。这种血管很细小外径均小于 1 ~ 0.5mm，所以不易用来作血管吻合。其静脉回流则由小隐静脉完成，该静脉的外径粗 2 ~ 3mm，所以在移植腓肠神经时，如需吻合血管可以将小隐静脉连同邻近的皮下组织与腓肠神经一并移植，即将小隐静脉的远端与受区的动脉吻合，将其近心端与受区的静脉吻合形成一个动静脉瘘，也称为静脉动脉化。实验证明，小隐静脉动脉化后，可以使一并移植腓肠神经获得较好的血液供给，其再生的速度快于游离的腓肠神经。

六、游离神经移植

这种移植方法适应于多种周围神经缺损，如指神经，指总神经的缺损，也可以作为上、下肢各条神经缺损甚至臂丛神经断裂缺损的修复。但缺损的长度越长则疗效也越差。一般缺损长度超过十余厘米者不宜采用游离神经移植，因游离神经移植，移植物本身没有血液循环，手术后开始几天其浅表细胞靠浸泡在血浆与组织液中获得必要的营养赖以存活，以后如周围组织血供良好则有毛细血管长入获得营养。所以，游离神经移植的先决条件是：首先必须有良好的血液供应的移植床，如神经移植床主要血管断裂，或因创伤、并发感染和瘢痕增生必将影响移植神经的血供与神经再生。其次是移植的神经要细，这样就能较快地完成来自周围组织的血运重建。粗大的神经干不能作为神经移植物，不然移植后其中央部因血运来不及重建，就会发生中心坏死，导致瘢痕机化阻止轴突的再生。

七、移植神经的选择与切取

理想的可作为游离的皮神经应该符合以下要求：神经细而长，没有分支或分支较少，解剖位置恒定，变异少，便于手术时寻找与切取。此外，切除后应该不致造成很大病废。根据以上要求临床上比较理想的作为移植神经的供区为：

（一）前臂内侧皮神经的上臂段

该神经为臂丛神经内侧束的分支，自腋窝至肱骨内上髁平面，直径 1.5 ~ 2.5mm，长约20cm，均可切取利用。该神经位于上臂内侧正中偏后约 1.5cm 其上 1/3 位于深筋膜下肱静脉或贵要静脉的内后侧，中 1/3 处穿出至皮下，下 1/3 处则常分成前支与后支，分别位于贵要静脉的前、后侧。在切取时宜从近侧向远侧分离，这样可以将前支与后支一并收获，不致损伤或遗漏。

（二）桡神经浅支

为桡神经在肘部的两个终末支之一，即其前侧的分支为感觉神经，其后内侧另一支是桡神经深支为运动支,支配前臂伸肌。在肱桡肌深面,沿桡动、静脉外侧伴行向远侧,该神经自上而下依次跨越旋后肌、旋前圆肌、指深屈肌与拇长屈肌的前侧。在前臂中、下1/3交界处自肱桡肌肌腱外后侧穿出至皮下,位于头静脉后侧继下行达解剖鼻烟壶,分成数支皮支供应第一背侧骨间部的皮肤感觉。该神经在前臂没有分支,所以自肘至腕部全长均可切取。该神经外径1~3mm,长可达二十余毫米。桡神经浅支切除后对供区的影响小,仅第一掌骨间背侧暂时性知觉丧失。该神经不但可用作上肢带血管蒂的桡浅神经移植,在血管蒂长度不足不能到达神经缺损处的修复,由于桡动静脉的口径较大,也适合深处的吻合血管的神经移植。

(三)腓肠神经

为腘窝部胫神经与腓总神经分别发出的内、外侧分支所组成。腓肠神经切取的长度可自腘窝至踝部长达三十余厘米,其上半段应包括胫后神经分出的腓肠内侧皮神经与腓神经分出的腓肠外侧皮神经,下半段才合并为腓肠神经。所以,该神经的外径上半段反而细,但可将内外侧分支一起切取合并移植,下半段合并后才较粗2~3mm。少数病例也有差异,由于只存在胫后神经发出的腓肠神经内侧皮支,而腓肠外侧支缺如或只存在外侧支,而内侧腓肠皮支缺如。偶也有内外两个皮支,自上至下单独存在不吻合,这样其外径就更细,可能分别只有1.5~2.5mm。所以,手术时腓肠神经的粗细则要根据分支的类型与切取的平面来判定。不要发现神经较细误认为是皮肤的终末支,而不作仔细的解剖就牺牲掉。一般腓肠神经的皮肤终末分支多在小腿中段的下1/3以下与下段平面发出。腓肠神经切取后,仅足跟外侧或外踝下有暂时性知觉丧失,一般数月后逐渐恢复,麻木区消失。

八、游离神经移植的缝合技术

与一般的神经手术相同,手术应在良好的麻醉、足够的显露、显微外科技术下进行,以使对神经组织的创伤减至最小程度。空气止血带只在解剖游离神经断端与神经瘤时才应用,缝接时则不必在空气止血带下进行,这样反而有利于发现小动脉的喷血与止血,并观察神经残端的血运。在手术显微镜下,良好血运的神经残端往往可以清楚地看到神经外膜中的毛细血管网。只要没有急性动脉出血不必应用双极电凝或结扎止血,用温湿的生理盐水棉球轻压是最好的、无损伤的止住渗血方法。

游离神经移植均采用神经束或束组缝合法,所以缺损的远近神经残端的外膜应修去0.5cm,该残端神经束或束组清楚显露,务必使远侧与近侧断端的相应神经束或束组能准确对合。分出的各神经束或束组不必强求在一个平面上吻合,反之神经束的断端不在同一平面上只会有利于相应各束的对合,并减少瘢痕组织集中在一平面上形成。各束或束组以9-0或11-0无损伤尼龙线,行束膜缝合两针即可,大的束组也可对端缝合三针,因为神经移植不可在张力下进行。原则上缝线越少越好,如缝合一针已能良好对合就不应缝合二针,束或束组间的对端缝合,宜分别进行,不必将移植神经的断端先缝合在一起,再与两残端缝合,分别缝合反而有利于移植床的血运长入移植神经。

九、游离神经移植后的二期神经松解术

游离神经移植的长度较长,局部血液循环较差,神经近端的轴索虽能通过近侧吻合口,

长入植入的神经,但当逐渐向远侧再生至远侧吻合口时,该处已有瘢痕组织增生与瘢痕挛缩阻止神经纤维通过第二个吻合口。临床上则表现为神经再生,按每天 1～2mm 速度向远侧生长一段时间,可以用神经叩击试验 Tinel 征。不断随访,一旦发现当再生至第二个吻合口时即停止不前,连续观察 1 个月还是停留在该平面不向远侧生长,即有指征行远侧吻合处的二期神经松解,其手术方法基本与神经部分断裂,连接性的神经瘤的松解相似。手术的要点是显露与切除远侧吻合口周围的瘢痕组织,而不伤及神经束与神经纤维,松解时应从远侧较正常的神经组织处进入逐渐纵行向吻合处解剖分离,直至神经束连接处。必要时还可纵向切开部分束组与束膜以求彻底减压,但必须注意不能伤及神经纤维,这就是松解手术的关键,需要准确精细。其疗效往往很明显,有的术后即时就有神经向远侧恢复的征象。有的压迫解除后神经即按一般生长速度由第二吻合口向远侧终末器官延伸。

第四节　周围神经卡压症

一、胸廓出口综合征

胸廓出口综合征(thoracic outlet syndrome)通常是指供应至上肢的血管神经束近侧端被卡压而引起的一系列症状和体征。

(一)临床解剖

胸廓出口的上界为锁骨,下界为第一肋骨,前方为肋锁韧带,后方为中斜角肌。这一潜在的间隙又被前斜角肌分为前、后两个部分。锁骨下静脉位于前斜角肌前方与锁骨下肌之间,即胸廓出口的前部;锁骨下动脉及臂丛神经则位于前、中斜角肌与第一肋构成的间隙内,即胸廓出口的后部。臂丛神经和锁骨下动、静脉在行经胸廓出口至上肢的过程中由于解剖的因素有三处易引起卡压,即前中斜角肌之间有一个三角形间隙,锁骨与第一肋骨之间的间隙胸小肌近止点处,以及有腋动、静脉及臂丛神经通过的间隙(图 8-2-4-1)。

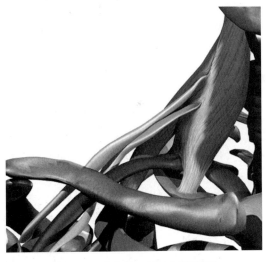

图 8-2-4-1　胸廓出口综合征模型图

(二)病理生理

神经慢性受压,感觉纤维最先受累,运动纤维则在晚期出现损伤的表现,压迫过久则出现神经轴突的华勒变性,神经中的交感神经纤维成分受压则会导致血管的舒缩障碍。锁骨下动脉受压,其管壁可发生改变,动脉外膜增厚,间质水肿及内膜增厚伴管腔内血栓形成,早期血栓为纤维素血小板型。交感神经纤维收缩反射可引起或加重指尖部小血管的阻塞,出现雷诺现象。静脉受压可使血液回流受阻,外周静脉压升高,静脉壁反复损伤可引起纤维化,失去半透明状态,口径缩小,早期也可见静脉血栓形成,如侧支循环尚未形成。

（三）病因

引起胸廓出口综合征的主要原因有：

1. 颈肋 颈肋属先天性畸形，但人群中约 0.2% 的人存在，其中只有约 10% 者有症状。颈肋可以是完整的或不完整的，或无游离端，仅为纤维束等。

2. 前、中斜角肌间隙狭窄 由于先天性因素及外伤后斜角肌痉挛或纤维化等可造成此三角间隙狭窄、臂丛神经和锁骨下动脉的活动范围减少而产生压迫。

3. 肋锁间隙狭窄 第一肋骨高位，锁骨下肌肥大，肩部外展、锁骨骨折后血肿机化、纤维组织增生、大量骨痂或错位愈合，异常的粘连带、骨软骨瘤等均可使肋锁间隙变小引起血管神经束，尤其是锁骨下静脉压迫。

4. 胸小肌肋骨间隙狭窄 臂丛神经与腋动、静脉经过喙突下方，胸小肌近止点后侧向上臂走行，在正常情况下，上肢过度外展时虽然血管神经束受压但并不出现症状，当喙突骨折畸形愈合，或胸小肌腱膜异常增厚时，就会出现压迫症状。

5. 肩带下垂 中年以后，由于肌肉松弛、肌力减退，致肩带下垂，从而可使前中斜角肌间隙及肋锁间隙变小产生血管神经压迫症状。

（四）临床表现

此病好发于中年人，女性约为男性的 2 倍，右侧多于左侧。根据引起压迫的原因、部位不同，胸廓出口综合征可大致分为四种类型：

（1）颈肋综合征。

（2）前中斜角肌综合征。

（3）肋锁综合征。

（4）喙突胸小肌综合征（超外展综合征）。

这四种类型的临床表现十分相似，因而在此一并叙述。

（1）神经受压：最常见，表现为颈、肩、前臂或手疼痛，多在活动时不痛，活动后加重，并有夜间痛。以尺神经支配范围受损多见，也可有正中神经受损，表现为前臂及手的尺侧麻木无力，手指不灵活不协调，可有持物失落史，晚期可见前臂及手内压肌萎缩，感觉减退或消失。由于臂丛神经中的交感纤维受刺激可表现手部皮温下降、多汗、肿胀、潮红，偶可见出现 Horner 综合征。

（2）血管受压表现：锁骨下动脉受压，臂部肌肉暂时性缺血表现为患肢酸痛不适、无力、发凉怕冷，始于颈部，然后累及手掌及手指，手部出现苍白，患肢上举时可减弱或消失。静脉受压，血流回流受阻，则出现患肢水肿、发绀及静脉扩张。

（3）局部表现：患侧锁骨上可触及隆起的包块及肥厚的斜角肌，且压之有放射性痛。有时在锁骨上窝处可闻及血管杂音。

下述检查可诱发神经血管压迫症状：

1）斜角肌挤压试验（Adson's test）：取病人端坐，两手置于膝上仰头并将下颌转向患侧，嘱病人深吸气后屏气，同时下压患侧肩部，桡动脉搏动减弱或消失、上肢有麻痛者即斜角肌挤压试验（+）。此实验阳性率约为 60%。

2）挺胸试验（Eden's test）：病人挺胸，用力向下向后牵拉肩部时，桡动脉搏动减弱或消失、臂部有麻林感或疼痛者即为阳性。

3）肩外展试验（Wright test）：用于检查超外展综合征。取病人坐位，患肢外展大于90°并极度外旋，桡动脉搏动减弱或消失者即为阳性。

4）举臂运动试验：双肩外展90°，肘关节伸直或屈90°，用力伸手握拳3分钟，手、前臂及上臂出现疼痛、疲劳无力或下垂者为阳性。

（五）辅助检查

X线片可显示有无颈肋、骨软骨瘤及骨折情况。CT可发现异常的纤维带、肺尖部的肿瘤等。EMG可用来测定尺神经的传导速度，检查肌肉的电位变化，也有助于同神经、肌肉的疾病相鉴别。血管造影用于严重的静脉受压，及合并动脉瘤和栓塞的病人，以明确病变的性质、排除其他血管病变，但不作常规应用。

（六）诊断

根据病人的病史、神经血管压迫症状、诱发试验及相应的辅助检查一般不难诊断，有时要分清胸廓出口综合征的类型较为困难，因为它们的临床表现十分相似且有时合并存在。

（七）鉴别诊断

下述疾病在临床上易同胸廓出口综合征相混淆而引起误诊，需仔细鉴别。

1. 腕管综合征　主要表现为桡侧半手指麻木，皮肤感觉减退，鱼际肌萎缩，Tinel征（+）及腕管内泼尼松龙封闭可缓解。

2. 颈椎病（神经根型）　病人表现为颈、肩痛及上肢放射痛，检查时可见颈部活动受限，根性感觉障碍、肌力减退及反射改变。臂丛神经牵拉试验、椎间孔压缩试验及压头试验阳性。X线片、CT及MR可见髓核突出。

3. 其他　包括进行性肌萎缩及心绞痛，均应注意鉴别。

（八）治疗

1. 保守治疗　适用于发病早期症状较轻者。常用的方法有局部热敷、按摩、口服消炎镇痛药物如双氯芬酸钠（扶他林）、芬必得（布洛芬）、萘普酮等以及肌肉松弛剂如氯唑沙宗，以减轻颈部肌肉痉挛，缓解对血管神经束的卡压。

2. 手术治疗　手术指征主要为经1~3个月的保守治疗无效、局部剧痛或静脉受压症状显著，且诊断明确者。

（1）手术要求

1）完整切除第一肋及其骨膜。

2）切断或部分切除前、中斜角肌。

3）如果有颈肋或过长的横突则应完全切除。

4）切断全部缚压在臂丛神经和锁骨下血管周围的异常纤维结构。

（2）手术步骤：常用的手术途径有颈部途径、腋下途径及后侧途径（即肩胛旁途径）。因颈部途径暴露欠清楚、彻底切除第1肋骨困难、松解不彻底、易损伤臂丛神经等缺点；后侧途径损伤大，只有病人腋窝部做过手术才考虑此途径。而腋下途径有失血少，几乎不损伤重要肌肉、暴露范围广而清楚等优点而越来越受大家欢迎。其方法是：全麻，取病侧卧位患侧在上，助手提起患肢与胸壁呈90°位，在腋毛下缘第3肋骨水平作横切口6~7cm，自腋前襞至腋后襞，在胸大肌和背阔肌间解剖至胸廓。结扎胸外侧动脉，保护出自第二肋间的肋间臂神经，筋膜下向上钝性分离至腋窝顶部，在第1肋骨上缘即可见到胸廓出口处的各结构，其排列自前向后依次为锁骨下静脉、紧张的前斜角肌腱、锁骨下动脉、第一胸神经、中斜角肌肌腱。抬举上肢，使血管神经束离开第一肋骨，直视下保护锁骨下静脉，切断锁骨下肌肌腱以扩大切口，长钳分离前斜角肌肌腱，保护其前方的膈神经及其后方的胸膜顶，以直角钳提起前斜角肌肌腱并小心切断。然后用骨膜剥掉中斜角肌有止点，彻底切除第1肋骨和骨膜，前端至肋软骨，后端至横突。术毕前检查骨残端及纤维束带有无压迫臂丛，冲洗后放置引流。

二、肘管综合征

肘管综合征(cubital tunnel syndrame)是指尺神经在肘部被卡压引起的症状和体征。

（一）临床解剖

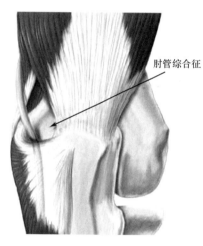

肘管综合征

图 8-2-4-2　肘管综合征解剖模型图

肘管是一骨纤维性管道，尺神经伴尺侧副动脉通过肘管从肱骨后面至前臂屈侧。肘管的大小随着肘关节的屈伸而有所变化。肘关节伸直时肘管内的压力为1kPa。屈肘至90°时为1~25kPa(图8-2-4-2)。

（二）病因

任何使肘管容积绝对或相对减小的因素均可引起尺神经的卡压，包括肘部骨折所引起的肘外翻、骨痂形成或其他原因所引起的提携角增大，从而使尺神经受到牵拉、压迫和摩擦。此外，风湿或类风湿关节炎侵及肘关节滑膜，引起增生肥厚、晚期关节变形以及其他因素，如先天性肘外翻、尺神经沟变浅、肿瘤及医源性因素等均可引起本病。

（三）临床表现

多发于中年人、屈肘工作者，如键盘操作、乐器演奏者、投掷运动员及枕肘睡眠者。其主要表现为疼痛和一系列尺神经功能受损的症状。疼痛位于肘内侧，可放射至环小指或上臂内侧，感觉表现为刺痛、烧灼感，随后有感觉减退，最终到感觉丧失。运动症状为抓捏无力、手内在肌及小鱼际肌萎缩及爪形手。检查时于肱骨内上髁后方压痛，尺神经沟处 Tinel 征阳性。

（四）辅助检查

EMG 对尺神经卡压症的定位是有帮助的。X 线片可发现肘关节周围的骨性改变。

（五）鉴别诊断

需鉴别的疾病很多，包括根型颈椎病、Guyon 管综合征、胸廓出口综合征和麻风。

（六）治疗

1. 保守治疗　适用于早期症状较轻者。可采用调整臂部的姿势、防止肘关节长时间过度屈曲，避免枕肘睡眠，带护肘及非类固醇类抗炎镇痛药等。

2. 手术治疗　适用于保守疗法 4 ~ 6 周无效，或有手内在肌萎缩的病人。手术方法分为局部减压和神经前移两类，以后者疗效为佳（图 8-2-4-3）。

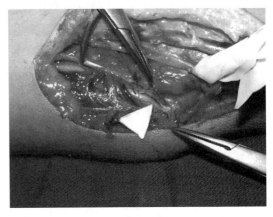

图 8-2-4-3　尺神经探查松解术中

三、腕管综合征

腕管综合征（carpal tunel syndrome）是周围神经卡压综合征中最为常见的一种，中年人好发，表现为正中神经在腕部受卡压而引起的一系列症状和体征。

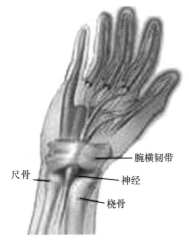

尺骨——
神经——
桡骨——
——腕横韧带

图 8-2-4-4　腕管综合征解剖模型图

（一）临床解剖

腕管是由腕骨沟和桥架其上的腕横韧带共同构成的骨纤维性管道。腕横韧带坚韧，厚 1 ~ 2mm，远端与掌腱膜相延续，近端与腕掌侧韧带（前臂深筋膜）相延续。腕管的横断面略似椭圆形，其顶点在桡侧，在腕管中有 9 条屈肌腱和正中神经通过，腕管的面积是 9 条屈肌腱和 1 条神经面积总和的 2 倍，因而为腕管内容物的活动提供了一定的空间（图 8-2-4-4）。

（二）病因

原因很多，大致分为三类：

1. 局部因素　包括引起腕管容积减小的因素，如Colles 骨折、Smith 骨折、舟骨骨折及月骨脱位后畸形愈合，肢端肥大症等。其次是引起腕管内容物增加的因素，如脂肪瘤、纤维瘤、腱鞘囊肿、非特异性滑膜炎及血肿等。

2. 全身性因素　主为引起神经变性改变的因素，如糖尿病、酒精中毒、感染、痛风、妊娠、口服避孕药、长期血液透析及甲状腺功能低下等。

3. 姿势因素　主为用腕过度者，如计算机操作人员、拄拐杖走路的残疾人。

（三）临床表现

主要症状为正中神经所支配的拇、示、中指疼痛和麻木感，以中指明显，常在夜间或清晨出现，有的病人有夜间发作或加剧，影响睡眠，所以夜间痛是本病的一大特点。原因是夜间静脉回流差,神经血供差,神经缺血缺氧引起。疼痛虽可放到前臂、上臂甚至肩部,但感觉异常如麻木感、针刺感、烧灼感只限于腕部以下的正中神经分布区。病人病期长者可出现运动障碍及鱼际萎缩。个别病人晚期可有手指发凉、发绀、皮肤发亮、指甲增厚脱落、局部出现水疱或溃疡,以及少汗或多汗等自主神经营养改变。

（四）特殊检查

1. 感觉检查 简单易行的是两点间距辨别检查。这是一种神经支配密度试验,可检测出周围感受器区的神经支配,对早期轻度的神经卡压诊断价值很小,对严重或慢性腕管综合征很有帮助。

2. 肌力检查 拇短展肌和拇对掌肌肌力减弱是神经卡压的晚期表现。

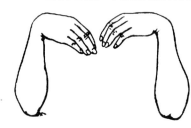

图 8-2-4-5 屈腕试验示意图

3. 神经激惹试验

（1）屈腕试验（Phalen 征）:腕自然下垂、掌屈、肘关节伸直,持续 1 分钟后引起神经支配区麻木即为阳性。其阳性率约为 71%（图 8-2-4-5）。

（2）腕部叩击试验（Tinel 征）:用指叩打腕部屈面或腕横韧带时,在桡侧的某个手指出现麻木即为阳性。其阳性率约为 94%（图 8-2-4-6）。

（3）止血带试验 在患侧上臂缚一血压计的气囊,然后充气,加压至收缩压以上,若在 1 分钟内出现桡侧的某手指麻木或疼痛者为阳性。阳性率约为 70%。

4. 电生理检查

（1）神经传导速度测定:于腕掌近侧腕横纹至拇短展肌的正常时间间隔小于 5ms,而在腕管综合征时其神经传导时间延长。

（2）肌肉电位测定:可见鱼际正中神经所支配的肌肉有失神经改变。

5. X 线片、CT 及 MRI 检查 腕部 X 线片可了解腕部诸骨的情况,腕部 MRI 和 CT 检查可提供有用的临床信息,了解腕管内情况,但不作为常规检查。

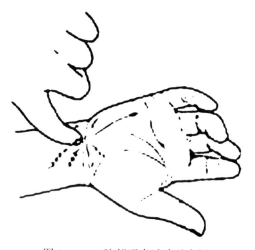

图 8-2-4-6 腕部叩击试验示意图

（五）诊断和鉴别诊断

腕管综合征的诊断包括两方面:一是正中神经在腕部引起的卡压;二是明确引起卡压的潜在原因。通过了解病人的病史和进行有关的感觉、运动及电生理检查。一般诊断腕管综合征并不困难,并且大多数病人可找出引起卡压的原因。

尽管腕部是正中神经最易卡压的部位,但也必须同其他部位的卡压相鉴别,如根型颈椎病、胸廓出口综合征、上臂和前臂正中神经卡压、周围神经炎、糖尿病、风湿性和（或）类风湿关节炎及痛风等相鉴别。

（六）治疗

1. 非手术治疗法　对早期、症状轻者可将腕关节固定于中立位1~2周，多数有效。另外，可采用腕管内皮质类固醇激素封闭，每周1次，用3~4周。

2. 手术治疗　对症状严重、保守治疗2个月无效者应及早手术治疗。通常行腕横韧带切开腕管减压术。也可在关节镜下行腕管切开减压术，具有手术创伤小、病人日常生活和工作恢复快及住院时间短等优点。

四、旋后肌综合征

旋后肌综合征又称桡管综合征或骨间背侧神经卡压综合征，是桡神经的深支即骨间背侧神经在旋后肌管处被卡压引起。

（一）临床解剖

旋后肌位于前臂背面上方，有肱、尺两头，肱骨头起自肱骨外上髁，尺骨头起自尺骨旋后肌嵴，肌纤维斜向下外，止于桡骨上1/3前面。桡神经深支又称骨间背侧神经，自肱骨外上髁前侧分出后，经过肘关节及桡侧返动脉的前方，然后通过旋后肌弓进入旋后肌深浅两层之间，即进入旋后肌管，绕骨颈的外侧向后，出旋后肌管至前臂背侧下降入深浅两层肌之间。引起桡神经深支卡压的潜在解剖因素可能是由于旋后肌弓、桡侧腕短伸肌腱、桡侧返血管和压迫所致。

（二）病因

以反复旋转前臂的职业为多见，如汽车修理、木工、电工等。此外，凡可使桡返血管代偿性增粗、Frohse弓增厚及桡侧腕短伸肌肥厚的因素均易引起骨间指侧神经卡压。其他如前臂外伤，旋后肌管内的肿瘤及炎症等均可压迫骨间背侧神经。

（三）临床表现

中年人多发，好发于优势手，症状可呈突发性或渐进性。早期表现为肘关节外侧及前臂近端伸肌群疼痛不适，运动后可加重，可向肩部及前臂远端放射。一般认为，夜间神经的血供减少，静脉淤滞，神经内压增高，从而引起夜间痛。随后，可出现骨间背侧神经支配肌肉全部或部分瘫痪，握持力因疼痛而减弱。

检查时可见肘关节前外侧、桡骨颈处压痛。此外，桡侧腕、长短伸肌和指总伸肌之间的间隙、外上髁、肱桡关节处也可有压痛，晚期可有前臂伸肌群肌肉萎缩。疼痛诱发试验对诊断旋后肌综合征很有帮助。包括被动牵拉伸肌或屈腕位反复旋转前臂可出现疼痛，抗阻力伸中指试验，抗阻力旋后试验及止血带试验等。

（四）诊断

除依据前述要点拟诊外，诊断性局封较为可靠。桡管内注射1%利多卡因3 ml后，如即刻疼痛缓解又可引起骨间背侧神经瘫痪则可确诊。

（五）鉴别诊断

1. 网球肘 两者鉴别较难,前臂伸肌腱起始于外上髁,前臂经常旋转或腕关节伸屈活动时,会使附着于肱骨外上髁部有肌腱筋膜受到过度牵拉,以致伸肌总腱受损伤。主要表现为外上髁部疼痛、握物无力,尤其在屈肘位时,压痛点主要在外上髁;Mills 征阳性,EMG 阴性。有人骨间背侧神经可发出至外上髁的小分支,因而有时网球肘可与旋后肌综合征同时存在,在临床上遇到顽固性网球肘时应想到骨间背侧神经卡压的可能。

2. 高位桡神经卡压 多发生于桡神经通过臂腋角而进入肱骨肌管的入口处,桡神经受到背阔肌及大圆肌肌腱及肱三头肌外侧头的压迫,及肱骨中段骨折后骨折断端的损伤、嵌压,主要表现为"三垂征"(垂腕、垂指、垂拇),并伴有相应的感觉障碍。

3. 其他 尚应与拇长伸肌腱和(或)指总伸肌腱断裂及某些全身性疾病,如糖尿病、铅中毒、砷中毒、动脉结节性周围炎及癔症等鉴别。

（六）治疗

早期无明显功能障碍者可给予局部制动、固定药物及避免刺激性的活动等,通常可以缓解症状。对保守治疗无效、伴明显的功能障碍、EMG 证实有骨间背侧神经卡压者应及早行神经松解术。

五、腓总神经卡压综合征

腓总神经卡压综合征是指腓总神经及其主要分支受压而引起的病变。

（一）临床解剖

由于腓总神经在绕腓骨颈处位置固定且不移动,位于皮下,其深面又为坚韧的腓骨,因而此处最易引起卡压。

（二）病因

以外伤最为常见,多见于腓骨头颈部骨折、胫骨外侧平台骨折、足内翻损伤及腘窝外侧软组织损伤等。此外,长时间蹲位、盘膝而坐、跪地、足内翻畸形等慢性损伤,以及腓骨头颈处的肿瘤也可因腓骨长肌紧张而引起腓总神经卡压。临床上更应注意的是医源性因素如石膏、夹板压迫及手术意外等。

（三）临床表现及检查

慢性损伤的病人开始时主诉小腿外侧的疼痛,行走时加重,休息后减轻,随后渐出现小腿酸胀无力,易于疲劳,小腿外侧及足背感觉减退或消失,胫骨前肌、趾长伸肌、姆长伸肌及腓骨长短肌不同程度的麻痹,可引起足下垂并且轻度内翻。急性卡压的病人多在一次局部压迫后出现小腿外侧及足背感觉障碍、足下垂。此外,Tinel 征多为阳性。必要时可作 EMG 了解损伤的部位及程度。

（四）鉴别诊断

主要与小儿麻痹后遗症及不同程度地瘫痪,如胫骨前肌瘫痪在临床上最为常见,因而也可引起足下垂、跨越步态,但此病很小就发病,病史长,感觉功能正常。另外,也需与腰椎伤患所引起的足下垂鉴别。

（五）治疗

1. 保守治疗　以休息、矫正支具等为主,同时可辅以电刺激及封闭疗法。

2. 手术治疗　保守治疗无效者应及早手术治疗。可行腓总神经探查松解术,如腓总神经已完全变性,则需行病变段神经切除移植术;对晚期的病人,可行肌腱移植术,如踝关节已有骨性改变,则需行如三关节融合术等骨性手术。

六、梨状肌综合征

梨状肌综合征是指由于梨状肌的解剖变异或外伤、劳损等使坐骨神经受压迫而引起一系列症状和体征。

（一）临床解剖

梨状肌位于小骨盆的后壁,呈三角形,起自骶骨两侧部的盆面（第 2～5 骶椎体）、肌纤维向外集中,经坐骨大孔出小骨盆至臀部深面,绕过髋关节囊的后面止于大转子尖端,在其止点处,其上缘的空隙称为梨状肌上孔,其下缘的空隙称梨状肌下孔,该肌的功能在伸髋时能使髋关节外旋,屈髋时能使髋关节外展（图 8-2-4-7）。

（二）病因

1. 解剖变异　坐骨神经与梨状肌的关系并不恒定,坐骨神经通过梨状肌下孔者占60.5%～89.0%,其余的则呈不同的邻属关系。梨状肌可以分为两头,神经也可完全分成胫神经与腓总神经。腓总神经通过梨状肌两

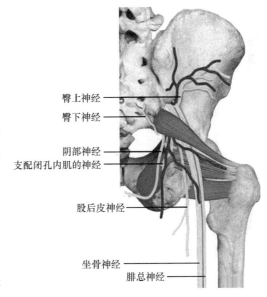

臀上神经
臀下神经
阴部神经
支配闭孔内肌的神经

股后皮神经

坐骨神经
腓总神经

图 8-2-4-7　梨状肌综合征解剖标本图

头之间而胫神经则通过肌肉下方,也可为腓总神经与胫神经分别通过不分头的梨状肌的上、下方;或者为分叉的神经通过梨状肌两头之间等。在正常情况下,梨状肌收缩对坐骨神经并无妨碍,但在两者关系发生变异时,则易受到挤压,同时坐骨神经的营养血管也受到压迫而出现临床症状。但梨状肌与坐骨神经关系异常并不一定都出现临床症状。

2. 外部因素　主要指梨状肌慢性劳损、肿瘤压迫及梨状肌外伤后水肿,以及继发纤维组织增生或瘢痕粘连等均可刺激或压迫坐骨神经产生症状。

（三）临床表现

好发于青壮年,病人主诉臀部放射至大腿的疼痛和酸胀不适,活动时加重,卧床休息后减轻。腰部无疼痛,不出现单条神经根受损症状。

体检时可有臀肌萎缩,梨状肌在臀部的表面投影区有压痛并向股后、小腿后外侧、足底

放射。屈髋位抗阻外旋与髋关节极度内收内旋均可诱发或加重疼痛。另外,直腿抬高试验可为阳性,但加强试验多数为阴性。

（四）诊断与鉴别诊断

通过询问病史及临床检查基本上可以作出明确诊断,但本病应与下列疾病相鉴别:

1. 腰椎间盘突出症 此病较为常见,也出现坐骨神经受累症状,但多表现为腰痛伴单侧下肢放射性痛,根据节段不同可出现相应的感觉、运动、反射的改变,直腿抬高加强试验多为阳性,椎管造影或 CT 可明确诊断。

2. 腰椎管狭窄症 为腰痛并伴双下肢疼痛,此病显著特点是神经源性间歇性跛行及腰后伸痛。椎管造影或 CT 扫描可明确诊断。

3. 马尾部肿瘤 疼痛明显,多呈持续性,以腰部疼痛为显著,疼痛的特点为休息后无缓解,夜间痛重,活动后疼痛反而有所缓解,较早就可出现大、小便功能障碍,双下肢出现症状也较为多见,椎管造影或 MRI 可确诊。

4. 坐骨神经出口狭窄症 此病有时与梨状肌综合征很难鉴别,近年来有人统称为臀区综合征。但约93%的病人病前有重手法推拿史,受压的坐骨神经可产生感觉运动障碍,下肢内旋试验可为阳性。

（五）治疗

1. 保守治疗 嘱病人卧床休息以减轻对梨状肌的刺激,特别是在急性期可投予消炎镇痛药物如布洛芬、双氯芬酸钠、萘普酮等及肌肉松弛剂如氯唑沙宗等,理疗对一些病人有效,另外也可采用局封治疗。

2. 手术治疗 绝大多数病人经过保守治疗后可好转,但如果病人症状严重,保守治疗无效则应考虑行梨状肌切断或部分切除术。

七、跗管综合征

跗管综合征也称为蹠管综合征或踝管综合征,是指胫神经在通过位于内踝后下方的踝管至足底的行程中被卡压所引起的一系列临床症状和体征。此病多发于青壮年、从事强体力劳动者或长跑运动员。

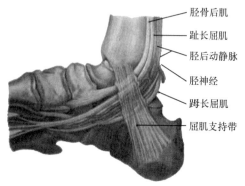

图 8-2-4-8 跗管综合征解剖标本图

（一）临床解剖

跗管是由连结于内踝后下方与跟骨后内侧的屈肌支持带所形成的一骨纤维性管。跗管长 2 ~ 2.5cm,其横断面为核形,跗管的顶为屈肌支持带,底自上而下为关节囊以及内踝、距骨、跟骨的相应部分。从屈肌支持带的深面发出 3 个纤维性隔将跗管分隔为 4 个小的骨纤维性管,通过的结构自前至后分别为胫骨后肌腱、趾长屈肌腱、胫后动脉、静脉及胫神经、蹈长屈肌腱。肌腱的周围有腱鞘。跗管最狭窄处在其远端,神经分支均在此通过(图8-2-4-8)。

(二) 病因

1. 先天性因素　跗管狭窄,跟骨外翻畸形及扁平足等都可使跗管的实用容积减小,从而引起胫神经卡压。

2. 跟踝部骨折　如复位不良也可使跗管容积减小及跗管底部不光滑而伤及胫神经。

3. 慢性损伤　以从事强体力劳动、长跑运动员等踝关节频繁高强度跖屈背伸者,致使肌腱滑动增多引起腱鞘炎、跗管伸缩性减小及内压力增高而压迫胫神经。

4. 其他　包括跗管内部腱鞘囊肿、脂肪瘤、妊娠及静脉曲张等。

(三) 临床表现

病人起病缓慢,多发于一侧。早期表现为足跟部间歇性疼痛、不适或麻木感,多数病人在脱鞋后能缓解。随着病情的进展,疼痛常逐步加重,进一步可出现胫神经在足部的支配区感觉减退或消失。晚期可出现足趾皮肤发亮、汗毛脱落、少汗等自主神经功能紊乱征象,甚至有足内在肌萎缩表现。两点间距离辨别力消失是早期诊断的重要依据,内踝后下方的Tinel征常为阳性,足外翻外旋可诱发疼痛。

(四) 鉴别诊断

1. 跖痛　这是一种症状诊断,多见于30岁左右穿尖头高跟鞋的女性,最早是前足掌部疼痛,灼痛或束紧感,严重者疼痛可累及足趾或小腿,检查时跖骨头处有压痛,可伴有胖胀、足趾可呈屈曲畸形。

2. 糖尿病的足部表现　病人有糖尿病史,由于患者的小血管受累而出现小血管硬化、变性,使累及的组织缺血缺氧,代谢退化。在足部患者表现为足趾缺血性疼痛,以小趾为多见,严重者可有小趾坏死、感染。X线片可见跖部血管钙化阴影,足部骨质溶解疏松及夏柯关节炎。

3. 足部的类风湿关节炎　为全身性病变的局部表现,女性多见。局部表现为足底部痛,行走时痛重,跖趾关节最易受累。此后可侵及足的任何部位,可伴发腱鞘炎,关节周围沿腱鞘有肿胀、疼痛。晚期可出现前足畸形,如尖足、足内翻、足外翻、跨外翻等。

4. 足部痛风　多见于男性,多在第一跖趾关节,发病急骤,疼痛剧烈,压痛明显,局部皮肤有红肿,发作期血尿酸可增高,关节穿刺液中如找到尿酸钙结晶可明确诊断。

(五) 治疗

1. 保守治疗　对症状轻,发病早期可给予消炎镇痛药物、休息、跗管内泼尼松龙封闭等;应用支具保持足内翻位可使屈肌支持带松弛、跗管变大而缓解疼痛。

2. 手术治疗　对保守治疗无效,神经卡压的症状明显者可做跗管切开减压术,手术除松解屈肌支持带外,还须松解神经孔处,并将神经入口的纤维切开。

(杨明杰　孙贵新)

第三章　周围血管损伤

无论是战时或平时,血管伤均非少见,因其可引起致命后果,因此一直为临床所重视,尤其是在战争及特殊意外情况下,更具有不容忽视的临床意义。

第一节　周围血管损伤概述

一、发　生　率

周围血管伤在战争状态下发生率为 1% ~3% 不等,在两次世界大战中约占 1% ,但此后的历次战争中呈上升趋势,目前已超过 2% 。随着武器杀伤力的增强,此类损伤将会逐渐增加。在平时,涉及四肢血管的损伤也不低于 2% ,甚至有占创伤总数 3% 的报道。

二、特　　点

(一) 病情危重

除较小血管外,一般四肢血管的出血量均较大,尤其是距心脏较近的动脉干,一旦撕裂可在数分钟内因失血过多而死亡,即便是静脉,也可造成严重后果。

(二) 多伴有神经损伤

因四肢大血管一般都伴随神经走行,因此,无论是刀割伤,或是火器性损伤,在伤及血管的同时,1/3 ~1/2 的病例同时伴有周围神经干损伤,从而为其后的治疗增加麻烦。

(三) 术前确诊不易

在患者创口大出血情况下,一线救治者几乎无法确认是否伤及大血管而应紧急予以止血带或创口加压包扎止血。来院后,由于患者多较危重,接诊医师也不敢贸然放松止血带,以致一直到将病人推至手术室拟行手术检查时,方有可能获得确诊的机会。在此期间,当前的无损伤检测技术已显得无能为力,血管造影也难以选择最佳时机,唯静脉造影可能有所帮助。

(四) 修复技术要求高

除非刀割伤,一般四肢血管伤时的血管壁多有缺损,从而为其手术带来一定难度。

三、院　前　急　救

由于血管出血可直接使伤员死于现场,因此院前的急救显得更为重要,其目的是为了暂时止血,主要措施包括以下四点:

（一）手压止血法

现场急救最简捷的临时止血措施是手指、手掌或拳头压迫出血部位近端动脉干（静脉干则压迫于远端），暂时控制出血，以争取时间采取其他止血措施。

1. 上肢出血时　指压肱动脉，将其压紧在肱骨干上。

2. 下肢出血时　压迫股动脉，用拇指、手掌或拳头在腹股沟下方用力把股动脉向后挤压于股骨上。

（二）包扎止血

使用于一般四肢出血，用急救包或厚敷料覆盖创口后，外加绷带缠绕，略加压力。此种方式较为安全、有效，但对大血管出血力度不够。

（三）止血带止血法

其适应证主要是四肢动脉干损伤及出血又不能用其他临时止血法控制者。在操作时应注意以下几点：

1. 使用气囊止血带　橡皮条（管）止血带目前已基本停用，除非十分紧急而途程又短者方可暂时使用。

2. 压力　成年人上肢一般为 39.9kPa，下肢约 66.5kPa。现场急救使用其他类型止血带时，要做到既阻断动脉血流，又不损伤局部组织。

3. 缠扎部位　上肢一般为上臂上 1/3 处，下肢为大腿中下 1/3 处。在野战条件下，可扎在紧靠伤口上方的健康部位。

4. 止血带持续时间　越短越好，一般半小时左右放松一次。但在缺乏抗休克及彻底止血条件下，不能随便放松止血带。肢体血管处加压包扎是比较安全的方式。

5. 包扎方式　止血带不能直接扎在皮肤上，于其下方应有衬垫保护。

6. 标签　对扎止血带患者要有明确标记，并注明扎止血带时间。

7. 固定肢体　对扎止血带的伤肢宜用夹板固定（以特制的制式为佳），并注意保护。

（四）血管钳或血管铗止血

一般需在术中或有手术条件的前沿救治医疗中心进行，此法原则上应在输血、补液同时操作；估计为动脉干损伤时，应有血液保障，切忌贸然行事。

四、血管损伤分类

（一）血管完全断裂

为最严重的一种，尤其是大动脉干断裂，可因喷射状出血而立即断命或出现失血性休克。如断端痉挛、回缩，则可使出血中止。

（二）血管不全性断裂

视血管壁撕裂的程度及状态不同其临床表现差别甚大。创口小伴有血管痉挛的不全性断裂失血量一般较少,而裂口持续开放状者,其出血量则明显多于前者,尤其是大动脉干受损者。

(三) 血管壁挫伤

血管的外膜及中层均有弹性,因之受损机会相对为少,而内膜则易因牵拉、挤压或直接撞击而引起破裂以致出现血管痉挛及血栓形成,也易继发动脉瘤(外伤性)及血栓脱落造成远端末梢血管受阻。

(四) 血管痉挛

除血管壁损伤外,如在血管周围(主要动脉)有骨折片、锐性异物或各种物理因素等均可引起血管痉挛,此主要是由于血管壁上交感神经受刺激引起防御性与反射的结果。如痉挛持续数小时以上,则有可能引起血流中断及血栓形成,严重者可出现整个肢体动脉痉挛而招致肢体坏死。

(五) 外伤性假性动脉瘤及外伤性动静脉瘘

此两者实际是血管损伤的并发症或后遗症,其可由此而引起一系列不良后果。

五、治 疗 原 则

(一) 手术探查适应证

有以下情况之一者均应实施手术探查:

1. 伤肢远端异常表现　如出现动脉搏动消失、肤色苍白、麻木、肌肉瘫痪或屈曲挛缩等缺血症状者,表明动脉受损,或动静脉同时受损。如肢体出现进行性肿胀,并伴有远端动脉搏动较弱及血液回流障碍征象者,则应怀疑静脉受损,也应酌情探查。

2. 创口反复出血　指创口不断有鲜血涌出者,表明有动脉受损。

3. 骨折已整复而缺血症状不消除　此在临床上也较多见,应及早手术探查。

(二) 手术中注意点

1. 探查血管,明确损伤性质　对开放血管伤在清创术的同时查明其受损程度、范围,根据损伤范围和程度决定修补、吻合或血管移植。只有在条件十分困难或患者病危无法施行血管修复时,才进行动脉结扎术,但不结扎伴行静脉。

2. 闭合动脉伤及内膜撕裂　最为常见,要与动脉痉挛鉴别,可用液压扩张法。已明确动脉腔内有梗阻时,应切开动脉探查并彻底清除血栓。病变范围超过5mm者,肢体肿胀压迫血管和肌肉时,表明筋膜间隔压力过高,要作筋膜切开减压术。

3. 缝合血管　在彻底清创前提下,对管腔凝块用0.1%肝素生理盐水冲洗干净,断端外膜剪除2~5mm。操作应细致,血管不要扭转,不应有张力。大口径血管吻合多用三定点连续缝合法,中小口径血管宜用两定点间断缝合法。也可选用各种血管套管套接,有缺损时可行血管移植。缝合的血管周围应有健康的软组织覆盖。

4. 采取必要的预防措施　对某些病例,为防止血管吻合后发生筋膜间隙综合征,也可在术中酌情行肢体减张术或筋膜。

（三）术后处理

1. 注意防治并发症　包括血容量不足、急性肾衰竭、血液循环障碍、感染和继发性出血等均应积极防治。

2. 肢体处理　为防止血管张力过大，应采用石膏固定伤肢，使与血管处于松弛位，并于5~6周后开始练习活动。

3. 术后用药　同断肢再植。

第二节　血管损伤的诊断与手术技术

一、血管损伤的诊断

开放性损伤易于诊断，闭合性损伤后已形成血管扩张（瘤）及动静脉瘘者，在诊断上需加以辨别。其诊断标准主要依据：

（一）外伤史

除锐性致伤物直接刺伤血管本身或邻近组织者外，尚应考虑到肢体骨折后断端将伴行血管压迫刺伤及嵌顿的二次损伤（或称骨折后继发伤），此尤多见于肱骨干、肱骨髁上、股骨髁上及腘窝处。因之，这些部位的骨折更应注意检查及密切观察肢体远端的血管搏动状态及其变化。

（二）临床表现

视受损部位及伤情不同，其临床症状差异甚大，现仅选择共性表现列举于后：

1. 超常量出血　任何开放性损伤，尤其是开放性骨关节损伤均有程度不同的出血，但如果有鲜血从创口内涌出，或是随肢体位置变动而出血量剧增，则表明血管干（支）损伤的可能性极大。

2. 肢体剧烈肿胀　主要指闭合性损伤，如损伤局部呈现进行性肿胀，则表明该处有血管破裂的可能，并作进一步检查，如发现伴有搏动性血肿则更加有利于诊断。

3. 肢体远端动脉搏动消失（或减弱）　为动脉血管损伤最为主要症状，应常规放在首位检查，切不可遗漏。

4. 肢体动脉缺血症状　急性期主要表现为疼痛（以肢体末端为剧）、皮肤苍白、发冷及动脉搏动消失或减弱。疼痛症状出现最早，主要因末梢神经支对缺血的反应。皮肤苍白及发冷均为动脉缺血性改变的表现。肢体远端动脉搏动减弱或消失，前已说明应立即检查及随时观察，并应与健侧对比。上肢检查桡动脉，下肢则为足背动脉。此外，肢体远端麻木、活动障碍及其他症状均相继出现。

5. 全身情况　多较危重，尤其开放性损伤及肢体有搏动性血肿者，可出现程度不同的休克体征，应及时抢救和密切观察。

6. 血管造影　主要用于对血管病理状态的判定，但在血管损伤情况下，其假阳性率及假阴性率几乎高达40%～50%；加之其本身并发症也高，因此在选择上应全面考虑。

（1）病例选择

1）诊断明确者：即血管损伤已确诊，为判断损伤的确切部位、范围及其分支情况等。

2）诊断不明确者：即疑有血管损伤，但因血管部位深在，伴有其他损伤或临床症状不典型而肢体远端动脉搏动消失或明显减弱者。

3）晚期病例：判定有无外伤性动脉瘤、动静脉瘘或其他继发性病理改变者。

4）术中造影：主要为进一步了解与明确血管受损的程度、范围及其分支情况。

5）医源性血管损伤：包括在邻近血管处的手术，血管插管意外（心导管、血管造影术等均可发生）及血管穿刺等引起的损伤都可行血管造影以求对损伤局部的具体情况作出判定。

（2）造影术的实施

1）动脉造影术：视部位不同而有所差异，但原则上要求与放射科合作进行，并需快速换片机等基本设施。操作时，先在静脉内推注少量造影剂，无反应后则穿刺损伤段上方动脉并确认在动脉内时，推注20～30ml造影剂即可获得清晰的影像。急性动脉损伤一般不宜行血管造影术。

2）静脉造影术：即在静脉的远端推注血管造影剂，拍片观察静脉的通畅情况。

（3）血管造影的并发症：较为多见，除假阳性和假阴性结果可以直接影响诊断与鉴别诊断外，也有可能出现血栓形成、血肿、出血、过敏反应、感染以及严重的肢体栓塞等后果。因此，在选择此项技术时必须持慎重态度。

7．其他检查 项目较多，其多用于慢性病例，而急性血管损伤则难以进行，包括数字减影技术等。对远端肢体正常者，不妨采用多普勒进行观测，此种无损伤技术有助于对进行性血管损害的转归进行判定。超声波检查主要用于假性动脉瘤的判定。

8．手术探查 对初步判定血管损伤而又无法最后确诊者，则需通过手术探查在确诊的同时进行治疗。

二、血管损伤的手术步骤及手术技术

对已损伤的血管在治疗上一般按下述步骤进行：

（一）清创术

根据致伤原因不同，创面的污染程度差别较大，严重污染者应先行较为彻底的清创术，清除异物、坏死组织及凝血块等。但对血管长度应尽量保留，待修补时再作进一步的判断。对锐性伤仅作稍许清创处理即可。

（二）检查血管状态

在血管床完好，或已处理过血管床后，应在控制血流的前提下（一般用无损伤性血管夹阻断血流）对受损血管进行仔细检查。除外膜外，重点是通过注水试验来判定血管内膜及弹力层状态。并仔细、轻柔地取出血管腔内的凝血块（栓）。

（三）修剪血管断端

对已确认血管内膜及弹力层受损的残端原则上应行切除,并超过肉眼外观正常2～3mm为宜。

（四）受损血管的修复与重建

根据全身与局部情况,尤其是血管状态、有无缺损、缺损长度及肢体可提供的血管舒张度,选择相应的血管重建与修复技术。

第三节　上肢血管损伤

上肢血管指从锁骨下动脉起至指动脉止,但具有临床意义的则为前臂尺动脉和桡动脉的以上部分,并以肱动脉受累为主,现分述如下:

一、锁骨下动脉损伤

（一）致伤机制

左锁骨下动脉起自主动脉弓,右侧则起自无名动脉,其经胸锁关节下方,至第一肋外侧缘移行至腋动脉。其分支主要有椎动脉、胸廓内动脉和甲状颈干支,在一般情况下,因受胸廓及胸锁关节的保护而不易受损,但一旦受伤均为强烈暴力,或继发于肩锁部损伤之后,因邻近心脏,易因大出血而危及生命,或是后期出现假性动脉瘤(图8-3-3-1)。

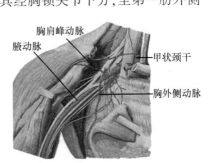

图8-3-3-1　锁骨下动脉解剖标本图

（二）临床表现

视具体伤情而定,锁骨下动脉断裂者大多死于现场,而一般刺伤或挫伤,则可因局部血管痉挛致使肢体远端出现缺血性症状及桡动脉搏动减弱或消失。

（三）诊断

1. 病史　较重的暴力作用于肩部。
2. 临床表现　患肢缺血症状及桡动脉搏动减弱或消失。
3. X线片　可显示锁骨、肩锁关节或第一肋骨骨折征。
4. 动脉造影　可以确诊及决定手术的节段。

（四）治疗

保守疗法无效或危及生命安全时应设法及早手术,一般以直接缝合修复为主。如受损节段较长,可将其切除后作端-端吻合,也可取大隐静脉一段或是人造血管吻合之。个别病例情况紧急,或具体情况不允许吻合时,也可予以结扎,但结扎前务必先行阻断,以观察侧支循环情况。对伴行的锁骨下静脉损伤,应力求恢复其通畅,以防引起上肢回流障碍。一般良好,但伴有臂丛神经损伤者预后较差。

二、腋动脉损伤

(一) 致伤机制

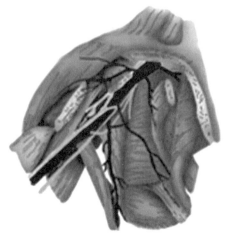

图 8-3-3-2　腋骨下动脉解剖标本图

腋动脉上接锁骨下动脉(在第一肋骨外侧缘),于大圆肌下缘与肱动脉相延续。多因上肢强烈外展,或肩关节脱位撞击腋动脉,或直接暴力损伤所致,包括肱骨上端骨折缘的刺伤等。因腋动脉与腋静脉全长伴行,易同时受累(图 8-3-3-2)。

(二) 临床表现

除局部刺伤所致症状外,肢体远端所见与前者基本一致。

(三) 诊断

一般多无困难,必要时可经股动脉逆行插管造影,或采取静脉造影,以推断腋动脉情况。

(四) 治疗

与上述的基本原则及方法基本一致。

(五) 预后

除伴有神经损伤者外,一般预后较好。但对血管阻塞者,必须坚持尽可能地行腋动脉及腋静脉重建术,可使截肢率降至 2% 以下,而腋动脉结扎的截肢率高达 40% 左右。因此,对受累的腋动脉应尽全力修复或是血管移植(包括人造血管的应用),切勿任意结扎。

三、肱动脉损伤

(一) 致伤机制

肱动脉上接腋动脉(大圆肌下缘),下方止于肘窝下 2.5cm 处,再向下则分成尺动脉及桡动脉两支。其损伤发生率高,除枪伤及弹片伤外,肱骨干及肱骨髁上骨折是平时造成其受损的常见原因。在肱骨中段易伴有桡神经及正中神经损伤,在髁上部则主要以正中神经受累为多见,总的伴发率可达 60% ~70% (图 8-3-3-3)。

(二) 临床表现

其具有血管损伤的基本症状,对各动脉段应注意以下特点:

1. 肱动脉下段损伤　临床上最为多见,好发于儿童,尤以肱骨髁上骨折时骨折易损伤肱动脉,主要引起前臂及手部肌群的缺血性挛缩,称之为 Volkmann 缺血挛缩,以致造成残废后果。

2. 肱动脉中段损伤　除多见于肱骨干骨折外,经肱动脉穿入导管及经皮穿刺等也可继发引起血栓形成,以致前臂及手部出现同样后果。在此情况下,正中神经也易出现功能障碍。

3. 肱动脉上段损伤　较前两者少见,由于肩关节血管网的侧支较丰富,因此如果按照前述的诊断要点,肱动脉损伤的诊断一般多无困难,关键是要求尽早确诊,尤其肱骨髁上骨折合并血管损伤,或是肱动脉中段有损伤可疑者。一旦肱动脉完全受阻,由于肘关节网血供不足而无法逃脱前臂以远肌群缺血性坏死的危险,为了避免这种永久性残废的后遗症,应运用各种检查手段,包括手术切开检查等,如此方可避免这一严重后遗症。

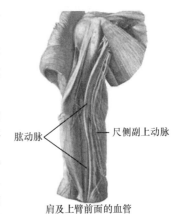

肩及上臂前面的血管

图 8-3-3-3　肱骨下动脉解剖标本图

（三）治疗

1. 立即消除致伤原因　对有移位的肱骨髁上骨折或其他部位骨折立即复位,一般采取手法复位加克氏针骨牵引术,并对比操作前后桡动脉搏动改变情况。

2. 作好术前准备　因肱动脉损伤后果严重,争取时间是获得最佳疗效的首要条件。在此前提下,临床医师在采取各种有效措施的同时应作好手术探查及治疗的准备工作,以便将并发症降低到最低限度。

3. 手术应保持血流通畅　由于肱动脉对远端血供的重要意义,手术一定要彻底,对受损的血管,尤其是内膜或弹力层受累者,不应采取姑息态度,需要移植大隐静脉或其他血管时应当机立断,并注意血管吻合技术力争完美,以保证血管的通畅。

4. 兼顾骨折的处理　由于肱动脉损伤的原因大多为相应节段肱骨骨折所致,因此,为避免二次损伤,对骨折局部应同时予以处理。一般情况下,开放复位及内固定是首选的治疗方法。

5. 重视手术后处理　由于该部位解剖关系较复杂,特别是肘关节的体位及上肢固定方式方法的选择较多,因此,在肱动脉恢复血流后,既应注意对血管通畅情况的观测,更应注意在术后处理上应尽力避免影响血管通畅的各种因素,尤其是肱骨髁上骨折复位后的位移将是造成肱动脉再次受损的常见原因。

（四）预后

经处理后,肱动脉通畅者预后较好。如肱动脉受阻或结扎,或肢体远端肌肉已出现缺血性改变时,则可引起 Volkmann 缺血性挛缩而呈现患肢的永久性病废。

四、前臂动脉损伤

（一）致伤机制

前臂动脉主要有桡动脉、尺动脉和骨间总动脉,以及再分至手部形成的掌浅弓和掌深弓。掌浅弓和掌深弓所形成的手部动脉网具有较好的代偿作用,其侧支循环有利于前臂某个动脉干损伤后的代偿作用。其致伤原因大多为锐性物刺伤所致,除外来致伤物外,骨折的锐刺

（缘）也易引起邻近血管干的损伤,动静脉也有可能同时受累而引起动静脉瘘;同时也易引起伴行神经干(尺神经、桡神经及其分支)的损伤。在前臂诸动脉干中,桡动脉发生率高,且医源性占相当比例,主因桡动脉抽血行血气分析及动脉血压观测引起桡动脉壁损伤后血栓形成所致。

（二）临床表现

除局部损伤症状外,主要表现为手部血供部分受阻症状,包括尺动脉或桡动脉搏动减弱和消失,手指冷感,皮肤过敏及麻木等。如损伤波及掌浅动脉弓,手指可出现雷诺征,也可出现小鱼际肌萎缩征。

（三）诊断

根据外伤及临床表现不难以作出诊断,因其侧支循环代偿功能较好,除 10% ~ 15% 掌动脉弓吻合不佳者外,治疗后果大多较好。因此,不是十分必要,一般勿需行动脉造影术。

（四）治疗

1. 修复为主　对前臂动脉干断裂,原则上需行修复及功能重建术。从大多数病例来看,仅仅结扎一根动脉干对手部功能影响不大,但遇有掌动脉弓缺损者则有可能影响手部功能,因此非十分必要,仍应争取修复术为妥。

2. 尺动脉与桡动脉同时断裂　必要予以修复,否则将严重影响手部功能。尺动脉口径较粗,尤其位于骨间总动脉以上部位,端-端吻合多无困难,必要时也可选用头静脉移植。

3. 对骨折及血管应同时处理　在处理血管损伤时,视伤情缓急不同,酌情在修复血管的同时(或前、后)将骨折断端加以复位及内固定,并修复血管床。

4. 注意肌间隔综合征　对以挤压为主的致伤机制,前臂软组织多同时受累,以致易出现肌间隔综合征,从而加重伤情,尤以屈侧肌群间隔发生率较高。一旦有此情况,应及早将肌间隔充分切开减压,否则将丧失手部功能。

（五）预后

虽较肱动脉损伤预后较好,但如尺、桡两支同时受阻,也直接影响手部功能。因此,受损血管的再通是获得良好预后的前提。

第四节　下肢血管损伤

下肢血管指股动脉以远部位的血管支,包括股动脉、腘动脉、小腿动脉、足部动脉、足底动脉弓及趾动脉。因足部以下动脉有着丰富的侧支循环,损伤后不致出现严重后果,故不再阐述。

一、股动脉损伤

（一）致伤机制

股动脉起自髂外动脉,于腹股沟中点下方开始至下方内收肌裂孔处延至腘动脉。在其经过中,股深动脉主干又分出旋股外侧动脉、旋股内侧动脉和穿动脉。除战时穿通伤外,平时多因股骨干骨折时锐刺刺伤或其他锐器引起,以股(浅)动脉多见,也可引起股动脉与股静脉同时受损而引起动静脉瘘。刺伤引起股动脉管壁部分破裂,于后期有可能形成假性动脉瘤或是继发性血栓形成。股动脉受阻后侧支循环主要依靠股深动脉所形成的动脉网。因此,在此段或其上方受损,则所引起的肢体坏死率可高达80%(图8-3-4-1)。

（二）临床表现

视伤情不同差异较大。

1. 开放性创伤　无论何段股动脉出血,均可因搏动性出血而立即出现休克,甚至死亡。

2. 闭合性动脉裂伤　如管壁断裂或部分断裂则大腿迅速出现进行性肿胀,且有与脉搏相一致的搏动可见(后期则无),同时出现足背动脉搏动消失及其他肢体症状。其失血量大多在1000~1500ml以上,因此也多伴有休克征。

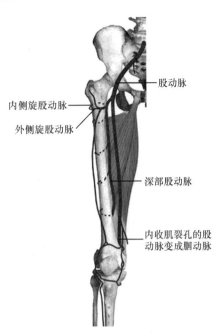

股动脉

内侧旋股动脉

外侧旋股动脉

深部股动脉

内收肌裂孔的股动脉变成腘动脉

图8-3-4-1　股骨下动脉解剖标本图

3. 股动脉壁挫伤或内膜撕裂伤　此种类型临床上多见,管壁也可能被刺破而迅速闭合(裂口大多较小,且与血管走行相平行)。除骨折症状外,早期血管受损症状多不明显,但于后期则出现假性动脉瘤。由于受损动脉多处于痉挛状态,下肢表现缺血症状及足背动脉搏动消失。

4. 股动脉造影术　对损伤判定具有重要意义,但急诊病例易引起意外,一般情况下不宜进行,只有在以下状态方可酌情选用:

（1）诊断目的:为判明受损动脉的部位,并与治疗方法选择密切相关;对假性动脉瘤及动静脉瘘的判定。此时一般多采取从对侧股动脉穿刺插管,经腹主动脉进行造影。

（2）治疗目的:以术前定位为目的,确定股动脉受损的确切部位及分支;术中造影明确血管受损与否及其程度。此时多从伤侧股动脉远端逆行插管(可用指压法阻断近侧股动脉)进行造影检查。

（三）诊断

根据外伤史、骨折类型及特点、临床表现及足背动脉搏动减弱或消失,一般不难作出诊断。个别困难者可选择采用血管造影术。

（四）治疗

因股动脉阻塞后肢体坏死率高,因此要求尽早采取有效措施,积极恢复股动脉的正常血供。

1. 将股动脉再通列为治疗的首要目的　一旦确定或无法除外动脉损伤时,必须在处理骨折或其他损伤的同时,将探查股动脉列为首条,并在有利于股动脉修复前提下采取综合措施。

2. 充分准备下进行探查术　尤其是高位股动脉损伤,由于口径粗出血量大,在探查前应在人力、血源及手术步骤安排上作好充分准备,原则上应首先控制股动脉上端血供来源,如病情需要,包括髂外动脉应酌情予以阻断,而后再逐层切开,由浅(股动脉上端较浅)及深(下端股动脉深在)进行检查。

3. 无张力下修复血管 股动脉走行较为松弛,一般性损伤多可行端-端吻合。如血管壁挫伤或内膜撕裂面积较大需将其切除时,则应以自体静脉移植修复之。

4. 妥善处理骨折 因大腿肌肉丰富,对股骨骨折在复位后,必须予以坚强内固定,多选用髓内钉,以防因骨折复位而影响血管吻合口的通畅和正常愈合。

5. 切勿随意结扎股动脉 由于股动脉阻塞后的高截肢率,即便是股动脉全长受阻,也仍以静脉移植重建为主,除非在战争或大型灾害情况下为挽救生命采取的措施(也仍应先选择临时阻断处理)。

6. 对伴行的股静脉损伤 应同时予以修复,其对减轻外周血流阻力及保证动脉通畅具有重要作用。

(五)预后

股动脉再通后一般预后良好,对继发性动静脉瘘及假性动脉瘤如能早期诊断,及时治疗,预后也佳。忽视伴行股静脉的通畅,将因血液回流受外周阻力的增加而影响肢体的正常功能。在治疗中如吻合口狭窄,将影响疗效,对此情况应再次手术矫正之。

二、腘动脉损伤

腘动脉损伤也为临床极为重视的损伤之一,该动脉一旦受阻,肢体截肢率高达80%,因此在处理上必须力争功能重建。

(一)致伤机制

其起自内收肌管下缘,与股(浅)动脉相延续,下行至胫骨平面下5~8cm处为止,并分为胫前动脉和胫腓动脉干。由于腘动脉的解剖部位与股骨髁上部骨面紧贴在一起,因此在临床上常见的股骨髁上骨折时,由于腘后部腓肠肌收缩造成骨折远侧端向后位移以致引起腘动脉损伤成为众所关注的问题。此外,外伤性膝关节脱位及髁部粉碎型骨折及对腘窝部的钝器伤也临床上常见的另一组原因。对医源性因素亦应提高警惕,尤其是对股骨髁部骨折处理时的误伤临床上也非鲜见(图8-3-4-2)。

(二)临床表现

与股动脉受累所表现的临床症状相似,以小腿以下缺血及足背动脉搏动减弱(或消肿,逐渐加剧,并与脉搏搏动同步,则表明系腘动脉损伤之故。当然股该动脉走行途径的创口有鲜血涌出(或喷出)则更易确诊。此外,也可从瘤及动静脉瘘判定,也可行动脉造影术。

(三)治疗

视损伤情况酌情处理。

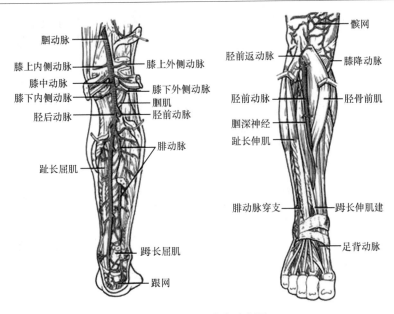

图 8-3-4-2　腘动脉示意图

1. 诊断明确者　立即进行腘动脉修复重建术,包括经造影后证实的病例均应按急诊处理,争取将肢体缺血时间压缩至最低限度。

2. 可疑动脉损伤者　及早行手术探查,尤其是对骨折需手术治疗者,更应争取时间,在优先处理腘动脉探查及修复的前提下进行骨折复位及内固定术。

3. 消除致伤因素　主要指对因腘动脉走行部位的骨关节损伤,必须力争良好的复位及稳固而有效的内固定,其不仅是对已引起腘动脉损伤治疗上的要求,而且也是预防再次损伤的首要条件。

4. 伴有腘静脉损伤者　应同时予以修复,以防因外周阻力增加而继发肌间隔高压症候群。

5. 重视小腿肌间隔症候群的预防及治疗　从某种角度来看,小腿肌间隔症候群与腘动脉受累可互为因果,并易构成恶性循环。

三、小腿动脉损伤

(一) 致伤机制

小腿动脉指腘动脉以下分出的胫前动脉和胫腓动脉干两支,胫前动脉下行与足背动脉相接。胫腓动脉干长 3.5~4 cm,而后又分为胫后动脉和腓动脉,两支均沿深筋膜(以胫骨上端为多发),其次为外来暴力所致,包括锐性刺伤、小腿挤压伤等。胫骨上端骨折所引起的胫腓动脉干损伤是造成小腿急性缺血性挛缩的好发部位。小腿粉碎型骨折所引起血管损伤范围较广,不仅动脉,且静脉系统也多受累,并易同时出现小腿肌间隔高压症候群而加重血管损伤程度。

(二) 临床表现

具有多样性,视受累血管的数量、部位及伴发伤不同而在临床上出现轻重不一的症状与体征。但以下表现具有普遍性。

1. 足背动脉搏动减弱或消失 为小腿动脉损伤的好发症状,胫前动脉受阻,足背动脉一般多消失,而另外两根动脉干受累,由于肢体的反射作用也可引起胫前动脉的痉挛而出现足背动脉搏动的减弱或消失。

2. 小腿创伤反应严重 除了锐器直接刺伤血管外,一般能造成小腿动脉干损伤的暴力多较强烈,因此,所引起的骨折及软组织损伤也较明显,创伤性反应也多严重。

3. 易出现小腿肌间隔症候群 除暴力因素外,动脉损伤后的痉挛及受阻不仅直接造成肌肉及神经支缺血性改变,而且也加剧了肌间隔内的高压状态。因此,小腿肌间隔症候群的发生率明显为高,并且两者可互为因果而形成恶性循环。

4. 其他症状 小腿局部搏动性血肿及鲜血溢(喷)出则属动脉损伤特有的症状与体征。

（三）诊断

主要依据外伤史及临床表现,约80%病例可获确诊。对临床症状明显无法确诊者,可行动脉造影术,危及肢体安全者应行手术探查。

（四）治疗

单纯性小腿动脉损伤在治疗上较易处理,而伴有骨关节损伤及肌间隔症候群的复杂性动脉损伤,不仅治疗复杂,且疗效常不理想,因此在处理时应有充分准备,以争取最佳疗效。在治疗时应注意以下几点:

1. 确定动脉损伤后立即施术 从某种意义上讲,小腿动脉损伤较大腿损伤在处理上更为复杂,尤其是延误诊治引起并发症后,则往往本末倒置,主次难分,因此,务必抢在并发症(尤其是肌间隔症候群)出现之前明确诊断,立即施重建术。

2. 可疑动脉损伤 难以确诊者应及早行探查术,在积极准备手术的同时,作好术中动脉造影的准备。一般在手术台上通过股动脉穿刺推注血管造影剂10~20ml,显示小腿动脉受损情况,并以此作为进一步处理的依据。

3. 复合性 尤其是毁灭性小腿损伤应全面考虑,包括截肢。对恶性交通事故或工矿塌方等所引起的小腿损伤往往呈现毁灭性伤情,整个小腿可能被辗呈扁平状。在此情况下,血管损伤已处于次要地位,应根据患者全身情况,肢体有无存活可能来决定伤肢的去留。

4. 处理血管损伤的同时应防治小腿肌间隔症候群 两者在发病机制及病理解剖上截然不同,但如果两者并发,则可能互为因果而加剧病情。为此,在处理血管损伤同时,应兼顾及观察骨关节及软组织的处理,包括骨折的复位固定,对高压肌间隔的切开、引流,皮肤及皮下的减张切开等均应全面考虑,力争在发生不可逆转病理改变以前,尤其是神经及肌肉组织,以求防患于未然。

5. 晚期血管损伤并发症的处理 一般先行动脉造影,而后依据造影结果对假性动脉瘤或动静脉瘘进行确诊及治疗方案的选择。凡影响肢体远端血供的病变均应将其切除,并重建动脉的正常解剖状态与生理功能。当前对假性动脉瘤及动静脉瘘的处理技术均较成熟,包括自体静脉移植和人造血管的应用,可酌情选择相应术式。

（五）预后

视小腿动脉通畅及小腿其他组织的损伤情况其预后差别甚大,胫腓动脉干或有两支动脉受阻者,小腿以远肢体坏死率可达 15%～20% 以上;三根小腿动脉均受阻时可高达 50%。因此,对小腿动脉损伤应像腘动脉受累一样重视,力争在伤后 6 小时以内重建动脉血供功能。超过 6～8 小时,软组织将残留不可逆转的病理改变。其他组织损伤情况及其预后将在有关章节中阐述。

四、足部动脉损伤

足部,包括足趾的动脉损伤在临床上十分多见,但由于足底动脉弓的存在,侧支循环良好,因而不致引起供血区的缺血性改变,因此在治疗上酌情处理。当血管完全离断,且易予吻合者,当然以使其接通为好。但如果损伤严重,需较长时间操作者,也不宜强求吻合。总之,由于其对足部功能影响不大,在对局部创伤全面考虑时,选择对病人最为有利的治疗方式。

第五节　四肢静脉损伤

四肢静脉损伤并不少见,主要是其症状不如动脉明显和严重而在临床上难以诊断,目前的统计材料表明其在血管伤中占 30%～40%,在处理上应按动脉损伤同等对待,尤其是主干静脉,其对肢体生理功能的保存具有重要意义。

一、致伤机制

其致伤机制与动脉损伤基本一致,主要为外源性暴力及骨折端刺伤所致。战时当然以火器伤居多,但近年来因各种原因所采用的静脉导管技术引起的医源性静脉损伤日益增多,这也是一个不可忽视的重要原因。

二、临床表现

视伤情不同而症状轻重不一,伴有骨关节损伤,甚至动脉同时受累者,则临床所见较为严重,此已在动脉损伤中阐述,现就较为单纯的静脉伤的临床表现介绍如下:

(一) 静脉回流障碍

静脉损伤后由于血流受阻而表现为外周阻力增加,以致出现肢体肿胀,皮肤色泽变暗,严重者发绀,并有凹陷性水肿体征等。

(二) 动脉血供受累

当静脉受阻到达一定程度后,由于组织内压力升高,不仅加剧了静脉回流障碍,当组织内压力一旦超过动脉压时,则可导致动脉血供受阻。此时如果动脉伴有损伤,则有可能由于动脉血流量下降而使动脉修复术失败,并因此而产生一系列不良后果。

(三) 肢体病废

如果受损静脉因血栓形成长期处于高压状态下,其瓣膜的关闭功能也遭破坏,并使回流血液向交通静脉及深静脉大量逆流,以致肢体肿胀加剧,静脉呈曲(怒)张状,皮肤营养障碍,并可出现慢性溃疡,以致患肢病废而失去正常功能。

(四)其他症状

包括局部肿胀、血肿形成等,开放性者则有静脉血涌出,并可出现休克体征。此外,视伴发伤不同而可出现其他相应症状。

三、诊　　断

静脉损伤的诊断较动脉损伤难度为大,主要是其症状不如动脉损伤时典型,因此在临床上应注意以下几点:

(一)外伤史

即与静脉干走行相一致的致伤暴力,或是骨折断端的锐刺等,为其多发因素。

(二)临床特点

主要表现为静脉回流受阻及局部的血肿形成。该血肿形一般无搏动,此可与动脉性血肿相鉴别。

(三)静脉造影

对诊断不清又准备行手术治疗者,可采用自肢体远端穿刺静脉,呈顺行方向造影,其不仅简便易行,且阳性率高达85%以上。

(四)术中探查

因此类伤者大多伴有肢体的其他损伤,最常见的为骨折、软组织挤压伤及动脉损伤等。当这些创伤需要手术治疗时,应在术中同时予以探查,以明确静脉干受损情况。

四、治　　疗

对静脉损伤的治疗应遵循以下原则与要求:

(1)按对待动脉伤的同等态度对待静脉损伤。

(2)当动脉与静脉两者同时受损时,原则上是处理危及生命最大的动脉,因为静脉系统在肢体生理功能上与动脉系统同等重要。但如果由于静脉回流受阻为主影响或继发造成动脉受损(阻)时,则应先修复静脉以保证其通畅。

(3)对静脉结扎应持慎之又慎态度,人体结构是受制约的,静脉与动脉有着同等重要性,尽管有些静脉有深支或代偿支。但一旦将其阻断,轻者增加其他静脉的负荷而易出现病变,重则引起肢体病废。因此,除非现场情况或病人病情危急不允许较长时间施术,不得将静脉随意结扎。

1)静脉吻合技术:与动脉吻合技术相似,以吻合口无张力、无漏血为原则,缺损段可采用同体、大隐静脉或头静脉移植。

2）术后处理:因静脉血流缓慢,在损伤处易形成血栓,应酌情采用抗凝措施,包括口服肠溶性阿司匹林、滴注低分子右旋糖酐等,并酌情选用肝素化疗法。此外,在保证血管吻合口安全情况下,鼓励病人作肢体活动。

五、预　　后

较动脉损伤预后为好。但术后如有血栓形成时则影响肢体的康复,如其代偿支能充分发挥作用,其受累情况可有所改善。

第六节　医源性血管损伤

随着各种高新科技的发展与广泛应用,其副作用也随之产生。当前用于动脉干或静脉干穿刺的诊治技术每年以成倍的速度递增,因之医源性血管伤也日益增多。此外,其他治疗技术的开展,也有可能对相邻的血管有所波及,因此,临床医师必须认真对待。

一、穿刺性损伤

（一）好发部位

以股动脉多见,主要是由于心血管导管技术及介入治疗技术的广泛应用所引起;其次是临床经常用作血气分析血标本采集的桡动脉;再次则为常用作血管造影的肱动脉、股静脉和锁骨下动脉等,而其他小血管则相对少见。

（二）发生机制

1. 穿刺损伤管壁形成裂口　在穿刺时,如果针头太粗,误将血管壁撕裂过多,则表现为出血或局部血肿形成。

2. 内膜受损血栓形成　在穿刺时如针头在血管腔内向四周划来划去,则极易伤及血管内膜而引起血栓形成,该血栓亦可游离而阻塞肢体远端,静脉内血栓则可进入肺循环。

3. 损伤后继发性病变　指穿刺后经过数月于穿刺血管壁上形成假性动脉瘤者,此虽非多见,但由于血管穿刺频率太高,因此临床上时有报道。此种病变主要特点是膨胀性搏动,并与血管走行相一致。因穿刺同时伤及动脉及伴行静脉引起动静脉瘘者,则十分罕见。

（三）诊断

1. 病史　均较明确。

2. 临床特点　表现为穿刺后的血管阻塞体征,一般在穿刺后数天至数周内发生。而穿刺部位的出血及搏动性血肿形成,则于术后当时或当日即可发现。继发性改变则需数周、数月不等。

3. 血管造影　阳性率较高,但再次穿刺必须小心谨慎,切不可再次造成损伤。

4. B超检查　适用于对假性动脉瘤的检查和诊断。

（四）治疗

视损伤所引起的具体后果而酌情采取相应的治疗措施。

1. 出血　立即予以局部压迫,轻者放置沙袋,重者则需行加压包扎,一般持续 10～30 分钟多可止血。如裂口过大或凝血机制不良者,则加压时间需延长,并酌情输以鲜血以提高凝血机制。对全身情况良好者,也可在密切观察下予以凝血剂。仅个别病人需切开行血管缝合术。此时可在局麻下探查,先用手指压住血管近端(或用无损伤性血管夹夹住),检查局部血管内有无血栓形成(如有应设法取出),用无损伤性缝合线将血管裂口缝合。对局部血肿形成者,基本上与前者处理一致,先将积血清除,再行血管修补术。

2. 血栓形成　与前者不同,由于血栓形成时间较长,因此确诊后可在有准备情况下行血栓抽取术。操作时应注意在血流远侧方向将血管夹住,术中确认无血栓游离时方可恢复正常血流。

3. 假性动脉瘤　较小的动脉瘤暂行非手术疗法;较明显的血管瘤可在阻断两端血流情况下,酌情采取切开瘤壁缝合血管裂口,或将血管瘤切除后缝合与血管瘤交通的动脉壁,或是在血管瘤外方作贯穿缝合(瘤体较小时)。

二、刀剪割切伤

临床上也时有发生,除一般血管外,以股动脉、股静脉、腘动脉、锁骨下血管及肘部血管为多见。

（一）发生机制

主因手术中误伤,除个别解剖关系紊乱的病例外,大多因操作时失误所致,尤以年资较低或临床机会较少的高年医师,易将止血带下的腘动脉误认为是筋(腱)膜将之切断;也有可能在对软组织分离时,因严重粘连而将血管剪破,尤以静脉壁为多见。

（二）诊断

1. 外伤史　系在术中发生,外伤情况较明确。

2. 临床表现　术中当时或放松止血带时即可发现难以控制的大出血,视失血量多少而可伴有休克症状等不同体征。

3. 术中探查　对切口深部的大出血有时难以立即确认系哪根动脉或静脉,可沿着切口方向,由浅及深,从中心向四周进行探查,以确定受累血管干。

4. 术中血管造影　一般无此必要,仅个别病例实在探查不出,又怕再次大出血发生意外时,方可在保证血容量前提下从血管上端推注造影剂进行造影。

（三）治疗

在术中立即修补,包括一般裂口的缝合及断裂再接术等,一般勿需血管移植。

三、血管误被结扎

（一）好发部位

主要是与骨干伴行的动脉或静脉,临床上以腘动脉、小腿动脉、肱动脉下段及其伴行静脉为多见。

（二）发生机制

除责任心外，主要是对手术局部的解剖不熟悉，尤以年轻医师在急诊情况下，当处理长管骨骨干斜行骨折时，易选用钢丝缠绕，以致在穿越软组织时将伴行的血管也同时扎住。如系静脉早期不易被发现，而动脉由于引起肢体远端脉搏消失而易引起注意。

（三）诊断

如术中及时发现，则不存在此问题。形成此种误伤者多系术中未注意，而术后观察病情时当出现肢体远端血供不佳时方有可能被提出。因此，诊断的关键除血管受阻后的临床表现外，术者对术中操作的记忆将具有重要作用。在病情允许情况下，可行血管造影术，或立即再进手术室拆开缝线进行检查。此既可诊断，也可获得及时治疗。

（四）治疗

1. 立即解除结扎　一旦确诊或疑及此种情况时，应按急诊拆开创口缝合诸层，立即解除结扎骨折的钢丝，当确认受扎血管完全松解后，方可再对骨折断端重新固定。

2. 抽取血栓　在解除结扎钢丝后，应检查在血管局部有无血栓形成。如有血栓时，应先用血管夹阻断上下血流，之后切开管壁（小口），全长抽出血栓，再将切口缝合。

3. 血管重建术　对后期病例，如发现有较长一段血管已栓塞、机化，远端受侧支影响仍通畅，且肢体仍保留大部或部分功能，肢体远端显示有缺血症状者，可考虑将机化的一段切除，以自体静脉移植取代。此种机会较少，一旦中间一段血管阻塞，大多数病例其远端亦随之萎缩，久而久之也呈机化状态。

（杨明杰　孙贵新）

第四章 断离肢体再植术

第一节 概 述

一、断肢类型及致伤原因

由于创伤发生机制的不同,肢体断离的创伤性质不同,治疗的方法也有所不同。在临床上大致分为以下五种类型:

（一）切割性断离

由锐器切割所致,以发生在上肢为多。

（二）辗轧性断离

由钝器辗轧引起,可发生在上、下肢,多伴有粉碎型骨折。

（三）挤压性断离

由重物挤压所致,可发生在上、下肢,断面不平整,不易去除挤入断面的异物。

（四）撕裂性断离

由转动的机器卷入后撕断,多发生在上肢。

（五）爆炸性断离

肢体爆炸性断离伤,伤肢多残缺不全,组织严重破坏。

二、断 肢 分 类

根据创伤程度又可分为完全性断离和不完全断离。

（一）完全性断离

断肢或断指的远侧部分完全断离,或虽有极少量软组织相连,但清创时必须将这部分软组织切断。

（二）不完全断离

肢（指）断面骨折或者脱位,相连的软组织少于断面软组织总量1/4,主要血管断裂;伤指仅有肌腱相连,残留的皮肤少于周径的1/8;受伤肢（指）远侧部分严重缺血,不吻合血管不可能存活。

第二节　断　肢　再　植
一、手 术 指 征

（一）术前全身准备

肢体断离平面越高，失血越多，身体其他系统合并创伤的可能性也越大。在考虑再植术前，一定要确保病员的生命安全，妥善处理好其他系统的创伤，补充好血容量，注射破伤风抗毒血清和静脉滴注抗生素。

（二）术前肢体妥善保存

断肢再植要能使断离的肢体重新存活并重新获得良好的功能。恢复的功能不仅用关节活动和感觉能力来衡量，更要重视在正常生活活动中的作用。离体肢体宜干冷保存。具体方法为：离体肢体清创后，用干的消毒纱布包好，放在消毒的不漏水的塑料袋中，再放在盛冰的容器中，达到干冷保存的目的。离体肢体切忌与冰块或包括生理盐水在内任何液体直接接触。否则，必定要大大影响再植成活率。

（三）干冷法延长肢体保存时间

常温缺血时间长短直接影响断离肢体的血循环重建和最后的功能恢复。断离平面越高，含肌肉量越多，再植时限越短。肢体近端断离常温缺血再植时限为6小时左右，远端为8～12小时。干冷保存可以延长再植时限，前者可延长至12小时，后者可延长至24小时以上。

（四）致伤原因与肢体存活的关系

肢体切割性断离再植成功率最高；撕裂性断离要切除损伤组织，缩短后才可再植；严重的挤压伤、辗轧伤、爆炸伤和严重烧伤的断离肢体不能再植。

（五）年龄因素

儿童病例再植技术要求高一些，年老病例功能恢复困难一些。因此，年龄应予考虑。

二、手 术 方 法

（一）麻醉

因断肢的不同部位和病人的具体情况而异，酌情选用不同的麻醉方法，如连续硬膜外阻滞、臂丛神经阻滞及全身麻醉等。

（二）清创

清创不仅为了达到去除异物和消毒的目的，还可达到了解肢体断面和离体肢体的血管、神经、骨骼、肌肉及肌腱等组织是否适用于再植的目的，以便随时修改手术方案，将再植手术顺利地进行下去。

1. 一般处理 用无菌肥皂水刷洗创面边缘,去除异物,再用大量生理盐水冲洗两次。用 3% 碘酊和 70% 酒精消毒,铺巾。

2. 皮肤、肌肉、肌腱和骨骼的清创 切除失活皮肤、肌肉和不需保留的肌腱,切除污染的骨骼。尽可能保留不完全断离肢(指)体相连的软组织。

3. 血管的清创 结扎不拟作吻合的血管,对创面不整齐,断离时间较长的血管,注入 12.5U/ml 的肝素等渗盐水,若血管壁出现膨胀,则表明有内膜挫伤,必须予以切除膨胀的血管段。血管缺损可用自体血管加以修复。

(三)骨骼缩短和骨支架固定

骨骼缩短应获得清洁而又有生命力的骨端,同时又能使血管、神经和肌腱进行无张力的对接吻合,使肌肉能维持一定的张力,并有足够的生命力的软组织的覆盖。骨骼缩短要尽可能小,成人下肢骨骼缩短不宜超过 2cm。骨支架固定方法很多,如螺丝钉贯穿固定、髓内针内固定、压缩钢板固定等。近年,我们用单侧多功能外固定支架固定,操作在远离断端部位各闭合穿入 2 根固定螺丝钉,再安放外固定支架,通过该支架的万向关节的调节,灵活准确地对好骨端,纠正成角,然后锁紧万向关节,建立一个牢固的骨支架。操作过程中组织损伤小,并可根据需要对骨端加压,促使骨骼愈合。

(四)血循环的重建

重新恢复血循环是断肢再植成功的关键。在血管吻合前应先对血管深层组织进行对合,为吻合血管提供可靠的组织床。必须补充血容量以纠正失血。痉挛的血管应先解除痉挛,常用的解除血管痉挛的方法为用温热的 2% 普鲁卡因溶液从断口作逆行加压扩张,此法有明显解痉抗凝作用。如果由于创伤性肿胀导致韧带或蚓状肌管压迫指动脉引起动脉痉挛,则应纵向切开韧带或蚓状肌管。

在肢体同一平面上静脉吻合的数量要多于动脉数;采取等数吻合动静脉,可因静脉回流血量的不足而发生肢体肿胀,危及再植肢体的存活。只有吻合的动静脉数比例为 1:1.5 至 1:3 时,才能保证血流的流畅。在断指再植时,如果吻合一条指动脉则应吻合两条指静脉,如果吻合双侧指动脉则宜接通三条指静脉。在腕或踝以近平面的静脉血从浅静脉流向深静脉,这些部位的断肢在再植时,必须注意接通一、两条深静脉。如果深静脉不能对接,可将远端深静脉和浅静脉吻合。

彻底切除血管的损伤段。血管断口外方旁膜组织,许多学者主张采用断口环切法,可使断口光洁,血管中层和内膜清晰可见。缝合时血管内膜向外翻,吻合口以血管内膜相连,决不能将外膜旁膜组织带入管腔,以免发生吻合口血栓形成。作者采用不修剪外膜旁膜,操作时,由助手将外膜旁膜轻轻后拉,术者在吻合血管后,再将外膜旁膜向吻合口方向拉,以盖住吻合口为度。作者体会到,外膜旁膜回拉盖住吻合口,不仅简化了手术操作,还可减少血液渗漏,有利于提高血管吻合速度和成功率。吻合血管时,要力求吻合口张力尽可能地小,以免血管撕裂渗漏。反之,血管过长也会影响血流畅通。手法要轻巧,避免血管过度牵拉和夹捏,务必做到不使血管内膜有丝毫损伤。

血管多行端端吻合。我们在缝接口径 1.5~3mm 血管时,通常均缝 8 针,并使针距和边距保持基本相等,极少发生血液渗漏现象。

（五）肌肉与肌腱的修复

1. 掌骨平面处断离的肌肉　修复掌侧鱼际肌、小鱼际肌、拇长屈肌腱，指深屈肌腱，缝合背侧拇长伸肌腱和指总伸肌腱。

2. 腕部及前臂下 1/3 的断离　修复掌侧拇长屈肌腱、指深屈肌腱的远侧与指浅屈肌腱的近侧交叉缝合，缝合背侧拇长伸肌腱、桡侧腕长、短肌腱及指总伸肌腱。

3. 前臂中 1/3 或上 1/3 的断离　缝合屈肌的肌腱与肌腹以及桡侧的腕伸肌肌腹。

4. 肘部、上臂下 1/3 或中 1/3 的断离　主要缝合肱二头肌以及肱三头肌。

5. 下肢的离断　足和踝部的断离，缝合跟腱与胫前肌群；小腿修复后方三头肌与胫前肌群；大腿平面在缝合血管前，先缝合股内肌群和股四头肌腱或肌腹，以及大腿后方的腘绳肌。肌腹的断离一般用丝线作褥式缝合。肌腱的断裂，一般使用 36 号不锈钢丝行"∞"形对端吻合，或双垂直对端吻合。

（六）神经修复

在断面比较整齐的断肢，应该在再植手术中争取一期修复神经。对于挫伤严重，难以决定切除长度的神经，则只能作好标志留待二期修复。

神经缝合方式多种多样，只要做到将功能相同的神经正确对接，不管用何种缝合方式，肢体均能获得比较满意的运动和感觉功能的恢复。外膜缝合是我们比较常用的神经修复方式。缺损的神经可用神经束间移植予以修复。将移植的神经束按照缺损长度和粗细分组，置于缺损部，以不同平面进行两端束膜分组对合。如果同时吻合神经外膜营养血管，可以达到提高移植神经存活能力的目的。

（七）预防性深筋膜切开减压

断离平面较高，肌肉含量丰富的断离肢体，由于动脉或静脉血管的损伤，血液渗入筋膜间隔，使筋膜腔内压力升高，导致肢体肿胀和坏死。这样的断肢接上去后由于血管受压或痉挛，血循环难以获得通畅，坏死组织所释放的毒素又容易吸收到体循环中，促使急性肾衰竭的发生。采用深筋膜切开减压和切除坏死肌肉组织的方法，可以保全再植的肢体，避免急性肾衰竭的发生。

施行预防性深筋膜切开，首先要纠正血容量不足，减压后组织液外溢，可使血容量有所降低。应避开主要的血管和神经，在张力最大的肌肉丰富的部位按照肌鞘解剖点分别作纵行切口。

三、术　后　处　理

术后，病人进特别护理室严密观察血压、脉搏和呼吸情况。注意及时纠正血容量的不足以及处理可能发生其他重要器官的合并损伤和并发症。局部血循环指标有皮肤颜色、皮肤温度和皮肤充盈情况。及时作出血管阻塞的鉴别诊断，快速判断是动脉危象还是静脉危象，再分清是血管痉挛还是血栓形成。一旦出现血管危象，必须马上探查，及早处理。

缺氧时间较长的断离肢体，组织因缺氧而发生变性，可应用高压氧。高压氧用于再植获得血循环重建后的早期，能纠正微循环障碍，达到逆转再植后组织变性的作用，从而起到延长再植时限，提高再植肢体存活率和最大程度地恢复肢体功能的作用。

第五章 断 指 再 植

第一节 断指再植的适应证、操作顺序及术后处理

一、断指再植的适应证

断指再植的适应范围,随时代的发展而不断扩大。在显微外科技术之前,肉眼下手指近节离断血管缝合,成活仅33%左右。显微外科技术的发展使断指再植进入了一个新时代。20世纪80年代后,不仅成人,而且小儿的末节断指也能再植成活,达96.8%,且外形与功能均较满意。拇指旋转撕脱性离断,由于血管、神经、肌腱均从近端抽出,过去认为无法再植,而现在可以应用血管、神经、肌腱移位的方法进行再植,保存了拇指原有功能和外形。

手指离断后通过再植,再恢复一个完整的有功能的手指,这是我们的目的,而不应该是为再植而再植。为此断指再植适应证较完整的认识是:60岁以内各种原因致伤手指离断于末节基部以近的完全性断指,或不吻合血管不能成活的不完全性断指均应再植。其具体选择条件如下:

(一) 指体的条件

首先要看指体的条件。凡两端指体结构完整,无明显挫伤及多发骨折,均具备再植条件。指体有轻度挫伤,但未伤及两侧血管神经束及指背静脉者,也可试行再植。若有明挫伤,结构缺乏完整性,显然不适应再植。当然,指体的条件与致伤原因有着密切关系。

1. 切割伤 因锐利的刀刃造成离断。如切纸机、斧、菜刀、铡刀等。其特点是:断面整齐,污染较轻,无挫伤或挫伤较轻。清创时,两断面仅清除2~3mm组织已够,在修复肌腱时可缝合腱鞘。由于指体条件较好,再植后的功能恢复较为满意。

2. 电锯伤 创伤较重,然而指体较完整,是适宜再植的常见断指。其特点如下:①锯片厚2.5~3mm,因此,其锯缝宽4~5mm;②离断于关节附近的断指其关节均呈开放性损伤,部分病例指骨呈粉碎或劈裂;③软组织断面参差不齐,但两断面各清除3~5mm后即为正常组织。所以,电锯伤离断的指体再植指体时:短缩可达10~12mm,于关节附近离断时短缩可达12~15mm。对此,术前应有充分估训

3. 冲击伤 经冲压机离断的指体,断面似乎比较整齐,却不同于以上两类的损伤机制。其是两个直角的钝性面剪力致伤,其软组织的损伤范围不仅局限于两断面,而且影响到两指体的实质,软组织损伤较重,并有淤血现象。指体损伤程度还与冲压模具形状及速度有关。空心、冲压快的,指体损伤较轻,具有再植条件;若是实心的,不论速度快慢指体损伤程度较重,甚至脱套,基本丧失再植可能性。

4. 压砸伤 其指体的损伤较重,再植的机会较少。对多指离断的压砸伤,如果大部分指体已损伤,某一指体或某一节段完好时,应千方百计创造条件,争取再植或移位再植1~2个有功能长度的手指,以保存部分功能。

5. 撕脱伤 伤情最为复杂,断指的血管、神经、肌腱均从近端抽出,而近断端组织回缩,

因无法与原位的血管、神经、肌腱作直接缝接。应视伤情、指别而定。凡离断于指根部且指体内血管、神经完好者，也可进行再植；凡血管、神经呈逆行撕脱或2个以上手、撕脱时，再植往往是徒劳的。

（二）断指的性质

1. 完全性断指　完全性断指是指指体远侧部分完全与伤手分离；或只有少量挫伤组织相连，而清创时必须将其切断或切除。

2. 不完全性断指　不完全性断指是指手指大部分组织均已离断，仅有少许皮肤及其他组织与伤手相连，不吻合血管不能成活者。这类断指又有下列3种类型：

（1）有皮蒂相连：①皮蒂内无任何可见血管相连，指体苍白，再植时需吻接动、静脉者；②皮蒂内可见静脉相连，无动脉供血，指体略呈淡紫色，萎瘪，压之有毛细血管回充盈现象，再植时需吻接动脉才能成活；③皮蒂内只有动脉相连，无静脉回流，指体呈暗紫色，张力增高，将一侧切开放血，先流出暗紫色血液，然后流出鲜红色血液，指体由紫变红，再植时需吻接静脉才能成活。

（2）有指神经相连：除指神经相连外其他组织已离断。再植时需修复动脉、静脉。断指一旦再植成活，即有感觉，术后指腹饱满，外形满意。

（3）有肌腱相连：除肌腱相连外，其余组织均被切断，再植时需修复动脉、静脉、神经。这类断指再植后由于肌腱保持其连续性，有利于术后功能恢复。

（三）离断指别

1. 拇指　拇指占全手功能40%，一旦缺损，手的捏握功能将大部丧失。所以，当拇指离断时，应千方百计予以再植，如果拇指离断后已挫灭，无再植和移位条件，残端缝合后又达不到功能长度者，可做足趾组织移植拇指再造，一般可获得较满意的功能（图8-5-1-1～图8-5-1-4）。

2. 示、中、环指　这三个手指与拇指对捏来完成手的完整功能，各占手的功能20%、20%及10%。如果缺少其中之一，就会失去手的完整功能，使持物不稳，捏握力减弱，协调功能减退。若缺少两个，甚至全部缺损，则手的功能将受到损害。所以，当三个手指或两个手指离断时，应尽量原位或移位再植；当一指离断时，应视断指条件，并结合患者年龄、职业、个人意愿、社交需要等全面考虑是否再植。从再植后随访功能评定中发现，单个环指离断再植后功能较佳，中指次之，示指差（图8-5-1-5～图8-5-1-8）。

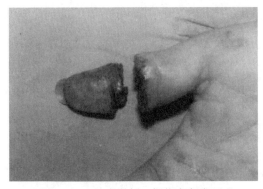

图8-5-1-1　临床举例　拇指离断掌面观

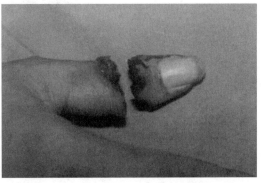

图8-5-1-2　临床举例　拇指离断背面观

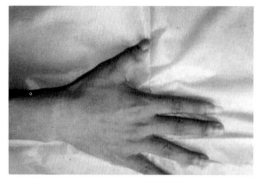

图 8-5-1-3 临床举例 拇指再植术后

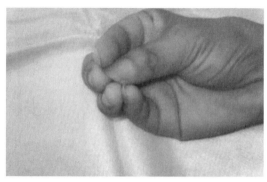

图 8-5-1-4 临床举例 拇指再植术后康复

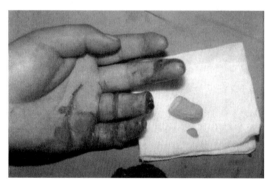

图 8-5-1-5 临床举例 环指离断掌面观

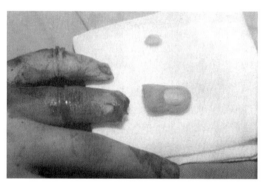

图 8-5-1-6 临床举例 环指离断背面观

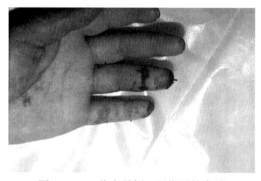

图 8-5-1-7 临床举例 环指再植术后

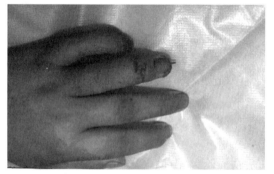

图 8-5-1-8 临床举例 环指再植术后康复

3. 小指 大部分学者认为单个小指离断无再植意义,仅个别伤员从职业、美观及社交上的需要可考虑再植。对于多指离断同时伴有小指离断者应予以再植,因为再植后诸指功能大致相似,多一个小指有助于手的协调功能,更有利于外形。对于小儿单个小指离断者,应根据条件尽量予以再植。

(四) 患者的年龄

1. 青年 一旦手指缺损,在心理上会造成很大创伤,甚至影响其恋爱与婚姻。所以,尽量予以再植,以保存一个有良好外形及功能的手指,这对女青年尤为重要。

2. 壮年 以求实原则,根据指体的条件及职业需要进行选择。

3. 小儿　小儿因处在生长发育阶段,对创伤有较强的修复能力,故断指再植后的功能恢复优于成人。所以,应抱更积极的态度,凡有条件者,不论是多指还是单指,均应予以再植。

4. 老人　断指机会较少。因老年人多具有器质性疾病,不宜长时间的手术及术后长期制动,所以应视年龄、体质、指体条件、指别及患者要求考虑,60 岁以上者更应慎重。

（五）离断的平面

根据离断平面,决定是否再植及再植后应注意事项。

（六）原位缝接

对于末节甲弧线以远的断指,由于血管接近末梢,即使用显微外科技术也难以完成再植。除残端皮瓣提升、邻指皮瓣修复外,也可采用末节原位缝接获得疗效。原位缝接初期依靠组织液渗透,后期则依靠侧支循环的形成来提供营养。因此,越接近末端成活率越高;儿童的成活比成人的高;切割性离断的成活比压轧性者高;离体时间短的成活率比时间长的高。

（七）再植的时限

组织能够耐受缺血的时限到目前为止尚无定论,在临床上也无可靠的方法来测定。指体组织对缺血、缺氧有较强的耐受性,所以断指再植时限比断肢长,在通常情况下,指体离断后未经冷藏,到达医院纱布方予冷藏者,应争取在 24 小时内重建血液循环。离断后立即冷藏断指,断指的缺血时间还能延长。当然随时间的延长其成活率必将下降。

（八）指体的保存

经冷藏保存可以降低组织的新陈代谢,减慢组织变性。延长其生命,为断指再植成活创造更好条件。凡指体离断后需远距离运送者,最好采用以下方法:把断指用 4 层无菌湿纱布包裹,然后放入无漏孔的塑料袋内,扎紧袋口,使袋口朝上,然后放入盛有冰块的冰瓶或其他容器内,并将其 2/3 埋入冰块内,紧闭瓶口。运送时勿使冰瓶倾倒。切忌将断指浸泡在各种消毒液、生理盐水、酒精及葡萄糖液中。到达医院后,断指应移入冰箱内保存。

二、断指再植的操作顺序

断指再植的操作顺序,国内外学者基本上是相同的,但术者操作习惯不同,也存在一些差异。以完全性断指进行再植为例,大致按以下程序进行:远近端清创,骨与关节内固定,修复伸、屈指肌腱,吻合指背静脉,缝合指背皮肤,缝合两侧指神经,吻合指动脉,缝合掌侧皮肤。也有学者采用逆行再植法,即依序缝合掌侧皮肤、神经、动脉、屈指肌腱、骨内固定、伸指肌腱、指背静脉及指背皮肤。本文仍按传统再植顺序陈述。

（一）清创

清创术是一切开放性损伤治疗的基础。也是提高再植成活率与成功率的一个重要环节。根据作者习惯,离断 1～2 手指者,可用一个手术组完成;离断 3 指以上者,用两个手术组同时清创,再根据手术者的技能与体力轮流进行再植;双侧多指离断时,需组成三个手术组,由两组分别对左右手近侧断端同时清创,第三组对断指进行逐个清创,根据再植技术力量组成再植手术组,按梯次分别轮流进行再植。现就一个手术组完成的手术安排如下:伤员人院后经全面检查及记录资料,凡确定再植者,术者和助手先进入手术室,对断指进行清创,而伤员暂时留在病房进行术前准备及必要的治疗,以消除紧张心情,获得休息机会。断指清创结束前 20 分钟,病人入手术室,进行麻醉。当麻醉作完,断指清创也已结束,置入冰箱保存。然后手术组转而对伤手进行洗刷、消毒、清创,最后取断指进行再植。这样按部就班地进行手术,显得忙而不乱。

1. 断指的清创 首先剪除断指指甲。用汽油或乙醚清除油污,用肥皂液洗刷指体,自来水冲洗 3 遍后用灭菌生理盐水冲洗,纱布擦干。用碘酊和酒精作指体皮肤消毒,断面用 1‰新洁尔灭浸洗消毒,于手术显微镜下清创。先在断面内寻找指固有动脉、指神经及静脉并予以标记。动脉位于屈指肌腱的两侧,与指固有神经同在骨皮韧带深面一个狭长的血管神经束中行走。找到动脉和神经后,用 5-0 丝线分别标记。

由于指背皮下静脉无固定的解剖位置,为了避免遗漏,可依序在皮下与伸指肌腱之间一层间隙内寻找。静脉断裂后有回缩,由于静脉腔留有少量积血,所以在断面处相应位置可见到有血性红点,此处即为静脉。静脉呈网状交叉相连,当找到一条静脉后可沿其向远端找到第二及第三条。也可将断指远端轻轻挤压,当断面出现血性红点时,也可找到静脉。一般指背静脉找到 3~4 条已够。如果指背皮下只找到 2 条或 1 条较粗的静脉,无明显挫伤,只要保证吻合质量,断指依然可以成活。如果仅找到 1 条较细的静脉,则可在掌侧皮下再寻找。掌侧皮下静脉紧贴于皮下,口径细而管壁薄,不易发现,应格外细心。

当血管、神经已标记后,可对断面施行清创手术。先用眼科组织剪在肉眼下紧贴断缘真皮下剪除皮肤缘 2~3mm,尤其剪刀行进到指背皮肤时,必须紧贴真皮层,否则易损伤指背皮下静脉。指体断面的清创必须在手术显微镜下进行。选定掌侧的一侧血管神经束为中心点,先对该侧血管、神经行清创,用弹簧剪小心切除血管神经周围被挫灭的组织及污染的间质组织,并对动脉外膜外组织作简单的剥离,然后以此点为中心逐渐向周围及对侧扩大清创范围,并注意保护掌侧的皮下静脉。当清创扩大到对侧血管神经指动脉及指神经束时,又以该侧的血管神经束为中心作相同的清创。通过清创切除掌侧厚 2~3mm 有挫灭及污染的脂肪及其他间质组织,使断面成为一个干净、健康的软组织床基。按同样方法,沿指背某一静脉为中心,向左右扩大清创范围,切除一层厚 2~3mm 挫灭污染的皮下脂肪及其间质组织。已标记的动脉、静脉、神经以及伸、屈指肌腱应予以保护。通过以上方法清创,不仅清除了被挫灭及污染组织,而且对断面的动脉、静脉及神经损伤程度也作了全面了解,使术者对再植做到心中有数。对骨断端及肌腱端的清创可在肉眼下进行。当断面清创结束,把断指浸入 1‰新洁尔灭生理盐水浸泡约 2 分钟,然后用灭菌生理盐水清洗两遍,此时断指清创即告结束,用湿布包裹,置入冰箱内。

2. 近侧断端清创 在臂丛神经阻滞(或硬膜外)麻醉下,于上臂上 1/3 处扎气囊止血带,压力至 40kPa。清除油污后按常规洗刷、冲洗、消毒、铺单。由于近端指体存在血供,所以手术远不如远断端清楚。为便于寻找,可先放松止血带,在掌侧屈指肌腱两侧见有搏动点即为指固有动脉,其内掌侧可找到两侧指神经。由于近端指背静脉处于充盈状态,因此寻找也较容易。待动脉、静脉、神经找到并标记后,继续使用止血带,按远侧断端的清创方法进行清创。近断端屈指肌腱离断后一般回缩较多,术者应手持小血管钳沿鞘管小心夹捏,把断头轻轻拖出并用3-0缝线贯穿标记。有时肌腱断端回缩超过滑车,给寻找肌腱造成了困难。此时术者可对手指掌侧作轻柔按摩,断端复位,然后用同法小心将其拖出标记。骨断端按要求缩短清创后,伤手断面用1‰ 新洁尔灭生理盐水浸洗两遍,最后用灭菌生理盐水清洗两遍,并更换敷料、手套,准备再植。

对有血管、神经、肌腱或皮蒂相连的不完全性断指,其清创方法同完全性断指一样。凡相连的组织已明显挫灭,且不影响再植成活与术后功能者,应予以切断,按完全性断指的清创程序进行。如相连的组织比较完整或仅轻度挫伤,并有利于再植及术后功能恢复者,则应予以保留,绝不能轻易地把这些组织切断。

(二) 骨与关节固定

清创是再植的前奏,而骨与关节的固定是再植术的开始。合理正确的骨与关节固定,不仅给吻合血管带来了有利条件,也是促进骨连接,增进术后功能恢复的一个重要环节。

1. 骨与关节固定的原则

(1) 两骨端须作有限的骨缩短:成人缩短3~5mm,小儿以2~3mm为限。

(2) 尽量保留关节:当手指离断于近节或中节指骨近1/3时,以缩短远端断端指骨为主;当手指离断于近节或中节指骨远1/3时,以缩短近断端指骨为主,以尽量保留关节。当手指离断于关节附近,关节囊完整时,应缩短指骨以确保该关节的完整性。

(3) 第一掌指关节水平离断者:可行掌指关节融合术;2~5掌指关节离断者,应作关节成形术。

(4) 凡于指间关节水平离断者:均做关节融合术,并要求融合于功能位。

(5) 小儿指骨缩短:每端以3mm为限,保留骨骺及关节,关节离断者禁作关节融合。

(6) 采用克氏针内固定者:必须使骨端接触密切,防止旋转,并要求缝合骨膜。克氏针尽量避免贯穿关节,不得已时只能贯穿一个关节,且不得从关节间隙处穿出皮肤。

(7) 所有指骨内固定及关节融合术:均要求达解剖复位。当手指屈曲时,使手指纵轴的延长线对准腕部舟状骨结节,避免畸形固定。

2. 骨与关节内固定的方法 可根据具体情况,灵活选用。

(1) 交叉克氏针内固定:一般适应于指骨中段或近、远1/3离断。选直径1mm的两枚克氏针,先在断指远侧端断面通过中点与指骨纵轴呈30°~40°向两侧作逆行交叉斜穿,并于断指两侧皮肤穿出,然后使两克氏针的尾端与断面取齐。助手持断指与近端骨面对正固定后,将此两克氏针再通过近端中心斜向近侧指固定。交叉克氏针内固定优于单根克氏针固定,具有固定可靠、防止旋转和不贯通关节等优点。

(2) 微型螺丝钉内固定:适用于各种不同平面指骨内固定,效果较好。固定时要求两断面做成斜面或台阶状骨面。一般选用直径为1.5mm的微型螺丝钉最为适合。

(3) 钢丝交叉内固定:适用于各种平面的指骨内固定。其方法为距两骨断端约3mm处通过髓腔中冠状及矢状面各钻直径为1mm的骨孔,用一股或两股36号或38号不锈钢丝贯穿拧紧固定。此法效果确实,不影响关节功能,是一种较满意的方法。

(4) 骨栓内固定:利用无再植条件的离断指体,将其指骨剔出后做成骨栓,插入两断端髓腔以达固定的目的。一般选用密质骨,必要时作髓腔扩大以使有一定支撑能力的骨栓插入。适于近节指骨中段离断者,术后仍需外固定。

（三）修复肌腱

当固定骨骼并缝合骨膜后,接着应修复肌腱,由于肌腱修复是否完善将影响手指的外形与功能,因此必须严格按照无创操作要求,认真细致地修复,而不能简单草率了事。修复肌腱的顺序是先伸指肌腱,后屈指肌腱,这样便于调节肌腱张力。

1. 伸指肌腱的修复　按不同断面而异。凡离断于掌指关节至近侧指间关节的断指,除中央腱外,同时应修复两侧的侧腱束。凡离断于近侧指间关节者,关节做融合后应修复侧腱束。凡离断于近侧指间关节至中节远端者,应修复侧腱束及伸肌腱。凡离断于远侧指间关节及以远者,作关节融合或内固定后伸、屈指肌腱不需要修复。小儿于远侧指间关节离断者,行关节内固定后伸指肌腱应予以修复。

伸指肌腱的修复方法:一般用3-0~5-0丝线做间断"8"字缝合,使肌腱紧密对合,不露纤维残头。伸指肌腱修复的张力调节,以使中节及末节手指处于伸直位为宜。张力过松会造成伸指无力,张力过大将影响肌腱愈合。需特别强调:在修复伸指肌腱以前,必须将连接处的骨膜修复或用软组织覆盖,否则肌腱修复后必将严重粘连,影响伸指功能恢复。

2. 屈指肌腱的修复　断指再植时需切除屈指浅肌腱及部分鞘管,仅修复屈指深肌腱。近几年来,对肌腱的营养及愈合问题作了不少研究,认为屈指肌腱鞘内肌腱的血液供应为节段状,主要来自深浅肌腱间的长腱纽。相当于腱鞘第二及第四区处腱段的血管少,血液循环差;肌腱背侧较掌侧血供好;肌腱近端靠肌腱与肌肉连接处血供好;远端由短腱纽及肌腱在骨性止点处供应少量血液。腱内无血管处靠血浆扩散维持营养。腱鞘滑液能营养肌腱,屈指肌腱表面有纵行沟,在腱鞘环状韧带上滑动,将滑液推入腱深部进行循环。所以,肌腱修复后着眼点不是预防纤维组织生成,而是注意在锻炼滑动过程中使结缔组织的纤维纵行定向塑形。根据以上研究对鞘管主张尽可能地修复,因为滑膜及滑液有防止粘连、促进愈合的作用,且可以避免腱鞘开口,阻挡腱吻合点。对指浅屈肌腱也主张一期修复,因为如果切除指浅屈肌腱,会损伤来自腱纽的血液供应,并使修复的指深屈肌腱的基床受到干扰。

3. 屈指肌腱的修复方法　肌腱经清创后,试验两端肌腱连接后的张力,并根据张力切除多余的肌腱。在肌腱的两端各横贯一12号针头,使两断端处于松弛状态,缝合两断端。当两断端紧密靠拢后打结,使线结埋于肌腱断端之间。然后用5-0尼龙单线于手术显微镜下,沿肌腱缝接处作一环形的连续缝合,使肌纤维断头均匀埋入,连接处光滑、整齐。肌腱修复后的张力应适中,以调节手指处于休息位为宜。当肌腱与肌肉交界处撕脱,难以作原位肌腱修复时,可采用邻指或其他协同肌作移位缝接来修复。当肌腱缺损时采用游离肌腱移植或肌腱移位方法修复。当肌腱从止点处撕脱,且肌腱保持完好时,经严格清创后,可通过皮下隧道,用抽出钢丝重新种植于止点处。

（四）修复指背静脉

通常情况下,每指修复3条静脉已够,但在标记时最好准备4对静脉,以便选择。静脉修复前,应先对两端作细致的清创,以达到血管清创的要求,并作适当的游离,以备放置血管夹及缝合时血管翻转。

静脉吻合段的选择:在通常情况下,静脉吻合上应选择静脉干段为宜。如果吻合口的一端或两端有静脉瓣,在血管长度允许时,应将瓣膜的一端切除。若切除后会造成静脉缺损又无其他静脉可代替时,可以保留带瓣的静脉段,并在肝素生理盐水冲洗下观察静脉瓣情况,然后用弹簧剪修剪部分瓣膜,或将瓣切除。吻接时,缝线尽量不贯穿瓣膜。

每当一条静脉吻接完毕,应及时开放血管夹,观察静脉血流通过吻合口,使远侧端静脉管腔充盈,为了保护已缝接的静脉,应把该静脉相对应的皮肤予以缝合。

静脉的开放吻合:远侧指间关节附近的断指或小儿断指再植修复静脉时,由于远断端静脉不允许游离过长,且静脉口径小,管壁薄,血管夹易造成管壁损伤,此时可以采用静脉开放吻合的方法修复。常规清创后,首先进行管腔冲洗,直到管腔内无血块及纤维素时,方可进行吻接。开放吻合是在静脉有反流的情况下进行,为保证进针出针能看清,可以边缝边冲洗。有时少量血液反流管腔充盈,造成红白对比分明,有利于血管吻合操作,并避免缝及对侧管壁之弊。尤其当缝合最后1~2针时,由于静脉压较低,血液基本上可以沿修复的管腔反流,并使远断端静脉充盈,更有利于缝合操作。

静脉修复的数目:一般以2~3条为宜,有4条静脉时,也可全部修复。修复数目越多,越有利于血液回流,减轻术后肿胀,也增加了预防血管栓塞的安全系数。有的学者主张仅修复1条静脉,其理由是,流速大,压力高,有防止形成栓塞的作用。我们也看到,若仅修复1条静脉时,动脉通血后,静脉断口可见有喷射状出血现象。所以,只要这条静脉吻合质量有保证,指体是能成活的。当然,我们还是主张尽量多地修复静脉。

(五) 缝合指背皮肤

(1) 皮肤缝合点的选择:为了避免缝针、缝线损伤已修复的血管,缝合指背皮肤时应选在皮下无静脉的间隙区进针。

(2) 避免误伤已修复的静脉:缝合皮下有修复静脉时,最好于手术显微镜下进行。

(3) 缝针、缝线的选择:选用1/2弧度三角针;缝线成人1-0,儿童3-0线为宜。

(4) 一侧断指周径大、对侧周径小时,将周径小侧断面皮缘作多处三角瓣切开即可。

(5) 缝合皮肤:要求皮缘对合整齐,外翻满意。蜷曲的皮缘将压迫其下的静脉。皮肤多余应予以切除,以免局部臃肿;皮肤缺损,在不影响静脉回流条件下,可作局部皮瓣转移。

(六) 修复指神经

指背皮肤缝合毕,将手翻转,使掌侧朝上。把掌侧两断面皮缘在镜下作缝线牵引。并把已标记神经作再次清创,切除已挫灭及污染的神经,试调张力,使其能在无张力下缝合。一般采用9-0无创尼龙单线作束膜或外膜间断缝合,每条神经以4~6针为宜,不使神经束外露。遇指神经缺损时,可采用神经移植或神经交叉缝合的方法修复。为了恢复满意的感觉功能,两侧指神经应同时修复。如果缺损较多,移植或移位修复均有困难时,可根据指别修复一侧指神经为主。其原则是拇、小指以修复尺侧为主;示、中、环指以修复桡侧为主。

指神经修复的重要性:断指再植的目的是恢复手的完整性及其功能。为了获得较满意的感觉和运动功能,必须重视指神经的修复。指神经修复较佳的指体,指腹饱满,外形满意,手指能出汗,恢复了触、痛、温觉以及接近正常的两点分辨觉;修复不佳或未修复的指体,指腹萎瘪,手指干燥无汗,触、痛、温觉迟钝,两点分辨觉差,易被烫伤或冻伤。个别病人还可以出现痛觉过敏,手指发凉,常需用棉套保温,同时还影响其他手指正常功能的发挥,使整个上肢萎缩,给病人带来痛苦成为累赘。所以,对指神经要像对血管一样精心修复,决不能有半点轻视与马虎。

作者认为,指神经应作一期修复。因为在手术显微镜下,完全可以鉴别指神经挫灭及损伤,经切除后行一期修复是完全可以做到的。若行二期修复,由于神经回缩、两断端神经瘤切除所造成的神经缺损,需要作较复杂的神经修复术,而且效果不一定满意。

(七) 修复指动脉

修复指动脉是重建断指血循环的关键性操作。为了保证吻合质量,术者应以充沛的精力完成这一操作。

指固有动脉清创时已做了标记,在吻接之前应先了解断端指动脉的损伤情况及血管外径等,以制定修复方案。如果两侧指动脉经清创后均能直接缝合时,应同时修复。如果清创后仅有一侧指动脉可作直接吻合,而另一侧明显缺损时者,则要视其血管的口径而定,若口径较粗的一侧指动脉能作直接缝合,则可修复该侧指动脉,而口径较细的一侧可暂不予移植修复;若口径较粗的一侧指动脉有缺损时,除缝合对侧指动脉外,缺损侧还应作血管移植修复;若两侧同时缺损时,应选择血管口径较粗的一侧作血管移植修复。

指动脉缝接的操作,可先在近侧管壁外及其附近滴敷少量注射用罂粟碱溶液或 2% 普鲁卡因,以解除痉挛。然后对远端指动脉作清创,远端动脉已失神经支配,处于松弛状态,待远侧端清创完毕,近侧端动脉痉挛已解除。此时,于近侧用微型血管夹阻血,进行清创并游离。若近端动脉仍有痉挛,应继续用上述药滴敷,并根据近端血管损伤长度,作必要的切除。若发现动脉仍有痉挛现象,可于动脉断口处作轻柔的机械扩张,或用 1~2 滴罂粟碱溶液作局部湿热敷,常可解除痉挛,开放血管夹。若出现有力的喷血,说明动脉痉挛已解除。

如果仍不能缓解,则应寻找原因。最常见的原因有:

1) 疼痛:臂丛阻滞麻醉一般维持 3~4 小时,因操作技术或麻醉用药关系在吻接动脉时麻醉消失即可出现疼痛。此时应递加麻醉药或另作穿刺,待麻醉作用完全时痉挛即可缓解。若出现高位动脉痉挛,可于近断端管腔内注入并沿管壁外注射少量罂粟碱,局部用湿热敷,痉挛往往解除。

2) 清创不彻底:有时近侧端动脉有多段损伤,在清创时因未作高位暴露而未予发现。好发于指骨或掌骨离断时刺伤血管或其他外力引起血管损伤。此类损伤的特点是血管连续性存在,外膜尚好,而肌层或内膜层断裂。其临床表现为:开放血管夹后断端不喷血,管壁松弛,血管搏动传导不明显。处理方法为:沿血管解剖游离,到达损伤段处,再向近端游离 4~5mm,切除该段血管。缺损处行小静脉游离移植。

3) 外来压迫:指固有动脉行经于蚓状肌管及骨皮韧带内,因外伤及骨骼清创时碎骨片嵌入而引起,这些细小的碎片往往不易被发现。为了预防,应于血管缝接前仔细检查近侧端血管周围有无骨碎片或其他组织残留,一经发现应及时清除。经以上处理,一般动脉痉挛可解除,但也有个别的动脉呈顽固性痉挛。此时术者应沉着,暴露痉挛段血管,可采用外膜外剥离,对管壁作对抗松解,管腔内注入罂粟碱,管壁外用罂粟碱、普鲁卡因等湿热敷及液压扩张等综合处理,待痉挛解除后即可出现喷血。

指动脉缝接的数目:断指再植时,指固有动脉是修复一侧还是两侧,不同学者有不同见解。根据文献统计修复两侧指动脉危象发生率低。然而在实际操作中,一侧指动脉缝通后断端出血多,使缝合对侧指动脉增加不便;再加上手术时间长,术者疲劳,所以,大部分术者仅修复一侧指动脉。当然只要保证质量,吻合一侧指动脉是可以成活的。但一旦发生动脉危象行再次手术探查,其时间与精力消耗及病人痛苦往往更多更大。所以为了提高再植成活率,两侧指动脉均应同时修复。

不同的指别两侧指动脉的外径不一致。再植时应根据具体情况加以选择。拇指及示指尺侧的指动脉比桡侧的粗,而小指桡侧动脉比尺侧的粗。中、环指两侧动脉相差无几。一般先修复较粗的一侧动脉,然后根据情况再修复另一侧。术中病人仰卧,上肢外展置于手术台上,这对缝接示、中、环、小四指的动脉及神经极为方便,然而却给缝接拇指尺侧的血管、神经束带来困难。所以,助手应极力设法使拇指处于旋后位或极度的旋前位,使尺侧血管、神经易于显露。

手指不同平面离断时血管位置的深浅是有区别的。凡离断于近节中段以远者,血管、神经束与指骨纵轴平行,缝接较为方便。若离断于手指根部或指蹼处,由于血管神经束刚从蚓状肌管穿出,其位置较深,操作较困难。对此,术者应将两端皮肤充分牵开,以暴露深部的指动脉并清除血管周围妨碍视线的皮下脂肪及其他组织;同时,应将两断端的动脉多游离一些,以便于在较深的位置作吻合操作。

再植术中遇到指动脉缺损时,可采用邻指动脉移位,交叉吻合或小静脉移植的方法来修复。

当指动脉修复后,为防止血管痉挛,一般再用1~2滴罂粟碱溶液于近端动脉壁,并用小块热盐水纱布外敷片刻。恢复血液循环的表现:①指体由萎瘪变成饱满,逐渐恢复张力;②指体由苍白变为红润,出现毛细血管回流充盈现象;③指体由冷逐渐变成温热;④指端侧方切开处可见活动出血。指体重建血液循环,有时由于修复的静脉数量不足,远侧静脉回流压力增高,掌侧皮下可出现喷射状出血。此时应小心地将该出血点结扎,以防局部血肿形成,因压迫而继发血管危象。

(八) 缝合掌侧皮肤

这是断指再植的最后一步。在缝合之前,应拆除皮肤引线,局部用温盐水清洗。缝合皮肤时要注意在两侧血管神经束处,缝针不宜扎得过深,以免误伤。小儿断指再植缝合两侧皮肤时应在手术显微镜下进行。掌侧皮肤缝合的注意事项与指背皮肤相同,不再赘述。

(九) 术中血管危象的处理

1. 常见种类

(1) 动脉痉挛:常由于手术室室温偏低(20℃以下),因寒冷而致。为预防,应使手术室的室温保持于23~25℃。

(2) 动脉栓塞:绝大部分发生在吻合口附近,其主要原因,一是清创不彻底,二是吻合血管质量差。动脉栓塞与动脉痉挛的临床表现无明显差别,关键在于痉挛解除后,血运障碍的症状即解除,勒血试验通畅;而动脉栓塞,则血流仍不通畅,症状也不消除。

2. 处理方法　凡确认动脉吻合口栓塞时,应先将吻合口附近的血管外膜外组织及其他漏出的纤维予剥离清除,再拆除缝线或切断血管而作血管清创。凡因吻合质量差而引起的动脉栓塞,发生于吻合口处;凡因血管清创不彻底引起的栓塞,可发生于吻合口以近或远。凡发生血栓的部位,血栓常牢固地附着于损伤的血管壁及吻合口处,不易清除干净。若栓塞时间较长,大部分血栓均向近端延伸。所以,凡发生上述变化的血栓部位的血管应予以切除。属于混合血栓尾部的红色血栓,与管壁附着不牢,用镊轻轻夹住血栓头部,慢慢将其拖出。血栓取出后,血管腔内用肝素生理盐水反复冲洗,并适当加大冲力,将存留于血管内的血块及纤维素冲洗出来。经显微镜下仔细检查,直至两端管腔光滑、完整,无任何血块纤维素沉着为止,然后进行重新吻合。如果已造成血管缺损,可于同侧腕掌部切取与指固有动脉1:3径相近的小静脉移植。

术中也易发生静脉危象,除以上技术原因外,也与静脉修复数量少有关,常发生在仅修复1~2条静脉者。术中发生静脉危象均应进行重新吻合,必要时作静脉重新搭配;若血管缺损,需作静脉移植。但必须重新吻合两条以上静脉,方能预防静脉危象的再发。

(十) 包扎

手术结束时,对伤手要用灭菌温盐水清洗,洗去一切血迹,以便观察正常与再植手指的皮肤色泽。于皮肤断面的缝合处,用一层拧干的酒精纱布作交叉覆盖,便于引流。然后用多层灭菌纱布作交叉重叠包扎,并要求做到:①每一再植指皮肤缝合的断面均采用交叉重叠包扎,不可作环形包扎;②每一再植指指端应予以外露,以便观察血液循环;③手指应包扎于功能位;④包扎不宜过紧,以免影响循环,也不宜太松,以防敷料脱落;⑤包扎范围,自手指至前臂上1/3,外用棉花包裹,再用绷带包扎,以达保温的目的。

三、断指再植术后处理

(一) 病房要求

病人手指离断后不仅在精神上,而且在肉体上都是很大的创伤,再加上长时间的再植手术,病人十分痛苦和疲劳。为此,术后应安排在一个舒适、安静、空气新鲜的病房休息,以免术后因寒冷刺激引起血管痉挛。尤其是冬季,为确保恒定的室温,病房应备有电热器或其他保温设施。于夏季,有条件的地方可安装空调。为了便于观察术后断指的血液循环及局部加温,需用60W侧照灯作局部持续照射,照射距离为30~40cm,过近易导致灼伤,过远达不到加温作用。

断指再植术后病人一般需绝对卧床7~10天,术后要抬高患肢,使伤手的位置与心脏处同一水平,以维持有效循环量,并减轻术后水肿。病人经一周卧床休息与治疗,让病人在床上作适度的活动,可准其坐起,1~2天后可下地活动,先室内,再室外。

尼古丁可以引起血管痉挛,这是众所周知的。因此,断指再植术后病人应禁烟,且不准进入吸烟区或与吸烟人共聚,否则可导致不幸的结局,在临床实践中并非罕见。

(二) 术后治疗

术后常规应用抗凝、抗感染及抗血管痉挛的药物,治疗时间为5~7天。

(三) 术后观察指标与临床意义

术后指体循环的观察指标有指体色泽、指温、毛细血管回充盈试验、指腹张力及指端侧方切开放血等,应综合分析作出判断。

1. 指体色泽 指体色泽的变化是最容易观察到的客观指标。完全性离断的指体再植后由于远端指体血管已失去神经控制,处于扩张状态,所以再植断指的色泽比正常红润。指体如由红润变成苍白,说明断指处于缺血状态,它可由动脉痉挛或栓塞引起。首先应考虑动脉痉挛,立即肌肉注射罂粟碱30~60mg,并严密观察,一般经10~30分钟后动脉痉挛解除,指体由苍白变为红润。如果经采取上述措施,并延长观察时间,仍未改善,应怀疑动脉栓塞的可能,须采取手术探查。如果指体由红润变浅灰色,指腹张力低,指端侧方切开有少量暗色血缓慢外溢,这说明断指无动脉供血,而静脉仍通畅,溢血是静脉血反流所致,仍是动脉危象,应采取手术探查。如果指体由红润变成暗紫色,且指腹张力高,则说明静脉回流发生了障碍,此时可用手术刀在指侧方作一小切口,立即可见暗紫色血液流出,不久即又流出鲜红色血液,指体由紫变红。

2. 指体温度 指体温度的变化是直接反映断指再植术后血液循环重建好坏的一个重要指标。术后需常规应用皮肤测温仪进行接触测试,并及时记录。为了对照,每次对断指进行检测前,应先记录室温和健指指温(以同侧为宜)。如果断指的两侧指动脉均作了吻接,并修复了较多的静脉,其温度大致与健指相同,有时甚至略高。如果仅修复一侧指动脉,则指温要比健指低1~2℃;如果断指指温比健指低4~5℃,说明血液循环已发生障碍。此时应结合其他观察指标进行全面分析。如果指温渐渐下降,指体由红润变为苍白,说明指体有动脉供血障碍。如果指温略升高而后逐渐下降,指体由红润变成暗紫色,且低于健指3~4℃,这是指体静脉回流发生障碍的表现。如果指体由红变为紫红,指温下降,但仍有毛细血管回充盈现象,且反应迅速,说明指体静脉回流大部分障碍,但仍有少量回流。此时若指温保持不变,指体有成活的可能;如果指温继续下降,指体呈暗紫色,若不采取及时有效的措施,则指体难以成活。

3. 毛细血管充盈试验 手指完全性离断再植术后,远端指体因失神经支配,血管呈扩张状态,周围毛细血管充盈,毛细血管回充盈现象比正常指明显。测试时用一根火柴杆头或测试者手指轻轻压一下指腹或指甲,此时被压的皮肤或指甲区呈苍白色,一旦移掉压迫后,受压区在1秒内,由苍白转为红润,此称毛细血管回充盈试验阳性。如果指体供血障碍,不仅指体呈苍白,而且也测不出毛细血管回充盈现象。当指体静脉回流受阻或静脉危象时,毛细血管回充盈现象迅速渐渐消失,指体由紫红变为暗紫。如果指体呈现浅灰色,指温低,测试毛细血管回充盈现象时尚有一些反应,但充盈时间极为缓慢,系静脉反流所致,此仍属动脉供血障碍。

4. 指腹张力 再植术后指体血液循环正常,以上三项检测指标也显示正常,则再植指的张力与健指大致相同或比健指略高,指腹饱满。如果再植指动脉供血障碍,不仅指体苍白发凉,且指体瘪塌;如指体呈暗紫色,且指腹张力明显增高,说明指体静脉回流障碍。

5. 指端侧方切开放血 用这种方法观察血液循环是一种既简单又明确的观察指标,也是鉴别动、静脉循环障碍一种有效而直接的方法。其方法为:指端经酒精消毒后,用7号手术刀片于指端的任何一侧作一深约3mm、长约5mm的切口,根据出血速度、颜色来判断。如果在1~2秒内即流出鲜红色血液,用棉球边擦边流,则说明表示有反流静脉出血,而指体仍无动脉供血。如果切开后立即流出暗紫色指体循环正常。如果切开后不出血,用力挤压于切口处可挤出少许血液,则说明动脉供血障碍。若切开后3~5秒内在切口处缓缓地持续溢出暗紫色少量血液,不久又流出鲜红色血液,且流速较快,指体由紫变红,说明是静脉回流障碍。如果切开后流出一些暗紫色血液,量较少,以后不再流出,但渗出一些血浆样液,这说明断指先发生静脉危象,继又发生动脉危象,已丧失探查条件。

以上五项观察指标中,作者认为最可靠、最直接的观察指标是指端侧方切开放血,它可以帮助作出准确的判断。

(四)术后血管危象及其处理

1. 动脉痉挛 常发生于术后 1~3 天内,尤以术后 24 小时内多见。完全性离断再植术后,远端已失去神经控制,不会导致痉挛,故血管痉挛仅限发生于近端。有指神经相连的不完全性断指再植后,远近两端易发生动脉痉挛,发生率比完全性断指高。

动脉痉挛的临床表现:再植指体苍白,或呈浅灰色,指温下降,指腹瘪塌,无毛细血管回充盈现象,指端侧方切开不出血。措施:因疼痛所致者,应注射镇痛剂;小儿断指再植术后常因哭闹而引起血管痉挛,可采用冬眠或其他镇静剂,使其安静入睡。除采取上述措施外,应同时肌内注射罂粟碱或其他血管解痉药,并严密观察指体变化情况,一般经过 20~30 分钟动脉痉挛即可缓解,指体由苍白转为红润,指腹恢复张力,指温回升,出现毛细血管回充盈现象,指端侧方切开处重新流出鲜血。如果经上述处理,指体仍无变化,应怀疑为动脉栓塞,应采取手术探查,有的病例行手术探查时见血管仍处于痉挛状态,经外敷罂粟碱后而缓解。对顽固性动脉痉挛者可采用外膜外剥离,及血管对抗撕拉法或液压扩张法来松解之。对于深入于组织内的动脉无法采用机械扩张时,可用 3 号或 2.5 号冲洗针头插入吻合口间隙,于管腔内注入少量罂粟碱,可获得较满意解痉效果。

2. 动脉栓塞 常因血管清创不彻底、血管吻合质量差或血管吻合口张力过大引起,也可以因血肿压迫,局部感染及动脉长期痉挛而引起。动脉栓塞大部分发生于术后 1~3 天内,又以术后 24 小时为多见。根据一般规律,于术后 3 天内发生血管栓塞,大部分系血管清创不彻底或血管缝合质量差引起;凡术后 3 天后发生栓塞,可因局部血肿压迫及局部感染刺激所致。凡栓塞发生于吻合口附近者,均系血管缝合质量差之故;凡栓塞发生于吻合口以近或以远,均系血管清创不彻底引起。

动脉栓塞的临床表现与动脉痉挛相同,在两者的初期很难鉴别,只有经过解痉治疗观察一段时间后指体仍无血液循环改善时,才能说明有动脉栓塞的可能,应考虑手术探查。

手术探查指征:术后发生动脉危象,且有以下情况,应予探查:①经保温解痉镇痛治疗并观察 30 分钟后循环仍无改善;②仅吻合一侧指动脉或行血管移植;③术后局部出血,并有血肿压迫;④绞轧性断指再植;⑤术者操作技能较差,吻合质量无把握。

手术探查同再植一样,要求有良好的麻醉,拆除原缝合线,首先检查吻合口情况。查明栓塞部位后,应首先对栓塞段血管作外膜外剥离,并超过栓塞段的上下各 3mm,然后按血管清创要求对栓塞血管作清创术,直至符合要求,然后重新吻合。凡经再次清创,必将造成一定距离的血管缺损,作重吻合时应试调其血管张力。作者体会,凡血管缺损的距离,为该血管直径 8 倍以内时可作直接缝合;若缺损的距离大于该血管外径 10 倍时应采用血管移植的方法进行重新吻合。为防术后血管危象再发,探查时两侧指动脉应同时重新吻合。

3. 静脉栓塞 造成静脉栓塞的主要原因为静脉清创不彻底及吻合质量差。另一原因为静脉修复的数量过少。临床表现:指体由红润变为紫红或暗红,指温下降,毛细血管回充盈现象消失,指腹张力明显增高,指端侧方切开先流出暗紫色血液,以后流出鲜红色血液(详见前文)。

静脉栓塞发生后应根据断指的致伤原因和离断部位,采用不同的处理方法。凡单纯性切割伤或电锯伤致手指中节中段以近离断,于术后3天内发生静脉栓塞,局部无明显感染存在,应予手术探查。探查的方法与动脉大致相同。凡行探查作静脉修复时,每指必须以同时重新修复2条以上静脉为原则。凡绞轧性致伤,中节中部以远离断,术后局部已发生感染或术后5天以上发生静脉栓塞者,可采用指端侧方切开放血并全身肝素化的方法来保持断指的血液循环平衡,藉以建立静脉的侧支循环。因为绞轧性断指除断面处的静脉断离外,指体其他部位也可能有间接的静脉损伤,手术探查虽能解决吻合口处的栓塞,解决不了离断平面以近或以远的静脉损伤。同样,感染造成的栓塞,其栓塞范围较大,难以获得明确的清创界限,即使移植2条以上的静脉也没有把握保存断指,所以探查术是不适宜的。

指端侧方切开放血并肝素化的方法:指端消毒后选任何一侧,用7号手术刀片作一深约3mm、长约5mm的切口,并在切口侧切除1mm的皮缘,呈细菱形切口,难以自行闭合。此时从切口内立即流出暗红色的血液,相继又流出鲜红色血液,断指由紫变红,渐渐出现毛细血管回充盈现象,证明动脉仍持续通畅。然后采用全身肝素化的方法来保持指端侧方持续缓慢滴血,不使凝血,从而保持这一指体的循环。给药方法为:肝素50mg,用9ml生理盐水稀释后缓慢静脉注入。用药后约10分钟即能见效。持续3~4小时后作用消失,有的能维持5~6小时。一般6小时后重复上述剂量,成人每天可用4次。指端滴血的速度每分钟3~5滴已够,切忌太快,以免造成大量失血。若出血量较多,应及时输血。为了避免因肝素过量所引起的意外,于用药后第3天应采用试管法检查凝血时间,若凝血时间超过30分钟,则给药应减量,必要时停药;若并发出血倾向者,应立即停药,并用鱼精蛋白中和。一般经过5~7天后静脉的侧支循环渐渐建立,就可停用肝素及放血。

(五)术后其他并发症的处理

1. 感染　常因断指断端挫灭、污染严重,或因清创不彻底而引起,一般并非罕见。预防感染的关键在于严格、彻底的清创术。应切除一切已挫灭、污染的组织;术中进行严格的消毒清洗,严格无菌操作及无创操作;认真仔细结扎不作吻合的血管;认真覆盖创面,术后需及时投用足量的抗生素;及时清洁换药,一旦克氏针眼有红肿及渗出时涂以2.5%碘酊,若有脓性渗出时应及时拔针行外制动,并将抗生素增量或更换。一旦皮肤明显感染,肌腱外露及出现骨破坏或吸收时,应及时采取有效措施来保留指体。若无保留价值时应及时予以解脱。

2. 骨不连　发生原因主要是骨断端接触不良及固定不稳,局部软组织嵌顿和术后感染。为此,要求采用可靠的内固定器材,达到一次固定成功,使两骨端紧密接触,防止软组织嵌入,并尽量缝合骨膜。凡发现内固定不稳定时改用外制动来弥补。再植成活后经观察仍无连接者于术后半年重新行内固定或植骨术。

3. 肌腱粘连　断指再植术后凡行肌腱修复者大部分会发生肌腱粘连,主要原因是:①创伤重;②内固定时间过长;③肌腱修复粗糙;④术后缺乏主、被动功能练习。

为防止术后肌腱粘连的发生,应注意:①术中严格、彻底的清创;②改进内固定方法,避免超关节固定,固定时间适宜,小儿于术后3周拔针,成人于术后4~6周拔针;③注意无创操作,肌腱采用精细或显微修复,肌腱缝合处无膨大,无结节,无纤维外露,并使缝合处光滑平整。有条件时屈指深浅肌腱及鞘管均可同时行显微修复;④术后积极指导病人行主动、被动功能练习及必要的物理治疗。再植术后凡发生肌腱粘连者,于术后3~6个月可行肌腱松解或修复术。

4. 指腹萎缩 再植后指腹萎缩绝大部分与指神经修复及循环建立的充足与否有重要关系。如重视断指的血管修复,而忽视对神经的修复,造成感觉功能部分或大部分丧失萎缩,感觉异常,反而给病人带来痛苦,个别病人甚至为此要求截指。

（六）功能练习

断指再植成活不等于再植成功,使再植成活的断指获得正常或接近正常指的功能才是再植的目的。良好的骨与关节内固定,满意的肌腱及神经修复,按理术后可获得良好的功能。但如果病人不能积极主动地练习,再好的修复也无济于事;相反,如果病人能积极主动练习,即使作一般的修复也能获得满意的功能。所谓"三分治,七分练"道理也在此。按照惯例,于术后3周再植手指的关节可以开始作被动及主动功能练习。幅度由小到大,次数由少到多。当指骨已连接,克氏针拔出后要求每日练习3～5次,每次10～20分钟,并逐渐加大活动量,要求病人使用伤手作捏、握、抓的使用练习,要求病人能生活自理,在通常情况下要求术后3个月恢复正常生活和工作。

（七）理疗

理疗对术后早期有消除肿胀、解除血管痉挛和防止感染的作用,并有改善指体循环、防止关节强直及减少瘢痕、防止粘连的作用。为此,根据不同要求可选用超声波、红外线、蜡疗及音频等进行理疗。在理疗同时,加强按摩及主被动功能活动,以促使早日恢复功能。

第二节 复杂性手指离断再植术

一、手指多节段离断再植

手指多节段离断较为罕见。当工人操作各种切割机或冲床,因控制程序或机器失灵发生快速连切所致。由于工人操作的手在机器下的位置、刀具及连切的速度不同,可造成不同形式、部位的多节段离断,是一种特殊类型的手指离断,故列入本书介绍。

（一）特点

（1）所有断面比较整齐,指体挫伤污染较轻。
（2）呈多节段完全或不完全离断,以完全性离断为多。
（3）节段间距不等,离断部位各异,可发生一指单发性,也可发生一手多指多发性。
（4）断指送来医院时,指节关系已乱。

（二）适应证

凡指体节段挫伤较轻,清创后节段大于1cm,再植后节段有血供,节段内各种组织结构完整又能为远节段再植提供条件者可予以再植;凡指体节段挫伤较重,经清创后节段长不足1cm,难以重建节段血供,节段内各种组织结构欠完整,不能为远节段再植提供条件者应放弃该节段的再植;若远侧指体完整且具备再植条件,可根据病人年龄、伤情、指别及意愿,采用足趾节段移植再植。

（三）再植顺序与方法

病人入院后应及时作术前准备,并把离断节段指体理顺,据伤情、离断部位采用不同的再植顺序及方法。

1. 腕、掌、指呈多节段离断的再植顺序与方法如下

（1）首先组成 2～3 个手术组施行清创:A 组行近端清创;断指清创,待 A、B 组清创毕,经 A 组为主施行再植。

（2）先行断腕再植:骨经缩短并内固定缝合骨膜或关节囊;先修复腕伸肌、拇长伸肌及指总伸肌腱(必要时也可修复固有伸示指及固有伸小指肌腱),然后修复腕屈肌、掌长肌、拇长屈肌及指深屈肌肌腱;于腕背吻合头静脉、贵要静脉及 2～3 条其他腕背静脉,并缝合背侧皮肤;缝合正中神经及尺神经;最后吻合桡动脉及尺动脉,在尽量短的时间内完成断腕再植,以减少断腕缺血时间。

（3）在施行断腕再植同时:以 B 组为主在无血条件下施行掌与指间节段的再植,各指再植完成,可施行断掌再植。

（4）手术组人员作适当调整后实施断掌再植术:按再植顺序固定骨骼、修复肌腱、静脉及神经。吻合动脉时应根据不同离断部位选择吻合拇主要动脉、掌浅弓、掌深弓及各指总动脉以恢复断掌及断指血流循环,而完成再植术。

2. 多节段手指离断的再植顺序与方法　与多节段、腕、掌、指离断再植顺序不同。在无血条件下先对远侧节段及断指施行再植,然后再植近侧端,以完成一指多节段再植。为了减少断指缺血时间,应组成 2～3 个手术组,可按以下方式施行再植。

（1）A 组行近端清创,B 组行远侧节段清创,C 组对一指远侧节段在无血条件下行再植。

（2）待 C 组完成远侧节段再植后,把该断指交 A 组施行近侧端再植,而 C 组又可对另一指远侧节段无血条件下行再植。

（3）在 A、C 组再植同时若 B 组对各节段已清创毕,也可对未施行再植的其他远侧节段在无血条件下完成再植。

（四）再植的特点及注意事项

为了保证手部多节段离断的再植成功并获得良好功能,术中应注意:

（1）正确选择有再植条件的节段与断指施行原位或移位再植,凡节段过短,再植后无血供者应放弃再植。

（2）中间桥接的节段必须保证各种组织结构的完整性,以便再植术中修复各种组织结构的连续性。

（3）应全部修复近、远端所有知名动脉、静脉,以保证中间桥接肢(指)体的血供。

（4）中间桥接节段除固有伸示指、小指及指浅屈肌腱可不予修复外,其他组织均应一一修复,以重建这些组织结构的连续性。

（5）未行清创或再植的节段与断指及已完成无血再植的断指均应置冰箱内保存,并注明指别分别冷藏。

（6）缝合神经必须精确，以保证近端的神经纤维通过中间节段桥接，能继续向远侧节段或断指再生，以恢复远端的感觉功能。

（7）根据部位不同采用不同内固定方法，一般以克氏针固定作贯穿内固定为首选。

二、断指节段缺损及皮肤缺损的再植

手指在各种致伤原因离断中，常可见到远侧指体完好，中间节段组织挫灭并缺损，或中间节掌、背侧皮肤缺损，为了保留远端完好的指体外形，可从第二趾切取一段足趾或从其他部位切取一块微型静脉皮瓣，应用显微外科技术进行桥接，既保留原手指长度，又保留原手指外形，使再植与再造完善地结合在一起。

（一）适应证

手指段因各种致伤原因离断，造成中间节段指体挫灭缺损或该节段掌、背侧皮肤缺损，而远端离断于远侧指间关节以近，指体完好并要求再植的年轻病人；凡近、远端指体有明显挫伤或采用足趾组织节段桥接，仍不能恢复原手指长度者，不宜施行本手术。本手术技术要求高、难度大，没有把握者不宜轻易施行。

（二）断指皮肤血管缺损的再植

手指离断后造成背侧或掌侧皮肤及血管缺损，不能采用局部或带蒂皮瓣转移，可从其他部位切取一微型静脉皮瓣移植进行桥接而完成再植术。其方法：微型静脉皮瓣的切取：根据断指近、远端皮肤缺损的范围，可从前臂掌侧、足背或放弃再植的其他断指指背切取一略大于缺损面积、皮下带有两条以上的静脉皮瓣，切取掀起时勿损伤皮瓣与静脉的连续，并保留进入皮瓣的小静脉分支。根据断指血管缺损的长度向远、近游离静脉后断蒂，标明静脉的远、近端。供区创面可直接缝合。

（三）断指节段缺损的再植

手指离断后造成中间节段组织挫灭及缺损，而远端离断于远侧指间关节以近，且指体完好，凡要求再植的年轻病人，可从足趾切取一节段作桥接，重建原手指长度及外形。

1. 手术方法

（1）节段趾体的切取：根据断指近端与所造成中间节段缺损的距离，可于对侧或同侧第二趾跖趾关节至远侧趾间关节间切取适当长度趾体移植。在硬脊膜外或蛛网膜下腔阻滞麻醉后，于气囊止血带下先于近端作切口，切开背侧皮肤，找到并保留趾背至跖背静脉，并将其分离，在高位切断并标记。锐性分离趾长伸肌腱，高位切断。再于跖侧作切口，使跖背侧皮肤切口首先沿第二趾两侧血管神经束逆行向近端小心作锐性分离。必要时可保留第二趾胫侧趾背动脉及胫侧趾底动脉的连续性并逆行分离到第一跖骨背或第一跖骨底动脉，向近端分离足够长度后连同两侧趾神经一并高位切断并标记。然后切开鞘管，高位切断趾长屈肌腱，并根据骨与关节缺损情况截断近节趾骨或从跖趾关节离断，供趾创面直接缝合。根据所需移植节段长度在手术显微镜下于第二趾远侧作鱼嘴状切口，并按上述顺序分离切断远端趾背静脉、趾伸长肌腱、趾长屈肌腱、两侧血管神经束，最后截骨，遗弃末节趾体。此时节段趾体已游离切取完成。

（2）在无血条件下先作节段趾体与远侧断指再植：按顺行法，先行骨内固定，修复伸、屈指肌腱，吻合指背静脉及两侧指动脉，缝合两侧指神经，最后将节段趾体远侧鱼嘴状皮瓣与远侧断指皮缘作缝合，以减轻环状狭窄。

（3）近端与节段趾指体再植：按顺行法，将近节指骨与趾骨作骨内固定，依次修复指伸肌腱及指深屈肌腱，并注意调节肌腱张力。然后吻接指背静脉，缝合指背皮肤，两侧指神经，最后吻合两侧指-趾动脉。指-趾动脉的修复有两种选择：①两侧指-趾动脉作直接吻合；②一侧指-趾动脉作直接吻合，另一侧当保留第一跖骨背动脉或第一跖骨底动脉时，可将该动脉与指总动脉作吻合，以完成再植术。

2. 术中注意事项

（1）切取节段趾体的骨与关节长度应与节段指体缺损相一致，不宜超关节切取。

（2）节段趾体内两端的血管、神经及肌腱应保留足够长度，以保证节段指体缺损所造成的上述组织缺损的修复。

（3）桥接的神经与血管必须保证质量。两侧远、近端动脉均应吻合，静脉应多于动脉。血管均用11-0无创尼龙单线吻合。

（4）因趾体较细，而手指较粗，所以桥接趾体两端的皮肤应做改形与调整，以避免缝合后环形狭窄。

（孙贵新　杨明杰）

第九篇 运动与训练损伤

第一章 运动伤总论

第一节 运动创伤的防治概论

运动创伤是指在体育运动过程中所发生的各种损伤。它的发生与运动训练安排、运动项目、运动技术、运动训练水平和运动环境等诸因素有关,这是运动创伤学与一般工业与交通创伤学的基本区别。运动创伤不仅可以使有高度训练水平的运动员无法参加训练和比赛,严重者会致残甚至丧失生命,还会影响运动员的心理健康,妨碍体育运动的正常开展。

运动创伤的防治是运动创伤学中的主要部分,每个参加系统训练的运动员及其教练员,不论是专业的还是业余的,都应该了解、熟悉和掌握运动创伤防治的基本知识理论和方法。实践经验证明,运动创伤的发生常常与教练员、体育教师、运动员对运动创伤的防治不了解或了解不够有密切关系。一般来说,大多数运动创伤是可以预防的。只要我们掌握和了解其发生的原因、规律,注意总结经验,广泛宣传并提高理论和业务水平,采取相应的措施,就能把运动创伤降低到最低程度。

一、运动创伤的基本原因

人体的某些部分有其自身的解剖弱点和运动项目技术的特殊要求,运动训练就有可能发生损伤。了解并重视引起运动创伤的基本原因,对于预防创伤有着积极的意义,归纳起来,运动创伤的基本原因有以下几类:

（一）准备活动不合理

（1）未做准备活动或准备活动不充分,就开始正式训练。因为良好的肌肉力量是预防某些部位损伤的重要因素,如加强股四头肌,对预防髌骨软骨病会起到重要作用。

（2）准备活动量过大,如铁饼运动员应控制膝发力的专项与辅助练习的数量,这对于新手更重要。

（3）准备活动内容安排不当,不能与专项内容良好结合,或缺乏专项准备活动。

（4）准备活动违反循序渐进的原则,一开始速度过快,用力过猛等都能发生损伤。

（5）未掌握好准备活动的时间,距离正式训练或比赛时间过长或过短。

（二）训练水平不足

身体素质训练、专项技术训练、战略战术训练以及心理品质培训不足与运动创伤的发生有密切关系。身体素质不良时，肌肉力量和弹性较差，反应较迟钝，关节灵活性和稳定性也较弱，因而容易致伤。专项技术训练不足时，往往动作要领掌握不好，存在缺点和错误，这类不佳的技术动作，极易违反身体结构、技能特点和运动时的生物力学原理，因而容易发生损伤。战略战术训练不够而致伤的情况，虽较少发生，但易被忽视，如耐力运动中的速度分配不当、赛车比赛时超越时间、地点选择不合理造成的损伤。此外，对运动员的心理品质培养和训练不够，运动员缺少勇敢顽强、坚毅果断、胜不骄、败不馁、自控能力等品质，也是致伤的原因之一。

（三）违背训练原则

运动训练是一种科学性非常强的实践，有其自身的规律，要严格遵守巩固性原则、系统性和循序渐进原则、自觉性或积极性原则、直观性原则、节奏合理、重视发展身体素质等基本原则。如果违反这些训练原则，必然会导致过度使用性损伤，有时还会导致急性损伤。

由于不同性别、年龄和不同项目的运动员在解剖构造和生理功能上不同，即使同一年龄、同一性别的人，在身体发育和器官的生理功能水平方面也有相当大的差异，因此无论伤病与否都要区别对待。

所谓巩固性原则，即获得某一种素质或学完一个动作之后，还要不断巩固。一种技巧也是条件反射性联系，不进行巩固或强化就会消退；相反，如果未经常锻炼与巩固已学的动作，再做时过于自信就易受伤。

系统性和循序渐进原则对预防伤害有重大意义。对一个技巧的掌握，需要经过一定的过程，因而在学习时，应当先学分解动作，再学连贯动作；先学简单动作，再学复杂动作；先学容易的动作，再学困难的动作等。从机体内脏活动来分析，这是一个适应的过程，因而训练必须是系统性的。在每次训练课或比赛前都要做准备活动，准备活动使运动系统、心血管系统、内脏和神经系统达到适应近似比赛的状态；反之，不做好充分的准备活动，肌肉僵硬、发挥技巧的条件反射未得到恢复，就容易引起损伤。

（四）训练、竞赛组织不当

训练、竞赛组织不当导致损伤的原因可以概括为：

（1）缺乏医务监督，或运动员、教练员不重视医生的意见，带病或过度疲劳训练和参加比赛。

（2）违背训练原则。

（3）缺乏必要的保护，常见的情况是教练员保护方法不当或未给予保护，脱离保护过早，运动员在训练或比赛前未做好必要的保护措施，如冰球等保护用具欠缺或不重视采用等。

（4）竞赛组织安排不当，如竞赛日期或临时时间改变，比赛路线的选择或项目次序安排不当。

（5）场地器材、保护服装的损坏或不符合卫生要求，如田径场地不平、太硬，沙坑木沿太高，单杠固定不牢固，摩托车、汽车、冰球比赛时保护用具的损坏等都可以引起运动方面的损伤。

（五）运动竞技状态不良

运动员疲劳、患病、病后康复阶段、手部胖肿以及心理状态不佳等都可以导致损伤。尤其是运动员疲劳或过度疲劳时,其力量、精确度和共济功能均显著下降,警觉性和注意力减退,机体反应力迟钝,这些因素都可能会导致运动技术上的错误或创伤。为了防止创伤的发生,必须禁止剧烈运动后,接着进行技术复杂和要求精确的动作,并应禁止缺乏锻炼的人参加高度紧张的运动竞赛和各种体能测验,还应正确制订训练计划与比赛日程。在单杠、体操和击剑运动中,常常因手掌出汗过多或胖肿而发生创伤,预防主要靠平时对手掌的保护。心理因素如"心神不定、精神紧张"有时会出现在缺乏训练或训练有素的运动员身上,这样就难免会有创伤的发生。为了消除这种情况,可采用抑制性的准备活动及按摩的方法。运动员心情不好,情绪不高;好表现自己,好奇心大,好胜心强,忘乎所以,不顾主客观条件的可能性,盲目或冒失地进行运动,也易发生损伤。

（六）气候因素不佳

光线不足、气温过高或过低、雨雪后地面湿滑等原因,都可能引起损伤。在气温过高时运动,可能会发生中暑;气温过低有可能发生冻伤。因此,必须采取相应的预防措施,才能避免意外事故的发生。例如,在寒冷和潮湿的气候里,肌肉的活动能力、弹性和机械耐力大大降低,这样就很易发生肌肉韧带的损伤。像冬季在滑雪、滑冰等运动中常出现冻伤,加上潮湿和寒风,冻伤的机会则更多。因此,必须做好充分的准备,才能减少气候因素所导致的运动创伤的发生。

二、运动创伤发生与运动项目的关系

运动创伤的发生与专项技术要求有密切的关系,不同的运动项目有不同的易发损伤、易发损伤部位及专项多发病。如体操易伤肩、腰、膝、腕;投掷易伤肩、腰;篮球、排球、足球易伤膝;短跑、跨栏易伤大腿后方肌群等。引起运动专项损伤的主要原因与两个潜在因素有关:①运动项目的特殊技术要求;②身体某些部位存在一定的生理解剖弱点。当这两方面不相适应时易发生运动创伤。例如篮球、排球、足球运动员最易伤膝,因此类运动项目的一些基本动作都要求膝于半屈曲位（130°～150°）屈伸、扭转与发力,而膝的这个角度恰巧是它的解剖弱点,关节稳定机能相对减弱,使关节有稍微的内外旋、内外翻活动,因而很易扭伤。又如体操经常要做悬吊、大幅度的转肩动作等,肩部所承受的牵拉力很大,而肩关节的稳定性要靠在完成这些动作时的肩袖等肌肉群维持,久之易出现肩袖炎。短跑、跨栏运动员大腿积极向前摆动或用力向后蹬地易伤大腿后肌群。

三、运动创伤的分类

运动创伤分类的方法很多,概括起来有以下几种:

（一）按运动创伤的组织结构分类

1. 软组织损伤　包括皮肤、肌肉、肌腱、腱鞘、韧带、滑囊和心血管等损伤。

2. 关节软骨组织的损伤　包括关节软骨、骨骺软骨的损伤以及创伤性骨关节病。

3. 骨组织的损伤　主要指在骨结构较纤细及易产生应力集中部位的疲劳骨折和骨软骨炎。

4. 关节稳定结构的损伤　包括动力性结构关节周围肌肉的损伤和静力性结构韧带的损伤。

5. 神经组织的损伤　主要是指周围神经组织的损伤。

6. 其他损伤　如感觉器官、内脏器官等的损伤。

（二）按运动创伤的程度分类

1. 轻伤　不丧失工作能力。

2. 中等伤　丧失工作能力24小时以上,需在门诊治疗。

3. 重伤　需要长期住院。

（三）按运动创伤的时间分类

1. 急性损伤（acute injury）　指在运动一瞬间遭受到直接暴力或间接暴力致伤者。

2. 慢性损伤（chronic injury）　指在局部过度负荷、一段时间内组织遭受多次轻微损伤而引起的劳损,或由于急性损伤处理不当转化而来的陈旧性损伤。运动创伤当中此类多见。

（四）按运动能力丧失的程度分类

1. 轻度伤　受伤后能按训练计划进行训练。

2. 中度伤　受伤后不能按训练计划进行训练,须停止患部练习或减少患部活动。

3. 重度伤　完全不能训练。

（五）按运动技术与训练的关系分类

1. 运动技术伤（sports technopathy）　与运动技术特点密切相关。其中少数为急性伤,如手榴弹骨折、短跑跟腱断裂等,但是多数为过劳伤（overuse injury）,由慢性伤积累造成的,如足球踝、网球肘。

2. 非运动技术伤（sports non-technopathy）　多为意外伤（accident injury）,有的与运动项目有关,如脱位、脑损伤、胸腹腔内脏损伤等。由于运动比赛项目繁多,几乎所有交通、工业以及战争中所能发生的创伤,除原子弹化学武器之外,在运动训练中、比赛中都可发生。

（六）按创伤后皮肤的完整性分类

1. 开放性损伤（open injury）　凡皮肤、黏膜的完整性受到破坏,深部组织与外界相通的损伤称为开放性损伤,如擦伤（abrasion）、撕裂伤（laceration）、开放性骨折（open fracture）等。

2. 闭合性损伤（closed injury）　伤后皮肤仍保持完整,无伤口与外界相通的称为闭合性损伤,如挫伤（contusion）、挤压伤（crush injury）、扭伤（sprain）、关节脱位（dislocation）和半脱位（subluxation）、闭合性骨折（closed fracture）等。

四、各类组织结构的运动创伤特点

运动创伤由于运动项目繁多,因而受伤的部位及伤种也比较多,但总的说来运动创伤的特点是"COM",即慢性伤(chronic injury)多,劳损性伤(overuse injury)多,小损伤(minor or micro-injury)多。发病过程多数缓慢,有明显的积累性。另外,运动创伤所伤及的部位有时是普通人很少见到的,属急性和严重伤者则较少。王人卫、李擎等对 181 名优秀隔网项目运动员流行病学调查发现,致隔网项目运动损伤的主要原因是局部劳损和体能问题;损伤的主要部位是腰部,其次是膝部、踝部和肩部;损伤的主要类型为肌损伤,其次韧带损伤、关节损伤和垫盘板损伤。(表 9-1-1-1 ~ 表 9-1-1-4)。

表 9-1-1-1 优秀羽乒排网运动员运动损伤原因

损伤原因	人次	百分比(%)	构成比(%)
局部劳损	136	75.14	9.56
体能不足,大运动量训练后疲劳	133	73.48	9.35
肌肉力量不足	121	66.85	8.51
用力不当	113	62.43	7.95
准备活动不充分	99	54.70	6.96
自我保护不当	92	50.83	6.47
注意力不集中	73	40.33	5.13
柔韧性不够	70	38.67	4.92
训练量过大,过于集中	70	38.67	4.92
意外伤害	70	38.67	4.92
伤后训练安排不合理	65	35.91	4.57
速度过负荷	62	34.25	4.36
耐力素质不佳	45	24.86	3.16
专项技术不正确	40	22.10	2.81
场地湿滑	38	20.99	2.67
犯规动作	34	18.78	2.39
灵敏性不够	34	18.78	2.39
场地过硬	29	16.02	2.04
天气过冷	22	12.15	1.55
训练水平不足	22	12.15	1.55
弹跳力素质不佳	19	10.50	1.34
天气潮湿	17	9.39	1.20
天气炎热	15	8.29	1.05
场地不符合要求	3	1.66	0.21
合计	1422		100.00

引自:王人卫,李擎等. 中国运动医学杂志,2009,28(4):419-422。

表 9-1-1-2 优秀羽乒排网运动员运动损伤部位

损伤部位	例数	构成比(%)
腰	134	22.60
膝	103	17.37
踝	89	15.01
肩	61	10.29
大腿	41	6.91
颈	28	4.72
足	28	4.72
腕	22	3.71
手	19	3.20
小腿	17	2.87
肘	14	2.36
上臂	14	2.36
骨盆	11	1.85
背	5	0.84
前臂	3	0.51
腹	2	0.34
胸	2	0.34
合计	593	100.00

表 9-1-1-3 优秀羽乒排网运动员运动损伤类型

损伤部位	例数	构成比(%)
肌损伤	122	20.57
韧带伤	79	13.32
关节伤	68	11.47
垫盘板	66	11.13
肌腱伤	47	7.93
末端病	41	6.91
滑膜炎	31	5.23
骨折	26	4.38
筋膜炎	24	4.05
软骨炎	18	3.04
骨损伤	16	2.70
滑囊炎	13	2.19
腱鞘炎	12	2.02
软骨病	11	1.85
软组织损伤	9	1.52
其他	6	1.01
脱位	4	0.67
合计	593	100.00

表 9-1-1-4 优秀羽乒排网运动员各部位运动创伤的类型

性质	颈	肩	上臂	肘	前臂	腕	手	胸	背	腹	腰	骨盆	大腿	膝	小腿	踝	足	合计
软组织伤	2	1		1				1			4							9
筋膜炎		3									21							24
肌损伤	9	9	1		3						50	3	38	1	8			122
肌腱伤		34												7			6	47
末端病									2	2			37					41
腱鞘炎		8				4												12
滑囊炎		4											2	5			2	13
软骨炎			10											7	1			18
软骨病														11				11
骨损伤			1										1		8		6	16
骨折						4	1				13			1		2	5	26
韧带伤				4					2	3				6		64		79

续表

性质	颈	肩	上臂	肘	前臂	腕	手	胸	背	腹	腰	骨盆	大腿	膝	小腿	踝	足	合计
滑膜炎				6		1								6		15	3	31
垫盘板	1					16					29			19			1	66
关节伤	15	4		3		1	15		5		8	2		2		8	5	68
脱位	1										3							4
其他									5					1				6
合计	28	63	12	14	3	22	19	2	5	2	134	11	41	103	17	89	28	593

注:垫盘板系指脂肪垫、椎间盘、半月板损伤。

根据任玉衡等对 6810 名优秀运动员流行病学调查发现,骨折占 4.9%,脱臼仅占 1%,绝大部分属于慢性运动性微细损伤。而这些慢性运动性微细损伤原因主要是运动量安排不当,造成人体局部过劳,出现微细损伤,日积月累而导致过劳伤。其次是由于一次急性损伤后处理不正确或伤后恢复训练过早引起这些慢性伤,又称为陈旧性损伤。这类运动慢性伤对于非运动员来说对日常生活和工作影响不大,而对运动员来讲有着特殊的意义,严重影响着其训练目标、计划、运动成绩及运动寿命。而且这些损伤病程长,治疗较难。由此可见,运动慢性微细损伤是运动创伤学的防治重点,它可以发生于各种组织。下面对常见的身体各组织结构运动创伤的特点进行分类概括介绍。

（一）肌腱、肌肉及韧带损伤

肌腱、肌肉及韧带的损伤属于软组织损伤,根据曲绵域的早期研究即已发现这类损伤主要有肌肉筋膜伤、肌腱腱鞘伤、肩袖损伤及棘突骨膜炎(主要是棘间韧带伤)等。其主要病理变化是纤维结缔组织损伤的无菌性炎症及变性。

肌腱的损伤最常见的是腱止结构微细损伤,又称为"末端病(enthesiopathy)",是由意大利学者 Lacava 于 1952 年首先提出此概念,其治疗效果很难肯定,一直是治疗的难点。其病理机制是因强大的肌肉反复剧烈地牵拉活动,引起腱止结构的慢性退行性改变,镜下可见髓腔开放、腱的玻璃样变(hyaline degeneration)、纤维变(fibrinoid degeneration)、截断变(fragmentation)、小动脉增生(hyperplasia)及硬化(sclerosis),有时可见镜下骨折、变性组织、钙化骨化等改变。常见的腱止结构损伤有:投掷肩、肩袖损伤、网球肘、跳跃膝、第三腰椎横突综合征、环状韧带关节囊及附近滑囊共同受累、髌腱损伤、棘间韧带变性、半腱半膜肌腱和股二头肌肌腱止点捩伤等等。另外,肌腱急性损伤通常以完全断裂为主,如羽毛球运动员击球时的跟腱断裂。

肌肉的急性损伤可分为完全断裂、部分断裂、挫伤和拉伤等,如体操运动员的胸大肌断裂,跑跳运动员的腘绳肌拉伤或部分断裂,网球运动员的腓肠肌内侧头和跖肌断裂等。慢性损伤常见的如延迟性肌肉酸痛(delayed-onset muscle soreness,DOMS)等。

另外,一些软组织像脂肪组织、滑囊也可因慢性损伤而发生损伤性炎症,例如,膝的脂肪垫损伤、膝外侧疼痛综合征等。此类软组织疾病将在以后的有关章节中逐一展开。

（二）关节软骨损伤

常见的关节软骨损伤有髌骨软骨病,各关节的创伤性骨关节病如足球运动员的踝关节骨关节病等。具体有骨软骨骨折、软骨骨折、软骨剥离、软骨软化症、膝关节半月板损伤、腰椎间盘损伤等。其主要病理表现为软骨退行性变。关节软骨损伤原因大部分是长期磨损导致的累积性慢性劳损所致,也可以是一次急性关节扭伤、钝挫伤中发生的,前者约占病例中的2/3。

由于关节软骨的自愈能力极差,许多学者在经过大量的研究确认关节软骨细胞在损伤后有相应的反应,包括软骨细胞的增殖、合成新的酸性黏多糖和胶原等。但这些反应不足以导致损伤软骨的完全修复,而且生物学性能上也不可能满足功能需要,即一旦受损就必然留下永久性损害,仅仅是轻重程度不同而已。关节软骨损伤后治疗上也极为困难,目前采用的方法有:软骨下钻孔、自体软组织移植、骨软骨移植、骨膜移植、软骨细胞等。未来软骨的修复将是挑战我们的主要领域之一。

（三）骨组织损伤

最常见的是疲劳性骨膜炎、疲劳性应力骨折和骨软骨炎。前两者主要发生部位有胫腓骨、跖骨、足舟骨、髌骨、股骨、脊椎椎板等。浦钧宗根据近3000例门诊创伤病例发现胫腓骨疲劳性骨膜炎及疲劳骨折在这类损伤中最多。疲劳性骨膜炎是常见的过度使用性损伤,肌肉的收缩牵拉力量和机械应力使骨产生结构的弯曲,如果外力超过一定限度,骨的变形引起微裂纹,而微裂纹的积累,就会产生应力骨折。这类损伤一般要减轻训练或停止局部负担,多可自愈,不留后遗症。对于发生完全骨折的应完全停训,常须做石膏或夹板固定,必要时行手术治疗。

骨软骨炎或骨软骨病(osteochondritis 或 osteochondrosis)是骨组织损伤的另一种类型。这类损伤性炎症主要发生于青少年运动员。由于青少年早期专业化训练的广泛开展,骨骺损伤的发病率增高,特别是慢性损伤可导致骨无菌性坏死和永久性畸形。常见的有胫骨结节骨软骨炎(又称 Osgood-Schlatter 病)、跟骨骨骺炎、肱骨小头骨骺炎、髂骨坐骨骨骺炎、足跗骨损伤、脊椎椎体骨骺炎、手掌骨骨骺炎(舟状骨及头骨)、耻骨骨软骨炎等。

（四）关节稳定结构的损伤

人体较大的稳定结构可分为动力性结构和静力性结构,前者指关节周围的肌肉,后者主要是韧带结构、骨组织结构等。关节的稳定因素大致可分为三个部分:骨骼的形状、韧带的松紧及肌肉的力量。当然,还有其他因素如本体感觉功能正常与否也会影响到关节的稳定性。关节不稳有的是一种因素引起,有的是混合因素造成的。

关节稳定结构的损伤在运动中发病种类繁多。运动创伤引起稳定结构的破坏以韧带居多,常见的有膝前交叉韧带(anterior cruciate ligament, ACL)断裂造成的膝关节不稳,后交叉韧带(posterior cruciate ligament, PCL)、内、外侧副韧带(medial/lateral collateral ligament, MCL/LCL)断裂造成的膝关节不稳,盂肱关节(最不稳定的关节)盂肱韧带断裂、盂唇损伤所致的不稳定,踝关节内、外侧副韧带断裂造成的内、外侧不稳,腕关节骨折或韧带损伤引起的以骨性成分组合关系或运动异常造成的腕关节不稳。该类疾病多数是由于误诊、漏诊或急性损伤后处理不当造成的。韧带轻度损伤一般不影响韧带功能,勿须特殊治疗;中度伤可由瘢痕组织自行修复,韧带的张力可受轻度影响,但可恢复正常的关节功能;重度伤韧带纤维完全断裂,关节不稳,功能丧失,修复过程缓慢,如果手术将断裂韧带断端对合后缝合,可以使韧带组织修复。否则，只能以瘢痕组织修复，造成韧带和关节功能明显下降或丧失，导致关节不稳。所以，提高诊断的准确性和正确处理是防治这类创伤的关键。

（五）神经组织的损伤

运动引起神经组织的损伤有中枢神经和周围神经的损伤。中枢神经运动创伤主要是脑组织损伤，国外有不少报道关于脑组织慢性微细损伤而引起的脑病，如拳击引起的"击醉"（punch drunkenness），导致脑组织软化。

运动引起周围神经的微细损伤病例较多，主要有以下几类：

1. 周围神经卡压综合征　主要是因为过度使用，使神经在经过某些骨-纤维通道或腱膜边缘处受反复摩擦或挤压，导致局部水肿和粘连症状加重而造成的卡压症状。如此之类的常见病例有冈上肌萎缩症（肩胛上神经损伤，多见于排球、体操运动员），翼状肩胛症（winged scapula，胸长神经损伤，多见于跳伞及排球运动员），尺管综合征（ulnar tunnel syndrome，尺神经受损，多见于自行车运动员和摩托车运动员），旋前圆肌综合征（round pronator syndrome，正中神经和骨间掌侧神经在前臂近段受压后产生的所支配肌肉的运动功能障碍的症状，多发于有上肢反复运动的人群），腕管综合征（capal tunnel syndrome，正中神经受损），桡管综合征（radial tunnel syndrome，桡神经的背侧骨间神经受损），跗管综合征（tarsal tunnel syndrome，又称踝管综合征，胫后神经受损，多见于中长跑运动员）等。

2. 交感反射性营养不良（reflex sympathetic dystrophy，RSD）　是软组织损伤继发交感神经损害后而产生的一种特殊类型的疼痛综合征，在运动创伤中较为常见。

3. 胸廓出口综合征（thoracic outlet syndrome）又叫外展综合征，是指臂丛和锁骨下血管在胸廓上口和胸小肌喙突止点之间受压所引起的上肢神经血管症状（常见于乒乓球、游泳运动员）。

4. 筋膜间室综合征（fascia compartment syndrome）　长跑运动员和舞蹈演员多发生在小腿筋膜间室可产生小腿筋膜间室综合征，体操运动员多发生在前臂筋膜间室致前臂筋膜间室综合征.

5. 跖骨间神经痛　是跖神经内外侧支受压引起的症状。

周围神经的微细损伤在运动员当中比较多见，其诊断和治疗相对容易。最近研究腰背痛发现，有不少腰背痛发生是由于胸神经皮支或腰神经后皮支（T_{12}神经、下腹神经、臀上、臀中皮神经）受损而引起的。

（六）心血管系统的损伤

运动创伤中急性大血管受损较少，其临床表现为出血和局部缺血的症状和体征。血管损伤还可能并发动静脉瘘和假性动脉瘤，其临床特征很晚才能表现出来。

在运动创伤中更多的是小血管和毛细血管的受损，骨骼、肌肉、肌腱劳损性改变时，血运障碍对其有一定的致病作用。以跟腱腱周炎为例，不少学者认为是先有血管损害、渗透性增加，血浆、蛋白质及血细胞渗出，发生血管硬化，继而产生各种腱组织的病理改变。也有不少学者认为运动员的过度紧张是心肌劳损的结果。

综上所述，运动引起各组织的创伤有其自身的特点，除了应重视急性损伤的准确诊断和正确处理外，更重要的是预防为主，合理安排运动员的训练（包括日常及伤后的训练），以防各种组织的劳损。

五、运动创伤的预防原则

任何疾病的预防均胜于治疗,运动创伤性疾病也不例外。只要我们对预防运动创伤的意义有充分的认识,认真进行调查研究,及时总结经验教训,掌握运动创伤的发生规律,做好预防工作,就能最大限度地减少或避免运动损伤。根据运动创伤的发病原因,其预防原则主要归纳为以下几点:

(一) 加强科学训练的指导

合理安排运动量,提高机体对运动的适应能力,做到科学训练是预防运动损伤的一种积极手段。科学训练包括五大要素,即全面性、渐进性、个别性、反复性、意识性,前三个要素对预防运动损伤较为重要。全面性原则是增强运动员体能的全面训练,而不单纯针对运动种类进行特定动作的反复训练。增强身体素质,是提高单项训练成绩的基础,并有利于在激烈的比赛中高难度动作不走样。渐进性是指训练量逐步加大,突然大幅度提高运动量,身体一时不能适应,会导致运动损伤。个别性原则是训练必须因人而异,不同性别、年龄以及体力、技术熟练程度的差异,训练量和训练方法也应该做出相应的调整。科学运动和训练是目的和效果的统一,既要出成绩,又要防止运动创伤的发生。

(二) 加强运动训练中的保护

运动中采取适当的安全保护措施是必要的,就安全的责任性来说,会涉及许多人员。首先,运动参与者、老师和父母;第二,运动训练的教练员;第三,记分员和裁判员;第四,运动中心、运动队、俱乐部的医疗或与医疗相关指导顾问或任何受过训练的急救员;第五,组织者、承办者等。最直接的关联人员是运动员自身、教练员、队医,他们应当根据项目的特点采用保护或帮助的方法以减少运动创伤。且运动中适当的保护与帮助可加强运动员的信心,避免一些意外事故的发生。保护在竞技体操中尤为重要。

运动员还应学会各种自我保护的方法,例如,自高处摔下或落地时必须双腿屈膝并拢,使双腿相互保护以免扭伤膝关节和踝关节。当重心不稳快要摔倒时,要学会各种滚翻动作以缓冲与地面的撞击,如跳伞落地或排球救球时常常要做后滚翻,切忌直臂撑地。教练员应该熟练掌握保护与帮助的技巧。若现场有队医,有必要协助运动员正确使用保护工具。

无论是对运动员,还是对教练员和队医来说,均应进行各种保护支持带的正确使用培训。保护支持带的使用可根据运动项目容易受伤的部位进行选择。例如,防止手及手腕伤,必须用绷带裹手;防止腰损伤用皮围腰;预防"足球踝"的绷带包扎法;防止足弓下陷的粘膏支持带等。保护支持带也可用在受伤症状不重的情况下继续参加训练,避免加重损伤。

另外,运动员应积极主动使用必要的保护装备,大多数有特殊危险的运动项目均有特殊设计的保护装备以预防和减少参与者的危险性。在美国,足球、业余拳击、超越障碍赛、滑板、板球等运动中,头盔通常被用来保护头颅避免直接撞击。面罩由剑术师、曲棍球和冰球的守门员使用,这些运动员在其胸部和腹部也穿戴填充性覆盖物加以保护。在接触性运动项目中,护牙托用来保护牙齿和牙龈,并且也可帮助减少从头颅的撞击直接传递至下巴。许多篮球和排球运动员使用护膝用具避免直接撞击膝部。棒球使用厚垫防护来保护皮肤。在许多运动项目中,保护性衣着经常会有改进,由于新的材料不断出现,所穿衣着应当既不松也不紧,衣着材料应当是有利于排汗。对大多数运动来说,存在着凉爽效应和防止骤然变冷的双重效应。在跑和跳的所有运动项目中,足底震荡的吸收是竞技性运动鞋一个非常重要的功能,它通常要求尽可能轻巧,其震荡吸收是使用了现代弹性高分子聚合物鞋垫。

(三) 做好运动前的准备活动和运动后的整理活动

1. 准备活动(warm-up) 准备活动在运动训练和比赛前是必需的,它不但能使基础体温提高,深部肌肉的血液循环增加,肌肉的应激性上升,关节柔软性增大,也能调整赛前心理,减轻紧张感和压力感,从而起到预防运动损伤的作用。一个完全的热身提高了身体的效率,因而,会提高运动能力。推荐的热身时间为 5~30 分钟。通常的热身模式是牵张和活动性训练,如弹跳和短跑运动,直致微出汗。有些运动员忽视了准备活动,很容易发生肌肉撕裂、跟腱断裂、腰痛等情况。准备活动时间的长短应根据当日运动员的状态加以控制。正式比赛和平时训练前准备活动的水平也应不同。准备活动的项目包括一般性准备活动和专门性准备活动。

2. 整理活动(cooling-down) 即放松活动,是消除疲劳、促进体力恢复的一种良好方法。从预防损伤的角度看它同运动前或赛前的准备活动同样重要。整理活动应包括慢跑、呼吸体操及各肌群的伸展练习。剧烈运动后进行整理活动,可使心血管系统、呼吸系统仍保持在较高水平,有利于偿还运动时所欠的氧债;整理活动使肌肉放松,可避免由于局部循环障碍而影响代谢过程;运动后做伸展练习可消除肌肉痉挛,改善肌肉血液循环,减轻肌肉酸痛和僵硬程度,消除局部疲劳,对预防运动创伤发生也有良好作用。

(四) 加强医务监督

医务监督是指用医学的知识和方法,对运动参加者的健康和机能进行监护,预防锻炼中各种有害因素可能对身体造成的危害,督导和协助科学的锻炼和训练,使之符合人体生理和机能发展规律。运动训练、比赛期间的主要任务是预防运动损伤,其内容概括为两大部分:

1. 定期并按需要进行体格检查 选拔新运动员集训时,必须进行详细的伤病检查。不能从事大运动量训练的伤病或先天畸形,或从伤情特点来看恰好是所学项目"专项多发病",从治疗的角度来看又较困难或需要的时间较长的这一类运动员,就不宜批准集训。例如有髌骨软骨病的不宜参加篮球、铁饼、跳高等集训,椎板骨折不宜参加举重与体操等等。另外,对入选集训的运动员和从事专门化训练的运动员应进行定期普查,建立健康档案。普查时应该根据运动专项的发病特点及部位仔细检查,以早期发现各种劳损性损伤,必要时应定期做 X 线检查。通过体检发现潜在性疾病并及时给予治疗。

2. 加强自我监督 自我监督是运动员在训练和比赛过程中自身反应最直接的资料,其目的是及时早期发现损伤的危险信号,及时治疗或重新安排训练量和训练内容。因此,它对于调整训练计划、安排运动负荷量、预防运动创伤具有重要的意义。其内容除包括一般所熟知的内脏器官的机能检查方法之外,还应根据不同项目的特点及外伤发病规律,制定一些特殊的自我监督方法。例如,易损伤肩袖的项目应每日做肩的反弓试验(肩上举 170°时再用力后伸),出现疼痛即为(+);易患髌骨软骨病的运动项目,运动员应于开始运动时做单腿半蹲起检查,出现膝痛或膝软征象的即属(+);易患胫腓骨疲劳性骨膜炎、足屈肌肌腱腱鞘炎者应每日做"足尖后蹬地试验",伤部出现疼痛即为(+)等。出现以上阳性反应之后,运动员应立即就医仔细检查,并根据伤情的轻重重新安排训练计划。

（五）建立队医、教练、运动员预防运动创伤的协作关系

运动员应该了解参加运动可能发生损伤,一旦发生损伤要有一定的心理准备,养成预防损伤和自我保护的意识。教练应该提高预防损伤的意识,科学训练并做好保护工作。队医要加强对运动员、教练员有关常见、普通的运动外伤和保健知识的宣传和教育,负责急救、协助检查运动量的大小,做好医务监督。同时运动队应该经常举行有关体育理论和运动创伤知识的讲座和讨论,建立医生、教练员和运动员相互学习的制度。建议医生和教练员结合本队损伤的发病情况,理论联系实际进行分析讨论,这样将有助于双方理论水平的不断提高,统一认识,进一步融洽协作关系。总之,需建立以队医、教练和运动员三者相结合的工作方法探讨、研究和防治运动所发生的创伤问题。

六、运动创伤的治疗原则

近年来,随着体育运动的飞速发展,运动技术难度、强度的不断加大,运动创伤的发生率也有所提高。运动创伤使运动员不能正常地训练、比赛,妨碍其运动成绩的提高,严重者可致身体残废,甚至运动生涯终止。对于全民健身运动和体育爱好者来说,如果不慎发生运动创伤,也会不同程度地影响其健康、学习和工作。因此,运动创伤的治疗要求不断提高。为了促进运动创伤早日康复,取得理想的疗效,治疗中应遵循以下原则:

（一）合理安排运动员运动创伤后的训练

合理安排运动员运动创伤后的训练是运动创伤治疗的重要内容,其意义在于:

（1）保持运动员已获得的训练水平,使其一旦伤愈即能投入正规训练。

（2）防止因伤后突然停止训练而引起的"停训综合征"。通常情况下,运动员为了达到良好的训练状态,取得最佳的比赛成绩,必须从事有计划的全年大运动量训练。经过一段时间的大运动量训练,全身各系统都会发生不同程度的适应性改变。但这种改变不是永久性的,如果伤后突然减少或完全停止运动,则会引起运动员全身各种条件反射性联系的破坏,出现全身各个系统的功能紊乱,从而产生各种不适的反应和症状,如腹泻、失眠、遗精、夜间尿频等,即所谓"停训综合征"(detraining syndrome)。其治疗远比创伤本身的治疗更为困难。因此,运动员受伤后,非受伤的身体部位仍需保持一定的活动量,并随着运动创伤治疗的进程,逐渐增加运动量以防此症的发生。

（3）改正不合理的技术动作以防再伤或局部劳损。运动创伤特别是慢性、轻度创伤常与训练的技术动作有关。因此,在治疗时应及时纠正错误的技术动作,适时减少或停止这些致伤动作的练习。例如,在治疗投掷肘时,应告诫患者投枪时必须前臂旋前出枪,以防肘关节过度伸展与外翻。否则在治疗的同时作致伤动作的训练,创伤将很难愈合。再如,运动员的跟腱腱围炎,大都是踝背伸角过小、跑跳过多引起的过劳损伤,只有改为前足跑跳,或使用跟骨垫以减少跟腱的过度负荷,必要时减少运动量才能治愈。否则不仅难以治愈,还可能继发跟腱断裂。

（4）加强关节的稳定性和适应性。例如肩袖轻度或者中度损伤后,加强肩部三角肌及肩袖肌组小范围、不引起疼痛的负重练习,常可消除症状,防止肩关节不稳与肩袖再伤的发生,这也是治疗慢性肩袖肌腱炎最重要的方法。如果运动员没有合理安排伤后训练,则会由于肌肉的废用性萎缩及受伤组织本身的松弛,造成关节不稳定性的增加,再练习时则更易受伤,从而加大了治疗的难度。

（5）改善伤部组织的营养状况,防止关节挛缩、粘连,促进组织愈合。由于关节软骨和肌腱都是通过弥散作用从关节液和组织液中摄取营养物质的,如果患者伤后长期用石膏或夹板固定患肢,使受伤部位长期缺乏运动刺激,将破坏关节软骨的营养途径,久之可导致软骨变性。关节长期制动还可导致关节僵直。因此,伤后长期固定患肢不仅达不到治疗与提高成绩的目的,还可能造成更严重的损害。而合理训练可改善局部的血液、淋巴循环,防止关节挛缩、粘连,从而促进局部肿胀的吸收和损伤组织的修复。

（6）合理安排运动创伤后的训练,对运动员来说是首先应考虑的治疗措施。但应注意的是:运动创伤后合理安排训练内容,必须采取"三结合"（医生、教练、运动员）的工作方法。医生根据运动员伤情,指出受伤部位的解剖弱点及受伤机制,提出应回避或减少哪些动作的练习以及加强哪些肌肉的练习。教练根据医生的意见制定相应的全身及伤部的训练计划。运动员在实施训练计划时,则应详细记录运动时伤部的反应,如做哪些动作时伤部疼痛,做哪些动作时伤部不痛等等。医生、教练员根据运动员在训练中的反应情况,与运动员共同研究、修改训练计划,作为最后的训练方案。在实施方案的过程中,医生应定期检查运动员的伤部变化,并亲临运动场观察运动员在训练时伤部的功能恢复情况,积极参与训练计划修改方案的研究、讨论,只有这样才能真正达到合理安排训练的要求。

对不同创伤的运动员还应个别对待（specific adaptation to imposed demands,SAID）,就是要根据不同运动员的年龄、病情、运动项目以及功能状态的不同而选择不同的运动训练方式和运动量,既能改善肌肉的功能及关节的活动范围,又能使运动损伤得到及时的恢复。

（二）运动创伤的全身治疗

（1）运动创伤的发生,有时与全身营养状况不良有关。运动员大运动量训练时,体内发生一系列的变化,如能量大量消耗、体液大量丢失、水盐代谢紊乱、体内储备的糖原被耗竭,酸性代谢产物堆积,组织中维生素 C 含量下降以及自身免疫功能降低等。科学实验证明,营养物质可调节器官、组织和细胞的功能,有利于运动时代谢过程和中间反应顺利进行,从而提高人体运动时的功能,并促进运动后的恢复。此外,运动竞技能力还受训练、遗传、心理及健康状况等多种因素的影响,其中合理营养是一个最重要的因素。营养虽不能取代训练或遗传,但合理营养是健康的基础。合理营养与科学训练相结合,有利于运动技能的提高。例如,有资料表明,补充维生素 C（200～300mg/d）,可以减轻运动后肌肉酸痛,促进恢复,缓解运动引起的肌肉损伤。另有研究报道,肌纤维中能源物质（糖原）的水平与运动创伤的发生有直接的关系:当快收缩肌纤维中糖原耗尽时,人体会发生疲劳,控制和纠正运动动作的能力受损,运动创伤的发生率也随之增加;体内糖原储备充足,有利于预防外伤。

因此,治疗时应注意全身营养状况的改善,做到根据运动员不同训练情况的不同生理代谢特点和需要,合理安排膳食营养,保证运动员获得符合生理要求的饮食营养;同时还应定期监测运动员的营养状况,根据存在的问题进行改善,只有这样才能促进运动创伤的早日恢复。

（2）运动创伤的药物治疗：运动创伤常用的药物治疗有消炎镇痛类药物和活血止痛类药物。消炎镇痛类药物常用非甾体类药物。该类药通过抑制环氧化酶（COX）的活性抑制前列腺素（PG）的生物合成，从而减少缓激肽的生成，起到消炎镇痛作用。常用的药物有阿司匹林、对乙酰氨基酚、布洛芬等。近年临床选用特异性选择前列腺素环氧化酶抑制剂，可降低胃肠道和血液系统并发症。常用的药物有美洛昔康、塞来昔布、罗非昔布等。消炎镇痛类药物用于运动创伤急性期或慢性损害有助于缓解疼痛，消除局部炎症。

活血止痛类药物采用祖国传统医学的理论，在我国用于治疗运动损伤有悠久的历史。具有行瘀活血、舒筋止痛、消肿等功效，常用的药物有活血止痛散、云南白药、跌打丸、小活络丹、骨伤灵胶囊等。运用中药治疗运动创伤时应注意运用四诊八纲，进行辨证论治，还要注意从整体出发，内外兼治。

（三）运动创伤的局部保护

运动员的肌肉、肌腱及韧带损伤后，其治疗需要一定的时间，在此期间运动员不能停止训练活动而影响训练计划，因此在治疗时就必须使用各种保护带或支持带（tape）。使用各种保护带或支持带可保护受伤的韧带、肌肉、肌腱等，可限制伤后修复的肌肉、肌腱超常范围的活动；同时还可保护关节稳定性，限制关节的活动范围，从而预防发生再损伤并有止痛作用。常用的保护支持带有：①腕关节及尺桡关节扭伤，可使用腕支持带；②大腿肌肉拉伤，可使用弹力护腿；③膝关节交叉韧带损伤可使用膝粘膏支持带；④足球踝、踝关节韧带损伤，可使用踝粘膏支持带（图9-1-1-1）。

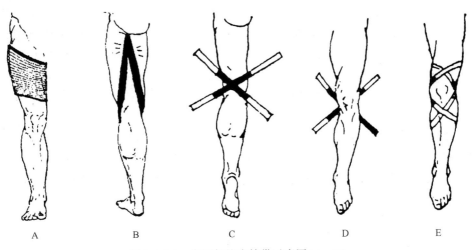

A　　　　B　　　　C　　　　D　　　　E

图9-1-1-1　常用保护支持带示意图（A～E）

（四）运动创伤的局部治疗

运动创伤后局部治疗的方法很多，需对症选用。对运动员来说，只有在合理安排运动创伤后的训练并对创伤局部适当保护的基础上，才能达到良好的疗效。目前常用的局部治疗方法有：理疗、按摩、外敷中药、局部封闭、牵引等。

1. 理疗　即通过物理因子的作用，调节神经、肌肉的兴奋性，改善血液循环，起到消炎镇痛、促进组织再生、缓解肌肉痉挛、增强神经功能等治疗作用。常用的理疗方法如电疗、光

疗、磁疗、超声疗、热疗、冷疗、水疗等。其临床作用主要有以下几个方面:

(1) 消炎、镇痛:理疗可通过某些物理因子的作用促使局部血管扩张,改善组织血液循环,增强网状内皮系统功能,从而起到消炎、消肿及镇痛的作用。

(2) 镇静、安眠:某些物理因子作用于神经系统发挥相应的作用。如温水涡流浴,既有温热的作用,又有一定的按摩作用,可通过作用于神经系统起到镇静、安眠的作用。

(3) 兴奋作用:低频及中频电疗可兴奋神经及肌肉。

(4) 调节自主神经及内脏功能。

(5) 松解粘连及软化瘢痕。

2. 按摩 又称推拿,是通过手法及其他物理因素在人体局部产生生物学效应的一种医疗方法。按摩在我国已有相当长的历史,其主要作用有:

(1) 调节神经系统及器官功能。

(2) 促进血液及淋巴循环,通经络,畅血气。按摩可使局部毛细血管扩张,同时使局部的反应性产物流向周围功能正常的血管或淋巴管,从而加速血液及淋巴循环,通经络,畅血气。

(3) 消瘀、行滞、散肿、止痛。

(4) 整骨、复位。

(5) 防止肌肉废用性萎缩和关节僵硬,促进瘢痕变软和损伤修复。

按摩的基本手法包括:按压、捏拿、摆动、摩擦、捶振、活动(关节)等。

3. 外敷药 外敷药具有局部消炎镇痛、行瘀活血等作用,常用的有伤湿止痛膏、奇正消痛贴膏、红花油、扶他林软膏、芬必得乳剂、樟脑酒等。

4. 局部封闭 局部封闭是在损伤局部直接注入药物的一种治疗方法。肾上腺皮质激素类药物局部注射可以消除水肿,缓解疼痛。但是,该类药物同时会抑制成纤维细胞的活性和胶原的形成,影响损伤组织的修复,减少腱性组织的血供,应注意避免反复多次应用,不要注入腱性组织内。常用药物有:地塞米松(dexamethasone)、醋酸氢化可的松(hydrocortisone)、泼尼松龙(prednisolone)、复方倍他米松(得宝松,betamethasone compound)等。

5. 牵引 牵引是通过牵引力和反牵引力的作用,对躯干、肢体进行牵拉,起到解除肌肉痉挛、缓解疼痛、松解软组织粘连和关节挛缩、增大脊柱间隙并缓解神经受压以及脊柱小关节错位的复位等治疗作用。牵引的方法有手法牵引、皮肤牵引、骨牵引和悬吊牵引(图9-1-1-2)。

(五) 运动创伤的手术治疗

运动创伤的手术治疗分两类:常规切开手术和关节镜下微创手术。常规切开手术是指直视下采用切开皮肤、皮下等各层组织直至损伤部进行组织修复的外科操作。比如骨折切开复位内固定术,肌腱断裂吻合术,踝关节韧带损伤修复重建术等。

关节镜下微创手术是指在关节镜下,采用微小切口对关节内损伤组织修复的一类外科操作。关节镜采用高科技的影像技术、光纤技术和电子计算机技术,不仅使手术达到微创化的程度,大大减轻组织损伤,而且使关节内损伤组织的修复十分精确,明显提高治疗的效果。比如关节镜下半月板手术,前交叉韧带重建手术,肩袖修补手术等。微创手术是21世纪外科手术发展的方向,运动创伤外科是最广泛采用微创手术的学科之一。

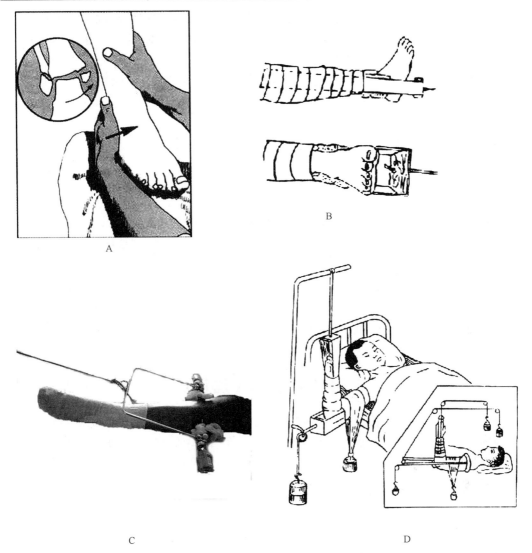

图 9-1-1-2　各类牵引示意图
A. 手法牵引；B. 皮肤牵引；C. 骨牵引；D. 悬吊牵引

（六）运动创伤的康复治疗

运动创伤的康复治疗主要采用运动疗法，即在运动创伤的不同时期，有针对性地实施康复训练计划。其主要内容包括肌力训练、关节活动度训练、负荷训练、平衡训练、耐力训练、竞技能力恢复训练等。运动创伤康复训练的基本原则是因人而异、循序渐进、持之以恒、全面训练。

第二节　运动创伤适应

运动创伤学是在运动医学、创伤学和骨科学的基础上发展起来的新兴学科。其主要任务除防治运动创伤外,还应研究其适应机制和过程。机体对创伤的适应包括结构性适应、疼痛性适应、关节不稳的适应、疲劳性骨折的适应等。适应医学(adaptive medicine)是一门新兴学科,其发生机制尚存在一定的争议。

运动创伤适应与运动训练有关,如心血管系统的适应,可增加营养物质传送至肌肉的能力,使外周血管系统传送氧、运动肌肉摄取氧和释放二氧化碳的能力增强。科学的训练可产生正面效应,促使运动技术进步、运动成绩提高,为生理适应;若训练不科学,则会产生负面效应,如运动创伤后突然停止训练可发生"停训综合征"。

一、运动创伤的结构性适应

运动创伤后某些受伤组织会发生一些结构性适应,如末端病是运动员中较常见且影响运动成绩较大的一类损伤。腱末端病患者的肌腱止点长出的骨刺能增加该部肌肉通过肌腱产生的作用力矩,如跟腱末端病晚期跟骨骨刺有增加小腿三头肌作用力矩的作用。

严重的髌股关节病髌骨软骨面周围常产生较大的骨唇,但运动员可能在一段时间内无髌骨压痛及上下楼膝痛的自觉症状,并能继续进行训练。这是因为长出的骨唇增加了软骨的支撑面积,使髌股关节间产生了新的力的支撑点,从而减轻了原伤处的负荷,维持较长时间的无症状状态。

二、运动创伤的疼痛性适应

虽然有不少文献报道了运动员运动创伤后的疼痛耐受性适应现象,但其机制却并不明了。我国一些优秀运动员有过较严重的运动创伤病史,但仍能坚持大运动量的训练,并取得佳绩。比如运动员邓某某曾患有严重的腰椎间盘突出症,腰部疼痛并放射到小腿后侧、足底,直腿抬高试验60°阳性,蹑趾抗阻力弱。但该运动员在用腰围的保护下,仍然能进行大运动量训练,并在国际比赛中获得优良成绩。我国著名足球运动员范某某患有踝关节前惧痛症,胫骨远端关节面长出巨大的骨赘,但仍能坚持足球运动生涯多年。而一般足球爱好者即使有很轻的临床表现可能就会终止该项运动。

人们很难想象他们能如此出色地完成各种专业技术动作,可以说个人素质和意志起着主导作用,但发生这种作用的生理基础是什么?目前的研究认为疼痛的适应可能与比赛时兴奋灶的扩散抑制疼痛兴奋点以及吗啡肽样物质增多有关。但它真正的神经生理基础是什么,怎样才能使运动员克服这些病痛参加正规训练,其机制仍有待进一步研究。

三、运动创伤关节不稳的适应

关节不稳在运动员损伤中并不少见,常常严重影响训练及运动成绩的提高。膝关节的稳定性取决于动力性稳定结构和静力性稳定结构的共同作用。静力性稳定结构包括骨骼的形状、韧带的松紧、软骨结构的正常等。动力性稳定结构主要指关节周围的肌肉。关节不稳有的是由一种因素引起的,有的则由多种因素引起。

以膝关节为例,膝关节在运动过程中根据解剖生理的特点,其稳定由构成关节的骨骼结构、肌肉、半月板、韧带及关节囊共同维持。不论哪一部分损伤,都会引起不同程度、不同方位的不稳定,而其中最常见、最主要的因素是韧带损伤。因此,一般所谓的膝关节不稳定,主要是指韧带损伤所引起者。膝关节前、后交叉韧带以及内、外侧副韧带和关节囊韧带是构成膝关节稳定的基本结构。韧带损伤后,其制约和限制作用遭到破坏,如不及时修复或修复不当,或在某组韧带失效后,其他韧带因长期慢性牵拉而继发松弛,膝关节在一定状态下即可出现不稳定,影响运动和训练。而运动员加强膝前与膝后的伸、屈肌肌力训练即可代偿膝关节韧带损伤所致的不稳定状态,进行日常的训练和比赛,甚至能完成高强度和高难度的体育竞技动作。又如近年来,各国学者认为踝关节外侧韧带损伤后如处理不当易反复扭伤,即造成踝关节不稳,其后果严重。但运动员加强小腿肌和踝部肌肉力量的训练仍可以在一定程度上维持踝关节的稳定。

四、运动创伤的疲劳性骨折适应

疲劳性骨折是由于骨骼受长期反复、集中的伤力作用,发生骨小梁断裂,此后在自体骨的修复与重复外力的双重作用下,终因骨的吸收大于骨的修复,导致疲劳性骨折。疲劳性骨折可发生于锁骨、尺骨、桡骨、腕舟状骨、脊柱椎板、股骨颈、胫腓骨、足舟骨、距骨等(图 9-1-2-1)。

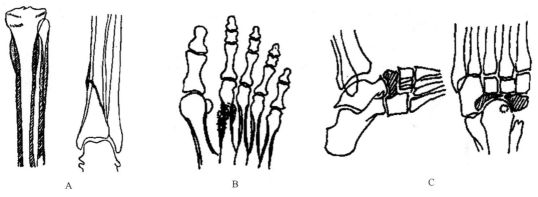

图 9-1-2-1　常见的疲劳性骨折示意图
A. 胫骨疲劳性骨折;B. 第 2 跖骨疲劳性骨折;C. 足舟骨疲劳性骨折

比如体操、长跑及篮球运动员的足舟骨疲劳性骨折,是一种预后较差、对运动技能发挥影响较大的疲劳性骨折,系由跳跃过多引起。多无明显外伤史,临床表现为在大运动量训练之后出现足背内侧痛,足舟状骨部位有压痛。X 线片检查早期为足舟骨的纵裂,以后发生缺血变形并继发骨关节病,局部疼痛症状持续,常常需要手术治疗。

举重、体操及排球运动员的脊柱椎板疲劳性骨折,又称峡不连。其损伤机制主要是由于训练时频繁重复的腰背伸或背伸加扭转所致。如举重推举时的塌腰动作、体操的后软翻、排球扣球时腰的过度后伸等,都可能使椎板反复遭受折屈应力,逐渐断裂。但多数运动员加强训练腹肌肌力后可继续参加训练及比赛,并取得好的成绩。

(王予彬　朱文辉　顾羊林)

参 考 文 献

顾羊林,王予彬.2010.成肌细胞应用于运动系统组织修复的研究进展.中国微创外科杂志,10(7):659-661.

王予彬,李国平.2004.运动创伤外科临床研究动态.中国临床康复杂志,8(8):1542-1544.

王予彬,王人卫,陈佩杰.2011.运动创伤学.北京:人民军医出版社.

王予彬,朱文辉.2010.关节镜外科应该是一个学科领域.中国微创外科杂志,10(9):769-770.

王予彬.2004.半月板损伤与镜下手术//敖英芳主编.膝关节镜手术学.北京:北京大学医学出版社,116-123.

朱文辉,王予彬.2008.软骨源性形态发生蛋白-2与软骨组织修复.中华创伤杂志,24(10):175-178.

Coris EE,Zwygart K,Fletcher M,et al. 2009. Imaging in sports medicine:an overview. Sports Med Arthrosc,17(1):2-12.

Frey C,Feder KS,Sleight J. 2010. Prophylactic ankle brace use in high school volleyball players:a prospective study. Foot Ankle Int,31(4):296-300.

Hrysomallis C. 2011. Balance ability and athletic performance. Sports Med,41(3):221-232.

Lambert HW,Atsas S,Fox JN. 2011. The fibulocalcaneus(peroneocalcaneus)internus muscle of MacAlister:Clinical and surgical implications. Clin Anat,24(8):1000-1004.

Lange B,Flynn S,Proffitt R,et al. 2010. Development of an interactive game-based rehabilitation tool for dynamic balance training. Top Stroke Rehabil,17(5):345-352.

Pimentel L,Diegelmann L. 2010. Evaluation and management of acute cervical spine trauma. Emerg Med Clin North Am,28(4):719-738.

Solomonow M. 2009. Ligaments:a source of musculoskeletal disorders. J Bodyw Mov Ther,13(2):136-154.

Waterman BR,Belmont PJ Jr,Cameron KL,et al. 2010. Epidemiology of ankle sprain at the United States Military Academy. Am J Sports Med,38(4):797-803.

Wilk KE,Obma P,Simpson CD,et al. 2009. Shoulder injuries in the overhead athlete. J Orthop Sports Phys Ther,39(2):38-54.

Zhu W,Wang Y,Qiu G,et al. 2010. Characterization of the purification and primary culture of adult canine myoblasts in vitro. Mol Med Report,3(3):463-468.

第二章　运动创伤学各论

第一节　上肢运动损伤

一、上 肢 骨 折

见本书有关章节。

二、上肢关节脱位

见本书有关章节。

三、创伤性肩关节前不稳定

肩关节是人体活动度最大的关节,也是稳定性相对差的关节。一次大的创伤或反复多次轻微损伤都可造成肩关节的不稳定;神经精神性病变、肩关节周围肌肉损伤、骨折也可能会导致肩关节的稳定性受损。

(一) 功能解剖

肩关节的稳定结构由静力性和动力性两大类稳定结构组成。静力性稳定结构包括关节骨性结构、关节内负压、盂唇和关节囊韧带结构。动力性稳定结构主要为肩关节周围的肌肉组织,包括三角肌、肩袖、肱二头肌长头腱等。肩关节稳定性是多因素作用的结果,由静力结构和动力结构协同作用完成。盂肱关节在小的负荷下,稳定性主要由静力结构提供,在较大的负荷下,由两者共同提供。任何造成以上结构破坏的病变均可导致肩关节不稳定。

主要的病理改变包括:关节囊盂唇复合体的撕裂(Bankart- leision)、肩胛盂缘的磨损、骨折、肱骨头的缺损及关节囊韧带的松弛。创伤性肩关节前方不稳定最常见的病理改变是关节囊盂唇复合体撕裂,即所谓的 Bankart 损伤。

(二) 损伤机制

1. 直接或间接损伤　较大的外力引起关节过度向前移动,导致前盂唇撕脱,前关节囊撕裂、撕脱,甚至盂缘骨折。

2. 肩部反复劳损或者用力不当　从事水上运动、网球、羽毛球等肩部大范围运动的体育项目多见。

3. 某些职业因素　比如清洁工、护士等工作需要经常抬举肩关节,有时较难追溯明确的肩部外伤史。

(三)临床表现与诊断

1. 病史 常有肩部创伤,或述有脱位或半脱位病史。

2. 症状 主要表现为肩前部疼痛,疼痛呈持续性。患者不能做上肢上举动作。部分患者理疗或手法按摩后,症状不缓解甚至加重。严重出现夜间痛。还可出现肩无力、易疲劳、上臂放射性麻木、刺痛和肩不稳定感。

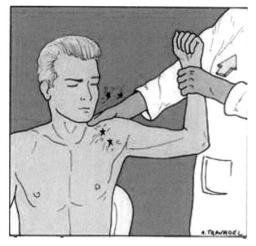

图 9-2-1-1 肩关节前惧痛试验

3. 体征 肩外展、外旋受限,肩关节前下方肩胛盂部压痛。前惧痛试验(Apprehension test)阳性:检查时,患臂外展 45°并外旋,此时病人一般无任何恐惧感,检查者对肱骨近端施以向前方推动力,病人感到肩部疼痛并有即将脱位的预感而产生恐惧,拒绝进一步外旋(图 9-2-1-1)。凹陷征(sulcus sign)阳性:检查时,上臂置于体侧并向下牵引,肱骨头可下移以致在肩峰下出现明显凹陷。凹陷征阳性者,常合并肩关节下方不稳定。

4. 影像学检查 除常规的 X 线摄片外,肩关节造影(arthrography)对诊断肩关节囊、盂唇及肩袖损伤有一定的意义。目前常采用空气和造影剂做双重对比造影。如造影显示肩胛下滑囊、腋隐窝持续扩大提示关节囊松弛。CT 可以清晰显示盂缘骨软骨病变及关节内游离体,尤其对关节盂或肱骨头倾斜畸形、盂头大小比率的鉴别比普通 X 片优越。CTA(computed arthrotomography)是关节造影与 CT 相结合的检查手段,可显示关节囊、盂唇、肱骨头及肩袖病变。气-碘双对比 CT 不仅能显示稳定结构的破坏,还能提示关节囊的损伤程度和撕裂范围,对确定诊断和选择治疗方法有重要临床意义。笔者通过一组临床资料总结,将气-碘双对比 CT 造影显示的肩胛前盂唇、关节囊损伤、松弛的情况分为三度。Ⅰ度:前盂唇变钝,关节囊稍扩大,抵止部位于肩胛盂缘。Ⅱ度:前盂唇撕脱、移位或部分体部缺如,前关节囊扩大,抵止部位于肩胛盂颈部。Ⅲ度:前盂唇改变同Ⅱ度,关节囊明显扩大、撕裂,抵止部超出肩胛盂颈部(图 9-2-1-2)。

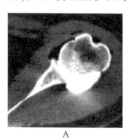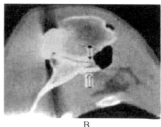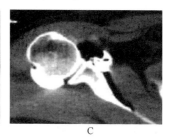

A   B   C

图 9-2-1-2 气-碘双对比 CT 造影

A. Ⅰ度损伤,前盂唇撕脱,关节囊扩大;B. Ⅱ度损伤,前盂唇撕脱,前关节囊抵止部位于肩胛盂颈部;C. Ⅲ度损伤,前盂唇撕脱,前关节囊撕裂

MRI 可清楚地显示盂唇撕裂、关节囊自盂部撕脱、盂肱韧带撕裂、肩胛下肌萎缩。

（四）治疗

1. 保守治疗 对于肩前侧疼痛、压痛，前惧痛试验阳性，气-碘双对比 CT 显示前盂唇无大块撕脱，前关节囊抵止部松弛、但无明显撕裂的患者，可采用康复治疗。康复治疗分 4 个阶段：

（1）制动康复训练阶段：肩部用肩支具或者三角吊带制动，局部作无热量超短波治疗或磁疗。制动的同时，进行腕、肘关节的功能活动。

（2）保护性康复训练阶段：在肩胛平面以下做肩部主动运动，如肩部下垂做划圈运动、耸肩运动和拉弹力带运动。

（3）肌力强度康复训练阶段：增加肩部运动的强度和范围，逐渐达正常肩部活动度。

（4）运动功能康复训练阶段：有针对性地进行肩部协调性和强度训练，比如抓举、投掷活动等。根据临床症状的轻重和病程的长短，决定各阶段训练的时间，一般为 2～4 周。其他辅助治疗包括局部理疗、口服消炎镇痛药等。

2. 手术治疗 临床症状持续超过 3 个月，或者经 MRI、气-碘双对比 CT 证实有盂唇大片撕脱、关节囊明显破裂或松弛，临床查体关节严重不稳定者，需行手术治疗。严重创伤性肩关节前不稳定主要是前盂唇的撕脱和前关节囊撕裂、撕脱和松弛，术中将盂唇复位，缝合固定于肩胛盂上，必要时可行关节囊皱缩术，或者前关节囊成形术。

四、肩关节上盂唇损伤（SLAP 损伤）

SLAP 损伤指肱二头肌长头腱在上盂唇止点从前至后的损伤，可表现为盂唇撕脱和肱二头肌长头腱撕裂等。

（一）功能解剖

盂唇上端形如半月板，较松弛，前侧的胶原纤维与肱二头肌腱交织，是上盂唇损伤的好发部位。根据损伤涉及的解剖部位极其损伤程度，将 SLAP 损伤分为四型（Snyder 分型法，图 9-2-1-3）：

Ⅰ型，关节上盂唇退变性磨损，肱二头肌长头腱完整。

Ⅱ型，最常见，约占所有 SLAP 损伤的 50% 以上，肱二头肌长头腱及上盂唇从关节盂上方从前到后撕脱。Morgan 又将 Ⅱ 型 SLAP 损伤分为 3 个亚型：①撕裂仅累及关节盂前方；②撕裂仅累及关节盂后方；③撕裂累及关节盂前方和后方。其中，前者多由创伤引起。后两个亚型多见于投掷类运动项目，多并发肩袖撕裂。

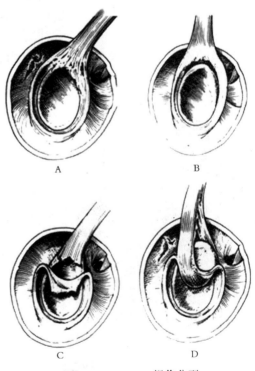

图 9-2-1-3 SLAP 损伤分型
A. Ⅰ型；B. Ⅱ型；C. Ⅲ型；D. Ⅳ型

Ⅲ型,关节上盂唇桶柄状撕裂,肱二头肌长头腱尚完整,仍连续于关节盂上。

Ⅳ型,关节上盂唇桶柄状撕裂,肱二头肌长头腱仍连续于关节盂上,但肱二头肌长头腱内在撕裂。

(二)损伤机制

多见于投掷和健身类项目的运动员,也常发生在老年人。可由于摔倒或上肢用力对抗阻力,肱二头肌猛烈收缩导致。

(三)临床表现与诊断

1. 症状 患者主诉摔倒时肩关节支撑或上臂对抗阻力用力屈肩关节后产生肩关节疼痛,在投掷运动员中可以没有明确的外伤史。肩关节疼痛在过顶投掷动作时发生,疼痛位于肩关节深部,且定位不清,可以感觉到关节内有异常弹响或交锁。肩关节前上方,外侧前方可有压痛,关节活动度正常或稍受限。当盂唇撕裂累及关节盂前方时,可以出现肩关节不稳定症状。

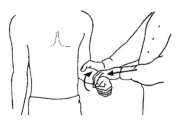

图 9-2-1-4 Yergason 试验示意图

2. 体征

(1) Yergason 试验:患者屈肘 90°,前臂旋前,上臂固定于胸壁旁。检查者一手扶住患者肘部,一手扶住腕部,嘱患者用力屈肘、外展、外旋,检查者给予阻力,结节间沟处产生疼痛为阳性征。Yergason 试验特异性高,但敏感性低(图 9-2-1-4)。

(2) 疼痛激惹试验:病人坐位,上肢外展 90° ~ 100°,肩关节被动外旋,前臂先极度外旋,再极度内旋,看哪个位置觉得更痛,当前臂内旋时更痛或只有前臂内旋时痛的情况下,视为阳性,说明上盂唇撕裂。疼痛激惹试验特异性高,但敏感性低(图 9-2-1-5)。

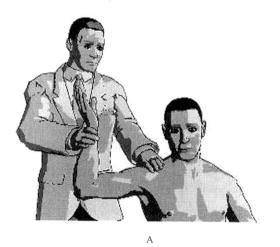
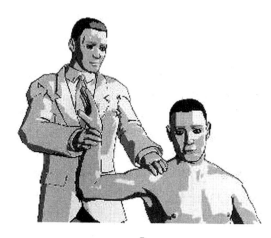

A   B

图 9-2-1-5 疼痛激惹试验示意图(A、B)

(3) O'Brien 试验:检查者站在病人后,病人前屈患肢 90°,肘关节伸直,病人相对于肩胛骨平面内收手臂 10° ~ 15°,手臂先内旋使拇指向下,检查者在手臂上施加向下的力,然而病人手掌向上,检查者再次下压。当第一次疼痛严重,而第二次减轻或不痛时,在肩关节上方或肩锁关节的疼痛是肩锁关节的问题,在盂肱关节产生的疼痛或疼痛性弹响是盂唇的问题。O'Brien 试验敏感性高,但特异性低(图9-2-1-6)。

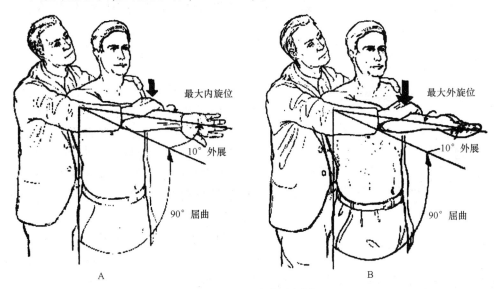

图 9-2-1-6　O'Brien 试验示意图(A、B)

3. 影像学检查　MRI 造影在冠状位可以发现上盂唇和关节盂或肱二头肌长头腱附着部之间的高信号三角形外观变形、破碎等。

SLAP 损伤的明确诊断需要结合病史、临床症状、体检和影像学检查等结果来综合判断。关节镜可以直接看到肩关节盂唇肱二头肌长头腱止点处的损伤,是诊断 SLAP 的黄金标准。

（四）治疗

大多数 SLAP 损伤患者保守治疗疗效不佳。保守治疗 2~3 个月无效者需要接受关节镜手术治疗。

1. 单纯 SLAP 损伤刨削术　是关节镜下盂唇修复缝合术的基础。单纯 SLAP 损伤刨削术适合 I 型和 II 型 SLAP 损伤,是通过关节镜前方入口或肩峰下外侧入口,插入刨刀,清理关节盂唇破碎的组织、增生的滑膜,打磨盂唇骨面,制造有利于盂唇和骨面愈合的新鲜创面,有利于肌腱盂唇复合组织与关节盂骨面的缝合与愈合。

2. SLAP 损伤缝合修复术　适合 II、III、IV 型 SLAP 损伤,是在刨削清理的基础上,通过附加肩峰旁外侧入路,在关节盂上方骨面旋入带线锚钉 1~2 枚,通过前方入路取线和打结,将撕裂的盂唇和肱二头长头肌腱复合体固定在盂唇骨面上。

术后患者疼痛症状能得到明显缓解,交锁和异常响声很快消失。对于接受盂唇或腱清理术或切除术的患者,可能存在肘关节抗阻力屈曲后肱二头肌疲劳性疼痛,疼痛在动作停止后消失。撕裂部分得到固定或缝合的患者,经过术后 4~6 个月的康复,能恢复损伤前的运动水平。

五、肩袖损伤

肩袖损伤(rotator cuff injury),系指肩袖肌腱和肩峰下滑囊的创伤性炎症,在体操、投掷、排球、举重和游泳运动中较为多见。

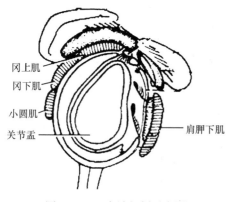

冈上肌
冈下肌
小圆肌
关节盂
肩胛下肌

图 9-2-1-7 肩袖解剖示意图

(一)功能解剖

肩关节外侧肌肉可分为两层,外层为肥厚坚强的三角肌,内层是肩袖,两层肌肉之间有肩峰下滑囊。肩袖由冈上肌(外展肩关节)、肩胛下肌(内旋肩关节),冈下肌和小圆肌(外旋肩关节)四块肌肉组成。其腱扁宽,部分腱纤维与肩关节囊交织,远端分别止于肱骨大、小结节,形似袖口样包裹,故名肩袖(图 9-2-1-7)。

肩袖的功能为:在肩关节运动或静止状态时使肱骨头与肩盂保持稳定,使盂肱关节成为运动的轴心和支点,维持上臂各种姿势和完成各种运动功能。

(二)损伤机制

主要是由于肩关节的长期反复旋转或超常范围的活动,引起肩袖肌腱和肩峰下滑囊受到肱骨头与肩峰或喙肩韧带的不断挤压、摩擦和牵扯所致。当肩关节外展尤其是略带内旋情况下外展时,肩袖肌腱特别是冈上肌肌腱不断与肩峰发生摩擦及挤压。当外展至 60°～120°时,这种摩擦与挤压最为严重。而外展超过 120°以后,因肩胛骨随之发生上回旋,使冈上肌肌腱与肩峰间的距离增大,此种摩擦和挤压现象随之缓解或消失。肌腱的长期磨损可致变性,在肌腱发生变性的基础上再遭到外力作用,可发生肌腱断裂。在体育运动中,单杠、吊环和高低杠中的"转肩",投掷标枪、手榴弹和垒球时的出手动作,排球扣杀和发大力球动作,乒乓球的扣杀和提拉动作,蝶泳和自由泳的划水动作,举重抓举时肩的突然背伸动作等,都是引起肩袖损伤的典型机制。

(三)临床表现与诊断

1. 病史 多数患者有一次或多次外伤史。部分病例症状渐起,无明显损伤史。

2. 症状 急性肩袖损伤后,疼痛多在肩前外侧,可向斜方肌、上臂及前臂放射。肩关节活动受限,上举时症状加重,患者喜欢按特定的方式上举患臂以减轻疼痛。不少病人疼痛夜间加剧。肩关节连续伸屈运动时可有关节内摩擦音。病程 3 个月以上者可有冈上肌、三角肌萎缩。

3. 体征

(1)肩峰下间隙、大结节近侧压痛。

(2)疼痛弧征(+):主动或被动地使上臂外展至 60°～120°或内外旋转时疼痛,但继续外展超过 120°后或用力牵拉上臂后再开始外展时,疼痛常可缓解或消失。当上臂从 180°上举位放下时,同样也在120°~60°间出现疼痛,小于60°后疼痛又缓解或消失,即出现所谓"疼痛弧",这是肩袖损伤尤其是冈上肌损伤的重要征象。

（3）坠臂试验(+)：被动抬高患臂至90°~120°,去支持后患臂坠落时出现肩部疼痛。

（4）撞击试验(Neer征)(+)：前臂内旋、拇指向下时前举患肩出现疼痛(图9-2-1-8)。

（5）撞击注射试验(+)：肩峰下注射10ml利多卡因后再行撞击试验,症状缓解(图9-2-1-9)。这是鉴别肩袖损伤与其他肩关节疼痛的重要征象。

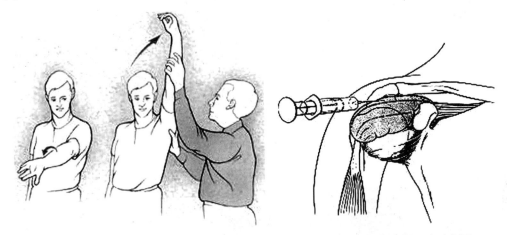

图9-2-1-8　撞击试验示意图　　　　图9-2-1-9　撞击注射试验示意图

4. 影像学检查　肩关节X线片检查能帮助了解肩关节骨组织的病变情况,以排除由于骨组织病变如肩锁关节骨疣、肩峰前方骨赘、肩峰形态异常等所产生的撞击症状。肩关节造影时注入造影剂后拍肩关节正侧位片,若见造影剂由损伤处溢入肩峰下滑囊有重要的诊断价值。本病主要的影像学检查是肩关节MRI,它已成为肩关节软组织如肩袖、韧带、肌腱等病变的重要诊断手段。对于肩袖损伤患者,MRI高信号,连续性中断,并提示损伤的程度、大小和残余肩袖组织的情况,诊断准确度可达84%~100%。

（四）治疗

1. 保守治疗　早期以热敷和休息为主,可用非甾体类抗炎药止痛消炎。多数患者对激素注射敏感,可在肩峰下注射利多卡因和皮质激素混悬液,但应控制次数。此外,患者应每日作被动练习以避免关节僵硬,待急性炎症控制后应加强有阻力的力量练习(图9-2-1-10)。

2. 手术治疗　适应证为肩袖较大范围撕裂,非手术治疗无效的肩袖撕裂,以及合并存在肩峰下撞击因素的病例。

肩袖修补的方法很多,对于肩袖不完全撕裂(部分撕裂)的患者,可行单纯的肩袖修补术;对于撕裂范围较大的患者,常用的修补方法是在肩袖原止点部位,即大结节近侧制一骨糙面或骨槽,于患臂外展位使肩袖近侧断端拉入该部,再用固定栓缝合固定(图9-2-1-11)。

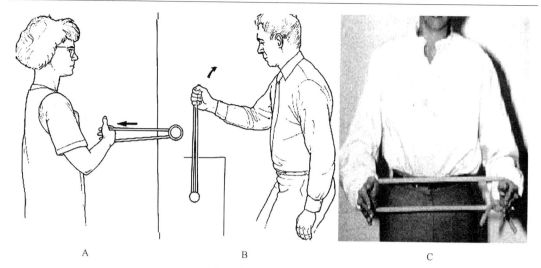

图 9-2-1-10　有阻力的力量练习示意图及临床测试(A ~ C)

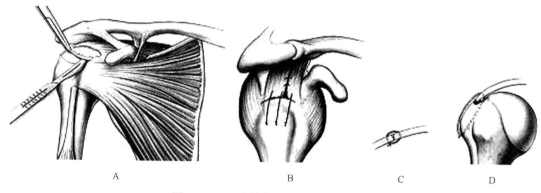

图 9-2-1-11　肩袖修补术示意图(A ~ D)

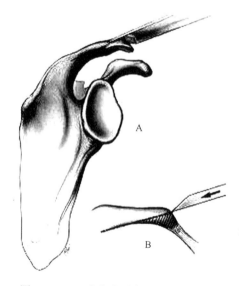

图 9-2-1-12　肩峰成形术示意图(A、B)

对存在肩峰撞击征患者,肩袖修补术的同时可作肩峰成形术,除去肩峰前外部分,增大肩峰下间隙,避免产生撞击症状(图 9-2-1-12)。术后早期功能锻炼,6 周前以被动练习为主,6 周后可主动做过肩练习并逐步加强肌肉练习。

六、肘关节剥脱性骨软骨炎

肘关节剥脱性骨软骨炎几乎都发生在肱骨小头。本病多见于体操、技巧等以上肢支撑为主的项目,另外,也多见于棒球和垒球等以投掷为主的项目。

(一) 功能解剖

肱骨、尺骨、桡骨共同组成肘关节。由尺侧副韧带,桡侧副韧带及环状韧带连接。3 个骨端在1个关节囊内又彼此分别构成3个关节：肱尺关节（为屈成关节）、肱桡关节及上尺桡关节（是车轴关节）。肱桡关节有两个轴向的运动：一个与桡骨长轴一致，前臂旋转时桡骨小头凹关节面与肱骨小头关节面相对旋转摩擦，随着肘由屈到伸，桡骨小头在肱骨小头关节面上旋转活动的轨迹逐渐由肱骨小头的前面移行到远端下面；另外一个与肱骨滑车轴一致，桡骨与尺骨一同伸屈运动，桡骨头在肱骨小头上滑动。所以，肱桡关节本身可以做复合运动，即伸屈滑动的同时还可以有旋转运动。另外，肘全伸屈时肱桡关节有前后移位错动的倾向，即伸时桡骨小头向前移位，屈时向后移位。当关节松弛时易造成脱位。另一方面，当前臂受到垂直方向的冲击力时，冲力即由桡骨小头传到肱骨小头上（图9-2-1-13）。

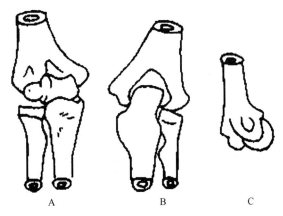

图9-2-1-13 肱桡关节示意图
A. 前面观；B. 后面观；C. 侧面观

（二）损伤机制

对本病发生的原因尚不清楚，但从病史看，外伤是主要的发病原因之一，一般认为是桡骨头与肱骨小头相互撞击致伤；或者是肘极度外翻时肱骨与桡骨小头顶撞所致；也有人认为，是超强度或长时间的支撑或支撑旋转，使肱骨小头与桡骨头受到微细损伤，进而引起软骨退变剥脱。

发病与年龄的关系：少年时期骨骼的发育尚未完成，骨端的骨骺正处于分化、发育和成熟时期，而且骨骺的生物力学强度也处于变换阶段，软骨下骨比软骨脆弱，受到外力作用时关节软骨易自软骨下骨层分离。因此，少年运动员比成人发病率高。

发病与训练安排的关系：大运动量长时间训练易使上肢疲劳，动作失调，肱桡关节的活动改变了正常轨迹，力量传导异常，多次反复撞击很易造成损伤。少年运动员正处于身体发育时期，过早的专项化训练，由于耐力、力量等身体素质训练不够，上肢力量不足易于疲劳，增加受伤机会。

损伤机制：肱骨小头骨软骨损伤是桡骨头与肱骨小头相撞击的结果。如技巧运动的翻跟斗，运动员往往使前臂处于旋前位置，推手发力时肘半屈支撑，同时伴随旋转则易造成损伤。从解剖上分析，肱桡关节在屈伸过程中桡骨头由肱骨小头的前面滑向远端下面，滑动中加之旋转运动，肱骨小头关节面受到两个不同方向的应力；而且推手时由于技术要领掌握不好或肌肉力量不足等原因引起关节不稳，还使肱骨小头受到切线方向的剪力，扭错力增大，当超过耐受量时则易引起损伤（图9-2-1-14）。

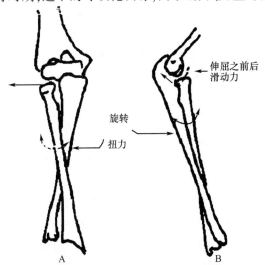

伸屈之前后滑动力

旋转

扭力

图9-2-1-14 剥脱性骨软骨炎发病机制示意图（A、B）

病理变化：肱桡关节长期多次的撞击引

起的典型病理改变是肱骨小头上软骨下骨的坏死,坏死范围一般约 1cm 宽,坏死区表面的软骨逐渐与周围正常骨分离,可脱落而成关节内游离体(关节鼠),关节面产生缺损,晚期可以并发骨关节炎。

（三）临床表现与诊断

1. 病史 肘关节剥脱性骨软骨炎运动员一般都有急性或慢性反复肘关节做支撑动作或投掷动作时受伤的病史。

2. 症状 多见于少年运动员。早期只是在肘关节活动后,感到肘部钝痛,经休息后好转。病情发展,症状逐渐加重,表现为肘关节伸屈时疼痛,伸屈受限,支撑痛,或者绞锁。活动时肘关节可以出现响声,可有关节肿胀。症状每于运动后加重。

3. 体征 伸屈受限,肱桡关节间隙压痛,滑膜增生、肥厚。有时,可触到骨软骨片或关节鼠。桡侧挤压痛有助于诊断(肘稍屈曲被动外翻)。

4. 辅助检查

（1）X 线检查:X 线片早期可看到肱骨小头的骨小梁结构破坏,呈囊性变或有硬化环,肱骨小头关节面粗糙不平。以后表现为肱骨小头关节面缺损,关节内有脱落的骨片,骨片的密度、大小不一。

（2）MRI 检查:可明确显示关节内软骨剥脱、损害情况,以及 X 线片未能显示的游离体,诊断价值较高。

5. 鉴别诊断 主要与肘关节创伤性滑膜炎、肱骨小头骨骺无菌性坏死等相鉴别。

（1）肘关节创伤性滑膜炎:以关节肿胀、滑膜肥厚为主,伸屈受限较轻。局封强的松龙或理疗等效果显著。X 线片检查无异常。

（2）肱骨小头骨骺无菌性坏死(Panner 病):发病年龄更小,一般在 5～10 岁。为骨骺骨化中心缺血性改变,表现为骨化中心的变形及早期关节间隙变宽。

（四）治疗

病变部位若在非负重区,骨软骨片脱落或切除后可能解除疼痛、绞锁等症状,大部分效果良好。如伸屈功能障碍,症状典型,可按以下情况处理:

（1）症状不明显、不影响训练者,不必停止训练,可做理疗,局部用活血止痛药膏,黏胶带固定等非手术治疗,以减轻病变刺激引起的无菌性炎症反应。训练中应合理控制支撑用力的训练量,同时应加强肘部肌肉力量的训练,防止加重损伤。

（2）症状明显、疼痛、绞锁、肘关节屈伸障碍、影响专项训练的患者,宜减少运动量或停止上肢训练,做理疗、中药治疗。同时加强上肢肌肉的训练。

经上述治疗病情无好转,可用黏胶带、支具、石膏托制动 4～6 周。按康复计划训练上肢,直至骨软骨片愈合,肱骨小头囊性变消失后逐渐恢复运动。

（3）采取手术治疗。骨软骨片不愈合,脱落,可考虑手术探查,摘除骨软骨片。手术范围越小则恢复越快,如骨软骨片较大,也可将骨床及骨片的相对面清理,再固定使之愈合。出现关节鼠经常绞锁者,应摘除关节鼠,可以很快恢复训练。关节镜微创手术为肘关节剥脱性骨软骨炎的首选手术方法,具有创伤小、恢复快的优点。

术后应尽早康复训练。但上肢支撑动作宜延缓进行。恢复期间可配合理疗、中药外用等。3 个月后再考虑恢复专项运动的正常训练。

（4）预防。肱骨小头剥脱性骨软骨炎对关节功能影响大，应重视预防工作：

1）年龄小的少年运动员要相对减少单位时间内上肢支撑扭转动作的密度，加强身体素质的全面训练，尤其是肘部肌力训练，合理安排，减少局部负担量以克服骨骺愈合前生理解剖上的弱点。

2）肱桡关节处疼痛、肿胀，可能是肘关节剥脱性骨软骨炎的早期症状。要早期检查、确诊，密切观察，同时减少运动量。

3）挑选新运动员时，对明显肘外翻的青少年要慎重招收，选用需上肢受力运动项目的集训。

七、肘关节内侧不稳定

运动损伤导致的肘关节不稳定以内侧（外翻）不稳定和后外侧旋转不稳定多见。本节主要介绍肘关节内侧不稳定。

（一）功能解剖

肘关节内侧的稳定结构主要是内侧副韧带复合体。内侧副韧带复合体（medial collateral ligament complex，MCLC）由前束、后束、横束三部分韧带纤维组成（图 9-2-1-15）。其中内侧副韧带前束（anterior medial collateral ligament，AMCL）最易辨认，是最主要的内侧稳定结构。它起自肱骨内上髁的前下面，止于尺骨冠状突的内侧面，止点纤维的连续性使得其在肘关节屈、伸时均维持紧张。AMCL 至少提供70%抗外翻的稳定作用，切断它引起严重的内侧不稳定。

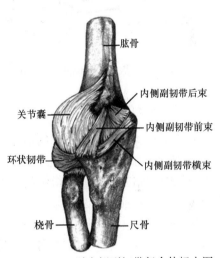

图 9-2-1-15　肘内侧副韧带复合体标本图

（二）损伤机制

肘关节内侧不稳定常发生于反复轻微损伤或超负荷运动损伤，通常见于投掷、举重类运动项目。主要原因是肘关节的超负荷导致软组织的反复损伤，甚至断裂。反复的外翻应力使受损伤的内侧副韧带（MCL）不能愈合。

（三）临床表现与诊断

1. 病史　肘关节有急性或慢性损伤病史。

2. 症状　主要症状表现为反复肘内侧疼痛，不敢用力，过劳后局部疼痛、肿胀、畸形，甚至出现尺神经受压症状。

3. 体征　特殊的检查方法有：

（1）外翻应力试验：用于检查内侧不稳定（MCL 损伤），患肢置于检查者身体上，患肘屈曲30°，检查者对其施加外翻应力，阳性体征为肘关节内侧区出现疼痛和肘关节内侧间隙变宽。

（2）外翻伸直过载试验:肘关节屈曲30°,维持作用于肘关节上的外翻应力,同时肘关节逐渐被动伸直。亚急性或慢性不稳定引起鹰嘴后内侧面的疼痛。外翻力与压力作用于肱桡关节时,在不同的肘关节屈曲角度上将前臂被动旋前与旋后,如出现摩擦音或疼痛表明有关节软骨损伤。

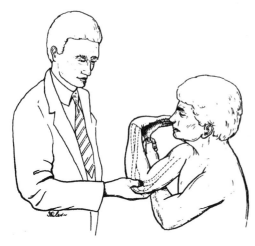

图 9-2-1-16　Milking 试验示意图

（3）Milking 试验:患肘屈曲,对侧手经患肘后侧拉住拇指使肘部产生屈曲、外翻力量。检查者可查出肘内侧间隙增宽,有时可能有内侧压痛(图 9-2-1-16)。

4. 辅助检查

（1）肘关节 X 线片,包括前后位、侧位及斜位片,主要用于发现骨性结构异常改变。外翻应力 X 线检查可观察内侧韧带断裂后关节间隙的变化,对诊断意义较大,与健侧对照则可降低假阳性率。

（2）CT 检查可进一步帮助诊断平片难以发现的病变,如较小的、难以确定的冠状突等关节内骨折。

（四）治疗

创伤后肘关节内侧不稳定的治疗,在于恢复、稳定肘关节的解剖结构。

1. 非手术治疗　急性单纯内侧副韧带、关节囊损伤通过使用肘关节支具等制动、局部冰敷、弹力绷带包扎、口服非甾体类药物等,一般都能取得满意的效果。在治疗中,早期关节活动对肘关节功能的恢复十分关键。

2. 手术治疗　陈旧性损伤出现肘关节内侧不稳定,或合并肘关节骨折、关节不稳定,通常需要手术治疗。手术治疗原则包括骨折复位固定以及早期活动。存在关节不稳定者,应行 MCL 修复或重建。肘内侧不稳定患者合并桡骨头损伤时,保留桡骨头很重要,要尽量行复位内固定。因为在 MCL 断裂的情况下,桡骨头是一个重要的外翻应力稳定结构。术后维持肘关节的稳定性和早期活动是肘关节功能恢复的两个重要因素。

八、肘关节后外侧旋转不稳定

在创伤引起的肘关节不稳定中,肘关节后外侧旋转不稳定是最常见的一种类型。

（一）功能解剖

维持肘关节后外侧稳定的结构为外侧副韧带复合体(lateral collateral ligament complex, LCLC),也包括三部分:桡侧副韧带(radial collateral ligament, RCL)、外侧尺副韧带(lateral ulnar collateral ligament, LUCL)和环状韧带(annular ligament, AL)(图 9-2-1-17)。其中 LUCL 是最主要的抵抗后外侧旋转不稳定的结构,它由 RCL 的后部纤维组成,跨越 AL 表面,止于尺骨旋后肌嵴。

（二）损伤机制

典型的损伤机制发生于跌倒时，当手向外伸出撑地时，肘关节屈曲且承受轴向压力。如果此时身体内旋（前臂相对于肱骨外旋）时，一个外旋力矩在肘关节产生，力通过肘关节的外侧，产生外翻力矩。这种肘关节屈曲时的外翻、外旋和轴向的联合应力导致肘关节后外侧旋转半脱位的机制，临床上可在外侧轴移试验（见下文）检查中再现。

病理解剖可认为是从外侧至内侧的环形软组织断裂，根据软组织损伤的程度，肘关节后外侧旋转不稳定可被分为三期。

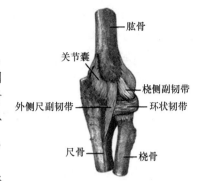

图 9-2-1-17　肘外侧副韧带复合体标本图

1. 第一期　LUCL 断裂（其余的 LCLC 完整或断裂），这导致肘关节沿后外侧旋转方向半脱位，外侧轴移试验可呈阳性，可自然复位。

2. 第二期　其他外侧韧带结构和前后关节囊断裂，不完全的后外侧脱位，以致冠状突位于肱骨滑车下方，可用较小的力量轻松复位，或病人自己用手复位。

3. 第三期　肘关节完全脱位，冠状突和桡骨头完全位于滑车和肱骨小头后方。

（三）临床表现与诊断

肘关节有急性或慢性损伤病史，有局部疼痛。本病典型症状为：有复发性的伴有疼痛的弹响、关节交锁等，一般发生于前臂旋后、肘关节逐渐伸直时。特殊的检查方法为肘关节外侧轴移试验（lateral pivot-shift test）或后外侧旋转不稳定试验（postreolateral rotatory instability test）：患者仰卧，将患肢置于其头顶，检查者立于患者头侧，握住患者的腕和肘，肩关节完全外旋，将前臂完全旋后，并施以外翻和轴向压力于肘关节，同时将肘关节从完全伸直位逐渐移至屈曲位，当屈曲接近 40°时，桡骨头和尺骨从肱骨半脱位，形成后外侧突起，而在桡骨头和肱骨小头之间处出现一个陷窝，进一步屈曲时，尺、桡骨突然复位于肱骨，出现弹响（图 9-2-1-18）。

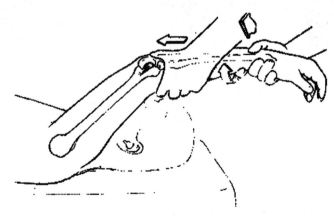

图 9-2-1-18　肘关节外侧轴移试验示意图

（四）治疗

1. 保守治疗　早期急性单纯损伤局部制动，对症处理一般都能取得满意的效果。在治疗中,早期关节活动对肘关节功能的恢复是十分关键的。康复治疗的目的是促进损伤韧带的修复和肌力的恢复。必要时局部应用活血止痛药物、理疗等。

2. 手术治疗 保守治疗无效或合并关节内骨折时,可考虑行手术治疗。手术治疗原则为外侧副韧带修复或重建术,术后采用绞链外固定器固定,并进行康复训练。

九、网球肘(肱骨外上髁炎)

网球肘又名肱骨外上髁炎。其特点是肱骨外上髁部疼痛。本病多见于网球、羽毛球、乒乓球运动,击剑也是易发项目。

(一) 功能解剖

肘关节由肱骨下端与尺、桡骨上端构成,肘关节包括 3 个关节:①肱尺关节,由肱骨滑车和尺骨滑车切迹构成;②肱桡关节,由肱骨小头和桡骨关节凹构成;③桡尺近侧关节,由桡骨环状关节面和尺骨桡切迹构成。上述 3 个关节包在一个关节囊内,关节囊上起自鹰嘴窝上缘及冠状窝上缘,下止于尺骨及桡骨的关节软骨缘。肘关节囊的前、后壁薄而松弛,两侧壁厚而紧张,并有韧带加强,囊的后壁最薄弱,故常见桡、尺两骨向后脱位。此时,桡、尺骨移向肱骨的后上方。

肘关节两侧有侧副韧带加强:①尺侧副韧带:由肱骨内上髁向下呈扇形扩展,至尺骨滑车切迹内侧缘,防止肘关节过度外翻;②桡侧副韧带:由肱骨外上髁向下扩展,止于桡骨环状韧带,防止肘关节过度内翻;③桡骨环状韧带:是包绕桡骨小头颈的韧带组织,前后附着于尺骨的桡骨切迹前后缘,此韧带对维持桡骨小头的稳定性非常重要(图 9-2-1-19)。

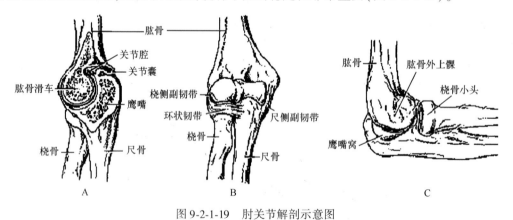

图 9-2-1-19　肘关节解剖示意图
A. 矢状面;B. 前面;C. 侧面

(二) 损伤机制

肱骨外上髁为前臂伸肌群的附着点,肱骨外上髁炎是由于外上髁伸肌总腱,尤其是桡侧伸腕短肌的慢性劳损及牵扯引起的。如网球、羽毛球、乒乓球,由于"反拍"、"下旋"回击急球时,球的冲力作用于伸腕肌或被动牵扯该肌可致伤(图 9-2-1-20)。

病理变化主要有以下几种表现:

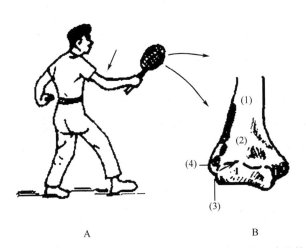

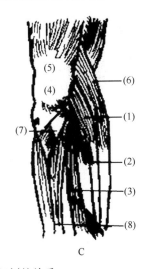

图 9-2-1-20　网球肘的发病机制和肱骨外上髁解剖的关系

(1)桡侧伸腕长肌;(2)桡侧伸腕短肌;(3)伸指总肌;(4)外上髁;(5)鹰嘴突;(6)肱桡肌;(7)肘肌;(8)尺侧伸腕肌

(1) 伸腕肌腱纤维从肱骨外上髁处部分撕脱,特别是桡侧伸腕短肌。

(2) 肱桡关节处局限性滑膜炎,滑膜嵌入。

(3) 支配伸腕肌的神经分支的神经炎所引起的症状。

(4) 环状韧带变性。

(5) 在肱骨外上髁远端伸肌腱膜下间隙,组织水肿,随之是纤维性渗出,并开始血管增生及粘连形成。

有学者认为,网球肘的病理改变属典型的末端病改变。其腱止点部可因损伤出现纤维断裂、腱变性血管增生,继发止点骨质增生或腱的钙化骨化(图 9-2-1-21)。

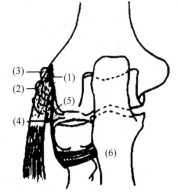

图 9-2-1-21　网球肘的病理改变属末端病示意图

(1)骨质增生硬化或脱钙;(2)腱变性、囊变、钙化或骨化;(3)腱表面血管侵入、粘连;(4)腱下疏松组织炎症;(5)滑囊炎;(6)环状韧带变性

(三) 临床表现与诊断

1. 症状　有些病例是一次受到撞击或牵拉出现症状,但大多数往往是逐渐出现症状的。开始是运动中出现肘关节外侧疼痛,运动停止后,疼痛缓解。再重复运动动作又出现疼痛。病情发展,疼痛加重,逐渐变为持续性疼痛,甚至夜间疼痛影响休息和睡眠。疼痛可向肘上方、下方放射。作反手挥拍动作或双手拧绞动作(如拧毛巾)时疼痛明显,重者可出现肘打软无力现象,即使手提不重的物品时,也可突然发生不可抑制的无力感而失手丢掉物品。

2. 体征　外上髁或腱止点、桡骨小头、肱桡关节间隙处压痛,关节活动度正常,局部肿胀不常见。网球肘试验(Mill试验)是诊断网球肘的特异检查方法,即先让患肘屈曲,然后屈腕屈指,前臂旋前,同时伸肘。此过程中肘外侧出现疼痛即为阳性(图 9-2-1-22)。抗阻伸腕试验:抗阻时伸腕,肱骨外上髁出现疼痛即属阳性,此方法阳性率较高。

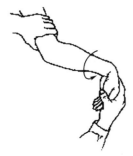

图 9-2-1-22　网球肘试验
示意图

（四）治疗

1. 保守治疗

（1）早期可停止局部训练,适当休息,部分患者经休息可自行缓解。

（2）局部注射肾上腺皮质激素类药物,可消除水肿炎症,抑制纤维组织增生及粘连。压痛点最明显的中心是局封的部位,药物应注入腱止点及腱膜下间隙。每周 1 次,有时需重复注射 2~3 次。对少数封闭治疗无效的病人,可予石膏托制动以缓解无菌性炎症。

（3）早期在前臂近端肌腹处缠绕弹力绷带可减轻症状。

（4）中药熏洗、理疗、手法推拿。

2. 手术治疗　对少数保守治疗无效、症状严重、明显影响训练及生活者,可采用手术治疗。根据病变部位不同,可选择以下方法:

（1）伸肌总腱松解、剥离或延长:在外上髁下伸肌总腱做一"V"形切口,切开总腱膜,将腱膜下病变的腱及增生的组织或部分环状韧带、滑膜一并切除。而后将"V"形切口延长松解缝合,可收到良好效果。术后石膏托固定 2 周开始功能练习。2 个月左右可开始训练。

（2）切除嵌入肘关节间隙的滑膜组织。

十、腕三角软骨损伤

此伤多见于体操、排球、乒乓球、网球、摩托等项目。

（一）功能解剖

下尺桡关节由桡骨远端的尺骨切迹与尺骨小头关节面组成,关节的背、掌侧有下尺桡关节背侧及掌侧韧带连接。此关节的远端有腕三角软骨,又称腕软骨盘、腕三角软骨盘或三角纤维软骨。三角软骨构成桡腕关节的一部分,是起于桡骨远端的尺骨切迹,向尺侧延伸止于尺骨茎突基底的致密结缔组织和软骨样组织。三角软骨的额状断面由两个三角形合成,边缘较厚,中间较薄,其基底连于桡骨远端的尺骨切迹,尖端止于尺骨茎突基部小凹和尺侧副韧带的桡侧。腕三角软骨与尺骨头关节面的中心部分没有附着,周围部分通过桡尺远侧关节的掌、背侧副韧带和尺骨头关节面边缘相连,将腕关节及下尺桡关节分隔开(图 9-2-1-23)。

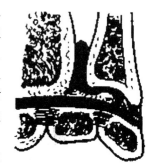

图 9-2-1-23　腕三角软骨解
剖示意图

腕三角软骨起着联系尺、桡骨及腕关节和下尺桡关节的作用。它可分为三个功能区,帮助了解腕三角软骨组成及功能,指导临床治疗原则。

1. 尺骨茎突区　为腕三角软骨附着于尺骨茎突的部分,起稳定尺侧腕关节作用。

2. 掌、背侧边缘区　为三角软骨掌、背侧和尺骨头相附着的部分,起稳定桡尺远端关节作用。

3. 中央区　为腕关节盘中央陷窝部分,起承受和传递尺腕关节压力的作用。

根据这一功能分区,尺骨茎突在腕三角软骨的功能发挥及尺侧腕稳定方面起重要作用,其稳定性和完整性应在临床上得到保证。为维持下尺桡关节的稳定,腕三角软骨的掌、背侧边缘区的结构应作为保护或修复重建的重点。腕三角软骨的中央区对关节稳定性作用不大,仅三角软骨的中央磨损或中心部分切除对关节稳定不会造成很大影响。

在前臂旋转时,以尺骨小头为轴心,桡骨围绕尺骨小头旋转,三角软骨牵动尺骨小头,并约束之,使下尺桡关节对合一致,对抗扭转应力。旋前时三角软骨的背侧束紧张,旋后时掌侧束紧张。三角软骨一般是完整的,但也有少数穿孔的变异。

(二) 损伤机制

有急性损伤和慢性劳损两种。

1. 急性损伤　腕背伸位受到过大的旋转力或超常旋转范围时可引起下尺桡关节韧带损伤、脱位和腕三角软骨损伤。腕掌屈位受旋转应力也可致伤。有时合并于腕 Colles 骨折。

2. 慢性劳损　体操运动员多为慢性劳损,逐渐出现症状。当腕支撑体重,重心偏向尺侧时,因反复挤压、旋转碾磨、牵拉致长期慢性微细损伤,引起三角软骨退行性变以至破裂;或者三角软骨边缘附着处以及腕的背侧、掌侧尺桡韧带在旋转中不断受到牵扯,引起劳损变性或损伤,导致这些部位的创伤性炎症而出现症状。例如做鞍马、单杠转体动作,手腕多处于背伸尺倾支撑下旋转,以致逐渐疼痛,出现症状;在自由体操中要靠后手翻的快速的推手获得较高的腾空来完成多周的转体和空翻,在落地时,腕部要承受身体的重量和身体下落的反作用力,重心又偏向尺侧,由于反复挤压,旋转碾磨等慢性损伤,导致三角软骨退变以致破裂。摩托车越野训练的运动员,用"长弯把"开车时,腕多需背伸尺倾支撑,也易劳损致伤。

(三) 临床表现与诊断

1. 症状　症状主要是下尺桡关节及腕尺侧疼痛,主动或被动旋转前臂痛,腕握力减弱。可出现腕尺侧响声,关节绞锁等症状。下尺桡关节有时不稳。

2. 体征　检查时,急性期可出现下尺桡关节或尺侧肿胀。特异性压痛点在下尺桡关节的背侧及掌侧、尺骨茎突的背面桡侧和掌面桡侧(图 9-2-1-24)。可以查出前臂旋转痛,腕背伸痛,尺侧偏挤压痛,抗阻力旋前痛、旋后痛、抗阻力桡侧偏痛,下尺桡关节松弛或前后错动时有弹响声等症状。诊断时应与腕尺侧副韧带损伤鉴别,此伤被动桡侧倾痛,而被动尺侧倾则不痛。

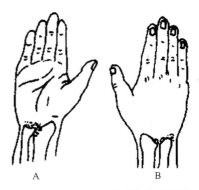

图 9-2-1-24　腕三角软骨损伤的压痛
点示意图(A、B)

(四) 治疗

急性损伤与慢性劳损的处理方法不同。

1. 急性损伤　三角软骨损伤时可能是其本身破裂,或仅限于周围的韧带和边缘附着处的损伤,及时处理可以促使损伤部位愈合。因此,对急性损伤应采用固定 3~4 周的方法,以促使其愈合。当旋前运动致伤时,应认为主要损伤背侧部分,则采用前臂旋后位长臂石膏。反之,用前臂旋前位长臂石膏。这样可使受到牵拉损伤的部分放松靠紧。另外可以配合外用中药或理疗等。

2. 慢性劳损　运动员腕三角软骨损伤很多是慢性劳损引起的。三角软骨周围附着处、韧带、滑膜等变性、损伤，或是三角软骨破裂后牵拉周围软组织产生的创伤性炎症，采用非手术治疗(局部封闭泼尼松龙类药物或按摩等)能收到一定效果，消除创伤性炎症，逐渐恢复以至痊愈。少数三角软骨损伤明显，症状严重者，经过这些治疗后，由于创伤性炎症减轻或消退，也可使症状缓解，保证训练。

非手术治疗及训练安排：急性损伤病例经早期处理后，如仍有症状，可以配合强的松龙局封。每次每痛点封闭 0.25ml 加 2% 普鲁卡因 0.25 ~ 0.5ml，间隔 5 ~ 7 天 1 次，可连续 3 次。每次局封后，因有局部反应需局部休息约 2 天。一些病例局封几次可收到明显效果。也可采用按摩或理疗。治疗期间腕部逐渐开始活动，身体未伤部位照常训练。按摩手法要点：先揉捏及推按前臂尺侧的伸屈肌 3 ~ 5 遍，放松肌肉。再在三角软骨边缘的压痛点反复点、压、刮。每次按摩时间为 10 ~ 15 分钟。对慢性劳损，按摩治疗效果较好。对于疼痛重者应减少引起剧烈疼痛的动作，待症状减轻后逐渐增加运动量。必要时也可配合局部封闭和理疗。非手术治疗期间，应强调在治愈前运动时，用 5 ~ 6cm 宽的弹力绷带缠紧腕部，限制活动范围，以减轻症状和避免患处受牵拉。

非手术治疗无效，有下尺桡关节脱位、半脱位，或经常绞锁等症状，严重妨碍训练的病例，应当手术治疗。单纯三角软骨损伤可在关节镜下手术切除，创伤小、恢复快。施行关节镜检查后得到明确诊断，术中可观察周边关节软骨的变化并对预后作出评估，中心性撕裂施行部分切除术，边缘部损伤可施行缝合术。术后不用石膏固定，有利于早期功能恢复。

第二节　下肢运动损伤

一、下 肢 骨 折

见本书有关章节。

二、下肢关节脱位

见本书有关章节。

三、膝关节后交叉韧带损伤

后交叉韧带损伤比前交叉韧带少见，单纯损伤时表现为胫骨后沉，临床症状轻，容易漏诊。

(一) 功能解剖

膝关节后交叉韧带(posterior cruciate ligament, PCL)起自胫骨髁间隆起的后方，胫骨平台关节面下方 0.5cm 处，斜向前、上、内方，附于股骨内侧髁的髁间侧面(图 9-2-2-1)。PCL分前内和后外两束，后外束伸膝位紧张，前内束在屈膝时紧张。PCL 可防止胫骨后移和过伸，是维持膝关节后方稳定的重要结构，在膝关节伸屈时起着运动轴心的作用。PCL 断裂将直接导致膝关节的后方不稳，从而损害膝关节的功能。

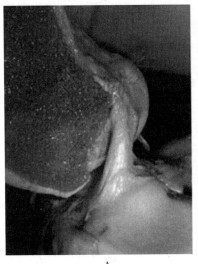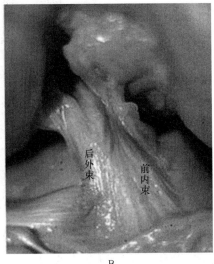

图9-2-2-1　膝关节 PCL 解剖标本图(A、B)

(二) 损伤机制

屈膝时,暴力从前向后撞击胫骨上端,使胫骨过度向后移位,可引起 PCL 损伤,甚至发生膝关节后脱位。此外,膝关节在伸直位,受到过伸暴力时,常易造成 PCL 损伤,暴力过大时可同时引起后关节囊撕裂,或并发 ACL 和外侧副韧带损伤。运动损伤常发生在膝关节处于屈曲、内翻或外翻位时,突然遭遇使小腿向后的力量,如篮球运动的急停、足球运动的铲球等。

(三) 临床表现与诊断

1. 症状　主要表现为膝关节疼痛、膝关节后侧饱满、屈伸活动障碍等。

2. 体征

(1) 胫骨后沉试验:仰卧,双膝关节屈曲90°,拖住两足跟,患者膝关节放松,可见患侧胫骨平台后沉(图9-2-2-2)。

(2) 后抽屉试验:膝关节屈曲90°位,向后推胫骨近端,有异常向后移动者为阳性(图9-2-2-3)。

(3) 国内王予彬介绍俯式抽屉试验:检查时,患者俯卧位,膝部伸直位,下肢肌肉完全放松。检查者一手压大腿远端后侧,对侧臂部夹持患侧小腿,手持胫骨髁,分别在屈膝20°、45°和90°情况下向后侧方向提拉。对于肥胖或腿部粗壮者,也可采用双人检查法:助手以双手压患侧大腿中、远端后侧,检查者双手抱持胫骨髁,在膝不同屈曲位下,向后提拉(图9-2-2-4)。如果出现胫骨髁向后侧移动,即为阳性。两侧对比检查有助于判别异常动度。

3. 影像学检查

(1) X 线片对带有部分骨质从起点或止点撕脱的损伤有诊断价值,而对其他类型损伤无直接诊断意义(图9-2-2-5)。

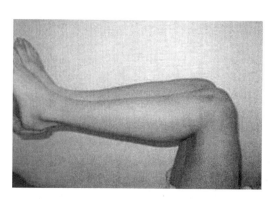

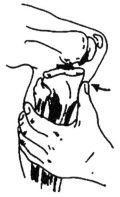

图 9-2-2-2　胫骨后沉试验临床举例　　图 9-2-2-3　后抽屉试验示意图

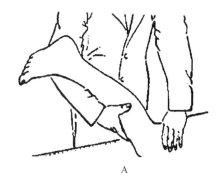

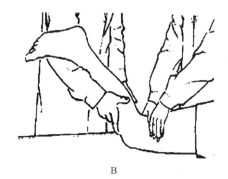

A

B

图 9-2-2-4　俯式抽屉试验示意图(A 、B)

A. 单人检查法;B. 双人检查法

（2）MR 图像上正常韧带表现为黑色低信号区,而损伤韧带信号强度增强,连续性中断或者从止点部撕脱,对诊断 PCL 损伤有重要意义(图 9-2-2-6)。

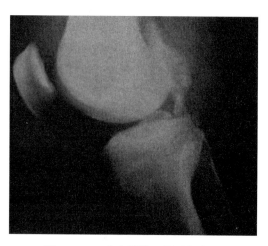

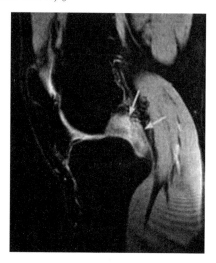

图 9-2-2-5　止点撕脱 X 线片侧方观　　图 9-2-2-6　PCL 损伤 MR 表现(矢状位)

（四）治疗

1. 非手术治疗　对于单纯的 PCL 损伤而无撕脱骨折移位的患者,可在抽出关节内积血后,用长腿石膏或者膝关节支具伸膝位固定4~6周;辅助康复训练,加强膝周肌力练习。

2. 手术治疗　对于伴有撕脱骨折且有明显移位或关节明显不稳定的患者,应行手术修复。目前多采用关节镜下 PCL 重建术,可取自体材料、人工材料等重建韧带(图 9-2-2-7)和同种异体材料(图 9-2-2-8)。

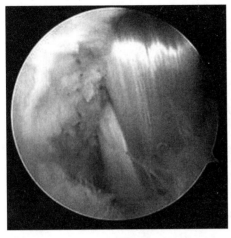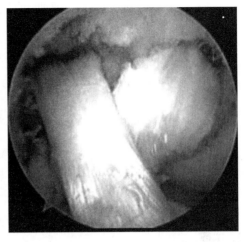

图 9-2-2-7　PCL 人工韧带重建术后镜下观　图 9-2-2-8　ACL 和 PCL 异体肌腱重建术后镜下观

四、膝关节后外侧稳定结构损伤

膝关节后外侧稳定结构(posterolateral structure,PLS),又被称为后外侧复合体(posterolateral complex,PLC),其损伤可导致严重的功能障碍,造成膝关节不稳定及关节软骨退变。在膝关节韧带损伤中急性 PLC 损伤仅占 1.6%,其中运动损伤、车祸和坠落伤是主要的原因。

(一)功能解剖

后外侧复合体的主要结构包括外侧副韧带、腘肌腱复合体、腘腓韧带及后外侧复合体在股骨、腓骨的解剖附着(图 9-2-2-9)。

1. 外侧副韧带　起点位于股骨外上髁,止点位于腓骨头外侧。

2. 腘肌腱复合体　起自胫骨近端后内侧,向外上方走行,肌腱为腘肌腱,止于股骨外侧髁。在腱腹交界处发出腘腓韧带,向外下走行止于腓骨茎突后内侧。

3. 腘腓韧带　由腘肌肌腱复合体发出,可分为两束。前束由腘肌腱腱腹交界处发出;后束由腘肌腱发出,止点位于腓骨茎突尖后内侧。腘肌腱复合体与腘腓韧带连接股骨、胫骨、腓骨而形成"Y"形结构(图 9-2-2-10)。

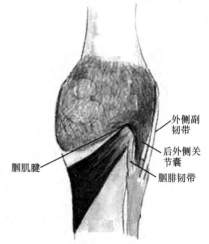

外侧副韧带
后外侧关节囊
腘肌腱
腘腓韧带

图 9-2-2-9　PLC 结构模型图

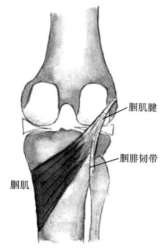

图 9-2-2-10 腘肌肌腱复合体与
腘腓韧带模型图

（二）损伤机制

膝关节过伸同时内翻、膝的过伸合并外旋、严重的内翻和严重的外旋均可造成 PLC 损伤。另外，当膝关节屈曲和胫骨外旋状态下，胫骨向后方的力量可以造成 PLC 损伤，因为在这一状态下，PLC 承受的应力较大。膝关节的脱位也可引起严重的 PLC 损伤。

（三）临床表现和诊断

1. 症状 主要表现为后外侧旋转不稳定的症状：上下楼梯或走坡路时打软腿、下肢力线及步态异常。PLC 损伤病人站立或行走时膝关节内翻，有时为了缓解疼痛和关节的不稳定，部分病人走路时膝关节呈保护性屈膝状态。膝关节后外侧角疼痛，尤以急性损伤期明显。合并腓总神经损伤时出现足背屈、外翻障碍。

2. 体征

（1）后抽屉试验（PDT）：要分别屈膝 30°和 90°位检查。PLC 的损伤 30°位胫骨后移轻度增加而 90°位正常。

（2）胫骨外旋试验：病人仰卧或俯卧，分别屈膝 30°和 90°进行检查，如 30°时外旋增加而 90°时正常，表明孤立的 PLC 损伤，如 30°和 90°时外旋均增加则提示 PLC 和 PCL 均损伤。

（3）30°内翻试验：屈膝 30°位膝关节内翻排除了 ACL、腘肌肌肉肌腱复合体和腘腓韧带对膝关节内翻的阻滞作用，从而判断外侧副韧带的损伤。

（4）0°内翻试验：伸膝位膝关节内翻试验阳性意味着后外侧稳定结构的严重损伤。

3. 辅助检查 膝关节 X 线片可见膝外侧间隙增宽，腓骨头撕脱骨折，MRI 可确诊（图 9-2-2-11、图 9-2-2-12）。

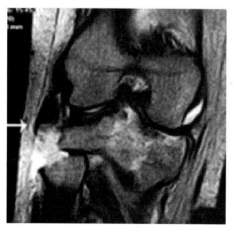

图 9-2-2-11 外侧副韧带断裂标本图

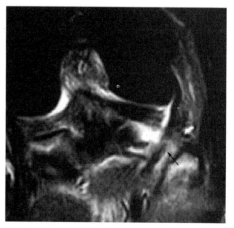

图 9-2-2-12 腘肌腱撕裂（黑箭头）标本图

（四）治疗

1. 保守治疗　膝关节伸直位制动 3～4 周，在此期间可进行直腿抬高等股四头肌功能锻炼。之后可以逐渐开始被动关节活动，并使患肢部分负重，伤后 10 周内不可做紧张腘绳肌的练习。伤后 12～14 周可以进行主动活动及力量练习。

2. 手术治疗　如果患者后外侧稳定结构损伤临床症状典型、内翻应力试验外侧关节间隙增大超过 10mm，屈膝 30°外旋活动增加超过 10°时，需要手术治疗。要注意 PCL 损伤常合并 PLC 损伤，需同时重建修复，手术方法包括原位缝合修复、自体肌腱转移加强修复以及异体、人工肌腱重建等方法。

五、膝关节侧副韧带损伤

膝关节的关节囊松弛薄弱，关节的稳定性主要依靠韧带和肌肉。膝关节侧副韧带损伤轻者部分损伤，重者可完全断裂，或伴有半月板、前后交叉韧带损伤，若不及时治疗，会严重影响关节功能。

（一）功能解剖

膝关节的内、外侧分别由内侧副韧带和外侧副韧带组成（图 9-2-2-13）。膝关节内侧副韧带又称为胫侧副韧带，起自股骨内髁，止于胫骨内髁，日常运动、生活中易遭受损伤。膝关节外侧副韧带损伤较内侧副韧带少见，起于股骨外髁，止于腓骨小头，它的功能主要是对抗膝关节的牵拉力，尤其是对外侧间室的牵拉力和对抗内翻应力，还有防止胫骨过度前后移动和内外旋转的作用。

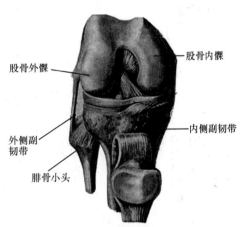

图 9-2-2-13　膝关节内、外侧副韧带标本图

（二）损伤机制

内侧副韧带损伤多为膝外翻暴力所致。如小腿固定、大腿突然内收内旋，或膝关节屈曲，小腿突然外展外旋时可发生（图 9-2-2-14）。多见于足球、摔跤、滑雪等运动项目。相反，大腿突然外展外旋，或膝关节屈曲小腿突然内收内旋时则可能发生外侧副韧带损伤（图 9-2-2-15）。但因外侧副韧带较牢固，而且有髂胫束加强，故损伤相对较少。可见于足球、橄榄球、跳远等运动。在严重创伤时，侧副韧带、交叉韧带和半月板可同时损伤。

（三）临床表现与诊断

1. 症状　受伤时可听到韧带断裂的响声，很快便因剧烈疼痛而不能继续运动。膝关节局部剧痛、肿胀、有时有淤血，膝关节不能完全伸直。韧带损伤处压痛明显，内侧副韧带损伤时，压痛点常在股骨内上髁或胫骨内髁的下缘处；外侧副韧带损伤时，压痛点在股骨外上髁或腓骨小头处。

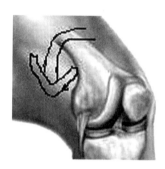

图 9-2-2-14 内侧副韧带损伤机制标本图

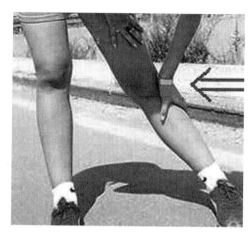

图 9-2-2-15 临床举例 外侧副韧带损伤机制

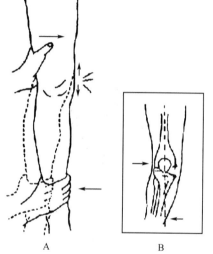

A B

图 9-2-2-16 侧方应力试验示意图(A、B)

2. 体征 侧方应力试验(图 9-2-2-16):膝关节伸直,检查者一手握住伤肢踝部,另一手掌的大鱼际顶住膝上部的内侧或外侧,强力内收或外展小腿,如内侧副韧带部分损伤,外展时因牵扯损伤的韧带引起疼痛;如完全断裂,则有异常外展活动度。反之,如外侧副韧带部分损伤,内收时因牵扯损伤的韧带引起疼痛;如完全断裂,则有异常的内收活动度。

3. 辅助检查

(1) X 线检查:在局麻下,伸直膝关节,按上述检查方法强力使膝内收或外展,拍正位 X 线片,如侧副韧带完全断裂,则伤侧关节间隙增宽(图 9-2-2-17)。

(2) MR:可显示韧带的情况,还可发现合并的韧带、半月板、软骨等损伤(图 9-2-2-18)。

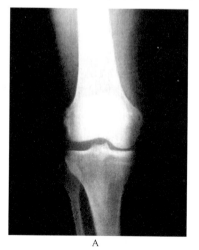

A

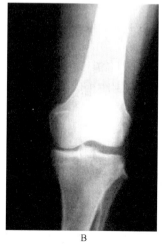

B

图 9-2-2-17 外侧副韧带损伤,膝关节外侧间隙增大 X 线片正位观

A. 左侧;B. 右侧

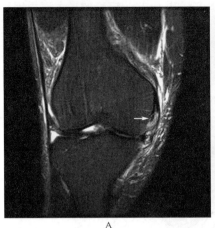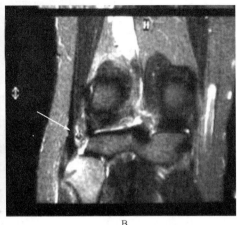

图 9-2-2-18 侧副韧带断裂在 MR 的表现

A. 内侧副韧带损伤；B. 外侧副韧带损伤

（四）治疗

1. 急性损伤

（1）部分断裂：用膝支具或者长腿管型石膏固定，1 周后可带石膏下地行走，4~6 周后去除固定，练习膝关节屈伸活动，注意锻炼股四头肌。

（2）完全断裂：应急诊手术修复断裂的韧带，术后用数字卡盘调节式膝支具固定 4~6 周。术中如发现合并有交叉韧带、半月板和软骨损伤，要同时处理。术后应进行康复训练，使运动员尽早恢复，重返训练、比赛。

2. 陈旧性侧副韧带断裂 如果影响膝关节稳定，应采用自体组织、异体肌腱或人工材料重建侧副韧带，疗效较满意。

六、髌腱末端病

髌腱末端病是指因运动损伤或劳损而引起的髌骨腱止点处组织炎性变性，临床以疼痛为主要表现的慢性创伤性病变。此病常见于篮球运动员，田径、排球及举重等运动员。运动员髌腱末端病是临床上治疗较困难的运动损伤之一，影响运动能力的发挥。

（一）功能解剖

膝关节由股骨、胫骨及髌骨构成。髌骨与股骨的滑车面构成髌股关节。膝伸直位，股四头肌收缩牵拉、固定髌骨时，髌骨下缘与股骨滑车内髁面平齐；膝屈曲时，髌骨进入滑车。从生物力学上看，伸膝动作是由股四头肌通过髌骨与髌腱实现的（图 9-2-2-19）。运动员跳跃时髌腱承受牵拉力很大，这和发病有直接关系。髌尖部腱附着处的连接方式为骨-钙化软骨-潮线-纤维软骨-腱纤维（图 9-2-2-20）。其中，腱止部和腱骨结合部为薄弱环节。

（二）损伤机制

多见于体操、跨栏、篮球、舞蹈及京剧等项目的运动员。个别有一次腱拉伤史，多数系逐渐发生。慢性反复牵拉、劳损,引起局部血液循环障碍是引起此疾病的最主要原因。

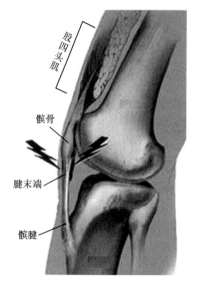

图 9-2-2-19 髌骨末端病标本图

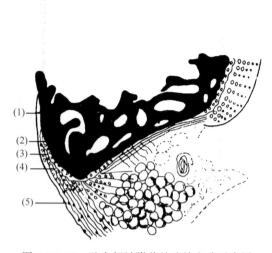

图 9-2-2-20 髌尖部腱附着处连接方式示意图
(1)骨;(2)钙化软骨;(3)潮线;(4)纤维软骨;(5)腱纤维

(三)临床表现和诊断

1. 症状 主要表现为活动时髌骨下方疼痛,如上下楼梯、起跳、快速跑跳、甚至走路等作股四头肌收缩动作时都出现髌尖疼痛。可伴有膝部无力及打软腿等症状。

2. 体征 检查时,可见股四头肌萎缩,在髌尖和髌腱处有明显的压痛,压痛主要位于髌尖部,病程长者髌腱部也可有压痛。抗阻伸膝试验阳性(图 9-2-2-21):患者屈膝位,主动伸膝时,检查者轻按小腿,施以阻力,引出髌尖疼痛为阳性。此外,半蹲试验阳性(图 9-2-2-22):嘱患者逐渐下蹲,引起髌尖部疼痛为阳性。X 线片检查,多数患者为阴性,有时可见髌尖部脱钙、腱肿大、髌尖部骨质增生。

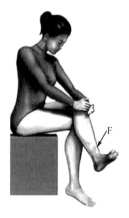

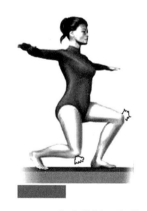

图 9-2-2-21 临床举例 抗阻伸膝试验图   图 9-2-2-22 临床举例 半蹲试验

（四）治疗

1. 非手术治疗　对于绝大多数患有髌骨末端病的运动员首先采用非手术治疗,可继续原训练项目,或稍做调整,常用的治疗方法有:

（1）局部封闭:可选用 1% 利多卡因 5ml,加入泼尼松龙 12.5mg。如一次局封未愈,5 ~ 7 天后可重复注射。一般 2 ~ 3 次为 1 个疗程。局部封闭不可反复、多次使用,以防引起组织退行性变。

（2）按摩:对髌骨末端病具有良好治疗效果,一般在痛点施行刮、掐,配合揉捏及点按附近的穴位,可起到祛瘀活血、松解粘连的作用。

（3）理疗:可选用超短波、脉冲式微波、蜡疗等理疗方法。

（4）针灸疗法:针刺痛点结合艾薰可起到一定效果。

对于病情较重或者经过 2 ~ 3 个月保守治疗无效者,必须调整训练计划,改变原来的训练方法,必要时佩戴护膝,减轻髌尖部韧带的牵拉。

2. 康复锻炼　采用股四头肌等长收缩练习。可以增强肌力,维持关节稳定性的同时改善髌腱末端部的循环,促进愈合。肌力训练时要注意控制膝关节活动范围,避免引起疼痛。如果完全伸直膝关节作股四头肌等长运动时引起疼痛,可使膝微屈,腘窝下放置小枕垫后再进行练习。症状减轻后进行抗阻练习,增加股四头肌肌力。

3. 手术治疗　经保守治疗无效,影响专项训练和比赛,或影响日常生活者,可考虑手术治疗。手术方法为在膝关节镜下,刨削髌腱抵止部增生炎性组织,产生新鲜创面,促进组织修复。

七、髌骨软化症

髌骨软骨软化症(简称为髌骨软化症)是一种髌骨软骨面及与其相对的股骨髌面关节软骨的退行性病变。好发于青壮年,在运动员和体育爱好者中尤其多见,多见于篮球、排球、体操等项目,女性发病率较男性高,其主要病理变化是软骨的退行性改变,包括软骨肿胀、碎裂、脱落,最后股骨髁的对应部位也发生同样病变,发展为髌股关节骨性关节炎,对运动员的训练和成绩提高可造成很大影响。

（一）功能解剖

人体髌股关节有其特殊性。髌骨关节软骨是人体中最厚的软骨,最大厚度可达 7mm。髌股关节软骨厚度并非均匀一致的,关节面软骨厚度变化的特点有助于增加髌股关节面的适合性(图 9-2-2-23)。平地行走时,髌股关节面之间的应力约为人体重的一半;上、下楼时可达体重 3.3 倍。在膝 0 ~ 90° 的屈曲过程中,由于髌股关节作用力增加的比例大于接触面积的增加,导致了作用于关节面压强的增大。

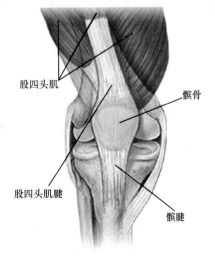

图 9-2-2-23　髌股关节标本图

股四头肌

髌骨

股四头肌腱

髌腱

（二）损伤机制

机制学说较多,目前倾向于髌骨不稳定学说。髌骨不稳定主要是指高位髌骨、低位髌骨、髌骨倾斜、髌骨半脱位或脱位。髌骨不稳可造成髌骨关节面上压力增大、分布异常,运动时容易导致软骨损伤;髌骨软化症患者髌骨软骨在慢性损伤的基础上,髌股关节负荷加大,进一步加重软骨损伤。

（三）临床表现与诊断

1. 症状　表现为膝关节髌股关节部分疼痛,但患者往往无法明确指出疼痛的具体位置,同时伴有膝关节乏力。初期平地行走症状不明显,而在半蹲位、下蹲起立、上下楼、上下坡时疼痛加剧,剧烈活动后膝关节疼痛、乏力明显,休息后症状可减轻甚或消失。随着疼痛进展,平地行走时也出现症状。

2. 体征

（1）髌骨研磨试验:检查时使患侧髌骨与其相对的股骨髁间关节面相互挤压研磨或上下左右滑动,可有粗糙的摩擦感和疼痛不适;检查者用力将髌骨推向一侧,拇指按压髌骨边缘后面,引起疼痛者为阳性(图9-2-2-24)。

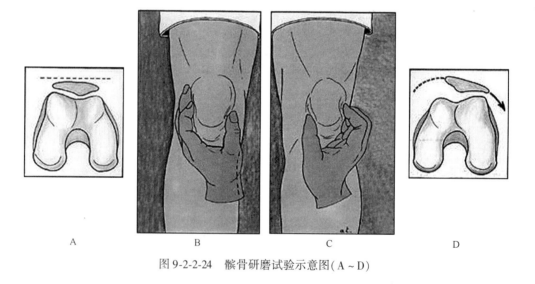

A　　　　　　B　　　　　　C　　　　　　D

图9-2-2-24　髌骨研磨试验示意图(A～D)

（2）单腿下蹲试验:人患肢持重,逐渐下蹲时出现疼痛、发软,且蹲下后单腿站立困难或不能起立。

3. 辅助检查　X线检查中,膝关节正、侧位及髌骨切线位X线片早期可无异常表现,晚期则因软骨大部分磨损,可导致髌骨与股骨髁间隙变窄,髌骨和股骨髁部边缘骨质增生。

（四）治疗

1. 非手术疗法　症状较轻者应避免直接撞击髌骨并减少髌骨摩擦动作的训练,加强股四头肌肌力训练,并注意保护髌股关节。同时配合使用消炎镇痛药物及中药外敷、理疗等方法,可达到改善症状的目的。

2. 手术治疗　症状较重的患者可进行手术治疗。随着关节镜技术的不断成熟和普及,关节镜下髌股关节刨削清理因其组织损伤小、准确性高、恢复训练早,临床使用较广泛。术中刨削髌股关节部增生滑膜,剥脱的软骨,局限的软骨全层剥脱行骨钻孔术(图9-2-2-25)。

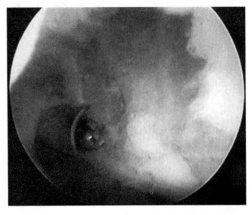

图9-2-2-25　关节镜下髌骨关节面软骨刨削

八、滑膜皱襞综合征

滑膜皱襞是胚胎时期膝关节内隔膜退化不完全的残留物。正常情况下,滑膜皱襞随着膝关节的伸屈活动而发生伸展和皱缩,无不适症状。如果因创伤、炎症和纤维化导致其异常增生、肥厚,在膝关节活动时被关节面碰撞、夹挤,引起膝部疼痛、弹响、打软腿等症状,称滑膜皱襞综合征。

(一)解剖与损伤机制

胚胎早期,膝关节分为内侧、外侧和髌上3个腔室,腔室之间有疏松弹性纤维组织隔膜分开。胚胎3个月时,隔膜退化,3个腔室开始融合。若隔膜退化不完全则形成滑膜皱襞。皱襞由于直接创伤、慢性劳损发生炎性变而充血水肿,久之则增生、肥厚、纤维化。

根据滑膜皱襞与髌骨的关系可以分为髌上滑膜皱襞、髌内侧滑膜皱襞、髌下滑膜皱襞和髌外侧滑膜皱襞4种。临床上最常见的是髌内侧皱襞病变,由于位置表浅,易于在关节内产生夹挤或摩擦而引起症状(图9-2-2-26)。

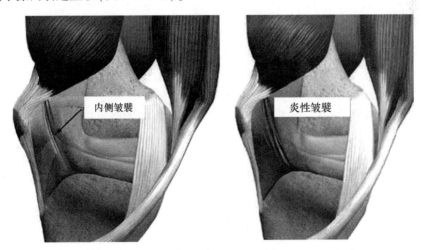

内侧皱襞　　　炎性皱襞

图9-2-2-26　内侧滑膜皱襞标本图

(二)临床表现和诊断

1. 症状　膝部疼痛,可表现为全膝痛、膝前上方痛,或膝前内侧痛,多为钝痛。有的单纯膝关节腔内酸痛,久坐后站起膝关节疼痛明显,伸屈受限,有的患者伸屈膝关节有交锁现象(卡住的感觉)。跳跃,上下楼梯,由蹲位骤然站起时疼痛加重,甚至蹲下后不能站起。

2. 体征

(1)压痛:髌骨下方、内侧、外侧压痛较多见,有时随膝关节活动,可在髌骨下方内侧或外侧缘摸到在股骨关节面上滑动的痛性条索状物。

(2)髌骨研磨试验:可阳性。

(3)压髌试验阳性:患者膝关节伸直,肌肉放松,由外向内压紧推动髌骨,可诱发疼痛或摩擦感,轻轻下压髌骨可引起疼痛。

3. 辅助检查

X线片无明显异常,MR可见皱襞变粗、增生(图9-2-2-27),关节镜检查可确诊(图9-2-2-28)。

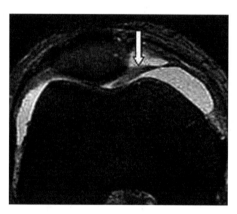 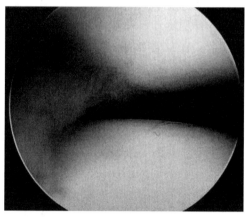

图9-2-2-27　滑膜皱襞MR所见　　　图9-2-2-28　炎性滑膜皱襞在关节镜下表现

（三）治疗

1. 非手术治疗　适用于初次发病或病程较短,临床症状较轻,休息后可明显缓解的患者。

(1)药物治疗:外用、口服非甾体类抗炎镇痛药。

(2)物理治疗:手法按摩、冰敷、超声波、超短波理疗和下肢肌肉力量训练(静力训练为佳)等。

2. 手术治疗　用于临床症状明显,非手术治疗无效,伴有其他膝内结构损伤的患者。可采用关节镜下切除病理状态的皱襞,术后2~3天后开始患肢主动屈伸和等长肌力训练。

九、股四头肌腱断裂

股四头肌为人体最大最强有力的肌肉,在人体中起着重要的作用,运动中股四头肌腱断裂比较少见,多因股四头肌强烈收缩而引起肌纤维部分或全部的断裂。

（一）功能解剖与损伤机制

伸膝装置由股四头肌、髌骨、髌腱构成。股四头肌包括股直肌、股内侧肌、股外侧肌和股中间肌,各肌腱均可发生断裂,但以股直肌肌腱断裂的临床症状最为典型。股四头肌腱完全断裂是在膝关节无准备的屈曲时,股四头肌突然强力地收缩导致肌腱断裂,可以是不完全的断裂,使伸膝装置的张力减小;也可以是完全断裂,使主动伸膝功能丧失。个别情况下锐性物体直接的切割伤也可以造成股四头肌肌腱的断裂。

(二)临床表现与诊断

1. 症状　急性股四头肌腱断裂的主要症状是疼痛和行走困难。对于典型的股四头肌腱断裂,受伤时往往有剧烈的疼痛。完全断裂的患者在没有人帮助下难以行走。股四头肌部分断裂的患者可以自己行走,可以恢复一定的主动伸膝功能,但会丧失一定的活动度。

2. 体征　髌骨上方圆形隆起,压痛(+),局部血肿、肿胀。肌腱断裂处可扪及凹陷即髌周空虚感,可作为提示股四头肌腱断裂的重要体征,有很高的诊断价值;股四头肌肌腱完全断裂的患者不能做直腿抬高或伸膝活动,不完全断裂的患者则可做直腿抬高,但很难将屈曲位的膝关节伸直。主动伸膝障碍不易与因疼痛所致活动受限相鉴别,当怀疑有该类损伤时应进一步检查。股四头肌肌腱止点断裂时髌骨活动范围增大。

3. 辅助检查

(1)膝关节腔穿刺:可见血性液体。

(2)X线检查:在股四头肌腱完全断裂时,髌骨可有上下位置的改变(图9-2-2-29),必要时须作双侧摄片对比髌骨位置。X线检查还可显示髌股关节间隙增宽,股四头肌腱影连续性中断,其上端肌肉断裂处形成团状阴影。

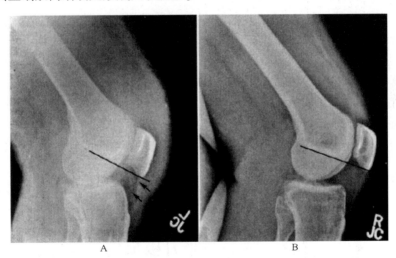

图9-2-2-29　左股四头肌肌腱断裂后髌骨下移X线片侧方观(A、B)

(3)超声检查:可以清楚地反映肌腱的轮廓及周围组织,对肌腱断裂的早期诊断和术后随访有意义。

(4)MR:对完全或不完全断裂的鉴别诊断有较高的价值。正常的股四头肌腱信号为低密度信号,纤维影连续;断裂者则有密度增高的信号,纤维不连续,周围有水肿(图9-2-2-30)。

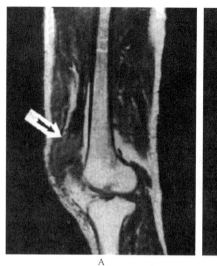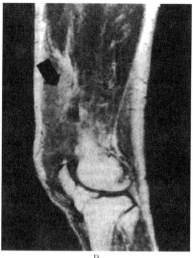

图 9-2-2-30　左股四头肌肌腱断裂 MR 矢状位表现(A、B)

(三) 治疗

股四头肌腱是保证伸膝最主要的动力装置,完全断裂后若不修补,则不能伸膝,并可造成膝关节不稳定,严重影响下肢活动,所以一经确诊就要尽早修补,争取在伤后 48 小时之内手术,以取得最佳效果。

1. 急性股四头肌腱断裂可断端缝合,如为股四头肌腱近髌骨附丽点处断裂,可采用髌骨钻孔,缝合髌骨与股四头肌腱断端。

2. 急性股四头肌肌腱断裂 2～3 周内未予治疗,即成为陈旧性损伤。若两断端能够对合,则可按新鲜股四头肌腱断裂的治疗方法修补。如果两断端之间短缩瘢痕化,存在较大缺损而不能原位缝合时,需去除瘢痕组织,再行自体阔筋膜、异体肌腱或人工韧带修补术或股四头肌"V"形延长修复术等。

术后长腿石膏或支具固定于伸膝位。4～6 周后改为支具固定下开始进行功能锻炼。术后功能训练与远期效果关系密切,应按照康复训练计划在治疗师的正确指导下,循序渐进地练习。及时、正确的手术修复及术后康复训练不仅可以最大限度地恢复下肢功能,还能使运动员恢复竞技能力。

十、膝关节半月板损伤

膝关节是人体最复杂的关节,半月板对膝关节发挥功能起着重要作用,在运动中容易受到损伤。半月板撕裂是最常见的运动性损伤,多见于篮球、足球、体操、举重等运动项目。

(一) 膝关节半月板解剖

1. 膝关节半月板的大体解剖(图 9-2-2-31)　膝关节半月板呈半月形,断面大致呈三角形,覆盖相应胫骨平台关节面的 1/2～2/3。其周缘呈凸形,较为固定,除了腘肌腱从外侧通过的部位外,其余部分均牢靠附着于膝关节囊内面。内缘呈凹形,较薄,没有附着部。两半月板的下平面(胫骨面)都是平坦的,而上平面(股骨面)呈凹形,适应于下方胫骨平台和上方股骨髁的外形。

　　内侧半月板呈"C"形,其半径大于外侧半月板,后角比前角宽,其前角牢固地附着于胫骨髁间隆起和前交叉韧带的前方。半月板的后部承担大部分的重量,后角的附着处位于后交叉韧带的前方及髁间隆起后部。它的整个周边均牢固附着于内侧关节囊,并经冠状韧带附着于胫骨的上缘。

　　外侧半月板在外形上接近"O"形,覆

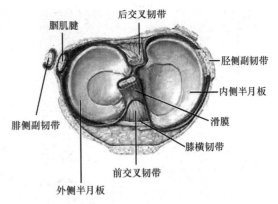

图 9-2-2-31　半月板大体解剖(水平面)

盖胫骨平台关节面的 2/3。前角向内侧附着于胫骨髁间隆起前方,而后角止于髁间隆起的后部和内侧半月板后部附着点的前方。后角常借助于 Wrisberg 韧带和 Humphrey 韧带及在膝关节后外角覆盖腘肌和弓形复合体的筋膜附着于股骨。外侧半月板的内缘与内侧半月板相似,较薄,呈凹形,边缘游离。腘肌腱将外侧半月板的后外侧边缘与关节囊和腓侧副韧带分开。

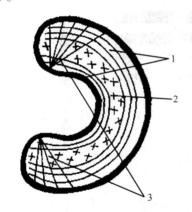

图 9-2-2-32　半月板的纤维排列方向示意图
1. 环形纤维;2. 穿通纤维;3. 放射纤维

2. 半月板的微观结构　半月板是一种特殊的纤维软骨组织,胶原纤维、蛋白多糖和水组成了半月板的基质。其中致密编织的胶原纤维构成了它的结构支架,其排列方式使半月板具有很好的弹性和抗压性能。用偏振光显微镜可以观察到,半月板胶原纤维的主要走向是环形的,其间存在部分穿通纤维和放射纤维(图 9-2-2-32)。采用与纤维方向垂直的外力作用于半月板标本时,其强度将下降至通常的 10% 以下。人体站立位负荷时,半月板在胫骨和股骨间受到挤压,半月板的环形张力可对抗这种挤压作用力。

3. 半月板的血供与分区　半月板仅周边部分有血液供应,主要来源于内外侧膝上及膝下血管。这些血管的分支在滑膜和关节囊组织内产生半月板周围毛细血管丛。此血管丛是一个树枝样分支的血管网,经半月板的关节囊附着部位供应半月板周缘。这些血管主要呈环形走向,并向关节的中心发出放射状分支。微注射技术证实,在内侧半月板、血液可进入到其深度的 10%～30%。在外侧半月板,则为 10%～25%。半月板的内侧 2/3 通常缺乏血液供应,主要由滑液提供营养。膝内侧动脉以及一些膝内、外侧动脉的终末支也经前后角附着部覆盖的滑膜血管发出分支到半月板。半月板根据血运情况大致可分为:红区(血供区),位于半月板边缘 5mm,与滑膜连续的部分;红-白区,位于红区内侧,血供较差;白区,位于红-白区内侧的部分,无血供,靠关节液提供营养(图 9-2-2-33)。此外,笔者通过总结关节镜下半月板缝合操作的临床实践,根据其解剖特点、镜下视野的特征以及半月板不同部位缝合的特点,又将半月板进行以下分区,即Ⅰ区:前角区;Ⅱ区:前侧方区;Ⅲ区:后侧方区;Ⅳ区:后角区(图 9-2-2-34)。

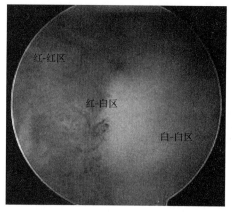

图 9-2-2-33　半月板血供分区关节镜下观

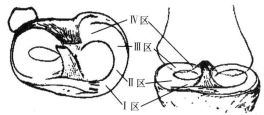

图 9-2-2-34　半月板血供分区示意图

（二）膝关节半月板的功能

半月板具有传导载荷、吸收震荡、维持稳定、协助润滑关节以及感受本体感觉等功能。

1. 传导载荷　膝关节伸直时,有 50% 的负荷经半月板传递;屈曲时则增加到 88% ~ 90% 。半月板传导载荷的作用机制可概括为:

（1）直接承受载荷再传到其下的胫骨软骨面（或反之）。

（2）扩大股胫关节的接触面,以减少单位面积上的压应力。

（3）构成轻度不吻合曲面,使最大正压应力与平均压应力的差异缩至最小。

半月板内的胶原纤维的排列方向,绝大部分呈环形,即与半月板边缘一致。这种结构主要是抵抗半月板在承受来自股骨载荷时所发生的延展,以及向关节周缘推动的应力。由于半月板前后角均固定不动,因此,随着承受应力的增加,半月板也必然自身延展并向周缘推移。Krause 等利用 Instrone 通用试验器对膝关节施加载荷,通过置入半月板前角内的应变传感器（strain transducer）测出半月板的周缘移位,同时还对膝关节的压迫变形作了测定。当两侧半月板均保留时,载荷达到 700N,关节面压迫变形为 1mm;而当切除内侧半月板后,载荷仅 500N,关节压迫变形即已达到 1mm。

2. 吸收震荡　半月板由具有黏弹性的材料组成,受力时可发生变形,而在受力解除时又可以恢复到原来的形状。因此可缓冲关节软骨面的受力,起到吸收震荡的作用。

3. 维持稳定　从维持稳定的角度看,半月板可视作近似球形曲面的股骨髁和近似平面的胫骨髁平台之间的楔形填充物。它在一定程度上,随着股骨髁的运动而运动。膝关节伸直时,股胫关节的接触点前移,半月板一方面由于股骨髁在伸直过程中的推挤,而被动向前;同时也由于伸直时髌骨的前移,通过髌骨半月板纤维将半月板拉向前方。当膝关节屈曲时,股胫关节的接触点向后移,同样,半月板又被股骨髁推挤移向后方;同时,附着于内侧半月板后缘的半膜肌和附着于外侧半月板的腘肌均可将其拉向后方（图 9-2-2-35 A）。半月板的这种移动可以防止股骨髁过度前滑。外侧半月板的前后角十分接近,其前后移动的幅度大于内侧,二者之比约为 2:1。当膝关节外旋（股骨髁在胫骨髁上内旋）,外侧半月板向前移,同时内侧半月板向后移;内旋时则相反（图 9-2-2-35 B）。

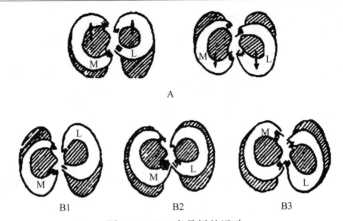

图 9-2-2-35　半月板的运动

A. 半月板随膝关节的伸屈而向前后移动;B. 半月板随膝关节旋转移动

M:内侧半月板;L:外侧半月板;B1:股骨在胫骨平台上内旋;B2:股骨无旋转;B3:股骨在胫骨平台上外旋

此外,半月板通过其附着的关节囊,在承受关节内的压力、剪力以及扭转应力时,经过关节滑膜及关节囊的神经发出输入信号,可形成反射性的肌肉收缩,从而起到维持膝关节稳定的作用。

4. 协助润滑关节　由于半月板的楔形填充,扩大了股骨的接触面,从而使润滑液得以保持与股、胫软骨面的最大接触。切除半月板后,膝关节的摩擦系数将增加 20% 左右。

5. 参与本体感觉　半月板在膝关节的本体感觉方面也有重要的作用。在接受前交叉韧带重建术的病人中,那些在手术前半月板已被完全切除的病人术后出现不适主诉和活动受限的情况要比手术时半月板仍保持完整的病人多见。

(三) 膝关节半月板损伤的机制

膝关节的各种运动使半月板不断承受着传导载荷的垂直压力、向周缘移位的水平拉力和旋转时的剪式应力。当膝关节伸屈过程中同时出现旋转,甚至内外翻,半月板既要完成伸屈时的移位运动,又要完成旋转时的移位运动,如果再加上正常运动中所不具备的侧向移动,就会造成半月板的撕裂伤。例如踢足球时膝部出现伸屈、旋转加外翻动作,此时内侧半月板被拉向中央,被凸出的股骨内髁所压榨,当膝关节继续伸直时,可造成纵裂或边缘撕裂;体操跳高落地时,如果重心不稳,身体偏移,小腿内收内旋可致半月板挤压损伤;举重起立时,两膝外翻同时并膝,也易致半月板损伤(图 9-2-2-36)。但也有部分病例无明显外伤史,可能与半月板长期反复磨损或微小创伤有关。

(四) 半月板损伤的分型

O'Connor 分类法按照损伤的解剖特点将半月板损伤分为:①纵形撕裂;②水平撕裂;③斜形撕裂;④放射状撕裂;⑤其他:包括复合撕裂、半月板退变性撕裂等类型(图 9-2-2-37)。

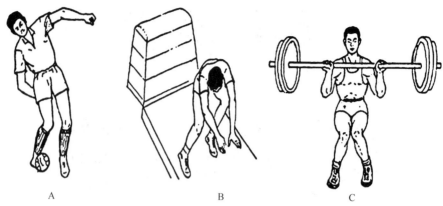

图9-2-2-36 常见运动中的半月板损伤机制示意图

A. 足球运动中,右腿向左踢球用力过猛,身体过度左旋,左小腿内收内旋致半月板损伤;B. 跳箱落地重心不稳,身体左偏,左小腿内收内旋致半月板伤;C. 举重起立时,两膝外翻同时并膝,易致半月板损伤

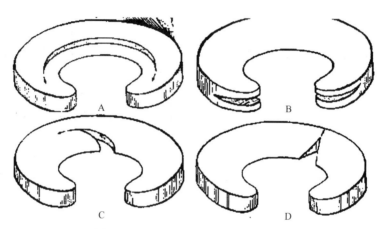

图9-2-2-37 O'Connor半月板损伤分型

A. 纵形撕裂;B. 水平撕裂;C. 斜形撕裂;D. 放射状撕裂

（五）临床表现与诊断

1. 症状 最主要症状是行走疼痛。伤后膝关节疼痛,肿胀明显,经过休息及一般消肿止痛治疗,症状可减轻,但运动后关节间隙仍然疼痛,特别是当关节伸屈到某个位置时尤其明显。走路,尤其是上下楼梯时可感到下肢无力,打软腿(giving way)。部分病人膝关节活动时可感到弹动并听到弹响声。有时病人行走时会突然感觉膝关节疼痛异常,不能活动,甚至跌倒,这种症状称为关节绞锁,是撕裂的半月板卡住关节所致。半月板撕裂急性期有时不易明确诊断,待急性期过后,进一步检查可明确诊断。

2. 体征 膝关节间隙压痛是半月板撕裂重要的诊断依据。特殊体检有:

（1）回旋挤压试验(McMurray征):患者仰卧,检查者一手按住患膝,另一手握住踝部,将膝关节完全屈曲,然后将小腿极度外旋外展,或内旋内收,在保持应力状态下,逐渐伸直,在伸直过程中,如能听到"咔嗒"声或有"弹响"感,即为阳性,提示有半月板破裂,并可按响声和疼痛出现的部位,推断破裂的部位。但应注意假阳性,滑膜增厚,也可出现同样的响声(图9-2-2-38）。

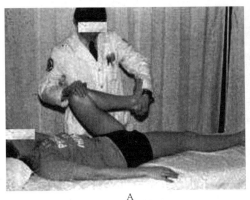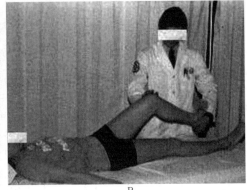

图 9-2-2-38　临床举例　McMurray 征(A、B)

（2）膝关节过伸试验：膝过伸时引起疼痛即为阳性。

（3）膝关节极屈试验：特别是后角破裂，膝关节极屈时引起疼痛。

（4）研磨试验（Apley 试验）：患者俯卧、屈膝至90°，在加压情况下，研磨（旋转）膝关节，如果引起疼痛为阳性（图 9-2-2-39）。

（5）单腿下蹲试验：让患者单腿支撑，并做下蹲站立动作，出现疼痛或不能完成现象为试验阳性。

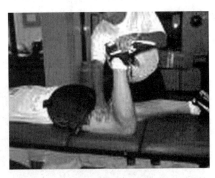

图 9-2-2-39　临床举例　Apley 试验

3. 辅助检查

（1）常规拍摄膝关节 X 线片可以排除关节骨性结构的损伤。

（2）MRI 以其良好的软组织分辨力，已成为诊断半月板损伤的重要手段（图 9-2-2-40）。MRI 检查可见半月板内异常信号，根据信号情况可分为：Ⅰ级：半月板内的点状、球形高信号；Ⅱ级：半月板内线性高信号；Ⅲ级：半月板内高信号延伸至关节面；Ⅳ级：Ⅲ级基础上出现半月板变形。

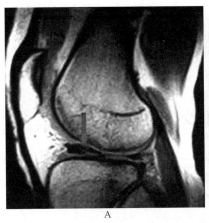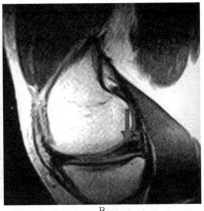

图 9-2-2-40　半月板损伤的 MR 表现

A. 外侧半月板损伤；B. 内侧半月板损伤

（六）治疗

1. 保守治疗　半月板撕裂的保守治疗适用于急性的边缘性垂直纵裂或与关节囊连接处的撕裂或不完全撕裂。膝关节支具固定 4～6 周,同时进行关节活动度和肌力的恢复训练,以促进半月板损伤的愈合,并防止关节僵直等并发症。

2. 手术治疗　如果保守治疗无效,症状持续存在,则应考虑手术。

（1）半月板切除术:对于半月板的磨损性撕裂,半月板滑膜附着处广泛分离,同时伴有半月板体部严重损伤和撕裂,以及老年人半月板的磨损性损伤等情况,可考虑行半月板切除术治疗。半月板切除术可分为关节切开半月板切除术和关节镜下半月板切除术。根据被切除的范围,又可分为部分切除、次全切除和全切除术（图 9-2-2-41）。

（2）半月板缝合修复:半月板缝合修复是半月板损伤治疗的理想手术方法。其具体方法有:开放缝合修复、关节镜下由内向外缝合修复、关节镜下由外向内缝合修复和关节镜下全关节内缝合修复（图 9-2-2-42）。

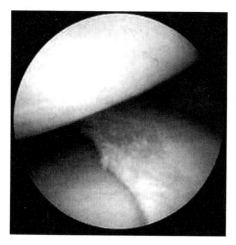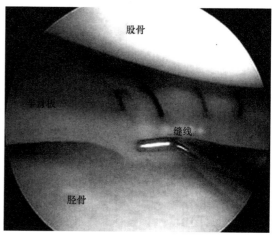

图 9-2-2-41　半月板部分切除术后镜下观　　　　图 9-2-2-42　半月板缝合修复术后镜下观

运动员是否能在术后恢复正常的剧烈运动,很大程度上取决于术后康复,许多半月板损伤的运动员经合理治疗后同样可以继续职业运动生涯。但如果患膝长时期活动减少,则会引起整个膝关节周围肌肉、韧带等软组织的挛缩和萎缩,导致术后康复难度增大,甚至使运动员无法继续从事职业运动。

十一、膝关节前交叉韧带损伤

前交叉韧带是维持膝关节稳定的重要结构。除了力学稳定作用外,还通过韧带中的本体感觉神经末梢,反馈协调膝关节动、静力稳定结构,共同维持膝关节的稳定与正常运动。前叉韧带损伤会严重影响患者膝关节的稳定性和关节功能,降低运动能力,并进一步导致继发性的半月板、关节软骨损伤,最终发生退行性骨关节炎。

（一）功能解剖

前交叉韧带（anterior cruciate ligament，ACL）起自胫骨髁间隆起的前方，斜向后、外、上方，附于股骨外侧髁内侧面的后半部分（图9-2-2-43、图9-2-2-44）。ACL根据纤维走向的不同，可大体分为前内束（anteromedial bundle）和后外束（posterolateral bundle）。前内束在屈膝时紧张，而后外束在伸膝时紧张。

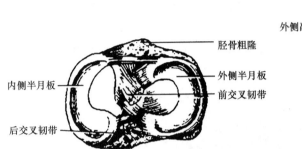

图9-2-2-43　膝交叉韧带上面观示意图　　　图9-2-2-44　右膝前交叉韧带前面观示意图

ACL对于维持膝关节的稳定至关重要。ACL主要的力学稳定功能包括：控制胫骨过度前移、膝关节过伸、胫骨的旋转及伸膝位的过度侧向活动。

（二）损伤机制

由于前交叉韧带独特的形态与功能，在胫骨过度的前后移位、膝关节过度的内外旋，和膝关节过度的屈伸运动时，都可能在韧带起止点或是韧带的本身发生撕裂和断裂。屈曲40°～50°位的时候，前交叉韧带相对较松弛，如果这个姿势下膝关节突然旋转、过伸、冲撞，就可能会引起前交叉韧带的断裂或部分断裂（图9-2-2-45）。伸直位受外力损伤可致后外束受伤；屈膝位受外力损伤可致前内束受伤，常见于足球、橄榄球、垒球等运动项目。

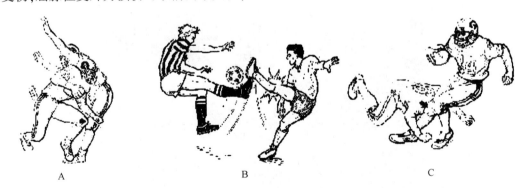

图9-2-2-45　前交叉韧带损伤机制示意图（A～C）

（三）临床表现与诊断

1. 症状　患者运动过程中常会听到或感觉到"pop"声，随即感到膝部疼痛，无法继续运动。急性损伤者多有膝关节疼痛、伸屈活动受限,常呈半屈曲位,关节肿胀明显。

ACL 损伤若未得到及时诊治,逐渐发展至慢性期,关节积血被吸收,关节活动可以逐渐恢复,患者述关节无力,不稳定感。运动员常常不能圆满完成训练动作。由于 ACL 是膝关节主要的稳定结构,损伤后膝关节是否仍然能够保持稳定,与膝关节周围肌肉的代偿能力和患者所要求满足的功能水平密切相关。对于专业运动员、体育运动者等对膝关节功能要求高的患者,可能在奔跑、跳跃、甚至是行走时经常出现膝不稳定、打软腿等症状。

2. 体征

(1) 前抽屉试验(anterior drawer test):患者仰卧,屈膝 90°,检查者坐在患者健肢足背上以固定下肢。分别在小腿外旋位、中立位、内旋位下向前牵拉胫骨上端,观察胫骨结节向前移位的程度。正常应两侧对称,ACL 损伤时患侧胫骨髁前移范围明显增大。需要提醒的是,必须排除因后交叉韧带损伤导致胫骨上端向后塌陷,而在向前牵拉时所表现的前抽屉试验假阳性(图 9-2-2-46)。

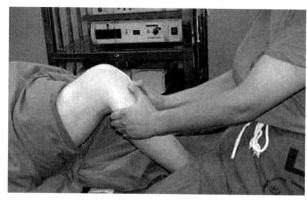

图 9-2-2-46　临床举例　前抽屉试验

(2) Lachman 试验:患者仰卧,屈膝 15°。检查者一手固定患者大腿下端,另一只手握住小腿上端,向前方拉动。与健侧比较,胫骨髁出现异常的向前移动,或者明显的髁部撞击感为阳性。同样也要排除后交叉韧带损伤导致的假阳性(图 9-2-2-47)。

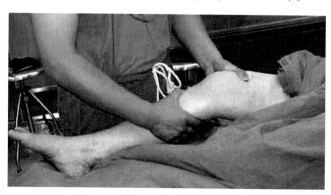

图 9-2-2-47　临床举例　Lachman 试验

(3) 轴移试验(pivot shift test):前交叉韧带损伤后会产生膝关节不稳,轴移试验就是利用手法检查再现关节不稳的一种检查方法。进行轴移试验时,患者仰卧位,屈髋 45°,伸膝,下肢外展。一手握住足部使小腿内旋,另一手置于膝关节外侧施以外翻应力,然后逐渐屈膝,出现错动感为阳性(图9-2-2-48)。

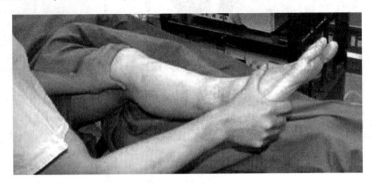

图9-2-2-48　临床举例　轴移试验

3. 辅助检查

(1) X 线片检查:多数无明显阳性表现,少数病例 ACL 抵止部撕脱时,可以出现撕脱骨折。前方应力位侧位片可见胫骨髁向前方移位。

(2) MR:可见 ACL 消失、连续性中断、扭曲、波浪状改变,或者增粗,呈弥漫性(图9-2-2-49)。

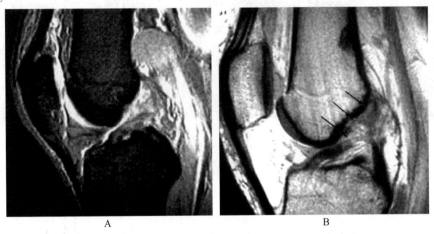

图9-2-2-49　前交叉韧带损伤的 MR 表现,矢状位(A、B)

(3) 关节镜检查:可以直接观察到 ACL 损伤及其范围、部位,还可在明确诊断的同时行 ACL 修复重建(图9-2-2-50)。

(4) KT-2000 膝关节测量仪:两侧对比,差别大于 3mm 可以诊断 ACL 损伤。

(四) 治疗

1. 保守治疗　前交叉韧带部分损伤时,受伤早期会有关节内积血,应及时抽出以减轻膝部不适与粘连。膝部应采用支具制动。另外,可给予消炎镇痛药物和物理治疗,以减轻膝部疼痛和肿胀,便于早期恢复关节活动度,避免膝关节僵直。加强患肢肌肉的康复及肌力训练,尽快恢复膝关节功能。

2. 手术治疗　关节镜下 ACL 重建术因其创伤小、效果显著已逐渐被广泛地应用。术中

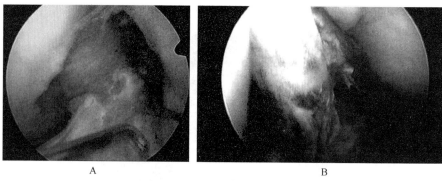

图 9-2-2-50 关节镜下观察 ACL 断裂(A、B)

移植物的选择可为自体移植物(autograft)(如腘绳肌腱、髌腱等)、同种异体移植物(allograft)或人工韧带(图 9-2-2-51)。术后应采取积极的康复训练,病人可在数月内恢复一般日常活动,一般需 10 个月以上才能参加竞技比赛。

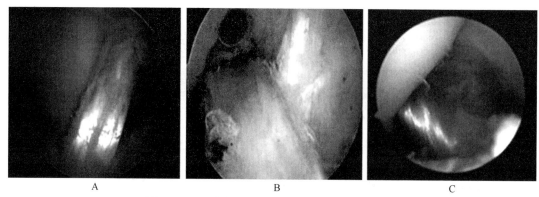

图 9-2-2-51 前交叉韧带不同材料重建术后镜下观
A. 自体移植物;B. 同种异体移植物;C. LARS 人工韧带

十二、跟 腱 断 裂

跟腱断裂是一种常见的肌腱损伤,在运动创伤中尤为常见,比如篮球、羽毛球、足球等竞技项目,运动员起跑发力及落地时,跟腱处于强烈收缩状态,极易导致损伤,占全身肌腱损伤第二位。

(一)功能解剖

跟腱是由小腿后方腓肠肌和比目鱼肌腱向下延伸合并而成的一股肌腱,腱长约 15cm,自上而下逐渐增厚,止于跟骨结节后方。其主要功能是跖屈踝关节,维持踝关节稳定及起跳、行走。

(二)损伤机制

跟腱断裂主要原因是暴力作用,可分为直接暴力作用和间接暴力作用。直接暴力作用是指重物直接打击、锐器切割等致其损伤。间接暴力作用是指在篮球、羽毛球、足球等运动中,不恰当起跑、起跳及落地,引起小腿三头肌强烈收缩,并通过力的传导,引起跟腱损伤。根据跟腱损伤程度可分为挫伤、部分断裂、完全断裂。

(三) 临床表现和诊断

1. 病史 患者多有明确外伤史,受伤时可闻及或感觉到清脆"嘣"的一声跟腱断裂声。有患者在运动时,突然感到足跟部受到猛烈一击,随后局部疼痛,被迫中止运动。

2. 症状与体征 小腿跟后肿痛,皮肤瘀斑,活动受限。体格检查时可在跟腱断裂处扪及凹陷征、空虚感及局部压痛。捏小腿三头肌试验(Thompson 征)(图 9-2-2-52)阳性:患者俯卧位,捏小腿三头肌时,踝关节无跖屈动作或跖屈动作明显减弱(两侧对比)。

3. 辅助检查 X 线检查可见软组织肿胀,有时可见跟腱不连续影;超声检查,可见腱纤维断裂或囊肿样变。核磁共振(MRI)检查可见软组织积液,跟腱增粗变毛糙、形态不规则以及连续性中断等表现。

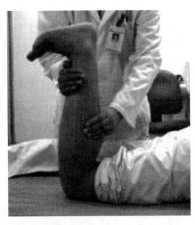

图 9-2-2-52 临床举例 Thompson 征

(四) 治疗

1. 非手术治疗 闭合性部分跟腱断裂者,可在踝关节跖屈位,石膏靴固定 4~6 周,去石膏靴后加强其功能康复训练,并通过理疗、水疗等辅助治疗促进其康复。

2. 手术治疗 手术治疗目的修复跟腱,恢复其生理长度及功能,适合于大部分及完全跟腱断裂。对于新鲜跟腱断裂,多可采用手术直接缝合治疗;对于陈旧性跟腱断裂,由于跟腱断裂端挛缩较严重,两断端间隙大(图 9-2-2-53),手术直接缝合效果不佳,易再断裂,可采用腓肠肌腱瓣转位修复术、V-Y 修复术(图 9-2-2-54)及自体或异体肌腱移植修补术治疗,效果较好。术后踝关节跖屈 30°及膝关节屈曲 30°位长腿石膏固定,3 周后改用短腿石膏固定,6 周后拆除,开始功能训练,半年内不做剧烈运动。

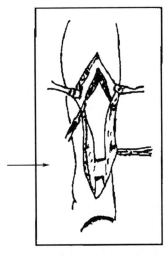

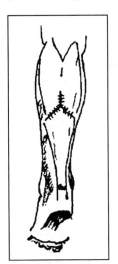

图 9-2-2-53 跟腱断裂术中表现示意图　　图 9-2-2-54 V-Y 腓肠肌瓣转位修复术示意图

十三、跟骨跟腱止点末端病

跟骨跟腱止点末端病同髌骨末端病相似,都是因长期运动、摩擦及劳损而引起的腱止点处组织变性和炎症反应,是以疼痛和肿胀为主要临床表现的病变。多见于田径、体操、球类、舞蹈等较多进行起跳的运动员。

(一)功能解剖

跟腱腱末端属于滑车型腱止点,下方有球形跟骨关节骨软骨,形如滑车,有增加力矩并减少局部摩擦作用,跟腱周围有数个滑囊,并与滑囊一起构成生理关节,跟腱慢性摩擦、劳损时易引起滑囊炎,并出现临床症状。

(二)损伤机制

该病多由踝过伸位起跳过多所致,长期反复刺激,可引起腱周围炎及腱滑囊炎等病变,病程长者可引起腱止点部产生骨刺。少数病例可为跟腱一次猛烈拉伤引起。此外,跟腱断裂手术缝合后,由于缝合部周围组织粘连使运动时腱的末端受的牵拉力增大,也常常继发此症。

(三)临床表现与诊断

1. 病史 患者多有反复起跳的运动史,或一次跟腱猛烈拉伤的外伤史,个别病例可有跟腱断裂手术缝合史。

2. 症状与体征 表现为踏跳时跟腱止点处出现疼痛。早期准备活动后疼痛可缓解,运动时间长或劳累后可加重。久之由于腱变性、腱围水肿、骨质增生而出现局部肿大。查体跟腱止点处可有压痛。

3. 辅助检查 X线片早期多为阴性,晚期可见腱止点骨化及骨质增生。

(四)治疗

(1)保守治疗:对大多数运动员可采用保守治疗。早期应暂时停止跑跳动作的训练,将鞋跟稍垫高,缓冲起跳时对腱止部的牵拉力,并使局部适当休息。同时,可辅以理疗、按摩及针灸治疗。如果疼痛较局限时,可行局部封闭治疗,每次泼尼松龙 0.5ml(12.5mg)加 1%普鲁卡因 2~3ml。对于慢性患者,则可通过按摩(局部顶挤手法为主)、使用黏膏支持带(将踝的背伸角限制于10°)、护踝等控制踝背伸的方法,加上恰当的训练安排使之逐渐缓解。

(2)手术治疗:对于经保守治疗无效的顽固病例,可行手术切除腱围、滑囊、增生的骨组织以及变性的腱组织。一般术后效果较好,经过一段时间的康复治疗后可再投入训练。

十四、踝关节外侧韧带损伤

踝关节扭伤在日常生活中尤为常见,尤以外侧韧带损伤在运动员中最常见,约占急诊运动创伤病例的16%。但踝关节韧带损伤尚未得到足够的重视,对于完全性的韧带撕裂,若早期处理不当,也会造成严重的后遗症,如踝关节不稳,容易导致踝部反复扭伤,并可继发创伤性关节炎,进而引起功能障碍。

（一）功能解剖

踝关节外侧韧带由距腓前韧带、距腓后韧带和跟腓韧带三部分组成（图9-2-2-55）,三束韧带均起自外踝,分别止于距骨前外侧、距骨后外侧和跟骨外侧,主要起维持踝关节稳定的作用。从解剖上看,踝关节外侧韧带较内侧薄弱,足内翻肌群也较外翻肌群肥厚,所以在足踝剧烈运动时,多易产生踝关节内翻过度活动,因而外侧韧带损伤远多于内侧韧带。

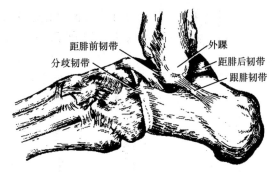

图9-2-2-55　踝关节外侧韧带示意图

（二）损伤机制

根据损伤机制,踝关节扭伤分旋后、旋前和外旋损伤。其中旋后损伤占绝大多数,多因运动员跳起落地时脚踩不平地面或物体,产生足旋后、踝关节内翻动作,导致踝关节外侧韧带损伤。其中,起止于外踝前和距骨颈的距腓前韧带,因位于外侧副韧带的前部,当踝关节内翻跖屈时所受张力最大,因而最易受到损伤。如果踝内翻力量继续增大,跟腓韧带也会相继受到损伤。

距腓前韧带是防止距骨向前移动的重要结构。实验表明,切断该韧带,踝关节前后可松动4.3mm,旋转活动增加10.8°。单纯跟腓韧带断裂,正位应力摄片仅显示距骨轻度倾斜,距骨无向前半脱位。当合并距腓前韧带断裂时,距骨出现明显倾斜和距骨向前半脱位。单独距腓后韧带断裂,踝关节未见明显不稳。在踝关节外侧韧带损伤中,距腓前韧带单独损伤占70%,另外有20%同时合并跟腓韧带损伤。

（三）临床表现与诊断

1. 病史　多有明确外踝扭伤史。

2. 症状与体征

（1）疼痛与肿胀:患侧踝关节外侧疼痛,活动时加重,肿胀可由最初的踝关节外侧发展到前侧。

（2）皮下瘀血:伤后2~3天时局部瘀血最明显。

（3）活动受限:疼痛与踝关节的活动方向密切相关,特别是旋后活动时疼痛加重导致踝关节活动受限。

（4）距腓前韧带和跟腓韧带完全性撕裂时,局麻下踝关节前抽屉试验阳性。

3. 辅助检查　踝关节内翻加压位摄片,距骨倾斜度超过正常踝关节8°~10°。磁共振检查对外侧副韧带损伤诊断有重要意义,损伤的韧带呈高信号表现。部分损伤可见韧带变毛糙、形态不规则,完全断裂型可见韧带连续性中断或缺失。踝关节碘水造影:注入造影剂后,如有损伤,造影剂多溢出关节外侧。

（四）治疗

应根据损伤程度、受伤时间及患者的运动状态及要求采取相应治疗方案。

1. 踝关节外侧韧带捩伤或部分撕裂伤 损伤急性期应冷敷,减少局部组织肿胀及出血。轻度损伤,以黏膏支持带固定,并以弹力绷带包扎,48 小时后可局部理疗,促进组织愈合。损伤严重者,在踝关节背屈 90°、外翻位,靴形石膏或踝支具固定 2 ~ 3 周。治疗过程中,应配合理疗(蜡疗、超声波)、中药熏洗及按摩治疗,以减少粘连,加速功能恢复。

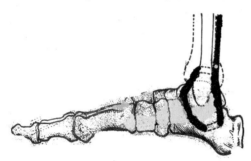

2. 踝关节外侧韧带完全断裂 急性期断裂,可采取保守治疗,仍以管型石膏或踝支具固定,2 ~ 3 周后行功能康复训练。由于完全断裂韧带的两断端严重撕裂挛缩、以后的瘢痕形成及软组织粘连,有时难以达到良好愈合,可能导致踝关节松弛及不稳。因此,踝关节外侧韧带完全断裂,建议早期行外侧韧带修复重建术;陈旧性踝关节不稳,也应行韧带重建术。手术内容主要为重建恢复韧带的解剖结构,可采用自

图 9-2-2-56 踝关节外侧韧带损伤韧带重建示意图

体组织、异体组织或者人工韧带重建外侧韧带,恢复关节的稳定性(图 9-2-2-56)。

十五、踝关节前惧痛症

踝关节前惧痛症是指慢性反复创伤致踝关节前方软骨损伤、骨赘形成和软组织增生而引起足背伸痛的疾患,多见于足球、田径、体操、滑雪等运动项目,足球运动员中患病率最高,因此,又称足球踝。

（一）功能解剖

踝关节由胫、腓骨远端和距骨组成。胫骨远端内侧突出部分为内踝,腓骨远端突出部分为外踝,胫骨后缘呈唇状突起为后踝,内、外、后三踝共同构成踝穴,距骨位于踝穴内。胫骨远端前缘稍向下突出,称为胫骨前缘。踝关节前惧痛症时可见胫骨前缘、距骨颈部软骨损伤及骨赘形成等特征性病变(图 9-2-2-57)。

（二）损伤机制

踝关节前惧痛症由踝关节前侧反复撞击、慢性劳损所致。比如足球、田径等运动项目中,由

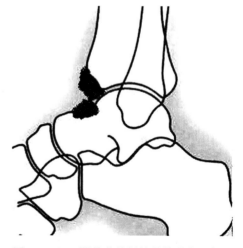

图 9-2-2-57 踝关节前侧的骨赘形成示意图

于踝关节频繁过度背伸,引起胫骨前缘与距骨(尤其颈部)反复撞击与挤压,关节软骨损伤。随病情发展,可导致关节软骨退变、剥脱及反复刺激骨赘形成,临床表现为踝关节背伸痛,即踝关节前惧痛症。

（三）临床表现与诊断

根据患者明确踝关节背伸痛病史，以及 X 线特征性表现，诊断多无困难。

1. 病史 运动训练时多有踝关节过度背伸动作，即踝关节前侧反复撞击及挤压病史。

2. 症状与体征

（1）踝关节前侧多有酸胀感，运动或天气变化时症状加重。

（2）随着骨赘增生及滑膜炎性反应，踝关节背伸活动受限，活动度减小。

（3）胫骨远端前缘可有压痛，踝关节过度背伸时疼痛加重，活动时可有骨擦感。

3. 辅助检查 X 线、MRI 检查可见踝关节前惧痛症特征性改变：早期出现胫骨远端前缘骨皮质毛糙欠光整、距骨颈部软骨损伤、甚至剥脱缺失。随病情发展可逐渐出现胫骨远端前缘骨赘形成，甚至形成关节鼠。

（四）治疗

1. 保守治疗 对于症状较轻或有 X 线表现而无症状者，在加强保护（踝关节支具或黏膏带）下进行训练，并减少踝关节背伸动作。对于症状较重者须进行系统治疗，如理疗、按摩及痛点局部封闭治疗，使疼痛症状减轻或消失。

2. 手术治疗 对于临床症状持续加重，严重影响关节功能、胫骨远端前侧骨赘较大及保守治疗 3 个月以上仍有症状者，均应予以关节镜下手术治疗。手术时应刨削炎性变性增生的滑膜组织，切除增生骨赘，如果软骨病变有剥脱缺失时，应行软骨下骨钻孔术，以保护关节面，有关节鼠时应摘除。

十六、腓骨肌腱外伤性脱位

腓骨肌腱外伤性脱位多见于篮球运动，也常见于滑雪、足球及舞蹈等运动。由于该病临床上不常见，一般外科医生对该病认识不够，容易漏诊和误诊。如果早期治疗不当，易引起习惯性脱位。诊断与治疗上应引起足够重视。

（一）功能解剖

腓骨肌腱由腓骨长肌和腓骨短肌组成。两肌的肌腱均起自腓骨外侧面，经外踝的后面转向前，在跟骨外侧面分开，短肌腱向前止于第 5 跖骨粗隆，长肌腱绕至足底，止于内侧楔骨和第 1 跖骨底。外踝后下方的深筋膜增厚形成腓骨肌上、下支持带。腓骨肌上、下支持带分别具有固定腓骨长、短肌于外踝后下方及跟骨外侧面的作用（图 9-2-2-58）。腓骨肌腱具有使足外翻、屈踝关节及维持足横弓的作用。

（二）损伤机制

最常见的损伤机制是在足内翻时，踝关节突然被动背伸。此时腓骨肌突然保护性、反射性地收缩，而腓骨肌上支持带较薄弱，腓骨肌腱恰在此急转向前，成角较大，因此易致支持带撕裂，腓骨肌腱向前方脱位。如在滑雪运动中，滑雪鞋固定于滑板上，因各种原因使双脚急停，而身体因惯性前倾，踝关节突然被动背伸，可产生此种损伤。此外，先天性发育异常，或外踝骨折畸形愈合等因素致外踝后侧沟变浅畸形，也使腓骨肌腱易于脱位。

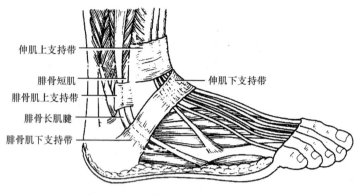

图 9-2-2-58 腓骨肌腱和支持带示意图

（三）临床表现与诊断

1. 病史 患者多有足被动背伸,并有足内翻或足外翻时腓骨肌急剧收缩的外伤史。

2. 症状与体征 查体发现相当于外踝的后下部支持带撕脱或断裂处,可有肿胀、皮下出血及明显压痛。踝外翻抗阻试验阳性:令病人将足用力外翻,并给以抗阻时,疼痛增加,肌腱若同时脱出,诊断更加明确(此点可与距腓后韧带损伤相鉴别)。支持带部分断裂后,腓骨长、短肌只有松弛或半脱位现象;如果支持带完全断裂或有撕脱骨折,肌腱则完全脱位。习惯性腓骨肌腱脱位症状轻微时,可有踝外翻无力,查体时可见腓骨肌腱活动度增大,足背伸时可滑动至腓骨外侧。

3. 辅助检查 急性期 X 线摄片,如为上支持带于腓骨下端止点处撕脱骨折可明确诊断。MRI 检查可见软组织肿胀积液,肌腱增粗变毛糙、形态不规则欠光整以及腓骨肌腱位置异常等表现。

（四）治疗

1. 保守治疗 对于急性损伤的病人可采取保守治疗。单纯且较轻的支持韧带损伤,按一般踝关节扭伤处理即可。完全脱位时将患足置轻度屈曲、内翻位使腓骨肌腱复位,采用石膏管型固定 5~6 周。如同时合并外踝的撕脱骨折,固定时足的位置应放在微跖屈位。治疗同时应配合理疗(蜡疗、超短波)、中药冲洗及按摩治疗。

2. 手术治疗 慢性反复脱位影响训练及比赛者应行手术治疗。手术方法有:支持带缝合术,跟腱再造支持带(Ellis Jones 法)(图 9-2-2-59)及腓骨下端骨片固定腓肌腱(Watson Jones 法)(图 9-2-2-60)等。

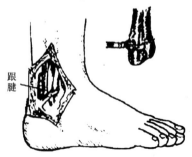

图 9-2-2-59 Ellis Jones 法示意图

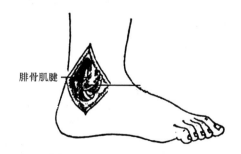

图 9-2-2-60 Watson Jones 法

十七、运动员疲劳性骨折

疲劳性骨折又名应力性骨折,长期训练使某些特殊部位或结构形态变化较大部位骨受到长时间反复应力作用,当超过骨小梁的承受能力时,首先发生骨小梁损伤,骨组织随后进行修复,如果这种损伤不断积累,超过机体修复能力时,就逐步发生骨折。以下肢长管状骨和跖骨多见,发生率高达 20% ~30% 。早年,疲劳性骨折多见于长途行军之后,故又名行军骨折。

(一) 功能解剖

长期、反复某项活动或者运动可以造成疲劳性骨折,而且运动项目与骨折发生部位特点有关。下面对不同部位的疲劳性骨折特征进行具体描述。

1. 胫骨 多在跑跳运动项目中发生,由于反复跑跳动作造成疲劳性骨折,分为疾跑型和跳跃型。疾跑型多见在胫骨上中 1/3 及中下 1/3 部位,多发生在长跑运动员中,其次在橄榄球运动员中;跳跃型则多发生在胫骨中央部位,多发生在跳跃项目以及芭蕾舞蹈、篮球、排球等项目的运动中。

2. 腓骨 与胫骨疲劳性骨折一样,分为跳跃型与疾跑型。前者发生在腓骨上 1/3 位;后者在下 1/3 位,而中央部位疲劳性骨折极少见。由于运动原因,跳跃型多发生在排球、篮球等项目中,而疾跑型多发生在田径运动、网球等项目中。

3. 股骨 多发生在股骨颈部与骨干部位。前者多发生在高龄患者,而后者多发生在 20 岁以下的青少年。因田径、足球、篮球等运动所致疲劳性骨折后者较多见。虽然强劲的肌肉能够吸收震荡和减少冲击,但反复超负荷的训练可引起大腿肌肉疲劳或不协调收缩和对股骨失去保护作用,从而发生疲劳性骨折。

4. 跖骨 多发生在田径运动(特别是长跑)、剑道、足球、篮球、橄榄球等项目中。以发生在第 2 跖骨及第 3 跖骨者最多见。

5. 舟状骨 发生频率不高,可有明确的受伤史,也可由长期劳损所致。

(二) 损伤机制

疲劳性骨折的发生受诸多因素的影响,如身体素质或心理素质较差、训练强度过大、时间过长等,最终导致肢体疲劳性损伤。其发生及发展过程是:患者开始出现肢体轻微的疼痛、肿胀和压痛,骨膜出现增殖反应,此时要警惕Ⅰ型疲劳性骨折的发生;如果此时发现并及时休息、停止训练是可以完全治愈的。如果未及时发现并采取保护措施,继续坚持高强度的训练,则疲劳性损伤将会进一步发展;肢体肿痛加剧,功能受到一定影响,损伤部位出现骨折线,此时已达Ⅱ型疲劳性骨折。如果此时仍没有进行有效的治疗,继续训练,疲劳性损伤将发展至骨干完全离断,即Ⅲ型疲劳性骨折。由此可见,Ⅲ型疲劳性骨折是由轻到重,由量变到质变的过程。如由于长途行军,足肌过度疲劳,足弓塌陷,正常状态下负重较小的第 2、3 跖骨头负重加重,超过骨皮质和骨小梁的负荷能力,逐渐发展导致骨折。其中第 2 跖骨最常见,其次为第 3、4 跖骨。

（三）临床表现与诊断

1. 病史　患者多有长期训练、慢性劳损病史。

2. 症状与体征　损伤部位出现逐渐加重的疼痛为其主要症状,在训练中及训练结束时尤为明显,如继续坚持训练,则肢体肿痛加剧,甚至出现畸形、功能障碍。查体可发现肢体肿胀、压痛及轻度骨性隆起。

3. 辅助检查　X线检查对诊断疲劳性骨折有重要意义。疲劳性骨折各阶段有其不同的X线特征表现。早期大多在出现症状的1~2周后,X线上仅出现轻度局限性骨膜反应,也有较长平行的"葱皮状"反应。如早期及时休息治疗可完全吸收消失,如不能得到有效治疗则可进一步发展:即骨膜增生及骨痂形成期。愈合期,常有丘状骨痂遗留,X线上可见骨折端有增白、硬化征象。

当临床上怀疑有疲劳性骨折,但X线片表现阴性时,放射性核素骨显像可起到早期诊断作用。

4. 鉴别诊断　疲劳性骨折出现的骨膜反应须与以下情况相鉴别,以免延误治疗,造成不必要的心理负担。

（1）骨样骨瘤:多为15~25岁的青少年,好发于胫骨或股骨干皮质部。局部疼痛为主要症状,特别是夜间加重为其特点;疼痛进行性加重,但多数可服用阿司匹林止痛。X线片:于增厚的皮质中见透亮影,为瘤巢。

（2）骨肉瘤:骨肉瘤疼痛严重,且为持续性,夜间尤甚,多伴有全身恶病质;局部肿胀明显,肿瘤表面皮温升高,静脉怒张,血清碱性磷酸酶增高,而疲劳性骨折无上述症状。X线片表现可见成骨性的骨硬化灶或溶骨性破坏,并可见典型的骨膜反应呈Codman三角或呈"日光射线"现象。

（3）骨膜炎:仅见局部骨膜增生,无骨破坏。病人可有轻度的全身感染中毒症状,局部皮温略高,白细胞计数可增高或正常。

（四）治疗

疲劳性骨折治疗时应根据临床分型的特点及各部位疲劳骨折的情况,全程监控训练。一旦发现疲劳性骨折的征象,及时诊断并给予治疗。由于疲劳性骨折大多无移位,如I型疲劳性骨折,仅需局部采用相应的外固定和正确的康复功能训练。减轻负荷和适当休息是疲劳性骨折最重要的治疗,通过节制运动达到治疗的目的。必要时可选用弹力夹板、石膏托、弹力绷带固定,多数症状可缓解。完全骨折,则行切开复位内固定手术治疗。

十八、足舟骨损伤

这是一种较少见的运动损伤,最常见损伤形式是足舟骨骨折,可由一次急性创伤引起,也可由长期慢性劳损（疲劳性骨折）导致。多见于田径、足球、篮球、体操等运动项目。该病处理不当易引起骨不连及足舟骨缺血性坏死等严重并发症,因而从治疗角度应引起足够重视。

（一）功能解剖

足舟骨呈前凸后凹,前面与第一、第二、第三楔骨形成三关节面,后面与距骨构成距舟关节(图9-2-2-61)。足部各骨及骨间关节共同构成足内、外纵弓及横弓三足弓,足弓是负重弹力缓冲结构,具有吸收缓冲力和震荡的功能,同时足舟骨等依靠短而坚强的韧带组成跗骨间关节,维持关节稳定及承重能力。足舟骨位于足内纵弓顶部,即重心集中部位,是足舟骨骨折功能解剖基础。

（二）损伤机制

根据损伤机制不同,足舟骨骨折可分为三种类型。

1. 舟骨结节骨折 为胫后肌腱强烈收缩引起的撕脱性骨折,骨折移位不明显。

2. 足舟骨背侧缘骨折 系由运动时足强力跖屈、重物直接打击或车辆碾压所致,可导致足舟骨背侧缘撕脱性骨折。

3. 足舟骨体部骨折 是由足部强力背伸时,足舟骨被挤压于楔骨与距骨之间,而引起的骨折。足舟骨疲劳性骨折多见于此型骨折。

（三）临床表现及诊断

1. 病史 患者多有足部明显外伤或长期慢性劳损史。

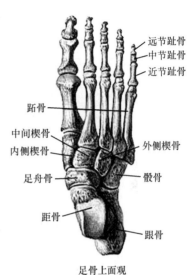

远节趾骨
中节趾骨
近节趾骨

距骨

中间楔骨
内侧楔骨

足舟骨

距骨

外侧楔骨

骰骨

跟骨

足骨上面观

图9-2-2-61 足骨上面观示意图

2. 症状与体征 早期在足内纵弓足背处有轻度肿胀,压痛不一,骨折严重时,压痛较明显。第一、二跖骨纵轴压痛明显。在做跑跳及前足受冲击动作时,疼痛症状较明显。

3. 辅助检查 足正、侧位及斜位X线检查,可发现明显移位骨折。但由于众多跗骨影重叠,常规X线片较难发现不完全性骨折、无移位骨折及线性骨折。对顽固性跗骨痛患者,应做CT扫描及三维重建,可发现微小骨折线。

（四）治疗

对足舟骨疲劳性骨折的治疗应根据不同类型选择不同的方法。对于无移位者,采用严格的不负重短腿石膏固定至少6周,随后进行康复功能训练,逐步恢复正常运动训练。对轻度移位者,采用手法复位后按上述方法治疗。对有严重移位者,需行手术切开复位内固定术。

第三节 脊柱运动损伤

脊柱除了维持人体正常直立形态外,还具有支撑身体重量保护脊髓等重要组织结构以及协调全身运动的作用。它由颈椎、胸椎、腰椎和骶椎四个部位组成。在日常健身、训练时,如果姿势及动作要领掌握不好,可引起脊柱慢性软组织损伤,如腰肌劳损等;如遇到突如其来的撞击,就会引起急性脊髓创伤,严重者可导致死亡。

一、颈部软组织损伤

颈部软组织损伤多数因为颈部肌肉突然强烈收缩或被牵拉、颈部姿势不当所造成。病变组织包括颈部肌肉、筋膜、韧带。

（一）功能解剖

颈部肌肉层次较多，但引起软组织损伤疼痛的主要有以下几组肌群（图9-2-3-1）。

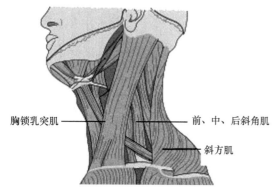

图 9-2-3-1　颈部肌肉示意图

1. 胸锁乳突肌　起于胸骨柄及锁骨内上缘，斜向上止于乳突。一侧挛缩可形成斜颈。落枕等可引起该肌痉挛性疼痛，并可经筋膜延伸至附近组织。

2. 颈外侧深肌群　主要有前、中、后斜角肌，起于颈椎横突，止于肋骨，有臂丛及锁骨下动脉通过该肌与第一肋骨形成的三角形间隙。锁骨下动脉则通过前斜角肌与肋骨所形成的间隙。

3. 颈内侧深肌群

（1）颈长肌：起于第1~3胸椎椎体及第3~6颈椎横突前结节，止于第2~4颈椎体及寰椎前结节，收缩时使颈前屈，单侧收缩，使颈侧屈。

（2）头长肌：在颈长肌上方，起于第3~6颈椎横突前结节，止于枕骨底部，作用同颈长肌。

4. 颈部的背、项肌

（1）斜方肌：位于颈项及背部。以腱膜起于项韧带、第7颈椎棘突、全部胸椎棘突及棘上韧带，止于锁骨、肩峰内缘及肩胛冈下缘。双侧同时收缩使头后仰。一侧收缩则颈向同侧倾，面向后仰旋向对侧。

（2）肩胛提肌：位于胸锁乳突肌及斜方肌深层。起自第1~4颈椎横突的后结节，止于肩胛骨上角。收缩时使颈向同侧屈曲、后仰并上提肩胛骨。

（二）损伤机制

颈部软组织损伤的原因包括运动性损伤、交通事故、头部打击伤及头部撞击伤等。颈部的急性软组织损伤，一般是由于外力作用突然回头或扛重物使颈部过度弯曲等，造成颈部肌肉强烈收缩或过度牵拉，形成颈部肌肉、筋膜、韧带等软组织部分撕裂或损伤。在这些损伤中，颈部过伸伤最常见，其次是过屈伤和侧屈伤。

（三）临床表现与诊断

患者多有明确的外伤史，患者常诉有枕部、颈部、上背部疼痛。患者就诊时常用手扶持头部，颈部僵直。触诊可以发现颈部肌肉痉挛，疼痛点集中在颈后部棘突及两侧的肌肉，颈部活动受限。影像学检查:X线片一般无异常表现,CT可排除骨折;MRI可较好地显示韧带、椎间盘和脊髓的损伤。

(四)治疗

早期主要是对症治疗,轻者减少颈部活动,重者颈部制动。颈围能提供支持并减少肌肉痉挛。大多数患者使用颈围后会有舒服感,但应用不可超过2周,以免使患者出现颈部肌肉萎缩。

损伤后最初48小时采用冷敷可减少疼痛,尤其是急性期,以后可采用热敷或超声、磁疗等物理治疗方法。一旦症状允许,就可以进行颈部锻炼,方法包括颈部屈伸和侧屈旋转锻炼。

对软组织损伤患者合理使用药物对病情缓解有益,在病情严重阶段可以使用具有肌肉松弛及镇痛作用的药物。病情缓解后就应停药,并进行功能锻炼。

二、颈　椎　病

颈椎病常见于中、老年运动员,是因颈椎间盘本身的退变及长期慢性颈部劳损刺激或压迫邻近组织,引起各种症状和体征。本病起源于颈椎间盘退变。大多数患者在颈椎原发性退变的基础上产生一系列继发性改变。

(一)功能解剖

颈椎(图9-2-3-2)除第一、二颈椎骨外,形状均与典型的椎骨相类似,由前方的椎体和后部的椎弓构成,椎体和椎弓围成一孔,称为椎孔。椎孔相连成一管,称为椎管,容纳脊髓和神经根及其被膜。颈椎关节突有四个,每侧各有一个向上的关节突和一个向下的关节突,它们位于椎弓根和椎板相连的部位;相邻椎骨的上、下关节突构成关节,称为椎间关节。颈椎骨间借助于椎间盘及各种韧带结构相连接。寰椎和枢椎间的连接有其特殊性,由枢椎的齿状突与寰椎状齿突凹形成寰枢关节(图9-2-3-3)。

(二)损伤机制

与颈椎病发生、发展相关的因素有退变、劳损、创伤、颈椎发育性椎管狭窄、炎症及先天性畸形等诸多方面。其中退变、劳损和创伤是最主要的原因。

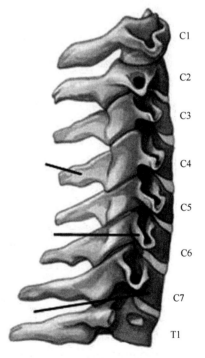

图9-2-3-2　颈椎解剖示意图

1. 退变　主要包括以下几方面:

(1)椎间盘:为最早、最易发生退行性改变的组织,与劳损、外伤有关。椎间盘随年龄增长,含水量逐渐减少,逐渐失去弹性与韧性,久之可破裂脱出。椎间盘向后方破裂脱出可以压迫脊髓引起相应的症状,这是颈椎病常见的原因之一。

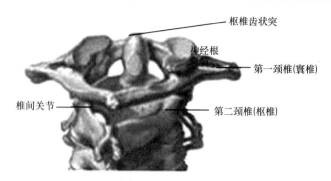

图 9-2-3-3　寰枢关节示意图

（2）椎体：主要表现为骨赘形成。

（3）黄韧带：黄韧带的退变是一种代偿性表现，可增生肥厚、钙化骨化并突入椎管内构成对脊髓的压迫。

（4）项韧带和颈部肌肉：随年龄增长，颈部神经肌肉的反应性降低，肌肉劳损和痉挛可影响颈椎屈曲度，从而加速椎间盘和其他骨性结构的退变。

2. 慢性劳损　常见的病因有：

（1）睡眠姿势不良：主要是枕头过高，使颈部肌肉关节平衡失调，导致颈部肌肉痉挛。

（2）日常训练、工作、生活习惯不良：长时间低头看书、长时间看电视、在床上斜靠而卧均可使颈椎长期屈曲，颈后肌肉及韧带组织超时负荷，引起劳损。

（3）长时间使屈颈：此状态下椎间盘压力上升，易加速颈椎间盘退变和颈部软组织劳损。

3. 创伤　主要是头部和颈部的外伤，外伤与颈椎病的发生与发展有一定关系，根据损伤部位、程度可在不同阶段产生不同的影响。

运动员颈椎病的发生主要与颈部慢性劳损有关，多见于体操、游泳、排球等项目，目前已引起广泛重视。

（三）颈椎病的分类

1. 颈型颈椎病　主要表现为枕颈部疼痛，颈部活动受限，肌肉僵硬，症状体征局限于颈部。

2. 神经根型颈椎病　是较为多见的一种颈椎病，主要表现为与脊神经根分布区相一致的感觉、运动障碍及反射变化。

3. 脊髓型颈椎病　症状严重，延误诊治可造成不可逆神经损害，表现为损害平面以下的感觉减退及上运动神经元损伤。

4. 椎动脉型颈椎病　颈椎关节增生可对椎动脉造成挤压和刺激，引起脑供血不足，产生头晕、头痛等症状。

5. 混合型颈椎病　合并两种或两种以上症状者称为混合型颈椎病。

（四）临床表现与诊断

1. 颈型颈椎病

（1）年龄：青壮年居多，颈椎椎管狭窄者可在 45 岁前后发病。

（2）症状：颈部感觉酸、痛、胀等不适，以颈后部为主。

（3）体征：生理曲度减弱或消失，常用手按捏颈项部，棘突间及棘突旁可有压痛。

（4）X线检查：颈椎生理曲度变直或消失。

2. 神经根型颈椎病

（1）根性痛：最为常见，疼痛范围与受累椎节的脊神经分布区相一致，与根性痛相伴随的是该神经分布区的其他感觉障碍。

（2）根性肌力障碍：出现肌无力及肌萎缩症，手部以下、小鱼际及骨间肌萎缩最为明显。

（3）腱反射异常：早期出现腱反射活跃，后期反射逐渐减弱，严重者消失。

（4）颈部症状：颈痛不适，颈旁可有压痛，棘突也有压痛。

（5）X线检查：侧位片可见颈椎生理前凸减小，变直或反曲改变，椎间隙变窄，病变椎节有退变，在病变椎节平面常见相应的项韧带钙化。

3. 脊髓型颈椎病

（1）病史：多见于40~60岁的患者，发病慢，20%有外伤史，常有落枕史。

（2）症状：从下肢发麻发沉开始，行走困难，双下肢协调差，有踩棉花样感觉。自述颈部发硬，颈后伸易出现四肢麻木。部分患者可有胸以下皮肤感觉减退，胸腹部发紧即束带感。

（3）体征：四肢肌张力升高，严重者活动可诱发肌痉挛，下肢肌萎缩不明显，主要表现为反射亢进，可出现髌阵挛和踝阵挛。

（4）辅助检查：X线侧位片能显示颈椎生理前屈消失，大多数椎体退变，椎间隙变窄，侧屈位片可显示受累节段不稳，相应平面的项韧带可有钙化。CT与MRI可显示脊髓受压的部位和程度。

4. 椎动脉型颈椎病

（1）眩晕：头颈旋转时引起眩晕是本病最大的特点。

（2）头痛：由于椎基底动脉供血不足，侧支循环血管扩张引起头痛。

（3）视力障碍：有突然弱视或失明，持续数分钟后逐渐恢复视力。

（4）感觉障碍：局部感觉障碍，咽或舌部发麻，偶有幻听或幻嗅。

（5）影像学特征：椎动脉造影多发现椎动脉有扭曲和痉挛。

（五）治疗

1. 非手术疗法

（1）适应证

1）轻度颈椎间盘突出症及颈型颈椎病。

2）早期脊髓型颈椎病。

3）神经根型颈椎病。

4）全身情况差，不耐受手术者。

（2）方法

1）颈椎牵引疗法：限制颈椎活动，解除颈部肌肉痉挛，减轻神经根及突出物的充血水肿（图9-2-3-4）。

2）制动法：可使颈部肌肉获得充分休息，缓解因肌肉痉挛产生的疼痛，减少突出的椎间盘或骨赘对脊髓、神经根、椎动脉的刺激，包括应用颈围、颈托和支具等（图9-2-3-5）。

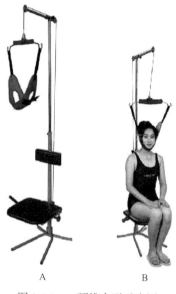

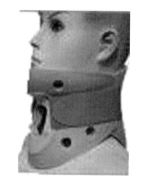

图 9-2-3-4　颈椎牵引示意图

A. 牵引装置;B. 使用中

图 9-2-3-5　颈托固定示意图

3）理疗:其作用是增强局部血液循环,缓解肌肉痉挛,从而使局部疼痛不适得以缓解。

4）针灸和按摩:操作人员应严格培训,并与临床医师密切配合。

5）药物:可应用扩血管、神经营养、抗炎镇痛等药物。

2. 手术治疗

（1）适应证

1）颈椎病发展至出现明显的脊髓、神经根、椎动脉损害,非手术治疗无效。

2）原有颈椎病的患者,在外伤或其他原因的作用下症状突然加重者。

3）伴有颈椎间盘突出症经非手术治疗无效者。

4）颈椎病患者,出现颈椎某一节段明显不稳,颈痛明显,经正规非手术治疗无效,即使无四肢的感觉运动障碍,也应考虑手术。

（2）手术方法:通过椎板和部分椎体骨赘切除恢复椎管容积来达到解除脊髓压迫的目的。通常采用颈前方、侧前方或后方入路手术方式。

三、腰 肌 劳 损

腰椎周围有许多肌肉和韧带等软组织,对维持体位,增强脊柱稳定性、平衡性和灵活性起着重要作用。腰肌劳损是指腰部肌肉、筋膜与韧带等软组织的慢性损伤性炎症,是腰痛最常见原因。

（一）功能解剖

竖脊肌(图 9-2-3-6)纵长、强大,为脊柱后方的长肌,下起骶骨背面和髂骨后部,上达枕骨后方,填于棘突与肋角之间的沟内。向上分为三部:外侧止于肋角(髂肋肌);中间止于横突并上达乳突(最长肌);内侧止于棘突(棘肌)。由于腰部活动度大且频繁,可引起竖脊肌损伤疼痛,为腰部疼痛原因之一。

胸腰背筋膜(图9-2-3-7)在胸背区较为薄弱,在腰区增厚发达,并分为浅、中、深三层。浅层覆于竖脊肌后面,中层位于竖脊肌与腰方肌之间,深层又称腰方肌筋膜,位于腰方肌前面。它们向内侧分别附着于腰椎棘突与横突;向外在竖脊肌和腰方肌外侧缘三层相互融合,形成竖脊肌和腰方肌鞘。由于腰部活动度大,在剧烈活动中腰筋膜可被扭伤,是腰痛原因之一。

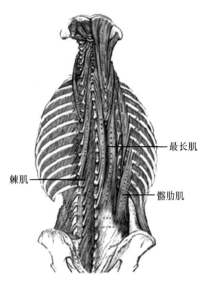

（二）损伤机制

患者可有腰部突然伸屈、旋转运动造成肌肉损伤病史,但多数来自长期积累性创伤,大多数与职业性体位有一定关系,如长期坐位工作及弯腰工作者。损伤后由于腰部肌力失调,形成疼痛和保护性肌痉挛进而发生一系列病理变化。肌肉群平衡失调、肌肉痉挛和肌肉挛缩是形成慢性软组织腰痛的主要病理反应。

图9-2-3-6　竖脊肌解剖示意图

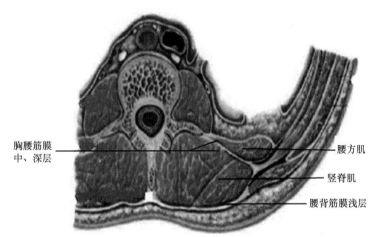

图9-2-3-7　胸腰背筋膜示意图

（三）临床表现与诊断

患者常感腰部酸胀、沉重不适,一般发病缓慢,病程较长,常有长期弯腰、坐位或其他不良姿态下工作、劳动后逐渐发病的病史。部分病人为急性腰部扭伤后未经及时合理治疗而转为慢性腰痛,症状一般较轻。常有位于肌肉起止点的固定压痛点。X线检查多无异常。诊断主要依靠详细询问病史和体格检查,但需认真排除其他原因引起的腰痛。

（四）治疗

非手术治疗为主要的治疗方法,以消除病因、协调平衡、防止复发为原则。具体包括:
（1）消除病因:纠正不正确的训练、工作习惯及体位。
（2）休息:急性损伤休息3~4周,至损伤组织完全恢复为止。

（3）热疗:急性损伤最初几天后可采用。一般选用局部热疗,可使腰部肌肉松弛,增加血液循环和淋巴回流,减少疼痛。

（4）按摩和手法治疗:应由有经验的专业人员进行操作,避免因操作不当加重腰背肌损伤。

（5）药物治疗:可采用消炎镇痛药、肌松药、镇静剂等。

（6）局封:痛点明确固定者可采用普鲁卡因加醋酸泼尼松龙局部注射,5 天一次,2～3 次为一疗程。

四、第三腰椎横突综合征

第三腰椎横突综合征是腰痛或腰腿痛病人常见的一种疾病,好发于青壮年体力劳动者。

（一）功能解剖

第三腰椎(图 9-2-3-8)位于腰前凸曲线的顶点,椎体水平,横突在 5 个腰椎中最长,腰椎横突末端附着不少与躯干活动有密切关系的肌肉及筋膜,主要有腹横肌、腰方肌、腰大肌、骶棘肌及腰背筋膜等。第三腰椎是腰椎的活动中心,起到了类似接力站的作用,为腰椎屈、伸、侧弯及旋转的枢纽,所受的杠杆作用力最大。

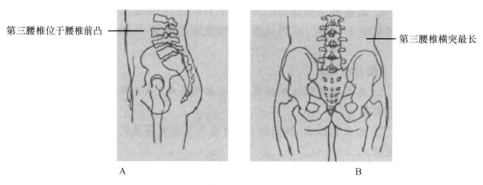

第三腰椎位于腰椎前凸　　　　　　　　　　　　　　　第三腰椎横突最长

A　　　　　　　　　　　　　　　　B

图 9-2-3-8　第三腰椎解剖特点示意图
A. 侧方观;B. 后方观

（二）损伤机制

第三腰椎横突综合征的病理形成是一个综合性因素。

（1）受肌肉牵拉的力臂大,弯度大,活动广泛,易于损伤。

（2）腰椎横突上附着许多肌肉,当第三腰椎横突受到上述这些肌肉牵拉造成慢性损伤。

（3）第三腰椎横突端后方紧贴着第二腰神经根的后支,当前屈及向对侧弯腰时,该后支被横突挑起或受磨损而引起该神经支支配区痛、麻,也可牵涉第二腰神经前支而引起反射痛。

（三）临床表现与诊断

患者常诉有轻重不等的腰部外伤史。主要症状为腰部疼痛(弯腰时疼痛多呈持续性加重)。疼痛的性质,一般是牵扯样的,也有呈酸困状的。疼痛往往在久坐、久站或早晨起床以后加重。症状重的还可有沿大腿向下放射的疼痛,可至膝面以上,极少数病例疼痛可延及小腿的外侧,但并不因腹压增高(如咳嗽、喷嚏等)而增加疼痛症状。

重要的体征是第三腰椎横突处,触到有明显的压痛及局限性肌紧张或肌痉挛。按压时由于第二腰神经分支受刺激而引起放射痛达大腿及膝部。

X线片可见第三腰椎横突较长。

(四)治疗原则

解除腰肌痉挛,松解粘连,增强肌力。

(1)症状较轻可以用按摩、理疗、针灸等方法进行治疗。

(2)疼痛敏感者,局部用 0.5% 利多卡因 5ml 加醋酸泼尼松龙 12.5mg 封闭治疗,当即止痛,症状缓解,5 天封闭 1 次,2~3 次即可治愈。

五、脊柱骨折

见本书有关章节。

(王予彬　顾羊林　朱文辉)

第四节　运动员周围神经损伤

周围神经损伤在运动员中不常引起注意。此症发病缓慢、症状隐匿不清,常被误认为肌肉疲劳。当发现时,多已严重影响运动功能及运动成绩。此类损伤大都与运动项目有关,因而队医、教练员和运动员必须了解此症,以便采取适当的预防措施。

一、运动员肩外展综合征

(一)功能解剖

臂丛神经及血管束经过锁骨下面,下行至喙突的喙突肋骨膜及胸小肌的下面。当上臂垂于身体两侧,神经与血管束近呈直线通向上臂;而当肩关节外展时,神经与血管束则以一定角度绕过喙突(图9-2-4-1)。

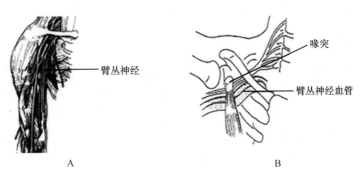

图 9-2-4-1　臂丛神经走行示意图(A、B)

A. 上臂下垂位;B. 上臂外展位

（二）损伤机制

当上臂外展时，臂丛神经和血管以喙突为轴绕行，外展与后伸的角度越大，绕行角就越小，喙突对神经干及血管束的压力也越大。同时，上臂外展及后伸时，肩胛骨沿胸壁前后左右摆动。运动训练时，喙突除直接压迫神经干及血管束外，还对其产生摩擦及磨损作用，可以造成慢性损伤。运动员的动作以爆发式用力为主，血管具有弹性，因而瞬间的压力不易使其受伤；而神经干则既无弹性又不能延伸，因此易受牵扯，导致损伤。

（三）临床表现与诊断

多见于需要频繁肩关节外展运动的运动员，如游泳及乒乓球运动员，都有上臂外展位频繁用力的过度训练史。初期，运动员会于过多训练后和训练当中感觉上肢酸累和无力；有的则于运动时逐渐出现胸大肌紧张痉挛。如果不减少运动量，仍旧重复受伤动作，上肢力量即开始减弱，并逐渐出现神经麻痹症状。有时叩击喙突部时，有触电感至受损害神经支配手指（即 Tinel 征阳性）。肌电图可有相应神经损害表现。影像学检查多无异常，诊断主要靠详细询问病史和体格检查。

（四）治疗

治疗原则是消除致伤原因，改变错误的训练动作及训练方法，制定合适的训练量。给予口服维生素 B_1、维生素 B_{12} 等营养神经药物，同时给予按摩、理疗等治疗。

二、运动员尺神经损伤

（一）功能解剖

尺神经来自臂丛内侧束，沿肱动脉内侧下行，于上臂中段逐渐转向背侧，经肱骨内上髁后侧的尺神经沟，穿尺侧腕屈肌起端至前臂前面，发出分支至尺侧腕屈肌，然后于尺侧腕屈肌与指深屈肌间进入前臂掌侧，发出分支至指深屈肌尺侧半，再与尺动脉伴行，于尺侧腕屈肌桡侧深面至腕部，于腕上约 5cm 发出手背支至手背尺侧皮肤，本干继续下行，经屈肌支持带浅面豌豆骨与钩骨之间的腕尺管分为浅、深两支入手掌。深支主要支配小鱼际肌和手部内在肌，浅支分布于手掌尺侧及尺侧一个半手指皮肤（图 9-2-4-2）。

（二）损伤机制

从尺神经的解剖来看，尺神经在肱骨内上髁及腕关节处位置表浅，且比邻均为骨性结构（肱骨内上髁、豌豆骨），因此最容易受压损伤。自行车运动员弓身骑车时，体重支撑于车把手上，手掌受压；射击运动员托枪射击时，枪的重量长时间压迫于手的豆状骨部尺神经分支；肘部支撑枪支压于髂骨嵴或腰带上，造成肘部受压，久之均可导致典型的尺神经麻痹症状，即手内肌萎缩，尺侧一指半感觉减退。其他运动导致肘部、腕部损伤、骨折，也可引起局部神经症状。

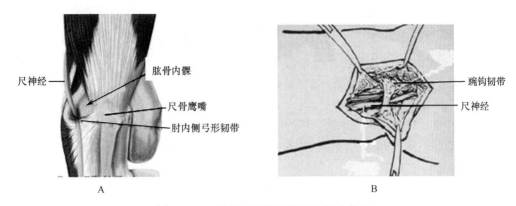

图 9-2-4-2　尺神经肘部及腕部解剖示意图

A. 肘部；B. 腕部

(三) 临床表现与诊断

多见于自行车运动员以及射击运动员。在初始损伤时,可出现尺神经支配区肌肉酸痛麻痹及皮肤感觉障碍,休息后好转。如不及时去除致病因素可引起症状加重,久之可导致典型的尺神经损伤症状。按损伤部位不同,表现不同,损伤在腕部,出现手内肌萎缩(爪形手),尺侧一指半感觉减退;损伤在肘部时,除出现手部症状外,还有环、小指远端指间关节屈曲功能障碍,屈腕无力。肌电图可有尺神经损害表现。

(四) 治疗

重在及早发现、提前预防。主要措施是避免产生压迫的因素,同时加强肌肉力量可减少尺神经受牵扯。训练时应经常改变姿势,服用维生素 B_1、B_{12} 神经营养药,并配合按摩、理疗、针刺等治疗。肘后尺神经沟有骨性、纤维束带压迫时,可行手术松解。

三、运动员桡神经损伤

运动员桡神经主干损伤比较少见,可有神经分支的压迫性损伤,其中较为常见的是其深支,即前臂骨间背侧神经麻痹。

(一) 功能解剖

桡神经发自臂丛后束,在肘关节平面分出桡神经浅支和桡神经深支(骨间背侧神经)(图 9-2-4-3)。桡神经浅支于肱桡肌深面沿前臂外侧面走行,发出桡侧腕短伸肌肌支,并与桡动脉伴行,于桡骨茎突上方 5cm 处,由肱桡肌腱深面斜向背侧,支配腕关节背侧、手部桡侧及桡侧三个半手指背侧的皮肤感觉。桡神经深支绕过桡骨颈后,穿过旋后肌腱弓,在前臂背侧

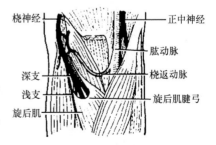

图 9-2-4-3　桡神经肘部分出深支
与浅支示意图

下行,在背侧伸肌群深浅两层之间,与骨间背侧动脉伴行,在前臂后侧分别发出分支,支配桡侧腕短伸肌、旋后肌、指总伸肌、小指固有伸肌、尺侧伸腕肌、拇长展肌、食指固有伸肌、拇长伸肌和拇短伸肌。

(二)损伤机制

运动损伤常见桡神经深支受累,该部的囊肿、血管瘤等也可引起压迫引起症状。主要是运动中过多的旋后动作导致局部无菌性炎症劳损,旋后肌的腱弓纤维性增厚直接压迫桡神经导致。

(三)临床表现与诊断

骨间背侧神经为运动神经,主要支配前臂及手部背侧的肌肉,发病缓慢,一般表现为伸指及伸拇力量减弱,能伸腕,但偏向桡侧。电生理检查可发现前臂桡神经运动传导速度减慢而感觉传导速度正常。需行 B 超检查排除局部腱鞘囊肿、脂肪瘤等占位性病变。

(四)治疗

早期以泼尼松局部封闭可消除局部损伤性炎症,具有一定疗效。晚期如已出现明显的伸指、伸拇障碍,在控制受伤动作后仍未见好转者可手术探查,切开腱性增生组织或者切除炎性肿块以解除对骨间背侧神经的压迫,疗效较好。

四、运动员正中神经损伤

与桡神经损伤类似,正中神经主干的损伤也很少见,时其分支的损伤偶有报道,如前臂掌侧骨间神经麻痹,较为少见,与运动专项无关。肘前区肌肉损伤多由前臂旋转动作较多的运动,如网球、羽毛球、乒乓球等导致。

(一)功能解剖

正中神经由臂丛神经内、外侧束发出分支组成,在肘部以上无分支。正中神经在肘窝部由旋前圆肌深、浅头之间进入前臂,并行走于指深屈肌和指浅屈肌之间(图9-2-4-4),至腕部时位于桡侧腕屈肌与掌长肌之间,经腕管至掌腱膜的深面。正中神经在前臂发出掌侧骨间神经,支配除肱桡肌、尺侧腕屈肌、指深屈肌尺侧半外的前臂屈肌群,在手掌支配除拇收肌以外的鱼际肌、第一、二蚓状肌,感觉分布于桡侧三个半手指掌面及中、远节背面的皮肤。

(二)损伤机制

正中神经穿过旋前圆肌深、浅头之间,以及行走于指深、浅屈肌之间时,常常受到异常纤维带的压迫而出

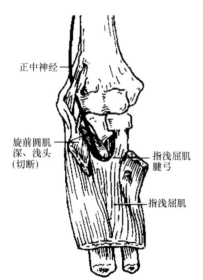

图 9-2-4-4 正中神经肘部走行示意图

正中神经

旋前圆肌
深、浅头
(切断)

指浅屈肌
腱弓

指浅屈肌

现症状,有时仅旋前圆肌压迫也可出现症状。

(三) 临床表现与诊断

可表现为患肢拇指、示指、中指的末节屈指无力,严重可有鱼际肌萎缩(图9-2-4-5),多无感觉异常。肌电图可有传导速度减慢表现。

(四) 治疗

前臂软组织损伤采用理疗、按摩等治疗,可缓减症状,必要时行局部封闭治疗。保守治疗无效时行手术松解治疗。

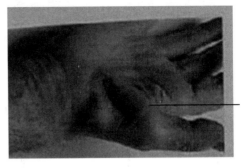

萎缩的鱼际肌

图 9-2-4-5　正中神经损伤导致鱼际肌萎缩

五、运动员腓总神经损伤

(一) 功能解剖

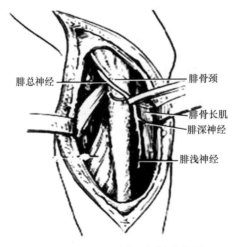

腓总神经　腓骨颈
腓骨长肌
腓深神经
腓浅神经

图 9-2-4-6　腓总神经解剖示意图

腓总神经由坐骨神经在腘窝部分出,沿股二头肌内侧缘向下走行,绕腓骨颈外侧向前,穿过腓骨长肌到小腿前方,分为浅、深两支。腓浅神经支配腓骨长肌和腓骨短肌,腓深神经支配小腿前群肌和足背肌群。两支还共同参与支配小腿外侧、足背和趾背的皮肤感觉(图9-2-4-6)。

(二) 损伤机制

该类损伤在运动员中并不少见,多由膝部伸屈活动训练过多后造成腓骨小头部长时间受压所致。其发生机制可能为:

(1) 坐姿过久,臀部坐骨神经受压致伤,可见于自行车运动员。

(2) 膝、踝两关节用力屈伸使腓总神经绕过腓骨头部被反复牵拉及磨损致伤。一般认为后者为主要受伤机制。

(3) 腓骨小头骨折时合并腓总神经损伤。

(三) 临床表现与诊断

本病多见于自行车运动员,初始表现为长时间训练后出现小腿外侧及足背发麻,踝关节不能背伸,下车休息后好转;逐渐出现踝关节背伸无力,小腿外侧及足背皮肤感觉减退,夜间患肢不适等症状。体格检查时 Tinel 征(位于腓骨小头稍下方)呈阳性。

（四）治疗

合理安排训练与休息，一旦出现小腿麻木、踝关节活动障碍应减量训练或停止训练，及时按摩、理疗，服用神经营养药，避免神经损伤加重。有典型神经损伤症状时，可行神经探查术。

六、运动员肩胛上神经损伤

此症又称为冈下肌萎缩症，多见于排球运动员，偶见于体操、举重和射击运动员，早期易误诊，应引起注意。

（一）功能解剖

肩胛上神经起自 C_5 脊神经根，C_4 和 C_6 的神经根纤维也参加构成。其下行至肩胛切迹处，通过肩胛横韧带进入冈上窝，发出分支支配冈上肌，称为冈上支。主干继续下行，在肩胛颈部绕过肩胛冈的根部进入冈下窝，形成冈下支支配冈下肌。该神经在绕过肩胛冈时有一约 70° 的成角（图 9-2-4-7）。

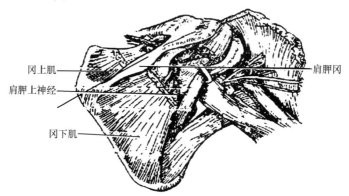

图 9-2-4-7　肩胛上神经解剖示意图

（二）损伤机制

一般认为损伤是由上臂上下运动时，肩胛上神经的冈下支慢性劳损所致。此外肩的回环及转肩动作、肩肘过伸爆发用力也可引起该神经损伤。肩胛上神经常在以下三处受损：

（1）肩胛切迹处，神经在此受刺激，致使冈上、冈下肌同时萎缩。

（2）肩峰的基部，神经在该处形成约 70° 的转折角，且与骨膜直接接触，当肩极度伸展运动时，神经与腱、骨摩擦受刺激，久之变性损害，有时肩峰部的直接暴力，也可导致神经损伤。此种情况只引起冈下肌萎缩。

（3）有报道在肩峰基部的腱鞘囊肿可压迫神经引起麻痹。

（三）临床表现与诊断

此病见于上臂运动范围大的运动员，以排球运动员多见，体操、举重运动员偶见。损伤早期只在扣球时肩部不适,进而扣球无力,易疲劳。在举重运动员常有伤侧力弱,进而失去平衡。损伤后肌肉有失神经营养改变,表现为冈下窝凹陷,冈下肌萎缩(图9-2-4-8),由于肌肉纤维化触诊常有硬韧感。多数病例不影响训练,多于体检时发现。初期只根据症状较难诊断,往往需用肌电图检查才能确诊,还需作CT、MRI检查以排除有无腱鞘囊肿。

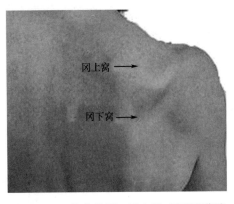

图9-2-4-8　临床举例　冈上肌、冈下肌萎缩

（四）治疗

（1）无症状不影响训练或运动技术的可仅局部理疗,外用活血止痛药膏处理。

（2）对局部有酸痛麻木感的,可向肩峰根部神经易损伤处注射泼尼松,也可用感应电治疗以防止肌肉进一步萎缩。

（3）症状明显者应减量训练,或改变运动技术。采用神经营养药物、理疗、针灸等治疗。

（4）有腱鞘囊肿者应予封闭或手术切除。

七、运动员神经卡压综合征

（一）腕管综合征

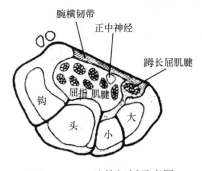

图9-2-4-9　腕管解剖示意图

1. 功能解剖　腕管在腕的掌侧,由腕骨和腕横韧带构成,管内有9条屈指肌腱及1条正中神经。正中神经位于腕横韧带深面,屈指肌腱浅面,桡侧腕屈肌与掌长肌之间。管的四壁:桡侧为舟状骨及大多角骨;尺侧为头状骨及豆骨;背侧为舟状骨、头状骨及小多角骨;掌侧为腕横韧带(图9-2-4-9)。

2. 损伤机制　构成腕管的组织坚韧无弹性,所以各种能引起腕管绝对或相对容积变小的原因,均可使腕管内压力增高,压迫正中神经引起损伤。如各种原因引起的腱鞘炎(外伤、劳损及类风湿疾病等);腕管内占位性病变(腱鞘囊肿、脂肪瘤或其他新生物);腕部骨折、脱位;外界压迫(抓举运动员的抓举训练)。

3. 临床表现与诊断　临床表现以桡侧三个手指疼痛、麻木为主,夜间常加重。病程长者可出现手指灵活性下降、无力甚至鱼际萎缩。压迫或者轻叩腕横韧带可引发疼痛,并向手指端放射,用力握拳后极度屈腕可加重手指症状(Phalen试验)。查体可发现拇短展肌肌力减弱、萎缩、感觉减退。屈腕试验可呈阳性,具体方法为:屈腕的同时,压迫正中神经,1～2分钟后麻木加重,并向示、中指放射,但需双手对比。肌电图可发现正中神经腕-指传导速度减慢,有助于诊断。

4. 治疗

（1）早期病例可采用戴护腕、局部理疗,腕管内注射封闭治疗。

（2）保守治疗无效可行手术治疗,方法主要为全层切除腕横韧带减压,同时可松解正中神经。

（3）疑有新生物或腕骨脱位压迫时应行手术切除。

（二）肘管综合征

1. 功能解剖　肘管由肱骨内上髁和肘内侧弓形韧带组成,其内有尺神经通过。因此,肘管综合征的症状主要是尺神经受损的症状,临床有时诊断为迟发性尺神经炎（图9-2-4-10）。

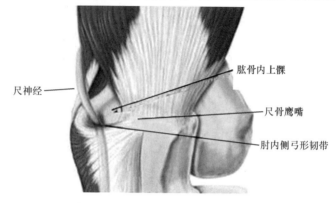

尺神经

肱骨内上髁

尺骨鹰嘴

肘内侧弓形韧带

图9-2-4-10　肘部尺神经解剖模型图

2. 损伤机制

（1）任何原因引起的绝对或相对肘管内容积变小,压力增高的疾病。如弓形韧带纤维化增厚、肘管附近骨折移位、肘管内出血、组织水肿、肘管内囊肿、肿瘤等,使尺神经受压。

（2）尺神经受牵拉,张力增大,如肘外翻。

（3）尺神经脱位于皮下,前后滑动磨损。

（4）长期姿势性受压,引起尺神经病变。

3. 临床表现与诊断　早期有尺侧一个半手指、前臂尺侧疼痛或者麻木,后期可有上述区域感觉减退甚至消失;还可有手内肌萎缩,甚至爪形手畸形;肘管部触诊有时可触及增粗、稍变硬的尺神经;Tinel征阳性（叩击肘管部尺神经有向前臂尺侧、小指部放射痛感）;肌电图可有神经损伤表现;摄片了解骨、关节情况。

4. 治疗　症状轻者可理疗,症状明显者应及时手术治疗,手术目的是松解尺神经。

（三）踝管综合征

1. 功能解剖　踝管由横过内踝后下方与跟骨内侧的屈肌支持带与距骨、跟骨和距下关节组成,长度约为2cm。踝管内有胫后肌腱、趾长屈肌腱、踇长屈肌腱、胫后血管和胫后神经。胫后神经出踝管后,感觉支分布于足跟内侧及足底足趾皮肤,运动支支配足部肌肉（图9-2-4-11）。

2. 损伤机制　因为踝管是狭窄的纤维骨性管道,内有数条肌腱通过,所以当足踝部的慢性劳损,韧带增厚或者踝管内肌腱腱鞘炎、腱鞘囊肿、水肿、肿胀或者局部骨折,引起踝管内压力增大,挤压神经或者影响其血液循环,都可使神经功能障碍,甚至退化、变性引起感觉障碍及肌肉萎缩。

3. 临床表现与诊断　长久站立或者劳累后内踝后下方胀痛或者麻木。踝管部压痛,背屈

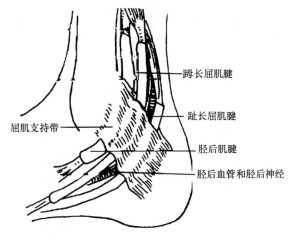

图 9-2-4-11　踝管解剖示意图

踝关节症状加重。早期症状可出现足跖侧灼性疼痛,休息可以缓解。病程长者症状持续不能缓解,可有神经分布区麻木,足内肌一般不受影响。肌电图检查,胫后神经传导速度减慢。X 线片可以发现距骨、跟骨内侧骨质增生或者畸形。MRI 可发现踝管内囊肿、包块、骨性压迫等。

4. 治疗　早期症状轻者,可局部理疗、休息。平时进行足踝部肌肉的康复训练。还可行局部注射封闭治疗。保守治疗症状无改善,反复发作或者出现神经症状时,应及时行踝管切开减压术,切除踝部囊肿、包块,松解胫后神经。

第五节　青少年运动员损伤

一、骨骺损伤

骨骺损伤,即生长板或骺板损伤,骨折线除通过骺板外可同时波及骨骺或干骺端。骨骺损伤是青少年儿童较常见的损伤之一,男女发生的比率约 4.5∶1。部分骨骺损伤可造成骺板早闭,引起骨骺生长障碍,导致肢体畸形和短缩。骨骺损伤在诊断、治疗和预后方面与骨折相比,有其特殊性。

(一) 功能解剖

骨骺包括骺软骨、骨骺核和骺软骨板三个部分。胎儿出生时,全部长骨干均已骨化,但其两端仍为膨大的软骨,即骨骺(图 9-2-5-1)。各个骨骺出现继发骨化核,以软骨内化骨的方式逐渐增大,将骨骺软骨分成两个部分,近关节面者称为关节软骨,终生为软骨;近骨干端者称为骺软骨板,即 X 线片上显示的骨骺线。骨干与骺板的连接区称为干骺端。出生后长骨的生长完全依靠骨骺的软骨内化骨通过骨骺板继续向干骺端推进,使骨干不断增长,直至骺板消失,骨骺与干骺端融合为止,此时骨的生长发育成熟。骨骺软骨板的骨化是一个从骨骺向干骺端连续而又顺序的衍变过程,根据骺软骨板结构的细胞形态和功能可分为四层:静止细胞层、增殖细胞层、肥大细胞层与退变细胞层。

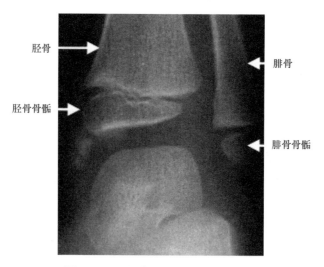

图 9-2-5-1　胫腓骨骨骺正位 X 线片观

　　长骨端的骨骺有两种,一是受压力骨骺,位于长骨的两端,构成关节软骨面,经受关节传来的压力,提供长骨的纵向生长,如果其出现生长障碍会影响骨的长度和关节的外形。另一种是受牵力骨骺,位于骨端一侧肌肉的起点或止点,承受肌肉的牵拉力,不提供骨的长度生长。滋养骨骺的血管进入骨骺的方式有两种:一种是因为整个骨骺和骺板都在关节囊内,并为关节软骨所覆盖,故血管通过骺板的边缘进入骨骺;另一种是血管在远离骺板的部位通过软组织直接进入骨骺,进入的血管往往不止一条。

(二) 损伤机制

　　骨骺损伤绝大多数主要伤及骺软骨板,而很少伤及骨骺本身。因此确切的命名应称为骺软骨板骨折或骨骺分离。骺板软骨的强度远低于骨质,比正常肌腱、韧带还要弱 2 ~ 5 倍,在暴力尚不足以引起韧带和关节囊损伤之前,已超过骺板所能承受的强度,从而造成骨骺损伤。另外,骨骺在骨的正常发育过程中始终保持着比较原始而具有细胞增殖能力的代谢活跃状态,故易发生各种炎症和损伤。骨骺损伤可因某些疾病造成,如佝偻病、坏血病、内分泌障碍和感染,属于病理性;也可因大量应用激素、手术或手法整骨等治疗造成,属于医源性;还可因外界暴力,如剪力、撕脱、劈裂或挤压力等直接造成骨骺损伤,属于外伤性。外伤性骨骺损伤可因暴力种类不同而产生不同的损伤类型。

　　骨骺损伤分型目前多采用 Salter-Harris 分型(图 9-2-5-2):Ⅰ型,骨折线通过骺板软骨成熟区的细胞退化层,此层软骨强度最弱;Ⅱ型,骨折线主要通过骺板软骨细胞退化层到达骺板边缘折向干骺端,分离的骨骺侧带有小块干骺端骨片;Ⅲ型,骨折线从关节面开始通过骨骺进入骺板软骨生长区与成熟区,然后 90°转弯沿骺板软骨细胞退化直至骺板边缘,为关节内骨折;Ⅳ型,骨折线开始于关节面,经骨骺、骺板全层和干骺端三部分,也为关节内骨折;Ⅴ型,垂直挤压暴力引起的骺板软骨压缩骨折;Ⅵ型,骺板软骨膜环或 Ranvier 软骨膜沟损伤。

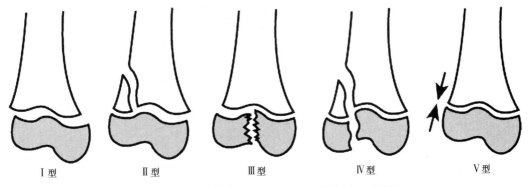

Ⅰ型　　　Ⅱ型　　　Ⅲ型　　　Ⅳ型　　　Ⅴ型

图 9-2-5-2　骨骺损伤的 Salter-Harris 分型(Ⅰ~Ⅴ型)

(三) 临床表现与诊断

发生在儿童长骨关节端的损伤,出现肿胀、疼痛时首先要警惕骨骺损伤的可能。必须拍摄 X 线片,至少要拍正、侧位片,必要时加摄正常侧肢体作为对照。骨骺损伤的 X 线片表现:骨化核和干骺端的对立位置有改变,骨折线的轻微增宽或变窄,干骺端三角形(角征)或薄片(板征)状骨片,都是骨骺损伤的直接表现(图 9-2-5-3)。

(四) 治疗

1. 非手术治疗　Salter-Harris Ⅰ、Ⅱ型骨骺损伤的治疗主要为手法复位,儿童骨骺塑形能力强,不必强求解剖复位,随着生长发育大多数能自发矫正。在全麻下进行闭合复位,肌肉处于放松

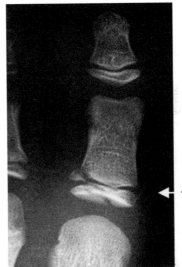

骨骺部损伤

图 9-2-5-3　骨骺损伤的 X 线表现

状态,利用远端全骺移位侧作为支点行手法复位。当骨折远端全骺分离时,其中一侧骨膜未完全断裂,复位时应利用这一未断裂的骨膜作为维持复位的合页枢纽。复位手法要轻柔恰当,忌用暴力挤压骺板造成医源性骺板创伤。对难以完全克服的断端重叠移位可采用折顶方法进行复位,复位后用夹板或石膏外固定,固定 3~4 周后积极行功能锻炼。整复骨折越早越好,时间拖延会增加复位难度。损伤超过 7~10 天者不宜强行手法复位,待日后截骨矫形。Ⅴ、Ⅵ型损伤早期诊断困难,可疑病例应局部制动 3~4 周患肢免负重 1~2 个月。

2. 手术治疗　手法复位困难者可采用切开复位。Salter-Harris Ⅲ、Ⅳ型属关节内骨折,损伤波及骺软骨和关节面,晚期易引起生长障碍和畸形等并发症,常规解剖复位,切开时不要剥离骺板周缘的软骨膜,以免损伤 Ranvier 区软骨细胞及血运。内固定物以克氏针为宜,最好通过干骺端而不通过骨骺板,如必须通过骨骺板,则应垂直骺板插入,以减少骺板损伤。螺丝钉只能用于固定干骺端或体积较大的二次骨化中心,不应穿过骺板,否则取钉后局部腔隙可形成骨桥。对于克氏针固定失败者,应行钢板内固定。对于手法复位效果不满意的病例,可在关节镜监视下确保关节面解剖复位后,以细克氏针或小钢板内固定及石膏外固定(表 9-2-5-1)。

表 9-2-5-1 小儿四肢长管状骨骺骨化中心出现和闭合时间

骨骼		出现	愈(连)合
肱骨	头	1 岁(出生~3 个月)	20 岁(16~20 岁)
	大结节	3 岁(5 个月~2 岁半)	20 岁(16~20 岁)
	小结节	5 岁(4~6 岁)	20 岁(16~20 岁)
	内上髁	5 岁(3~7 岁)	18 岁(16~20 岁)
	小头	3 岁(1~2 岁)	18 岁(14~17 岁)
	滑车	12 岁(7~12 岁)	18 岁(14~17 岁)
	外上髁	12 岁(11~14 岁)	18 岁(14~17 岁)
桡骨	头	5 岁(3~5 岁)	18 岁(14~17 岁)
	远端	2 岁(14~17 岁)	20 岁(15~25 岁)
尺骨	鹰嘴	10 岁(8~11 岁)	18 岁(12~20 岁)
	远端	5 岁(4~7 岁)	20 岁(15~25 岁)
腕骨	头骨	1 岁(出生~6 个月)	
	钩骨	2 岁(出生~6 个月)	
	三角骨	3 岁(6 个月~4 岁)	
	月骨	4 岁(6 个月~6 岁)	
	舟骨	5 岁(2~9 岁)	
	大多角骨	6 岁(1 1/2~9 岁)	
	小多角骨	7 岁(2 1/2~9 岁)	
	豌豆骨	10 岁(7~16 岁)	
手骨	掌骨	4 岁(10 个月~3 岁)	
	指骨		
	近节	4 岁(5 个月~3 岁)	
	中节	4 岁(5 个月~4 岁)	
	远节	4 岁(5 个月~4 岁)	
股骨	头	1 岁(2~8 个月)	20 岁(14~19 岁)
	大粗隆	2 岁(2 1/2~3 岁)	19 岁(14~19 岁)
	小粗隆	12 岁(9~13 岁)	18 岁(14~19 岁)
	远端	出生	21 岁(17~20 岁)
髌骨		3 岁(5 岁)	
胫骨	上端	1 岁(出生~1 岁)	21 岁
	下端	2 岁	18 岁
腓骨	上端	3 岁	20 岁
	下端	2 岁	19 岁

续表

骨骼		出现	愈(连)合
跗骨	跟骨	6 个月(出生~1 个月)	
	距骨	7 个月(出生~2 个月)	
	骰骨	9 个月(出生~1 岁)	
	第三楔骨	1 岁(出生~3 岁)	
	第一楔骨	3 岁	
	舟骨	4 岁(3 个月~5 岁)	
	第二楔骨	2 岁(1~5 岁)	16 岁(15~20 岁)
	跟骨后支	10 岁(6~12 岁)	
足骨	跖骨	4 岁(1~3 岁)	20 岁(12~20 岁)
	趾骨		
	近节	4 岁(1~3 岁)	20 岁(12~22 岁)
	中节	4 岁(1~5 岁)	20 岁(12~22 岁)
	远节	4 岁(1~5 岁)	20 岁(12~22 岁)

二、胫骨结节骨骺炎

胫骨结节骨骺炎(Osgood-Schlatter disease)是由于运动中膝关节过度屈伸,使胫骨结节骨骺反复受到牵拉而导致的慢性损伤(图 9-2-5-4)。常见于篮球、跳远和三级跳的运动,多发生于 10~15 岁男孩,一侧多见,双侧发病率约为 30%。

(一)功能解剖

胫骨结节部的骨骺称舌状骨骺,通常是胫骨上端骨骺的下部向前突出而成。该处是股四头肌通过髌骨与髌韧带的附着点,剧烈运动时,股四头肌强力收缩,使舌状骨骺不断受到过度牵拉,破坏了骺板的正常发育,引起骨骺变性、碎裂、移位。在显微镜下观察,可见到髌腱中有纤维软骨形成,这些软骨以后又钙化或骨

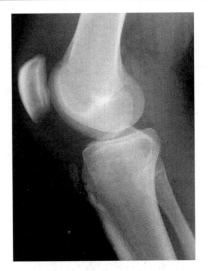

图 9-2-5-4 胫骨结节骨骺炎
(侧位 X 线片)

化。因此有学者认为,胫骨结节部的骨性隆起,是髌腱的钙化或骨化所致。

(二)损伤机制

该病的发病机制存在争论。有学者认为是外伤性牵扯所致,即剧烈运动时或外伤时,股四头肌作为全身最强大的一组肌肉,其牵拉力通过髌骨、髌韧带常使尚未骨化的胫骨结节骨骺产生不同程度的撕裂。也有学者认为是局部缺血改变引起的,即骺板长期反复受撞击和挤压,不仅会引起骨骺软骨板软骨细胞的变性,而且可以引起小灶性坏死,并认为这种坏死与长时间外力反复作用引起的局部缺血有着因果关系,因此又称为胫骨结节无菌性坏死。短时间的撞击挤压,可以刺激骺板软骨生长加速;长时间(6 周以后)的撞击挤压,则会引起

骺板软骨生长减慢,甚至生长停止。撞击挤压时间越长,对骺板软骨生长的影响越明显。还有学者认为以上两种机制同时存在,属于髌腱下止点的末端病。

（三）临床表现与诊断

（1）本病多发于 13～15 岁的青少年,特别是喜爱运动的男孩,多为单侧性。平时无明显症状,一般在膝关节用力伸直,以及屈膝碰触胫骨结节时,局部有疼痛。疼痛与活动有明显关系。

（2）体格检查可见胫骨结节明显隆起,质硬,局部皮肤则无炎症表现。股四头肌抗阻力动作可引起局部疼痛加剧,半蹲痛(+)。

（3）X 线检查时一般应投照两膝对比检查。X 线片所显示的病变发展阶段,大致有：

1）软骨阶段：胫骨结节髌腱附着处软组织肿胀,髌腱增厚。

2）骨隆起阶段：除软组织肿胀外,胫骨结节部骨骺出现密度不均匀,增大、致密或碎裂。

3）骨性阶段：胫骨结节有一个或多个形态不同的碎骨片,向上移位,髌腱出现钙化或骨化,胫骨上端骨骺类似象鼻样卷起,而且鼻尖处有碎裂或游离骨片现象。

（四）治疗

1. 保守治疗　本病在 18 岁后,胫骨结节与胫骨上端骨化后症状即自行消失,但局部隆起不会改变。18 岁前急性发作有明显疼痛时,应该减少膝关节剧烈活动,对运动员来说应减量训练,同时可辅以理疗。一般不需服止痛剂,局部可使用黏膏带固定;也不宜局部注射类固醇激素,因为很难注入骨骺,只注入皮下不会起效。慢性症状者不需要减量训练,只需要调整训练内容,减少跳跃动作,加强膝关节周围的力量训练。

2. 手术治疗　经合理保守治疗仍经久不愈者,可考虑手术治疗。具体方法为将胫骨结节止点及骨膜下完全切除,使髌腱重建一附着点。对成年后尚有小块碎裂骨骺未与胫骨结节融合而症状持续者,可行钻孔或植骨术以促进融合;仍不愈合者再行前述切除手术。

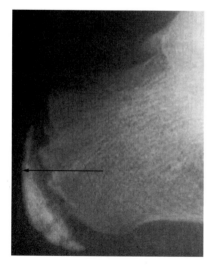

图 9-2-5-5　跟骨骨骺炎(箭头所指)
侧位 X 线片所见

三、跟骨骨骺炎

跟骨骨骺炎(sever's disease),系跟腱反复牵拉或骨骺的部分撕脱所致(图 9-2-5-5)。好发于 8～15 岁骨骺尚未闭合的青少年。多见于体操、武术、技巧等运动项目。

（一）功能解剖

跟骨骨骺是跟腱的止点,骺扁平,女 7～8 岁、男 10～11 岁出现,15～18 岁封闭。有时为多个化骨中心,经常被误诊为骨骺炎。

（二）损伤机制

本病与跟腱在跟骨骨骺附着部承受过度、反复损伤或应力有关。主要是因为患儿喜欢运动,活动量大,由于长期慢性摩擦刺激引起跟骨骨骺缺血性改变而出现疼痛。具体机制目前仍不甚明了,但有以下观点:

(1) 损伤或受累骨的骨骺生长迅速,带来骨骺或某些小骨血液供应障碍。

(2) 与轻度感染有关。

(3) 与末端病的原因相同,只是被牵拉处是骨骺,而不是末端结构。

(三) 临床表现与诊断

跟骨外形肿胀,足跟后下方及后侧方疼痛与压痛,跑跳及上下楼时明显。平时症状轻微,当有轻微外伤或劳累诱因时,症状明显。有特殊的"足跟走路"步态。

X 线片显示:跟腱附着部软组织肿胀(急性期),跟骨骨骺骨化中心的大小、形态、密度以及内部结构不规则,有时可见碎块。根据 X 线片表现可分为三期:

1. 初期　骨骺无异常改变,但周围软组织有肥厚或密度增高等改变。

2. 中期　骨质疏松,小区域骨密度减低,随后坏死,最后修复,骨骺出现裂缝、碎块、增宽和周界模糊,骨骺受压时,则被压成扁平形状。

3. 后期　骨质疏松逐渐消失,骺内致密骨吸收,伴随再骨化,缓慢地被新骨替代。

(四) 治疗

急性期治疗可行制动、止痛、理疗及弹力绷带或胶布粘贴局部。垫高后跟 1 ~ 2cm 可减轻局部症状。一般来说,减少或停止足踏跳或足跟顶撞的活动一年余可自愈。在诊疗过程中本病常与跟腱滑囊炎、跟骨下滑囊炎以及跟腱腱围炎等合并发生,治疗时应一起考虑。

第六节　女性运动员损伤

随着教育、经济和体育运动的发展,参加竞技运动的女子人数呈不断增长的趋势。流行病学研究发现,在某些运动项目中女性运动员发生运动损伤特别是前交叉韧带(ACL)损伤率明显高于男运动员。已有研究证实,在非接触性运动引起的前交叉韧带损伤中女子损伤率是男子的 2~8 倍。

一、女性运动员前交叉韧带损伤特点

流行病学研究表明,1989 ~ 1993 年美国足球运动员(男 626 223 人,女 308 748 人)中,女性 ACL 损伤发生率为 0.31‰,是男性 ACL 损伤发生率(0.13‰)的 2.4 倍;在篮球运动员(男 736 026 人,女 639 898 人)中,女性 ACL 损伤发生率为 0.29‰,男性仅为 0.07‰,女篮球运动员 ACL 损伤发生率明显高于男性。1994 ~ 1998 年的调查表明,美国女性运动员 ACL 损伤率(足球 0.33‰,篮球 0.30‰)仍高于男性运动员(足球 0.12‰,篮球 0.10‰)。其中女足球运动员 ACL 损伤率最高(1997 年为 1.22‰,1998 年为 1.18‰),其次为篮球项目(1997 年为 0.623‰,1998 年为 0.683‰),排球女运动员 ACL 损伤率 1997 年为 0.237‰,1998 年为 0.12‰。1999 ~ 2002 年美国女足球运动员 ACL 损伤率为 0.34‰,男足球运动员 ACL 损伤率为 0.11‰,女篮球运动员 ACL 损伤率为

0.29‰,而男篮球运动员 ACL 损伤率为 0.08‰。

1991 年 4 月至 1996 年 6 月,我国敖英芳等对 6810 名运动员(女运动员 2827 人,男运动员 3983 人)进行运动创伤流行病学调查,共查出 32 例 ACL 损伤,其中女性运动员 20 例(占总调查人数的 0.295% ,占被调查女运动员总数的 0.71%),男性运动员 12 例(占总调查人数的 0.18% ,占被调查男运动员总数的 0.30%),提示我国女性运动员 ACL 损伤的发生率也是明显高于男性运动员(P<0.05)。研究表明我国现役集训运动员 ACL 损伤者中,0.71% 为女性,0.29% 为男性,我国女性运动员 ACL 损伤发生率是男性的 2 倍以上,同时也高于国外发达国家运动员 ACL 损伤发生率。

引起女运动员多发 ACL 损伤的主要因素有:

(一) 髁间凹特点

髁间凹的大小被认为是前交叉韧带损伤的原因之一。股骨窝的外形千差万别,有倒 U 形、H 形及 A 形等。研究表明当膝关节伸直时,ACL 会撞击髁间前窝,提示髁间窝的大小、形状可能会影响 ACL 损伤的发生。影像学研究发现,在女运动员中双侧 ACL 损伤组的平均髁间窝宽为 12.8mm,单侧 ACL 损伤组的平均髁间窝宽为 13.8mm,健康对照组的平均髁间窝宽为 14.5mm;而在男性中双侧 ACL 损伤组平均髁间窝宽为 15.3mm,单侧 ACL 损伤组平均髁间窝宽为 15.8mm,对照组平均髁间窝宽为 16.9mm。表明髁间窝的宽度:男性大于女性,ACL 损伤者窄于健康对照者。凹宽指数为在 poplitenl 沟水平髁间凹的宽度与股骨远端的宽度之比,研究表明女子凹宽指数小于男子。凹宽较小是运动员前交叉韧带损伤的危险因素,前交叉韧带在伸展时紧贴髁间凹,易伸展跨过股骨髁的空隙处,而此处集中了韧带的中间部分的力量。

(二) Q 角特点

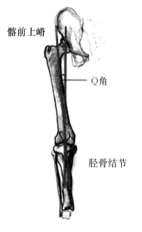
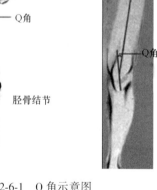

图 9-2-6-1　Q 角示意图

Q 角(quadriceps femoris angle)是股四头肌力线和髌韧带力线的夹角,即从髂前上棘到髌骨中点的连线为股四头肌力线,髌骨中点至胫骨结节最高点连线为髌韧带力线,两线所形成的夹角为 Q 角(图 9-2-6-1)。Q 角的实质是三维空间在矢状平面的表达,Q 角随屈膝角度而变化,反映股四头肌–髌韧带力线在骨骼髁间沟引导下的肌肉力线关系,反映骨盆、下肢和足的位置关系,我国正常人 Q 角在 11°～18°。由于女性的骨盆宽及股骨短,使得其 Q 角较男性大,正常男性 Q 角为 8°～10°,女性为 10°～20°,较大的 Q 角增加了股四头肌对髌骨的后拉力。研究表明,篮球运动员有膝损伤者的平均 Q 角明显大于未损伤者(14° : 10°)。

二、女性运动员运动创伤与解剖、生理特点

（一）韧带特点

有学者检测 11 名女性、15 名男性尸体 ACL 宽度、髁间凹宽度并计算两者之比值，结果发现女性的 ACL 宽度和 ACL 宽度/髁间凹宽度比值均明显低于男性，并认为这是女性较男性更容易发生 ACL 损伤的原因。有研究报道男子运动员的平均前交叉韧带的十字区的面积是 48.9mm²，女子运动员平均为 36.1mm²。

（二）关节松弛度

研究证实，女性与男性相比关节松弛度明显高，这可能是女性膝关节更容易受损伤的因素之一。女性膝关节损伤发病率高于男性的原因可能是因为女子具有较高的关节松弛度和灵活性，女性要用比较长的时间才能感觉到膝关节的运动状态；关节松弛也降低了关节的本体感觉的灵敏度，使膝关节对潜在的致伤外力不敏感，从而增加了女性膝关节受伤的可能性。

（三）肌肉力量及其激活方式

肌肉的力量、协调性及肌肉快速募集的能力是维持膝关节稳定所需要的。研究表明女运动员股四头肌及腘绳肌的力量较男性相对要低，而股四头肌及腘绳肌在保护膝关节免受外力伤害方面起到很重要的作用。如果腘绳肌的伸展性较大、力量不足，这种保护作用就会下降。女性腘绳肌力量明显小于男性，而且女性腘绳肌产生最大肌肉转矩的速度明显比男性慢，这使得女性腘绳肌对膝关节的保护作用下降，加大了受伤的机会。

男性和女性肌肉激活方式不同。女运动员对胫骨前移的反应以股四头肌主导，即先收缩股四头肌；而男运动员则以腘绳肌主导，即先收缩腘绳肌。股四头肌的收缩而腘绳肌不收缩则使得胫骨更加前移，进一步增加了 ACL 的负荷。

此外，股四头肌和腘绳肌之间的力量平衡对正常膝功能是重要的，过强的股四头肌肌力对腘绳肌的协同收缩起到很大的抑制作用。女性有较高的体脂百分比，当按比例以体重校准后，女性腘绳肌和股四头肌力量之比较低，提示女运动员的腘绳肌和股四头肌相对较弱。研究发现膝关节肌肉最大收缩时，女子以 217% 的比例减少胫骨前移，男子以 473% 减少前移。肌肉力量腘绳肌与股四头肌之比表明，在体育运动过程中女子比男子可能更易遭受较多的前交叉韧带损伤。

（四）起跳与落地的特征

女性比男性膝屈角度小（25°∶29°），髋屈曲小，而足外翻多，且女性股四头肌的激活水平较腘绳肌高，使女性膝关节轻度屈膝外翻的同时，大腿内旋，小腿外旋，引起 ACL 损伤。

（五）月经周期与 ACL 损伤

男女之间明显的不同是女性激素的周期——月经周期。月经周期是下丘脑-垂体-卵巢-子宫轴（hypothalamus-pituitary-ovarian -uterus axis，HPOU 轴）相互协调与生殖器官对性激素反应的结果。规则的月经周期是性成熟的主要特征。HPOU 轴的自上而下和自下而上的调

控,影响协调着整个生殖系统的功能,维持着子宫内膜周而复始的变化,整个功能轴任一环节结构和功能的微小变化均有可能引起月经失调。前瞻性的研究认为,月经周期与 ACL 损伤发生率之间存在一定的联系。

在月经周期中,雌、孕激素的绝对水平与这些激素浓度比在 28 天的平均周期发生变化(图 9-2-6-2),卵泡期(第 1~9 天)雌、孕激素浓度最低;排卵期(第 10~14 天)雌激素上升占主导地位;黄体期(第 15 天~期末)由于黄体的分泌,孕激素增幅最大,松弛素在这个阶段缓慢上升。雌、孕激素和松弛素作用于远离卵巢的组织和系统,雌激素影响软组织力量、肌肉功能和中枢神经系统,但是孕激素很少承担中枢神经系统的麻醉功能。松弛素可明显减少骨胶原的张力。女性月经周期呈现出一系列这些激素之间复杂的交互作用,它可能在女子严重膝损伤中扮演着重要的角色。

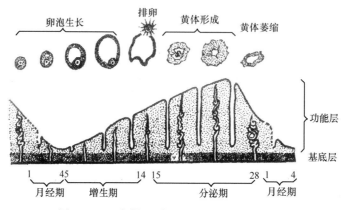

图 9-2-6-2 卵巢、子宫内膜周期性变化示意图

有调查发现:女性膝关节损伤多数是发生在月经周期的排卵期(10~14 天,雌激素水平急剧升高),而发生在卵泡期(1~9 天,雌激素和黄体酮水平很低)的很少。对 86 名女足球运动员进行了长达 12 个月的研究发现:服用口服避孕药者,其膝损伤的发生率显著低于未服用者。

月经周期中血清雌激素浓度的波动可以导致韧带胶原数量和类型的改变,成纤维细胞增殖和胶原合成率随着雌二醇浓度的上升而明显减少。因此,血清雌激素浓度的波动可导致韧带代谢的变化,这种因果关系的结构和成分的改变可导致韧带力量降低,从而引起损伤。

有研究报道雌激素能调节女子骨骼肌的力量,当雌激素水平最高时会发现肌肉力量增高或减低。有学者认为雌激素能改变调节肌肉收缩性质的无机磷酸盐和钙的敏感性。但其机制尚不清楚。

总之,导致女运动员某些运动损伤率高的因素包括内在的(结构与激素水平等方面)、外在的(肌肉力量及激活方式、起跳及落地的特征等),需要指出的是发病率高并不是由某种因素单独起作用,而是多因素的。

第七节 白领综合征及旅游膝

一、白领综合征

白领综合征是与城市白领阶层工作、生活特征以及日常工作时的姿势有关,以身心疲劳和运动系统劳损性疾病为主的一种亚健康状态。

《职业杂志》上一篇全国白领健康调查报告调查了北京、上海、天津、重庆等19个省市，12大行业的发生率，结果显示，被调查者中有54.02%经常视力模糊；40.23%腰酸背痛、手腕酸痛、全身不适；35.63%难以精力集中、记忆力下降；19.54%经常失眠、提不起精神；61%阶段性失眠；18.39%悲观、压抑、绝望，52.87%的人表示有时也呈现出这种不良的心理状态。14.94%的白领在上班过程中会突然觉得恶心、发闷和心慌，而且无法找到导致不适的具体缘由。

办公白领室综合征目前常见的有五大临床症候群。

（一）脑力疲劳综合征

当今社会瞬息万变，竞争激烈。如果长时间工作紧张、超负荷工作、心理压力重、休息不好，就会出现精神倦怠、周身乏力、注意力不集中及头昏、目眩、耳鸣、失眠等脑力疲劳综合征。预防与治疗方法包括：

（1）保证充足的睡眠，不熬夜。失眠者，如在消除失眠原因后还是睡不着，不要焦虑，焦虑对健康伤害比失眠还严重。应坦然处之，必要时可在医生指导下进行药物治疗。

（2）目标定位要确切。给自己留有"喘息时间"，交叉使用脑体，每周娱乐半天，学会有规律工作、生活。

（3）全面均衡营养。

（4）散步，如每周五次，每天一次，每次3200步。

（二）写字楼综合征

写字楼是一个特殊的环境，酷暑不晒太阳，严冬不被寒风吹，冬暖夏凉，上楼乘楼梯，出门坐汽车等，工作环境似乎十分优越。但是，如果不注意自我保养，长期缺乏锻炼，就会出现精神不振、心慌气短、怕冷（手脚冰冷）、全身无力等写字楼综合征。预防与治疗方法包括：

（1）千方百计创造条件通风换气。

（2）每天应有1小时户外活动（如散步等有氧操），常晒太阳。

（3）除了工作需要安放电脑外，室内，尤其是卧室尽可能不安置家用电器，防止电磁污染伤害健康。

（三）应酬综合征

应酬不得法，热量摄入过多，消耗少，多余的能量转化为体脂，体脂堆积发生肥胖。容易出现身体虚胖、四肢沉重、胸闷腹胀，或者面色晦暗无光、口唇发绀、无力等应酬综合征。预防与治疗方法包括：

1. 学会请客吃饭

（1）尽一切可能减少热量摄入。

（2）碳酸氢钠片碱化尿液，预防结晶。

（3）利尿消肿：呋塞米（速尿）、螺内酯。

（4）改善微循环：前列地尔（凯时）。

（5）扩冠:单硝酸异山梨酯(欣康)。

（6）抑酸:奥美拉唑。

（7）抗血小板聚集:拜阿司匹林。

（8）消炎利胆:胆维他要做到不挑食、不偏食,酒要限量,啤酒不超过2杯,黄酒、葡萄酒不超过150克/顿。

2. 适度运动　最好的运动是散步,每周五次,每天一次,每次3200~5000步。

（四）电脑综合征

与电脑接触已经成了白领们的日常功课。虽然经过安全测试,电脑的电磁辐射强度经过安全部门认定,但是长期不健康的工作方式,易引起视力模糊、眼睛干涩和颈、肩、腕酸痛等电脑综合征。预防与治疗方法包括:

（1）工作台、椅合适:工作椅最好能活动、升降、有靠背,稍后倾斜为宜。电脑屏幕中心位置安放在平胸部,距离眼睛30~50cm。过高,手腕上抬,容易造成肌肉疲劳;过低,身体前倾,会诱发腰痛。

（2）控制电脑使用时间:每天屏幕前工作以4小时为宜。中等强度工作2小时或高强度工作1小时后,休息15分钟,开窗通风,起身弯弯腰,伸伸腿,做做电脑保健操。

（3）预防鼠标手(又称腕管综合征):要正确使用鼠标,避免腕部长时间活动,每小时活动肢体(握拳、捏指等),电脑桌上的键盘和鼠标的高度低于坐位时的肘部高度,使用鼠标时,手臂不要悬空,移动鼠标时不要用腕力,选用弧度大、接触面宽的鼠标。

（4）注意用眼卫生:操作键盘时提倡盲打,并注意增加眨眼次数,减轻眼球干涩,屏幕亮度调节到最大亮度的一半,太强会降低眼睛分辨能力。墙、地面、吊顶不能有反光,室内最好开一小灯照明。

（5）坚持做颈椎保健操与简易的办公室放松健身运动。

（五）长假综合征

长假综合征是指长假过后,部分人重回工作岗位会有出现上班久久不能进入状态,心情烦躁、精力难以集中、萎靡不振、无精打采,甚至身心乏力,并有头疼、疲劳、胃口不佳、失眠、瞌睡等种种不适,有的甚至还伴有抑郁、失落、焦躁不安等不良情绪反应。长假综合征主要是因为长假娱乐过度,身体没有得到充分的休息,人体生物钟反而被打乱,造成自主神经功能紊乱。一旦重新进入正常生活状态时,生物钟调整不过来,松弛下来的"弦"一时适应不了紧张繁忙的工作,因而产生种种症状。

1. 长假综合征的症状主要有

（1）视觉疲劳:长时间上网、打游戏、看电视、看碟,眼睛红肿、身体酸痛。主要是因为长时间面对屏幕,眼睛和大脑的负担明显增加。

（2）假日消化不良症:胃肠不适,并伴有厌食倾向。主要是因为身体摄入过多的高脂肪或热量高的食物,加重了胃肠的负担,引起脂肪或热量高的食物,加重了肠胃的负担,引起消化不良。

（3）上班恐惧症:身心俱疲、精神涣散。主要是因为与平时的快节奏生活相比,节日期间一旦彻底放松,生活规律被打破,造成心理和生理的种种不适。

（4）旅游后遗症:感冒发烧、角膜发炎、牙痛、口腔溃疡。主要是因为旅途劳顿和饮食不规律,打破了身体的酸碱平衡,外加环境改变、水土不服,人体的免疫力降低,从而导致以上症状发生。

2. 长假综合征预防与治疗的方法

（1）在长假节日开始前就要明确一点:假日期间休息是第一位的,应尽量保证有充足的睡眠。

（2）在制定活动计划时,要量力而行。不要把体育比赛、外出旅游、长时间打牌等体力消耗较大的活动安排在假日的最后一天,要保证长假结束前有充足的时间来恢复体力。

（3）亲朋好友聚会,菜肴再丰盛也不要忘了吃饭,牢记脂肪是在碳水化合物火焰中燃烧的科学道理。饮食不要过量,饭菜不可太油腻,不要大量饮酒和吸烟。

（4）慢性病患者需长期服药的,不要因为生活规律打乱而忘记按时服药,一旦病情有变化,应及时去医院就诊,不可掉以轻心延误诊疗。

（5）已经建立起来生物钟,不要轻易打乱,严格做到晚上 10:00 时前入睡。

二、旅　游　膝

近几年来,随着中、老年人旅游活动的增加,一方面,提高了中、老年人的生活质量和生活情趣,也作为中、老年人健身活动的一部分,有助于改善全身的心血管功能,增强体质;但另一方面,越来越多的中、老年人在旅游中发生了膝关节损伤,旅游回家后出现持续的关节疼痛,甚至活动受限,影响日常生活。这方面的问题已经引起了运动医学专家们的关注。

根据发病特点,我们把中、老年人在旅游期间发生的膝部损伤,常常是在半月板已退变、变性或者陈旧性损伤的基础上,出现伴有明显临床症状的进一步损伤,可以合并韧带损伤、髌股关节炎、滑膜皱襞综合征、骨性关节炎、软骨损伤等统称为"旅游膝"。平时的关节损伤都有明确的外伤史,而"旅游膝"患者往往记不起有明确的外伤史,但进一步询问时却都有旅游史,旅游期间或其后出现关节不适、疼痛甚至关节活动障碍等情况。

中年以后,人体膝关节开始出现退变,表现为关节软骨的承重能力下降,关节内半月板的弹性减低,抵抗外力损伤的能力下降。此外,膝关节周围肌肉是维持关节稳定性和正常活动的必要保证。但不幸的是,40 岁以后,下肢肌力开始下降,下降幅度甚至达 20% 以上,并随着年龄增长,逐年降低。膝周肌力下降表现为对关节的保护作用减弱,尤其是保护关节持续运动时间明显缩短,即"肌肉疲劳"。此时,如果关节长时间在一种姿势下突然变换体位,肌肉反应往往迟缓,不能及时收缩来稳定关节,导致关节损伤;再如行走时间较长,比如 1 小时以上的持续行走、爬山,尤其是道路崎岖不平时需要关节过度保护的情况,肌肉往往容易疲劳,失去对关节的保护。

人体半月板是衬垫在关节内起重要保护作用的结构,是膝关节最容易遭受损伤的组织。人体进入中年后,半月板开始出现退行性改变,极易在用力不当、疲劳、过度负荷等情况下出现损伤。以下情况都是旅游中常见的情况,比如乘坐交通工具 1 小时以上,到达目的地马上又开始观光旅游活动;或者跟随旅游团旅游,活动安排比较紧凑,每日的活动都在数小时以上,都易发生肌肉疲劳,造成膝关节的损伤。目前旅游公司组团时已重视对中、老年旅游者全身情况的检查,以防发生意外导致生命危险,但尚未普及对中、老年人关节损害知识的学习掌握。随着我国旅游卫生事业的蓬勃发展,这方面知识应尽快普及,注意在旅游中对关节部的保护,真正使中、老年人的旅游达到身心愉快的目的,避免乘兴而来、败兴而归的遗憾。

旅游膝的防治:首先,中老年旅游的目的应以休闲、锻炼身体为主,不要一味追求参观景点和观光。如果条件许可,应尽可能参加以中、老年人为主体的旅游团。旅游团组织者应根据中、老年人的生理特点,适时安排旅游。其次,中、老年人旅游前一定要做好自身适应性的准备工作,包括近期身体状况的评估,切忌大病初愈或感冒、腹泻时仍安排旅游;个人还应结合平时健身、锻炼的强度,选择相应强度的旅游项目和旅游时间;旅游时穿着应休闲,最好选用相应运动项目的服装、鞋袜,还应配备旅行背带、护膝等。

中老年人旅行时还应注意:

(1) 乘坐交通工具中经常活动膝关节,到达目的地时不要马上站起拿行李,应先活动膝部几下,站起后让膝关节适应 1~2 分钟再去拿行李。

(2) 安排好当日的饮食、休息。饮食要富含蛋白质、维生素等。要有充足的睡眠时间。旅游期间,每日晨起不应有全身疲困、头晕、乏力等现象,否则就说明发生了过度疲劳,应减少当日的活动强度。

(3) 旅游步行时每 1 小时左右应该休息一会儿,缓慢活动四肢、腰背,揉搓大腿、小腿肌肉。爬山时应注意定时坐下休息。上山时关节负荷较重;下山时大腿肌肉容易疲劳,都可能引起关节的损害,应该注意。以往有关节疾病者,应佩戴护膝保护。

(4) 中老年人健康情况差异较大,应根据个人的体质情况采取相应的保护措施,重要的是要有准确评估自己身体体力与耐力的意识。年龄较大觉得体力不支或途中有不适感时,应及时取消一些游览活动,在驻地休息恢复体力。

(朱文辉　王予彬　顾羊林)

参 考 文 献

王予彬,王惠芳,李国平,等.2006.关节镜下手术治疗创伤性肩关节前不稳定.中华外科杂志,44(24):1683-1685.

王予彬,王惠芳,朱文辉,等.2008.关节镜下全关节内 FasT-Fix 技术缝合修复半月板损伤 36 例.中华创伤杂志,24(8):636-638.

王予彬,王慧芳.2007.关节镜手术与康复.北京:人民军医出版社.

王予彬,王人卫,陈佩杰.2011.运动创伤学.北京:人民军医出版社.

王予彬,朱文辉,卢亮宇,等.2010.合并肩袖损伤的肩关节盂唇损伤的临床特征.中华创伤杂志,26(4):294-296.

Boles CA, Ferguson C. 2010. The female athlete. Radiol Clin North Am,48(6):1249-1266.

Burg A, Nachum G, Salai M, et al. 2009. Treating civilian gunshot wounds to the extremities in a level 1 trauma center:our experience and recommendations. Isr Med Assoc J,11(9):546-551.

Fowler J, Macintyre N, Rehman S, et al. 2009. The importance of surgical sequence in the treatment of lower extremity injuries with concomitant vascular injury:A meta-analysis. Injury,40(1):72-76.

Gribble PA, Robinson RH. 2009. An examination of ankle,knee,and hip torque production in individuals with chronic ankle instability. J Strength Cond Res,23(2):395-400.

Gu YL, Wang YB. 2010. Treatment of meniscal injury:A current concept review. Chin J Traumatol,13(6):370-376.

Lorenzen J, Krämer R, Vogt PM, et al. 2010. Systematic review about eccentric training in chronic patella tendinopathy. Sportverletz

Sportschaden,24(4):198-203.

Minas T,Gomoll AH,Rosenberger R,et al. 2009. Increased failure rate of autologous chondrocyte implantation after previous treatment with marrow stimulation techniques. Am J Sports Med,37(5):902-908.

Oliver GD,Stone AJ,Plummer H. 2010. Electromyographic examination of selected muscle activation during isometric core exercises. Clin J Sport Med,20(6):452-457.

Rhim B,Hunt JC. 2011. Lisfranc injury and Jones fracture in sports. Clin Podiatr Med Surg,28(1):69-86.

Scharfbillig RW,Jones S,Scutter S. 2011. Sever's disease:a prospective study of risk factors. J Am Podiatr Med Assoc,101(2):133-145.

Thaunat M,Bessiere C,Pujol N,et al. 2011. Recession wedge trochleoplasty as an additional procedure in the surgical treatment of patellar instability with major trochlear dysplasia:Early results. Orthop Traumatol Surg Res,97(8):833- 845.

Webster KA,Gribble PA. 2010. Functional rehabilitation interventions for chronic ankle instability:a systematic review. J Sport Rehabil,19(1):98-114.

Weininger M,Lauterbach B,Knop S,et al. 2009. Whole-body MRI of multiple myeloma:comparison of different MRI sequences in assessment of different growth patterns. Eur J Radiol,69(2):339-345.

第三章　军事训练伤

第一节　军事训练伤概述

军事训练伤是军人和其他人员在接受军事训练时出现的肌肉骨骼系统损伤。军队的正规化建设特别重视军人的体能训练。近年来,由于训练强度的增加,兵源素质的变化,以及训练中卫生防护的不足,训练伤已成为部队的常见病,并成为训练缺勤和平时致残的主要因素。调查资料表明,我军的训练伤发生率在年度训练周期内高达 $30\% \sim 40\%$,与外军情况基本相似。军事训练伤的防治研究已成为军事医学和创伤外科的重要内容。

一、致伤因素

军事训练伤具有职业外伤的特性,尤其好发于新兵和运动员训练营。其致伤因素大致可分为以下两个方面:

(一) 内在易发因素

1. 年龄与性别

(1) 年龄:青少年骨与软骨尚处在生长发育阶段,较易在外力作用下受伤;而周围肌肉肌腱的发育较骨的长径生长快,故在青少年骨的肌腱附着部较易出现损伤。在中年后由于脊柱和关节的柔软性减小,加之维持稳定的力量降低,由应激动作造成的损伤较多。在过度使用损伤中,随着年龄的增加,由于机体的修复能力下降,各种过劳损伤的发病率随之增加;比较明显的例子是,大龄者由于成骨细胞活性降低,应力骨折的发病率较低龄者增高。

(2) 性别:成人男性与女性身体内脂肪含量分别为体重的 13% 和 23% ,女性肌肉含量相对男性为少,支持性也小;比如在作剧烈的减速动作时,女性膝关节部的损伤较男性为多见。在混合编队的同等强度训练中,女性的受伤率更明显高于男性,据报道,女兵应力骨折的发病率为男兵的 $3 \sim 10$ 倍。女性激素分泌低下等影响骨质疏松的因素也增加了骨折等损伤的发生。

2. 身高与体重

(1) 身材:一般认为矮小的参训者较易发生损伤,比如在行军和跑步时他们需迈大步才能跟上队列的行进,肌肉容易疲劳,骨骼受到的冲击力较大。然而多数研究未证实训练伤与身高的关系,个别调查甚至得出了相反的结论。

(2) 肥胖:而肥胖则被公认为是运动与训练损伤的危险因素。经测定,下肢的负荷在行走时是体重的 2.75 倍,跑步时是体重的 5 倍,跳跃时则增至 10 倍。肥胖将显著增加下肢在运动中的负荷,增加损伤机会。

(3) 体重:体重指数是体重与身高的比值,指数越大,说明人越矮胖。调查证实,体重指数与训练伤的发生呈正相关。

3. 体质因素 在新兵训练中,入伍前经常参加体育锻炼和体力劳动者发生训练伤的机会少,他们在肌肉张力、身体耐力等方面较学生兵为优越。许多研究证实,经常参加体育活动者骨的矿质密度较高。对体质较差者增加运动强度必须十分谨慎,因为他们的身体适应能力差,更易发生损伤。

另外,一些骨关节的结构因素也是造成训练损伤的原因。如髋过度外旋和足过度旋前,肘提携角过大和轻度膝内翻等。

4. 心理因素 不活泼的新兵在训练中申诉多,经常需要心理支持。在发生应力骨折的士兵中,其成就感、优势感及表演欲方面的打分多较低。在运动中注意力不能集中的士兵,难以有效地控制自身,发生损伤的危险性增加。过度紧张、恐惧、精神压力过大者也较易发生训练损伤。

（二）外在易发因素

1. 方法与强度

（1）方法:参加不适宜自身年龄、体力、技术条件的运动项目较宜发生损伤,一些不适当的操练项目也增加损伤机会。如传统的"仰卧起坐"（足跖屈、膝伸直、仰卧位屈体运动）对腹肌锻炼收效很少,反而造成腰背部负担增加而引起后腰痛。在军事训练中,某些教官让新兵处于不适宜体位（如单腿站立）而长时间讲解某一动作要领,同样增加了损伤的机会。

（2）强度:运动量过大,时间过长,频度过高均易出现损伤。在行军中距离越长,负重越大,累积的应力作用越多,加上肌肉疲劳后丧失对骨骼的保护,发生下肢应力骨折的机会越多。因此在运动和训练中应强调科学安排,合理的休息和充足的睡眠。

2. 装备与场地 运动中使用劣质器械和不标准的设备将增加损伤的机会。士兵训练鞋已越来越引起重视,强调鞋的柔韧性和减震性能;服装也要求适合各种运动项目的需要。未经修整的场地凹凸不平,对震荡吸收差,增加下肢承受的应力;弧拱形的路面则增加足的旋前;过于柔软的场地（如草地）虽能减少冲击力,却易致膝、踝扭伤。

二、损伤分类

（一）急性损伤

急性损伤可以由训练中的应激动作、暴力或意外事故引起,常见的有肌肉拉伤、韧带损伤、骨折、关节脱位,以及开放性损伤等。

（二）过劳损伤

过劳损伤或称过度使用损伤（overuse injury）,属慢性损伤;是从事某一类运动或训练项目而发生的积累性损伤。常见的有应力骨折、跖筋膜炎、跟腱炎、骨关节炎及一些部位的神经卡压综合征等。

三、预防原则

(一）科学安排

军事训练应该循序渐进,周期安排,并因人而异。避免过快地增加训练强度,应在体能训练、适应性训练的基础上逐步提高活动度。提倡男女分开训练,在混合编队中应让女兵或矮小者走在队伍前列以控制速度。中老年者参加足球、橄榄球等运动显然是不适宜的,而跳水、体操、马拉松跑等项目则在正式比赛中已规定出最低年龄限制。应防止带病、带伤或过度疲劳的情况下参加训练,在训练期间保证足够的休息和睡眠。

(二）准备运动和放松运动

训练前的准备运动能使基础体温增高,肌肉的血供增加、应激性上升,关节柔软性增大,从而防止运动和训练损伤的发生。这在寒冷季节和较长时间休息状态后进行运动者尤为重要。准备运动可包括原地慢跑,躯干和各大关节的伸屈运动及一些项目的针对性准备运动(图 9-3-1-1)。

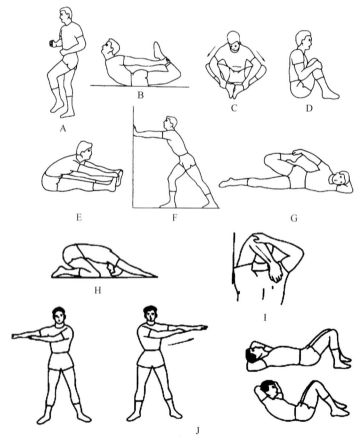

图 9-3-1-1 比赛和训练的准备运动

A.原地慢跑 5min;B.躯干前部伸屈运动;C.髋部运动;D.臂部运动;E.下肢运动;F.小腿运动;G.大腿股四头肌运动;H.背部准备运动;I.肩部准备运动;J.腰部准备运动(引自陈中伟)

在剧烈运动后应通过放松运动使体温、心率、呼吸、肌肉的应激性回到日常生活中的水平,可防止运动后出现的肌肉酸痛及损伤。对运动后出现的肌肉酸痛和关节不适,可配合温水浴、理疗、自身按摩等帮助恢复。

（三）设施与环境

训练器具、设备、场地应该有严格的安全检查和科学的选择。在一些特殊运动中应使用防护器材,以保护身体易受损伤部位。在军事训练中强调军鞋的减震性能,主张在平整的泥土、砂石地或柏油路面进行运动与训练。炎热天气应注意缩短日晒时间和及时补充水盐,以防止高体温和脱水症;寒冷季节则应特别注意防止肌肉损伤的发生。

（四）心理准备

在参加训练前应该有足够的心理准备,通过对训练内容和科学方法的充分了解,增强必胜信心。对可能出现的损伤及预防方法也应有所了解,以增加自我保护意识。对注意力不集中、粗心、胆怯、反应慢者要特别加强心理卫生教育。

本章主要对军事训练中比较常见的几种特殊类型的损伤作重点介绍,其他请参阅本篇第一、二章内容。

第二节　应力骨折

一、概　　述

应力骨折(stress fracture)是军事训练中常见的损伤,属于过度使用性损伤(overuse injury)的一种,也称疲劳性骨折。1855 年普鲁士军医 Briethaupt 描写在新兵中出现足痛和肿胀,至 1897 年才由 Stechow 对其 X 线表现作了描写并称之为"行军骨折",实际上这就是跖骨应力骨折。与暴力引起的急性骨折不同,应力骨折是反复作用的阈下损伤积累的结果,其特征是骨的破坏和修复同时进行。

二、流 行 病 学

应力骨折的发病率各家道不一,但比一般预料的要高。美国海军陆战队新兵发病率为2%,而以色列新兵调查高达 31%;国内张连生等报道新兵发病率为 9.5%,黄昌林报道为16.9%,李祖国报道为 32.5%。同一部队发病率也各有不同,李良寿报道某部队步兵分队应力骨折发生率为 38.0%,炮兵分队为 20.7%,勤务分队为 10.3%;在同样科目的训练中,女兵发病率是男兵的 3~10 倍。

应力骨折好发于下肢,但各种运动引起的应力骨折部位各异。篮球运动中跗、跖骨应力骨折发病率较高,田径运动中多发于胫骨、腓骨或跖骨,足球运动中好发第五跖骨应力骨折。军事训练中以胫骨应力骨折最为多见,占 50%~80%。

三、发 病 机 制

骨组织如同任何物质一样有一定的内在特性,当力作用于骨时不论是压力还是张力,骨内均受到应力作用(应力=P/A)。应力作用使骨的形状产生变化称为应变(应变=$\Delta L/L$)。应力和应变的关系用图表表示的话,在一定范围内呈线状,即应力越大则应变越大,当应力去除后,由于骨组织的弹性特点而恢复原来的长度或形状,一旦应力过大超过范围骨形变就不可逆,在压力作用下骨产生塌陷,在张力作用下骨产生裂开。反复作用的、较小的外力同一次大的外力一样也会引起骨折,Evans 在活体试验中发现用 15 磅(2.18kg)负荷反复作用200 万次可引起应力骨折。随着负荷次数增加显微骨折逐渐明显进而出现症状或骨折裂开。

四、病理改变及生物力学特点

李国平等在兔连续跑跳试验中,成功地制造了应力骨折动物模型,并观察了胫骨的病理改变(图9-3-2-1～图9-3-2-4)。实验第 1 周出现哈氏系统内血循环障碍,血管充血及血栓形成;第 7 天破骨细胞开始大量出现和骨皮质空腔形成,第 10 天哈氏系统周围黏合线(cement line)处出现小裂隙,21 天出现皮质部分断裂。在上述骨破坏的同时出现骨膜增生、骨膜下成骨细胞活跃,第 14 天开始出现新骨形成。随着成骨和破骨过程同时进行,新生骨和原有骨进一步融合改建,整个胫骨皮质明显增厚。在上述过程中,骨再吸收明显加快和较多的空腔形成是在实验第 14 天,而大量新骨形成则在 21 天以后。这些实验结果与 Johnson 在军训新兵中获得的胫骨活组织检查结果基本相同。

生物力学研究表明,应力骨折的发生与骨所承受的应力与应变,以及骨的几何形状有关。张连生的实验证实,临床应力骨折的好发部位正是骨在不同运动状态下的应力集中区,说明应力集中所致的骨破坏是应力骨折的病理基础。此外肌肉在应力性损伤中也起着重要作用。一方面,骨结构可因肌肉的反复收缩牵拉引起骨皮质增厚或骨质疏松,直至出现应力性损伤;另一方面,长骨受负载后根据条柱原理(column law),骨一侧受张应力而另一侧受压应力,张力侧的肌肉保护性收缩能减少骨承受的张应力,使骨组织得到保护,肌肉疲劳时此作用减弱,发生应力骨折的危险性增加。

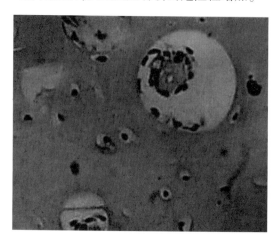

图 9-3-2-1　第 7 天哈氏管扩大中为破骨细胞
周边成骨细胞镜下观

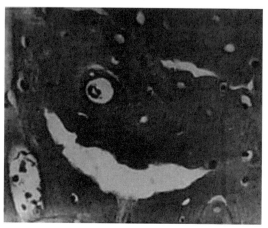

图 9-3-2-2　第 14 天哈氏系统水门汀线及较
大小裂隙镜下观

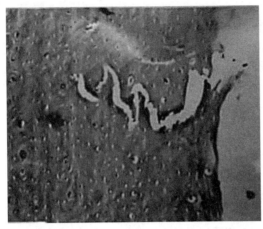 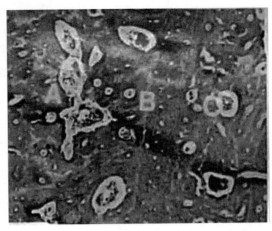

图 9-3-2-3　第 30 天小裂隙聚合成不全骨折线镜下观　　图 9-3-2-4　第 40 天新生骨(A)与原骨(C)融合镜下观

五、临 床 表 现

应力骨折的主要症状是四肢某部位的局灶性疼痛,并随活动量增加而加重,休息后减轻。疼痛出现前一至数周有较大强度运动史,如频繁的跳跃、中长跑、长距离行走等。局部肿胀,有明显的压痛点和骨干纵向叩击痛,晚期可触及梭形骨质增厚。如已出现明显的骨皮质断裂或已发展为完全骨折,则表现为一般骨折的症状和体征。

六、辅 助 检 查

(一) X 线检查

长骨应力骨折的早期 X 线表现为局部骨皮质变薄,边缘模糊,呈"灰色骨皮质征"(gray cortex),但初诊时常被忽视。而应力骨折在症状出现后 3~4 周才能显示骨痂形成的明显征象,故 X 线检查的早期检出率很低,Greaney 报道首次就诊者仅 15% 出现 X 线征象。随着病程延长和损伤程度的加重,X 线片显示骨干一侧的不全骨折线和骨膜下新骨形成,可作为临床确诊依据。

(二) CT 和 MRI

CT 对应力骨折的诊断敏感性低,但有助于鉴别伴有骨质破坏和软组织肿块的病理骨折。MRI 不能反映皮质骨内骨折线,仅能显示早期骨髓和软组织水肿,故较少用于长骨应力骨折的检诊。

(三) 超声波诱痛试验

Moss 等发现治疗范围的超声波有激发应力骨折损伤部位骨膜疼痛的作用,并被用作应力骨折的一种辅助诊断手段,据国外文献报道其诊断符合率可达 71%~89%,但据李祖国等的研究结果,其误诊率达 50.5%,认为其可靠性较低。

（四）红外线热成像

由于应力骨折局部血供增加和骨代谢活动增强而形成异常热点,可在红外线热成像仪所显示的热像图上测出损伤部位。但由于体表本身的温差及异常热点对诊断应力骨折的非特异性,使其误诊率和漏诊率均较高。

（五）核素骨扫描

核素^{99m}Tc骨扫描能在骨遭受应力性损伤时显示局部异常活跃的骨代谢活动。其灵敏度极高,甚至能在患者无明显症状、体征时查出骨的应力性损伤,其诊断符合率可达100%。但由于需专用设备且费用较高,不能作为应力骨折的常规诊断手段。

七、诊　　断

由于应力骨折是反复微小损伤的一个积累过程,早期X线无阳性表现,加上基层医务人员对其缺少认识,故早期常被诊断为一般软组织损伤,其中一部分经休息后好转而漏诊,一部分骨损伤继续加重、病程较长后才得以确诊。而由于诊断标准掌握不一,以及辅助检查手段不同,使各家报道的应力骨折发病率有很大差异。我们认为,应力骨折诊断的最终确立,应符合以下3点:

（1）有过度使用性损伤病史。
（2）有较典型的临床表现。
（3）后期X线片出现阳性征象,或其他辅助检查提供诊断依据。

八、鉴 别 诊 断

（一）暴力所致的不完全骨折

除与应力骨折的病史不同外,一般合并较明显的软组织损伤。X线表现主要为不全骨折线,而不会同时出现骨痂等骨修复征象。

（二）骨髓炎

应力骨折虽然也可有局部肿胀、发热,但一般程度较轻,无全身中毒症状。X线表现两者都有骨膜反应,骨髓炎同时可有局灶性骨破坏,而应力骨折为不全骨折线。

（三）骨肿瘤

应力骨折误诊为骨肿瘤甚至行手术治疗者屡见不鲜,主要原因是对患者病史缺乏详尽的了解,对体征、X线表现未作连续的比较分析。

九、治 疗 原 则

应力骨折多为不完全性骨折,骨破坏与骨修复同时进行,故一般只须休息3～6周即可痊愈。对局部体征较重,X线表现骨折线明显者,可行石膏外固定,有利于局部制动修复,并防止再次损伤而发展为完全性骨折。应力骨折重在预防,应针对其发病原因,科学安排训练,选择合适场地,控制运动强度,尽量减少其发生。

第三节 常见的应力骨折和预防

一、跖骨应力骨折

这是最早发现的应力骨折,多发生在第二、三跖骨的中、远段。因在长途行军后发病,故也称行军骨折(图9-3-3-1)。

(一)临床表现

病人短期内有频繁的长途行走、跑步、登山等运动史。患足疼痛,负重时加重,休息时减轻。局部可有肿胀和压痛,及对应足趾的轴向挤压痛。

(二)诊断

根据病史、临床症状、体征及局部X线片可作出诊断。但早期X线检查可无阳性发现,2~3周后显示骨痂形成。

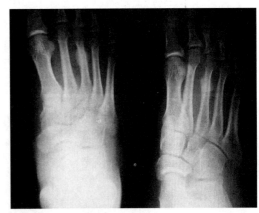

图9-3-3-1 第三跖骨应力骨折正位X线片观

(三)治疗

轻者仅需休息,减少足部负重;重者可给予石膏固定。完全恢复需3~4周。

二、胫骨应力骨折和应力性骨膜炎

(一)流行病学

在军事训练中,应力骨折最常见的部位是胫骨,多数报道占所有应力骨折的半数以上,刘大雄报道占78.0%,黄昌林报道达83.3%。胫骨应力骨折的发病部位因运动项目的不同而各异,行军训练的新兵群体多发生在近段胫骨的后内侧(图9-3-3-2A),中长跑训练后好发于胫骨中下段的后侧(图9-3-3-2B),而跳跃项目训练如芭蕾舞演员则发生在胫骨中段的前侧(图9-3-3-2C)。

(二)发病机制

胫骨应力骨折由Alemen于1929年首次提出,1956年Burrous报道5例芭蕾舞演员的"胫骨疲劳骨折"。1958年Devas报道17例运动员的胫骨应力骨折,其中11例X线片有骨折线,6例只出现骨膜反应。1975年Clement提出:过多应力首先引起小腿肌肉疲劳,使其失去吸收应力的作用,此后应力直接作用于胫骨,产生胫骨骨膜炎以至骨折。胫骨在受到应

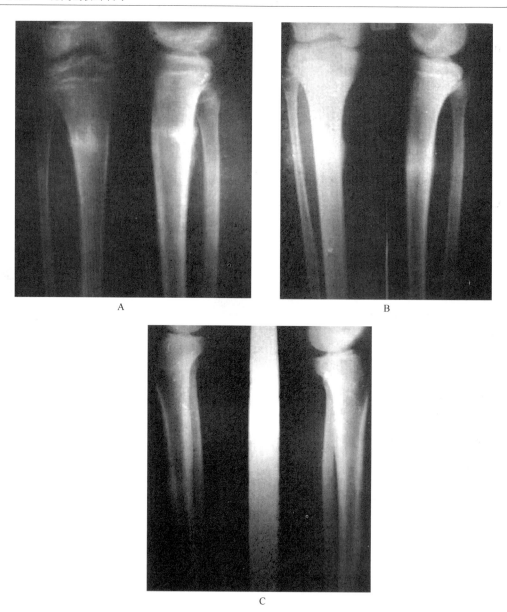

图 9-3-3-2　训练后出现的胫骨不同部位的应力骨折 X 线片观(A ~ C)

力性损伤后,可通过其内部结构的改建逐步适应应力的变化,多数情况下并不导致骨折。因此,临床上也把只出现骨膜下骨增生而无明显骨折线的一类损伤称作应力性骨膜炎。除骨的应力反应外,应力性骨膜炎也可能与肌肉和骨间膜的牵拉有关,实际上这也是应力性骨折的一种类型。

（三）临床表现

病人有长跑、竞走、行军等过度使用性损伤史。起始症状隐匿,仅在下肢负重时有局部疼痛,以后疼痛逐步加重,休息时也不能完全消失。可有逐步加重的局部肿胀并压痛。除个别造成完全性骨折者外,肢体活动往往不受限。

（四）诊断

根据病史、临床表现及X线片可作出诊断。尤其对有过度使用性损伤史的病人，如小腿局部肿痛、压痛，迁延数日无好转或反而加重者，虽然此时X线片无阳性发现，应高度警惕本病，不应视作软组织损伤而延误治疗。

（五）治疗

应立即停止训练，给予夹板或石膏固定。完全恢复的时间要视骨折程度而定，不完全骨折需6~8周，完全性骨折则需12周以上。

三、股骨干应力骨折

股骨干应力骨折相对较少，多出现在股骨干下段。

（一）临床表现

病人在长跑、行军等运动后出现大腿下段疼痛，始疼痛较轻，休息后好转；后疼痛渐加重并出现肿胀和大腿周缘压痛。如发展为完全性骨折移位，则出现创伤骨折同样表现。

（二）诊断

根据病史及临床表现及X线片可作出诊断。对不完全性骨折往往需依赖数周后X线片确认，对完全性骨折则有明显的临床体征。

（三）治疗

由于大腿肌群的强大拉力，对任何类型的股骨骨折，在治疗时均应视为不稳定型骨折，延误治疗可造成骨折移位等不良后果。治疗上轻者可给予卧床休息、皮肤牵引或石膏固定，已完全骨折移位者可考虑手术治疗（图9-3-3-3）。

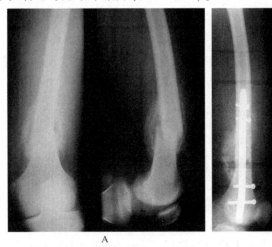

A　　　　　　　B

图9-3-3-3　股骨干应力骨折及术后正侧位X线片（A、B）

四、应力骨折的预防

应力骨折重在预防。近年来国内外对运动和训练中应力骨折预防的研究报道很多,大致有以下几个方面。

(一) 选择场地与改善装备

通过选择运动场地及改善装备,以吸收震荡而减少应力损伤。如 Greaney 选用草地,Mepoil 应用软垫鞋,Milgrom 应用减震鞋。场地选择应避免甲板、水泥路面等硬质地,而以平整的泥土或沙石场地为好。

(二) 科学安排训练

控制训练强度,以利于应力性骨破坏和骨修复的平衡。对新兵和青少年运动员,应强调循序渐进,逐步加大运动量。根据应力骨折的发病规律,Scully 提出周期性训练,主张在训练第 3 周安排上肢或其他适应性训练,以避开下肢应力骨折的高峰期。国内张连生的骨平衡训练法和黄昌林的强化循环训练法均取得了明显的预防效果。

(三) 提高训练技巧及应力分布

通过在训练中不断改变骨的应力集中区而达到预防应力骨折的目的。刘大雄等在士兵负重行军训练中隔日交替使用平跟鞋和坡跟鞋,明显降低了胫骨应力骨折的发生率。在中长跑运动训练中可有意识选择不同坡度的场地,使胫骨承重时的应力集中区不断变化,以减少骨局部的破坏性改变。主张交替安排负重行军和跑步训练,既可减少应力性损伤的发生,又可不影响下肢训练的课程要求和整体效果。

(四) 训练前的准备

做好训练前的准备活动和训练后的放松运动,避免在心理紧张和生理疲劳状态下运动和训练。张莉应用心理学干预,让受训者保持良好的心理状态,使训练伤的发病率明显降低。李祖国分析了新兵基础训练中应力骨折的危险因素,强调带伤训练和疲劳状态下训练的有害性。此外,应重视运动与训练的医务监督,经常询问受训人员的自我感觉,定期检查应力骨折的好发部位,以达到尽早发现早期损伤,及时防范应力骨折的发生。

第四节 投 掷 骨 折

一、概 述

投掷骨折又称投弹骨折,是在投掷运动过程中发生的肱骨中下段螺旋形骨折。1916 年 Kuttner 首次报道了在第一次世界大战中发生的 4 例投弹骨折。另外,投掷过程中也会造成肩、肘部的损伤。投掷损伤可发生在士兵投弹训练,标枪、铁饼、链球等投掷项目,以及棒球(投球手)、网球等球类项目中。

二、投掷运动的分解

投掷是一项暴发性的高速度田径运动。其运动主要发生在肩、肘关节,但需上、下肢及躯干各关节和肌肉的协同配合。一个完整的投掷运动,可分解为6期(图9-3-4-1)。

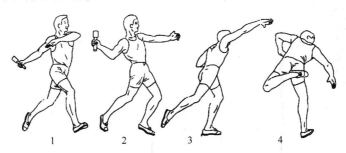

图9-3-4-1　投掷运动的分解示意图

1. 转身起动期　投掷者侧身弯腰垂臂,以储蓄体位势能。

2. 趋步前进期　侧身趋步快速前移,以获得运动的初速度。

3. 上臂抬举期　前脚着地不动,肘关节屈曲,肩关节外旋,并逐渐达到最大外旋位。

4. 上臂加速期　脊柱强力旋前,同时肩关节快速内收内旋,肘关节快速伸直,将投掷物投出。

5. 上臂减速期　肩关节继续运动,直至达到最大内旋位。

6. 跟随期　身体因惯性作用继续运动,直至投掷者获得新的体位平衡稳定。

投掷损伤多发生在上臂加速及上臂减速期,由投掷过程中肌肉收缩的不协调及肩、肘关节超常范围活动所致。常见损伤包括肱骨投掷骨折,肩峰撞击综合征,肩袖损伤,肘部韧带损伤及投掷肘(肘关节创伤性骨关节炎)等。

三、投掷的运动学研究

刘大雄通过训练现场拍摄和实验室实验,采用运动分析仪测定投掷运动全过程的姿态,及各关节点速度峰值时的手臂角、肩臂角、躯干上臂夹角等,记录了从引臂-加速-投弹出手的全过程(图9-3-4-2)。经分析,投弹时可能发生肱骨折的角度范围为:躯干上臂夹角$90° \sim 100°$,手臂角$80° \sim 95°$,肩臂角$160°$左右。通俗地讲,最易发生投弹骨折的姿势是:投掷臂在肩侧,躯干上臂夹角(肩)和手臂角(肘)均为$90°$左右时向前挥前臂(战士称之为"撇弹")。从运动学角度分析,正确的投弹姿势应以肩关节为主要转动中心,上臂带动前臂从肩上方运动,速度由肩-肘-腕依次达到最大值,既可得到最大出手速度,也可避免不必要的损伤。

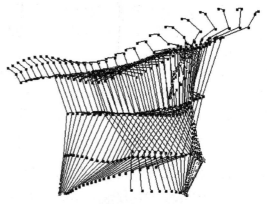

图9-3-4-2　从引臂-加速-投弹出手过程示意图

四、损 伤 机 制

肱骨投掷骨折多发生在投掷运动的上臂加速期和减速期。活动肩关节的肌肉均起于躯干,止于肱骨的中上段,对上臂近侧有较好的保护作用。如外展外旋肌群(三角肌、冈上肌、冈下肌、小圆肌)和内收内旋肌群(三角肌、胸大肌、背阔肌、大圆肌、肩胛下肌)的舒缩运动按序进行并协调一致,则施加于肱骨近端的由外向内的扭转力矩产生一均匀的内旋加速度,不仅能获得较好的投掷效果,且单靠远侧肢体的惯性拉张力,也不易引起肱骨骨折。反之,如果这些肌肉的舒缩运动不按序进行,如在抬举期上臂尚未达到最大外旋位或在继续外旋过程中突然强力内收内旋;或肌肉的收缩不同步,如在内收、内旋过程中肌肉收缩不协调,过猛过快,则在肱骨近段产生一巨大的内旋力矩和内旋加速度,而远侧肢体内惯性作用跟不上近侧肱骨内旋运动,则在肩胛带肌肉止点的下方(肱骨中点下方)产生一巨大的扭转力矩,此扭转力矩配合远侧肢体的离心拉张力,则造成肱骨中下段骨折。

五、临床特征与诊断

肱骨投掷骨折是由扭曲力和拉张力共同作用所致的螺旋形不稳定骨折。其特征是骨折近侧段内旋移位,而远侧段外旋移位,造成断端间的旋转分离。如患者受伤后为减轻疼痛而将前臂托起抱于胸前,则远侧骨折段的外旋畸形常有部分代偿。同时由于上臂肌肉的牵引作用,骨折远段常有上移,造成上臂短缩畸形。由于骨外膜仅发生纵形撕裂和掀起,未完全横断,故对骨折端的侧方移位仍有束缚作用,侧方移位不大。由于走行于后外侧的桡神经在骨膜之外,不容易卡入骨折端,因此神经损伤机会较少。但如出现骨折侧方较大错位,骨折断端骨膜破裂,骨折之尖端可顶于桡神经干上,致使神经损伤。

诊断可结合外伤史、症状、体征及 X 线片,但需注意检查是否有桡神经损伤及其他合并伤的体征。

六、治　　疗

肱骨投掷骨折是不稳定的螺旋形骨折,整复较易,而维持对位固定较难。但绝大部分骨折经保守治疗可获良好愈合。小夹板固定简便易行,但需注意定期复查,并注意纠正上臂肌肉牵拉所致的重叠短缩畸形。悬垂石膏固定是一种安全可靠的治疗方法,本节将作重点介绍。手术切开复位内固定可损害骨折端的血供,并有损伤桡神经的之可能,一般不宜采用。肱骨投掷骨折合并的桡神经损伤,一般属于受压及挫伤后神经机能失用或神经轴突断裂,不需手术治疗可自行恢复;只有神经断裂者需手术修补。在损伤初期较难区别的情况下,应结合骨折情况、症状体征及电生理检查综合判断并严密观察病情变化。也有作者对手术探查持积极态度,根据探查情况行神经松解术或神经缝合术,同时行骨折内固定治疗。

(一) 悬垂石膏固定

其原理是利用重力牵引对抗肌肉收缩而纠正骨折的短缩畸形,且通过改变腕部吊环的位置和悬带的长度,调节骨折远侧段的位置,从而纠正成角畸形和旋转移位。具体治疗方法:在骨折血肿内麻醉后,进行手法整复。因投掷骨折骨外膜多为纵向撕裂,未完全横断,对骨折端的侧方移位仍有束缚作用,因而在纵轴持续牵引数分钟纠正短缩畸形的同时,侧方移位一般也能得到纠正。因骨折远侧段常有外旋畸形,应注意将其内旋,以纠正旋转分离。在屈肘90°前臂中立位,用一自腋下至手掌部的长臂石膏管型固定(图9-3-4-3)。在腕部桡骨茎突水平分别于前臂桡侧、掌侧及背侧各作一石膏吊环。先将腕颈吊带以适当长度穿于中立位(桡侧)吊环,X线复查,并依骨折端的对线情况调整吊带长度。骨折远端的旋转畸形,可通过改用掌、背侧吊环予以调整。如骨折远端过度旋前,则选用掌侧吊环使之处于旋后位;如骨折远端过度旋后,则选用背侧吊环使之处于旋前位。疼痛减轻后,即指导伤员进行伸握拳活动,促进上肢静脉回流,以利消肿。初期X线片复查可能显示骨折端仍有较大间隙,可鼓励患者作上臂肌肉的等长收缩训练,通过肱三头肌、肱二头肌挤压的"肌肉夹板"作用,使骨折端更好地复位。患者在伤后2~3周内夜间必须坐位和半坐位休息,以维持石膏的悬垂牵引作用。2~3周后,可弯腰作肩关节的回转活动(中医"云手")。石膏一般固定4~6周,或在3~4周后改用小夹板固定,经临床和X线检查达临床愈合后即可拆除固定,行肩、肘关节功能锻炼。

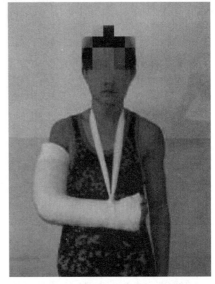

图9-3-4-3　投掷骨折的悬吊石膏固定

　　据作者百余例的经验,肱骨投弹骨折绝大部分不需要手术治疗。在悬吊石膏固定过程中,开始1周复查X线片可能骨折对位不满意,此时不必急于改用手术治疗,应仔细调整悬吊带位置和长度,并强调患者作上臂肌肉等长收缩锻炼,在"肌肉夹板"作用下骨折对位大多可达到治疗要求(图9-3-4-4)。

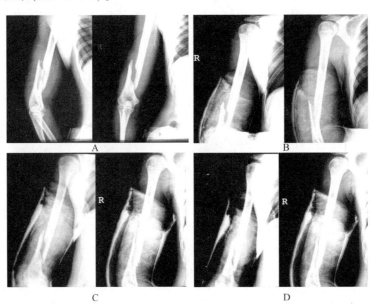

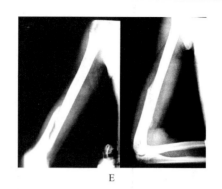

E

图9-3-4-4 投掷骨折悬吊石膏治疗过程

A. 肱骨干下1/3螺旋骨折(投掷骨折);B. 悬吊石膏固定第1周,骨折对位仍不良;C. 悬吊石膏固定第2周,骨折对位明显好转;D. 悬吊石膏固定第3周,骨折对位符合要求;E. 固定6周后石膏拆除,骨折临床愈合

（二）手术内固定

传统的切开复位钢板内固定在投弹骨折中应用较少,据报道术后骨折复合时间平均达22周,肩、肘活动功能恢复也较慢。宋子卫等应用微创内固定,与骨折部位切口5cm,直视下清理骨折端,用持骨器临时固定骨折端,选用3~4枚皮质骨螺钉在骨膜外拧入,螺钉垂直于骨折线随访术后骨折恢复时间平均12周。

七、预 防

投掷损伤多发生在上臂加速期及上臂减速期,由投掷过程中肌肉收缩的不协调及肩、肘关节超常范围活动所致。常见损伤包括肱骨投掷骨折,肩峰撞击综合征,肩袖损伤,肘部韧带损伤及投掷肘(肘关节创伤性骨关节炎)等。

预防投掷损伤的根本途径是在保持身体各关节(尤其肩、肘)灵活性-稳定性的基础上,培养正确的神经-肌肉群组投掷反射,提高其协调性同步性。在训练中应注意以下几点:

(1) 重视训练前的热身活动。

(2) 掌握正确的投掷动作要领。

(3) 消除精神紧张和疲劳。

(4) 注意训练后的放松活动。

第五节 投掷性肩、肘部损伤

肩部损伤在投掷运动中比较多见。本节主要介绍肩峰撞击综合征和Bennett病。其他如肩袖损伤,肱二头肌长头损伤等请参阅本书有关章节。

一、肩峰撞击综合征

在投掷运动上肢前举过程中,冈上肌腱和肱二头肌腱在肱骨大结节处被挤压在肱骨头和喙肩弧之间,长期反复的挤压可使此二肌腱受到不同程度的损伤,产生炎性反应;重者可有肩峰下滑囊增厚及局部骨质增生,也可合并肩袖边缘撕裂。

本征起病缓慢,为日渐加重的肩痛和肩部活动障碍。肩峰边缘有明显压痛,肩外展位上臂旋转活动时肩峰下可触及摩擦感。肩关节活动障碍尤以前举、内旋受限为明显,患肩有轻度肌萎缩。

患病早期可给予休息,局部热敷、理疗等对症处理。症状重者可行肩峰下滑囊内封闭和药物注射治疗(多选用1%利多卡因加醋酸确炎舒松或利美达松),手术治疗包括切除肩峰前外下方骨组织(Neer手术)及肩峰超过肩锁关节的前突部分(Rookwood手术),并切除增厚的肩峰下滑囊。

二、Bennett 病

Bennett病即肩胛盂后下方骨刺形成,是投掷运动中的一种特殊损伤。在投掷运动的减速阶段,上肢随惯性向胸前摆向对侧,在此过程中肱三头肌长头起点及附近关节囊受到反复牵拉,导致肌腱纤维的慢性断裂和炎性反应,甚至局部出现钙化、骨化。

患者主诉在投掷过程中肩后部疼痛,检查患侧肩盂下缘压痛,晚期病例X线片可见局部钙化和骨化影。治疗上早期可给予休息及局部按摩、热敷,痛点可作封闭和药物注射治疗。症状严重者可手术切除钙化和增生的骨唇。

三、投掷肘(肘部损伤)

投掷运动中肘关节超常范围活动,引起关节活动的不合槽和应力异常,可致肘部的韧带、关节囊及软骨损伤,久之出现关节软骨变性,肱骨鹰嘴窝和尺骨鹰嘴骨质增生,关节内游离体,关节囊增厚和关节腔积液等一系列的病理改变,称之为投掷肘,即肘关节创伤性骨关节炎。

患者主诉肘部疼痛和活动受限。早期表现为活动开后反而不痛,运动休息时痛。晚期则一活动就痛,并可有摩擦声和出现交锁。检查鹰嘴周围关节间隙压痛,肘关节伸屈活动受限。X线片显示肘关节间隙变窄,边缘骨质增生及关节内游离体。

早期病例可给予休息、理疗,症状明显者可行关节腔内药物注射。晚期骨质增生严重,关节活动明显受限者,可手术切除关节内影响关节活动的小骨赘,清除关节鼠。个别严重者需考虑关节成形术。

投掷肘的预防强调正确的技术动作,并加强肘关节周围肌肉的力量训练以增强关节稳定性。必要时可配置护肘或使用黏胶支持带,以减轻异常应力的损伤和关节的超常范围活动。

(刘大雄　孙荣华)

参 考 文 献

陈翼,李春梅,马黎明,等.2008.应力骨折的各种影像诊断评价.中国骨伤,21(5):386.

刘大雄,黄诚,孙荣华,等.2005.投弹的运动学分析和投弹骨折的预防.中华创伤杂志21(6):415.

刘大雄,张连生,张世民,等.1996.胫骨应力骨折的应力集中与预防.中华骨科杂志,16(12):781.

刘大雄. 2004. 投掷损伤. 人民军医出版社,47(10):602.

刘大雄. 2004. 应力骨折. 人民军医出版社,47(11):665.

宋子卫,林丹丹,刘传太,等.2011. 微创内固定与切开复位钢板内定治疗肱骨投弹骨折疗法比较. 临床骨科杂志,14(1):67.

孙荣华,刘大雄,吴晓峰,等. 2005. 肱骨投弹骨折的特征和治疗经验. 骨与关节损伤杂志,20(4):228.

忻鼎亮,刘大雄,黄诚,等. 2005. 投弹骨折的力学机制研究. 体育科学,25(7):43.

张连生,刘大雄,张世民,等. 1996. 士兵应力骨折的病因与生物力学. 中华创伤杂志,12(2):125.

张世民,刘大雄. 2002. 投弹致肱骨螺旋骨折的形态特征及生物力学意义. 中华创伤骨科杂志,4(2):107.

第十篇 其他创伤

第一章 挤压伤及挤压综合征

第一节 挤压伤及挤压综合征的定义、病因及病理改变

一、定 义

挤压伤的临床定义系指人体肌肉丰富的部位,受重物挤压一段时间后,筋膜间隔内的肌肉缺血、变性、坏死,组织间隙出血、水肿,筋膜腔内压力升高。临床表现为受压部位肿胀、感觉迟钝、运动障碍,以及肌红蛋白血症和一过性肌红蛋白尿,严重的会出现少尿甚至无尿。挤压综合征的临床定义系由于各种原因导致人体肌肉组织严重被压,出现局部肿胀,并产生高血钾、肌红蛋白血尿及肌红蛋白尿、少尿和无尿等急性肾衰竭临床表现。

挤压伤病人受压部位解除外部挤压后,伤处毛细血管的破裂导致或血管局部阻塞和通透性增加,有不同程度的出血和血浆渗出,血液中部分红细胞破裂,大量水分、钾离子、蛋白等聚集在组织间隙,增加局部肿胀。肿胀后局部血液循环进一步影响,全身微循环障碍,被破坏组织缺血、缺氧,加速组织坏死过程。细胞破坏后,细胞内的钾离子大量进入组织间隙和血液,导致血钾升高。失血性休克,肾小球滤过率降低,出现暂时性少尿或无尿;肌细胞破坏后,细胞内的肌红蛋白、肌酸、肌酐和组织分解的其他酸性产物大量释出,进入血循环后,会引起肾小管阻塞、变性、坏死,出现肌红蛋白尿和急性肾衰竭。细胞被破坏后,细胞内产物、大量炎性介质等进入血循环,除了肾脏外,对心、脑、肝等也会产生毒性损害作用。因此以往挤压综合征的死亡率极高,可达50%以上。近年来,由于对急性肾衰竭不断地深入研究,以及人工肾等急诊方法的有效应用,其死亡率已有明显下降。

二、病 因

（一）肢体受挤压后

多发生于工程塌方、建筑及矿井事故、自然灾害（地震、山崩等）、交通事故等。肢体被重物压砸、掩埋或挤压。

（二）肢体血管损伤修复后

肢体主要动脉断裂而且持续一段时间后,动脉供应区的组织缺血、细胞氧供丧失,发生

变性、坏死。血管修复后,超氧化物阴离子等自由基对细胞膜的破坏作用,引起组织的再灌注损伤。

(三) 重度烧伤后

烧伤后无弹性的焦痂减小并限制筋膜间室的容积。深度烧伤后组织严重水肿,或者多发伤病人同时合并肌肉、骨骼的损伤,局部组织压明显升高,进一步引起深部组织的破坏。

(四) 医源性损伤

大致为两种情况:一类为经验不足,处置失当,如紧密缝合小腿外伤的创口,但深部组织持续出血致筋膜内压持续升高;加压包扎过紧,时间过长;错误应用止血带或者用止血带时间过长,降低组织的顺应性和液体的积聚阈值。另一类为治疗并发症,常见有骨折复位、石膏管形外固定后,肢体的可肿胀性受到了限制;充气性抗休克裤应用,也可导致下肢的挤压伤,重者需截肢,甚至危及病人的生命。Templeman 和 Taylor 等分析发病因素发现,应用充气性抗休克裤引起的挤压伤与肢体本身损伤与否无关,主张临床应用时应持续监测病人的全身情况,采用尽可能低的充气压力。

三、病 理 改 变

挤压伤局部血液循环受阻、缺血、缺氧导致受挤压部位的肌肉变性、坏死。组织缺血坏死的病理改变与受压部位、时间、肢体肿胀程度有关。

(一) 病理解剖学变化

1. 皮肤、肌肉　挤压部位的皮肤紧张、发亮。根据肢体肿胀的情况,可以出现红斑、水疱、淤血斑。皮肤往往有压迹、表皮擦伤痕迹。受挤压的肌肉挫伤、淤血。切开筋膜后,肌肉由切口处膨出,呈白色,质脆易碎,弹性丧失,呈鱼肉状,以镊子(血管钳)钳夹无收缩及出血。深层肌肉的缺血改变明显。筋膜腔内压力很高时,可见整群肌肉坏死。坏死肌肉与正常组织间界限清楚,稍牵拉即可撕下整束肌肉。有时肌肉外观尚属正常,但由于血供障碍,出现镜下肌纤维束的片状坏死。

2. 血管、神经　毛细血管广泛损伤,管壁内皮破损,平滑肌纤维断裂。筋膜腔内肌肉肿胀最明显部位的神经受压、缺血,范围与肌肉损伤范围一致。早期神经节段性缺血,出现肿胀、充血,逐渐发生传导功能障碍。严重挤压时,神经外观变扁、变细,呈带状。神经束间瘢痕粘连,与周围组织广泛粘连。显微镜下可以见到神经鞘管断裂,部分神经纤维变性,严重者轴索断裂,营养血管中断。

3. 肾脏　发生挤压综合征时,肾脏肿大,肾切面皮质苍白、潮湿、发亮、增厚,髓质呈暗红色。显微镜下观察整个肾单位及间质均有充血、水肿和渗出。

(1) 肾小球:部分肾小球体积明显缩小,内皮细胞轮廓不清,仅见固缩的杆状细胞核。肾小球毛细血管腔内充满凝集的红细胞、微血栓和色素颗粒。内皮细胞、系膜细胞及足细胞均呈不同程度的肿胀,胞质增生,致毛细血管腔狭窄,甚至闭塞。有的肾小球周围的近球装置细胞明显增多。肾小球囊壁的嗜银纤维扭曲、断裂。有的肾小球囊壁附着一层与肌红蛋白管型着色相似的物质。

(2) 肾小管:肾小管的病变较为突出。近曲小管细胞质内出现空泡,可以观察到核溶解、固缩。远曲小管、亨利袢和集合管的大部分上皮脱落,细胞肿胀、解离、坏死。变性的上皮细胞胞浆呈细颗粒或空泡状,细胞质、细胞器、线粒体大部分溶解,部分微绒毛脱落、消失,或融合成片状,胞核尚存在。肾小管基底膜扭曲、破裂,间质水肿明显,肾小管内有颗粒状或带状色素管型,有的与脱落细胞混合在一起,形成细胞色素管型。肾小管内色素管型用 Pichuworth 染色呈一致性深染,肌红蛋白试验阳性。色素管型可完全堵塞肾小管。破坏的肾小管内可见透明管型突入周围组织中,引起明显的细胞反应。伤后 1 周,肾小管再生现象比较明显。上皮细胞核增大,数目增多。细胞核密集或相互重叠,核深染,染色质粗大,可见核分裂现象。有的肾小管上皮增生形成上皮团,阻塞肾小管,或者纤维组织增生,肾单位完全消失。

(3) 肾髓质:充血及间质水肿,致使部分肾小管受压、变窄。肾髓质中亦可见肌红蛋白管型,表明间质水肿是尿外渗的结果。伤后 1 周,肾小管再生现象比较明显。上皮细胞核大、数目增多。细胞核密集或相互重叠,核深染,染色质粗大,可见核分裂现象。有的肾小管上皮增生形成上皮团,阻塞肾小管,或者纤维组织增生,肾单位完全消失。

4. 其他脏器 主要表现为脏器组织细胞间质水肿、弥散性小出血灶。实质性脏器可见瘀血和营养不良性改变。心脏出现心肌细胞肿大,核固缩、破碎,肌浆疏松。部分心肌细胞完全崩解、消失,形成小的坏死灶。

挤压综合征还可合并脂肪栓塞、DIC 和多器官功能衰竭(MOF),出现相应的全身与局部脏器的病理变化。

(二) 病理生理变化

1. 代谢性酸中毒及氮质血症 挤压伤组织广泛破坏,释放大量乳酸、磷酸;全身循环障碍、基础代谢紊乱(高分解代谢),并产生大量硫酸盐、磷酸盐和其他有机阴离子。但是,由于肾功能障碍,酸性代谢产物排出受阻,在体内堆积;体内缓冲机制不能代偿时,血液 pH 下降,出现代谢性酸中毒。并可引发或加重高钾血症,降低细胞内酶的活性,尤其是磷酸果糖激活酶,影响正常糖酵解过程,最终妨碍 ATP 的产生。严重酸中毒时,组织表现抗胰岛素性,影响机体正常利用碳水化合物,挤压伤组织和肾脏的能量代谢异常,组织细胞进一步损伤,加重病程。

组织破坏和创伤后高分解代谢产生的氮不能正常由肾脏排泄,滞留于血中产生中毒症状,严重者 BUN 上升迅速可达 25mmol/24h。临床尿毒症症状,如恶心、呕吐、腹胀、腹痛、烦躁及意识障碍等并不直接与血中尿素氮水平相关。

2. 细胞代谢障碍 挤压综合征时,维持细胞膜电位的钠泵功能障碍,影响细胞内、外离子的转运,细胞内水钠离子、氯离子增加,钾离子由细胞内漏出。细胞膜电位的变化与肾损害程度和血循环中有害毒性产物的浓度有关。肌酐清除率降低到 6.3ml/min 时,细胞膜电位开始受到影响。血浆尿素浓度达到 16.65mmol/L(100mg/dl),细胞增生过程障碍,直接影响创伤组织、器官的修复、愈合,破坏正常消化系统黏膜的完整性。

3. 能量代谢 蛋白质是人体细胞的重要组织成分,维持细胞的正常代谢功能。在创伤应激状态下,蛋白质不断分解,促进糖原异生,满足组织修复所需要的能量。促使分解代谢的因素不十分清楚。有研究证明,单核吞噬细胞释放的白细胞介素1(IL-1)与肌肉分解代谢有关。HOrl等认为,IL-1诱导血管内皮细胞释放前列腺素,后者促进体内的分解代谢。最近研究还发现,代谢性酸中毒引起肌红蛋白降解,其产物通过糖皮质激素相关机制促使蛋白质分解。能量代谢的另一特征为细胞的抗胰岛素性。病人摄入胰岛素后,血中胰岛素浓度升高,而靶细胞对胰岛素的反应性降低,表现为不完全性抑制肝糖原产生,内脏器官对葡萄糖的摄取减少,同时妨碍外周组织细胞对葡萄糖的利用,结果血糖升高,出现高血糖症。

4. 高血钾、血磷 挤压坏死的肌肉释放大量的钾离子。肾功能障碍时,钾排出受阻,出现高钾血症。挤压综合征高钾血症还与机体代谢紊乱有关。代谢性酸中毒血中 H^+ 向细胞内渗入,K^+ 向细胞外逸出,以维持细胞内、外的电解质平衡。另外,尿钾的排泄量通常反映远曲小管分泌钾的速率。然而肾小管的病变妨碍钾的排出,血钾仍升高。

挤压伤机体组织受到破坏,尤其是骨骼肌损伤,释放大量的磷,进入血液循环。体内高分解状态和代谢性酸中毒使血磷进一步升高,有时甚至达 6.78mmol/L。肾脏排磷障碍,更加重高血磷的临床症状。高血磷往往并发低血钙,低血钙持续至多尿期血磷恢复正常为止。血中钙、磷的生化反应机制有待研究。

（三）发病机制

当肢体遭砸压,筋膜间区内的肌肉出血、肿胀,使间区内容物的体积增加,由于受骨筋膜管的约束,不能向周围扩张,而使间区内压力增高。压力增高使间区内淋巴与静脉回流的阻力增加,而静脉压增高,进而使毛细血管内压力增高,从而渗出增加,更增加了间隔区内容物的体积,使间区内压进一步升高,形成恶性循环,即内容物增加,内压升高,静脉压升高,毛细血管压升高,渗透增加,内容物增加。一般情况下,间隔区内压增高,均不至大于该间区内动脉干收缩压,因而通过该间隔区供养远端的动脉血流减少,但不至中断,肢体远端脉搏减弱以至摸不清,但末端均有血运而不至坏死。由于间隔区内压的增高可使区内组织毛细血管压闭,微循环受阻致组织灌流减少,因缺血、缺氧而坏死。毛细血管在缺氧状态下,其通透性增加,又增加了渗出,形成恶性循环。损伤的肌肉和坏死的组织释放大量肌红蛋白,肌酸、肌酐、酸性代谢产物、血管活性物质和组织毒素。诸多代谢毒性产物损害体内正常的生理代谢和平衡,从而引起肾功能不全甚或衰竭等临床综合征。

第二节　挤压伤及挤压综合征的临床表现与诊断

一、病　史

肢体肿胀程度与挤压持续时间、挤压物的轻重有关。应注意询问肢体受挤压的范围和挤压时间,肢体解除压迫后肿胀时间和肿胀程度,受伤后病人的精神状态、意识情况及有无恶心、呕吐。观察尿量与尿色。红棕色、深褐色或茶色尿应高度怀疑肌红蛋白尿。

近年,自身体重压迫、手术体位压迫、煤气中毒或过量服用安眠药致长时间昏睡、手术时缚气压止血带、小夹板、石膏固定、应用抗休克裤等引起挤压伤和挤压综合征的报道较多。对这类病人需要了解肢体受压情况及持续时间。同时应了解当时医源性因素,如止血带使用情况、压力大小等。

二、挤压伤的临床表现

受压部位常有压痕、皮肤擦伤。肢体呈渐进性肿胀。皮肤张力显著增加，皮肤紧张、发亮，触诊较硬。受压部位或其远端可出现片状红斑、皮下瘀血和水疱。肢体远端皮肤发白，皮温降低。伤肢远端血管搏动早期多可触及，筋膜腔内压力增高时可逐渐减弱或消失。肢体运动障碍，受累筋膜腔内肌肉收缩无力，被动牵拉肌肉时引起患肢剧烈疼痛。肢体关节活动受限，神经分布区域感觉减退，可出现片状麻木区。

部分病人受压部位解除压迫后，皮肤外观无明显异常，有的还保留一定的关节功能，常被误视为轻伤，而引起严重后果。

挤压范围广泛时，解除压迫后，由于肢体严重缺血、缺氧及再灌注损伤的作用，毛细血管通透性明显增加，大量血浆和含电解质的液体由血管内渗入组织间隙，血容量突然减少，可出现休克症状。

视挤压部位不同，临床表现大致可分如下两类：

（一）小腿、前臂

两者解剖特征相似，均有两根长管状骨，其间以坚韧的骨间膜联系，各筋膜腔均为坚厚、致密的筋膜与肌间隔包绕。肢体受挤压后，肌肉组织肿胀、出血，筋膜腔内压力迅速增高，可于短时间内发展为挤压伤（筋膜间隔综合征），以小腿为例：

1. 小腿 有四个筋膜腔，其中小腿前侧筋膜腔，又叫胫前筋膜腔。最易累及此筋膜腔内的重要结构有伸𧿹肌、伸趾肌、胫前肌、腓深神经、胫前动脉。小腿前侧筋膜腔受挤压后，腔内压力增高，主要表现为小腿前外侧皮肤紧张、压痛、红肿、水疱，伸𧿹、伸趾困难，被动屈曲各趾时引起小腿前外侧剧烈疼痛。皮肤感觉障碍区主要位于第1、2跖骨间。足背动脉搏动正常或减弱，筋膜腔内压力明显增高时足背动脉搏动可消失。

小腿外侧筋膜腔，主要结构有腓骨长肌、腓骨短肌、腓浅神经。挤压伤时足踝外翻受限，被动内翻足引起疼痛。小腿压痛和皮肤紧张区域于腓骨外侧。

小腿后浅筋膜腔，主要结构是小腿三头肌。临床表现为小腿后侧肿胀、压痛，足跖屈畸形，被动背伸踝关节时小腿后侧剧痛，且有明显阻力。

小腿后深筋膜腔，主要结构有屈趾肌、胫后肌、胫后神经和胫后动脉。压痛点位于小腿内侧，跟腱与胫骨内侧缘之间。小腿后侧深压痛，足趾屈曲，被动伸趾时引起疼痛。足底内侧麻木。

2. 前臂 挤压伤多见于骨折后夹板、石膏固定、伤口包扎过紧或重物挤压，且以掌侧挤压伤多见。挤压伤时出现屈𧿹、屈指无力，被动伸𧿹、伸指时引起疼痛。屈肌肌腹部压痛。筋膜腔压力明显增高时出现正中神经和尺神经受累症状。

（二）大腿、上臂、臀部

其筋膜腔容积相对较大，没有骨间膜的约束，筋膜腔内压力升高相对较为缓慢，故挤压伤的发病率较低。

1. 大腿 筋膜腔容积较大。髂胫束较坚韧，而肌间隔和深筋膜对筋膜腔内组织的限制作用不如小腿筋膜强。股四头肌筋膜腔由股外侧肌与股二头肌之间的外侧间隔和股内侧肌与内收肌群间的内侧肌间隔,连接阔筋膜,围绕股四头肌而形成。大腿的神经并不恒定地位于某一特定的筋膜腔内,且股神经皮支和股外侧皮神经不受筋膜腔的限制,因此神经挤压症状常不明显。由于大腿筋膜腔的解剖特点,腔内压力升高远较小腿筋膜腔缓慢。一般症状为大腿前侧疼痛,局部肿胀,皮肤张力大。病变可局限于一侧的肌肉,该肌腹部肿胀。膝关节屈曲受限,被动屈膝时,大腿前侧剧痛。

2. 臀部 挤压伤可见于臀部挤压、殴打伤后,或者长时间自身体重压迫,例如长时间手术体位压迫等。主要表现为臀部皮肤红斑、硬结、疼痛,臀区肿胀伴明显皮肤张力增高。被动屈髋时引起臀部剧痛。部分病人可出现坐骨神经受累症状。

3. 上臂 挤压伤较少见,多系重物压迫或因服用过量安眠药、煤气中毒等身体自压所致。临床表现主要是上臂前侧肿胀、疼痛。肘关节呈半屈位,上臂前侧皮肤张力高、压痛,被动伸直的上臂屈侧疼痛加剧。严重时累及正中神经和桡神经,并出现相应症状体征。上臂后筋膜腔内有肱三头肌、肱深动脉、尺神经。挤压伤时上臂后侧肿痛,肘关节活动受限,被动屈肘时上臂后侧剧痛。

三、挤压伤及挤压综合征的诊断步骤

挤压伤及挤压综合征病情变化快,对机体损伤严重,治疗复杂,死亡率高。因此,密切观察病情变化,及时诊断是防治挤压综合征及其并发症,降低死亡率的基本条件。

(一) 挤压伤的诊断步骤

1. 局部症状和体征 受挤压肢体肿胀,皮肤紧张、发亮,可见点状红斑、皮下淤血和水疱。触诊局部较硬,压痛明显。肌肉无力,功能丧失,关节活动受限。被动活动关节,牵拉肌肉时引起剧痛。肢体远端感觉减退。动脉搏动可触及,严重者减弱或消失。可进行动脉搏动描记图或者血管造影,了解挤压伤肢体的血管反应和血流情况。B 型超声图像显示肌肉厚度变化,有助于肌肉损伤和反应程度的判断。后期可做肌电图检查,了解神经、肌肉损伤情况和范围。一过性肌红蛋白尿,尿色为深褐色或红棕色,尿液呈酸性。

2. 筋膜腔内组织压测定 筋膜腔内组织压>4.0kPa(30mmHg),临床症状符合时,可以诊断挤压伤。病人全身循环衰竭,血压降低时,较低的筋膜腔内组织压即可引起肌肉灌注不良,肌肉缺血、坏死,发生挤压伤。临床检诊时,应予注意。

最简单的测压装置为 Whiteside 法,现代的测压装置设计有较多改进,如应用带有多个侧孔的测压针头,针孔内安置增加侧位敏感度的吸湿性海绵条等。刘瑞林等测得正常筋膜间区压力在 1.67kPa(12.57mmHg)左右。陈延航应用自行设计的微型传感器组织液压测量仪测得正常筋膜间区内的压力可以负值,正常不超过 1.3kPa(10mmHg)。作者利用监测静脉压装置,直接测定小腿后深间室压力,发现压力差异比较大,而且随体位改变而变化,但是正常压力不会超出 30mmHg。

(二) 挤压综合征的诊断步骤

(1) 挤压伤病史和临床表现。

（2）严重肌红蛋白尿、少尿（<400ml/24h）或尿闭（<100ml/24h）。

（3）脱水、创伤性休克、代谢性酸中毒等全身循环衰竭的临床表现,应进行中心静脉压（有条件时肺动脉楔压）和血气监测。

（4）高血钾、高血磷、低血钙、氮质血症等急性肾衰竭的临床表现。

（5）血生化检验包括血钾、钠、氯、钙、磷、BUN、肌酸及肌酐检验。测定某些肌肉细胞内的酶如谷草转氨酶、肌酸磷酸激酶,血中这些酶含量增长越快,反映肌肉缺血、坏死的程度越严重。

（6）尿液检查即尿常规、尿比重、渗透压及肌红蛋白的测定与鉴别。

（7）其他辅助检查包括肾脏核素检查、B超检查等可协助了解肾脏情况。

对脂肪栓塞、DIC、ARDS、MOF等并发症,应分别进行相应的临床检查与辅助检查,以便确诊。

挤压伤病人出现持续性肌红蛋白尿,以及少尿或尿闭、高血钾、代谢性酸中毒及氮质血症等急性肾功能衰竭的一系列临床表现,即可诊断为挤压综合征。

凡病史及临床症状、体征符合挤压伤、挤压综合征的诊断,而化验检查不支持时,应严密观察病情变化,连续监测筋膜腔内压,了解局部组织压的动态变化,积极处理局部损伤。临床表现典型时应及时对症处理,以免延误抢救,造成严重后果。

第三节　挤压伤及挤压综合征的治疗

尽管近年挤压综合征的救治水平不断提高,但是发生急性肾衰竭的死亡率仍高达40%～50%。因此,强调对病人的早期诊断、治疗,防止急性肾功能衰竭及其并发症的发生、发展,具有十分重要的临床意义。

一、现场急救

现场急救包括尽早解除外部挤压,搬除或者松解挤压物。在抢救地震、山崩、交通事故、矿井塌方等受伤人员时,尽快将伤员移至安全地带,避免再次受伤。伤员解除压迫后,在无禁忌证的情况下,给予适量镇静、止痛药物,缓解紧张情绪和受伤部位的疼痛。服用碱性饮料,可用碳酸氢钠8g溶于1000ml开水中饮用。伤口妥善包扎,怀疑肢体骨折,或者肢体已有明显肿胀时,予以夹板超关节固定,临床制动,避免加重损伤,同时便于搬运伤员。患肢严禁抬高、按摩、热敷。

二、抗休克治疗

受伤肢体解除压迫后迅速肿胀,出现"第三间隙异常"。组织大量破坏,代谢产物聚集,毒素吸收,血管扩张,通透性增加,有效循环血量减少,血压下降。应及时补充液体,扩充血容量,纠正低血容量性休克和中毒性休克,保证肾血流量的供应。补液量根据休克程度和尿量来决定。一般先给平衡盐水或生理盐水,后给低分子右旋糖酐等液。右旋糖酐每日用量不超过1000ml。必要时输入血浆和新鲜血液（不宜大量输库存血,避免增加肾脏负担）。晶体液与胶体液的比例为1:1～1:1.5。输液速度应根据临床症状、血压、中心静脉压和肺动脉楔压调整。

三、保护肾脏功能

（一）尿碱化

肌肉坏死、分解代谢释放的大量细胞内成分和代谢产物，比如肌红蛋白、钾离子、肌酸、肌酐以及血管活性物质、组织毒素，对肾脏的损害较为突出。如果病人合并微循环障碍，影响肾脏的血液供应，则进一步加重肾脏的损害，影响肾脏功能。碱化尿液可以减少肌红蛋白在肾小管内的沉积。轻症者输入平衡盐，可使尿液呈碱性或中性。严重者需输入高渗碱性溶液。成人每日可输入5%碳酸氢钠溶液200~800ml。输入碱性液还可同时纠正代谢性酸中毒，降低血清钾。碱性液体的输入量要根据血、尿pH、血BUN水平及时调整。输液过程中进行血气监测，避免导致代谢性碱中毒。

（二）纠正血容量

补充血容量有助于肾脏排出肌红蛋白、代谢产物和组织毒素，有一定的利尿作用。

挤压综合征出现明显肌红蛋白尿和少尿症状时，则还需要加用利尿剂。目前常用药物为呋塞米（每次40~100mg，每日3次）、利尿酸钠（50~100mg，每日3~4次）、利尿合剂（10%葡萄糖溶液加入普鲁卡因2g，氨茶碱250mg，维生素C 1.0 g，咖啡因500mg）。已出现少尿或尿闭时，按等比级数递加速尿的剂量，可使尿量增加。如利尿作用仍不明显，不应继续盲目加大利尿剂剂量，而应采取积极措施，寻找病因，对症处理并加强支持疗法，必要时及时进行血液净化治疗。其应用指标为：

（1）少尿或无尿>24~48小时。

（2）有尿毒症症状、体征。

（3）有心衰、肺水肿、脑水肿先兆。

（4）血钾逐步高或>6.5mmol/L。

（5）BUN>22.5mmol/L；Scr>530mmol/L。

（三）解除肾血管痉挛

保护肾脏功能的必要措施，应早期应用。常用药物有654-2，每次60~80mg；罂粟碱10~20mg，肌内注射，每2~6小时1次。也可应用多巴胺、苄胺唑啉等药物静脉滴入。多巴胺可降低肾血管阻力，一般用低剂量静脉灌注[1~5μg/(kg·min)]，另外与利尿剂合用有协同作用。新近的研究显示其他血管扩张剂，如缓激肽、乙酰胆碱和前列腺素均具有利尿和保护肾功能的作用。

（四）代谢性酸中毒

目前推荐预防性透析，即用透析预防急性肾衰竭的并发症。早期透析的指征不受上述指标限制，除非有明显透析禁忌证，均应在急性肾衰竭诊断确立后及早开始预防性透析治疗。近年国内外文献均有报道示腹膜透析和血液透析的疗效相同，而腹透简易，更适用于基层医院和就地抢救。

四、挤压伤的局部处理

（一）一般处理

伤情较轻、挤压部位肿胀不明显、远端肢体无明显血运障碍和功能影响时,可采取患肢制动、抬高等保守疗法,并密切观察。如果挤压部位迅速肿胀,远端肢体血液循环发生障碍,应早期行筋膜腔切开减压术。筋膜腔减压目的在于:

（1）开放封闭的筋膜腔,避免肿胀的肌肉进一步缺血、坏死。

（2）减压引流并彻底清除坏死的肌组织后,防止或减少因有害物质吸收入血所致的肾脏负担增加和全身中毒反应。

（3）解除筋膜腔内神经、血管等非肌肉组织的压迫,有利于伤肢后期的功能恢复。

（二）截肢指征

（1）伤肢严重血运障碍或无血运,估计肢体无保留意义者。

（2）患肢经减张处理后,伤口感染不能控制,引起全身严重感染和中毒症状,危及生命者。

（3）伤肢合并严重特殊感染,如气性坏疽等。

（三）筋膜早期切开减压的指征

（1）肢体受压后进行性肿胀,局部皮肤张力显著增高并有剧烈疼痛,常伴有张力性水疱出现。

（2）肢体远端微循环障碍,皮温降低,但动脉搏动一般不消失,可有局部感觉减退。

（3）肌肉活动障碍,在前臂表现为手指伸屈障碍,小腿表现为足趾背屈及跖屈障碍。

（4）筋膜间区内的肌肉被动牵拉疼痛,在前臂掌侧间区,被动牵拉手指伸直时,明显疼痛,大都不能完全伸直手指。在小腿胫前间隔区,被动牵拉足趾跖屈引起疼痛,而在胫后深间区则被动牵拉足趾背屈引起疼痛。

（5）肌红蛋白尿。

（6）筋膜腔内压>4.00kPa(30mmHg)。

（四）筋膜切开减压术后应注意的几点

（1）对于小腿、前臂等部位挤压伤,一旦症状明显,诊断确立,即应尽早切开。

（2）切口位于肌肉丰富部位,沿肢体纵轴,避免损伤重要血管神经。

（3）行广泛的筋膜切开,彻底清除坏死肌肉。肌肉坏死与否可根据3个"C"判断:颜色(color)、收缩(contract)、循环(circulation)。

（4）切开创面以大量无菌敷料包扎,待消肿后,进行延期二期缝合,消灭创面避免感染。

五、防治感染

全身感染及其并发症是挤压综合征继急性肾衰的又一主要致死原因,且两者互相加重。

关于感染的防治应注意以下几个方面：

（1）严格无菌技术。

（2）尽早应用抗生素。强调创伤病人一到急诊室，医师边检查边抗休克的同时，就应该应用首剂抗生素。抗生素选择应广谱、联合、足量，且应避免使用对肾脏功能有较大影响的药物。

（3）积极行支持疗法，加强病人的营养。

（林　研　赵　杰）

参 考 文 献

黄显凯,姚元章,王韬,等.2008.负压封闭引流在严重多发伤创面治疗中的作用.创伤外科杂志,10:437-439.

李梦妮,董文斌.2005.丹参在缺血/再灌注损伤中的保护作用.中国急救医学,25:351-352.

权毅,潘显明,邓少林,等.2009.汶川大地震挤压伤特点与手术方法选择.中国修复重建外科杂志,23(5):549-551.

王正国.2007.创伤学基础与临床.武汉:湖北科学技术出版社,125-133.

胥少汀,葛宝丰,徐印坎.2005.实用骨科学.第3版.北京:人民军医出版社,323.

赵定麟.1999.现代创伤外科学.北京:科学出版社,1051-1062.

Better OS,Rubinstein I,Reis DN. 2003. Muscle crush compartment syndrome: fulminant local edema with threatening systemic effects. Kidney Int,63(3):1155-1157.

Gonzalez D. 2005. Crush syndrome. Crit Care Med,33(1 Suppl):S34-S41.

Greaves I,Porter KM. 2004. Consensus statement on crush injury and crush syndrome. Accid Emerg Nurs,12(1):47-52.

Porter K,Greaves I. 2003. Crush injury and crush syndrome: a consensus statement. Emerg Nurse,11(6):26-30.

Sahjian M,Frakes M. 2007. Crush injuries: pathophysiology and current treatment. Nurse Pract,32(9):13-18.

Smith J,Greaves I. 2003. Crush injury and crush syndrome: a review. J Trauma,54(5 Suppl):S226-S230.

第二章 四肢清创术及大面积软组织剥脱伤

第一节 四肢清创术的基本问题

一、概　述

在急诊创伤专业中,清创术为创伤医师所必须掌握的基本功之一,尤其是在当前情况下,因交通意外及建筑业的高速发展所引发的开放性损伤与日俱增,尽管采取各种预防措施,创伤病人仍占据急诊病例的相当数量,特别是四肢损伤。此外,在遇到重大自然灾害,如唐山地震、营口地震、邢台地震和近年来的汶川、玉树大地震等收治的病人中,开放性损伤占有很大比例。在战争情况下,开放性火器损伤的发生率更高,这就对每个外科医生提出了一个实际问题,即什么样的清创术才是规范和正确的? 因为只有在具体条件下选择正确的清创术,才能在挽救生命与肢体的前提下降低感染率,使患者创口及早愈合,恢复功能,早日投身到正常的工作和生活中去。目前虽有各种新型抗生素的出现,许多年轻医生往往忽视严格的清创技术,而是采取加大抗生素用量和品种更换,殊不知细菌的抗药性也在增加,以致清创后感染者仍较多见。即使是第三、四代抗生素大力推广的今天,也仍不能取代清创术。因此,必须重视清创术,而且这也是创伤愈合及发挥抗生素最大效应的基本条件。

二、开放性伤口的分区及特点

受损组织与外界空气交通,称为开放性创口(伤)。无论何种原因致伤,根据损伤局部的组织学改变特点进行分区,既有利于伤情判定,又可对预后评估和在治疗方式的选择有所帮助。在临床上一般将其分为以下三区:

(一) 中心区

中心区又称第一区,该区的组织直接与外界相接触并会有各种异物,如各种马路垃圾、泥土、布片及弹片等存留,这也就意味着受损伤的、与外界直接交通的各种组织已沾染了大量细菌及异物。此区属最重区,在治疗时应优先处理。

(二) 周边区

周边区即中心区的边缘部分,又称之为第二区,主要是肌肉、肌腱等各种组织的挫灭、挤压和坏死;其不仅构成异物,且由于局部缺血而成为细菌良好的培养基,易引起细菌的侵入、存留和繁殖。此区创伤也较严重,且范围较广,在处理上对受损严重的组织大多需要进行清除。

（三）震荡区

震荡区又称第三区,指伤口最外面的组织反应区。此区在外伤时由于局部组织遭受剧烈震荡暴力,而局部细胞呈现水肿、渗出、变性和血管痉挛等病理生理改变,以致其活力降低,容易导致感染蔓延。此区范围较前者更大;由于该区组织大多处于可逆转状态,因此在处理上应积极保留,以求致伤部位的功能获得最佳恢复。

上述开放性伤口分区仅属一般性概念,视致伤原因及程度的不同而有所差异。在锐性损伤时第二区和第三区一般范围较小,钝性暴力时则范围较大,而火器伤最为严重。因骨折断端刺破所引起的创口损伤也较轻。

根据上述分区特点,临床医师必须设法将第一区内的各种异物清除;切除第二区的失活组织,以消除造成感染的原因及条件。对第三区的组织应予以保护,切勿任意切除或切开检查,尤其是在邻近主要血管、神经及脏器的部位。

三、清创的时机

清创的时间,目前仍认为在伤后 6~8 小时以内为宜。但如果病人是掉在污染严重的下水道或河流里,即便是 1~2 小时,创口就可以呈灰色,说明有毒性强的细菌侵入,尤其在炎热的夏季。这时,只能清创,而不能缝合。反之,若在伤后初期已经得到处理,污染较重者,在 24 小时以后创口基本上呈鲜红色者,仍可在细致地清创后,并在密切的观察下将创口闭合,并同时配合广谱抗生素的应用。但对于手掌、拇指和小指腱鞘破裂者,在伤后超过 6~8 小时就不应缝合,以防引起蜂窝织炎。总之,清创术的时机应视患者伤情、创口的具体情况及处理条件等不同酌情而定。

四、清创术的术前准备

（一）施术人员准备

不应把清创术看成一般性手术,尤其是对于创面较大、伤情严重和全身状态危重的开放性损伤,包括汽车挤压伤、辗压伤等,往往需要有临床经验的高年资医师亲临现场处理。因为不同原因所造成的开放性损伤差别巨大,而且创口情况千变万化各不相同,属于不定型的手术。因此,稍许较大或部位重要的(头、面、颈及关节等部位)清创术,均需要有相当临床经验的外科医生主持或指导手术,在人员安排上需要适当地调整和加强。

（二）对病人全身及创口局部伤情应认真了解与准备

（1）术前必须了解患者的全身状态,尤应注意有无多发伤、是否伴有休克等。

（2）尽快确定伤口的范围、深度以及损伤的组织,并让患者手指或足趾进行自主活动,检查四肢的感觉功能,以求及时判定有无神经、肌腱损伤。

（3）应注意桡动脉或足背动脉有无搏动,并以此来判定是否合并有血管损伤。

（4）对创口污染严重者,可酌情选用肥皂液、汽油、酒精及生理盐水等将创口周围皮肤加以清拭,或冲洗(图 10-2-1-1),除去明显的污物,然后剃除毛发,再以消毒敷料遮盖,等待麻醉及手术。

（三）预防感染

由于创口与空气接触，必然有数量不等、种类不同的细菌侵入引起污染。因此，必须注意预防感染，包括一般广谱抗生素的使用，破伤风抗毒素的常规应用，并酌情备血、输液及输血，以求增强全身抵抗力和抗感染能力。

第二节　清创术的实施及要求

一、麻醉与止血带备用

（一）麻醉的选择

根据伤势及创伤部位的不同，可酌情选用硬膜

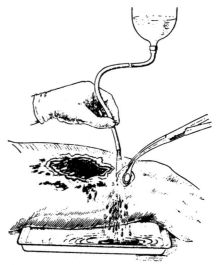

图 10-2-1-1　清洗创口周边皮肤示意图

外、臂丛麻醉等。范围较小或病人情况不稳时，则应选择局部浸润麻醉。对创面较大、病人躁动不安或伴有多处损伤者，选用全身麻醉较为安全。

（二）止血带的备用

在对四肢清创时，除非有动脉性大出血、手术时间过久以及手部手术，一般不宜使用止血带，以防影响对坏死组织的判断，并防止增加第三区组织由于中断血供，引起缺氧而降低其生活机能，甚至造成坏死。对创口内出血，一般多采用纱布充填的方式止血，必要时外缚以绷带，并稍许加压。但止血带必须准备，以防万一有大出血时应急使用。

二、局部消毒

伤口周围皮肤按常规选用碘伏、2.5% 碘酒酊剂及 75% 酒精消毒，其他如新洁尔灭等消毒液也可酌情选用。但在操作过程中注意不要使药液流入伤口而伤及正常组织。然后覆盖手术巾，准备手术。对创口大出血者，可在消毒后再松开绷带等肢体包扎物。

三、切除创口皮缘及已坏死的组织

清创术术式的选择与具体情况密切相关。在群发性事件或战争情况下，因伤员多，为保证多数人的生命和肢体，清创术大多选择快速的"冲洗"方式；而在伤员少，医护人员充裕的情况下，为保证理想疗效，大多选用"干扩"清创术。

1. "干扩"清创术　第一步是皮肤切除，即将创口边缘呈细条状切除 1~2cm。切除皮缘不应太宽，尤其是手指及面颊部更不能太宽（原则上勿需切除，仅用刀片刮除污染物，或切去薄薄一片）。对大创口的每一侧创缘，在切除后应更换一把清洁的刀片，并在切除皮缘后治疗巾保护，以减少再污染的机会。术中对坏死的、污染的、不出血的皮下组织都要切除干净，直到健康（出血）部位为止。剥脱伤皮瓣上的皮下组织要彻底切除，仅保留皮肤作全厚植皮用。皮瓣创缘的皮下组织必须切除到出血处。全部皮缘切除后，更换手套及刀柄、刀

片、镊子和血管钳等,并重新用手术巾保护创口,以便对深部组织进行清创(图 10-2-2-1)。

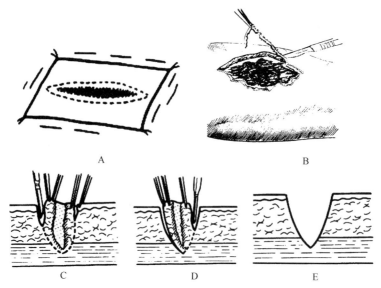

图 10-2-2-1 "干扩"清创术示意图

A. 消毒、铺单后切除范围(虚线表示);B. 正面观;C、D. 剖面观;E. 干性清创术后剖面观

此时需要检查皮下有无囊性空腔。如有,则将其纵行切开并清除异物(图 10-2-2-2)。对因大面积严重挫伤缺乏生机的皮肤也需切除,特别是基底位于肢体远端的逆行皮瓣,应将其分层切除,直至出血为止。切不可盲目地将其直接缝回原处,组织既难以成活,又易产生组织液化,并且会促进感染。对创口深部有损伤或下方张力过大时,可将深筋膜作纵行或十字切开进行探查及减压(图 10-2-2-3),以防引起骨筋膜室综合征。

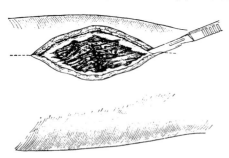

图 10-2-2-2 对损伤范围较大需进行探查者,可沿创口纵行切开示意图

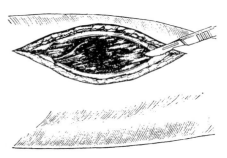

图 10-2-2-3 必要时对深筋膜作纵行(或"+"字形)切开示意图

2. "冲洗"清创术 又称"湿扩",即在批量伤员抵达,医务人员人力不足时,为了挽救多数人的生命和肢体,采取快速的冲洗清创术。操作时,先清洗创口周围皮肤,之后用生理盐水从污染最重的中心区向周边部冲洗,并清除异物及坏死组织,直至"干净"为止。

四、清除深部失活组织

对深部组织的清创,主要是将坏死的肌肉进行切除,直到出血及钳夹肌组织有收缩反应时为止(图10-2-2-4)。对坏死的肌肉组织切勿姑息,这不仅是一般化脓性细菌而且是厌氧性细菌的良好培养基。对肌腱、神经和血管应尽可能地保留。此时应再次更换手术巾、手套和手术常规器械后继续进行。

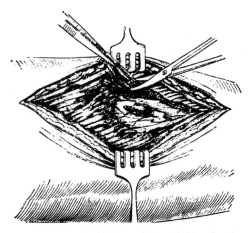

图 10-2-2-4 切除坏死及失去活力的肌肉组织(坏死区可用剪刀),与正常组织交界处尽量用刀切示意图

五、对特殊组织的清创

对特殊组织的清创指血管、神经干、肌腱及骨折断端的清创,现分述如下:

(一)血管清创

主要血管如污染明显,可将其外膜切除。如果部分断裂且裂口不大者,可直接缝合或修补缝合。完全断裂、挫灭、血栓闭塞者,则需将其切除后吻合或移植,以保证肢体的血供。血管吻合方式有端-端吻合、端-侧吻合和血管移植等。术后必须密切观察肢体的血循状态,必要时作进一步处理。对一般小血管损伤,如属终末血管,并直接影响组织血供、在条件许可情况下仍应争取将其缝合(细小血管可在手术显微镜下进行)。

(二)神经清创

对污染轻者,可用低温生理盐水纱布小心轻拭。污染严重者,则应细心切除神经鞘外的薄膜,并尽可能地保留其分支。神经断裂者,争取在清创彻底的前提下将其缝合;缺损者,则需移植缝合,或是缩短肢体后行神经端端吻合。

(三)骨折断端的清创

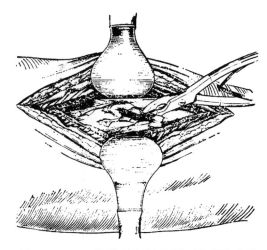

图 10-2-2-5 对污染的组织,可用刀片刮除或用咬骨钳咬去示意图

污染明显者,可用刀片刮除或用咬骨钳、骨凿等将表面切除(图 10-2-2-5);污染进入髓腔者,用刮匙刮除。与周围组织失去联系的骨片,尽可能地清除污染后放归原处。严重污染的小碎骨片可酌情将其摘除,但不可过多,以免形成骨不连接。对骨折端的复位可在直视下进行。横断骨折多需在牵引下用骨钩或大手巾牵拉复位。斜行、粉碎型骨折,牵引肢体远端即可获得复位,而后根据骨折特点及创口的污染情况等,选用卧床牵引、石膏固定或外固定支架等方法使骨折端获得确实的制动。在能够控制感染的前提下,也可选用相应的内固定物,包括钢板、髓内钉及钢

丝等(图 10-2-2-6)。

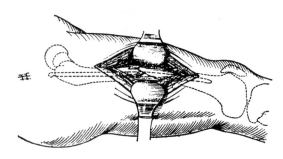

图 10-2-2-6　术中可酌情选用内固定(图示以股骨髓内钉固定术为例)示意图

（四）肌腱组织清创

对断离的肌腱一般不作初期缝合或移植,仅修剪其不整齐部分,清创后利用附近软组织加以覆盖,以备日后选择性重建。但对手部外伤应按手部外伤处理要求进行。

（五）关节囊清创

凡波及关节的创伤应高度重视,因关节内腔的污染随着关节液的弥散而可扩延至整个关节腔。因此,在清创时务必彻底。术中可用含有抗生素的液体冲洗。对关节囊、韧带等重要组织应尽力保留,如有缺损可用邻近组织修复或替代,尽可能保持关节囊的完整和闭合状态。

六、清创后伤口处理

（一）酌情冲洗创口

清创完毕后,如局部较干净,可用低温(5～10℃)灭菌瓶装生理盐水冲洗局部,以清除不易为肉眼发现的异物和凝血块等(图 10-2-2-7)。

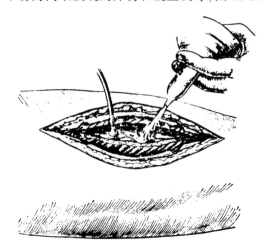

图 10-2-2-7　清创术毕,可用灭菌之冰盐水冲洗术野,切勿加压示意图

（二）创口留置引流条

清创术毕,除手指外一般均应留置橡皮管(片)引流,但应避免直接放在缝合的裂口之中,可在健康皮肤及肢体最低的部位另做 1～2 个切口。如此,不仅避免因创口张力过高而使创口崩裂,又可防止血肿形成而增加张力及感染。对贯通伤,在出入口处均应作引流,盲管伤酌情在相对应部位引流。

（三）缝合创口

在彻底清除坏死、挫灭组织和异物后,对 6～8 小时以内的创口,应在无张力的情况下将其缝合。超过 8 小时，或已形成感染趋势者，则不宜缝合，以防张力过大和引流不畅而引起严重的蜂窝织炎。对火器伤伤口清创后一般均不作初期缝合，但颜面、眼睑及头皮等部位除外；肌腱或神经外露的手部伤，需用皮肤覆盖并尽量缝合，或酌情选用游离植皮闭合伤口；外阴部做缝合或定位缝合。

（四）肢体包扎固定

常选用吸水性强的厚纱布垫覆盖于伤口上，并用胶布固定，切勿贴成环形。绷带包扎时不要过紧，以防组织肿胀和血循环不畅。对无骨折的广泛软组织伤亦需固定，以减轻肢体的疼痛和防止感染扩散。一般采用石膏托或制式夹板，外加绷带包扎。搬运时患肢需抬高，并将手指和足趾露出，经常注意观察末梢血循环状况。发现有循环障碍时，应及时拆开检查后重新固定。对创面大，需经常换药并伴有骨折者，也可选用外支架固定技术。

第三节　清创术后的处理
一、基 本 处 理

（一）注意肢体的体位及保温

术后肢体一般应放置在高于心脏的位置，但肢体动脉损伤及血循不佳时，应酌情处理；并让未固定的手指或足趾充分活动，以促进静脉回流。冬天可用消毒棉花包扎保温，切忌突然快速加热，以致肢体代谢增加，有导致坏死的危险，此种事例临床上并不少见。

（二）注意对创口的观察

在一般情况下，于清创后 3~5 天内体温可高达 39℃ 左右，尤其是创面较大之皮瓣撕脱或皮下广泛潜行剥离者。此时如全身情况良好，创口无跳痛及淋巴结肿大，则勿需特殊处理。如发现创口张力较大，可拆去一至数针缝线，以减轻张力。创口有明显的红、肿、热及跳痛等征象，则表示有感染情况，应拆除大部或全部缝线，使其敞开引流。对创口有鲜血流出、渗液过多、闻之有恶臭或有捻发音者，也应立即打开伤口检查，并采取相应措施。

（三）抗生素的使用

一般是在清创前肌内注射广谱抗生素。当前仍多选用青霉素（80 万~200 万 U）和链霉素（0.5g）以使创口内形成保护性凝块，此对预防感染有一定疗效。清创时间超过 4~6 小时者，则需重复注射一次。术后也应根据伤情及创面细菌培养及药物敏感试验选用有效的抗生素。但需要强调的是，任何抗生素都不能代替严格的清创术及术后创口的引流，也不能因为有了抗生素而可以放弃观察或马虎行事。

（四）加强营养

对创面较大，尤其是肢体剥脱性损伤者，应根据其血红蛋白及血浆蛋白的测定采取相应的措施以保证不出现负氮平衡；必要时可采取输血或血浆输入等措施，后者适于血浆蛋白定量低于 8g 的患者使用。

二、特 殊 处 理

（一）对骨折定期拍片复查

对有骨折者除复位及石膏固定后立即常规拍摄正、侧位 X 线片,并对复位欠佳者力争在 2 小时内重新复位(如已超过 2 小时,则对创口愈合不利,一般需等到创口愈合、皮肤恢复正常后进行)外,应酌情定期拍片复查,以观察骨折对位,并及时加以矫正。对成角畸形者宜在 3～4 周时,以楔形切开石膏矫正为佳;对伴有其他畸形者,可通过手法或持续牵引改变牵引方向或重量等方式来矫正。

（二）石膏开窗及引流条的拔出

清创后的肢体凡采用石膏固定者,应在创口局部及放置引流管处将石膏开窗,并在窗口处垫以无菌敷料,以防由于压力降低而引起水疱或血肿形成。引流条一般于术后 24～48 小时取出,再用无菌敷料遮盖并包扎。

（三）拆线

如创口愈合良好,不必急于拆线,一般在 2～3 周,使创口边缘正常愈合后(或是腐肉自行脱落)再行拆线,过早拆线(8 天左右)有使创口裂开的危险。污染的创口愈合时间较长,大多在 3 周左右。

第四节　几种特殊创口的清创处理
一、深在创口的处理

如创口深在,一般情况下对创口的深部不做缝合;但如果深处有神经、血管、骨骼等组织时,最好将邻近的肌肉稍加转移覆盖其上,并加以缝合即可(图 10-2-4-1)。主要根据伤员全身情况、局部污染程度、伤后时间、清创程度及术后医疗条件等决定清创后是否进行初期缝合。时间因素较为恒定,其他因素多有较大变动。因此,在其他因素允许时,伤后 8 小时内得到清创处理的可作初期缝合;8～24 小时以定位缝合加引流或仅作引流、争取延期缝合较为适当;24 小时后清创的仅作引流,争取延期愈合;但手部伤除外,如创口内有神经、血管、肌腱、骨骼暴露时,即使不作初期缝合,也要用邻近肌瓣将其覆盖,并作简单的定位缝合,以防暴露及感染造成不良后果;如局部张力过大,则需酌情做正式的肌瓣转移手术。

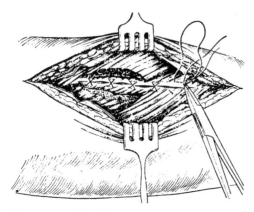

图 10-2-4-1　如深部有重要神经、血管或骨骼外露,可用邻近肌组织缝合遮盖示意图

二、已感染伤口的处理

对来院时已经感染的创口,原则上应切开皮肤和深筋膜以扩大伤口,并充分减压引流、清除异物、凝血块和游离的坏死组织,一般不作组织清创处理,以防炎症扩散。肢体应以石膏托或开窗石膏管型制动。

三、皮肤缺损的修复

当皮肤缺损时,不应强行缝合,以防压迫第三区组织而引起坏死,增加局部张力和促进感染,尤以小腿处创口皮肤缺损多见。但创面敞开也有感染可能,因此可根据患者全身状态、局部缺损大小及部位等情况,进行减张缝合、皮瓣转移、肌瓣转移、或是采取游离植皮等措施来覆盖创面(图 10-2-4-2)。减张切开缝合主要用于皮肤缺损较多不能直接缝合或勉强缝合后张力过大时,可在距原伤口一侧或两侧 5~6cm 处作等长的减张伤口。减张切口可酌情直接缝合或进行中厚皮片植皮。本手术的操作较为复杂,费时较多,术前充分准备,术中认真操作,切不可草率行事而引起不良后果,包括局部感染、皮肤坏死等。对不能作初期缝合的创口,可用湿纱布覆盖、引流,引流物要深入到创腔各个死角,切不要起填塞作用。长伤口可在两端缝合 2~3 针使伤口缩小,争取延期缝合(图 10-2-4-3)。对软组织深厚的大腿开放伤,清创术后应在伤肢背面低位作对口引流;即从股二头肌和股外侧肌间隙用长止血钳将其分开直到皮下,切开皮肤、皮下组织和深筋膜,将引流条放到原伤口底部进行引流(图10-2-4-4)。

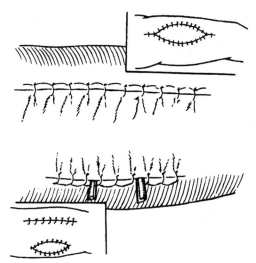

图 10-2-4-2　皮肤缺损时,可酌情选用植皮或
减张切开等来修复创面示意图

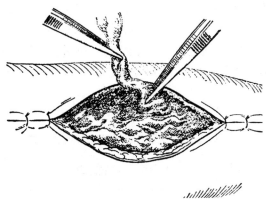

图 10-2-4-3　充分引流示意图

四、开放性骨折的治疗

开放性骨折,应通过清创术将其变成闭合性骨折。然后按闭合性骨折进行治疗。因

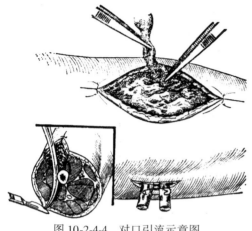

图 10-2-4-4 对口引流示意图

此,其治疗方法与闭合性骨折者相类同。根据骨折的部位、类型等情况不同而酌情选用牵引、手法、石膏、持续牵引等方法。目前许多人主张采用骨外固定架治疗,不仅有利于骨折端的复位与固定,且便于护理及对创口的观察,同时可使局部的血管与神经组织得到松弛,并有利于创口内死腔的缩小。对肢体软组织缺损过多者,骨外固定架的牵引力不应过大,以防缝合处紧张而引起不良后果。骨外固定架亦有利于成角畸形及旋转畸形的矫正。

五、创口的延期缝合与二期缝合

(一) 延期缝合

一般多指清创后 4～7 日,此时伤口已有少量肉芽组织形成。如肉芽组织清洁、新鲜,无明显渗液,周围组织无明显炎症及创口对合时无张力,方可缝合伤口,此种缝合称为延期缝合。

1. 方法之一 清创后 3～7 天,全身情况良好,伤口分泌物少,创面新鲜、平整,创缘无肿胀、硬结或压痛,在创壁张力不大的情况下可以对合,此即延迟的初期缝合。为使缝合可靠,一般先用细钢丝或钛缆进行减张缝合,使创缘和创壁靠拢再缝合创缘;缝合时松紧适度,既不留死腔,又使创腔分泌物可以顺利排出,必要时加橡皮条引流;此时钢丝从一侧创缘外方 2～3cm 处穿入,绕过创底从对侧创缘外等距离部位穿出;穿过纽扣或绕过小纱布卷缝合。用同法,每隔 3～4cm 缝合一条,最后适度收紧结扎(图 10-2-4-5)。

2. 方法之二 对创缘皮肤和皮下组织用丝线作间断缝合,针距 1cm 左右,线间裂隙通畅允许排液(图 10-2-4-6);如果创面大而浅,不易缝合,可用中厚皮片植皮。

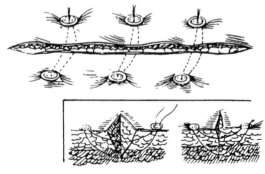

图 10-2-4-5 延期缝合之一,先用钢丝减张缝合(钢丝要穿过创底)示意图

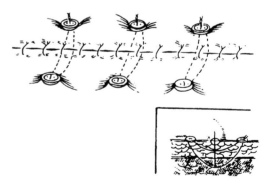

图 10-2-4-6 延期缝合之二,用丝线缝合皮肤及皮下,最后将钢丝收紧打结示意图

在缝合时,对伤口皮肤尽量少切,以减少缝合时的张力。新鲜的肉芽面,缝合前可用等

渗盐水纱布轻沾,避免擦拭以防出血。缝合时不要留有死腔,必要时增加穿过伤口底部的减张缝合。为防止积血积液,可在缝合口两端放置引流物 2 ~ 3 日,无感染表现时即可拔除。缝合后如伤口有化脓等急性炎症征,应立即拆线引流,并及时给予抗生素和其他对症及支持疗法。

(二) 二期缝合

清创后超过一周的缝合称为二期缝合,适用于因感染或后送延误了缝合时机的伤口。其中在 1 ~ 2 周之间缝合的称为早二期缝合,超过 2 周者,称为晚二期缝合。

1. 早二期缝合 因感染等原因错过了延期缝合的时机,应争取在清创后 10 ~ 14 天内二期缝合,促进伤口愈合,减少瘢痕形成,恢复其功能。方法与延期缝合类同。如果创壁已有瘢痕形成或肉芽老化,颜色灰白而无光泽,创缘硬化不易对合时,应将疤痕组织切除后缝合(图 10-2-4-7)。如张力较大或创面较大,也可先行部分缝合,先使创面缩小 1/2 ~ 2/3,然后采用薄层游离植皮闭合创面。对创面对合不可能者可考虑中厚皮片植皮。

2. 晚二期缝合 指在清创 14 日后进行。此时肉芽组织较多,常填充大部分伤口,

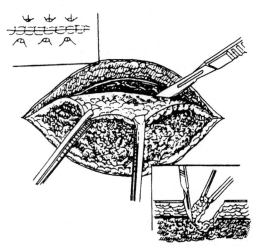

图 10-2-4-7 早二期缝合,先将底部瘢痕化组织切除,再按前法缝合示意图

但底部的纤维组织增生也多,血供较差,肉芽苍白或灰黄色。因此,应先将肉芽组织连同其底部纤维硬结一并切除(尽可能地彻底,否则易失败)。露出健康组织,再修整皮缘、彻底止血后缝合伤口。如创口张力较大,可先作减张缝合或施行减张切开,而后再使伤口对合,也可用转移皮瓣或游离植皮法闭合伤口。

以上是以平时创伤为主的清创术操作程序与注意要点,主要强调清创必须彻底,对所有坏死组织、异物和失去血供的组织都必须全部清除。这不仅有利于创口的愈合,而且对于一般感染,甚至气性坏疽和破伤风的预防都是有益的。虽然清创术的方法很多,但通过实践发现采用切除、不冲洗的方法较之冲洗的方法为好。但涉及的人力、物力及时间较多,仅适用于平时有条件的情况下使用,遇有大批伤员或是战争情况下,应仍以冲洗法为宜,可使更多的伤员迅速得救。当然其中也有技术问题及设备上的问题等,尚应因地制宜,全盘权衡。

第五节 四肢大面积皮肤剥脱伤

四肢大面积皮肤剥脱伤多见于交通事故及工厂机械事故中。近年来,随着交通业的发展,由汽车碾挫伤而致的四肢皮肤片状、脱套状及潜在性大面积皮肤剥脱伤的病例日渐增多。该类损伤伤情严重、合并伤多及创面污染严重,如处理不当,很容易造成大面积皮肤缺损、创面外露,或合并骨、肌腱等深部组织的损伤。进而并发感染、畸形愈合甚至肢体功能障碍,Ⅱ期修复困难,甚至后期需要截肢,是临床上处理较棘手的问题。因此,必须尽快、合理

地采取积极措施,以挽救生命及保存肢体,并尽全力使其功能重建。

一、剥脱伤的致伤机制

四肢皮肤的浅筋膜与深筋膜间结构比较疏松,并有一定的移动性。交通伤所致肢体剥脱伤通常由车轮沿肢体轴线一侧碾压引起。当肢体的皮肤受到强烈逆行碾挫和撕脱的暴力时,大片皮肤连同皮下组织自肢体近端从深筋膜的浅层向远端呈脱套样撕脱,上肢呈"手套样"而下肢呈"袜子样"。脱套下来的皮肤大体看仍属完整,肌肉、肌腱等深部组织可以保持完整,也可以有不同程度的挫伤及外露,还可以有骨折及关节外露。

皮肤血液供应有直接皮动脉与肌皮动脉两个系统。皮肤剥脱后,肌皮动脉断裂,若皮瓣被严重碾挫,皮动脉系统也可能损伤。此时皮瓣失去血供,如处理不当,可致皮肤坏死。多数情况下,剥脱的皮肤近端仍有蒂部与正常组织相连,通过蒂部,仍有少量动脉供血,而皮肤的断缘也可见点状出血。此时的皮肤是去是留,如何处理才能减轻患者的痛苦并取得最大收益一直是国内外创伤及骨科医师需要思考的问题。

二、大面积剥脱伤的特点

(一) 面积大

所谓大面积剥脱,系指受损部位的面积超过 5% 以上,即接近一条小腿范围(一侧小腿占体表面积的 6.5%)的皮肤及其下方组织从肢体和(或)躯干上撕脱下来。

(二) 污染重

由于此种损伤大多发生在公路或工地上,因此污染较之其他一般场合为重,且多系机动车从肢体上辗过,使撕脱之皮瓣内层可能在地上辗转,以致使马路上各种垃圾贴附到皮下及肌层组织上。而因机床误伤引起的撕裂伤,其创面污染程度相对较轻,但油垢较多,不易清理。

(三) 损伤重

由于撕脱的皮瓣大多经过严重挤压,除广泛撕裂外,其皮肤及皮下组织等多伴有严重挫伤,甚至坏死性改变,用其再植,成活率较正常皮肤为低。

(四) 失血多

由于撕裂伤不仅本身面积大,且由于被撕脱的肌皮瓣和肢体(躯体)侧均有创面,即 5% 大小的撕裂伤,其出血创面为 10%。因此,失血量较其他损伤为多。

(五) 合并伤多

由于造成大面积皮肤剥脱伤的暴力大多十分剧烈,尤以交通事故居多。因此,除被撕裂的局部可能伴有骨折及血管神经损伤外,远隔部位也可同时受累,以颅脑伤及胸腹脏器伤多发。

三、大面积皮肤剥脱伤的处理原则与要求

（一）全身处理

除注意保持呼吸道通畅和积极防治休克外,应迅速判定全身有无更为重要的脏器损伤,并权衡其危险程度,酌情排列处理先后顺序;或在清创同时进行处理,也可在观察后处理,但应注意切勿延误病情及失去最佳的治疗时机。此外,应同时给予大剂量广谱抗生素、破伤风抗毒血清、输液及备血等。必要时进行心肺监护及中心静脉压观测。失血多者应立即输血,并对出血处施以加压包扎或临时性血管结扎。

（二）创面局部处理

1. 麻醉 多需全身麻醉,以减少突发的精神刺激和创面刺激,并便于对全身情况的观察与控制。也可酌情选用硬膜外或臂丛麻醉,但局部浸润麻醉不宜选用。

2. 消毒 应快速将创缘污物清除及擦拭干净,并将肉眼可见、易摘取的异物清除。然后再按清创术的要求消毒及铺单。

3. 创口冲洗 视创口局部污染情况、来院时间及全身情况等不同酌情而定。凡有下列情况者,可用生理盐水或特制的消毒液冲洗。常用的冲洗液除灭菌生理盐水外,另有1‰的新洁尔灭、1‰的洗必泰或抗生素溶液(需先作药敏)等可供选用。针对不同情况的处理要点如下:

（1）创口污染极为严重者:多系交通事故,尤以雨天道路泥泞时容易发生,因创口内有大量"马路垃圾"难以一一摘除,此时可选择先冲洗的方式。但此时水压不宜过高,在用冲洗吊瓶冲洗情况下,冲洗吊瓶的高度距伤口1m左右即可。

（2）伤后时间较长者:指伤后6小时以上、创面已出现早期炎性反应及组织显示水肿、变性、渗出改变的患者。应将污染源冲洗、稀释,并在局部使用消毒液以求及早控制感染。

（3）全身情况危重者:在此种情况下,如将手术时间持续过久,势必使病情进一步恶化,甚至增加死亡的机会,故应予以快速的清创方式闭合创面,以求挽救生命。

（4）大批伤员到来时:在人力、物力难以全面开展情况下,应力争快速将大多数伤员在清创最佳时限之内完成。此时如采用"干扩"则难以完成,而冲洗法因其简便快速,可在最短时间内使全部伤员获得相似的初期处理,从而保证了绝大多数伤者的疗效。

（5）在医疗条件不稳定情况下:指地震灾区及战争情况下,医疗单位随时有可能转移或疏散到其他地区可能时,均应选择冲洗处理。

4. 清创术 其基本方法、要求及操作步骤等均与前述一致,但在大块皮瓣或袜套式剥脱者的具体清创步骤上,应特别强调以下几点:

（1）倒置皮瓣清创的基本要求:倒置皮瓣的边缘,实际上是肢体的近侧端,由于血管逆行,该处血供最差。在此情况下,对生活能力较强的皮肤应尽量保留,除皮缘及已坏死者外,不应任意切除。对失去血供的皮下脂肪组织则由边缘至蒂部逐段切除,直达有出血处为止,切勿存留过多,以致术后组织液化坏死而影响皮肤的存活。在切除皮下脂肪时,尽可能地使用刀片切除,不宜用剪刀剪除,因后者会降低皮瓣的存活率。从功能上来讲,全层皮肤最佳;但从存活角度要求,皮层愈薄,越易存活;因此在切除皮下脂肪时,需全面考虑皮肤存留的厚度。

（2）皮片切开：切除皮下脂肪后的皮片缝回原位时正如植皮术一样，皮片愈薄愈容易存活，尤其是当创面基底部血供不佳时，植入修薄后的皮片大多或全部存活。但同样厚度的皮片，同样的创面，如果在皮片基底部下方有血肿时，不仅降低皮片存活率，而且也易引起皮片坏死。为此，对较大的皮片采取每间隔一定距离作一切口，或呈网眼状切开，以便于引流。后者尤适用于同时伴有皮肤缺损者，可增加 10% ~ 20% 的皮片面积。

（3）创面包扎：这是一个重要的、但易被忽视的临床问题，其重要性不亚于手术本身。如果对缝合回去的皮瓣包扎过紧，则易引起缺血坏死；而包扎过松，可因创面下方出血而出现愈合不良。因此，在创面区最好先敷以大片纱布，再于其上方均匀地放置消毒废纱丝，而后再包以脱脂棉纸。在此过程中切不可有环状纱条缠绕影响肢体血供。而后，用湿透的绷带对创面稍许加压包扎，肢体外方再用石膏托固定，趾（指）端显露在外，以便观察。

四、大面积皮肤剥脱伤的治疗

（一）原位缝合

此方法仅适用于损伤较轻，剥脱的皮肤有良好的血运，其深部的皮下组织与正常组织间有相通的毛细血管网络，且剥脱的皮肤及皮下组织未被严重碾压。剥脱的皮肤色泽红润，毛细血管反应良好，富有弹性，修剪组织边缘有较活跃的出血，同时皮瓣的静脉回流亦通畅，可予彻底清创后行原位缝合。若撕脱的组织血运不佳，或静脉回流不畅，可尝试吻合其主要的功能血管。有时血管挫伤严重，清创后很难直接吻合，需移植血管修复。如吻合后血供及回流明显改善，则仍可试行原位缝合。术中应彻底清创及止血，术后引流通畅，防止残腔积血及感染，密切观察皮瓣血运及回流情况。

有些剥脱的皮肤早期尚有循环，此时如将皮肤直接原位缝合，静脉网内血液淤积，组织压升高，皮肤肿胀又进一步加重，蒂部原有部分动脉血供进一步减少甚至消失，皮下静脉网内广泛微血形成而造成淤血坏死，为后期治疗带来巨大的困难。因此，在吻合损伤动脉及筋膜下静脉的同时，还要吻合皮下浅静脉以保证彻底且有效的引流，才能既保证动脉血供，又保证静脉回流通畅。直接原位缝合及吻合血管的原位缝合避免了多次反复取皮、植皮等多次手术的痛苦，并缩短手术时间，降低医疗费用，还可保留原有皮肤的全层厚度，有弹性，无瘢痕挛缩，外形美观，尽可能保留原有的感觉及活动度，是目前效果较好的治疗方法。

（二）皮片移植

全厚或中厚皮片移植也是治疗四肢剥脱伤的常见及较为迅速有效的方法。1939 年，Farmer 首次从脱套下来的皮瓣上获取全厚皮片并回植获得成功。此后，类似的报道越来越多。剥脱的皮肤及皮下组织从深筋膜的浅层脱离，若此时暴力将皮肤血运及皮下血管网广泛破坏，皮下组织碾压严重，无原位缝合指征，且仍有皮下组织保留覆盖在骨、肌腱及神经血管表面，则可选用皮片移植。若肌腱、骨等组织裸露，则必须用周围的带血运的筋膜或肌肉组织瓣覆盖。皮片可来源于原本剥脱的皮肤，将切下的皮肤彻底清除皮下脂肪组织，做成全厚或中厚皮片，缝于创面，同时可予皮片上戳多个小孔，在缓解皮片张力同时也可以引流皮下渗液积血及坏死组织，防止皮下死腔形成及皮片漂浮坏死，提高皮片成活率。若所取皮肤不足以覆盖所有创面，也可加取身体其他部位皮肤。对于断层皮片取全厚还是中厚，目前还存在争议。全厚皮片是不带皮下脂肪组织的全层皮肤,含有表皮、真皮、皮脂腺和汗腺,成活后瘢痕挛缩少,术后功能恢复良好,在这一点上要比中厚皮片有明显优势。应用皮片回植治疗脱套伤现在国内已经广泛应用。

(三) 真皮下血管网皮片、皮瓣或皮套原位回植

对于未完全剥脱的皮肤可通过除去绝大部分皮下脂肪,修剪成带有真皮下血管网的皮片、皮瓣或皮套,后两者保留皮瓣与正常组织间的蒂部,然后回植。术中也可戳数个小孔于皮片或皮瓣上,以便引流。保留真皮下血管网,使真皮下血管网尽早与受区建立交通,促使皮瓣成活,且成活后的皮肤感觉恢复快,功能好,术后无皮肤挛缩,外观接近正常,有良好的色泽和弹性。这是因为皮片内保存了神经末梢感受器和各种神经小体,使其神经功能得到较早和较完全的恢复。保留蒂部,可提高皮瓣的存活率,其蒂部皮肤仍包含动脉的血管分支,可以通过保留的真皮下血管网供应皮瓣血供。去除皮下脂肪,接近全厚皮片,可以减少组织代谢负担,同时更好地使皮肤与软组织床贴合。该皮瓣存活后瘢痕较少,外观良好,耐磨,但在术中需注意勿将蒂部扭转。近年来,此技术在国内被广泛运用于各种四肢皮肤剥脱伤的治疗中。

(四) 各类皮瓣

当四肢皮肤大面积剥脱,并伴有创面肌腱、血管、神经和骨质外露时,则需要选择各类皮瓣进行覆盖治疗。皮瓣包括局部转移皮瓣、腹部皮瓣、小腿交叉皮瓣、局部肌皮瓣、游离背阔肌皮瓣等。

1. 局部转移皮瓣　一般来说,用局部转移皮瓣来覆盖并保护裸露的深部组织,无论是侧方转移皮瓣还是旋转皮瓣,治疗较小的皮肤缺损效果都较理想,但要避免在身体承重部位应用此皮瓣技术,例如足跟部,以防止出现继发性坏死。

2. 腹部皮瓣　腹部皮瓣是修复上肢特别是手部皮肤缺损并最大限度保留其功能的理想方法。腹部皮瓣包括皮肤、浅筋膜、部分深筋膜和皮肤附属器官,质地良好,不仅耐磨,还可为晚期手功能重建提供良好的皮肤覆盖,且移位安全,易成活,供区隐蔽,不影响美观。常用的有腹部随意皮瓣、胸脐穿支皮瓣、旋髂前动脉皮瓣以及腹部包埋皮瓣等。

3. 小腿交叉皮瓣　自 Hamilton 于 1854 年首次应用小腿交叉皮瓣并获得成功后,此皮瓣被广泛应用于下肢皮肤缺损的治疗。在进行小腿交叉皮瓣移植前,必须充分计划皮瓣的使用,供体位置和受体位置在所有的缝合点都要足够接近,以保证所取的皮瓣面积最小。以供体小腿肚的中部为皮瓣的蒂部,注意保留小隐静脉。

4. 局部肌皮瓣　用局部肌皮瓣转移治疗软组织缺损在下肢中较为常见,经常作为小腿交叉皮瓣的补充,例如腓肠肌的内侧头移植修复下肢的肌肉缺损。术后没有发现功能缺陷及步态异常,跖屈功能可以完全由比目鱼肌及腓肠肌的外侧头代偿。这种术式的最大缺陷就是术后供侧的小腿由于肌肉缺失而呈部分畸形。由于此手术一般多在紧急情况下进行,患者大多能接受这种缺陷。

5. 游离背阔肌皮瓣　1975 年,McCraw 等首次介绍了用游离背阔肌皮瓣修复足踝区域的皮肤缺损。之后,此手术被广泛应用于难度较大、其他皮瓣难以修复的缺损。但此手术要求较高的显微外科技术,且相对创伤较大,风险也较高。

（五）Integra 和 Pelnac 真皮再生支架

Integra 是由美国的 Yannas 和 Burke 于 1985 年发明开发的一种人工皮,是由一个由胶原海绵(胶原海绵是从牛的肌腱中提取)、6-硫酸软骨素和糖胺聚糖组成的内层以及一个硅胶膜外层组成的双层结构移植物,简称人工真皮。Pelnac 是由日本京都大学铃木教授根据 Integra 改良而成,主要是原材料的来源发生改变,其胶原海绵是从猪的肌腱中提取,并且是去了端肽、几乎没有抗原性、不含有 6-硫酸软骨素和糖胺聚糖。Integra 和 Pelnac 真皮再生支架的外层是薄的硅胶膜,可以起到表皮的作用,保护伤口避免感染,同时控制热量和水分的损失。内层的胶原蛋白海绵层是多孔的三维支架结构,孔径 70～110μm,有利于纤维母细胞和毛细血管向里面生长。这种多孔的结构可作为皮肤真皮细胞再生的支架,贴附创面 2～3 周可有纤维母细胞和毛细血管从创面母床和周围组织侵入胶原蛋白海绵层,胶原蛋白逐渐被降解并被新生的肉芽组织所代替。根据硅胶膜下胶原蛋白海绵层内新生肉芽组织的生长情况,一般在 2～3 周(最长不超过 36 天)撕开外层硅胶膜,可见在真皮缺损部位形成肉芽组织,再在新生的肉芽组织上植入薄层皮片,操作方法同常规植皮方法(图 10-2-5-1～图 10-2-5-3)。Integra 和 Pelnac 真皮再生支架可用于组织床条件差、无法进行 I 期植皮的伤口,或者患者一般条件差,无法忍受大创面取皮植皮的情况。

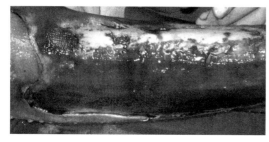

图 10-2-5-1 临床举例 右小腿大面积皮肤剥脱伤 皮肤坏死清创术后观

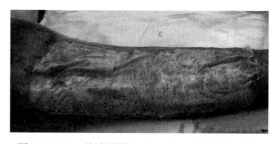

图 10-2-5-2 临床举例 用 Pelnac 真皮再生支架 覆盖皮肤创面

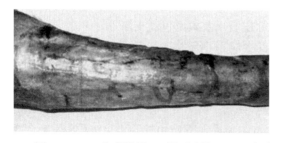

图 10-2-5-3 临床举例 2 周后去除 Pelnac 真皮 再生支架外层硅胶膜后的创面情况

Integra 和 Pelnac 真皮再生支架曾用于治疗上肢撕脱伤及下肢脱套伤、皮瓣转移,取得了较满意的效果。主要有以下优点:①使伤口处的真皮持续再生;②薄皮移植使供皮区瘢痕减少,并加快愈合;③迅速闭合伤口的同时不浪费供区皮肤;④几乎无排斥反应;⑤供区皮肤可反复获取;⑥修复后创面可形成有弹性和耐磨的自身皮肤,创面无收缩,瘢痕和色素沉着少,保证了肢体的外观和功能。

（六）负压封闭引流术

负压封闭引流术(vaccum sealing drainage,VSD)是德国医师 Fleischmann 于 20 世纪 90 年代首创的一种应用于软组织创面的新型引流术。负压封闭引流技术的原理是用内含有引流管的聚乙烯乙醇水化海藻盐泡沫敷料覆盖或填充皮肤、软组织缺损的创面,再用生物半透膜对其进行封闭,使其成为一个密闭的空间,最后把引流管接通负压源,将可控制的负压均匀作用于创面,对创面进行充分引流,并促进创面的愈合。利用 VSD 提供的引流作用与加压作用,能对皮下渗出液进行充分的引流,避免皮下积液而导致皮肤坏死,并可以减轻组织水肿,同时能使受区肌肉及筋膜与皮肤完全贴合。正确、有效的引流能达到预防感染、防止感染扩散的目的。同时,相对的真空环境也可抑制细菌的繁殖,大大减小了感染发生的概率。

随着国内外医师对 VSD 的逐渐了解,其在皮肤软组织损伤,特别是剥脱伤中的应用不断推广。对于剥脱伤原位缝合的患者,使用 VSD 可以充分引流组织间渗液,防止残腔积血及感染,减轻组织水肿,防止因水肿造成的动脉供血不足及静脉回流不畅,增加局部血流,促进皮瓣的成活。VSD 的优势在剥脱伤患者 I 期及 II 期植皮中发挥的最为明显。 I 期植皮中,VSD 可以充分引流皮下渗出液,使皮片与皮下组织紧密贴合,防止皮片漂浮及滑动,提高皮片成活率。对于伤口软组织条件较差、污染较严重无法行 I 期植皮或损伤组织界限不明时,同样也可以使用 VSD。通过负压引流,刺激颗粒组织生长,形成新鲜的软组织肉芽床,为 II 期植皮做好准备。此外,通过持续引流,可以使正常组织与坏死组织的界面清晰,伤口边缘向心性靠拢,尽可能多地保留正常组织。VSD 甚至还可以在有骨质暴露的表面使用,通过负压诱导微观变形,在细胞水平促进细胞分化、血管化及吸引生长因子在局部聚集,形成颗粒组织,以达到最后行 II 期植皮的目的。VSD 不仅为 II 期植皮争取了时间,还改善了伤口的情况,并且免去了患者换药的痛苦,同时也降低了感染的发生率。在四肢剥脱伤的治疗中,VSD 显示了其明显的优势。

必须注意的是,VSD 禁用于皮肤菲薄者、创面组织缺血者、活动性出血和有恶性病变存在的创面等。身体瘦弱、长期服用皮质激素致皮肤菲薄者,更换海绵时易发生皮肤撕脱伤;创面组织缺血者需待血运重建后才能使用。此外,VSD 在治疗大面积皮肤剥脱伤成功的关键在于术中严密止血,控制负压以防止过高的压力导致人为的骨筋膜间隔综合征;切勿将VSD 直接放在血管、神经表面以避免血管出血及神经损伤。术后监测其负压吸引的引流量;及时补充患者丢失的体液,纠正患者水电解质平衡及低蛋白血症,预防植皮区皮下软组织水肿,从而提高患者 I 期原位植皮的存活率。负压敷料的密闭性必须得到保证,同时要注意持续负压的通畅性。一旦敷料的有效负压无法保证,其植皮区皮下组织的渗液无法被有效引流,其结果可能是灾难性的。

(李 侠 韩 宁)

参 考 文 献

陈吉平,张勇军,张迪华.2010.四肢大面积皮肤脱套伤的治疗体会.医学信息,2(2):157.

段彦才.2009.四肢大面积皮肤脱套伤的治疗体会.河北医药,31(2):204.

何少生,周恒,邓文颂.2008.四肢袜套样撕脱伤的治疗体会.现代医药卫生,24(10):1500.

何燕飞,黄海东,李玉峰.2009.手部皮肤脱套伤治疗.中华实用医药杂志,9(5):332-335.

李金晟,丛海波,毕卫伟.2005.反鼓取皮法回植治疗四肢皮肤脱套伤.中华整形外科杂志,21(4):318.

李进,连仁浩,杜靖远,等.2007.游离植皮结合负压封闭引流技术治疗大面积皮肤缺损.临床外科杂志,15:471.

李靖,陈绍宗,李学拥,等.2006.封闭负压引流对创面微循环超微结构影响的实验研究.中国美容整形外科杂志,17:

75-77.

王亦璁.2007.骨与关节损伤.第4版.北京:人民卫生出版社.

杨越涛,张晓华,李英才,等.2007.反植皮联合负压封闭引流治疗肢体大面积皮肤撕脱伤.创伤外科杂志,9:231-233.

赵定麟,李增春,刘大雄,等.2008.骨科临床诊疗手册.上海:世界图书出版公司.

赵定麟.2012.现代骨科手术学.上海:世界图书出版公司.

朱宇,校佰平,毛伟民.2008.四肢大面积皮肤脱套伤原位回植32例.现代实用医学,20(5):360.

Creiga A, Angel J, Jones N, et al. 2010. The use of Intergra with a sensate fasciocutaneous pedicled flap for the salvage reconstruction of a below knee amputation after pedestrian vs train multi-planar degloving injury. J Plast Reconstr Aesthet Surg, 63: e38-e40.

Herlin C, Louhaem D, Bigprre M, et al. 2007. Use of Integra in a paediatric upper ex-tremity degloving injury. J Hand Surg Eur, 32: 179-184.

Lin TS, Jang SF, Chiang YC. 2004. Fingertip replantation using the subdermal pocket procedure. Plast Reconstr Surg, 113: 247-253.

Wong LK, Nesbit RD, Turner LA, et al. 2006. Management of a circumferential lower extremity degloving injury with the use of vacuum-assisted closure. South Med J, 99(6):628-630.

Zwillinger N, Carette S, Lorenceau B. 2008. Salvage of a leg avulsion injury by vacuum negative pressure therapy: a case report. Ann Chir Plast Eslhe, 53:74-78.

第三章 电击伤

第一节 电击伤概述、病因及致伤机制

一、概 述

当一定强度电流或电能量(静电)经直接接触并通过人体,或在超高压的电场下虽未直接接触电源,但由于电场或静电电荷足以击穿空气或其他介质而通过人体所致的局部或全身组织损伤、功能障碍甚至死亡,称为电击伤(electrical ingury),俗称触电(图 10-3-1-1、图 10-3-1-2)。雷击也属于电击伤的范畴。

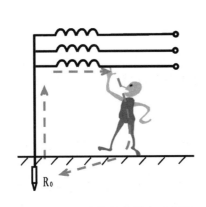 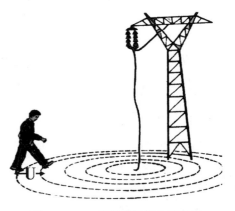

图 10-3-1-1 直接接触触电示意图　　图 10-3-1-2 间接接触触电示意图

电击伤患者有电流入口和出口。电击对人体的作用包括电流经过人体时引起的心脏、中枢神经系统等的严重功能失调和热力造成的烧伤。一般直流低电压可抑制心脏,不影响呼吸,交流低电压可引起室颤。高压电影响中枢神经系统,抑制呼吸和心脏,并对局部造成烧伤或衣服燃烧致全身烧伤。

轻度电击伤者可出现头晕、心悸、面苍白、口唇发绀、惊恐、四肢无力、接触部位肌肉抽搐、疼痛、呼吸及脉搏加快,敏感者可出现晕厥、短暂意识丧失,一般都能恢复。重度电击伤者可出现持续抽搐甚至致肢体骨折、休克或昏迷。低电压电流可引起室颤,开始时尚有呼吸,继而发生呼吸停止,检查既无心搏、也无呼吸,患者进入"假死"状态。高电压电流引起呼吸中枢麻痹,若不及时抢救,10 分钟内即可死亡。若系高电压、强电流电击,呼吸循环中枢同时受累,多立刻死亡。

二、病 因

引起电击伤的原因很多,有主观上麻痹大意造成的,也有客观上突发事故引起的,还有因偶然的雷电导致的等等,具体如下:①缺乏安全用电知识,安装和维修电器、电线不按规程

操作,电线上挂吊衣物;②高温、高湿和出汗使皮肤表面电阻降低,容易引起电击伤;③意外事故如暴风雨、大风雪、火灾、地震,电线折断落到人体;④雷雨时大树下躲雨或用铁柄伞而被闪电击中;⑤医源性如使用起搏器、心导管监护、内镜检查治疗时,如果仪器漏电,微电流直接流过心脏可致电击伤。

三、致伤机制

(一) 触电方式

1. 单线触电 人体接触一根电线,电流通过人体,最后从人体与地面接触处流出,形成一个电流回路,又称"一相触电"(图10-3-1-1)。

2. 双线触电 人体上的两点接触同一电路上的两根电线时,电流从肢体的一端流到肢体的另一端引起的触电,又称为"二相触电"。

3. 跨步电压触电 是指当一根电线断落在地上时,以此电线的落地点为圆心,在20m之内的地面上有很多同心圆,这些圆周上的电压是各不相同的,离电线落地点越近的圆周电压越高,远的则低,这种电位差即为跨步电压。当人走进离电线落地点10m以内的地域,两脚迈开时(约为0.8m),势必有电位差,电流从接触电压高的一脚进入,由接触电压低的一脚流出,使肌肉发生痉挛,严重时使人倒在地上,则触电危险性就更大(图10-3-1-2)。

(二) 电击致伤的因素

电击伤的严重程度主要由以下因素决定:电流强度及种类、频率、电压、电阻、触电时间、电流在人体内的径路、个体健康状况及心理因素等。

1. 电流 人体通过的电流量(电流强度)在很大程度上决定了组织受损的程度,实验证明:多数人能忍受1mA电流的接触;接触5mA电流时能感觉疼痛,但对人体没有危害;5mA就足以刺激神经和肌肉,使肌肉产生强直性收缩;60mA的电流从一上肢流向另一上肢时,心脏内的电流密度足以引起心室纤颤;100mA以上的电流,通过脑部可使伤员立即失去知觉;2000mA可引起烧伤。交流电比直流电对人体的损害更大。同样的电压,交流电比直流电更可能引起心室纤颤。此外,交流电中以频率为50~60Hz电流对人体危害最大(我国常用交流电源的频率即为50Hz)。这种频率的交流电能引起肌肉的强力收缩。由于屈曲性抓握使得触电部位不能脱离电源,故会延长触电时间。低压交流电也可引起呼吸肌的强直性收缩,引起呼吸骤停。当频率增至2000 Hz以上时,危险性反而减小。

2. 电压 电压高低决定了电流可否超越、克服皮肤电阻及人体通电量。在同一皮肤电阻条件下,通过人体的电流越大,对人体的危害也越大,故高电压比低电压危险性大。高压电与低压电一般以1000V为界,1000V以下称为低压电,它可致心室纤颤,心搏骤停。1000V以上称为高压电,它可引起呼吸肌的强直性收缩,致呼吸暂停甚至停止。直流电300V以下很少引起死亡,而交流电在65 V以上即有危险。

3. 电阻 人体可以看作是一个由各种电阻不同的组织组成的导体。外面是一层导电能力很差的皮肤,皮肤下面有导电能力很强的体液。皮肤的最外面是表皮,包括绝缘的角质层,其中没有血管,在干燥情况下每$1cm^2$皮肤电阻可达10万Ω,足跖和手掌表皮较厚,在干

燥情况下每 $1cm^2$ 皮肤电阻可达 200 万 Ω。皮肤的温度和清洁度也影响电阻,潮湿和油腻的皮肤比干燥清洁的皮肤电阻小 1000 倍。人体其他组织电阻各不相同,这主要取决于它们的含水量和相对密度。血液、神经、肌肉是良导体,腱鞘是不良导体,脂肪和骨骼是最差的导体。因此,决定通过人体电流强度的是皮肤电阻的大小。当电流刚接触皮肤时,皮肤的电阻阻碍了电流进入体内,部分电流在此处转化为热能,使该处皮肤凝固碳化,电阻减少,进入人体的电流增加,并沿体内电阻最小的组织(血液和神经)行进,造成血管壁和神经组织变性和坏死,血管内血栓形成。但这可能过分简单化。首先,活体组织作为一个容积导体发挥作用,一旦皮肤阻抗被克服,除骨以外的所有内在组织对电流而言是一致的。其次,如果电流确实沿着阻抗最小的组织行进,那么,由于热的产生是与阻抗直接相关的,因此,尽管阻抗较高的组织电流相对较小,但仍可产生相对较多的热。这可解释核损伤(core injury)现象。由于骨的阻抗最高,它产生的热量最大。电流中断后,骨作为一个蓄热池,继续对骨周组织产生热损伤。在手术探查时,常常发现深部肌肉的热损伤较浅层肌肉的热损伤要严重得多。当阻抗高而横截面又小,如上肢,由于热的产生集中,故所造成的损害也大。相反,若横截面积大而阻抗又小,如躯干,则热的产生相对要小。

4. 电路 即电流在人体内的径路,可从电击伤的入口和出口的部位推理分析。人体不同部位分布着不同的组织器官,心脏和脑比其他器官为重要。所以,电流通过一侧上肢至另一侧上肢,由于贯通胸部,比通过一侧下肢至另一侧下肢危险性大。前者可致 60% 的死亡率,后者仅致 20% 的死亡率。通过左侧躯干比右侧危险性大。如触电点位于颈部,电流可通过脑部,危险性也大。

5. 接触电时间 动物实验发现,当接触电压为 10~40V 时,电流在动物体内达到最大值需 200 秒;当接触电压为 50~80V 时,在 20~30 秒与电流接触的皮肤可发生水疱;当接触电压为 200V 时,电流在体内达到最大值只需 1 秒左右;当接触电压为 500V 时,在 1~2 秒内皮肤即可发生 Ⅲ 度烧伤。所以,电流造成人体损伤的程度与电流接触时间的长短有很大的关系。低压电由于肌肉收缩常使触电时间延长,而高压电常可将触电者甩开。

(三) 电流对人体的伤害

电击伤的确切病理生理并不清楚,因为电流通过组织时大量的参数无法测定和控制。大部分的损伤是由热引起的,组织学检查发现与热损伤有关的凝固性坏死。最近的研究认为电流本身有一种分裂作用,但对此了解甚少。此外,因为在电流经过时有磁场存在,因而可能有磁的作用,但它的作用与电和热作用难以区别。

1. 电伤 主要因电的热效应造成。多见于高压(1000V 以上)电气设备。烧伤程度根据电压及接触部位不同而不同。轻者仅见于局部皮肤的伤害,严重者面积大,可深达肌肉、骨骼,甚至骨质断裂。

2. 电击 最为常见。电流通过的局部(即电流流入点及电流流出点)常可见到电伤。电流对人体致命性威胁是造成心脏的心室纤颤,很快导致心脏停搏;电流对延髓中枢的危害,可造成呼吸中枢的抑制和麻痹,导致呼吸衰竭和停止。除了上述致死性的变化以外,电流对机体致伤的病理改变大致有以下几个方面:

(1) 皮肤:因电火花高温所致。电火花温度可达 2500~3000℃,造成极深伤害,甚至可导致皮肤碳化及蒸发。创面多为规则、半圆形或蚕豆样,日后组织坏死范围往往比原创面为大(图 10-3-1-3)。

（2）四肢：电击伤可造成肌肉痉挛甚至全身抽搐。电流引起血管壁损伤和血液凝固、血管栓塞以及严重的深部组织损害（内烧伤）使肌肉发生变性坏死，肌间隙大量渗出、肿胀，筋膜内压增加可影响循环，使肢体远端缺血，造成肌肉不可逆的坏死（图 10-3-1-4、图 10-3-1-5）。病理切片见肌横纹消失，纤维肿胀及坏死。肌肉的损伤常延伸至远离所见到的皮肤损害的区域，筋膜间隙综合征常继发于血管缺血和肌肉水肿，由于广泛的组织损伤，甚至不得不截肢。从损伤肌肉中大量释放肌红蛋白，可导致肌红蛋白尿性肾衰竭。

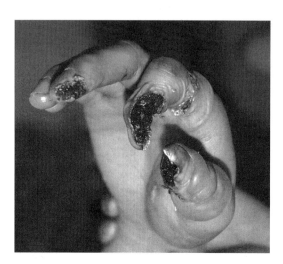

图 10-3-1-3　临床举例　皮肤电击伤创面

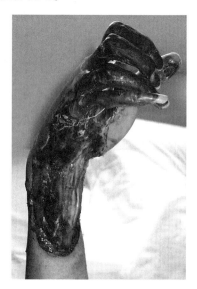

图 10-3-1-4　临床举例　手部电击伤

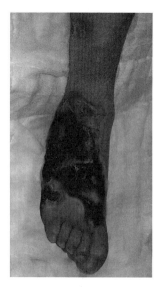

图 10-3-1-5　临床举例　足部电击伤

电能造成的血管内膜受损，易形成血栓；中层弹力纤维失去弹性，血管壁受损变脆，有时可见继发性出血。电击伤造成的血管损害可或早或晚存在，由于动脉是高流动系统，热会较好的驱散，几乎不引起明显的早期损伤，相反静脉是低流动系统，使得热能引起更快的血流凝固，引起血栓。结果，由于血流只能进不能出便导致肢体肿胀。严重损伤时，由于所有组织成分，包括动脉发生凝固性坏死，整个肢体呈木乃伊样。不太严重的损伤，肢体看上去未明显受损，但深层的损伤仍不能除外，应估价脉搏和毛细血管再充盈，并记录四肢情况，经常重复神经血管检查。在电击伤时对血管壁的损伤能引起延迟的血栓形成和出血尤其是供应肌肉的动脉。开始时估计为部分厚度的烧伤，随着供应该区域的血管发生凝固，而发展成一种全层厚度的烧伤。由于在损伤血管的下游血管淤血所致肌肉的局部失活，因而需要反复的深部清创。

与电击伤有关的一种特殊类型的烧伤是"对吻烧伤"，这种烧伤常常发生在屈肌皱褶处,当电流引起肢体屈曲,在关节屈肌表面的皮肤互相接触。加上在屈肌皱褶常常为潮湿环境,电流可越过屈肌皱褶引起两侧屈肌表面的烧伤。广泛的深层组织损伤也常常存在。

闪光烧伤通常是表浅部分厚度的烧伤,与其他闪光烧伤相似;由于衣服着火,也可见孤立的热烧伤;在电击伤中受烧伤影响的体表面积平均10%~25%,在更广泛的烧伤时,死亡率也较高。

(3) 骨骼系统:强直性肌肉收缩或电击后病人由高处坠下可致骨折等复合伤。骨骼可能有坏死及死骨形成,一般死骨自然分离要经过3~5个月。强烈痉挛也可引起肩关节脱位或股骨颈骨折。

(4) 神经系统:神经系统是电击伤最常受累的组织系统。由于判断标准不同,文献报道的发生率为33%~100%。损伤可涉及中枢和周围神经系统。脑组织可见到散在性出血点、水肿、软化,周围神经轴断裂、皱缩等。意识丧失常见,通常为一过性,亦有报告昏迷较长最终醒来的患者。病人可表现为模糊不清,短期记忆丧失和注意力集中困难。电击伤可发生癫痫发作,可单独发生,也可作为新发生癫痫疾病的一部分。神经症状可改善,但长期功能丧失常见。在试图进行行走时会表现极度的无力。

颈、胸或腰椎骨折或韧带损伤可导致脊髓损伤,没有脊髓损伤证据的病人的神经损害有两种类型,立即损伤和延迟损伤。立即损伤者在损伤后数小时内发生软弱和瘫痪,下肢瘫痪较上肢常见,这些病人的预后较好,可部分或完全恢复。延迟性神经损伤的病人可在受伤后几天到几年出现症状,有三种临床表现,上行性偏瘫、肌萎缩性侧束硬化或横向性肌炎运动性损害常见,感觉障碍也常见,但常为斑片状,且与运动障碍水平不相吻合。尽管有报道可恢复,但总的来说预后差。肢体的周围神经损伤也常见,且恢复较差,神经电击伤可引起延迟性肌肉萎缩综合征,即使没有皮肤烧伤,也可发生。

(5) 内脏:胸部电击伤可造成气胸,由于空气导电性差,所以电流本身不会引起肺损伤,肺的损伤往往由钝性损伤引起;对实性内脏器官的损伤少见,但有报道胰和肝损害者;对空腔脏器如小肠、大肠、膀胱和胆囊的损伤也有报道,可致肠坏死、穿孔及其他空腔脏器的坏死。

(6) 眼:6%的电击伤病人可发生白内障,一旦电击伤发生在头面部特别是眼周时,可并发单侧或双侧性白内障及视神经萎缩。尽管在电击伤后可立即或很快会发生白内障,更典型的是在伤后数月才出现。在入院后进行视力和眼底镜检查很有必要。

(7) 口:由于吸吮家用电线导致口烧伤,在4岁以下儿童的电击伤中十分常见。

(8) 低压电损伤:低压电击伤的估价应包括仔细的询问触电经过。低压电流引起的损伤,也可能是由于一个电容器的放电(如在电视机和微波炉的修理中所见)或其他高能电源所引起,尽管低压电引起的电击伤比高压电引起较轻,病人在较长时间内主诉麻木、心律失常或电击发生在头面部可发展成白内障。

3. 雷击 雷击是超高压直流电对人体造成的触电事故。地球每天大约有44000次雷雨,平均每次雷雨有100次闪电,所以雷雨时受雷电击伤的机会较多。闪电电压很高,为100万~100亿V,放电时的峰值电流可达20万A,被直接击中者,往往立即死亡。另外,闪电产生的静电感应也会对人体造成伤害。

第二节　电击伤的临床特点及诊断

一、临 床 表 现

（一）局部烧伤

烧伤的轻重与所接触的电压高低有关。一般低电压电流造成的烧伤面积小，直径一般为 0.5~2cm，呈半圆形或蚕豆状，边缘规则整齐，与健康皮肤分界清晰，伤面多干燥，焦黄或褐色，偶尔可见水疱。此种烧伤见于电流进入点与流出点。电流入口最常见的部位为手和头颅，电流出口最常见的部位是脚后跟，但可能有多处入口和出口。由于电流向内流动能引起大量的肌肉损伤，因此，不能从皮肤损伤推测内在组织的损伤程度。高压电或闪电击中造成的烧伤面积大，伤口深，多呈干性伤面，有时可见电伤烙印或闪电纹。但烧伤不一定见于体表，也可发生在机体深层组织，由电离子的强大穿透作用所致。电烧伤愈合结成的瘢痕，通常比原创面大。

（二）全身症状

1. 轻型　指瞬间接触低电压小电流引起的触电。表现为精神紧张，脸色苍白，表情呆滞，呼吸心跳加快。一些敏感的人会发生休克，倒在地上，对周围暂时失去反应。这种休克并非电流所致，多能很快恢复。体格检查一般无阳性发现。若进行较长时间的连续听诊（35 分钟），常能听到期前收缩。触电时，电流对心脏的传导系统具有强烈的刺激作用，传导系统改变最轻的表现是期前收缩。若持续发生则可引起阵发性心动过速。室性期前收缩可转变为室性心动过速，若不及时处理，可转变为心室纤颤而导致死亡。

2. 重型　伤员触电后，呼吸心跳均有明显改变。呼吸初时增快变浅，心跳加快，听诊可闻期前收缩和心律不齐。伤员感到恐惧、心慌、肌肉抽动，或处于昏迷状态，血压迅速下降。如不能及时脱离电源，很快转入呼吸不规则以至停止，心律失常很快转为心室纤颤。一旦发生心室纤颤，持续数分钟，心脏就会停搏而死亡。有条件时应进行心电图检查。在早期心电图可反应出心肌纤维传导系统的改变，可见窦性心动过速、心动过缓等心律失常等。但这些变化大都为暂时性的，唯室上性心动过速及束支传导阻滞可持续较久。也可见到心肌缺血及急性心肌梗死型心电图变化。最近的研究显示，对骨骼肌的损害可产生肌酸激酶同工酶（CK-MB）成分不协调的升高，后者在某些病人可误诊为心肌梗死。严重触电，主要为呼吸麻痹及心室纤颤而导致死亡。一般认为，高压电触电主要是呼吸中枢的损伤，呼吸麻痹是主要死亡原因。临床上可见到伤员呼吸抑制、不规则至呼吸停止。低电压以造成心室纤颤为主。实际上这两种变化经常互相影响，共同构成触电后的垂危状态。其他如触电后肌肉强烈痉挛而致窒息，血管壁受损继发的大出血等也应予以重视。

（三）并发症

心脏停搏可见于电击伤当时或在长期住院伴有并发症时发生。许多类似于热烧伤和挤压伤的并发症包括感染梭状芽孢杆菌性肌炎、肌红蛋白尿。近年来，由于足量的输液疗法，急性肌红蛋白尿性肾衰的发生率已明显下降，筋膜切开减压术和腕管松解术对筋膜间隙综合征是必要的。神经系统并发症包括意识丧失、记忆衰退和不能集中注意力,外周神经损伤,延迟的脊髓综合征等。对脑的损伤可引起持久性癫痫病。应激性溃疡是最常见的胃肠并发症,由于缺血引起的或电流直接引起的内脏损伤、烧伤或相关的钝性外伤在开始时可能被忽视。住院最常见的死亡原因是肺炎、败血症、多器官衰竭。长期的精神后遗症,包括身体外形改变,甚至无力从事本职工作。

二、实验室检查

依据电击伤的程度进行适当的实验室检查,所有有传导损伤或明显体表烧伤证据的病人需要进行下述实验室检查:血常规、血尿素氮、肌酐水平、尿常规;对严重电击伤的病人或怀疑有内伤的病人还应查血淀粉酶、SGOT、SGPT、碱性磷酸酶和血凝指标、血型和血型交叉(尤其如果需要大的清创手术时更如此)以及动脉血气分析。

所有电击伤病人都应查肌红蛋白尿,若尿中邻甲苯胺检测阳性,而显微镜下看不到红细胞,就提示有肌红蛋白尿而需相应治疗。

肌酸激酶(CK)及同工酶水平的测定:CK峰值对预测心肌损伤的数量和截肢的危险程度有帮助,但单次CK水平的临床预测价值尚不清楚。在电击伤的情况下,以肌酶水平诊断心肌梗死应慎重。在电击伤时,峰值CK水平不是心肌损伤的指标,而是大量肌肉损伤所致。尽管CK-MB、ECG改变、^{201}Tl扫描、血管造影和心脏超声在大多数伴发心肌梗死的病人中相关性较差,但如上述指标均具备,则诊断价值较高,最近的人体研究证实,受电流损伤的骨骼肌细胞含有20%~25%的CK-MB成分而不是通常的2%~3%,提示电击伤患者血中CK-MB升高可能来自骨骼肌损伤而不是真正的心肌梗死。所有电击伤病人,除了常规心电图检查外,在急诊室应该进行心电监护。尽管心电图改变和心律失常是常见的,在前48小时内进行麻醉和手术的病人大多数都没有心脏并发症。

三、影像学检查

如疑有脊柱损伤或其他畸形的部位,都需要拍X线片以明确诊断。血管造影一般不需要,而焦磷酸锝扫描对发现肌坏死范围有帮助,在不成活的肌肉组织呈冷点,正常肌肉核素摄取正常,而扫描上的热点由20%~80%的成活肌肉组成,应该临床随访。CT对估价损伤有用,特别是颅内损伤有很大的诊断价值。

四、诊断和鉴别诊断

在进行复苏的同时,可简单了解病史,如电源电流、电压、电流进口、接触时间、曾否发生电弧或电火花、着地情况、有无从高处坠落及现场急救措施和方法等。严重电击伤伤员由于损伤的严重性和相伴的休克和低氧,神志不清,以及伴随较轻损伤时的模糊不清,常常不能自诉详细病史,上述情况往往由旁观者提供。

全身检查除注意神志、呼吸、血压、脉搏等生命体征外,要注意病人有否合并颅脑损伤,有否短暂昏迷、偏瘫、失语、抽搐或脊髓损伤致截瘫等神经系统症状或体征。从病史和现场环境电击伤的诊断没有困难,唯一必要的鉴别诊断是烧伤机制之间的鉴别,因为闪光烧伤比电弧或传导烧伤预后好。钝性外伤或坠地伤也可能存在。

第三节 电击伤的急救及复苏后处理

一、电击伤急救

（一）脱离电源

急救的第一步是使病人脱离电源,因为电流作用于人体时间越长,后果越严重。关闭电源开关或拉开电闸,或用干燥木器、橡胶制品或塑料制品将电线或电器与病人分开。挑开的电线应放置妥当,附近不准进入,以免再致触电(图 10-3-3-1 ~ 图 10-3-3-4)。上述方法不便时,也可用包有橡皮塑料等绝缘物的钳子钳断电线,使电流中断。救助者在救治时切勿以手直接推拉,或以金属器具、碳素纤维制品接触病人或电源,以保自身安全。

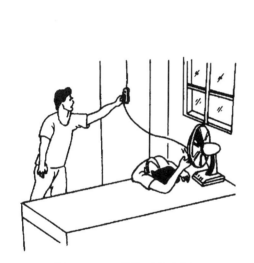

图 10-3-3-1 拉掉开关示意图

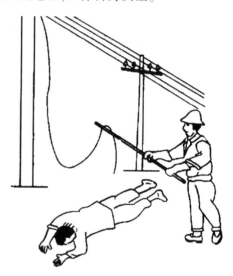

图 10-3-3-2 挑开电线示意图

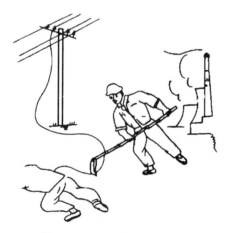

图 10-3-3-3 切断电源示意图

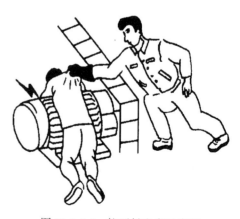

图 10-3-3-4 拉开触电者示意图

（二）现场急救

当触电人脱离电源后,如呼吸不规则或已停止,脉搏摸不到或心音听不到,应立即争分夺秒地进行复苏。主要方法是口对口人工呼吸,同时作胸外心脏按压。口对口人工呼吸,能观察人工呼吸效果,当一口气吹进伤员嘴内时,其胸廓微有隆起,即为理想;反之,如气吹入,胸廓不起伏,提示呼吸道梗阻或吹气量过小。在口对口人工呼吸的同时进行胸外心脏按压,能将带氧的血液压到各处,供组织细胞利用。如只有一名抢救者,可先做 30 次胸外心脏按压,然后作 2 次口对口人工呼吸,如此反复,协调进行,如只作胸外心脏按压而不作人工呼吸,无氧的血液循环是徒劳无益的。对呼吸已经停止但心跳仍有规律者实施人工呼吸,预后大多良好。在病人开始有一些恢复后,人工呼吸必须延长至恢复正常的自动呼吸为止,看上去已经死亡的病人,大多数是由于呼吸麻痹所致,持续不断的心肺复苏将有一部分人可以救治,所以主张心肺复苏至少应持续 4 小时以上,甚至 6~8 小时。

（三）医生抢救

伤员应在不中断人工呼吸和心脏按压的情况送到医院,急救措施仍是针对呼吸和心跳。

1. 继续进行人工呼吸和胸外按压 应尽快施行气管插管,用自动人工呼吸器行正性辅助呼吸,对伤员的呼吸恢复更为有利。

2. 心脏兴奋剂的应用 当人工呼吸、胸外心脏按压后,仍未听到心音,可静脉或心内注射肾上腺素 0.25~0.5mg,也可用异丙肾上腺素静脉注射 0.5~1mg,5~10 分钟后可重复应用。

关于肾上腺素的药物在触电急救上的应用,以前明文列为禁忌,主要原因是该药注射后容易造成室颤,而触电本身的主要危害也是造成室颤,有些地方滥用肾上腺素于尚有心跳的情况下,引起伤员不应有的死亡。

现在了解到,肾上腺素对停搏的心脏概括起来有以下作用:

（1）增强心肌收缩力和兴奋性。

（2）刺激心脏起搏点。

（3）扩张冠状动脉。

此三点对心脏的复跳是有益的,但它有两个不利作用:

（1）使心肌耗氧量增加。

（2）使钾离子向心肌内移动,致使心肌容易激惹,而诱发室颤。

对心跳刚刚停止的触电伤员,使用肾上腺素能发挥上述有利作用,有助于心跳的恢复。当心电图证实心室纤颤而颤动很细小时,可以应用肾上腺素静脉注射,使细颤变为粗颤,再行非同步直流电除颤。如仅为心搏微弱,未发现心室纤颤禁用肾上腺素及异丙肾上腺素,以免其诱发室颤。用药后仍需继续进行人工呼吸、心脏按压,否则,单靠药物是难以使心脏复跳的。

3. 除颤消除心室纤颤 心电图证实心室纤颤,可用非同步直流电除颤。除颤时两电极板应敷上盐水纱布或导电膏分别放于左乳头处及胸骨右旁侧,也可一个在左乳头处,另一个放在相应的背后。电极板必须贴紧严实并施加适当压力,除颤所需能量大小,单相波形除颤器首次电击能量多数人推荐为 360J,重复除颤仍为 360J。双相波电除颤使用 150~200J 即

可有效终止发生的室颤。首次除颤无效,在充分的心脏按压后可重复若干次。电除颤时应注意:

（1）在经过有效的心脏按压后进行。

（2）心脏的除颤应在粗颤时进行。

（3）电除颤时周围的人不应与伤员接触。

在无电除颤设备时,可用药物除颤,如利多卡因可降低心肌的应激性,提高心肌发生纤颤的阈值,在电除颤后,心脏仍反复发生室颤时,应用效果较好。首次剂量可 50mg 静脉内推注,5～10 分钟可重复一次,一般 1 小时内总量不超过 400mg,继而以 1～4mg/min 静脉滴注维持。

4. 其他用药　心脏骤停后,由于无氧代谢增加,导致乳酸性和代谢性酸中毒,加上呼吸停止后的呼吸性酸中毒,使机体处于严重的酸中毒状态,可引起微血管痉挛,心肌收缩无力,室颤阈值降低,加剧脑水肿。因此,复苏一开始应立即纠正酸中毒,一般首次静脉注射或快速静脉滴注 5% 碳酸氢钠溶液 0.5～1mmol/kg（5% 碳酸氢钠溶液 100ml = 60mmol）,以后每 10 分钟可重复首次剂量的 1/2 连用 2～3 次,最好根据血气 pH 决定,一般总量不超过 300ml。

钙剂:当心脏复跳后,心脏处于松弛状态,收缩无力,血压不升。为改善心肌张力,增强心肌收缩力,可考虑静脉注射 10% 氯化钙溶液 5～10ml。

升压药:呼吸心跳恢复后,血压不升者,可静滴升压药如多巴胺、间羟胺,单用或合用,并酌情使用呼吸兴奋剂如尼克刹米、山梗菜碱等。

此外,复苏抢救时应在患者头部置冰帽降温,对预防脑水肿和脑组织损伤有效。由于电击伤患者可能合并存在钝性外伤、烧伤,因此仔细观察创伤。在大多数病人需要保持脊柱不动,骨折和脱位的病人需要夹板固定,烧伤创面需要用清洁干燥的敷料覆盖。

二、复苏后处理

（一）输液治疗

所有电击伤的病人应该建立至少一条大孔径的输液通道。电击伤应该像挤压伤而不是按热烧伤进行处理,因为在正常皮肤下有大量组织损伤,输液不能按体表烧伤面积计算,对有低血压的病人可一次性给予等张液 10～20ml/kg。此后应给予足量的液体,输液的量和速率应维持在 0～50ml/（kg·h）并在尿中没有血红蛋白。在尿中有血红蛋白的病人,应按肌红蛋白尿治疗,直到用更精确的化验排除此诊断。治疗肌红蛋白尿的液体建议用生理盐水,并在每升盐水中加 5% 碳酸氢钠溶液 20ml,以维持相对等张的溶液,并碱化尿液有助于尿中肌红蛋白的溶解,增加排出率,尿量应维持在 0.5～1.0ml/（kg·h）,直到所有的肌红蛋白尿从尿中清除,而血 pH 维持在 7.45 或以上。许多烧伤中心建议在肌红蛋白尿时应用甘露醇以引起渗透性利尿,维持尿流大于 50ml/h,有些中心也用呋塞米(速尿)。对电击伤病人,特别是曾有心搏骤停或心电图异常的病人输入量应适当控制,以防输液过多加重心脏负担。

（二）烧伤处理

皮肤烧伤处应用抗菌敷料覆盖,如醋酸磺胺米隆（mafenide acetate）、磺胺嘧啶银（sulfadiazine)。磺胺米隆由于有较好的焦痂穿透力,对局部金属烧伤较好。磺胺嘧啶银对烧伤面积较大的病人效果更好,因为当磺胺米隆用于烧伤面积大于15%~20%时,由于它抑制碳酸酐酶活性而出现电解质异常。

(三) 预防感染

电击伤病人容易导致破伤风。根据病人的免疫史,给病人用破伤风类毒素和破伤风抗血清。梭状芽孢杆菌肌炎常见,但是否需要用大剂量青霉素进行预防尚不统一,根据病人的具体情况而定,如需应用,推荐的剂量为每天1000万~2000万U。

(四) 焦痂及深筋膜切开术

高压电击伤时,由于深部组织损伤,大量液体渗出,筋膜下水肿明显,压力增大。增高的组织间压力将使循环受到障碍,造成更多的继发性肌肉坏死。在腕部,压力增加还可发生神经变性。近年来倾向于对受损肢体进行早期和积极的外科处理,包括早期减压性焦痂切除术、筋膜切开减压术、腕管松解术,以减低肌间隙压力,改善循环,挽救部分受压但并未坏死的肌肉和神经。手术时,应达到充分的深度,广泛切开深筋膜,使肌肉可以膨出,否则达不到目的。可用碘仿纱布或凡士林纱布覆盖防止感染。如病人情况及医疗条件允许,早期手术探查,筋膜切开,减压处理及清创可同时进行。肢体应在功能位固定,以减少水肿和挛缩形成,手应被固定在功能位(腕部背伸30°,掌指呈半握拳位)。在住院的前几天内,应密切观察各肢体的神经血管状态、感觉水平、神经功能和肾功能。

(五) 创面处理

电击伤创面的特点是皮肤的创面很小,而皮下的深层组织的损害却很广泛。损伤的肌肉往往与正常肌肉分界不清,深浅层次不规则,可能浅层肌肉正常而深层肌肉缺血坏死,且其发展为渐进性。

处理原则:首先应积极清除坏死组织。大量无活力的坏死组织主要是肌肉,如果保留较久,将会发生坏死、液化、腐烂,导致感染及创面脓毒症,而且是继续释放肌红蛋白的来源。一般应在循环稳定后24~48小时内作探查术,肢体的探查应包括深在的骨周组织。在首次探查中,判断肌肉有无活力常较困难。如果切割有出血,刺激有收缩,常提示肌肉是有成活希望的。一种健康的红色也被认为是肌肉成活的征象。但从受损肌肉中释放的肌红蛋白一旦与周围的氧接触也会变成红色,从而可掩盖真相。锝扫描有助于区别肌肉是否成活,可避免切除健康肌肉而又不会遗留坏死肌肉。探查可从损伤组织的近躯干端开始,再向远端进行,以缩短手术时间及减少出血。初次探查时只切除肯定坏死的组织,探查清创的伤口开放而不缝合。肌腱、神经及血管应尽可能保留并以生物敷料如戊二醛猪皮及同种异体皮覆盖。初次探查后24~48小时可重新打开敷料再次切除无活力的组织,并根据情况决定继续清创或截肢。高压电击伤的病人,有35%~60%最终需要截肢。国外有5组报道共138例高压电击伤病人,有112例截肢。电击伤创面处理的另一方面为在可能的条件下多保留健康组织,并利用自体皮片移植或游离或带蒂皮瓣修复创面,使其恢复部分功能。

(六) 其他处理

在严重受伤的病人应放置一根鼻胃管,因为可有麻痹性肠梗阻和应激性溃疡。在电击

伤时应用 H_2 受体阻滞剂或硫糖铝对预防溃疡可能有益。如果肠梗阻持续或病人和体检有指征,腹腔灌洗或腹部 CT 扫描有助于排除腹腔内损伤。如果病人在急诊期间神志没有明显改善,头颅 CT 有助排除颅内伤和出血。肩部以上的电击伤应作眼科检查,因为可发生白内障。

(七) 闪电击伤(雷击伤)的处理

闪电击中人体后,虽可发生心室纤颤,但这种高强度电流通常使心跳停搏,随之可能恢复正常心搏节律,但呼吸停止的时间则长而持续。因此,必须作持续的人工呼吸,这是复苏的关键。闪电引起的强烈肌肉收缩可造成骨折,但肌肉损伤并不多见。神经系统的损伤较其他软组织损伤显著。因此,必须仔细检查神经系统并予以监护。

(李　侠　李　德)

参 考 文 献

廖裔学,阮海林.2010. 院前心搏骤停的研究进展. 医学综述,16:3284-3286.

孙跃民,梁明,刘军,等.1999. 严重电损伤后结扎左股动静脉左下肢存活一例. 中华整形烧伤外科杂志,5:338.

邰守权,罗家旭,张艳,等.2009. 电烧伤患者临床流行病学分析. 中外医疗,12(6):126-127.

王正国.2007. 创伤学基础与临床. 湖北:湖北科学技术出版社,145-169.

杨宗城. 2006. 烧伤治疗学. 第 3 版. 北京:人民卫生出版社,303-310.

赵定麟.1999. 现代创伤外科. 北京:科学出版社,1088-1098.

Arnoldo BD,Purdue GF. 2009. The diagnosis and management of electrical injuries. Hand Clin,25(4):469-479.

Edlich RF,Farinholt HM,Winters KL,et al. 2005. Modern concepts of treatment and prevention of electrical burns. J Long Term Eff Med Implants,15(5):511-532.

Koumbourlis AC. 2002. Electrical injuries. Crit Care Med,30(11 Suppl): S424-S430.

Lee RC. 1997. Injury by electrical forces: pathophysiology,manifestations,and therapy. Curr Probl Surg,34(9):677-764.

Martinez JA,Nguyen T. 2000. Electrical injuries. South Med J,93(12):1165-1168.

O'Keefe Gatewood M,Zane RD. 2004. Lightning injuries. Emerg Med Clin North Am,22(2):369-403.

Pham TN,Gibran NS. 2007. Thermal and electrical injuries. Surg Clin North Am,87(1):185-206,vii-viii.

Ritenour AE,Morton MJ,McManus JG,et al. 2008. Lightning injury: a review. Burns,34(5):585-594.

第四章　烧　　伤

烧伤通常是指热力(火焰、灼热气体、液体或固体等)所引起的体表和深部组织损伤。而电能、化学物质、放射线等所致的组织损伤的病理基础和临床过程与烧伤很相近,因此临床习惯上将它们都归在烧伤一类。烧伤多发生在日常生活、工作以及科学实验中因意外或事故而造成,也可发生在战争、地震等特殊情况。和其他创伤一样,烧伤也可伴有不同程度的复合伤和精神创伤,会导致全身性病理改变,需要医护人员进行全面、系统和细致的急诊救治工作,同时需要来自医护人员和病人亲属的精神支持。严重大面积深度烧伤和群体性烧伤的急救工作突击性强、要求高、难度大,处置上往往超越医疗系统的工作范围,需要社会力量的大力支援和协助。

第一节　烧伤的病因

烧伤的致伤因素很多,包括热力、电流、放射线、激光、强酸强碱、有机磷等化学物质。

一、热　　力

热力是最常见的致伤原因,以火焰烧伤和热水热液烫伤多见。火焰致伤的温度较高,平时多为200~600℃,火灾中可达1000℃以上;而战时使用的燃烧性武器可产生1000~3000℃以上的高温。此外,热金属导热性能强,温度也可达数百度,其熔融状态更可致上千度,均具有强致伤力。水蒸气的温度虽不及火焰高,但水蒸气转变为100℃的水时会释放出大量的热能,加上水的比热较高,因此水蒸气也有很强的致伤力。此外,致伤时间延长或附加压力因素均可加强致伤力。密闭或相对封闭的环境中发生火灾,可因环境中氧消耗引起窒息,尚可因吸入一氧化碳或(和)氰化物引起中毒性缺氧和窒息。

二、化　学　物　质

以强酸强碱多见。除在局部造成严重损伤外,气态和挥发性化学物质吸入后,可致呼吸道和肺损伤。有的化学物质经体表和呼吸道吸收可致全身中毒,引起致命性病理变化。临床急救中应予以高度重视。酸性物质中常见有硫酸、硝酸、盐酸、氢氟酸、三氯醋酸、氢氰酸和甲酸等,可致蛋白质变性、凝固、沉淀,并可致腐蚀。碱性物质中常见有氢氧化钾、氢氧化钠、氢氧化钙、氨水和生石灰等,可致蛋白质沉淀、细胞脱水、脂肪皂化和组织液化。酸和碱在溶解、稀释、中和时均可释放出大量热能而进一步加重损伤。生石灰遇水产热,急救中应充分考虑,尽量避免。无机磷如黄磷在34℃室温中可自燃,产生1000~1200℃的高温,氧化中产生和遇水形成磷酸和次磷酸,故除自燃火焰烧伤外,还可因形成酸性物质烧伤,并可吸收中毒。苯类有机化学物质如苯、苯胺及硝基苯类可致烧伤,并可吸收中毒。

第二节 烧伤的诊断

一、病 史

由于烧伤表象比较直观,临床工作中往往忽略对病史的询问。事实上详细调查病史有助于判断创面的深度、吸入性损伤的存在及程度和是否有复合伤的存在等。病史内容应包括烧伤原因、地点、时间、现场条件、自救和互救情况、现场处置和病情演变过程。火焰产生热量和燃烧不完全的毒性化学物质、强烈的浓烟、热水和蒸汽、热化学粉尘等物质的吸入,均可造成吸入性损伤。尤其是高温高压蒸汽和热化学粉尘,严重者可深达终末支气管和肺泡。

应了解烧伤部位、复合损伤、病员伤后的感觉、疼痛及不适,并了解有无中毒和伴随疾病发作等情况。病史中尚应包括既往疾病史,特别是重要脏器的器质性疾病和过敏性疾病,尤其应注意药物过敏史。

二、体 格 检 查

要求系统全面地检查。由于伤情的干扰,往往使体检操作受到影响。为此,更应强调系统体检的重要性,同时要结合病史有针对性地进行重点检查。专科体检包括体表烧伤和吸入性损伤的检查及烧伤休克的判断几个方面。

(一) 体表烧伤征象

一般按三度四分法的特点进行判断。但实际情况多不典型。水烫伤后即刻判断为Ⅰ°者,很可能是浅Ⅱ°。接触温度不很高的水或液体,表象为深Ⅱ°的创面,多为Ⅲ°。说明临床判断往往较实际深度要浅,应予以注意。但也有伤后早期判断为深Ⅱ°者,以后证实为浅Ⅱ°,这主要是检查当时适逢血管收缩阶段,创面显现苍白所致。这种情况不多见,但也应给予重视。

(二) 吸入性损伤

颜面部,特别是口鼻部有烧伤者伴有吸入性损伤机会更多。唇肿胀呈鱼嘴样外翻,口鼻分泌物大量外溢,口唇和颈部紧缩性焦痂均表示气道周围严重压迫、呼吸不畅。而鼻毛烧焦、口腔黏膜充血、破溃、咽部充血,痰中有灰烬等均为吸入性损伤的主要依据。肺部可出现喘鸣、哮鸣音、水泡音等干湿啰音。出现肺泡性肺水肿时可见粉红色泡沫痰自气道中涌出。呼吸困难者,可出现喉鸣,吸气时锁骨上凹、肋间和肋缘下凹加深,甚至出现发绀。

(三) 烧伤性休克

主要因失液使血容量不足和心功能减弱,以及周围循环阻力变化所引起的循环系统功能不全,体循环运转不力、微循环功能障碍、组织缺血乏氧和细胞代谢障碍。在严重大面积深度烧伤早在伤后1~2小时就可能发生,应给予足够重视,以免贻误防治和抢救的时机。

(四) 精神创伤

烧伤病员除体表痛苦外,也可因事故造成惊吓,尚有可能因害怕承担责任,或对今后工作、学习和生活产生疑虑等多方面因素,造成精神紧张。由于其紧张程度不同,有因高度紧张而不察觉局部疼痛;也有因创面局部极痛而高度紧张,以致不能感觉有关伴随损伤的存在,主诉不全,易致漏诊。此外,高度紧张也不利于医患之间的相互配合。因疼痛和紧张而呼喊和哭叫,易致呼吸深快,带来通气过度,可引起呼吸性碱中毒。

三、辅 助 检 查

对疑有吸入性损伤者,可拍颈部侧位及胸片,了解气管及肺部情况,需要时应作床旁连续拍片。^{133}Xe肺扫描有较高诊断价值,90分钟清除不完全者有诊断意义,但临床上尚未能普及。气管冲洗液脱落细胞计分明显减少者有诊断价值。纤维喉镜和支气管镜用于烧伤临床,使这项技术成为吸入性损伤及区分损伤严重程度的最有力诊断依据,并且还是非常重要的治疗手段。此外,应动态检测包括动脉血气分析、红细胞计数、血白蛋白测定和血细胞比容测定等项指标。对疑有化学毒性物质致全身中毒的,需行毒物学检测,包括经皮肤吸收中毒的毒性物质,如苯及其衍生物、氰化物、磷和芥子气等;经呼吸道吸入的一氧化碳、氰化物等。

第三节 烧伤伤情的评估

临床上如何判断患者烧伤伤情呢,除估算烧伤的总面积外,还应估算创面的深度、严重程度三者相结合,另外呼吸道的损伤也不容忽视,全面客观的判断伤情才能为治疗提供详尽确凿的依据。

一、烧伤面积的估算

烧伤面积常常以皮肤受火焰烧灼、热水烫、化学物品及放射性物质侵害创伤面积占人体表面积百分比来表示,是衡量烧伤程度的一个重要因素。临床上除估算烧伤的总面积外,还应估算创面的深度,两者相结合。另外呼吸道的损伤也不容忽视,以便为治疗提供更客观的依据。

目前有四种估算皮肤烧伤面积的方法:如中国九分法、十分法、中国新九分法、手掌法。经过反复的临床实践和验证,中国新九分法和手掌法相结合的估算方法相对简便、客观、实用。因此,在临床上广为采用并得到了临床工作者的普遍认可。

(一) 九分法

所谓九分法即按体表面积9%的倍数来估计体表解剖分区的面积,在100%的体表总面积中:头颈部占9%(9×1)(头部、面部、颈部各占3%);双上肢占18%(9×2)(双上臂7%,双前臂6%,双手5%);躯干前后包括会阴占27%(9×3)(前躯13%,后躯13%,会阴1%);双下肢(含臀部)占46%(双臀5%,双大腿21%,双小腿13%,双足7%)(9×5+1)。

(二) 十分法

十分法则按体表面积10%的倍数来估计体表解剖分区面积。头颈部占10%,双上肢总共占20%,躯干前后包括会阴、臀部占30%,双下肢各占20%。

(三) 新九分法

新九分法将体表面积分成11个9%与1个1%。其中头颈部占1个9%(发部3%,面部3%,颈部3%),双上肢占2个9%(双手5%,双前臂6%,双上臂7%),躯干占3个9%(腹侧13%,背侧13%,会阴部1%),双下肢占5个9%及1个1%(双臀5%,双足7%,双小腿13%,双大腿21%)。小儿头颈部面积为9+(12-年龄),双下肢面积为46-(12-年龄),其他部位与成人相同。因为儿童因头部较大而下肢较小,因此在估算其头颈部和下肢面积时,在成人估计的基础上加以校正。而女性双足和臀各占6%,因为女性臀部相对较大,而足部相对较小,故在成人估计的基础上加以校正。简单说新九分法就是:头颈三个三,上肢五六七,躯干二十七,下肢四十六。

(四) 手掌法

所谓手掌法就是按伤员自身手掌并指面积作为体表面积的1%来估计,以此计算小面积烧伤;大面积烧伤时用100减去用病人手掌测量未伤皮肤,以此计算烧伤面积。

综上所述,由于人体各个部位表面积占人体表面积的百分比在不同年龄段有所差异,因此烧伤面积的估算方法也有所区别对待,总其有四种方法针对不同的年龄段的烧伤面积估算。①成年人,烧伤面积估算依照"九法则"来估算的:头部占身体表面积的9%,躯干正面占身体表面积的18%,躯干背面占身体表面积的18%,一条腿占身体表面积的18%,一条手臂占身体表面积的9%,生殖器及会阴部占1%。②幼童及儿童,烧伤面积估算依照"五法则"来估算的:头部占身体表面积的15%,躯干正面占身体表面积的20%,躯干背面占身体表面积的15%,一条腿占身体表面积的15%,一条手臂占身体表面积的10%。③婴儿,烧伤面积的估算依照"五法则",头部占身体表面积的20%,躯干正面占身体表面积的20%,躯干背面占身体表面积的20%,一条腿占身体表面积的10%,一条手臂占身体表面积的10%。

二、烧伤深度的评估

烧伤创面不同于普通的外科伤口,其本质区别在于烧伤创面大多是混合性的,特别是深度烧伤创面中坏死组织、中间组织(即微循环处于淤滞状态的组织)和充血的健康组织混杂在一起,且淤滞带的组织呈进行性进展。如果烧伤非常深或非常浅,仅根据临床表现诊断创面深度就足够了,但即使是很有经验的医生仅根据临床表现来判断中间深度的创面仍然是很困难的。创面局部因血供改善可较原估计变浅。干燥、压迫和感染等因素可使创面加深。例如Ⅱ°烧伤,长时间的较低温度烫伤,创面可表现为深Ⅱ°,甚至是浅Ⅱ°的外观,而实际往往是Ⅲ°创面,由于这类烧伤病人所占比例比较大,其转归和治疗手段有极大的相关性,因此其诊断的准确性显得尤其重要。作为一名优秀的烧伤医生的水平应体现在深Ⅱ°创面的诊断和处理,而不是浅度和Ⅲ°创面的处理。

研究结果显示,深度烧伤创面中淤滞带的组织在伤后是可逆的,即可以进行性进展为坏死组织,又可以在一定的处理手段下恢复为正常组织,因此对于切削痂和植皮手术的指征和方法一直是持谨慎态度的。回顾性资料研究表明,与组织学的结果相比较,医生根据临床表现的诊断准确率仅为 40%~80%,有些被切除的创面实际上组织学诊断仅为浅Ⅱ°烧伤,为此,烧伤创面深度的估计常需动态观察,反复判断,要紧密结合病史分析,更要求诊断务必客观、准确且符合临床治疗的要求。伤后早期对烧伤创面深度进行快速和准确的判断和评价,一方面为医生尽早选择治疗手段提供确凿的依据,另一方面最大程度地避免由于诊断不准确而不适当地被切除过多活组织或保守治疗造成的创面迁延不愈,由此产生过度瘢痕增生、功能障碍和治疗费用增加等问题。另外由于烧伤创面特殊的病理和病理生理学特点,一种简便、快速、非侵入性的诊断技术对于医生和患者都是有益和迫切需要的。临床上估计方法应以能客观反映实际情况,能为治疗提供依据即可。值得提出的是,创面深度应以病理概念为基础,估计中应持科学态度。

(一)烧伤深度的分类

对于烧伤深度的分类一直以来存有很多争议,分得更细一些固然会为烧伤的诊治提供更大的帮助,但目前临床碍于缺乏一种快捷、有效、客观的诊断方法,因此凭借眼下的临床经验和技术手段曾有学者提出了所谓Ⅳ°烧伤,即损伤达到皮肤下更深的结构,如皮下血管、神经、骨骼、肌腱、关节囊、肌肉和韧带等。但目前国际上比较通用的是采纳 ISBI/WHO 三度四分法的分类方法(图 10-4-3-1、图 10-4-3-2),即:Ⅰ°、浅Ⅱ°、深Ⅱ°和Ⅲ°烧伤,上述Ⅳ°烧伤仍归在Ⅲ°烧伤中。虽然其形似烦琐,然而紧密关联治疗,故仍被临床普遍采用。

Ⅰ°烧伤:损伤表皮浅层,包括角质层、透明层、颗粒层,有时可伤及棘状层,但生发层健在,再生能力活跃。症状 3 天内缓解,短期内脱屑而愈。

浅Ⅱ°烧伤:损伤表皮深层和真皮乳头层。依赖残存的生发层细胞和皮肤附件,局部修复较快,在无感染情况下,多在 2 周内或 10 天左右上皮化而愈。

深Ⅱ°烧伤:伤及真皮,可达深层。可依赖残留的皮肤附件形成上皮岛而逐渐上

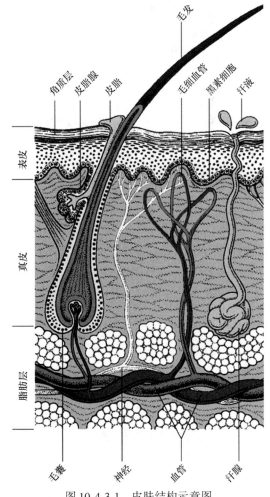

图 10-4-3-1　皮肤结构示意图

皮化,创面修复时间长达 2~4 周,多有不同程度瘢痕产生。由于局部坏死组织较多,易继发感染,致使创面加深,并考虑到愈合质量,因此,估计 3 周以内难以愈合的创面以削痂植皮为佳。

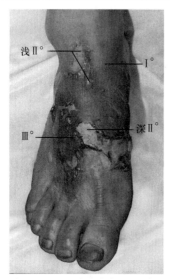

图 10-4-3-2　临床举例　烧伤的
三度四分法

Ⅲ°烧伤:伤及全层皮肤,甚至达皮下脂肪、肌肉、骨骼和内脏。由于皮肤及其附件全部被毁,创面失去自我修复的上皮细胞来源,面积较小的创面经肉芽形成、创面收缩,由周围上皮延伸尚可修复,而范围较大创面则需早期削痂和(或)切痂植皮或待肉芽创面形成后植皮修复。无论何种方法,愈合都会有瘢痕遗留,但以早期行大张中厚或全厚自体皮片移植的结果较佳。

（二）烧伤深度的诊断方法

目前临床上可见到的烧伤深度诊断技术和方法有很多,最常见的还是根据临床表现进行诊断;被认为是"金标准"的活检/组织学检查,其他还有如激光多普勒、热成像、光谱、超声、磁共振、放射性同位素、荧光染色等都曾用于烧伤深度的诊断,有些已经开发成为产品,并应用于临床,这些技术的具体特点、原理和应用情况见表 10-4-3-1。

表 10-4-3-1　烧伤深度临床诊断技术的比较

技术	检测点/区域	接触组织	侵入性	准确性	区分深度	所需时间	应用目的
临床评价	区域	是	否	40%~80%	三种深度	数分钟	快速判断深度和面积
活检组织学	点	是	是	100%	三种深度	数天	细菌培养和法医诊断
激光多普勒	点	是	否	94%	浅度和深度真皮烧伤	数小时	预测可自行愈合的创面
激光多普勒成像系统	区域	否	否	96%	浅度和深度真皮烧伤	数小时	预测可自行愈合的创面
热成像	区域	是	否	90%	浅度和深度部分皮肤烧伤	数小时	预测可自行愈合的创面
光谱	区域	否	否	80%	三种深度	较快	预测可自行愈合的创面
超声	点	是	否	60%~70%	部分皮肤和全层皮肤烧伤	较快	区分活的和坏死的组织

三、烧伤严重程度的评估

对烧伤病人的严重程度进行分类,有利于患者的诊治、评价病人的预后和总结经验。

（一）成人烧伤严重程度分类

目前国际上对烧伤严重程度的判定仍无统一标准,国内仍采用 1970 年全国烧伤会议拟订的分类标准:

1. 轻度烧伤　总面积在 10% 以下的Ⅱ°烧伤。

2. 中度烧伤　总面积在 11%~30%,或Ⅲ°烧伤面积在 10% 以下。

3. 重度烧伤　总面积在 31%~50%,或Ⅲ°烧伤面积在 11%~20%;或烧伤总面积不足 30%,但有下列情况之一者:

（1）全身情况较重或已有休克。

（2）复合伤或化学中毒。

（3）中、重度吸入性损伤。幼儿和老年，以及孕妇、器质性疾病患者也应考虑在内。

4. 特重度烧伤 总面积在51%以上，或Ⅲ°烧伤面积在21%以上。

（二）小儿烧伤严重程度分类

1. 轻度烧伤 总面积在5%以下的Ⅱ°烧伤。

2. 中度烧伤 总面积在5%～15%的Ⅱ°烧伤或Ⅲ°烧伤面积在5%以下的烧伤。

3. 重度烧伤 总面积在15%～25%或Ⅲ°烧伤面积在5%～10%的烧伤。

4. 特重度烧伤 总面积在25%以上或Ⅲ°烧伤面积在10%以上者。

（三）烧伤严重程度的传统分类

由于上述分类标准既不能反我国救治大面积烧伤的水平，又不能反映烧伤的真正严重程度，故目前临床上多采用"小面积"、"中面积"、"大面积"和"特大面积"来表示烧伤的严重程度。

1. 小面积烧伤 Ⅱ°烧伤面积在10%以内或Ⅲ°烧伤面积在1%以内者，相当于轻度烧伤。

2. 中面积烧伤 Ⅱ°烧伤总面积在11%～30%或Ⅲ°烧伤面积在10%～20%的烧伤，相当于中、重度烧伤。

3. 大面积烧伤 总面积在31%～79%或Ⅲ°烧伤面积在21%～49%。

4. 特大面积烧伤 总面积在80%以上或Ⅲ°烧伤面积在50%以上。

第四节 烧伤的病理生理

随着烧伤病理生理学的研究进展，人们已清楚地意识到，烧伤组织不仅仅是由于热力或其他理化因素直接损伤皮肤所造成，皮肤损伤后的继发性的炎症反应及创面的血液循环障碍都可加重组织损伤程度，其他系统或器官的损害也与烧伤创面的病理状态有密切关系。因此，烧伤不仅造成局部组织的损伤，而且引起全身反应。

一、局部反应

热力对局部组织造成的直接损害，表现为水肿和炎症，蛋白质凝固、脱水、碳化等。损伤区域多分三带，中心部位为凝固区，中间为淤滞区，外周为充血区。凝固区组织完全坏死，无生机；淤滞区血液循环淤滞，局部组织处间生态，治疗得当，有希望转为正常组织，否则也可能发生坏死，导致创面进一步加深；充血区为机体对损伤组织的炎症反应，表现为充血、水肿。该区毛细血管大量开放、扩张，炎症细胞向损伤中心趋化，起到自身清创，并释放生长因子，调控创面愈合过程。

二、全身反应

热力还能引起神经、内分泌系统发生相应的变化，从而释放化学递质、细胞因子等，引起远隔部位损伤,甚至是全身性病理生理改变,主要表现为血管通透性的变化,体液渗出以及机体出现的对抗性反应。

(一)细胞因子

大面积烧伤是一种非常严重的创伤,可启动非感染性全身炎症反应综合征,导致免疫细胞产生大量细胞因子,并随血循环在全身各处作用于相应靶细胞,产生病理生理改变。现已知有很多细胞因子。研究表明,TNF-α 是最早出现的细胞因子,被称为炎症反应的启动因子,其水平多在伤后半小时内升高。IL-1 水平紧随 TNF-α 而迅速上升,维持时间较长。IL-1 水平反映炎症反应的严重程度,持续升高往往预示病人病情严重,预后不良。

(二)化学递质

如组胺、5-羟色胺、激肽、前列腺素、血栓烷素、白细胞三烯、血小板激活因子、氧自由基和纤维结合蛋白等。可为损伤直接引起化学递质的释放所产生的反应,如组胺;也可由细胞因子作用于靶细胞所引发的效应。其结果导致全身小血管通透性增加,体液丢失;心功能损害,循环功能下降;肺功能损害,气体交换功能受损,最终导致组织缺血缺氧,细胞代谢障碍,离子梯度难以维持,细胞内水肿等改变。严重者出现休克,多系统脏器功能不全甚至衰竭。

(三)神经反射

交感神经兴奋,副交感神经抑制,血管收缩,心率加快,为机体应付损伤和休克作出的反应。同时引起胃肠功能紊乱,甚至发生肠麻痹。

(四)内分泌功能改变

主要表现为血管加压素、醛固酮、儿茶酚胺分泌和释放增加,具有保水、储钠、收缩血管的作用,是机体在休克中作出的反应。在血管加压素和醛固酮分泌增加的情况下,如果过分追求尿量而大量补液,易导致全身容量过度负荷,进而带来水肿并发症。

三、烧伤的临床分期

全身反应的轻重随烧伤面积的大小和深度的不同而有很大差异。烧伤创面的存在和变化(如体液渗出、感染和组织修复等)贯穿烧伤治疗的全过程。临床上根据烧伤创面引起全身病理生理变化的阶段性,一般将烧伤病程经过分为休克期、急性感染期、修复期。各期有不同的特点,各期之间紧密联系而有重叠,并非截然分开。

(一)休克期(体液渗出期)

烧伤后迅速发生体液渗出,可分为两个时期。①立即时相:烧伤后立即出现,与组胺、5-羟色胺、激肽及前列腺素有关。在微静脉内皮细胞连接处出现裂隙,使血管内液漏出。40～60 分钟后消失。②延迟时相:烧伤 1～2 小时以后出现,持续时间长。此时微静脉和毛细血管均受到侵犯,而以毛细血管内皮细胞之间裂隙的漏出为主。由于具有半透膜作用的毛细血管壁被毁坏,大量血浆样液体自血循环渗到组织间隙形成水肿或自创面丢失,因而丧失了大量的水分、钠和血浆蛋白,其中蛋白质的含量相当于血浆蛋白浓度的50%~80%,水肿液所含钠、钾离子呈等渗状态。在严重烧伤,这些变化不仅发生在局部,而且身体其他未烧伤的部位以及内脏等均有渗出。烧伤面积越大、越深,则水肿越重,休克发生越早。当烧伤面积较大(成人10%或小儿5%以上的Ⅱ°、Ⅲ°烧伤面积),人体不足以代偿迅速的体液丧失时,则循环血量明显下降,导致血液动力方面的变化,进而发生低血容量性休克。特重烧伤在伤后2~4小时,重度烧伤在4~8小时即可陷入严重休克状态。

与此同时,烧伤局部及周围组织或因热力的损伤或因水肿压迫,导致血管内血栓形成等原因引起组织缺氧,细胞膜功能改变(水、钠向细胞内转移,钾释出)与代谢障碍,从而加重水、电解质与酸碱平衡失调(低血钠和代谢性酸中毒)。严重缺血缺氧者,尚有大量血管舒张活性物质、凝血活酶等释出,进一步使毛细血管扩张与通透性增加,血流缓慢、淤滞,渗出更多,甚至导致血管内凝血,微循环障碍。肾脏可因血容量减少、肾血管痉挛、溶血及毒素作用等,导致尿少、尿闭、血红蛋白尿,甚至引起急性肾衰竭。因此,防治低血容量休克(包括预防肾衰竭)是休克期的主要矛盾。

防治休克的根本问题是如何改善毛细血管的通透性,减少渗出,迄今此问题仍未解决。目前及早进行输液,迅速恢复有效循环血量是防治烧伤休克的主要措施。烧伤后,体液渗出的速度一般以伤后6~8小时为最快(但渗出持续的时间一般36~48小时,严重烧伤甚至可达72小时)。烧伤后24~36小时后水肿开始回收,皮肤发皱,尿量逐渐增多,临床上称之为水肿回收期。

（二）急性感染期

烧伤创面的坏死组织和富于蛋白的渗出液都是细菌生长的良好培养基,因此继休克后或休克的同时,急性感染即已开始,给伤员造成另一严重威胁。一般来说烧伤面积越大、深度越深,感染机会也多、越重。

创面感染的主要来源为伤后的污染(包括环境、接触)及伤员本身呼吸道、消化道细菌的污染等,其中以接触污染为主,其次是残留的毛囊、皮脂腺及周围健康皮肤折皱处的细菌。细菌一经在创面立足,即迅速繁殖并向四周及深处蔓延。开始表现为急性蜂窝组织炎,3~5天自行消退。严重者感染可继续发展,甚至向深部健康组织侵入,形成烧伤创面脓毒症,或细菌进入血液循环导致败血症。伤后3~10天,正值水肿回收期,体液重新分布,加之休克的打击,内脏和防御功能尚未恢复或建立,尤其是在休克期渡过不平稳,并发症多的伤员,更易发生全身性感染。

除了上述起源于创面感染发展成全身性感染——败血症以外,还存在肠源性烧伤败血症。休克时肠壁缺血缺氧,肠黏膜出现溃疡,防御屏障严重削弱,肠道细菌又过度繁殖,细菌对肠黏膜的穿透力增加,细菌移居至肠系膜淋巴结、肝、肺等肠外定植,播散于全身形成败血症。这与烧伤后机体防御机能下降及肝脏Kupffer细胞功能显著减退有重要关系。

急性感染在水肿回收期为高潮,以后发生率有所下降。但伤后14天左右深度创面开始"自溶脱痂",富于蛋白的溶解组织又是细菌生长的良好条件,故一直延续至伤后3~4周健康肉芽屏障形成后才逐渐减少。显然,全身感染的预防和治疗是此期的主要矛盾。

（三）修复期

伤后第 5~8 天开始,直到创面痊愈称为修复期。没有明显感染的浅Ⅱ°烧伤可在 8~14 天愈合。深Ⅱ°17~21 天痂下愈合。Ⅲ°烧伤,面积很小的(直径在 3~5cm 以内者)可由四周的上皮长入而愈合,面积较大的需要经过植皮方可愈合。明显感染的深Ⅱ°烧伤的痂皮,或Ⅲ°烧伤的焦痂于 2~3 周开始与健康组织分离而自溶脱痂。此时大量坏死组织液化,感染严重,脱痂后大片创面外露,体液渗出多,又加重代谢紊乱,仍可发生焦痂溶解期败血症。因此,积极主动地清除坏死组织,及早植皮覆盖创面,才能从根本上控制感染加速愈合。

深Ⅱ°和Ⅲ°创面治愈后常遗留瘢痕或挛缩畸形,可用弹性绷带包扎或穿弹性套预防,还要逐步练习肢体功能活动,一般需待 3~6 个月以后才考虑整形修复以改进功能;重度烧伤病人内脏器官也需要一个恢复过程,临床上称为康复期。

第五节　烧伤的急救与处理

烧伤的最终治疗目的是修复创面,最大限度地恢复外观和功能。小面积烧伤的治疗主要为局部处理,而大面积烧伤则涉及休克、感染和器官功能不全等并发症的防治以及营养支持等多项综合治疗措施。

一、院前急救

院前急救包括现场急救、转送与送院。主要依赖基层医护保人员,甚至是在场的非专业人员和患者本人。加强有关急救措施的宣教及有关设施的配备是搞好院前急救的关键,也是提高烧伤救治水平的重要环节。

（一）现场急救

多数情况下,现场急救主要是非专业人员进行的非专业性的自救互救,其基本目的在于消除致伤因素、终止烧伤、脱离现场和一些简单的应急处置。要求虽简单,但做好并不容易,有关教训也颇多。

1. 消除病因　要迅速采取有效措施尽快灭“火”,消除致伤因素。实践证明,冷水的冲洗或浸泡(创面冷却疗法)是行之有效的简便的方法,有助于控制局部病理生理过程,具有减轻局部损害、减轻水肿和镇痛等疗效。一般认为水温越低越好,用清洁水(如自来水、河水、井水等),至少应在 15℃以下;冷敷或浸泡创面,需持续 1/2~1 小时,以取出后不痛或稍痛为止。适用于中、小面积烧伤,特别是头、面、四肢。对重伤员一味强调持续冷水处理,因而影响及时送院急救,自然应当避免。然而急于送院,不做冷水冲洗,无疑是失去了最早急救的机会。

（1）一般火焰的灭火:保持镇静,忌奔跑,跑则风大加速燃烧。迅速脱去燃烧的衣服,或就地卧倒,缓慢打滚压灭火焰,或跳入附近水池、河沟内灭火。进行他救时,将伤员按倒,同时用就便材料如棉被、雨衣、毯子、雪或砂土压灭火焰。

（2）凝固汽油燃烧的灭火:凝固汽油弹爆炸时,即用雨衣或他物遮盖身体,待油滴落下后抛掉遮盖物,离开燃烧区。灭火时忌直接用手去扑打,可用湿布或砂土覆盖,或跳入水中,如有浓烟,用湿布掩盖口鼻保护呼吸道。

(3) 磷烧伤:磷的特点是在空气中自然,在皮肤上越烧越深。磷可经创面吸收,造成肝、肾损害及中枢神经系统中毒症状。磷及磷的氧化物接触皮肤黏膜,均可造成烧伤。处理磷烧伤的创面宜用湿布覆盖浸入水中,用1%硫酸铜溶液浸洗后移除黑色磷化铜颗粒,并用2%~3%碳酸氢钠液中和磷酸。切忌将创面暴露于空气中,并忌用油膏包扎(磷溶于油脂类,溶解后被吸收)。用湿布掩盖口鼻能防止磷化物吸入呼吸道,如果用过锰酸钾液浸湿的湿布效果更好。

(4) 化学烧伤的急救

1) 对酸碱造成的烧伤,理论上可以用弱的酸来中和,但在中和时可产生大量的热量,造成进一步损害,甚至扩大烧伤面积,因此实践中应立即用水反复冲洗干净,尽快缩短化学剂接触皮肤的时间。由于酸碱在遇水时也会释放热量,因此强调持续大量流水冲洗,如无禁忌和耐受问题,大量冷水冲洗时间应不少于30分钟。

2) 酸烧伤中,氢氟酸烧伤除具有一般酸烧伤的共性外,还具有其特殊性,即除氢离子对组织的损伤外,氟离子具有脱钙作用,并对神经末梢产生强烈刺激,造成骨坏死、低钙血症及局部剧烈疼痛。治疗上除冷水冲洗外,局部应用含钙、镁离子的溶液浸泡或湿敷,以结合氟离子,阻止其向深部组织穿透。此外,在肢体部位的损伤,可选择近端动脉注射葡萄糖酸钙溶液的疗法,常可立即缓解疼痛,阻止氟离子的进一步损伤。面积稍大的氢氟酸烧伤要注意检测血钙水平,并注意及时的多途径补钙,以防致命性低钙血症的发生。

3) 在接触生石灰时,因氧化钙遇水变成氢氧化钙,同时产热,引起碱和热力烧伤,现场应避免一般水冲,应强调先用软毛刷轻柔刷拭,尽可能刷去生石灰,然后再用大量冷水冲洗。以防移除和稀释不足,产热有余。

2. 保护创面　灭火后除必要时脱去衣服(或顺衣缝剪开)外,将伤员安置于担架或适当的地方,可用各种现成的敷料作初期包扎或清洁的衣服被单等覆盖创面,目的是保护创面,避免再污染或损伤,没有必要作其他处理。

3. 止痛　烧伤后疼痛是很剧烈的,必须及时予止痛剂,如口服止痛片或注射哌替啶。合并呼吸道烧伤或颅脑损伤者忌用吗啡,以免抑制呼吸。

4. 补充液体　口服淡盐水、淡盐茶或烧伤饮料。如病情严重,有条件时应及早静脉输液(如生理盐水、右旋醣酐、血浆等)。切忌口服大量无盐茶水或单纯输入大量5%葡萄糖溶液,以免加重组织水肿。烧伤饮料片:每片含食盐0.3g,小苏打0.15g,鲁米那5mg,糖适量。溶于100ml水中即为烧伤饮料。

5. 其他措施　口服或注射抗菌药物,注意合并伤的处理。眼烧伤时应冲洗眼睛,涂抗生素眼膏。注射破伤风抗毒素1500U。天冷时注意保暖。

(二) 转送与送院

经现场急救的伤员,应本着尽早、尽快、就近的原则送往医院进一步诊治。然而,这些简明的原则常不易做到尽善尽美,常见为强调早、快、近,而把重伤员送到邻近但技术力量薄弱和设备条件较差的医院,结果是欲速而不达。相反,想一次到位送到技术力量和设备条件较为理想的医院,由于路途太远,失去良好救治时机。建立一个高效运转的救治调度中心是解决这一矛盾的最好办法。

因收治医院条件限制或家属单位要求,一些救治难度较大的病人需送往条件更好的烧伤中心和烧伤研究所治疗。转院的目的在于为伤员创造一个更有利于治疗的技术和设备条件,为此应首先明确要求,与拟转送的医院取得联系,做好必要的安排。转出前应对病情做一次全面的研究,拟订一个详细的转院途中的救治方案,确保静脉补液通道的畅通无阻,以维持循环功能的稳定。要保证呼吸通畅,对气管切开手术指征可适当放宽。此外,要做好转院途中的监护和护理工作,保证整个救治过程中的治疗不致受影响和病历资料的完整。

二、群体烧伤救治

成批烧伤系指同时烧伤病人在 10 人左右或严重烧伤在 5 人以上。特点是病人多,伤情重,还可能伴有复合伤,处理难度大,时间紧迫,临时组织和技术条件要求高,医护任务繁重,药品器材供求矛盾大,常超越医院常规工作应付能力,需社会力量提供支援,属社会医疗问题。建立烧伤专科基地,培养烧伤专业班子,组织网络联系,形成救治体系;制定救治方案,建立操作规范,培训专业人员;普及防治常识,在民防机构和卫生机关的领导下,开展经常性防治工作,并在灾难中做到最大限度地调动人力物力,谋求成批烧伤救治,以减轻社会损失。国内已建立航空医疗救护中心,备有直升机供调度使用。成功地抢救群体性烧伤通常需要有一个完整的机构,包括:

(1)指挥组:由行政最高领导统一指挥,并由专业医务骨干指挥医疗救护,负责调动和组织技术力量和后勤保障。

(2)分类组:为保证病人按轻重缓急及时得到相应的抢救和治疗,并能合理使用人力物力,保证完成任务,伤情分类是重要一环。通常由专科主任或主治医师以上人员担任,及时判断伤情,下达抢救任务,指挥病人到指定地点接受抢救和治疗。

(3)抢救组:根据病人多少和伤情的轻重,将专科医护人员分成若干小组,负责复苏补液和创面早期处理等治疗工作。若有合并损伤,可有其他专科医师协助处理。

(4)收容组:病人经休克复苏、创面早期处理及其他抢救措施后,再次根据伤情分类,由收容组收入隔离病区或一般病区。每个病区在根据病人人数及伤情组建治疗小组,负责病人的治疗工作。

(5)后勤组:由药房、供应室、血库和营养科组成,负责药品器材供应、敷料供应及消毒、血源组织联系和供给保证、营养配制等工作,可直接由指挥组领导。

第六节　烧伤休克处理

休克曾经是大面积烧伤病人最重要的死亡原因。随着对烧伤休克病理机制认识上的不断深化和相应的治疗措施在临床的推广应用,直接死于烧伤休克者已不多见,但休克仍是烧伤病人最常见的并发症。休克期是否平稳渡过,对后续病程和转归起至关重要的影响。烧伤休克和其他原因所致的休克一样是一个复杂的问题,经过几十年来的研究探索,对休克机制的认识有了进一步深化,为临床治疗提供了理论基础。

一、烧伤休克表现

（一）特点

1. 休克兴奋期长 这是因为烧伤后的体液外渗和有效循环血量的减少是逐渐发生的。伤员精神兴奋,烦躁不安,脉快而有力,血压可维持正常或偏高,这是烧伤休克兴奋期的表现,要抓紧治疗,切勿被暂时的假象所迷惑而忽略休克的诊治。

2. 休克期长 烧伤休克的发生时间与严重程度、烧伤面积和烧伤深度有密切关系。烧伤面积越大,深度面积越广,休克发生越早越严重,持续时间越长。一般为 2~3 天。这期间血容量不断变化,因此必须严密观察病情,及时分析病情,积极坚持抗休克治疗。

3. 电解质紊乱与血浆渗透压改变 主要表现为血液浓缩,低钠血症,酸中毒或低蛋白血症。

（二）指标

1. 心率增速 这是由于烧伤后儿茶酚胺分泌增多,使心率加快,严重时可增至 130 次/分以上,脉搏细弱,听诊心音遥远,第一音减弱。

2. 尿量减少 这是烧伤休克的重要且较早的表现,一般指成人尿量每小时在 20ml 以下,如果肾功能未严重损害,尿少一般能反映组织血液灌流情况和休克的严重程度。尿少的主要原因是血容量不足,肾血流量减少所致。当然尚与抗尿激素和醛固酮增多有关。如出现无尿,多示收缩压在 10.7kPa 以下。

3. 口渴 为烧伤休克较早的表现。经补液治疗后,轻度伤员多可解除,而严重伤员则难以消失,可持续到回收期以后。

4. 烦躁不安 出现较早,是脑细胞因血液灌流不良、缺氧的表现。

5. 恶心呕吐 出现也较早,如频繁呕吐常示休克较重。其原因也是脑缺氧。

6. 末梢循环不良 较早的表现是浅静脉充盈不良,皮肤发白,肢体发凉。严重时,可出现发绀和毛细血管充盈不良。

7. 血压和脉压的变化 烧伤早期,由于代偿的缘故,血管收缩,周围阻力的增加,血压往往增高,尤其是舒张压,故脉压变小是休克较早的表现。以后代偿不全,毛细血管床扩大,血液淤滞、有效循环血量明显减少,则收缩压开始下降。因此,收缩压下降不是烧伤休克的早期表现。如已下降则提示休克已较严重。在严重烧伤伤员,应备常规有中心静脉置管以便加速补液和监测中心静脉压。

8. 化验检查 一般根据临床表现足可作出烧伤休克的诊断。如条件许可,必要的化验检查如血浆渗透压、血细胞比容、红细胞计数、血红蛋白计数、血红蛋白等,有助于烧伤休克的早期诊断,也可作治疗参考。

二、早期休克液体复苏

烧伤外科的兴起和发展很大程度上依赖早期复苏治疗方案的确立和改进。目前严重大面积烧伤直接死于烧伤休克已大为减少,主要致死原因为感染,多脏器功能衰竭。然而仔细分析感染和脏器功能并发症的发生原因,不难发现与早期休克度过不平稳不无关系。休克引起的灌注不良导致组织缺血乏氧,细胞内因缺氧所致的代谢紊乱、机体内环境紊乱,使免疫功能下降。休克还引起免疫活性因子失调,最终导致机体对病原菌易感性升高。而组织缺血缺氧,细胞因子、化学递质、机体内环境的失调也是导致多脏器功能衰竭的主要原因。

尽管造成烧伤休克的原因较多,但首要的还是在上述有关变化和损害下造成的血浆丢失,因而多把烧伤早期休克称为低血容量性休克。由于能量代谢障碍,维持有效循环血容量的钠离子除渗出原因丢失外,还因细胞膜钠钾离子泵受损,使钠离子大量向细胞内转移。由于钠离子左右血浆容量,因此烧伤休克复苏补液某种意义上说是补充钠离子。复苏用液种类较多,可以凭经验按条件选用,基本观点是凡属有一定含钠量的溶液均有维护和扩张血浆容量的作用。选用时宜充分考虑和比较各种溶液的特点,以便充分发挥其优点,避免其缺点,有益于提高疗效。同样,烧伤休克复苏补液可有多种公式指导,然而临床实施补液治疗并非简单易行,也应做充分考虑。另外,需要特别强调的是,复苏补液公式只适用于得到及时救治,尚未发生休克的病人。已发生休克的病人其失液的范围、程度和液量均远远超过公式计算量,应按休克救治原则进行快速复苏,大量补液。如果依然奉行公式,应该说是犯原则错误,延误病情。值得指出的是,公式建立时,补液的指导原则是低限过渡。近年,多主张增加补液量,以适应细胞水平复苏需要。

1. 复苏补液公式 经验公式颇多,如何选择常使临床工作者感到困惑。烧伤补液的根本目的在于补充和替代丢失的血浆容量。根据这一目的,选择自己习惯的经验公式,并采取各种辅助措施,扬长避短,以充分发挥公式的指导作用。常用公式按其用液不同大体分为三类:即晶体和胶体溶液公式、平衡盐溶液公式、高张盐溶液公式,各选国内最常用一例作为代表。

(1)胶晶混合溶液公式:是目前国内外最常用的公式。

伤后第一个24小时补液量(ml)= Ⅱ°、Ⅲ°烧伤面积(%)×体重(kg)×1.5ml(胶体液和电解质溶液)+ 2000ml(生理需要量)。

胶体液和电解质溶液一般按1:2补给。Ⅱ°面积超过70%,或Ⅲ°面积超过50%者可按1:1补给。伤后第一个8小时内补给估算量的一半,第二、三个8小时各补给估算量的1/4。

伤后第二个24小时内补给的胶体液和电解质溶液为第一个24小时补液量的一半,生理需要量不变。

(2)平衡盐溶液公式:适用于胶体液供应困难和成批烧伤病人的救治。目前常用的是Parkland公式和Brook改良公式。

1)Parkland公式:伤后第一个24小时补液量(ml)= Ⅱ°、Ⅲ°烧伤面积(%)×体重(kg)×4ml,复苏用液为乳酸钠林格溶液。

伤后第一个8小时内补给估算量的一半,第二、三个8小时各补给估算量的1/4。乳酸钠林格溶液含钠量为130mmol/l。按血清钠浓度计算,补给此溶液1000ml,相当于给生理标准溶液900~920ml,也即相当于补给水分80~100ml。故此公式不另给基础水分量。

伤后第二个24小时补液量(ml)= Ⅱ°、Ⅲ°烧伤面积(%)×体重(kg)×0.3~0.5ml,复苏用液为血浆,或按每千克体重补给人体白蛋白1g,并继以5%葡萄糖溶液维持尿量,不需补给电解质溶液。

2）Brook 改良公式：第一个 24 小时补液量估算式的 4ml 改为 3ml，其他同 Parkland 公式。

（3）高张盐溶液：补液量少，适用于心肺功能较差和成批病人的救治。高度浓缩溶液小量注射，适用于战时转送需要。

伤后第一个 48 小时补液量（ml）=Ⅱ°、Ⅲ°烧伤面积（%）×体重（kg）×3ml，复苏用液为含钠量不超过 250mol/L 的复方乳酸钠或醋酸钠溶液，尚有用高张电解质右旋糖酐 70 溶液。

第一个 24 小时补给估计量的 2/3。第二个 24 小时则补给 1/3。为安全起见，在伤后第一个 8 小时后，所补给溶液含钠量应递减，保持血清钠不超过 160mmol/L 或总补钠量以每千克体重不超过 22~24ml 为限。

2. 复苏补液方法　对成人烧伤面积超过 15%，或小儿烧伤面积超过 10% 的伤员，原则上都应静脉补液，越早越好，以便尽早跟上失液的进度。一般公式均强调第一个 24 小时的计划补液量的一半应在第一个 8 小时内补给，表明了伤后早期血管通透性变化快，液体渗出丢失多。事实上，特大面积烧伤和复合伤，伤后半小时内就有发生休克的可能，因此特别强调在伤后 2 小时内补液的重要性。

外周静脉穿刺和静脉穿刺导管留置是最常用的方法，对严重烧伤或已发生休克的病人，应尽早行静脉套管插入或切开插管。大面积烧伤病人的治疗往往是一个长期艰苦的救治过程，需要长时间应用静脉通道，因此最早的静脉开通应尽可能选择周边的静脉，以保证后续治疗有足够可利用的静脉。对特大面积烧伤，以建立两处静脉通道为宜。一方面确保输液通畅，另一方面便于两种液体同时输入，利于保持体液成分的相对稳定，减轻水肿。

液体选择上仍应遵循先晶后胶、先盐后糖、先快后慢的原则。

复苏的首选液体是平衡盐溶液，由于其所含成分及晶体渗透压与血浆近似，临床应用广泛，已取代生理盐水。目前，国内作为商品供应的乳酸钠林格液含钠量为 130mmol/L，由于含钠量偏低应用时一定要注意适当增加电解质溶液的容量，减少糖水的用量或不用。

胶体渗透压在维持有效循环血量中具有重要意义，因此在补充平衡盐后应及时多给胶体。关于补给胶体的时间，观点有所分歧。有观点认为在伤后第一个 8 小时。由于血管通透性较大，补充的胶体也会渗到血管外而不利于以后的回吸收。因此，强调胶体的应用应在伤后的第二个 24 小时开始。现有趋向提前到第一个 24 小时的第三个 8 小时。临床中发现对特重度烧伤和小儿烧伤，早期补充胶体可以更有效地维持循环稳定、减少总补液、减轻水肿。在实际工作中应根据病情灵活掌握。血浆是胶体液中的首选液体，由于血浆的丢失远大于血细胞的破坏，一般临床不用全血复苏。然而较大面积的深度烧伤，有一定程度的红细胞破坏，输用全血也无不可。重伤员一方面有红细胞破坏，另一方面造血功能受抑制，常有后续病程贫血，及早输血有一定好处。但输全血会影响血液浓缩的缓解，以及抑制骨髓造血等作用也应充分重视。临床应用要能够适当掌握，根据实际需要来安排血浆和全血的比例。代血浆具有较好的扩容作用，但有抑制免疫功能和影响凝血等副作用，临床应用应掌握尺度，一般认为成人 24 小时内不宜超过 1000ml 的胶体。

烧伤是一个严重的应激，机体对葡萄糖的利用下降，血糖水平升高，因此补充水分时应采用 5% 葡萄糖溶液。

3. 调整补液的依据　复苏补液中应及时观察病情的变化，以此作为治疗反应，按伤员的实际需要，对计划补液量做出适当调整。

（1）口渴：是体液不足的表现之一。应结合其他方面的表现综合分析，不得只凭口渴草率结论。因火场烟熏和伤后用药也可致口渴，为此需慎重。

（2）烦躁：烦躁是严重烧伤后常见的表现，应详细观察，认真分析，以明确原因。首先要考虑的是中枢神经缺氧所致，最大可能是休克所致，应加强复苏补液。吸入性损伤也是一大可能因素。在遇到与烧伤严重程度不符的烦躁，更应考虑是否有复合伤内出血的存在。如果尚有其他引起中枢性缺氧的原因存在，当逐一排除，如颅脑损伤等。

经验不足的医生常把烦躁的原因看成是伤后紧张和疼痛引起，盲目予以镇静止痛药物。特别是吗啡类药物会抑制呼吸中枢，进一步加重缺氧，扰乱病情。导向错误的治疗会影响后续的病情诊断和治疗，如颅脑损伤对瞳孔的观察。

（3）呼吸增快：是早期休克的表现之一，应进一步掌握其他症状和体征加以分析。紧张和疼痛可以影响呼吸。吸入性损伤缺氧可以影响呼吸运动，代谢性酸中毒有呼吸代偿的变化，中枢损伤或水肿也影响呼吸。此外，胸部环形焦痂、胸廓创伤都使呼吸变的浅快，应逐一鉴别，可结合苍白发绀等临床症状和动脉血气分析结果来分析和判断。

（4）脉搏与血压：反映循环功能的主要参数，是诊断休克的重要指标，也是调整补液量的参考依据。成人基础血压和脉搏正常者，伤后应在补液中谨慎掌握，使血压不致低于13.15kPa（100mmHg），而且脉搏以不超过100次/分为妥。否则即应调整补液的质量和速度，使之达到以上能被允许的范围，而不是坐等指标好转。

（5）单位时间尿量：是观察烧伤休克期病情和调整复苏补液的重要依据和指标。因为肾脏是反映组织灌注最为敏感的器官，故单位时间排尿量自然成为反映循环血容量的临床依据和调整复苏补液的临床指标。为此，中等面积以上的烧伤，都应留置导尿，以便及时观察和把握病情，进而调整治疗。

目前，成人尿量宜控制在每小时0.5～1ml/kg，或增多到每小时50～70ml。而体重不足30kg的小儿，应要求每小时不少于1ml/kg。对严重大面积深度烧伤，特别是电击伤，由于大量红细胞和肌肉组织破坏，为避免血红蛋白和肌红蛋白在肾小管沉积而影响肾功能，在碱化尿液的同时，可适当增加补液量，加快补液速度，以维护肾脏功能。需要指出的是，上述尿量指标是在伤前肾脏功能正常，伤后未用利尿剂情况下的标准。应用利尿剂后，尿量就失去作为补液观察指标的作用，因此应用利尿剂一定要慎重。此外，单位时间的尿量是指休克期内每个单位时间的尿量，而不是24小时平均尿量。

（6）血清电解质和动脉血气：了解组织细胞代谢的情况，以估计机体内环境各方面的相互影响，对复苏补液提供间接的，但却是十分重要的综合分析资料。

（7）红细胞计数和红细胞比容：用以判断血液浓缩的程度，以估计复苏补液的作用。烧伤后红细胞压积明显升高，如果出现降低，则要警惕复合伤内出血的存在。

4. 复苏补液中常见失误

（1）机械运用公式：烧伤早期复苏补液公式仅是个经验公式，从统计学角度看，公式代表总体均数，个体间有差异。实际应用时，只能把公式作为临床补液起步的指南，需考虑公式对严重烧伤估计需要液量偏低的问题。应根据伤员反馈的症状和体征不断调整补液量和质，以满足个体的需要。在延迟复苏已陷入休克的病人，公式计算量远远不能满足实际需要。一味遵守公式，不看指标，或虽看指标，但既不分析也不调整，是临床治疗失误中带有普遍性的问题，为此值得警惕。而在伴有复合伤时，输液量和质都应根据病情随时调整。

（2）碳酸氢钠的应用：烧伤早期复苏补液中，常输用碳酸氢钠溶液，主要以 2 份生理盐水和 1 份等渗碳酸氢钠溶液配置或模拟平衡盐溶液。在严重深度烧伤和电接触伤救治中输用碳酸氢钠以碱化尿液，有利于游离血红蛋白和肌红蛋白的排除，以保护肾功能。也用于休克时伴随代谢性酸中毒。然而，临床上常有滥用现象。因市售或自制者多为 5% 碳酸氢钠溶液，输用中并未稀释成等渗的 1.25% 溶液。如输用客观上起到补充渗透压 4 倍于等渗的高张电解质溶液，复苏作用自然超过等渗电解质溶液。但大量输入，全然不考虑其碱性作用是十分错误的。尽管烧伤休克期处于乏氧代谢，伴有一定程度的酸中毒，短时间内输入大量碱性物质，会造成医源性的碱中毒，致使血管收缩和氧血红蛋白解离曲线左移，在原有的缺氧基础上加重组织缺氧，特别是中枢缺氧，进一步导致过度换气，引发呼吸性碱中毒，其危险性更严重。

（3）伴有吸入性损伤的烧伤复苏：在重度吸入性损伤存在时，往往波及下呼吸道甚至肺泡，要注意预防肺水肿，因此限制补液量至关重要。但在烧伤休克中，充分补液又是必需的，这似乎是矛盾的。事实上，吸入性损伤所造成的呼吸道黏膜、肺泡的水肿，也在加重液体的丢失，从复苏角度上看，液体不但不能限制，还应该进一步增加补液。再者，一味奉行限制补液的做法，势必会加重休克，那么组织进一步缺氧，呼吸道黏膜、肺泡的通透性增加，液体丢失加大，这样形成了恶性循环。当然，如果补液量超负荷也会加重肺水肿，进一步影响氧的交换，加重组织缺氧，因此，临床医师应严格根据观察指标的变化并结合患者临床表现来平衡补液的量。

三、吸入性损伤处理

吸入性损伤是热力或烟雾引起的呼吸道以至肺实质的损害，其临床主要表现为声音嘶哑、吞咽疼痛或困难、刺激性咳嗽、痰中带碳粒，肺部听诊早期可出现哮鸣音。患者因起病急、危重，加上气道损伤和肺间质水肿，吸入性损伤的治疗仍然是当前难点之一，也是导致烧伤患者早期死亡的主要原因。国内吸入性损伤发病率在 5%~10%。20 世纪 90 年代以来发病率有所上升，一方面是致伤环境改变，如密闭环境及化学用品增多，建筑物较以前明显的增高，给救援带来很大困难；另一方面由于诊断技术的提高，更多吸入性损伤被确诊。早在 1994 年新疆发生的一次因剧场着火，易燃化学装饰品燃烧引起火灾导致现场死亡的 326 例死者中，256 例经尸检有 194 例合并吸入伤，发病率高达 75.8%，而幸存的 135 例中有 77 例合并吸入伤，发病率 57%。近在 2010 年 11 月 15 日上海静安区特大火灾导致了 58 人遇难，其中多半因吸入性损伤而死亡。

降低重度吸入伤死亡率的关键是正确评估严重程度。现在虽可借助肺功能检查、肺 CT、肺扫描等来确定其严重程度，但在临床上实施仍有一定困难。而确实可行的是纤维支气管镜检查，它既可明确损伤者解剖部位，又可确定黏膜损伤程度。训练有素者可在床边及时检查，对急症诊断有困难者，可经鼻腔插管检查；对已行气管切开者，则从切开处插入纤维支气管镜，可在数分钟内即可了解上下呼吸道全貌。近年来，在纤维支气管镜检查时行支气管活检，可提高早期诊断及估计预后，为正确诊断及评估严重程度提供重要依据。纤维支气管镜还可用于局部灌洗，从而起到诊断和治疗双重作用。

（一）开放气道

1. 气管插管 吸入性损伤因组织、黏膜水肿，分泌物堵塞，支气管痉挛等，早期即可出现气道梗阻，故应及时进行气管插管术，以解除梗阻，保持气道通畅。若口鼻部烧伤、张口困难、鼻孔缩小、颈部焦痂限制颈部活动，气管插管十分棘手，要求操作者技术过硬，否则易引起喉痉挛，如有纤维支气管镜作先导则较易成功。否则应尽早作气管切开。

气管内插管指征：①面部尤其口鼻重度烧伤，有喉阻塞可能者；②声门水肿加重者；③气道分泌物排出困难，出现喘鸣加重及缺氧者。气管内插管留置时间不易过久（一般不超过一周），否则可加重喉部水肿，或引起喉头溃烂，甚至遗留声门狭窄等。

2. 气管切开 一般主张预防性气管切开指征不宜过宽。当然，手术指征掌握过严，易失去气管切开的时机，待窒息时才行手术常措手不及。因此，要准确评估，适时切开。气管切开指征：①严重的声门以上水肿且伴有面颈部环形焦痂者；②严重的支气管黏液漏者；③合并 ARDS 需要机械通气者；④合并严重脑外伤或脑水肿者；⑤气管插管留置时间超过 24 小时者。

行气管切开术，可立即解除梗阻，便于药物滴入及气管灌洗，方便纤支镜检查及机械通气。但气管切开术也增加气道及肺感染机会，只要做到正规操作，加强术后护理，加强预防措施，是可以避免的。

3. 环甲膜穿刺或切开 如情况紧急，为尽快解除气道阻塞，可行环甲膜穿刺。由于针头内径小，常难以满足需要，再者黏膜下水肿，气道狭窄，穿刺也并非易行。环甲膜切开也属同理，手术虽较简单，但在颈部有严重烧伤和水肿情况下，也非易事。

4. 放置通气道 因不能完全有效防止气道阻塞，一般较少使用。

（二）呼吸功能复苏

1. 氧疗 吸入氧的浓度一般可分为低浓度（24%～35%）、中等浓度（35%～60%）、高浓度（60%～100%）和高压氧。给氧方法有鼻导管给氧、面罩给氧和机械通气。鼻导管给氧是最常用的给氧方法，吸入氧浓度计算方法为：氧浓度（%）= 21（%）+4×氧流量（L/min）。

通常需长时间给氧的病人，一般主张予以低流量给氧。对伴有高碳酸血症的病人，由于中枢神经对二氧化碳的刺激处于麻痹状态，呼吸功能依赖外周感受器对低氧血症的刺激，给予高浓度氧迅速纠正低氧血症，则呼吸减慢变浅，易引起血二氧化碳迅速升高，诱发肺性脑病。此外，长时间吸高浓度氧可损伤肺，轻者出现胸痛与咳嗽，重者出现肺顺应性下降、呼吸困难、顺行性降低、心输出量减少、肌肉无力、精神错乱、甚至死亡。但对有一氧化碳中毒的病人，应在伤后 4 小时内吸入高浓度氧，严重者需行高压氧治疗。对严重吸入性损伤，出现肺水肿、ARDS 早期表现时，应尽早开始呼吸机支持通气，以解除严重低氧血症对生命的直接威胁。

2. 机械通气 机械通气的指征一般认为呼吸频率达 35 次/分，同时 $PaO_2 < 8.0kPa$（60mmHg），$PaCO_2 > 6.65kPa$（50mmHg），肺分流率>15%～20%；肺部摄片有肺水肿、肺不张；伴有一氧化碳中毒或中度以上吸入性损伤，病情发展较快者。在实际临床工作中，当 $PaO_2 < 70mmHg$ 时，就应考虑应用呼吸机，以掌握主动，争取救治时机。

（1）呼吸机的选择：常用呼吸机分高频和常频呼吸机两种。高频呼吸机具有低气道压、低肺动脉压、对心脏功能干扰小的优点,但不利于二氧化碳的排除,而且在低气道压时,肺萎陷的可能性增加,所以高频呼吸机的应用有一定局限性。常频呼吸机又主要分为定压型和定容型呼吸机两类。

1) 定压型呼吸机:其根据压力切换,当气道内压力达到设定值后由吸气转为呼气,结构简单轻便,利用压缩氧或空气作为驱动力。在无电源的急救条件下发挥机动灵活的优点。但其湿化装置为雾化器,颗粒大,不易达到深部小气道;吸入氧浓度调节不准确,最低吸入氧浓度在35%以上;更重要的是在气道阻力增加,肺顺应性下降的情况下,不能保证潮气量的稳定,呼吸频率也不能恒定。基于以上缺点,定压型呼吸机很难在吸入性损伤的救治中发挥良好的疗效。

2) 定容型呼吸机:其根据潮气量切换,同时设有压力保护装置,避免气道内压力过高而带来的损伤。定容型呼吸机具有潮气量恒定,呼吸频率和吸呼比任意调节,吸入氧浓度任意调节;湿化器为蒸汽发生器,湿化能力强,具有多种呼吸支持模式等优点。因此,定容型呼吸机成为肺功能异常情况下的首选治疗设备,在吸入性损伤的治疗中具有举足轻重的地位。然而定容型呼吸机体积大,需要电力驱动,加上操作复杂,不易掌握,且价格昂贵,因此尚未普及。

(2) 呼吸模式的选择:应用呼吸机后,对肺功能有明显的改善作用,表现为减少无效通气量;改善气体分布的均匀性,改善通气血流比;提高气体,特别是氧的弥散能力;减低肺充血和水肿;提高肺顺应性,防止肺萎陷;降低气道阻力;减少呼吸做功。但同时也带来一些不利影响,特别是对心功能的影响,主要表现为正压通气时,胸腔负压减少,回心血量下降,心搏出量下降。选择恰当的呼吸模式是发挥疗效,减轻不利影响的关键。

1) CPAP 和 PEEP 模式:对严重吸入性损伤的治疗,目前主要采用持续性正压通气(CPAP)和呼气末正压通气(PEEP)。在有自主呼吸前提下,两者基本相当,疗效和副作用也基本一致。以目前更为常用的 PEEP 模式来阐述两者的优缺点。PEEP 是指呼吸机在吸气相产生正压,将气体压入肺内;在呼气相仍保持呼吸道压力高于大气压(正压)。主要疗效表现为增加功能性残气量(FRC)。呼气末保持正压,有效减少肺泡萎陷,减少肺内分流,肺泡在呼气末仍保持膨胀,有利于肺泡和毛细血管两侧的气体充分交换,有利于纠正缺氧。不利影响表现为回心血量明显减少。此外,尚有肺泡破裂,发生气胸的危险。关于最佳 PEEP 选择意见不统一,一般主张在循环功能尚能承受的前提下,吸入氧浓度小于40%,而能保持 PaO_2 在 8.0kPa(60mmHg) 以上的最低 PEEP 水平为最佳 PEEP 值,但原则上不能超过 1.47kPa($15cmH_2O$)。

2) SIMV 模式:在中度吸入性损伤病人和脱机前训练时可选择同步间歇性指令通气(SIMV),即在一定次数的自主呼吸后,按照一定的参数,给予一次指令呼吸。平均胸腔压变化介于自主呼吸和正压通气间,随指令性通气次数减少,对循环影响也减小。在脱机训练中除用 SIMV 外,还辅助以压力支持,一般先从 $20cmH_2O$,以后逐渐减低,直至撤除。

(3) 机械通气主要参数调节:①呼吸频率:16~24 次/分,不超过 30 次/分。②潮气量 10~15ml/kg,根据呼吸频率和血气结果调节。呼吸频率快者适当降低潮气量,反之则增加。③呼吸比:正常人为 1:(1.5~2),对出现严重低碳酸血症者,可采用反比呼吸 [(1.5~2):1],减少二氧化碳排出,保证 $PaCO_2$ 值不低于 3.33kPa(25mmHg),以免脑血管收缩造成中枢缺氧。对心功能不全者应缩短吸气时间,减轻心脏负担。④通气压力

（吸气压力）：以维持气道内吸气末压在 2. 45 ~ 2. 94kPa（25 ~ 30cmH$_2$O）为宜，对气道阻力较大者不宜超过 3. 43kPa（35cmH$_2$O），否则易造成压力性气道损伤。⑤呼气末正压（PEEP）：在 0. 5 ~ 1. 5kPa（5 ~ 15cmH$_2$O）之间。⑥呼吸同步调节：一般可通过调节触发敏感度来调节，设定的敏感度值越高，敏感度越低，呼吸频率下降，反之增高。对严重冲突者可用呼吸抑制剂来降低自主呼吸频率，甚至完全取消自主呼吸，改用控制呼吸。

（4）气道冲洗：定时的气道冲洗有利于坏死黏膜软化脱落，刺激咳嗽，促进排痰，加强湿化等作用。有条件者在纤维支气管镜下，对更深层的支气管进行冲洗，效果更好，很可能会起到决定病情发展的疗效。

（5）脱机指征：有条件脱机者应尽早脱机。常在病情好转后，改用 SIMV 和压力支持模式通气，逐步减少指令通气次数，降低支持压力值，然后间歇性停用，逐渐延长停用时间。病情稳定，自主呼吸，不吸氧条件下血气基本正常者，即可完全脱机。但仍需严密观察，呼吸机仍需床旁备用，以防万一。

（6）辅助药物

1）支气管解痉剂：通常多采用氨茶碱 250mg 稀释于 20 ~ 40ml 生理盐水中，缓慢推注。注意严禁直接快速推注，以防心动过缓、心律失常和心跳呼吸骤停。尚可采用舒喘灵气雾剂吸入。以上两药，均通过抑制磷酸二酯酶使细胞内的环磷酸酰苷增多，使支气管平滑肌得到松弛，支气管痉挛得以解除。重症者，以上治疗未能奏效时，可使用激素，用氢化可的松 500mg 或地塞米松 40mg 加入液体中作静脉滴注。然而，激素会削弱肺部抵抗感染能力，大剂量重复给药应十分慎重。

2）稀化黏素（gelomytol forte）：为桃金娘科树叶提取物。能促进呼吸道分泌和刺激纤毛运动，以利祛痰，并能使黏稠分泌物稀化，以利排出。

3）痰易净（半胱氨酸）：祛痰有效。

4）消泡净（二甲基硅油）：肺水肿时，有助于消除呼吸泡沫。

5）抗生素：对中度以上吸入性损伤可考虑防治感染性并发症的措施，重点在于加强呼吸道护理和有关药物治疗。而抗生素使用指征从严，即针对已发生的感染用药。可以全身使用抗生素，也可在雾化吸入治疗液中加抗生素。因呼吸道和肺部感染必将产生炎症性水肿，脓痰和部分坏死组织溶脱，影响气道通畅，造成通气不足，影响氧的交换。抗生素多以广谱为宜，待痰培养和药敏试验结果进行验证后，再针对性地选用敏感抗生素。痰标本最好在内镜下采集，以防培养出口咽部细菌，影响治疗。

第七节　烧伤创面处理

烧伤创面处理是贯串于整个治疗过程中的重要环节。一般处理原则为保护创面，减少渗出；预防和控制创面感染，选用适当的创面外用抗菌剂；尽快地清除失去活力的组织，并立即用各种方法封闭创面；积极预防烧伤后期瘢痕挛缩畸形，争取最大程度地恢复功能和外貌。

一、早　期　清　创

休克期以抗休克治疗为主，在休克得到基本控制，全身情况允许时，及早进行创面的清理。清创要在充分的镇痛、镇静和无菌条件下进行。操作要轻巧,绝不容许过分的洗刷,增加创面损伤因而引起疼痛导致或加重休克。

清创的方法与步骤:

(1) 简单清创法:适用于污染轻者。用1:2000新洁尔灭液或洗必泰溶液等清洗创面及周围皮肤,也可用生理盐水清洗创面后,周围皮肤用75%酒精消毒,必要时剃去创面周围毛发。

(2) 污染明显者:用肥皂水加双氧水轻轻拭洗创面及周围皮肤,除去异物与油污,再以大量生理盐水冲洗,按前述方法进行皮肤消毒。

(3) 水疱:可作低位剪开引流,让积液排完后,表皮仍可保护创面;剪除已剥脱之表皮,但未剥脱者严禁撕去。

烧伤后,清创应遵照外科基本原则,尽早进行。一般应注意抓紧伤后前6小时多用洗必泰、新洁尔灭和碘伏清创,达到清除污染、减轻沾染、预防感染的目的。这些原则对及时送院的中小面积烧伤不难做到,但对大面积烧伤,如何能正确掌握清创时机,尚值得认真思考和对待。

大面积烧伤早期全身变化多,免疫功能差,并发症多,容易发生感染。清创的目的在于消除或减少自创面入侵的感染来源,但清创本身对伤员而言也是一个很大的刺激,可引起或增加应激,进而影响全身性病理生理变化,引起或加重休克,从而增加伤员对病原菌的易感性,为防感染反而增加感染概率,有悖清创的初衷。因此,大面积烧伤早期,特别是合并吸入性损伤、复合伤和中毒的伤员,当务之急是积极复苏补液,进行脑、心、肺复苏和重要脏器的功能维护及对中毒的救治;在全身情况稳定一段时间后,再行清创。即在稳定全身的前提下,进而把握清创时机,遵循外科无菌原则,进行正规的操作。虽然推迟了清创时间,但却赢得救治伤员、确保生命安全的全身治疗时机。这一主次关系,应辩证地去看,并处理好。

清创一般在镇痛剂下进行,可给予哌替啶和非那根静脉注射,不应作皮下或肌内注射。大面积烧伤的清创不同于一般外科清创,因其对全身的影响,强调细微简单地清创,既能较好地消除污染,又避免增加损伤和不良刺激。此原则已在学术界达成共识。

二、创面处理方法

(一) 包扎和暴露疗法

包扎疗法即用敷料保护创面,构成防止外界污染的屏障,从而预防感染。包扎疗法又被称为封闭疗法。暴露疗法使创面充分敞开,故又名为开放疗法。创面敞开给微生物以入侵之机,因此要求暴露环境条件应符合消毒隔离要求。事实上,敞开的创面在暴露过程中结痂,由浅度创面的痂皮和深度创面的焦痂代行屏障职能,保护创面免于发生感染,故暴露开放的本质仍为封闭。半暴露疗法实为以上两种方法的中间过渡形式,早期很少使用,因浅度伤渗液多而不易成功,深度伤则多无必要。尚有其他方法,如创面深布药剂或膏剂,既不用敷料包扎,又不是全暴露。

临床应根据治疗条件、敷料供应、工作量和气候等多因素,选择恰当的治疗方法。一般认为,除头面部和外阴部不易包扎,多数采用暴露外,其余部位可以自然愈合的创面以及供植皮区,原则上均应采用包扎疗法,促其自愈。大面积Ⅲ°创面可选用暴露疗法,而酸烧伤造成的深度创面通常也采用暴露疗法。包扎的创面必要时作换药处理,也可根据治疗的需要在适当的时机改为暴露或半暴露。而暴露创面虽然可重新包扎换药,但不宜改为正规包扎,因易致感染。

(二) 创面换药

换药的目的在于充分引流,治疗创面感染,为创面愈合创造良好的条件。但换药也会给创面带来损伤,增加污染机会,给病人带来痛苦,同时增加医护人员的工作量。为此,一般以2 天换药一次为宜。当然,对严重感染创面,不仅需要每日更换敷料,必要时甚至需一日换药 2 次。供皮区创面原则上只要无液体渗透,一般不需要换药。植皮区根据植皮方法不同,换药时间间隔 2 ~ 5 天不等。但如发生感染,按感染创面处理。

(三) 外用药物应用

一般外用药多为防治感染用的化学抗菌药物,原则上抗生素不能应用于局部。目前广为应用的外用化学抗菌药物是磺胺嘧啶银。该药抗菌作用因细菌耐药性而降低,其应用指征为早期清创后使用,作为预防用药。因其穿透焦痂能力低,对感染创面难以奏效。氟哌酸银抗菌作用和穿透能力均强于磺胺嘧啶银,可作为感染创面的治疗用药。磺胺米隆的抗菌作用和穿透能力较强,但大面积应用吸收过多,因抑制碳酸酐酶而引起代谢性酸中毒,此外连续应用可导致局部真菌感染,应用时应充分考虑。碘伏应用日益广泛,但连续应用有可能引起耐甲氧西林金黄色葡萄球菌的感染。百多邦外用治疗耐甲氧西林金黄色葡萄球菌感染有效,因其半减期短,换药间隔应缩短,否则难以奏效。酶类药物的作用主要是脱痂。中药类制剂的疗效以收敛、保痂和脱痂为主,兼有一定防治感染的作用。

三、创面处理原则

(一) Ⅰ°烧伤

无需特殊处理。

(二) 浅Ⅱ°烧伤

采用包扎疗法。水疱皮未破者用 75% 酒精纱布包扎。水疱皮已破,清创后创面可用凡士林纱布、各类中药制剂(如地白忍合剂,紫草油,虎杖煎剂等)、磺胺嘧啶银(铈、锌)霜剂和糊剂涂布包扎。6 ~ 8 天首次更换敷料,继续包扎数天,多可愈合。如出现创面感染,及时去除水疱皮,清洗创面,取半暴露或包扎。

(三) 深Ⅱ°烧伤

采取暴露疗法,外涂 5% ~ 10% 磺胺嘧啶银洗必泰糊剂,每日 1 ~ 2 次,使坏死组织变成干痂,可最大程度地保留皮肤附件上皮,经 3 周左右可痂下愈合。深Ⅱ°创面感染,应及时去除痂皮,创面取半暴露或包扎。最好用异体皮、异种皮、冻干皮等覆盖。超过 3 周或预计在 3 周内不能自愈的深Ⅱ°烧伤,应将创面坏死组织切除或消除,在新的基础上植皮,以缩短愈合时间和获得好的功能恢复。

（四）Ⅲ°烧伤

面积较大的需要移植自体皮片才能消灭创面。伤后即取暴露疗法,涂磺胺嘧啶银或3%碘酊,每日3~4次;烤干焦痂使之干透,干燥的焦痂可暂时保护创面,减少渗出,减轻细菌侵入。然后按计划分期分批地切除焦痂(坏死组织),植皮。已分离的坏死组织可剪去。如有残存的坏死组织,继续涂磺胺嘧啶银;如为肉芽创面,可用生理盐水、抗菌药液湿敷;感染一旦被控制,即行植皮,消灭创面。

四、深度创面处理

（一）早期切痂

Ⅲ°烧伤焦痂(即坏死组织)对机体是一种异物,早期切痂至健康组织立即植皮是对这种异物积极处理的一种方法。对大面积Ⅲ°烧伤,切痂后采取异体筛状植皮嵌入自体点状皮片法、微粒皮片移法,与头皮作供区多次供皮相比,大大地发挥了早期切痂植皮的效果,提高了治愈率,缩短了疗程。目前,切痂植皮手术安全性显著提高,且已普遍开展,公认疗效良好。

1. 适应证　明确的Ⅲ°烧伤创面、四肢环形烧伤、功能部位烧伤、躯干烧伤等,均可作早期切痂植皮。①Ⅲ°烧伤10%以下,烧伤总面积不大,供皮区较多者,可在急诊入院时或伤后5天左右,一次切除所有Ⅲ°焦痂,立即作自体网状植皮;②Ⅲ°烧伤20%~29%,总面积49%以下,可在伤后5~10天,一次或分次切痂植皮;③Ⅲ°烧伤30%以上,总面积50%以上,可在休克平稳后水肿回吸收进展良好时,认真订好手术计划,5~15天分批切痂植皮,每次切痂面积一般以不超过20%为妥。当然具体实施时,应随临床情况有所变化,应仔细考虑伤员全身情况、医务人员技术条件、有无质量良好的异体皮或异种皮源、有无充足的血源以及麻醉选择等,以保护早期切痂的安全和良好效果。

2. 切痂方法

（1）切痂部位:切痂部位的选择很重要,尤其是首次切痂的部位必须十分注意。一般是先切四肢,后切躯干;背臀部皮肤厚可考虑先保痂为主,胸前焦痂影响呼吸时先予切痂。还要结合创面感染情况去考虑,感染明显或估计有大片肌肉坏死的部位,尽先切除;感染轻,焦痂干燥者,可稍向后延。

（2）手术方法:将焦痂连同皮下脂肪一起切除,直达深筋膜浅面。如有肌肉坏死亦予切除。肢体肌肉广泛坏死者,酌情考虑截肢术。创面止血要完善。同种异体皮的质量一定要好,力争植皮成活良好。大面积切痂植皮,若移植的异体皮失败,可能招致严重后果。手术宜分组进行,一或二组切痂,另一组准备异体皮或小片自体皮等,争取缩短手术时间。术中做好创面止血与血容量的补充,可用两静脉通道分别输血输液,防止发生休克。估计切痂植皮手术时间长者,放留置导尿管以便术中监测尿量。

（二）削痂

即在休克期后将深Ⅱ°或深Ⅱ°与Ⅲ°混合区的坏死组织,用滚轴取皮刀削除,直至健康的真皮创面。在止血带下削痂者,健康真皮呈白色、致密、有光泽、无血管栓塞,放松止血带则出血活跃,密布针尖样出血点。如果组织灰暗无光或灰红色,有血管栓塞,说明削痂深度不够,仍有坏死组织残留。削痂后如出现黄色颗粒,表示已达脂肪层。已削成Ⅲ°的创面应覆盖自体皮;深Ⅱ°创面可覆盖异体皮、液氮皮、冻干皮或人工皮等。覆盖物脱落后可能遗留部分创面。由于削痂深度不易准确,常常偏浅偏深,近年来临床应用已较少,仅用于手部、关节区的深Ⅱ°烧伤,削痂后立即自体植皮。

（三）自然脱痂

即在伤后采取暴露疗法,经2~3周,焦痂与健康组织逐渐分离脱落,出现肉芽组织。应尽快作自体植皮,做到逐步脱痂逐步植皮,以不使创面过多外露为原则。这种典型的自然脱痂植皮,只适用于未能确定的深Ⅱ°至Ⅲ°烧伤、早期切痂植皮后剩下的散在Ⅲ°烧伤、未作早期切痂的Ⅲ°烧伤或门诊病人等。因其创面愈合时间较长,植皮区遗留瘢痕挛缩与增生的机会较多,在许多情况下已被剥痂植皮法取代。

（四）剥痂

可避免自然脱痂时间长,感染重而采用的一种较积极主动的办法。即在烧伤后12~16天左右,Ⅲ°焦痂开始松动或已有一些肉芽创面,将焦痂从开始分离的平面剪除或切除。有时将残余坏死组织削除,甚至将创面自深筋膜浅面切除。术中多次冲洗创面,制造一个新的感染轻的创面。

（五）烧伤创面植皮

植皮是消灭创面,从根本上防治创面感染,减少败血症的有效措施。大面积Ⅲ°烧伤,应有计划地分期批清除焦痂植皮,争取在伤后6~7周内基本消灭创面。

1. 自体筛状植皮　用鼓式取皮机或徒手切皮刀取大片薄中厚皮片,以手术刀戳孔呈筛状,孔的大小0.5~1.0cm,密度视需要而定。这样皮片既可扩大面积,又有利于创面分泌物引流,以使皮片成活良好。此法适用于除颜面以外的切痂创面或肉芽创面,可以预防或减轻烧伤后畸形,远期效果良好。

2. 网状植皮　将切取的大张薄中厚皮片,在网状切皮机上切出规则而密集的网孔,皮片拉开即成网状,扩大植皮面积。按所用切皮板不同,皮片可扩大1.5、3、6、9倍,可用较小皮片覆盖较大的创面。该法节省皮源,缩短手术时间,适用于深度烧伤切、削痂后的创面或肉芽创面。扩大3倍者为最常用,1.5倍者适用于手部,6倍者用于非功能部位。为了减少网眼处创面暴露,常需用网状异体皮、异体皮或人工皮作重叠覆盖。

3. 自体小片植皮　将薄皮片剪切成0.3~0.5或1.0cm以下的方形或长方形小块,散在移植于创面,皮片间距0.5cm左右,又称点状植皮。点状植皮操作简单,皮片生长条件较低,常用于肉芽创面,可扩大植皮面积,节省供皮区。但比较费时且远期遗留斑状瘢痕,易造成关节部位挛缩,外观也不能令人满意,因而最好仅限于非功能部位或隐蔽处。

4. 大张筛状异体（种）皮嵌植点状自体皮　大面积Ⅲ°烧伤早期切痂后,先移植大张筛状异体皮,或用特制的打孔机切出许多"门"形孔,2~3天后打开包扎,如异体皮片贴附良好,在孔洞中嵌植0.3~0.5cm大小的自体皮,这样大张异体皮与点状自体皮均在创面上存活,自体皮在异体皮下匐行生长,逐渐扩大,取代异体皮而融合成片,使创面愈合。这方法适用于皮源较缺乏的病人。

5. 自体及异体(种)皮相间移植 常用新鲜异体(种)皮,液氮储存皮,剪成宽0.3~0.5cm点状或条状,两者相间移植于切、剥痂或肉芽创面。异体(种)皮与自体皮生长后,创面得到初步覆盖,随后出现排异反应,由两侧的自体上皮扩展而愈合。该法也适用于皮源较缺乏的病人,如异体皮质量较好,自体皮移植间距合适,生长扩散后可获得一次性封闭创面的良好效果。

6. 微粒皮片移植 将小片薄断层自体皮剪成微粒,最大不超过 $1.0mm^2$,在等渗盐水中驱散。倾注于绸布上,在托盘内放一均匀布满小孔的漏水盘,上放绸布、皮片,加生理盐水达到漏盘的1/3~1/2。双手提起托盘,缓缓倾斜,使微粒皮接触到绸布后,再遇水则浮于水面,此时绝大部分微粒皮的表面向上,使其均匀分散于水面,提起漏盘,盐水经绸布、漏盘孔缓缓流进托盘,则微粒皮均匀地沉在绸布上,表皮面仍向上,取出绸布,覆盖在同种皮片的真皮面上,微粒皮的真皮面向外,除去绸布即可移植到切、削痂后的创面。这样供皮区与受皮区面积之比可达1∶18,创面愈合时间5~8周。残留创面需补充植皮。本法简便易行,效果良好可保持90%以上的微粒皮的方向与同种皮一致,易于存活。适用于自体皮源缺少的特大面积烧伤。

7. 自体表皮细胞培养与移植 此为20世纪80年代发展的新动向。据报道,取自体表皮基底细胞进行细胞培养,3周左右在培养瓶内扩展生长成一张复层表皮皮片。许多张培养皮片移植于部分烧伤创面,成功地治愈一些危重烧伤病例。移植后8天形成角质层,3个月后有10层表皮细胞,基底膜发育良好,表皮下网织纤维较完整。国内许多单位正加紧进行研究。由于表皮细胞培养传代技术复杂,上皮细胞生长中抗感染能力弱,过渡到临床广泛应用尚需攻克一些难关,但其发展前景将使烧伤治疗改观。

8. 供皮策略 烧伤伤员的供皮区必须十分珍惜,应做到有计划合理利用,并尽可能照顾到晚期整复的需要。应用头皮作供皮区由于皮肤较厚、毛囊深、血供丰富,抗感染能力强,切取薄层后能较快愈合,6~7天可以重复切皮,一般供皮10次以上仍然不影响头发生长。四肢躯干的非烧伤区,浅Ⅱ°及深Ⅱ°愈合区,也可在首次供皮后2~3周重复供皮。

广泛Ⅲ°烧伤伤员皮源不足,或因病情严重一时不能取自体皮时,采用异体(种)皮移植是挽救生命的重要措施。能成活2~4周,暂时覆盖创面、预防感染,减少体液和蛋白质的丢失,为救治争得时间。

异体皮主要取自新鲜尸体,特别是死婴。一般在死后6小时内切取,愈早愈好。寒冷季节在死后12小时内仍可采用。因传染病、肿瘤皮肤病、感染、中毒致死者不可选用。常用的异种皮为小白猪中厚皮片,其效果不如异体皮。

此外,各种方法贮存的皮片,如液氮储存皮为保存着皮肤活力的代用品。冷冻干燥异种皮、冻干软化戊二醛皮、辐照异种皮等,为没有活力的代用品。还有其他生物膜、合成代用品、如羊膜、人工皮等,作为代作品,各有其适应范围,临床应用均可取得一定效果。

第八节 烧 伤 感 染

烧伤感染包括全身和局部抗感染措施。治疗原则以清除或引流感染灶为主要手段,配合以抗生素的合理应用、局部外用抗生药物、全身营养支持、内环境的调整及内脏功能的维护等。

一、感染源的控制

（一）烧伤创面

烧伤创面的感染是烧伤全身感染和威胁伤员生命安全的基本原因。创面污染若未能及时正确处理,则可进一步发展为感染。待形成入侵,焦痂下细菌计数可达 10^5 个/克以上,细菌向正常组织侵犯,在动脉血管周围形成袖套样分布,进而入血,造成全身感染,引起败血症。早期清创、深度创面手术封闭、及时换药和应用有效的外用抗菌药物是控制创面感染的关键,其中特别强调创面的早期封闭。对大面积深度烧伤病人,其自然溶痂,肉芽创面植皮的面积宜应控制在 5% 以内,较为安全。

（二）肠道

当前,学术界重视致病菌从胃肠道的入侵,即所谓肠道细菌移位。这仅在实验室中的限定条件下得到证实。致病菌先要跨越肠道黏膜屏障,经淋巴和门脉两条途径进一步扩散。然而,还受腹腔淋巴结和肝脏的阻拦。当免疫功能正常,致病菌入侵量不多时,则不致发生更大范围的扩散。反之,则进一步扩散人体循环,若再无有效治疗措施,将构成不同程度急性炎症反应综合征,血培养可呈阳性,严重者发生感染性休克。上述为肠源性感染的发生发展过程,临床实际尚在验证中。而肠道细菌库在免疫功能低下时造成的威胁,则早被临床重视。休克期渡过不平稳是造成肠源性感染的主要原因。因休克可导致肠道功能紊乱,甚至发生肠麻痹,细菌停滞在肠腔内繁殖,加以肠管缺血缺氧,肠黏膜损害,从而构成肠源性感染的又一要素。加上病员接受甲硝唑等抗厌氧菌的药物治疗,则改变了肠道细菌分布,使黏膜表面的厌氧菌屏障破坏,为肠腔内致病菌入侵创造了条件。预防肠源性感染关键在于早期有效复苏和肠道营养。早期肠道营养不仅有营养作用,更重要的是促进肠蠕动,起到机械冲刷和内引流作用。此外,还促进肠黏膜绒毛增生,使黏膜屏障迅速恢复。

（三）呼吸道

吸入性损伤、气管切开、误吸、长期卧床等因素均有可能引起肺部感染。严格无菌操作,加强气道管理是预防肺部感染的重要手段。体位引流、冲洗,特别是在纤维支气管镜下的冲洗是治疗肺部感染的关键措施,选择敏感抗生素是重要的辅助手段。

（四）导管

包括静脉导管和导尿管引起的感染。大面积烧伤治疗上需要长期的静脉通道作保障,静脉置管常成为必需的手段。原则上静脉置管须在 3 天内更换位置,考虑到烧伤治疗的长期需要,置管时间往往适当延长,一般不宜超过 5 天,加上插管位置又经常通过创面,这就使经静脉导管引起的全身性感染的机会大大增加。而静脉导管源性感染的病原菌往往是耐药的表皮葡萄球菌,治疗也非常困难。一旦发生感染征象,应立即拔除导管,并作培养,同时沿静脉走行解剖,寻找炎性栓子,在高位结扎静脉,将栓子及以下静脉一并切除,同时全身应用敏感抗生素。

烧伤病人往往需要长期留置导尿管,如不注意消毒和无菌操作,也可造成泌尿系上行性感染。定时膀胱冲洗,及定期更换导尿管在预防感染的发生中具有重要意义。

二、抗生素的应用

抗生素在治疗感染性疾病和并发症中发挥了重要作用。但多数情况下,单纯应用抗生素并不能起到决定性作用。在外科感染防治中,应把抗生素摆在一个重要的,但不是唯一的位置上。感染灶的外科处理是首要措施,但在外科处理过程中,往往促使感染的加重或扩散,抗生素将会发挥积极的防治功效。抗生素总的使用原则,国内外观点一致。但在具体治疗中,相差甚多。就烧伤来说,应用抗生素防治感染的原则包括以下几个方面:

(一) 严格早期用药指征

有明显感染依据,需针对性用药,是应用抗生素的严格指征。抗生素一般不作为预防用药,预防重在治疗中预防,烧伤后早期创面经清创和外用抗菌药物后,理论上没有预防应用抗生素的指征,国外基本奉行这一原则。一旦明确感染诊断,则根据细菌培养和药敏实验结果,有针对性施以强有力的抗生素,用药剂量也遵循药敏结果。必要时使用广谱抗生素,甚至采用联合用药。这样既保证疗效,减少药物浪费,避免不良反应,又有益于克服滥用,防止或推迟耐药的发生。

(二) 灵活掌握早期用药原则

上述原则是建立在综合治疗设备理想,消毒隔离制度健全,无菌条件完善,感染检测手段快速有效等基础之上的。条件差的治疗环境和卫生习惯差的病人等因素,使烧伤早期感染难以绝对避免。为此,仍主张在伤后早期给予全身性抗生素,通常只用青霉素一种。目的主要针对链球菌,因链球菌在环境中分布广泛,对青霉素基本不耐药,而链球菌引起的感染很难控制,常有复发。故早期给予青霉素以便及时防治。且青霉素对厌氧的有芽孢和无芽孢菌均有效。

待进入液体回吸收阶段,全身免疫功能减退,很容易发生全身性感染,死亡率颇高。这种情况更多见于伤情重,特别是早期复苏不平稳,有较长时间处于休克状态的伤员。感染来源主要是创面,也可来源于肠道菌及其他途径。为此,对严重烧伤延迟复苏和(或)复苏不利,休克期渡过不平稳的病人,在回吸收期,甚至早在休克期,就应采用强有力的广谱抗生素,以期防治有效。这一观点被普遍接受。然而在此基础上进一步放宽用药指征,对严重大面积烧伤,不论休克期的情况,也不管有无感染的趋势,一律早期应用强有力的第三代头孢菌素单一用药,国外已有耐药菌株流行的教训,不宜效仿。

(三) 感染性并发症用药原则

主要指的是呼吸道和泌尿道感染的防治原则。吸入性损伤,特别是行气管切开后,改变了呼吸道湿度自然调节的生理条件,加上切开部通过或接近烧伤创面,容易引起感染。为此临床上多及早使用全身性抗生素,并常在雾化吸入中加入抗生素,以加强防治。然而目前对雾化吸入中加入抗生素的做法基本上予以否定,对全身性应用抗生素的问题也有不同见解,国外较为严格。尽管有吸入性损伤,甚至做了气管切开,只要无感染证据,就无用抗生素的指征。对肺部感染的预防,重点在于气道管理,如加强湿化、无菌操作、加强局部创面处理、鼓励病人排痰等综合措施。对泌尿道处理原则也基本相同。

(四) 围术期用药原则

烧伤创面行切痂或削痂植皮手术,属污染手术。肉芽创面游离植皮手术,属感染手术,均有促使局部细菌扩散的可能,术后感染机会较大。一般感染不重,损伤不大的手术,多在围术期应用青霉素以防链球菌感染和因此造成的植皮失败。手术范围大,特别是伤情重,感染严重者,则应积极使用强有力抗生素,甚至联合用药。

术前用药应紧密配合手术。如无特殊要求,术前一天可开始全身应用针对创面致病菌的广谱抗生素。但更为关键的应属术前一剂。方法有二,若为静脉滴注者,可于接伤员去手术室前开始静脉滴注抗生素,待麻醉后,即将手术时,血和组织液中的抗生素已达抗菌标准浓度;另一方法为静脉推注,即在施行麻醉时,将抗生素作缓慢静脉推注,于手术开始时,血和组织液中的抗生素已达抗菌浓度。烧伤手术,特别是在伤后 5 天以后的手术,出血量大,且伴有较多的渗液。这无疑会带来抗生素的丢失。输血和补液又使血液和组织液中抗生素的稀释,从而降低抗生素对感染的防治作用。为此,对范围较大、失血量较多的手术,宜在手术适当的时机给予追加剂量。术后用药,多主张继续给药 1~2 倍剂量,一般最多维持 2d。

(五) 营养和全身支持疗法

营养是维持生存和代谢的根本,也是烧伤创面修复的条件,还是维护机体免疫功能和内脏功能的保证。

烧伤后休克期,为避免胃肠功能不良而带来的并发症和危险,一般多禁食。当肠鸣时恢复时,即应开始肠道营养,给予要素饮食,量和浓度逐步增加,这样既可补充营养,也有助于肠道功能恢复,预防肠源性感染。条件和技术具备时,应于伤后尽早放置空肠管鼻饲,这样可以更早开始肠道营养,甚至在治疗期手术中也可以使肠道营养不致中断。

烧伤后,超高代谢需补充足够的热卡,创面丢失的部分也应补给。一般烧伤面积在40% 以下者,营养要求可经过饮食调节和静脉适当补给即可。而面积超过 40% 的重伤员,营养需求大,热能为正常 1.5~2 倍,蛋白质要求量更高,为正常 3~4 倍,甚至更高。因此,在加强肠道营养外,尚需从静脉补充白蛋白、氨基酸和脂肪乳剂;高静脉营养可用高糖、胰岛素、钾溶液以促进合成代谢。烧伤病人静脉补充途径选择外周静脉营养,因感染的威胁,选择中心静脉一定要慎重。

水、电解质和酸碱平衡紊乱影响机体抗感染能力,也可能是感染的表现,应注意及时监测和调整。高钠血症,特别是非酮性高渗性高糖昏迷,常表示有革兰阴性菌败血症的存在,应予以重视。

(六) 内脏功能维护

感染可造成全身炎症反应综合征,引起多系统脏器功能不全或衰竭,在积极控制感染的同时,维护脏器功能也是非常重要的。中毒性休克在复苏基础上,可以静脉滴注多巴胺以保护内脏,特别是肾功能,并在液体疗法中注意水、电解质、酸碱平衡的调整,以防心律失常。注意保护肝脏功能,避免使用肝毒性药物。肺脏是感染引起的多脏器功能不全易侵犯的器官,应注意保护,有关原则和防治措施与吸入性损伤类似。应激性溃疡是烧伤及感染后非常常见的并发症,预防常用 β 受体拮抗剂,曾多用西咪替丁和雷尼替丁,目前采用法莫替丁。氢离子泵抑制剂奥美拉唑在防治应激性溃疡中也有较好疗效。此外,还可口服氢氧化铝凝胶等制酸剂。病程中应注意监测胃液 pH,一般认为维持在 5 以上比较安全,不得低于 3.5。过低应及时处理。应激性溃疡大出血的部位,最多为十二指肠球部,次为胃部,偶见于食管或十二指肠降部。溃疡可以为局灶性或弥漫性,一般均为多发。出血的治疗除全身应用止血药物外,局部可用冰盐水每百毫升加去甲肾上腺素 8mg 灌胃,部分伤员经这些非手术治疗后,出血停止。但部分病人可一再反复,或出血不止。此时应做内镜检查,诊断出血位置,并在胃镜下直接止血,常有较好疗效。若非手术治疗无效,24 小时内输血量达 2000ml 以上,则有手术指征。需在大量输血情况下行胃大部切除术。这种做法虽有较大的手术风险,但也是迫不得已的唯一选择。

(李 侠 李 德)

参 考 文 献

葛绳德. 2007. 烧伤创面处理有关问题的探讨. 继续医学教育,13:34-35.

葛绳德. 2009. 探讨合理应用抗生素对于烧伤感染防治的意义. 中华损伤与修复杂志,6:631-635.

纪晓峰. 2006. 烧伤创面深度的诊断技术和方法. 继续医学教育,13:15-20.

黎鳌,杨宗城. 2001. 烧伤治疗学. 上海:上海科学技术出版社.

李世斌. 2011. 大面积烧伤合并吸入性损伤 55 例临床观察. 中国煤炭工业医学杂志,11:1633-1635.

肖仕初,夏照帆,杨珺,等. 2003. 微孔异种无细胞真皮复合移植用于烧伤创面烧伤创面功能评估. 中国临床康复,32: 4311-4313.

杨勇,韦多,夏照帆. 2005. 烧伤后增生性瘢痕组织中基质金属蛋白酶-mRNA 表达的临床研究. 中华烧伤杂志,1:45-47.

杨勇. 2003. 磨削后刃厚皮片移植修复烧伤性色素脱失. 中国美容医学,6: 594-595.

张国安,王戈平,徐军,等. 2002. 喉烧伤 164 例临床治疗. 中华烧伤杂志,18(5):312.

赵定麟. 1999. 现代创伤外科学. 北京:科学出版社.

Alvarado R,Chung KK,Cancio LC,et al. 2009. Burn resuscitation. Burns,35(1):4-14.

Church D,Elsayed S,Reid O,et al. 2006. Burn wound infections. Clin Microbiol Rev,19(2):403-434

Endorf FW,Ahrenholz D. 2011. Burn management. Curr Opin Crit Care,17(6):601-605.

Jeschke MG,Chinkes DL,Finnerty CC,et al. 2008. Pathophysiologic response to severe burn injury. Ann Surg,248(3): 387-401.

Michielsen DP,Lafaire C. 2010. Management of genital burns:a review. Int J Urol,17(9):755-758.

Pruitt BA Jr,Wolf SE. 2009. An historical perspective on advances in burn care over the past 100 years. Clin Plast Surg,36(4): 527-545.

Rafla K,Tredget EE. 2011. Infection control in the burn unit. Burns,37(1):5-15.

Smith ML. 2000. Pediatric burns:management of thermal,electrical,and chemical burns and burn-like dermatologic conditions. Pediatr Ann,29(6):367-378.

White CE,Renz EM. 2008. Advances in surgical care:management of severe burn injury. Crit Care Med,36(7 Suppl): S318-S324.

第五章 火车创伤

第一节 火车创伤的概况、定义、分类及特点

一、火车创伤的概况

火车创伤是在 1988 年被确认的一种创伤。火车创伤是由巨大暴力所致的骤发性严重损伤,具有损伤严重、类型复杂、合并症重、多发伤率高、死亡率高、致残率高等特点,涉及临床各专业,治疗棘手,后遗问题多。

火车创伤广义上属交通事故伤的范畴,但具有致伤原因多样化、损伤类型复杂的特征。在发生集群性火车创伤时即形成灾难性后果,这类情况多发生在偏僻的不具有院前急救和转送条件的区间或小站,致数十数百名人员伤亡,伤者不能得到及时救治,致伤后死亡率增高。

关于火车创伤的资料,建国前无完整资料可查。统计资料显示,1949～1959 年的 10 年中火车创伤发生率很低,未发生旅客列车相撞事故。铁路早已建立了安全运输生产的监督机构,至今仍然实行半军事化管理。如铁道部设有安全监察司,各铁路局至各生产站、段均设有安全监察室,人员机构规章制度健全。其职能是贯彻执行国家安全生产法规,对本系统和部门生产安全实施管理、教育、监督。但是随着铁路提速、体制变更后对原有路线巡视、道口改建等变化,自 1960 年始在以后的 15 年中火车创伤呈逐年上升态势,年发生数在 6 万、7 万、9 万例左右。20 世纪 70 年代末到 1982 年处于相对稳定阶段,年发生数 10 万例左右。1982 年起又逐年上升,火车相撞事故频繁,如 1988 年一季度连续发生四起旅客列车相撞事故,造成了 600 余人伤亡。全国每年发生行车事故 2 万余件,400 多车辆毁坏,仅铁路经济损失达数亿元,给国家造成的经济损失更大。截止 1996 年,火车创伤的年发生数已达 16 万例左右,其中当场死亡 5 万余例,院后死亡 3 万例,每天有 2 起以上机动车与火车相撞事故发生。进入 21 世纪,我国铁路提速和大规模建造高速铁路网,对铁路的安全性重视不够。2011 年 7 月 23 日晚上,北京南至福州 D301 次列车与杭州至福州南 D3115 次列车在温州附近路段发生追尾事故,造成 40 人死亡,是铁路提速、高速铁路运行后最大一起事故。事后调查结论是一起人为责任事故。

此外,我国特有的地利与气候,如东北地区的雪灾、西北地区的风灾、西南地区的水灾造成的山洪和泥石流等自然灾害也是发生火车创伤的重要原因。

有学者对 1997～2000 年火车提速后 10214 例火车创伤中 1279 例关节损伤病例分析在特定条件下的致伤因素、损伤严重程度、损伤类型特点,经 AIS-ISS 评分证实与预后的关系。结果提速后关节损伤发生率由提速前 33.54% 上升到 34.12%,死亡率由 28.88% 上升到 30.33%,多关节离断伤由 19.84% 上升到 34.13%,开放性关节损伤由 31.71% 上升到 63.65%,关节离断伤的死亡率由 21.19% 上升到 49.07%。

（一）火车创伤的好发地段

1. 道口　铁路与公路和其他道路形成的平面交叉道路称平交道,由高架跨越的道路为立交道。全国有 6 万余处平交道口,其中有 1 万余处无人看守的道口。虽每年国家对人口密集地带的平交道进行改造,将平交道改为立交道,增设道口设施和人员,但多集中在大城市或部分中等城市。由于诸多原因,短期内尚难完善。20 世纪 80 年代中期以来,在经济比较活跃的铁路线农村集市和集镇,自行开辟的平交道已超过了 5 万处,如西安至宝鸡 200 多千米间就有 400 余处这样的道口,人、畜、小机动车频繁通过,火车创伤屡屡发生。而火车创伤的 40%～50% 发生在道口,载人机动车抢道通过与火车相撞的事故较多。

2. 山区铁路　我国山区铁路多集中在西南地区(云、贵、川、桂),有铁路 6 千余 km,时速 60～75km。山区铁路坡度大、半径小、可视角窄、隧道桥梁多,铁道两旁人行道与钢轨距离狭窄处仅有 1m。当车速每小时 60km 时,山堑两旁风速达 9～10 级,强大气流形成内旋涡流,行走于两旁的人员极易致伤。若有人跳车,后果可想而知。而在不停车的小站多相邻一些农村集市,人群拥挤于铁道两旁,当列车通过时,常因躲避不及或因判断失误而被撞击、辗轧伤死者时有发生。作者曾目睹一起死亡 8 人、伤 13 人的事故现场。

3. 站内　全国每天有 14 000 多辆货车和千余对旅客列车及大量的铁路工程车辆和特种列车运行于二等站以上的车站,列车通过量大,调度、编组频繁,人员流动量大,在客运高峰期尤甚,若穿行铁道之间或钻车底等极易发生伤亡。站内伤亡已占火车创伤的 20%。

4. 高速铁路　在 1997～2001 年火车四次提速后,主要干线时速为 140～160km。西南、西北地区由 45～60km/h 提速至 65～90km/h。火车创伤发生率较提速前上升,且损伤更严重,伤情更复杂。有作者统计 2001～2002 年石家庄、郑州、武汉、兰州、成都、贵阳、重庆铁路分局和昆明铁路局 19208km 发生的 14014 例火车创伤资料。提速后当场死亡率达到85.686%(提速前是 57.099%),总体死亡率 89.496%(提速前是 71.400%)。

5. 高架铁路　高速铁路专用封闭式线路,为了节约征地成本,往往选用高架形式。高架铁路上一般都是时速 200km 以上的高速列车。一旦发生事故,轻者脱轨,重则部分车厢脱轨后发生坠落,影响巨大。同时高架铁路火车事故救援需要大型超高起重设备,对救援设备要求很高,救援难度极大。

（二）伤亡者的自然特点

火车创伤患者中 97.3% 为农民或外出务工谋生者,绝大多数为文盲或半文盲,小学程度占 3%,初中文化占 0.7%,精神病、痴呆患者、聋哑人、无业乞讨者近 5 年来逐年增多。电气化铁路开通后,一些精神病人及无知者攀登车顶被高压(3.5 万～9 万 V)电弧烧伤者时有发生。1985 年以来 70 岁以上的老人伤者增加,多因生计奔波于子女间或外出谋生行走于铁道两旁致伤。火车创伤可发生于任何年龄,最小仅 4 岁,最大 91 岁,青壮年占 60% 以上,男女比为 9:1,铁路员工违章作业致伤者占 0.5‰。

（三）撞击损伤特点

从某单位 2001 年 1 月～2006 年 10 月尸检档案中选出案情明确、有详细检验记录的撞击伤死亡案件 76 例,进行检验结果分析,讨论火车撞击伤的损伤特点。其中火车头正面撞击人体 55 例;火车侧面撞击人体 21 例;男性 49 例(64.5%),女性 27 例(35.5%);年龄 13 岁 1 例(1.3%),52~73 岁 5 例(6.6%),17~44 岁 70 例(92.1%)。死亡原因 76 例尸检案件因颅脑伤死亡 63 例(82.9%);全颅崩裂 35 例,占颅脑伤死亡案例的 55.6%;因肝、脾破裂死亡 1 例(1.3%);肺破裂死亡 1 例(1.3%);颈椎骨折脱位致脊髓休克死亡 3 例(3.9%);腰椎骨折脱位致脊髓休克死亡 3 例(3.9%)。

二、火车创伤的定义、类别

(一) 定义

凡由火车撞击、车轮辗轧、车辆挤压、车辆附件勾挂拖拉,或因跳车、抓攀列车脱手跌下、抢道通过、躲避来车跌倒、钻车底时列车启动等致伤者,称火车创伤。

(二) 类别

依据火车创伤的发生机制,可分为三类。

1. 直接火车创伤 凡因车轮辗轧、车辆挤压、直接撞击、车辆附件勾挂拖拉等致伤者,称直接火车创伤,可视为被动致伤。

2. 间接火车创伤 从行驶的列车上跳车、钻车底、抓攀列车脱手跌下、躲避来车不及跌倒等致伤者,称间接火车创伤,可视为主动致伤。

3. 集群性火车创伤 因列车相撞、颠覆、脱轨、爆炸、失火、自然灾害、战争等导致众多人员伤亡者,为集群性火车创伤。

无论何种类型的火车创伤,在致伤过程中可多次重复受伤。由于发生机制不同,其损伤类型及部位各具特点和明显差异。如肢体离断伤的 94% 发生于直接火车创伤;87% 的颅脑损伤为间接火车创伤所致;各类骨与关节损伤 60% 由间接所致,直接占 32.7%,集群占 7.3%。

三、损伤类型及特点

(一) 损伤类型

依据一份 3200 余例火车创伤资料统计数据表明,以颅脑损伤为主的火车创伤发生率为 48%,以严重骨折为主的火车创伤发生率为 41.5%,其他部位及系统的发生率较低。颅脑损伤中的特重型病例发生率高,骨与关节损伤病例每例平均损伤骨骼达 3.04 块。

(二) 火车创伤的诊断原则

以损伤最重且危及生命的损伤性疾患为第一诊断,其他损伤依次排列在多发伤内。临床常遇有多种严重损伤于一身,均可危及生命,难分主次,如开放性颅脑损伤并有肝或脾破裂或股骨开放性粉碎骨折、腰椎骨折等。在尚未建立起创伤外科的专科医院,往往是处理完其他损伤后,若骨折则多将伤者移至骨科直至治疗终结。

(三) 损伤特点

1. 损伤类型复杂 火车创伤的严重和复杂程度是其他创伤所少见的,如在肢体离断伤的病例中有 17% 为多肢体离断,如在一例汽车司机抢道通过与火车相撞的事故中,司机被撞击造成左胸第 4~9 肋、右胸第 5~10 肋,计 12 条肋骨骨折成 26 段,$T_{12}L_1$ 粉碎爆裂型骨折,脊髓横断性损伤而截瘫,并发血气胸、纵隔气肿、连枷胸、ARDS;另一例伤者在钻车底时列车启动致双下肢离断伤,其右下肢自股骨粗隆间向下经膝关节抵小腿下 1/3 完全性离断,左侧自股骨下 1/3 经膝关节至踝关节完全离断,右侧皮肤自腹股沟处向上剥脱至脐右半侧腹部,向内自阴阜连同大阴唇向左平脐,腹外斜肌和腹直肌部分撕裂,右侧自臀沟处向上经腹外侧皮肤撕裂至肩胛下角处且横向延伸至左肩胛下,臀大肌、臀中肌大部分缺损,撕裂及挫灭严重,右髋开放性脱位,股骨头呈游离状裸露。火车创伤所致的软组织广泛撕裂(脱)伤其发生率也较高。

2. 休克发生率高 火车创伤中度以上的休克发生率高达 35.8%。事实上,绝大多数火车创伤都发生了不同程度的休克,其原因是因损伤严重、伤后未经院前急救、转送时间长使休克程度加深而致。经对照,除战伤外,在平时火车创伤的休克发生率高于其他创伤。

3. 死亡率高 统计资料显示,有 1/3 的火车创伤病例当场死亡,院后死亡率 15.3%,转送途中尚有一部分死亡,总死亡率达 48%。而直接与集群性火车创伤的死亡率最高。

4. 致残率高 按国家现行的关于判定伤残标准规定评定,在治愈的病例中有各种伤残者达 35%,如肢体残缺、截瘫、脏器缺如、肢体与关节功能不全或丧失、神经或精神功能障碍、部分器官缺损(如耳、鼻、眼)。

5. 多发伤发生率高 火车创伤中单一性损伤较少,两种以上不同系统的器官、组织损伤者多见,其发生率高达 58.75%。同一系统或组织的复合性损伤亦多见。在致死原因中多器官衰竭是主要因素之一,与多发伤有密切关联而治疗颇为棘手。

6. 合并症重 创伤所引起的合并症在火车创伤病例中都能出现,如急性肾功能衰竭、骨筋膜间室综合征、挤压综合征、ARDS、多器官功能衰竭、严重感染等。但特异性感染病例极少见,如破伤风发生率为 3000:2,气性坏疽在 3000 例病例中也仅见 1 例。

7. 严重损伤病例多 如在一组 368 例肢体离断伤中有 73 例为多肢体离断;另有一例伤者被撞击掀起约 3 米高,落下跌于一高 30 余米有 30 度的桥头护坡翻滚至干河床,伤后约 45 分钟送来医院,经迅速诊断证实伤者右肱骨中段粉碎骨折,尺桡骨中段骨折,股骨下 1/3 骨折,左肱骨下段骨折,股骨下段骨折,左胫腓骨骨折,右耻骨上、下支骨折,左髂骨翼骨折,$T_{12}L_1$ 骨折呈粉碎性伴截瘫,9 个部位 12 处 13 块骨骼骨折,且有颅脑损伤,实属罕见。伤者入院后已深度昏迷,血压为零,即行紧急抢救并拟行手术治疗,在将入手术室时死亡。此例病例在伤后 3 小时死亡,尸检证实肝、肾破裂。

8. 创伤污染严重 我国铁路旅客列车的废弃物及人的排泄物均为开放式处理,即使广深准高速铁路也不例外,铁道两旁沾积的污物甚多。开放性损伤的创面因此污染十分严重,即使进行了严格的彻底的清创,创面感染也难以完全避免。

第二节 火车创伤中的颅脑损伤

颅脑损伤在火车创伤中占有较大比例,在一组 2000 例病例中,颅脑损伤 963 例,发生率达 48%,其中特重型颅脑损伤 209 例,占颅脑损伤的 21.7%,是火车创伤的 10.45%。特重型的颅脑损伤死亡率极高,本节以特重型损伤为重点,针对其特点描述。

火车所造成的颅脑损伤多系伤者由行驶中的列车上跳车使头部触及硬物而致伤,跳车者绝大多数无跳车技巧,多为无票乘搭货车去目的地,列车无停点即跳车,也有少数上车行窃者跳车致伤。特重型颅脑损伤的特点是:开放性与闭合性损伤并存,多种损伤并存,开放性创面大且污染重,重度昏迷与休克,GCS 值在 5 分左右,均有多发伤。

一、颅脑损伤类型

(一) 开放性颅脑损伤

开放性颅脑损伤的特点是骨折部位多,骨折形态极不规则,骨缺损面积大,脑组织外溢,大块游离骨片刺嵌于脑组织内,脑膜广泛撕裂及缺损,创面严重污染,一片模糊,深度昏迷重度休克且伴有多发伤。如 1 例伤者半侧额、颞、枕骨骨折,一长 12cm 宽 4cm 游离骨片刺入脑组织深约 4cm,半侧头皮被剥脱大部缺损,且伴有左股骨开放性粉碎骨折。

(二) 闭合性颅脑损伤

这类损伤者其骨折部位常发生在额顶颞骨、顶颞枕部或额顶枕部,多在一个单侧,少数病例为全头盖骨均有骨折,大部伴有颅底骨折且均有多发伤但无开放性创面。这类骨折均有脑挫裂伤或颅内血肿。

(三) 多发性颅内血肿

伤者硬膜内外均有血肿。有的在硬膜外或内均可形成 2 处或 2 处以上的血肿。有伤者发生硬膜内 2 处,硬膜外 2~3 处血肿,实为罕见;也合并有颅头盖骨或颅底骨折或脑挫裂伤,但不属严重的范围。其多发伤却较严重,如颈椎骨折或脱位、胸部损伤、四肢骨折、腹部脏器损伤等。

(四) 严重脑挫裂伤

在严重广泛性脑挫裂伤中,颅骨或颅底有无移位、无粉碎的骨折,无开放性创口,而颅内高压征十分典型,伤者亦呈重度昏迷及休克,均有不同程度的多发伤,但并有颅内血肿者不多。

(五) 脑干损伤

脑干损伤常合并有颈椎骨折及脱位者,也可有不同程度的颅骨骨折或单发性颅内血肿,伴有不同程度的多发伤。

二、病理生理变化的特点

近年来,国内外学者通过血生化、精细的脑血气分析以及化学物质传递的实验结果,运用脑组织光镜和电镜观察后,对创伤后脑微循环障碍的形成,脑缺血的根本原因的研究都取得确切的结果,并证实脑微循环障碍和脑缺血是引发脑水肿的主要因素,提示脑微循环障碍和缺血的程度与颅脑损伤的严重程度成正比,颅脑损伤后 3 小时即可出现,而特重型颅脑损伤出现脑微循环障碍和脑缺血的时间更早。因此,这种以脑微循环障碍和脑缺血为主的早期改变和程度决定了伤者的预后,损伤越重,治疗时间越晚,预后越差。

三、院前急救治疗

通过多年实践,随着科学技术的进步,对颅脑损伤的救治和预后的评估,证实了院前急救的质量优劣是关键所在。国内外专家学者对如下几个方面更为强调:

(一)尽快普及创伤评分

创伤评分在国外发达国家进行了 20 余年,国内也已引进了 10 多年,但尚未真正普及运用于临床。创伤评分对较准确的判断伤情,制订治疗方案,判断伤者预后等都具有很高的实用价值。尽管目前应用的 ISS 和 AIS 评分方法还存在某些缺陷,但确有实用的价值。国内一些学者也结合我国具体实际,对创伤评分法进行了某些改进或创新。

(二)完善院前救治的新程序

我国对创伤的院前救治还处在一个不完善的低级阶段,原因是人们的重视程度还很不够,在设施上也还十分匮乏,如基本没有空中支援,在众多的市级医院里救护车也以转送功能(配有少量生命支持系统)为主,即使在我国的北京、重庆两所设备、技术力量最强的急救中心,也有力不从心之感。我国的创伤院前救治水平与国外发达国家相比较的确存在着不小差距,这是从整体水平相比较的;从另一个角度看,就一些具体操作项目、治疗措施等,我国县级以上的医院大多都可以做到。

国外提出的颅脑损伤院前救治程序可简称为 A、B、C、D、E 次序,A(airway)为气道,B(breath)为呼吸,C(circulation)为循环,D(dysRtaction)为功能障碍,E(exposure)为暴露。概括起来为保持气道通畅,维持有效的呼吸、循环,对神经系统功能损伤作出估计,全面暴露伤员,检出所有创伤。这一程序的主要内容,通过努力是可以也是应当做到的。我们的某些传统做法有的确实应当重新评价和认识,否则不可能进步及发展。这一程序不仅在颅脑损伤院前救治中实用有效,在所有创伤的院前救治中都有重要的应用价值。

(三)树立新的院前急救观点

颅脑损伤的院前救治有多项有效的措施,应当把具有重要作用的救治措施摆在最优先突出的地位付诸实施,因此强调如下几点:

1. 固定 颅脑损伤病例中合并颈椎骨折或脱位者的发生率较高,在一时无法确定诊断的情况下,对颅脑损伤者要常规固定颈部,这点正是我们所未能重视的。未行颈椎固定的颅脑损伤在搬动和后送过程中是很危险的,有的甚至因此而死亡,这类教训已屡见不鲜。

2. 体位 保持伤员的气道通畅,要应用侧卧位。国外统计资料表明,有 38% 的伤者被置于错误体位,24% 的昏迷伤者被错误的置于仰卧位。传统的沿袭下来的体位随着人们对疾病认识的深化而发生了变化,针对目前临床上还沿用的体位,应认真反思,切实从理论到实践要进行更新,迅速采用更为合理的体位,从而有利于提高救治质量。

3. 通气 为保证有效的通气,国外主张早期气管插管。早期气管插管是保持有效通气消除低氧血症及高碳酸血症的重要措施,早期气管插管的指征是:

（1）伤员有昏迷，GCS≤8分。

（2）咽反射消失。

（3）低氧血症或高碳酸血症。

一旦有早期气管插管指征，即要及时应用，可大幅度降低低氧血症和高碳酸血症的发生率。

4. 循环　要稳定循环系统，强化抗休克措施，要早期扩容。根据资料分析，相当数量有休克的颅脑损伤伤员死于早期处理阶段。国外实施的在急救现场及后送途中的早期扩容、使用75%高渗盐水滴入，收到了良好的效果，对严重的颅脑损伤预后大为有益，值得推广。目前国内尚未见有报道，但已有医院开始应用。

5. 用药　严重颅脑损伤颅内高压发生率达40%～80%。已知地塞米松有降低颅内压的作用。近来研究表明，地塞米松的初期用量可达500～1000mg，效果良好，并未见明显的不良反应，且强调最好在受伤现场就开始使用。

6. 监控　当一接触严重颅脑损伤伤员就应对伤员实施监控，经院前救治向后转送的途中全过程更要对伤员进行监控，送到医院进入ICU，一整套伤员的病情资料是进一步诊断治疗的重要依据。

第三节　火车创伤中的骨与关节损伤

骨与关节损伤在创伤病例中所占比例越来越高，由交通事故伤所致的数量已居首位，但其中未包括火车创伤中的骨与关节损伤的数据。其特点是损伤类型复杂、程度严重，多发伤发生率高，单一损伤少。

我国创伤骨科近10多年里有了长足发展，国际交流活跃，新技术普及面明显扩大，治疗方法与手段的选择上拓宽了范围，不少县级医院建立了骨科专科，其设备与管理颇具规模与水平，可完成难度较大的手术。但发展总是不平衡的，还有不少不尽如人意之处。作者认为，具有崇高的医德，有扎实的基础理论，过硬的基本功，有选择正确治疗方法的能力，杜绝医源性失误，尽力使病人获取最佳的功能恢复，是一名合格医师的基本职业准则。

国内外骨与关节损伤的专著中的创伤骨科的病理生理、发生机制、损伤类型、症状与体征、合并症、治疗与功能恢复等都有经典而权威的论述，均具有指导意义。本文依据这些原则，对火车创伤中的骨与关节损伤特点进行阐述。

一、四肢长骨骨折

四肢长骨骨折由直接、间接伤所致的这类骨折发生率几乎相等，在直接伤中开放性粉碎骨折的发生率高于间接伤者；在间接伤中闭合性骨折与开放性骨折发生数相接近。按部位分，胫腓骨折的发生率最高（27.53%），尺桡骨双骨折次之（25.54%），依次为肱骨骨折（15.25%）、股骨骨折（14.43%）。一份1359例骨与关节损伤的统计资料还显示了骨折的严重程度，其中粉碎型骨折发生率为61.7%，开放性骨折达68%，在开放性骨折中粉碎型所占比例低于闭合型骨折。开放性骨折的形态可谓千姿百态，如骨折可发生在任何骨性标志上，旋转性骨折其骨折远端旋转角可达90°，劈裂骨折可自近端延伸至远端犹如劈柴一般，如一胫骨骨折自平台始直至踝关节面;一股骨骨折为斜行劈裂,自股骨粗隆间止于股骨内侧髁;粉碎骨折者则碎块大小不等可达数十块,开放粉碎型者则有骨缺损(碎片缺失);少数病例一长骨骨折成多段与粉碎并存;另有一组病例则发生多部位骨折,浮动膝发生率为4.1%。

火车创伤的四肢长骨骨折、开放性骨折多见,但软组织损伤更为严重。多发伤发生率较高,一组603例四肢骨折资料中脏器损伤49例,颅脑损伤73例,胸部损伤41例,泌尿生殖系统损伤32例,计166例,多发伤率27.52%。

二、关 节 损 伤

火车创伤的关节损伤系指关节内骨折及关节结构同时损伤。伤者因撞击、由高处跌下滚动中撞于巨石、山旁、铁路旁标志物或突起硬物,或被车辆附件勾挂致伤。暴力越大损伤越重。这类损伤均在动态中发生,损伤程度不尽相同,依据损伤的严重程度现分类如下:

(一) 单一性骨与关节损伤

这种损伤关节内仅有一处骨骼骨折,骨折线通过关节面,无粉碎,关节组织有轻度挫伤,关节软骨和附件也无损伤,骨折无明显移位,手法整复或经必要的处理后可治愈,关节功能基本恢复,无明显后遗症,这类损伤仅占15%左右。

(二) 多发性骨与关节损伤

关节内有两处以上骨骼骨折,有移位、无粉碎,关节囊有部分破裂,经治疗骨折较易整复,关节损伤可修复,可基本恢复关节完整性,经认真治疗和较长时间的功能锻炼后,关节功能大部分可恢复。

(三) 复杂性骨与关节损伤

即关节内所有骨骼均骨折,有部分粉碎骨折,关节结构破坏严重,虽可治愈,但关节功能大部分丧失。如一例肘关节损伤者,尺骨鹰嘴粉碎骨折、桡骨小头骨折、肱骨内髁滑车处骨折,环状韧带断裂,尺骨自鹰嘴处沿尺骨纵轴劈裂骨折至中下段,肘关节高度肿胀,皮肤有挫擦伤。这类损伤均需手术治疗,发生率在20%~25%。

(四) 开放性骨与关节损伤

此类损伤是最严重的一种。关节内所有骨骼均骨折,关节结构严重损伤,软组织广泛撕裂,关节裸露,创面严重污染。如一例膝关节开放性损伤者,胫骨上端自平台处呈"Y"形粉碎骨折,骨折严重分离,胫骨嵴骨折呈游离状,前十字韧带断裂,内侧半月板破裂,股骨髁间骨折,滑膜撕裂,滑膜囊破裂,腓骨上端骨折,髌骨横形骨折并髌韧带断裂,即整个膝关节完全破坏。其危害是,在临床上久治不愈。在一组64例病例中,有33例创面及关节严重感染,感染尚可波及全身,软组织也有坏死,感染形成骨髓炎者9例,并发败血症者4例,行截肢处理者21例,由于有严重多发伤,本组死亡24例,治愈者的关节功能完全丧失。

在处理骨与关节损伤时,若为闭合性损伤需手术治疗时,应严格按无菌术操作,尽可能细致操作,精细修补关节组织,彻底清除关节内溢血及凝血块,坚持置入硅管进行充分有效的灌洗(至少1周,至引流液清亮与灌入液的澄明度相差无几为止)。开放性关节损伤,首先要彻底清创,固定要简便有效,引流充分,选择广谱抗生素溶液连续行关节灌洗,抗休克,全身控制感染与其他多发伤同步治疗,不可勉强闭合创口,也不期待一次手术成功,应该应用损伤控制技术;对坏死组织要一一切除,耐心培育新鲜健康的组织,条件具备时行转移皮瓣或植皮封闭创口。

三、脊柱骨折

火车创伤中的脊柱骨折多为间接伤引起。由于伤者在受伤过程中处于滚动状态,身体多为团状,因此发生数并不多。在一组3千余例病例中脊柱骨折252例,发生率8.4%,其中腰椎骨折发生率最高,占33.4%(85例),胸腰段骨折占25.43%(64例),颈椎骨折占14.9%(38例),胸椎骨折占13.16%(33例),尾骨骨折占7.9%(19例),骶椎骨折占5.26%(13例)。252例脊柱骨折共有377块椎骨骨折,多发性椎骨骨折125例,占脊柱骨折的49.6%。85例腰椎骨折中有3例为$L_{1,2,3}$骨折;胸腰段64例全系$T_{12}L_1$骨折;38例颈椎骨折中$C_{1,2}$骨折11例,7例有寰枢椎脱位,颈撕脱骨折7例,$C_{3,4}$骨折5例,颈椎有23例为多发性骨折,故发生率最高(60.5%)。其中截瘫者129例,高位截瘫者31例,截瘫发生率51.2%。尚有部分神经功能障碍未包括在内。

这类损伤所造成的骨折,多为粉碎暴裂型,如椎体粉碎、棘突至椎板椎弓根骨折,腰椎骨折尤为典型。而压缩型骨折椎体压缩1/2以上形成压缩性粉碎者也不少见。颈椎骨折伴有脱位者多为寰椎骨折形成寰枢过度分离,枢椎又因颈。骨折而移位,尚有部分病例齿状突骨折致脱位,且并有较重的颅脑损伤。

本组脊柱损伤者的多发伤发生率甚高,共有胸部、腹部脏器、尿道损伤、肾破裂、颅脑损伤、骨盆骨折、四肢骨折多发伤151例,发生率达59.9%,给治疗增大了难度。这组病例的死亡率较高,87例死亡,死亡率34.52%,分析其原因见到,一是损伤较严重在搬动中又因动作不当而加重了损伤;二是转送时间过长延误了抢救时间。本组死亡病例除并有多发伤外,转送时间都超过了2小时以上,大多在4~5小时。脊柱骨折伴有脊髓损伤的临床表现、非手术和手术治疗已有全面、完整的专著论述,在此不赘述。

在火车创伤中的脊柱骨折,对重度不稳定骨折或骨折脱位均切开复位及行内固定术,同时在脊柱损伤部位行脊柱融合术;对骨折后并有脊髓损伤致截瘫者也多采用神经减压手术,尽可能通过手术达到复位,以恢复椎管的矢径和脊柱的生理曲线。在技术力量与设施不完全具备的医院,在脊柱外科手术治疗时,应采取有力措施,保证手术成功。

四、肢体离断伤

97%的肢体离断伤是由火车创伤直接所致,较其他原因造成的肢体离断伤有其特征。我国现有铁路中除云南省内尚保留了400多千米的1米宽的窄轨铁路外,所有其他铁路轨距均为标准的1435mm,轨距、钢轨轨面也为国际标准的7cm宽,车轮轮面宽9.5~11cm。被辗轧肢体的范围和创面与肢体置于钢轨的角度、车速有直接关系。肢体与钢轨呈垂直状态时,肢体被辗轧后其缺损面积和范围在12~15cm,而肢体与钢轨形成的夹角越小,肢体组织缺损的范围越广。伤者若在列车启动或进出站被辗扎,因车速较慢,创面范围较小,污染也较轻,一般无多发伤;若时速超过30km,创面较广,污染较重,软组织撕脱或剥脱面积较大且较深,少部分伤者伴有多发伤;时速60km以上时,则造成大面积组织缺损及软组织广泛撕裂(脱),多肢体离断增高且多有多发伤,死亡率也高。

(一) 体征

以一组368例离断伤为例,多肢体离断者73例,发生率19.84%,如双上肢、同侧上肢与下肢、双下肢、一侧上肢对侧下肢、一侧上肢与双下肢,这是其他肢体离断伤所罕见的。368例有443个肢体离断,创面最大范围达131cm,其中以30~50cm最多见。创面一片模糊,可谓惨不忍睹。

全部病例均发生休克,中度以上休克占大多数,1/3血压为零,意识多模糊,创面已无大出血,经仔细观察,伤后30分钟后送来院者创面已不见大的出血,但在创面大血管周围可见大凝血块。由于伤后急剧失血,动脉压迅速下降,有效循环量骤减,机体应激反应和凝血机制的迅速形成是其主要病理生理变化,而被辗轧的血管有的回缩,被周围软组织堵塞,有的则与肌腱等软组织互为结绊呈绳索状缠绕,这一创面形态较为特殊,显然有阻止出血作用。

(二) 创面

这类肢体离断伤的创面极为杂乱不规则,色泽污暗,油泥、石渣、路旁杂物甚至粪便附着创面,污染十分严重;肌腱可从离体肢抽出也可被离体肢体由近端拉出,创面长短参差不齐;神经束被损伤,骨断端多伴有纵行劈裂性粉碎骨折。

(三) 清洗

创面清洗前,必须先以汽油或松节油将附于创面上的油污等洗去,清除各种异物,将已明显失活的组织切去,以双氧水、大量的生理盐水清洗创面,见有较明显的出血点行直接钳夹即可。至可辨认出创面损伤状况时,清洗即告完成,然后撤去台上一切用品,消毒术野,准备行清创术。

(四) 清创

按无菌术程序麻醉,铺巾,开始清创。经过清洗的创面对其损伤程度已可辨认,对确已挫灭失活的组织一一切去,直至创面有新鲜血液为止,结扎活动出血。以生理盐水、蒸馏水反复冲洗创面后,干敷料擦干创面,无菌巾包裹创面,清创完成。有条件的推荐可再用5%~10%碘伏冲洗伤口。

(五) 残肢处理

再次更换手术台一切用品,再次消毒术野,无菌术铺巾,准备行残肢处理。火车辗轧肢体离断伤均要再截肢手术。清洗、清创的主要目的是防止术后感染及软组织坏死。再截肢手术要认真设计截肢平面,原则是尽可能保留大关节如髋、膝关节,但不盲目保留长度,更不姑息必须切去的部分,避免过高与过低。经过处理后,可一期闭合伤口的即可闭合,要坚决避免张力缝合;若皮肤长度不足,肌肉与骨骼均可闭合且无张力,长度短缩5cm之内时,可行皮牵引5~7天,伤口无菌敷料包扎,5~7天后可视伤情闭合伤口或尚可见部分软组织坏死,或皮下脂肪因清除不足而液化,可在无菌条件下行扩创,直至感染及坏死液化病变完全控制则可闭合伤口。

(六)再植

火车创伤所致的肢体离断伤原则上是不宜再植的。对这组中的 3 例上肢离断伤曾行再植,两例因血管、神经缺损过长手术未能成功,1 例因术后又复形成血栓,远端肢体有坏死症状,不得不行截肢而挽救生命。近年成功 1 例,左肱骨缺损 12cm,左上肢短缩 13cm,组织成活,但肢体无感觉及运动,为时已久功能也无恢复,付出代价颇大。火车辗轧性肢体离断伤多发于下肢,胫腓骨发生率高达 60%,大腿部 25%。多年来在创面处理和再截肢平面设计上都存在着不足,以至创面感染、软组织坏死的发生率颇高。有的病例为了多保留一点肢体长度,感染发生后久治不愈又再截肢。曾有 1 例小腿下 1/3 离断,再截肢部位仅高于创面 10cm,后感染又向上截肢,再次感染致骨髓炎,反复向上伸延截肢共 6 次,直至大腿中段方治愈,教训颇深。近 10 年来采取这一处理程序后创面感染及软组织坏死率由原 18%~20% 下降到 3%~4%。

五、骨 盆 骨 折

在一组 1359 例火车创伤中骨盆骨折 31 例,发生率 2.28%,均有多发伤。

(一)致伤机制与损伤类型

1. 直接撞击 抓攀行驶中的机车或车辆在低速状态下跳车,由于无助跑动作,被机车或车辆某一突出部撞于骨盆而受伤;跌倒因身体处扭曲姿势再次受撞击或肌肉强力收缩或牵拉而重复受伤,多见髂骨翼和耻骨上、下支 1~2 处骨折。

2. 间接致伤 伤者跳车后身体撞于巨石或铁路旁标志物或骑跨于备用水泥枕、钢轨、石料上致伤,造成耻骨上、下支和髂骨翼骨折或耻骨联合严重分离,或髂骨翼及髋骨骨折致髋臼破裂造成股骨头中心型脱位。

本组 31 例骨盆骨折仅有单纯性髂骨翼骨折、耻骨上或下支骨折、骶髂关节轻度分离者4 例,余为骨盆弓两处以上的骨折,使骨盆环的结构遭到破坏,且有较为严重的并发症。这类骨折多为粉碎,移位明显,耻骨联合若有分离多在 5cm 以上(本组最重 1 例分离达13cm),均有多发伤如脑挫裂伤(10 例)、髋中心性脱位(3 例)、肾破裂(6 例)、胫腓骨骨折(3 例)、股骨骨折(2 例)、脾破裂(1 例)、腰椎骨折(2 例)。这类骨折属不稳定型骨盆骨折。

(二)体征与诊断要点

因骨折造成的出血、淤血、疼痛、畸形、功能障碍等症状与体征是临床上通常见到的表现。若为稳定型骨盆骨折,经检查后不难确定诊断;若有多发伤及合并症的不稳定型骨盆骨折,要高度警惕,防止漏诊或延误诊断。

不稳定型骨盆骨折常伴有骨盆内血管损伤,而骨折本身的出血量也较大,因此休克体征较明显。若有其他多发伤时,常易出现顾此失彼的倾向,如遗漏对骨盆骨折物理检查及放射学检查,尤在伴有肝、脾、肾破裂时,当休克难以纠正或经手术处理后休克仍难纠正的更应高度注意。因此,在接诊创伤伤员时,一边抢救一边要掌握重要病史和致伤情况,在处理时同步进行治疗措施的各项程序安排。

（三）主要合并症

1. 休克 不稳定型骨盆骨折本身的出血量较大，并有血管损伤时，出血量多且失血量迅速，休克程度深，伤情多较危重，若救治措施不力，可因此而死亡。

2. 巨大血肿 临床常见巨大血肿的部位在腹膜后。腹膜后间隙大，疏松组织多，血液极易流注聚集，向上可达肾区和膈下，向前可流入腹膜间隙，腹膜腔可被巨大的血肿推挤到脐上。当有腹膜刺激症状、腹痛、背痛以及有明显休克征时，即应考虑腹膜后血肿。

（四）救治要点

即便是稳定型骨盆骨折也因创伤发生休克，检查确诊后，经处理和保守治疗病情可迅速稳定，治愈后功能不受任何明显影响。

伴有多发伤的不稳定型骨折，在处理上应注意治疗措施的协调性。骨盆骨折原则上经过积极的抗休克、合理的牵引、注重全身治疗后绝大多数通过保守治疗可治愈。若有腹腔脏器破裂，应行手术治疗处理好脏器损伤；若因骨盆骨折并有尿道损伤时，则应整复骨折后行尿道修补术；若耻骨联合分离较重，应整复或行耻骨联合内固定术后再行尿道修补，即可同台完成此两项手术。

不稳定型骨盆骨折出血量可达 2000～4000ml，纠正休克的输血量与出血量基本相等。对骨盆骨折所造成的大出血的治疗有的学者主张行髂内动脉结扎术可收到满意效果。作者体会是，大出血形成的巨大血肿当达到可形成阻止出血的压力时，出血可得以控制。若休克纠正得力，保守治疗是可以获得成功的。若轻易切开结扎髂内动脉或又清除血肿而破坏腹膜的完整性并不一定能达止血目的，其丢失的血液无法回收，盆腔内的血管有丰富而多径路的侧支循环，若经腹结扎髂内动脉并清除血肿，仍可因继续出血使血流重新注入腹膜后。因此，建议行髂内动脉结扎术要持十分谨慎态度。目前采用血管造影技术直接止血，即从腹股沟动脉穿刺后，在透视下，直接栓塞髂内出血的动脉。

第四节 火车创伤中的其他部位损伤

一、火车创伤中的胸部损伤

火车致胸部损伤多为直接创伤所致。在一组 3000 余例病例中发生 174 例，发生率为 5.8%，男性 90% 以上，青壮年居多。

（一）损伤类型

绝大多数为胸部闭合性钝挫伤（168 例），胸部开放伤少见（6 例），其中 3 条以上肋骨骨折者 166 例（最多为 12 条肋骨骨折），合并血气胸者 156 例，发生率达 90%；肺挫伤 38 例，连枷胸 5 例，ARDS 48 例，发生率达 27.6%；住院后死亡 47 例，死亡率 27.1%。

多发性肋骨骨折伴随壁层胸膜撕裂及肺组织损伤者 151 例，发生率达 86.78%，血气胸 100%，肺挫伤率 24%，而 ARDS 发生率达 26%（45 例），较其他胸外伤高。

（二）致伤机制

火车在行驶中,数千吨的巨大物体处于高速,产生了强大的动态力量,伤者在受伤瞬间,精神极度紧张,不及作出任何避让动作,且为屏气状态,声门紧闭,当胸部遭巨大压力时,肺内压骤增,肺组织被严重的震动而致伤,加之伤者在受伤过程中连续被外力作用使骨折端刺及肺组织,肺组织挫裂伤及肺组织血肿形成。这一损伤越重,肺功能越差,气体交换严重障碍。若转送时间超过 3 小时,生命将受到严重威胁,死亡率增高。

（三）多发伤

火车创伤的胸部损伤绝大部分为闭合性的,但多发伤比例高。本组多发伤为 72 例,发生率达 41.5% ,主要有颅脑损伤、肢体离断伤、四肢骨折、腹腔脏器损伤、骨盆骨折、脊柱骨折等。多发伤加重了胸外伤病情恶化、治疗颇为棘手。

（四）诊断中强调的几点

接收伤员后,尽快确诊,积极救治和纠正休克,为进一步治疗创造有利条件和奠定基础。首要的是要保持气道通畅,对有呼吸道梗阻和呼吸衰竭者应迅速行气管插管或气管切开,充分给氧,否则难以进行下一步检查;同步了解受伤病史,X 线为常规检查项目,也可以采用CT 平扫、超声诊断等方法明确诊断。诊断性胸穿,尤在来不及行放射学检查时也有意义,为此要采取斜坡半卧位。其余对胸廓畸形、呼吸窘迫、疼痛、休克体征等临床表现进行综合分析后,胸部损伤是能较快确诊的。

（五）治疗原则要点

目前不少医院在胸部损伤上普遍开展了一些新技术项目,同时增添了先进的医疗设备,但有些技术操作项目是必须熟练掌握和临床最常应用的,如静脉切开、中心静脉压测定、气管内插管、气管切开、胸腔闭式引流、导尿术等是不可缺少的行之有效的治疗方法。胸外伤所引起的疼痛可使病人烦躁或休克程度加深,因此可行硬膜外麻醉,注入适量麻醉药物,使疼痛得以较长时间的缓解或控制,有助于进行必要的整复、固定、牵引及置于合理体位。自始至终都要把保持气道通畅放在首位。

对剖胸探查持慎重态度,剖胸的指征是:

（1）胸内活动出血在闭式引流量 200ml/h 以上,连续数小时;

（2）胸内溢气源源不断时;

（3）虽经闭式引流后肺仍不扩张且证实肺下坠或纵隔增宽时;

（4）颈静脉怒张,血压不回升,心音遥远等有心包填塞征象时。

以上情况在胸腹联合伤或合并气管支气管伤和严重肺裂伤,并有心脏创伤、食管破裂或穿孔及创伤性膈疝等情况下,应立即或早期剖胸探查。而肺组织血肿、肺裂伤、肺挫伤、心肌挫伤等则属手术禁忌之例,若错误的开胸可致残或死亡。对多发肋骨骨折造成的连枷胸,出现反常呼吸并采用了骨牵引固定仍无改善时,可行手术内固定治疗。合理的给氧,无论手术或不手术都是必需的,特别注意防止呼吸道梗阻的发生。要控制胸内感染,注意生命体征的监护,认真执行各项医嘱,注重全身治疗的协调。在必须对多发伤进行手术治疗前,应对胸部损伤进行处理,如胸腔闭式引流。

二、火车创伤中的腹部损伤

火车创伤的腹部损伤多数病例具有多脏器同时损伤,在有多发伤时又具有隐蔽性或不典型性的特点,易漏诊和误诊,损伤危重紧迫,或因转送时间长,来不及抢救而死亡者比例较高。

(一) 损伤类型

在3000余例中有187例腹部损伤,发生率5.8%。损伤可波及腹腔内各脏器和组织,本组发生开放性腹部损伤者19例,发生率达10%;单纯性脏器损伤32例(17%),多发性脏器损伤155例(83%);除22例单纯性腹壁挫伤外均有休克,重度休克58例,发生率达31%;164例手术治疗,手术率87.6%。

(二) 损伤部位

腹腔内脏器和组织损伤依次为肝、脾破裂、十二指肠断裂或挫伤、胰破裂及断裂(胰尾、头、体)、胃破裂及严重挫伤、空肠断裂、肠系膜撕裂、横结肠断裂、乙状结肠断裂、膈肌裂伤、胆囊破裂(2例)、大网膜撕裂并大血肿、肠壁广泛挫伤致浆肌层血肿等。

(三) 致伤机制

病例多为火车创伤间接损伤所致。腹腔脏器与组织单纯性损伤者多见,多发性损伤发生率低;在火车创伤直接损伤中腹部损伤发生率较低,但腹腔多发性脏器和组织损伤者发生率为100%,且并有不同程度的多发伤。死亡者多在后者。由于腹腔脏器具有隐蔽性,在伴有显而易见的其他损伤时,易发生漏、误诊。

(四) 诊断要点

此类病例的休克发生率高,但多在有多发伤的状态下出现,在诊断过程要认真鉴别休克发生的主要原因,切勿遗漏腹部的物理检查。如合并四肢骨折多发伤时,经复位、固定后其休克体征可得以逐渐纠正,否则首先考虑腹部损伤是有帮助的。

(1) 腹腔穿刺或腹腔灌洗列为常规检查项目。
(2) 直肠指检可反复进行。
(3) 严密观察生命体征变化。
(4) 认真进行影像学检查。
(5) 可行腹腔镜检查。

(五) 治疗原则

腹腔脏器损伤多危急,休克深度迅速发展,在全力抗休克中应尽早明确诊断,在抗休克条件下立即手术治疗。若其他多发伤同样危及生命也可同台进行手术,同步实施。这类手术首先要按轻重缓急的顺序进行,对脏器的探查要有针对性,切忌在忙乱中翻动、盲目钳夹。手术应快捷简练、实用有效,对腹腔脏器破裂或有大出血、明显活动出血点,应先以大厚敷料压迫止血,然后逐渐暴露进行彻底处理,待主要损伤完成后,再认真探查其他脏器和组织,尤其要注意探查膈肌各部、大网膜、小网膜、肠系膜等。

死亡病例多为转送过晚,并有严重多发伤,出现了 DIC、急性肾衰竭、失血量过大。老年伤者因原发性疾患创伤后恶化如高血压、冠心病等所致。

三、火车创伤中的泌尿生殖系损伤

火车创伤的泌尿生殖系损伤发生率较低,在一组 3000 多例火车创伤中仅有 87 例,发生率 2.78%。由于泌尿生殖系统多数器官如肾、输尿管、膀胱等特殊的解剖位置和周围较多的软组织保护,一般情况下不易损伤。

（一）损伤部位

火车创伤中泌尿生殖系损伤常见的部位依次是肾挫伤、肾破裂、尿道损伤、膀胱破裂(1 例)、输尿管断裂(1 例),由此而伴发的生殖器官损伤在男性有睾丸挫伤、单侧睾丸破裂伤、阴茎严重挫伤、阴茎不全断裂伤(1 例);女性为阴道撕裂伤、阴道尿道撕裂伤、阴道肛门或直肠撕裂伤。

（二）损伤类型及多发伤

1. 肾裂伤 26 例中,肾被膜下部分裂伤 9 例,肾完全性裂伤 17 例,其发生率较其他创伤高;并有多发伤有肝破裂 5 例、脾破裂 4 例、胸部损伤 3 例、颅脑损伤 3 例、四肢骨折 2 例。胸部损伤为多发性肋骨骨折并血气胸。

2. 肾挫伤 18 例,这类肾挫伤多有肾被膜周围血肿形成,均有多发伤,其中颅脑损伤 7 例、四肢骨折 11 例。肾挫伤均可保守治疗,其多发伤不严重,在 7 例颅脑损伤中为头皮裂伤并颅骨线形骨折、单纯性颅底或颅盖骨骨折、典型脑震荡,11 例四肢骨折为尺桡、桡、尺、肱骨骨折,胫腓骨骨折。

3. 尿道损伤 34 例中前尿道损伤 24 例,后尿道损伤 10 例。并发骨盆骨折者 9 例,骶骨骨折 2 例,尾骨骨折 3 例。34 例中睾丸挫伤 8 例,阴茎挫伤 3 例、阴茎不全断裂 1 例,单侧睾丸破裂 2 例(开放性)。前尿道损伤者均有典型的骑跨伤病史,后尿道损伤者均与骨盆骨折和挤压伤密切相关。

4. 女性尿道损伤 9 例女性尿道损伤均自尿道外口向阴道前庭撕裂与阴道贯通,一侧大阴唇大血肿及另侧大阴唇、小阴唇严重撕裂者 2 例,并有阴道肛门撕裂道直肠撕裂者 3 例,单纯阴道撕裂者 9 例,因此女性尿道损伤均并有阴道撕裂伤。但是 9 例女性伤者均无肾损伤及输尿管损伤和膀胱损伤,也无严重多发伤。

（三）损伤机制

由火车直接撞击的泌尿系统伤多造成肾破裂,火车速度在 30km/h 以下,伤者被撞击跌倒后又滚下一高坡底,因而造成多发伤;肾挫伤者为间接伤引起,即为躲避驶来的火车跌倒撞击硬物处致伤,其多发伤是在跌倒滚动中连续被硬质障碍物撞击所引起,因作用力较轻,故多发伤多不严重。

9 例女性伤者全部系为躲避来车慌乱中未站稳,由铁路旁滚下路基,在城市市区铁路路基两旁树木、管线较多、翻滚中或跌倒后被树枝、突起物刺插于会阴部,或在停止或在跌倒时突然出现无准备的劈叉动作而损伤。

(四) 诊断

单纯性泌尿生殖系损伤的诊断并不困难,临床上这类损伤都有较为明显的受伤史,结合伤者临床症状,经过认真的物理诊断和实验诊断、影像学检查后多可确诊。在合并其他损伤且伤情严重又体征明显时,对泌尿系的损伤就有漏诊或误诊的可能。如一肢体离断伤并颅脑损伤的病例,入院时休克程度重,行急诊手术后全身情况一度好转,随即休克状态更为严重,再行检查为肾破裂,仅在入院 10 小时内又进行手术治疗才使伤员脱险。另一胸部损伤造成左 7~10 肋骨骨折、血气胸及脾破裂伤者,行胸腔闭式引流后剖腹探查见脾破裂行脾切除,术后血压一度回升,后迅速下降休克加重,再行检查疑有脾蒂处出血,即行探查,见脾蒂处结扎牢靠,在探查中偶见左侧腹腔内隆突,可见巨大血肿,被迫顺延切口证实为左肾破裂,虽手术完成,伤者术后无尿进入急性肾衰竭于 72 小时后死亡。此例术前未考虑肾破裂,也未行必要的检查,以致顾此失彼,教训颇深。因此强调,遇有多发伤伤员时,要认真全面掌握病史。急救及检查同步进行,全方位的分析伤情,对重伤员无一例外的都应该把放置导尿管列为常规项目,不仅有治疗作用,还有重要的诊断价值。

(五) 治疗结果

24 例前尿道损伤中有 8 例为尿道挫伤,经保守治愈;另 16 例中 11 例为部分尿道断裂,5 例为完全性尿道断裂,均有骑跨病史,均行手术治疗治愈,术后并有尿道狭窄者 6 例,10 例后尿道损伤 9 例并有骨盆骨折造成前列腺部尿道损伤 3 例,球部尿道损伤 7 例,手术治疗治愈。

合并有多发伤的泌尿生殖系损伤患者,多需同台进行多科手术,应争取在较短的时间内控制休克的发展,采取得力措施控制感染。强化各种管道的护理,严密监护。

四、火车创伤中的软组织撕裂(脱)伤

火车创伤中软组织撕裂(脱)伤的发生率甚高,达 31.5%,均以伴随性损伤出现,多见于四肢开放性骨折。这类损伤已有数本专著论述,尤我国在显微外科领域所取得的斐然成果令世人瞩目,不少项目居领先地位。因此,本节不再重复。

火车所致的软组织撕裂(脱)伤所具有的某些特征,在平时可谓是最严重的一种。其损伤特点是软组织撕裂(脱)深、范围广,均有其他损伤,治疗难度较大,坏死率高。

在 3000 多例火车创伤中,软组织撕裂(脱)伤 639 例,单纯性皮肤撕裂(脱)伤者仅 91 例,其中头皮撕脱伤 39 例,闭合性潜行剥脱性软组织损伤 23 例,皮肤单纯撕脱伤 29 例。其余的 548 例,全为广泛性软组撕裂(脱)开放损伤,较浅者自皮肤至皮下、深筋膜和肌组织;较深者,可将部分肌束大部或部分撕裂,表浅神经和血管撕裂;更深者,可将肢体某一侧的肌群撕裂,造成某侧肌群的起端或止端完全撕脱,以致小部分软组织缺损,较大的神经干和血管断裂,并有撕脱性骨折发生;最为严重的是肢体或大部骨骼外所有的软组织全部被撕脱离体。如一伤者左小腿自膝关节至足部的皮肤、所有肌肉、神经、血管、大部骨膜全部剥脱,

仅有胫骨及足部骨骼裸露,膝关节基本完整,踝关节撕裂仅内侧关节囊尚存,跟腱附着处撕脱致跟骨撕脱骨折。而被撕脱的所有软组织已全部被挫灭成一团团污物。再如开放性腹部损伤病例中有两例除脏器损伤外,腹壁被撕脱缺损,腹直肌、腹外、腹内斜肌被撕裂并部分缺损,同时大网膜自胃大弯附着处部分被撕脱,网膜部分缺损。

这类损伤的面积以创口长度计算长者达137cm,形态极不规则,30～50cm者占多数。火车创伤的开放性创面,污染十分严重,即使非常认真的清创术也难以避免术后感染。

在治疗上几乎能实施的如游离皮瓣移植、肌瓣移植、转移性软组织移植、带蒂血管游离皮瓣移植、带血管游离骨移植等手术,有的已无法实施,有的实施后常因感染或生存条件不良而坏死,成活率远低于已报道的比例。

火车创伤所致的软组织广泛性撕裂(脱)伤在治疗上的确还存在着较大的难度,到目前为止尚无新的突破,近年来,感染率有较大的下降,成功与成活率亦有上升,但还有明显差距,有一些问题待进一步探讨。

火车创伤随着我国铁路长度的增加,还会持续增加。据相关资料报道,在原有老线上修建复线和改造原有线路为准高速铁路的地段,火车创伤数明显上升。在急救网络建立、急救组织的组建、提高医疗技术水平、创伤外科人才的培养和设施上的进一步完善等方面还有许多急待解决的和改善的问题。从医疗角度出发应予探讨,以此引起社会的普遍关注和政府的重视,并从完善法制上入手,以遏制创伤数的上升。

(张天增　林　研)

参 考 文 献

陈万发,张天增.1993.火车致胸部创伤106例报告.中华创伤杂志,1:13.

陈万发,张天增.1995.38例精神病人火车创伤分析.中华创伤杂志,2:19.

王正国.2007.创伤学基础与临床.湖北:湖北科学技术出版社,258-367.

张岗,张天增,钟仕久.2003.近年火车创伤中关节损伤变化的特点.中华创伤杂志,4:124-126.

张岗,张天增.2004.提速后火车创伤的损伤类型变化特点.中华创伤杂志,9:52-53.

张岗,张天增.2004.提速火车创伤流行病学变化.中华创伤杂志,1:66.

赵定麟.1999.现代创伤外科学.北京:科学出版社,1120-1133.

Bena A,Berchialla P,Debernardi ML,et al.2011.Impact of organization on occupational injury risk:evidence from high-speed railway construction.Am J Ind Med,4(6):428-437.

Bhatti JA,Razzak JA.2010.Railway associated injuries in Pakistan.Int J Inj Contr Saf Promot,17(1):41-44.

Driever F,Schmidt P,Madea B.2002.About morphological findings in fatal railway collisions.Forensic Sci Int,126(2):123-128.

Kligman MD,Knotts FB,Buderer NM,et al.1999.Railway train versus motor vehicle collisions:a comparative study of injury severity and patterns.J Trauma,47(5):928-931.

Lerer LB,Matzopoulos RG.1997.Fatal railway injuries in Cape Town,South Africa.Am J Forensic Med Pathol,18(2):144-147.

Lumenta DB,Vierhapper MF,Kamolz LP,et al.2011.Train surfing and other high voltage trauma:differences in injury-related mechanisms and operative outcomes after fasciotomy,amputation and soft-tissue coverage.Burns,37(8):1427-1434.

Mohanty MK,Panigrahi MK,Mohanty S,et al.2007.Death due to traumatic railway injury.Med Sci Law,47(2):156-160.

Ozdoğan M,Cakar S,Ağalar F,et al.2006.The epidemiology of the railway related casualties.Ulus Travma Acil Cerrahi Derg,12(3):235-241.

Shapiro MJ,Luchtefeld WB,Durham RM,et al.1994.Traumatic train injuries.Am J Emerg Med,12(1):92-93.

第六章　多发性创伤

第一节　多发性创伤的临床特点、急救及伤情评估

多发性创伤(多发伤)是指在同一物理致伤因子的作用下,人体同时或相继有两个或两个以上解剖部位的组织或器官受到严重创伤,至少有一处损伤可危及生命。多发伤应与复合伤及多部位损伤相鉴别,复合伤虽也可伤及多个解剖部位或脏器,但系两种或两种以上致伤因素作用的结果,如核爆所致损伤既有冲击伤又合并放射性损伤存在;多处伤,或称多部位伤,指单一致伤因素引起同一解剖部位或脏器有两处或两处以上的损伤。随着现代化建设的进行,交通事故和工伤经常发生,多发伤的发生率显著提高,并已成为急诊医学和创伤医学研究的重要课题。

一、多发性创伤的临床特点

(一) 伤情严重,病死率高

多发伤多为高能量损伤所致,其受伤范围广,失血量多,常合并创伤性休克;以及伤后易导致全身 SIRS 反应,若处置不当易导致全身多器官功能不全,以上均会导致病死率增加。多发伤有三个死亡高峰,第一死亡高峰出现于伤后数分钟内,约占50%,为即时死亡。死亡原因主要为颅脑、高位脊髓的严重创伤或心脏及大血管撕裂,往往来不及抢救。第二死亡高峰出现在创伤后 6~8 小时内,约占30%,常是由脑内血肿、血气胸、肝脾破裂、骨盆出血和或失血性休克所致。这一时间为抢救的"黄金时间",若抢救及时,大部分病人可免于死亡。第三死亡高峰发生于伤后数日或数周,约占20%,死亡原因为严重感染或器官功能衰竭(图10-6-1-1)。

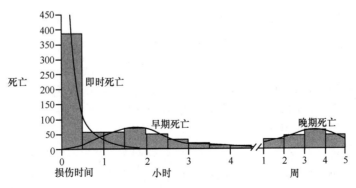

图 10-6-1-1　多发伤后三个死亡高峰示意图

（二）伤情复杂，漏诊率高

多发伤伤情不是各损伤简单的相加，其数个部位创伤的相互影响很容易导致伤情迅速恶化，易出现严重的病理生理紊乱，伤者常面临生理耗竭。另外，多发伤还易导致漏诊，原因有：

（1）多发伤患者常伴意识障碍，受伤机制了解不清及病史采集困难。

（2）医生专业局限性，注意力常易集中于本专业损伤。

（3）仅注意于易察看到的伤情，而疏忽了隐蔽的或深在的甚至更严重创伤。

（4）忽略局部创伤导致的合并损伤及其引起的全身并发症。

（5）多发伤伤情重、不宜多搬动、检查不便以及病情变化快也是早期容易漏诊的原因。

（三）创伤处理的顺序及时机易发生矛盾

由于多发伤各个创伤的严重程度、部位和累及的脏器不同，故对危及生命的创伤处理先后次序也不一样，如处理不当，易导致伤情加重危及生命。如严重的开放性创伤，有大的创面和活动性出血，就容易引起临床医生的重视，并作及早的治疗，而可能忽略了腹内实质脏器损伤的处理。研究表明，严重创伤患者的预后是由患者的生理极限来决定的，而不是靠外科医师进行解剖关系的恢复所能换来的。因此，对于严重多发伤进行手术时应遵循"简化手术-复苏-确定性手术"的损伤控制外科原则，尽量简化手术、缩短手术时间进行复苏，以帮助患者度过生理耗竭期。

（四）病理生理学改变复杂

创伤后神经内分泌系统的应激反应强烈，免疫反应处于高应急状态，出现高分解代谢。严重创伤后出现全身炎性反应综合征（SIRS），易导致急性肺损伤及其重症形式急性呼吸窘迫综合征，表现为严重的低氧血症，若不及时处理最后发展为 MODS 并危及生命。另外，多发伤患者易出现低体温、凝血功能障碍、代谢性酸中毒的致死性三联征。

二、多发性创伤的院前及院内急救

（一）院前急救

院前急救是创伤急救的开始，其急救的有效性直接影响到伤者的进一步处理，为了提高严重创伤的救治效率，很多国家均有专门的急救组织和创伤中心。我国目前为无统一的多模式并存的院前急救模式。我国北京、上海等各大都市均有急救救护中心，重型工业单位有三级救护组织，要求事故后 2 分钟内开始出动，10 分钟到达现场，但实际工作中常常反应时间过长，原因有交通及通讯等问题。在美国，医疗救护员（emergency medical technician，EMT）是全美急救医疗服务体系的基石，是院前急救的主力军，主要担负院前急救特别是基础生命支持（basic life support，BLS）的重任。在法国，院前急救体系较为完善，当医疗调度员判断为一个危及生命的创伤时，便会迅速地派出一辆救护车和完整的医疗组，相当于一个移动的 ICU，常越过急诊室直接送入病房，这与美国及其他国家尽快将病人送入急诊室再进行救治的院前急救模式不同。多发伤的急救体现时间就是生命，具体为"白金 10 分钟，黄金 1 小时"。

院前急救主要任务是 BLS,为 10 分钟内需要完成的医疗活动,多采用非侵入性干预措施,概括为"ABCDEF"法。

1. A,Airway,保持呼吸道通畅 一般采用仰头举颏开放气道,如怀疑有颈椎外伤时采用双手抬颌法开放气道,昏迷患者要向外拉舌防止舌后坠,清理呼吸道异物,必要时快速环甲膜穿刺或切开置管。12 岁以下儿童不宜做环甲膜切开;一般不在现场进行气管切开术。

2. B,Breathing,维持呼吸功能 对有呼吸功能障碍的伤员应及时寻找原因予以排除。院前最适宜面罩给氧,插管仅在无意识昏迷或呼吸道烧伤患者实施。

3. C,Circulation,维持循环功能 对于心脏骤停者如无禁忌证立即实施 CPR,在 CPR 过程中要进行脑组织的保护,因为脑细胞对氧耐受时间最短。在损害控制手术(DCS)前限制性液体复苏。

4. D,Disability,神经系统障碍判断 包括两个部分,一是对脊柱脊髓损伤的判断;二是对颅脑损伤的估计。

5. E,Exposure,暴露 应充分暴露患者全身,检查和发现除上述部位以外的脏器损伤。

6. F,Fracture fixation,骨折固定 骨折简单固定可避免骨折并发损伤,更有利于搬运和转送。

(二)院内急救

伤者到达医院后抢救效率如何,很大程度上取决于抢救过程是否流畅、抢救是否立即执行及针对性强。对于严重多发伤,应即刻成立抢救小组,一般由三名医生、一名护士及一名护工组成,包括具体抢救行为及药物的应用、医疗文书的记录、检测结果及影像学资料的收集、输血的联系以及联系相关专业的会诊均要各司其职,分工明确。任何一个环节问题均会降低抢救的效率。其中必须有一名经验丰富的副高及副高以上的创伤外科医师统一指挥,负责协调抢救小组和各专业组医师有序地积极进行抢救工作,过多抢救人员以及各执己见的想法往往对患者不利。对于危及生命的损伤必须及时纠正,否则短短几分钟内病情可以迅速恶化,甚至死亡。可以立即危及生命的主要是呼吸道阻塞、张力性气胸致呼吸功能紊乱引起呼吸衰竭、大血管及脏器损伤所致的大出血致循环衰竭以及颅脑损伤致脑疝等。

院内急救的主要任务是 ALS,最好在黄金 1 小时内完成。ALS 公认的"VIPCO"程序在多发伤救治中现改为"VCOIP"更能体现其紧迫性与合理性。目前越来越多的研究及试验证实了限制性液体复苏的在多发伤救治的重要性。

(1)V,Ventilation,保持通气和呼吸道通畅。

(2)C,Control bleeding,控制出血。

(3)O,Operation,即 DCS。

(4)I,Infusion,保持良好的灌注,指输液、输血扩充血容量及细胞外液。

(5)P,Pulsation,监护心脏功能。

具体归纳为:

(1)立即做到:

1)清理呼吸道、给氧。

2)闭合胸部开放伤。

3）止住明显的活动性出血。

（2）数分钟做到：

1）脱去衣服。

2）将伤员转移至治疗台上。

3）建立有效静脉通道，并予输液。

4）取血，做血型及交叉试验。

（3）10分钟内做到：

1）对伤员进行重点检查，明确损伤部位，了解已经进行了哪些处理。

2）组织有关专科医师会诊。

（4）30分钟内做到：

1）复苏、抗休克。

2）做好术前准备，并明确哪些部位必须立即手术，哪些部位可暂缓处理，哪些可延期处理。

三、多发性创伤的病情评估

对于不同伤情的创伤患者应运送到不同的救治单位，创伤分类系统对患者伤情的分析、评估和后送的主要依据是创伤评分系统，通常分为院前、院内评分。

（一）院前评分

院前评分主要用于现场分类，该分类方法简单易行，以患者的生理参数为依据，院前分类方法较多，有院前指数、创伤指数、病情严重指数、修正的 CRAMS 评分、创伤评分以及分类核查表等，各有优缺点。目前应用较为广泛的是 CMRAS 法，该方法使用方便，灵敏度高，深受现场救护人员的喜欢。

CRAMS 是循环（circulation）、呼吸（respiration）、腹部（abdomen，包括胸部）、运动（motor）及语言（speech）5 个英文单词第一个字母的缩写。每项指标计 0、1、2 分不等，最后把五项指标评分相加，即为 CRAMS 法的总分，高于 9 分为轻伤，低于 8 分为重伤，总分愈高病情愈轻（表 10-6-1-1）。

表 10-6-1-1　修正的 CRAMS 评分法

项目	测定结果	分值
循环	毛细血管充盈正常，收缩压大于 13.3kPa（100mmHg）	2
	毛细血管充盈缓慢，收缩压 11.3～13.2kPa（85～99mmHg）	1
	无毛细血管充盈或收缩压小于 11.3kPa（85mmHg）	0
呼吸	正常	2
	不正常（费力或浅表或呼吸频率大于 35 次/分）	1
	无自主呼吸	0
胸腹部	胸腹部有压痛	2
	胸腹部无压痛	1

项目	测定结果	分值
	腹肌紧张、连枷胸、胸腹部穿透伤	0
运动	正常	2
	对疼痛刺激有反应	1
	无反应或去脑强直	0
言语	正常	2
	含混	1
	言语不可理解	0

在评分的同时,对于伤员应进行分类核查,目的是将有生命危险的患者分检出来,尽快送往创伤中心进行救治。尽快后送的条件是:收缩压小于 12kPa(90mmHg),脉搏大于 120 次/分,呼吸大于 30 次/分或小于 12 次/分;头、颈、胸、腹或腹股沟部穿透伤;意识丧失或意识不清;腕或踝以上创伤性肢体离断;连枷胸;多处长骨骨折;3m 以上高空坠落。

（二）院内评分

院内评分是指患者送达医院后,根据损伤类型及其严重程度对伤情进行定量评分的方法。评分可以将伤情量化以指导治疗并预测预后,同时也可对不同医疗单位的救治水平进行比较。评分方法较多,有以解剖指数为依据的简明损伤定级（abbreviated injure scale,AIS）及由其派生出来的损伤严重评分（injure severity score,ISS）、TRISS（a combination of RTS and ISS）法和 ASCOT（a severity characterization of trauma）法。Osler 等在 ISS 基础上,于 1997 年又提出了新的损伤严重程度评分法即 NISS 评分。

1. AIS-ISS 评分系统　1971 年由美国医学会和汽车安全委员会制定的简明损伤定级,至今已多次修改,最新的版本为 AIS-2005,AIS 分值是对身体区域按照损伤严重程度分为 6 个等级,身体区域共分 9 区（头、面、颈、胸、腹、脊柱、上肢、下肢和未特别指明的部位）。AIS1 为轻度;AIS2 为中度伤;AIS3 为重度伤;AIS4 为严重伤;AIS5 危重伤;AIS6 最严重伤。虽然 AIS 在损伤严重性和死亡概率有密切关系,但只局限用于单一部位损伤的病情评估,不能评价多发伤的综合影响。研究发现最高 AIS（MAIS）与创伤死亡概率呈非线性关系,相同的 MAIS 值,其第二位严重伤的 AIS 不同死亡率也明显不同。由此 Baker 1974 年提出损伤严重评分（ISS）;ISS 已经被创伤界公认并被广泛用于临床。

（1）ISS 分区和计算:ISS 是将 AIS9 个分区重新组合成 6 个损伤分区,具体如下:

1）头和颈部:包括脑、颅骨及颈椎损伤。

2）面部:包括眼、耳、鼻、口和颌面骨骼损伤。

3）胸部:包括肋骨、胸椎、膈肌及胸内脏器的损伤。

4）腹部和盆腔:包括腹部和盆腔内所有脏器和腰椎损伤。

5）四肢和骨盆:包括四肢、骨盆和肩胛骨的损伤。

6）体表:发生于身体任何部位的体表损伤。

ISS 分值为 3 个损伤最严重区域 AIS 分值的平方和,每个损伤区域最高分为 5,ISS 最高分值为 75 分 $= 5^2 + 5^2 + 5^2$，AIS 评为 6 者，ISS 直接升为 75 分，分值越高伤情越重。现举例来计算 ISS 分值（表 10-6-1-2）。

表 10-6-1-2 举例说明 ISS 分值的计算

ISS 局域	损伤	AIS	
		最高值	平方值
头部	颅底骨折	3	9
胸部	右肺挫伤	4	16
	右侧胸腔大量血胸		
	右侧 4~10 肋骨骨折		
腹部	肝脏挫裂伤	2	4
上肢	右侧肱骨干骨折		
体表	全身多处软组织损伤		
ISS 总分			29

（2）ISS 评分的优缺点：ISS 评分在多发伤损伤严重程度具有简单易行的优点，但是经过一段时间的应用，渐渐发现有不足之处。ISS 评分是以解剖为依据，对于年龄、伤后生理变化及慢性基础疾病没有反映；由于 ISS 评分在 1 个身体区域只能取 1 个损伤最严重部位作为最高分值，当身体区域有多个脏器损伤时就不能充分反映伤情的严重程度；另外，ISS 评分对重度及特重型颅脑伤的伤情不能充分反映。因此，针对 1 个解剖区域的多器官损伤提出了 NISS 评分；有学者又对上述评分进行合理的设计，提出了生理指标和解剖部位相结合的方法，如 TRISS 和 ASCOT 法。

（3）NISS 评分：NISS 评分法是不管损伤发生的区域，只记录患者 3 个最严重损伤部位的 AIS 分值，各分值平方后相加即为其总分。Husum 和 Balogh 均报道 NISS 评分在预测多发伤的死亡率和 MOSF 比 ISS 评分更准确，并具有更好的拟合度。随着各国学者对 NISS 评分系统研究的深入，其临床应用愈来愈广泛，推荐用 NISS 评分替代 ISS 评分作为创伤评分的标准。

2. TRISS 法

（1）TRISS 的应用：多发伤患者的预后一直是创伤研究的课题，ISS 或 NISS 评分对多发伤预后的预测敏感性和特异性均不够理想。由此于 1981 年提出了 TRISS 法来预测患者的存活概率（probability of survivor, Ps）。TRISS 法是一种结合了解剖、生理变化以及年龄因素来预测患者 Ps 的方法。此方法可用来评估各个患者的治疗结果和不同单位创伤救治水平。若 Ps 大于 0.5 的患者，出现死亡就应该查明原因；若 Ps 小于 0.5 的患者，救治成功就应总结经验。

（2）TRISS 的计算：应用以下公式对 Ps 进行计算：$Ps = 1 / (1 + e^{-b})$，式中 $b = b_0 + b_1$ （RTS）$+ b_2$（ISS）$+ b_3$（Age），e 为常数，值为 2.718282，b_0 为常数，$b_1 - b_3$ 分别为解剖、生理和年龄分值的权重系数（表 10-6-1-3），按照惯例取值于严重创伤结局研究（major trauma outcome study, MTOS）的结果。MTOS 是一项回顾性研究，其数据是基于美国数十万创伤患者而来的。

表 10-6-1-3　TRISS 系数

损伤类型	b_0	b_1	b_2	b_3
钝性伤	−1.2740	0.9544	−0.0768	−1.9052
锐器伤	−0.6029	1.1430	−0.1516	−2.6676

1) 修正的创伤评分(reviesed trauma score, RTS)的计算:采集伤后 GSC、收缩压(S)和呼吸率(R)分值,然后代入公式即可算出 RTS。RTS = 0.9368GCS + 0.7326S + 0.2908R,0.9368,0.7326,0.2908 为各项参数的权重值(表 10-6-1-4),GCS、S、R 为测定时各参数的分值。

2) ISS 的计算:参照 ISS 分区和计算方法。

3) 年龄参数(Age)的评分:年龄≥55 岁时,Age = 1;年龄<55 岁,Age = 0。

表 10-6-1-4　TRISS 新的权重系数

伤类	年份	b_0	b_1	b_2	b_3
钝器伤	1990	−1.3054	0.9756	−0.0807	−1.9820
	1995	−0.4499	0.8085	−0.0835	−1.7430
锐器伤	1990	−1.8715	1.0069	−0.0885	−1.1422
	1995	−2.5355	0.9924	−0.0651	−1.1360

(3) TRISS 法的缺陷:TRISS 计算公式中有 ISS 参数,出现 ISS 固有的缺陷,同一区域的出现多器官损伤未能给予应有的权重;TRISS 年龄参数只有两个年龄段,过于简单;未考虑到性别和伤前健康状况的影响。

3. ASCOT 法　基于 TRISS 存在的缺陷,有学者提出了 ASCOT 法,ASCOT 对头部伤和身体某一区域的多发伤患者生存概率的预测结果更为准确, 对于钝性伤和锐器伤 Ps 的预测均优于 TRISS,穿透伤优于钝器伤;而 TRISS 对生存患者和穿透伤死亡患者的误判率较低。

(1) ASCOT 的年龄段更为细致,分为 5 个年龄段。

(2) ASCOT 的克服 ISS 缺陷,采用解剖要点(anatomic profile, AP)评分取代 ISS。AP 法把身体区域分为四个部分。

1) A 区是指颅、脑、脊髓损伤,评分 AIS > 2 的损伤;

2) B 区是指胸、颈前部损伤的 AIS > 2 的损伤;

3) C 区是指 A、B 部位以外的解剖损伤的 AIS> 2 的损伤;

4) D 区是指 A、B、C 评分中未包含的 AIS 值 1~2 分的损伤。

(3) ASCOT 的计算:应用以下公式对多发伤患者的 Ps 进行计算

$P_{s(ASCOT)} = 1/(1 + e^{-k})$,$K = K_1 + K_2G + K_3S + K_4R + K_5A + K_6B + K_7C + K_8Age$,$K_1 \sim K_8$ 为不同伤类的权重参数值(表 10-6-1-5),G、S、R 分别为 GCS,收缩压和呼吸频率的编码值。A、B、C 为每个区域中涉及的各器官 AIS> 2 损伤所有分值的平方和的平方根。如 A 区有 3 处损伤,AIS 分值分别为 3、4 和 5,那么 A 区分值为 $3^2 + 4^2 + 5^2 = 50$,再开根号 = 7.1。各年龄组权重见下(表 10-6-1-6)。

表 10-6-1-5 不同伤类的权重参数值		
参数	锐器伤	穿透伤
K_1	-1.157	-1.1350
K_2	0.7705	1.0626
K_3	0.6583	0.3638
K_4	0.2810	0.3332
K_5	-0.3002	0.3702
K_6	-0.1961	0.2503
K_7	-0.2086	0.3188
K_8	-0.6355	0.8365

表 10-6-1-6 各年龄组权重表	
权值	年龄分组
0	0 ~ 54
1	55 ~ 64
2	65 ~ 74
3	75 ~ 84
4	≥85

四、多发性创伤的检查

有关多发性创伤的检查内容见第一篇第三章的相关内容。

五、多发性创伤诊断书写规范

1. 多发性创伤作为独立的诊断,包括 3 个方面

(1) 损伤诊断:损伤部位+损伤性质。

(2) 损伤并发症诊断:包括失血性休克、感染、间室综合征、水电解质酸碱平衡紊乱和器官功能障碍等。

(3) 并存疾病诊断:包括心血管系统疾病、肺部疾病、代谢疾病和药物依赖等。

2. 多发性创伤诊断排列遵循以下原则

(1) 由上而下:所有诊断按"头颈-面-胸-腹-四肢-体表"的顺序排列。

(2) 从内向外:某一部位损伤按"内脏-骨骼-皮肤"的顺序排列,如钝性胸部伤,包括双侧肺挫伤、右侧血气胸、右侧肋骨骨折、右胸部皮下气肿。

(3) 先重后轻:同一部位同一层次时,先写重伤,后写轻伤,损伤严重度按 AIS(2005)确定并注明,如钝性腹部伤:肝破裂(AIS 4)、回肠挫伤(AIS 2)、第 3 腰椎横突骨折(AIS 2)。

3. 举例

(1) 多发性创伤(ISS 29)

1) 钝性胸部伤

A. 左肺挫伤(AIS 3)

B. 左侧大量血胸(AIS 4)

C. 左 5、6 肋骨骨折(AIS 2)

2) 钝性腹部伤

A. 胰腺体部挫裂伤(AIS 3)

B. 肝裂伤(AIS 2)

3) 闭合性肢体损伤

A. 左肱骨干下段骨折(AIS 2)

B. 右第 2~5 掌骨基底部骨折(AIS 2)

(2) 创伤性休克

(3) 低蛋白血症

(4) 高血压病 2 级

第二节　多发性创伤的治疗

多发性创伤治疗的首要任务是生命支持,防止伤情恶化,减少伤残。要迅速地找出对生命危险最大的损害,解除危险最大的损害后,次要的伤情可能升为主要地位,如窒息解除后休克就成为必须要解决的问题。尤其要注意的是一种情况可以掩盖或转变为另一种情况,对伤情的走势要有预见性或提前进行干预阻断伤情恶化。比如长时间休克被纠正后易并发急性肺损伤及急性肾衰竭,如对此没有预见性,未采取防治措施将造成严重后果。

一、创伤性休克的救治

创伤性休克是在剧烈的暴力打击,重要脏器损伤和大出血的基础上附加疼痛、精神刺激等因素而造成的。急救时应对失血量、创伤对机体的影响(受伤部位、程度)、伤员的生理条件(年龄、健康情况)及受伤时的生理状态(劳动强度、疲劳程度、环境及气温高低、有无饥饿、出汗等)等有关因素作综合分析,才能正确地评价,绝不能把血压变化作为唯一的观察指标。

1. 液体复苏

(1) 传统的液体复苏:在过去的 40 年中, 抢救创伤性休克的标准方法就是能尽快、尽早大量静脉补充液体, 这种治疗的目的是迅速恢复有效循环血量, 使生命指征接近正常。但最近大量的实验、临床研究评价了大量补液的方法可能是有害的,导致失血增加和死亡率增高,并提出了限制性液体复苏、延迟复苏及损伤控制性复苏等概念。

(2) 限制性液体复苏:是指在控制出血前,通过限制液体输注速度和输液量,使血压维持在相对较低的水平即允许性低血压,直至彻底止血。根据动物试验和临床报道,限制性液体复苏可降低凝血紊乱的发生,减轻细胞凋亡和组织损伤,提高了存活率。倾向于将平均动脉压控在 40~60mmHg 或收缩压控制在 80~90mmHg。合并颅脑外伤或有高血压病史的患者不推荐用限制性液体复苏。

(3) 延迟复苏:是指在控制出血之前不给予复苏液体,研究表明对于穿通伤合并休克延迟复苏组存活率高于早期液体复苏组,两组并发症的发生率无差别。对于延迟复苏还存在争议,较为一致的意见是轻度休克或转运时间非常短延迟复苏是安全的;大量出血、严重休克或长时间转运的限制性液体复苏是更好的选择。

(4) 损伤控制性复苏:近年来研究发现,大量出血、严重休克的创伤患者伤后立即出现凝血功能障碍,损伤控制性复苏的基本原则是迅速识别凝血功能异常,早期纠正。具体措施分两步,院前控制输液的速度和量,使收缩压维持在 80mmHg 左右;院内以血浆为主的主要复苏液体,血浆与浓缩红细胞的比例为 1∶2 或 1∶1。

2. 复苏液体的选择

(1) 复苏液体的研究从传统的晶体液及胶体液,过渡到高渗盐溶液(HTS,7.5% 高渗盐)

以及和最近研究较多的高渗高浆液体(HTS-D,7.5%高渗盐水和6%右旋糖酐-70的混合溶液),对于以上复苏液体的选择哪种更优,因缺少大量随机对照研究,仍然存在争议。目前认为,失血量超过30%应该应用血或血制品,以纠正携氧和凝血功能。Holcomb对多个创伤中心大量输血患者的研究,血浆/浓缩红细胞比例1∶2或者更高30天的死亡率将明显下降。

（2）输血:血红蛋白低于7g/dl及红细胞比容小于25%为输血指征,但多发伤早期血液浓缩,多数患者血常规化验均高于此值甚至正常,对于严重多发伤患者,失血较多,应该打破常规,及时给以输血,常见的失误是输血量的不足、不及时及输血速度不快。早期输500ml血胜过晚期输1000ml甚至数千毫升血,5分钟内加压输血200ml要优于12小时内输500ml。因此,对于大量失血的患者,输血应该做到及时、快速及足量。

3. 其他 根据创伤的部位,采用合适的体位、吸氧、镇痛、保暖、纠正内环境紊乱及血管活性药物的应用均有重要价值,对于严重的脏器伤、大出血以及开放性损伤,只有手术才能起到决定性的治疗,手术在抗休克的同时进行,绝不能因为缺少某些诊断依据而延误体征明显部位的手术进行。抢救性手术的目的在于快速止血、解除心包填塞、颅内血肿清除及阻止空腔脏器泄漏等。

二、多发性创伤的手术治疗

（一）基本原则

经过急救处理,立即威胁伤员生命安全的紧急伤情缓解之后,必须及时修复损伤组织,才能使伤情最后趋于稳定。据统计,多发性创伤中约有半数以上需要手术治疗。

急诊阶段由于不能进行详细的系统检查,常常只能根据有限的体征来做出决定,绝不能因为缺少某些诊断依据而妨碍体征明显部位的手术紧急进行。

（二）手术次序

关于手术次序问题,按照对生命威胁的程度不同可分为:

1. 立即威胁生命的严重创伤 如开放性胸部伤、大出血、颈部伤和有明显脑受压征象的严重脑外伤,只有手术才能使伤情好转,应在抢救休克的同时进行紧急处理。

2. 不致立即威胁生命的严重伤 如休克不严重的闭合性胸、腹伤、四肢开放伤等,可待生命体征平稳后有计划地处理。

3. 一般外伤 如闭合性骨折,可待伤情稳定后,择期手术。

对手术部位多的伤员,只要不影响严重脏器伤的治疗,可分组同时进行。因为在良好的麻醉监护下,不但可以缩短手术时间,而且可以避免由于重要脏器手术后的伤情变化,失去继续手术的时机。

呼吸道阻塞、呼吸骤停是常见的致死原因,必须注意及时清理呼吸道、给氧,有时需要做气管切开术。急诊医生应掌握使用喉镜、气管插管、气管切开等技术。

（三）不同部位伤的手术次序

1. 颈部伤 颈部的特点是在狭小的范围内,有很多重要器官(如食管、气管、颈动静脉、甲状腺、臂丛、脊髓等)密集存在。在颈部穿刺伤时,上述器官均有可能发生严重损伤,但因被肌肉及深筋膜覆盖,初步检查时,极易忽视。行 X 线拍片,观察气管与食管有无移位,有无皮下气肿及异物等,可帮助诊断。但多数情况下,术前无法作详细检查,而需紧急手术。

2. 胸部伤 呼吸功能是否良好,取决于呼吸系统和大脑的功能。呼吸系统功能包括呼吸道有无阻塞、肺实质弹性如何、膈肌和胸廓是否完整。上述任何部位损伤都可影响呼吸功能。此外,大脑功能受到抑制时,呼吸肌也必然会受影响。因此,多部位伤时的呼吸功能紊乱,应明确哪些创伤对呼吸功能影响最大。严重的胸部伤,呼吸功能紊乱十分明显,除非其他部位大出血需立即止血外,均应予以优先处理。

3. 颅脑伤 颅脑伤员神志清醒或昏迷是伤情严重与否的重要指标,应特别重视。对伤情变化应注意:

(1) 来院时清醒的伤员,如果伤后有昏迷史,则应检查有无脑神经的病理反应,更应注意颅内损伤体征的继续出现。

(2) 如果伤后清醒,来院后昏迷或伤后立即昏迷,并持续加重,则有颅内出血的可能。

(3) 如果伤后出现昏迷,症状持续不变,则有脑干损伤的可能。

(4) 如果一侧瞳孔扩大,对侧肢体软瘫或痉挛,脉搏沉而慢,表示颅内压增高已到危险程度,有紧急开颅的指征。

颅脑伤的诊断:除神志变化,脑神经体征外,CT 检查是较理想的方法,能发现很多颅脑病变。

最常见的颅脑伤为脑震荡,不需手术治疗。关于手术治疗,除指征十分明显者外,均应在术前给予一定时间的观察,注意神志、瞳孔、血压、脉搏和呼吸等的变化,作为诊断和手术依据,不应过早手术。

4. 腹部伤 多发伤中,腹部伤的特点是发生率高,文献报道其发生率为 29%~63.9%,故任何部位伤都要考虑有腹部伤的可能。腹部伤如处理及时,多数伤员可获得救治。

腹部伤检查时,应注意不同部位伤的症状可以互相影响,极易发生诊断错误。如腹肌紧张、压痛、反跳痛等,对诊断腹腔脏器伤帮助很大,但在肋骨、脊柱,尤其是骨盆骨折时,同样可出现上述症状,应注意鉴别。检查时更应注意腹腔 3 个隐蔽部位的脏器,即胸廓覆盖的肝、脾、胃、横膈;骨盆腔内的结肠、膀胱、尿道和腹膜后的胰腺、十二指肠、肾、输尿管、大血管等。这些脏器和组织由于解剖部位深,检查受到一定限制。此外,休克伤员,应常规留置导尿管,这对指导输液和诊断尿路损伤都有很大价值。

如果临床检查未能确诊,又怀疑有腹腔脏器伤,或有明显的内出血征象,则腹腔内出血的可能性最大。只要情况允许,即可考虑剖腹探查,对严重怀疑而不能确诊的肝、脾、胃、肠伤,仍有探查价值。因腹腔脏器伤和大出血,只有早期手术,才能使伤员得救。

腹膜后血肿,一般多主张采取保守疗法。因在广泛损伤的组织内,结扎腹腔后血管较为困难,且有加大出血的危险。肾脏损伤也以保守疗法为主。

关于剖腹探查时机问题,血压提高到 11kPa 左右就可以手术。如果经过抢救,血压仍不能提高,应在抗休克的同时,紧急手术。

5. 多发性骨折 当前对多发伤时多发长骨骨折处理的观点是:应积极争取时间,尽早施行骨折复位内固定。Burri 报道 1529 例多发伤中有 137 例四肢骨折,早期施行复位及内固定均取得了良好效果。且认为多发性骨折早期内固定在重症多发性创伤患者的处理中尤具以下优点:易于保持正常呼吸功能及肢体早期活动;可明显降低 ARDS 和脂肪栓塞综合征的发生及易手术后护理。手术时应在良好的麻醉及监护管理下分组同时进行,手术方式要尽可能简单,手术时间尽可能缩短。手术过程中必须有效地维持各重要脏器血流灌注。

多发性创伤时的骨盆骨折,虽有人主张早期结扎髂内动脉,但有合并大出血的危险,因此多采用保守疗法。

(四) 多发性创伤的损伤控制手术

多发性创伤患者约 50% 需要手术,多发性创伤的手术与常规手术不同,应遵循损伤控制性外科理念,对严重创伤患者采用三阶段处理的策略,即初期简化手术、重症监护室(ICU)复苏治疗和实施确定性修复和重建。关于手术次序问题,对于立即威胁生命的严重创伤应紧急手术给以解除,休克不严重的胸腹部外伤应该复苏后给以有序地进行手术,对于一般外伤行择期手术。

1. 第一阶段即初始简化手术 在初期病情极其危重时,采用简单易行的方法控制损伤,主要为止血和阻止空腔脏器泄漏。应该把手术看成为有效复苏的一个手段而不是全部治疗。可使用填塞、结扎、钳闭、气囊止血、大血管破裂处分流等法,还可配合介入治疗如血管造影栓塞或在破裂大血管腔内放置支架来达到控制致命性大出血。例如,肝脏严重损伤时沙条的填塞止血、直接结扎、钳闭破裂肠管两端而不作修补、造口等,由于初期腹腔血肿、填塞物致腹肌紧张不能关腹的可仅缝合皮肤或用输液袋、强硅胶片减张关腹。

2. 第二阶段即 ICU 复苏治疗 严重多发性创伤复苏早期大量失血、输液及输库存血,常出现低体温、代谢性酸中毒和凝血功能障碍致死性三联征,ICU 治疗阶段的一个重要目标是复温,纠正酸中毒,及时治疗凝血机制障碍。因此,输注大量输注库存血应经升温篮加热至 38℃ 左右再输入,并补充输入凝血因子和血小板,并适时给予碱性药物。监测生命体征的同时,应关注有无迟发的出血及脏器损伤,及时再次进行合理手术至关重要。

3. 第三阶段即确定性修复重建手术 经复苏病情稳定后,再次手术移除填塞物和实施确定性的修复和重建手术,目的是恢复脏器及肢体的功能。

三、多发性创伤治疗中常见的失误

(一) 气道维护和呼吸支持问题

1. 未警惕气道安全性和及时建立可靠的气道 严重颅脑外伤昏迷、颅底骨折、颌面外伤、高位颈髓损伤、饱食后受伤以及使用镇静药物等均可导致呼吸道不畅。

2. 未注意维持有效的呼吸功能 持续低氧是创伤患者病情突然恶化的最常见原因,未早期注意识别低氧血症及未给予可靠的呼吸支持。

3. 人工气道问题 包括人工气道过小、阻塞以及异位等。

(二) 未有效地控制出血

1. 未能正确判断出血程度和部位 对失血量估计不足、失血部位认识不足及未合理应用检查手段的评估。

2. 未及时采取确切有效的止血手段 未妥善固定骨折、缝合包扎止血不到位、未及时手术止血及未注重凝血病的防治。

（三）未对创伤进行规范性的评估

未全面有序地检查（CRASHPLAN），由于创伤患者病情随时有变化，未给予反复评估，常见的临床情况是"刚刚检查过不是正常吗？"

（四）检查选择问题

严重创伤患者不易多搬动，临床常犯的错误是让患者多次搬动去完善各种不同的检查，导致失血增多病情加重，床旁超声是非常实用的快速评估手段，而非务必行 CT 检查。

（五）手术时机及抉择问题

包括是否需要手术，手术是立即或急诊或择期，是在床旁还是手术室，手术的顺序问题以及是进行控制性手术还是确定性手术等。

（六）抗感染问题

没有规范针对感染进行评估、盲目联合和长期应用抗感染药物以及 ICU 长期滞留获得院内感染。

（七）未重视胃肠道功能的维护

胃肠道为 MODS 发生的始动器官，未有效利用胃肠道进行营养，长期大量应用抗生素致菌群失调，未注意胃肠道的缺血缺氧状态。

（李增春 韩庆辉）

参 考 文 献

刘中民.2002.改善急救模式提高创伤救治水平.中华急诊医学杂志,11:79-80.

孙志扬,唐伦先,刘中民,等.2006.现代创伤救治的发展.中华急诊医学杂志,15:659-661.

王正国.2005.创伤基础研究进展.中华创伤杂志,21(1):6-10.

王正国.2007.创伤学基础与临床.武汉:湖北科学技术出版社.

赵定麟.1999.现代创伤外科学.北京:科学出版社.

Curry N,Davis PW. 2012. What's new in resuscitation strategies for the patient with multiple trauma? Injury,43(7):1021-1028.

Ertmer C,Kampmeier T,Rehberg S,et al. 2011. Fluid resuscitation in multiple trauma patients. Curr Opin Anaesthesiol,24(2):202-208.

Khan F,Amatya B,Hoffman K. 2012. Systematic review of multidisciplinary rehabilitation in patients with multiple trauma. Br J Surg,99(Suppl 1):88-96.

Lier H,Böttiger BW,Hinkelbein J,et al. 2011. Coagulation management in multiple trauma:a systematic review. Intensive Care Med,37(4):572-582.

Wilson M,Davis DP,Coimbra R. 2003. Diagnosis and monitoring of hemorrhagic shock during the initial resuscitation of multiple trauma patients:a review. J Emerg Med,24(4):413-422.

Wurmb TE,Quaisser C,Balling H,et al. 2011. Whole-body multislice computed tomography (MSCT) improves trauma care in patients requiring surgery after multiple trauma. Emerg Med J,28(4):300-304.

第七章　外科创伤病人的护理

医学与护理学密不可分,"三分治,七分养",是对医学与护理学的关系所做出的高度概括。同样创伤护理也是创伤救治不可或缺的部分,它对协助医生诊疗,减少和避免并发症的发生,降低创伤病人的死亡率和致残率,增进其智力、精神、身体的健康,提高社会适应能力具有十分重要的意义。

第一节　创伤护理发展概况、特点和重创病人的监护

一、概　　况

护理学是以自然科学和社会科学理论为基础的研究维护、促进、恢复人类健康的护理理论、知识、技能及其发展规律的综合性应用科学。是医学科学领域中一门独立学科。护理(nursing):来自拉丁语,意思是哺育小儿,后来扩展为养育,保育,避免伤害,看护老人,病人或虚弱者。它的服务对象是整体的人,是为人的健康提供服务的过程,是根据个人,家庭,群体的特殊需要提供不同的护理措施,使护理质量和病人的满意度提高。创伤护理是护理学不可分割的重要组成部分。古代医学中的包扎、骨折固定就是早期创伤护理的雏形。19世纪中叶,现代护理学的创始人南丁格尔在克里米亚战场上,通过改善医院的生活环境。饮食和供水条件使战伤英国士兵的死亡率从50%以上下降至2.2%,为现代创伤护理奠定了基础。随着现代诊疗仪器的不断更新,治疗手段的变化,创伤救治水平不断提高,创伤护理围绕创伤病人的现场救护,安全转运、重症创伤病人的监护与护理及后期理疗、功能锻炼等方面取得了明显进步,形成了比较完整的理论与实践体系。

二、创伤护理的特点

创伤护理与疾病护理相比,具有以下几个特点:

(1)创伤护理具有突发性、危急和难以预测的特点,需要有严密的组织,针对不同情况制订应急预案。如交通事故、地震等,可在瞬间出现大批伤员,急诊护士接应急信息后应即刻通知病房护士支援。参与抢救的护士必须熟悉救护业务、熟练掌握各种仪器的使用,具有较为全面的理论知识和综合分析判断能力。沉着冷静、紧张有序地做好护理工作。所有参与护理人员应当全力以赴、明确分工、紧密配合。

(2)创伤护理还有即时性护理为主的特点。待病人经过抢救后病情趋于稳定,就要进行病人的分流,伤势轻的患者留观察室,伤势较重的病人做好转至专科进一步治疗的各项准备工作。由护士和陪护人员共同将病人送至相关科室,护送途中保证输液及各种引流的通畅。

(3)护理工作必须保持良好的连贯性和有序性伤员转至专科后,急诊护士必须和病房护士做好交接工作,保证病人的连贯有序的治疗。

（4）创伤病人要加强心理护理创伤病人面临着可能或已经致残的情况,他们在躯体和心理上都存在着严重的创伤。所以抢救过程中不但要重视患者疾病的救治,更要重视患者心理的救治。所以护士要充分运用肢体语言,用整洁的仪表、稳重的姿态,从容镇静的态度、熟练的技术、给病人以信任和安全感,同时要同情关心病人家属,主动与其交流,取得理解和支持。

（5）护理人员要加强法律意识,救护人员要加强法律意识对刀刺伤、车祸、聚众斗殴等创伤,应予报警,并保存相关的凶器。

三、重症创伤病人的一般监护

（一）了解病情

护士充分了解病人的受伤经过,分析受伤机制,进行全身仔细的体格检查。评估创伤病员全身状况。看伤者表情、面色、姿势;问症状、外伤性质、时间、特点、部位。估计失血量、伤情种类和程度。评估呼吸状态及主要脏器损害。成批伤员时,护士应按照国际创伤评分分类原则进行分类,根据分类按先救命,先急后缓、及时、安全的原则给予相应的护理措施。护士还应参加讨论制定治疗措施,以正确领会和执行治疗方案。

（二）病情观察

主要观察患者的生命体征、神志、瞳孔、面色、表情、姿势、体位、末梢循环、四肢皮肤温度、湿度和色泽、伤处情况、尿量、全身情况等。监测患者的中心静脉压、动脉压。

（三）饮食

在诊断不明的情况下应暂禁食。诊断明确后根据损伤情况不同,给予不同的饮食。

（四）正确记录出入量

对创伤性病人应立即留置导尿管,便于观察记录尿量。对于病情危重累及两个器官以上每6~8小时总结出入量一次,对于病重累及一个器官以上每12~24小时总结出入量一次,对于病重,需在ICU观察治疗者,每24小时总结出入量一次。

（五）药物监测

护士应掌握正确的药物的使用剂量、给药时间和方法,了解各种药物的配伍禁忌、作用、不良反应(如抗生素、血管活性剂、止血剂以及镇静剂等),严密观察治疗效果与不良反应。

（六）及时采集标本并送检

如血、尿、粪常规、血气分析,肝功能,肾功能,电解质,微量元素等,应及时送检,并注意及时了解结果。

（七）基础护理

根据患者病情正确实施基础护理和专科护理,如口腔护理、压疮护理、起到护理及管路护理等实施安全措施。通过对患者实施基础护理和专科护理不但了解病人全身情况而且是观察病情的重要手段之一。

（八）引流管的护理

重症患者常放置各种引流管如胃管、胸腔引流管、腹腔引流管、导尿管等。护士应将导管贴上标签后与相应引流装置正确连接固定，在变换体位时应防止引流管脱出。引流管要随时保持通畅，防止引流管折叠、扭曲、受压及阻塞与污染。定时更换引流瓶、袋，注意无菌操作。观察记录各引流液的色、质、量。

（九）做好监护记录

护理表格要求书写客观、真实、及时、准确、完整，表述准确、语句通顺恰当、系统性、有逻辑性强、内容完整。

四、重症病人循环系统的监测

（一）病情观察

1. 意识　意识状态反映脑组织的灌注情况。轻度缺血缺氧时，患者可出现烦躁不安、胡言乱语；随着病情加重，脑灌注不良而出现表情淡漠、反应迟钝、意识模糊甚至昏迷。

2. 皮肤色泽　是反映末梢灌注的基础指标。患者四肢皮肤苍白、湿冷、口唇，甲床发绀，皮肤色泽暗淡说明组织灌注不良。当四肢温暖，皮肤出现干燥、甲床红润表示组织灌注良好皱褶或表面张力高、发亮时，分别提示脱水或水肿。

3. 体温　当体表温度与中心温度相差较大时，一般认为是微循环容量不足。体表温度，监测部位在腋下、颈部、耳内；中心温度，监测部位多在直肠，或通过漂浮导管在血中直接测得。

4. 尿　注意尿量、色、比重、酸碱度和血尿素氮、肌酐的变化，如排除肾性和肾后性原因，每小时尿量少于30ml，即表示组织灌流不足。

5. 脉搏　观察脉搏快慢、强弱、规则情况，注意有无交替脉、短绌脉、奇脉等表现，尤其要重视细速和缓慢脉现象，常常提示血管衰竭。观察脉搏主要通过触摸大动脉搏动来了解脉搏的力度、频度，从而大致判断循环功能的状况。

6. 呼吸困难和发绀程度　有无胸闷、胸痛、气急、咯血等情况。

（二）临床监测

1. 心电监测　是急危重症常用的监测之一，是用心电监护仪表现心电活动。它能够直接而且连续地观察到心率、心律的变化。如窦性心动过速提示应激、血容量不足、心功能不全等等。室性心动过速转变为窦性心动过速。因此护士必须要掌握心电图的图形特点，同时还必须了解可能造成心电图波型异常原因，除了心脏本身外，其他众多原因也可引起心电图变化，如酸碱失衡、电解质紊乱、儿茶酚胺过多、低血压等。

2. 中心静脉压（central venous preesure，CVP）**监测**　CVP 是指胸腔内上、下腔静脉或平

均右心房的压力,正常值为0.49~1.18kPa(5~12cmH$_2$O),CVP检测可以评估血容量、前负荷和右心功能,对指导补血和补液的量及速度具有重要的参考意义,一般认为,CVP<0.49kPa表示血容量不足,应迅速补充血容量。而CVP>0.98kPa,则表示右心功能不全或输液量过多,应控制输液速度或采取其他相应措施。然而中心静脉压除了受血容量、心功能影响外,还受多种因素影响,胸腔内压力、静脉壁张力及顺应性、患者、操作者和监护仪因素,所以CVP应动态观察并与临床表现结合起来分析,以正确指导临床诊断、治疗。

3. Swaln-Ganz漂浮导管监测 Swan-Ganz漂浮导管监测起到以下作用:

(1)可以测量肺动脉压(PAP)和肺毛细血管契压(PCWP)肺动脉收缩压升高见于肺部疾病,肺血管阻力增高。收缩压降低见于低血容量、肺动脉狭窄及二尖瓣狭窄等。

(2)可以监测右心房压(RAP)。

(3)测定心输出量(CO)。

(4)可以监测右心室射血分数和持续性右心室心输出量有助于右心室梗死的诊断。

(5)可以识别早期心肌缺血。

(6)可以通过描绘肺毛细血管楔压与左心室搏动的相关图来监测心室功能。

五、重症病人呼吸系统的监测

(一) 临床观察

1. 呼吸监测 注意呼吸运动、频率、节律、幅度、胸式或腹式,困难程度,咳嗽、咳痰情况、肺部呼吸音(包括强弱、有无啰音)、叩诊音的变化如重症患者呼吸加快,常常出现在低氧血症之前可能与紧张、疼痛有关,也可能与发热、代谢性酸中毒有关。呼吸减慢常见于呼吸中枢抑制原因不同,如颅脑疾病。处理方法也不同,应综合临床情况加以分析。

2. 神志变化 出现神志改变、烦躁不安、意识模糊、嗜睡等,可能是缺氧和二氧化碳潴留。

3. 观察周围循环状态,皮肤色泽,有无发绀等 发绀是缺氧的主要临床表现之一。

(二) 临床监测

1. 潮气量(tidai volume) 是指平静呼吸时一次吸入或呼出的气量。正常成人为500ml左右。当潮气量小于5ml/kg时,须人工通气辅助呼吸。

2. 每分通气量(minute ventilation) 由潮气量乘呼吸频率所得。正常成人男性为6.6L,女性为5L,大于10L时提示通气过度,小于3L时为通气不足。

3. 肺泡分钟通气量(alveolar ventilation) 为有效通气量,等于潮气量减去无效死腔量后再乘呼吸频率。肺泡通气量不足可致缺氧及二氧化碳潴留,呼吸性酸中毒,通气量过高可致呼吸性碱中毒。

4. 肺通气与血流比例(V/Q) 全肺肺泡通气量与流经全肺血量的比例称通气,血流比例正常比值为0.8左右。比值增大可能由于肺泡通气量加大,也可能由于血流灌注减少而比值减小,则表示肺通气不足,见于慢性阻塞性肺病。

5. 肺泡-动脉血氧分压差(A-aDO$_2$) 为肺泡氧分压和动脉血氧分压之间的差值。是测定肺泡换气功能的指标。肺泡换气功能障碍时肺泡-动脉血氧分压差值增大。

6. 动脉血气分析 用以评价肺泡通气功能和体液的酸碱度。

六、重症病人泌尿系统的监测

(一) 尿量

尿量是反映肾脏灌注的重要指标。如果肾脏有良好的灌注则正常每小时尿量不低于30ml。当一昼夜尿量少于400ml时称为少尿,少于100ml时称为无尿或闭尿。

(二) 尿液的浓缩与稀释

尿稀释与浓缩试验是评估肾小管功能的指标之一,反映肾小管对水和钠等溶质的重吸收能力。临床判断指标为尿比重和尿渗透压。

(三) 内生肌酐清除率

1. 内生肌酐主要从肾小球滤过排泄,内生肌酐清除率公式为 $Ccr = (140-年龄)×体重(kg)/72×Scr(mg/dl)$ 或 $Ccr = [(140-年龄)×体重(kg)]/[0.818×Scr(μmol/L)]$ 正常值:80~120ml/min。

2. 内生肌酐清除率低至51~70ml/min,为肾功能轻微损害。Ccr 51~70ml/min 为轻度损害,50~31ml/min 为中度损害,<30ml/min 为重度损伤,<20ml/min 为肾功能衰竭,<10ml/min 为终末期肾衰。

(四) 生化检验

主要是血尿素氮 BUN 和肌酐,正常成人空腹 BUN 为 3.2~7.1mmol/L(9~20mg/dl)。血尿素氮的正常值为3.2~6.3mmol/L(9~18mg/dl),肌酐正常值为 70~130mmol/L。

第二节 创伤病人的几个共性护理问题

创伤病人进入医院后,将立刻有专科的抢救与治疗,虽然创伤病人有专科治疗与护理的特殊要求,但外科创伤病人的护理又有一定的共性,本节就创伤病人护理的共性问题进行阐述。

一、常 用 体 位

(一) 卧位

既是伤员在搬运、转送时所采取的姿势同时也是住院病人休息、检查及治疗时所采取的卧床姿势。正确、适当的卧位,不但能保证伤员的安全、使病人感觉舒适,而且还可以防止和减少并发症的发生。护士应了解各种卧位的作用,根据病情为患者选择合适的卧位。

(二) 仰卧位

又称平卧位,这是最常用的卧位(图 10-7-2-1)。脊柱骨折病人在搬运及转送时,应保持平卧位。仰卧位可以分为去枕仰卧位、屈膝仰卧位和中凹卧位。

1. 去枕仰卧　病人去枕仰卧病人头偏向一侧,两臂放于身体两侧,两腿自然放平,枕头横放于床头。常用于昏迷或全身麻醉未清醒的病人,头偏向一侧,可防止因呕吐物流入气管引起窒息或肺部并发症。或用于脊髓腔穿刺后或椎管内麻醉的病人,预防脑压减低而引起的头痛。

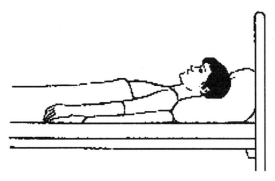

图 10-7-2-1　平卧位示意图

2. 屈膝仰卧位　病人仰卧,两臂放于身体两侧,两膝屈起,稍向外分开。常用于腹部检查或导尿术等。

3. 中凹卧位　头胸部抬高 10°~20°,下肢抬高约 20°~30°,适用于休克患者,抬高头胸部保持气道通畅,改善缺氧症状,下肢抬高有利于静脉血回流,增加心输出量。

(三) 半坐卧位

半坐卧位又称斜坡卧位:如果为可摇床,则摇起床头支架使上半身抬高与水平成 30°~50°角,再摇起膝下支架。使伤员呈半坐姿势斜躺在床上(图 10-7-2-2)若无摇床可在床头垫褥下放一靠背架或者将被褥折叠垫于床头,将患者上半身抬高,下肢屈膝,膝下垫枕以免患者下滑。半坐卧位最适用于胸腹部伤患者,一般在休克纠正,伤情稳定后即采取半坐卧位。对于腹部手术后,采取半坐卧位能减轻腹部伤口缝合处的张力,避免疼痛,有利伤口愈合。腹腔、盆腔手术后或有炎症的患者,采取半坐卧位,可便于引流使腹腔渗出物流入盆腔、促使感染局限化,防止感染上行。心肺损伤所引起的呼吸困难的患者。以减轻肺部瘀血和心脏负担;使膈肌位置下降,胸腔容量扩大增加肺活量,有利于气体交换,改善呼吸困难。面部及颈部手术后患者,取半坐卧位可减少局部出血。

(四) 俯卧位

用于运送背、腰骶部有伤口,不能使用平卧或侧卧的患者。腰背部检查或配合胰,胆管造影检查时的患者以及腹腔或腹壁脓肿时作体位引流的患者。胃肠胀气导致腹痛时。采取俯卧位,使腹腔容积增大,可缓解胃肠胀气所致的腹痛(图 10-7-2-3)。

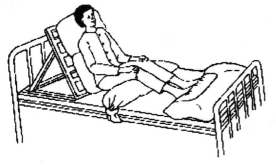

图 10-7-2-2　半坐位示意图

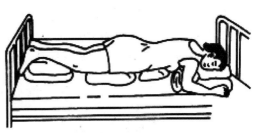

图 10-7-2-3　俯卧位示意图

二、输液方法与护理

由于创伤性休克是严重创伤引起死亡的主要原因之一,而快速大量的静脉输液是创伤性失血性休克病人在彻底控制大出血前维持血压的必要手段。

(一) 输液方法

根据创伤病人常常存在血容量不足,早期常常需要大量快速补液的特点,创伤病人常采用中心静脉插管输液法。

最佳穿刺静脉:颈外静脉和锁骨下静脉。颈外静脉为颈部最大的浅静脉,其表浅且易于固定,故可用于输液。锁骨下静脉较浅表、粗大、周围有结缔组织固定血管不易塌陷插管后可留置时间较长。

针头选择:选用人体硅胶管,因为选用人体硅胶管质软、无毒、对组织刺激小、如护理使用得当能在大静脉内较长时间保存,减少反复穿刺给患者造成的痛苦。

(二) 护理注意事项

(1) 输液时必须严格执行"三查七对一注意"。操作前、操作中、操作后查,对床号、姓名、药名、剂量、药物浓度、给药方法、给药时间,注意药物的配伍禁忌。

(2) 严格执行无菌操作。中心静脉穿刺部位的敷料应根据不同敷料要求及时更换。

(3) 掌握输液的速度。输液的速度应根据病人的病情,输液总量、药物性质,来决定。创伤早期抢救休克时输液要快;对于心力衰竭、年老体弱及婴幼儿等需要控制输入量的应用输液泵来调节速度。

(4) 保持输液的通畅。如果中心静脉穿刺置管的硅胶管内有回血,应及时用肝素稀释液冲注,以免管道被血块堵塞。

(5) 注意预防输液反应及并发症。注意观察患者有无发热反应、急性肺水肿、空气栓塞、静脉炎等输液并发症创伤病人快速大量输液可导致循环负荷过重,多种药物的使用易刺激血管引起静脉炎,输液时或输液后应注意观察,发现症状及时处理。

第三节　创伤病人的常见心理问题及护理

近年来随着工农业发展、高层建筑日益增多与交通运输的发达,创伤尤其严重损伤患者明显增多,且伤员损害程度大,伤情复杂。突发性的意外事故,在毫无预感和准备的前提下遭受打击,面临伤与残、生与死的关头,患者缺乏心理准备,心理会产生恐惧感。因此,这种急剧的变化对患者的身心健康产生消极的影响,影响创伤的抢救乃至康复。护理人员应及时了解患者的心理状况,并给予有效的心理协调和疏导。

一、常见的心理问题

(一) 创伤初期的"情绪休克期"

创伤早期,尤其是严重创伤患者,患者表现出异常平静或冷漠,表情淡漠、沉默寡言,麻木不仁,不呻吟,无主诉。各种心理反应的阈值升高,对各种医疗处置反应迟钝,无动于衷。这种情绪反应往往也预示患者受到严重的心理创伤。

（二）情绪休克复苏期

当患者情绪休克状态过去后,一些患者在躯体功能日趋好转的同时其心理创伤却有所加重。开始对创伤可能造成的毁容、伤残的危险担忧,此时易产生极度的焦虑。当焦虑存在时外向的病人变得情绪紧张,性情怪僻,心绪恶劣、怨天尤人、易激惹,好冲动,无端发怒;而内向患者则表现为沮丧绝望,悔恨交集,整日沉默不语,悲观厌世,消极萌生轻生念头等。

（三）创伤结果所致心理反应

创伤结果所致心理最主要的是康复期的忧郁,这与其创伤所致残疾程度、心理社会环境、病前性格素质有关密切相关。如果忧郁反应期的患者发现意外创伤造成永久性严重残疾,如容貌毁损、肢体残缺、丧失工作和学习时,则可能从心理上被彻底击垮。表现出悔恨交加、自暴自弃、沮丧失望,缺乏活力有时甚至还会出现轻生的念头和行为。

（四）他伤所致心理反应

由工伤、车祸、打击伤等他人致伤且导致残疾的患者,涉及经济利益或司法纠纷而出现迁延不愈的“赔偿”神经症(compensation neurosis)。一些伤者为从肇事者处获得更多补偿易出现罹病利益的心态不断得到强化,创伤的康复过程明显延长,病人的症状迟迟不消失。小病大养,自信心减弱,对自己的能力表示怀疑,呈现出患者角色强化的行为表现。

二、心理护理措施

（一）给予安全感和信赖感

当受伤者到达医院时,此时患者最关注的是其生命安危。心理往往处于“休克”状态,护士娴熟的护理操作技术,是增加病人安全感的重要因素。护士应当以热情的态度、精湛的技术、准确的操作和敏捷的动作保证抢救的顺利进行,树立良好的第一印象。

（二）诚心相待、耐心倾听

我们应细心观察、了解病人的个性特点、生活习惯,施行多元化人文关怀,使患者感到护士可信,愿意把心里话讲给护士听,能获得安全感。而护理人员耐心的倾听,适当的安慰能使病人疏泄焦虑心理,减轻心理负担,有利于身心健康的恢复。

（三）创造良好的环境

为病人创造空气流通、阳光充足、温度适宜、清洁整齐、安静舒适、宽敞明亮的休养环境。其目的是创造生理上的舒适感和心理上的美感,促使患者心情舒畅,增强生命的活力。

（四）收集信息,做好沟通

患者受创伤住院后多有期待性焦虑,护士要不断地与患者交往沟通、收集信息,加以综合分析,找出切实可行的护理措施。如患者想要了解的病情、诊疗过程、康复过程以及医生的技术水平都可以给予必要的解释。对有可能致残的患者要做好康复期的心理咨询,理智的面对现实和困难,逐渐恢复患者应承担的社会角色。还可以让同种伤情的患者现身说法,稳定其情绪,减少焦虑。

(五)启迪疏导、树立自信心

患者因突然遭受打击而万念俱灰,这就需要我们做好患者的心理疏导工作,给患者以胜似亲人般的照顾,与其交谈、讨论人生的价值,生存的意义等,启迪患者控制自己的情绪,使他们振作精神、宣泄内心的痛苦,解除忧郁的心理。让他们鼓起战胜伤残、重新生活的勇气。

三、营 养 护 理

(一)创伤病人的营养需要

1. 蛋白质 一般要求每日为 $1.5 \sim 2.0g/(kg \cdot d)$,应选用生理价值较高的乳类、蛋类、肉类、豆类等含优质蛋白的食物。因为蛋白质在纠正负氮平衡,促进合成代谢,维持血容量和组织液的平衡,维持血浆胶体渗透压抗体与血细胞的生成上起着至关重要的作用。

2. 能量 一般能量消耗第一周为 $25 \sim 30kcal/(kg \cdot d)$,第二周增至 $40 \sim 55kcal/(kg \cdot d)$。充足的能量有利于组织的修复,能保证蛋白质的合成代谢,体重每增长 10%,热量摄入也应增加 10%。碳水化合物是供应热量的主要来源,足够的碳水化合物食物的摄取,既可节约蛋白质的消耗,又有利于保护肝脏功能。

3. 维生素 每天应提供维生素 C $500 \sim 1000mg$。因为维生素 C 参与胶原蛋白的合成,能促进伤口愈合;提供维生素 B_1 $20.5\mu g$、维生素 B_6 $25 \sim 50mg$、维生素 B_1、维生素 B_2 $20 \sim 40mg$,因为 B 族维生素与糖代谢密切相关;补充维生素 D 促进钙、磷的代谢、吸收等,有利于骨折愈合;补充维生素 A 维持上皮细胞的健康;维生素 K 参与肝脏合成凝血酶原;补充维生素 E、C,还可以使肺部并发症和 MODS 发生率降低。

4. 无机盐和微量元素 创伤后由于体液和渗出物的丢失等原因,可引起水、电解质代谢紊乱,丢失量的多少及持续丢失的时间跟创伤的严重程度正相关。因此应随时根据生化检测结果,补充或调整钠、钾、氯、镁等无机盐。

总之,创伤病人的营养需要应是高热量、高蛋白质、高维生素,同时还要注意无机盐及微量元素的补充。

(二)营养供给途径

1. 肠内营养 包括口服或经鼻胃管途径、经胃空肠置管喂养、造瘘管(包括经皮内镜下胃造口、经皮内镜空肠造口、胃/空肠造口,或经肠造口)。凡腹部钝器伤或穿透伤的病人具备进食条件的,皆应采用经口饮食。而对昏迷、食管烧伤、严重头、颈部部外伤等不能经口进食而消化功能良好的病人,可采用鼻饲、胃造瘘或空肠造瘘的方法。肠内营养较肠外营养而言更安全、更完善、更经济在营养素的吸收和利用更符合生理,还有助于维持肠黏膜结构和屏障功能的完整性。

2. 肠外营养 是通过静脉途径提供患者的营养,以预防和纠正患者因热量和蛋白质缺乏导致的营养不良,维持患者正氮平衡,增强患者抵抗力、耐受力,促进伤口愈合。

(陆海燕)

参 考 文 献

曹海华. 2007. 创伤及危重病人营养支持指南. 天津:南开大学出版社.

曹伟新. 2010. 外科护理学. 第 4 版. 北京:人民卫生出版社.

黄碧红,曹艳佩. 2005. 适用重症监护护理. 上海:上海科学技术出版社.

姜玲君. 2009. 严重创伤的急救与护理. 中国医药指南.

刘晓虹. 2005. 护理心理学. 上海:上海科学技术出版社.

王俊义. 2007. 外科危重病学. 北京:中国医药科技出版社.

王一镗,刘中民. 2008. 急诊医学. 北京:清华大学出版社.

王玉梅. 2005. 适用重症监护护理. 上海:上海科学技术出版社.

张伟英,沈秀群. 2005. 适用重症监护护理. 上海:上海科学技术出版社.

Chakravarthy AA. 2008. Core competencies for a trauma subspecialty nurse practitioner. J Trauma Nurs,15(3):145-148.

Fanta K,Cook B,Falcone RA Jr,et al. 2006. Pediatric trauma nurse practitioners provide excellent care with superior patient satisfaction for injured children. J Pediatr Surg, 41(1):277-281.

Howard JC,Thorson MA. 2008. Society of Trauma Nurses position statement on the role of the clinical nurse specialist in trauma. J Trauma Nurs,15(3):91-93.

Jacobs LM,Burns KJ,Jacobs BB. 2010. Nurse and physician preferences for end-of-life care for trauma patients. J Trauma,69(6):1567-1573.

索　引